HANDBUCH DER MEDIZINISCHEN RADIOLOGIE

ENCYCLOPEDIA OF MEDICAL RADIOLOGY

HERAUSGEGEBEN VON · EDITED BY

L. DIETHELM F. HEUCK

O. OLSSON F. STRNAD H. VIETEN

A. ZUPPINGER

BAND/VOLUME XIV

TEIL/PART 2

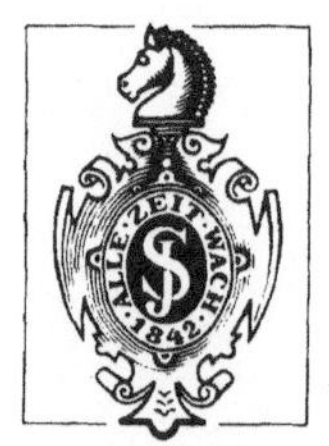

SPRINGER-VERLAG BERLIN · HEIDELBERG · NEW YORK 1977

RÖNTGENDIAGNOSTIK DES ZENTRALNERVENSYSTEMS
TEIL 2

ROENTGEN DIAGNOSIS OF THE CENTRAL NERVOUS SYSTEM
PART 2

VON · BY

H.-F. BRANDENBURG · G. CRISTI · E. DEUTSCH
F. FEDERICO · ST. KUNZE · M. MEGRET
N. NAKAYAMA · G. RUGGIERO · L. SABATTINI · J. SAYK
A. TÄNZER · F. THUN · A. WACKENHEIM · S. WENDE

REDIGIERT VON · EDITED BY
L. DIETHELM und S. WENDE
MAINZ

MIT 323 ABBILDUNGEN (667 EINZELDARSTELLUNGEN)
WITH 323 FIGURES (667 SEPARATE ILLUSTRATIONS)

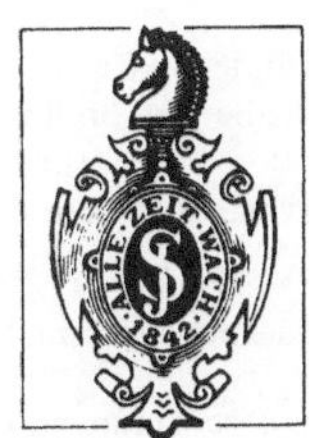

SPRINGER-VERLAG BERLIN · HEIDELBERG · NEW YORK 1977

Professor Dr. L. DIETHELM
Institut für Klinische Strahlenkunde der Universität, Langenbeckstraße 1
D-6500 Mainz

Professor Dr. S. WENDE
Abteilung für Neuroradiologie an der Neurochirurgischen Universitätsklinik,
Langenbeckstraße 1, D-6500 Mainz

ISBN-13:978-3-642-81125-8 e-ISBN-13:978-3-642-81124-1
DOI: 10.1007/978-3-642-81124-1

Softcover reprint of the hardcover 1st edition 1977

Gesamtherstellung: Universitätsdruckerei H. Stürtz AG, Würzburg

2122/3140-543210

Inhaltsverzeichnis — Contents

Physiologie und Pathophysiologie der Liquorzirkulation. Von J. SAYK 1

A. Zur Anatomie und Physiologie der Liquorräume 1
I. Zur Entwicklung des Ventrikelsystems und des Subarachnoidalraums 1
II. Morphologische und funktionelle Beziehungen 3
1. Das Ependym 3
2. Der Plexus chorioideus 4
3. Der Subarachnoidalraum 6
4. Pia-Arachnoidea und Hirnoberfläche 8
5. Subkommissuralorgan und Reissnerscher Faden 9

B. Der Liquor cerebrospinalis 9
I. Eigenschaften und Bestandteile mit klinischen Beziehungen 9
1. Physikalische Eigenschaften 12
2. Eigenschaften des Liquors im Ultraviolett- und Infrarotspektrogramm 13
3. Elektrische Potentiale der Zerebrospinalflüssigkeit 14
4. Diffusion einer Liquor/Farbstoff-Mischung 15
II. Organische Bestandteile 15
III. Anorganische Bestandteile 17
IV. Die Liquorproduktion 18
V. Der Liquordruck 20
1. Liquordruck bei Narkose und unter Einwirkung von Medikamenten 21
2. Liquordruck bei zerebraler Angiographie und Pneumenzephalographie 23
3. Liquordruck unter verschiedenen Bedingungen 24
VI. Die Liquorresorption 25
VII. Liquordruckkrisen 28
VIII. Pathophysiologie des Säure-Basen-Haushaltes der Zerebrospinalflüssigkeit 30
IX. Pathophysiologie der Liquorelektrolyte 33
X. Die Blutliquorschranke und ihre funktionelle pathophysiologische Bedeutung 35
XI. Physiologie und Pathophysiologie der Liquorproteine 38
1. Einleitende Bemerkungen, Methodisches, Liquor-Blutunterschiede 38
2. Normale Liquoreiweißverhältnisse 38
3. Die Herkunft der Liquoreiweißkörper 40
4. Pathologische Liquoreiweißverhältnisse 42
5. Eiweißgebundene Kohlenhydrate des Liquors 48
6. Eiweißgebundene Lipide 48
XII. Die Lipoide der Zerebrospinalflüssigkeit 49
XIII. Immunbiologische Aktivitäten in der Zerebrospinalflüssigkeit 51
XIV. Enzymveränderungen in der Zerebrospinalflüssigkeit 53
XV. Eigenschaften der Zerebrospinalflüssigkeit gegenüber kolloidalen Lösungen 55
XVI. Gerinnungsbeeinflussende Faktoren im Liquor cerebrospinalis 56
XVII. Zytologie der Zerebrospinalflüssigkeit 57

1. Einleitung, Methodisches 57
2. Zur Herkunft der Liquorzellen 57
3. Die Zellen der Zerebrospinalflüssigkeit und ihre Funktionen 60
a) Neutrophile Granulozyten: Normal 0% 60
b) Eosinophile Granulozyten: Normal 0% 62
c) Basophile (Mastzellen): Normal 0% 62
d) Lymphozytäre Zellen: Normal 66 ± 10 rel.-% 62
e) Lymphoidzellige Formen: Normal 0–2 rel.-% 64
f) Plasmozytäre Zellen: Normal 0% 65
g) Monozytäre Zellen: Normal 34 ± 10 rel.-% 65
h) Retikulumzellige Formen: Normal 0–1% 66
i) Makrophagen: Normal 0% 66
j) Fibrozytäre Zellen: Normal vereinzelt 67
k) Ependymzellen, Plexuszellen: Normal 0–1 rel.-% 68
l) Entartete Zellformen 68
m) Riesenzellen 69
n) Mitosen 69

C. **Liquordiagnostik-Liquorsyndrome** 69
I. Granulozytäre (eitrige) Meningitissyndrome 70
II. Tuberkulöse Meningitissyndrome 70
III. Hirnabszeßsyndrome 71
IV. Abakterielle Virusmeningitissyndrome 71
V. Symptomatische Meningitissyndrome 71
VI. Besonders geartete Meningitissyndrome 71
1. Retotheliale Riesenzellmeningitis 71
2. Meningeosen bei Leukosen und Lymphadenosen 72
3. Eosinophiles Meningitissyndrom 72
VII. Enzephalitissyndrome 72
1. Akute 72
2. Subakute 72
VIII. Hämorrhagische Liquorsyndrome 73
1. Traumatisch, aneurysmatisch 73
2. Entzündlich 73
3. Artefiziell 73
IX. Tumorliquorsyndrome 73
X. Froinsches Kompressionssyndrom 74
XI. Polyneuritis-Polyneuropathiesyndrome 74
XII. Enzephalomyelitis (Multiple Sklerose) Syndrome 75
1. Manifeste, immunaktive Form 75
2. Latente Form 75
XIII. Syphilitische Liquorsyndrome (NONNE) 75
1. Spezifische Meningitis 75
2. Lues cerebrospinalis und Tabes dorsalis 75
XIV. Unspezifische Reizsyndrome 75
XV. Degenerative Liquorsyndrome 76
Literatur 76

Die Pneumographie (Methodik, normale Anatomie, Komplikationen, Indikationen und Kontraindikationen). Von F. THUN 89

A. **Geschichtliches** 89
B. **Methodik** 90
I. Methoden der Punktion und Insufflation 90
1. Ventrikulographie 90
2. Enzephalographie 91
3. Subdurale Pneumographie (Subdurographie) 93

II. Enzephalographischer Füllungsmechanismus 94
III. Resorption insufflierter Luft 95
IV. Fehlfüllung 96
V. Subduralfüllung 98
VI. Epidurale Luftfüllung 102
VII. Kontrastgase 105
VIII. Röntgenuntersuchungsgeräte 107
IX. Schichtverfahren 108
1. Schichtgeräte 108
2. Autotomographie 109
X. Besondere aufnahmetechnische Verfahren 110

C. Normale Anatomie 111
I. Allgemeine Problematik 111
1. „Normales“ Pneumogramm 111
2. Kinder-Pneumogramm 112
3. Größenschwankungen der Liquorräume während der Enzephalographie 113
4. Mikroventrikulie 113
5. 24-Stunden-Enzephalogramm 114
6. Wellenbildung 115
II. Röntgen-Anatomie 116
1. Innere Liquorräume 116
a) Seitenventrikel 116
b) III. Ventrikel 126
c) Aquädukt 127
d) IV. Ventrikel 128
2. Äußere Liquorräume 128
a) Cisterna magna cerebellomedullaris 128
b) Cisterna medullaris 130
c) Cisterna pontis 131
d) Cisterna interpeduncularis 132
e) Cisterna cruralis 134
f) Cisterna ambiens 135
g) Cisterna pontocerebellaris 137
h) Cisterna quadrigeminalis 138
i) Cisterna cerebelli superior 138
j) Cisterna chiasmatis 138
k) Cisterna laminae terminalis 140
l) Cisterna corporis callosi 140
m) Cisterna veli interpositi 141
n) Fissuren und Furchen des Großhirns 143
III. Meßverfahren 144
1. Allgemeines 144
2. Lineare Meßwerte 144
3. Bezugslinien 149
4. Winkelmessungen 150
5. Indices und Quotienten 150

D. Vorbereitung des Patienten 153

E. Narkose 154
I. Allgemeines 154
II. Anästhetika 155
1. Barbiturate 155
2. Stickoxydul 155
3. Halothan, Penthrane und Ethrane 156
4. Neuroleptanalgesie 156
5. 4-Hydroxybutyrat sodicum 157
6. Ketamin (Ketanest, Ketalar, Ketaject, CI-581) 157

F. Nachbehandlung . . . 158
G. Folgeerscheinungen . . . 159
I. Liquorveränderungen . . . 159
1. Liquorbestandteile . . . 159
a) Zellen . . . 159
b) Proteine . . . 160
c) Andere Liquorbestandteile . . . 160
2. Liquordruck . . . 161
II. Blutveränderungen . . . 162
1. Blutkörperchen . . . 162
2. Blutzucker . . . 163
3. Elektrolyte und andere organische Blutkomponenten . . . 163
III. Vegetative Veränderungen . . . 164
1. Blutdruck und Pulsfrequenz . . . 164
2. Körpertemperatur . . . 164
3. Pathogenese . . . 165
IV. Veränderungen des Hirnstrombildes . . . 166
V. Veränderung des Elektrokardiogramms . . . 166
VI. Komplikationen . . . 167
1. Kopfschmerzen . . . 167
2. Übelkeit, Erbrechen . . . 168
3. Krampfanfälle . . . 169
4. Psychische Veränderungen . . . 169
5. Vaskuläre Komplikationen . . . 169
6. Epi- oder subdurale Blutungen . . . 170
7. Gasembolie . . . 170
8. Infektionen u.a. . . . 170
9. Hirnläsionen nach Ventrikelpunktion . . . 171
H. Mortalität . . . 171
I. Strahlenbelastung . . . 172
J. Therapeutische Wirkungen . . . 173
K. Indikationen . . . 174
L. Kontraindikationen . . . 175
Literatur . . . 176

Pneumography in Supratentorial Space-Occupying Lesions. By GIOVANNI RUGGIERO, GIANFRANCO CRISTI, FRANCESCO FEDERICO, LUCIANO SABATTINI . . . 203

A. Introduction . . . 203
B. General Principles . . . 204
I. Examination of the Material . . . 204
1. Statistical Evaluation of the Results . . . 204
2. Revision of the Cases . . . 204
II. Diagnostic Discussion . . . 205
III. Technique . . . 205
1. Technique of Examination . . . 205
2. Technique of Urea Injection . . . 206
3. Late Radiographic Control . . . 206
4. Subtraction . . . 206
IV. Analysis of the Literature . . . 206
C. Hemispheric Tumors . . . 207
I. Introduction . . . 207
II. Statistical Analysis of the Material . . . 208
1. Diagnosis of Site . . . 208
2. Diagnosis in Relation to the Brain and Type of Tumor . . . 209

III. Review of Cases . . . 209
IV. Discussion . . . 210
1. Diagnosis of Site . . . 211
2. Diagnosis of Type . . . 214
3. Encephalography and Arteriography . . . 215
V. Iconography . . . 215
VI. Conclusion and Summary . . . 216

D. Temporal Tumors . . . 236
I. Introduction . . . 236
II. Statistical Analysis of the Material . . . 236
1. Diagnostic Utility . . . 237
III. Revision of Cases . . . 239
IV. Discussion . . . 240

E. Suprasellar Tumors . . . 263
I. Introduction . . . 263
II. Statistical Analysis of the Material . . . 263
III. Review of Cases . . . 265
1. Case Reports . . . 265
2. Diagnosis of Location of the Lesion in Relation to the Brain . . . 280
3. Diagnosis of Type . . . 281
IV. Discussion . . . 282
1. Technique of Examination . . . 282
2. Extension of the Tumor . . . 283
3. Type of Tumor . . . 285

F. Median and Paramedian Expansive Processes . . . 290
I. Introduction . . . 290
II. Statistical Analysis of the Material . . . 291
1. Diagnosis of Site . . . 291
2. Diagnosis of Location in Relation to the Brain . . . 292
3. Diagnosis of Type . . . 292
III. Revision of Cases . . . 293
1. Case Reports . . . 293
2. Results . . . 313
IV. Discussion . . . 314
1. Tumors of the Corpus Callosum and Septum Pellucidum . . . 314
2. Tumors of the Pineal Region . . . 315
3. Thalamic Tumors . . . 316
4. Colloid Cysts of the Third Ventricle . . . 317

G. Other Tumors . . . 318
I. Meningiomas of the Falx . . . 318
II. Tentorial Meningiomas . . . 320
III. Tumors of the Lateral Ventricles . . . 321
IV. Tumors of the Ganglion of Gasser . . . 321
References . . . 327

Pneumographie der Tumoren der hinteren Schädelgruppe. Von A. WACKENHEIM und M. MEGRET . . . 331

A. Elementare Semiologie der raumfordernden Prozesse der hinteren Schädelgrube . . . 331
I. Pneumographische Veränderungen durch infratentorielle Drucksteigerung . . . 331
1. Positive Diagnose . . . 331
a) Tonsilleneinklemmung . . . 331
b) Transtentorielle Hernie des Kleinhirns nach oben . . . 334
c) Einengung und Erweiterung der verschiedenen Zisternen . . . 335

2. Differentialdiagnose . . . 336
a) Pneumographische Zeichen des Überdruckes im infratentoriellen und im supratentoriellen Raum . . . 336
b) Unterscheidung der Tonsilleneinklemmung von einer Arnold-Chiari-Mißbildung und von einem Tonsillentumor . . . 337
II. Direkte und indirekte pneumographische Zeichen eines raumfordernden Prozesses in der hinteren Schädelgrube . . . 338
1. Indirekte pneumographische Veränderungen . . . 338
a) Das Foramen Magendie ist luftdurchlässig . . . 338
b) Das Foramen Magendie ist nicht luftdurchlässig . . . 338
2. Direkte pneumographische Veränderungen . . . 341

B. Topographische Diagnostik . . . 342
I. Hirnstammtumoren . . . 342
1. Intrazerebrale Prozesse . . . 342
a) Hirnschenkeltumoren . . . 342
b) Brückentumoren . . . 342
c) Tumoren der Medulla oblongata . . . 346
2. Präbulbäre und präpontine Prozesse . . . 347
II. Kleinhirntumoren (Wurm und Hemisphäre) . . . 350
1. Wurmtumoren . . . 350
2. Tumoren der Hemisphären . . . 350
a) Tumoren der Kleinhirnhemisphären . . . 350
b) Extrazerebellare Prozesse der hinteren Schädelgrube . . . 354
III. Tentorielle Tumoren und Tumoren im Falx-Tentorium-Bereich . . . 354
1. Tentorielle Prozesse . . . 354
2. Tumoren im Falx-Tentorium-Bereich . . . 355
IV. Kleinhirnbrückenwinkeltumoren . . . 355
V. Tumoren des 4. Ventrikels . . . 357
VI. Tumoren am kraniozervikalen Übergang . . . 357
1. Meningeome . . . 357
2. Spinale Prozesse . . . 362
VII. Ependymale und paraependymale Erweiterungen . . . 364
Literatur . . . 365

Ventrikulographie mit positiven Kontrastmitteln. Von St. Kunze . . . 367

A. Einführung . . . 367
B. Kontrastmittel . . . 370
I. Ölige Kontrastmittel . . . 370
1. Pharmakologie . . . 370
2. Nebenwirkungen (experimentell) . . . 372
II. Wasserlösliche, resorbierbare Kontrastmittel . . . 374
1. Pharmakologie . . . 374
2. Nebenwirkungen (experimentell) . . . 377
C. Verträglichkeit und Nebenwirkungen der positiven Kontrastmittel bei klinischer Anwendung . . . 380
I. Ölige Kontrastmittel . . . 380
II. Wasserlösliche, resorbierbare Kontrastmittel . . . 383
D. Technik . . . 385
E. Indikationen . . . 389
F. Das normale Ventrikulogramm . . . 391
I. Anatomie . . . 391
II. Ventrikulographische Darstellung . . . 392

G. **Das pathologische Ventrikulogramm** . . . 395
I. Allgemeines . . . 395
II. Laterale Kleinhirntumoren . . . 400
III. Mediale Kleinhirntumoren . . . 404
IV. Tumoren des vierten Ventrikels . . . 404
V. Verschluß am Ausgang des vierten Ventrikels . . . 410
VI. Tumoren von Pons und Medulla oblongata . . . 410
VII. Tumoren des Kleinhirnbrückenwinkels . . . 415
VIII. Aquäduktstenosen . . . 416
1. Aquäduktstenosen durch Mißbildung . . . 416
2. Aquäduktstenosen durch Entzündung . . . 416
3. Aquäduktstenosen durch Tumoren . . . 416
IX. Tumoren im hinteren Teil des dritten Ventrikels . . . 419
X. Supraselläre Tumoren . . . 422
Literatur . . . 425

Die Myelographie mit positiven Kontrastmitteln. Von A. Tänzer . . . 437

A. **Geschichte** . . . 437
B. **Anatomie des Spinalkanals und seines Inhalts** . . . 438
C. **Kontrastmittel** . . . 440
I. Pantopaque . . . 440
II. Duroliopaque . . . 440
III. Dimer-X . . . 441
IV. Amipaque . . . 441
D. **Indikation** . . . 442
E. **Technik** . . . 443
I. Die Myelographie mit wasserunlöslichen positiven Kontrastmitteln . . . 443
II. Die Myelographie mit wasserlöslichen positiven Kontrastmitteln . . . 451
F. **Komplikationen** . . . 455
G. **Das normale Myelogramm mit positiven Kontrastmitteln** . . . 457
I. Das normale zervikale Myelogramm . . . 458
II. Das normale thorakale Myelogramm . . . 460
III. Das normale lumbale Myelogramm . . . 460
H. **Das pathologische Myelogramm** . . . 464
I. Die intraspinalen raumbeschränkenden Prozesse . . . 464
1. Allgemeine Bemerkungen . . . 464
2. Die intramedullären raumbeschränkenden Prozesse . . . 465
3. Die extramedullären intraduralen (juxtamedullären) raumbeschränkenden Prozesse . . . 469
4. Die extraduralen raumbeschränkenden Prozesse . . . 476
5. Der Bandscheibenvorfall . . . 485
a) Der zervikale Bandscheibenprolaps . . . 486
b) Der thorakale Bandscheibenprolaps . . . 492
c) Der lumbale Bandscheibenprolaps . . . 494
II. Das intraspinale Angiom . . . 499
III. Trauma . . . 501
1. Die gedeckte Verletzung des Rückenmarks . . . 501
2. Die offene Verletzung des Rückenmarks . . . 502
3. Der Wurzelausriß des Plexus brachialis und lumbosacralis . . . 502
4. Das traumatische spinale epidurale Hämatom . . . 506
5. Die postkontusionellen Zysten des Rückenmarks . . . 506
IV. Das spontane spinale epidurale Hämatom . . . 506
V. Mißbildungen . . . 508
1. Die Spina bifida . . . 508
2. Die vordere Meningozele . . . 508

3. Die laterale Meningozele 509
4. Die Spina bifida occulta 510
5. Die Megakauda 511
6. Die zystische Erweiterung lumbosakraler Wurzeltaschen 512
7. Die Diastematomyelie 513
8. Die Spondylolisthesis 515
VI. Die chronische spinale adhäsive Meningitis 515
Literatur 517

Die Luftmyelographie. Von N. Nakayama und S. Wende 527

A. Einleitung 527
B. Untersuchungstechnik 528
I. Technik nach Lindgren 530
II. Technik nach Murtagh, Chamberlain, Scott u. Wycis (1955) 530
III. Technik nach Jirout 531
IV. Technik nach Mullan, Harper, Hekmatpanah, Torres u. Dobbin (1963) 533
C. Radio-Anatomie des Spinalkanals (luftmyelographische Studie) 535
D. Indikationen zur Luftmyelographie bei verschiedenen Erkrankungen des Rückenmarks und des Spinalkanals 540
I. Kongenitale Mißbildungen 540
II. Diskopathien 543
III. Intraspinale Tumoren 544
IV. Syringomyelie 547
V. Posttraumatische Markatrophie 548
VI. Arachnitis 548
VII. Gefäßmißbildungen 549
E. Gegenüberstellung der Myelographie mit positiven und negativen Kontrastmitteln (Vor- und Nachteile der Gasmyelographie) 549
Literatur 552

Aufklärungspflicht und Haftpflicht bei radiologischen Untersuchungen.
Von E. Deutsch und H.-F. Brandenburg 557

A. Grundsätze der Haftung bei Ausübung eines medizinischen Berufs 557
I. Gesetzliche Haftungsgründe 557
1. Vertrag 557
2. Allgemeine Haftung 558
3. Gesetzlicher Haftungsmaßstab 559
4. Dichotomie der Arzthaftung 562
5. Beweislast 563
II. Haftungsfolgen und Mitverschulden 564
III. Auswirkungen auf das Verhältnis Arzt-Patient 565
B. Projizierung der allgemeinen Regeln auf radiologische Untersuchungen 565
I. Vorgehen des Arztes 565
II. Fehlbehandlung 567
III. Das Urteil des BGH vom 22.6.1971 568
IV. Zulässigkeitsgrenzen diagnostischer Eingriffe, insbesondere der zerebralen Angiographie 570
V. Zusammenfassung 571
Literatur 571

Namenverzeichnis — Author Index 573
Sachverzeichnis 601
Subject Index 635

Mitarbeiter von Band XIV/2 — Contributors to Volume XIV/2

Referendar H.-F. BRANDENBURG, Juristisches Seminar der Universität, Abteilung für Internationales und Ausländisches Privatrecht, Nikolausberger Weg 9a, D-3400 Göttingen

Dr. G. CRISTI, Senior Assistant, Neuroradiological Department, Ospedale Bellaria, Bologna, Italy

Professor Dr. E. DEUTSCH, Juristisches Seminar der Universität, Abteilung für Internationales und Ausländisches Privatrecht, Nikolausberger Weg 9a, D-3400 Göttingen

Dr. F. FEDERICO, Assistant, Neurological Department, Clinica Malattie Mentali e Nervose, University of Bari, Italy

Privatdozent Dr. ST. KUNZE, Neurochirurgische Klinik der Universität, Krankenhausstr. 12, D-8520 Erlangen

Privatdozent Dr. M. MEGRET, Hôpital Cantonal, Service de Neuroradiologie, Genève

Dr. N. NAKAYAMA †, Neurochirurgische Klinik, Langenbeckstraße 1, D-6500 Mainz

Professor Dr. G. RUGGIERO, Ospedali di Bologna, Ente Ospedaliere Regionale, Ospedale Maggiore C.A. Pizzardi, Servizio di Neuroradiologia, Via Altura 3, Bologna, Italy

Dr. L. SABATTINI, Assistant, Neuroradiological Department, Ospedale Bellaria, Bologna, Italy

Professor Dr. J. SAYK, Universitäts-Nervenklinik Abteilung für Neurologie, Gehlsheimer Str. 20, DDR-25 Rostock-Gehlsdorf

Professor Dr. A. TÄNZER, Universitäts-Krankenhaus Eppendorf, Neurologische Klinik, Neuroradiologische Abteilung, Martinistr. 52, D-2000 Hamburg 20

Dr. F. THUN, Radiologisches Institut und Poliklinik der Universität, Neuroradiologie, Joseph-Stelzmann-Str. 9, D-5000 Köln 41

Professor Dr. A. WACKENHEIM, Hospices Civils de Strasbourg, Centre Hospitalier Régional, Service de Neuroradiologie, 1, Place de L'Hôpital, F-Strasbourg

Professor Dr. S. WENDE, Klinikum der Universität, Abteilung für Neuroradiologie an der Neurochirurgischen Klinik, Langenbeckstr. 1, D-6500 Mainz

Physiologie und Pathophysiologie der Liquorzirkulation

von

JOHANNES SAYK

Mit 43 Abbildungen und 6 Tabellen

A. Zur Anatomie und Physiologie der Liquorräume

I. Zur Entwicklung des Ventrikelsystems und des Subarachnoidalraums

Der innere und äußere Liquorraum sind vom embryologischen Standpunkt aus verschiedener Herkunft. Sein differenzierter Aufbau findet sowohl physiologisch als auch pathophysiologisch eine Beziehung zur Funktion des Liquorsystems. Während das ependymausgekleidete Ventrikelsystem ausschließlich ektodermalen Ursprungs ist, also aus der Ektodermrinne entsteht, entwickelt sich der Subarachnoidalraum aus der mesodermalen Meninx-Anlage (ALOV, 1953). Der Plexus chorioideus dagegen ist sowohl ektodermalen als auch mesodermalen Ursprungs. In die ektodermale Ventrikelanlage, das große Vorderhirnbläschen, stülpt sich das mesodermale Stroma des Plexus chorioideus mit

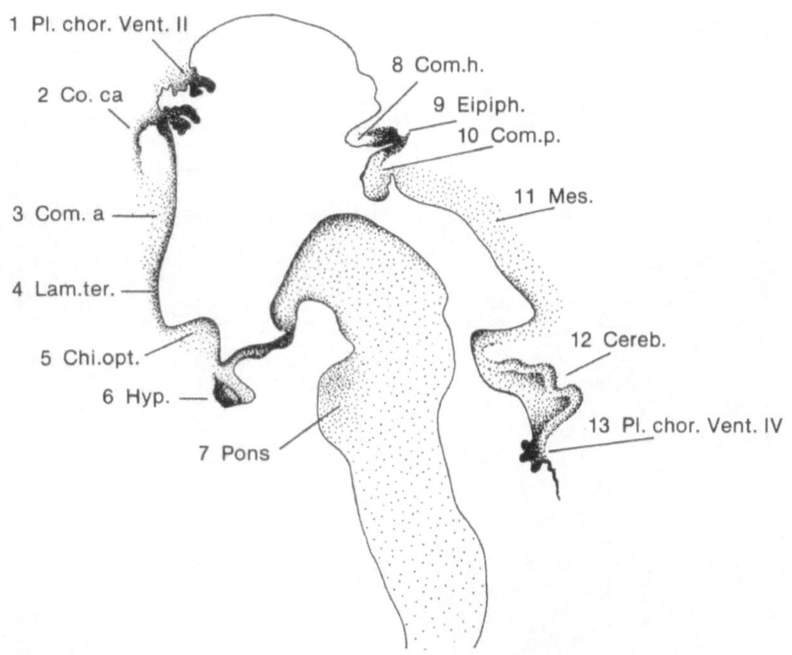

Abb. 1. Sagittalschnitt durch einen 78 mm großen menschlichen Embryo nach HOCHSTETTER (1929) in: Handbuch der Neurochirurgie (Springer Verlag 1959 Bd. I/1, S. 92, Abb. Nr. 2 von G. Schaltenbrand und H. Wolff: Die Produktion und Zirkulation des Liquors und ihre Störungen)

den später sich entwickelnden Gefäßen des Plexus ein. Die ektodermale Ependymauskleidung des Plexus chorioideus entwickelt sich schließlich durch die immer stärker werdende Vaskularisation zum Plexus chorioideus Epithel. Das Stroma des Plexus ist also, wie die Lamina vasculosa piae, mesodermaler Herkunft.

Zu Beginn des vierten Embryonalmonats ist oberhalb der Balkenanlage (Abb. 1, Co. ca.) der Plexus chorioideus der Seitenventrikel und kaudal von der Kleinhirnanlage des Plexus chorioideus des vierten Ventrikels entwickelt. Durch die Entwicklung des Thalamus zu beiden Seiten kommt es proximal vom optischen und hypophysären System in der Mitte zur Bildung des dritten Ventrikels und einer Verbindung zum vierten Ventrikel in Form der sog. Mittelhirnblase zum Aquädukt (HOCHSTETTER, 1929).

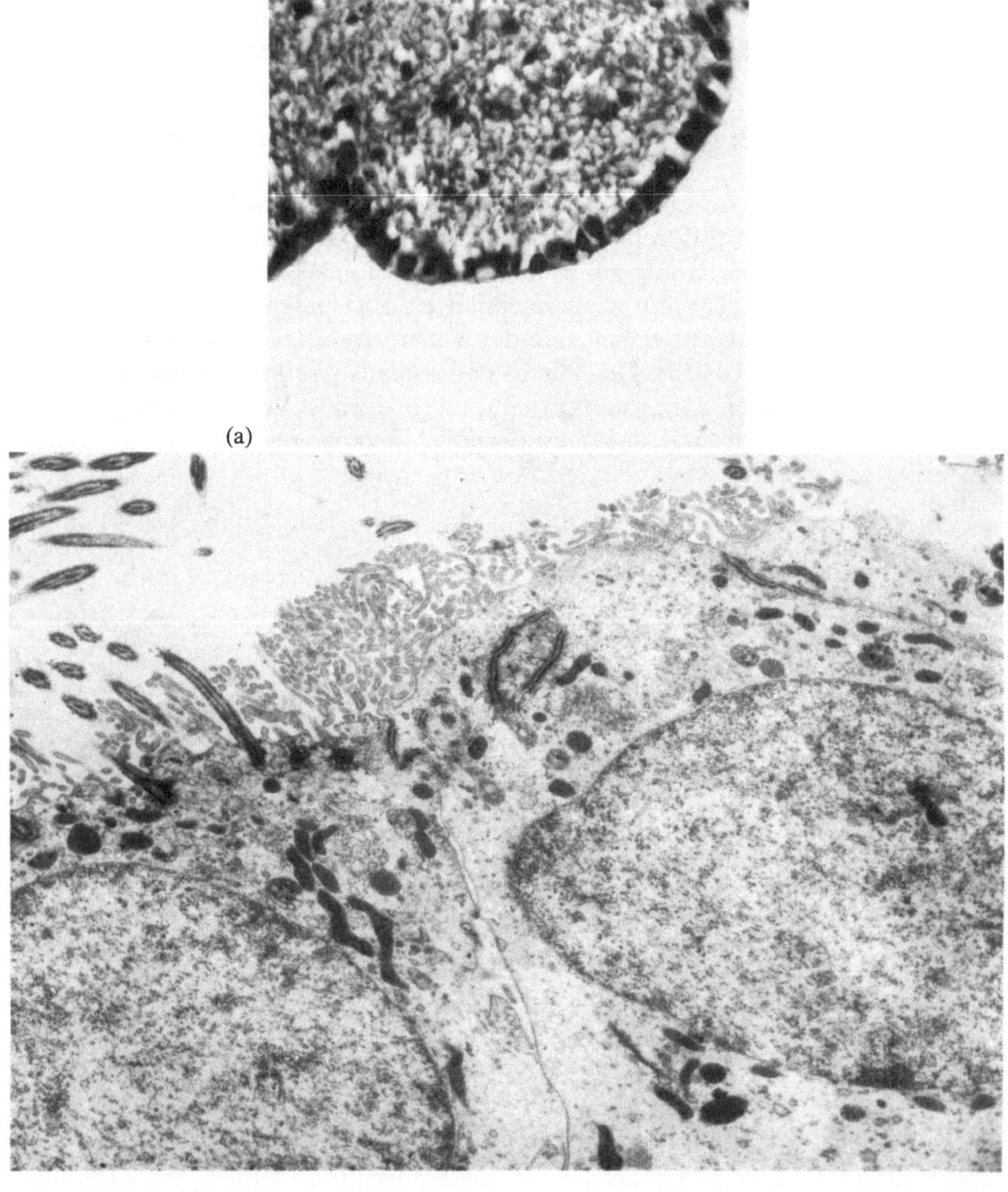

Abb. 2. (a) Ependym des Aquäduktes eines Kaninchens, H E; 300×. (b) Wie 2a, elektronenoptische Vergrößerung: 12000:1 (Aus dem Pathologischen Institut der Universität Rostock, Doz. Dr. Schröter)

II. Morphologische und funktionelle Beziehungen

1. Das Ependym

Das Ependym der Ventrikel (Abb. 2) weist einen regional verschiedenen Bau auf. Bei Säugern und niederen Tieren ist die Verschiedenheit stärker ausgeprägt als bei Menschen. In den basalen Teilen der Seitenventrikel des dritten Ventrikels und des vierten sind Zellen zu finden, die neben den Protoplasmafortsätzen, die in die subependymalen Schichten reichen, die zytochemischen Merkmale eines gesteigerten Glykogenumsatzes aufweisen (LEONHARD, 1969). Die Protoplasmafortsätze (Abb. 3) haben eine kontinuierliche Beziehung zu subependymalen Glia- und Nervenzellen (SCHALTENBRAND und WOLFF, 1959; LEONHARD, 1969). Es ist zu vermuten, daß es sich hier um die „Sensoren der Austauschfunktion der Zerebrospinalflüssigkeit" handelt, möglicherweise im Sinne von Chemo- und auch Druckrezeptoren.

Tierexperimentelle Studien FELDBERGS und FLEISCHHAUERS (1960) erbrachten, daß Pharmaka bei intraventrikulärer Applikation dort bevorzugt aufgenommen werden, wo „die graue Substanz der Ventrikelwand nahe anliegt". Darüber hinaus sind Beziehungen zu spezialisierten neuronalen Funktionen, z.B. der Neurosekretion (BARGMANN, 1949) zu erkennen (Abb. 3). Paraventrikuläre Nervenzellen besitzen ependymale Synapsen (Abb. 4) und lassen durch die Anordnung und Beschaffenheit intrazellulärer und parazellulärer Vakuolen die Beziehungen zur Neurosekretion erkennen (HORSTMANN, 1954). Areale mit neurosekretorischen Befunden und spezialisierten aktivierenden Eigenschaften finden sich besonders am Boden des dritten Ventrikels mit Synapsen zum Tractus supraopticohypophyseus und im Bereich der Area postrema zu benachbarten Nervenzellen (BARGMANN und SCHIEBLER, 1952).

Beim Menschen sind die Befunde und Ergebnisse unter operativen Bedingungen, wie sie in der Neurochirurgie gegeben sind, uneinheitlicher als im Tierexperiment. Die sog. Ependymlücken sind allerdings seit langem bekannt (BIONDI, 1956; BLINZINGER, 1962). Ihre Lokalisation und Ausmaße können individuell sehr verschieden sein. So erklärt sich auch die Tatsache der individuell verschiedenen Reaktionsweise während auch nach Pneumenzephalographien, Ventrikel-, Subokzipital- und Lumbalpunktionen.

Es existieren die verschiedensten und zum Teil widersprüchliche Aspekte über die Rezeptions- und synaptischen Möglichkeiten, die bis zum lokalisierten Untergang der Ependymzellen und sogar einer Eiweißvermehrung im Liquor reichen. Inzwischen konnte

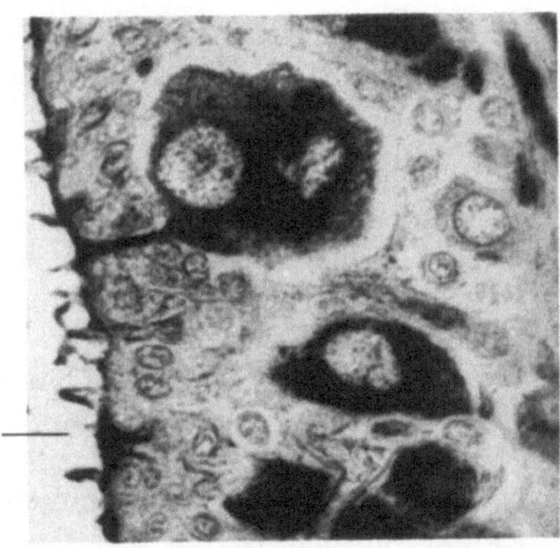

Abb. 3. Ganglienzelle vom Nucleus paraventricularis der Ratte, 760 ×. (Aus STUTINSKY, 1953)

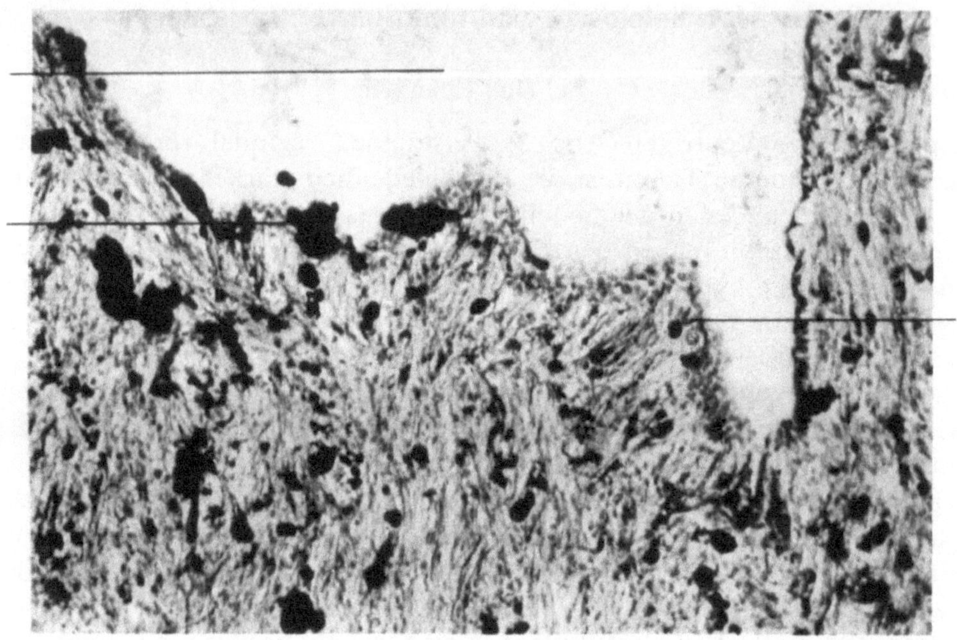

Abb. 4. Fasern des Tractus supraoptico-hypophyseus, die das Ependym durchbrechen. Nahe dem Ependym bzw. innerhalb desselben Neurosekretprodukte, die auf den Übertritt von Wirkstoffen in den Liquorraum schließen lassen, 200×. (Aus ENGELHARDT, 1968)

allerdings nachgewiesen werden, daß bei den verschiedenen Zelluntergängen die Eiweißanreicherung am allerwenigsten durch den Zelluntergang bedingt, sondern hämatogener Herkunft war (FRICK, 1966; DELANK, 1965). Experimentelle Untersuchungen (FISCHER und COPENHAUER, 1957; FRIEDE, 1961, 1963) lassen eine betonte KH-Stoffwechselaktivität zumal im Ependym des vierten Ventrikels erkennen. Die Befunde deuten darauf hin, daß die Glukoseanreicherung der Zerebrospinalflüssigkeit – die Werte in der Cisterna magna sind höher als in den Seitenventrikeln – eine spezialisierte „Austauschfunktion" bzw. Anreicherung der Ependymzellen sein könnte.

Darüber hinaus scheinen die Ependymzellen die Träger der intraventrikulären Resorption zu sein (FELDBERG und FLEISCHHAUER, 1960; LEONHARD, 1969 u.a.). BRIGHTMAN (1965) konnte ermitteln, daß Ependymzellen durch Pinozytose Ferritin aufnehmen können. Die chemotaktische Transmission auf subependymale Nerven- und Gliazellen mit transmittierten Effekten stellen ein Forschungsgebiet der Zukunft dar. Die Ergebnisse können einer klinisch-therapeutischen Nutzung wert sein.

2. Der Plexus chorioideus

Die großen Anteile des Plexus chorioideus liegen in den Seitenventrikeln. Sie haften an den Telae chorioideae, die in die Taeniae thalami übergehen. Die Größe des Plexus chorioideus des dritten Ventrikels ist sehr verschieden. Mitunter fehlt hier eine Plexusanlage. Selten ragt ein kleiner Seitenast des Plexus durch das Foramen interventriculare in den dritten Ventrikel. Dadurch wird eine Seitenventrikelblockade, z.B. bei Massenverschiebung und „Balkenpressung", begünstigt. Ein ungewöhnlich großer Seitenast kann für die einseitige Ventrikeldarstellung bei der Pneumenzephalographie verantwortlich gemacht werden. Durch eine geschickte Lagerung läßt sich die chorioidale Passagebehinderung überwinden. Ähnliches gilt für den vierten Ventrikel. Bei einigen Individuen verläßt der Plexus chorioideus durch die Foramina Luschkae den vierten Ventrikel und ragt dann in den Subarachnoidalraum hinein (SCHALTENBRAND, 1949a). Die unpaare Apertura mediana bleibt zumeist frei. Zu bemerken ist, daß die Größe der letztgenannten Foramina sehr verschieden sein kann. Ganz selten können die Foramina fehlen, oder sie finden sich in den medianen Recessus des vierten Ventrikels. Die Gefäßversorgung erfolgt aus der Arteria carotis interna durch die Arteria chorioidalis und auch durch die Arteria cerebri posterior. 75% des Plexusgewichtes der Albinokaninchen besteht aus Gefäßen (VILSTRUP, 1952). Demzufolge konnte die genannte Autorin nach Histamininjektionen durch Erweiterung der Gefäße eine Gewichts- und Volumensteigerung um das Drei- bis Vierfache feststellen.

Möglicherweise handelt es sich bei den von LEONHARD (1952) gefundenen Geißeln an vereinzelten Plexusepithelien um spezialisierte funktionelle „Sensoren". Die in lebend frisch fixiertem Material zu findenden Vakuolen (SCHALTENBRAND und WOLFF, 1959) weisen auf einen hohen Stoffumsatz des Plexusepithels. Eigene zytochemische Untersuchungen an den normalen Partien eines resezierten Plexuspapilloms, das aus dem Liquorzellbild diagnostiziert worden war, ließen an den Basalmembranen der Plexuszellen und im Stroma eine betont positive feingranuläre PAS-Reaktion und eine ebenso betonte Glykogenreaktion erkennen. Ähnliche Befunde ermittelten FISCHER und COPENHAUER (1957).

Die betont reiche Vaskularisation des Plexusstromas scheint, eine stabile Funktion des Plexus chorioideus in Form der bekannten Sekretion des „Urliquors" zu gewährleisten. Ob dadurch auch eine weitgehende Unempfindlichkeit gegenüber weichen und harten Strahlen gewährleistet ist, läßt sich schwer beurteilen.

Die Röntgenbestrahlung des Plexus chorioideus bei ausgeprägten Funktionsstörungen gilt heute als veraltet. Immerhin war eine postenzephalitische Hypersekretion mit symmetrischem Hydrozephalus durch eine Röntgenbestrahlungsserie des Plexus des rechten Seitenventrikels prompt zu stoppen. Ebenso konnte eine postoperative

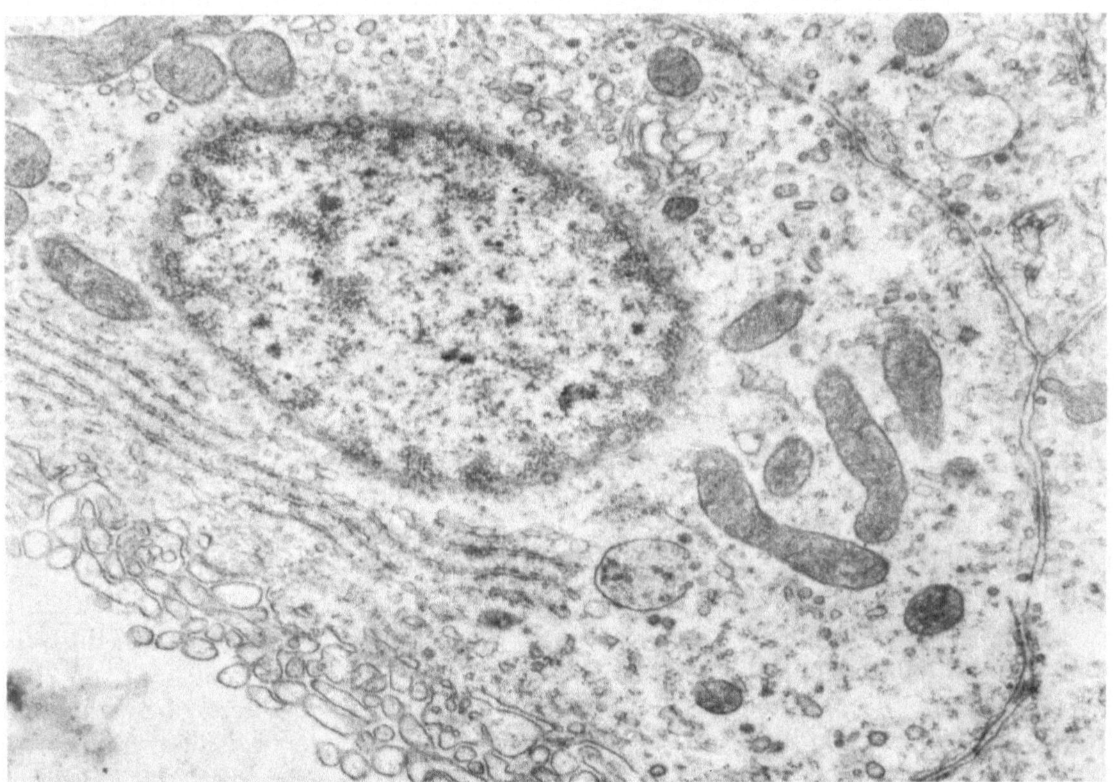

Abb. 5. Zelle aus dem Plexus chorioideus (Kaninchen), elektronenoptische Vergrößerung 12000:1. (Aus dem Pathologischen Institut Rostock, Doz. Dr. Schröter)

Hypersekretion des Plexus des vierten Ventrikels nach einer Astroblastomentfernung im Kleinhirnvorderlappen, wobei die Liquorglukosewerte auf 98 und 105 mg-% erhöht waren, durch eine Röntgenbestrahlungsserie des vierten Ventrikel Plexus koupiert werden.

Die Basalmembran des Plexus chorioideus Epithels — Membrana limitans plexus chorioideus — (LEONHARD, 1952) hat für die Sekretionsfunktion eine große Bedeutung. Bis hierhin reichen die feinen terminalen Strukturen der Synapsen des Plexus chorioideus (BURTON, 1942).

Elektronenmikroskopisch (Abb. 5) ist die Plexusepithelzelle durch die basalen Einfaltungen der Zellmembran gekennzeichnet und durch die reichhaltige Vesikulation, wie man sie bei wassertransportierenden Zellen antrifft (DAVID, 1967). Daneben fällt der Mitochondrienreichtum auf.

3. Der Subarachnoidalraum

Der äußere Liquorraum ist nahezu kontinuierlich durch eine Endothelzellage ausgekleidet (Abb. 6). Lücken, die in speziell präparierten und stereoskopisch untersuchten Piahäutchenpräparaten zu erkennen sind, könnten durchaus Folgen der Präparationen sein. Die Spalten und Trichter, Balkenfasern und Faserbrücken sind mit Endothelzellen überzogen. In den Trichtern, die an die Lamina vasculosa piae grenzen, reichen die Kapillaren bis an die arachnoidalen Faserbündel. Dabei finden sich auch retikuläre Elemente und Zellen, die den Liquorzellen ähneln (SCHULTZ und KNIBBE, 1952; BISCHOFF, 1960; SAYK, 1960).

Im Bereich der Lamina vasculosa piae finden sich verstreut ortsständige Zellen des sog. primitiven Gefäßmesenchyms (HUECK, 1941), die Vorstufen der histiozytären Zellen der Zerebrospinalflüssigkeit. Die herangereiften, proliferationsfähigen Zellen sind durch retikuläre Zytoplasmabrücken von argyrophiler Darstellbarkeit mit dem Stroma des Gefäßmesenchyms verbunden (SAYK, 1974). Physiologischerweise erfolgt die Abschilferung der herangereiften lymphozytären und monozytären Zellen in unmittelbarer Nachbarschaft des Liquors, wo sie möglicherweise wie penetrierende Partikel (PASSOW, 1963) durch die Grenzmembranen der Endothelauskleidung in den äußeren Liquorraum gelangen.

Pathologischerseits können die verschiedensten Reizzustände die Proliferation und Desquamation beschleunigen und variieren. Schäden, die zu einer Permeabilitätssteigerung führen, können darüber hinaus Anlaß zu einer Emigration hämatogener Granulozyten, Lymphozyten und Monozyten in den Liquorraum geben. Gleichzeitig kann eine subarachnoidal endotheliale Proliferation und Desquamation, also des Auskleidungsendothels, erfolgen (Abb. 7 und S. 7).

Im besonderen aber dient der ausgedehnte Endothelapparat des Subarachnoidalraumes sowohl der stofflichen Anreicherung der Zerebrospinalflüssigkeit als auch ihrem Austausch. Als spezielle Anreicherungsfunktion gilt die Eiweißpermeation aus den Gefäßen in den Liquorraum (KAFKA, 1946). Extremerweise kann unter besonderen pathologischen Bedingungen über eine extrem gesteigerte Permeabilität ein „subarachnoidaler Ersatzliquor“ produziert werden. Freilich weicht jener Ersatzliquor von der Beschaffenheit des Plexus- und Ventrikelliquors erheblich ab, besonders durch den hohen, aus dem Blutserum stammenden Albumingehalt.

Die Beschaffenheit der Lamina vasculosa piae (s. Abb. 8) mit dem dazugehörenden kollagenen und elastischen Bindegewebe ist individuell verschieden. Darüber hinaus kommen auch erhebliche Ortsunterschiede vor. Kollagenreiche Bezirke im Bereich der Schädelbasis, zumal der Cisterna magna, wechseln mit kollagenarmen Stellen an der Konvexität ab. Das Faserkollagen gilt als das Substrat für die Zisternenverquellungen. Wasserauf-

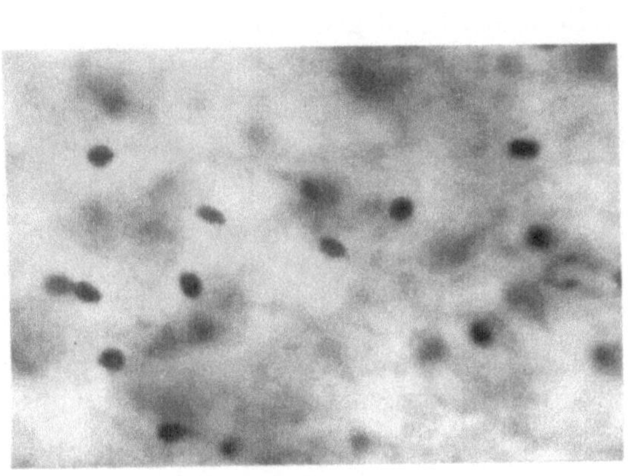

Abb. 6

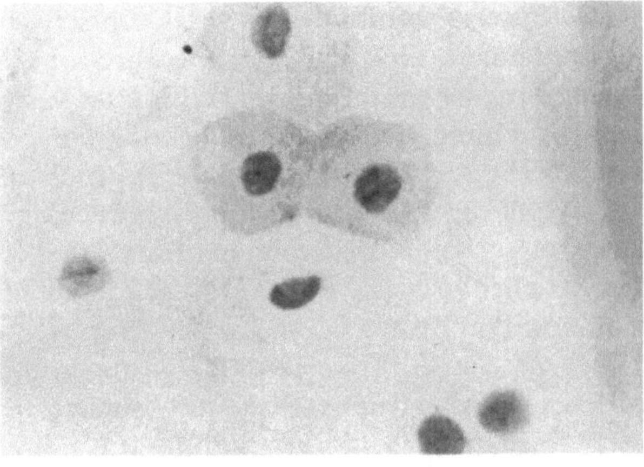

Abb. 7

Abb. 6. Endothelzellen im Piahäutchen-Präparat, Kresylviolett-Färbung (K F) 450×

Abb. 7. Endothelzellproliferation aus dem Liquor, Kammersediment (Ks), Pappenheim-Färbung (P F)

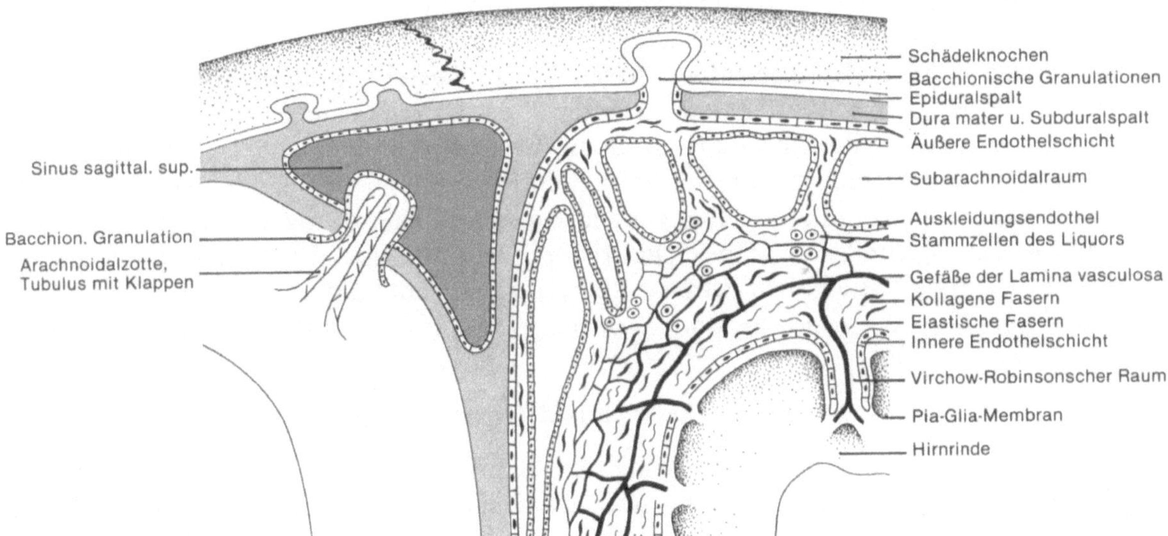

Abb. 8. Halbschematischer Querschnitt durch die Pia mater

nahme durch die Fasern und Quellung können andererseits zu einer „Eindickung" und Eiweißanreicherung der Zerebrospinalflüssigkeit führen. Das ist durch einen stark erhöhten Eiweißgehalt bei normal proportionierten pherographischen Eiweißfraktionen zu erkennen (SAYK, 1960). Eine der wesentlichen Funktionen der Zerebrospinalflüssigkeit, die Liquorresorption, erfolgt über den Subarachnoidalraum und die Arachnoidalzotten (ANDERS, 1967).

Nicht zuletzt sind die Tubuli (WELCH und FRIEDMAN, 1960) in den Pacchionischen Granulationen (Abb. 8) Verbindungen der Pia zur Dura und den venösen Sinus. Die Tubuli besitzen Klappen, wie die genannten Autoren ermitteln konnten, mittels derer die Liquorresorption bewirkt und gesteuert wird.

Zur Hirnoberfläche ist die Pia mater durch die Membrana limitans gliae verbunden. Sie läßt sich von der Grenzmembran relativ leicht lösen, so daß es möglich ist, die Untersuchungen unter Zuhilfenahme eines speziellen Einbettungsmittels in Form eines Piahäutchenentfaltungspräparates durchzuführen (SAYK, 1960).

Der Subarachnoidalraum weist topisch gut lokalisierte und relativ gering variierende Erweiterungen, die *Zisternen,* auf. Ihre funktionelle Bedeutung ist größtenteils umstritten. Am ehesten ist ein mechanischer Schutz des Gehirns an Stellen mit besonderen Kraftfeldbeanspruchungen bei der Auswirkung der positiven und negativen Beschleunigung anzunehmen (UNTERHARNSCHEIDT, 1963). Auch an eine Ausdehnungsreserve bei Ödemwirkung und zerebraler Raumforderung ist zu denken. Möglicherweise ist die Wirkung des „Wasserkissens" als die maßgebliche funktionelle Wirkung und Bedeutung anzusehen, wobei die Möglichkeit des Stoffaustausches auf relativ großen Flächen und schließlich die Kommunikationswirkung eine Rolle spielen dürfte.

Das Cavum subarachnoidale (leptomeningicum) erfüllt die Aufgabe der Wasserkissenwirkung auf das Rückenmark in besonderem Maße. Die verschiedenen Zug- und Druckwirkungen mit einer Übertragung auf die Wurzeln werden dadurch sinnvoll gedämpft.

Die röntgennegative und -positive Darstellung der Zisternen zählt heute zu den wichtigsten Methoden der instrumentellen neuroradiologischen Diagnostik. Zu den wichtigsten Zisternen zählt der basale Zisternenring (SPATZ, 1934), der Übergang von der mittleren zur hinteren Schädelgrube mit der nach kaudal zu verfolgenden C. pontis und der von dorsal gelegenen C. ponto cerebellaris, C. ambiens und interpeducularis. Die C. ambiens steht in Verbindung mit der ausgedehnten C. corporis callosi und der ebenso paarigen C. interhemispherica, von welcher aus nach dorsal eine Verbindung zum Recessus suprapinealis und den kleinen Zisternen der inneren Venen besteht. Diagnostisch wichtig sind auch die Zisternen der mittleren und vorderen Schädelbasis, die C. optico chiasmatica, C. basalis, die zarte C. infundibularis und die proximal gelegene C. lamina terminalis. Bei den Darstellungen sind, wie aus den speziellen Kapiteln zu entnehmen ist, die Insufflations- und Lagerungstechnik ausschlaggebend, zumal für die tomographische Diagnostik. Die neuzeitliche Technik der Überdruckzisternographie und Pneumenzephalographie (LINDGREN, 1954) half, die hohen Prozentsätze früherer Fehldarstellungen des Ventrikelsystems um 8% (SCHALTENBRAND und WOLFF, 1959) auf 0,5 bis 1,5% zu reduzieren.

4. Pia-Arachnoidea und Hirnoberfläche

Die Gefäße der Lamina vasculosa piae des Gehirns und Rückenmarks ziehen vom Piagewebe, vor allem von kollagenen und elastischen Fasern begleitet, in die Sulcus des Gehirns. Hier kommt es zu Verbindungen, Überlappungen und stapelförmigen Zusammenlagerungen (DAVID, 1967) mit dem perivaskulären Bindegewebe der Hirnrindengefäße. Die Pia-Gliamembran umhüllt die in das Gehirn dringenden Gefäße wie ein geschlossener Schlauch (SCHALTENBRAND und WOLFF, 1959). Am kortikalen Ende der Piatrichter liegt die Pia mater den Gefäßen fest an und bildet hier belastungsfähige Ringe, die nach SCHALTENBRANDS Meinung eine Einengung des Gefäßlumens verursachen können. Bei ansteigendem Druck, so postuliert der Autor, können gelöste und korpuskuläre Elemente, z.B. auch Tumorzellen, den genannten Ring des perivaskulären Bindegewebes passieren.

Die Hirnoberfläche wird von astrozytärer Glia bedeckt, in deren Zytoplasma reichlich Filamente zu erkennen sind. Die Ausläufer dieser Fasern können auch den Arachnoidalraum durchziehen (DAVID, 1967). Der bei den verschiedenen Präparationen, vor allem nach Paraffineinbettung ziemlich groß ausfallende perivaskuläre Raum (VIRCHOW-ROBINSON) dient offenbar einem mechanischen Schutz, der bei Verschiebungen von der Hirnoberfläche aus eine große Rolle spielen kann. Ob dabei die individuellen Unterschiede, zumal im Hinblick auf den Gehalt an kollagenen Fasern, von Bedeutung sind, scheint unwesentlich.

Sicherlich spielt die Wasserkissenwirkung des Liquors im Subarachnoidalraum eine größere Rolle, vor allem bei der traumatischen Schutzwirkung. Ob Liquorverschiebungen während des Traumas die unterschiedliche Wirkung der negativen Beschleunigung auf die betroffenen Hirnpartien für das mitunter sehr differente Ausmaß eines kontusionellen Schadens begünstigen, ist zu bejahen.

Die Pia-Gliamembran wurde früher als Schranke zwischen Hirn und Liquor angesehen (HARVEY u. Mitarb., 1926). Das Wissen um die Vielfalt der Austauschbeziehungen zwischen Hirn und Liquor (SCHALTENBRAND und WOLFF, 1959) hat zu einer Revision der alten Schrankenpostulate geführt (QUADBECK, 1968). Der Stoffaustausch über das Ependym des Ventrikelsystems und die Endothelien des Subarachnoidalraumes in Verbindung mit dem Gefäßsystem der Pia mater ist weit bedeutender als die früher vermutete Schrankenfunktion zwischen der Pia-Gliamembran.

5. Subkommissuralorgan und Reissnerscher Faden

Subkommissuralorgan und Reissnerscher Faden, die in der experimentellen Medizin, vor allem aber in der Zoologie, in den letzten Jahrzehnten eine große Rolle gespielt haben, kennzeichnen den Tierstamm der Chordaten mit einem geschlossenen, hohlen Nervensystem. Ein kleiner umschriebener Bereich des Ependyms unterhalb der Commissura posterior (STIEDA, 1870; DENDY und NICHOLLS, 1910) bildet vermutlich durch eine spezialisierte Sekretion den Reissnerschen Faden (STERBA, 1969), der bis in den Zentralkanal reicht und hier offenbar eine absorptive Funktion ausübt (STUTINSKY, 1953). Beim Menschen kommen Subkommissuralorgan und Reissnerscher Faden nicht vor.

B. Der Liquor cerebrospinalis

I. Eigenschaften und Bestandteile mit klinischen Beziehungen

Der Liquor cerebrospinalis ist eine wasserklare Flüssigkeit von ausgesprochener Stoffarmut, wie es die Tabellen 1 und 2 ausweisen. Die wäßrige und wasserklare Beschaffenheit bleibt in luftdicht abgeschlossenem Reagenzglas bei einer durchschnittlichen Temperatur von 4°C über 6 bis 8 Wochen unverändert erhalten. Von den Eiweißkörpern zeigen die Gammaglobuline nach dieser Zeit eine geringe Verminderung um 1 bis 3 rel.-%. Durch Entweichen von CO_2 sinkt auch der pH.

Die Frage nach *toxischen* Bestandteilen oder einer toxischen Beschaffenheit der Zerebrospinalflüssigkeit ist in letzter Zeit überwiegend von zoologischer Seite gestellt worden. Dem Reissnerschen Faden wurde früher eine „entgiftende" Funktion zugesprochen (STERBA, 1969). Inzwischen ist auch von zoologischer Seite die Meinung von der Toxizität der Liquors bei Chordaten und Säugetieren, die ein Subkommissuralorgan und Reissnerschen Faden besitzen, entkräftet; vielmehr scheint es sich um eine spezialisierte, rezeptive Kontroll- und Austauschfunktion, die der Reissnersche Faden zu erfüllen hat, zu handeln, soweit man aus den Darstellungen NAUMANNS (1969) entnehmen kann.

Bei schweren toxischen Schädigungen und Erkrankungen der inneren Organe sind die Mengen toxischer Stoffe, z.B. bei der Urämie, im Liquor in geringerer Konzentration als im Blut zu finden. Das Gleiche gilt für das Azeton im Coma diabeticum. Auch bei Blei- und Quecksilberintoxikationen sind die Werte im Liquor geringer. Dagegen können die Werte der toxischen Stoffe, z.B. bei schweren schwefelhaltigen Lösungsmittelvergiftungen, im Liquor die des Blutes erreichen. Damit kommt zum Ausdruck, daß nicht nur die „Porenbeschaffenheit" der Zellen und Grenzflächen und die Größe der

Tabelle 1. Allgemeine und physikalische Normalwerte im Lumballiquor und Blutserum +

	Liquor	Serum
Gesamtmenge	100–180 cm^3	
Täglich neugebildete Menge	etwa $^1/_2$ Liter	
Druck (im Liegen)	60–200 mm H_2O	
Farbe	wasserklar, farblos: in den ersten 3 Lebenswochen xanthochrom	
Temperatur	zwischen axillarer und rektaler Temperatur	
Gefrierpunkterniedrigung	0,56°C	0,56°C
Osmotischer Druck in % NaCl	0,917	0,921 (400 mm Wasser)
Spezifisches Gewicht	1003–1008, i.M. 1007	1029–1032
pH	7,35–7,9. i.M. 7,4	7,38–7,40
Alkalireserve in Vol.-% CO_2	50,6–57,4	55–65 (Mann) 50–60 (Frau)
Wassergehalt	etwa 99%	89–92%
Viskosität		
im OSTWALD-Viskosimeter	1,01–1,06. i.M. 1,05	1,6–2,0
im HÖPPLER-Viskosimeter	0,725–0,808, i.M. 0,774	1,11–1,41, i.M. 1,22
Oberflächenspannung		
dynamischer Wert	62,1–65,1, i.M. 63,6 dyn	55–60 dyn
statischer Wert	59,5–62,5, i.M. 61,0 dyn	
stalagmometrisch	101–105 Stalagmometertropfen	
Elektrische Leitfähigkeit	1,31–1,38 × 10^2	1,06–1,19 × 10^2
Refraktometerwert	1,33494–1,33510, i.M. 1,33502	1,34836–1,35132
Interferometerwert	1360–1380	1348–1350

Tabelle 2. Normalwerte der Bestandteile des Lumballiquors und Blutserums. (Aus HINZBERG u. GEINITZ, 1953)

Bestandteil	Liquor	Serum
Azetessigsäure	negativ	s. Azeton
Azetaldehyd	0,1–0,2 mg-%	im Blut 0,32–0,5 mg-%
Azeton	negativ	0,8–5 mg-% (Gesamtazeton)
Adeninnucleotid	0,1 mg-%	
Äthylalkohol	2–8 mg-%, i.M. 7,3 mg-%	0,2–6 (–30) mg-%
Albumin	15–25, i.M. 20 mg-%	4–6%
KAFKA-Wert	0,6–1,1, i.M. 0,8 Teilstriche	
Aluminium	0,0125 mg-%	0.07 mg-%
Ammoniak	negativ oder 0,096–0,097 mg-%	0,004 mg-% (CONWAY) 0,05 mg-% (VAN SLYKE) 0,08–0,11 mg-% (FOLIN)
Aminosäuren	Amino-N: 1,6–2,7 i.M. 2,2 mg-%	Amino-N: 3,4–5,5 i.M. 4,2 mg-%
Arginin	0,60 mg-%	2,3 mg-%
Histidin	0,17 mg-%	1,4 mg-%
Isoleucin	0,098 mg-%	1,6 mg-%
Leuzin	0,14 mg-%	2,0 mg-%
Lysin	0,28 mg-%	2,9 mg-%
Phenylalanin	0,19 mg-%	1,4 mg-%
Threonin	0,28 mg-%	2,0 mg-%
Tyrosin	0,20 mg-%	1,5 mg-%
Valin	0,21 mg-%	2,8 mg-%
Methionin	0,04 mg-%	0,27–0,35 mg-%
Zystin	0,18 mg-%	1,9–1,98 mg-%
Tryptophan	negativ	7,4–10,0 mg-%

Tabelle 2. (Fortsetzung)

Bestandteil	Liquor	Serum
Anionenrest (organische Säuren)	14–44, i.M. 25 mMol l	9 mMol l
Anorganische Bestandteile	882 mg-%	880 mg-%
Bernsteinsäure	0,3–0,4 mg-%	0,6–0,7 mg-%
Bisulfitbindende Substanzen	0,42–3,07 mg-%	bis 5,75 mg-%
Blei	0,014–0,038 mg-%	0,005–0,02 mg-%
Brenztraubensäure	0,6–2 mg-%	0,77–1,16 mg-%
Brom	0,10–0,15 oder 0,16–0,40 mg-%	0,8–1,8 mg-%
Kalzium	4,4–6,8, i.M. 5,5 mg-%	9–11 mg-%
Chlor	400–460 mg-%	320–360 mg-%; Kind: 320–400 mg-%
Chloride, als NaCl ber.	680–760 mg-% (=265–296 mg-% Na)	560–630 mg-% (=220–248 mg-% Na)
	als KCl ber.	
	40 mg-% (Cholesterin = 20,98 mg-% K)	
	0,05–0,6 mg-%	100–250 mg-%
Cholin	0,009–0,037 oder 0,089–0,21 mg-%	0,05–0,7–2,0 mg-%
Citronensäure	45 γ	1,4–2,3 mg-%
Eisen	0,022–0,040 mg-%	0,08–0,14 mg-%
Eiweiß (gesamt)		6–8%: Säugling 5,6–6,6%
Volumetrisch	bis 31,2, i.M. 24 mg-%	
KAFKA-Wert	0,8–1,3, i.M. 1,0 Teilstriche	
Nephelometrisch	bis 41 mg-%	
Kolorimetrisch	bis 45 mg-%	
Kjeldahlometrisch	bis 35 mg-% (ABELIN) bis 61,1 mg-% (IZIKOWITZ)	
Eiweißquotient $\left(\frac{\text{Globulin}}{\text{Albumin}}\right)$	0,1–0,4	1,5–2,5
KAFKA-Wert	0,1–0,4	
Eiweißzucker	11,7–13,0 mg-%	im Plasma 0,03–0,13%
Euglobulin	negativ	0,1–0,4%
Feste Bestandteile	1%	7–9%
Fermente		
Proteinasen	negativ	—
Pseudocholinesterase		—
Azetylcholinesterase		
Fermente		
Amylase		8–32 W. E.
Phosphatase		1,5–4,0 E.
Lipase	gelegentlich	
Fettsäuren	1–5 mg-%	290–420 mg-%
Fibrinogen	negativ	0,3–0,6% (Plasma)
Globulin	2,5–9, i.M. 5 mg-%	2–4%
KAFKA-Wert	0,1–0,3, i.M. 0,2 Teilstriche	
Hämolysin	negativ	
Harnsäure	0,3–2,1 mg-%	2–4,57 (–7) mg-%
Harnstoff	6–16 oder 10–48 mg-%	20–45 mg-%
Histamin	0,2–3,0 γ-%	2–10 γ-%
Hydratationskoeffizient		
Wert nach KAFKA	1,0–7,5, i.M. 2,0	
Indoxylschwefelsäure	negativ	0,02–0,08 mg-%
Jod	0,010–0,018 mg-%; Kind 0,04–0,06 mg-%	0,012–0,014 mg-%
Kalium	8,5–16,8, i.M. 11,7 mg-%	16–23 mg-%; Kind 16–20 mg-%
Kochsalz	680–760 mg-%	580–630 mg-%
Kohlendioxydspannung	50 Vol.-%	50–65 Vol.-%

Tabelle 2. (Fortsetzung)

Bestandteil	Liquor	Serum
Kohlenstoff (gesamt)	102–109 mg-%	
Kreatin	0,46–1,87 mg-%	2,4–4,3 mg-%; Kind 6,5 mg-%
Kreatinin	0,5–2,2 mg-%	4–6 mg-%; Kind 8 mg-%
Kupfer	0,014–0,015 mg-%	0,08–0,14, i.M. 0,11 mg-%
Magnesium	1,0–1,3 oder 2,2–4,0, i.M. 3,0 mg-%	1,0–3,0 mg-%
Milchsäure	8–15, i.M. 14,8 mg-%	10–20 mg-%
Natrium	308–350 mg-%	280–350 mg-%
Nitrate	Spuren	
Organische Bestandteile	118 mg-%	
Oxalsäure	>0,2–2,5 mg-%	3–4 mg-%
β-Oxybuttersäure	negativ	0,5–3,0 mg-%
Phenole	negativ	1–2 mg-%
Phosphor, gesamt	1,37–2,8, i.M. 1,8 mg-%	7–15, i.M. 13 mg-%
anorganisch	1,0–1,85, i.M. 1,3 mg-%	2–5, i.M. 3 mg-%; Kind 4–6 mg-%
Lipoid-Phosphor	0,011–0,048 oder 0,9–1 mg-%	3–7 mg-%
Rhodan	0,030–0,060 Oder 0,06–0,29 mg-%	im Blut 0,1–0,2 mg-%
Sauerstoffspannung	1,2 Vol.-%	
Schwefel		
Gesamt	47,2–62 mg-%	70 mg-% oder 110–160 mg-% (nicht enteiweißt)
Anorganisch	0,25–1,3 mg-%	0,5–4 mg-%
Neutralschwefel	23,9–40,3 mg-%	
Gesamtsulfat-S	18,6–26,5 mg-%	
Sulfate	8–9 mg-%	
Stickstoff		
Gesamt-N	15,7–21,5, i.M. 18,6 mg-%	1,04–1,2%
Rest-N	11–20 mg-%	20–40 mg-%
Rest-N: Eiweiß-N	6,6	0,03
Trockenrückstand	etwa 1%	8–11%
Vitamine		
Askorbinsäure	0,3–2,1 mg-% (Brustkinder 3,05–6,05 mg-%)	0,4–1,0 mg-%
Aneurin	0,2–2,5 γ-%	2–5 γ-%
Gesamtaneurin	bis 18,5 γ-%	4–8 γ-%
Nikotinsäure	10–50, i.M. 26 γ-%	310–520 γ-%
Xanthoproteinwert	6–10	13–28
In nichtenteiweißtem Liquor	20–32	
Zucker	40–85 (bis 100) mg-%	50–110 mg-%
Liquorzucker / Blutzucker	0,6–0,7	

toxischen Moleküle, sondern auch die „Ausgangslage" der Permeabilitätsphase, z.B. während heftiger Krämpfe, während einer Entzündung oder entzündlichen Begleitreaktion, von Bedeutung sein können.

1. Physikalische Eigenschaften

Das *spezifische Gewicht* des Liquors, normal zwischen 1003 und 1009, hängt von der Art und dem Mengenverhältnis der in der Zerebrospinalflüssigkeit verteilten und gelösten

Inhaltsstoffe, den Zellen und Eiweißkörpern ab. Zufolge der relativen Armut an Inhaltsstoffen, Zellen und Eiweißkörpern ist das spezifische Gewicht des Liquors in den Seitenventrikeln niedriger als in der Cisterna magna und im lumbalen Liquorraum. Auch ein wechselnder Kationengehalt kann das spezifische Gewicht beeinflussen (LINKE, 1968). Eine Erhöhung des spezifischen Gewichtes erfolgt bei der Hypo- vor allem aber der Aliquorrhoe. Wir haben in den sehr kleinen Liquormengen mit Hilfe von Ergänzungen und Umrechnungen Werte bis zu 1018 und 1021 ermitteln können. Ähnlich hohe Werte finden sich bei eitrigen Meningitiden, schweren Leukosen und Paraproteinosen, doch auch bei Hirngeschwülsten mit eiweißreichem, xanthochromem Liquor und bei in den Liquorraum perforierten Geschwulst- oder Parasitenzysten.

Die Wasserstoffionenkonzentration in der Zerebrospinalflüssigkeit und im Blut ist bei einem Mittelwert von 7,4 nahezu identisch. Es hat den Anschein, als ob die Armut des Liquors an organischen und zum Teil auch an anorganischen Stoffen durch den verhältnismäßig hohen Natriumgehalt ausgeglichen wird. Die hohen Natriumchloridwerte im Vergleich zum Blut (s. Tabelle 2) garantieren die Stabilität der Natriumpumpe im neuronalen und auch gliären, für die Versorgung des Neuronensystems wichtigen Zellapparates (JACOBI und SPALKE, 1971).

Der *osmotische Druck* ist der Regel des Donnanschen Gleichgewichts entsprechend niedriger als im Blutserum und etwa mit einer 0,917%igen NaCl-Lösung zu vergleichen. Infolge des niedrigen osmotischen Druckes tritt bei einer homologen Erythrozyten/Liquormischung nach bereits 80 min eine zunehmende Hämolyse ein. Diese Hämolyse hat nichts mit der lysinbedingten und immunbiologisch erklärbaren Hämolyse zu tun. Allerdings ist dazu zu bemerken, daß auch die immunaktive Hämolyse über eine Veränderung der osmotischen Eigenschaften an der Erythrozytenmembran wirksam wird (s. auch S. 52).

Die *Oberflächenspannung* des Liquors ähnelt der des Harns und Magensaftes (SCHALTENBRAND und WOLFF, 1959). Der Liquor in der Cisterna magna hat eine geringere Spannung als im Lumbalbereich. Die Oberflächenspannung ist temperaturabhängig. Sie nimmt mit steigender Temperatur zu.

Sie beträgt normalerweise 50 dyn (MEYER, H.H., 1949).

Die *Viskosität* der Zerebrospinalflüssigkeit entspricht der des destillierten Wassers. Die Werte liegen bei 1,01 und 1,06. Der Wert ist sowohl vom Eiweißgehalt als auch von den pH-Verhältnissen abhängig (LINKE, 1968).

Viskosität und Osmolarität sind die entscheidenden Faktoren für das Überleben der Zellen in der Zerebrospinalflüssigkeit. Aus dem Blut separierte Leukozyten zeigen im homologen Liquor nach 2 Std bereits deutliche Veränderungen an den Zellmembranen. Nach 3 und 4 Std treten depolymerisative Veränderungen im endoplasmatischen Retikulum auf. Durch homologe Serumzusätze sind die Veränderungen aufzuhalten. Heterologe Eiweißzusätze schädigen durch die immunbiologische Aktivität die Zelloberflächen und die Zellmembranen.

2. Eigenschaften des Liquors im Ultraviolett- und Infrarotspektrogramm

SPIEGEL-ADOLF und WYCIS berichteten 1951 über Absorptionsbanden im Liquor bei 4600 und 6800 Å und bei 4900 und 5300 und mitunter bei 5800 Å. Die Autoren betonten die große Variabilität der Spektren im UV-Bereich. Die Liquoreiweißkörper, Harnsäure, Harnstoff und die in Spuren vorkommenden Fermente sollen einen Einfluß auf die Absorption haben.

STEGER und STEGER (1958) haben bei ihren subtilen Untersuchungen normaler frischer Liquorproben Absorptionsmaxima bei 2650 Å mit einer Abhängigkeit der Absorptionshöhe vom Gehalt des Liquors an organischen Phosphorverbindungen und Ascorbinsäure gefunden. Ein Verschwinden der Absorption beobachteten sie nach Luftzufuhr, Bebrütung, Ultraviolettbestrahlung und sogar nach Zusatz von Serum. In eiweißreichen Liquorproben fanden sie die Absorptionsmaxima nicht bei 2650, sondern 2790 Å. Interessant sind die spektographischen Ergebnisse nach Fraktionierung der Eiweißkörper. Für die Globuline der Alpha-, Beta- und Gamma-Kategorie fanden sie identische Absorptionsmaxima bei 2790 Å. Die fraktionierte pherographische V-Fraktion des Liquors zeigte eine Absorption im Bereich von 2350 bis 2040 Å. Daraus schlossen die Autoren auf das Vorhandensein einer unbestimmten Aminosäure, die in der Vorfraktion besonders angereichert sein dürfte. Der Gehalt an ringförmigen Aminosäuren, obwohl der Liquor aminosäurenarm ist, soll auch für die übrigen Absorptionsmaxima der Eiweißfraktionen ausschlaggebend sein. RIEDER (1958) konnte allerdings nachweisen, daß neben Eiweißkörpern auch andere Liquorsubstanzen in identischen Bereichen Absorptionsmaxima ergeben. Für die Untersuchung sind demzufolge festgelegte Arbeitsgänge, vor allem exakte Denaturierungen notwendig, will man einheitliche und reproduzierbare spektroskopische Ergebnisse erzielen.

DELANK (1966) fand als erster bei *infrarotspektroskopischen* Untersuchungen im Vergleich zu der Möglichkeit einer Erfassung von aromatischen Aminosäuren im UV-Spektrogramm eine Bestimmungsmöglichkeit prosthetischer Gruppen. Er fand im normalen Liquor ein verhältnismäßig einheitliches Absorptionsbild mit den Maxima zwischen 1000 und 1700 cm^{-1}, nahezu identisch mit dem Absorptionsbild des homologen normalen Blutserums. Lediglich die durch Glykoproteide und Kohlenhydrate bedingten Absorptionen im Bereich von 1050 cm^{-1} traten im Liquor deutlicher hervor als im Serum. Diese KH-Banden, so betonte DELANK, seien auch die Stellen des IR-Spektrums, die bei pathologisch verändertem Liquoreiweiß die häufigsten Abweichungen von der Norm zeigten. „Sehr massive Veränderungen des Liquor-IR-Spektrums waren bei einer lymphozytären Meningitis zu beobachten. Hier war nicht nur die hochgradig erhöhte Absorption im Bereich 1200 bis 1000 cm^{-1}, sondern gleichzeitig ein starker Absorptionsabfall bei den sog. Amidbanden zwischen 1700 bis 1500 cm^{-1} zu erkennen. Interessant ist beim Vergleich mit dem Serumspektrum, daß die im Liquor besonders verstärkten KH-Banden im Serum eine Asorptionsminderung erkennen ließen." Eigentümlicherweise konnte DELANK im Liquor einer hirnatrophischen Erkrankung bei normalem Gesamteiweißgehalt, normalen Ergebnissen der Kolloidreaktionen, dafür aber erhöhter Beta-Globulinfraktion im Liquorpherogramm und normaler Zellzahl eine stark ausgeprägte Absorptionsbande bei 1050 cm^{-1} feststellen, wobei im Bereich der Amidabsorption eine Verminderung der Banden zu erkennen war. DELANK bedauert, daß zur Zeit ausreichende Kenntnisse zur Interpretation und praktisch klinischen Verwertung der verschiedenen Absorptionsmaxima im I-R Spektrum fehlen.

Daß die ursprünglichen Erwartungen UV- und IR-spektroskopischer Ergebnisse bis heute nicht erfüllt werden konnten, ist sicher nicht auf die Stoffarmut des Liquors und die Spektroskopie zurückzuführen, sondern auf den Trend zur Entwicklung einfach zu handhabender rationeller Methoden mit relativ sicherer, leicht reproduzierbarer Aussagefähigkeit. Nicht zuletzt ist der materiell-ökonomische Aufwand der Spektroskopie zu hoch, als daß sie in den klinischen Laboratorien ohne weiteres Eingang finden könnte.

3. Elektrische Potentiale der Zerebrospinalflüssigkeit

Ionenverteilung und Ionenaustausch zwischen Blut und Liquor und Hirn und Liquor und umgekehrt bedürfen der Berücksichtigung bioelektrischer Potentialdifferenzen. In Tierversuchen konnte TSCHIRGI u. TAYLOR (1958) bei Katzen messen, daß die Potentialdifferenz zwischen Liquor und Blut 1—5 mV betrug. Auch HOGBEN u.Mitarb. (1960) stellten ein negatives Potential von 8 mV zwischen Elektroden im Ventrikel und in der extrazellulären Flüssigkeit fest. LOESCHKE (1956) und MOTTSCHALL und LOESCHKE (1963) dagegen fanden eine positive Spannung von 5—12 mV zwischen dem Liquor der Cisterna magna und einer Vergleichselektrode an der Membrana atlanto occipitalis.

HELD, FENCL und PAPPENHEIMER (1964) fanden bei tierexperimentellen Untersuchungen an Hunden eine lineare Korrelation zwischen dem Potential des Liquors und dem pH-Wert des arteriellen Blutes. Bei einem pH von 7,1 betrug die Potentialdifferenz +15 mV und bei einem pH von 7,6 im arteriellen Blut eine Potentialdifferenz von −3 mV. Bei experimenteller, metabolischer Azidose oder Alkalose betrug die durchschnittliche Veränderung 42,6 ± 4 mV/pH-Einheit, bei respiratorischer Azidose oder Alkalose 31,7 ± 1,7 mV/pH-Einheit.

Interessant ist, daß Veränderungen der HCO_3^- H^+ Na^+ oder Cl^- im Liquor die Potentialdifferenz nicht beeinflussen. Dagegen stellten die obengenannten Autoren eine erhebliche Abhängigkeit der Potentialdifferenz von der K^+-Konzentration fest.

4. Diffusion einer Liquor/Farbstoff-Mischung

Wird ein natives Hirnpräparat in methylenblauhaltigen Liquor gelegt, so diffundiert der Farbstoff in $2^1/_2$ bis 3 Std in das Hirngewebe (SPATZ, 1934). Nach 8 Std ist der ursprünglich methylenblauhaltige Liquor nahezu wasserklar. Wird dem methylenblauhaltigen Liquor Kalziumoxalats hinzugefügt, so bleibt die Diffusion aus. Wird die Additionswirkung des Kalziumoxalat ausgeschaltet, so verläuft die Methylenblaudiffusion ohne Störungen. Es handelt sich hier also um das sehr differenzierte Permeabilitätsproblem, auf das GELLHORN (1929) und TROSCHIN (1959) extensiv hingewiesen haben. Entscheidend für die Diffusion ist zunächst die Molekülgröße und Beschaffenheit des diffundierenden Stoffes und das Verhältnis des Stoffes zu den reziproken Beziehungen zwischen Permeabilität und Stoffwechsel (PASSOW, 1963). Im toten Material verliert der Stoffwechsel allerdings seine Bedeutung.

II. Organische Bestandteile

In der Zerebrospinalflüssigkeit stehen Kohlenhydrate und Eiweißkörper im Mittelpunkt des Interesses. Der KH-Gehalt des Liquors, normalerweise 102 bis 109 mg-% (POLONOWSKI und GALBRUN) und einem Glukosewert, normalerweise zwischen 45 und 85 mg-%, ist gegenüber dem des Blutserums um rund 30% vermindert.

Die Glukose dient offenbar der Ernährung der Auskleidungen des Liquorraumes, des Ventrikelependyms und der subarachnoidalen Auskleidungsendothelien (SCHMIDT, R.M., 1968).

Die Glukosedifferenz kann auch 50 bis 70 mg-% und mehr betragen. Daraus ist auf eine besondere Austauschfunktion zu schließen, die über die Zellen des Plexus chorioideus und des Ventrikelependyms erfolgt. Dafür sprechen die bereits erwähnten Befunde FISHERS und COPENHAUERS (1957), die eine auffallende Enzymaktivität im Ependym der Ventrikel und des Plexus chorioideus an Succinodehydrogenase, Karboanhydrase und alkalischer Phosphatase bei experimentellen Untersuchungen an Katzen ergaben. Zusammen mit den Befunden FRIEDES (1961) ist die Tatsache der gering erhöhten Glukosewerte in den Seitenventrikeln und im vierten Ventrikel im Vergleich zu den lumbalen Werten leidlich erklärt. Die Austauschaktivität des subarachnoidalen Endothels für die Glukose ist geringer. Die Verringerung ändert sich nicht bei einer Permeabilitätssteigerung. Im

Gegenteil, bei bakteriellen Meningitiden mit extrem hohem Bakteriengehalt können die Glukosewerte extrem erniedrigt sein (RIEBELING, 1951; DEMME, 1952). Bei tuberkulösen, Streptokokken- und Staphylokokken-Meningitiden fanden wir Werte von 12—16 mg-% bei Blutzuckerwerten von 112—136 mg-%. Die Vermutung RIEBELINGS, eine auffallende extreme meningitische Hypoglykorrhachie sei Folge eines erhöhten Glukoseumsatzes der Bakterien, kann somit bestätigt werden. Nach chemotherapeutischer Reduktion der Bakterien steigt der Liquorzucker an. Ein weiterer Anstieg erfolgt nach Reparation des Ventrikelependyms, z.B. bei auf den inneren Liquorraum übergegriffenen eitrigen Erkrankungen. Dieser Befund läßt vermuten, daß die „Ependymitis" zu einer Reduktion des Glukoseaustausches führt. Während der erwähnten Sanierungsphase beobachteten wir eine verstärkte Ependymzellproliferation.

Die Höhe der Zellzahl hat keinen Einfluß auf die Glukosewerte. In vergleichenden Untersuchungen bei bakteriellen und Virusmeningitiden konnten wir die Untersuchungsergebnisse von WEISE (1950) bestätigen. Bei Virusmeningitiden mit Zellwerten von 4000 bis 12000 mm^3 fanden wir keine signifikanten Abweichungen der Glukosewerte.

Beachtenswert ist das Nachhinken der Glukosewerte in der Zerebrospinalflüssigkeit gegenüber den Blutzuckerwerten. Bei Blutzuckerbelastungsproben fand WEISE (1956) Blutliquorzuckerdifferenzen von maximal 80 mg-% mit einem Nachhinken der Werte bis zu 90 min. Dadurch kommt zum Ausdruck, daß die KH-Stoffwechselaktivität im Liquorraum relativ gering ist (HANZAL, 1955). Berücksichtigt man ferner den sehr niedrigen Eiweißgehelt des Liquors von maximal 40 mg-% normal, so ist, entgegen den alten Meinungen (ESKUCHEN, 1919; RISER, 1936; KAFKA, 1930), von einer Funktion der Zerebrospinalflüssigkeit im Dienste der Ernährung des Gehirns zu postulieren, daß eine wesentliche, der Ernährung des Gehirns dienende Stoffwechselaktivität in der Zerebrospinalflüssigkeit nicht stattfindet (BAUER, 1961). Die Stoffwechselaktivitäten der Ernährung des Gehirns erfolgen hämatogen über das zerebrale Gefäßsystem.

Doch sind in neuester Zeit die Bestimmungen der Enzyme aufgekommen (s. auch S. 53), die auch für den KH-Bereich an Bedeutung gewinnen können. VALENCA u.Mitarb. (1971) hatten z.B. die Laktat-Clearance im Blut und Serum bestimmt.

RUŠČÁK u.Mitarb. (1971) konnten bei hirnarteriosklerotischen Erkrankungen eine Erhöhung der Milchsäurewerte ermitteln. Sie schlossen auf einen erhöhten Laktatübertritt vom Gehirn in den Liquor als Folge einer Verringerung der O_2-Spannung in der terminalen Strombahn des Gehirns.

Die *Eiweißkörper* der Zerebrospinalflüssigkeit haben in letzter Zeit sowohl im Experiment als auch in der klinischen Forschung und Praxis große Bedeutung erlangt. Diese Tatsache scheint dem allgemeinen naturwissenschaftlich begründeten Trend mit den an Bedeutung zunehmenden Erkenntnissen auf dem Gebiet der Immunbiologie zu entsprechen (MEYER-RIENECKER, 1969). Die entscheidenden liquoreiweißdiagnostischen Erfolge brachten zweifellos die Elektrophorese und die Chromatographie. Zwar gehörte die Bestimmung des Gesamteiweißgehaltes des Liquors und die Differenzierung des Albumins und Globulins seit KAFKA (1926) zur klinischen Routineuntersuchung, wobei allerdings die Technik und die Untersuchungsergebnisse immer wieder bemängelt und kritisiert wurden. Das hat sich seit Einführung der Elektrophorese durch SCHEID und SCHEID (1944), BAUER (1953) und STEGER (1953) u.a. zugunsten einer exakteren, reichhaltigeren und methodisch-technisch hinreichenderen Differenzierung der Liquoreiweißkörper geändert (s. auch S. 38).

Die normalerweise aus dem Blut des Gehirns stammenden Eiweißkörper (FRICK, 1966) zeigen ihrer qualitativen und quantitativen Zusammensetzung nach nicht nur den Grad der Eiweißpermeabilität an den Zellgrenzflächen zwischen dem Gefäß- und Liquorsystem an, sondern gestatten auch einen Einblick in die Art der Veränderung des pherographischen Spektrums der Eiweißkörper mit den reziproken Schlußfolgerungen auf das pathophysiologische Geschehen. Demzufolge spielt der normalerweise sehr geringe Eiweißgehalt, etwa 30–40 mg-%, bei dem heutigen Stand der Labortechnik keine Rolle.

Der *Aminosäurengehalt* des Liquors ist im Vergleich zum Eiweiß verschwindend gering. Mit Hilfe moderner Autoanalyzer sind hinreichend genaue Bestimmungen möglich (s.S. 10). In besonderen Fällen ermöglicht die Chromatographie, abartige Körper zu erfassen und in anschließenden speziellen Verfahren zu analysieren (SCHMIDT, R.M., 1968).

Auch der *Lipoidgehalt* des Liquors ist normalerweise sehr gering. Die an Phosphor gebundenen Lipoide betragen nach HINSBERG und GEINITZ (1953) 0,011 bis 0,048 mg-% (Tabelle 2).

Die an Kohlehydrate gebundenen *Glykolipide* in der Zerebrospinalflüssigkeit sind noch geringer. Ihre pherographische Darstellung ist zwar nicht exakt, doch für eine klinische Fragestellung ausreichend (s. S. 48). Bei hirntraumatischen Schäden, zerebrovaskulären hirnatrophischen Prozessen, zystisch degenerierten Gliomen sind die Ergebnisse teilweise aufschlußreich.

Cholesterin kommt im Liquor normalerweise ebenfalls in sehr kleinen Mengen, 0,05 bis 0,6 mg-%, gegenüber Werten von 100 bis 250 mg-% im Blutserum vor. Bei Dermatoiden, zumal mit zystischem Zerfall und Perforation in den subarachnoidalen Liquorraum, können die Cholesterinwerte erheblich ansteigen. Mitunter sind dann die Kristalle in den Liquorsedimentpräparaten ohne weiteres zu erkennen. Selten vermag der erhöhte Cholesteringehalt den Liquor zu trüben.

Organische Säuren kommen auch normalerweise im Liquor vor. Dabei kann der Gehalt an Fettsäuren insgesamt 1,0 bis 5,0 mg-% betragen.

Der Gehalt an *Milchsäure* beträgt normalerweise 6 bis 7 mg-%. Erhöhungen der genannten Säuren stammen aus zerebralen Prozessen mit metabolischen Veränderungen, wobei gleichzeitig durch eine intrakranielle Drucksteigerung oder die toxischen Veränderungen selbst eine erhebliche Permeabilitätssteigerung die Diffusion der genannten Säuren sowohl in den inneren als auch in den äußeren Liquorraum bewirken (LÜTHY, 1953). RUŜĈÁK u.Mitarb. (1971) konnten bei ausgeprägten arteriosklerotischen Hirnerkrankungen eine Erhöhung der Milchsäurewerte im Liquor ermitteln. Sie folgerten einen erhöhten Laktatübertritt in die Zerebrospinalflüssigkeit als Folge einer Verminderung der O_2-Spannung in der terminalen Strombahn.

Azeton, Azetessigsäure und *Betaoxybuttersäure* kommen im normalen Liquor nicht vor. Im anhaltenden diabetischen Koma in den Nachkriegsjahren konnten wir die genannten Säuren oft nachweisen. *Zitronensäure,* die in der Zerebrospinalflüssigkeit normalerweise in Spuren vorkommt, etwa 45 γ-% kann bei zystischen Glioblastomen erhöht sein, als Folge des gestörten Metabolismus im Tumorbereich, der gleichzeitig zu einer beträchtlichen Permeabilitätsstörung führt (ZÜLCH, 1958). Bei Blutungen, Rupturen von Aneurysmen, kann die Zitronensäure aus dem Serum stammen und dann die Serumwerte um 1 mg-% erreichen.

III. Anorganische Bestandteile

Wenngleich die organischen Bestandteile der Zerebrospinalflüssigkeit die quantitativen Werte der anorganischen nicht erreichen, so kennzeichnet diese Tatsache, z.B. des hohen NaCl-Gehaltes von 680 bis 760 mg-%, daß die anorganischen Bestandteile, zumal die Elektrolyte, eine Standardfunktion im Liquor erfüllen, nämlich die Aufrechterhaltung der Isotonie, Isoionie und Isohydrie (LEUSEN, 1945; WINTERSTEIN, 1961). Ihre Bedeutung für die klinisch-praktische Diagnostik hat in letzter Zeit nachgelassen. Trotzdem gilt es, eine Reihe wichtiger Faktoren der genannten Funktionen sowohl physiologisch als auch pathophysiologisch zu berücksichtigen. SCHALTENBRAND und WOLFF (1959) betonen, daß das *Kalzium* im Liquor wegen des niedrigen Eiweißgehaltes fast nur in ionisierter Form vorkommt. Der Normalwert von 5 mg-% im Mittel ist gegenüber dem etwas größere Schwankungen aufweisenden *Kaliumwert* stabiler. Die Kaliumschwankungen liegen im Bereich zwischen 8,5 und 16,8 mg-%. Der größere Toleranzbereich scheint einer elektrolytischen Sicherheitsfunktion zu genügen. Mitunter ist festzustellen, daß die Schwankungen der Kaliumwerte mit denen des Natriums korrelieren.

Normalerweise liegen die *Natriumwerte* bei 308 bis 350 mg-%. Die Schwankungen sind also bedeutend geringer als beim Kalium. Nach langdauernden entzündlichen Erkrankungen des Gehirns und der Meningen können die Schwankungen ausgeprägter sein.

Der *Magnesiumgehalt* im Liquor entspricht nahezu dem des Serums. Die in der Literatur mitgeteilten extrem hohen Werte, z.B. 24 mg-% und höher bei progressiven Paralysen (SCHALTENBRAND und WOLFF, 1959) sind eine Seltenheit. Schwankungen können durch zerebrale Krampfanfälle hervorgerufen werden. Sie beruhen zumeist auf Austauschstörungen an den endothelialen Zellgrenzflächen des äußeren Liquorraumes (PALLIS, 1965; BREYER und QUADBECK, 1965).

Der *Jodgehalt* der Zerebrospinalflüssigkeit ist von LAWRENCE u.Mitarb. (1964) in Normalwerten um 0,1 mg-% ermittelt worden. Jod spielt als Indikator mit Isotopen eine Rolle in der spezialisierten Diagnostik zur Bestimmung der Resorption und Austauschfunktionen. Jod diente früher zur Bestimmung der Blutschrankenfunktion (WALTER, 1927). Die Unzulänglichkeit dieser Methode wurde durch die neuen Isotopenmessungen überholt.

Die *Phosphorwerte* des Liquors betragen normalerweise 1,5 bis 2,7 mg-%. Die Bestimmung zu diagnostischen Zwecken, z.B. einer Differenzierung des Ausmaßes von Schädelhirntraumen, ist teilweise auch heute noch gebräuchlich. QUADBECK und HELMCHEN (1955) fanden eine erhöhte Phosphorpermeabilität aus dem Blut in die Zerebrospinalflüssigkeit nach tierexperimentellen Hirntraumata erneut bestätigt.

Der Liquor-*Schwefelgehalt* wurde von MESTREZAT (1927) mit 1 mg-% in Form von Sulfaten ermittelt. Eine nennenswerte diagnostische Bedeutung hat die Schwefelbestimmung im Liquor bislang nicht erreicht.

IV. Die Liquorproduktion

MAGNUS und JAKOBI (1925), FRAZIER und PEET (1914), SCHALTENBRAND und PUTNAM (1927) haben nach operativer Eröffnung der Seitenventrikel und Freilegung der Plexus aus den Plexus chorioideus-Partikeln hervorquellende Liquortropfen beobachten und untersuchen können. DANDY (1919) konnte durch experimentelle Verlegung eines Foramen interventriculare Monroi eine hydrozephale Erweiterung des betreffenden Seitenventrikels nachweisen und durch anschließende Exstirpation des Plexus eine Verringerung der Liquorproduktion ermitteln.

Der vom Plexus chorioideus sezernierte Liquor wird auch heute noch als Urliquor bezeichnet. Er entspricht in seiner Zusammensetzung nicht einem Blutultrafiltrat (QUADBECK, 1974). Der Kalium- und Chloridgehalt entspricht zwar dem des Blutplasmas, der Gehalt an Natrium und Magnesium liegt jedoch höher, und der Kaliumgehalt ist wiederum niedriger als im Blutplasma (AMES u.Mitarb., 1964). Die Tatsache, daß der Eiweiß- und Zuckergehalt der Zerebrospinalflüssigkeit im 4. Ventrikel höher ist als in den Seitenventrikeln, ließ das Liquorproduktionsmonopol des Plexus chorioideus bezweifeln. Hinzu kommt die allgemein bekannte klinische Tatsache der fortbestehenden Liquorproduktion – wenn auch nicht in der Zusammensetzung des Ventrikelliquors – bei Verlegung der Foramina Luschkae und des Foramen Magendi durch eine Geschwulst. Auch die Beobachtungen MAGNUS' und JAKOBIS (1925), nämlich einer Liquorproduktion durch das Ventrikelependym, sprechen gegen das Plexus-Monopol. BERING jr. konnte schließlich 1955 durch radioaktiv markierte Bestimmungen von verschiedenen Ionen, die er auf hämatogenem Wege zuführte, zeigen, daß die Geschwindigkeit des Ioneneintritts im unversehrten, intakten Seitenventrikel und im Seitenventrikel, in dem der Plexus chorioideus exstirpiert und das Foramen interventriculare verschlossen wurde, keine Unterschiede aufwies. Heute gilt als Faustregel, daß der „Urliquor" der Seitenventrikel seine Ionenzusammensetzung und den Stoff- und schließlich auch den Zellgehalt bis zum lumbosakralen, terminalen Liquorraum zunehmend ändert, wobei allerdings die Werte des Blutserums niemals erreicht werden, mit Ausnahme des Magnesiums, Kaliums und Natriumchlorids. Die Zerebrospinalflüssigkeit kann also als ein Produkt der Plexus chorioideus-Sekretion und des ependymalen und endothelialen Austausches angesehen werden, im Sinne der Sekretions- und Diffusionstheorie (QUADBECK, 1968). Unklarheit besteht allerdings hinsichtlich des produzierten Liquorquantums. Es wird allgemein mit einer Liquorproduktion von 0,40 ml/min gerechnet.

SWEET und LOCKSLEY (1953) konnten die Liquorproduktion innerhalb von 24 Std auf 400 ml, also 0,3 ml/min, festlegen. QUADBECK (1968) hält die Produktionsziffern für zu hoch und begründet das mit der Tatsache einer nahezu fehlenden Liquorströmung (EICHHORN, 1955, 1965). Dazu ist zu entgegnen, daß Strömungsmessungen zur Bestimmung der Liquorproduktion unzureichend sind. Das vermeintliche Fehlen einer Liquorströmung ist dadurch zu erklären, daß die Zerebrospinalflüssigkeit überall, im gesamten kranialen, apikalen und spinalen, kaudalen Subarachnoidalraum, dort wo sich Pacchionische Granulationen und Arachnoidalzotten befinden, resorbiert werden kann. Im übrigen haben CUTLER u. Mitarb. (1968) bei ihren Messungen mit ^{131}J radioaktiven Humanalbumin ein Liquorproduktionsrate von 0,35 ml/min ermitteln können. Sie bestätigen damit die Ergebnisse SWEETS und LOCKSLEYS. In experimentellen Untersuchungen fanden HOCHWALD und SAHAR (1971) bei Kaninchen eine Liquorproduktionsrate von 0,0045 bis 0,0085 ml/min.

Die *Liquorproduktion* kann unter *pathologischen Bedingungen,* beispielsweise in entzündlichem Reizzustand des Plexus chorioideus, infolge entzündlicher Erkrankungen erheblich zunehmen und gleichzeitig zu einer Erhöhung des Liquordruckes führen. Andererseits kann der Plexus chorioideus, das Ependym und das subarachnoidale Endothel durch eine krankhafte Permeabilitätsverminderung, die im Gefolge entzündlicher Hirnerkrankungen, nach Intoxikationen und anderen Schäden aufkommen kann, derart verändert werden, daß sowohl eine Plexusproduktion als auch ein ependymaler-endothelialer Austausch zum Erliegen kommt. Das ist bei der Hypoliquorrhoe bzw. Aliquorrhoe (SCHALTENBRAND, 1951) der Fall. Hierbei ist der Liquordruck erniedrigt, und in den Zisternen kann sogar ein negativer Druck bestehen.

Produktions- und Druckwerte sind also proportionale Größen. KATZMAN und HUSSEY (1970) fanden bei intralumbalen Infusionen steriler physiologischer NaCl-Lösungen eine stabile Druckbalance bei einer Infusionsrate von 0,76/min.

Liquorproduktionssteigernde Mittel sind Pilocarpin und Papaverin. Klinisch und experimentell wird heute vorwiegend Papaverin angewandt. Durch 0,1 Papaverin. hydrochloric. ist eine für klinische Zwecke ausreichende Liquorproduktionssteigerung pro Tag zu erzielen.

Liquorproduktionshemmend wirken Atropin und Muscarin. Eine deutliche Liquorsekretionsdrosselung läßt sich durch Atropin sulforic. 0,0005 erzielen.

Die Deklaration und Würdigung aller im Liquor enthaltenen Stoffe würde den Rahmen und den Umfang dieses Kapitels übersteigen. Wie bereits oben erwähnt, ist anzunehmen, daß der „Plexusliquor" die sog. Basiswerte des Funktionsliquors enthält, wobei geringe Austauschmodifikationen, z.B. für Natrium, Chlor, aber auch Kalzium, Kalium und Magnesium und schließlich für die organischen Stoffe, insbesondere die Kohlenhydrate und das Eiweiß, möglich sind. Die funktionellen Korrekturen entstehen normalerweise durch eine Diffusion über die Ependymzellen des Ventrikelsystems und die Endothelien des Subarachnoidalraumes, wobei die Grenzflächenpermeabilität das Funktionsäquivalent darstellen dürfte. Bemerkenswert ist die Produktionskorrektur bei der Liquorglukose.

Der Plexus chorioideus-Liquor ist relativ zuckerarm. Über die Ependymzellen, vor allem in den basalen Teilen der Seitenventrikel und des vierten Ventrikels, erfolgt eine diskrete diffusive Anreicherung. Bei diabetischer Hyperglykorachie des Plexus chorioideus kann mit der Möglichkeit einer Rückresorption in den basalen Teilen der Seitenventrikel und des vierten Ventrikels gerechnet werden. In solchen Fällen sind gelegentlich histochemische Befunde einer betonten grobscholligen PAS-Reaktion nachweisbar.

Der diffusive Austausch betrifft jedoch vor allem das Wasser. QUADBECK (1974) denkt an eine Wasserabgabe aus dem Gehirn in den Liquor unter geringem Energieaufwand. So ließe sich bei gesteigerter Ödembereitschaft eine zerebrale Wasserabgabe in den Liquorraum als pathophysiologischer Kompensationsversuch deuten. Bei der Hirnschwellung (GÄNSHIRT, 1957) dürfte eine entgegengesetzt gerichtete Störung mit speziell entgleisten Teilkompartimenten zu vermuten sein (SHIMODA, 1961). Andererseits besteht die Möglichkeit einer „Wasserentnahme" aus dem Liquorraum durch das reichhaltige Faserkollagen der arachnoidalen Balkenfasern und der reichhaltigen kollagenen Fasern der Gefäßschicht der Pia mater (SAYK, 1960, 1964; HITZSCHKE, 1967), die in unmittelbarer Nachbarschaft der Zerebrospinalflüssigkeit für ihre hygrophile Reagibilität bekannt sind.

Hinsichtlich des Liquoreiweißes ist zu bedenken, daß die kaudalen lumbalen Werte höher sind als die der Ventrikel und der Cisterna magna. Diese allgemein bekannte Tatsache veranlaßte SCHALTENBRAND und WOLFF (1959) zu dem Postulat ihrer „Strömungstheorie". Eine Verminderung des Liquorflusses bewirke eine verstärkte Diffusion von Eiweiß in den Liquorraum, eine Erhöhung dagegen eine Verminderung des Eiweißgehaltes.

Da die Strömung im Liquorraum, unter Berücksichtigung der besprochenen Ergebnisse, gering ist, dürfte sie als Voraussetzung einer Begünstigung oder Verringerung der Diffusion wohl kaum in Betracht kommen. Vielmehr scheinen die Beschaffenheit und der Funktionszustand der Grenzflächenpermeabilität des subarachnoidalen Endothels für den Diffusionsgrad der Eiweißkörper aus dem Gehirn und Blut in den Liquorraum von Bedeutung zu sein.

V. Der Liquordruck

In der gesamten Literatur über die Druckverhältnisse im Liquorraum wird davon gesprochen, daß der Liquordruck vor allem von den Abflußverhältnissen abhängig ist. Dazu ist zu betonen, daß der Liquor normaler- und pathologischerweise nicht abfließt, sondern an zahlreichen Stellen der Dura mater cerebralis und spinalis resorbiert wird. Wie erwähnt, erfolgt die Resorption über die Arachnoidalzotten der Pacchionischen Granulationen der gesamten Dura mater. Die Resorption über die Venen und Sinus des Kopfes ist nicht geringer als die im Spinalraum. Demzufolge haben auch die früheren verschiedensten Resorptionsmessungen und Bestimmungen, die größtenteils im Lumbalbereich vorgenommen wurden, zu widersprüchlichen Ergebnissen geführt, da der größte Teil der Autoren die Resorption im spinalen Endsack vermutete (NEEL, 1939).

LINKE (1968) betont in seinen Darstellungen die Abhängigkeit des Liquordruckes sowohl von den spinalen Venenplexus der V. acygos und anderen abweichenden und sehr variablen Längsanastomosen, wie wir sie heute bei der spinalen Ossovenographie sehen (GIERCKE, 1967), den Vv. jugularis, subclaviae, brachiocephalicae und der V. cava cranialis. Also in einer Abhängigkeit von den thorakalen Druckschwankungen und auch den kaudalen, abdominellen Druckschwankungen über die V. cava abdominalis. CLEMENS (1961) hat eindringlich auf die Variabilität des inneren und äußeren spinalen Venenplexus und das kaudale Abflußsystem hingewiesen. Daraus erklären sich die Streitfragen über die Deutung von Liquordruckabweichungen, die dem klinisch-praktischen Einschätzungsvermögen widersprechen. Es verwundert auch nicht der wiederentbrannte Streit über den Wert des Queckenstedtschen Kompressionsversuches.

Der am liegenden Probanden gemessene *normale Liquordruck* bei lumbaler Messung beträgt zwischen 60 bis 250 mm H_2O. Im Tierexperiment an Katzen konnte SCHMIDT (1963) zeigen, daß bei Anwendung verschiedener Narkosearten und gleichzeitiger Messung des Liquordruckes, des Druckes in der A. femoralis und V. jugularis externa mit Statham-Elementen und bei gleichzeitiger indirekter Messung der Hirndurchblutung mit Hilfe einer Kalorimetersonde eine Beziehung zwischen der Größe der Hirndurchblutung und des Liquordruckes nicht zu konstatieren war. Der hämodynamische Faktor allein kann unter normalen Bedingungen durch einen äußeren Eingriff erzeugt, offenbar kompensiert werden. Sicherlich ist das nur bis zu einem gewissen Grade der Fall, und der Kliniker findet dieses experimentelle Ergebnis am Krankenbett oft bestätigt. Alle Schwankungen in einem mittleren Niveau, sei es unter normalen oder sogar pathologischen Bedingungen, können also mehr oder weniger toleriert oder kompensiert werden.

WELCH und FRIEDMAN (1960) haben durch die Feststellung eines *Klappenmechanismus* in den Tubuli der Arachnoidalzotten zur Klärung der Frage der Resorption der Zerebrospinalflüssigkeit beigetragen.

Bei Erhöhung des Druckes im Liquorraum öffnen sich die Tubuli mittels der Klappen, so daß der Liquor in die venösen Anteile übertreten kann. Wird der Liquordruck verringert, so kollabieren die Klappen und Tubuli und verhindern ein Übertreten von Blut aus den Venen und Sinus in den Liquorraum. Diese Befunde erklären eine ganze Reihe umstrittener und früher unbeantwortet gebliebener Fragen.

1. Liquordruck bei Narkose und unter Einwirkung von Medikamenten

Das Verhalten des Liquordruckes während der Narkose war seit BINETS und PIEDELIEVRE (1927) Mitteilung Gegenstand lebhafter Auseinandersetzungen. Inzwischen haben die Feststellungen von GOLDENSOHN u.Mitarb. (1951), MITHOEFER (1952) an Tierexperimenten, desgleichen SCHMIDT, K. (1963) unter der Wirkung von Injektionsanästhetika eine verschieden starke CO_2-Retention mit einer konsekutiven Erhöhung des Venen- und Liquordruckes ergeben. Die Thiopene machen eine Ausnahme. Bei einer Stickoxydulkonzentration bis zu 80% trat keine nennenswerte Änderung des Liquordruckes auf. Höhere Konzentrationen führten zu einem Venen- und Liquordruckanstieg.

Unter der Spontanatmung kommt es beinahe parallel zu einem geringen Anstieg des Venendruckes, auch zu einer deutlichen Steigerung des Liquordruckes (GROTE, 1964) (s. Abb. 9). Ein Wechseldruck Inspiration-Exspiration führt jeweils unter der Narkose (Stickoxydul) zu einem geringen Venendruck und einem deutlicheren Liquordruckabfall.

Von den sehr zahlreichen, mitunter sehr eindrucksvollen Beispielen bedeutungsvoller *Beeinflussungen* des *Liquordruckes* durch Medikamente von ROY und SHERRINGTON (1890) bis HEMMER (1960) und GROTE (1961, 1964) interessiert experimentell und klinisch vor allem die liquordrucksenkende Wirkung des Harnstoffes, die verhältnismäßig prompt

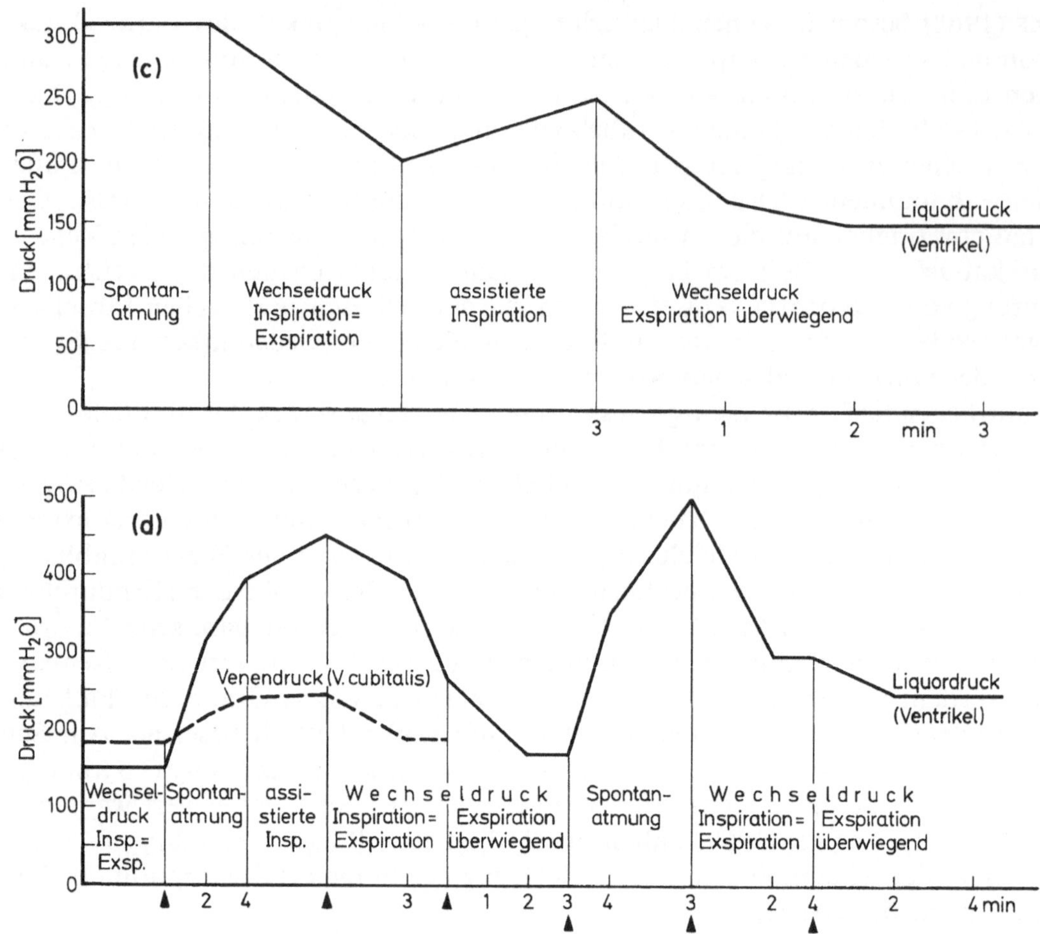

Abb. 9. Verhalten des Liquordruckes bei verschiedenen Beatmungsformen während der Narkose. (Aus GROTE, 1964)

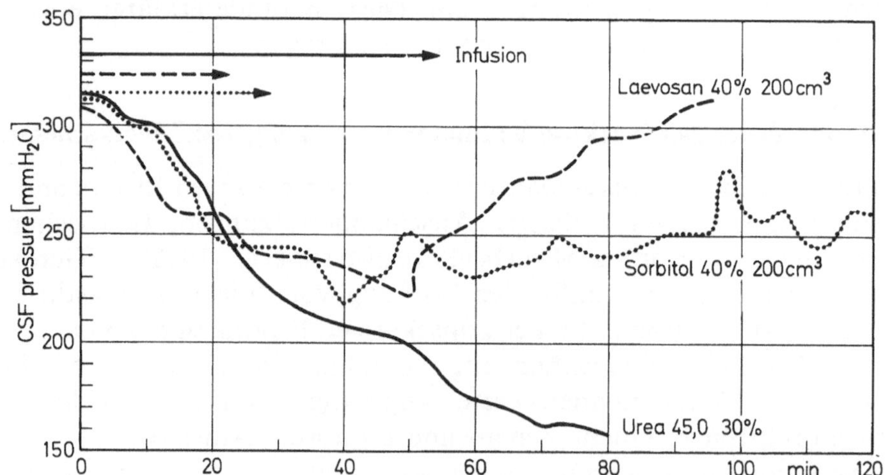

Abb. 10. Liquordruckkurven während osmoregulativer Infusionen. (Aus HEMMER, 1960)

und schroff eintritt und ebenso rasch in Form einer Drucksenkung abklingt (s. Abb. 10). Weniger rasch, dafür um so stabiler und etwas länger anhaltend ist die druckreduzierende Wirkung des Sorbitols, Mannitols und zum Teil der Laevulose in 40%iger Konzentration. Inzwischen gilt als erwiesen, daß die profuse Wirkung des Harnstoffs im ödematösen

Hirngewebe die Gefahr des substantiellen Schadens (s. dazu die einschlägig. Kapitel) an den Zellgrenzflächen und Fasern der Gliaelemente erhöht.

Durch Sorbitol und Mannitol wird der Liquordruck in 10—20 min vom Beginn der Infusion an so günstig gesenkt, daß während dieser Zeit bei erhöhtem intrakraniellen Druck eine Überdruckzisternographie bzw. Enzephalographie durchgeführt werden kann. Im späteren Zeitraum, nach 40 und mehr min, während der nun aufkommenden hypertonen Gegenreaktion ist die Gefahr der Luft- oder Gasinsufflation größer.

2. Liquordruck bei zerebraler Angiographie und Pneumenzephalographie

Allgemeine Kreislaufreaktionen sind bei der zerebralen Angiographie, trotz erheblicher Verbesserung der Verträglichkeit der Kontrastmittel, hin und wieder zu beobachten. Während der Injektion bleibt der Liquordruck unverändert. 20 bis 25 min später erfolgt ein diskreter Druckanstieg bis zu 50 mm H_2O. Beim Auftreten eines zerebralen Krampfanfalls kann der Druckanstieg stärker ausgeprägt sein und anschließend sogar unter den Ausgangswert absinken. Bei einem großen Teil der Patienten liegt der Druckanstieg im normalen Schwankungsbereich.

Bei erheblicher vegetativer Labilität kann eine Vasomotorenstörung auftreten und sich über die Venen offenbar auf die Tubuli der Arachnoidalzotten übertragen. Die Reizübertragung führt zu einem Resorptionsstop und damit zu einer kurzdauernden, mitunter auch stärker ausgeprägten Liquordruckerhöhung über 100 mm H_2O. Selten sind entgegengesetzte Reaktionen zu beobachten oder eine ausgeprägte „Kippschwingung" im Sinne SELBACHS (1953) mit einem Druckanstieg und nachfolgendem Druckabfall. Dementsprechend beobachteten METZ (1953) und KLINGER u.Mitarb. (1956) biphasische Blutdruckreaktionen.

In der Regel sind die Vasomotorenschwankungen zu gering, um eine maßgebliche Tonusänderung an den arachnoidalen Tubuli hervorzurufen (GROTE u.Mitarb., 1960).

Ein therapeutisches Eingreifen in die oben erwähnten Drucksteigerungen oder biphasischen Reaktionen ist wenig sinnvoll. Auch bei der latenten und nicht fixierten Hypertonie ist die therapeutische Wirkung gering. Das beruht nicht nur auf der zu vermutenden Trägheit des Tubulusapparates, sondern vielmehr auf der stabilen Vasomotorenfunktion des, wie bereits erwähnt, gefäßreichen Plexus chorioideus.

Die registrierten *Druckschwankungen* während und nach *pneumenzephalographischen* Eingriffen entsprechen in der Regel den manipulierten Liquor-, Luft- bzw. Gasgemisch-Volumina. Die Abweichungen sind relativ gering (HEMMER, 1960). Entscheidend ist dabei die Druckausgangslage, die Art der Erkrankung, das Ausmaß einer gesteigerten vegetativen Labilität und deren Auswirkungen sowohl auf das Plexus chorioideus- als auch das arachnoidale Tubulussystem. Bei gesunden Versuchspersonen ist eine einfache Entnahme von 3—5 ml Liquor ohne nennenswerten Einfluß auf die beiden Systeme. Patienten mit einer gesteigerten vegetativen Labilität oder einer anderen Erkrankung, die zu einer Labilisierung der Plexus chorioideus-Funktion geführt hat, beispielsweise auch bei psychotischen Katatonien (HAUG, 1932) weisen höhere Schwankungen auf, Drucksenkungen von 100 mm H_2O nach einer Entnahme von 5 bis 10 ml Liquor. Bei Gesunden beträgt die Drucksenkung bei einer Entnahme von 10 ml im Mittel 60 mm H_2O. Hier erweist sich die erwähnte, vermutliche Trägheit als sinnvolle Sicherungsfunktion. Nach 20 bis 30 min sind beim Gesunden die Druckdifferenzen wieder ausgeglichen. Hingegen können bei vegetativ labilen Anfallskranken und anderen organischen Erkrankungen die Ausgangsdruckwerte unterschritten werden.

Bei einem gesunden Studenten, der sich für die Liquoruntersuchungen zur Verfügung gestellt hatte, trat 35 min nach der Punktion ein zerebraler Krampfanfall auf, als der Druck unter den Ausgangswert im Mittel von

195 mm H_2O auf 120 mm H_2O nach einer Entnahme von 10 ml Liquor abgesunken war. Der erste Anfall einer, wie sich anschließend herausstellte, in der Familie bekannten Anfallserkrankung mit „sehr seltenen Anfällen". Der zweite Anfall folgte nach 14 Monaten während eines grippalen Infektes.

Auf dem SELBACHschen (1953) Kippschwingungsprinzip dürfte auch die anfallshemmende Wirkung der Pneumenzephalographie über einen reflektorisch wirkenden Liquordruckmechanismus beruhen. Er ist zwar antiquiert, doch als ultima ratio nach Versagen aller modernen, zur Kupierung eines Status epilepticus angewandten Mittel heute noch im Gebrauch. Der Liquorluftaustausch bedarf keiner zusätzlichen medikamentösen Unterstützung, es sei denn, von seiten des Kreislaufes bestünde ein Erfordernis.

Paradoxreaktionen und abartige Schwankungen sind in sehr seltenen Fällen nicht ausgeschlossen. So kann bei einer bakteriellen Meningitis während der ersten Punktion der Liquordruck nach Entnahme von 10 ml auf 50 mm H_2O und weniger absinken. Der Patient kann das Bewußtsein verlieren, ohne dabei andere, etwa bedrohlichere klinische Zeichen zu zeigen. Bei einer Kontrollpunktion nach 10 Std kann der Druck an der gleichen Punktionsstelle wieder gering erhöht sein. Die Ursache derartiger Mißverhältnisse sind bis heute ungeklärt. Allerdings liegt es bei eitrigen entzündlichen Erkrankungen sehr nahe, Verklebungen an den Übergangsstellen, z.B. im Bereich der Cisterna magna oder oberhalb gelegenen Foramina Luschkae und Foramen Magendi, anzunehmen.

Bei einer chronischen tuberkulösen Meningitis kam es nach der 14. Kontrollpunktion, bis dahin hatte regelmäßig ein Druck von 210 bis 230 mm H_2O bestanden, zu einer Liquorhypotonie mit Werten um 50 bis 75 mm H_2O, ohne Anzeichen einer Änderung des klinischen Befundes. Nach 48 Std war der lumbal gemessene Druck auf 120 mm H_2O maximal angestiegen. Als Ursache derart anhaltender Störungen sind wir heute geneigt sowohl eine Hyposekretion des Plexus chorioideus als auch eine reflektorische Resorptionssteigerung des Tubulusapparates anzunehmen.

Letztlich scheinen die Beobachtungen LATINENS (1968) erwähnenswert. Danach sind die arteriell bedingten Liquordrucksenkungen nicht vom Plexus chorioideus mit der reichen Vaskularisation, sondern von den basalen Hirnarterien abhängig. Dabei gehe die Liquordruckwelle der Gewebsdruckschwankung um 13 m/sec voraus.

3. Der Liquordruck unter verschiedenen Bedingungen

Die halbschematische Darstellung der Liquordruckkurve bei fortlaufender Registrierung im Vergleich mit der EKG-Kurve (GROTE, 1964) (s. Abb. 11) läßt auf eine herzsynchrone Funktion schließen. Es ist anzunehmen, daß die präsystolische und systolische Welle Ausdruck der Masse der Gefäßpulsation des Gehirns ist. Sie erzeugt die auf den Liquorraum sich übertragende und nachhinkende Liquorpulsation. Die systolische, aufsteigende Kurve scheint sich in Form einer flach ansteigenden Liquorpulsationskurve fortzusetzen. Diese erreicht auf der Höhe der diastolischen Welle ihr Maximum. Dieses

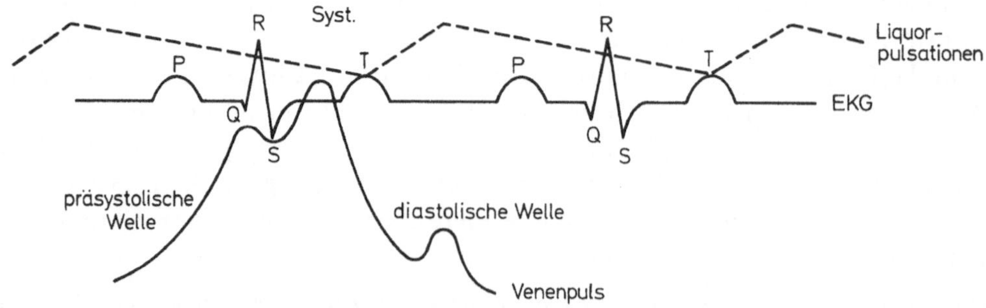

Abb. 11. Vergleich des Verlaufes der Liquorpulsationen mit der EKG-Kurve. (Aus GROTE, 1964)

Beispiel stellt einen schematischen Normalfall dar. Leider läßt eine exakte Reproduzierbarkeit der Kurven auch bei den modernen elektronischen Geräten zu wünschen übrig. GROTE beklagt sich, daß es praktisch kaum möglich ist, bei verschiedenen Ableitungen am gleichen Patienten oder innerhalb einer Untersuchungsserie bei verschiedenen Personen dieselben technischen Voraussetzungen zu treffen.

Normalerweise tritt bei sinkendem Luftdruck eine geringe Steigerung des Liquordruckes ein. Eine Senkung des Luftdruckes bis auf 400 mm/Hg kann durch zusätzliche Sauerstoffatmung mittels Hyperventilation ausgeglichen werden (SCHALTENBRAND und WOLFF, 1959). Eine Steigerung des Luftdruckes auf 1350 mm/Hg fanden die genannten Autoren ohne Einfluß auf den Liquordruck, Blutdruck, die Pulsfrequenz und Pulsamplitude.

Bei einem Lufttransport Hirnverletzter mit einer Schädellücke in 3000 m Höhe besteht die Gefahr eines Hirnprolapses.

Auch eine extreme Steigerung der Lufttemperatur über 40° C führt zu einer Erschlaffung der arachnoidalen Tubuli infolge der allgemeinen Senkung des Venendruckes bei ansteigendem arteriellen Druck. Der Liquordruck bleibt normal, da der Plexus chorioideus-Sekretionsdruck durch den angestiegenen arteriellen Druck gesteigert wird. Bei gesteigerter vegetativer Labilität kann ein Mißverhältnis mit extremer Erschlaffung des Tubulusapparates zu einem Resorptionsstop bei gleichzeitig gesteigerter Plexussekretion mit deutlichem Liquordruckanstieg führen. In der Regel vermag der Reichtum an arteriovenösen Anastomosen in den Tela chorioidea für einen Ausgleich des arteriellen Druckanstieges zu sorgen und einen Liquordruckanstieg zu verhindern.

Für die tubuläre Resorption ist ein niedriger Venendruck erforderlich. WOLFF (1953) fand bei normotonen Patienten den Venendruck in der Kubitalvene – ohne Narkose – regelmäßig um 10 bis 40 mm H_2O niedriger als die lumbal gemessenen Liquordruckwerte.

Bei Schwangeren fanden HOPKINS u.Mitarb. (1965) unter den Bedingungen der Entbindung beim Pressen einen massiven intraabdominellen Druckanstieg bei gleichzeitiger Erhöhung der arteriellen, venösen, intrauterinen und lumbalen Liquordruckwerte. Im Schlaf kommt es normalerweise lediglich zu einer diskreten Senkung des Liquordruckes, der mit den ebenso diskret erniedrigten Blutdruckwerten korreliert (GROTE und WÜLLENWEBER, 1960).

VI. Die Liquorresorption

Durch die moderne Technik der Isotopendiagnostik mit Hilfe markierter Albumine und deren fortlaufende Messung und Verfolgung im Liquorraum bis in die abführenden Venen wurden die umstrittenen Probleme der Liquorresorption, die von QUINCKE (1872) über KEY und RETZIUS (1875), LÖHR und JAKOBY (1932) bis SCHALTENBRAND und WÖRDEHOFF (1947) sehr zahlreich sind, einer Klärung nahegebracht, CUTLER (PAGE u.Mitarb. (1968); CUTLER, WATTERS und HAMMERSTADT, 1970).

Die Orte der Resorption sind, wie bereits mehrfach erörtert, die Arachnoidalzotten in den Pacchionischen Granulationen der Dura cerebralis und spinalis. 1923 hatte bereits WEED durch sinnvolle Darstellungsversuche nachweisen können, daß die in die Venensinus hineinragenden Arachnoidalzotten sich blau färbten, während die Venenwände und Virchow-Robinsonschen Räume frei von Berliner Blau geblieben waren.

Durch den inzwischen von WELCH und FRIEDMAN (1960) nachgewiesenen Klappenmechanismus in den Arachnoidalzotten dürften die morphologischen Voraussetzungen für die Liquorresorption, zumindest vorläufig, geklärt sein (Abb. 8).

Wird der Liquordruck verringert, so schließen sich durch den nun erhöhten Venendruck die Ventilklappen und verhindern einen Blutreflux in den Liquorraum. Eingehende Nachprüfungen über die Endigungen in den subarachnoidalen Liquorraum fehlen bislang. Interessant ist, daß die genannten Autoren in Experimenten an Affen einen Einfluß des kolloidosmotischen Druckes auf die Liquorresorption vermißten.

Die *Resorptionsraten* durch Messungen mit ^{131}J markiertem Humanalbumin ermittelten CUTLER u.Mitarb. (1970), TATOR u.Mitarb. (1967). Sie entsprachen den Liquorproduktionsraten innerhalb 24 Std bei einer Ausbreitung der Isotopenaktivität über die Schädelkonvexität mit einer Anreicherung im Bereich der Mantelkanten, also der morphologischen Topographie der Pacchionischen Granulationen (JAMES u.Mitarb., 1973). Bei 9 Patienten mit postmeningitischem Hydrozephalus konnten TATOR u.Mitarb. (1967) in allen Fällen einen „arachnoidalen Stopp" nachweisen, der die normgerechte Wanderung der Isotopen mit einer Betonung in Richtung der Mantelkante verhinderte. Es handele sich um eine typische Deformierung der Strombahn, so meinten die Autoren, und eine Verlagerung des Hauptanteils der Resorption von den fronto-parietalen Mantelkanten zum okzipito-basalen Abflußbereich des Confluenz sinuum.

Die Liquorproduktions- und Resorptionsverhältnisse bei Hirngeschwülsten sind verschieden und offenbar vom Ausmaß der intrakraniellen Neubildung und dadurch bedingten Drucksteigerung abhängig (HEMMER, 1960; GROTE und WÜLLENWEBER, 1960).

Während die Produktionsverhältnisse des Plexus chorioideus kaum beeinflußt werden, können die Kommunikationsbeziehungen durch eine Verlegung der Foramina und Übergänge erheblich beeinträchtigt und unterbrochen werden. Abgesehen davon, daß derartige Unterbrechungen der Liquorkommunikationswege zu Fehlbeurteilungen der Liquorbefunde führen, kann die Resorption der Zerebrospinalflüssigkeit an den Mantelkanten durch die Druckwirkung behindert und durch eine Inkarzeration aufgehoben werden (ZÜLCH, 1959). Darüber hinaus werden die Diffusions- und Austauschbedingungen durch eine Einklemmung kortikaler und innerer Venen und Arterien erheblich beeinträchtigt.

Daß durch derartige Mißverhältnisse auch das Szintigramm verändert und möglicherweise akzidentell fokussieren kann, dürfte anzunehmen sein. Fehlentscheidungen bedürften einer Korrektur. Allerdings stehen wir hier erst am Anfang neuer Erkenntnisse. So läßt sich heute beispielsweise ein Isotopenergebnis zum Zeitpunkt einer Inkarzeration und Zeitpunkt nach erfolgter Osmoregulation vergleichen und unter den genannten Aspekten pathophysiologisch funktionsgerecht beurteilen. Schließlich empfiehlt es sich, zwischen akuten, subakuten und chronischen Deformierungen und Verlegungen, Verdrängungen und Inkarzerationen, wobei die akuten osmoregulativ reversibel sind, zu unterscheiden. Chronische Drucksteigerungen bewirken, wie ZÜLCH (1959) demonstrieren konnte, kleine Hirnherniationen in die Pacchionischen Granulationen, so daß die Resorption partiell aufgehoben sein kann.

Bemerkenswert ist, daß wir in den letzten Jahren seit Bestehen einer umfangreichen und gleichzeitig subtilen Liquordiagnstik um die Erfassung von Produktionsstörungen bei dienzephalen Prozessen bemüht sind. Lediglich in einem Fall eines grotesken Diabetes insipidus konnten wir einen Zisternenliquor mit einer erhöhten V-Fraktion von 12,5 rel.-% ermitteln. In der lumbalen Portion war die V-Fraktion dagegen mit 6,3 rel.-% normal. Wenn auch die Genese der liquorspezifischen V-Fraktion im pherographischen Spektrum noch umstritten ist, dürfte man mit BAUER (1961), HABECK (1961/62), DELANK (1965) eine gesteigerte Plexusproduktion, hier durch den abnormen Reizzustand eines ausgedehnten basophilen Hypophysenadenoms folgern.

Unter besonderen Umständen kann der Sekretionsdruck des Plexus chorioideus so potenziert werden, daß nach Exstirpation des größten Anteils ein kleiner verbliebener Rest ausreicht, um nach Verschluß des betreffenden Seitenventrikels im Tierexperiment durch den ansteigenden Druck eine tödliche Achsenverschiebung und Inkarzeration des Gehirns hervorzurufen (CAIRNS, zit. bei BAUER, 1961).

Unklar sind die sogenannten paradoxen Reglersymptome. CUSHING hatte bereits 1901 auf ein bemerkenswertes Symptom hingewiesen. Gegen die bedrohliche Entwicklung der Liquor- und Hirndrucksteigerung wirkt eine reflektorische Erhöhung des arteriellen Blutdruckes im gesamten Kreislauf (SCHALTENBRAND und WOLFF, 1959). Möglicherweise handelt es sich um eine abnorme Notfallreaktion im Bestreben, die Liquorresorption zu steigern. Dabei wird gleichzeitig die beginnende Anoxie der Nerven- und Gliazellen unter dem steigenden intrakraniellen Gewebsdruck durch einen weiteren Druckanstieg zunächst überwunden, da es zu einer Steigerung des O_2-Partialdruckes in der terminalen Strombahn kommt. Im Tierexperiment konnte CUSHING (1901) diesen Notfallreflex dadurch anschaulich machen, daß er durch stufenweise Liquordruckerhöhung den Blutdruck in ähnlicher Weise steigerte, bis durch ein foudroyantes Kreislaufversagen eine von Krämpfen begleitete Hypoxie und Anämie eintrat, die schließlich zum Tode führte. Die Plexussekretion folgt dem erhöhten arteriellen Druck.

Der gesteigerte Liquordruck und der gesteigerte intrakranielle Gewebsdruck führen in der Regel zu arterieller Hypotension, Bradykardie und anderen trophotropen Symptomen, weshalb auch der Plexussekretionsdruck und damit der Liquordruck absinken. Ergänzend ist zu bemerken, daß es außer den erörterten Extremverhältnissen unter experimentellen und klinischen Bedingungen weniger krasse Übergänge mit Veränderungen im zusammenhängenden System der Liquorproduktion, des Austausches und der Resorption (s. auch Abb. 12) gibt.

Nach Schädelhirntraumen herrscht im Liquorraum in der Regel eine Hypotension, aus der eine Drosselung der Plexussekretion abzuleiten ist, wenn z.B. der Druck im vom Trauma direkt betroffenen Seitenventrikel 90 mm H_2O und in der Cisterna magna 120 bis 140 mm H_2O beträgt. Es kann aber auch ein entgegengesetztes hypertensives/hypersekretorisches Verhältnis bestehen. Bei kommotionellen Hirntraumen liegen die Werte größtenteils im normalen Schwankungsbereich.

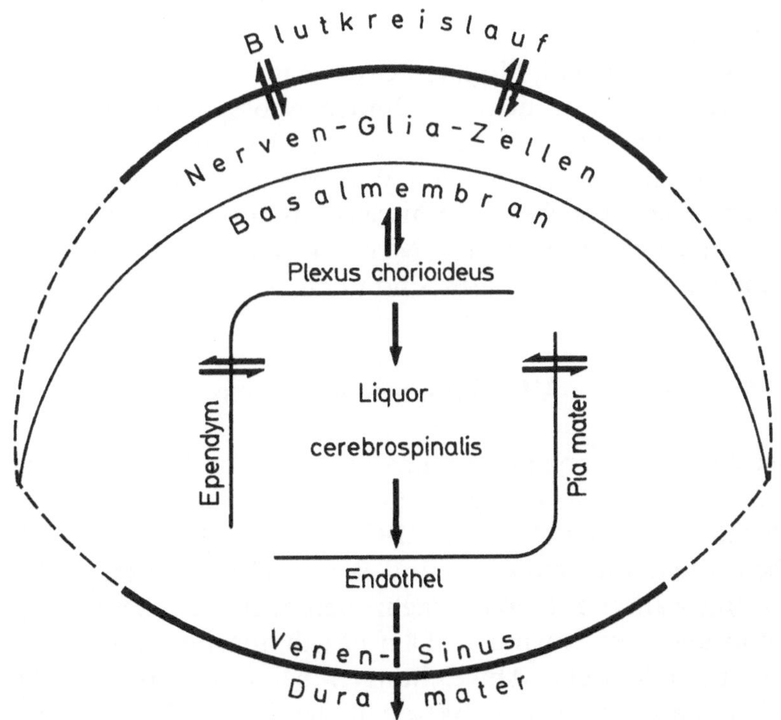

Abb. 12. Schematische Darstellung des Liquorsystems. (Aus SAYK, 1974)

Für die Regulation ist das angeschlossene Kreislaufsystem (Abb. 12) ausschlaggebend, sowohl für die Produktions-, Resorptions- als auch Diffusions- und Austauschregulierung. Bei Kollapszuständen mit Blutdruckabfall, bradykardem Puls, Nauseasymptomen ist der Liquordruck im Bereich normaler Schwankungswerte erniedrigt.

Mag die Isotopenbestimmung auch exakte Ergebnisse bringen, die mit Hilfe der gestoppten Zeiteinheiten sogar semiquantitative Rückschlüsse erlauben (JAMES u.Mitarb., 1973; RAU u.Mitarb., 1974), so ist eine direkte Übertragung und Differenzierung der Werte auf die Produktions- und Resorptionsverhältnisse des Liquorsystems unter Vorbehalt möglich. Im Isotopenbild überschneiden sich topographisch die Funktionen und Aktivitätsverschiebungen. Für die Differenzierung eines Hydrocephalus hypersecretorius und -aresorptivus sind deshalb direkte Messungen im Seitenventrikel und beiden Jugularvenen erforderlich. Wie bereits erörtert, sind letztlich auch die relativ sicheren Ergebnisse nur mit dem Unsicherheitsfaktor, der den schwierigen Verhältnissen der Liquorproduktion und -resorption gerecht wird, zu interpretieren. Eine Deformierung, Aktivitätsminderung oder -steigerung bzw. Verschiebung können sich hier wie dort zeigen. Eine auffallend gesteigerte V-Fraktion gilt bisweilen als Ausdruck einer Plexushypersekretion, ist aber selten zu finden, da eine Sekretionssteigerung auch ohne Erhöhung der V-Fraktion vorkommt.

Umstritten ist die Frage der Liquorproduktion und -resorption bei der *Aliquorrhoe,* wobei die essentielle Form (SCHALTENBRAND, 1938) heute in allen Fällen mehr oder weniger symptomatischer Natur sein dürfte, wenn man von der erheblich gesteigerten vegetativen Labilität dieser Patienten absieht. Geht man von der Tatsache aus, daß dem soweit überhaupt erreichbaren eiweißreichen Aliquorrhoe-Liquor die V-Fraktion fehlt, so wird man geneigt sein einen Sekretionsstopp des Plexus chorioideus anzunehmen. Die von uns beobachteten Befunde essentieller Aliquorrhoen im Gefolge eines Status migraenosus weisen zumindest auf einen vasoreaktiven Faktor, der unter funktionellem Aspekt einer trophotropen Sekretionsparese entsprechen könnte. Einer Hypoxie im Status migraenosus (HEYCK, 1964) dürfte ein auslösender Faktor zukommen, obwohl die Hypoxie nach der Auffassung MAX SCHNEIDERS (NOELL und SCHNEIDER, 1948) ohne wesentliche Bedeutung sein dürften.

Die Frage, ob es noch andere Möglichkeiten einer Resorption des Liquors als über die Arachnoidalzotten gibt, etwa über die Bindegewebsspalten der Wurzeln des Rückenmarks, ist nicht mit Sicherheit zu entscheiden. Resorptionsstraßen der neuen wasserlöslichen Kontrastmittel entlang der spinalen Wurzeln und Nervenscheiden waren bislang nicht nachzuweisen. Die Tatsache des Entweichens und der Resorption der Luft oder von Gasgemischen nach entsprechenden Myelographien über die Bindegewebsscheiden der Wurzeln bis hinein in die Muskulatur sind noch kein Beweis für die Liquorresorption.

VII. Liquordruckkrisen

Normalerweise sind zwei voneinander unabhängige rhythmische Druckschwankungen bei linearer fortlaufender Registrierung zu erkennen; eine pulssynchrone und eine respiratorische Liquordruckbewegung (HEMMER, 1960; GROTE, 1964; Abb. 13). Bei hohem Liquordruck bleiben, wie SCHALTENBRAND und WOLFF (1959) betonen, die respiratorischen Schwankungen klein, während die pulssynchronen ansteigen, bei niedrigem Liquordruck kleiner werden und auch verschwinden. Den erwähnten physiologischen Schwankungen gegenüber stehen pathologische Abweichungen bei intrakraniellen Druckerhöhungen, also ausgesprochen pathologische Reaktionen des Liquordruckes, die von GROTE als „*Druckkrisen*" bezeichnet wurden (Abb. 14).

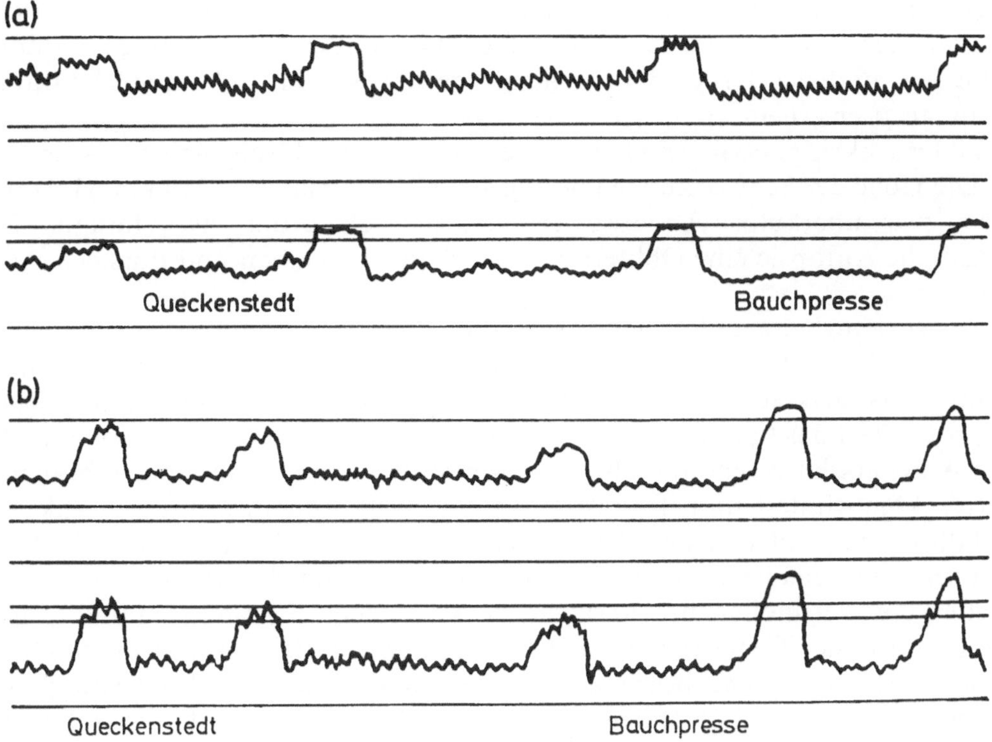

Abb. 13. Synchrone, gut ausgeprägte Einzelpulsationen mit Reduzierung der respiratorischen Amplituden, vor allem durch die Bauchpresse. (Aus GROTE, 1964)

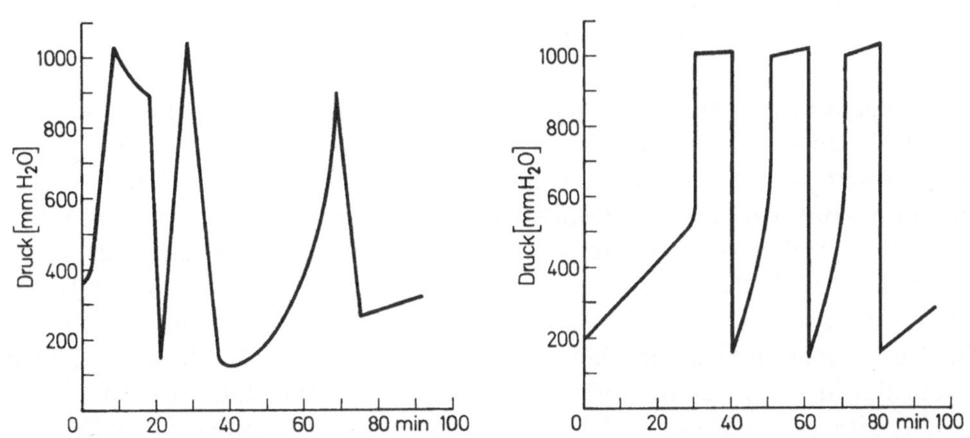

Abb. 14. Wiederholte Druckkrisen von einem plötzlichen Abfall gefolgt. (Aus GROTE, 1964)

Sie wurden erstmals von MOSSO (1894) beobachtet. Es ist allerdings zu bezweifeln, ob es sich um die Druckkrisen GROTES handelte. Mossos Schwankungen haben eine raschere Frequenz, etwa 20 bis 40/sek. Die Krisen GROTES dagegen eine von 20 bis 40/min. Mossos Schwankungen haben, wie auch SCHALTENBRAND meint, eine gewisse Abhängigkeit von der Atmung, während die Druckkrisen einen Zusammenhang mit den Perioden einer zentral gestörten Atmung vom Cheyne-Stokes-Typ haben könnten. Offenbar besteht auch eine Beziehung zum Venendruck, der eine direkte Übertragung der intrakraniellen Drucksteigerung bei einer zerebralen Massenzunahme bewirkt. Sie ist für die Auslösung der Druckkrisen von entscheidender Bedeutung. Die Krisen dienen, wie GROTE (1964) betont, einer notfallweisen Liquordruckentlastung über den zisternalenokzipitalen zum zervikalen Subarachnoidalraum. Auf dem Höhepunkt des Anstiegs wird das Hindernis der Liquor- und Druckstauung überwunden. Eine geringe Liquormenge kann abfließen, und der Druck fällt demzufolge um 800 bis 1000 mm H_2O ab. Nach 10–15 min steigt er erneut an.

Ähnliche Druckkrisen beobachteten wir bei einer tuberkulösen Meningitis im Präfinalstadium. Die Höhe der Schwankungen betrug 400 bis 600, maximal 750 mm H_2O. Ursächlich wurden zwei tuberkulöse Abszesse vermutet, die sich autoptisch bestätigten. Darüber hinaus ergab die Autopsie eine Obliteration der frontoparietalen und dorsalen Arachnoidalzotten.

Auch SCHALTENBRAND und WOLFF (1959) sehen in der liquorresorbierenden Fläche und der Zunahme der Hirnmasse, sei es durch eine Gewebsneubildung oder ein Ödem, ein direktes Abhängigkeitsverhältnis und Übertragungsprinzip auf den Liquordruck, wonach der größte Teil des kranialen Liquors über den zerebralen subarachnoidalen Liquorraum, die Arachnoidalzotten, abfließt. Erst wenn die Hauptmasse der zerebralen Arachnoidalzotten komprimiert und die resorptive Leistung erheblich eingeschränkt ist, tritt eine Notfallfunktion mit den Druckkrisen ein. Freilich erhebt sich dabei die Frage der Belastung und des Schadens für die Kleinhirntonsillen und die Medulla oblongata. Zunächst helfen die „verquollenen Zisternen", die kollagenen Fasermassen und „Liquorkissen", insbesondere der Cisterna magna. Der Liquor wird mechanisch ausgepreßt. Dieser Mechanismus ist zeitlich eng begrenzt. Die Fasern können zunächst weiterquellen, bis eine völlige Erschöpfung mit einem irreversiblen Schaden eintritt, der schließlich die irreversible medulläre Inkarzeration folgt.

VIII. Pathophysiologie des Säure-Basen-Haushaltes der Zerebrospinalflüssigkeit

Die ausgeprägt starke Durchblutung des Gehirns mit einem Anteil von etwa 15% des Herz/Zeit-Volumens in Ruhe für eine relativ kleine Hirnmasse – im Vergleich zum Körpergewicht sind es lediglich 3% – läßt einen raschen Ausgleich zwischen Blut- und Liquor-Säure-Basen-Haushalt erwarten (LINKE, 1968). Trotzdem liegen die pH-Werte um 0,03 bis 0,07 Einheiten niedriger als im Blut, der CO_2-Druck dagegen um rund 7 Torr höher. Da die Diffusion und der Austausch, wie bereits erwähnt, für Cl^-- und HCO_3^--Ionen begünstigt ist und die Konzentration sich in der Zerebrospinalflüssigkeit von der des Blutes erheblich unterscheidet, ist zu folgern, daß der bestehende elektrolytische Gradient durch aktive Transportmechanismen aufrechterhalten wird (TSCHIRGI und TAYLOR, 1954; HOGBEN u.Mitarb., 1960). SWANSON und ROSENBERG (1962) meinen, daß ein passiver Transport unter Einsatz eines Puffersystems, die Gliazellen des Gehirns, imstande seien die gleiche Rolle zu spielen, wie die roten Blutzellen bei der Konstanthaltung der aktuellen Reaktion im Blut.

LINKE (1968) nimmt an, die primäre oder sekundäre Beteiligung des zentralen Nervensystems im urämischen oder azetotischen Koma sei für die Besserung das Verhalten des Säure-Basen-Gleichgewichts im Liquor von Bedeutung. LINKE glaubt ferner, daß der pH-Wert des Liquors für die zentrale medulläre Reaktion der Atmung ausschlaggebend sei, weil die Hyperventilation im urämischen Koma während der Hämodialyse anhält (LOESCHKE u.Mitarb., 1962; ROSSIER u.Mitarb., 1961) und auch im Coma diabeticum die Atemfrequenzsteigerung die Behebung der Azidose durch die Komatherapie überdauert (PAULI u.Mitarb., 1962).

KLINKMANN (1974) hat bei seinen experimentellen und klinischen Untersuchungen des urämischen Dysequilibrium-Syndroms nachweisen können, daß z.B. die Kaliumwerte des Liquors auch unter extremer Transmineralisation in der Muskulatur und im Serum stabil bleiben und die Stabilität als einen Schutzmechanismus im Nervensystem für die Konstanterhaltung des zentral-nervösen Ruhepotentials gedeutet.

LINKES Meinung entsprechend, werden Änderungen des CO_2-Druckes in der Zerebrospinalflüssigkeit dann zu erwarten sein, wenn der pCO_2 des venösen Hirnblutes entsprechende Änderungen aufweist. Eine Verringerung des pCO_2 kann also bei Steigerungen der alveolaren Ventilation mit einer entsprechenden Verringerung des arteriellen, damit auch des venösen pCO_2, oder bei arteriosklerotischer, zerebraler Durchblutungsstörung mit einer Senkung der arteriovenösen pCO_2-Differenz als Folge einer geringen Senkung des Stoffumsatzes einhergehen.

Eine Erhöhung des pCO_2 kann bei Verminderung der alveolaren Ventilation und Erhöhung des Stoffumsatzes zu erwarten sein. Dabei ist, entsprechend den Bemerkungen SCHWABS (1962), zu betonen, daß CO_2 ohne Einschränkung alle Zellmembranen zu durchwandern vermag und damit auch der pCO_2 sich ohne nennenswerte Verzögerung auf den Liquor-pCO_2 übertragen, während die Bikarbonatübertragung mit einer unterschiedlichen Verzögerung erfolgen dürfte.

Wir hatten früher vermutet, aus der Verzögerung diagnostische und prognostische Schlußfolgerungen ziehen zu dürfen, sind uns aber heute darüber im klaren, daß nicht nur der Umfang der Kenntnisse zu gering, vielmehr die Vielfalt der Abweichungsmöglichkeiten zu groß ist, als daß man bereits liquordiagnostische Schlüsse ziehen könnte.

Bei stark ausgeprägten metabolischen Veränderungen bewirkt z.B. die Azidose eine erhebliche alveoläre Hyperventilation mit einer entsprechend beträchtlichen Senkung des pCO_2. Dabei können die Liquor-pH-Werte eine geringe Verschiebung nach der alkalischen Seite zeigen (SCHWAB, 1962; Tabelle 3). HEYMANN (1951) fand in der Urämie eine erhebliche Verringerung der arteriovenösen O_2-Differenz um 4,1 Vol.-% gegenüber einem Normalwert von 5,5 Vol.-%. Bei akuten experimentellen HCl-Azidosen fanden ROBIN u. Mitarb. (1958) gleichsinnige pH-Veränderungen im Liquor.

Bei langanhaltender metabolischer Azidose bewirkt die konsekutive Hyperventilation eine Senkung des pCO_2 im arteriellen und venösen Blut, demzufolge auch in der Zerebrospinalflüssigkeit. So wird wahrscheinlich durch das allmähliche Geschehen die geringe alkalische Verschiebung des pH durch eine allmähliche regulatorische Verminderung der Bikarbonatkonzentration wieder kompensiert. LINKE (1968) meint, daß der Zeitverlauf der $[HCO_3^-]$-Veränderung die pH-Stabilhaltung im Liquor ermöglicht. Es wäre möglich,

Tabelle 3. Zusammenstellung der funktionellen Störungen des Säure-Basen-Gleichgewichts im Blut und Liquor cerebrospinalis. (Aus SCHWAB, 1962)

	Art der Störung	Blut			Liquor		
		Bikarbonat	pCO_2	pH	Bikarbonat	pCO_2	pH
metabolische Störungen	akute metabolische Azidose	↓	↓	↓	N	↓	↑
	chronische metabolische Azidose	↓	↓	(↓) ; ↓	↓	↓	(↑) ; ↑
	akute metabolische Alkalose	↑	↑	↑	N	↑	↓
	chronische metabolische Alkalose	↑	↑	(↑) ; ↑	↑	↑	(↓) ; ↓
respiratorische Störungen	akute respiratorische Azidose	(↑)	↑	↓	N	↑	↓
	chronische respiratorische Azidose	↑	↑	(↓) ; ↓	↑	↑	(↓) ; ↓
	akute respiratorische Alkalose	(↓)	↓	↑	N	↓	↑
	chronische respiratorische Alkalose	↓	↓	(↑) ; ↑	↓	↓	(↑) ; ↑

↑ = Anstieg; ↓ = Abfall; () = gering ausgeprägte Veränderungen; N = keine Veränderungen

daß ein spezieller, diffuser, zwischengeschalteter Regulator wirksam werden kann, wenn man bedenkt, daß der Plexus- und Ventrikelliquor kein Ultrafiltrationsprodukt bzw. Dialysat des Blutplasmas darstellt, da nämlich der Konzentrationsquotient Liquor (mMol/kg H_2O) und Blutplasma, ebenfalls (mMol/kg H_2O) bezogen auf Bikarbonat, normalerweise 0,88 beträgt. Als Ultrafiltrationsprodukt müßte der Faktor 1,04 betragen. Das bedeutet, daß die Bikarbonatkonzentration durch eine ependymale, aber auch eine endotheliale oder sogar gliäre Rückresorption von HCO_3^--Ionen oder eine Anreicherung von H^+-Ionen verringert werden müßte.

Wir haben bei einer chronischen tuberkulösen Meningitis eine konstante Verminderung des pH im lumbalen Liquor messen müssen und die Regulation nicht erklären können. IRWIN (1972) fand ebenfalls eine Senkung des Liquor-pH bei einer Diplokokkenmeningitis mit einer auffallenden Hyperventilation und führte den Befund auf eine direkte Übertragung der relativen Blut-Alkalose auf die Zerebrospinalflüssigkeit zurück. In unserem Fall war die Ventilation normal. Wir glaubten, die auffallend konstante, zunehmende Reduktion auf eine entzündlich gesteigerte ependymzellbedingte Anreicherung von H^+-Ionen zurückführen zu können.

Plausibler ist die Erklärung der regulativen Ionenverschiebung durch den Nachweis der Karboanhydrase in den Zellen des Plexus chorioideus (BIRZIS u.Mitarb., 1958). Die Autoren fanden die Veränderungen an hydrozephalgeschädigten Gehirnen unter der Applikation von Azetazolamid. Daraus ist auf eine Anhäufung von Chloriden und eine Senkung des Bikarbonats in der Zerebrospinalflüssigkeit zu schließen.

Auch SCHWAB (1962), von dem die wertvollen Beiträge mit den Kenntnissen über die Störung des Säure-Basen-Gleichgewichts im Liquor stammen (s. Tabelle 3), erklärt die pH-Abweichungen als aktive Leistungen der Zellen des Plexus chorioideus. Er fand bei Patienten in der Zerebrospinalflüssigkeit nach Azetazolamidapplikation eine Senkung des pCO_2 im Liquor wie im arteriellen Blut, wahrscheinlich als Folge der azetazolamidbedingten, metabolischen Azidose, ohne eine nennenswerte Änderung der pH-Werte, wohingegen der CO_2- bzw. Bikarbonatgehalt im Liquor weniger sank als im arteriellen Blut, so daß der Konzentrationsgradient $[HCO_3^-]$/Liquor $[HCO_3^-]$/Blut deutlich anstieg. LINKE (1968) deutet die Veränderung als Folge der azetazolamidbedingten Karboanhydrasehemmung oder einer alveolaren, hyperventilationsbedingten metabolischen Azidose. Daß eine fermentinduzierte Hemmung sich auch auf andere Ionenbereiche auswirkt, läßt der Anstieg der Cl^--Ionen, der im Blutplasma stärker ist als im Liquor, vermuten (DAVSON und LUCK, 1957). Beide Autoren ermittelten $2^1/_2$ Std nach einer Azetazolamidinjektion eine Verringerung der negativ geladenen Chlorionen von 139 auf 134 m Vol/l in der Zerebrospinalflüssigkeit, wohingegen das Plasmachlorid unverändert geblieben war. Die HCO_3^--Konzentration stieg dabei im Liquor von 24,6 auf 29,0 m Vol/l an, während die Konzentration im Blutplasma sich nur unwesentlich verändert hatte. Daß der Chlorionen- und Bikarbonatwechsel in Form eines aktiven Austausches im Plexus chorioideus erfolgt, dafür sprechen auch die Untersuchungsergebnisse von BUHRLEY und REED (1972). Zusammengefaßt ist zu postulieren: Eine azetazolamidbedingte Karboanhydrasehemmung führt im Liquor zu einer Cl^--Verminderung und HCO_3^--Erhöhung, im Blutplasma dagegen und der extrazellulären Flüssigkeit zu einer erheblichen Erhöhung der Chlorid- und einer stärkeren Verminderung der Blutkarbonatkonzentration, wobei die Konzentrationsänderungen im Blutplasma eindeutig überwiegen.

Zahlreiche Untersuchungsergebnisse, vor allem die von MASSION u.Mitarb. (1961), WINTERSTEIN (1961), LOESCHKE und MITCHELL (1962) haben bewiesen, daß die CO_2-empfindlichen Chemorezeptoren der Medulla oblongata auch extrazelluläre Veränderungen des pH rezeptieren und verarbeiten können. So konnten MITCHELL u.Mitarb. (1963) nachweisen, daß kleine, mit Liquor getränkte Plättchen, deren pH künstlich erniedrigt wurde, auf die zentrolaterale Fläche der Medulla oblongata gelegt, eine starke Steigerung der Atmungsfrequenz auslösten. Daraus und aus den Ergebnissen ROBINS u.Mitarb. (1958), HOGBENS u.Mitarb. (1960) ist eine situationsgerechte Diffusions- und Austauschbalance zwischen Blut und Liquor einerseits und Blut-Hirn und Liquor andererseits abzuleiten. Den Vorrang haben sicherlich die hämatogenen wirksamen Rezeptionen. Die liquorogene Rezeption scheint lediglich eine korrigierende, regulierende Kontrollfunktion von sekundärer Bedeutung zu haben. Das schließt auch die Wirksamkeit verschiedenster indirekter Atmungsreize ein, die über kortikale und subkortikale Aktivierungen oder Chemorezeptoren des Karotissinus zur Rezeption gelangen.

IX. Pathophysiologie der Liquorelektrolyte

Der Plexus chorioideus-Liquor enthält bereits die Ionenzusammensetzung an Natrium-, Chlor-, Kalium-, Kalzium-, Magnesium-Ionen. Bedauerlicherweise ermangelt es nach wie vor an sogenannten normalen Standardwerten. Wir haben bislang keine Versuchsperson finden können, die sich zu einer Ventrikelpunktion bereit erklärt hätte, im Gegensatz zu den Punktionen der Cisterna magna und der Lumbalregion. Die normalen Vergleichswerte entstammen tierexperimentellen Untersuchungen, größtenteils von Katzen und Hunden. Wir verdanken AMES u.Mitarb. (1964) die bisher umfangreichsten vergleichenden tierexperimentellen Liquorelektrolytergebnisse (Abb. 15).

Während früher bei eitrigen Meningitiden eine Erniedrigung des Chloridspiegels gefunden wurde (DEMME, 1952; MEYER, H.H., 1949) und sogar prognostische Schlüsse aus dem Verhalten der Chloride, z.B. bei tuberkulöser Meningitis, gezogen wurden, spielt heute die Untersuchung der Elektrolyte eine untergeordnete Rolle. Die Erforschung pathophysiologischer Regulationen im Liquorsystem kann auf die Berücksichtigung der Elektrolyte bei den Austauschfunktionen nicht verzichten, zumal die Untersuchungen von KREBS u.Mitarb. (1954), DOMER (1961), DOMER und WHITCOMB (1964) mit radioaktiven Markierungen einen aktiven Transportmechanismus und hohe Austauschraten bis zu $4\%/\text{min}^{-1}$ erbrachten. Demnach ist anzunehmen, daß in 25 min das gesamte Kalium des Hirngewebes über den Liquor ausgetauscht werden könnte. Es ist aber durchaus möglich, daß derartige Schlußfolgerungen auf Ergebnissen beruhen, die sicherlich einer Korrektur bedürfen. So verwundert es auch nicht, wenn SIEGRIST und MEYER (1954) aus ihren Untersuchungsergebnissen den niedrigsten Normalwert mit 8,5 und den höchsten mit 30 mg-% angeben.

KARCHER u.Mitarb. (1957), WORATZ und ROTZSCH (1960) fanden auffallende Schwankungen der Kalium- und Kalziumwerte bei Gehirn- und Rückenmarksgeschwülsten. Bei einem ausgedehnten Ependymom, vom dorsalen Teil des rechten Temporalhorns ausgehend, war der Kaliumwert suboccipital auf 32 mg-%, lumbal auf 28,5 mg-% erhöht. Der höhere subokzipitale Wert blieb 2 Jahre nach der Operation bestehen.

FLECKENSTEIN (1951) hält einen Kaliumwert von über 40 mg-% als mit dem Leben unvereinbar. Betrachtet man die seltenen enorm erhöhten Werte, so wird man FLEKKENSTEIN nicht ohne weiteres zustimmen. Sicherlich ist ein Kaliumwert von 40 mg-% und höher Zeichen einer ungewöhnlichen Permeabilitätsstörung, hinter der sich oft ein Plexuspapillom oder Ependymom verbirgt. Bei allen Extremwerten erhebt sich die Frage einer reversiblen Störung oder eines irreversiblen Schadens. Allein von seiten der Elektrolyte die Frage zu beantworten, ist nicht möglich.

Auch die Magnesiumkonzentration der Zerebrospinalflüssigkeit ist unabhängig von der des Blutserums (HARRIS und SONNENBLICK, 1959; BREYER und QUADBECK, 1965). Bei Hirngeschwülsten fanden die letztgenannten Autoren eine Verminderung der Werte.

	O_2-Gehalt mMol/l m sm	Bikarbonat mVal/l m sm	pH	O_2-Druck Torr m sm	Standard-bikarbonat mVal/l m sm
arterielles Blut	14,3±0,91	13,5±0,88	7,305	26,9±1,14	15,9±0,83
Liquor	20,0±0,99	18,9±0,94	7372	34,1±1,71	18,9±0,91

m = Mittelwerte sm = mittlere Fehler

Abb. 15a. Säure-Basen-Gleichgewicht im arteriellen Blut und im Liquor cerebrospinalis bei metabolischer Azidose, Mittelwerte in 12 Fällen mit chronischer Niereninsuffizienz. (Aus SCHWAB, 1962)

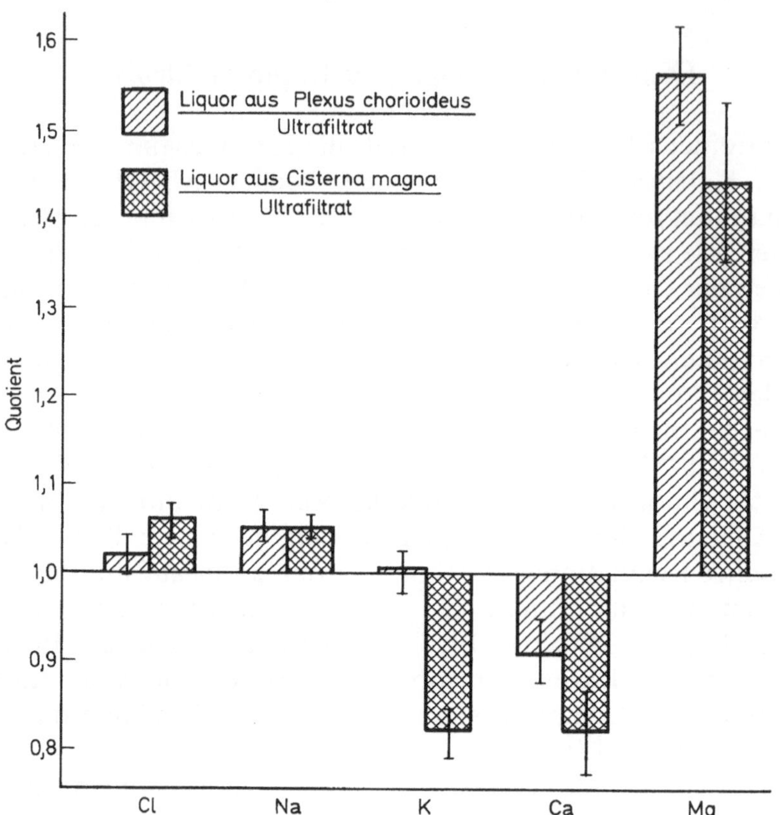

Abb. 15b. Elektrolytkonzentrationen im Plexus und Zisternenliquor von Katzen. (Aus AMES u.Mitarb., 1964)

Eine Erhöhung fanden sie bei entzündlichen Erkrankungen der Meningen und progressiver Paralyse. OPPELT u.Mitarb. (1963) folgern aus ihren Ergebnissen tierexperimenteller Studien mit radioaktivem ^{28}Mg einen aktiven Magnesiumaustausch zwischen Blut und Liquor. Sie erörtern die Möglichkeit einer Diffusion vom Liquor über das Ependym ins Hirngewebe.

Die Untersuchungen mit radioaktiven Elektrolyten sind geeignet, zu Erklärungsversuchen komplizierter Austauschbedingungen und extremer Ergebnisse herangezogen zu werden. Liquorzusammensetzungen, wie sie früher für unerklärlich oder paradox gehalten wurden, lassen sich heute sowohl als Ausdruck einer extremen Sekretions-, Rückresorptions-, Diffusions- und nicht zuletzt einer Kommunikationsstörung als auch eines Laboratoriumsfehlers erkennen. Jedoch hat auch hier die Bedeutung für die klinisch praktische Diagnostik hinsichtlich einer entscheidenden Differenzierungshilfe gegenüber den modernen pherographischen Analysen der Eiweißkörper nachgelassen. Eine Ausnahme stellen ausgedehnte, langdauernde Hirnoperationen im Bereich des inneren Liquorraums dar, mitunter auch Hemisphärektomien, die in der postoperativen Phase einer prolongierten, komplizierten Infusionstherapie mit exakter Elektrolyt- und Stoffwechselbilanzierung bedürfen. Dazu gehören die urämischen und azidotischen Erkrankungen mit Komplikationen unter der Dialysebehandlung.

X. Die Blutliquorschranke und ihre funktionelle pathophysiologische Bedeutung

Der Begriff der Blutliquorschranke geht auf GOLDMANN (1913) und STERN (1921) zurück. Er beruht auf der Vorstellung einer in bestimmter Weise „undurchlässigen" Schranke für viele organische und anorganische Stoffe. STERN glaubt an einen für die Liquor- und klinische Diagnostik notwendigen Begriff. Schließlich stellte die Schranke den Inbegriff der Liquoranalyse dar, abgesehen von der älteren Liquorzelldiagnostik mit ihren unsicheren „wechsel- und zweifelhaften" Ergebnissen, die ohnehin kaum ernst genommen wurden.

Eine große Zahl von Untersuchungsergebnissen über den Übertritt bestimmter Stoffe vom Blut in den Liquor liegt vor, ohne daß es gelungen ist, das eigentliche Substrat dieser „Barriere" zwischen Blut und Liquor aufzudecken (MEYER, H.H., 1949). Die Methoden der Schrankenprüfungen und -bestimmungen reichen von GOLDMANN (1913) über STERN (1921), WALTER (1927) bis SCHALTENBRAND und WÖRDEHOFF (1947). Bedauerlicherweise wurde immer wieder über die Unzuverlässigkeit der Methoden und Ergebnisse geklagt (DEMME, 1950).

Inzwischen hat QUADBECK (1968, 1974) den Begriff der Blutliquorschranke revidiert und renoviert. Ihre Überbewertung war in erster Linie auf die Annahme, daß das Gehirn über den Liquor cerebrospinalis ernährt würde (MONAKOW, 1921; HAUPTMANN, 1925) zurückzuführen. Nachdem wir heute wissen, daß der Liquor mit Sicherheit keine Ernährungsfunktion für das Gehirn hat, daß nicht nur zwischen Blut und Liquor sondern auch zwischen Hirngewebe und Liquor, und umgekehrt ein Stoffaustausch besteht, und daß die Zusammensetzung des Liquors einschließlich des Wasseranteils, auch vom Funktionszustand des Hirngewebes abhängig ist, vermögen wir den Begriff der Blutliquorschranke nicht mehr anatomisch und abstrakt funktionell zu definieren. QUADBECK (1974) meint schließlich: „Wenn ein Stoff, der im Blut vorhanden ist, auch im Liquor nachgewiesen werden kann, so kann er wohl über den Plexus chorioideus dorthin gelangt sein. Es ist aber viel wahrscheinlicher, daß er vom Blut aus ins Gehirn und von hier aus in den Liquor gelangt ist. Inzwischen ist dieser Weg experimentell und klinisch exakt definiert worden."

EICHHORN (1955) hatte als einer der ersten mittels subtiler radioaktiver Jodbestimmungen nachweisen können, daß im Liquor keine aktive Strömung besteht, und daß die Ausbreitung des radioaktiven Jodes im Liquorraum lediglich durch Diffusion erfolge. Das bedeutet, daß der frühere Begriff der Schranke mit der Sperrfunktion überholt sein und nunmehr durch den Begriff der „*Austausch- und Transportfunktion*" ersetzt werden müßte (QUADBECK, 1974), wobei auch die weit bedeutungsvollere Bluthirnschranke in die Austausch- und Transportfunktion mit einbezogen werden sollte. Freilich behält nach wie vor die Diffusion von Pharmaka, insbesondere von Antibiotika und Sulfonamiden, ihre Bedeutung. Für die klinischen Belange ist es sogar ausschlaggebend, ob ein Antibiotikum oder Sulfonamid mit einer hohen Diffusionsrate in den Liquorraum diffundiert. Der Behandlungserfolg hängt davon ab, insbesondere bei den eitrigen Hirnhauterkrankungen (SAYK und LOEBE, 1974). Nach den Darstellungen WALTERS und HEILMEYERS (1965) handelt es sich um Diffusionsbedingungen, die mit der Pleuraflüssigkeit

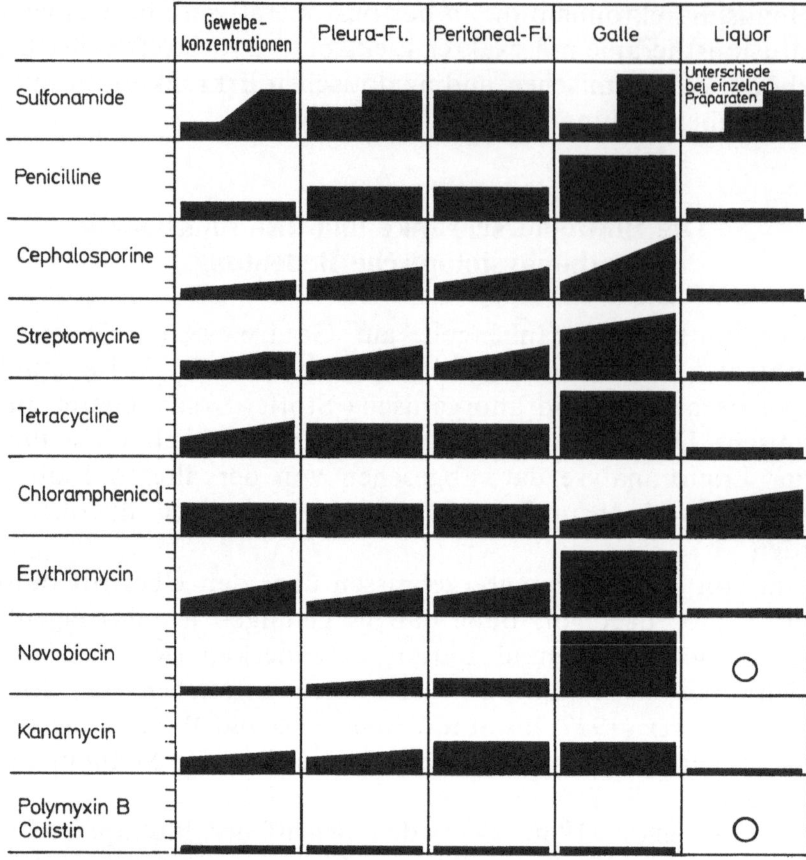

Abb. 16. Vergleichende Diffusionsraten von Antibiotika und Sulfonamiden. (Aus WALTER u. HEILMEYER, 1965)

und dem Leber-Gallensekret verglichen werden (s. Abb. 16). Danach sind die Diffusionsbedingungen für den Liquorraum am ungünstigsten. Die besten Diffusionschancen haben die meisten Sulfonamide und das Chloramphenicol. So gesehen bestand der alte Begriff der undurchlässigen Blutliquorschranke nicht zu unrecht. Es bestehen keine Zweifel, daß die Diffusionsraten bei gesteigerter Permeabilität, das ist bei jeder Entzündung mehr oder weniger der Fall, erhöht sind. Mit Hilfe radioaktiver Markierungen ist festzustellen, daß die Diffusion auch in umgekehrter Richtung Liquor→Blut und ebenso vom Liquor ins Gehirn stattfinden kann, worauf bei intrathekalen Applikationen zu achten ist. QUADBECK (1974) schlägt schließlich vor, nur von der Bluthirnschranke zu sprechen und im diesen Begriff alle Austausch- und Transportvorgänge und -hindernisse zu subsumieren.

Innerhalb des komplexen Systems der Bluthirnschranke können die Einzelfunktionen, sei es die Plexus chorioideus-Sekretion, die Diffusion und Rückresorption des Ventrikelependyms oder des Piaendothels, voneinander sowohl abhängig als auch unabhängig gestört oder geschädigt sein, so daß nicht ohne Einschränkung von der Schädigung eines Systemteiles auf die Störung eines anderen zu schließen wäre.

Von großer praktischer Bedeutung sind Schädigungen der Zusammensetzung der Zerebrospinalflüssigkeit als Folge von Transportstörungen im Bereich der Bluthirnschranke und solche, die durch Auswirkung eines Schadens im Gehirn auf einen der genannten Systemteile erkennbar sind. Dabei werden die Art und das Ausmaß der Zusammensetzungsstörung von maßgeblicher Bedeutung sein, obwohl es nach wie vor problematisch ist, von der Art und dem Ausmaß der Liquorstörung auf die Art und Intensität der

Erkrankungen und Schäden des Gehirns, des Rückenmarks und deren Häute zu schließen, wie das etwa bei den Erkrankungen der inneren Organe vom Blut oder Harn aus möglich ist. So wird sich eine bakterielle Infektion der Meningen mit einem ausgeprägten Diplokokkenwachstum auf alle Teile des komplexen Systems auswirken und ein Schaden der Hirnrinde durch die Bakterientoxine und das Ödem entstehen (PETTE und KALM, 1953). Aus dem erhöhten Austausch, der Albumin- und Alpha-Globulin- und der Mischpherogramm-Dysproteinose, die erhebliche Ausmaße annehmen kann, und dem Verlauf der Parameter sind nicht nur therapeutische, sondern auch prognostische Schlußfolgerungen möglich. Demgegenüber lassen die Zahl und Deutlichkeit der Veränderungen des Liquoreiweißbildes, z.B. bei der eosinophilen Meningitis und mitunter auch Virusmeningitis zu wünschen übrig, so daß Schlußfolgerungen kaum möglich sind, es sei denn von seiten der Zellverhältnisse des Liquors.

Mehr oder weniger selektive Austausch- oder Diffusionsstörungen im gesteigerten zerebralen Anfallsgeschehen in Form eines erheblich erhöhten Magnesiumgehaltes in der Zerebrospinalflüssigkeit (BREYER und QUADBECK, 1965) werden von den Autoren so gedeutet, daß sie an die Möglichkeit denken, durch die massiven Krämpfe würde das Magnesium aus den Zellen des Gehirns gepumpt und diffusiv in den Liquor gelangen.

Eine andere Austauschbeziehung bietet ergänzende Aspekte. QUADBECK (1974) weist auf die Tatsache hin, daß die im Gehirn in erheblichen Mengen anfallende Milchsäure rasch an das venöse Blut abgegeben wird (SCHNABERTH u.Mitarb., 1973), auch in den Liquorraum diffundiert und zwar über die Ependymzellen und hier länger verweilt als im Hirngewebe. Daraus ist auf eine verhältnismäßig rasche Diffusion vom Gehirn in den Liquor und eine langsame Resorption aus dem Liquor über die Arachnoidalzotten ins venöse Blut zu schließen. Nun wäre es abwegig, daraus eine prognostische Schlußfolgerung, etwa eine Verschlechterung des Zustandes des Patienten infolge des Milchsäure- oder etwa Magnesiumstaues zu ziehen. Derartige Verzögerungseffekte sind in Transportsystemen durchaus möglich, d.h., es muß mit ihnen gerechnet werden (BENNHOLD, 1963).

Man kann sich vorstellen, daß die Blutliquorschranke früher somit bedauerlicherweise oft Gegenstand von Spekulationen gewesen ist. Durch die neuen Untersuchungsergebnisse ist die Situation gebessert, doch keineswegs behoben. Erörtert sei noch ein interessantes Untersuchungsergebnis VOLKHEIMERS (1966). Der Autor konnte nicht nur im Tierexperiment sondern auch bei Menschen durch Einnehmen eines Stärketrunkes, der 200 g Maismehl enthielt, bei 22 Versuchspersonen 2—3 Std nach dem Trunk „einige Maisstärkekörner im Liquor cerebrospinalis“ nachweisen und damit begründen, daß „feste Partikel aus dem Chymus in den Chylus, somit in die Blutbahn gelangen (HERBST-Effekt) und danach mit dem ZNS in Beziehung treten können“.

Eine *Emigration korpuskulärer Teilchen* aus dem Blutgefäßsystem in den Liquorraum findet sowohl normalerweise als auch pathologischerweise statt. VOLKHEIMER betont, daß die Stärkekörner die Endothelien der Kapillaren in der terminalen Strombahn leicht durchwandern können. Da im Liquorraum die Kapillaren der Lamina vasculosa bis an das Endothel der Auskleidung des Subarachnoidalraums heranreichen und mitunter sogar hineinragen, ist eine vereinzelte Passage durchaus möglich. Die Stärkekörner haben die Größe kleiner und großer Lymphozyten.

Summarisch ist zu postulieren, daß Diffusions- und Austauschbedingungen der DONNANschen Regel folgen und hinsichtlich der Abweichungen dem Liquorsystem eine Sonderstellung einräumen, die durch dessen Passivität betont wird. Die Regelabweichungen mit der Passivität ergeben unter pathophysiologischen Bedingungen freilich Schwierigkeiten in der Deutung dieses oder jenes vermutlich dissoziativen Liquorparameters. Jeder Einzelbefund bedarf einer kommunikationsbezogenen funktionellen Analyse (KAFKA, 1950).

XI. Physiologie und Pathophysiologie der Liquorproteine

1. Einleitende Bemerkungen, Methodisches, Liquor-Blutunterschiede

Die Eiweißkörper der Zerebrospinalflüssigkeit besitzen die gleichen Grundeigenschaften wie die des Blutserums bzw. der Eiweißkörper überhaupt. Sie verhalten sich wie amphotere Elektrolyte, die mit Säuren und Basen Salze bilden und gute Pufferungseigenschaften besitzen. Sie sind aus 22 Aminosäuren in Form von Di-, Tri- und Polypeptiden zusammengesetzt. Niedermolekulare Polypeptide ergeben zumeist negative Eiweißreaktionen, sie flocken nicht aus, koagulieren auch nicht mit verdünnten Säuren. Sie permeieren leicht durch Grenzmembranen (HINSBERG und GEINITZ, 1953).

Mit der Einführung der volumetrischen Eiweißbestimmung durch eine Pikrin-, Zitronen- und Ammonsulfatfällung im Nißl-Röhrchen in der Zentrifuge durch KAFKA (1913) begann die Liquoreiweißdiagnostik. Sie ist heute von der qualitativen (Pandy) und quantitativen Gesamteiweißbestimmung (FÜHR u. HINZ, EXTON, GERNAND, LOWRY) über die chiffrierten Kolloidreaktionen (s. S. 55) bis zu den modernen pherographischen Nachweismethoden (GRASSMANN u.Mitarb., 1951), im Anschluß an SCHEID und SCHEID (1944), die Azetatfolien, Polyacrylamid und Agar-Elektrophorese, die immundifferenzierende Immunoelektrophorese (OUCHTERLONY, 1949; GRABAR und WILLIAMS, 1953), der Immundiffusion (MANCINI u.Mitarb., 1963) bis zur chromatographischen Darstellung reichhaltig gediehen (BAUER und PILZ, 1968).

Es zeigte sich, daß das normale Liquoreiweißspektrum einem qualitativ und quantitativ verschobenen Abbild des normalen Blutserumspektrums vom pherographischen Standpunkt aus gesehen entspricht. Ein wesentlicher Unterschied liegt in der V-(Präalbumin) Fraktion. Sie ist ein nahezu spezifisches Produkt der Plexus chorioideus Sekretion (STEGER, 1953; BAUER, 1953; SCHMIDT, R.M., 1959; FRICK und SCHEID-SEYDEL, 1958a) einer Präformierung der Eiweißmoleküle im Plexus zufolge des onkotischen Druckes in der Sekretionsphase (SCHALTENBRAND und WOLFF, 1959). Sie ist nicht identisch mit einer gelegentlich vor dem Albumin im Serum wandernden Fraktion (FRICK u.Mitarb., 1958b; ALY, 1955) und weist im Ventrikelliquor einen zwei- bis dreimal höheren Wert auf als im Lumballiquor. Ihre Konzentration nimmt also in lumbaler Richtung als Folge der Resorption und fehlenden örtlichen Nachbildung ab.

Ein weiterer Unterschied besteht in der allerdings nicht so regelmäßig wie die V-Fraktion vorkommenden Tau-Fraktion mit einer Lokalisierung zwischen der Betaglobulin-Fraktion und dem Gammaglobulin. Wegen des nicht regelmäßigen Vorkommens wird diese pherographische Fraktion auch als eine Doppelmobilität der Gammaglobulin-Fraktion angesehen und damit die Selbständigkeit dieser Fraktion bezweifelt. Allerdings läßt sich die Tau Fraktion mit keiner Serumfraktion unterschiedsgerecht vergleichen.

2. Normale Liquoreiweißverhältnisse

Das normale Eiweißbild ist von der Sekretion des Plexus chorioideus, der Permeabilität der Zellgrenzmembranen, insbesondere der Endothelauskleidung des Subarachnoidalraums und von der Resorption abhängig. SCHALTENBRAND u. WOLFF (1959) glaubten nachgewiesen zu haben, daß die Eiweißanreicherung — wie bereits erwähnt — von der Geschwindigkeit der Liquorströmung abhängig ist. Bei schwacher, geringer Strömung, beispielsweise einer Hypo- oder gar Aliquorrhoe, fehlt praktisch eine Fortbewegung des Liquors. Er verweilt um so länger im Subarachnoidalraum und reichert um so mehr Eiweiß an. Dem entgegengesetzt liegen die Verhältnisse bei der Hyperliquorrhoe. Nun sind aber die Eiweißwerte im entzündlichen Hyperliquorrhoe-Verhältnis maximal erhöht, oder ein Hypoliquorrhoe ist eiweißarm. So hat sich inzwischen herausgestellt, daß in erster Linie die Grenzflächenpermeabilität für die Eiweißanreicherung der Zerebrospinalflüssigkeit ausschlaggebend ist. Die Resorption, von der die Verweildauer der Zerebrospinalflüssigkeit im Liquorraum abhängig ist, dürfte für die Eiweißanreicherung von sekundärer Bedeutung sein.

Der *normale Gesamteiweißgehalt* beträgt, unter Berücksichtigung der gebräuchlichsten Bestimmungsmethoden, 24 bis 45 mg-%, wobei die Kafka-Werte bei 24 mg-%, die kjeldahlometrischen bei 35 mg-%, die kolorimetrisch und nephelometrisch bestimmten Werte bei 35 bis 45 mg-% liegen.

Der früher gewichtige Albumin/Globulin-Eiweißquotient wurde empirisch zwischen 0,1 bis 0,4 festgelegt. Er resultierte aus dem Globulinanteil von 4,8 mg-% und dem dreifach erhöhtem Albuminanteil von 19 mg-%. Heute ist die volumetrische Differenzierung durch die pherographische Fraktionierung mit der reichhaltigeren Charakterisierung der Mobilität überholt.

Die Normalwerte für die *Papierelektrophorese*, und zwar von zehn anerkannten Autoren: Bücher u.Mitarb. (1952), Esser (1952), Bauer (1953), Roboz u.Mitarb. (1954), Knapp (1955), Koch (1956), Schmidt, R.M. (1955), Mies (1953), Mumenthaler und Märki (1957), Machetanz und Habeck (1958), betragen in Form durchschnittlicher Mittelwerte für:

V-Fraktion	3,1 rel.-%
Albumine	53,9 rel.-%
α_1Globuline	5,3 rel.-%
α_2Globuline	7,1 rel.-%
βGlobuline	14,0 rel.-%
Tau-Fraktion	5,7 rel.-%
γGlobuline	11,3 rel.-%

Dabei ist zu berücksichtigen, daß es sich hier um Ergebnisse verschiedener Konzentrationsmethoden, sowohl der Azetonfällung, Dialyse und der Ultrafiltration, handelt.

Es stellte sich bald heraus, daß die Papierelektrophorese nicht nur wegen des hohen Liquorbedarfs, sondern auch vom technischen Detail her unzureichend erschien. Sie ist heute durch die *Azetatfolien-* bzw. *Polyacrylamidmethode* (Abb. 17) mit einem geringeren Substratbedarf, einer besseren und reichhaltigeren Auftrennung der Mobilitäten, abgelöst worden.

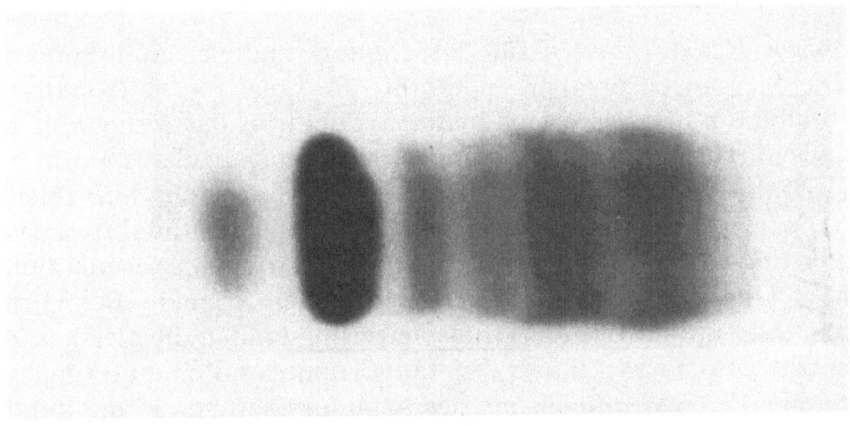

Abb. 17. Polyacrylamidelektrophorese des Liquors einer Encephalomyelitis disseminata incipiens

Tabelle 4. Normalwerte der Eiweißfraktionen in der Agarelektrophorese. (Aus SCHMIDT, R.M., 1968a)

	V	Alb.	α_1	α_2	β	τ	γ_1	γ_1	γ_2	γ_3	γ_4	γ_5
M	4,52	69,44	4,69	4,55	7,73	4,07	1,41	0,96	1,37	1,42	0,80	0,49
σ x	1,97	5,66	1,61	1,28	1,41	1,53	0,22	0,14	0,17	0,29	0,13	0,16
M$\pm 2\sigma$x	0,58 bis 8,46	58,12 bis 80,76	1,47 bis 7,91	1,99 bis 7,11	4,91 bis 10,55	1,01 bis 7,13	0,97 bis 1,85	0,68 bis 1,24	1,03 bis 1,71	0,84 bis 2,00	0,54 bis 1,06	0,17 bis 0,81

Die *Agarelektrophorese* (WIEME, 1959; LOWENTHAL, 1964; SCHMIDT, R.M., 1973) gestattet eine reichhaltige und differenzierte Auftrennung der Mobilitäten, vor allem im Gammaglobulin-Bereich (Tabelle 4). Im normalen Liquor sind im Gammaglobulin-Bereich 5 Fraktionen einwandfrei zu differenzieren.

3. Die Herkunft der Liquoreiweißkörper

KABAT u.Mitarb. (1948) konnten aus den Ergebnissen ihrer Identitätsnachweise, den ersten Untersuchungen dieser Art, postulieren, daß die Liquorproteine *Identitätsmerkmale der Eiweißkörper* des Blutserums erkennen lassen. FRICK und SCHEID-SEYDEL (1958a. u. b) und FRICK u. SCHEID-SEYDEL (1960) konnten mit Hilfe radioaktiv markierter Albumine und Globuline die Ergebnisse KABATS bestätigen und präzisieren. Danach stammt das Liquoralbumin sowohl normaler- als auch pathologischerweise aus dem Blutserum. Die Transpositionsergebnisse mit Hilfe radioaktiv markierten (^{131}J) Humanalbumins, das intravenös appliziert wurde, brachten eindeutige Ergebnisse; FISHMAN u. HALLA (1953) hatten KABATS Ergebnisse vorher bestätigt. Das markierte Jod-Albumin erschien bereits 20 min nach der Applikation im zisternalen Liquorraum und erreichte hier nach 20 h eine maximale Konzentration. Darüber hinaus konnten FISHMAN u. RANSOHOFF (1955) bei Transpositionsversuchen an 5 Kindern mit hydrozephalen Veränderungen feststellen, daß die markierte Albuminaktivität bei vergleichender Messung im Ventrikelliquor am geringsten, im lumbal entnommenen am größten war. Diese Befunde sprechen für die überwiegende Eiweißpermeabilität des subarachnoidalen Endothels. FRICK und SCHEID-SEYDEL (1958) konnten in Langzeit-Verlaufskontrollen ermitteln, daß nach 3 Tagen ein radioaktives Gleichgewicht eintritt. Der Turnover ist also von der Diffusion und Resorption abhängig. Dazu ist bemerkenswert, daß für den Aszites die gleichen Regelmäßigkeiten gefunden wurden.

Die *biologischen Halbwertszeiten* für das Liquor- und Serumalbumin sind einander angenähert. Die Messungen ergaben: $t=22$ bis 24 Tage. FRICK (1968) folgert daraus, daß das Liquoralbumin über die arachnoidalen Tubuli in das Venenblut resorbiert und anschließend, wie die übrigen Albumine, im Organismus abgebaut wird.

Inzwischen gilt als erwiesen, daß der Turnover pathophysiologisch relevant ist. Doch haben AGNOLI, FIESCHI und MANFREDI (1962) mit Hilfe radioaktiver Messungen bei polyneuritischen Erkrankungen einen gesteigerten Übertritt von Serumalbumin mit einem ebenso erhöhten Übertritt ins venöse Blut registrieren können. Bei Hirngeschwülsten mit den Zeichen einer intrakraniellen Drucksteigerung fanden die gleichen Autoren einen erhöhten Übertritt vom Blutserum in den Liquorraum und eine verringerte Resorption des Liquoralbumins. Eine Verminderung des Albuminübertritts in die Zerebrospinalflüssigkeit und eine gleichzeitige Verminderung des Turnovers durch die Liquorresorption stellten sie bei der Hirnarteriosklerose fest.

90% der *Globuline* können im Gehirn gebildet werden (FRICK und SCHEID-SEYDEL, 1958). Bei den Versuchen mit radioaktiv markiertem, intravenös verabreichten Gammaglobulin hat es sich gezeigt, daß die markierten Gammaglobuline einen deutlich langsameren Übertritt in den Liquorraum aufwiesen als die Albumine. Das Aktivitätsgleichgewicht fand FRICK (1968) nach 60 bis 70 h erreicht. Er folgert, wie auch DENCKER (1963), daß das Gammaglobulin im Liquorraum normalerweise, wie das Albumin, aus dem Blutserum stammt.

Vergleichende Untersuchungen der obengenannten Autoren bei Erkrankungen, wie Multipler Sklerose, Enzephalitis und Lues cerebrospinalis, ließen eine Verminderung der spezifischen Isotopenaktivität des markierten Gammaglobulins vom Blutserum in den Liquorraum erkennen. Da die Gammaglobuline im Liquor der obengenannten Erkrankungen erheblich vermehrt sind, postuliert FRICK, neben dem auch pathologischerweise vorkommenden Übertritt der Gammaglobuline aus dem Blutserum, eine Bildung der Gammaglobuline im Gehirn und Liquorraum. Mit dem Liquorraum ist die Lamina vasculosa piae gemeint, in der bei den genannten Erkrankungen eine plasmozytäre Zellproliferation mit einer Bildung von Gammaglobulinen vorkommt (BERNIER u.Mitarb., 1967).

Über die klinische Immunkompetenz informierten 1956 SAYK und SCHMIDT. Inzwischen ist erwiesen (DELANK, 1972), daß die vereinzelten Plasmazellen im Liquorzellbild, (MEYER-RIENECKER (1969) gibt 6% im Durchschnitt bei rund 58% von insgesamt 297 Patienten mit Multipler Sklerose im akuten ersten Krankheitsschub an) in etwa 70% der Fälle mit relativ hohen Liquor-Gammaglobulin-Werten, durchschnittlich 23 rel.-% im Papierpherogramm, sicherlich nicht die Produzenten der Liquor-Gammaglobuline sind. Der relativ hohe Gehalt dürfte aus den Proliferationsherden des Gehirns, möglicherweise auch der Pia mater stammen und von hier in den Liquorraum diffundiert sein (FRICK u.Mitarb., 1974; s. auch S. 75).

Normalerweise ist das Gammaglobulin der Zerebrospinalflüssigkeit hämatogener Herkunft aus den Globulinbildungsstätten der Leber und anderer retikuloendothelialer Organe und Komplexe (MANCINI u.Mitarb., 1963). Ob in der Neuroglia normalerweise eine Gammaglobulinsynthese möglich ist, konnte bislang nicht entschieden werden.

Die Feststellung, daß in der *Betaglobulin-Fraktion* der Zerebrospinalflüssigkeit Eiweißkörper enthalten sind, die nicht aus dem Blutserum stammen, beruht auf den Befunden, daß die Fraktion im Liquor höher ist als im Blutserum. Zudem stellten HEITMANN und UHLENBRUCK (1966) fest, daß es mindestens zwei spezifische Betaglobulin-Fraktionen im Liquor gibt. Es kann möglich sein, daß der eine Teil aus dem Blutserum, der andere aus dem Globulinstoffwechsel des Gehirns stammt und in die Pia-Gliamembran und von hier in den Liquorraum diffundiert ist (BAUER, 1961). Leider war bislang in Normalfällen eine radioaktive Markierung und Überprüfung des Turnovers wegen der Geringgradigkeit der Betafraktion nicht möglich. Doch ist aus den Identitätsuntersuchungen HOFMANNS und SCHINKOS (1956) bekannt, daß die Hirnrinde betaglobulinreicher ist als das Mark, weshalb eine Diffusion über die Pia-Gliamembran in den benachbarten Liquorraum möglich wäre.

Der *Transferringehalt* des Liquors gilt als weiteres Charakteristikum des normalen Eiweißbildes. Mit Hilfe radioaktiver Markierungen konnten wiederum FRICK und SCHEID-SEYDEL (1963) zwei Transferrinanteile identifizieren, einen typischen Serumanteil, der in der immunopherographischen Beta$_1$-Fraktion wandert und einen langsamer wandernden Anteil mit einem verminderten Neuraminsäuregehalt. Im normalen Liquor beträgt der Transferringehalt im Mittel 6,7%, ist also gegenüber dem Blutserum um rund ein Drittel höher. Der hirneigene Anteil wurde von den genannten Autoren auf 55% ± 5% beziffert.

4. Pathologische Liquoreiweißverhältnisse

Sie beruhen größtenteils auf einer gestörten, gesteigerten Permeabilität der endothelialen Grenzflächen und Membranen der Pia mater und des Ventrikelependyms, das jedoch hinsichtlich der kleineren Fläche der Ventrikelauskleidung im Vergleich zu der etwa 80mal größeren Fläche des Subarachnoidalraumes an Bedeutung zurücktritt. Ausgenommen sind intraventrikuläre Prozesse, Geschwulsterkrankungen und Abszedierungen.

Vom Aspekt der Gesamteiweißpathologie werden unterschieden (DELANK, 1965; SCHMIDT, R.M., 1968 u.a.):

1. Hyperproteinose,
2. Dysproteinose,
3. Paraproteinose.

Die *Hyperproteinose* beruht vorwiegend auf einer erheblichen Permeabilitätssteigerung der endothelialen Grenzflächenmembranen zwischen Blut und Liquorraum. Das wesentliche Kennzeichen ist eine beträchtliche Erhöhung der Albumine. Ihm folgen die $Alpha_1$- und $Alpha_2$-Globuline. Bei extremer Steigerung im Sinn der Exsudation (LETTERER, 1969) entsteht eine „Vermischung" des normalen Liquoreiweißbildes mit den Bestandteilen des Blutserums, wobei diese oder jene Fraktion pherographischerseits akzentuiert sein kann. BAUER (1953) prägte die Bezeichnung „Mischpherogramm". Innerhalb dieses Typs kann auch eine Gammaglobulin Komponente hervorteten. Im Verlauf akuter entzündlicher Erkrankungen, insbesondere der Virusmeningitiden, ist das häufig der Fall (MEYER-RIENECKER, 1969). Die Hyperproteinose einer Transsudation hingegen ist ein nahezu reines hämatogenes Mischpherogramm ohne entzündliche exsudative Akzente, beispielsweise bei spinalen, gelegentlich auch zerebralen Geschwülsten (SAYK, 1974).

Die *Dysproteinose* ist durch einen geringeren Gesamteiweißgehalt mit einem zumeist dissoziativ vermehrten Globulinanteil gekennzeichnet, beispielsweise die Gammaglobulindysproteinose als immunkompetentes Zeichen eines allergischen Geschehens regulären (LETTERER, 1969) oder verzögerten (UHLENBRUCK, 1968) Typs. Die Gammaglobuline (s. auch S. 44) können aus dem Blut stammen, z.B. bei parainfektiösen Reaktionen. Wie erwähnt, ist das Hirngewebe mit den Proliferationsherden die häufigste Quelle der Gammaglobulin-Synthese. Es kann aber auch auf bisher unerklärbare Weise im Liquorraum gebildet werden, wobei induktive, lymphoplasmozytäre Zellproliferationen in der Lamina vasculosa piae eine Rolle spielen könnten. Die vereinzelt zu findenden, gering erhöhten Gammaglobulin-Fraktionen bei kortikalen, liquorraumnahen Hirngeschwülsten könnten einer solchen Proliferation entstammen (SAYK, 1974).

Die Betaglobulin-Dysproteinose (DELANK, 1957) wird auf degenerative Veränderungen in der Hirnrinde mit dem höheren Betaglobulingehalt zurückgeführt, die durch vaskuläre und andersartige Stoffwechselveränderungen und -reduzierungen hervorgerufen werden. Hierher gehören auch die Globulinveränderungen der Alpha-, Beta- und Gamma-Fraktionen der degenerativen Erkrankungen mit mehr oder weniger erhöhten Eiweißwerten, mitunter auch eigentümlichen Kombinationen, z.B. bei der metachromatischen Form der Leukodystrophie, dem Gargoylismus (Pfaundler, Hurler), gelegentlich auch einer Erkrankung aus dem Kreis der Phakomatosen und schließlich die eigentümlichen Befunde bei besonders gearteten entzündlichen Erkrankungen des Gehirns mit auffallend erhöhten V-Fraktionen und gehäuften zerebralen Krämpfen.

Unter den *Paraproteinosen* wird eine isolierte zerebrale (HOCHWALD und THORBECKE, 1964) und eine systematisierte Form der inneren Erkrankungen unterschieden. Bei den seltenen isolierten Formen kann es sich sowohl um besonders geartete entzündliche Folgeerkrankungen (Abszedierungen) als auch degenerative Erkrankungen, zumeist jedoch im Kindes- und Jugendalter handeln. Der Gesamteiweißgehalt ist mäßig oder gering erhöht, selten stark gesteigert. Bei Abszeßperforationen, zumeist während gehäufter Krampfanfälle, kann die Eiweißsteigerung auch extreme Werte erreichen.

Bei den systematisierten Paraproteinosebefunden gelingt der Identitätsnachweis des speziellen Eiweißbildes mit Hilfe der pherographischen Mobilität im Liquor, Serum und mitunter auch im Harn (SCHMIDT, R.M., 1968b).

Eine andere Unterscheidungsmöglichkeit hat BAUER (1956/57) eingeführt, und zwar eine Differenzierung nach der Art der pherographischen Mobilität der Fraktionen. Der Stellenwert des Gesamteiweißgehaltes ist nebensächlich. Die Differenzierung betrifft den

a) Alphaglobulin-Typ,
b) Mischpherogramm-,
c) Betaglobulin-,
d) Gammaglobulin-,
e) Indifferenz-Typ.

Der *Alphaglobulin*-Typ ist kein besonderes Merkmal einer Eiweißakzentuierung, vielmehr handelt es sich um eine relative Betonung des pherographischen Eiweißspektrums im Beginn entzündlicher Erkrankungen der Meningen, zumeist Viruserkrankungen. Im Zuge der Manifestierung folgt der Erhöhung der Alpha$_1$- und Alpha$_2$-Fraktion eine Erhöhung der Albumin- und daneben auch der Tau-Fraktion, also ein Übergang zum Mischtyp.

Das *Mischpherogramm* ist durch eine Verminderung der V-Fraktion bei beträchtlicher Erhöhung der Albumin-Fraktion und der Alphaglobulin-Fraktionen hinreichend charakterisiert, als Ausdruck der serösen Diffusion in den Liquorraum im Gesamtbild der Hyperproteinose. Der vorherrschende Zelltyp ist der neutrophile Granulozyt, das zytologische Kennzeichen der exsudativen Phase.

In zahlreichen Publikationen ist zu der umfangreichen Kenntnis mit dieser oder jener Abweichung beigetragen worden (SCHMIDT, R.M., 1955, 1959; HABECK, 1956, 1960, 1966; DELANK, 1965; LOWENTHAL, 1966; MATIAR und SCHMIDT, C., 1957; OLISCHER, 1969; MEYER-RIENECKER, 1969, u.a.). Davon ausgehend kann es zur Entwicklung spezifischer Akzentuierungen kommen, die zumeist die Erhöhung der Gammaglobuline betrifft. Es ist durchaus möglich, daß es im Gefolge entzündlicher Erkrankungen im retikulo-endothelialen Gewebe zur Synthese eines liquorspezifischen Gammaglobulins in der Lamina vasculosa, der Pia mater kommen kann (PARKER u.Mitarb., 1963; UHLENBRUCK, 1968; FRICK und SCHEID-SEYDEL, 1958a u. b). Es ist Tatsache, daß die Gammaglobuline bei liquornahen Abszedierungen kortikal oder ventrikulär besondere Eigenschaften der Gammaglobulin-Fraktion enthalten können, sei es in Form überzähliger Mobilitäten einer akzentuierten Tau-Fraktion oder Zwischenfraktionen in der Polyakrylamidphorese.

Im übrigen entwickelt sich aus einem Mischtyp einer granulozytären Meningitis der gammaglobulinbetonte Typ der tuberkulösen Meningitis, auch bei relativ geringer Pleozytose.

Der *Betaglobulin-Typ*, im wesentlichen von DELANK (1957) begründet, ist relativ uneinheitlich, wie der Autor selbst angab. Inzwischen dürfte sich dieser Typ bei den perienzephalen atrophisierenden Prozessen in der klinischen Praxis hinreichend bestätigt haben, so daß man gar von einer Betaglobulin-charakterisierten Hirnatrophie sprechen könnte, zumal sich die betonte Mobilität in der Papierelektrophorese, auf Polyakrylamid und Azetatfolie identifizieren ließ, in Verbindung mit einer monozytären Zellproliferation (PETER und SCHMIDT, 1964; SCHMIDT, R.M., 1968).

Die gelegentlichen Betaglobulinerhöhungen bei Hirngeschwülsten wären als Folge der Druckwirkung auf die Hirnrinde (die Betaglobuline werden über die Pia-Gliamembran in den Liquorraum gepumpt) zu denken. Freilich handelt es sich hier um eine komplizierte Diffusion.

Der *Gammaglobulin-Typ* zählt zu den wichtigsten und interessantesten pherographischen Mobilitäten der Zerebrospinalflüssigkeit (DELANK, 1972). Am häufigsten bekannt ist die Erhöhung der Gammaglobulin-Fraktion bei syphilitischen Erkrankungen und Multipler Sklerose (KABAT u.Mitarb., 1948; Bauer, 1953; Steger, 1953 u.a.). Das größte Interesse gilt den Immunglobulinen. Sie sind nach STEFFEN (1968) durch folgende Aktivitäten ausgewiesen:

1. Durch die Fähigkeit zur Antigen-Antikörperreaktion, die aufgrund der Determinanten eine Spezifität besitzen. Dabei weist die Vereinigung eine Bindungskonstante in Form einer bestimmten Aktivität auf.
2. Durch die Fähigkeit der Komplementbindung mit anschließender lytischer Wirkung, wobei die Antikörper der IgM-Klasse eine stärkere Fähigkeit besitzen, als die der IgG.
3. Der zytotoxischen Antikörperwirkung.
4. Der Gewebsbindungsfähigkeit und sensibilisierenden Wirkung, vor allem der IgA-, weniger der IgG-Klasse.
5. Durch die Opsoninwirkung, wodurch die Antigene eliminiert und das RES in seiner Funktion stimuliert werden.

Die bisherigen Kenntnisse über die Immunglobuline des Liquors verdanken wir den Ergebnissen der Immunelektrophorese von BAMMER (1964), CASPARY (1965), CASPARY und FIELD (1965), CLAUSEN (1960), DENCKER (1966), FRICK (1965) u.a. und den Ergebnissen der Immundiffusion nach der Mancini-Methode von BAUER u.Mitarb. (1968), DELANK (1972) u.a.

Die bekanntesten Immunglobuline des Liquors sind das IgG, IgA, IgM, IgD und IgE, wobei die beiden letzten noch nicht mit Sicherheit nachgewiesen worden sind.

Den von MEYER-RIENECKER (1972) zusammengestellten normalen Parametern der *Immunglobuline* nach den Angaben von KLEINE (1969), MARTIN (1969), STEFFEN (1968), DELANK (1971) und der Rostocker Klinik (Tabelle 5) mit einem Immunpherogramm in der Abb. 18 ist zu entnehmen, daß die relativen Immunglobulinanteile für das IgG mit 8,3 und IgA mit 0,9 recht hoch, die absoluten, quantitativen dagegen im Vergleich zum Serum mit 1,5 für das IgG bei 800 bis 100 mg-% im Serum sehr gering sind. Das trifft auch für das IgA zu, obwohl hier die Schwankungsbreite im Serum erheblich

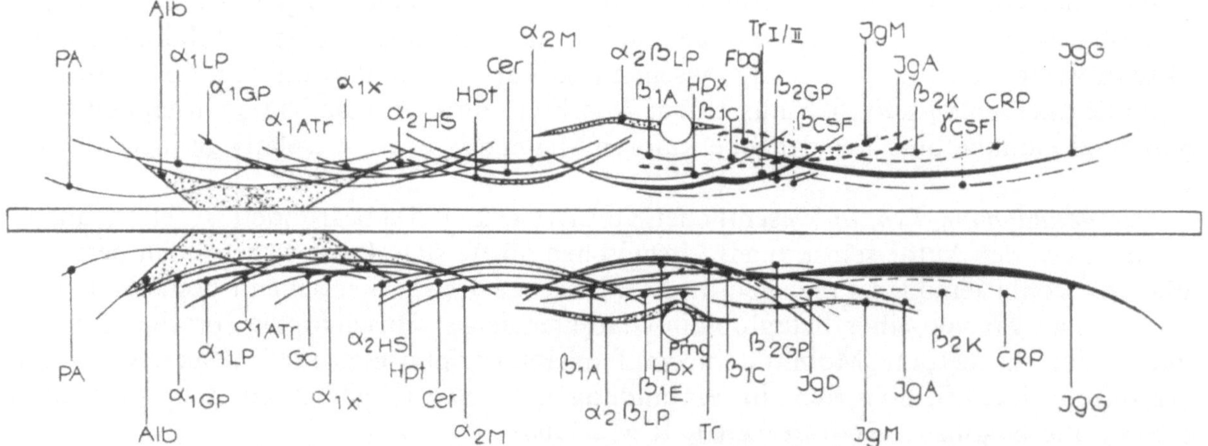

Abb. 18. Immunelektrophoretisch nachweisbare Proteine im Blutserum und Liquor cerebrospinalis. (Aus MEYER-RIENECKER, 1973)

Tabelle 5. Immunglobuline im Serum und Liquor. Zusammenstellung der Konzentrationen und der wichtigsten biologischen und biochemischen Eigenschaften. (Nach KLEINE, 1969; MARTIN, 1969; DELANK, 1971; von MEYER-RIENECKER, 1972)

Immunglobulinklasse	Synonyme	Serum-Liquor[1]-Konzentration (mg-%)		Serum-Liquor[1]-Anteil am Ges.eiw. (rel.-%)		Molekulargewicht (Sekretform)	Halbwertszeit (Tage)	Syntheserate (mg/kg/Tg)	Abbaurate (%)	Allgemeine biologische Funktion
IgG	γ_1; 7 S γ; 6,6 S γ; γ_2; γ_{ss}	800–1800	1,5	18,0	8,3	150000	23	20–40	4–7	Hpts. AK des Serums
IgA	β_{2A}; γ_{1A}	90–450	0,2	1,8	0,9	170000 (380000)	6	20–55	14–34	Sekret-AK (allergische der AK-
IgM	γ_{1M}; β_{2M}; 19 Sγ; γ-Makroglob.	60–280	(+)	1,1	–	900000	5	3–17	14–25	Initiale Phase der AK-Bildg. (Isoagglutinine)
IgD	–	0,3–40	(+)	0,5	–	150000	3	0,3–1,5	18–60	Allergische AK
IgE	IgND	0,01–0,07	?	0,1	–	150000 (250000)	?	?	?	Allergische AK

höher ist, als beim IgG. Dementsprechend schwankt beim IgA auch das Molekulargewicht. Interessant sind die *Halbwertszeiten,* die für das IgG 23, das IgA 6 und das IgM 5 Tage betragen.

Die Funktion der Immunglobuline hat im Liquorraum, im retikuloendothelialen Gewebe die gleiche Bedeutung wie im übrigen Organismus (s.S. 44). Das IgG ist für die Bildung der Antikörper zuständig. Das IgA ist für die Bildung der Sekretantikörper, also allergischer Antikörper, im besonderen für die zytotoxische Wirkung, also beispielsweise die Verursachung der kapillären Subarachnoidalblutung bei besonders gearteten entzündlichen Reaktionen, verantwortlich. Das IgM hat die Aufgabe der Antikörperbildung der initialen Phase und die Zuständigkeit für die Bildung der Isoagglutinine. Der Funktion des IgD und IgE, im Sinn der weiteren Bildung allergischer Antikörper, kommt für die zukünftige Forschung und Anwendung eine Bedeutung zu. Die Nachweisergebnisse sind bislang so spärlich, daß selbst provisorische Werte verfrüht wären.

Das IgM, ein liquorfremdes Immunglobulin mit relativ hohem Molekulargewicht, wahrscheinlich aus dem Blutserum oder akutentzündlichen Herden stammend, kennzeichnet die Anfangsstadien der entzündlichen eitrigen und Virus-Erkrankungen der Meningen gemeinsam mit hämatogenen neutrophilen Granulozyten und Lymphozyten. DELANK (1972) hat die Verhältnisse in der Abb. 19 schematisch wiedergegeben. Im subakuten Stadium, nach Abklingen der granulozytären Emigration, sinkt der IgM-Anteil, bei gleichzeitigem Anstieg des IgG. Mit zunehmender IgG-Präsenz, die gegen Ende des subakuten Stadiums ihren Höhepunkt erreicht, kommt die Proliferation immunkompetenter plasmozytärer Zellen auf. Dabei handelt es sich überwiegend um piaretikulozytäre, plasmozytäre Zellen, also nicht um die typischen Blutplasmazellen (MOESCHLIN, 1940/41). Infolge des nachgewiesenen Ergastoplasmagehaltes (OLISCHER, 1969) ist mit BRAUNSTEINER (1962) anzunehmen, daß die Zellen „Gammaglobuline synthetisieren und sezernieren" können.

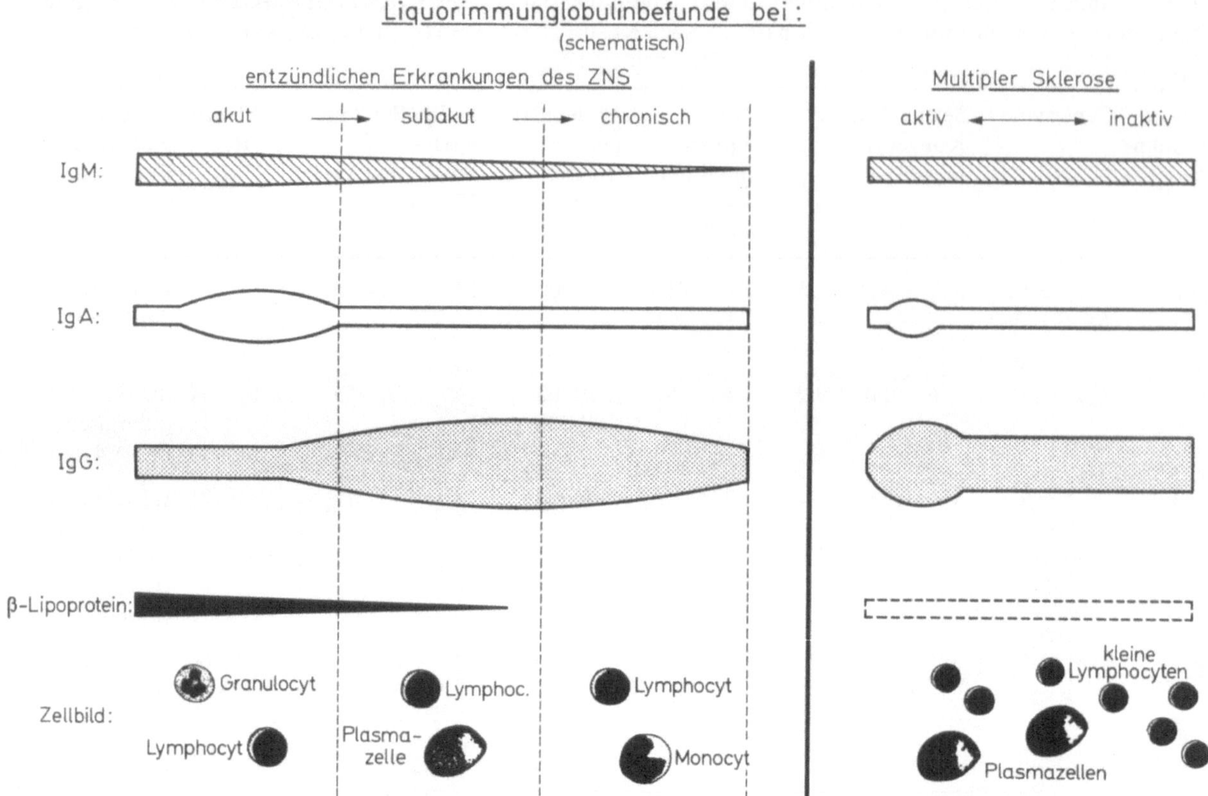

Abb. 19. Schematische Darstellung der immunkompetenten Liquor-Parameter. (Aus DELANK, 1972)

Bemerkenswert ist, daß DELANK bei der Multiplen Sklerose keine Relation des Liquor-IgM-Gehaltes zum elektrophoretischen Gammaglobulinwert, zum IgA- und IgG-Wert erkennen konnte.

Die allmähliche Reduktion der IgM-Körper ist nach den bisherigen Erfahrungen für die Beobachtung eitriger Meningitiden von Bedeutung. Ein Ansteigen der Immundiffusionswerte und immunophoretischen Präzipitation, insbesondere der IgA und IgM, kann eine Infiltration und Abszeßbildung anzeigen. Es scheint, als ob die Sekretantikörperbildung den Übergang von der Infiltration zur Einschmelzung begleiten könnte. Das bedeutet nicht, daß die zunehmende IgA-Präsenz im entzündlichen Liquor ausschließlich für eine Abszeßbildung typisch sei. Sie ist in gleichem Maße auch bei einer Leptospirose-Meningitis bei Aufkommen eines erneuten Schubes zu finden. Demgegenüber scheint interessant, daß bei der tuberkulösen Meningitis das IgG die bei weitem führende Präsenz darstellt und auch in der Immunoelektrophorese (MEYER-RIENECKER, 1969) ein vermehrtes anodisches und kathodisches IgG, im kathodischen Teil sogar ein „splitting", bei nur gering betontem IgM und IgA vorkommen. Eine eosinophile, allergische Meningitis war dagegen lediglich durch ein stark betontes anodisches und kathodisches IgG gekennzeichnet.

Die mehr oder weniger diskreten Akzente bei einer relativ geringen Zahl der bisherigen Untersuchungen sind für bindende Schlußfolgerungen noch nicht ausreichend.

Für die Multiple Sklerose ist hervorzuheben, daß die IgG-Präsenz bei allen Erkrankungen mit schubweisem Verlauf signifikant hoch ist und bei etwa 90% liegt (DELANK, 1972). Der Autor fand eine Erhöhung von mehr als 2,4 mg-%/100 ml sogar in 95% der Fälle, die IgA Werte über 0,42 mg-%/100 ml bei schubweisem Verlauf in 21% und das liquorfremde IgM in 85% der Fälle, ohne Wertangabe. Die geringen IgA-Werte können wir bestätigen.

Insofern ergibt sich ein signifikanter Unterschied im Vergleich zum Hirnabszeß. Doch darf nicht übersehen werden, daß im Marklager gelegene Hirnabszesse normale Immunopherogramm- und Immunodiffusionswerte ergeben können.

Bauer (1970) hat die immunbiologischen Verhältnisse der Zerebrospinalflüssigkeit vortrefflich skizziert und die Bedeutung der Immunglobuline dargelegt. Das IgG ist ein signifikanter zerebrospinaler immunaktiver Akzent der Multiplen Sklerose.

a) Liquoreiweißverhältnisse bei polyradikulitischen Erkrankungen

Durch die mitunter extrem gesteigerten Gesamteiweißwerte gewinnt der Liquorbefund große praktische Bedeutung. Typologisch kommen sowohl Hyperproteinosen als auch Dysproteinosen vor. Die ursprüngliche Meinung, das Guillain-Barré-Syndrom sei durch ein serumähnliches Pherogramm gekennzeichnet, konnten Delank und Machetanz (1956), Lowenthal (1964) und Meyer-Rienecker (1966) durch den Nachweis verschiedenartiger Eiweißbilder ergänzen. Nicht nur der Gesamteiweißgehalt, auch das pherographische Spektrum und die Immunglobulin-Präsenz können verschieden sein. Bei akuter Virus-Polyradikulitis kann der Eiweißgehalt extrem erhöht und durch eine Albuminerhöhung akzentuiert sein. Im subakuten Stadium kommen IgG- und IgA-Komponenten zum Vorschein. Der von Fall zu Fall wechselnden bzw. unterschiedlichen serös entzündlichen Exsudation (Krücke, 1955, 1962) entsprechen die vereinzelten neutrophilen, selten eosinophilen Granulozyten des Liquorzellbildes (Olischer, 1966).

Meyer-Rienecker (1966), von dem die übersichtliche kausalgenetische Ordnung der Liquoreiweißverhältnisse stammt (Abb. 20), postuliert, daß infolge der besonderen Diffusions-, Resorptions- und Quellungsvorgänge in der Leptomeninx der Wurzeln sog. „maskierte Befunde“ resultieren können. Das ist auch bei Erkrankungen multifaktorieller Genese bei Patienten im höheren Alter der Fall. Der kausalgenetische Zusammenhang der Liquoreiweißveränderungen reicht also von der wohl am häufigsten vorkommenden Serumtranssudation über die Exsudation der serösen Entzündung, der Dysorie bis zur

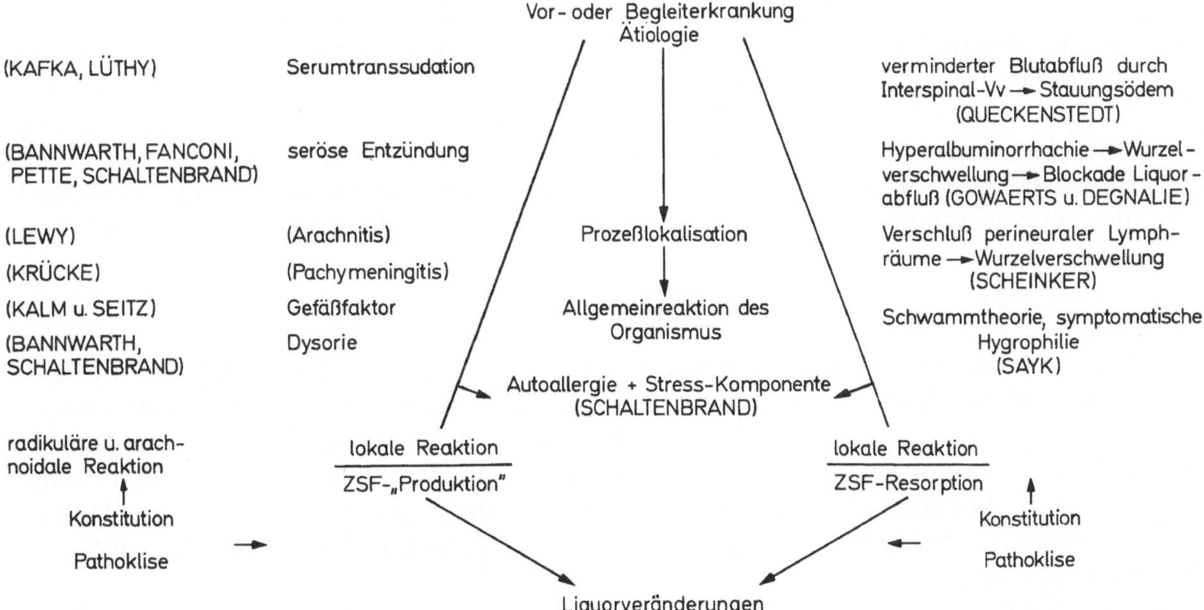

Abb. 20. Schematische Übersicht zu den Faktoren, die Eiweißveränderungen im Liquor cerebrospinalis bedingen. (Aus Meyer-Rienecker, 1969)

symptomatischen Hygrophilie des Faserkollagens, die bei erhöhten Gesamteiweißwerten ohne auffällige Akzentuierung einer pherographischen Fraktion, ohne Abweichungen in der Immunopherographie vorkommt.

5. Eiweißgebundene Kohlenhydrate des Liquors

Sowohl die Protein-Fraktionen des Blutserums als auch der Zerebrospinalflüssigkeit besitzen Kohlenhydratkomponenten (Wunderly und Piller, 1954). Sie weisen eine sich ähnelnde pherographische Wanderungsgeschwindigkeit auf. Aus der Gegenüberstellung in Abb. 20 ist zu entnehmen, daß die stärkste Glykoproteid-Fraktion des Liquors im $Alpha_2$- und $Beta_1$-Bereich liegt. Im Serum dagegen treten die $Alpha_2$-Glykoproteide am stärksten hervor. Eine Vorfraktion ist im PAS- und Sudanschwarz-Pherogramm, im Gegensatz zum Amidoschwarz, nicht zu finden.

Frick (1968) betont, daß die Relation Glykoproteide-Proteine für das Albumin in 93% der Fälle normal ist, ein Ergebnis, das nicht überrascht, da das Albumin ein einheitlicher Körper ist, der in der Leber gebildet wird und vom Serum in den Liquorraum diffundiert. Für die Gammafraktion ist die Relation Glykoproteide-Proteine in 87,5% normal, obwohl im Amidoschwarz-Eiweißpherogramm die Gammafraktion in Form einer Verstärkung stets pathologisch ist.

Schmidt, R.M. (1968) fand in der Glykoproteiddarstellung im Agarpherogramm bei der Multiplen Sklerose eine Vermehrung im $Gamma_3$-Bereich, bei Lues cerebri eine Erhöhung aller Gammaglobulin-Fraktionen und der Gammaglykoproteide. Frick (1968) hält eine echte Zunahme der Glykoproteide für sehr selten, wobei die Immunglobuline des Liquors, z.B. bei Meningitis, Multipler Sklerose und Neurolues, immer den gleichen Glykoproteidanteil aufweisen wie die normalen Gammaglobuline. Desgleichen sind auch im Blutserum keine chemischen oder pherographischen Unterschiede zwischen Antikörper- und normalem Gammaglobulin zu ermitteln. Ferner fand Frick zwischen Liquorproteinen und ihren Glykidanteilen ein gegensätzliches Verhalten, nämlich einen erhöhten Glykidanteil bei vermehrtem, bzw. normalem Gesamtprotein. Eine Erhöhung oder Verminderung der Alpha- und Betaglobuline korrelierte nicht mit einer entsprechenden Zunahme oder Verminderung der Glykoproteide, sondern bot lediglich unbedeutende oder keine Verschiebungen. Im Fall der Alpha-Fraktion waren die Glykide kaum oder nur unwesentlich verändert, auch wenn die Proteine erhöht oder erniedrigt waren. Selten waren die Glykide noch stärker vermehrt oder vermindert, als die jeweilige Proteinfraktion. Eine Erhöhung des Glykoproteidanteils für die $Alpha_1$ oder $Alpha_2$-Fraktion fanden Bauer (1956/57) und Frick (1968) bei entzündlichen Erkrankungen und Geschwülsten des Nervensystems als Ausdruck einer gesteigerten und veränderten Permeabilität.

6. Eiweißgebundene Lipide

Normalerweise sind im Liquor nur im Bereich der Alphaglobulin-Fraktion *Lipoproteide* festzustellen (Abb. 21). Erscheinen sie im Beta- oder Gammaglobulin-Bereich, so handelt es sich um einen pathologischen Befund. Sie können aus dem Serum stammen und infolge einer gesteigerten und veränderten Permeabilität bei entzündlichen meningoenzephalitischen Erkrankungen vom Blutserum in den Liquor diffundiert sein. Deshalb ist es unerläßlich, bei allen pherographischen Untersuchungen in gleicher Weise Serumanalysen zu machen.

Frick (1968) betont, daß in den meisten Fällen eines auffälligen Lipoproteid-Befundes eine allgemeine Gesamteiweißerhöhung als Ausdruck der „Schrankenstörung" besteht, daß aber keine lineare Abhängigkeit zwischen der Höhe des Gesamteiweißwertes

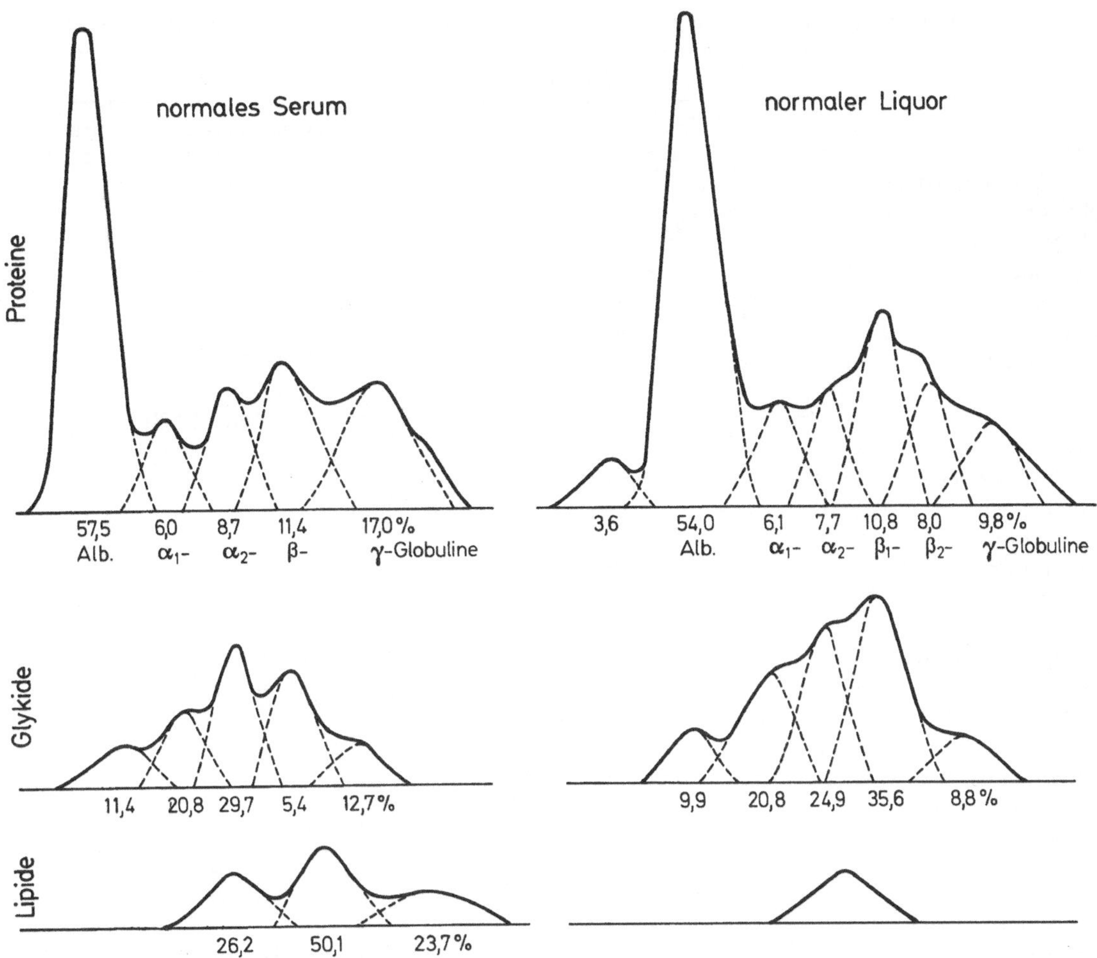

Abb. 21. Verteilung der proteingebundenen Glykide und Lipide im Blutserum und Liquor cerebrospinalis. (Aus FRICK, 1968)

und der Häufigkeit des Auftretens von Lipoproteiden im Beta- und Gamma-Bereich besteht. Inzwischen hat sich aus der klinischen Erfahrung ergeben (SCHMIDT, R.M., 1968), daß die Diffusions- und Permeabilitätsstörungen der Hirn- und Rückenmarkgeschwülste in den meisten Fällen zu einer Veränderung im Lipidpherogramm im Bereich der Beta- und Gammafraktion führen (BAUER, 1961; DENCKER und SWAAN, 1961; LOWENTHAL, 1964; v. SANDE und BOKONJIC, 1966 u.a.). Es ist auch bekannt, daß eine Lipoproteid-Fraktion im Betabereich der einzige auffällige Befund bei einer Hirngeschwulst sein kann, und daß ein gleicher oder ähnlicher bei systematrophischen Prozessen, bei der Leukodystrophie nach gehäuften Krämpfen, bei perienzephalen Prozessen und nach enzephalomalazischen Insulten vorkommen kann. FRICK (1968) meint, daß der Untergang von Hirn- oder Tumorgewebe zur Ausbildung von Beta- und Gamma-Lipoproteinen im Liquor führen könnte, daß aber die pherographische Auftrennung für eine Analyse der Frage nach dem Ursprung bzw. der Synthese unzureichend sei.

XII. Die Lipoide der Zerebrospinalflüssigkeit

Es hat seit langem Versuche gegeben, den Lipoidgehalt des Liquors exakt zu bestimmen (OKUDA, 1938; SEUBERLING, 1938; RIEBELING, 1939), wozu die Nachbarschaft des lipoid-

Tabelle 6. Lipoide der Zerebrospinalflüssigkeit, zusammengestellt. (Von BAUER u. PILZ, 1968)

	µg/100 m/Liquor	
	neuere Literatur	TOURTELLOTTE u. Mitarb.
Nicht-Phosphosphingolipide		76 (0–167)
Zerebroside	+	–
Zerebrosidsulfat	+	–
Ganglioside	–	–
Gesamtcholesterin	158–771	(218–572)
freies Cholesterin	48–363	122 (56–188)
Cholesterinester	56–460	273 (162–384)
Neutralfett	+	417 (0–902)
Fettsäuren	+	1252 (766–1738)
proteingebundene Lipide		
Albumin-Lipoprotein	fehlt	–
α_1-Lipoprotein	+	–
α_2-Lipoprotein	fehlt	–
β_1-Lipoprotein	fehlt	–
γ-Lipoprotein	+	–
Gesamtlipide	1390	1252 (766–1738)
Gesamtphospholipide	209–889	384 (258–510)
Kephaline	80	105 (46–164)
Phosphatidylserin + Phosphatidyl-Äthanolamin +	18	–
Plasmalogene (Äthanolamin)	–	–
Lysokephalin	–	–
Lezithine	210–290	184 (94–268)
Plasmaloge	+	–
Lysolezithin	30	
Inositolphosphatide	41	–
Sphingomyelin	80–101	96 (49–143)
Kardiolipin	+	–

reichen Hirn- und Rückenmarks immer wieder Anlaß gab. Erst TOURTELLOTTE (1959) und seinen Mitarbeitern (1962) war es gelungen, eine relativ exakte Ultramikromethode für die Erfassung kleinster Lipoidmengen bis zu 2 µg zu inaugurieren und die einzelnen Lipoidanteile (Tabelle 6) zu analysieren. Die Methode diente bislang lediglich der Forschung.

Die Einführung der *dünnschichtchromatographischen Auftrennung* für die Liquorlipide durch BAUER (1968) brachte deshalb einen großen Gewinn für das klinische Laboratorium. Der geringe technische Aufwand, die kurze Laufzeit und das gute Trennvermögen sind die Vorzüge der Chromatographie (Abb. 22). Hinzu kommt die geringe Beladung der Dünnschichtplatte. Allerdings stellen sich in einem Dünnschichtchromatogramm lediglich die Hauptlipoidtypen dar. Für die Darstellung der Spurenlipoide sind deshalb Anreicherungsverfahren notwendig.

Beeindruckend sind die erhöhten Cholesterinbefunde bei ausgedehnten zerfallenen Dermoiden und in den Liquorraum eingedrungenen Cholesteatomen. Hier betragen die Cholesterinwerte 5 bis 6%. Geringfügige Erhöhungen finden sich vereinzelt bei Kraniopharyngeomen. Bei der Multiplen Sklerose wurden diskrete Vermehrungen der Myelinlipoide gefunden. Bei der Tay-Sachsschen Krankheit, bei der wir eine Vermehrung freien Cholesterins und Lezithins feststellten, waren auch erhebliche Veränderungen an den Liquorzellen und reichlich Lipophagen aufgefallen. CHRISTENSEN und MATZKE (1965) und ALLING (1965) fanden erhöhte Fraktionen an Kephalin und Zerebrosiden im Liquor bei Erkran-

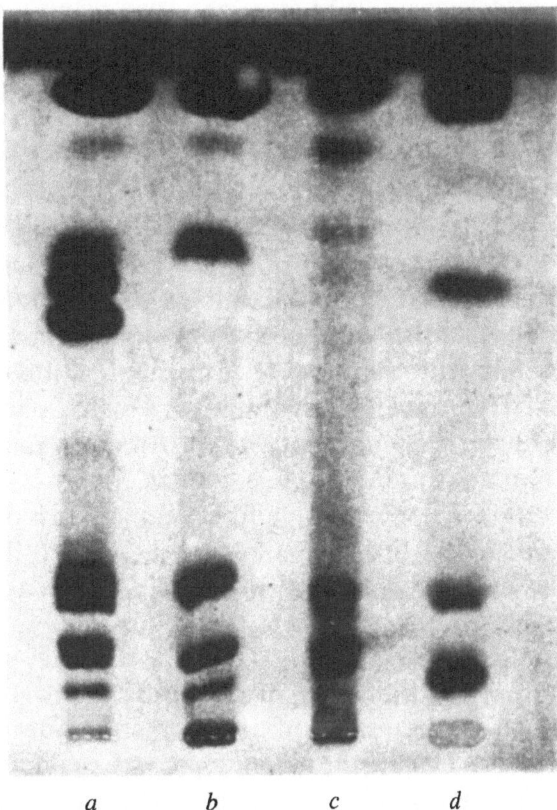

Abb. 22. Vergleichende dünnschichtchromatographische Auftrennung der Gesamtlipide, aus: *a* Hirnmark, *b* Hirnrinde, *c* Blutserum, *d* Liquor des Menschen. (Aus BAUER u. PILZ, 1968)

kungen, die mit einem erhöhten Markscheidenzerfall einhergingen. ZILKHA (1967) erachtet im Kephalin einen gewissen Indikator für die Progredienz eines Abbauprozesses oder einer degenerativen Erkrankung.

XIII. Immunbiologische Aktivitäten in der Zerebrospinalflüssigkeit

Ob im normalen Liquor *Komplementteile* vorkommen, ist bis heute nicht endgültig geklärt. Für den gesicherten Normalfall einer gesunden Versuchsperson ist die Frage mit einiger Sicherheit zu verneinen. KAFKA (1953) meinte jedoch, der normale Liquor enthalte das Komplementmittelstück. Dieser Befund ist bei Versuchspersonen, die einen klinisch unterschwelligen Infekt überstanden haben, zu bejahen. Neben dem Komplement fanden sich bei zwei Studenten, die sich versuchsweise für Liquorstandarduntersuchungen zur Verfügung stellten, bei normalem Zell- und Eiweißgehalt ergastoplasmareiche Lymphoidzellen und monozytäre Reizformen. Bei der Kontrollpunktion nach 14 Tagen waren die Abweichungen normalisiert.

KUWERT, FIRNHABER, MAI und PETTE (1964) konnten nach der von HEGEDÜS und GREINER (1938) mitgeteilten Methode, bei der Testseren mit einer Komplementfaktorenlücke bei C'_1-, C'_2- usw. als R_1-, R_2- usw. Seren zum Test verwandt wurden, an 163 Gesunden in keinem Fall eine Gesamtaktivität des Komplements ermitteln, jedoch die Komponente C'_1 in 100%, C'_4 in 96,9%, C'_2 in 88,3% und C'_3 in 34,4% mit in gleicher Reihenfolge abnehmender Titerhöhe nachweisen. Lediglich die Komponente C'_4 sei abhängig vom Gesamteiweißgehalt des Liquors.

Hämolytische Normalambozeptoren fehlen in der normalen Zerebrospinalflüssigkeit. Darauf hatten bereits WEIL und KAFKA (1911) hingewiesen.

Immunhämolysine sind Antikörper, die in der Lage sind, auf die Oberfläche der Erythrozyten so einzuwirken, daß Hämoglobin freigesetzt wird. Es handelt sich dabei um eine molekulare Strukturveränderung, die eine Änderung der Eigenschaften der Erythrozyten zur Folge hat. Dabei kommt es zu einer Anlagerung der Antikörpermoleküle an die Antigenstruktur und zur Bildung eines Antigen-Antikörperkomplexes, der in Anwesenheit von Kalziumionen die erste Komponente des Komplements bindet. Als nächstes kommt es zur Anlagerung der vierten Komponente und zur Bindung der zweiten C'-Komponente in Gegenwart von Magnesiumionen. Beim Hinzutreten der dritten Komplementkomponente entsteht die direkte Einwirkung auf die Membranmoleküle des Erythrozyten mit Austreten von Hämoglobin.

Mit Hilfe der Hämolysinprobe von KAFKA (1920) meinte man früher, auch strittige Permeabilitätsfragen klären zu können (KLEINSCHMIDT, 1949).

Im Vordergrund steht die Frage der Möglichkeit einer Antikörperbildung im Liquor.

Im freien Liquorraum sind nur die Zellen in der Lage, Antikörper zu bilden. Nach den bisherigen Untersuchungsergebnissen ist die Frage zu verneinen. Allerdings stehen spezielle Ergebnisse mit Markierungsversuchen noch aus.

Demgegenüber ist eine Antikörperbildung im RES der Pia mater, also der Lamina vasculosa, durchaus möglich. Das beweisen sowohl die Nachweise bei der tuberkulösen Meningitis als auch den syphilitischen Erkrankungen, insbesondere der progressiven Paralyse. Dem ist hinzuzufügen, daß hirneigene Antikörper, sei es der Nervenzellen, Gliazellen oder des Gefäß- Bindegewebs- RES bei gesteigerter und veränderter Permeabilität, wobei die Veränderung die Permeabilitätsrichtung betrifft, über die Pia-Gliamembran und das subarachnoidale Endothel in den Liquorraum gelangen können. KAFKA hatte als erster darauf hingewiesen. Die früher kompetenten hochgradigen Pleozytosen und Gesamteiweißvermehrungen sind heute geringer geworden. Das trifft auch für die bakteriellen Erreger zu.

Da im Liquorraum selbst keine Antikörper gebildet werden können, insbesondere, wenn auch keine massive Pleozytose und serumähnliche Verhältnisse bestehen, kann nach antibiotischer Therapie der Antikörpergehalt durch die Resorption erheblich nachlassen und verschwinden, wenn aus dem Piagewebe kein Nachschub kommt. Auch hier ist KAFKA (1953), WIENER und DERBY (1939), BECK (1938) zuzustimmen, wenn sie annehmen, daß die Intensität der pialen Antikörperbildung schwächer ist und die Zeitabläufe verändert sind im Vergleich zum übrigen Körper, den übrigen Organen.

Für die Multiple Sklerose muß betont werden, daß bislang alle Versuche eines Antikörpernachweises mißlungen sind (BAMMER, 1964). Lediglich dem letztgenannten Autor gelang es, ein Komplement im Liquor Multiplesklerosekranker nachzuweisen. Optimaler reproduzierbarer sind die Ergebnisse des Makrophagen-Elektrophorese-Mobilitätstestes mit den Blutlymphozyten Multiplesklerosekranker (FIELD u.Mitarb., 1975).

Versuche mit Liquorlymphozyten sind bislang noch nicht durchgeführt worden.

Sogenannte Ausnahmebefunde, die in jedem Organ vorkommen können, gibt es auch im Liquorraum. Dazu zählen die Befunde von REGAN (zit. bei KAFKA, 1953), nämlich der Übertritt von Thyphusbazillen in den Liquorraum bei Typhuskranken, ohne die Erzeugung einer pathologischen Reaktion im Liquorraum. Dazu ist zu bemerken, daß die durch Erreger ausgelöste Reaktion nicht im Liquor, sondern im Gefäßbindegewebe der Pia, also vor dem endothelialen Übertritt erfolgen muß. Derartigen Verhältnissen begegnet man auch bei der sogenannten Fremdkörpermeningitis bei Manipulationen im Liquorraum. Normalerweise entsteht eine solche nicht. Erfolgt jedoch eine Sensibilisierung, wird z.B. die einfache Punktion dreimal wiederholt, so kann eine Fremdkörperreaktion entstehen mit den Zeichen einer Emigration neutrophiler Granulozyten und anderer Leukozyten und einer Permeation von Serumbestandteilen (KAFKA, 1953; SCHEID, 1953; SAYK, 1960). Dabei spielt der Sensibilisierungszeitpunkt offenbar eine große Rolle. Liegt zwischen den Punktionen ein Zeitraum von 2 bis 3 Tagen, so erlischt der Sensibilisierungsfaktor. Hinzuzufügen ist, daß der Sensibilisierungsfaktor individuell verschieden ist. Es kommen Patienten und Versuchspersonen vor, die nicht zu sensibilisieren sind, bei denen die Befunde nach zwei bzw. drei Punktionen an einem Tag unverändert bleiben.

Interessant ist, daß mit der Sensibilisierung stets die monozytäre Proliferation und Makrophagenmobilisierung gekoppelt ist (OLISCHER und ADRIAN, 1973).

Eine entzündliche Allgemeinreaktion bei Fremdkörperinstillation in den Liquorraum bleibt aus, wenn die betreffenden Partikel in einem unterschwelligen Maß im RES der Pia rezeptiert werden. Das trifft für alle diagnostischen Verfahren im Liquorraum zu. Die sogenannte Fremdkörperreaktion bleibt unterschwellig. Es kommt lediglich zu einer unbedeutenden Zellvermehrung und gering akzentuierten Zellproliferation (BURNET, 1961; SCHULTZ, 1951).

Wenn man auch postulieren möchte, das Maß der *rezeptiven Information* sei für die Auslösung einer *Fremdkörperreaktion* bzw. *Fremdkörpermeningitis* ausschlaggebend, so ist das lediglich eine Vermutung. Die Bakterien können permeativ in das Gefäßbindegewebe der Pia gelangen, hier von Bakteriophagen aufgenommen und „vital" beherbergt werden. Nach einer Latenz von 14 Tagen und 3 Wochen — es handelt sich hier um aus Nebenhöhleneiterungen in die Pia verschleppte Keime — kommt es zu einer bakteriellen Meningitis. Wird die Phage in den Liquorraum abgeschilfert, so haben die Bakterien hier keine Gelegenheit, sich entsprechend zu vermehren. Ihre Vitalität läßt mit der der Zelle nach. Letztlich erfolgt eine Resorption in die venösen Blutleiter (SAYK, 1964).

Im übrigen lassen sich heute nahezu alle Antikörper der entsprechend abgelaufenen Erkrankungen des ZNS in Form spezialisierter Verfahren aus dem Liquor nachweisen. Dementsprechend sind auch Komplementbindungs- und -Ablenkungsreaktionen aussagefähig. Daß die Ergebnisse noch zu wünschen übrig lassen, liegt an der „geminderten Qualität des Liquors" mit dem minimalen Eiweiß- und hohen Salzgehalt (ROSS, 1964).

Es ist durchaus möglich, daß die Suche nach immunbiologischen Präsenzen mit Hilfe neuer Markierungsversuche, z.B. einer Kombination der Liquorzellkultur mit fluorochromierten Markierungen (MÜLLER u.Mitarb., 1972) und anderen modernen Kombinationsmöglichkeiten, diese oder jene offene Frage klären helfen wird.

XIV. Enzymveränderungen in der Zerebrospinalflüssigkeit

Seit WROBLEWSKIS Untersuchungen (1957) hat sich die Bestimmung der Enzyme auf alle Punktionsflüssigkeiten sehr rasch ausgedehnt. Zunächst ging es beim Nachweis von Isoenzymen und anderen Enzymmustern um eine diagnostische Hilfe für die Unterscheidung bösartiger und gutartiger Geschwülste. Inzwischen wurde die Frage nach einem Zusammenhang zwischen Verteilung und Intensität eines Enzyms und dem unterschiedlichen Grad der Bösartigkeit bzw. Gutartigkeit von histochemischer Seite positiv beantwortet (ALLEN, 1961; LEHRER, 1962; FISHMAN u.Mitarb., 1947; BARTALOS und GÖRKI, 1963; SHAMBURGER und RUDOLPH, 1967 u.a.). Die letztgenannten Autoren konnten in histochemischen Untersuchungen in den großen Zellen der Astrozytome und Riesenzellen der Glioblastome einen erheblich gesteigerten Gehalt an Betaglukuronidase, Betaglukosidase, Betagalaktosidase und Arylsulfatase nachweisen. HAHNEFELD (1967) meinte zwar, die erhöhten Anteile der KH-Enzyme seien ein Zeichen des tumorbedingten Abbaus, vor allem der Markscheiden. In den meisten bösartigen Hirngeschwülsten scheint jedoch der „Aufbau" größer zu ein als der „Abbau" (Pasternak und Schneeweiss, 1973). Wäre der Abbau größer, so müßte man ausgeprägtere Befunde auch in der Zerebrospinalflüssigkeit erwarten.

Anlyan und Starr (1952) berichteten als erste über den Nachweis von Betaglukuronidase bei Glioblastomen, später Allen und Reagan (1964) in 5 Fällen von meningealen Metastasierungen bösartiger Geschwülste.

Erwähnenswert sind die exakten Ergebnisse von Spiegel-Adolf und Wycis (1957), die in 21 Fällen, darunter Gliomen, Kraniopharyngeomen, Neurinomen und metastatischen Geschwülsten, bei 15 Normalkontrollen, in der Gruppe der Gliome und Metastasen eine gesteigerte Betaglukuronidase-Aktivität im Vergleich mit DNS-Messungen und Kontrollen fanden. Die Befunde der gutartigen Geschwülste, insbesondere die der Neurinome, waren normal.

Erhöhte und auch normale Aktivitäten der GOT und LDH bei malignen und benignen Geschwülsten des ZNS fanden Green u.Mitarb. (1958), Fleischer u.Mitarb. (1957), Jacobi und Jacoby (1958), Delank und Engelmann (1965).

Lowenthal u.Mitarb. (1966) entdeckten in Partikeln von vier Glioblastomen eine qualitative Veränderung in der LDH-Elektrophorese in Form einer überzähligen Fraktion. Bei ausgedehnten Identitätsnachweisen konnten sie eine ähnliche aberrierende Fraktion zufälligerweise im hämolysierten Blut der Hämoglobinlösung des Nabelschnurvenenblutes eines Neugeborenen nachweisen.

Bei Vergleichen mit zerebrovaskulären Insulten ermittelten Jacoby und Jacoby (1958) im Liquor gliomatöser Geschwülste eine LDH-Aktivität von 14 μMol/l bei Patienten mit hämorrhagischen Insulten, dagegen eine Erhöhung der Werte auf 34 μMol/l. Bei zerebral metastasierten Organgeschwülsten, größtenteils Karzinomen, wies Davies-Jones (1970) eine deutlich erhöhte Aktivität der LDH und GOT im Liquor nach.

Untersuchungen der Phosphohexoisomerase-Aktivität im Liquor von Tompson u.Mitarb. (1959) erbrachten den Nachweis einer Erhöhung des genannten Enzyms in 21 von 33 Fällen. Die Normalwerte entstammten dem Liquor der Meningeom-, Neurinom- und Lipompatienten. Die erhöhten Werte galten den bösartigen Geschwülsten.

Bei tuberkulöser Meningitis fand Kraiko (1969) eine erhöhte Aldolase Aktivität. Bei „seröser Meningitis" waren die Werte normal.

Der Nachweis der sauren und alkalischen Phosphatase hat eine Sonderstellung. Im normalen Liquor stammen die minimalen Werte beider Arten aus den lymphozytären Zellen (Colling u. Rossiter, 1950). Allerdings ist die Steigerung der Werte bei lymphozytären Pleozytosen im Liquor sehr gering.

Eine Erhöhung fanden wir lediglich in 2 Fällen fortgeschrittener Prostatakarzinommetastasierungen. Da in beiden Fällen beträchtliche Vermehrungen des Gesamteiweißes vorlagen und pherographisch die Albuminfraktion erhöht war, wurde auf eine hämatogene Herkunft geschlossen.

Der Nachweis proteolytischer Enzyme ist noch umstritten. In vereinzelten Zellen des Liquors gelang es uns, Spuren proteolytischer Enzyme in Tumorzellen zerebraler Metastasen nachzuweisen (Abb. 42b; Sayk u. Olischer, 1967; Sayk, 1974). Canal u. Fratolla (1960) wollen Spuren proteolytischer Enzyme in der Zerebrospinalflüssigkeit bei metastasierenden Meningealkarzinomen nachgewiesen haben.

Die unterschiedlichen Enzymbefunde bei den verschiedenen entzündlichen meningealen Erkrankungen wurden bislang auf die verschiedene Höhe der Pleozytose, insbesondere der Granulozyten, zurückgeführt. Kraikos (1969) Mitteilungen über erhöhte Aldolasewerte bei Meningitiden mit geringen Zellzahlen widersprechen dieser Annahme.

Wenn auch der erhoffte große differentialdiagnostische Nutzen der Enzymuntersuchungen bisher ausgeblieben ist, so sind bislang brauchbare Ansätze bei den Geschwulsterkrankungen, den zerebrovaskulären Schäden und den entzündlichen Erkrankungen nicht zu übersehen. Es gilt in Zukunft, methodische Verbesserungen und Standardisierungen zu finden.

XV. Eigenschaften der Zerebrospinalflüssigkeit gegenüber kolloidalen Lösungen

Das Grundprinzip der Kolloidreaktionen beruht auf einer Verschiebung des Dispersitätsgrades kolloidaler Teilchen in Form einer Trübung, Flockung und Fällung, wobei zwei Systeme, das bekannte standardisierte und unbekannte des Liquors aufeinander einwirken (SCHMITT, 1932; SCHMIDT, R.M., 1968). Die grobe, kolloidchemische Differenzierung galt noch vor einigen Jahren als eine der zuverlässigsten Prüfungen der Zerebrospinalflüssigkeit (LANGE, 1912; EMANUEL, 1915; KAFKA, 1921; MEYER, H.H., 1949; RIEBELING, 1938; DUENSING, 1943; LÜTHY, 1953, u.a.). Die mikromolekularen Kolloidteilchen der Standardlösungen (s. unten), haben eine Größe von 0,01 bis 0,1 μ. LANGE, als Entdekker der Goldsolreaktion, konnte nachweisen, daß der normale Liquor eine kolloidale Lösung nicht verändert, während eine pathologische Liquorprobe infolge der Dispersitätsverschiebung zu einer Aggregationsänderung, Trübung, Fällung oder Flockung des Standardkolloids führt.

Alle Methoden, die obengenannte Goldsolreaktion, die Mastixreaktion (EMANUEL, 1915), die Benzoereaktion (GUILLAIN u.Mitarb., 1926), die Paraffinreaktion (KAFKA, 1913), die Salzsäure-Kollagol-Reaktion (RIEBELING, 1938) beruhen auf dem gleichen Prinzip und unterscheiden sich lediglich durch die Anwendung verschiedener kolloidaler Reagenzien.

Trotz der großen Beliebtheit der Kolloidreaktionen waren die Mängel um die Stabilhaltung der Stammlösungen jedem Laboranten bekannt. Personaländerungen führten zu Befundänderungen. Vergleiche mit verschieden alten Stammlösungen erbrachten unterschiedliche Werte.

Die obengenannten Autoren konnten in zahlreichen Analysen nachweisen, daß die Globuline für die Art und Intensität der Trübung, Flockung oder Fällung ausschlaggebend sind. Nicht nur die Vermehrung, sondern die Veränderung der molekularen Zusammensetzung sollte für die Art und Intensität der Fällung maßgebend sein (SCHMITT, 1932). SCHALTENBRAND u. WOLFF (1959) betonen, daß eine Vermehrung normaler Globuline die Fällungsintensität nicht beeinflußt, wohl aber das Verhältnis der pathologischerweise in den Liquor diffundierten Eiweißkörper. Ebenso sei das Verhältnis der normalerweise vorkommenden Globuline und Albumine ohne Einfluß auf die Kurvenform.

SCHEID und SCHEID (1948), SCHEID, K.F. und L. und W. SCHEID (1948) gelang mit Hilfe der Liquorelektrophorese eine eingehende Analyse. Die Autoren fanden bei Liquorproben mit erheblichen Gammaglobulinvermehrungen, sogenannte Linksfällungskurven, die früher als Paralyse- bzw. Tabes-Kurven bezeichnet wurden. Den Betaglobulinen schrieben sie bei starker Konzentration die Entfaltung eines Fällungsschutzes zu.

Bei akuten entzündlichen meningealen Erkrankungen, auch Polyneuritiden, resultierte angesichts des Mischpherogramms mit einer Alphaglobulinvermehrung eine mittelständige Fällungskurve. Bei transsudativen Albuminerhöhungen wurden sogenannte „Rechtskurven“ gefunden (Abb. 23).

KASTEIN (1941) stellte folgende für die Fällung der Salzsäurekollagolreaktion wichtigen Faktoren heraus, die nach R.M. SCHMIDT (1968) für alle Kolloidreaktionen zutreffen:

1. das negativ geladene lyophobe Sol, also Mastix, Gold oder Kollagol,

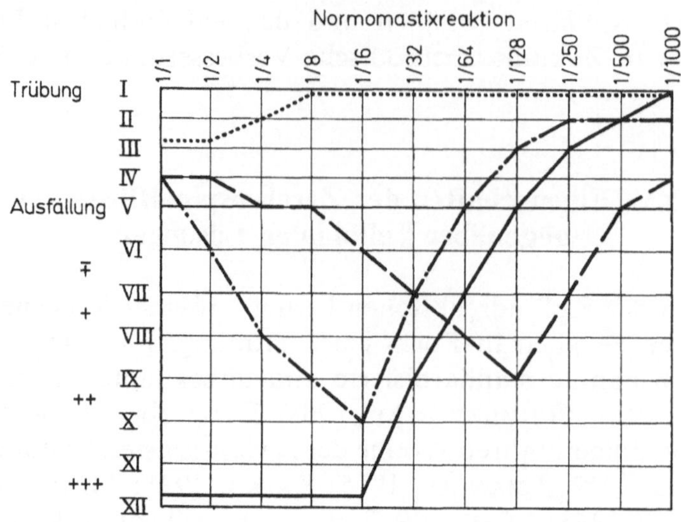

Abb. 23. Kolloidkurven der Normomastixreaktion, ····· normal, — — Taboparalysekurve, ·–·–·– Meningitiskurve, ------ Serumkurve bei spinaler Kompression

2. die einzelnen lyophilen, amphoteren Eiweißkörper, hier sind die Eigenschaften wie die Mengenverhältnisse der Fraktionen von Bedeutung,
3. der pH der Lösung,
4. die Pufferung des Liquors.

Das elektrochemische Verhalten der Kolloid- und Liquoreiweißkomplexe hängt sowohl von der Zahl der Eiweißteilchen als auch deren Verhalten zum isoelektrischen Punkt des pH ab. Die lyophoben Kräfte sind klein, wenn die Mehrzahl der adsorbierten Eiweißteilchen nahe dem pH der beiden Lösungen liegt, also eine erhebliche isoelektrische Annäherung darstellt, so daß eine Fällung sehr leicht eintreten kann. Die Fällung verringert sich oder bleibt sogar aus, je weiter die Eiweißteilchen vom isoelektrischen Punkt der Lösung und dem pH entfernt sind. Somit wird der hohe Fällungsgrad der Liquorgammaglobuline durch den pH, der bei 6,0 liegt, und den Neutralpunkt der Mastixlösung begünstigt. Durch die Salzsäurekollagolreaktion RIEBELINGS läßt sich nicht nur die schützende Wirkung der Salzsäure auf die Eiweißteilchen prüfen sondern auch die Menge und die Art der Liquoreiweißkörper, wobei es zu abwechselnden Fällungs- und Schutzzonen, dem Verdünnungsgrad entsprechend, kommt. Da der Liquor mit der verdünnten Salzsäure einem Puffer gleicht und in den Verdünnungen die isoelektrischen Teilchenverhältnisse differenziert variiert werden, sind auch differenzierte reichhaltige Ergebnisse zu erwarten. Standardisierungsvergleiche brachten auch hier erhebliche Fehlerquellen zutage. Sie betrafen wie bei den übrigen Reaktionen die Stammlösungen.

Inzwischen sind sämtliche Kolloidreaktionen durch die pherographischen Verfahren überholt.

XVI. Gerinnungsbeeinflussende Faktoren im Liquor cerebrospinalis

KAFKA (1950) berichtete über den Nachweis gerinnungsfördernder Einflüsse im Liquor. GOHR und SCHOLL (1953) und SCHOLL und DICKEL (1955) konnten sowohl gerinnungshemmende als auch gerinnungsfördernde Faktoren nach einer eigens dafür zusammengestellten Methode ermitteln. Sie bestand aus einer Einstellung des Plasmagerinnungssystems im Vorversuch, einer Inaktivierung des Liquors und einem Hauptversuch mit einer Fibrinogen-Kalziumchlorid Lösung. Im Vorversuch wird mit einer Fibrinogen-Chloridlösung und Zitratplasma/Thrombokinaselösung das Gerinnungssystem abgestimmt. Um welche Substanzen es sich dabei im Liquor handelt, konnten GOHR und SCHOLL nicht klären. Der von SCHOLL (1955) ermittelte Gerinnungswert soll normalerweise 0,9 bis 1,2 des Minutengrundwertes betragen. Grundwerte unter 0,8 und über 1,3 wurden als pathologisch ermittelt. An 1500 Patienten mit verschiedensten neurologischen Erkrankungen fand der Autor pathologische Abweichungen in der Beeinflussung der Gerinnung. Eine Erfassung der Faktoren gelang nicht.

XVII. Zytologie der Zerebrospinalflüssigkeit

1. Einleitung, Methodisches

Seit WIDAL (1900) und SICARD, WIDAL und RAVAUT (1901) werden die zytologischen Veränderungen im Liquor quantitativ und qualitativ erfaßt. Bei der quantitativen Untersuchung handelt es sich um die Ermittlung der Zellzahl, Zellen im Kubikmillimeter. Die Zellzählung erfolgt in der Fuchs-Rosenthal-Zählkammer mit einem Rauminhalt von 3,2 mm^3 oder der Nage-Otte-Kammer mit einem Inhalt von 50 mm^3 bzw. der Jessen-Kammer mit einem Inhalt von 10 mm^3. Die Genauigkeit der Zellzahl ist, nach den Analysen von W. SCHEID (1938), vom Rauminhalt abhängig. Der Fehlerwert ist um so kleiner, je größer die Kammer ist. Der besseren Unterscheidung der Zellen von verschiedenen Partikeln wegen wird eine alkoholische Fuchsinlösung zur Vitalfärbung der Zellen benutzt.

Einer qualitativen Untersuchung und Differenzierung des Zellbildes diente seit SICARD, WIDAL und RAVAUT das ausgestrichene *zentrifugierte Liquorsediment*. Die Ergebnisse wurden immer wieder bezweifelt und sogar verworfen (BANNWARTH, 1933). SCHÖNENBERG (1949) riet zur *Spontansedimentation* auf einem längs halbierten, in das Reagenzglas gelegten Objektträger. 1954 wurde das *Sedimentkammerverfahren* der akzelerierten Spontansedimentation inauguriert (SAYK). Der bis zu 30% betragende Zellverlust in der Sedimentkammer führte SIMON und SCHRÖER (1963) zur Empfehlung ihres *Fibrinnetzzellfang-Verfahrens*. Dieses Verfahren erweckte die größten Hoffnungen einer zytologischen Standardmethode, zumal es bei optimaler Fibrinnetzerzeugung zur 100%igen Erfassung der Liquorzellen kommt. Wegen der Verschiedenartigkeit des Fibrinnetzes ließ die Reproduzierbarkeit der Ergebnisse zu wünschen übrig. An Verbesserungen wird weitergearbeitet. Auch die von MCCORMICK und COLEMAN (1962) eingeführte Seal (1956)-Technik der *Milliporefiltration* reduziert lediglich den Zellverlust. Die Qualität der Zellbilder läßt zu wünschen übrig, ist vor allem mit einem Blutbildausstrich nicht zu vergleichen. Ebenso hat die Zellzentrifuge von LUMSDEN die Situation bislang nicht verbessern können.

2. Zur Herkunft der Liquorzellen

NISSL (1904) und REHM (1908) verglichen die Zellen der Zerebrospinalflüssigkeit mit den Leukozyten des Blutes und vertraten die „hämatische Genesis der Liquorzellen", angelehnt an das Postulat der französischen Forscher SICARD, WIDAL und RAVAUT (1901). FISCHER (1906) hatte die ausschließlich hämatogene Herkunft der Liquorzellen angezweifelt und aus der großen Ähnlichkeit eines Teils der Zellen mit histiozytären Zellen auf die gleichnamige Herkunft aus der Matrix der Pia geschlossen. Doch erst auf den Ergebnissen neuzeitlicher Studien über die anatomischen Verhältnisse der Pia mater von SCHULTZ und KNIBBE (1952) gelang es, die Fragen der piaretikuloendothelialen

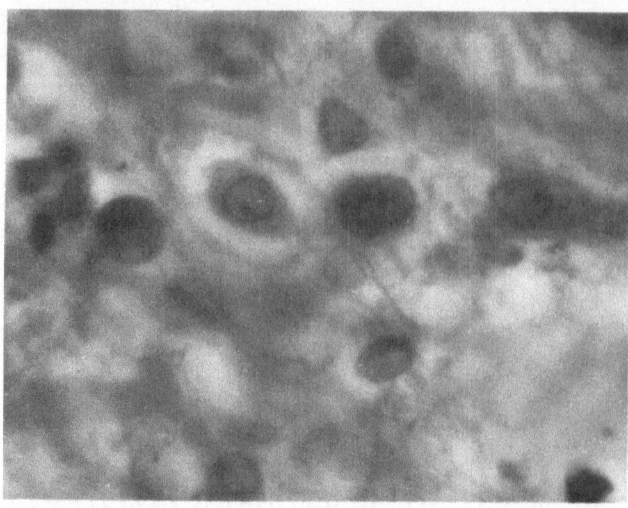

Abb. 24. Liquorstammzellen im Piahäutchenpräparat in der Bindegewebsschicht, Luxol fast blue-Färbung

Herkunft systematisch zu bearbeiten. In Piahäutchen (Operations- und Sektionspräparaten) gelang es, in der Lamina vasculosa piae und der Nachbarschaft Zellen nachzuweisen, die lympho-, mono- und plasmozytäre Eigenschaften der gleichnamigen Zellen des Blutes erkennen ließen (SAYK, 1955, 1960, 1975). An Piahäutchen-Sektionspräparaten ließen sich die supravitalen Ergebnisse der Operationspräparate (Abb. 24) bestätigen. Mit Hilfe spezieller Färbeverfahren, Luxol fast blue und Versilberung, gelang es, retikuläre Faserbrücken der Zellen darzustellen, die noch einen Zusammenhang zur retikulohistiozytären Matrix besaßen (BISCHOFF, 1960). SHAMBUROV und SINEGUBKO (1939) vermuteten bereits in den indifferenten lymphozytären Zellen die *„Stammzellen"* der Zerebrospinalflüssigkeit. Nähere Differenzierungen durch Versilberung und elektronenmikroskopische Vergleiche ergaben eine Zugehörigkeit der erwähnten Stammzellen zum retikuloendothelialen System (SAYK, 1975).

Die Zellen des retikulären Bindegewebes sind in verschiedene Stoffwechsel- und Abwehrleistungen des Organismus einbezogen. Sie sind teils in Organen angehäuft, teils als Begleiter der Gefäße – also in der Pia mater – ubiquitär im Organismus vorhanden (BRÜCHER, 1962). Die retikuläre Genese hatten bereits FANCONI und LÖFFLER (1948), SCHÖNENBERG (1953) beschrieben. SHAMBUROW und SINEGUBKO (1939) schlossen aus der Vielfalt der Zellformen auf besondere Eigenschaften. Auf eine Variationsbreite kann bereits aus den Mitteilungen OSKAR FISCHERS (1906, 1910) geschlossen werden. SCHÖNENBERG (1953) betont den „Ausdruck bestimmter Funktionszustände in den mit großen potentiellen Fähigkeiten ausgestatteten Zellen". Die sog. Stammzellen finden sich vor allem in den zirkumvaskulären und subendothelialen Indifferenzzonen (FRESEN, 1945).

Heute rechnen wir mit der Möglichkeit einer multipotenten Proliferation, der Differenzierung verschiedener Funktionsformen, wie sie im Schema der Abb. 25 zum Ausdruck gebracht ist. Verschiedene Schäden können gleichartige oder ähnliche Proliferationsformen und Abweichungen auslösen, wobei es hier und da zu speziellen rezeptiven Akzentuierungen kommen kann. Neben der retikuloendothelialen Stammzellproliferation ist mit einer Differenzierung der Endothelzellen des Subarachnoidalraums zu rechnen. Es ist anzunehmen, daß diese Zellen, da sie ebenfalls zum weiteren RES gehören, eine Umwandlungsfähigkeit besitzen, die allerdings beschränkter sein dürfte als die der Stammzellen (Abb. 26). Die frisch desquamierten Endothelien sind durch zart argyrophile Zellmembranen und -grenzen zu erkennen. Das Endoplasma ist mitochondrienarm. Aktiv proliferierte

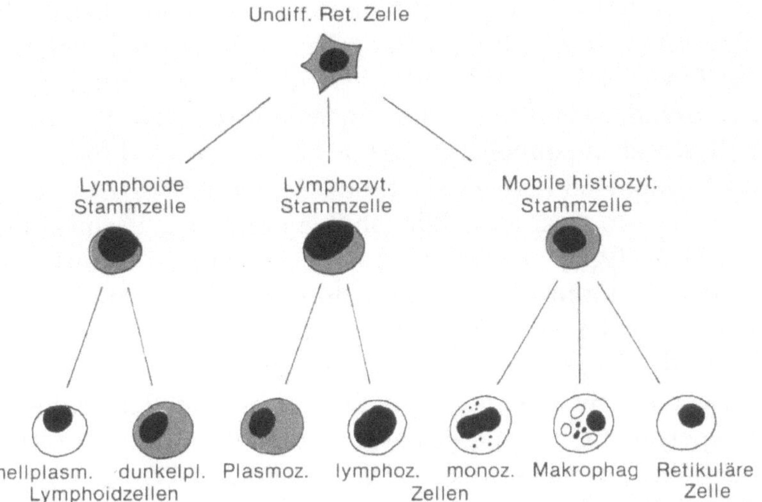

Abb. 25. Proliferationsschema piaretikuloendothelialer Zellen. (Aus SAYK, 1974)

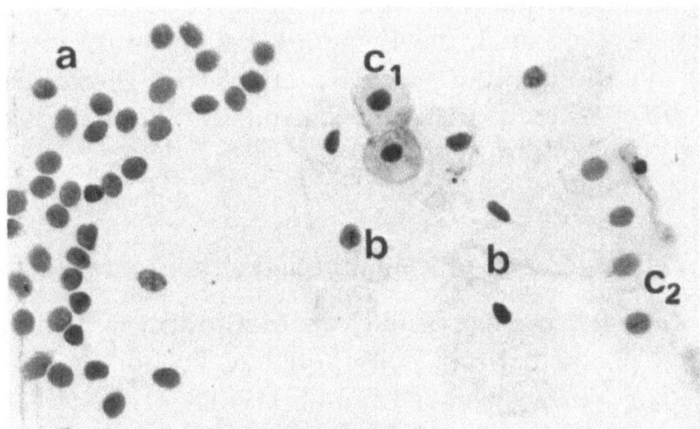

Abb. 26. Liquorzellen, Ks, K F. *a* Endothelzellkernhaufen, *b* Endothelzellen mit zartem, großflächigem Zytoplasma, c_1 proliferationsfähige Endothelien? c_2 Ependymzellverband?

Endothelien, beispielsweise einer entzündlichen Erkrankung, weisen eine Mitochondrienanreicherung auf.

Die dritte Möglichkeit besteht in der *hämatogenen Emigration*. Eine einwandfreie Unterscheidung zwischen hämatogenen und piaretikuloendothelialen Zellen ist weder zytochemisch noch elektronenoptisch möglich. Auch die Markierungsversuche erbrachten bislang keine mit Sicherheit zu verwertenden Ergebnisse. Die Frage, ob die mobilen hämatogenen Zellen im Piagewebe sessil werden, schließlich erneut aktiviert und sekundär in den Liquorraum proliferieren können, war ebenfalls nicht mit Sicherheit zu entscheiden, obwohl mit einer solchen Möglichkeit angesichts hämatologischer Forschungsergebnisse gerechnet werden müßte (BRAUNSTEINER, 1962).

Die Herkunft des *normalen Zellgehaltes* ist noch umstritten. Den bisherigen Untersuchungsergebnissen nach (SAYK, 1975) ist die Normozytose piaretikuloendothelialer Herkunft. Doch ist auch an eine normale Emigration hämatogener Lymphozyten und Monozyten, analog dem Herbst-Effekt der Stärkekörner (VOLKHEIMER, 1966), zu denken, zumal TSUSAKI u.Mitarb. (1951) über eine Wanderung von Lymphozyten durch das Epithel des Plexus chorioideus berichteten.

HRAZDIRA (1966) entwicklete einen „Index des Zellaustausches“ aus den Zähl- und Differenzierungsergebnissen von Sedimentkammerpräparaten, also mit einer erheblichen Fehlerbreite, so daß seine Empfehlung bislang kaum Beachtung fand.

Die *hämatogene Pleozytose* besteht überwiegend aus neutrophilen Granulozyten, die im Zuge der akuten exsudativen Phase einer Entzündung in die Pia und den Liquorraum emigrieren. Dem Blutbild entsprechend findet sich in dieser Phase ein geringer Anteil Lymphozyten und Monozyten (BISCHOFF, 1960; SEIDEL-KOLODZIEJ, 1961). Während der akuten Phase kommt es infolge der erheblichen Steigerung der Permeabilität und Kapillarfunktion (BIENENGRÄBER, 1956) zu einer Rezeption der retikuloendothelialen Mobilisation und Proliferation der „Stammzellen“, schließlich zur Desquamation der Liquorzellen „histiozytärer Genese“. In der subakuten Phase und Reparationsphase herrscht die histiozytäre Genese vor. In der Regel besteht bei den entzündlichen Erkrankungen ein reziprokes Verhältnis zwischen dem Grad der Proliferations- und Permeabilitätssteigerung. Er läßt sich bei der experimentellen allergischen Enzephalitis (HITZSCHKE u.Mitarb., 1969) gut verfolgen. Auch bei den Erkrankungen mit einer Allergie vom verzögerten Typ (ADAMS, 1959) ist eine Korrelation zu erkennen, wobei ein Unterschied, diese oder jene Akzentuierung nach der LETTERERschen (1966) Deutung nicht in der Morphe, sondern in der Dynamik der Reaktion liegen kann. Unter dynamischen Aspekten läßt sich ein großer Teil der verschiedenen quantitativen und qualitativen Abweichungen der Zytose erkennen und deuten. So mag auch die Dynamik einer intrakraniellen Raumforderung und Drucksteigerung für die retikulozytäre Rezeption der Pleozytose bei Geschwülsten von Bedeutung sein, wo ein Geschwulsteinbruch und entzündliche Veränderungen fehlen (TANGER, 1953; SAYK, 1960; OLISCHER, 1969).

3. Die Zellen der Zerebrospinalflüssigkeit und ihre Funktionen

Rückschlüsse aus Zellbildern der exfoliativen Methodik im Hinblick auf funktionelle Eigenschaften sind stets problematisch. Zellschonende Techniken bei der Sedimentgewinnung hatten bislang den Vorzug (KRENTZ und DYKEN, 1972; SCHWARZE, 1967). Das gilt nicht nur für die Forschung. Die klinische Praxis, insbesondere die Chemotherapie gewöhnlicher und komplikationsreicher entzündlicher Erkrankungen hat ihren Nutzen davon (SAYK und LOEBE, 1974; WIERSBITZKY, S. u. H., 1966).

a) *Neutrophile Granulozyten:* normal 0%

Auch in der Zerebrospinalflüssigkeit sind es die Zellen der akuten Abwehrphase (s. Abb. 27a) mit der wichtigen Aufgabe der Phagozytose. Sie fehlen im normalen Liquor. Im Blut sind sie in einer verhältnismäßig großen Masse die wichtigsten, normalerweise vorkommenden Leukozyten.

Das Vorkommen einzelner Zellen deutet auf die Rezeption eines Schadens, der mehr oder weniger begrenzt eine lokalisierte hämatogene Emigration und gleichzeitig eine piaretikuloendotheliale Proliferation ohne generalisierte Erhöhung der Zellzahl verursacht. DOS REIS (1947) hatte über neutrophile Granulozyten innerhalb normalen Zellzahlen nach Traumen und anderen Erkrankungen berichtet.

Der *Phagozytose* neutrophiler Granulozyten im Liquor wurde bislang kaum Beachtung geschenkt. 1967 konnten wir sie bei traumatischen Subarachnoidalblutungen in allen Phasen bis zur digestiven Lyse beobachten (Abb. 27b). Während der Phagozytose ist die Esterase- und Oxydaseaktivität gesteigert, und es kommt, dem Ausmaß der Inkorporation entsprechend, zu einem Verschwinden der Granula.

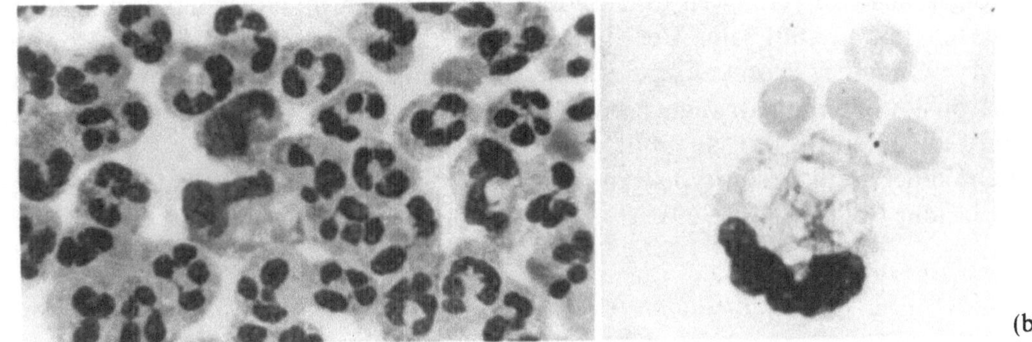

Abb. 27. (a) Neutrophile Granulozyten einer bakteriellen Meningitis, 6300 Zellen/mm³, Ks, P F. (b) Neutrophiler Granulozyt mit Erythrophagenrezeption. (Aus SAYK, 1967)

Die Kernsegmente lagern sich „monozytoid" zusammen. Die Phagozytose betrifft schadhafte Erythrozyten. Der molekulare Membranschaden der Erythrozyten wird offenbar als Antigen rezeptiert. Ganz vereinzelt gelingt die Beobachtung von Pigment und Lipoidphagozytose. Zu letzterer ist zu bemerken, daß Granulozyten in der Lage sind, Fette nach der Nahrungsaufnahme aufzunehmen und zu transportieren (JOCHIMS, 1959). Inwieweit damit die von HACKENBERG (1974) beschriebene Fettphanerose zusammenhängt, ist schwer zu entscheiden. Der Autor beobachtete die fluoreszenzchemischen Befunde bei verschiedenen Erkrankungen.

Die *Kugelzellbildung* (JUNKER, 1951) kommt bei tuberkulöser Meningitis, hämorrhagischer und nekrotisierender Enzephalitis vor (Abb. 28). Experimentell läßt sie sich durch Äthylurethan erzeugen (SAYK, 1960). Möglicherweise handelt es sich hier um eine karyokinetische Schutzwirkung.

OLISCHER (1969) fand eine auffallende Hypersegmentation bei Patienten mit Prostatakarzinommetastasen und erheblich erhöhten Phosphatasewerten.

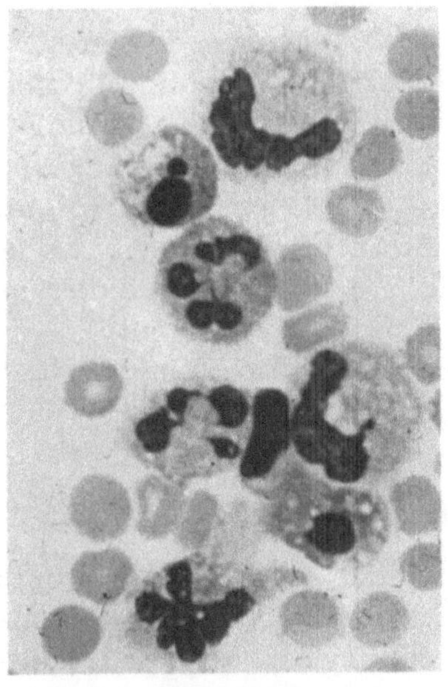

Abb. 28

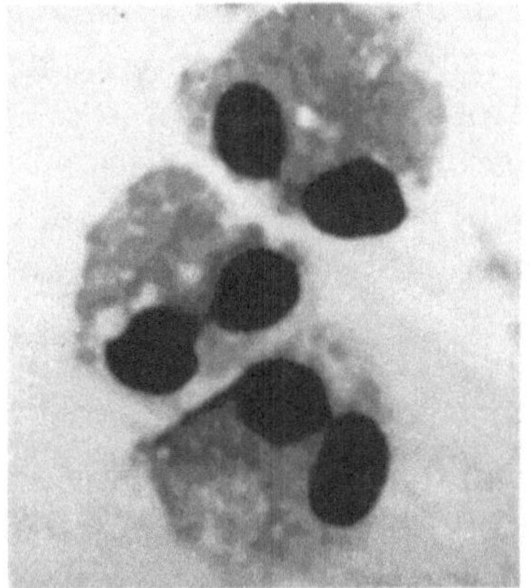

Abb. 29

Abb. 28. Zellbild einer hämorrhagischen Meningoenzephalitis, 274 Zellen/mm³, Kugelzellbildung, Ks, P F

Abb. 29. Eosinophile Granulozyten, Ks, P F

Myeloblasten, Promyelozyten und andere Formen der myeloischen Reihe finden sich bei Leukosen mit meningealer Beteiligung (KULCZYCKI u. Mitarb., 1974). Gelegentlich können Myeloblasten, Promyelozyten und Normoblasten aus einem Wirbelkörper, wenn die Punktionskanüle eingedrungen sein sollte, auch normalerweise aspiriert werden und im Zellbild auffallen (SPRIGGS, 1966).

Versuche einer Leukozytentypisierung im Liquor haben bislang keine eindeutigen Resultate gebracht (OLISCHER, 1969).

b) *Eosinophile Granulozyten:* normal 0%

Es sind die empfindlichsten Zellen des Liquors (Abb. 29). Sie zerfallen 3–4 Std nach der Punktion. Die Brillenform der Kerne, die abgegrenzten Nucleoli und die eosinophilen Granula sind ebenso charakteristisch wie im Blutausstrich. Auch im Liquorraum spielen sie eine wichtige Rolle im allergischen Geschehen. Jede Antigen-Antikörperreaktion führt zu einer Rezeption und Mobilisation eosinophiler Zellen. Umgekehrt kommen Eosinophile ohne Antigen-Antikörperreaktion vor (BRAUNSTEINER, 1962).

Die Oxydasereaktion ist stärker als bei den neutrophilen Granulozyten, die Esterasereaktion dagegen schwächer.

Eine Eosinophilen-Pleozytose kommt bei der „eosinophilen Meningitis" (WOLFF, 1956; SCHMIDT, R.M., 1968c) vor. Geringe Werte finden sich bei parasitären Erkrankungen des Nervensystems (SCHMIDT und KNITTEL, 1957).

Die Eosinophilen werden an den Ort des Bedarfs rezeptiert. Gleichzeitig können die Werte im Blut ansteigen. Nach einer Anreicherung am Ort der Wirkung (QUADRA, 1949) in der Pia, können die Blutwerte wieder absinken (SAYK, 1957).

c) *Basophile (Mastzellen):* normal 0%

Basophile und Mastzellen dürften weitgehend parallele Funktionen ausüben. Veränderungen in einem der beiden Zellsysteme spiegeln einen Teil des Gesamtbildes wider (BRAUNSTEINER, 1962). Die Zellen des Liquors unterscheiden sich nicht von denen des Blutes. Ihr Vorkommen ist relativ selten. Es betrifft besonders geartete Meningitiden mit hohem Gehalt an Streptokokken und Staphylokokken. Vereinzelte Zellen sind nach intrathekaler Streptomyzin- und Penizillingabe zu beobachten. Auch die Basophilen und Mastzellen werden an den Ort des Bedarfs rezeptiert zur Wahrnehmung einer besonderen Abwehr, bei der die Zellen Histamin freisetzen. Sie scheinen die eosinophilen Zellen funktionell zu ergänzen. Wir beobachteten eine Anreicherung von Mastzellen — 2 rel.-% — nach der Perforation einer Echinokokkenzyste in den Subarachnoidalraum als Zeichen einer allergotoxischen Reaktion.

DOS REIS (1973) berichtete über Basophile- und Mastzellenbefunde bei besonders gearteten meningoenzephalitischen Erkrankungen und Parasitosen.

d) *Lymphozytäre Zellen:* normal 66 ± 10 rel.-% (Abb. 30)

Es sind die häufigsten Zellen der Zerebrospinalflüssigkeit. Wie bereits erwähnt, sind die piaretikuloendothelialen Zellen von den Lymphozyten des Blutes kaum zu unterscheiden. Bei den pialen Zellen dürfte es sich um eine einheitliche Zellengattung handeln. OLISCHER (1966) unterscheidet eine große und zwei kleine lymphozytäre Zellformen. Die kleinen Zellen unterscheidet sie in makronukleäre und multinukleäre Formen und mißt ihnen eine Bedeutung bei der Autophagozytose in den Liquorzellbildern entzündlicher meningealer Erkrankungen bei.

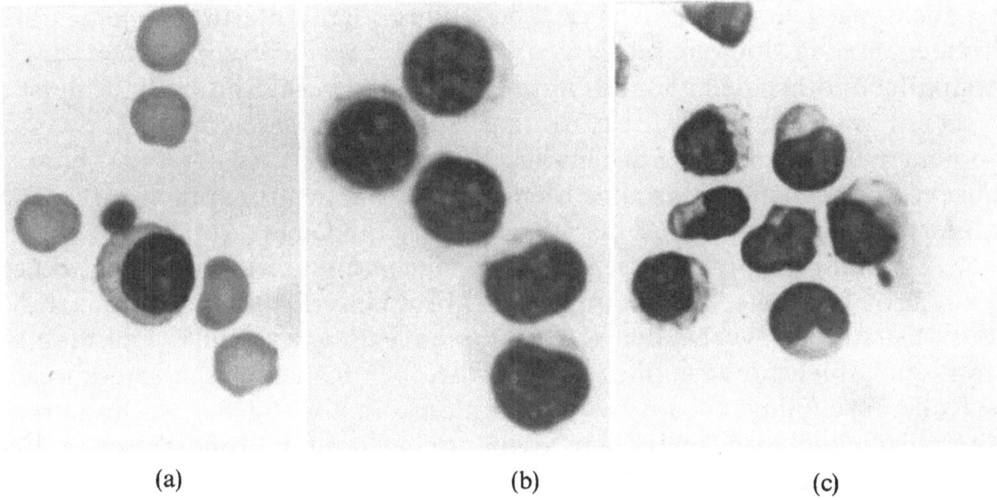

Abb. 30a–c. Lymphozyten, Ks, P F. (a) Blutlymphozyten im Liquorversuch, (b) lymphozytäre Liquorzellen bei Virusmeningitis, (c) transformierte lymphozytäre Liquorzellen

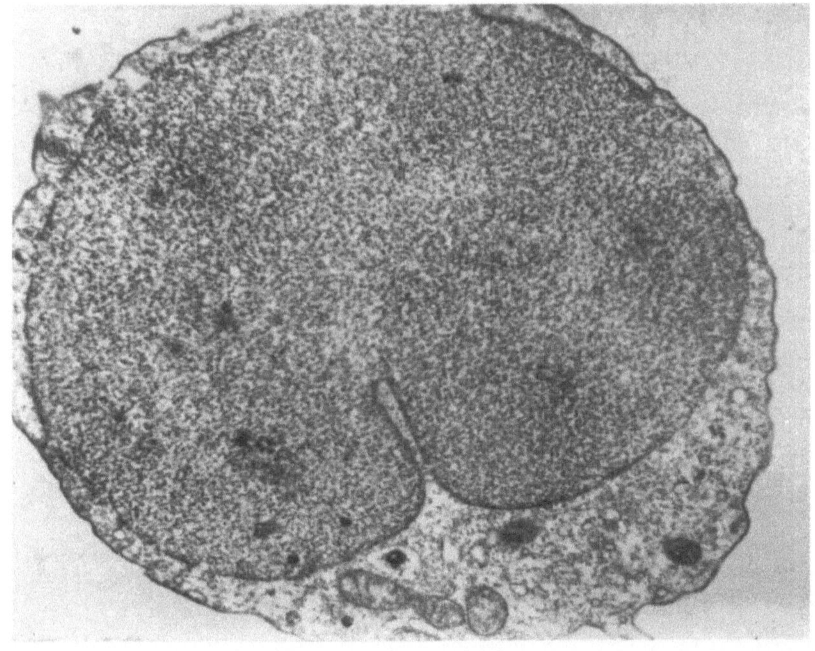

Abb. 31. Transformierte lymphozytäre Liquorzelle, elektronenoptisch. (Aus OLISCHER u. SAYK, 1969)

In den großen lymphozytären Zellen finden sich weit seltener als in den Sinuslymphozyten (BEGEMANN u. HARTWERTH, 1967) PAS-positive feingranuläre Einlagerungen.

Die drei pialen lymphozytären Zellformen enthalten, ebenso wie die Zellen des Blutes, kein Ergastoplasma, im Gegensatz zu den lympho-plasmozytären Übergangsformen und Transformationszellen, die in elektronenoptischen Untersuchungen kleine perinukleäre Ergastoplasmaschläuche erkennen lassen (OLISCHER und SAYK, 1969; Abb. 31; JORKE, 1963; v. BROEN, 1973). Die hämatogenen Blutlymphozyten scheinen im Liquor, wie wir in vergleichenden Untersuchungen mit Fluorochrommarkierungen feststellen konnten, die Fähigkeit zur Transformation und endoplasmatischen Ergastoplasmasynthese verloren zu haben (Abb. 30). Demnach handelt es sich bei den Übergangs- und Transformationsformen um eine „ortsständige“ Eigenschaft der lymphozytären Zellen.

Eine Zellzüchtung gelingt nur in speziellen Nährböden. In Mischungen aus Liquor und Nährbodenanteilen sind alle bisherigen Versuche der Züchtung gescheitert.

Die piaretikuloendothelialen lymphozytären Zellen sind verhältnismäßig widerstandsfähig und, was seit langem bekannt ist (FISCHER, 1910; SCHÖNENBERG, 1953; SAYK, 1955), mit multipotenten Transformationseigenschaften ausgestattet. Aus der sog. lymphozytären Stammzelle können lymphoidzellige Elemente, plasmozytäre, monozytäre Zellen und die spezialisierten Funktionsformen der Phagen hervorgehen (s. Abb. 25).

Erst nach 24stündigem Stehenlassen sind an den lymphozytären Zellen zunehmend degenerative, nekrobiotische Veränderungen in Form einer Depolarisation nach Methylgrün-Pyronin-Darstellung vorhanden (KISZELY und POSALAKY, 1964; OLISCHER, 1969).

Auch im Liquor spielen die lymphozytären Zellen bei den zellulären Immunreaktionen eine große Rolle. Ihre Fähigkeit, auf bestimmte Reize zumal antigener Natur zu reagieren, führt zu mannigfachen zytochemischen, dynamischen und morphologischen Veränderungen. Als Ergebnis resultieren schließlich ganz neue Eigenschaften (VON BROEN, 1973). Es scheint sich um die „reaktiven, lymphoiden" Zellen im Sinne VON BROENS am Ort der Reaktion zu handeln. Gezielte Membranmarker-Untersuchungen (COHNEN, 1974) zur Differenzierung einer T- oder B-Zellenproliferation waren bislang noch nicht möglich.

e) *Lymphoidzellige Formen:* normal 0–2 rel.-%

Die Zellen ähneln den von JORKE (1963) beschriebenen und differenzierten „Lymphoidzellen". Auch im Liquor lassen sich hell-plasmatische von dunkel-plasmatischen, also ergastoplasmareichen Zellen unterscheiden. Lymphoidzellige Formen kommen auch normalerweise im Liquor vor (Abb. 32). Besonders ergastoplasmareiche Formen kommen bei der tuberkulösen Meningitis und anderen subakuten meningitischen Erkrankungen vor (SAYK, 1960). Dabei handelt es sich um eine zelluläre Immunkompetenz, die vor der signifikanten Gammaglobulin-Erhöhung im Liquor erscheint. Selten sind auch megalozytäre Formen zu beobachten. Hellplasmatische Elemente finden sich im Liquor bei epidemischen Virusinfekten bei gleichzeitig gering erhöhten Alphaglobulin-Werten im Pherogramm (SCHMIDT, R.M., 1973).

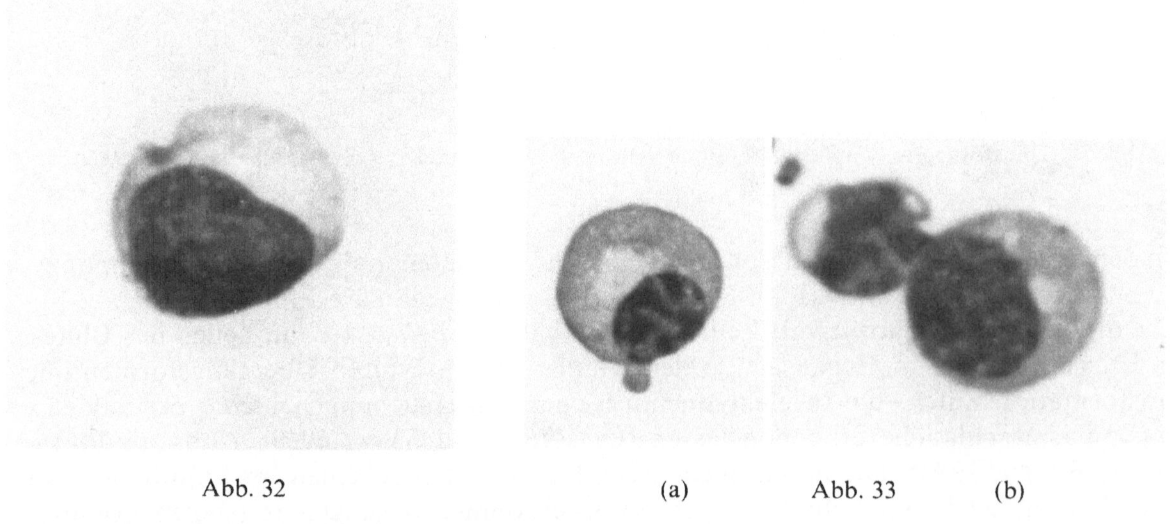

Abb. 32 (a) Abb. 33 (b)

Abb. 32. Liquor-Lymphoidzelle, hellplasmatisch, Ks, P F

Abb. 33a. u. b. Plasmazellen, Ks, P F. (a) Knochenmark- bzw. Blutplasmazellform, (b) typische plasmozytäre Liquorzelle

f) *Plasmozytäre Zellen:* normal 0%

Sie sind in der Liquorzytologie seit SZECZI (1911) bekannt und wurden von REHM (1932) eingehend beschrieben. Sie gehören zu den gewichtigsten Zellen des Liquors. Auch hier wird eine hämatogene Plasmazelle im Sinne der Knochenmarkzelle (Abb. 33a; MOESCHLIN, 1940/41) und eine piaretikuloendotheliale plasmozytäre Zelle unterschieden. Das Kern/Plasmaverhältnis ist bei den Liquorzellen zugunsten des Kernes, also im Gegensatz zur Blutplasmazelle, verschoben. Oft fehlt der perinukleäre, pyroninophile Hof. Plasmaanhängsel sind sehr häufig (s. Abb. 33b; ROEDER u. REHM, 1942). Die funktionelle Reagibilität dieser Zellen ist beträchtlich. Dafür sprechen auch die unterschiedliche Pyroninophilie und der Ergastoplasmagehalt (STOBBE, 1968; OLISCHER, 1969).

Homologe Serumzusätze, Farbstoffzusätze und Fluorochrommarkierungen in Liquorproben führen zu deutlichen Veränderungen am Kernapparat und endoplasmatischen Retikulum der Zellen (SAYK, 1960). Ihre Immunkompetenz im Liquor ist seit 1956 (SAYK und SCHMIDT, R.M.) bekannt, da alle Plasmazellen mit ausgeprägtem Ergastoplasma spezifische Proteine, vor allem Gammaglobuline synthetisieren und sezernieren (BRAUNSTEINER, 1962).

Eine plasmozytäre Pleozytose wird bei Virusmeningitiden beobachtet (OLISCHER, 1969). Auch bei besonders gearteten entzündlichen Erkrankungen und Reaktionen kommen Plasmazellen vor (WIECZOREK und GREGER, 1965). BAMMER (1966) erkannte eine Beziehung zwischen Aktivität der Multiplen Sklerose und plasmozytärer Liquorzellen. Auch bei Viruspolyneuritiden kommen Plasmazellen vor. Gleichzeitig finden sich geringe Gammaglobulinvermehrungen (MEYER-RIENECKER, 1969).

Plasmozytäre Zellen besitzen die Fähigkeit der Lipo- und Pigmentphagozytose.

g) *Monozytäre Zellen:* normal 34 ± 10 rel.-%

stammen sowohl aus dem Blut als aus dem piaretikuloendothelialen Gewebe. COTTON und BAYER (1908) bezeichneten sie als Endothelzellen. Die Möglichkeit einer endothelialen Proliferation ist auch heute nicht auszuschließen. Wir vermuten eine normalerweise vorkommende Differenzierung aus der „Stammzelle". FANCONI (1945) beschreibt „monozytoide Zellen" und erwähnt Übergangsformen zu plasmozytären Zellen. Eine Differenzierung älterer, degenerativ veränderter Zellen ist, wie auch bei den übrigen Liquorzellen, nicht möglich.

Die monozytäre Zelle (Abb. 34) ist die wichtigste Funktionsform unter den Liquorzellen. Wie im Blut besteht die wesentlichste Funktion in der Phagozytose (BRAUNSTEINER,

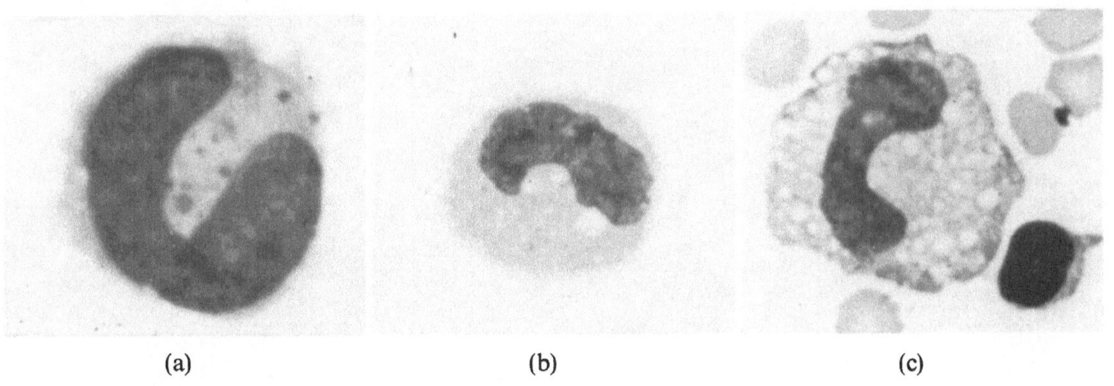

Abb. 34a–c. Monozyten, Ks, P F. (a) Monozytäre Zelle (hämatogene Form), (b) monozytäre Reizform, (c) monozytäre Reizform, Speicherzelle mit degenerativen Veränderungen

1962; STOBBE, 1968). Abwehr- und Abräumfunktionen bei entzündlichen Erkrankungen durch Phagozytose werden sowohl im klinischen als auch experimentellen Geschehen durch eine „monozytäre Mobilisierung" eingeleitet (ADRIAN u.Mitarb., 1975). Mechanische Reizzustände rezeptieren eine monozytäre Proliferation, wobei Übergangs- und Reizformen entstehen. Letztere sind durch Formabweichungen, vermehrte Granulationen im endoplasmatischen Retikulum und Vakuolenbildung gekennzeichnet (OLISCHER, 1972). SÖRNÄS (1967) bezeichnet sie als lymphozyte-like monocytoids. Elektronenoptisch handelt es sich um eine Mikroform der Phagozytose. Damit im Zusammenhang steht die Mobilisierung einer immunologischen Zellaktivität, z.B. bei der Aufbrechung und Aufbereitung antigenen Materials zu sog. Organisatorenantigen. Bei der Früherfassung der Multiplen Sklerose im Stadium einer inzipienten Enzephalomyelitis kommen monozytäre Zellen und Reizformen frühzeitig auf, vor den plasmozytären Zellen und den Immunglobulinen.

h) *Retikulumzellige Formen:* normal 0–1%

Die Liquorretikulumzelle (Abb. 35) ist seit der Mitteilung SCHÖNENBERGS (1953) umstritten. SCHÖNENBERG spricht wie, MOLLARET (1944), von Endothelzellen. Auch wir meinen, daß es sich dabei um proliferierte Endothelzellen, also differenzierte Retikulumzellen im Sinne STREICHERS und SANDKÜHLERS (1953), handelt, die ganz vereinzelt auch normalerweise vorkommen können. Der große aufgelockerte Endoplasmaanteil mit den degenerativen Veränderungen spricht am ehesten dafür, daß es sich hierbei um desquamierte Serosaendothelien handelt, die mitunter haufenweise angelagert gefunden werden (SCHMIDT, R.M., 1968). Ob die Zellen eine besondere funktionelle Bedeutung im Liquor haben, war bislang nicht zu entscheiden.

i) *Makrophagen:* normal 0%

sind die funktionell differenzierten, wichtigsten Zellen der Zerebrospinalflüssigkeit. Sie proliferieren infolge einer speziellen Antigen-Rezeption aus den retikuloendothelialen Stammzellen der Pia (Abb. 36). Die digestive Aufbereitung des phagozytierten Materials erfordert eine erhebliche energetische Leistung die, einmal in Gang gebracht, einen Ener-

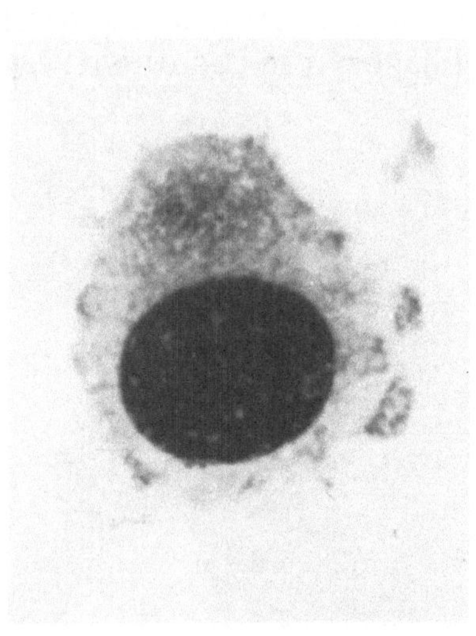

Abb. 35. Liquorretikulumzelle, Ks, P F

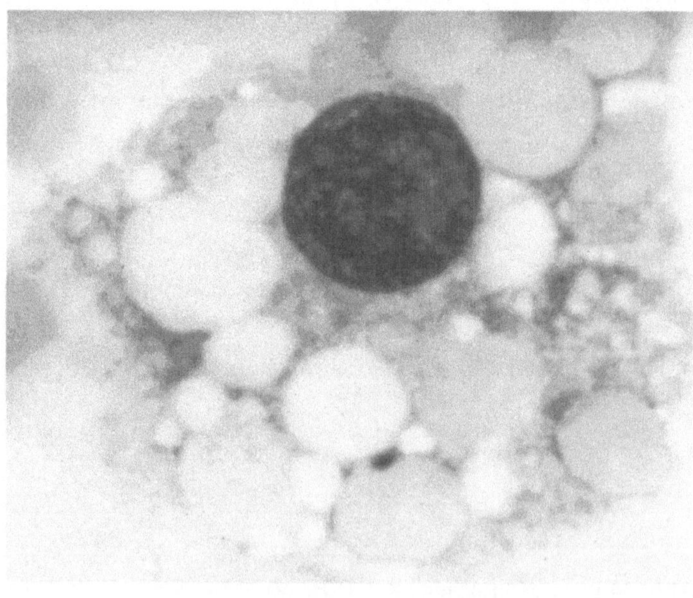

Abb. 36. Liquorerythrophag, Ks, P F

giegewinn bringt. Die Phagozytose erfolgt durch amöboide Vergrößerung der Zellmembran, die stellenweise „aufgelöst" erscheint, wobei der Fremdkörper von der Zellmembran als Antigen rezeptiert und umschlossen wird. Die Zellmembran „induziert" die enzymatische Aufbereitung des Fremdkörpers. Der Phagozytosevorgang wird von intensiver Stoffwechselaktivität begleitet. Es kommt zu einer Erhöhung des O_2-Verbrauchs und einer gesteigerten CO_2-Produktion durch Glukoseabbau und erhöhte Milchsäurebildung (BEKKER u. Mitarb., 1958). Eine Verminderung der Plasmaviskosität führt zu gesteigerter Phagozytose (FRITZE, 1958). Das erklärt die lebhafte Phagozytose im freien Liquor, die erstmals 1960 von uns beobachtet werden konnte, während die Phagozytose früher als gewebsgebunden galt (BANNWARTH, 1933).

Eine gesteigert Phagozytose bei der Subarachnoidalblutung verursacht das „Resorptionsfieber". Wir fanden allerdings, daß die Phagozytosesteigerung sich nach dem Temperaturanstieg noch verstärkt. Eine Phagozytoseaktivierung wird nach Röntgenbestrahlungen beobachtet. Während der Bestrahlung ist die Phagozytose vermindert. Hochdosierte Vitamin B1-Gaben steigern die Phagozytose im Liquorraum. Dabei kommt es zu einem Anstieg monozytärer Zellen. Von klinischem Interesse ist die Blockierung einer Phagozytose durch Virusinfekte (KAUTSCH, 1958; BRAUNSTEINER, 1962). Inzwischen ist die Phagozytoseblockierung bei hämorrhagischer Virusenzephalitis bekannt geworden. Das Gleiche gilt für die nekrotisierende Enzephalitis. Das Einsetzen der Phagozytose — die meisten Patienten sterben vorher — markiert den Wendepunkt der Erkrankung. Die Patienten können genesen. Zuvor kommt es zu einer Mobilisierung monozytärer Zellen. Die Monozytose ist die Einleitung der Phagozytose (OEHMICHEN und SCHÜTZE, 1973). Von klinischer Bedeutung ist der Nachweis der Lipoidphagozytose (EICKE, 1949). Die Sudanschwarzfärbung bringt auch eine feinverteilte Lipoidphagozytose zur Darstellung. Schließlich sei noch auf die Lipoidphagozytose bei der Fettembolie hingewiesen.

j) *Fibrozytäre Zellen:* normal vereinzelt

Differenzierte Bindegewebszellen, fibroplastische oder fibrozytäre Formen können auch normalerweise mit der Punktionsnadel aspiriert werden (Abb. 37). Pathologischerweise finden sich die Zellen nach heftigen entzündlichen Prozessen in der Reparationsphase, auch bei tuberkulöser Meningitis und bei der Proliferation eines Hirnabszesses in Pianähe.

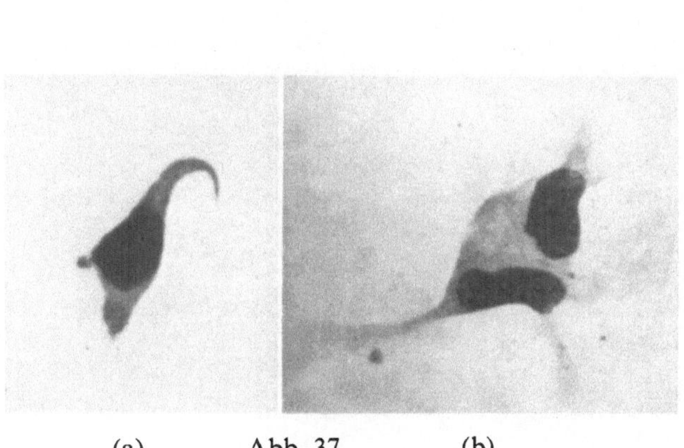

(a) Abb. 37 (b)

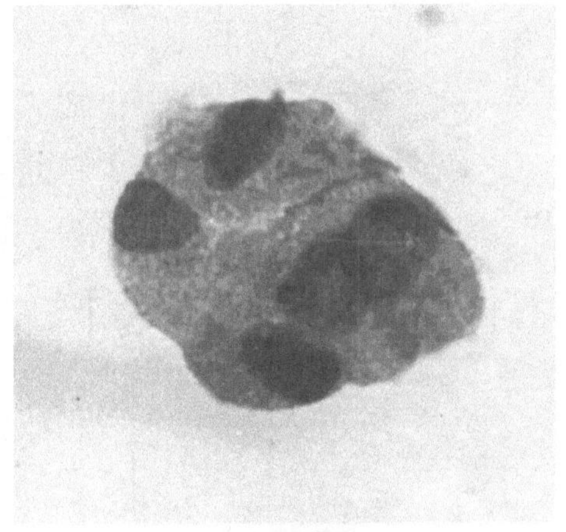

Abb. 38

Abb. 37a u. b. Fibrozytäre Liquorzellen, Ks, (a) Fibrozyt, Luxol fast blue/P F. (b) Fibroblast, P F. (Aus SAYK, 1960)

Abb. 38. Plexus chorioideus-Zellverband, Pneumenzephalogr.-Liquor, Ks, K F

k) *Ependymzellen,* Plexuszellen: normal 0—1 rel.-%

Die Piaendothelien des äußeren und die Ependymzellen des inneren Liquorraumes finden sich mit ganz vereinzelten Plexuszellen gelegentlich normalerweise (Abb. 38). Ependym- und Plexus chorioideus Zellen sind voneinander kaum zu unterscheiden. Frische, durch Ventrikelpunktion gewonnene Zellen sowohl des Ependyms als auch des Plexus bieten eine feinkörnige PAS-positive Darstellung. Mehrkernige Zellen mit deutlicher grobkörniger PAS-positiver Darstellung können einem Plexuspapillom oder Ependymom entstammen. Bei der Ependymitis granularis können ebenfalls mehrkernige Zellen mit betonter Oxydase, und Esterasedarstellung vorkommen (OLISCHER, 1971).

l) *Entartete Zellformen*

Tumorverdächtige Zellen stellen den wichtigsten Liquorbefund dar. Für die exfoliative Tumorzytodiagnostik eignet sich vor allem das Sedimentkammerverfahren (DEN-JAGER HARTOG, 1969; KRENTZ und DYKEN, 1972; KÖLMEL und CHONÉ, 1972 u.a.). Voraussetzungen sind ein Übersichtszellpräparat, ein zytochemisches Präparat, ein Mitosepräparat, ein autoradiographisches Präparat (KÖLMEL und CHONÉ, 1972; Abb. 39b) und ein Kultivationspräparat. Daraus läßt sich ein Maximum an Geschwulstkriterien relativ gutartig bzw. relativ bösartig ableiten. Wenn auch die Atypie, Polymorphie, Polychromasie, Mitosehäufungen, erhöhter Index und pathologische Zellteilungsfiguren, zytochemische Auffälligkeiten und markante Kultivationsergebnisse beweiskräftig sind, können gelegentliche Riesenzellproliferationen Anlaß zur Verwechslung geben (BAMMER, 1963). Eindrucksvoll sind melaninhaltige Geschwulstzellen (OLISCHER und SCHRÖTER, 1963).

Artdiagnostische Versuche (NAYLOR, 1941; BAMMER, 1963; BURGMAN, 1963; JAGER-DEN HARTOG, 1969 u.a.) sind zwar fortschrittlich, doch sollten weniger Erfahrene zurückhaltender sein, obwohl Befunde wie in der Abb. 39 wenig Schwierigkeiten bereiten.

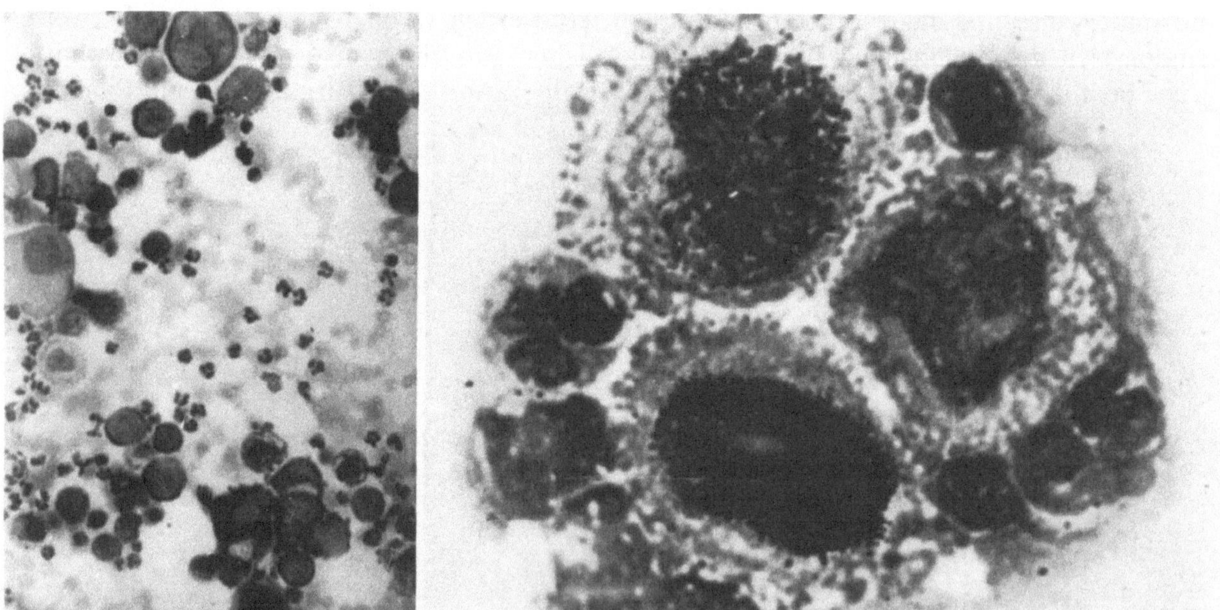

Abb. 39. (a) Glioblastoma multiforme-Zellen, Ks, P F. (b) Zytoautoradiographie des Liquorsediments nach in vitro-Inkubation mit 2 μCi ^{3}H-Thymidin (spez. Akt. 7,7 Ci/m Mol). Fokussierung auf Silberkornebene. Zentrale Gruppe von 3 atypischen Zellen, lebhaft markiert. In der Peripherie lympho- und monozytäre Zellen. (Aus KÖLMEL u. CHONÉ, 1972)

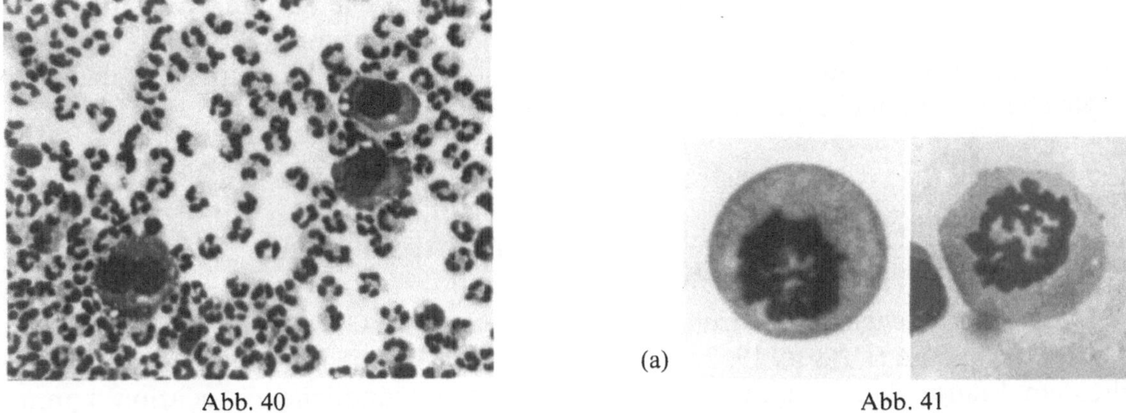

Abb. 40 Abb. 41

Abb. 40. Zellbild bei retothelialer Riesenzellmeningitis (meningitische Megalozytose) 278 Zellen/mm³, Ks, P F

Abb. 41 a u. b. Mitosen aus der Zerebrospinalflüssigkeit, (a) bei Meningitis, (b) bei Glioblastoma multiforme

m) *Riesenzellen*

Das Maß der Zellgröße hat keine Proportionalität zur Malignität (Naylor, 1964). Die bemerkenswerteste Megalozytose fanden wir bei einer retothelialen Riesenzellmeningitis (Sayk und Wieczorek, 1960). Riesenzellbefunden bei besonders gearteten entzündlichen reaktiv-proliferativen, granulierenden Erkrankungen fehlt gewöhnlich die maligne Mitosetätigkeit. Ebenso fehlen zytochemische Auffälligkeiten. Die Megalozytose ist relativ uniform (Weissbach, 1967), im Gegensatz zur Polyformie der bösartigen Geschwülste. Dem Zellverband fehlt eine ausgesprochene Neigung zur Aggressivität und Regressivität. Im Gegensatz zum polygenen Neoplasma scheint bei der Riesenzellproliferation lediglich das megalozytäre Gen sensibilisiert (Abb. 40).

n) *Mitosen* (Abb. 41)

Früher galten sie im Liquor als tumorverdächtig (Bannwarth, 1933; Scheller, 1937 u.a.). Fanconi (1945) berichtete erstmals über Mitosen bei meningitischen Erkrankungen, Schönenberg (1953). Inzwischen wurde die Mitosebestimmung zu einem kleinen Spezialgebiet entwickelt (Sayk, 1960; Wieczorek, 1964; Olischer, 1969 u.a.). Die Berechnung des Mitoseindex im Sedimentkammerpräparat ist einfach. Schwieriger ist die Beurteilung der Mitosestörungen. In der Prophase treten sie häufig bei metastasierenden Geschwülsten in Form von Arretierungen in Erscheinung. Ein Teil dieser Kerne verfällt mitunter noch während der Teilung der Auflösung (Streicher und Sandkühler, 1953). Störungen der Metaphase sind in Form von Fragmentisolierungen und Chromosoidbildung zu erkennen. Die Teilung kann weiter fortschreiten. Es kommen jedoch pathologische Teilungsfiguren zustande, tri- und multipolarer Art. Der Mitoseindex bösartiger Geschwülste, etwa mit sekundärer oder tertiärer Metastasierung in den Liquorraum, kann 5–11‰ betragen.

C. Liquordiagnostik — Liquorsyndrome

Die Bemühungen, Liquorbefunde unter klinischen Aspekten funktionell zu deuten und diagnostische und therapeutische Konsequenzen zu ziehen, gehen auf Kafka (1911, 1930), Schaltenbrand (1949a), Demme (1956), Lüthy (1953), Sayk (1964), Delank (1965)

u.a. zurück. Obwohl LÜTHY meinte, daß es eine Reihe typischer Liquorsyndrome gäbe, deren Kenntnis ohne weiteres zumindest eine Gruppendiagnose gestatte, darf die Tatsache nicht übersehen werden, daß verschiedenartige Erkrankungen des Gehirns und Rückenmarks gleiche oder ähnliche Liquorabweichungen hervorrufen können.

I. Granulozytäre (eitrige) Meningitissyndrome

Im Vordergrund stehen die granulozytäre Pleozytose – 1000–10000 Zellen mm^3 – und der Erregerbefund (DEMME, 1952; SCHÖNENBERG, 1953). Die Masse der Granulozyten verleiht dem Liquor den eitrigen Aspekt. Durch die entzündliche Exsudation kommt es zu einer Vermischung von Serumbestandteilen und Liquor. Pherographisch resultiert das Mischpherogramm (BAUER, 1953) mit der charakteristischen Reduzierung der V-Fraktion, Erhöhung der Albumin-Fraktion, gering erhöhten IgA- und IgM-Werten. Entzündliche Verklebungen (GIESE, 1944; EICKE, 1947) vor dem Einsatz chemotherapeutischer Mittel können zu Kommunikationsstörungen und verschiedenartigen Befunden führen.

Im akuten Stadium herrschen neutrophile Granulozyten vor (VERRON, 1962; REGLI, 1966; BÉGUIN, 1963; SCHMUTZIGER und WEGEMANN, 1965 u.a.). Der Liquordruck ist erhöht (400–600 mm H_2O). Die Glukosewerte sind normgerecht, gering erniedrigt und sinken im subakuten Stadium weiter ab. Die Enzyme GOT und LDH können erhöht sein. Im subakuten Stadium erhöht sich die immunbiologische Aktivität, dementsprechend auch die Steigerung der IgG-Werte. Mit zunehmender piaretikuloendothelialer Proliferation nehmen die lymphozytären und monozytären Zellen, mitunter auch der Gesamteiweißgehalt zu (HANZAL u.Mitarb., 1963). Bei otimaler chemotherapeutischer Applikation kann das Stadium bereits am 3. bzw. 4. Behandlungstag erreicht sein. Die akute Exsudationsphase wird erheblich verkürzt (REGLI, 1966; SCHMUTZIGER und WEGEMANN, 1965). Die verschiedenen Liquorabweichungen sind erregerunspezifisch (APPELBAUM und ABLER, 1958). Beim Waterhouse-Friderichsen Syndrom mit Antikörpermangel und Verminderung der Immunglobuline ist die granulozytäre Emigration und piale Proliferation eingeschränkt und extremerweise sogar aufgehoben.

Bei massivem Kokkenbefund können die Eiweißwerte extrem erhöht sein und der Liquor sogar gerinnen. Das granulozytäre Zellbild zeigt eine toxische Farbavidität. Dabei sind vereinzelte Basophile und Mastzellen zu beobachten.

II. Tuberkulöse Meningitissyndrome

Die granulozytäre/lymphozytäre Pleozytose verschiedener Grade, in letzter Zeit auch geringgradig, fällt durch großkernige dunkelplasmatische Lymphoidzellen auf. Die Gesamteiweißwerte sind gering, größtenteils mittelgradig, selten stark erhöht. Die Glukosewerte sind vermindert, ebenso die Enzyme GOT, LDH und die Aldolasewerte. Die Milchsäurewerte können erhöht sein. In der akuten, initialen Phase ist die Pleozytose überwiegend granulozytär (FANCONI und LÖFFLER, 1948; SCHÖNENBERG, 1953; SCHALTENBRAND und WOLFF, 1959). Im Pherogramm ist in den ersten Tagen einer geringe Erhöhung der Gammaglobuline (IgG) zu erkennen, die allmählich zunimmt. Bei ungenügender tuberkulostatischer Chemotherapie nehmen im lymphozytären Zellbild die neutrophilen Granulozyten wieder zu. Die aufgezählten Abweichungen können auch bei anderen Entzündungen vorkommen.

III. Hirnabszeßsyndrome

Ein meningitischer Hirnabszeß weist im Liquor eine steigende IgG-Aktivität auf, wobei auch IgA und IgM erhöht sein können bei gleichbleibenden, mitunter sogar sinkenden Gesamteiweißwerten und ebenso sinkender Pleozytose. Im Zellbild dominieren monozytäre Elemente, Reizformen, Speicherzellen und Fibrozyten bzw. Fibroblasten bei kortikaler, pianaher Lage der Abszedierung. Abszesse im Marklager brauchen den Liquor nicht zu verändern (BABLIK, 1948; BRONISCH, 1947; OLISCHER, 1969).

Fernmetastatische Abszesse, meningitisunabhängig, können bei kortikaler Lokalisation die oben erwähnten Veränderungen in abgeschwächter Form hervorrufen.

IV. Abakterielle Virusmeningitissyndrome

Gesamteiweißgehalt und immunbiologische Aktivitäten sind bei dem größten Teil der Erkrankungen gering. Demzufolge ist der Virusnachweis und die Komplementbindungs- und Ablenkungsreaktionen zumeist negativ. Die geringen, selten höheren Pleozytosen weisen ein buntes Zellbild auf (PETTE, 1953/54; SCHÖNENBERG, 1953; SAYK, 1956). Pherographisch besteht anfangs eine Erhöhung der Albumin- und Alpha$_1$-Globulin-Fraktion. Im Verlauf steigt die Gammaglobulin-Fraktion (IgG) an. Der Anteil plasmozytärer Zellen, einstweilen sind typische Knochenmarkplasmazellen zu beobachten, ist ausgeprägter als bei bakteriellen Erkrankungen (OLISCHER und SAYK, 1967). Selten ist der Anteil so erheblich, daß man von einer plasmozytären Meningitis sprechen kann, doch kommen auch monozytär bzw. endothelial akzentuierte Proliferationen vor (MOLLARET, 1944; MOLLARET und SCHNEIDER, 1963). Bei chronischen Formen überwiegt eine lymphozytäre Pleozytose (GRINSCHGL, 1965), selten mit megalozytärer Akzentuierung.

V. Symptomatische Meningitissyndrome

Meningeale Reaktionen im Sinne einer Fremdkörpermeningitis (SCHEID, 1953) oder meningealer Begleitreaktion bei Infektions- und rheumatischen Erkrankungen (BANNWARTH, 1944), allergischen, allergotoxischen Reaktionen (DELANK, 1965) sind von Eiweißveränderungen und Zellemigrationen und Proliferationen verschiedener Art und Intensität begleitet. In den meisten Fällen handelt es sich um ein unspezifisches, monozytäres Dysproteinose-Syndrom. Entscheidend ist der Übertritt der Schädlichkeit, das Ausmaß und die Dynamik im Bereich der Lamina vasculosa piae (PETERS, 1951; SCHALTENBRAND, 1951). Dabei bestehen fließende Übergänge zur manifesten, z.B. otogenen Meningitis. Nach einer Latenz kommt eine heftige eitrige, doch auch eine Virusmeningitis auf (ZIPPEL, 1964).

VI. Besonders geartete Meningitissyndrome

1. Retotheliale Riesenzellmeningitis (Abb. 40)

Sie fällt durch eine granulozytäre/lymphozytäre Pleozytose mit retikuloendothelialen Riesenzellen auf. Die megalozytäre Proliferation kann zur Umscheidung der Hirnnerven und Erblindung führen. Die Gesamteiweißwerte sind deutlich erhöht, im Pherogramm überwiegend Gammaglobulinerhöhungen, die übrigen Liquorabweichungen sind verschieden. Therapeutisch hat sich eine Kombination von Antibiotika, Zytostatika und Glukokortikoiden bewährt.

2. Meningeosen bei Leukosen und Lymphadenosen

Bei myeloischer und lymphatischer Leukämie kann es zu einer Beteiligung des RES der Pia mater kommen (SPRIGGS und BODDINGTON, 1959). Das Liquorzellbild ähnelt dem Blutausstrich der Lymphadenose bzw. Leukose (BREIDENBACH u. WEISSBACH, 1968; MÖBIUS u.Mitarb., 1971). Die Gesamteiweißwerte sind infolge der erheblichen Permeabilitätssteigerung erhöht. Es überwiegen Mischpherogramme mit Alpha- und Gammaglobulinerhöhungen.

3. Eosinophiles Meningitissyndrom

Das seltene „gutartige“ Krankheitsbild mit einer charakteristischen Pleozytose eosinophiler Granulozyten (80–95%) im Zellbild (WOLFF, 1956; ESSELLIER und FORSTER, 1957; SCHMIDT, R.M., 1968) ist die Ausdrucksform einer piaendothelialen allergischen Reaktion auf die verschiedensten Fremdkörper und Reizstoffe, z.B. Fischeiweiß (SCHMIDT, R.M. und HECHT, 1962). Auch Lösungsmittel und Schmieröle kommen in Frage. Die Gesamteiweißwerte sind meist gering erhöht. Pherographisch finden sich vorwiegend mehr oder weniger deutliche Gammaglobulinvermehrungen.

VII. Enzephalitissyndrome

1. Akute

Infolge der Permeabilitäts- und Proliferationssteigerung, zumal bei Viruserkrankungen, ist der Gesamteiweißgehalt mittelgradig, selten hochgradig erhöht. Im Pherogramm sind die Alpha- und Gammaglobuline erhöht. Die geringe oder fehlende Pleozytose besteht aus lympho/monozytären Zellen und vereinzelten Granulozyten, evtl. auch plasmozytären Zellen. Die Isoenzyme können erhöht sein. Die Glukosewerte wechseln, ebenso die Elektrolyte. Eine Korrelation zwischen Liquor und klinischen Symptomen besteht nicht (PETTE und KALM, 1953; DEMME, 1956; SCHALTENBRAND und WOLFF, 1959).

Das hämorrhagische Enzephalitissyndrom (HURST, 1941; SAYK, 1959, 1964) ist durch den hämolytischen oder xanthochromen Liquor mit auffallender Vermehrung neutrophiler Granulozyten und Kugelzellbildung (Abb. 28) gekennzeichnet. Nach Überstehen der akuten Phase löst sich die virusbedingte Phagozytoseblockierung auf. Nach Abheilung bleiben erhöhte IgG-Werte über längere Zeit bestehen. Die nekrotisierende Erkrankungsform kann durch Makrophagen und lipoidhaltige Speicherzellen verschiedener Form auffallen.

2. Subakute (PETTE-DÖRING, 1939; VAN BOGAERT, 1947)

Im klaren Liquor, der infolge des Hirnödems unter erhöhtem Druck steht, fällt bei normalem oder gering erhöhtem Gesamteiweiß eine beträchtliche, charakteristische Gammaglobulinerhöhung (IgG) im Pherogramm auf (BAUER, 1953; LOWENTHAL, 1964; SCHMIDT, R.M., 1968 u.a.). Bei normaler oder gering erhöhter Zellzahl besteht das Zellbild aus lymphozytären Elementen, vereinzelten Plasmazellen.

VIII. Hämorrhagische Liquorsyndrome

1. Traumatisch, aneurysmatisch

Der blutig-hämolytische, fleischwasserfarbene oder xanthochrome Liquor (FROIN, 1904) enthält die charakteristischen Makrophagen (REHM, 1932; SACK, 1947; BURGMAN u.Mitarb., 1959). Artefizielle und organische Blutungen lassen sich einfach durch die Dreigläserprobe unterscheiden. Das Gesamteiweiß ist erhöht, pherographisch tritt ein Mischpherogramm hervor (OLISCHER, 1966; RUPRECHT, 1966). Unmittelbar nach der Blutung ist Oxyhämoglobin, 2 bis 3 Tage danach Bilirubin und bei ausgedehnten Massenblutungen Methämoglobin nachzuweisen (CABANUES u.Mitarb., 1968). Nach drei Monaten sind gelegentlich noch Siderophagen (WIECZOREK, 1964; SAYK, 1960) nachzuweisen. Es sind ortsständige (fixe) Phagen, die Hämosiderin aufnehmen, endoplasmatisch einschließen (JÄNISCH und WEISS, 1964) und gelegentlich in den Liquorraum abschilfern. Der Grad der unspezifischen lympho/monozytären Begleitreizung läßt sich nach dem Nomogramm (OLISCHER und VON SUCHODOLETZ, 1972) differenzieren.

Bei Parenchymschäden nach ausgedehnten traumatischen oder aneurysmatischen Hämorrhagien sind im Sedimentkammerpräparat mit Hilfe der Kresylviolett-Färbung „gemästete Gliazellen“ (SPIELMEYER, 1922; SAYK, 1960) festzustellen.

2. Entzündlich

Die Subarachnoidalblutung bei Infektionen und Meningitiden ist seit AUERBACH (1920), APERT und GARCIN (1924) vor allem bei der Leptospirose (BOQUIEN, 1939) bekannt. Die entzündliche Ursache ist von der Begleitreizung, die verschieden stark sein kann, kaum zu unterscheiden (OEHMICHEN und SCHÜTZE, 1973). Allerdings erreichen die Granulozyten höhere Werte als bei traumatischen und aneurysmatischen Blutungen. Sie sind von vereinzelten plasmozytären und Lymphoidzellen begleitet. Diskrete Alpha- und Gammaglobulinerhöhungen im Pherogramm unterstreichen, zusammen mit ebenso gering gesteigerten Isoenzymwerten, die entzündliche Genese.

3. Artefiziell

In der Dreigläserprobe ist der Unterschied der Blutbeimengung sehr deutlich. Im Zellpräparat fehlt eine Phagozytose. Sie tritt frühestens nach 70 min bzw. 2 Std ein (METZGER, 1965).

IX. Tumorliquorsyndrome

1. Im Zellbild fallen atypische polymorphe, polychrome, zum Teil metachrome Zellen, Mitosen, Mitosestörungen und Teilungsfiguren auf (Abb. 43; OSTERTAG, 1933; BOOTS u.Mitarb., 1964; MCMENEMY und CUMINGS, 1959; NAYLOR, 1964). Der Mitoseindex ist auf 5–11% erhöht. Zytochemische Auffälligkeiten, stark positive PAS-Befunde kennzeichnen die Stoffwechselentgleisungen der Einzelzellen und Zellverbände.

Im Zytoautoradiogramm fällt die Steigerung der Frequenz und Silberkornrate auf (KÖLMEL und CHONÉ, 1972). Es kommt zur Metastasierung auf dem Liquorwege (SCHRÖTER u.Mitarb., 1967) über eine Steigerung der biologischen Wertigkeit (ZÜLCH, 1958). Eine kollektive Spezialisierung und kybernetisch gesteuerte Leistungssteigerung ermöglicht induktiv die Synthese eines proteolytischen Enzyms. Es kommt zur Zellteilung, wobei die enzymaktive Zelle den Implantationsboden durch Zytolyse für die Zelle mit

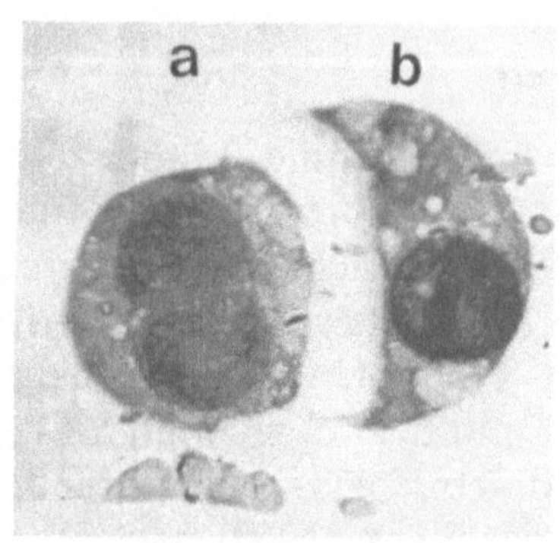

Abb. 42

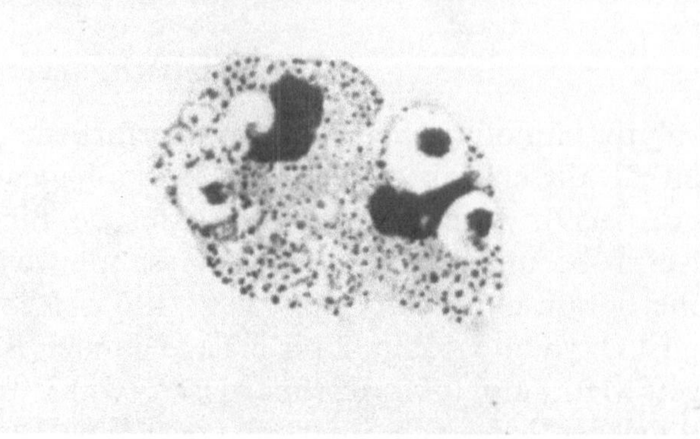

Abb. 43

Abb. 42a u. b. Implantationszellen einer tertiären Magen-Ca-Metastasierung in den Liquorraum, Ks, P F. (a) Genetisch aktive Zelle, (b) enzymaktive Zelle, beide Zellen kurz nach der Teilung

Abb. 43. Krüppelzellen aus dem Liquor bei Gargoylismus (Pfaundler-Hurler), Ks, P F

dem „generate factor", also der Zellvermehrung, vorbereitet (Abb. 42). Das Ependym oder Endothel an den Implantationsstellen erscheint aufgelöst (BLINZINGER und HENN, 1966). Die Tumorzellen (multiforme Glioblastome, Bronchialkarzinome, Adenokarzinome) können überall im Liquorraum implantieren (blastomatöse, karzinomatöse Meningeose).

2. Die Zellen besitzen nicht den Steigerungsgrad der Malignität. Es fehlt die Enzyminduktion. Abgesehen von der Polychromasie und Polymorphie fehlt die Mitosesteigerung. Die Zellen schilfern an der Oberfläche der in den Liquorraum eingedrungenen Geschwulst ab und verlieren ihre Vitalität (BURGMAN, 1951; HASCHE, 1950; VIKLICKY, 1952). Die Kerne schrumpfen infolge des angespannten Nukleinsäurestoffwechsels auf Kosten des Protein- und KH-Stoffwechsels (DAVID, 1965). Eine Kultivationsmöglichkeit ist beschränkt, oft mißlingt sie.

Nach Operationen und Bestrahlungen beobachteten wir in 2 Fällen eine Steigerung des Malignitätsgrades mit einer Liquormetastasierung, also einen Übergang zum Typ 1.

3. Im Liquor findet sich das Syndrom der unspezifischen Dys- bzw. Hyperproteinose mit lympho/monozytärer Proliferationssteigerung, gering oder deutlich erhöhten Zellzahlen, verschiedenen Globulinbefunden in der Elektrophorese, sowohl Albumin- als auch Alphaglobulin- und Betaglobulinvermehrungen.

X. Froinsches Kompressionssyndrom

Das beträchtlich erhöhte Gesamteiweiß hat einen enorm, transsudativ gesteigerten Albumingehalt. Im Pherogramm fehlt die V-Fraktion (HANZAL, 1966). Mitunter kommen unbedeutende Alpha- und Betaglobulinakzentuierungen vor. Der Liquordruck ist gesteigert, die -farbe oft xanthochrom.

XI. Polyneuritis-Polyneuropathiesyndrome

Im eiweißreichen Liquor mit Erhöhung der pherographischen Albumin- und Verminderung, mitunter Aufhebung der V-Fraktion ist die Zellzahl normal bis gering erhöht bei akuten Viruserkrankungen. Es finden sich regelmäßig vereinzelte neutrophile Granulozyten. Im Verlauf steigen die Gammaglobuline (IgG und IgM) an (MEYER-RIENECKER, 1969).

Erkrankungen multifaktoreller Genese können einen verschiedenartigen Liquorbefund aufweisen, der von dem GUILLAIN-BARRE-Syndrom abweicht.

XII. Enzephalomyelitis (Multiple Sklerose)-Syndrome

1. Manifeste, immunaktive Form

Im klaren Liquor, zumeist normalem Gesamteiweiß, fallen immunkompetente Zeichen, die Steigerung der Gammaglobuline (IgG) im Pherogramm, Immunopherogramm und in der Mancini-Immundiffusion (LINK, 1967; BAUER, 1970; DELANK, 1972; MEYER-RIENEKKER und OLISCHER, 1974) und vereinzelte plasmozytäre Zellen (2–7%) auf. Die Immunaktivität im Liquorraum kann erlöschen und die Demyelinisation weiter fortschreiten. Eine Korrelation zwischen Intensität der Liquorabweichungen und der klinischen Störungen besteht größtenteils nicht.

2. Latente Form

Im Liquor mit normaler oder gering erhöhter Zellzahl finden sich vermehrt monozytäre Zellen und Reizformen (50–60%) neben hell- und dunkelplasmatischen lymphoiden Zellen. Die monozytäre Aufbereitung des Antigens für die folgende verzögerte Antigenantikörperreaktion wurde erwähnt. Das Gesamteiweiß ist gering erhöht, im Pherogramm finden sich diskrete $Alpha_1$-und $Alpha_2$-Globulinerhöhungen bei normgerechten Gammaglobulinwerten. Gelegentlich korrelieren die erwähnten Befunde mit einer retrobulbären Neuritis (OLISCHER u.Mitarb., 1965).

XIII. Syphilitische Liquorsyndrome (NONNE, 1921)

1. Spezifische Meningitis

Hinsichtlich Zellzahl, Zellbild und Eiweißverhältnissen unterscheidet sich die Meningitis nicht von den übrigen eitrigen Erkrankungen, mit Ausnahme der positiven Seroreaktionen. Nach Abklingen der subakuten Phase bleibt über längere Zeit eine Erhöhung der Gammablobulin-Fraktion bestehen (DEMME, 1953).

2. Lues cerebrospinalis und Tabes dorsalis

Im Vordergrund steht der immunaktive Befund mit der gering erhöhten Zellzahl überwiegend lymphoplasmozytärer Zellen, normalem oder gering erhöhtem Gesamteiweiß bei stark erhöhten Globulinen (DATTNER u.Mitarb., 1951; DEMME, 1956; DAVIS u.Mitarb., 1945; MATIAR-VAHAR, 1963). Die typischen gammaglobulinbedingten Dispersionsabweichungen in den Kolloidreaktionen brachten die typischen Taboparalysekurven (Abb. 23).

XIV. Unspezifische Reizsyndrome

Normale bis gering erhöhte Zellenwerte verschiedener Zusammensetzung, zumeist aber lympho/monozytärer Art, auch ganz vereinzelten neutrophilen Granulozyten oder Erythrophagen, bei traumatischen zervikalen Wurzelabrissen oder monozytären Reizformen mit Speicherungen, bei Nucleus pulposus Prolaps mit vereinzelten Plasmazellen, $Alpha_1$- und $Alpha_2$-Globulinerhöhung bei akuter Querschnittsmyelitis. Die Gesamteiweißwerte können normal bis gering erhöht sein. Die Akzentuierungen pherographischer Fraktionen sind ebenso verschieden, meist unbedeutend. Die Unterscheidung eines akuten Reizungssyndroms durch den Gehalt neutrophiler Granulozyten von einem subakuten, bei dem die genannten Zellen fehlen, ist problematisch und von geringer klinischer Konsequenz.

XV. Degenerative Liquorsyndrome

Es handelt sich auch hier um eine Gruppierung heterogener Liquorsyndrome, die besondere Einzelmerkmale aufweisen.

Z.B. finden sich im Sedimentkammerzellbild „metachromatische Globuli" (AUSTIN, 1957) mit geringer Eiweißvermehrung und erhöhter Betaglobulin-Fraktion im Pherogramm, einer geringen Erhöhung der Alpha- und Betaglykoproteinfraktion und der Lipoprotein-Fraktion im $Alpha_1$- und $Alpha_2$-Globulinbereich oder: Auffallende, „verkrüppelte Zellen" im Sedimentkammerzellbild beim Gargoylismus (Pfaundler-Hurler; Abb. 43; OLISCHER, 1969), bei erhöhten Gesamteiweißwerten, erhöhten Betaglobulin- und Lipoprotein-Fraktionen oder:

Gering erhöhtem Gesamteiweiß, stark vermehrter pherographischer Betaglobulin-Fraktion, normaler Zellzahl und erhöhten monozytären Zellwerten (PETER und SCHMIDT, R.M., 1964) mit monozytären Reizformen bei perienzephalen hirnatrophischen Erkrankungen.

Literatur

ADAMS, R.D.: A comparison of the morphology of the human demyelinative diseases and experimental "allergic" encephalomyelitis. In: "Allergic" encephalomyelitis. Springfield: Thomas 1959

ADRIAN, G., SUCHODOLETZ, W.v., OLISCHER, R.M.: Zu Funktionsfragen und Transportfragen bei Dysproteinosen und Zellproliferationen infolge ausgeprägter Permeabilitätsstörungen im Liquorraum. In: Neue Forschungsergebnisse des Hirnstoffwechsels und der Entmarkungsencephalomyelitis, S. 195–205. Hrsg. SCHMIDT, R.M. Leipzig: Barth 1974

AGNOLI, A., FIESCHI, C., MANFREDI, M.: Studio della penetrazione emato-liquorale di radioalbumina in alcune sindromie neurologiche. Minerve nuc. **6**, 41–49 (1962)

ALLEN, N.: Beta glucuronidase activities in tumours of the nervous system. Neurology (Minneap.) **11**, 578–596 (1961)

ALLEN, N., REAGAN, E.: Beta glucuronidase activities in cerebrospinal fluid. Arch. Neurol. (Chic.) **11**, 144–154 (1964)

ALLING, G.: Acta neurol. scand. **41** (Suppl. 13) 143 (1965)

ALOV, J.A.: Die Abflußwege des Liquor cerebrospinalis. Vopr. Nejrochir. **17**, 19–34 (1953)

ALY, F.W.: Über das Vorkommen einer elektrophoretisch ähnlich wie das Liquorpraealbumin wandernden Fraktion im Serum. Verh. dtsch. Ges. inn. Med. **61**, 284–289 (1955)

AMES, N., SAKANONE, M., ENDO, A.S.: Na-, K-, Ca-, Mg-, and Gl-concentrations in chlorid plexus fluid and cisternal fluid compared with plasma ultifiltrate. J. Neurophysiol. **27**, 672–682 (1964)

ANDERS, K.H.: Zur Feinstruktur der Arachnoidalzotten bei Mammalia. Z. Zellforsch. **82**, 92–109 (1967)

ANLYAN, A.J., STARR, A.: Glucuronidase activity of spinal and ventricular fluids in humans. Cancer (N.Y.) **5**, 578–580 (1952)

APERT, E., GARCIN, R.: Hémorragic méningée précédant immédiatement le début clinique du fièvre typhoide. Bull. Mém. Soc. méd Hôp. Paris **40**, 1020–1031 (1924)

APPELBAUM, E., ABLER, C.: Advances in the diagnosis and treatment of acute pyogenic meningitis. N.Y. St.J. Med. **58**, 204–263 (1958)

AUERBACH, E.: Hémorrague ménigée dans l'encéphalite épidémique. Med. Thèse Paris 1920

AUSTIN, J.H.: The metachromatic form of diffuse cerebral sclerosis. Diagnosis in five cases during life by microscopic examination and by spot test of urine sediment. Sixth international Congress of Neurology, Brüssel, July 1957. Excerpta Medica p. 53–54, Amsterdam: Excerpta Fund. 1957

Bablik, L.: Liquor und Temperatur beim Hirnabszeß. Mschr. Ohrenheilk. **82**, 264–371 (1948)

Bammer, H.: Zur Tumorzelldiagnostik im Liquor cerebrospinalis. Dtsch. Z. Nervenheilk. **185**, 89–109 (1963)

Bammer, H.: Immunelektrophoretische Darstellung eines thermolabilen und hydrazinempfindlichen Beta-1-Globulins im menschlichen Serum und Liquor (Eine Komplementkomponente.) J. neurol. Sci. **1**, 129–151 (1964)

Bammer, H.: Über die Beziehung der Plasmazellen im Liquor zur Aktivität der multiplen Sklerose. Verh. Dtsch. Ges. inn. Med. **32**, 733–736 (1966)

Bannwarth, A.: Die Zellen der Cerebrospinalflüssigkeit. Arch. Psychiatr. **100**, 533–573 (1933)

Bannwarth, A.: Zur Klinik und Pathogenese der „chronischen lymphozytären Meningitis". 1. u. 2. Mitteilung. Arch. Psychiatr. **117**, 161–185 u. 682–716 (1944)

Bargmann, W.: Über neurosekretorische Verknüpfung von Hypothalamus und Neurohypophyse. Z. Zellforsch. **34**, 610–634 (1949)

Bargmann, W., Schiebler, Th.H.: Histologische und zytochemische Untersuchungen am Subkommissuralorgan von Säugern. Z. Zellforsch. **37**, 583–596 (1952)

Bartalos, M., Györky, F.: Beta-glucuronidases: their significance and relation to cancer. J. Amer. Geriat. Soc. **11**, 21–34 (1963)

Bauer, H.: Über die Bedeutung der Papierelektrophorese des Liquors für die klinische Forschung. Dtsch. Z. Nervenheilk. **170**, 381–401 (1953)

Bauer, H.: Zur Frage der Identität der Liquorproteine mit den Eiweißkörpern des Blutserums. I. Besonderheiten der Liquorproteine hinsichtlich der Vorfraktion, der Gammaglobuline und der proteingebundenen Lipide. II. Die proteingebundenen Kohlenhydrate des Liquors. Dtsch. Z. Nervenheilk. **175**, 354–377 und 488–510 (1956/57)

Bauer, H.: Cerebrospinal fluid. Wld. Neurol. **2**, 254–261 (1961)

Bauer, H.: Die Zerebrospinalflüssigkeit. Neuere Methoden und Forschungsergebnisse als Grundlage der Deutung von Liquorbefunden. Internist (Berl.) **2**, 85–94 (1961)

Bauer, H.: Multiple Sklerose: Grundlagen und Hypothesen der modernen Ursachenforschung. Z. Neurol. **198**, 5–32 (1970)

Bauer, H., Gottesleben, A., Waretzka, K.: Quantitative Immunchemie der Liquorproteine. In: Zukunft d. Neurologie, S. 200–213; Hrsg. Bammer, H.G., Stuttgart: Thieme 1968

Bauer, H., Pilz, H.: Liquorlipide. In: Der Liquor cerebrospinalis, S. 264–272; Hrsg. Schmidt, E.M., Berlin: VEB Volk und Gesundheit 1968

Beck, A.: J. of mental sciences **84**, 370 (1938); Zit. bei Kafka, V. (1953)

Becker, H., Munder, G., Fischer, H.: Über den Leukocytenstoffwechsel bei der Phagocytose. Hoppe-Seylers Z. phys. Chem. **313**, 266–275 (1958)

Begemann, H., Hartwerth, H.-G.: Praktische Hämatologie. 3. Aufl. Stuttgart: Thieme 1967

Béguin, F.: Les méningitis purulentes. Med. Praxis (Bern) **52**, 1426 (1963)

Bennhold, H.: Blutkreislauf und Transportvorgänge im menschlichen Körper. Klin. Wschr. **41**, 109–119 (1963)

Bernier, G.M., Ballieux, R.E., Tominage, K.T., Putnam, F.W.: Heavy chain subclasses of human gamma globulin. Serum distribution and cellular localisation. J. exper. Med. **125**, 303–318 (1967)

Bienengräber, A.: Beitrag auf dem Kolloquium „Grundsubstanz, Zelle, Kapillare" Ref.: Zbl. allg. Pathol. **96**, 384–385 (1956)

Binet, L., Piedelievre, R.: Variations de tensions du liquide céphalorachidien au cours de l'asphyxie. C.R. Soc. Biol. (Paris) **96**, 375–377 (1927)

Biondi, G.: Pathologische Anatomie und Histologie der membranösen (Parses chorioideus) und der nervösen Wände (Ependym) der Hirnventrikel (ohne Geschwülste und eitrige und spezifische Entzündungen). In: Handbuch d. spez. path. Anat. u. Histol. Bd. 13 (Nervensystem) Teil 4, S. 826–895; Berlin, Göttingen, Heidelberg: Springer 1956

Birzis, L., Carter, Ch., Maren, T.H.: Effect of acetazolamide on C.S.F. pressure and electrolyts in hydrocephalus. Neurology (Minneap.) **8**, 522–537 (1958)

Bischoff, A.: Der derzeitige Stand der Liquor-Cytodiagnostik. Schweiz. med. Wschr. **90**, 479–487 (1960)

Blinzinger, K.: Elektronenmikroskopische Untersuchungen am Ependym der Hirnventrikel des Goldhamsters. Acta neuropath. (Berl.) **1**, 527–532 (1966)

Blinzinger, K., Henn, R.: Carcinose der Hirnkammern infolge Geschwulstzellaussaat auf dem inneren Liquorweg. Acta neuropath. (Berl.) **6**, 14–24 (1966)

Boquin, J.: Leptospirose méningée pure à forme hémorrhagique. Presse méd. **83/84**, 1506–1511 (1939)

Braunsteiner, H.: Funktion der Leukozyten. Internist (Berl.) **3**, 89–95 (1962)

Breidenbach, H., Weissbach, H.: Zerebrale Manifestation bei Parablastenleukämien im Kindesalter. Folia haematol. **89**, 283–294 (1968)

Breyer, U., Quadbeck, G.: Der Gehalt des Liquor cerebrospinalis an Magnesium und anderen Kationen bei zentralnervösen Erkrankungen. Dtsch. Z. Nervenheilk. **187**, 595–606 (1965)

Brightman, M.W.: The distribution within the brain of ferritin injected into cerebrospinal fluid compartments. I. Ependymal distribution. J. Cell Biol. **26**, 99–123 (1965)

BROEN, VON B.: Die reaktive lymphoide Zelle. In: Transplantations- und Tumorimmunologie. Hrsg. PASTERNAK, G. u. U. SCHNEEWEISS, S. 93–112. Jena: VEB Fischer 1973

BRONISCH, F.W.: Zur klinischen Symptomatologie des Hirnabszesses unter besonderer Berücksichtigung der Liquorbefunde. Klin. Wschr. **25/26**, 398–400 (1947)

BRÜCHER, H.: Systematik der Retikulosen. Internist (Berl.) **3**, 95–103 (1962)

BÜCHER, TH., MATZELT, D., PETTE, D.: Papierelektrophorese von Liquor cerebrospinalis. Klin. Wschr. **39**, 325–330 (1952)

BUHRLEY, L.E., REED, D.J.: The effect of furosamide on Solium 22 uptake into cerebrospinal fluid and brain. Exp. Brain Res. **14**, 503–510 (1972)

BURGMAN, G.P.: Tumorzellen im Liquor cerebrospinalis bei Medulloblastomen des Kleinhirns bei Kindern. Vop. nejrochir. (Moscva) **15**, 35–47 (1951)

BURGMAN, G.P.: Cytologie der Cerebrospinalflüssigkeit bei Hirngeschwülsten. Moskau: Medgiz 1963

BURGMAN, G.P., MITROFANOWA, N.P.: The dynamics of cerebrospinal fluid composition in dosed trauma of the skull and brain accompanied by the presence of blood in the fluid. Vop. Nejrochir. **23**, 22–39 (1959)

BURNET, F.M.: Immunological recognition of self. Science **133**, 307–311 (1961)

BURTON, L.P.: Terminaisons nérveuses dans le plexus chorioide supossion rouge. C. r. Physiques Genève **59**, 171–173 (1942)

CABANUES, R., ARBUS, L., LAZORTES, Y., SENDRAIL, A.: Catabolisme de l'hémoglobine dans le liquide céphalorachidien au cours des hémorrhagies méningées. Neurochir. (Paris) **14**, 753–758 (1968)

CANAL, N., FRATOLLA, L.: Ricerche sull' inhibitore triptico des liquido cerebrospinale. Riv. Patol. Nerv. Ment. **81**, 165–175 (1960)

CASPARY, E.A.: Comparison of immunological specifity of gamma globulins in the cerebrospinal fluid in normal and multiple sclerosis subjects. J. Neurol. Neurosurg. Psychiat. **28**, 61–64 (1965)

CASPARY, E.A., FIELD, E.J.: Antibody response to central and peripheral nerve antigens in rat and guineapig. J. Neurol. Neurosurg. Psychiat. **28**, 179–182 (1965)

CHRISTENSEN, L.H.O., MATZKE, J.: Acta neurol. scand. **41**, 445 (1965)

CLAUSEN, J.: Immunoelectrophoretic investigations of normal and pathological cerebrospinal fluids. Their correlation with findings in human serum. Wld. Neurol. **1**, 479–490 (1960)

CLEMENS, R.: Die Venensysteme der menschlichen Wirbelsäule. Berlin: de Gruyter 1961

COHNEN, G.: Klinisch diagnostische Bedeutung der Oberflächenmarker menschlicher T- und B-Lymphozyten. Dtsch. med. Wschr. **99**, 2302–2307 (1974)

COLLING, K.G., ROSSITER, R.J.: Alkaline and acid phosphatase in cerebrospinal fluid. Date for normal fluids and fluids from patients with meningitis, poliomyelitis or syphilis. Canad. J. Res. E **28**, 56–58 (1950)

COTTON, A.A., BAYER, J.: The cytological study of the cerebrospinal fluid by Alzheimers method and its diagnostic value in psychiatry. Rev. Neurology Psychiat. **6**, 207–228 (1908)

CUSHING, H.: Concerning a definitive regulatory mechanism of the vasomotor centre which controls blood pressure during cerebral compression. Bull. Johns Hopkins Hosp. **12**, No. 126 (1901)

CUTLER, R.W., PAGE, L., GALACICH, J., WATTERS, G.V.: Formation and absorption of cerebrospinal fluid in men. Brain **91**, 707–720 (1968)

CUTLER, R.W., WATTERS, G.V., HAMMERSTADT, J.: The origin turnover rates of cerebrospinal fluid albumin and gammaglobulin. J. neurol. Sci. **10**, 259–268 (1970)

DANDY, W.E.: Experimental hydrocephalus. Ann. Surg. **70**, 129–137 (1919)

DATTNER, B., THOMAS, E.W., MELLO, L. DE: Criteria for the management of neurosyphilis. Amer. J. Med. **10**, 463–474 (1951)

DAVID, H.: Die Zelle als kybernetisches System. Dtsch. Gesundheitswes. **20**, 53–101 (1965)

DAVID, H.: Elektronenmikroskopische Organpathologie. Berlin: VEB Volk und Gesundheit 1967

DAVIES-JONES, G.A.B.: Lactate dehydrogenase and glutamic oxalatic transaminase of the cerebrospinal fluid in neurological disease. J. neurol. Sci. **11**, 583–591 (1970)

DAVIS, D.B., MOORE, D.H., KABAT, E.A., HARRIS, D.H.: Electrophoretic ultracentrifugal and immunochemic studies on Wassermann antibody. J. Immunol. **50**, 1–16 (1945)

DAVSON, H., LUCK, C.P.: The effect of acetozolamide on the chemical composition of the aqueous tumor and cerebrospinal fluid of some species and on the rate of turnover of Na^{24} in these fluids. J. Physiol. (Lond.) **137**, 279–286 (1957)

DELANK, H.W.: Der Liquor cerebrospinalis bei den sog. Hirnatrophien. Fortschr. Neurol. **25**, 235–364 (1957)

DELANK, H.W.: Das Eiweißbild des Liquor cerebrospinalis und seine klinische Bedeutung. Darmstadt: Steinkopff 1965

DELANK, H.W.: IR-spektroskopische Untersuchungen von Liquoreiweiß. In: Symposion über die Zerebrospinalflüssigkeit. Hrsg. SAYK, J., S. 183–192. Jena: VEB G. Fischer 1966

DELANK, H.W.: Die Immunglobuline im Liquor cerebrospinalis und ihr klinisch diagnostischer Aussagewert. Nervenarzt **42**, 483–490 (1971)

DELANK, H.W.: Liquorbefunde bei der Multiplen Sklerose. Fortschr. Neurol. **40**, 440–453 (1972)

DELANK, H.W., ENGELMANN, G.: Die Lactodehydrogenase und deren Isoenzyme im Liquor cerebrospinalis. Dtsch. Z. Nervenheilk. **187**, 256–264 (1965)

DEMME, H.: Die Liquordiagnostik in Klinik und Praxis. 2. Aufl. München: Urban u. Schwarzenberg 1950

DEMME, H.: Meningitis. Fortschr. Neurol. **20**, 103–172 (1952)

DEMME, H.: Syphilitische Erkrankungen des Gehirns. In: Handbuch der Inneren Medizin. Bd. V/3, S. 271–372. Berlin-Göttingen-Heidelberg: Springer 1953

DEMME, H.: Liquor. Fortschr. Neurol. **24**, 113–148 (1956)

DEMME, H.: Die Bedeutung der Liquoruntersuchung für die Frühdiagnose neurologischer Erkrankungen. Med. Klin. **136**, 290–299 (1956)

DENCKER, S.J.: Studies on spezific cerebrospinal gamma-globulin components. Acta neurol. scand. **39**, Suppl. 4, 317–322 (1963)

DENCKER, S.J.: Immunelektrophoretische Studien über die Globuline des Liquor cerebrospinalis. In: Symposion über die Zerebrospinalflüssigkeit. Rostock 1964. S. 139–143. Hrsg. SAYK, J. Jena: VEB Fischer 1966

DENCKER, S.J., SWAN, B.: Clinical value of protein analysis in cerebrospinal fluid. A micro-immunoelektrophoretic study. Lund: Gleerup 1961 Lunds Univ. Arsskr. N.F. Avd. 2, 57, No 10 (1961)

DENDY, A., NICHOLLS, G.: On the occurence of mesocolic recess in the human brain and its relation to the subcommissural organ of lower vertebrates: with special reference to the distribution of Reissners fibre in the vertebrate series and its possible function. Anat. Anz. **37**, 496–508 (1910)

DOMER, F.R.: Transport of 42 K from blood to cerebropinal fluids in cats. J. Physiol. (Lond.) **158**, 366–373 (1961)

DOMER, F.R., WHITCOMB, M.: Studies on K 42 movement between the blood and the cerebrospinal fluid of cats. J. pharmacol. exp. Ther. **145**, 52–57 (1964)

DUENSING, F.: Zur Kolloidchemie der Salzsäure-Kollargelreaktion. Arch. Psychiatr. **115**, 157 (1943)

EICHHORN, O.: Untersuchungen über die Strömung und Resorption des spinalen Liquors. Dtsch. Z. Nervenheilk. **174**, 31–41 (1955)

EICHHORN, O.: Liquorströmung und -Resorption. Liquorsymposion: Wien 1965

EICKE, W.J.: Gefäßveränderungen bei Meningitis und ihre Bedeutung für die Pathogenese frühkindlicher Hirnschäden. Virchows Arch. path. Anat. **314**, 121–124 (1947)

EICKE, W.J.: Fettkörnchenzellen im Liquor. Nervenarzt **20**, 551 (1949)

EMANUEL, G.: Eine neue Reaktion zur Untersuchung des Liquor cerebrospinalis. Berl. Klin. Wschr. **30**, 792–797 (1915)

ENGELHARDT, FR.: Morphologische Grundlagen der Beziehungen zwischen Hypophyse und Hypothalamus. In: Handbuch der Neurochirurgie, Bd. I/2, S. 1–212. Berlin-Heidelberg-New York: Springer 1968

ESKUCHEN, K.: Die Lumbalpunktion. Berlin: Urban u. Schwarzenberg 1919

ESSER, H.: Die elektrophoretische Untersuchung der Liquoreiweißkörper und ihre klinische Bedeutung. Münch. med. Wschr. **94**, 2314–2318 (1952)

FANCONI, G.: Die abakteriellen Meningitiden. Erg. inn. Med. Kinderhk. **81**, 93–103 (1945)

FANCONI, G., LÖFFLER, W.: Streptomycin und Tuberkulose. Basel: Schwabe 1948

FELDBERG, W., FLEISCHHAUER, K.: Penetration of bromophenol blue from the perfused cerebral ventricels into the brain tissue. J. physiol. (Lond.) **150**, 431–462 (1960)

FIELD, E.J., SHENTON, B.K., MEYER-RIENECKER, H.J., JENSSEN, H.L., KÖHLER, H., GÜNTHER, I.K., FRIEMEL, H.: Die Makrophagen-Elektrophorese-Mobilitäts- (MEM) Methode: Ihre Anwendung in der klinischen Immunbiologie. Dtsch. Ges.-Wesen **30**, 377–383 (1975)

FISCHER, O.: Klinische und anatomische Beiträge zur Frage nach Ursachen und Bedeutung der cerebrospinalen Pleozytose. Jahrb. Psychiatr. Neurol. **27**, 313 (1906)

FISCHER, O.: Die anatomische Grundlage der zerebrospinalen Pleozytose. Mschr. Psychiatr. Neurol. **27**, 512 (1910)

FISHER, R.G., COPENHAUER, J.H.: Metabolic activity of the choroid plexus. Sixth International Congress of Neurology, Brussels 21.–28. July 1957. Kalverstadt: Excerpta Medica Fundation 1957, S. 55–56

FISHMAN, W.H., ANLYAN, A.J., GORDON, E.: Beta glucuronidase activity in human tissues. Some correlations with the physiology of reproduction. Cancer Res. **7**, 808–814 (1947)

FISHMAN, R.A., HALLA, R.J.: Exchange of albumin between plasma and cerebrospinal fluid. Amer. J. Physiol. **175**, 96–98 (1953)

FISHMAN, R.A., RANSOHOFF, J.R.: The appearance of radio-iodinated serum albumin in the cerebrospinal fluid of hydrocephalic infants. Amer. Neurol. Ass. **169**, 43–54 (1955)

FLECKENSTEIN, E.: Zur Energetik des Natrium-Kalium-Austausches am erregten Nerven. Pflügers Arch. ges. Physiol. **253**, 321 (1951)

FLEISCHER, G.A., WAKIM, K.G., GODSTEIN, N.P.: Glutaminic oxalatic transaminase and lactic dehydrogenase in serum and cerebrospinal fluid of patients with neurologic disorders. Proc. Mayo Clin. **32**, 188–197 (1957)

FRAZIER, G., PEET, J.: Factors of influence in the origin and circulation of cerebrospinal fluid. Amer. J. Physiol. **35**, 368–376 (1914)

FRESEN, O.: Zur normalen und pathologischen Histologie des retikuloendothelialen Systems. Med. Hab. Schr. Düsseldorf 1945

FRICK, E.: Immunelektrophoretische Untersuchungen über „spezifische“ Proteine im Liquor cerebrospinalis. Klin. Wschr. **43**, 357–361 (1965)

Frick, E.: Über die Eiweißkörper. In: Symposion über die Zerebrospinalflüssigkeit. S. 105–127. Jena: VEB Fischer 1966

Frick, E.: Untersuchungen mit markierten Proteinen zur Frage der Abstammung der Liquoreiweißkörper. In: Der Liquor cerebrospinalis. S. 251–261. Hrsg. Schmidt, R.M. Berlin: VEB Volk und Gesundheit 1968

Frick, E., Scheid-Seydel, L.: Untersuchungen mit I^{131} markiertem Albumin über Austauschvorgänge zwischen Plasma und Liquor cerebrospinalis. Klin. Wschr. **36**, 66–69 (1958a)

Frick, E., Scheid-Seydel, L.: Untersuchungen mit I^{131}-markiertem Gammaglobulin zur Frage der Abstammung der Eiweißkörper. Klin. Wschr. **36**, 645–651 (1958b)

Frick, E., Scheid-Seydel, L.: Untersuchungen mit I^{131}-markierten Beta-Globulinen zur Frage der Abstammung der Liquoreiweißkörper. Klin. Wschr. **38**, 1240–1243 (1960)

Frick, E., Scheid-Seydel, L.: Untersuchungen mit I^{131}-markiertem Transferrin zur Frage der Abstammung der Liquoreiweißkörper. Klin. Wschr. **41**, 589–593 (1963)

Frick, E., Stickl, H., Zinn, K.H.: Lymphozytentransformation bei Multipler Sklerose. Klin. Wschr. **52**, 235–245 (1974)

Friede, R.L.: Surface structures of the aqueduct and the ventricular walls: A morphologic comparative and histochemical study. J. compor. Neurol. **116**, 229–247 (1961)

Friede, R.L., Fleming, L.M., Knoller, M.: A quantitative appraisal of enzyme histochemical methods in Brain tissue. J. histochem., cytochem. **11**, 232–245 (1963)

Fritze, E.: Celluläre und humorale „Abwehr“-Systeme und -Reaktionen. Erg. inn. Med. Kinderheilk. NF **9**, 282–329 (1958)

Froin, G.: Inflammations meningée reaction chromatique, fibrineuse et leucocytique du liquide céphalo-rachidien. Gaz. Hôp. **11**, 76 (1903)

Gallbrun u. Polonowski, zit. bei Schaltenbrand, G. u. Wolff, H.: Die Produktion und Zirkulation des Liquors und ihre Störungen. In: Handbuch der Neurochirurgie Bd I/1, S. 91–207. Berlin: Springer 1959

Gänshirt, H.: Die Sauerstoffversorgung des Gehirns und ihre Störung bei Liquordrucksteigerung und beim Hirnödem. Berlin-Göttingen-Heidelberg: Springer 1957

Gellhorn, E.: Das Permeabilitätsproblem. Berlin: Springer 1929

Giercke, K.: Vergleichende Kontrastmitteluntersuchungen bei neurologisch nachweisbaren Prozessen im Spinalkanal unter besonderer Berücksichtigung der kaudalen Abschnitte. Habilschr. Rostock 1967

Giese, W.: Die eitrigen Hirnhautentzündungen und ihre ätiologische Differenzierung. Eine pathologisch-anatomische Studie. Beitr. pathol. Anat. **109**, 229–351 (1944)

Gohr, H., Scholl, O.: Untersuchungen über das Vorhandensein von gerinnungshemmenden und gerinnungsfördernden Substanzen im Liquor cerebrospinalis bei verschiedenen Nervenkrankheiten. Dtsch. Gesundheitswesen **7**, 1336–1342 (1953)

Goldmann, E.E.: Vitalfärbungen am Zentralnervensystem. Abh. preuß. Akad. Wiss. Berl. Physik.-math. Kl 1. 1–8 (1913)

Goldensohn, E.S., Whitehead, R.W., Parry, T.M., Spencer, I.M., Grover, R.F., Draper, W.B.: Studies on diffusion respiration. Effect of diffusion respiration and high concentrations of CO_2, on cerebrospinal fluid pressure of anesthetized dogs. Amer. J. Physiol. **165**, 334–340 (1951)

Grabar, P., Williams, C.A., Jr.: Méthodes permettantes l'étude conjugée des propriétes électrophorétique et immunochimique d'un mélange de proteines. Application au sérum sanguin. Biochem., Biophys. Acta (Amst.) **10**, 193–194 (1953)

Grassmann, W., Hannig, K., Knedel, A.: Über ein Verfahren zur elektrophoretischen Bestimmung der Serumproteine auf Filterpapier. Dtsch. med. Wschr. **76**, 333–335 (1951)

Green, G.B., Oldewurtel, H.A., O'Doherty, D.A., Forster, F.M.: Cerebrospinal fluid transaminase and lactic dehydrogenase activities in neurologic diseases. Arch. Neurol. Psychiatr. (Chic.) **80**, 148–156 (1958)

Grote, W.: Untersuchungen über die medikamentöse Behandlung intrakranieller Drucksteigerung. Acta neurochir. Suppl. VII, S. 519–527 (1961)

Grote, W.: Gehirnpulsationen und Liquordynamik. Acta neurochir. Suppl. XII. (1964)

Grote, W., Wüllenweber, R.: Über Liquordruckkrisen – spontane Druckschwankungen bei intrakraniellen Liquorpassagestörungen. Acta neurochir. Suppl. IX. (1960)

Guillain, G., Roche, G. la, Lechelle, P.: La réaction du benzoin colloidal. Paris: Masson 1926

Habeck, D.: Vergleichende papierelektrophoretische Untersuchungen von Blut und Liquorproteinen als Beitrag zur Frage der Herkunft der Eiweißkörper in der Zerebrospinalflüssigkeit. Med. Diss. Münster (Westf.) 1956

Habeck, D.: Die Papierelektrophorese der Eiweißkörper des Liquor cerebrospinalis. Psychiatr. Neurol. (Basel) **139**, 185–204 (1960)

Habeck, D.: Zur Verminderung des Gesamteiweißgehaltes im Liquor cerebrospinalis, unter besonderer Berücksichtigung der elektrophoretischen V-Fraktion. Arch. Psychiatr. **202**, 354–370 (1961/62)

Habeck, D.: Zur klinischen Bedeutung von Liquorbefunden bei Hirntumoren. In: Symposion der

Zerebrospinalflüssigkeit. Rostock 1964, S. 247–255. Hrsg. SAYK, J.; Jena: VEB Fischer 1966

HACKENBERG, P.: Zur Frage der Lipid-Phanerose der Zellen im Liquorraum. In: Neue Forschungsergebnisse des Hirnstoffwechsels und der Entmarkungsencephalomyelitis. S. 206–209 Hrsg. SCHMIDT, R.M. Leipzig: Barth 1974

HAHNEFELD, P.: Histochemische Untersuchungen zur Verteilung und Aktivität hydrolytischer Enzyme in Gliomen. Dtsch. Z. Nervenheilk. **192**, 165–173 (1967)

HANZAL, F.: Glucolactic quotient of the cerebrospinal fluid. Neurol. a Psychiatr. ceskoslov. **18**, 107–113 (1955)

HANZAL, F.: Über den Vergleich der Liquoreiweißkörper mit denen des Serums auf Grund unserer Erfahrungen mit der Immunelektrophorese und Polarographie. In: Symposion über die Zerebrospinalflüssigkeit. Rostock 1964, S. 193–200. Hrsg. SAYK, J. Jena: VEB Fischer 1966

HANZAL, F., SKALIČKOVÁ, O., VIKLICKY, J.: Mozko mišnimok. Praha: Stat. Zdrav. Nakladatelstvi 1963

HARRIS, W.H., SONNENBLICK, H.E.: A study of calcium and magnesium in the cerebrospinal fluid. Yale J. Biol. Med. **27**, 297–305 (1959)

HARVEY, S., BURR, H.S., CAMPENHOUT, E. VAN: The development of the meninges. Arch. Neur. **15**, 545–568 (1926)

HASCHE, E.: Der Nachweis von Tumorzellen im Liquor cerebrospinalis im Rahmen der Tumordiagnostik. Psychiatr. Neurol. med. Psychol. (Lpz.) **2**, 9–12 (1950)

HAUG, K.: Klinische und pharmakodynamische Untersuchungen des Liquordruckes vermittels Dauerdruckmessungen bei Geisteskranken. Zschr. Psychiatr. **97**, 185–206 (1932)

HAUPTMANN, A.: Der Weg über den Liquor. Dtsch. Z. Nervenheilk. **89**, 53 (1925)

HEITMANN, R., UHLENBRUCK, G.: Über den Nachweis „spezifischer" Proteine im Liquor cerebrospinalis durch die Immunoelektrophorese. Dtsch. Z. Nervenheilk. **188**, 187–199 (1966)

HELD, D., FENCL, V., PAPPENHEIMER, J.R.: Electrical potential of cerebrospinal fluid. J. Neurophysiol. **27**, 942–959 (1964)

HEMMER, R.: Der Liquordruck. Stuttgart: Thieme 1960

HEYCK, H.: Der Kopfschmerz. Stuttgart: Thieme 1964

HEYMANN u.Mitarb., zit. bei LINKE, P.G.: Säure-Basen-Haushalt des Liquors. In: Der Liquor cerebrospinalis. Hrsg. SCHMIDT, R.M. S. 99. Berlin: VEB Volk u. Gesundheit 1968

HINSBERG, K., GEINITZ, W.: Liquor cerebrospinalis. In: Hoppe-Seyler/Thierfelder's Handbuch der physiologischen und pathologisch-chemischen Analyse Bd. 5. Berlin-Göttingen-Heidelberg: Springer 1953

HITZSCHKE, B.: Zustandsänderungen kollagener Fasern der Leptomeninx unter experimentellen Bedingungen. Beitrag zur Frage der symptomatischen Hygrophilie in der Bedeutung für die quantitativen Liquoreiweißrelationen. Dtsch. Z. Nervenheilk. **192**, 112–123 (1967)

HITZSCHKE, B., MEYER-RIENECKER, H.J., SAYK, J., SCHROETER, P.: Die experimentelle allergische Encephalomyelitis als Modell einer neuroallergischen Erkrankung. Z. ärztl. Fortbild. **63**, 1315–1320 (1969)

HOCHSTETTER, F.: Beiträge zur Entwicklungsgeschichte des menschlichen Gehirns in 2 Teilen. Wien-Leipzig: Deuticke 1929

HOCHWALD, G.M., SAHAR, A.: Effect of spinal fluid pressure on cerebrospinal fluid formation. Exper. Neurol. (N.Y.) **32**, 30–40 (1971)

HOCHWALD, G.M., THORBECKE, G.J.: Occurence of myeloma-like γ-Globulin in C.S.F. of a four-month old infant with hydrocephalus. Pediatrics **33**, No 3 (1964)

HOFMANN, G., SCHINKO, H.: Elektrophoretische Trennung von Hirngewebe. Klin. Wschr. **34**, 86–92 (1956)

HOGBEN, C.A.M., WISTRAND, P., MAREN, TH.M.: Bioelectric potentials of blood and cerebrospinal fluid. Amer. J. Physiol. **199**, 124–126 (1960)

HOPKINS, E.L., HENDRICKS, CH.H., CIBILS, L.A.: Cerebrospinal fluid pressure in labor. Amer. J. Obstet. Gynec. **93**, 907–918 (1965)

HORSTMANN, E.: Die Faserglia des Selachiergehirns. Z. Zellforsch. **39**, 588–617 (1954)

HRADZIRA, C.L.: Beurteilung der Liquorzellproliferation unter dynamischen Aspekten. In: Symposion über die Zerebrospinalflüssigkeit Rostock 1964. S. 97–101. Hrsg. SAYK, J. Jena: VEB Fischer 1966

HUECK, W.: Über die zelluläre und organoide Betrachtungsweise der Geschwülste. Arch. Klin. Chir. **22**, 202–218 (1941)

HURST, E.W.: Acute haemorrhagic leucoencephalitis previously undefined entity. Med. J. Aust. **12**, 1 (1941)

IRWIN, G.R.: Cerebrospinal fluid pH and respiratory rate in bacteriological meningitis. Dis. nerv. Syst. **33**, 276–279 (1972)

JACOBY, R.K., JACOBY, W.B.: Lactic dehydrogenase of cerebrospinal fluid in the differential diagnosis of cerebrovascular disease and brain tumour. J. Neurosurg. **15**, 45–51 (1958)

JAGER DEN HARTOG, W.A.: Cytopathology of the cerebrospinal fluid examined with the sedimentation technique after Sayk. J. neurol. Sci. **9**, 155–177 (1969)

JAMES, E., JR., STOCKER, E.P., NOVAK, G., BARNS, B.: Correlation of serial cisternograms and cerebrospinal fluid pressure measurements in experimental communicating hydrocephalus. Neurology (Minneap.) **28**, 1226–1233 (1973)

JÄNISCH, W., WEISS, F.: Die Randzonensiderose des Zentralnervensystems. Zbl. allg. Path. Anat. **105**, 537 (1964)

JOCHIMS, J.: Mitwirkung der polymorphkernigen Leukozyten beim Transport und Stoffwechsel der Fette. Klin. Wschr. **37**, 1196–1197 (1959)

JORKE, D.: Die Lymphoidzellen des Blutes. Berlin: Akademieverlag 1963

JUNKER, F.: Die Zellen des Liquor cerebrospinalis im Phasenkontrastmikroskop. Dtsch. Z. Nervenheilk. **166**, 237–246 (1951)

KABAT, E.A., GLUSMAN, M., KNAUB, V.: Quantitative estimation of the albumin and gamma globulin in normal and pathologic cerebrosphinal fluid by immunochemical methods. Amer. J. Med. **4**, 653–662 (1948)

KAFKA, V.: Neues aus dem Gebiete der diagnostischen Untersuchung des Blutes und der Zerebrospinalflüssigkeit bei Erkrankungen des Zentralnervensystems. Dtsch. med. Wschr. **39**, 1874–1876 (1913)

KAFKA, V.: Serologische Studien des Paralyseproblems. Münch. med. Wschr. **21**, 955 (1920)

KAFKA, V.: Die ungefärbte und gefärbte Normomastixreaktion der Rückenmarkflüssigkeit. Dtsch. med. Wschr. **47**, 1422–1426 (1921)

KAFKA, V.: Der Eiweißquotiont des Liquor cerebrospinalis. Klin. Wschr. **5**, 2068–2069 (1926)

KAFKA, V.: Die Zerebrospinalflüssigkeit. Leipzig, Wien: Deuticke 1930

KAFKA, V.: Zur Geschichte der Eiweißforschung der Cerebrospinalflüssigkeit. Acta psychiatr. (Københ.) **21**, 857–869 (1946)

KAFKA, V.: Über gerinnungsaktive Stoffe und die Gerinnungsrelation in der Cerebrospinalflüssigkeit. Acta psychiatr. (Københ.) **26**, 67–84 (1950)

KAFKA, V.: Der heutige Stand der Liquordiagnostik. Dtsch. Z. Nervenheilk. **163**, 564–576 (1950)

KAFKA, V.: Liquor cerebrospinalis und Immunitätsforschung. Fortschr. Neurol. **21**, 311–341 (1953)

KARCHER, D., LOWENTHAL, A., SANDE, M. VAN: Déterminations de la teneur du liquide céphalorachidien en Ca, en K et en Na. Rev. belge Path. **26**, 1–15 (1957)

KASTEIN, G.W.: Über die Bestimmung des isoelektrischen Punktes der Eiweißkörper des Liquor und des Serums. Klin. Wschr. 1103–1105 (1941)

KATZMAN, R., HUSSEY, F.: Cerebrospinal fluid pressure of Infusions. Neurology (Minneap.) **20**, 534–544 (1970)

KEY, A., RETZIUS, G.: Studien in der Anatomie des Nervensystems und Bindegewebes. Stockholm: Norstedt u. Söner 1875

KISZELY, G., POSALAKY, Z.: Mikrotechnische und histochemische Untersuchungsmethoden. Budapest: Akademiai Klado 1964

KLEINE, T.O.: Struktur und Biosynthese von Antikörpern. Z. klin. Chem. Klin. Biochem. **7**, 313–324 (1969)

KLEINSCHMIDT, A.: Hämagglutinationen in normalem und pathologischem Liquor. Z. Immun.-Forsch. **106**, 514–518 (1949)

KLINGER, M., STRICHER, E., HUNZINGER, W.: Allgemein- und Carotisblutdruck bei der Angiographie. Zbl. Neurochir. **16**, 57–64 (1956)

KLINKMANN, H.: Elektrolyte der Zerebrospinalflüssigkeit im urämischen Desequilibrium-Syndrom. In: Neue Forschungsergebnisse des Hirnstoffwechsels und der Entmarkungsencephalomyelitis. S. 162–184 Hrsg. SCHMIDT, R.M.; Leipzig: Barth 1974

KNAPP, A.: Über die Papierelektrophorese des Liquor cerebrospinalis. Arch. klin. exp. Derm. **201**, 446–477 (1955)

KOCH, G.: Beitrag zur elektrophoretischen Untersuchung des Liquor cerebrospinalis im Kinderalter unter besonderer Berücksichtigung der Meningitiden. Z. Kinderheilk. **77**, 563–572 (1956)

KÖLMEL, H.W., CHONÉ, B.: Tumorzellen im Liquor – Ein Beitrag zur differenzierten Cytodiagnostik. Nervenarzt **43**, 644–645 (1972)

KRAIKO, E.S.: The diagnostic significance of determining aldolase activity of C.S.F. in different forms of meningitis. Z. Neuropath. Psychiat. **69**, 1336–1343 (1969)

KREBS, H.A., EGGLESTON, L.V., TRENER, C., zit. bei SIEGRIST, H. u. MEYER, H.M. (1954)

KRENTZ, M.J., DYKEN, P.R.: Csf-cytomorphology. Sedimentation and Filtration. Arch. Neurol. (Chicago) **26**, 253–257 (1972)

KRÜCKE, W.: Erkrankungen der peripheren Nerven. In: Handbuch d. spez. pathol. Anat. u. Histol. B. XIII./S. 1–248. Berlin-Göttingen-Heidelberg: Springer 1955

KRÜCKE, W.: Das morphologische Bild der Erkrankung peripherer Nerven. Regensb. Jb. Ärztl. Fortbild. **10**, 235–245 (1962)

KULCZYCKI, J., OLISCHER, R.M., OSUCH, Z.: Liquorzytologische Beobachtungen im Verlauf meningealer blastomatöser Prozesse. Psychiatr. Neurol. Med. Psychol. (Lpz.) **26**, 676–684 (1974)

KUWERT, E., FIRNHABER, W., MAI, K., PETTE, H.: Komplementsystem und Liquor cerebrospinalis. I. Methodik und Bezugswerte. Z. Immun.-Forsch. **127**, 321–342 (1964)

LANGE, C.: Die Ausflockung kolloidalen Goldes durch Cerebrospinalflüssigkeit bei syphilitischen Affektionen des Zentralnervensystems. Z. Chemotherap. **1**, 1–12 (1912)

LATINEN, L.: Origin of arterial pulsation of cerebrospinal fluid. Acta neurol. scand. **44**, 168–176 (1968)

LEHRER, G.M.: The quantitative histochemistry of human glial tumours. In: The biology and treatment of intracraniel tumours; p. 140–153. Springfield: Thomas 1962

LEONHARDT, H.: Intraplasmatischer Stofftransport und Bluthirnschranke. Z. Mikrosk.-anat. Forsch. **58**, 449–530 (1952)

LEONHARD, H.: Ependym, in: Zirkumventrikuläre Organe. Hrsg. STERBA, G.; Jena: VEB G. Fischer 1969

LETTERER, E.: Die Bedeutung der Morphologie für die Immunpathologie. In: Fortschritte klinischer Immunologie. S. 11–36. Hrsg. KLEINSORGE, H.; Jena: VEB Fischer 1966

LETTERER, E.: Grundsätzliche Möglichkeiten zellulärer und geweblicher Reaktion bei Allergie. Dtsch. med. Wschr. **94**, 442–448 (1969)

LEUSEN, I.P.: Chemosensitivity of the respiratory center. Influence of changes in the H^+ and total buffer concentrations in the cerebral ventricles on respiration. Amer. J. Physiol. **176**, 45–51 (1945)

LINDGREN, E.: Röntgenologie. In: Handbuch der Neurochirurgie, Bd. II. Heidelberg: Springer 1954

LINK, H.: Immunglobulin G and low molecular weight proteins in human cerebrospinal fluid. Kopenhagen: Munksgaard 1967

LINKE, P.G.: Säure-Basen-Haushalt des Liquors. In: Der Liquor cerebrospinalis. Hrsg. SCHMIDT, R.M., S. 95–110. Berlin: VEB Volk und Gesundheit 1968

LINKE, P.G.: Liquorzirkulation und Dynamik. In: Der Liquor cerebrospinalis. S. 41–93. Hrsg. SCHMIDT, R.M., Berlin: VEB Volk u. Gesundheit 1968

LOESCHKE, H.H.: Über den Einfluß von CO_2 auf die Bestandpotentiale der Hirnhäute. Pflügers Arch. ges. Physiol. **262**, 532–536 (1956)

LOESCHKE, H.H., MITCHELL, A.R.: Properties and localization of intracranial chemosensibility. In: Regulation of Human Respiration. Hrsg. CUNNINGHAM, D.J.C., BO. L. LOYD, S. 243–256 Oxford: Blackwell 1962

LÖHR, E., JAKOBY, G.: Die Darstellung der peripheren Nerven im Röntgenbild. Arch. Klin. Chir. **61**, 115 (1932)

LOWENTHAL, A.: Agar gel electrophoresis in neurology. Amsterdam: Elsevier 1964

LOWENTHAL, A.: Elektrophoretische und chromatographische Untersuchungen des Liquor cerebrospinalis. In: Symposion über den Liquor cerebrospinalis. Wien 1965. S. 121–129. Wien. Z. Nervenheil. Suppl. 1, 1966

LOWENTHAL, A., KARCHER, D., SANDE, M.v.: Beitrag zur Elektrophorese und Enzymelektrophorese zur Erforschung der Proteine des ZSF des Menschen. In: Symposion über die Zerebrospinalflüssigkeit Rostock 1964. S. 120–137. Hrsg. SAYK, J.; Jena: VEB Fischer 1966

LÜTHY, F.: Liquor cerebrospinalis. In: Handbuch der Inneren Medizin. Bd. V/1. S. 1048–1084. Berlin-Göttingen-Heidelberg: Springer 1953

MACHETANZ, E., HABECK, D.: Liquorelektrophoretische Untersuchungen bei neurologischen Erkrankungen im Kindesalter. Zbl. Kinderheilk. **81**, 454 (1958)

MAGNUS, W., JAKOBI, W.: Über den Liquor cerebrospinalis und das Hirnödem. Arch. klin. Chir. **136**, 625–635 (1925)

MANCINI, G., VAERMAN, J.P., CARBONARA, A.O., HEREMANS, J.F.: A simple-radial-diffusion method for the immunological quantification of protein. In: Protides of the biological fluids. Ed. PETERS, H., Vol. XI. P. 370–373; Amsterdam: Elsevier 1963

MARTIN, H.H.: The immunglobulins: a review. J. clin. Path. **22**, 117–131 (1969)

MASSION, W., MITCHELL, R.A., SEVERINGHAUS, J.W.: Respiratory chemoreceptor activity in the area postrema in the fourth ventricle. Anesthesiology **22**, 137–138 (1961)

MATIAR, H., SCHMIDT, C.: Die Veränderungen der Liquorproteine bei entzündlichen Erkrankungen der Meningen. Dtsch. Z. Nervenheilk. **176**, 200–218 (1957)

MATIAR-VAHAR, H.: Zur Humeralogie der Neurolues. Dtsch. Z. Nervenheil. **185**, 521 (1963)

McCORMICK, W.F., COLEMAN, S.A.: A membrane filter technic for cytology of spinal fluid. Amer. J. clin. Path. **38**, 191–194 (1962)

MESTREZAT, M.: L'origine du liquide céphalo-rachiden. Perméabilité meningée capillaire et composition de cette humeur. Revue neur. **34**, 330–337 (1927)

METZ, U.: Untersuchungen über das Verhalten von Blutdruck, Pulsfrequenz und Blutbild bei der Hirnarteriographie. Dtsch. med. Wschr. **78**, 1699–1702 (1953)

METZGER, A.: Der diagnostische Wert des Erythrophagennachweises im Liquor cerebrospinalis bei stattgehabter Subarachnoidalblutung. Eine experimentelle Studie. Med. Diss. Zürich 1965

MEYER, H.H.: Der Liquor: Untersuchung und Diagnostik. Berlin: Springer 1949

MEYER-RIENECKER, H.J.: Liquorbefunde im Verlauf akuter Polyneuritiden. In: Symposion über die Zerebrospinalflüssigkeit Rostock 1964. S. 261–266. Hrsg. SAYK, J. Jena: VEB Fischer 1966

MEYER-RIENECKER, H.J.: Ergebnisse der Untersuchung des Liquor cerebrospinalis zur Immunbiologie entzündlicher Erkrankungen des Nervensystems. Habilschr. Rostock 1969

MEYER-RIENECKER, H.J.: Neuroimmunologische Grundkonzeptionen. Psychiat. Neurol. med. Psychol. (Lpz.) **24**, 625–639 (1972)

MEYER-RIENECKER, H.J.: Grundlagen des qualitativen Nachweises der Immunglobuline im Liquor cerebrospinalis und sein Bedeutungswert. Wiss. Z. Univ. Rostock, **22**, 213–221 (1973)

MEYER-RIENECKER, H.J., OLISCHER, R.M.: Aspekte der diagnostischen Kriterien und Klassifikation der Multiplen Sklerose. Fortschr. Neurol. **42**, 385–418 (1974)

MIES, H.J.: Einengung von Liquor cerebrospinalis als Vorbereitung zur Papierelektrophorese. Klin. Wschr. **31**, 159–161 (1953)

MITCHELL, R.A., LOESCHKE, H.H., SEVERINGHAUS, J.W., RICHARDSON, B.W., MASSION, H.W.: Regions of respiratory chemosensitivity on the surface of the medulla. Ann. N.Y. Acad. Sci. **109**, 661–681 (1963)

MITHOFFER, J.A.: Increased intracranial pressure in emphysema by oxygen inhalation. J. Amer. med. Ass. **149**, 1116–1120 (1952)

MOESCHLIN, S.: Untersuchungen über die Genese und Funktion der Blutplasmazellen. Helv. med. Acta **7**, 5/6 (1940/41)

MOLLARET, M.P.: La méningite endothélio-leukozytaire multicurrente benigne, syndrome nouveau ou maladie nouvelle? Rev. neurol. **76**, 57 (1944)

MOLLARET, P., SCHNEIDER, J.: Classification épidémiologique et virologique des encephalitis humaines. Rev. neurol. **108**, 225–266 (1963)

MONAKOW, C.v.: Der Kreislauf des Liquor cerebrospinalis. Schweiz. Arch. Neurol. Psychiatr. **233**, 8–15 (1921)

MOSSO, A.: Die Temperatur des Gehirns. Leipzig: Veith 1894

MOTTSCHALL, H.-J., LOESCHKE, H.H.: Messungen des transmeningealen Potentials der Katze bei Änderungen des CO_2-Druckes und der H^+-Ionenkonzentration im Blut. Pflügers Arch. ges. Phisiol. **277**, 662–670 (1963)

MÜLLER, W.: Beobachtungen in lebenden Liquorzellen unter Gewebekulturbedingungen. Z. Neurol. **198**, 315–331 (1970)

MUMENTHALER, M., MÄRKI, H.: Über die Liquorelektrophorese. Methodik und klinische Anwendung. Klin. Wschr. **35**, 1–7 (1957)

NAUMANN, W.: Zur Histochemie des Subkommissuralorgans und des Reissnerschen Fadens. In: Zirkumventrikuläre Organe und Liquor. Hrsg. STERBA, G.: S. 59–63. Jena: VEB Fischer 1969

NAYLOR, B.: The cytologic diagnosis of cerebrospinal fluid. Acta Cytol. **8**, 141–149 (1964)

NEEL, A.v.: The content of cells and proteins in the normal cerebrospinal fluid. København: Munksgaard 1939

NISSL, F.: Die Bedeutung der Lumbalpunktion für die Psychiatrie. Zbl. Nervenkrh. **27**, 225 (1904)

NOELL, W., SCHNEIDER, M.: Quantitative Angaben über die Durchblutung und Sauerstoffversorgung des Gehirns. Pflügers Arch. ges. Physiol. **250**, 35–41 (1948)

NONNE, M.: Syphilis und Nervensystem. Berlin: Karger (1921)

OEHMICHEN, M., SCHÜTZE, G.: Erythrophagen in der Liquorzelldiagnostik der Subarachnoidalblutung. Nervenarzt **44**, 407–416 (1973)

OKUDA, S.J.: Lipid findings in cerebrospinal fluid. Oriental Med. **29**, 84 (1938)

OLISCHER, R.M.: Zur Differenzierung der lymphozytären Zellen im Liquor cerebrospinalis. Acta biol. med. german. **17**, 755–758 (1966)

OLISCHER, R.M.: Die Zellreaktionen des Liquor cerebrospinalis. Ergebnisse liquorzytologischer Untersuchungen in der Klinik entzündlicher und Tumorerkrankungen des Zentralnervensystems. Med. Hab. Schr. Rostock 1969

OLISCHER, R.M.: Der Nachweis der unspezifischen Esterase in Liquorzellen. Z. Neurol. **200**, 61–69 (1971)

OLISCHER, R.M.: Reaktionen mononukleärer Zellen im Liquor cerebrospinalis. Wien. Z. Nervenheilk. **30**, 261–275 (1972)

OLISCHER, R.M., MEYER-RIENECKER, H.J., ZIEGLER, E.M.: Die Neuritis retrobulbaris in der Frühdiagnostik der Encephalomyelitis disseminata. Z. ärztl. Fortbild. **65**, 735–740 (1971)

OLISCHER, R.M., SAYK, J.: Liquor- insbesondere Zellbefunde bei Meningitiden. Fortschr. Neurol. **35**, 453–474 (1967)

OLISCHER, R.M., SAYK, J.: Über die Anreicherung von Zellen der Zerebrospinalflüssigkeit mit dem Sedimentkammerverfahren zur ultrastrukturellen Darstellung. Psychiat. Neurol. med. Psychol. (Lpz.) **21**, 299–301 (1969)

OLISCHER, R.M., SUCHODOLETZ, W.v.: Zur Bewertung quantitativer Zellbefunde im bluthaltigen Liquor cerebrospinalis. Z. ärztl. Fortb. **66**, 213–218 (1972)

OPPELT, W.W., MACINTYRE, I., RALL, D.P.: Magnesium exchange between blood and cerebrospinal fluid. Amer. J. Physiol. **205**, 959–962 (1963)

OSTERTAG, B.: Die Auswertung des Hirnpunktats und Liquorsedimentes bei den raumbeengenden Prozessen des Schädels. Dtsch. Z. Nervenheilk. **130**, 141–153 (1933)

OUCHTERLONY, Ö.: Antigen-antibody reactions in gels. Acta path. microbiol. scand. **26**, 507–515 (1949)

PALLIS, C.H.: Some observations on magnesium in cerebrospinal fluid. J. clin. Path. **18**, 762–776 (1965)

PASSOW, H.: Passive Permeabilität von Zellmembranen. Zur Frage der Penetration durch Poren. Klin. Wschr. **41**, 130–138 (1963)

PASTERNAK, G., SCHNEEWEISS, U.: Transplantations- und Tumorimmunologie. Jena: VEB Fischer 1973

PAULI, H.G., VORBURGER, C., REUBI, F.: Chronic derangements of cerebrospinal fluid acid-base components in men. J. app. Physiol. **17**, 993–998 (1962)

PETER, A., SCHMIDT, R.M.: Cerebrale Gefäßprozesse und ihre Liquorbefunde. Arch. Psychiatr. Z. ges. Neurol. **205**, 171–177 (1964)

PETERS, G.: Spezielle Pathologie der Krankheiten des zentralen und peripheren Nervensystems. Stuttgart: Thieme 1951

PETTE, H.: Die Virusmeningitis. Dtsch. Z. Nervenheilk. **171**, 261–274 (1953/54)

PETTE, H., KALM, H.: Die entzündlichen Erkrankungen des Gehirns und seiner Häute. In: Handbuch der Inneren Medizin. Bd. V/3 S. 106–270 Berlin-Göttingen-Heidelberg: Springer 1953

QUADBECK, G.: Physiologie des Liquorsystems. In: Der Liquor cerebrospinalis. Hrsg. SCHMIDT, R.M.: S. 13–27. Berlin: VEB Volk u. Gesundheit 1968

QUADBECK, G.: Probleme der Austausch- und Transportfunktion im Csf-Raum. In: Neue Forschungsergebnisse des Hirnstoffwechsels und der Entmarkungsencephalomyelitis. S. 135–145. Hrsg. SCHMIDT, R.M., Leipzig: Barth 1974

QUADBECK, G., HELMCHEN, A.: Steigerung des Phosphatübertritts vom Blut in das ZNS nach schweren Gehirnerschütterungen bei der Katze. Z. Naturforsch. **103**, 328–331 (1955)

QUADRA, M.: Hirncystizerkose und Eosinophilie des Liquor cerebrospinalis. Rev. Neurol. Psychiatr. (Sao Paulo) **12**, 239–344 (1949)

QUINCKE, R.: Zur Physiologie der Cerebrospinalflüssigkeit. Arch. Anat. u. Physiol. **9**, 153 (1872)

RAU, H., FÄS, A., HORST, W., BAUMGARTNER, G.: Hydrocephalus communicans obstructivus. J. Neurol. **207**, 279–287 (1974)

REGLI, F.: Die Meningitis purulenta. Fortschr. Neurol. **34**, 449–510 (1966)

REHM, O.: Ergebnisse der zytologischen Untersuchung der Cerebrospinalflüssigkeit und deren Aussichten. Münch. med. Wschr. **31**, 1636–1637 (1908)

REHM, O.: Atlas der Cerebrospinalflüssigkeit. Jena: Fischer 1932

REIS, DOS, F.W.: Valor da presenca de granulozytos neutrophilos den aumento des cellules do liquido cephaloraqueano. Arq. Neuro-psiq. **5**, 226–234 (1947)

REIS, DOS, J.B.: Os basophilos do liquido cefalorraqueano. Arq. Neuro-Psiq. **31**, 10–20 (1973)

RIEBELING, C.: Die Salzsäure-Kollargelreaktion, eine neue Liquorreaktion. Klin. Wschr. **17**, 501 u. 783 (1938)

RIEBELING, C.: Ein neues Verfahren zur Bestimmung der ätherlöslichen Bestandteile des Liquors. Klin. Wschr. **18**, 1162–1171 (1939)

RIEBELING, C.: Bemerkungen zur Liquordiagnostik und -prognostik der tuberkulösen Meningitis. Ann. Nevrol. **57**, 371–383 (1951)

RIEDER, H.P.: Vergleich einiger Methoden zur Bestimmung des Gesamteiweißes im Liquor und anderen stark verdünnten Lösungen. Clin. chim. Acta **3**, 455–470 (1958)

RISER, M.: Le liquide céphalorachidien et la phisiopathologie ventriculo-meningée. Biol. méd. **26**, 573–667 (1936)

ROBIN, E.D., WHALEY, R.D., CRUMP, C.H., BICKELMANN, A.G., TRAVIS, D.M.: Acid-base relation between spinal fluid and arterial blood with special reference to the control of ventilation. J. appl. Physiol. **13**, 385–392 (1958)

ROBOZ, E., HESS, W.C., TEMPLE, D.M.: Paper-elektrophoretic estimation of proteins in cerebrospinal fluid. J. Labor. clin. Med. **43**, 785–793 (1954)

ROEDER, F., REHM, O.: Die Cerebrospinalflüssigkeit. Berlin: Springer 1942

ROSS, J.: Über die Autosensibilisierungsvorgänge bei entzündlichen Erkrankungen des Nervensystems. Klin. Wschr. **42**, 514–518 (1964)

ROSSIER, P.H., BÜHLMANN, A.: Die Beeinflussung des intrakraniellen Druckes und der Elektrolyte im Liquor cerebrospinalis durch Karboanhydrasehemmung. Münch. med. Wschr. **103**, 2188–2190 (1961)

ROY, C.S., SHERRINGTON, C.S.: On the regulation of the blood supply of the brain. J. physiol. **11**, 85–108 (1890)

RUPRECHT, A.: Zur Differentialdiagnose des blutigen Liquors. Wien. Z. Nervenheilk. Suppl. I. 113–119 (1966)

RUSCÁK, M. POGODY, J., HAGER, H.: Der Liquor/Blut-Milchsäure Quotient bei arteriosklerotischer Hirnerkrankung. Dtsch. med. Wschr. **96**, 1755–1759 (1971)

SACK, H.: Der blutige Liquor. Med. Rundschau **1**, 134 (1947)

SANDE, M. VAN, BOKONJIC, R.: Séparation quantitative des esters de cholésterol dans le liquide céphalo-rachidien humain par chromatographie en Conche mince. Techniques et résultats. In: Symposion über die Zerebrospinalflüssigkeit Rostock 1964, S. 149–161. Hrsg. SAYK, J., Jena: VEB Fischer 1966

SAYK, J.: Ergebnisse neuer liquorzytologischer Untersuchungen mit dem Sedimentierkammerverfahren. Ärztl. Wschr. **9**, 1042–1046 (1954)

SAYK, J.: Zur Differenzierung des Liquorzellbildes. Ärztl. Wschr. **10**, 250–254 (1955)

SAYK, J.: Virusmeningitis und Liquorzelldiagnostik. Vortrag: Wiss. Ges. Inn. Med. Jena 1956. Dtsch. Gesundheitsw. **12**, 475 (1957)

SAYK, J.: Klinischer Beitrag zur Liquoreosinophilie und Frage der allergischen Reaktion im Liquorraum. Dtsch. Z. Nervenheilk. **177**, 62–72 (1957/58)

SAYK, J.: Blutungen in den Subarachnoidalraum bei entzündlichen Erkrankungen. Vortrag: Gesellsch. Psych. u. Neurol. Jena 1958 i. Tannenfeld. Ref. Psychiatr. Neurol. u. Med. Psychol. **11**, 185 (1959)

SAYK, J.: Cytologie der Cerebrospinalflüssigkeit. Jena: VEB Fischer 1960

SAYK, J.: Liquorsyndrome. Schweiz. Arch. Neurol. Neochir. **93**, 75–97 (1964)

SAYK, J.: Das Syndrom der Subarachnoidalblutung und die Bedeutung des Liquorbefundes für die Differentialdiagnose. Vortrag Jahrestag der Ungarischen Gesellschaft für Psychiatr. u. Neurol. 1962, Budapest. Acta med. Hungaria **95** (1964)

SAYK, J.: The cerebrospinal fluid in brain tumours. In: Handbook of Klinical Neurology Vol 16. P. 360–417. Amsterdam: North Holland 1974

SAYK, J.: Haematogene und histozytäre Zellen und die Beziehungen zur Austausch- und Transportfunktion im Csf-Raum. In: Neue Forschungsergebnisse des Hirnstoffwechsels und der Entmarkungsencephalomyelitis. S. 210–220 Hrsg. SCHMIDT, R.M. Leipzig: Barth 1974

SAYK, J., LOEBE, F.M.: Therapie neurologischer Erkrankungen. 2. Aufl. Jena: VEB Fischer 1974

SAYK, J., OLISCHER, R.M.: Der Liquorbefund bei Schädelhirntraumen unter besonderer Berücksichtigung des Liquorzellbildes. Zbl. Neurochir. **28**, 305–316 (1967)

SAYK, J., OLISCHER, R.M.: Fortschritte der Liquorzytologie bei der Diagnostik bösartiger Hirngeschwülste (3. Mitteilung). Psychiat. Neurol. med. Psychol. (Lpz.) **19**, 88–99 (1967)

SAYK, J., SCHMIDT, R.M.: Zur Liquordiagnostik bei der Multiplen Sklerose. Ärztl. Wschr. **11**, 788–793 (1956)

SCHALTENBRAND, G.: Anatomie und Physiologie der Liquorzirkulation. Arch. Ohr- usw. Heilk. u. Z. Hals- usw. Heilk. **156**, 1–29 (1949)

SCHALTENBRAND, G.: Die abakteriellen Meningitiden. Dtsch. Arch. klin. Med. **195**, 314–325 (1949)

SCHALTENBRAND, G.: Die Nervenkrankheiten. Stuttgart: Thieme 1951

SCHALTENBRAND, G., PUTNAM, T.: Untersuchungen zum Kreislauf des Liquor cerebrospinalis mit Hilfe intravenöser Fluoreinspritzungen. Dtsch. Z. Nervenheilk. **96**, 123–132 (1927)

SCHALTENBRAND, G., WOLFF, H.: Die Produktion und Zirkulation des Liquors und ihre Störungen. In: Handbuch der Neurochirurgie Berlin-Göttingen-Heidelberg: Springer 1959, S. 91–207

SCHALTENBRAND, G., WÖRDEHOFF, P.: Ein einfaches Verfahren zur Bestimmung der Liquorproduktion und Resorption in der Klinik. Nervenarzt **18**, 458–463 (1947)

SCHEID, K.F., SCHEID, L.: Studien zur pathologischen Physiologie des Liquor cerebrospinalis. I. Mitteilung: Elektrische Trennung der Eiweißkörper im Liquor cerebrospinalis. Arch. Psychiatr. Nervenkr. **117**, 219–250 (1944)

SCHEID, K.F., SCHEID, L., SCHEID, W.: Studien zur pathologischen Physiologie des Liquor cerebrospinalis. 5. Mitteilung. Vergleichende Untersuchungen über die Kolloidreaktionen, ihre Kolloidchemischen Mechanismen und ihre praktische Anwendung in der Diagnostik. Arch. Psychiatr. Nervenkr. **179**, 337–370 (1948)

SCHEID, W.: Die Zirkulationsstörungen im Bereich der Hirnhäute. In: Handbuch der Inneren Medizin. Bd. V/3. S. 1–105. Berlin-Göttingen-Heidelberg: Springer 1953

SCHEILER, H.: Liquorbefunde bei Hirngeschwülsten. Mschr. Psychiat. Neurol. **95**, 257–325 (1937)

SCHMIDT, K.: Das Verhalten des Liquordruckes bei der Barbituratlachgas-Intubationsnarkose und seine Bedeutung für die Narkoseführung bei Hirndruck und Hirnödem. Anaesthesist **12**, 76–81 (1963)

SCHMIDT, R.M.: Beitrag zur Methodik der Liquorelektrophorese. Psychiat. Neurol. med. Psychol. **7**, 174–176 (1955)

SCHMIDT, R.M.: Die quantitative Liquorelektrophorese. Med. Habil. Schr. Halle 1959

SCHMIDT, R.M.: Liquorzuckerbestimmung. In: Der Liquor cerebrospinalis. Hrsg. SCHMIDT, R.M., S. 287–296 Berlin: VEB Volk u. Gesundheit 1968

SCHMIDT, R.M.: Agarelektrophorese des Liquor cerebrospinalis. In: Der Liquor cerebrospinalis. S. 307–331. Hrsg. SCHMIDT, R.M. Berlin: VEB Volk u. Gesundheit 1968a

SCHMIDT, R.M.: Liquorproteine. In: Der Liquor cerebrospinalis, S. 183–205. Hrsg. SCHMIDT, R.M. Berlin: VEB Volk u. Gesundheit 1968b

SCHMIDT, R.M.: Liquorveränderungen bei entzündlichen Erkrankungen des Nervensystems. In: Der Liquor cerebrospinalis S. 555–674, Hrsg. SCHMIDT, R.M. Berlin: VEB Volk u. Gesundheit 1968c

SCHMIDT, R.M.: Kolloidreaktionen des Liquor cerebrospinalis. In: Der Liquor cerebrospinalis S. 409–427. Hrsg. SCHMIDT, R.M. Berlin: VEB Volk u. Gesundheit 1968

SCHMIDT, R.M.: Liquorelektrophorese in der neurologisch-psychiatrischen Diagnostik. Jena: Fischer 1972

SCHMIDT, R.M.: Zur Bedeutung der Lymphoidzellen im Liquor cerebrospinalis bei entzündlichen Erkrankungen des Nervensystems. Schweiz. Arch. Neurol. Psychiatr. **113**, 295–301 (1973)

SCHMIDT, R.M., KNITTEL, W.: Zum Liquoreiweißbild bei Entzündungen und Tumoren des Zentralnervensystems unter besonderer Berücksichtigung der Liquorelektrophorese. Ärztl. Wschr. **12**, 774–779 (1957)

SCHMITT, W.: Kolloidreaktionen der Rückenmarkflüssigkeit. Dresden-Leipzig: Steinkopff 1932

SCHMUTZIGER, P., WEGEMANN, T.: Die eitrigen Meningitiden. Schweiz. med. Wschr. **95**, 149 (1965)

SCHNABERTH, G., SUMMER, K., GELL, G.: Lactatacidose im Liquor cerebrospinalis bei Virus-Meningoencephalitis. Nervenarzt **44**, 199–203 (1973)

SCHOLL, O.: Erfahrungen über das Verhalten des Liquorgerinnungsquotienten bei verschiedenen Erkrankungen des Zentralnervensystems und seiner Häute. Dtsch. Z. Nervenheilk. **173**, 352–358 (1955)

SCHOLL, O., DICKEL, H.: Über einen gerinnungshemmenden Effekt und seine Bestimmungsmethodik im Liquor cerebrospinalis. Dtsch. Z. Nervenheilk. **173**, 342–351 (1955)

SCHÖNENBERG, H.: Eine einfache Methode zur Herstellung gut differenzierbarer Liquorzellpräparate. Dtsch. med. Wschr. **74**, 881 (1949)

SCHÖNENBERG, H.: Das Liquorzellbild bei den entzündlichen Erkrankungen der Meningen im Kindesalter. Ann. Paed. **181**, 65–98 (1953)

SCHRÖTER, P., GIERCKE, K., SAYK, J.: Zur Frage der tertiären cerebrospinalen Tumormetastasierung über den Plexus chorioideus. Acta Neuropath. **8**, 356–361 (1967)

SCHULTZ, A.: Untersuchungen über celluläre Reaktionen in der Leptomeninx an Hand von Häutchenpräparaten. Verh. Dtsch. Ges. Pathol. 1951, S. 202–205

SCHULTZ, A., KNIBBE, H.: Neue Erkenntnisse über die normale und pathologische Histologie der weichen Hirnhäute durch Untersuchungen in „Häutchenpräparaten". Frankf. Z. Pathol. **63**, 455–471 (1952)

SCHWAB, M.: Das Säure-Basen-Gleichgewicht im arteriellen Blut und Liquor cerebrospinalis bei chronischer Niereninsuffizienz. Klin. Wschr. **40**, 765–772 (1962)

SEAL, S.H.: A method for concentrating cancer cell suspended in large quantities of fluid. Cancer (Philad.) **9**, 866 (1956)

SEIDEL-KOLODZIEJ, A.: Badania cytologiczne plynu mózgowo rdzeniowego methoda Sayka. Polsk. tygod. Lek. **16**, 1–16 (1961)

SELBACH, H.: Die cerebralen Anfallsleiden. In: Handbuch der Inneren Medizin. Bd. V/3 S. 1082–1227. Berlin-Göttingen-Heidelberg: Springer 1953

SEUBERLING, O.: Über den Gehalt des Liquor cerebrospinalis an Fettsäuren. Z. ges. Neurol. Psychiatr. **161**, 402 (1938)

SHAMBURGER, R.J., RUDOLPH, G.: Increase of lysosomal enzymes in skin cancer. Nature (Lond.) **213**, 617–618 (1967)

SHAMBUROV, D.A., SINEGUBKO, L.L.: Cytologie des Liquor. Nevropat. (Moskau) **8**, 11–29 (1939)

SHIMODA, A.: Elektronenoptische Untersuchungen über den perivaskulären Aufbau des Gehirns unter Berücksichtigung der Veränderungen bei Hirnödem und Hirnschwellung. Dtsch. Z. Nervenheilk. **183**, 78–98 (1961)

SICARD, J.A., WIDAL, F., RAVAUT, G.: Cytologie du liquide cephalorachidenne au cours de quelques processus méninges chroniques. Gaz. hebd. méd. (Paris) **7**, 77–84 (1901)

SIEGRIST, H., MEYER, H.H.: Der Kaliumgehalt des Liquor. Klin. Wschr. **32**, 549–552 (1954)

SIMON, G., SCHRÖER, H.: Ein neues Verfahren zur vollständigen Erfassung der im Liquor cerebrospinalis vorhandenen Zellen (Zellenfangverfahren). Ein Beitrag zur Liquorzytologie. Arch. Psychiatr. Nervenkr. **204**, 74–85 (1963)

SPATZ, H.: Die Bedeutung der vitalen Färbung für die Lehre vom Stoffaustausch zwischen dem Zentralnervensystem und dem übrigen Körper. Arch. Psychiatr. **101**, 267–280 (1934)

SPIEGEL-ADOLF, M., SPIEGEL, E.A.: Chemical analysis of spectophotometric findings in the cerebrospinal fluid. J. Nerv. Dis. **113**, 529–537 (1951)

SPIEGEL-ADOLF, M., WYCIS, H.T.: Encymatic action of fluids from cystic brain tumours. In Sixth international congress of neurology 1957, Brussels. Brussels: Excerpta Medica Found. 1957, pp 58–59

SPIELMEYER, W.: Histopathologie des Nervensystems. Berlin: Springer 1922

SPRIGGS, A.I.: Myeloide Zellen in der Zerebrospinalflüssigkeit. In: Symposion über die Zerebrospinalflüssigkeit Rostock 1964. S. 89. Hrsg. SAYK, J.; Jena: VEB Fischer 1966

SPRIGGS, A.I., BODDINGTON, M.M.: Leukaemic cells in cerebrospinal fluid. J. Haematol. (Oxford) 83–91 (1959)

STEFFEN, G.: Allgemeine und experimentelle Immunologie und Immunpathologie sowie ihre klinische Anwendung. Stuttgart: Thieme 1968

STEGER, J.: Blut- und Liquorveränderungen bei der Polyneuritis (mit vorläufigen elektrophoretischen Ergebnissen). Dtsch. Z. Nervenheilk. **170**, 106–121 (1953)

STEGER, J., STEGER, R.: Ultraviolettabsorptionsmessungen des Liquors. Dtsch. Z. Nervenheilk. **178**, 141–162 (1958)

STERBA, G.: Morphologie und Funktion des Subcommissuralorgans. In Zirkumventrikuläre Organe und Liquor. Hrsg. STERBA, G. S. 17–27. Jena: VEB Fischer 1969

STERN, L.: Le liquide céphalorachidien au point de vue de ses rapports avec la circulation sanguine et avec les eléments nerveux de l'axe cérebrospinale. Schweiz. Arch. Neurol. Psychiatr. **8**, 215 (1921)

STIEDA, L.: Studium über das zentrale Nervensystem der Wirbeltiere. Z. Wiss. Zool. **20**, 386–425 (1870)

STOBBE, H.: Untersuchungen von Blut und Knochenmark (unter Mitarbeit von A. JASTRAM u. V. SIEGESMUND). Berlin: VEB Volk u. Gesundheit 1968

STREICHER, H.J., SANDKÜHLER, ST.: Klinische Zytologie. Stuttgart: Thieme 1953

STUTINSKY, F.: La neurosécretion au cours de la gestation et le post partum chez la rate. Ann. Endocrin. (Paris) **14**, 722–725 (1953)

STUTINSKY, F.: La neurosécretion chez l'anguille normale et hypophysectomisée. Z. Zellforsch. **39**, 276–297 (1953)

SWANSON, A.-G., ROSENBERG, H.R.: Cerebrospinal fluid buffering during acute experimental respiratory ecidosis. J. appl. Physiol. **17**, 812–814 (1962)

SWEET, W.H., LOCKSLEY: Formation, flow and resorption of cerebrospinal fluid in men. Proc. Soc. exper. Biol. (N.Y.) **84**, 397–402 (1953)

SZECZI, S.: Neue Beiträge zur Cytologie des Liquor cerebrospinalis. Über Art und Herkunft der Zellen. Zschr. ges. Neurol. Psychiatr. **6**, 537–546 (1911)

TANGE, R.: Liquorzellvermehrung bei Hirntumoren mit Vortäuschung einer lymphozytären Meningitis. Nervenarzt **24**, 507–509 (1953)

TATOR, C.H., FLEMING, J.F.R., STEPPARD, R.H., TURNER, V.M.: Studies of cerebrospinal fluid dynamics with intrathoracally administered radioiodinated human serum albumin (J^{-131} RIHSA) Canad. med. Ass. J. **97**, 493–503 (1967)

TOURTELLOTTE, W.W.: Study of lipids in cerebrospinal fluid. VI. The normal lipid profile (s. Weis Mitchell Award Essay). Neurology **9**, 375 (1959)

TROSCHIN, A.S.: Das Problem der Zellpermeabilität. Jena: VEB Fischer 1959

TSCHIRGI, R.D., TAYLOR, J.L.: A study bioelectric potential between the blood and the cerebrospinal fluid. Fed. Proc. **13**, 154–163 (1954)

TSCHIRGI, R.D., TAYLOR, J.L.: A study of bioelectric electric potentials associated with the blood-brain barrier. Amer. J. Physiol. **195**, 7–22 (1958)

TSUSAKI, T., YAMASAKI, Y., TANGE, Y., ERIGUCHI, K., EIDA, T.: Über die Lymphozyten im Plexus chorioideus partis lateralis ventriculi telencephalis. Yokohame Med. Bull. **2**, 234–248 (1951)

UHLENBRUCK, G.: Immunbiologische Aspekte des zentralen und peripheren Nervensystems. In: Handbuch der Neurochirurgie. Bd. I/2 S. 270–377. Berlin-Heidelberg-New York: Springer 1968

UNTERHARNSCHEIDT, F.: Die gedeckten Schäden des Gehirns. Monographie aus dem Gesamtgebiet der Neurologie und Psychiatrie. H. 103. Berlin: Springer 1963

VALENCA, L.M., SHANON, D.C., KAZEMI, H.: Clearance of lactate from the cerebrospinal fluid. Neurology (Minneap.) **21**, 615–620 (1971)

VERRON, G.: Die eitrige Meningitis im Kindesalter. Kinderärztl. Praxis **30**, 367–375 (1962)

VIKLICKY, J.: Das Vorkommen von Tumorzellen im Liquor. Lék. Listy J. **6** (1952)

VILSTRUP, G.: Studies on the chorioid circulation. Novi libri, Books and periodicals from Ejnar Munksgaard 1952

VOLKHEIMER, G.: Nachweis oral verabreichter Partikel im Liquor cerebrospinalis. In: Symposion über die Zerebrospinalflüssigkeit. Hrsg. SAYK, J., S. 61–62. Jena: VEB Fischer 1966

WALTER, A.M., HEILMEYER, L.: Antibiotika-Fibel. Stuttgart: Thieme 1965

WALTER, F.K.: Theorie und Praxis der Permeabilitätsprüfung mittels der Brommethode. Arch. Psychiatr. **79**, 363 (1927)

WEED, L.H.: The absolution of cerebrospinal fluid into the nervous system. Amer. J. Anat. **31**, 112 (1923)

WEIL, E., KAFKA, V.: Zit. bei KAFKA, V. (1953)

WEISE, H.: Die Zuckerwerte im fraktioniert entnommenen Liquor bei Meningitis. Nervenarzt **21**, 167 (1950)

WEISE, H.: Über das Verhalten des Liquorzuckerspiegels bei der Blutzuckerbelastungsprobe. Ärztl. Wschr. **11**, 1035–1037 (1956)

WEISSBACH, G.: Das Liquorzellbild nach rachiperitonealen Ableitungsoperationen im Säuglingsalter. Z. Kinderheilk. **99**, 289–301 (1967)

WELCH, K., FRIEDMAN, V.: The cerebrospinal fluid values. Brain **83**, 454–469 (1960)

WIDAL, A.: Cytodiagnostic de la méningite tuberculeuse. Sem. méd. (Paris) **14**, 349 (1900)

WIECZOREK, V.: Liquorveränderungen bei Blutungen in den Subarachnoidalraum mit besonderer Berücksichtigung des Liquorzellbildes. Dtsch. Z. Nervenheilk. **186**, 87–98 (1964)

WIECZOREK, V.: Erfahrungen mit der Tumorzelldiagnostik im Liquor cerebrospinalis bei primären und metastatischen Hirngeschwülsten. Dtsch. Z. Nervenheilk. **186**, 410–432 (1964)

WIECZOREK, V.: Erfahrungen mit der Liquorzelldiagnostik. Psychiatr. Neurol. (Basel) **150**, 104–117 (1965)

WIEME, R.J.: Studies in agar gel electrophoresis. Brussels: Avsia 1959

WIENER, A.S., DERBY, J.M.: Zit. bei KAFKA, V. (1953)

WIERSBITZKY, S., WIERSBITZKY, H.: Die Meningitis purulenta des Säuglings und Kleinkindes. Psychiatr. Neurol. med. Psychol. (Lpz.) **18**, 288–292 (1966)

WINTERSTEIN, H.: The actions of substances introduced into the cerebrospinal fluid and the problem of intracranial chemoreceptors. Pharm. Rev. **13**, 71–107 (1961)

WOLFF, H.: Eosinophile Meningitis. Nervenarzt **27**, 225–226 (1956)

WORATZ, G., ROTZSCH, W.: Die statistische Verteilung von Natrium, Kalium und Calcium im Liquor. Dtsch. Z. Nervenheilk. **181**, 252–260 (1960)

WROBLEWSKI, F., DECKER, B., WROBLEWSKI, R.: Activity of lactic dehydrogenase in spinal fluid. Amer. J. clin. Path. **28**, 269–271 (1957)

WUNDERLY, CH., PILLER, S.: Die Färbung der im Blutserum enthaltenen Proteine, Lipoide und Kohlenhydrate nach Papierelektrophorese. Eine chemische Trias. Klin. Wschr. **32**, 425, 430 (1954)

ZILKHA, K.J.: J. neurol. Sci. **4**, 141 (1967)

ZIPPEL, R.: Grippe, Ohr und Gehirn. Jena: VEB Fischer 1964

ZÜLCH, K.J.: Die Hirngeschwülste in biologischer und morphologischer Darstellung. 3. Aufl. Leipzig: Barth 1958

ZÜLCH, K.J.: Störungen des intrakraniellen Druckes. In: Handbuch der Neurochirurgie Bd. I/1, S. 208–303. Berlin-Göttingen-Heidelberg: Springer 1959

Die Pneumographie

(Methodik, normale Anatomie, Komplikationen, Indikationen und Kontraindikationen)

Von

FRANK THUN

Mit 38 Abbildungen und 8 Tabellen

A. Geschichtliches

1856 MIDDELDORPF gelang die erste Ventrikelpunktion
1884 CHIARI fand autoptisch einen posttraumatischen, intraventrikulären Pneumocephalus
1891 QUINCKE führte die Lumbalpunktion zur Liquorentnahme ein
1908 OBREGIA empfahl dafür die Subokzipitalpunktion
1908 SCHÜLLER versuchte die zerebrale Pneumographie bei Hunden, veröffentlichte die unbefriedigenden Resultate jedoch nicht
1909 BÉRIEL punktierte die Cisterna chiasmatis durch die Orbita
1913 LUCKETT diagnostizierte radiologisch einen posttraumatischen, intraventrikulären Pneumocephalus
1918 DANDY stellte die Hirnkammern direkt dar und benannte das Verfahren „ventriculography“ oder „pneumoventriculography“
1919 DANDY erreichte die indirekte Ventrikelfüllung durch Lumbalpunktion, die „cerebral pneumography“
1921 WIDEROE beobachtete ein bei einer Luftmyelographie aufgetretenes, intrakranielles Luftdepot, ohne es weiter auszuwerten
1921 BINGEL, unabhängig von den vorherigen, entwickelte die lumbale „Encephalographie“
1919 WEGEFORTH, AYER und ESSICK beschrieben ein Verfahren der zisternalen Liquorgewinnung beim Menschen
1921 ESKUCHEN, unabhängig von ihnen, schuf seine Methode der Zisternenpunktion
1923 NONNE, WEIGELDT und WESTENHÖFER empfahlen die subokzipitale Pneumographie
1931 LARUELLE verwendete nur geringe Luftmengen lumbal bei sitzenden Patienten zur „répérage ventriculaire“
1933 DOGLIOTTI trat für die transorbitale Ventrikulographie ein
1936 JANKER tomographierte während der Pneumographie
1941 FRIMANN-DAHL und INGEBRIGTSEN schlugen die Bezeichnung „Cisternographie“ vor
1949 LINDGREN sowie BECKER und RADTKE führten die fraktionierte Enzephalographie ein
ab 1960 Großgeräte mit integrierter BV-FS-Kette, Schicht- und Rotationstechnik

B. Methodik

I. Methoden der Punktion und der Insufflation

1. Ventrikulographie

Bei der Ventrikulographie erfolgt die Einführung des Kontrastmittels in eine Hirnkammer direkt mit Hilfe einer Schädelbohrung und einer transzerebralen Punktion. Die Lokalisation des Trepanationspunktes erfordert die Berücksichtigung folgender Faktoren (Crawford, 1939): Der zu punktierende Ventrikelabschnitt soll hier geräumig und punktionstechnisch günstig zu erreichen sein, die dazwischen- und anliegenden Hirnstrukturen dürfen nur geringstem Risiko ausgesetzt werden und die Lage des Bohrlochs zu anderen Knochenpunkten muß eindeutig definiert sein. Von Bedeutung sind ferner die vermutete Lokalisation der Läsion und die eventuelle Indikation einer Direktpunktion des III. Ventrikels oder einer Liquordruckmessung.

Im Bereich der „stummen" Hirnregionen okzipital, frontal oder temporal ist der Zugang von temporal her aufgegeben worden. Im Okzipitalbereich wird etwa 7 cm oberhalb der Protuberantia occipitalis externa und 3,5 cm paramedian trepaniert. Die diesbezüglichen Maßangaben der einzelnen Autoren schwanken allerdings geringgradig; es ist eher vorteilhaft, etwas höher und mehr lateral zu punktieren, um eine Verletzung des Sinus transversus bei zu tiefer Punktion oder ein Anstechen des Stammhirns bei zu medialer Richtung der Kanüle zu vermeiden (Riechert, 1953). Im Frontalbereich wird in Höhe der Kranznaht oder etwas weiter ventral und 2—3 cm paramedian eingegangen. Somit fällt der Punktionsort in die von Fay (1925) an Hirngefäßpräparaten nachgewiesene gefäßarme, vorwiegend subkortikale Zone, die sich in etwa Querfingerbreite — vorn etwas breiter als hinten — 2 cm paramedian von frontal bis parietal beidseits ausdehnt.

Die Perforation der Kalotte führt der Neurochirurg entweder nach Spaltung der Kopfschwarte mit einem Hand- oder einem automatischen Bohrer oder nach Stichinzision der Haut mit einem Drillbohrer (Skinner, 1937) durch. Rifkinson *et al.* (1973) perforierten das Stirnbein etwa 5 cm oberhalb der Glabella und paramedian lediglich mit einer kräftigeren, rechtwinklig abgebogenen Lumbalkanüle und punktierten das Vorderhorn mit einer zweiten, feineren Lumbalnadel. Mit der Reduzierung des Bohrlochdurchmessers ergibt sich zwangsläufig eine Einschränkung der Möglichkeit, die Stichrichtung der Ventrikelkanüle verändern zu können, und folglich nicht selten eine merkliche Erschwerung der Ventrikelpunktion.

Die transorbitale Ventrikulographie (Dogliotti, 1933 und 1934) mittels scharfer Punktion des Vorderhorns durch das Augenhöhlendach hat keine Schule machen können.

Bei Kindern mit noch nicht synostosierter großer Fontanelle bietet sich diese Schädellücke als Zugangsweg an (Alther, 1968; Ebel und Willich, 1968).

Eine selektive Darstellung der inneren Liquorräume der Mittellinie gestattet die 1956 von Azambuja *et al.* inaugurierte, negative oder positive Kontrastierung über einen frontal durch das Foramen Monroi eingeführten Ventrikelkatheter. Scharfetter (1972) berichtete über die Verbesserung der röntgendiagnostischen Ausbeute und der geringeren Patientenbelastung mit dieser Methode. Um eine gezielte Darstellung des Aquädukts und des IV. Ventrikels zu erreichen, erweiterte Corrales (1975) dieses Verfahren durch Einbringen eines Katheters bis zum rechten Foramen Monroi, durch den er ein goldenes Kettchen bis in den 4. Ventrikel einführte; dieses wiederum diente als Führung für einen anschließend darübergeschobenen Katheter. Takahashi und Kawanami (1971) empfahlen bei Patienten mit einer Torkildsenableitung die perkutane Punktion des Drainageschlauches und die Insufflation des Kontrastgases auf diesem Wege.

Um bei der transzerebralen Punktion das Risiko einer Gefäßverletzung und Blutung zu verringern, empfiehlt sich die Verwendung stumpfer Kanülen (nach CUSHING). Die Technik der Ventrikelfüllung hat zu beachten, daß stärkere Schwankungen des Schädelinnendrucks vegetative Reaktionen, ein Druckanstieg eine Herniation im Tentoriumschlitz oder Hinterhauptsloch und ein Druckabfall ein Hämatom e vacuo herbeiführen können.

MORRIS (1946) empfahl, den entnommenen Liquor steril aufzufangen und aufzubewahren, um ihn im Fall eines Hydrocephalus nach Abschluß der Röntgenuntersuchung gegen das Kontrastgas wieder austauschen zu können. Hierzu verwendete HACKER (1960) sterile Kunststoffbeutel mit -schlauch.

2. Enzephalographie

Das Verfahren der indirekten Kontrastgaseinführung in die inneren bzw. äußeren Liquorräume des Kopfes bezeichnete BINGEL (1921) „Encephalographie“ bzw. FRIMANN-DAHL und INGEBRIGTSEN (1941) „Zisternographie“.

Der Ort der Punktion und Gasinsufflation, ob subokzipital oder lumbal, war das Thema stürmischer und langjähriger Diskussionen. Für die Subokzipitalpunktion sprachen eine bessere Ventrikelfüllung, geringere vegetative Reaktionen und seltenere Einklemmungserscheinungen; gegen sie lagen schwerwiegende, zum Teil tödliche Komplikationen — ELSÄSSER und STEHLE (1953) fanden 31 in der Literatur — infolge Hirnstamm- und Gefäßläsionen vor (CURSCHMANN, 1920; DAHL-IVERSEN, 1933; ESKUCHEN, 1930; FLÜGEL, 1932; GOETTE, 1929; JACOBS, 1929; JUŽELEVSKIJ, 1930; KINOSHITA, 1932; LESCHMANN, 1939; LÜDEMANN-RAVIT, 1940; NONNE, 1924; WEIDNER, 1939). FLÜGEL (1930, 1932 und 1935) brachte bei seinen 1500 Fällen die Luft grundsätzlich zisternal ein, und auch SCHALTENBRAND (1933) und TÖNNIS (1933) empfahlen die „indirekte Füllung“, wobei sie nach zisternaler Entnahme von je 5 ml Liquor die Luft passiv einstreichen ließen. ZIEDSES DES PLANTES (1943 und 1950) sowie BUSCH (1944) ermöglichten die Subokzipitalpunktion am Patienten in Rückenlage mit Hilfe einer Rahmenkonstruktion, die den stark anteflektierten Kopf am Okziput hochhält und auch als Filmkassettenträger dient.

Für das lumbale Vorgehen wurden die gegenteiligen Argumente ins Feld geführt. Wie FOERSTER (1929) versicherte auch WARTENBERG (1939), daß die lumbale Enzephalographie in ihren Händen zu keinen schädlichen Nebenwirkungen geführt habe und es vorteilhafter sei, das Risiko von harmlosen Kopfschmerzen und Erbrechen als das einer Punktion von Medulla, Kleinhirn oder Gefäßen in der Nähe vitaler Zentren in Kauf zu nehmen. Mit zunehmender Verbreiterung der Untersuchungstechnik von LYSHOLM *et al.* (1935) und LINDGREN (1949) sowie später der Bilderverstärker-Fernseh-Kette wurde die lumbale Enzephalographie der subokzipitalen in Bezug auf Nebenerscheinungen und Füllungsergebnisse zumindest gleichrangig und, was die Zisternendarstellung anbelangt, sicherlich überlegen.

Als eine neue Methode der Luftinjektion, wenn Lumbal- und Subokzipitalpunktion nicht möglich sind, beschrieb HAVERLING (1972) die transsakrale Punktion zwischen den Dornfortsätzen S_1 und S_2; hier perforierte er die meist nur maximal 1 mm dicke Knochenmembran mit einer gewöhnlichen Lumbalkanüle bei 8 Patienten und konnte bei 5 eine erfolgreiche Luftfüllung erreichen.

Das Instrumentarium für Punktion und Insufflation ist einfach. Früher beschriebene, doppellumige Kanülen (BENEDEK, 1923; LIBERSON, 1924; SCHALTENBRAND, 1935; YAGDJOGLOU, 1950) haben sich vor allem wegen ihres übermäßigen Kalibers nicht bewährt.

Am geeignetsten ist eine Lumbalkanüle mit 2-Wege-Hahn, Mandrin und scharfem, kurzem Anschliff; letzterer ist besonders bei Kindern wegen des relativ engen Duralsacks wichtig (Gillet *et al.*, 1957; Harwood-Nash, 1972). Der 2-Wege-Hahn (oder ein ähnliches Modell, wie die Punktionsnadel von Stille) dient zur unabhängigen Durchführung von Liquordruckmessung, Gasinsufflation und Liquorentnahme. Hierfür benutzte Bingel 2 in benachbarten Lumbalsegmenten eingeführte Kanülen sowie Zusatzgeräte zur Kontrolle von Volumen und Druck des Kontrastgases und der entnommenen Liquormenge. In der Folgezeit wurden die Apparaturen weiter perfektioniert (z.B. Liberson, 1933; Piercy, 1935; Storch, 1936), aber auch komplizierter und störungsanfälliger, so daß sich deshalb keine in nennenswertem Umfange durchsetzen konnte. Schon Wartenberg (1923) und Weigeldt (1928) sprachen sich für die einfache Lumbalpunktion und gegen komplizierte Zusatzgeräte aus.

Die 2-Nadel-Methode in unterschiedlichen Lumbalsegmenten fand vorwiegend in den USA Verbreiterung (Pendergrass, 1930). Schwab und Storch (1937) bezeichneten die 1- und 2-Nadel-Methode als „alternierende" bzw. „simultane" Enzephalographie, Sugiura *et al.* (1972) als „pressure injection" bzw. „overflow encephalography". Letztere wurde nur noch von Schatzki *et al.* (1947) im amerikanischen Schrifttum oder von Robertson (1967), Australien, erwähnt. Castex und Ontaneda (1934) setzten sich für eine 2-Nadel-Punktion lumbal bzw. subokzipital ein.

In den ersten Jahren der Enzephalographie strebte man häufig einen totalen Liquor-Luft-Austausch, eine „Ausblasung", an. Juželevskij (1930) berichtete über Insufflationen bis zu 1000 ml! Pancoast und Fay (1930) injizierten mindestens 100 ml und förderten die Luftfüllung durch Drehung und sanftes Schlagen des Kopfes. Auch „Liquorpumpen" (Strecker, 1923), maximales Vor- und Zurückbeugen des Kopfes des Patienten, sollte die Liquorentleerung vorantreiben und das Eindringen der Luft begünstigen (Schlesinger, 1935). Brenner (1939) entleerte bei seinen Kinderenzephalographien den Liquor soweit wie möglich.

Im Gegensatz dazu empfahl bereits Eckstein (1927 und 1931) einen fraktionierten Austausch von jeweils 5—10 ml und Durchleuchtungskontrolle, weil schon mit einer partiellen Füllung ein völlig genügender Überblick zu erhalten wäre. Laruelle (1931) und Jouret (1933) verfochten die lumbale Insufflation von durchschnittlich 2—5, maximal 10 ml Luft bei sitzendem Patienten mit anteflektiertem Kopf zur Darstellung der Ventrikel. Diese „répérage ventriculaire" diente allerdings nur der einfachen diagnostischen Orientierung und sollte nicht die Ventrikulographie ersetzen. Kristiansen und Vogt (1947) lehnten sie jedoch nach umfassender Erfahrung als unzureichend ab. Ein come-back erlebte die Methode mit etwa doppelter Luftmenge und unter Zuhilfenahme der Schichttechnik als „Encéphalo-Pneumostratigraphie à minima" (Lafon *et al.*, 1953).

Lindgren führte 1949 die „fraktionierte" Enzephalographie ein. Durch Injektion einer Gesamtmenge von durchschnittlich 20—25 ml Luft in Fraktionen von 5 ml unter leichtem Überdruck und bei Röntgenkontrolle der einzelnen Füllungsphasen erreichte er eine bessere Darstellung der inneren Liquorräume und eine deutliche Minderung der vegetativen Reaktionen (W. Müller, 1959). Im gleichen Jahr und unabhängig von Lindgren veröffentlichten Becker und Radtke (1949a und b) eine ähnliche Methode mit besonderer Berücksichtigung eines langsamen Liquor-Luft-Austausches in minimalen Fraktionen von ca. 1 ml und auch der Position des Kopfes zur „Steuerung" der Luftfüllung.

Die Bedeutung des Überdrucks findet bei ihnen keine besondere Erwähnung, wird jedoch von Slosberg *et al.* (1955) an erste Stelle gestellt. Sie injizieren bei ihrer „displacement encephalography" 5—80 ml Luft lumbal und entnehmen keinen bzw. erst am Ende der Füllung maximal 5 ml Liquor. Cravioto *et al.* (1957), Dyken (1959) und Nelson *et al.* (1958) berichteten über ihre sehr guten Erfahrungen mit dieser Methode.

Den fraktionierten Liquor-Luft-Austausch unter Bildverstärkerkontrolle nannten Dekker und Wiedenmann (1959) „kontrollierte" Pneumenzephalographie, und nach Ausbau des Verfahrens mit einer automatischen Injektion des Kontrastgases bezeichnete es DECKER (1970) als „kontinuierliche Gasenzephalographie".

Die durch den einfachen Kipptisch gebotene Möglichkeit einer Lageänderung des Patienten in der Horizontalen wurde verschiedentlich zu pneumographischen Zwecken genutzt. Bei all diesen Verfahren wird zuerst die in Trendelenburg-Position lumbal oder subokzipital eingeführte Luft in den kaudalen Abschnitt des Wirbelkanals und dann – je nach Methode – bei Rückenlage des Patienten in die vorderen basalen Zisternen verbracht (BELLONI, 1941 und 1949; FRIMANN-DAHL und INGEBRIGTSEN, 1941) oder bei Bauchlage in die Zisternen der hinteren Schädelgrube (MORELLO, 1953 und 1958; LENZI, 1954) sowie zusätzlich in die inneren Liquorräume (VERBIEST, 1947, 1950, 1956 und 1965). Die Methode von VERBIEST wurde von DECKER (1960) und WIEDENMANN (1963) zur schonenden Pneumenzephalographie von Kindern in Intubationsnarkose adaptiert. CORNELIS *et al.* (1961) benutzten sowohl Bauch- als auch Rückenlage zur Darstellung aller Zisternen und der inneren Liquorräume bei ihrer „progressiven Enzephalographie".

Einige Untersucher kombinierten Ventrikel- und Lumbalpunktion. BRIANI und NORI (1970) erzielten bei sitzendem Patienten durch den lumbalen Liquorabfluß eine spontane Hirnkammerdarstellung über die Ventrikelkanüle. COBBLE und BRACKETT (1965) injizierten hingegen dabei die Luft über einen Ventrikelkatheter. CLARK *et al.* (1966) kommunizierten bei ihren liegenden Patienten einen Ventrikelkatheter mit einer Lumbalkanüle über ein mit Kochsalz und Luft gefülltes Schlauchsystem und erreichten die Hirnkammerfüllung durch entsprechende Höhenveränderung des Flüssigkeitsspiegels ohne wesentliche Liquordruckschwankungen und vegetative Reaktionen.

Die Darstellung einer intrakraniellen Liquorpassagebehinderung gleichzeitig von ventrikulär und von lumbal her befürworteten PARAICZ und SZÉNÁSY (1966), VAN DE WEYER *et al.* (1968) und SAMII (1973).

Die heutige pneumographische Untersuchung, die Technik der Insufflation und die radiologische Erfassung des Befundes mittels Nativ- und Schichtaufnahmen muß einerseits bestimmten Leitlinien folgen, jedoch sind diese aufgrund der neurologischen Veränderungen und des sich im Laufe der Untersuchung ergebenden neuroradiologischen Befundes individuellen Abänderungen unterworfen. Ein standardisiertes Röntgenprogramm nach abgeschlossenem Liquor-Luft-Austausch ist nur zur Beurteilung von Hirnatrophien verwertbar (LAUBENTHAL, 1967). Mit den Untersuchungsmöglichkeiten, die moderne neuroradiologische Untersuchungsgeräte bieten, nahmen die Anzahl der Untersuchungstechniken und der neuroradiologische Erkenntnisschatz vor allem auf dem Gebiet der tomographischen Darstellung der unpaarigen Liquorräume und der Zisternen lawinenartig zu. So konnte z.B. MERREM (1964) noch ohne weiteres die Ansicht vertreten, daß die Enzephalographie und die Zisternographie von neurologischen Kliniken oder auch an medizinischen Abteilungen von neurologisch erfahrenen Ärzten vorgenommen werden könnten. Beim heutigen Entwicklungsstand hingegen ist sicherlich eine optimale Durchführung und Auswertung der Enzephalographie Aufgabe des Neuroradiologen.

3. Subdurale Pneumographie (Subdurographie)

Bei jedem Verfahren zur Darstellung des intrakraniellen Subduralraums muß als erstes eine ausgiebige Liquorentnahme erfolgen zwecks Entfaltung des virtuellen Subdural-„raums", damit anschließend seine Punktion und Gasfüllung durchführbar wird. Diese beiden Schritte führten NEY (1933), PENFIELD und NORCROSS (1936) und HOWARD (1946) über ein okzipitales Bohrloch durch. EICHHORN und DE REYA (1950) umgingen den neurochirurgischen Eingriff mit einer zweifachen Subokzipitalpunktion. LINDGREN (1941) entnahm Liquor zisternal und insufflierte lumbal, während TÖNNIS und LOEW (1948) das umgekehrte, lumbo-zisternale Verfahren einführten. Die subdurale Pneumographie kann vor allem mittels tangentialer Aufnahmen unter Durchleuchtungskontrolle posttraumatische Adhäsionsbildungen zwischen den Hirnhäuten über den Großhirnhemisphären nachweisen. Die Folgebeschwerden sind im wesentlichen die gleichen wie nach einer Enzephalographie; Dauerfolgen oder Todesfälle wurden nicht beschrieben. Aber schon 1957 beurteilte RUGGIERO das Untersuchungsverfahren wegen seiner nicht zufriedenstellenden Resultate ablehnend, und DECKER hielt 1960 die Bedeutung der Subdurographie für fast eingebüßt.

II. Enzephalographischer Füllungsmechanismus

Das subokzipital injizierte Kontrastgas gelangt direkt in die Cisterna magna, das lumbale indirekt bei leichter Vorbeugung der oberen Halswirbelsäule und Anteflexion des Kopfes mit Neigung der Augen-Ohr-Linie um mindestens 15°. Bis hier, der ersten Verteilerstelle von BECKER und RADTKE (1949a), und dann in die Vallecula bis zum Foramen Magendii steigt das Gas den Gesetzen der Schwerkraft folgend auf. Das Foramen zeigt häufig die Konfiguration einer kleinen Röhre unterschiedlicher Ausdehnung, die infolge plötzlicher Liquordruckminderung kollabieren kann (Wert der Überdrucktechnik!). Der Übertritt des Gases in den IV. Ventrikel wird wesentlich durch den kompensatorischen Liquorabfluß über die Foramina Luschkae begünstigt (ROBERTSON, 1967). Eine Gasfüllung des IV. Ventrikels über diese Foramina hält LINDGREN (1949) aufgrund der anatomischen Verhältnisse für unwahrscheinlich, ROBERTSON (1967) und OBERSON (1969) jedoch in einzelnen Fällen für möglich.

Der Mechanismus des weiteren Füllungsvorganges ist noch umstritten, zeigte sich doch bei Versuchsanordnungen, welche die wesentlichsten anatomischen Verhältnisse reproduzierten aber die natürliche Elastizität des Hirns nicht berücksichtigten, daß die geringe Weite des Aquädukts ein wesentliches Hindernis für die aszendierende Luft darstellt. ROBERTSON (1946, 1965, 1967 und 1971) faßte seine umfangreichen experimentellen und klinischen Beobachtungen dahingehend zusammen, daß die bis in den oberen Anteil des Aquädukts aufgestiegene Luft einen Druck nach kranial ausübt; dieser entspricht der vertikalen Höhe der Liquorsäule im Ventrikelsystem, die gegen Luft substituiert wurde, und resultiert aus dem relativen „Übergewicht" der entsprechenden, nicht substituierten Liquorportion in den äußeren Liquorräumen. Durch diesen Druck kommt es zu einer Vergrößerung des Volumens der Seitenventrikel (nicht ihrer Oberfläche!). Auch wenn sich nun bei stark gebeugtem Kopf das Foramen Monroi unter dem Niveau der Aquäduktmündung befindet, kann ein Teil der Luft durch den III. Ventrikel „abwärts" und die Seitenventrikel hineinfließen (Abb. 1a). Ventrikelliquor kann aber nicht durch das Foramen Monroi zum Aquädukt hinauf- und dort abfließen; es stellt sich ein Gleichgewichtszustand ein (Abb. 1b). Befindet sich hingegen bei entsprechender Kopfhaltung das Foramen Monroi über dem Niveau der Aquäduktmündung, so wird einmal die vertikale Höhe der Luftsäule und somit ihr Druck und auch die Seitenventrikelerweiterung größer (Abb. 1c), andererseits kann — teilweise auch direkt — soviel Luft in die Seitenventrikel einfließen, daß die unpaarigen Ventrikel leer und für einen Liquorabfluß aus den Seitenventrikeln durchgängig werden. Mit diesem Druckausgleich kann das elastische Hirngewebe wiederum das normale Seitenventrikelvolumen herstellen (Abb. 1d) und die Bedingungen für einen neuen Füllungsschub sind gegeben.

Schon GOETTE (1929) nahm Druckschwankungen an, die durch Herzpulsationen, die Respiration oder zusätzlich durch Bewegungen des Kopfes erzeugt werden, zuerst eine geringe Menge Liquor aus den Ventrikeln und dem Aquädukt heraustreiben und dann eine entsprechende Luftblase beim nächsten Druckminimum nach oben in die Ventrikel an-

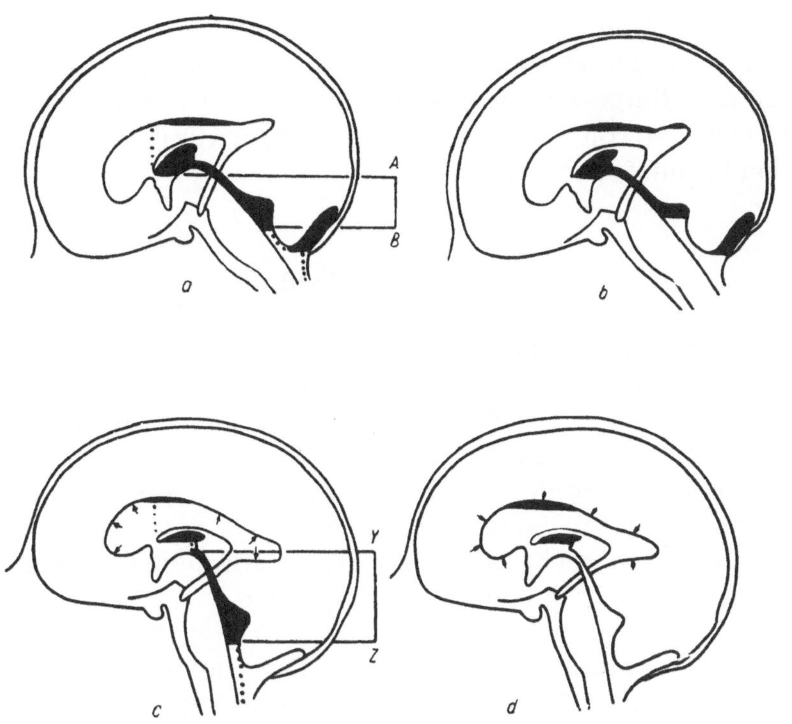

Abb. 1. Füllungsmechanismus der Seitenventrikel (nach ROBERTSON, 1963) (s. Text)

saugen. O'CONNELL (1943) und DUBOULAY *et al.* (1972) bestätigten radiologisch und experimentell diese pulssynchrone Pumpwirkung vorwiegend des III. Ventrikels mit einem mittleren „Schlagvolumen" von etwa 0,1 ml.

Übersteigt das Volumen der injizierten Luft die Kapazität der Cisterna magna – was bei ungestümer Injektionstechnik leicht der Fall ist – oder ist der Kopf zu stark retroflektiert, schießt die Luft in die ventral vom Hirnstamm gelegenen Zisternen, in die „zweite Verteilerstelle" und steigt weiter auf in die anderen äußeren Liquorräume. Ihre Füllung kann sich auf die Weite des Foramen Magendii, auf die Schubwirkung der Luft in den unpaarigen Ventrikeln und auf den Pumpmechanismus des III. Ventrikels negativ auswirken, so daß es zu keiner Ventrikelfüllung kommen kann. Die Bedeutung dieser Mechanismen beim Lufteintritt in die inneren Liquorräume in vivo erklärt die häufigen Fehlfüllungen bei Leichenversuchen (CARDILLO, 1933).

III. Resorption insufflierter Luft

Die Resorption vollzieht sich in den ersten Stunden sehr rasch und vorwiegend in den äußeren Liquorräumen.

Aus den Seitenventrikeln ist nach 24 h etwa die Hälfte, nach 48 h $^2/_3$ und nach 72 h $^9/_{10}$ der Luft verschwunden (AIRD, 1937; DYKEN, 1959). In erweiterten Ventrikeln und vor allem bei Verschlußhydrocephalus läßt sich noch nach 3–4 Wochen ein Restdepot nachweisen (DAHL-IVERSEN, 1933; TURNER und BRODY, 1941). Durch die schnellere Resorption in den äußeren Liquorräumen wird bei Kontrollaufnahmen nach 24 h gelegentlich die Beurteilung der nicht mehr überlagerten Ventrikelstrukturen günstiger (RUGGIERO und SMALTINO, 1960). Die Luftresorption soll bei Vollnarkose schneller und eine fehlende oder langsame Resorption in den äußeren Liquorräumen suspekt auf eine Rindenatrophie sein (RUGGIERO *et al.*, 1972).

Der Mechanismus der Luftresorption beruht möglicherweise auf einer Lösung der Luftmoleküle im Liquor und gemeinsamer Resorption mit ihm oder auf direkter Aufnahme durch die Wände der Blutgefäße (MAJEWSKA und JANKOWITSCH, 1963). Auch ist nicht geklärt, ob die Injektion von Luft eine stärkere Produktion von Liquor bewirkt oder dessen Resorption beeinträchtigt (AIRD, 1936).

IV. Fehlfüllung

Nicht immer wird unter Fehlfüllung eine fehlende Darstellung der Liquorräume verstanden, gelegentlich auch eine nur partielle und diagnostisch unzureichende Kontrastierung. KLAUSBERGER und STIEGLMAYR (1954) z.B. unterschieden eine vollständige von einer teilweisen Fehlfüllung. Ihre Häufigkeit (Tabelle 1) schwankt in weiten Grenzen nicht nur aufgrund des ungenau definierten Begriffes, sondern weiterer Faktoren, wie heterogenes Krankengut, unterschiedliche Untersuchungstechnik etc. Die Ursachen lassen sich in 3 Gruppen zusammenfassen: nicht pathologische, konstitutionell bedingte Faktoren, Fehler der Füllungstechnik und pathologische Bedingungen.

1. Nicht pathologische, konstitutionelle Faktoren. Die Eintrittspforte für das Kontrastgas in die inneren Liquorräume, die Vallecula und das Foramen Magendii, können nicht angelegt oder überdurchschnittlich eng sowie durch eine arachnoidale Septenbildung verschlossen sein. Diese morphologischen Faktoren, die einen Kontrastgasdurchtritt unwahrscheinlich machen, fand BARR (1948) bei anatomischen Untersuchungen in 6—7%. Als weiteren kausalen Faktor erwägten KLAUSBERGER und STIEGLMAYR (1954) eine Hypertrophie des Plexus des IV. Ventrikels. HEIDRICH (1927), H.E. KEHRER (1950) sowie KLAUSBERGER und STIEGLMAYR (1954) waren der Ansicht, daß in seltenen Fällen eine dünne Membran vor den Foramina Magendii und/oder Luschkae den Durchtritt des Kontrastgases verhindert. Nicht obstruktive Anomalien der Cisterna magna können gleichfalls der Grund dafür sein, daß sie nicht mehr als „Sackgasse" fungiert, sondern das Kontrastgas weiter in andere äußere Liquorräume aufsteigt. Bei Durchgängigkeit des oberen Pols der Cisterna magna gelangt es dann in die Cisterna cerebelli superior („inkompetente" Cisterna magna, TAVERAS und WOOD, 1964) und bei extrem seitlicher Ausdehnung fließt es über die Kleinhirnhemisphären in die Cisterna ambiens (ROBERTSON, 1967).

Neben morphologischen Ursachen betonen WACKENHEIM und ESCUDERO (1969) die funktionelle Obstruktion des Foramen Magendii durch einen Zusammenfall (Kollaps) dieser Öffnung (z.B. infolge Unterdrucks bei Liquorentnahme; LINDGREN, 1949), sowie Verschluß desselben durch Ödem, angeborene oder physiologische Enge der Region von Tonsillen und Vallecula, und ferner einen Ventilmechanismus durch arachnoidale Septen oder eine relative Stenose des oberen Zervikalkanals.

2. Fehler der Füllungstechnik. Bei falscher Nadellage kann das Kontrastgas in den Subdural- oder in den Epiduralraum gelangen. Eine nicht korrekte Kopfhaltung — meist ungenügende Anteflexion — führt zu einer Füllung der äußeren Liquorräume und damit zu einer erschwerten Füllung der inneren durch z.B. funktionelle Obstruktion des Foramen Magendii oder verminderten Saugmechanismus der Ventrikel (D. MÜLLER, 1950). BREIG (1960) konnte ferner an Leichen nachweisen, daß Retroflexion des Kopfes eine Vorwölbung des Nodulus, der Tela choroidea und des Plexus in den IV. Ventrikel mit Verengung des Foramen Magendii bewirkt. Eine sehr voluminöse Cisterna magna kann eine so beträchtliche Luftmenge aufnehmen und dadurch die Zisternenvollfüllung mit anschließendem Übertritt des Kontrastgases in die Ventrikel so verzögert erfolgen, daß bei einer

Tabelle 1. Fehlfüllung bei Enzephalographie

	Anzahl EGs	Voll-narkose	% Fehlfüllung bei ?	% Fehlfüllung bei CP	% Fehlfüllung bei LP	Hiervon raum-fordernder Prozeß
ATCHISON *et al.* (1972)	1560				3,1	56,2%
BOHN (1937)	1049	nein 80%			7,4	26%
		ja 20%			16,0	
BRANDT *et al.* (1955)	53 Kinder	ja			5,6	
BRENNER (1952)	13 Kleinkinder		15,4			
CLEVELAND (1942)	He-EGs	nein			20	
		ja			75	
CRAVIOTO *et al.* (1957)	300	nein			3	66%
DAVIDOFF und DYKE (1951)	1056	nein			6	41%
		ja			12,4%	
DICKERSON (1941)	286	ja	2,2			
ENGELHARDT (1940)	1320	nein		4,24	7,72	
FALK (1953)	1841				4,9	26,7%
FLÜGEL (1935)	1500	nein		2		
GEILE und UDVARHELYI (1954)	125	nein			3,2	
GÖLLNITZ (1951)	130 Kinder	nein			8,4	
HAUG (1962)	203	nein			7,0	
HULTSCH und SEEBERG (1957)	122	nein		9,0		
	278	nein			7,2	
LARSBY und LINDGREN (1940)	57	nein		0		
	68	nein			25	
LEMERE und BARNACLE (1936)	800	nein			6	
LENNARTZ (1955)	50	nein			10	
LINDGREN (1949)	152	nein			6,6	
LORENZ (1941)	152			13,1		
MIYAZAKI und TAKADA (1965)	909		40			77,4%
MØLLER, S.H. (1970)	6915	ja 8%			1,4	21,1%
MÜLLER, W. (1959)	100				2	50%
MULLAN und PINEDA (1959)	118			< 10	< 10	
RUGGIERO (1957)	670		unvollständig		7,4	74%
			keine Füllung		7,0	48,9%
			Total		14,4	62%
SCHEINBERG und YAHR (1955)	2641		3,6			35%
SCHEMINZKY und FINK (1973)	300 Kinder	Ketalar			2	
SCHULEMAN (1953)	118	nein			19,5	
	405	ja			24,6	
STEWART (1952)	73				22	37,5%
WASTIE (1972)	1550	ja 31%			3,1	
WOLFF und BRINKMANN (1940)	966			8,8		

übereilten „Routineuntersuchung" dieser Faktor übersehen und die Untersuchung vorzeitig als „Fehlfüllung" abgebrochen wird (MØLLER, 1970). Der Art des Kontrastgases wird im allgemeinen keine ursächliche Bedeutung bei der Fehlfüllung beigemessen, doch berichtete SCHULEMAN (1953) über mißlungene Luftfüllungen mit Helium in 15,4%, mit Luft in 28,8% und mit Sauerstoff in 66,7% seiner Fälle.

Die entscheidende Rolle einer der jeweiligen Situation angepaßten Untersuchungstechnik haben SHAPIRO und ROBINSON (1959) damit gekennzeichnet, daß ihres Erachtens der gegen die Enzephalographie oft erhobene Einwand, eine Ventrikelfehlfüllung wäre nicht selten, eine Anklage der unzulänglichen Technik und nicht der Enzephalographie selbst darstellt. Gleicher Ansicht ist auch PENDERGRASS (1931), daß nämlich die Häufigkeit an Fehlfüllungen fast proportional mit der Erfahrung des Untersuchers ist.

Die Vollnarkose soll eine indirekte Ursache von Ventrikelfehlfüllungen sein. SCHEINBERG und YAHR (1955) und ATCHISON *et al.* (1972) fanden allerdings dafür bei ihren sehr zahlreichen Untersuchungen keinen Beweis. Unter den insgesamt 8583 Enzephalogrammen von BOHN (1937), CLEVELAND und END (1942), S.H. MØLLER (1970) und SCHULEMAN (1953) war eine Fehlfüllung häufiger mit Vollnarkose als ohne; die jeweiligen Häufigkeiten laufen jedoch beträchtlich auseinander, von 2,5% bzw. 1,7% bis 75% bzw. 20%. DAVIDOFF und DYKE (1951) und WASTIE (1972) führten die mißlungene Hirnkammerdarstellung auf eine Schädelinnendrucksteigerung durch Äther bzw. andere gasförmige Anästhetika (Halothan, Trichlorethylen und Methoxyfluran) zurück. Ketalar zeigte mit 92% eine etwas günstigere Quote der Ventrikelfüllung als Vollnarkosen mit 86% (TJADEN *et al.*, 1969).

Stellt sich trotz regelrechter technischer Bedingungen keine Ventrikelfüllung ein, brechen TAVERAS und WOOD (1964) nach Injektion von max. 20 ml die Enzephalographie ab und empfehlen als weitere Untersuchungen eine Vertebralisangiographie bzw. Ventrikulographie. Bei unvollständiger Ventrikelfüllung infundieren sie Harnstofflösungen in der halben für neurochirurgische Zwecke gebräuchlichen Dosis. Dieses von JAVID und SETTLAGE (1956) sowie STUBBS und PENNYBACKER (1960) inaugurierte Verfahren, mit einer i.v. Lösung von Harnstoff 30% in Glukose 5% den Schädelinnendruck zu senken, wurde von ENGESET und HAUGE (1963), RUGGIERO und PACIFICO (1963) und RUGGIERO *et al.* (1965) in die Neuroradiologie übernommen. BACIOCCO und CHIAPPETTA (1964) erreichten so bei Fehlfüllungen eine noch ausreichende Kontrastierung der Ventrikel in 60% und der Zisternen in 22%. Mit der Verwendung von Harnstoff 40% in Mannitol 10% war eine weitere Erhöhung der Füllungsquoten möglich (DETTORI *et al.*, 1972 und 1974). Mittels Hyperventilation konnten BERNINI *et al.* (1972 und 1973) ähnlich günstige Resultate erzielen.

Die Wiederholung des mißlungenen Enzephalogramms in einer zweiten Sitzung empfahlen DICKERSON (1941), SCHEINBERG und YAHR (1955) und S.H. MØLLER (1970). Dabei nahm die Häufigkeit der diagnostisch ausreichenden Ventrikelfüllungen deutlich zu; andererseits konnten diese Autoren sowie TAVERAS und WOOD (1964) übereinstimmend feststellen, daß die Wahrscheinlichkeit einer tumorbedingten Ventrikelfehlfüllung bei der Erstuntersuchung etwa 50% beträgt und mit erneutem Mißerfolg bei der Zweituntersuchung auf etwa 70% ansteigt.

S.H. MØLLER (1970) beobachtete bei seinen 95 Fehlfüllungen keine gravierenden Komplikationen.

3. Pathologische Ursachen. Akute oder abgelaufene entzündliche Prozesse (KLAUSBERGER und STIEGLMAYR, 1954), Mißbildungen der hinteren Schädelgrube und des Schädelhalsüberganges (DECKER, 1960; WACKENHEIM und ESCUDERO, 1969), nicht tumoröse Aquäduktstenosen, Schwellungszustände des Hirns (H.E. KEHRER, 1950) und posttraumatische oder postarachnitische Verklebungen (ROBERTSON, 1965) stehen als nicht tumoröse Prozesse den Hirntumoren, vor allem der hinteren Schädelgrube, mit ihrer direkten oder Fernwirkung gegenüber.

V. Subduralfüllung

Häufigkeit. Auch bei einer lege artis durchgeführten Enzephalographie kann es zu einer Füllung des Subduralraums kommen (Abb. 2a, b und c). Ein Zusammenhang zwischen der Häufigkeit dieser Nebenerscheinung und der Untersuchungstechnik läßt sich angesichts der unterschiedlichen Methoden nicht sicher nachweisen (Tabelle 2).

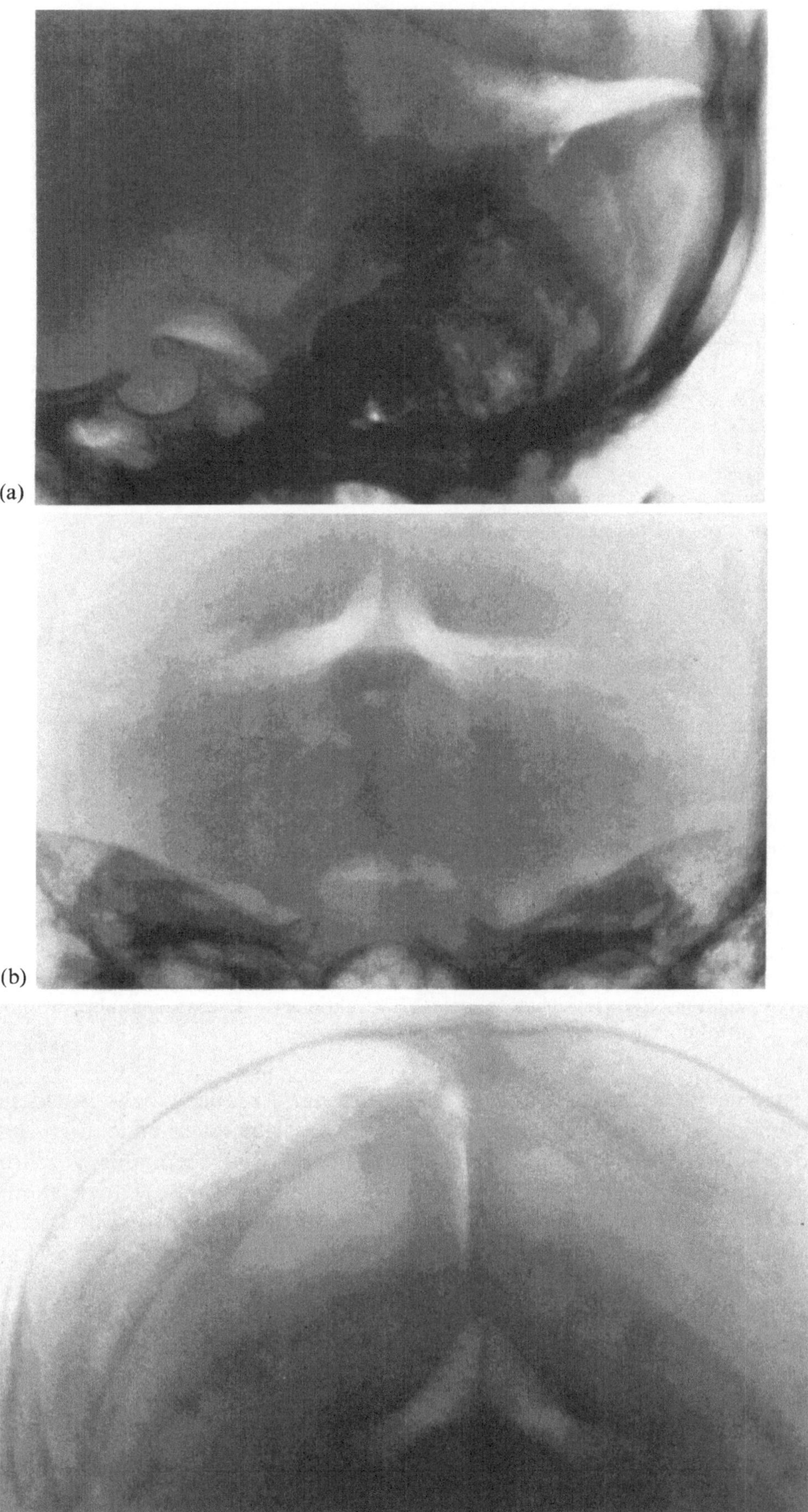

Abb. 2a–c. Subdurales Luftdepot supra- und infratentoriell (Kleinhirnzelt sowie Clivus- und Pyramidenspitzen)

Tabelle 2. Häufigkeit der Subduralfüllung

Autor	n	Technik	Häufigkeit	
			Sofort-EG	24 h-EG
1-Nadel-Technik				
BOUDREAU und CROSBY (1958)	159 Kinder (<2 Jahre)		41%	
BREDEMANN (1950)	3467	LP	8,1%	
BRENNER (1942)	? Kinder	FE	9%	
GIOVINE und RIVA (1957)	100 SHV	FE	4%	16%
GÖLLNITZ (1953)	130 Kinder	LP	„kaum"	
HAAS (1938)	102	CP und LP	23%	
HOLUB (1958)	185			42%
LEBEAU *et al.* (1955)	34 SHV	LP	41%	
LEBEAU *et al.* (1955)	28 Kontr.	LP	52%	
LENZI *et al.* (1956)	644	FE	14%	
MCCONNELL (1953)	34 SHV		8,8%	76,4%
PENFIELD und NORCROSS (1936)	22 SHV			81,8%
PENFIELD und NORCROSS (1936)	22 Kontr.			9%
ROBERTSON (1967)	40 SHV	FE	37%	52%
ROBERTSON (1967)	160 Kontr.	FE	24%	27%
SCHIERSMANN (1952)		FE	„selten"	
SCHNITKER und ULRICH (1958)	66 { >16 Jahre <16 Jahre	FE	90% 66% } =85%	
SMITH und CROTHERS (1950)	87	CP LP	14% 38%	
2-Nadel-Technik				
LEMERE und BARNACLE (1936)	800		20%	
LENZI *et al.* (1956)	386	Bingel	4%	
STONE und JONES (1933)	65		32%	64%
STORCH und BUERMANN (1939)	400		8,7%	
1- und 2-Nadel-Technik				
PAUL und ERICKSON (1946)	78	LP	64%	

CP = Cisternalpunktion; EG = Encephalogramm; FE = fraktionierte Enzephalographie; Kontr. = Kontrolluntersuchungen; LP = Lumbalpunktion; SHV = Schädelhirnverletzte.

Ebenso ist eine kausale Verknüpfung zwischen der Frequenz bzw. Ausdehnung der Subduralfüllung und einem bestimmten Krankheitsbild nur selten ersichtlich. LENZI *et al.* (1956) fanden eine größere Häufigkeit bei Patienten mit Hydrocephalus, zerebraler Atrophie sowie Zustand nach Schädelhirntrauma und HOWARD (1934) bei Patienten mit vermindertem Schädelinnendruck, Epilepsie und gefäßbedingter Hirnatrophie. Die Annahme, daß es sich bei Subduralfüllungen um den Ausdruck kortikaler Atrophien (LEMERE und BARNACLE, 1936) oder um Folgezustände durchgemachter Meningitiden (SCHIERSMANN, 1952) handelt, hat sich nicht bestätigt. Auch ist ein Zusammenhang zwischen einer Subduralfüllung bei fehlender Ventrikeldarstellung als signifikanter Befund im Sinne eines raumfordernden Prozesses nach ATCHISON *et al.* (1972) und MØLLER (1970) statistisch nicht zu beweisen.

Ursache. Die unbeabsichtigte subdurale Luftfüllung wird von der Mehrzahl der Autoren auf eine nicht korrekte Nadellage zurückgeführt. Die Lumbalkanüle wurde nicht weit genug eingeführt oder hatte bereits die ventrale Dura transfixiert, so daß in dem einen oder anderen Fall ihre Öffnung teilweise oder ganz im Subduralraum lag. Wurde wenige Tage vorher bereits eine Lumbalpunktion durchgeführt, kann abtropfender Liquor darüber hinwegtäuschen, daß sich die Kanülenspitze nicht im Subarachnoidalraum, sondern in einem sub- oder epiduralen Liquorkissen befindet (HÉLIAS und METZGER, 1972). WASTIE (1972) empfiehlt, dann die Punktion erst in 10—14 Tagen zu wiederholen; ROBERTSON (1964) hingegen macht den Zeitpunkt abhängig vom Abklingen postpunktioneller Kopfschmerzen. PENDERGASS (1931) sowie MAYR und DE REYA (1950) boten noch folgende Erklärung: Wurde die Kanüle zu weit vorgeführt und nach Perforation der ventralen Dura zurückgezogen, kann Liquor durch das Stichloch den Subduralraum ausfüllen und damit der Subarachnoidalraum zusammendrücken; dieser Mechanismus wird bei ungestümem Liquor-Luft-Austausch in der Phase der Druckminderung noch verstärkt, worauf bei anschließender Insufflation Luft in den Subduralraum gelangen kann. Für einen „Stichlochmechanismus" sprechen auch die Beobachtungen von MOODY (1974); er beobachtete eine Subduralfüllung nach Rückwärtsrolle im Rotationsstuhl bei 32% seiner Patienten, denen er die Lumbalkanüle bereits vorher gezogen hatte, und in nur 4% bei noch liegender Nadel.

Der Nachweis eines subduralen Luftdepots nicht bei der Erstuntersuchung, sondern nur bei späteren Kontrollen wird verschieden gedeutet. Für ROBERTSON (1964 und 1967) besteht die Möglichkeit, daß ein punktionsbedingtes, diffus und flächig verteiltes subdurales Luftdepot aus Projektionsgründen nicht sofort, sondern erst später nach Ansammlung am höchsten Punkt des Kopfes radiologisch erfaßt wird. Als einzige Erklärung der nicht punktionsbedingten Subduralfüllung verbleibt die Annahme einer Verbindung zwischen dem intrakraniellen Subarachnoidal- und Subduralraum. Eine solche besteht normalerweise nicht (PENFIELD, 1924; WEED, 1932), wurde aber für Einzelfälle von RUGGIERO *et al.* (1972) aufgrund ihrer Befunde an 2000 Pneumogrammen postuliert. CAFFEY (1946) und WASTIE (1972) vermuteten angeborene Mißbildungen der Hirnhäute. NEY (1946) konnte intraoperativ den Durchtritt feinster Luftbläschen an der makroskopisch intakten Arachnoidea beobachten; HOWARD (1946) hingegen gelang es selbst bei hohem Liquordruck nicht, einen Übertritt von Farbstoff aus dem Subarachnoidal- in den Subduralraum zu erzwingen. VON STORCH und BUERMANN (1939) konnten bei 17 Versuchen kein Gas unter physiologischen Verhältnissen durch ein Stück Arachnoidea hindurchpressen. HOWARD (1934), FRIEDMAN und GAMSU (1935) und FEREY *et al.* (1955) vermuteten, daß ein Luftübertritt vor allem im Bereich vergrößerter Pacchionischer Granulationen möglich sei.

Die Enzephalographie selbst wurde als Ursache einer Arachnoidearuptur angesehen. Eine Zugwirkung auf arachnoidale Verklebungen mit Einriß derselben infolge großer Liquorentnahme bzw. Ventrikelkollaps war für LINDGREN (1941 und 1954) sowie PAUL und ERICKSON (1946) die Ursache. STONE und JONES (1933) sahen bei Leichenversuchen ähnliche Veränderungen. Einrisse der Arachnoidea infolge übermäßiger Lufteinblasung in den Subarachnoidalraum betrachten MAYR und DE REYA (1950), SCHEINBERG und YAHR (1955) und ROBERTSON (1967) als mögliche Causa. Für DAHL-IVERSEN (1933) sollen sie besonders an der Hirnbasis vorkommen. LEMERE und BARNACLE (1936) halten es für möglich, daß die Manipulationen des Kopfes während der PEG einen Arachnoideadefekt vergrößern könnten.

MCCONNELL (1953) führte die auffallend häufigeren Subduralfüllungen vor allem im 24 h-PEG bei seinen Patienten und bei den Fällen von PENFIELD und NORCROSS (1936) auf ein fast immer eruierbares Schädelhirntrauma zurück und ordnete sie einem posttraumatischen Erguß zu. GIOVINE und RIVA (1957) konnten diese Theorie anhand von 100 operativ kontrollierten Untersuchungen jedoch nicht bestätigen, sondern fanden die Zahl der positiven 24 h-Kontrollen lediglich direkt proportional mit der insufflierten Luftmenge.

Auch Robertson (1967) sah häufiger subdurale Luftdepots nach Hirntraumen, hielt sie aber nur ausnahmsweise für operationswürdige Ergüsse. Für die Gruppe der Kleinkinder und Säuglinge sind die Meinungen darüber, ob es sich bei dem subduralen Luftdepot nicht doch um einen pathognomonischen Vorgang im Sinne eines Ergusses handelt, sehr geteilt. Auf der einen Seite sehen Cramer (1934), Dyke (1936), Holt und Pearson (1937), McConnell (1953) und Olsson (1948) — ausgehend von Einzelbeobachtungen — das subdurale Luftdepot als beweisend für ein chronisches subdurales Hämatom an, und Boudreau und Crosby (1958) errechneten bei 159 cerebral geschädigten Kindern sogar eine Signifikanz von 24%. Andererseits hatten Elvidge und Jackson (1949), Ingraham und Matson (1944) und Kinley *et al.* (1951) nur vereinzelt bei ihren operierten Kindern eine gleichzeitige Subduraldarstellung angetroffen. Vogelsang (1966) beobachtete im PEG von 85 Kindern vorwiegend im ersten Lebensjahr mit chronisch subduralen Ergüssen eine subdurale Luftfüllung in 18,8%, von Storch und Munro (1938) bei 18 gleichartigen Patienten in 28%.

Komplikationen. Smith und Crothers (1950) sahen vor allem bei Kindern unter 2 Jahren einen längeren und schwereren Verlauf nach PEG mit zusätzlicher Subduralfüllung und schätzten, daß es in etwa $^1/_3$ zu einer subduralen Ansammlung von Blut und Liquor (wahrscheinlich durch Abriß einer Brückenvene) mit Gefahr eines subduralen Hämatoms kommt. Gerlach *et al.* (1967) erwähnten nur, daß bei Kindern nach Enzephalographie häufig subdurale Ergüsse auftreten. Anderson (1951) traf zwar bei 408 Kinder-Enzephalographien häufig eine Subduralfüllung an, verneint jedoch ausdrücklich das Auftreten eines subduralen Hämatoms. Lazorthes *et al.* (1963) sowie Ingraham und Matson (1944) führten keinen ihrer 59 Subduralergüsse bzw. keines der 98 subduralen Hämatome bei Kleinkindern auf eine Enzephalographie zurück und auch Boudreau und Crosby (1958) verneinen einen solchen kausalen Zusammenhang. Jacobi *et al.* (1966), Töndury (1967) und Palm (1968) führen das Pneumogramm nicht in ihren Aufstellungen der Ursachen von Subduralergüssen und -hämatomen bei Säuglingen und Kindern.

VI. Epidurale Luftfüllung

Das Cavum epidurale (frühere Nomenklatur: Cavum extradurale) ist der mit lockerem Binde- und Fettgewebe sowie Venengeflechten ausgefüllte Raum zwischen der Dura mater spinalis und der von Periost ausgekleideten Wand des Wirbelkanals. Dura mater und Periost sind am Knochenrand des Foramen magnum fest angeheftet (Töndury, 1970) und bilden intrakraniell dann miteinander spaltlos verbunden die Dura mater encephali. Die Dura haftet nicht nur fest am Hinterhauptsloch, sondern in unterschiedlichem Maße auch an den dortigen Bändern (Mettler, 1948). Der Epiduralraum des Wirbelkanals endet somit in der oberen Halsregion und kommuniziert nicht mit dem intrakraniellen Raum zwischen Dura und Kalotte, in dem sich z.B. diejenigen Hämatome ausdehnen können, die im deutschen Sprachgebrauch als epidural, im englischen und französischen als extradural bezeichnet werden.

Die Gasfüllung des spinalen Epiduralraums ist auf eine fehlerhafte Lumbalpunktion zurückzuführen. Sie ist zu vermuten, wenn nach Insufflation die Spitze der Luftsäule in Höhe C_1-C_3 endet und es zu keinem Übertritt des Kontrastgases nach intrakraniell kommt. Key und Retzius (1875) beschrieben zahlreiche Adhäsionen zwischen Arachnoidea und Dura im oberen Teil der HWS, besonders unmittelbar unterhalb vom Foramen magnum. Lindgren (1941) stützte sich auf diese Befunde und sprach deshalb ein Pneumogramm mit einem Stopp in Höhe C_2 als Subduralfüllung an; nach Abklärung der topographischen Zuordnung der Adhäsionen als nicht subdural, sondern epidural gelegen, erfahren

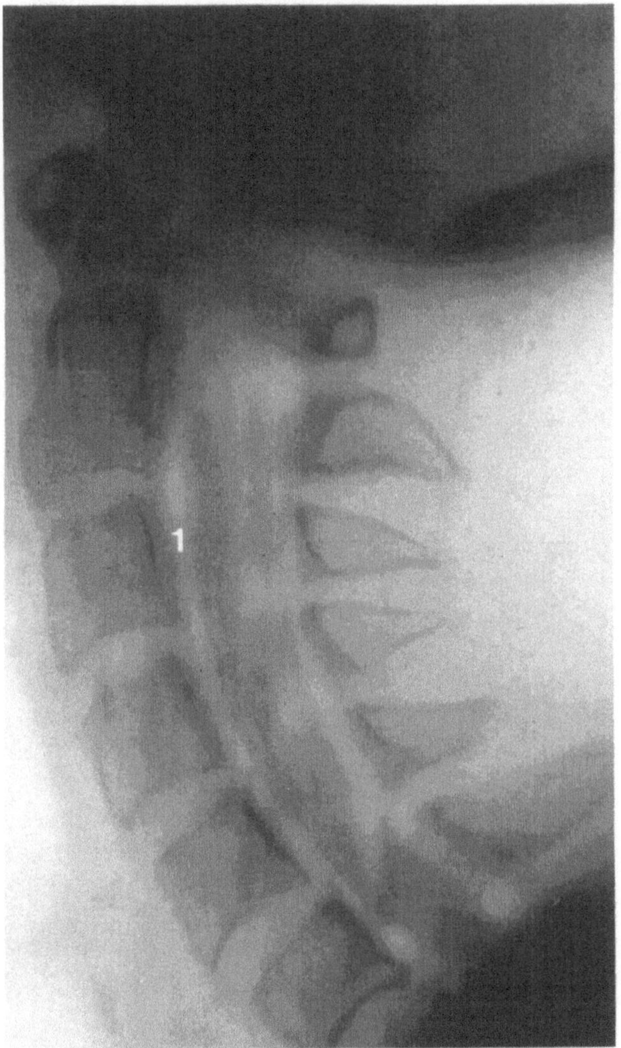

Abb. 3a u. b. Epidurale Fehlfüllung im Nativ- und Schichtbild, intraspinal (*1*) und prävertebral (*2*)

diese Befunde eine Korrektur (MAYR und DE REYA, 1950), ebenso wie die von SCHIERSMANN (1952) vertretene und wahrscheinlich auf LINDGREN zurückzuführende Deutung solcher Bilder und der von WIEDENMANN und DECKER (1960, Abb. 550b) beschriebene Fall. Bei lumbaler Liquordruckmessung finden sich anfangs extrem niedrige Werte, und im Verlauf der Untersuchung kommt es auch bei schneller Insufflation zu keinem Druckanstieg.

Differentialdiagnostisch läßt sich die subdurale Luftfüllung durch ihre unterschiedliche große Ausdehnung nach intrakraniell und den breiteren Abstand zu den Wirbelkörperrückflächen abgrenzen; der kontrastfreie Streifen ist bei epiduraler Füllung schmal (entsprechend dem Ligamentum longitudinale posterius) und bei subduraler Füllung durch die epiduralen Gewebe breiter. In Zweifelsfällen bringt eine seitliche Mittellinienschichtaufnahme Klärung (Abb. 3b). Eindeutig für die epidurale Komplikation spricht in seltenen Fällen ein zusätzliches Luftdepot prä- oder paravertebral in Höhe der HWS (Abb. 3a) oder gar BWS und LWS (ROBERTSON, 1963 und 1967; HÉLIAS und METZGER, 1972), das als eine Ausbreitung des lumbalen Emphysems von epidural durch Zwischenwirbellöcher nach prä- und paravertebral zu deuten ist. FOERSTER (1924) beschrieb ein ausgedehntes Emphysem der Haut und Muskulatur des Nackens sowie Luftfüllung ausschließlich des oberen Halswirbelkanals nach lumbaler Injektion von 105 ml Luft. TSAI und LEE (1974)

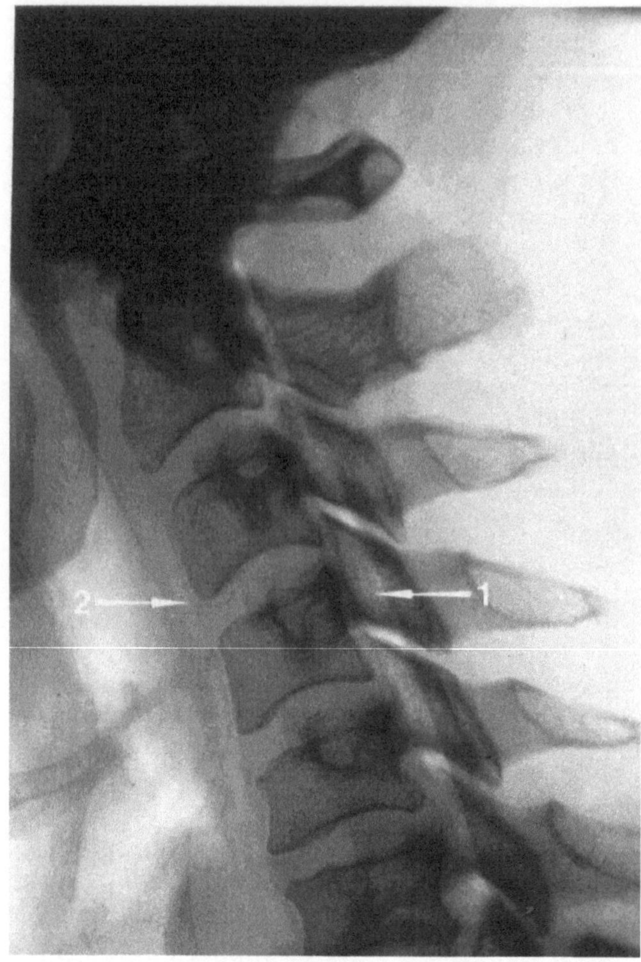

Abb. 3b

beobachteten nach lumbaler Insufflation ein Pneumopericardium bzw. Pneumomediastinum zusammen mit prävertebralem Emphysem.

Die durch ein extraspinales Luftdepot komplizierte Pneumographie wird wohl bei Kindern häufiger als bei Erwachsenen angetroffen. BRUNS und HOLTHUSEN (1970) sahen bei 10 Kindern einen prävertebralen Gasstreifen, einmal in Verbindung mit einem hinteren Pneumomediastinum. BENACERRAF *et al.* (1970) fanden bei einem Kind einen identischen Befund mit Luftdepot zervikal und thorakal und bei einem anderen Kind eine Subduralfüllung und gleichzeitiges subkutanes Emphysem in den Schulter- und Halsweichteilen ohne Pneumomediastinum. BEATY und GERALD (1968) konnten bei insgesamt 79 Untersuchungen 5mal ein Pneumomediastinum und 2mal ein retropharyngeales Luftdepot nachweisen; 6 dieser abnormen Fälle zeigten gleichzeitig eine subarachnoidale Füllung. BENACERRAF *et al.* (1970) und BEATY und GERALD (1968) erwägen kausal neben einem Entweichen der lumbal injizierten Luft durch die Zwischenwirbellöcher entlang der Vorderfläche der Wirbelsäule in das Mediastinum auch eine seltene z.B. durch Schreien verursachte Alveolenruptur mit Luftaustritt bis in das Mediastinum. CAFFEY (1973) hält einen Intubationszwischenfall für nicht sicher ausgeschlossen. Keiner der Autoren weist auf Sofort- oder Spätfolgen in diesen Fällen hin. ROBERTSON (1967) empfiehlt die Wiederholung der Untersuchung frühestens nach 7 Tagen.

VII. Kontrastgase

Die Postulate an ein optimales Kontrastgas, wie sie AIRD 1936 aufstellte, lauten: Sichere und leichte Handhabung, gute Füllung der inneren und äußeren Liquorräume, optimale Röntgeneigenschaften und Resorption innerhalb weniger Stunden. Letztere hängt ab vom Gradienten der Partialdrucke im Liquor und im Blut und weiter von der Diffusionsgeschwindigkeit des Gases, die durch das Grahamsche Gesetz festgelegt wird; diese ist umgekehrt proportional der Quadratwurzel seines Molekulargewichtes. Parallel zur Resorptionszeit des Kontrastgases — vor allem in den äußeren Liquorräumen — verhält sich die durchschnittliche Dauer der postpneumographischen Beschwerden (SÄKER, 1950).

Wegen der oft stark belastenden und längerwährenden Nebenreaktionen bei der Verwendung von Luft wurden zahlreiche andere Gase auf ihre beseren Eigenschaften als Pneumographicum untersucht und verwendet. In der Tabelle 3 sind die Arten von erprobten Kontrastgasen und ihre wichtigsten Eigenschaften zusammengestellt.

1. Sauerstoff. TORKILDSEN und PENFIELD (1933) wiesen mit als erste auf die deutlich geringeren Nebenwirkungen dieses Gases hin. 93% der Patienten von CLARK *et al.* (1970) konnten schon 24 h nach der Untersuchung ihre alte Tätigkeit wieder aufnehmen. DENK (1923) und JÜNGLING (1926) gebrauchten Sauerstoff, um eine Gasembolie zu vermeiden. Diesbezüglich ist der O_2 zwar dem CO_2 und N_2O wegen seiner weitaus niedrigeren Blutlöslichkeit unterlegen und wird ebenso wie Luft oder Helium von BUCHWALD (1965) für Gasinsufflationen im allgemeinen abgelehnt; für neuroradiologische Untersuchungen jedoch lassen sich diese Gase in Anbetracht ihrer extrem niedrigen Emboliequote unbedingt noch vertreten. LEMAY (1967) sah keine Ventrikelerweiterung durch eine Sauerstoff-Enzephalographie; sie schloß daraus, daß dieses Gas weniger schädlich ist als Luft. BICKERSTAFF (1950 und 1951) konnte keinen Unterschied bei den Zellreaktionen im Liquor nach Insufflation von Luft oder von Sauerstoff feststellen. Bei Benutzung von reinem Sauerstoff wird Stickstoff in den Liquorraum diffundieren, so daß innerhalb $^1/_2$ bis 1 h das Kontrastgas die Zusammensetzung athmosphärischer Luft erlangt (SCHWAB *et al.*, 1936).

2. Stickoxydul. Die Verwendung von Lachgas als Anaestheticum und eines anderen Gases zum pneumographischen Kontrast bewirkt infolge der hohen Diffusionsgeschwindigkeit des N_2O seinen Übertritt in die Liquorräume und eine Steigerung des Schädelinnendrucks (CORSSEN *et al.*, 1969). Bei Patienten mit präenzephalographisch normalem Druck ist sein Anstieg — wie Messungen von GORDON und GREITZ (1970) zeigten — nicht so bedeutend, daß Lachgas als Anaestheticum in diesen Fällen abgesetzt werden müßte; die Autoren betonen jedoch, daß ihre Aussage nicht bei schon vorher erhöhtem intrakraniellem Druck Anwendung finden kann. Verwendet man bei Lachgasanaesthesie auch N_2O als Kontrastgas (100%ig oder in der Anaesthesiemischung mit Sauerstoff), kann die Gefahr einer Druckerhöhung im Schädelinnern vermieden werden (BERGSTRÖM *et al.*, 1967; PHILIPPART, 1969; ELWYN *et al.*, 1976). Die relativ schnelle Absorption des Lachgases aus den Liquorräumen nach Abschluß der Anaesthesie stellt einen Vorteil dar, wenn eine kurzfristige Ableitungsoperation notwendig wird (BERGSTRÖM *et al.*, 1969). Auf die Gefahr einer abrupten Ausschleusung aus der Narkose mit Rückdiffusion des Lachgases in das Kreislaufsystem und raschem, intraventrikulärem Druckabfall und dadurch ausgelöstem Kreislaufkollaps wiesen COLLAN und IIVANAINEN (1969) anhand einer Fallbeschreibung ausdrücklich hin.

3. Kohlensäure, Azetylen (Narcylen) und Äthylen. Diese Gase haben sich gegenüber den anderen Kontrastgasen nicht durchsetzen können (VON STORCH und KARR, 1941).

Tabelle 3. Kontrastgase

Gas	Mol.-gewicht	Chemische Eigenschaften	Verträglichkeit	Röntgen-eigenschaften	Resorption	Autoren
O_2	32	in H_2O 24× weniger löslich als CO_2	gut	wie Luft	etwa 2× schneller als Luft	5, 8, 9, 15, 19, 20, 26, 27, 28, 29, 30, 31
N_2O	44	in H_2O 30× besser löslich als N_2	leicht sedierend, Spätreaktionen geringer und kürzer	geringer subarachnoidaler Kontrast, kurze Untersuchungszeit	90% in 5 h resorbiert	1, 2, 3, 5, 8, 16, 24, 27, 32
N_2O+O_2			gut	gut	etwa 40 h	6, 10
O_3	48		stark reizend			18
CO_2	44	in H_2O gut löslich, Vereisungsgefahr	Störung des Liquor-pH, heftige Kopfschmerzen	sehr kurze Untersuchungszeit	90% in 20 min resorbiert	2, 5, 7, 8, 21, 22, 23, 26, 30
N_2	28		unverträglich, starke Kopfschmerzen			5, 21
C_2H_2	26	sehr explosiv		sehr kurze Untersuchungszeit	etwa 20 min	1, 2, 23
C_2H_4	28	explosiv	gut, leicht sedierend; Spätreaktionen wie Luft	wie Luft, kürzere Untersuchungszeit	90% in 6 h resorbiert, 50% in 3 h	1, 2, 3, 4, 5, 24, 30
He	4	schlecht löslich in Wasser	noch gut, oft Temperatursteigerung	gut	langsam	5, 8, 9, 13, 14, 21, 30
Ne	20		ähnlich He, gelegentlich stärkere Sofortreaktion		ähnlich He	5, 13
Ar	40		unverträglich, sehr starke Sofortreaktionen			5, 13
Kr	83	in H_2O gut löslich	gut, 75% nach 2–4 h beschwerdefrei	schlechte Subarachnoidalzeichnung	rasch	5, 13, 14, 17
Xe	131	in H_2O gut	günstig wie Kr	ähnlich Kr	sehr rasch	5, 12, 13, 25
H_2	2	explosiv	gut	gut	rasch	5, 11, 21

Autoren: 1. AIRD (1934); 2. AIRD (1936); 3. AIRD (1937); 4. AIRD (1938); 5. BERGLEITER und DECKER (1954); 6. BERGSTRÖM *et al.* (1967 und 1969); 7. BINGEL (1922b); 8. BUCHWALD (1965); 9. CLEVELAND und END (1942); 10. COLLAN und IIVANAINEN (1969); 11. CROUSE (1923); 12. CULLEN und GROSS (1951); 13. DECKER (1960); 14. DECKER (1970); 15. DENK (1923a und b); 16. ELWYN *et al.* (1976); 17. FRICK (1956); 18. GABRIEL (1922); 19. JÜNGLING (1926); 20. LEMAY (1967); 21. LIBERSON (1933); 22. LIEBERMEISTER (1924); 23. NADJMI und SCHWIND (1968); 24. NEWMAN (1937); 25. PITTINGER *et al.* (1956); 26. REARDON *et al.* (1967); 27. SÄKER (1950); 28. SCHINZ (1922); 29. SCHOTT und EITEL (1923); 30. VON STORCH und KARR (1941); 31. TORKILDSEN und PENFIELD (1933); 32. WOLFF (1952).

4. Helium. Die guten klinischen Resultate, auf die GANGLBERGER (1960 und 1969) in Zusammenhang mit dem Infusionsgerät nach BERGLEITER hinwies, wurden zurückgeführt auf die günstigen Eigenschaften des He angesichts des Grahamschen Gesetzes und auf das optimale Diffusionsgefälle zwischen Liquorraum und Blutkreislauf. Diesen, auch schon von CLEVELAND und END (1942) sowie DAVIDOFF und DYKE (1951) hervorgehobenen Vorteilen stehen Nachteile vorwiegend ökonomischer Natur gegenüber.

5. Krypton. Dieses Gas wurde von DECKER (1970) wegen seiner physikalischen Eigenschaften, der guten Verträglichkeit und zufriedenstellenden Auswertbarkeit der Röntgenuntersuchung selbst unter Berücksichtigung des erheblichen Preises als zur Zeit beste Kompromißlösung angesehen. Die von FRICK (1956) festgestellten Liquorzellveränderungen nach Krypton-Enzephalographie waren irrelevant.

VIII. Röntgenuntersuchungsgeräte

Mit Fortschritt und Ausbau der zerebralen Pneumographie stellten sich bald die Grenzen der Untersuchungsmöglichkeit auf dem Bucky-Tisch heraus. Das von LYSHOLM 1935 geschaffene Schädelgerät (Elema-Schönander/Siemens) besaß auch für die zerebrale Pneumographie sehr günstige Eigenschaften, so daß es jahrzehntelang verwendet wurde.

Die Entwicklung der Bildverstärkerröhre und der Tomographie bedingte etwa ab 1960 eine Vergrößerung und Umbau des Lysholmgeräts als Universal-Mimer, Mimer II und Mimer III (FREDZELL *et al.*, 1968; PALACIOS, 1972). Für diese wie auch für die Kraniographen anderer Hersteller wurden spezielle Untersuchungsstühle mit der Möglichkeit einer motorischen Rotation des Patienten um seine Quer- und auch Längsachse konstruiert: Der Princeps mit dem Untersuchungsstuhl Encéphalix (C.G.R.), später das Diagnost N mit einem separaten isozentrischem Untersuchungsstuhl (Philips) (WYLIE und MORRIS, 1973), sowie das Isotome (Picker) und das Neurotome (General Electric), beide mit integriertem, isozentrischem Rotationsstuhl (VINES, 1974).

Eine Durchleuchtungskontrolle der Hirnkammerluftfüllung hatte bereits WEBER (1928) empfohlen. DECKER (1957) bediente sich hierfür einer Bildverstärkerröhre in einem adaptierten UGX-Gerät (C.H.F. Müller). Als Ringgerät ermöglichte es zudem eine isozentrische Untersuchung, ein Vorteil, auf den POTTS (1965) erneut hinwies. Ein serienmäßig gebautes Ringgerät ist das Neurocentrix (C.G.R.) ausgestattet mit einem Rollfilmwechsler und Fernbedienung (SIMON und RAMÉE, 1972).

HARWOOD-NASH (1975) beschrieb einen isozentrischen Untersuchungsstuhl für Kleinkinder (Elema-Schönander). Für das Polytome haben GAMMAL und KING (1972) eine Haltevorrichtung für Patienten bis zu 8 Jahren konstruiert; nunmehr gibt es auch für Erwachsene einen Rotationsstuhl, der an der Tischplatte des Schichtgerätes angeschraubt wird.

Die Fixierung des Kopfes ist besonders auf den Rotationsstühlen schwierig (CRONQUIST, 1969). Zumeist findet eine verstellbare Kinnstütze mit zusätzlichen Haltegurten um den Kopf Verwendung; bei Stühlen mit einer Stützplatte für den Hinterkopf und/oder die Stirn kann der Kopf mittels Klettenverschlußbändern fixiert werden. GEILFUSS und HARGEST (1970) und LOOP (1966) bauten Vorrichtungen zur breitflächigen Immobilisierung des Kopfes durch schaumstoffgepolsterte Plexiglasplatten bzw. aufblasbare Plastiksäcke.

Lineare Schichtaufnahmen auch während der Luftinsufflation wurden schon mit dem für die Enzephalographie angepaßten Universal-Planigraphen (Siemens) erreicht (KELL *et al.*, 1970; DI CHIRO, 1971) und gehören heute zur Standardausrüstung der meisten Kraniographen.

Eine mehrdimensionale Verwischung gestatten kreisförmig das Isotome (PICKER) und polyzyklisch das Polytome (Philips) (AMUNDSEN, 1968 und 1973) oder Stratomatic (C.G.R.) (GRELET, 1972). Der Mimer III läßt sich für die axiale Tomographie adaptieren (BERGSTRÖM *et al.*, 1971). Die axiale Enzephalographie auf dem Radiotome (Massiot-Philips) (DI CHIRO, 1964) hat sich nicht durchsetzen können. Gleichfalls in Europa nicht vertreten ist die Pneumoencephalo-Roulette-Tomographie mit einem epitrochoidalen Schichtgerät (LGC-3 Toshiba) aus Japan (IWABUCHI und SUZUKI, 1968).

Noch 1966 vertrat RUGGIERO die Ansicht, das BV-Bild könne nie die Röntgenaufnahmen ersetzen wegen seines wesentlich geringeren diagnostischen Aussagewertes. SIMON *et al.* konnten jedoch 1972 zeigen, daß 70 mm Einzelbildaufnahmen mit einem 16 cm Bildverstärker der neuen Generation keinen Informationsverlust mehr aufweisen. Kinofilmaufnahmen zur Erforschung des intrakraniellen Füllungsvorganges führte DECKER 1957 durch.

Die besonderen technischen Erfordernisse, welche die Stereotaxie an die Enzephalographie stellt, nämlich die überlagerungsfreie und möglichst nicht vergrößerte Darstellung intrazerebraler Bezugspunkte, wurden gelöst mit der Konstruktion eines besonderen Schichtgerätes durch BRACKETT und CLARK (1963) und mit der Anwendung eines extrem großen Fokus-Film-Abstandes, der Tele-Röntgenographie, durch TALAIRACH *et al.* (1956) und THOMALSKE (1968), die OKAWARA (1975) mit der Autotomographie in einem Picker-Kermath-Rotationsstuhl kombinierte.

IX. Schichtverfahren

1. Schichtgeräte

Die Ergänzung der Enzephalographie durch die Tomographie wurde zum ersten Mal von JANKER (1936 und 1937), CARILLO *et al.* (1937) sowie DEPPE und ROEDER (1937) realisiert. Der erste Fall eines tomoenzephalographisch gesicherten Tumors ist wohl der von TURNER und LUTZ (1940). EPSTEIN und DAVIDOFF (1946) beschrieben nicht nur den routinemäßigen Einsatz des Schichtverfahrens, sondern auch die spiralförmige Verwischung bei der Enzephalographie. VALENTINO (1956) erweiterte die Lindgrensche Originaltechnik, indem er die hintere Schädelgrube beim sitzenden Patienten tomographisch darstellte. In den folgenden 2 Dezennien dehnte sich das Anwendungsgebiet des Schichtverfahrens infolge des zunehmenden Erfahrungsgutes und der neuen apparativen Möglichkeiten fast bis ins Uferlose aus. Während LINDGREN (1949) die Tomographie als pneumographische Zusatzmethode noch als von nicht großem Wert ansah, führten MORRIS und WYLIE (1973) das Pneumogramm sogar primär mit Schichtaufnahmen durch, ergänzt durch Nativaufnahmen, wenn notwendig.

Die ersten, noch auf Standardgeräten und mit eindimensionaler Verwischung durchgeführten Untersuchungen erbrachten zwar bildmäßig zufriedenstellende Ergebnisse, waren aber mit erheblichen Lagerungsschwierigkeiten für den ohnehin schon stark belasteten Patienten verbunden (LUTZ und TURNER, 1940; STERN *et al.*, 1958; DI CHIRO, 1971). Auf die Vorteile der simultanen Tomographie — Zeitersparnis und größere Wahrscheinlichkeit, die richtige Schichtebene zu erfassen — wiesen BÉTOULIÈRES *et al.* (1956) hin.

Mit den modernen Schädelgeräten wurde die Durchführung einer Tomographie für Arzt und Patient wesentlich erleichtert, aber der Sprung vom ein- zum mehrdimensionalen Verwischungsprinzip nur in Einzelfällen (Isotome, Polytome) erreicht. DEBRUN (1972) führte vergleichende Untersuchungen mit eindimensionaler und hypozykloidaler Verwischung vor allem beim Zisternogramm durch; die Resultate mit linearer Technik bewertete er als ausreichend, doch nur mit dem Polytome ließen sich Strukturen unter 1 cm Größe untersuchen, wenngleich die Konturen weniger scharf waren.

Die tomographische Darstellung der Seitenventrikel beschrieben PANTER und SCHÖLZEL (1959) und KADRNKA (1961, 1962 und 1963), jedoch konnte sich dieser Indikationsbereich nicht durchsetzen. Gleiches muß auch von den sorgfältigen Studien des Temporalhorns durch FREDY und BORIES (1972) gesagt werden. Wichtigste Domänen der Schichtuntersuchung blieben jene inneren oder äußeren Liquorräume, die durch Skeletanteile oder andere Lufträume überlagert sind, somit die hintere Schädelgrube und der Bereich der basalen Zisternen.

Mit der Untersuchungstechnik und deren Ergebnis im Bereich der hinteren Schädelgrube vor allem der Cisterna magna, IV. Ventrikel und Aquädukt befaßten sich ALBERTI *et al.* (1969), BORIES *et al.* (1971 und 1973), CRISTI (1971), BETZ (1968) und SCHMIDT-WITTKAMP (1965 und 1968). Richtungsweisende tomographische Studien des Subarachnoidalraums der hinteren Schädelgrube im allgemeinen verdanken wir der Straßburger Schule mit THIÉBAUT *et al.* (1962 und 1963), WACKENHEIM *et al.* (1963, 1967 und 1968) sowie SUBIRANA und VROUSOS (1964), speziell des Kleinhirnbrückenwinkels ISHERWOOD (1972) und des Hirnstamms CHRZANOWSKI und WACKENHEIM (1966) sowie POTTHOFF (1968 und 1970).

Die Schichtuntersuchung der Cisterna chiasmatis erarbeiteten BRADAC und WACKENHEIM (1968) und auch die Pariser Schule (METZGER *et al.*, 1967; FISCHGOLD *et al.*, 1969), die — ebenso wie MCLACHLAN *et al.* (1971) und JOHNSON *et al.* (1975) — auf die Überlegenheit der Polytomographie in diesem Bereich hinwiesen. Sie erschlossen vor allem den supra- und parasellären Bereich im sagittalen Strahlengang; KELL *et al.* (1970) und SAMII *et al.* (1968 und 1970) befaßten sich mit dem seitlichen Schichtbild.

Weitaus weniger zahlreich und ausführlich sind sie Arbeiten über Schichtverfahren, die nicht in den traditionellen Strahlenrichtungen seitlich oder sagittal bzw. halbaxial, sondern axial durchgeführt wurden. SALVOLINI (1973) berichtet anhand von 2000 Untersuchungen über den Wert der axialen Tomographie im supratentoriellen Bereich, THIÉBAUT *et al.* (1963 und 1964) im Bereich der hinteren Schädelgrube und der Fossa lateralis cerebri.

DI CHIRO (1964, 1965 und 1971) erzielte transversale Tomoenzephalogramme bei stehender Röhre und routierendem Patienten und Kassette (ebenso SANSONE *et al.*, 1951, und VALLEBONA, 1952) und ebenfalls durch eine Adaptation des Mimer III, wie sie auch von BERGSTRÖM *et al.* (1971) beschrieben wurde.

2. Autotomographie

Das Prinzip der Autotomographie beruht darauf, bei stehender Röhre, stehendem Film und bewegtem Kopf einen Verwischungseffekt aller von der Drehachse entfernten Objektpunkte zu erreichen. Es wurde zuerst von VALLEBONA (1930 und 1934) beschrieben, und zwar für die Knochendiagnostik des Schädels; mit dem Aufschwung der fraktionierten bzw. der Überdrucktechnik und unabhängig von dem Erstbeschreiber setzte ZIEDSES DES PLANTES (1937 und 1950) die Autotomographie für die überlagerungsfreie Darstellung der medianen Lufträume im Seitenbild der hinteren Schädelgrube ein. Bei seiner „modifizierten Stratigraphie" wird der Kopf des liegenden Patienten leicht gerollt; alle anderen autotomographischen Verfahren werden bei sitzendem Patienten durchgeführt. Die Drehbewegung um eine durch den Dens verlaufende Längsachse kann vom Patienten selbst ohne oder mit Fixierungshilfen des Kopfes (LINDGREN, 1954; BURROWS, 1962; DAVIDSON und CLARK, 1966; TOLPENSHNIKOW, 1971) durchgeführt werden. Der Bewegungsausschlag sollte nach jeder Seite etwa 5° betragen, um eine Schichtdicke von 3 mm in einer Ausdehnung von je 3—4 cm vor und hinter der Drehachse zu erreichen (NEW und WEBSTER, 1965). In dem Untersuchungsstuhl von AMPLATZ (1963 und 1973) und KIEFFER *et al.* (1968) wurde die Drehbewegung motorisch durch den Stuhl ausgeführt; damit waren nicht nur seitliche, sondern auch sagittale Autotomogramme möglich. Eine fast verzeichnungsfreie Tomographie in 2 Ebenen für stereotaktische Zwecke erreichte OKAWARA (1975) durch die Kombination der motorischen Drehbewegung eines Picker-Kermath-Stuhls mit der Fernaufnahmetechnik. Die Autotomographie der Kleinhirnbrückenwinkel sagittal gelang MOMOSE (1974) nicht durch Dreh-, sondern durch Nickbewegungen des Kopfes im Atlantookzipitalgelenk.

Der Wert der Autotomographie geht hervor aus den Veröffentlichungen von SCHVARCZ (1959), SCHECHTER und JING (1960), BRUYN und OP DEN ORTH (1962), SCHECHTER und DE GUTIERREZ-MAHONEY (1962), CAMPBELL (1969) und BETZ (1973). Übereinstimmend betonten die Autoren die optimale Bildausbeute bei unerheblichem Zeit- und Arbeitsaufwand für den Untersucher und geringer Belastung für den Untersuchten: zudem konnte das Verfahren auch auf den III. Ventrikel und die Cisterna chiasmatis im seitlichen Strahlengang ausgedehnt werden.

Durch die Integrierung der Verwischungstechnik in den modernen Schädelgroßgeräten wurden schnellere und weniger arbeitsaufwendige Schichtaufnahmen bei genauerer Einstellung der Schichttiefe möglich, und die Methode von ZIEDSES DES PLANTES fand ungerechterweise weniger Beachtung und Verwendung, stellt sie doch ein für Routinezwecke vollwertiges Schichtverfahren ohne aufwendige Spezialapparatur dar.

X. Besondere aufnahmetechnische Verfahren

1. Stereoskopische Aufnahmen, die in früheren Arbeiten, z.B. von DAVIDOFF und DYKE (1933), CHILDE und PENFIELD (1944) sowie TAVERAS und WOOD (1964) noch als wesentlich erachtet wurden, haben mit der Bildverstärker-Durchleuchtungskontrolle und Schichttechnik weitgehend ihre Bedeutung verloren.

2. Die Fernaufnahmetechnik wurde zur Vermeidung einer projektionsbedingten Vergrößerung bei stereotaktischen Patienten von TALAIRACH *et al.* (1956), THOMALSKE (1968) und OKAWARA (1975) mit guten Ergebnissen eingesetzt.

3. Die Xerographie in den Händen von BAKER *et al.* (1975) erhöhte den diagnostischen Aussagewert der so gewonnenen Pneumogramme aufgrund ihres Kanteneffektes und größeren Bildumfanges; die Ortdosis war allerdings vergleichsweise 3 bis 10mal höher als bei konventioneller Technik.

4. Der Äquidensitenfilm, erprobt bei der Auswertung von Pneumogrammen durch SUPPRIAN (1972), erwies sich als untauglich, weil es durch die Objektivierung der Grauwertverhältnisse gleichzeitig zu einer prohibitiven Verfälschung der Gestaltzusammenhänge kam.

5. Subtraktion. Die Arbeiten von RUGGIERO und MAZZACURATI (1967 und 1969), RUGGIERO und TREVISAN (1972) und RUGGIERO *et al.* (1974) lassen erkennen, daß die wesentliche Schwierigkeit für die Anwendung der Subtraktion bei der Pneumographie in der Anfertigung einer Maske unter identischen Einstellungsbedingungen besteht. Dieses Problem ist noch nicht routinereif gelöst.

6. Hartstrahltechnik. Nach BUCHHEIM *et al.* (1957) und HOPPE (1963) bietet die Erhöhung der Aufnahmespannung über 100 kV folgende Vorteile bei der Pneumographie:

a) Selektivität der Aufnahmetechnik. Die weniger interessierenden Schädelknochen werden bei Hartstrahltechnik weitgehend durchstrahlt, alle luftgefüllten Strukturen erleiden jedoch gegenüber der umgebenden Hirnsubstanz keinen Kontrastverlust und selbst kleinste lufthaltige Räume erscheinen durch den Hartstrahleffekt geradezu „skelettiert".

b) Eine nennenswerte Verkürzung der Belichtungszeit.

c) Eine verminderte Dosisbelastung von Patient und Personal.

Empfohlen werden feinzeichnende anstelle hochverstärkender Folien sowie ein Feinraster mit Schachtverhältnis 7:1; ein besonderer Hartstrahlraster ist nicht erforderlich. BORIES *et al.* (1970) weisen noch darauf hin, daß die Hartstrahltechnik die Störschatten der linearen Verwischung weniger hervortreten läßt.

C. Normale Anatomie

I. Allgemeine Problematik

1. Normales Pneumogramm

Wie auf vielen anderen Gebieten der Medizin und der Naturwissenschaften ist auch im Pneumogramm die Grenze zwischen Normal und Pathologisch nicht scharf und eindeutig. Daher bevorzugt es RUGGIERO (1954), ein Pneumogramm ohne eindeutige Veränderungen von Krankheitswert als „negativ" anstatt normal zu bezeichnen. Die wenig objektiven Grenzen des normalen Luftbildes zeigte SCHEID (1959) auf, als er die Beurteilung von 12 Enzephalogrammen durch 13 namhafte Kliniken unabhängig voneinander erreichte; es wurden nur 4 übereinstimmend, manche sogar grob gegensätzlich gedeutet. NICKEL *et al.* (1974) faßten die Bewertungen von 109 technisch einwandfreien Pneumenzephalogrammen durch 11 Berliner Neuroradiologen zusammen; auf die Fragestellung: normales, fraglich normales oder pathologisches PEG (Hirnatrophie), wurden Objektivitätskoeffizienten ermittelt in einer Höhe, die es nicht gestattete, die phänomenologisch-deskriptive Befundmethode in der Atrophiediagnostik als objektiv zu bezeichnen. Ausführlich befaßten sich NICKEL und J. NEUMANN 1976 mit den methodischen Problemen der pneumencephalischen Diagnostik.

BONHOEFFER (1935) forderte für die Festlegung der Ventrikelnorm die pneumographische Untersuchung von 100 nachweislich normalen Individuen — eine in praxi nicht zu erfüllende Bedingung. MESSERT *et al.* (1972) meinten, daß die „normale" Ventrikelgröße noch nicht bekannt sei. Daß dennoch von einem Normbild gesprochen werden kann, ist mit DAVIDOFF und DYKE (1951) auf den Vergleich von Luftfüllungen der Liquorräume mit Sektionsbefunden, den Beschreibungen in anerkannten Anatomiewerken und den Erfahrungen aus zahllosen Enzephalogrammen zurückzuführen. Dem steht entgegen, daß Hirnstrukturen im Enzephalogramm aufgrund von Projektions- und Füllungsbedingungen nicht immer eindeutig abgrenzbar sind und daß dieselben Strukturen nicht mehr mit dem morphologischen Befund am Kadaver übereinstimmen (BOENING, 1926; MESSERT *et al.*, 1972). Agonale Prozesse und die Fixation des Hirns verursachen Veränderungen der Hirnform und Größe (BLINKOV und GLEZER, 1968). HALLEN (1965) lehnte gar den Vergleich von Enzephalogramm und Sektionsbefund als nicht statthaft ab. Zusätzliche Faktoren deuteten KAUTZKY und Zülch (1955) mit der Frage an, ob sich nicht sogar bestimmte rhythmische Veränderungen in der Kammergröße zu verschiedenen Tageszeiten oder bei unterschiedlicher Tätigkeit des Hirns abspielen, etwa durch verschiedenen Blut- oder Feuchtigkeitsgehalt. SCHALTENBRAND (1933) konnte den Einfluß des Luftdrucks auf die Ventrikelgröße, eine Ventrikelverkleinerung mit Druckerhöhung und vice-versa, bei 13 enzephalographierten Patienten in der Druckkammer nachweisen. Untersuchungen über die Wechselbeziehungen zwischen der Ventrikelgröße einerseits und den Werten des Liquor-pH (JÄHRIG und ZÖLLNER, 1971; PANNIER *et al.*, 1971/72) oder des Blut-pCO_2 (DUBOULAY, 1972; BERNINI *et al.*, 1973) andererseits haben neue und vielversprechende Wege aufgezeigt.

2. Kinder-Pneumogramm

Eigentümlichkeiten des kindlichen Hirnkammerbildes gegenüber dem Erwachsenen finden sich vorwiegend im Säuglingsalter; spätestens vom 10. Lebensjahr an entsprechen sich die Pneumogramme form- und größenmäßig weitgehend (BRUIJN, 1963; GERLACH *et al.*, 1967; D. MÜLLER, 1976). Das Ventrikelsystem beim Säugling ist vergleichsweise plumper (BRENNER, 1952); im Seitenbild wirkt es gedrungener, während sagittal die Ventrikelecken häufig abgerundet sind, relativ hoch stehen, und die Schläfenhörner gegenüber dem Ventrikeldreieck größer erscheinen können (DECKER und BACKMUND, 1970). Es ließ sich hingegen nicht bestätigen, daß normalerweise das Ventrikelsystem im Kindesalter relativ größer ist als später; der Evans-Index und die Ventrikelbreite zeigten keine Veränderungen mit zunehmendem Alter (GÖLLNITZ, 1951; ROSENGREN und CARLSSON, 1972), doch konzedieren HENNINGSEN und JACOBSEN (1972) größere Werte für Seitenventrikel und III. Ventrikel bei Kindern unter 1 Jahr. Die Grenzen des Normalen sind beim Kind sehr weit zu ziehen. F.M. ANDERSON (1951) versuchte, Größe und Konturen von 400 „normalen“ Kinderventrikeln als Richtwerte für die einzelnen Altersstufen festzulegen; er hat jedoch sein Projekt als für die Praxis zu mühselig verwerfen müssen.

Der III. Ventrikel nimmt eine relativ hohe Position über der Sella turcica ein und verlagert sich während der ersten Lebensdekade zunehmend basalwärts (LODIN, 1968b); dementsprechend verändert sich die Weite der Cisterna chiasmatis. PARAICZ und SZÉNÁSY (1966) bestimmten im Seitenbild die normale Höhe des III. Ventrikels; sie zogen vom Dorsum sellae eine Gerade zur Kalotte durch den Scheitelpunkt des III. Ventrikels und stellten fest, daß dieser Schnittpunkt stets in den unteren $^4/_{10}$ der Geraden liegt. BRADAC und SIMON (1971) bestätigten meßtechnisch im Seitenbild die relative Änderung der Lage des Hirnstamms zur Schädelbasis; eine zur Hirnstammachse senkrechte Linie durch die obere Ponskontur verläuft im ersten Lebensjahr etwa 12 mm oberhalb vom Dorsum und bei einem 14jährigen durch die Spitze der Sattellehne. Der IV. Ventrikel ist relativ kleiner und liegt etwas höher über dem Foramen magnum, annähernd auf der Ebene des Tuberculum sellae. Dies erklärt die Beobachtung, daß sich die Kleinhirnbrückenwinkelzisternen beim Kind im Seitenbild über die Felsenbeine projizieren. Eine große Cisterna magna bei relativ kurzer und breiter Vallecula spricht bei Kindern noch nicht für eine Hirnatrophie, wenn überdurchschnittliche Dimensionen des IV. Ventrikels und der Cisterna cerebelli superior fehlen (ALBERTI *et al.*, 1969). ZELLWEGER (1949), BRENNER (1952) und CAFFEY (1973) stimmen darin überein, daß man häufig bei Kindern bis zu 2 Jahren Erweiterungen des Subarachnoidalraumes über den Großhirnkonvexitäten finden kann, die einem Hydrocephalus externus, einer Rindenatrophie, Porencephalie oder kommunizierenden Liquorzyste gleichen können; es handelt sich jedoch dabei meist um Artefakte infolge der sehr weichen Konsistenz des Kinderhirns, das bei Liquorentnahme leicht kollabieren kann. Möglich ist ferner, daß durch die fortschreitende Myelinisierung eine Verkleinerung nicht nur des Subarachnoidalraumes, sondern auch der Ventrikel zustandekommt. Die Breite der Hirnfurchen nimmt durchschnittlich mit zunehmendem Alter rasch von ca. 7–8 mm auf 5 mm im 6. Lebensmonat und dann auf 3 mm im 12. Lebensmonat ab (ROSENGREN und CARLSSON, 1972). Das Fehlen einer halbseitigen Subarachnoidalfüllung supratentoriell kann Zufall sein und bleiben; ähnliches gilt auch für die Ventrikelfüllung.

3. Größenschwankungen der Liquorräume während der Enzephalographie

Daß die Form der zerebralen Hohlräume mit der Einführung von Luft sich weitgehend ändern könne, war bereits WEBER (1929) bekannt. Mit den nach moderner Technik verwendeten, relativ kleinen Luftmengen kann jedoch von einer „Aufblähbarkeit“ der Ventrikel nicht gesprochen werden; bei der Ventrikulographie mit ihrem andersartigen Füllungsmechanismus scheint hingegen die Möglichkeit einer Auftreibung nicht ausgeschlossen zu sein (G. HUBER, 1958; LAUBER, 1965). LEMKE (1943) beobachtete ferner bei manchen normalen Enzephalographien, daß die Kontrollaufnahme nach längerer Kopfseitlage eine deutliche Größenzunahme des oberen Seitenventrikels ergab. Eine Volumenzunahme aller Abschnitte bei Routineenzephalographien sahen COBBLE und BRACKETT (1965), DECK und POTTS (1969), LIM *et al.* (1972), sowie VOIGT und STOETER (1975); an den Hinterhörnern erreichte sie sogar 124% (PROBST, 1973). OBERSON *et al.* (1969) konnten in 16% von 322 unauffälligen Untersuchungen eine Höhenzunahme des IV. Ventrikels sowohl bei Luft- als auch gleichermaßen bei Sauerstoffüllung feststellen. HEIDRICH (1955) ermittelte planimetrisch bei 11 Patienten, daß die „Aufblähbarkeit“ der Seitenventrikel die des III. Ventrikels übertrifft und daß sie bei beginnender Füllung erst gering ist, dann mit größeren Luftmengen stärker ansteigt und einen maximalen Grenzwert bei 100–120 ml Luft erreicht.

Diese Beobachtungen lassen sich gut mit dem von ROBERTSON (1946, 1947 und 1967) postulierten Mechanismus der Hirnkammerfüllung und mit einer von D. MÜLLER (1957) entwickelten physikalischen Deutung in Einklang bringen. Bei der Luftinsufflation können die Hirnkammern einen Volumenzuwachs ohne Oberflächenvergrößerung infolge einer Verlagerung des halbelastischen Parenchymmantels erzielen, auf Kosten des sog. „Reserveraums“, d.h. des Subarachnoidalraums einschließlich eines bestimmten Anteils der Gefäßvolumina, insgesamt etwa 10% (= ca. 130 ml) des Schädelinnenraums. Dieser Vorgang ist reversibel im Gegensatz zur atrophiebedingten Ventrikelerweiterung.

Andererseits kann auch eine Verkleinerung der Ventrikelvolumina während der Enzephalographie auftreten. Diesen Befund erhob ØIGAARD (1971) in etwa 75% seiner Beobachtungen bei Messungen der Septum-caudatum-Linie und des größten Querdurchmessers beider Vorderhörner von Erwachsenen und Kindern und ebenso SCHLAGENHAUFF *et al.* (1971) in 5% ihres Untersuchungsmaterials.

P. HUBER und RIVOIR (1973) führten die Ventrikelverkleinerung — vor allem diejenige der ersten Stunden nach Luftfüllung — nicht unbedingt auf ein Hirnödem, sondern lediglich auf eine Minderung des intraventrikulären Drucks durch Luftresorption und Stichlochdrainage zurück. Für den Faktor Hirnschwellung sprechen allerdings die deutliche Beeinflußbarkeit der Ventrikelverkleinerung durch intravenöse hypertone Lösungen (JIROUT, 1956) und Hyperventilation (BERNINI *et al.*, 1973).

4. Mikroventrikulie

Unterdurchschnittlich kleine, doch sonst unauffällige Ventrikel, Zwergventrikel, beschrieb 1948 F.A. KEHRER. Dieses von ihm als „Mikroventrikulie“ bezeichnete Bild hatte er in 1,1–1,3% von sonst unauffälligen Pneumoenzephalogrammen gefunden, vorwiegend bei Patienten mit genuiner Epilepsie, echter Migräne oder chronischen Kopfschmerzen (1950). Als anatomische Grundlage vermutete er eine relative, konstitutionelle Volumenvermehrung des Großhirngewebes, eine auf diese Weise indirekt erfaßte Organminderwertigkeit. Bei Kindern registrierte SCHÖNENBERG (1952) solche Befunde in 1,8%, CZORNYJ *et al.* (1970) bei Erwachsenen nur in 0,1%. Auch SCHIERSMANN (1952) hielt einen Zusammenhang mit der Migräne oder der Kephalgie für glaubhaft. TELLENBACH und RODER

(1950) fanden bei ihren Patienten kein typisches Syndrom. DECKER (1960) beobachtete sowohl im 24-h-PEG als auch bei Kontrolluntersuchungen nach 3–5 Jahren, daß die Ventrikel konstant klein geblieben waren, es sich also nicht um eine ungewöhnliche Reaktionsbereitschaft des Hirns auf die Luftfüllung oder andersartige Schädigungen gehandelt hatte; er hält deshalb die Mikroventrikulie für eine Formvariante des Hirns. HALLERVORDEN (1953) sprach gleichfalls von einer konstitutionellen Kleinheit der Hirnkammern, wahrscheinlich Folge einer relativen Megalenzephalie oder chronischen Hirnschwellung mit klinischen Beziehungen zu chronischen Kopfschmerzen, Migräne und Epilepsie. Auch BRONISCH (1951) sieht in der Mikroventrikulie den Ausdruck einer unspezifischen Gehirnanomalie, die höchstens bei der Epilepsie etwas häufiger vorkommen mag. Als entwicklungsbedingtes Verhältnis zwischen Schädelkapazität und Hirnvolumen vor allem frontal deutete PROBST (1972) die Mikroventrikulie, die in einzelnen Fällen auch durch einen vorübergehenden Liquorunterdruck mit Ventrikelkollaps vorgetäuscht werden könnte. Auf einen weiteren möglichen Artefakt wies D. MÜLLER (1963) hin, nämlich eine bei Enzephalographie blockierte Volumenzunahme der Seitenventrikel infolge Ausfüllung des subarachnoidalen Reserveraums, z.B. auch durch ein subdurales Luftpolster.

5. 24 h-Enzephalogramm

Die Kontrolluntersuchung des Pneumogramms 24 h nach der Kontrastgasinjektion betrifft in erster Linie die Hirnkammern, da die Subarachnoidalluft zu diesem Zeitpunkt schon fast vollkommen resorbiert ist; über das Bild des Subduralraums bei Spätkontrollen (s. S. 100).

Ventrikelveränderungen einige Stunden nach Lufteinbringung beschrieben GOETTE (1929), KASAMATU und YOKISAWA (1938), BRENNER (1942a), EVANS JR. (1942b), BRACKETT und CLARK (1963) sowie COBBLE und BRACKETT (1965); mit den Kontrollaufnahmen im Verlauf der nächsten Tage befaßten sich KOSCHEWNIKOW (1926), FRIEDMAN *et al.* (1928), GOETTE (1929), KASAMATU und YOKISAWA (1938), EVANS JR. (1942b), PAUL und ERICKSON (1946), SCHATZKI *et al.* (1947), LINDGREN (1951), BRONISCH (1951 und 1952), LEMAY (1967), OESTERREICH (1967), ROVIRA und BARLUENGA (1967), HAMMER und KLINGLER (1969), ROVIT *et al.* (1972) sowie MOSELEY und SONDHEIMER (1975).

Eine statistisch signifikante Ventrikelerweiterung im 24 h-PEG, vor allem der Vorderhörner, konnte bei normalen Patienten nicht bewiesen werden (BRONISCH, 1950 und 1951; MOSELEY und SONDHEIMER, 1975). Hingegen fanden sich überdurchschnittliche Werte der Häufigkeit und auch des Ausmaßes der Ventrikelerweiterung bei Patienten mit anamnestischem Schädelhirntrauma (PAUL und ERICKSON, 1946; SCHATZKI *et al.*, 1947; JIROUT, 1956), die allerdings von STEWART (1952) nicht bestätigt wurden; ferner bei Patienten mit Epilepsie und Schizophrenie (KASAMATU und YOSIKAWA, 1938) und bei Kindern mit Hirnatrophie, Tumoren und entzündlichen Erkrankungen (EVANS JR., 1942b) und normotensivem Hydrozephalus (ROVIT *et al.*, 1972; MOSELEY und SONDHEIMER, 1975).

BRONISCH (1951 und 1952) bezeichnete ein 24-h-PEG als „positiv", wenn eine deutliche Ventrikelerweiterung, eine vermehrte Oberflächenstruktur und eine Septumdurchbiegung vorlagen. Seine Auswertung von zwei Serien zu 100 Enzephalogrammen zeigte, daß positive Ergebnisse bei klinisch evident pathologischen und aktiven Prozessen am häufigsten und deutlichsten, andererseits bei Patienten frei von klinischem Befund am seltensten bzw. gar nicht zu finden waren. Damit erlangte für ihn das 24-h-Enzephalogramm gegenüber der „statischen" Standarduntersuchung eine Bedeutung als Indikator einer besonderen Anfälligkeit und pathologischen Reaktionsbereitschaft des Gehirns gegenüber dem enzephalographischen Eingriff; das Erstenzephalogramm deutete er als den morphologischen Dauerzustand des Gehirns.

Hammer und Klingler (1969) halten es nicht für entschieden, ob die Ventrikelweite unmittelbar nach Luftfüllung der normalen Größe und die Erweiterung nach 24 h einer aktiven Veränderung des Gehirns gleichzusetzen ist oder ob infolge eines rasch einsetzenden Hirnödems umgekehrte Verhältnisse vorliegen. Unter ihren 116 Patienten kam es bei normal großen Ventrikelsystemen in der Mehrzahl zu einer Verkleinerung; Fälle mit fraglicher oder leicht pathologischer Erweiterung wiesen meist eine deutliche Tendenz zur Vergrößerung auf, die ganz eindeutig bei primär pathologisch weiten Ventrikeln war. Oesterreich (1967) sah eine späte Seitenventrikelerweiterung nur in wenigen Einzelfällen und hielt eine Dilatation nur für scheinbar infolge der längeren Rückenlage des Untersuchten. In Übereinstimmung mit der physikalischen Interpretation des sog. Hydrocephalus durch D. Müller (1957) entsprechen diese Einzelfälle der häufig bei Säuglingen beobachteten „Ventrikelaufblähung“ nach PEG; wegen ihrer starken Sedierung halten die kleinen Patienten nach PEG meist Rückenlage ein, das intraventrikuläre Gas kann nicht in die äußeren Liquorräume abfließen, wird durch den ansteigenden Liquorspiegel in den Vorderhörnern komprimiert und diese wiederum werden ausgeweitet. Eine solche Genese kann auch bei der von Roger und Salamon (1962) und Salamon *et al.* (1963) beobachteten Temporalhornausweitung von Kindern im 24-h-PEG unterstellt werden.

Andere Autoren sahen den Wert der 24-h-Kontrolle vorwiegend darin, daß Defekte, wie eine Hirnatrophie oder porenzephalische Zysten, erst auf diese Weise nachgewiesen werden konnten (Brody und McAlenney, 1934; Pendergrass und Hodes, 1936; Pendergrass und Perryman, 1946; Troland *et al.*, 1946; Holub, 1958; Pia, 1960; LeMay, 1967; Schechter und Zingesser, 1969; Ruggiero *et al.*, 1972; Rovit *et al.*, 1972; Moseley und Sondheimer, 1975). Petrov (1963) fertigte eine Serie von Kontrollaufnahmen bis zur gänzlichen Luftresorption an; bei dieser „dynamischen PEG“ sah er in den ersten 3–4 h eine Ventrikelverkleinerung, in den anschließenden 20–30 h eine kugelige Ventrikelerweiterung und dann in den folgenden 50–60 h eine Wiederherstellung der ursprünglichen Merkmale. Über identische Beobachtungen berichteten auch Moseley und Sondheimer (1975) und werteten sie als Beweis dafür, daß die Ventrikelgröße im 24-h-PEG nicht dem wahren Ausmaß entspricht.

Keine Hirnkammerausweitung bei der 24-h-Kontrolle beobachteten Schott und Eitel (1923) und LeMay (1967) bei Verwendung von Sauerstoff und führten dies auf die rasche Resorption des Kontrastgases zurück. Derselbe Mechanismus erklärt das stets negative 24-h-PEG, das Stewart (1952) bei seinen 73 im Sauerstoffzelt nachbehandelten Patienten feststellt. Somit scheint die rasche Resorption des Kontrastgases von ätiologischer Bedeutung zu sein. Eine Ventrikelerweiterung bei Verwendung des langsamer resorbierten Heliums wurde von Davidoff und Dyke (1951) verneint, von Decker (1960) jedoch bestätigt. Nach Insufflation von Luft und gleichzeitiger Lachgas-Anaesthesie sahen Philippart *et al.* (1968) eine ausgeprägte Liquordrucksteigerung und Ventrikeldilatation.

Die Erwärmung des injizierten Gases von Zimmer- auf Körpertemperatur (Klein, 1923; Stenvers, 1926; Schube, 1934) als Ursache einer Hirnkammerausweitung muß vor allem aufgrund des Gay-Lussacschen Gesetzes verneint werden. Ebenso läßt sich keine kausale Relevanz für das Alter des Untersuchten, das Volumen des insufflierten Kontrastgases oder die Menge eines subarachnoidalen und/oder subduralen Luftdepots nachweisen (Moseley und Sondheimer, 1975).

6. „Wellen“

Schott und Eitel (1923), Decker (1960) und Amler (1964) beschrieben eine gelegentlich wellig-blasige Oberfläche des Liquor-Luft-Spiegels im Seitenventrikel während der Füllungsphase (Abb. 30). Bäcker (1968) beobachtete diese Veränderungen fast ausschließlich

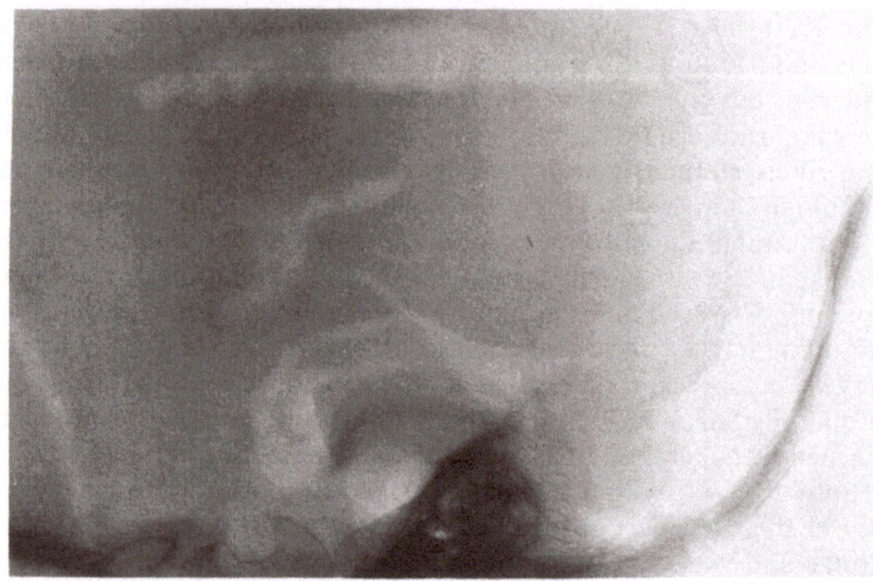

Abb. 4. „Wellenbildung" im Seitenventrikel

bei Hydrocephalus internus. LEHRER (1970) fand diese „Wellen" in 72% seiner fraktionierten Enzephalographien, wesentlich deutlicher zu Beginn und vorwiegend in den Seitenventrikeln, jedoch auch in anderen abnorm weiten Teilen der inneren Liquorräume. Er findet folgende Erklärung für dieses Phänomen: Es handelt sich um einen nicht stabilen Schaum, in vitro lassen sich durch Schütteln von Liquor und Luft gleichartige Wellen erzeugen; in vivo verursachen Saponine und in nicht so geringer Konzentration auch Eiweiß, einschließlich Albumin, und andere oberflächenaktive Substanzen, besonders Phosphorlipide, in Liquor eine Schaumbildung, wenn Luft durch physiologische Engpässe (Foramen Monroi, Aquädukt) hindurchtritt und vor allem, wenn diese erweitert sind, so daß die Bildung größerer Luftblasen begünstigt wird.

WACKENHEIM und ESCUDERO (1969) wiesen auf die Möglichkeit solcher Bilder in den Kleinhirnbrückenwinkeln und auf die Verwechslung mit einem raumfordernden Prozeß hin.

II. Röntgen-Anatomie

1. Innere Liquorräume

a) Seitenventrikel

Die hufeisenförmige Konfiguration der I. und II. Hirnkammer im Seitenbild weist deutliche individuelle Schwankungen auf. Erst durch Kombination der Umrisse von etwa 400 nicht pathologischen seitlichen Pneumogrammen konnte LYSHOLM (1937) eine „Normalschablone" für Erwachsene erlangen. Form und Größe der Seitenventrikel werden durch Form und Größe des Schädels beeinflußt (WOLFF und BRINKMANN, 1940); bei einem brachyzephalen Schädel sind die Vorder- und auch die Temporalhörner nach basal zu abgewinkelt und das Ventrikelsystem erscheint höher und zusammengedrängt, während es sich bei einem dolichozephalen Kopf niedriger und länger ausgezogen darstellt (BAILEY,

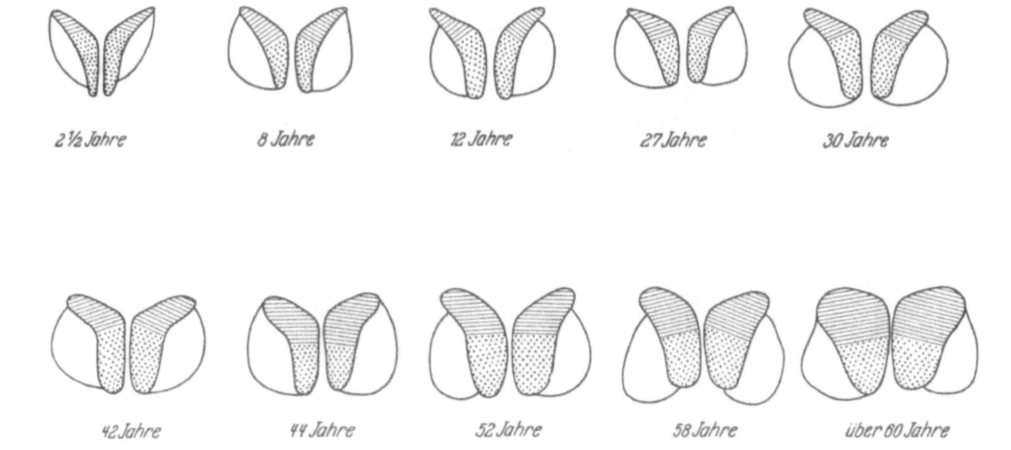

Abb. 5. Veränderung der Ventrikelform und -größe mit dem Alter. (Nach KAUTZKY und ZÜLCH, 1955)

1936; LINDGREN, 1957). Form und Größe der Seitenventrikel ändern sich zudem mit dem Lebensalter; die Hirnventrikel des Säuglings wirken gedrungener, seine Schläfenhörner können gegenüber dem Ventrikeldreieck größer erscheinen, und auch die Basalzisternen sind wesentlich breiter (DECKER und BACKMUND, 1970). Spätestens vom 10. Lebensjahr an entsprechen die Pneumogramme des Kindes weitgehend denen des Erwachsenen (GERLACH *et al.*, 1967). Mit zunehmendem Alter kommt es zu einer Verplumpung oder deutlichen Größenzunahme der Seitenventrikel (MATTHIAS, 1955) und besonders im Sagittalbild fällt die Abrundung der Ventrikelkanten auf (KAUTZKY und ZÜLCH, 1955, Abb. 5). Die Meinungen, wann diese Veränderungen einsetzen, schwanken beträchtlich: Ab dem 35. Lebensjahr (KAUTZKY und ZÜLCH, 1955), ab 45.–50. Lebensjahr (G. HUBER, 1964) oder im 63.–64. Lebensjahr (MATTHIAS, 1955). Die Ätiologie dieser Veränderungen deutete GREITZ (1959) so, daß bei altersbedingten atrophischen Prozessen das Druckvermögen des Hirns, die elastische Umhüllung der Ventrikel, nachläßt. Als Resultante dieser Faktoren schreibt HALLEN (1965) dem Ventrikelsystem jeweils persönliche, gleichsam physiognomische Züge zu.

Die neuroradiologischen Bezeichnungen der einzelnen Abschnitte der Seitenventrikel weichen gelegentlich von der anatomischen Nomenklatur ab. Eingebürgert hat sich die Einteilung von TORKILDSEN und PENFIELD (1933) und TORKILDSEN (1934), die LAST und TOMPSETT (1953) auch beim Studium ihrer Ventrikelausgüsse benutzten und unter anderem KAUTZKY und ZÜLCH (1955) in die Praxis übernahmen (Abb. 6). Die Einteilung von DAVIDOFF und DYKE (1951) hat sich nicht durchsetzen können; in Übereinstimmung mit den anatomischen Grenzen fassen sie die Cella media mit der oberen Hälfte des Trigonums als Seitenventrikelkörper zusammen, wogegen die untere Hälfte des Trigonums dem Temporalhorn zugeschlagen wird. RUGGIERO (1954) verzichtet auf eine Unterteilung des Vorderhorns, halbiert jedoch das Temporalhorn in einen vorderen und rückwärtigen Abschnitt. TAVERAS und WOOD (1964) verwenden die Einteilung von TORKILDSEN und PENFIELD (1933) und kennzeichnen die ventrikelnahen Großhirnabschnitte auf dem Lateralbild in bezug auf das Foramen interventriculare als präforaminal (inferior, anterior oder superior), supra- oder postforaminal, in bezug auf das Atrium (= Trigonum) als periatrial (superior, posterior oder inferior) und in bezug auf das Temporalhorn als temporal (superior, anterior oder inferior).

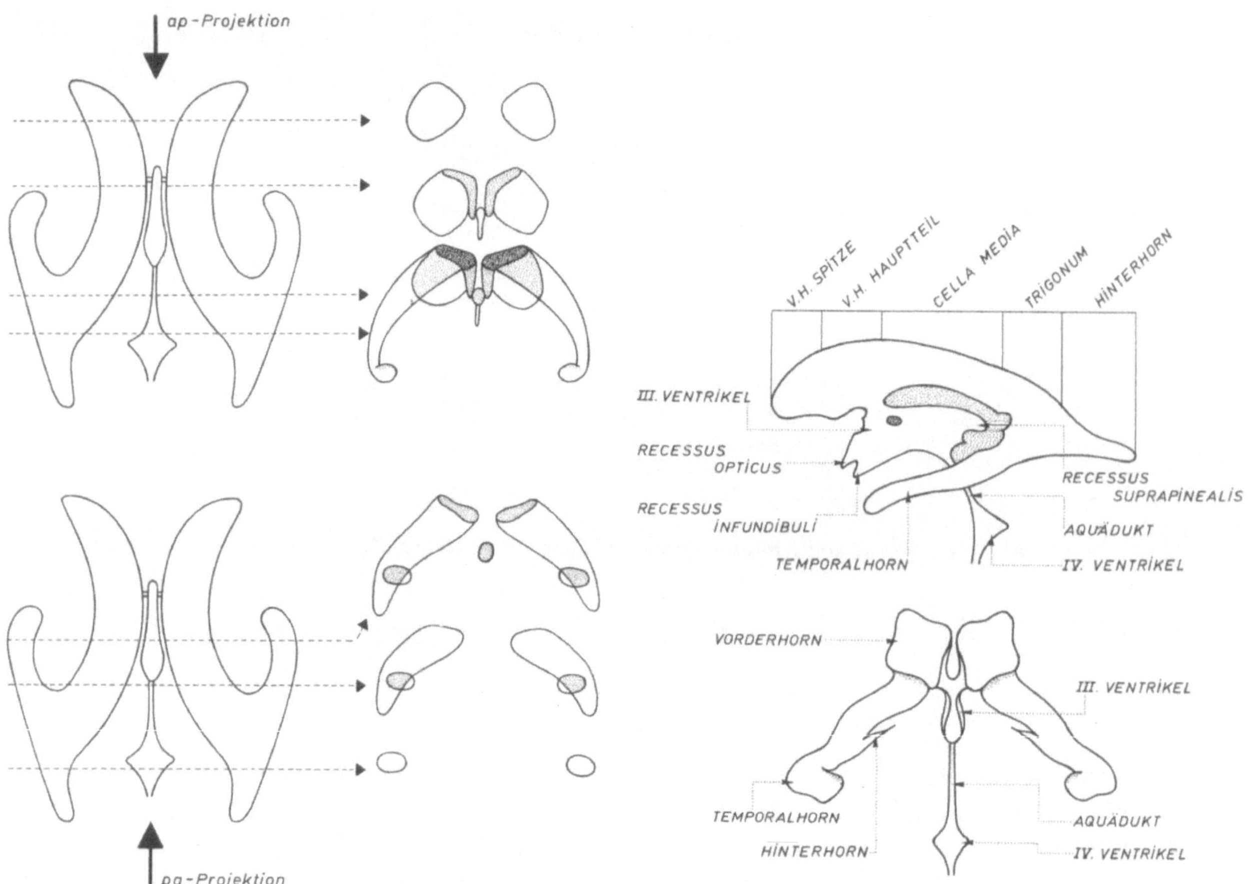

Abb. 6. Das Ventrikelsystem und seine Unterabschnitte; seine pneumographische Darstellung bei verschiedenen Füllungstiefen und bei Bauch- bzw. Rückenlage des Patienten (oben links bzw. rechts). (Nach KAUTZKY und ZÜLCH, 1955)

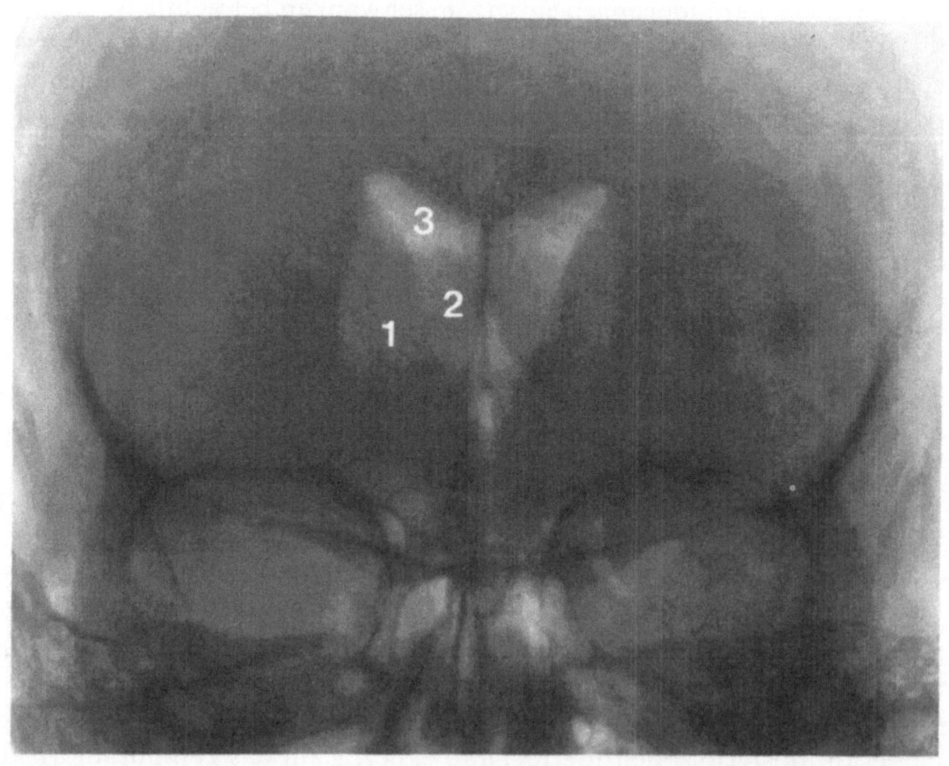

Abb. 7. Vorderhörner sagittal; Vorderhornspitze (*1*) und Hauptteil (*2*); Cella media (*3*)

α) Vorderhorn. Das Cornu anterius (Abb. 7 und 8), der vor dem dorsalen Rand des Foramen Monroi gelegene Anteil des Seitenventrikels, erstreckt sich etwa 1,5 cm paramedian nach frontal und biegt dann in einen Winkel von annähernd 45° nach seitlich und gering nach basal um. Dabei umgreift es den Kopf des Schweifkerns von latero-basal her und endet blind etwa 1,5 cm von der Spitze des Frontallappens entfernt. TORKILDSEN und PENFIELD (1933) benannten den vor der Vordergrenze des Nucleus caudatus gelegenen Abschnitt als Vorderhornspitze und den rückwärtigen als Hauptteil. Mittelwand und Dach der Spitze werden von Fasern aus dem Balkenknie (Forceps minor, vordere Balkenzwinge) gebildet. Die Mittelwand des Hauptteils ist von der kontralateralen lediglich im oberen Anteil durch das Septum pellucidum getrennt, im unteren durch die Columnae fornicis; das Dach entspricht dem Corpus callosum.

Die Vorderhörner erstrecken sich nicht weit in den Stirnlappen; im Seitenbild reichen sie meist nur zur bis vorderen Kante des Balkenknies. Eine Asymmetrie als Ausdruck einer Normvariante ist nur sagittal an der Ventrikelweite zu erkennen. Selten wird die Ventrikelform durch Einschnürungen verändert, die LAST und TOMPSETT (1953) als Koarktationen bezeichneten.

Zur radiologischen Darstellung der Vorderhörner und auch der anderen Seitenventrikelabschnitte im Seitenbild muß die Zentrierung entsprechend der darzustellenden Struktur erfolgen und somit von der des seitlichen Nativ-Übersichtsbild merklich abweichen (LYSHOLM und WICKBOM, 1950; GREITZ und GREPE, 1967). Bei sagittalem Strahlengang halten LARSBY und LINDGREN (1940) die Vorderhorndarstellung durch Röhrenverlagerung um 35° kranial für übersichtlicher als die Routineeinstellung.

β) Cella media. Dieser auch als „Körper" bezeichnete Seitenventrikelabschnitt erstreckt sich vom Foramen Monroi nach dorsal bis zu einer Senkrechten an der Vorderwand

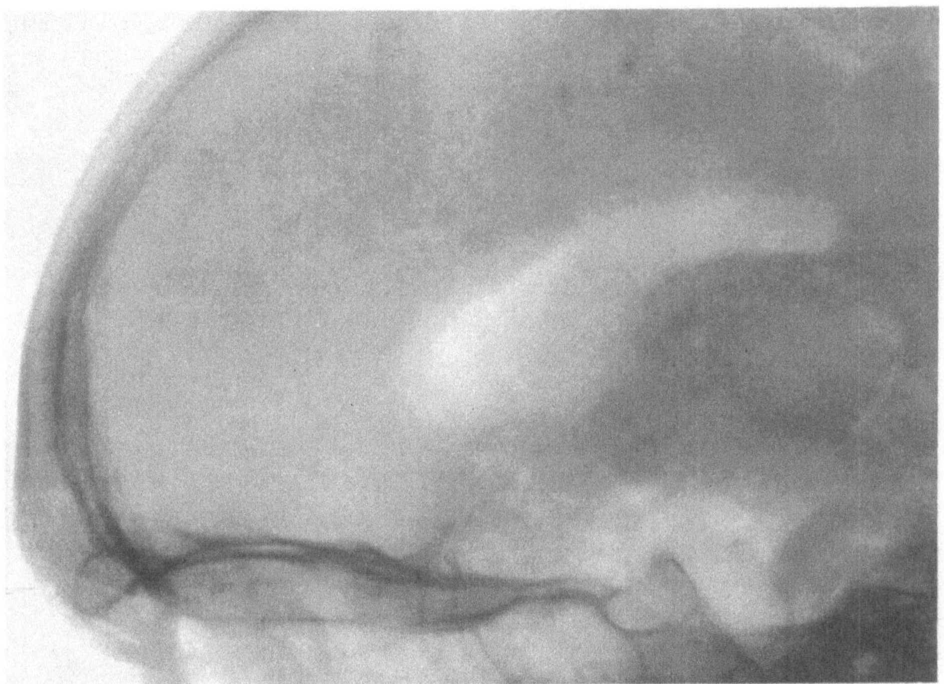

Abb. 8. Vorderhörner und Cella media im Seitenbild. Leichte Eindellung des Vorderhorndachs als Normvariante

des Trigonums (rückwärtige Kontur des Thalamus) in einem sanften Bogen über dem Sehhügel (Abb. 7, 8, 10 und 11). Dieser wölbt sich besonders dorsal in die untere Cella vor; dementsprechend verändert sich ihr Querschnitt von ventral einem Dreieck (mit längstem Durchmesser schräg nach außen) in dorsal ein Viereck (mit längstem Durchmesser fast horizontal). Das Dach wird durch die Unterfläche des Balkens gebildet, seine Mittelwand vorn durch das Septum pellucidum und rückwärts durch das Corpus fornicis. Die äußere-untere Wand bildet lateral das Corpus bzw. die Cauda des Schweifkerns und medial – demarkiert durch die Stria terminalis – die Oberfläche des Thalamus, bedeckt von Fornix und Plexus choroideus. Dieser ist im normalen Pneumogramm meist nicht abgrenzbar, sondern tritt erst mit Erweiterung des Seitenventrikels hervor.

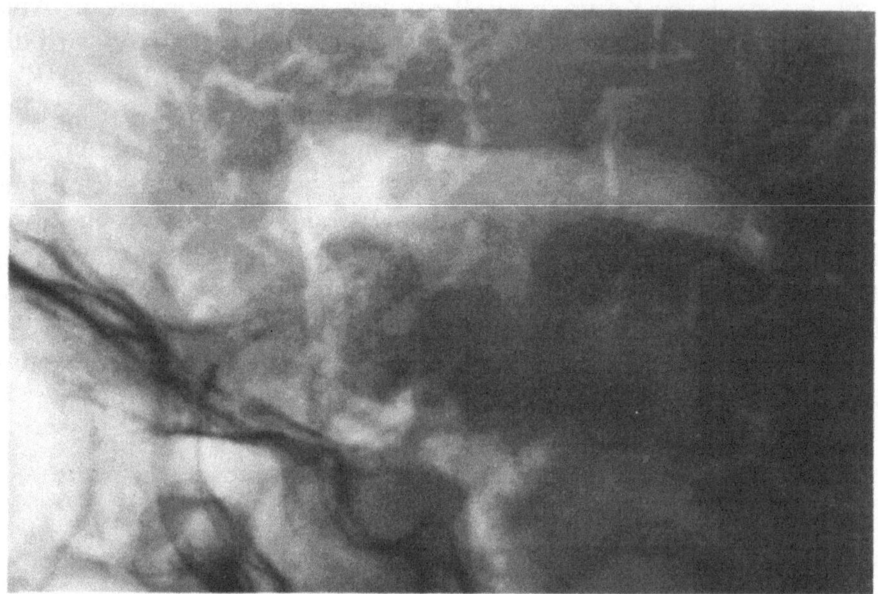

Abb. 9. Konturunregelmäßigkeiten der Vorderhorndächer durch stark entwickelte Balkenstrahlung

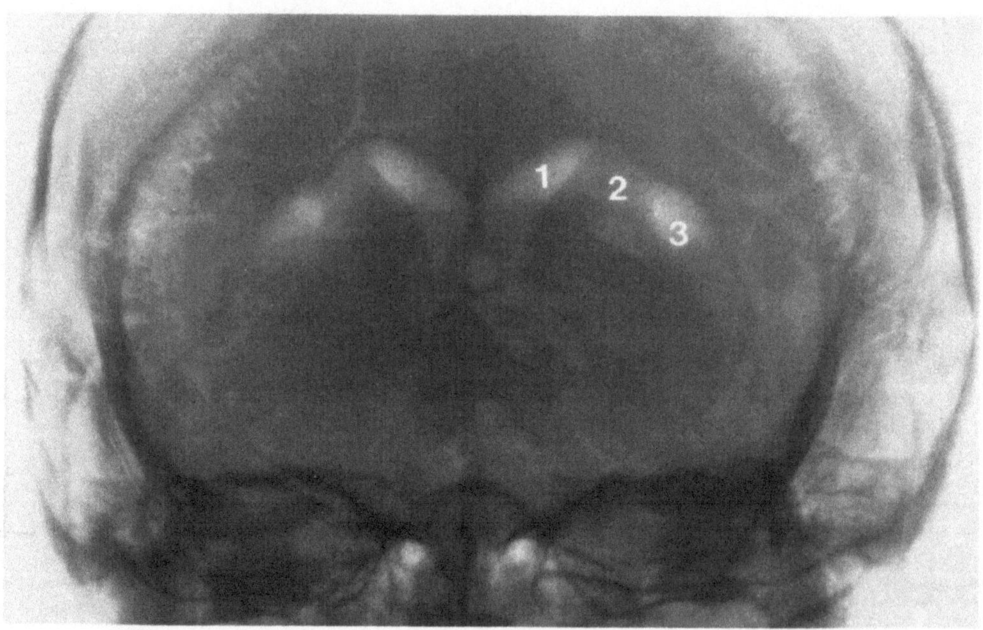

Abb. 10. Cellae mediae (*1*), Trigona (*2*) und Hinterhörner (*3*) im Sagittalbild

Das Ventrikeldach, vor allem des rückwärtigen Vorderhorns und der vorderen Cella media, kann Konturunregelmäßigkeiten aufweisen, die ein- oder beidseitig als Einzeldefekt oder kleinwellige Deformierungen in etwa 4% (LINDGREN, 1941a) vorkommen und als überdurchschnittlich stark entwickelte Faserbündel der Balkenstrahlung (Radiatio corporis callosi) angesprochen werden; auch sollen Gefäße, gewöhnlich Venen, zu ihrer Entstehung beitragen (LINDGREN, 1941b, 1954) (Abb. 9). Die differentialdiagnostische Abgrenzung gegenüber kleineren Balkentumoren kann schwierig sein.

γ) Trigonum. Synonyma: Atrium, vestibulum, carrefour ventriculaire. Die nach basal verlängerte Begrenzungslinie des Trigonums gegen die Cella media trennt es gegen das Unterhorn ab (Abb. 10 und 11). In den meisten Fällen projiziert sich das Trigonum im Seitenbild in die Höhe des Splenium corporis callosi. Die Seitenwände werden überwiegend von Fasern des Balkens gebildet, wobei das Tapetum die latero-kraniale Wand, die Forceps major die medio-kaudale Begrenzung ausmachen. Die vordere Begrenzung ist durch den Thalamus und die Crus fornicis gegeben, das in das Temporalhorn umbiegt. Am Boden erhebt sich das Trigonum collaterale, der verbreiterte Beginn der Eminentia collateralis des Unterhorns. Kranial treffen sich die beiden Seitenwände und bilden ein schmales Dach. Der aus der Cella media in das Temporalhorn verlaufende Plexus choroideus vergrößert sich im Bereich des Trigonums zum Glomus und ist in etwa 50% der Pneumogramme mit einem mittleren Durchmesser von 6–10 mm, maximal 15 × 15 mm (DYKE *et al.*, 1935) abgrenzbar (Abb. 12a und b). Im sagittalen Bild projiziert sich das Trigonum als unregelmäßig viereckiger Schatten, der in einem Winkel von etwa 45° mit der Horizontalen nach seitlich und unten zu verläuft.

δ) Hinterhorn. Das Cornu posterius geht vom Trigonum nach dorsal, medial und leicht kaudal in den Hinterhauptlappen ab (Abb. 10 und 11). Die Formvarianten sind sehr zahlreich und regellos (GERHARDS, 1935; DYES, 1937). Medio-ventral befindet sich der Bulbus, eine durch Fasern das Splenium verursachte Eindellung, während eine ähnliche, jedoch

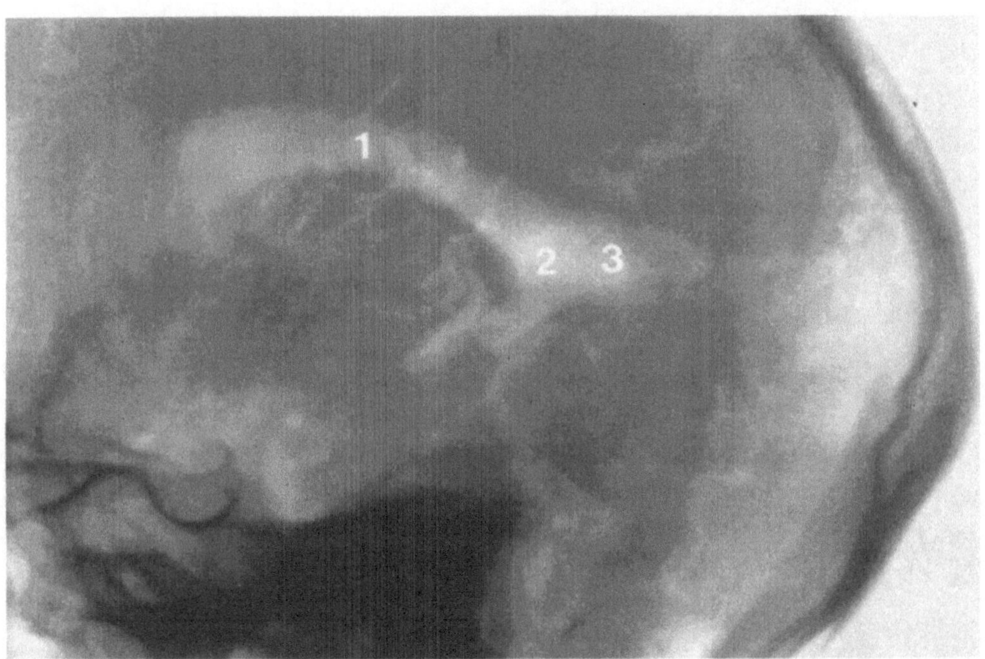

Abb. 11. Cella media (*1*), Trigonum (*2*) und Hinterhörner (*3*) im Seitenbild

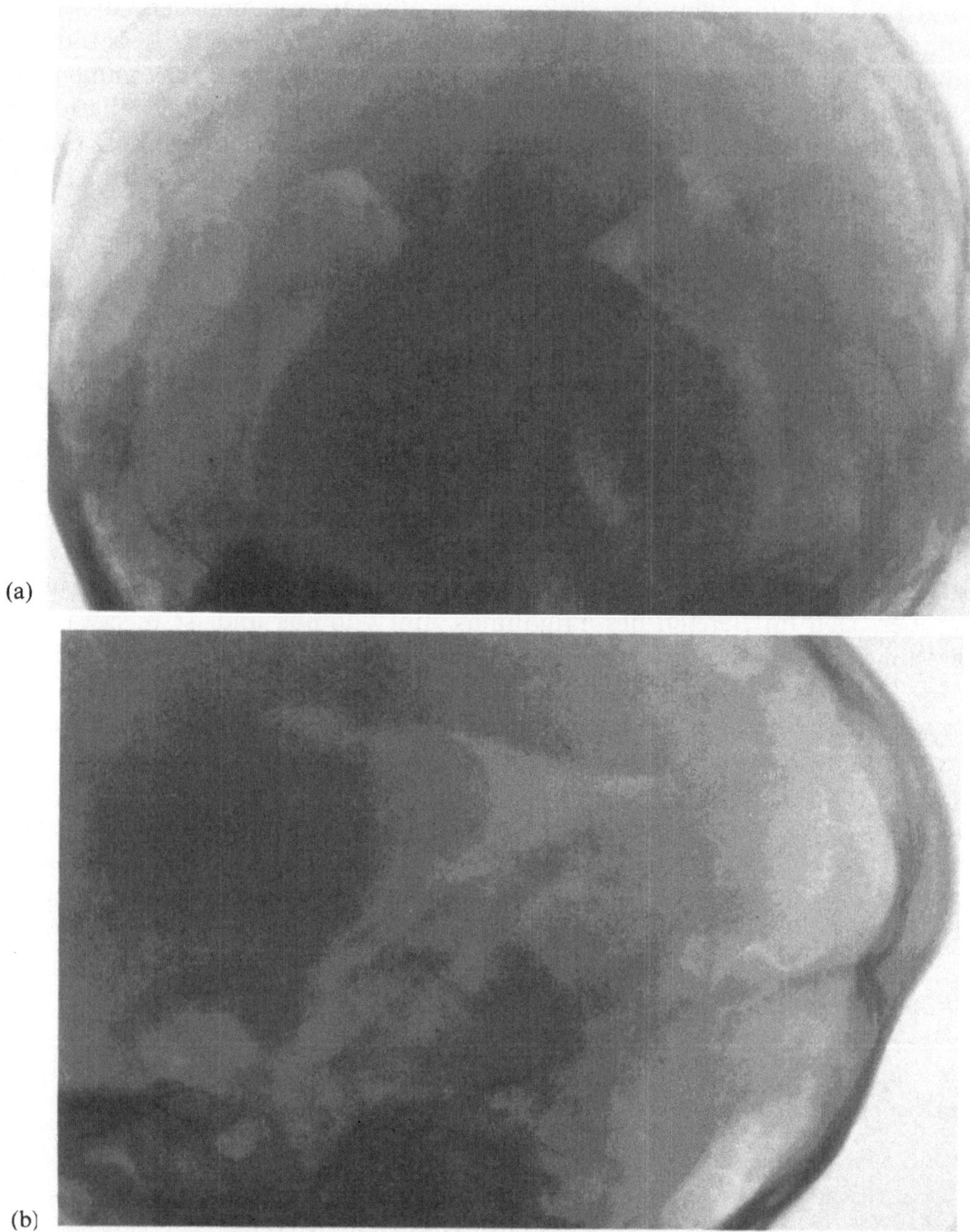

(a)

(b)

Abb. 12a u. b. Kräftig entwickelter Plexus choroideus im Trigonum beidseits

mehr kaudal gelegene Deformierung, das Calcar avis, eine Vorwölbung durch den Sulcus calcarinus, vorkommen kann. Letztere und die Forceps major bestimmen die Form des vorderen-oberen Anteils des Hinterhorns. Der obere und laterale Anteil setzt sich aus Fasern des Tapetums zusammen. Nicht selten ist das Hinterhorn in der Mitte so eng, daß der rückwärtige Abschnitt als isoliert birnenförmiges Luftdepot erscheint (Abb. 13).

ε) Temporalhorn. In einem mäßigen Bogen verläuft das Cornu inferius um Thalamus und Nucleus lentiformis zuerst nach vorn und unten, dann vorwiegend vorn und am

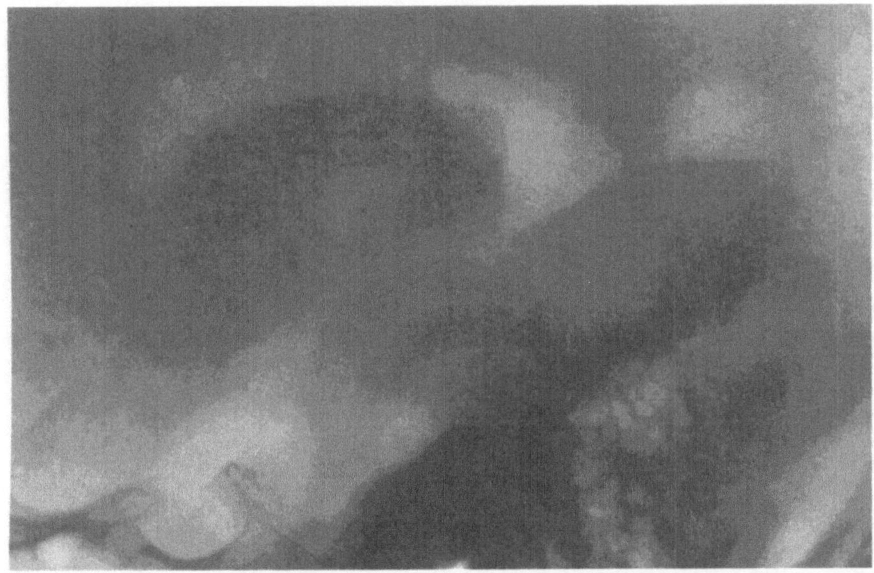

Abb. 13. Normvariante des Hinterhorns

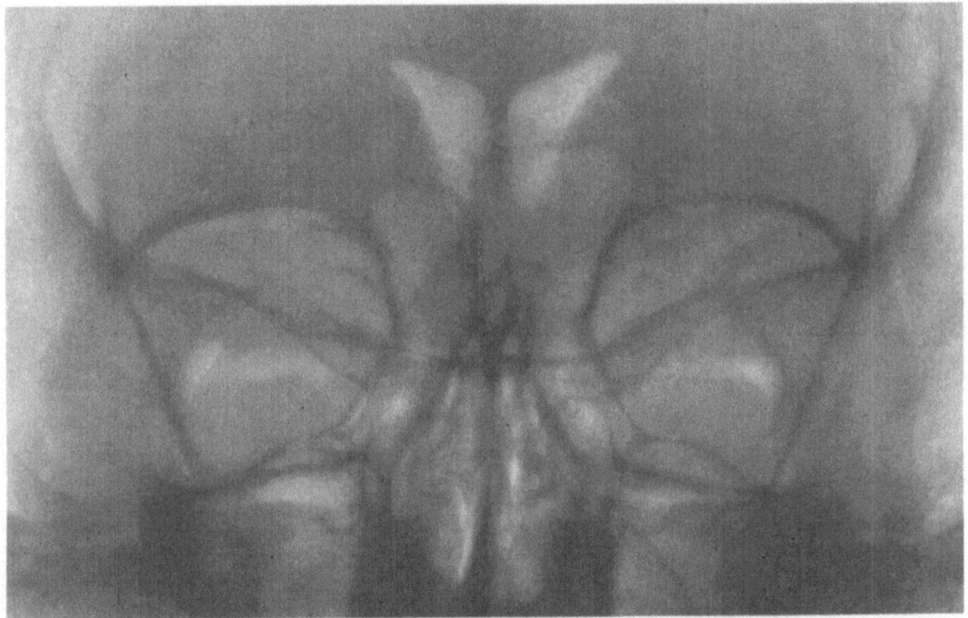

Abb. 14a–c. Temporalhörner im sagittalen, halbaxialen und seitlichen Strahlengang

Ende leicht medial (Abb. 14 a, b und c). Es endet etwa 2—3 cm von der Spitze des Temporallappens entfernt. Der Hippocampus (Cornu Ammonis) wölbt sich in die medio-kaudale Ventrikelwand in ihrer gesamten Länge mit Ausnahme der Spitze vor; dabei ist sein rückwärtiger Anteil mehr konvex, der vordere (Pes) abgeflacht, breiter und zeigt einige flache Einschnürungen (Digitationen). Die äußere (oder kranio-laterale) Wand wird von den Fasern des Tapetums gebildet. Der Sulcus collateralis (occipito-temporalis) oder gelegentlich der Sulcus temporalis inferior (VAN BUREN *et al.*, 1956) kann in der unteren Außenwand eine längliche Vorwölbung, die Eminentia collateralis, verursachen (Abb. 15).

Im Querschnitt zeigt das Temporalhorn in fast seiner gesamten Ausdehnung ein halbmondförmiges, nach innen-unten konkaves Lumen. Den lateralen Spalt zwischen Hippocampus und Außenwand bezeichneten CHILDE und PENFIELD (1937) als Corpus, LINDGREN

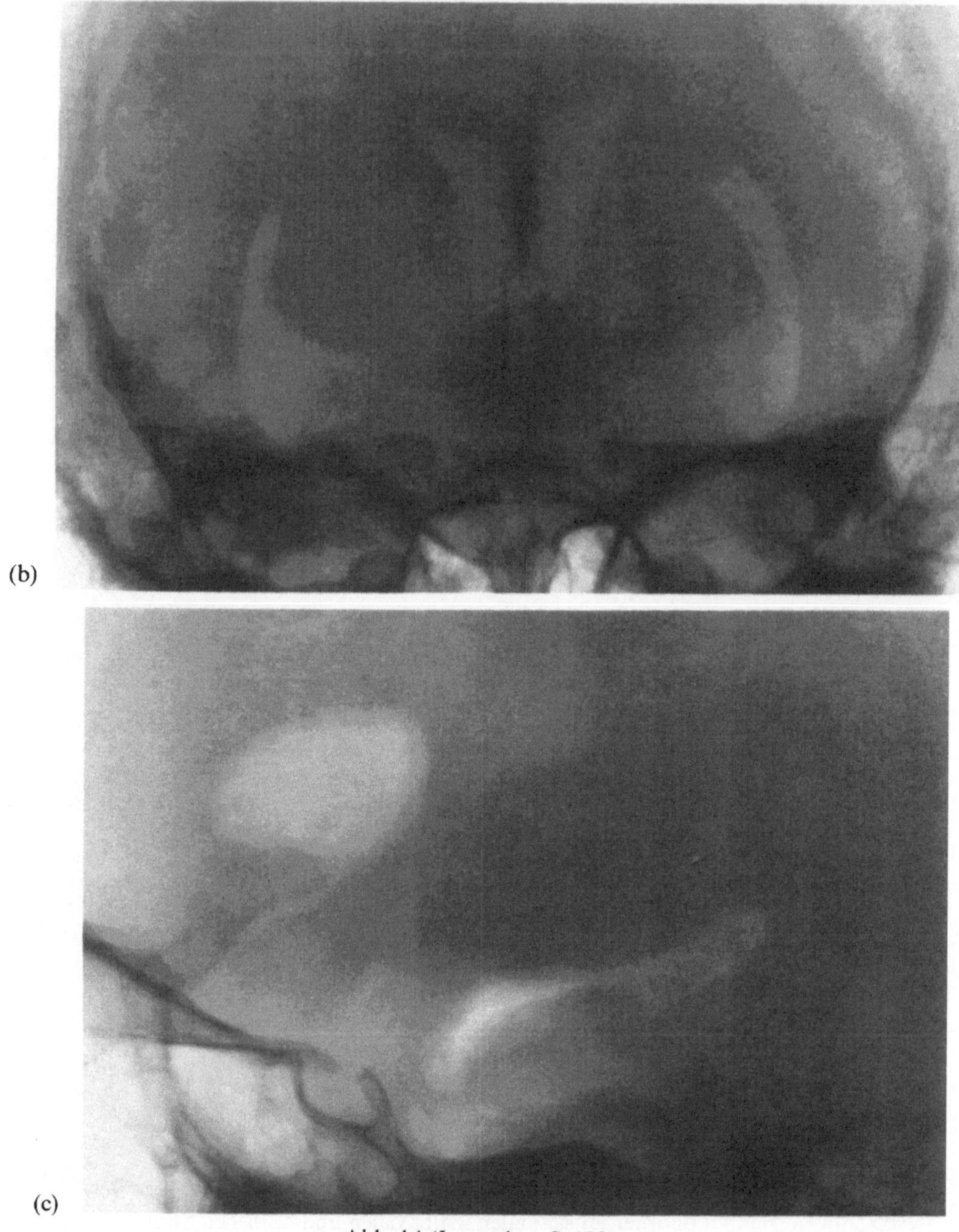

Abb. 14 (Legende s. S. 123)

(1947 und 1948) aber bevorzugte wegen möglicher Verwechselungen eine Umbenennung in „lateral cleft", analog mit dem medialen, sich um den Hippocampus erstreckenden Spalt, dem „supracornual cleft". Am vorderen Pol des Hippocampus vereinen sich beide Spalten. Der Mandelkern (Corpus amygdaloideum) kann das Dach der Temporalhornspitze eindellen.

PURVES-STEWART und WORSTER-DROUGHT (1952) beschrieben eine direkte Kommunikation des Temporalhorns mit der Cisterna basalis, eine spaltförmige Öffnung der medialen Pia mater, das „Foramen von MERKEL und MIERZEDJEWSKI", bei dem es sich mit Sicherheit um ein Artefakt handelt.

Die radiologische Darstellung der rückwärtigen Anteile des Unterhorns geschieht in Bauchlage, die der vorderen Anteile in Rückenlage des Patienten. Mit sagittalem Strahlen-

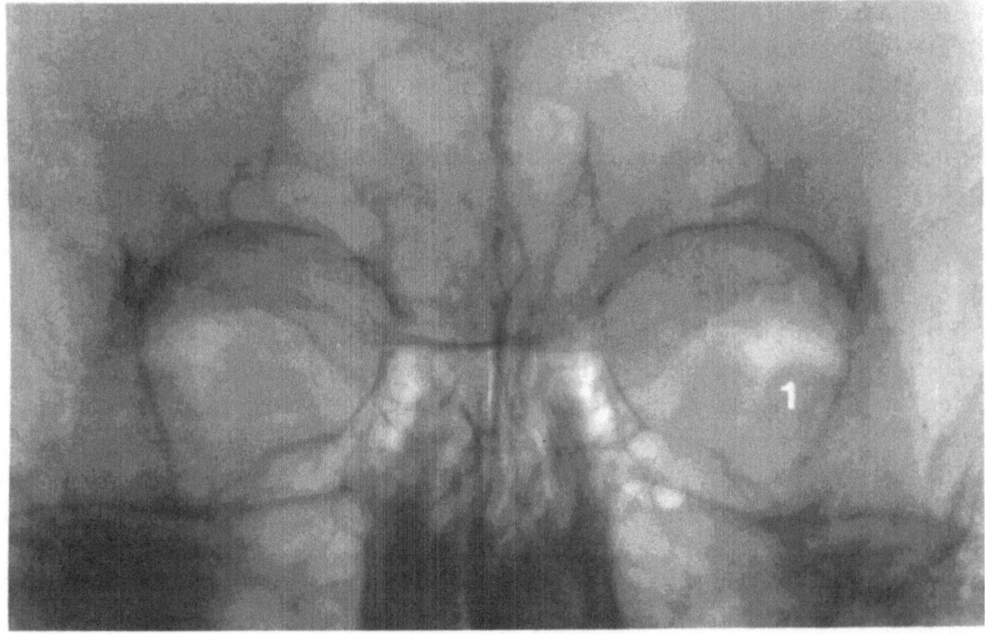

Abb. 15. Eminentia collateralis (*1*)

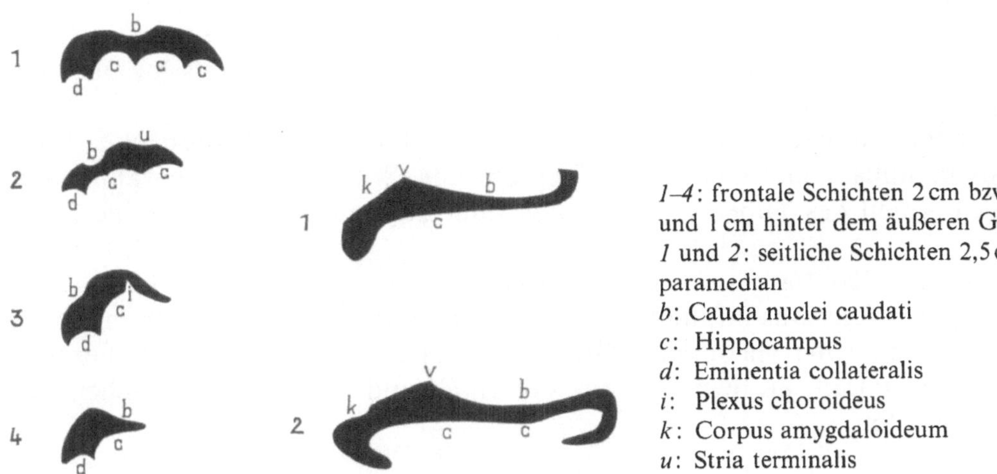

1–4: frontale Schichten 2 cm bzw. 1 cm vor, durch und 1 cm hinter dem äußeren Gehörgang
1 und *2*: seitliche Schichten 2,5 cm bzw. 3 cm paramedian
b: Cauda nuclei caudati
c: Hippocampus
d: Eminentia collateralis
i: Plexus choroideus
k: Corpus amygdaloideum
u: Stria terminalis

Abb. 16. Skizze der klinisch wichtigsten Temporalhornschnitte (Fredy und Bories, 1972)

gang sind die Temporalhornspitzen bei Projektion in die Orbita zu beurteilen, während das Halbaxialbild mit Röhrenneigung um etwa 25–30° kranial eine Aufsicht und Beurteilungsmöglichkeit der übrigen Abschnitte vermittelt. Die Unterhörner stellen sich in Form eines Löffels dar, dessen Stiel dem „lateral cleft" entspricht; der vordere, gewölbte Anteil des supracornualen Spalts wurde von Lindgren (1948) als „bowl" bezeichnet.

Im Seitenbild hebt sich oft der kurze Bogen ab, mit dem der supracornuale Spalt vor dem Pes in den seitlichen Spalt einbiegt, das Genu (Lindgren, 1948); es ist gelegentlich nicht sehr ausgeprägt und abhängig von der Schädelform.

Die temporale Luftfüllung erfordert besondere Lagerungsmaßnahmen. Die simultane Füllung beider Vorderhörner ist nur durch Anterotation des Patienten, bei Erwachsenen auf einem motorischen Untersuchungsstuhl, möglich; hier steht allerdings dem Vorteil eines Seitenvergleichs der Temporalhörner im Sagittalbild gegenüber, das im Seitenbild ihre Überlagerung die Befundung stark erschwert und ggf. zusätzliche Schichtuntersuchungen notwendig werden (FREDY und BORIES, 1971 und 1972) (Abb. 16). Umgekehrte Verhältnisse ergeben sich bei der einseitigen Temporalhornfüllung, die ohne motorischen Untersuchungsstuhl durch besondere Seitenlagerung des Patienten (ZIEDSES DES PLANTES, 1943b), durch Umlagerung von Bauch- in Rückenlage mit besonderer Position des Kopfes (LINDGREN, 1948) oder bei Patienten in Rückenlage und durch besondere Kopfbewegung (RUGGIERO, 1966) erzielt werden kann.

b) III. Ventrikel

Der unpaarige und mittelständige Ventriculus tertius ist dorsal etwas weiter als ventral. Seine Verbindung mit den Seitenventrikeln, die Foramina interventricularia (Monroi), entsprechen Öffnungen, die an seinem oberen-vorderen Anteil seitlich direkt und nicht Y-förmig abgehen, wie DAVIDOFF und DYKE (1951) in Übereinstimmung mit MONRO (1783) anführten.

Kranial und dorsal lassen sich folgende pneumographisch wichtige Strukturen des III. Ventrikels abgrenzen (Abb. 17, 20 und 30b): Das Dach, gebildet von der Tela choroidea mit dem Plexus choroideus, geht dorsal in den Recessus suprapinealis über. Länge und Höhe dieses Recessus sind unabhängig voneinander (ISERMANN und HAUPT, 1974); er kann vollkommen fehlen oder bis 22 mm lang und an der Basis 13 mm breit sein (KLAUS, 1958). Bei 3 der 24 Ausgußmodelle von LAST und TOMPSETT (1953) war er nicht nachzuweisen. Ein sehr ausgeprägter Recessus kann auf eine Spleniumagenesie hinweisen (SONNTAG *et al.*, 1971). An seiner vorderen-unteren Begrenzung findet sich die Habenula (Commissura habenularum), darunter der inkonstante Recessus pinealis und die Commissura posterior. Diese begrenzt von oben den im unteren-dorsalen Winkel des III. Ventrikels lokalisierten Abgang des Aquäducts (Aditus).

Am Ventrikelboden und nach ventral zu wölben sich weitbogig die Hirnschenkel, erbsgroß das Corpus mamillare und das Tuber cinereum vor. SUTTON (1950) erwähnt über dem rückwärtigen Anteil des Tuber einen flachen oder zugespitzten, noch namenlosen Recessus.

Die fischmaulförmige Konfiguration des ventro-basalen Anteils des III. Ventrikels setzt sich zusammen aus den Recessus infundibuli und opticus (dorsal bzw. ventral), an dessen Spitze und Rückwand das Chiasma opticum direkt angrenzt. Als „Chiasmal point" bezeichnete BULL (1956) den Punkt, an dem sich die Ventrikelwand am tiefsten zwischen den beiden Recessus einstülpt.

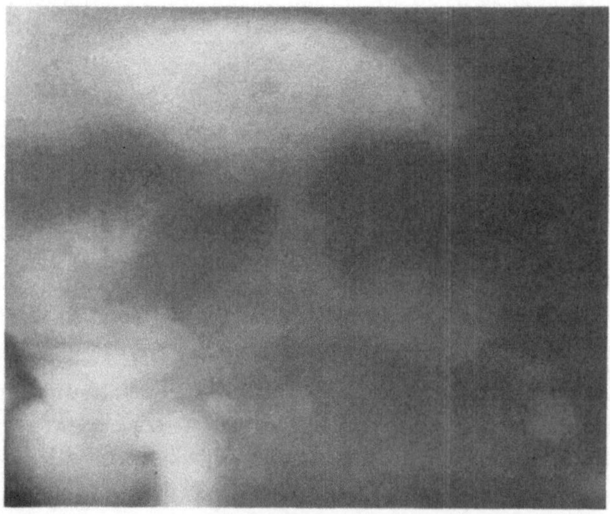

Abb. 17. III. Ventrikel im Seitenbild (Schichtaufnahme)

Die Vorderwand wird von der Lamina terminalis mit der Commissura anterior im oberen Anteil gebildet.

Die Seitenwände des III. Ventrikels entsprechen oben und hinten dem Thalamus, der sich vom mehr ventral und basal gelegenen Hypothalamus durch den Sulcus hypothalamicus abgrenzen läßt. Die Adhaesio interthalamica (Massa intermedia) fehlt nach LANSDELL und DAVIE (1972) bei etwa einem Drittel männlicher und einem Viertel weiblicher Erwachsener. Nach WIEDENMANN und JIMENO-VALDES (1966) ist sie als eine entwicklungsgeschichtlich mehr oder weniger ausgeprägte Verklebungszone anzusehen. EPSTEIN (1950) weist darauf hin, daß sich gelegentlich die oberen Abschnitte im rückwärtigen Anteil des III. Ventrikels aneinanderlegen, es dadurch zu keiner Luftfüllung kommt und im Röntgenbild eine nach basal zu gerichtete Konvexität entsteht, die nicht als pathologisch gedeutet werden darf.

Bei der Pneumographie können im Sagittalbild durch eine geringe Drehung des Kopfes projektionsbedingte Breitenunterschiede bis zu 2 mm auftreten (BORGERSEN, 1966). Im Seitenbild werden die rückwärtigen Abschnitte zweckmäßig bei Patienten in sitzender Position bzw. Bauchlage, die ventralen Abschnitte in Rückenlage und Retroflexion des Kopfes (Aufnahmen „am hängenden Kopf“ nach BALADO und DONOVAN, 1927) erfaßt.

c) Aquädukt

Der Aquaeductus cerebri (Iter) (Abb. 15, 17) verläuft bei etwa 2 von 3 „normalen“ Pneumographien nicht in einem glatten Bogen, sondern mit einem mehr oder weniger ausgeprägten Kinking, das also nicht pathognomonisch für einen raumfordernden Prozeß ist (WENDE und CIBA, 1968; WINESTOCK, 1975). Streng anatomisch gesehen ist sein oberes Drittel supratentoriell lokalisiert; in praxi jedoch stuft man den gesamten Aquädukt und die Vierhügelplatte als infratentoriell gelegen ein (RUGGIERO, 1954). Das Lumen des Wasserleiters ist unregelmäßig; zwischen 2 Strikturen in Höhe des oberen Hügelpaars und des Sulcus intercollicularis besteht eine leichte Erweiterung, die von RETZIUS (1896) Ventriculus mesencephali oder von WOOLLAM und MILLEN (1953) Ampulla benannt wurde.

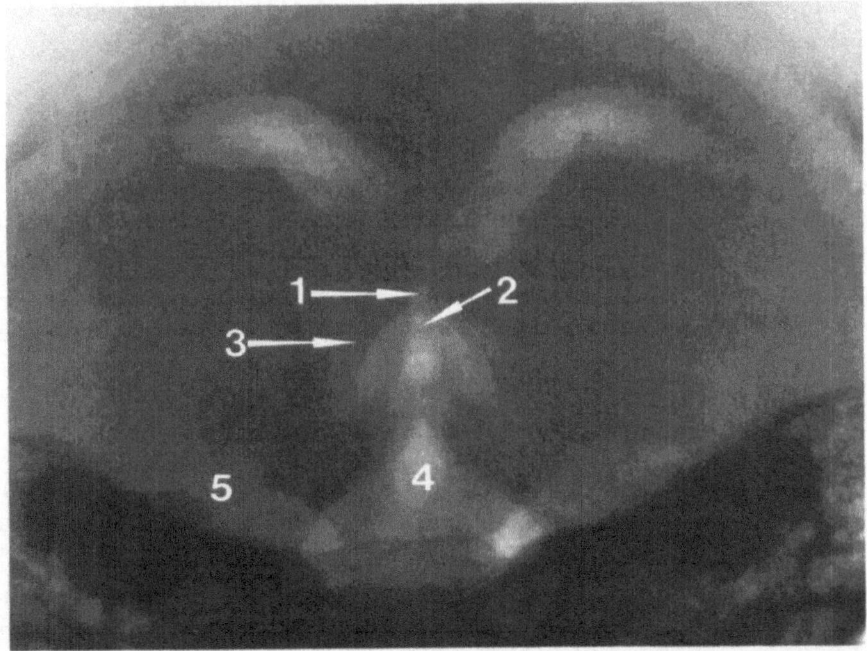

Abb. 18. Innere und äußere Liquorräume der hinteren Schädelgrube im Halbaxialbild: Aquädukt (*1*), Fastigium (*2*) und Recessus superior posterior (*3*) des IV. Ventrikels, Vallecula (*4*) und Kleinhirnbrückenwinkelzisterne (*5*)

d) IV. Ventrikel

Die Form des Ventriculus quartus ist in etwa mit einer Pyramide bestehend aus einem Boden und 4 Wänden zu vergleichen (Abb. 18, 20). Die Einzelheiten des Bodens, der Rautengrube (Fossa rhomboidea), entziehen sich der pneumographischen Darstellung. Die Seitenwände werden im oberen Anteil von den Pedunculi cerebellares und im unteren Teil von der Tela choroidea und dem Nodulus gebildet. Das obere und untere Dach, Velum medullare superius und inferius, treffen sich in einem spitzen Winkel, dem Fastigium. Etwas unterhalb davon und beidseits paramedian entspringt je ein Recessus superior posterior (Retzius, 1896), der oberhalb von Nucleus dentatus und dem oberen Tonsillenpol und bedeckt vom Velum medullare inferius nach unten-außen und dorsal verläuft. Amundsen und Grimsrud (1966) sowie Oberson (1969) wiesen auf seine unterschiedliche Größe hin; Corrales und Greitz (1972) beschrieben eine vorwiegende Symmetrie und konnten die Recessus in 91% der Seitenbilder und in 81% der a.p.-Aufnahmen identifizieren. Seitliche Ausläufer des IV. Ventrikels sind die Recessus laterales, die weitgehend ausgefüllt durch Plexus mit den Aperturae laterales (Luschkae) in die Cisterna medullaris münden. Nur selten sind sie im Pneumogramm zu erkennen. Die dritte Verbindung der inneren mit den äußeren Liquorräumen, die Apertura mediana ventriculi quarti (Magendii) ist meist angedeutet röhrenförmig konfiguriert („Metaporus"). Sie fehlte jedoch in 2% (Key und Retzius, 1875) bzw. 0,9% (Barr, 1948) der sezierten Gehirne, zeigte in 3% einen Durchmesser von weniger als 1 mm und bei 2—3% lagen zusätzlich Septenbildungen vor.

Auf dem einfachen Pneumogramm wird der IV. Ventrikel sehr oft durch das Schläfenbein verdeckt. Autotomographie oder Schichtaufnahmen gestatten es, diese Schwierigkeit auszuschalten. Im sagittalen Strahlengang ändert sich erheblich mit der Neigung des Zentralstrahls das Bild des IV. Ventrikels und der benachbarten äußeren Liquorräume, die sich weitgehend überlagern. Die selektive, zuverlässige Darstellung dieses Bereiches erfordert neben der Möglichkeit einer Kontrolle der Strahlenrichtung mittels Bildverstärker-Fernseh-Kette auch der Anfertigung von Schichtaufnahmen.

Mit dieser Technik befaßten sich u.a. Johnston *et al.* (1963), Grimsrud (1966), Betz (1968), Campbell (1969), Oberson (1969), Cristi (1971), Corrales und Greitz (1972) und Greitz (1972 und 1974).

2. Äußere Liquorräume

Grundlegende anatomische Studien der intrakraniellen Subarachnoidealräume stammen von Luschka (1855), Key und Retzius (1875), Locke Jr. und Naffziger (1924), Spatz und Stroescu (1934) und Liliequist (1956, 1959), der das anatomische Bild mit dem Pneumogramm korrelierte.

Die unterschiedliche Bezeichnung und Aufteilung der Zisternen durch diese Autoren bringt die Tabelle 4.

a) Cisterna magna cerebellomedullaris

Die von Antoine *et al.* (1954) als „citerne cérébelleuse inférieure" bezeichnete Zisterne (Abb. 20) erstreckt sich bis in den dorsalen Anteil des oberen Wirbelkanals in Höhe $C_1 - C_2$ und geht hier nahtlos in den spinalen Subarachnoidalraum über. Die Weite dieses Abschnitts ändert sich leicht mit der Kopfhaltung (Jirout, 1956). Intrakraniell breitet sich die Zisterne zwischen Hinterhauptsschuppe und Kleinhirnwurm bzw. -hemisphären aus; unter allen Zisternen schwankt ihre Ausdehnung am stärksten und ist unabhängig von der Größe, Länge und Tiefe der hinteren Schädelgrube und Art der Schädelbasiskrüm-

Tabelle 4. Nomenklatur der äußeren Liquorräume

<table>
<tr><th>Bruns (1854) u. Luschka (1855)</th><th>Key und Retzius (1875)</th><th>Locke Jr. und Naffziger (1924)</th><th>Spatz und Stroescu (1934)</th><th>Liliequist (1959)</th></tr>
<tr><td rowspan="2">Erster unpaariger Sinus</td><td>Cisterna magna cerebello-medullaris
Pars intertonsillaris</td><td rowspan="2">Cisterna magna cerebello-medullaris</td><td rowspan="2">Cisterna magna cerebello-medullaris</td><td rowspan="2">Cisterna magna cerebello-medullaris</td></tr>
<tr><td>Cisterna magna cerebello-medullaris
Pars lateralis</td></tr>
<tr><td rowspan="3">Erster paariger Sinus</td><td>Cisterna magna cerebello-medullaris
Pars anterior</td><td rowspan="3">Cisterna basalis
Pars pontis</td><td rowspan="3">Cisterna pontomedullaris</td><td>Cisterna medullaris</td></tr>
<tr><td>Cisterna pontis medialis</td><td>Cisterna pontis</td></tr>
<tr><td>Cisterna pontis lateralis</td><td>Cisterna pontocerebellaris</td></tr>
<tr><td rowspan="3">Zweiter unpaariger Sinus</td><td>Cisterna intercruralis superficialis</td><td rowspan="2">Cisterna basalis
Pars interpeduncularis</td><td rowspan="3">Cisterna basalis cerebri</td><td>Cisterna interpeduncularis</td></tr>
<tr><td>Cisterna intercruralis profunda</td><td rowspan="3">Cisterna chiasmatis</td></tr>
<tr><td>Cisterna chiasmatis
Pars posterior</td><td rowspan="3">Cisterna basalis
Pars chiasmatis</td></tr>
<tr><td rowspan="3">Dritter unpaariger Sinus</td><td>Cisterna chiasmatis
Pars anterior</td><td rowspan="3">Cisternae fissurae interhemisphaericae</td></tr>
<tr><td>Cisterna laminae cinereae terminalis</td><td>Cisterna laminae terminalis cinereae</td></tr>
<tr><td>Cisterna corporis callosi</td><td>Cerebro-sagittal channel</td><td>Cisterna corporis callosi</td></tr>
<tr><td rowspan="3">Zweiter paariger Sinus</td><td rowspan="3">Cisterna ambiens seu fissurae transversae</td><td rowspan="3">Paired internal channels</td><td rowspan="3">Cisterna fissurae transversae seu ambiens</td><td>Cisterna ambiens</td></tr>
<tr><td>Cisterna cruralis</td></tr>
<tr><td>Cisterna veli interpositi</td></tr>
<tr><td>Dritter paariger Sinus</td><td>Cisterna fossae Sylvii</td><td>Lateral cerebrocortical channels</td><td>Cisterna fissurae lateralis</td><td></td></tr>
</table>

mung (KRAUSOVÁ und JIROUT, 1963). LILIEQUIST unterteilte die Cisterna magna in 5 Gruppen nach Form und Größe. Selten kann sie sich sogar durch einen Defekt im dorsalen Kleinhirnzelt bis nach supratentoriell ausdehnen (NEWTON, 1968); in etwa 2% verschließt die Arachnoidea nicht durchgehend den oberen Recessus (ROBERTSON, 1946), und sie kommuniziert als „inkompetente" Zisterne (TAVERAS und WOOD, 1964) mit der Cisterna cerebelli superior. Eine partielle Septierung des Zisternenlumens kann durch die inkonstante Falx cerebelli verursacht werden.

In der Mittellinie zwischen den Kleinhirntonsillen und dem Unterwurm liegt die Vallecula (Abb. 18). Ehe sie in das Foramen Magendii übergeht, zeigt sie am vorderen-oberen Pol eine kleinen Blindsack, Recessus subnodularis (OBERSON, 1969), welcher wahrscheinlich einer von THIÉBAUT *et al.* (1961) beschriebenen, divertikelförmigen Erweiterung der Vallecula entspricht. Der Boden der Cisterna magna wird von der Oberfläche der Medulla oblongata und der Tela choroidea inferior des IV. Ventrikels gebildet. Im vorderen Anteil setzt sich die Zisterne um die Medulla oblongata bzw. die Tonsillen herum in die Cisterna medullaris und pontis fort. Zwischen Tonsille und Medulla besteht eine spaltförmige Verbindung mit der Cisterna medullaris durch die Fissura postero-lateralis (seu cerebello-medullaris) (BENTSON und ALBERTI, 1972).

Seitlich dehnt sich die Zisterne über die Kleinhirnhemisphären aus und überschreitet dabei im allgemeinen nicht eine Breite von 5–6 cm. In 10% besteht jedoch eine stärkere Ausdehnung, die GONSETTE *et al.* (1968) „Mega grande citerne" nannten.

Die pneumographische Darstellung erfolgt am besten bei stark flektiertem Kopf (THIÉBAUT *et al.*, 1960). Im Halbaxialbild sind für eine Feindiagnostik Schichtaufnahmen unerläßlich; ALBERTI *et al.* (1969) fanden dabei häufig eine leichte Asymmetrie der Tonsillen und der Medulla.

b) *Cisterna medullaris*

Die Cisterna medullaris (anterior oder „Citerne prébulbaire") (Abb. 19, 20) stellt nach KEY und RETZIUS (1875) zwar nur einen schmalen ventralen Abschnitt der Cisterna magna dar, doch rechtfertigen klinische Gründe seine gesonderte Betrachtung. Die lateralen Begrenzungen der Zisterne sind die Unterflächen der Tonsillen, nach vorn der Clivus und

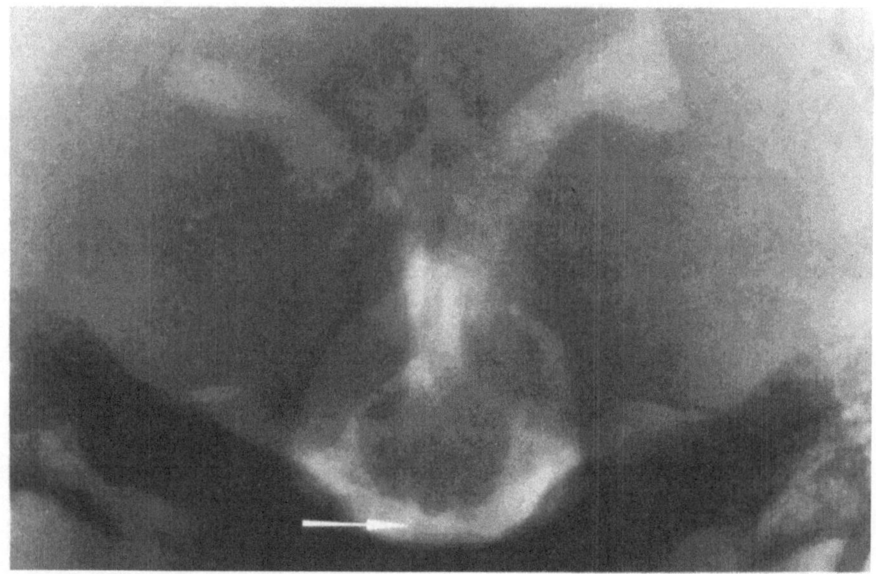

Abb. 19. Cisterna medullaris im Halbaxialbild

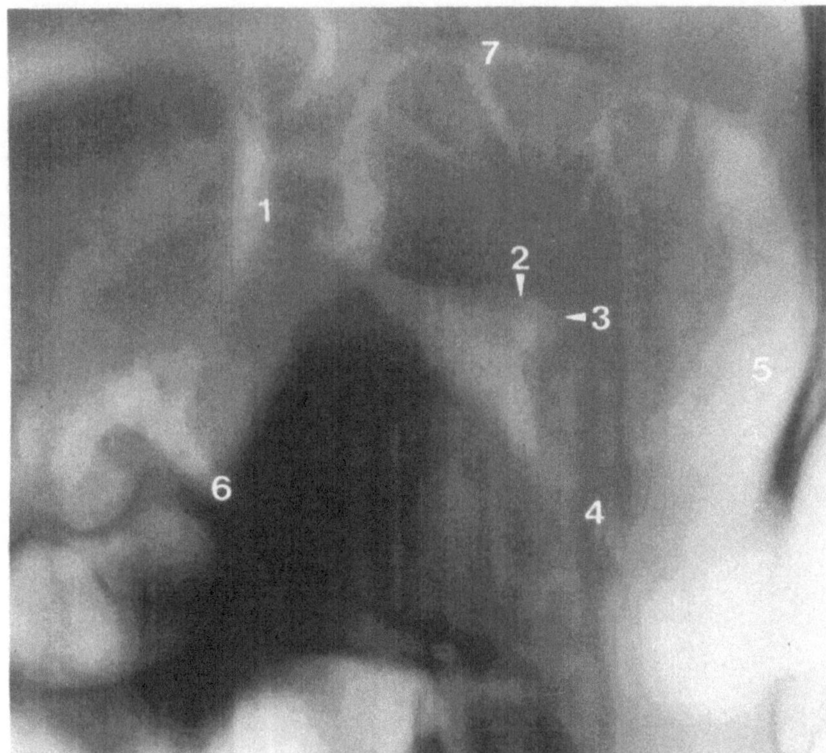

Abb. 20. Innere und äußere Liquorräume infratentoriell (Mittellinienschichtbild): Aquädukt (*1*), Fastigium (*2*) und Recessus superior posterior (*3*) des IV. Ventrikels, Vallecula (*4*), Cisterna magna (*5*), Cisterna pontis (*6*) und Cisterna cerebelli superior (*7*)

nach oben die Grenze zwischen Medulla oblongata und Pons, der Sulcus caecus (Sillon bulbo-protubérantiel). Die lateralen Abschnitte bezeichnete ROBERTSON (1967) als Recessus laterales.

Im seitlichen Pneumogramm ist wegen Überlagerung durch die Schläfenbeine die Tomographie unerläßlich (THIÉBAUT *et al.*, 1962; WACKENHEIM und VROUSOS, 1963). Im a.p.-Bild muß der Strahlengang axial durch das Hinterhauptsloch treten; die Aufnahmen sollten frühzeitig bei Patienten in sitzender Position und mäßiger Retroflektion des Kopfes angefertigt werden.

c) Cisterna pontis

Die kraniale Fortsetzung der Cisterna medullaris zwischen Clivus und der vorderen, bauchigen Kontur der Brücke, die „Citerne prépontique" (Abb. 20), weist ein von kaudal nach kranial sich verbreiterndes Lumen auf. Bei Kindern hebt sich zwischen dem Zisternenbild und der knöchernen Clivuskontur der deutliche Streifen des noch nicht verknöcherten Clivusanteils ab (Abb. 21). Beim Erwachsenen kann ein ähnlicher, nicht kontrastierter Streifen durch einen kräftiger entwickelten Plexus basilaris oder eine sich tangentenförmig vom dorsalen Klinoidfortsatz zum Clivus ausspannende Dura entstehen. Der sagittale Durchmesser der Cisterna pontis hängt von der Position des Hirnstamms und diese wiederum von der Lage des Patienten und seiner Kopfhaltung ab; sie verschmälert sich im Sitzen bzw. Bauchlage (LILIEQUIST, 1959; WENDE und CIBA, 1968) und bei Anteflexion (JIROUT, 1956).

KEY und RETZIUS beschrieben eine longitudinale Unterteilung der Zisterne durch zwei paramediane, kribrierte Septen in einen medialen, die Arteria basilaris enthal-

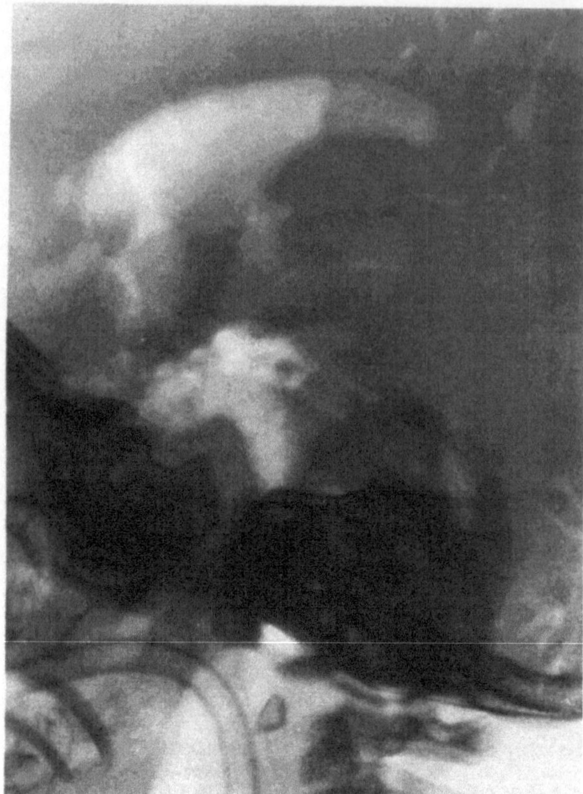

Abb. 21. Basiszisternen beim Kind

tenden und zwei laterale Abschnitte. Vermutlich gründen sich hierauf auch die Angaben in den Arbeiten von DAVIDOFF und DYKE (1951), FRIMANN-DAHL und INGEBRIGTSEN (1951), TAVERAS und WOOD (1964) und B.S. EPSTEIN (1966); radiologisch konnte dieser Status noch nicht eindeutig dokumentiert werden.

Die Cisterna pontis geht dorsal und seitlich im Bereich des Flocculus in die Cisterna cerebellomedullaris über, steht unterhalb der Kleinhirnschenkel in Verbindung mit den großen, horizontalen Furchen in den Kleinhirnhemisphären und setzt sich nach lateral fort in die Cisternae pontocerebellares.

Pneumographisch ist die Brückenzisterne im Seitenbild bei leichter Retroflexion des Kopfes aber auch in Rückenlage gut darstellbar. LILIEQUIST (1955) sah die Arteria basilaris auf 94% seiner Bilder. Im halbaxialen Bild kommt es auch bei optimaler Einstellung des Zentralstrahls parallel zum Clivus zu einer starken Überlagerung durch die übrigen Strukturen der Mittellinie, so daß Schichtaufnahmen unumgänglich werden. Dadurch gelingt es häufiger, die Arteria basilaris und den Nervus trigeminus zu identifizieren; die Nerven VI, IX, X, XI und XII lassen sich nicht abgrenzen, weil sie hinter dem Pons verborgen liegen oder ein zu geringes Kaliber besitzen (FISCHGOLD *et al.*, 1970). Bei Kindern stellen sich die Hirnnerven häufiger und besser dar, da die Zisternen relativ größer sind und die Knochenstrukturen weniger störend überlagern (NEUMANN, 1969).

d) Cisterna interpeduncularis

Synonym: Cisterna intercruralis (Abb. 20, 22a und b, 23a und b und 25). Sie wird begrenzt nach dorsal durch das Mittelhirn mit der Substantia perforata posterior, nach

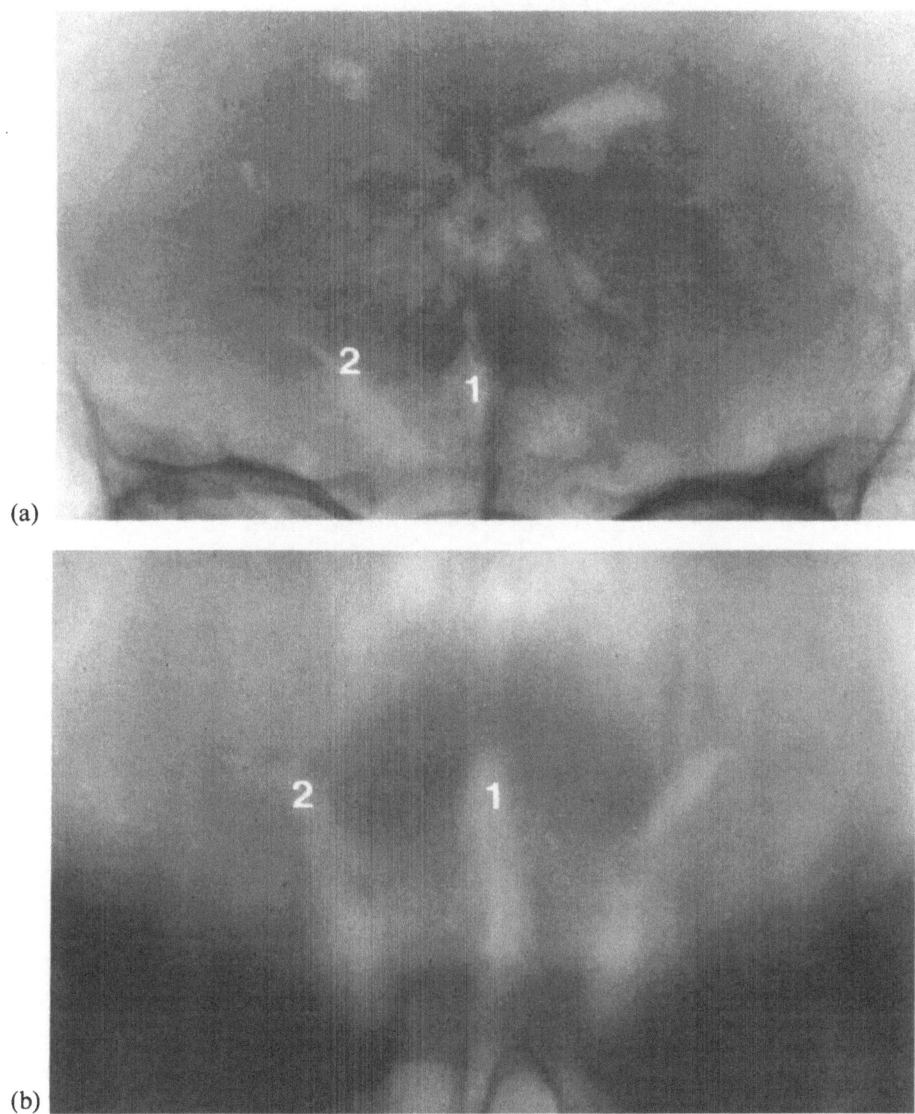

Abb. 22a. u. b. Cisternae interpeduncularis (*1*) und crurales (*2*) im halbaxialen Nativ- und Schichtbild

kranial durch den Boden des III. Ventrikels und nach lateral durch die Hirnschenkel und den Uncus. Die vordere Begrenzung ist für die meisten Autoren der Hypophysenstiel, für Liliequist (1959) eine von Key und Retzius (1875) zuerst beschriebene Membran, die sich zwischen den III. Hirnnerven, den Aa. communicantes posteriores und dem Infundibulum ausspannt; sie hat keinen Eigennamen. Hanafee *et al.* (1967) konnten sie und ihren Verlauf von der Dorsumspitze zu den Corpora mamillaria in Pneumenzephalogrammen von Erwachsenen und Kindern mit einer Häufigkeit von 18,5% bzw. 35,7% nachweisen (Abb. 23a und b).

Seitliche Ausdehnungen stellen die Cisternae crurales und die Fissurae choroidales dar. Als Aussparungen lassen sich die A. basilaris, die Aa. communicantes posteriores sowie die Hirnnerven III und V mit unterschiedlicher Häufigkeit erkennen (Davidoff und Dyke, 1951; Liliequist, 1959; Kell *et al.*, 1970). Die Weite der Zisterne verändert sich mit unterschiedlicher Kopfhaltung und der hierdurch bedingten Lageänderung des Hirnstamms (Jirout, 1956).

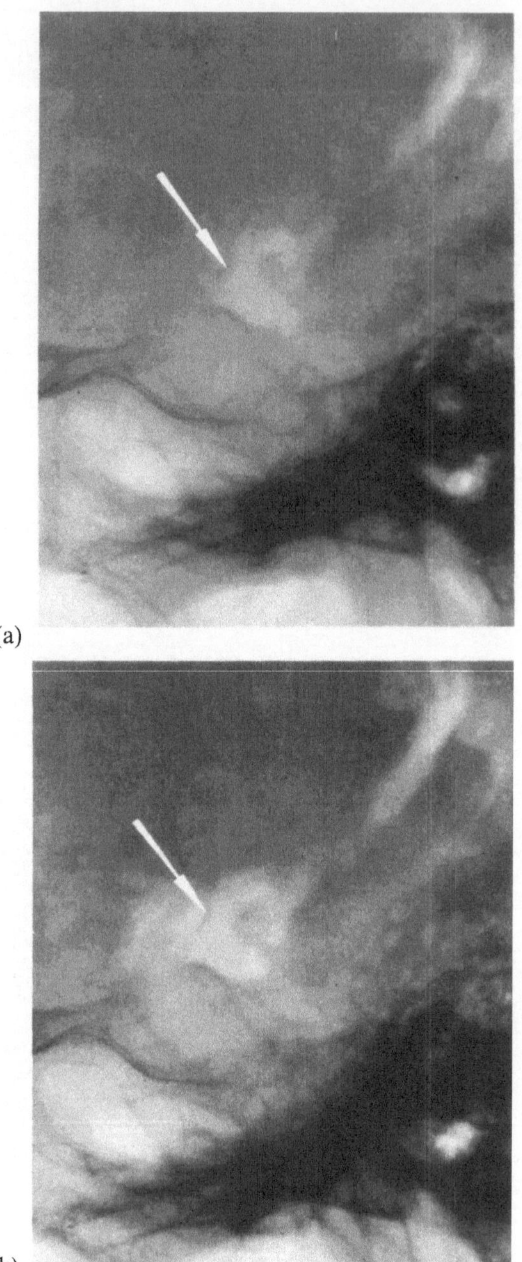

Abb. 23a u. b. Cisterna interpeduncularis im Seitenbild. LILIEQUISTsche Membran intakt und perforiert

e) *Cisterna cruralis*

Synonym: Recessus lateral de la citerne interpédonculaire (Abb. 22a und b). LILIEQUIST (1956) trennte diesen Subarachnoidalspalt wegen seines charakteristischen Bildes im Pneumogramm von den mit ihn kommunizierenden Cisternae interpeduncularis und ambientes ab. Die Cisterna cruralis bedeckt die untere-seitliche Oberfläche der Hirnschenkel, wird vorn und oben durch die Dorsalfläche des Tractus opticus und lateral vom Uncus begrenzt; sie ist somit vor und oberhalb der Cisternae ambientes gelegen. Im Seitenbild nicht zu erkennen, stellen sich die Hirnschenkelzisternen am besten im Halbaxialbild dar. Zusammen mit der Cisterna interpeduncularis ähneln sie einer „Krone mit drei Zacken", deren

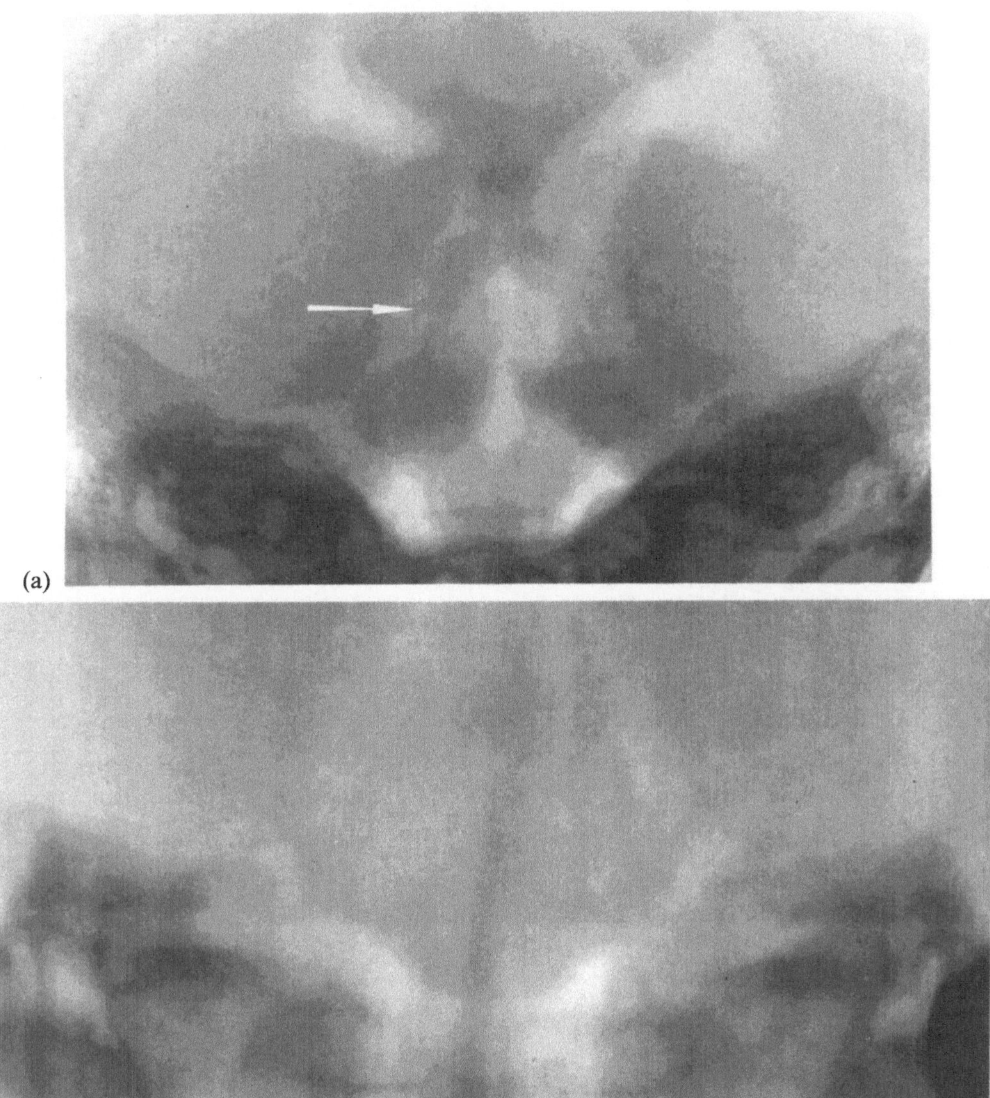

Abb. 24a u. b. Cisternae ambientes im halbaxialen Nativ- und Schichtbild

Form sich mit dem Einfallswinkel des Zentralstrahls leicht ändert. Die Cisternae crurales kreuzen dabei rechtwinklig die Cisternae ambientes.

f) Cisterna ambiens

Die Hirnschenkel werden von einem subarachnoidalen Luftspalt umgeben, der sich dorso-kranial aus der Cisterna quadrigemina, ventral aus den Cisternae interpeduncularis und crurales sowie seitlich den Cisternae ambientes zusammensetzt.

Die Cisterna ambiens (Synonyme: Paired internal channel, citerne lateropédonculaire = peripédonculaire = canaux pédonculaires) (Abb. 24a und b) wurde von LILIEQUIST (1956 und 1959) in einen supratentoriellen (antero-superioren) und einen infratentoriellen (postero-inferioren) Abschnitt unterteilt (Abb. 25). Ersterer verläuft zwischen den Seitenflächen der Hirnschenkel und der Innenfläche des Temporallappens; letzterer erstreckt sich zwischen den Seitenflächen des Pons sowie der mittleren Kleinhirnschenkel und der media-

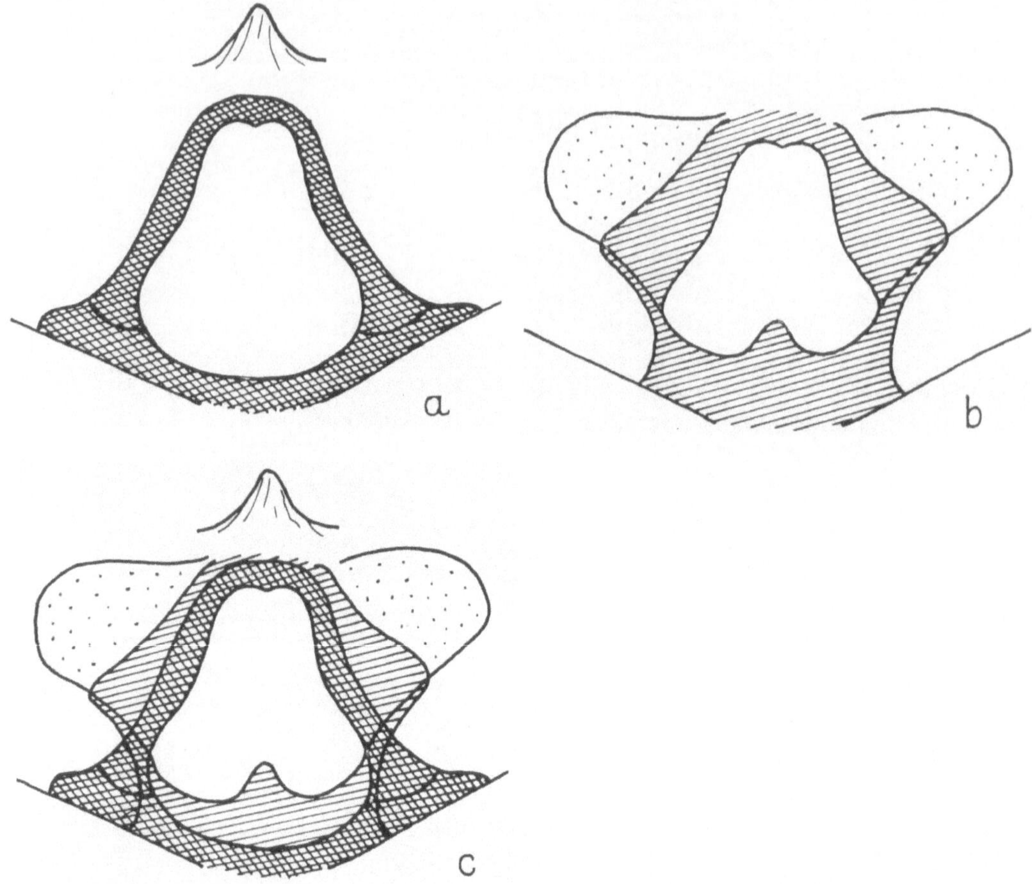

Abb. 25. Skizze der Cisternae ambientes im Halbaxialbild (Nach LILIEQUIST, 1959)

len Kleinhirnoberfläche. Hier verlaufen die Aa. cerebri posterior und cerebellaris superior, die Vv. basalis Rosenthal, mesencephalica posterior lateralis sowie der Nervus trochlearis.

Im Seitenbild wird die Cisterna ambiens vom Röntgenstrahl flächig getroffen und entgeht somit dem Nachweis. Sie besitzt ihren größten Durchmesser sagittal, halbaxial, doch verändert sich mit dem Projektionswinkel und dem Volumen ihrer Luftfüllung auch wesentlich ihre Konfiguration.

Ala cisternarum ambientium (Synonyme: citerne retropulvinarienne, citerne alaire).

Es handelt sich um schmale Liquorräume, die vom antero-superioren Abschnitt der Cisterna ambiens senkrecht abgehen, sich um den Pulvinar herum bis zum Uncus und unter dem Fornix bis zum Foramen Monroi erstrecken (Abb. 26). Diese paramediane Ausdehnung dürfte dem von LILIEQUIST (1959) beschriebenen, seitlichen Anteil der Cisterna veli interpositi entsprechen.

Häufig und deutlich erscheinen die Zisternenflügel im Seitenbild als paarige, nach ventral konkave Luftstreifen, welche die Cisterna quadrigemina im oberen oder mittleren Drittel überlagern; ihr unterer Ausläufer endet am dorsalen Pol des Uncus, den er mit einem nach vorn-unten geöffneten Halbbogen umgreift. Im Sagittalbild sieht man hier einen entsprechenden Luftschatten direkt medial der Temporalhornspitze; die übrigen Anteile heben sich, weil flächig vom Röntgenstrahl getroffen, nur selten und schwach ab. Das Schichtbild kann sie in Form flügelförmiger Ausziehungen der Cisterna ambiens in deren oberen-rückwärtigen Anteilen erfassen; selten stellen sich hier Aussparungen durch die A. choroidea posterior lateralis dar.

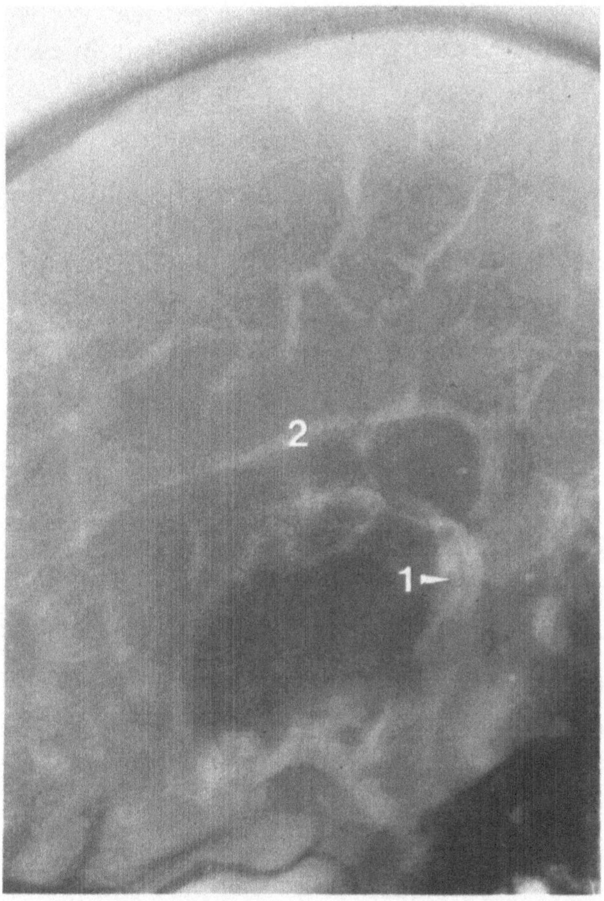

Abb. 26. Flügel der Cisterna ambiens (*1*) und die Balkenzisterne (*2*) im Seitenbild

g) Cisterna pontocerebellaris

Synonyme: Kleinhirnbrückenwinkelzisterne; lateral recess of the pontine cistern oder cerebellopontine cistern; citerne de l'angle ponto-cérébelleux (Abb. 24a und b). Sie stellt einen paarigen, annähernd dreieckigen, leicht abgerundeten und in 90% symmetrischen Raum dar, der zwischen der Felsenbeinhinterfläche, Tentorium, Pons, mittlerem Kleinhirnschenkel bzw. Medulla oblongata und den Unterflächen der Kleinhirnhemisphären gelegen ist. Kommunikationen bestehen medial mit der Cisterna pontis und posterolateral mit der Cisterna ambiens und cerebellomedullaris. Nach Form und Größe der Zisterne unterschied LILIEQUIST (1959) drei Typen. Aussparungen werden verursacht durch den Flocculus, durch den Trigeminus, der die Pyramidenkante im medialen Anteil der Zisterne und in Höhe der Impressio trigemini stumpfwinklig schneidet (NEUMANN, 1968), und lateral von ihm durch die Hirnnerven VII und VIII, die zu einem etwas dünneren Bündel vereint in mehr spitzem Winkel zur Pyramidenkante in den Porus acusticus internus ziehen. Im seitlichen Anteil der Zisterne kann man eine Eindellung der Wand von dorsal her durch die Vena petrosa finden.

Die Kleinhirnbrückenwinkelzisterne ist im Seitenbild nicht zu erkennen. Im halbaxialen Strahlengang empfahlen ALAJOUANINE *et al.* (1957) mehrere Aufnahmen mit jeweils unterschiedlicher Röhrenneigung, doch sind Tomogramme überlegen. ISHERWOOD (1971 und 1972) führte gleichzeitig mit der Zisternographie die tomographische Untersuchung des gaskontrastierten inneren Gehörganges bei Patienten in umgekehrter Stenvers-Position durch, die „air meatography". Wackenheim und Escudero (1969) warnen vor Artefakten durch ungenügende Kontrastgasmengen in der Zisterne mit Spiegel- oder „Wellen"bildung.

h) Cisterna quadrigeminalis

Synonyme: Cisterna venae magnae Galeni, citerne quadrigumelle oder citerne sus-quadrigéminale.

Von Antoine *et al.* (1954) wird der Mittelteil dieser Zisterne als „citerne ambiente" bezeichnet, während Pendergrass *et al.* (1956) sie insgesamt als Bestandteil der Cisterna ambiens einstufen. Sie liegt (Abb. 20) über der Vierhügelplatte und hinter dem Corpus pineale, zwischen dem Splenium und Tentoriumrand (oberhalb) und dem Kleinhirn (unterhalb). Das Corpus pineale ist meist durch einen Luftspalt gegen den Recessus suprapinealis gut abgrenzbar, jedoch nur ausnahmsweise gegen die oberen Colliculi. Zwischen dem unteren Colliculus und der Lingula cerebelli markiert häufig die scharf kontrastierende Fissura praecentralis das untere Ende des Aquädukts, von dem sie nur das dünne Velum medullare superius trennt. Seitlich endet die Zisterne schlitzförmig zwischen dem Isthmus gyri fornicati—Hippocampus und der Kleinhirnoberfläche. Sie kommuniziert mit der Balkenzisterne, den Cisternae ambientes, cerebelli superior und veli interpositi.

Als intrazisternale Aussparungen heben sich die Zirbeldrüse, die Vena magna Galeni und die inneren Hirnvenen ab.

Pneumographisch ist die Vierhügelzisterne am besten im Seitenbild zu beurteilen. Die halbaxiale Aufnahme kann die sich symmetrisch vorwölbenden Colliculi zeigen.

i) Cisterna cerebelli superior

Synonyme: citerne sous-tentorielle und citerne périvermienne.

Sie verläuft median über dem Oberwurm und unter dem Tentorium, erstreckt sich vom rückwärtigen Rand der Incisura tentorii etwa 2 cm dorsal und geht auf die angrenzenden Oberflächen der Kleinhirnhemisphären über (Abb. 20). Form und Weite sind sehr unterschiedlich, das Lumen ist meist gering (Subirana und Vrousos, 1964). Die obere Kleinhirnzisterne kommuniziert mit den Cisternae quadrigeminalis, ambientes sowie pontocerebellares. Die Kleinhirnhemisphären entziehen sich im allgemeinen einer pneumographischen Darstellung, da sie nicht von einem freien Subarachnoidalraum umgeben sind (Amundsen, 1973).

Radiologisch wird die Zisterne am deutlichsten im lateralen Pneumogramm erfaßt (Legré *et al.*, 1966; Dufour *et al.*, 1966a und b). Zur gezielten Darstellung entwickelten Thiébaut *et al.* (1959) eine besondere Technik der Füllung sowie der Kopfhaltung und teilten die im seitlichen Schichtbild erhobenen Meßwerte mit. Im Sagittalbild kann die Abgrenzung gegenüber einer Subduralfüllung im Tentorium schwierig sein; das intrazisternale Luftdepot erstreckt sich jedoch nicht so weit lateral, seine Unterfläche zum Oberwurm und Kleinhirn ist unregelmäßig (nicht glatt), und es läuft lateral nicht spitz aus.

j) Cisterna chiasmatis

Synonym: citerne opto-chiasmatique. Ihre dorsale Begrenzung entspricht dem Infundibulum bzw. der von Liliequist (1959) beschriebenen Membran (Abb. 27a und b). Nach vorn erreicht sie die rückwärtigen Konturen der Gyri recti und kommuniziert in der Mittellinie mit der Cisterna laminae terminalis. Seitlich gelangt die Zisterne unter der Substantia perforata anterior bis zum Uncus und geht hier in die Fissura Sylvii über. Basalwärts grenzt sie an die Knochenstrukturen der Sella und deren Eingangsebene, wobei die Ebene der Klinoidfortsätze nur in 10% mit der Luftgrenze identisch ist (NADJMI, 1965). Ein Tiefstand des Diaphragmas ist nicht immer sicher von einer subdiaphragmalen Zisterne oder Hypophysenzyste zu differenzieren (KEY und RETZIUS, 1875; FRIEDMANN und MARGUTH, 1961; PIEPGRAS und SCHMIDT-WITTKAMP, 1970). SALAMON *et al.* (1972) unterteilten die Zisterne in eine Cisterna retro- und interhypophysaria sowie praechiasmatica mit Bezug auf den Hypophysenstiel und das Chiasma. Dieses liegt der Spitze und Rückfläche des Recessus opticus an und geht nach vorn kontinuierlich in den Sehnerv über (SAMII und BECK, 1970). Sein zisternaler Austrittspunkt, die intrakranielle Öffnung

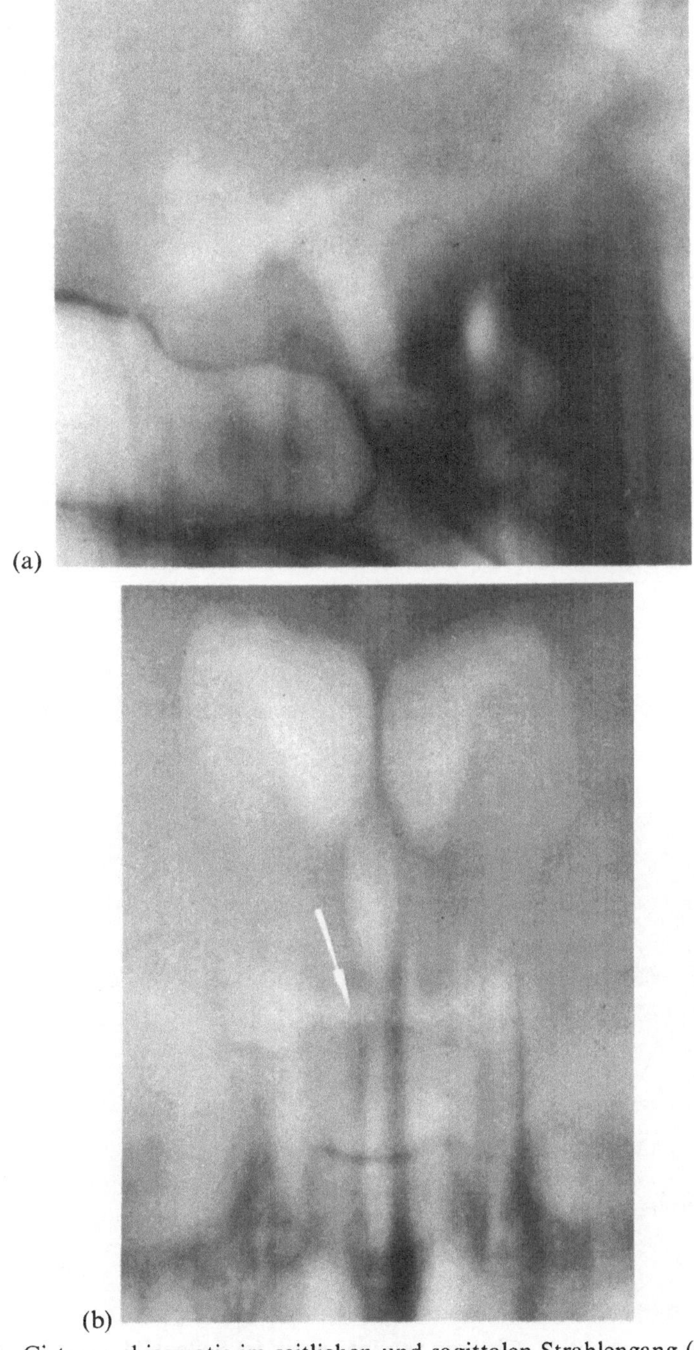

Abb. 27a u. b. Cisterna chiasmatis im seitlichen und sagittalen Strahlengang (Schichtaufnahmen)

des Canalis opticus, ist im Pneumogramm nicht abgrenzbar; exakte Längenmessungen des Opticus zusammen mit Chiasma können deshalb nur Näherungswerte sein. Die Endabschnitte der Carotis interna, die Bifurkation und ihre Endäste bieten ebenfalls oft charakteristische Aussparungen.

Für die eindeutige, überlagerungsfreie Darstellung im seitlichen Pneumogramm sind Schichtaufnahmen unumgänglich (CAILLE und PITON, 1970). Im Sagittalbild ist nur tomographisch und insbesondere polyzyklisch eine Feindiagnostik möglich (METZGER, 1967). Die Tomographie im axialen Strahlengang scheiterte noch an technischen Schwierigkeiten (METZGER *et al.*, 1967).

LEWTAS und JEFFERSON beschrieben 1966 die Möglichkeit, den feinen Subarachnoidalspalt um die supraklinoidale Carotis interna pneumotomographisch darzustellen, und benannten diese Struktur „carotis cistern". Auch WACKENHEIM und BRAUN (1968) sowie WACKENHEIM *et al.* (1972 und 1973) fanden und beschrieben sie unter dem Namen „citerne péricarotidienne suscaverneuse"; die letzte Arbeit befaßt sich zudem mit einem analogen perineuralen Luftspalt um den Sehnerv.

k) Cisterna laminae terminalis

Sie erstreckt sich vom oberen Anteil der Cisterna chiasmatis zwischen die medianen Flächen der Stirnlappen vor der Lamina terminalis. Ihre Form gleicht einem umgekehrten Komma. Nach oben bzw. vorn geht sie in die Balkenzisterne oder den Luftraum im Mittelpunkt über. Gelegentlich wird in der vorderen Zisterne ein durch die A. cerebri anterior (A_2) bedingter Füllungsdefekt zu erkennen sein.

Im seitlichen Pneumogramm sind wegen der häufigen Überlagerung durch die Luftschatten der Fissura Sylvii Mittelschnitt-Tomogramme vorzuziehen. Das Sagittalbild ist unergiebig aufgrund der geringen sagittalen Ausdehnung der Zisterne und ihrer Überlagerung durch die zahlreichen anderen Strukturen der Mittellinie.

l) Cisterna corporis callosi

Die Balkenzisterne (=citerne péricalleuse) (Abb. 26) setzt die Cisterna laminae terminalis fort, verläuft zwischen Balkenoberfläche und freiem Rand der Falx bis zum Splenium

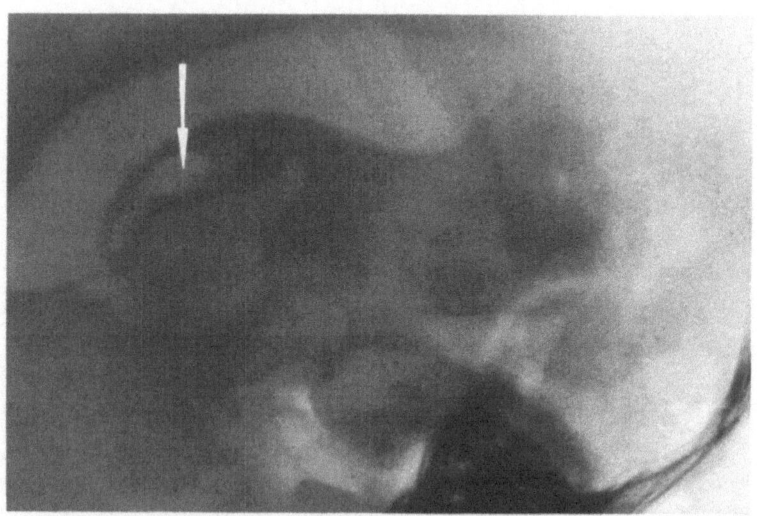

Abbe 28. Cisterna veli interpositi im Seitenbild

und mündet hier in die Cisternae quadrigemina und veli interpositi. Die Breite der Zisterne im Seitenbild ist auffallend gleichmäßig und nimmt nur an den Enden etwas ab; im mittleren Anteil, dem Corpus, kommen gelegentlich als Normvariante mäßige Eindellungen vor. Insgesamt entspricht ihre Form dem Balken und ist somit recht variabel. In der sagittalen Ansicht, bei Füllung des Sulcus corporis callosi und der Fissura longitudinalis cerebri entspricht ihr Bild einem umgekehrten T oder bei zusätzlicher Kontrastierung des Sulcus cinguli der Form eines Ankers.

Pneumographisch ist die Darstellung der einzelnen Zisternenabschnitte im wesentlichen abhängig von der Kopflage des Patienten. Eine seitliche Mittelschnitt-Tomographie stellt gelegentlich die A. pericallosa dar. Das Sagittalbild ist wichtig um auszuschließen, daß die Balkenzisterne verlagert oder verkantet ist.

m) Cisterna veli interpositi

Synonyme: Cisterna interventricularis, ventriculi tertii oder fissurae transversae sowie citerne sous-trigonale.

Es handelt sich um die ausgedehnten Subarachnoidalspalten im Velum interpositum (=triangulare auctorum, Key und Retzius, 1875), einer Piafalte, die ontogenetisch bei der Überlagerung des Zwischenhirns durch die sich ausdehnenden Großhirnhemisphären im vorderen Anteil der Fissura cerebri transversa (=telodiencephalica=chorioidea, Goette, 1929 und 1930) unter dem Balken und der Fornix und über dem Dach des III. Ventrikels und dem rückwärtigen Thalamus zu liegen kommt (Abb. 25).

Liliequist (1959) unterscheidet einen mittleren unpaarigen Anteil, der bandförmig von der Cisterna quadrigemina bzw. corporis callosi unter dem Splenium sich nach vorn in unterschiedlicher Länge erstreckt, von zwei seitlichen paarigen Anteilen, die als schmale Ausläufer der Alae cisternarum ambientium unter der Fornix nach vorn bis zur rückwärtigen Begrenzung des Foramen Monroi verlaufen können. Ersterer stellt sich vorwiegend bei Patienten in Rückenlage dar, während letztere – im Sagittalbild mit einer fliegenden Möwe verglichen – sich oft auch bei Bauchlage füllen.

Gemäß ihrer Entstehung ist die Cisterna veli interpositi mit zunehmendem Lebensalter immer seltener nachweisbar. Picard *et al.* (1975) fanden bei Kindern unter 2 Jahren insgesamt 53 solcher Zisternen, dies um so häufiger, je jünger das Kind war und besonders

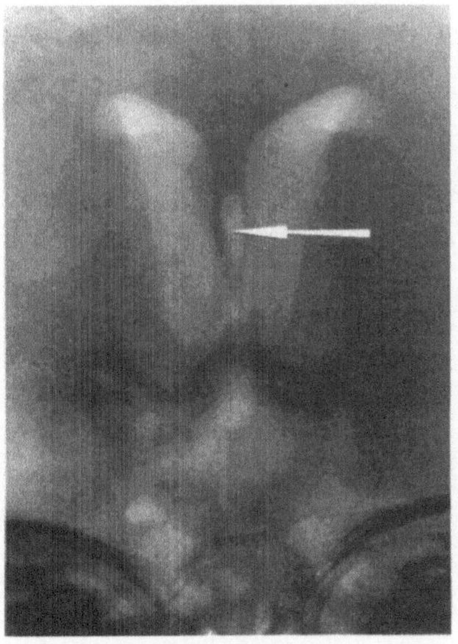

Abb. 29. Cavum septi pellucidi im Sagittalbild

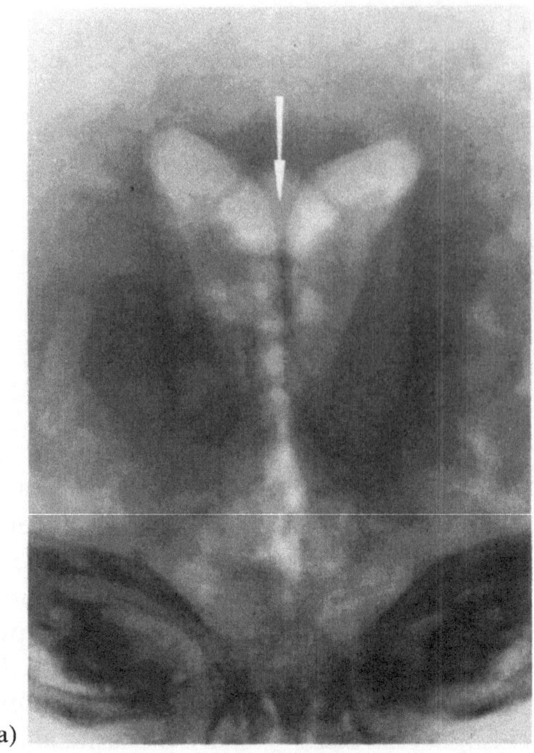

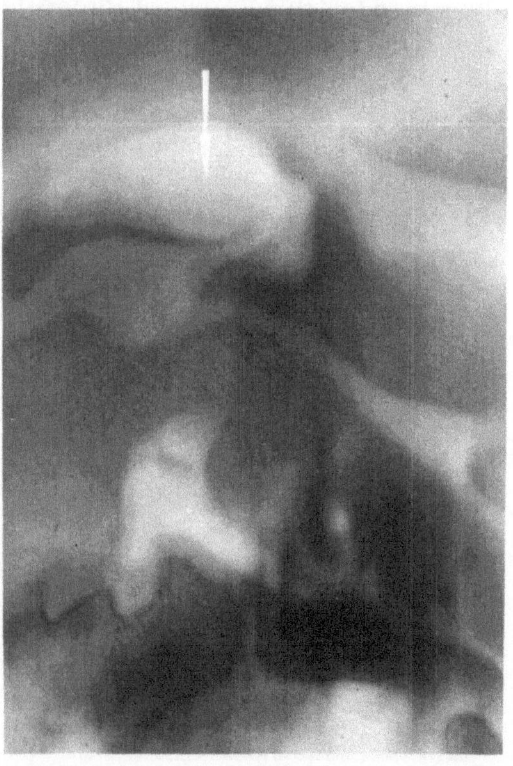

Abb. 30a u. b. Cavum Vergae im Sagittal- und Seitenbild

Tabelle 5. Röntgenbild der Höhlenbildungen in der Mittellinie

	Cavum septi pellucidi („V. Ventrikel“)	Cavum Vergae („VI. Ventrikel“)	Cisterna veli interpositi
Sagittalbild	Septum breiter > 5 mm. Cavum nicht höher als Seitenventrikeldächer (Balkenunterfläche). Spalt- bis fingerhutförmig	Zwischen den Cellae mediae. Rechteckig bis oval	Unterhalb der Cellae mediae. Septum nicht verbreitert. Im Halbaxialbild hantelförmig
Seitenbild	Vor den For. Monroi. Projiziert sich in die Vorderhörner und vordere Cellae mediae	Hinter den For. Monroi. Projiziert sich in die Cellae mediae. Überlagert nicht Splenium oder Rec. suprapinealis. Nach dorsal schmaler	Hinter den For. Monroi. Projiziert sich unter die Cellae mediae; überlagert Splenium oder Rec. suprapinealis. Nach dorsal breiter
	Füllung über innere Liquorräume (III. Ventrikel), häufig erst auf Spätaufnahmen	Füllung meist über innere Liquorräume bzw. über Cavum septi pellucidi. Entleert sich nicht bei Bauchlage	Füllung über äußere Liquorräume (Ci. ambiens, Ci. quadrigemina). Entleert sich meist bei Bauchlage

in den ersten 6 Lebensmonaten. Ein Zusammenhang mit pathologischen Prozessen war nicht nachzuweisen.

Differentialdiagnostische Kriterien gegenüber zwei anderen Höhlenbildungen in der Mittellinie, dem Cavum septi pellucidi (Abb. 29) und dem Cavum Vergae (Abb. 30a und b), sind in der Tabelle 5 zusammengefaßt (ZELLWEGER und EPPS, 1959; LARROCHE und BAUDEY, 1961; WACKENHEIM und ESCUDERO, 1969; SONNTAG *et al.*, 1971).

Die Frage nach der pathologischen Bedeutung dieser Hohlräume in der Mittellinie wird für die (nicht erweiterte) Cisterna veli interpositi meist verneint. RUPPRECHT *et al.* (1975) fanden allerdings eine auffallend häufige Kombination mit BNS-Anfallsleiden und Mikrozephalie, die für das Vorliegen einer Reifungsstörung des Hirns und seiner Oberflächenstrukturen sprechen könnte. Dem Cavum septi pellucidi messen DECKER (1960) und VIEIRA *et al.* (1971) keine pathologische Bedeutung bei. FINKE und KOCH (1968) werten es zwar nicht als Ursache bestimmter Krankheitsbilder, wohl aber als röntgenologisch gut faßbaren „Indikator“ für eine allgemeine zerebrale Entwicklungshemmung und Vulnerabilität gegenüber verschiedenen Noxen. BONITZ (1969) fand bei einer Durchsicht aller erreichbarer Fallmitteilungen meist weitere dysraphische Störungen. LOWMAN *et al.*, (1948), SCHWIDDE (1952), KLEPEL und PIATEK (1969) sowie SUTTON und GRAINGER (1971) sehen die Cava septi pellucidi und Vergae als anatomische Normvarianten an.

n) Fissuren und Furchen des Großhirns

Die Kontrastierung des Subarachnoidalraums an der Großhirnoberfläche überwiegt im Mittelspalt und ist weniger ausgeprägt an der Konvexität, hier wiederum am geringsten im Bereich der Unterfläche der Schläfenlappen und über dem Hinterhaupt. Im Gegensatz zum subduralen Luftdepot läßt die Subarachnoidalfüllung bei Umlagerung des Patienten eine nur langsame Verschieblichkeit und keinen gradlinig-horizontalen Luft-Liquor-Spiegel erkennen. Bei der topographischen Zuordnung sind stereoskopische Aufnahmen nützlich und gelegentlich entscheidend (DAVIDOFF und DYKE, 1933); vor allem im sagittalen

Nativbild konnte DONINI (1937) diese überlagerungsbedingten Fehlermöglichkeiten durch Untersuchungen an Leichenhirnen nachweisen. Die selektive Darstellung der Großhirnfurchen und -windungen benannte CARDILLO (1933) „Periencephalogramm“.

Die sich vorwiegend füllenden Räume sind die Fissura longitidinalis cerebri und die Sulci cinguli, lateralis, centralis und calcarinus. Der Sulcus olfactorius kann gelegentlich im Sagittalbild mit der Cisterna cruralis verwechselt werden. Der Befund einer fehlenden Subarachnoidalfüllung über einem Hirnareal kann bei einmaliger Untersuchung noch nicht (ROBERTSON, 1967), sondern erst bei wiederholtem Nachweis (MARIONS und LYING-TUNELL, 1975) als verbindliches Zeichen der Obliteration gewertet werden.

Die Darstellung der Inselfurchen mittels Verwischungstechnik in der Horizontalebene bei sitzendem Patienten und retroflektiertem Kopf beschrieben THIÉBAUT *et al.* (1963).

III. Meßverfahren

1. Allgemeines

Die Auswertung des Pneumogramms auf meßtechnischem Wege wurde mit Hilfe von Strecken, Bezugslinien, Winkeln, der Planimetrie und der Berechnung von Quotienten (Indices) angestrebt. Technische Schwierigkeiten und die fließenden Grenzen eines „normalen“ Enzephalogramms bedingten jedoch, daß die vorliegenden Ergebnisse noch nicht als lückenlos und endgültig angesehen werden können. Den nur relativen Wert der Meßergebnisse von Strukturen des Hirns und des Schädels zueinander zeigen die widersprüchlichen Befunde von LODIN (1968b), der bei Kindern keine Verlagerung des Hirns in Bauch- oder Rückenlage feststellte, im Gegensatz zu K. SCHMIDT *et al.* (1955), THULIN *et al.* (1972) sowie WENDE und CIBA (1968), die bei den meisten Untersuchungen ein Herabsinken der Hirnstrukturen entsprechend der Schwerkraft — z.B. der Pinealisverkalkung um 1,5—2 mm — messen konnten.

Von einer praktisch unlösbaren Aufgabe spricht OESTERREICH (1960), und auch RUGGIERO (1957) verzichtet im allgemeinen auf eine Ventrikelmessung; er hält vielmehr das aufgrund von persönlichen Erfahrungen gewonnene Bild des Normalen für grundlegend.

Ein Vergleich der einzelnen Meßmethoden wird häufig erschwert oder sogar unmöglich, weil technische Angaben über Aufnahme- und Projektionsbedingungen oder der Hinweis auf die Größenkorrektur der angegebenen Meßwerte fehlen.

Um die Vielzahl an Meßmethoden und -ergebnissen überblicken zu können, wurden die veröffentlichten Angaben gemäß den einzelnen Methoden (Strecken, Bezugslinien, Winkel, Indices/Quotienten) unterteilt und die Daten unter anatomischen Gesichtspunkten zusammengefaßt.

2. Lineare Meßwerte

Die Zahlenangaben entsprechen Millimetern; die Buchstaben dienen der Quellenangabe:

A bis F: Direktmessungen an Leichen bzw. Ventrikelpräparaten,
G bis R: Verzeichnungskorrigierte Meßwerte von Pneumogrammen,
a bis w: Film-Fokus-Abstand bekannt (wie angegeben),
x bis z: Tomogramme mit Vergrößerungsfaktor (wie angegeben oder wahrscheinlich).

A Borgersen, 1966
B Brück, 1934
C Last und Tompsett, 1953
D Sandelhausen, 1930
E Torkildsen, 1933
F Woollam und Millen, 1953
G Amundsen und Grimsrud, 1966
H Bentson und Alberti, 1972
I Bogren *et al.*, 1971
J Carlsson und Lodin, 1969
K Escudero *et al.*, 1967
L Mundinger und Potthoff, 1961
M Nürnberger und Schaltenbrand, 1955
N Oberson *et al.*, 1969
O Potthoff, 1973
P Slaughter und Nashold Jr., 1970
Q Torkildsen, 1933
R Wackenheim und Babin, 1969

a Berg und Lönnum, 1966 (90 cm)
b Bétoulières *et al.*, 1954 (150 cm)
c Booker *et al.*, 1969 (91 cm)
d Borgersen, 1966 (90 cm, Lysholm)
e Bull, 1956 (90 cm, Lysholm)
f Burhenne und Davies, 1963 (70 cm, Schönander)
g Davidoff und Dyke, 1951 (73 cm)
h Davies und Falconer, 1943 (91 cm)
i Dyke und Davidoff, 1934 (76 cm)
j Engeset und Skraastad, 1964 (90 cm)
k Haug, 1962 (70 cm)
l Howard, 1934 (200 cm)
m Lauber, 1965 (90 cm)
n Liliequist, 1959 (70 cm, Lysholm)

o Lindgren, 1948 (Lysholm)
p Lindgren und di Chiro, 1953 (75 cm, Lysholm)
q Lodin, 1968a (Lysholm)
r Ruggiero, 1957 (Lysholm)
s Schatzki *et al.*, 1947 (90 cm)
t Sjaastad *et al.*, 1969 (90 cm, Lysholm)
u Sutton, 1950 (75 cm, Lysholm)
v Troland *et al.*, 1946 (90 cm)
w Vogel, 1973 (90 cm)
x Fischgold *et al.*, 1969 (1:1,3)
y Billewicz und Babin, 1970 (1:1,4?)
z Schmeltzer *et al.*, 1971 (1:1,4?)

a) Seitenventrikel in toto (Abb. 31)

1. Frontale Hirnmanteldicke: 41 (34–46) D; rechts 40 (35–48), links 39 (33–48) Q.
2. Präzentrale Hirnmanteldicke: 42 (32–35) D; rechts 39 (30–45), links 40 (35–45) Q.
3. Seitenventrikellänge: rechts 79,0 und links 78,5 E; rechts 81,0 und links 77,6 Q.

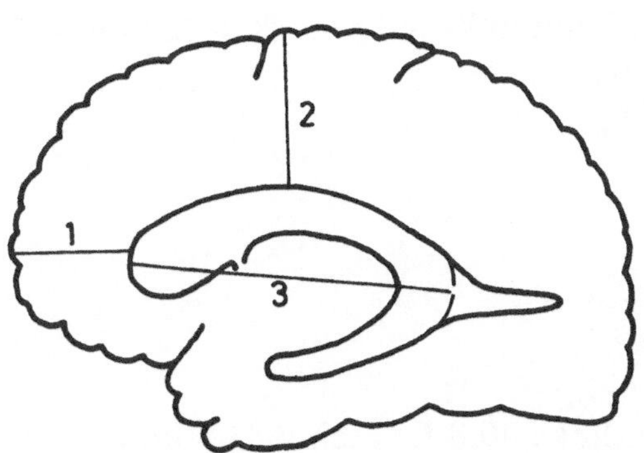

Abb. 31. Meßwerte des Seitenventrikels im Seitenbild (s. Text)

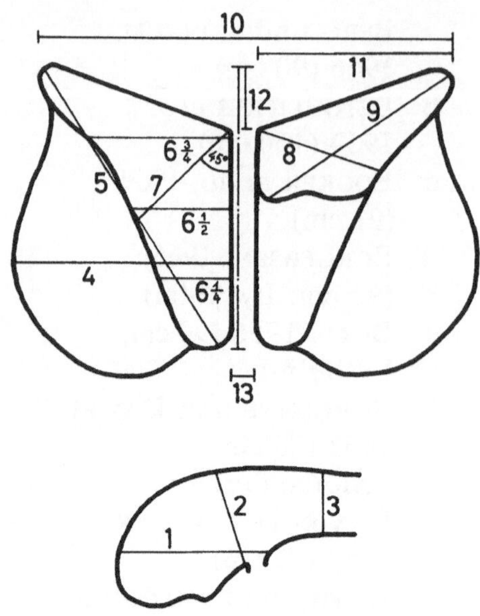

Abb. 32. Meßwerte von Vorderhorn und Cella media (s. Text)

b) Vorderhorn und Cella media (Abb. 32)

1. Länge: 25—28 M, 25 h.
2. Höhe des Hauptteils: rechts 19,4 (15—21), links 18,8 (16—21) E.
3. Höhe (zwischen vorderem und mittlerem Cella-Drittel): rechts 6,6 (5—12) und links 6,4 (5—10) E; rechts 10,9 (7—14) und links 11,8 (8—16) Q.
4. Breite: unter 2 Jahren 16—22, 2 bis 15 Jahre 21—24 q; max. 25 j; rechts 24 (15—32) und links 24 (17—33) r.
5. Schräger Durchmesser: 25—35 b.
6. Vorderhornhauptteil-Breite: $^1/_4$ rechts 12,5 (6—20) und links 13,1 (6—20); $^1/_2$ rechts 9,9 (6—17) und links 10,2 (6—16); $^3/_4$ rechts 8,3 (5—13) und links 8,3 (4—12) w.
7. Diagonalmaß: rechts ♂ 10,4—16,5, ♀ 9,3—16,8 und links ♂ 10,9—17,2, ♀ 10,7—18,0 m; rechts 13,3 (8—20) und links 13,5 (8—21) w.
8. Septum-Caudatus-Linie (kürzester Abstand zur Schweifkernkontur): ♂ 13,8 (12,4—14,8), ♀ 12,3 (11,3—16,1) a; $\leqq$14 k; $\leqq$15 j und s; 10—13 l; 13 (12—15) v.
9. Diagonale: 15—22 h.
10. Größte Ventrikelbreite (span): 37,5 (25—49) f; 40 (35—45) g; ♂ 33,2—43,9, ♀ 31,8—44,0 m; 35,7 (23—48) w.
11. Ventrikelbreite: rechts 17,4 (12,0—24,1) und links 17,9 (11,6—25,2) K; rechts ♂ 15,6—20,9, ♀ 13,9—20,7 und links ♂ 15,9—22,0, ♀ 14,4—22,5 m; rechts 16,5 (10—23) und links 17,3 (9—23) w.
12. „Durchhang": 5 (3—7) g.

c) Septum pellucidum

13. Breite: 2—3 g.

d) Temporalhorn

1. Länge: rechts 39,7 und links 40,8 E; rechts 33,8 und links 32,8 Q; 50 g.
2. Abstand Außenfläche zur Mittellinie: 38—49 o.

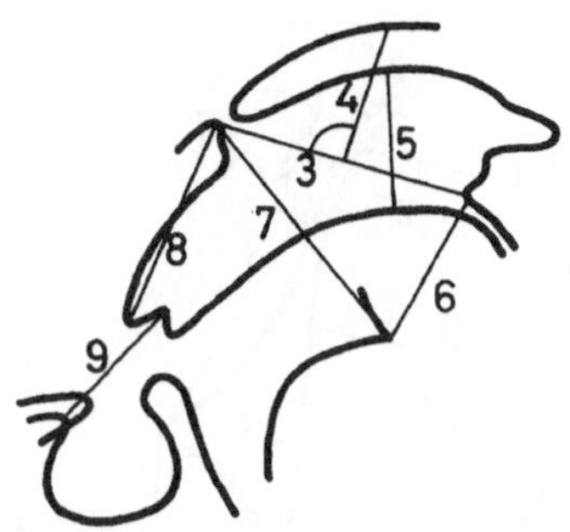

Abb. 33. Meßwerte des III. Ventrikels im Seitenbild (s. Text)

3. Abstand zwischen Innenflächen der Spitzen: 90 (75—100) g.
4. Breite des seitlichen Spaltes: ≦4 k; ≦5 j.

e) III. Ventrikel (Abb. 33)

1. Höhe im Sagittalbild: 22,6 (18—26) D; ≦20 g.
2. Weite im Sagittalbild: vorn ♂ 7,9, ♀ 6,2 (2—12) und hinten ♂ 9,0, ♀ 7,4 (4—15) A und d; bis 15 Jahre 3,5—6,5 q; 8,9 (6—10,9) I; 3—6 M; 2—8 g; ≦8 j; ≦9 k; ♂ 5—7,2 und ♀ 4,5—8,2 m; 8,6 (3—16) r; 5,2 (3—9) w.
3. Schrägdurchmesser (=stereotaktische „Basislinie“=Sulcus hypothalamicus): 24,6 (20,9—27,3) L; 23,5 (21,8—26,1) P; 26 g.
4. „Thalamushöhe“ (Senkrechte im Mittelpunkt der Basislinie): 14,6 (12,1—16,8) L.
5. Höhe: 14,2 g.
6. 19,6 (17,4—23,5) P.
7. 21,7 (18,3—24,4) P.
8. 23—31 g.
9, Chiasmapunkt zum Tuberculum: 10—23 e; 14±2 x.

f) Aquädukt und IV. Ventrikel (Abb. 34)

1. Aquäduktlänge: 11 (7—12) F; 15 g; 15—23 n; 16—19 p; 15 u.
2. Aquäduktdurchmesser: 1,5 g; 2 u.
3. Commissura posterior zum Fastigium: 34—51 u.
4. Höhe des IV. Ventrikels: unter 2 Jahren 9,5—14,5, 2 bis 15 Jahre 12,5—14,5 q; 2 Monate bis 14 Jahre 12,2—15,2 y; 12,5 (9—15) G; (10—16) H; 11 (7,3—13,8) N; 14,1 (12,2—16,5) Pl 7,8—15,7 R; 14,6 g; 13—21 u.
5. Fastigium zur Hinterhauptsschuppe 32,6 g.
6. Fastigium zum Opisthion: 28,5 (25,2—33,9) n.
7. Mittelpunkt Aquädukt zur Dorsumspitze: 34,4 g; 29—41 u.
8. Horizontaler Durchmesser der Hirnschädel an der Grenze zum Pons: 23,6 (20—27) P.
9. Maximaler Ponsdurchmesser: 25,3 (21,8—27,8) P; 30 (27—33) b.
10. Mittelpunkt der Rautengrube zur Dorsumbasis: 36,1 g; 31—41 u.
11. Durchmesser der Medulla oblongata in Höhe des Foramen caecum: 2 Monate bis 14 Jahre 15,4—20,5 y; 14,5 (10—18) R.
12. Abstand Fastigium zur Verbindungslinie Tuberculum-Endinion (LODIN, 1968b) siehe Abb. 35.

g) Äußere Liquorräume (Abb. 36)

1. Höhe der Cisterna magna: bis 2 Jahre 24, 2 bis 4 Jahre 26, 4 bis 10 Jahre 30 J; 10—55 n.

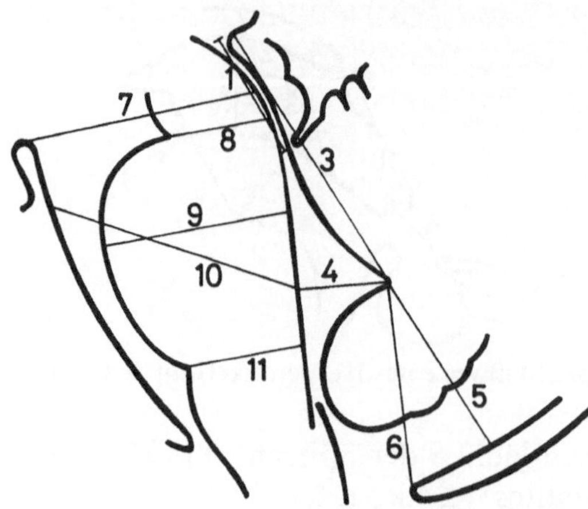

Abb. 34. Meßwerte von Aquädukt und IV. Ventrikel im Seitenbild (s. Text)

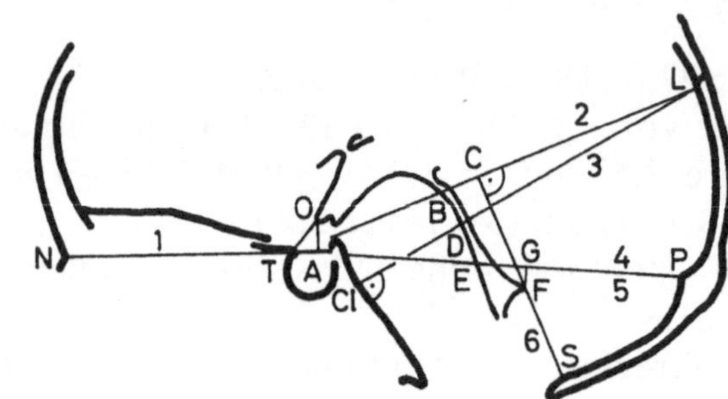

Abb. 35. Meßwerte nach LODIN (1968b)

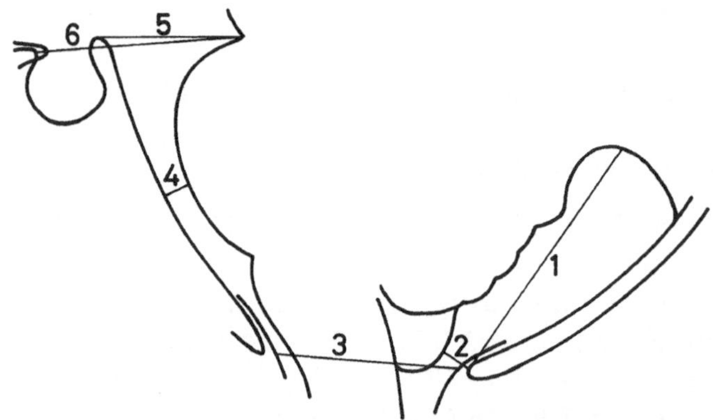

Abb. 36. Meßwerte der äußeren Liquorräume im Seitenbild (s. Text)

2. Tonsillenrand zum Opisthion: 6 (2–10) n.
3. Ausdehnung des Subarachnoidalraums in der Hinterhauptslochebene: bis 4 Jahre 23–26, 4 bis 8 Jahre 26–28, über 8 Jahre 28–29 z; Medulladurchmesser in dieser Ebene: 10–17 R.
4. Sagittaler Durchmesser der Cisterna pontis: in mittlerer Höhe des Pons 4–6 g; in Höhe der Dorsumbasis im Sitzen 5 ± 1,5 und in Rückenlage 6 ± 1,5 n; am Oberrand des Pons 5–9 g.
5. Boden der Cisterna interpeduncularis zur Dorsumspitze: bei Kindern 21 (12–22) J; 14–23 n.
6. Boden der Cisterna interpeduncularis zum Tuberculum: bei Kindern 27 (18–29) J.
7. Abstand des Recessus opticus zum Tuberculum bei Kindern (LODIN, 1968b) (S. Abb. 35).

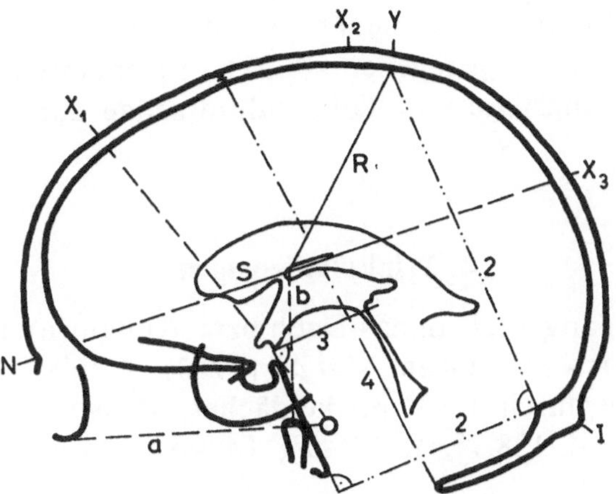

Abb. 37. Bezugslinien im Seitenbild

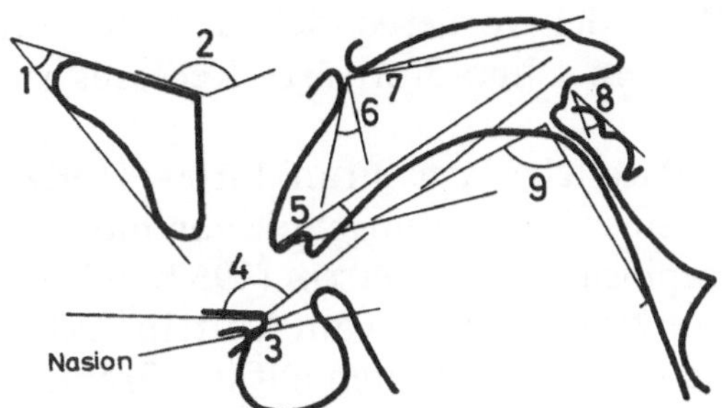

Abb. 38. Winkelmessungen (s. Text)

8. Cisterna corporis callosi im Sagittalbild zum Ventrikeldach = Balkendicke: 3—12 g.
9. Sulci der Großhirnhemisphären: Breite 1—3 g.

3. Bezugslinien

LYSHOLM *et al.* (1935): Die Gerade von der Dorsumspitze durch den unteren Aquädukt bis zur hinteren Kalotte.

MESSERT *et al.* (1972): Im Sagittalbild verläuft die Verbindungslinie der oberen-äußeren Ventrikelwinkel durch den untersten Punkt des Interhemisphärenspalts oder darunter.

RESCHKE und WOLFART (1971): Die opisthio-bregmale Verbindungslinie und eine durch die untere Begrenzung der Aquäduktmündung verlaufende Parallele dienen zur Lagebeurteilung von Aquädukt und IV. Ventrikel.

RUGGIERO (1957): An der Clivuseben wird eine Senkrechte zur Protuberantia occipitalis interna und dort eine weitere Senkrechte errichtet. Diese trifft die parietale Tabula interna an einem Punkt entsprechend dem oberen Anteil des Sulcus centralis; er verläuft von hier in Richtung auf das Tuberculum sellae.

RUGGIERO und CASTELLANO (1953): Eine Senkrechte zur Clivusebene, die dem vorderen-unteren Anteil des III. Ventrikels tangential anliegt, schneidet den Aquädukt in seinem oberen Anteil.

TAYLOR und HAUGHTON (1900): Die Strecke zwischen Nasion und Inion entlang der Tabula externa wird geviertelt; Schnittpunkte: X_1, X_2 und X_3. Der äußere Gehörgang wird mit X_1, Nasion mit X_3 gradlinig verbunden; der Schnittpunkt dieser Linien entspricht dem Beginn der Sylvischen Furche (S), die sich auf Nasion-X_3 etwa 7 cm nach dorsal erstreckt. Eine im Kiefergelenk senkrecht zur Frankfurter Horizontalen

(a) errichtete Linie (b) ergibt einen neuen Schnittpunkt mit S; seine Verbindung mit einem 1 Zoll dorsal von X_2 gelegenem Punkt (Y) entspricht dem Sulcus centralis.

TWINING (1939): Verbindungslinie von Tuberculum sellae zur Protuberantia occipitalis interna.

4. Winkelmessungen

1. Winkel zwischen den Tangenten an das Dach bzw. Außenwand des Vorderhornhauptteils: JIROUT (1967) 20°–35°; DEBRUN *et al.* (1970), ♂ 36,8°, ♀ 35,2°.
2. Balkenwinkel, gebildet durch die Ventrikeldächer: BENSON *et al.* (1970), 130°–140°; DEBRUN *et al.* (1970), ♂ 128,7°, ♀ 126,5°; MESSERT *et al.* (1972), 120°; SJAASTAD *et al.* (1969), 134° (±8°).
3. Winkel zwischen der Verbindungslinie Nasion-Tuberculum und dem Diaphragma sellae: BULL (1956), 17° (–5°– +37°); LILIEQUIST (1969), –15°– +45°.
4. Winkel zwischen der Basis der vorderen Schädelgrube (kleine Keilbeinflügel) und der Verbindungslinie vordere Clinoidfortsätze-Recessus suprapinealis: WILSON und LUTZ (1946), 140°.
5. Winkel zwischen einer Parallelen zur Frankfurter Horizontalen durch die Spitze des Recessus opticus und einer Verbindungslinie von hier zur vorderen-oberen Begrenzung des Recussus suprapinealis: ROBERTSON (1967), 23° (20°–25°).
6. Winkel zwischen einer Verbindungslinie vom Mittelpunkt des Foramen Monroi zum Recessus infundibuli und einer Senkrechten auf die Frankfurter Horizontale: ROBERTSON (1967), 3° (0°–10°).
7. Winkel zwischen einer Parallelen zur Frankfurter Horizontalen durch den Mittelpunkt des Foramen Monroi und der Verbindungslinie von hier zum oberen-vorderen Rand des Recessus suprapinealis (ROBERTSON, 1967), 9° (5°–10°).
8. Valleculo-gallenischer Winkel zwischen der verlängerten Achse durch die Vallecula und einer Tangente an die Vierhügelspitzen: WACKENHEIM und BOURJAT (1968), BETZ (1969) und WACKENHEIM (1974), 30° (15°–45°).
9. Ventrikelwinkel gemessen an der Aquäduktmündung zwischen den Verbindungslinien zum Mittelpunkt der Rautengrube bzw. zum Recessus infundibuli: SUTTON (1950), 90° (85°–95°).
10. Hirnstammwinkel zwischen der Linie vom Vorderrand des Foramen Monroi durch die Commissura posterior und einer Tangente am Boden des IV. Ventrikels: SLAUGHTER und NASHOLD JR. (1970), 68° (60°–80°, SD 4,4°).
11. Winkel zwischen den Twiningschen Linie und der Verbindung Tuberculum sellae – Aquäduktmündung (oder Commissura habenulae): MCRAE und ELLIOTT (1958), 12°–34°.

5. Indices und Quotienten

BOLEA (1941): Das Verhältnis der im Seitenbild gemessenen Längsdurchmesser des Schädels und des Ventrikels = 4,0–4,7.

EVANS JR. (1942a und b): Das Verhältnis der größten Querdurchmesser der Vorderhörner und des max. Schädelinnendurchmessers im Sagittalbild = 0,23 (0,16–0,29).

HALLEN (1965): Das Verhältnis von halber maximaler Schädelinnenbreite im Sagittalbild zum Diagonalmaß des Seitenventrikels der dominierenden Hemisphäre (einschließlich Vorderhorn) im 15.–34. Lebensjahr = 2,54, 35.–54. Lebensjahr = 2,22 und 55.–72. Lebensjahr = 1,98.

Tabelle 6. Ventrikelquotient von A. HEINRICH. Aus Ztschr. f. Altersforschung I: 349 (1939)

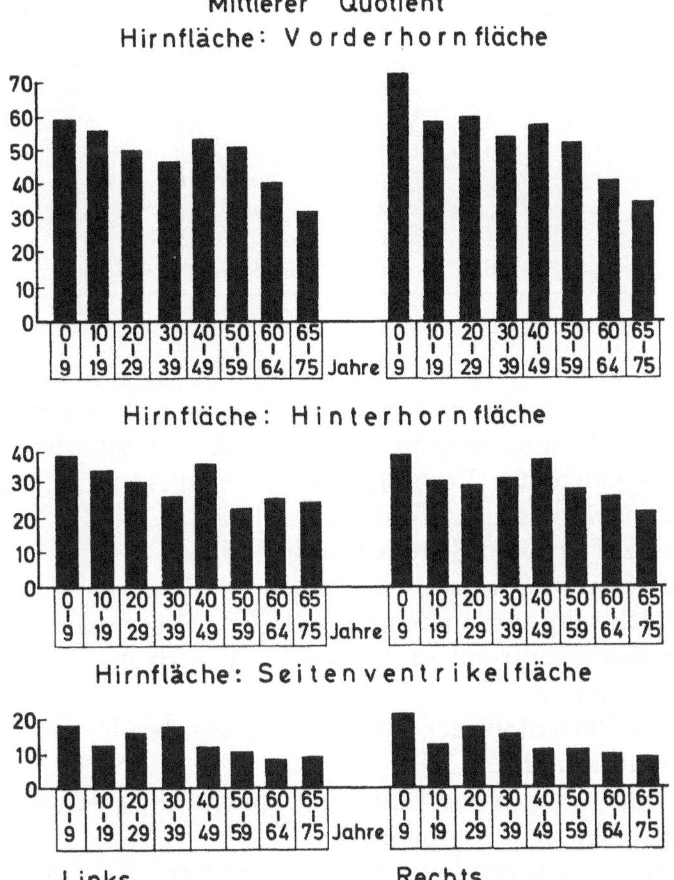

HEINRICH (1939): Planimetrische Messung der Hirnfläche und ihr Verhältnis zur Vorder- bzw. Hinterhornfläche im Sagittalbild und zur Seitenventrikelfläche im Lateralbild. Normalwerte: siehe Tabelle 6.

KAWANO (1976):

1. „Ventricle width index“: Im Sagittalbild eine horizontale Meßlinie durch den oberen Punkt des Septum pellucidum; auf ihr das Verhältnis der Schädelaußenbreite zur Breite der Seitenventrikelkörper ≧5.
2. „Ventricle height index“: Im Seitenbild Meßlinie von Bregma bis Basion; auf ihr das Verhältnis der Hirnmanteldicke zur Seitenventrikelhöhe ≧3.
3. „Ventricle length index“: Im Seitenbild Meßlinie von Frontallappenpol bis rückwärtigen Rand des Foramen Monroi; auf ihr das Verhältnis der Hirnmanteldicke zur Vorderhornlänge ≧3.

KIEV *et al.* (1962): Auf einem rechts- und einem linksanliegenden Seitenbild werden der Schädelinnenraum zwischen Tabula interna und einer Grundlinie von Inion zum vordersten Punkt des Bodens der vorderen Schädelgrube sowie die Oberfläche des jeweiligen Seitenventrikels planimetriert. „Ventricle size ratio“ = Verhältnis der Summe beider Innenräume zur Summe beider Seitenventrikelflächen = 0,09 (0.05–0,14).

KROGNESS (1975a und b, 1976):

1. Meßlinie von Rückfläche des Dorsum sellae senkrecht durch den Aquädukt bis an die Hautoberfläche. Das Verhältnis der Gesamtlänge zu Strecke Aquäduktrückwand bis Hautoberfläche = 0,72 (0,68–0,75).

Tabelle 7. Mittelwerte und Standardabweichungen der Ventrikelquotienten nach LAUBER (1965)

	15–24 Jahre		25–34 Jahre		35–44 Jahre		45–54 Jahre		55–74 Jahre	
	MW	σ	MW	σ	MW	σ	MW	σ	MW	σ
1. SV-Qu.	4,85	0,93	4,72	0,72	4,77	0,93	4,7	1,04	4,19	1,0
2. SV-Qu.li	5,13	1,21	4,86	1,13	4,99	1,24	4,73	1,28	4,38	1,09
3. SV-Qu.re	5,3	1,2	5,33	1,25	5,08	1,07	5,17	1,31	4,87	1,47
4. DSV-Qu.li	7,33	1,45	6,99	1,47	6,59	1,5	6,22	1,55	5,55	1,3
5. DSV-Qu.re	7,9	1,88	7,3	1,66	6,9	1,59	6,71	1,82	5,7	1,41
6. III V-Qu.	7,03	2,1	6,82	2,01	6,05	1,9	6,24	2,07	6,37	2,59

2. Meßlinie vom Aquäduktmittelpunkt (Rückwand) bis an die Rückfläche der Dorsumspitze. Verhältnis der Meßlinie zur Länge der Twiningschen Linie = 0,32 (0,28–0,37).
3. Meßlinie vom Aquäduktmittelpunkt (Rückwand) bis Tuberculum sellae. Das Verhältnis dieser Linie zur Länge der Twiningschen Linie = 0,44 (0,39–0,48).

LAUBER (1965): Ventrikelquotienten im Sagittalbild.

1. Schädelinnenbreite zur größten Seitenventrikelbreite.
2. und 3. Halbe Schädelbreite zur größten Breite des linken bzw. rechten Seitenventrikels.
4. und 4. Halbe Schädelbreite zum linken bzw. rechten Diagonalmaß des Seitenventrikels.
6. Größte Breite der Seitenventrikel zu der des III. Ventrikels.

Normalwerte: siehe Tabelle 7.

LEMAY (1967): Das Verhältnis der max. Vorderhornbreite zum max. Schädelaußendurchmesser im Sagittalbild ≧0,3.

LINDGREN (1951): Im Sagittalbild entspricht die Weite eines Seitenventrikels etwa einem Drittel des halben Schädelquerdurchmessers.

LODIN (1968b): Quotienten im Seitenbild bei Kindern, Normalwerte ansteigend vom 1.–15. Lj.

1. Meßlinie vom Tuberculum sellae bis Lambda. Das Verhältnis von Tuberculum bis Aquäduktvorderwand zur Gesamtstrecke = 0,34–0,38.
2. Meßlinie vom Clivus bis Lambda. Das Verhältnis von Clivus bis Aquäduktvorderwand zur Gesamtstrecke = 0,27–0,31.
3. Meßstrecke ist auf der Linie zwischen Tuberculum sellae und Lambda eine Senkrechte, welche durch das Fastigium bis zur Tabula interna zieht. Das Verhältnis von ihrem Fußpunkt bis Fastigium zur Gesamtlänge = 0,43–0,48.
4. Meßlinie zwischen Tuberculum sellae und Endinion. Das Verhältnis zwischen Tuberculum bis Boden der Rautengrube zur Gesamtlänge = 0,45–0,46.

LÖNNUM (1967): Das Verhältnis zwischen der Septum-Caudatus-Linie zur Weite des III. Ventrikels ≦1,75.

LYSHOLM *et al.* (1935): Meßlinie von der Dorsumspitze durch den unteren Aquädukt bis zur hinteren Kalotte. Verhältnis vom Dorsum bis Aquädukt zur Gesamtlänge = 1:3.

MOSELEY und SONDHEIMER (1975): „Septum caudate index" = Das Verhältnis der Septum-Caudatus-Linie zum max. Schädelaußendurchmesser im Sagittalbild.

RUGGIERO (1957): Meßlinie ist eine Senkrechte auf dem Clivus durch den Aquäduktmittelpunkt bis zur Tabula interna. Das Verhältnis der Gesamtlänge zum Abschnitt Clivus bis Aquäduktmittelpunkt = 3,1 (2,8–3,4).

PARAICZ und SZÉNÁSY (1966): Meßlinie vom Dorsum sellae durch den Scheitelpunkt des III. Ventrikels bis zur Tabula interna. Das Verhältnis ihrer Gesamtlänge zum Abschnitt Dorsum bis Scheitelpunkt ≦0,4.

SCHIERSMANN (1952): „Ventrikelindex" = Verhältnis der größten Schädelbreite (Tabula externa) zur größten Ventrikelbreite (Ventrikeleckenabstand) ≧3,5; nach VINKEN und STRACKEE (1960) bei Männern 0–5. Lj. = 3,92 und >5. Lj. = 4,13; bei Frauen 0–7. Lj.33,94 und >7. Lj. = 4,29.

TWINING (1939b): Meßlinie vom Tuberculum sellae bis Endinion. Das Verhältnis des Abschnittes Tuberculum bis Mittelpunkt des IV. Ventrikels zur Gesamtlänge = 1:2.

WOLFF und BRINKMANN (1940): Planimetrische Messungen am a.p.-Bild in Rückenlage. Quotient aus der Fläche der hinteren Abschnitte der Vorderhörner bzw. der Cella media und der Hirnfläche = 19,5–59,6; nach F.A. KEHRER (1948) = 22–40.

D. Vorbereitung des Patienten[1]

Vor der Untersuchung muß der Patient über Art, Zweck sowie mögliche Neben- und Folgeerscheinungen der Pneumographie in Kenntnis gesetzt werden, sei es aus psychologischen oder aus forensischen Gründen (Aufklärungspflicht!). Das hierfür notwendige Gespräch zwischen Untersucher und Patient sollte keinesfalls eilig oder kurzfristig vor dem Termin oder gar nach bereits erfolgter Prämedikation stattfinden.

Die letzte Mahlzeit muß mindestens 6 h zurückliegen; die Körpertemperatur darf nicht erhöht sein.

Um einem orthostatischen Blutdruckabfall vorzubeugen, empfiehlt es sich mit KINNEY *et al.* (1974), beide Beine des Patienten mit elastischen Bandagen von den Zehen bis zum mittleren Oberschenkel zu umwickeln.

KUHLENDAHL (1950) hat mit einer vorherigen Halsgrenzstrangblockade weitgehend die Beschwerden der Untersuchung ausschalten können.

Zur Prämedikation sowohl bei Lokalanästhesie als auch bei Allgemeinnarkose finden Mittel mit sedierender bzw. antiemetischer und/oder analgetischer Wirkung Verwendung. DYKE und DAVIDOFF (1934) und ROBERTSON (1963) empfahlen Morphin, doch warnten u.a. BOHN (1937) und BUSCH (1944) vor einer Atemdepression durch dieses Alkaloid, Stimulierung des Brechzentrums und Kollapstendenz, die bei Kindern besonders stark hervortraten (HAGBERG *et al.*, 1959; GAVEAU *et al.*, 1972). Nicht mit Sicherheit sind hier Nausea und Erbrechen durch Atropin oder Scopolamin zu kompensieren. COLES (1953) hielt Morphin und seine Derivate außerdem nicht für empfehlenswert, weil ihre dämpfende Wirkung neurologische Symptome überdecken kann und die Aufwachphase nach Allgemeinanästhesie stark verlängert.

Gleichfalls sehr umstritten ist die Wirkung von *SEE* (Scophedal), das LARSBY und LINDGREN (1940), WOLFF (1952), SCHIERSMANN (1952), DECKER (1960) und H.E. KEHRER (1952), letzterer zusammen mit *Peripherin,* noch anrieten. HULTSCH und SEEBERG (1957) wiesen auf den Nachteil hin, daß es die vegetativen Symptome, die zum Teil als belastender empfunden werden als die Kopfschmerzen, weitgehend nicht beeinflußt; es wird heute praktisch nicht mehr angewandt.

Bei *Chlorpromazin* kommt es außerordentlich leicht zu orthostatischem Blutdruckabfall (RUGGIERO *et al.*, 1974).

Zahlreiche Autoren bevorzugen eine Prämedikation mit *Barbituraten* (BRANCH *et al.*, 1932; CRAVIOTO *et al.*, 1957; HOWARD, 1934; KORNREICH, 1948; SLOSBERG *et al.*, 1955; MARRACK *et al.*, 1961; TAVERAS und WOOD, 1964), oder *Psyquil* (HOPPE, 1963; NADJMI

[1] Herrn Prof. Dr. G.C. LOESCHCKE (Institut für Anaesthesiologie der Universität zu Köln) danke ich herzlich für Anregungen und Kritik zu den Kapiteln D und E.

und SCHWIND, 1968), *Valium* (Diazepam) (EDWARDS und FLOWERDEW, 1970; HÉLIAS und METZGER, 1972) bzw. *Droperidol* (PEARCE und AZIZ, 1969; HILL *et al.*, 1968; AHLGREN, 1971; AMUNDSEN, 1973).

Einzelne Erfahrungsberichte äußern sich positiv über die günstige Wirkung auf den Kreislauf von *Dihydroergotamin* (BORIES *et al.*, 1971) oder *Peripherin* (HOPPE, 1963; GANGLBERGER, 1969) und gegen Kopfschmerzen und Nausea von *Migristen* (Dimetiotazin) (ARNOULD *et al.*, 1966; GUIN, 1966; KOCHER und WURMSER, 1970), *Palfium* mit *Priamide* (WACKENHEIM und COLLARD, 1963) oder *Peremesin* (GANGLBERGER, 1960). Diese Medikamente wurden im Bedarfsfall auch zur Nachbehandlung weiter eingesetzt.

EBEL und WILLICH (1968) verwendeten bei Säuglingen und Kindern *Verophen-Atosil.* Bei uns bewährten sich Dolantin, Atosil, Atropin bzw. Thalamonal bei Erwachsenen und Morphin, Barbiturat (Nembutal), Scopolamin bei Kindern.

E. Narkose

I. Allgemeines

Die Durchführung einer Allgemeinanästhesie ist indiziert bei Patienten, bei denen unter Belastung der Pneumographie eine ausreichende Mitarbeit nicht gewährleistet und somit die Erzielung diagnostisch aussagekräftiger Röntgenaufnahmen nicht möglich ist. Ferner ist von Bedeutung, daß Dauer und Schweregrad der Nebenerscheinungen einer Zisternographie für den Patienten wesentlich belastender sind als die einer Hirnkammerdarstellung. Eine kräftige Sedierung, z.B. durch Barbiturate oder Opiate, kann bei manchen Patienten noch eine regelrechte Lumbalpunktion gestatten und eine ausreichende Mitarbeit vortäuschen, doch schon bei beginnender Luftinsufflation und den ersten Kopfschmerzen brechen plötzlich Unruhe und Unzugänglichkeit durch, und die Untersuchung gestaltet sich nicht zufriedenstellend oder gar unmöglich (RUGGIERO, 1957; NELLHAUS und CHUTORIAN, 1964).

Somit ist eine Allgemeinanästhesie indiziert bei allen Kindern und ferner auch bei exzessiv ängstlichen oder uneinsichtigen bzw. nicht ansprechbaren Erwachsenen. Für kontraindiziert hält sie RUGGIERO (1966) bei Verdacht auf einen Tumor in der hinteren Schädelgrube oder des Hirnstamms, da es bei diesen Fällen nach seiner Erfahrung während der Enzephalographie häufig zu unregelmäßigen Liquordruckschwankungen mit Gefahr einer Einklemmung oder zentraler Ischämie kommt.

Pneumogramme von ausreichender Qualität für eine erschöpfende Diagnose lassen sich nur erreichen bei verständnisvoller Zusammenarbeit von Neuroradiologe und Anaesthesist. Diese ergibt sich nicht nur aus dem engen Kontakt infolge der technischen Bedingungen des Untersuchungsablaufs, sondern ebenso aus der Erkenntnis, daß eine Reihe von Narkoseproblemen auch für den Neuroradiologen relevant und zu berücksichtigen ist. Hierbei handelt es sich im wesentlichen um Probleme der Intubation, Vermeidung einer Venenstauung, unbehinderte Kontrollmöglichkeit von Atmung, Blutdruck, Puls und EKG, der Anwendung nicht explosiver Anaesthesiegase und hirndruck„neutraler“ Anästhetika.

Intubation. Bei den unvermeidlichen Lageänderungen des Kopfes und des ganzen Patienten während der pneumographischen Untersuchung muß die freie Passage der Atemwege gesichert sein, so daß sich in der Regel die endotracheale Intubation indiziert.

Abknickungen des Tubus sind bei der Verwendung von Spiraldrahttuben nach WOODBRIDGE nicht zu befürchten; Verschiebungen des Trachealtubus müssen ausgeschlossen werden (NOCITE *et al.*, 1971). Einem Hustenreflex infolge Bewegung des Tubus ist wirksam vorzubeugen durch Einsprayen von Glottis und Trachea mit z.B. Xylocain (LAVIELLE *et al.*, 1969). Husten oder Pressen während der Einleitung verursachen eine Erhöhung des Ventrikeldrucks, die auch bei sofort eingeleiteter Hyperventilation noch längere Zeit fortdauert (MICHENFELDER *et al.*, 1969).

Eine Minderbelüftung mit Hypoxie und Hyperkapnie führt (GALLOON, 1959; WEILL *et al.*, 1968; GAVEAU *et al.*, 1972) zu einer erheblich gesteigerten Hirndurchblutung und hierdurch stets zu einer Schädelinnendrucksteigerung. Dementsprechend beobachteten BERNINI *et al.* (1973) nach Hyperventilation an 22 Patienten eine deutlich verbesserte Hirnkammerdarstellung bzw. Vergrößerung des Seitenventrikelquerdurchmessers um maximal 4 mm.

Vermeidung einer Venenstauung. Jede Stauung der Halsvenen sowie jede Steigerung des zerebralen Venendrucks durch Erhöhung des intrathorakalen Drucks (z.B. hoher Beatmungsdruck) sollen ebenso vermieden werden wie eine Kompression des Abdomens, um Liquordrucksteigerungen durch Abflußbehinderung des Venenblutes im ZNS vorzubeugen (GROTE und WÜLLENWEBER, 1960).

Unbehinderte Kontrollmöglichkeit von Atmung, Blutdruck, Puls und EKG des Patienten.
Nicht explosive Anaesthesiegase. Äther, Äthylen, Acetylen oder Cyclopropan können mit Sauerstoff oder Luft ein höchst explosives Gemisch bilden und sind aus diesem Grunde in der Radiologie nicht zu verwenden.

Anwendung von hirndruck „neutralen" Anästhetika. Angaben über Liquordruckveränderungen durch Narkotika sind nur verwertbar, wenn auch Angaben über die Atmungsverhältnisse (spontan, Beatmungsdrucke etc.) und vor allem den alveolären bzw. arteriellen pCO_2 vorliegen. In vielen Arbeiten ist dies nicht lückenlos der Fall und die Angaben stützen sich in erster Linie auf Liquordruckmessungen oder das klinische Bild.

II. Anästhetika

1. Barbiturate

RAUDZENS und COLE (1974) sahen keine Komplikationen und keine Liquordrucksteigerung bei Verwendung von Thiopenton kombiniert mit Lidocain als Dauertropf; SHAPIRO und AIDINIS (1975) ebenso wie GROTE und WÜLLENWEBER (1960) beobachteten sogar eine leichte Liquordrucksenkung.

2. Stickoxydul

Dieselben Autoren fanden bei der direkten Ventrikeldruckmessung und bei ausschließlicher Anwendung des üblichen Lachgas/Sauerstoff-Gemisches keine Wirkung auf den Liquordruck . CAMPKIN und TURNER (1972) registrierten bei 26 Patienten mit Wechseldruckbeatmung (bis −5 cm H_2O) und N_2O:O_2-Mischung von 7:3 l/min eine durchschnittliche Liquordrucksteigerung von 130 mm H_2O, die sich nicht als kritisch herausstellte. Als ungefährliches Anästhetikum erwies sich das N_2O ebenso aufgrund der Druckmessungen bei 23 Patienten von GORDON und GREITZ (1970) und GORDON (1970);

allerdings gelangten sie zu keiner gleichlautenden Aussage für Patienten mit einer Schädelinnendrucksteigerung, die sehr leicht und besorgniserregend auf Liquordruckänderungen reagieren können. SAIDMAN und EGER II (1965) sowie MICHENFELDER *et al.* (1969) hingegen lehnen Stickoxydul als Anästhesiegas bei Pneumographien ab, weil sie bei einigen Tierversuchen und bei 3 Patienten eine Liquordrucksteigerung von durchschnittlich 435 mm H_2O fanden; diesen Befund führen sie auf die hohe Löslichkeit des Gases im Liquor zurück.

3. Halothan, Penthrane und Ethrane

LAVIEILLE *et al.* (1969) gründen ihre Ansicht, daß Halothan kein Hirnödem oder kapilläre Blutungen verursacht, auf ihre Erfahrungen bei 3000 neuroradiologischen Anästhesien. HERRSCHAFT und H. SCHMIDT (1973) fanden mittels des intraarteriellen Xenon-Clearence und bei konstantem Blutdruck sowie konstanten arteriellen pCO_2- und pO_2-Verhältnissen einen der Halothankonzentration proportionalen Anstieg der Hirndurchblutung. Messungen des intraventrikulären Druckes von 14 Patienten (GORDON, 1970) ergaben, daß Halothan den intrazerebralen Druck statistisch signifikant, jedoch ohne klinische Bedeutung erhöht. 22 Patienten von CAMPKIN und TURNER (1972) zeigten nach $N_2O:O_2$-Gemisch von 7:3 l/min und 0,5–1,0% Halothan einen durchschnittlichen Anstieg des Lumbaldruckes um 256 mm H_2O; es wurde deshalb die Applikation von Lachgas-Sauerstoff bei Wechseldruckbeatmung ohne Halothanzugabe bevorzugt. MICHENFELDER *et al.* (1969) und JENNETT *et al.* (1969) schrieben sowohl Halothan als auch Methoxyfluran (Penthrane) eine beträchtliche Schädelinnendrucksteigerung vor allem bei Patienten mit intrakraniellem raumforderndem Prozeß zu. Nach Untersuchungen von CUNITZ (1976) soll dieser Effekt bei vergleichbarer Dosierung von Ethrane wesentlich geringer sein.

4. Neuroleptanalgesie

Es handelt sich um die Kombination einer neuroleptischen mit einer analgetischen Droge. Als erstere findet das Dehydrobenzperidol Verwendung; wie nahezu alle Narkotika vom Opiattyp bewirken das Dehydrobenzperidol und das heute bei der Neuroleptanalgesie fast ausschließlich angewandte, kurzwirkende Fentanyl eine erhebliche Atemdepression, so daß hier in der Regel künstlich beatmet werden muß. Es besitzt auch α-Rezeptoren-blockierende Eigenschaften; daher kann es in entsprechenden Dosen – besonders bei hypovolämischen Patienten – gelegentlich zu Blutdruckabfällen führen (WOLFSON *et al.*, 1968; SOBCZAK, 1969; SCHOENBERG und BRUNS, 1970; MARSHALL, 1973). Unter den Analgetika kann das Phenoperidin die Atmung dämpfen (KAY *et al.*, 1970; SUTTON und GRAINGER, 1971), wobei sich beim Fentanyl – wie auch bei anderen Opiaten – gelegentlich eine störende Erhöhung des Muskeltonus und mangelhafte Dämpfung des Hustenreflexes gesellt (DELAHAYE-PLOUVIER *et al.*, 1972).

MARSHALL (1973) hält die Neuroleptanalgesie für nicht zufriedenstellend bei desorientierten oder nicht kooperierenden Patienten. KAY *et al.* (1970) erzielten im Doppelblindversuch an 55 neuroradiologischen Patienten gute Ergebnisse mit einer Kombination von Droperidol + Fortral, aber nicht in gleichem Ausmaß mit Droperidol + Phenoperidin wegen gelegentlicher Atemdepressionen. MCLACHLAN *et al.* (1971) registrierten bei 40 supraselIären Zisternographien mit Polytomographie im Sitzen auffallend geringe Nebenerscheinungen nach Gaben von Phenoperidin kombiniert mit Haloperidol. RUGGIERO *et al.* (1974) bezeichnen ihre Ergebnisse bei 200 Fällen mit Droperidol + Fentanyl als exzellent, die Technik jedoch als schwierig; Kontraindikation besteht bei Kindern, älteren Patienten, Alkoholikern und Morphinsüchtigen.

5. 4-Hydroxybutyrat sodicum

Die wenigen Berichte über die Erfahrungen mit dem „Gamma-OH“ in der Neuroradiologie sind nicht einheitlich. LABORIT *et al.* (1961) sammelten bei 39 Anaesthesien günstige Beobachtungen: keine Atemdepressionen bei Intubationsmöglichkeit und stabilem Kreislauf. Der Liquordruck ist normal (PACIFICO, 1969). Die analgetische Wirkung ist schwach (RUGGIERO *et al.*, 1974), und es kann leicht ein epileptiformes Zittern eintreten, das aber auf Barbiturate prompt sistiert. T. BROWN (1970) sah bei 200 Fällen so zahlreiche Komplikationen — orthostatischer Blutdruckabfall in 77%, Würgen in 16%, Erbrechen und störende Salivation in je 8% — und zudem bei Kindern ein sehr langes Aufwachen mit Gefahr der Aspiration und Störung des Wasser-Elektrolyt-Haushaltes, daß er das Gamma-OH vor allem zur Enzephalographie den anderen Anaesthesieverfahren gegenüber als unterlegen bezeichnete. GAVEAU *et al.* (1972 und 1974), die es u.a. bei 66 Pneumographien anwandten, hielten es für kontraindiziert bei Anfallsleiden und bei Alkoholismus, empfahlen es jedoch assoziiert mit Thiopenthal und Dextromoramid. RUGGIERO (1974) verwandte es bei der Vollnarkose mit N_2O-O_2 anstelle des Fluothane.

6. Ketamin (Ketanest, Ketalar, Ketaject, CI-581)

Die Anwendung des Ketamins als „dissoziative Anästhesie“, eine Analgesie bei oberflächlichem Schlaf, hat sich bei Erwachsenen nicht durchsetzen können, wahrscheinlich weil es häufig in der Aufwachphase zu unangenehmen Halluzinationen kommt (DRIPPS *et al.*, 1967; MICHENFELDER *et al.*, 1969; NOCITE *et al.*, 1971; SHAPIRO und AIDINIS, 1975), die in Anbetracht der chemischen Verwandtschaft dieser Substanz mit dem LSD „horror trips“ entsprechen. Auch wurde bei Erwachsenen häufig eine erhöhte Speichelsekretion beobachtet (NOCITE *et al.*, 1971). Nach ausschließlicher Verwendung von Ketamin stufte WYANT (1971) die Ergebnisse der Anästhesie in 2% als nicht ausreichend ein. In den Händen von ENGEL (1972) versagte Ketamin bei Patienten mit schwerem Hirnschaden.

Eine ausreichende dissoziative Anästhesie erzielten WOLFSON *et al.* (1973) mit einem Cocktail aus Alphaprodine oder Ketamin assoziiert mit Diazepam und Droperidol für Pneumoenzephalographien bei Erwachsenen, ohne daß Halluzinationen eintraten.

Die Narkose in der Kinder-Radiologie birgt „mutatis mutandis“ die für erwachsene Patienten aufgezeigten Erfordernisse. GROOVER *et al.* (1966) führten ca. 250 Enzephalographien mit tiefer Sedierung (Secobarbital, Chlorpromazin, Meperidin, Atropin) durch und hatten — bei etwa äquivalenter Röntgenausbeute — weniger als 50% an Atem- und Kreislaufzwischenfällen wie bei einer gleichen Gruppe mit Vollnarkose. In den Händen von HAGBERG *et al.* (1959), WEILL *et al.* (1968), FORLANI-DECKER (1962, 1970), WIEDENMANN (1962) und GAVEAU *et al.* (1972) hat sich die Intubationsnarkose mit Lachgas/Sauerstoff und Halothan zufriedenstellend bewährt. BLACK und MCKANE (1965) fanden allerdings mit dieser Methode bei 20 „normalen“ Kindern stets einen signifikanten Abfall des pH im Sinne einer Azidose durch pCO_2-Anstieg. Neben der Intubationsnarkose hat sich in der pediatrischen Neuroradiologie die „dissoziative Anästhesie“ mit Ketamin als nützlich erwiesen (WILSON *et al.*, 1969; SCHEMINZKY und FINK, 1973). Die gesammelten Erfahrungen bei 400 neuroradiologischen Untersuchungen und 79 bzw. 600 Pneumenzephalographien (CORSSEN *et al.*, 1969; WILSON, 1971; GAFAROT *et al.*, 1971) führten zur Bewertung des Ketamins als „Anästhetikum der Wahl“ bei neuroradiologischen Untersuchungen an Patienten unter 16 Jahren. SCHARFETTER (1972) verwendete es mit Erfolg nicht nur zur Enzephalographie sondern auch zur Ventrikulographie. Es zeichnet sich dadurch aus, daß neben der intravenösen auch die intramuskuläre Applikation rasch und reaktionslos möglich und eine Intubation nicht nötig ist, weil in der Regel keine atemdepressive Wirkung eintritt und die Schutzreflexe erhalten bleiben (WYANT, 1971). Ein orthostatischer Kreislaufkollaps ist nicht zu befürchten, eher kommt es zu einem leichten Anstieg des Blutdrucks und der Herzfrequenz (GARDNER *et al.*, 1971; MARYNEN, 1973). Eine Liquordruckerhöhung, die klinisch jedoch zu keinen Komplikationen oder zu einer Behinderung der Kontrastgaspassage führte, wurde häufig gefunden (WILSON, 1971). Die Untersuchung der Hirndurchblutung unter Ketamin mit Cr-83 zeigte eine Erhöhung um durchschnittlich 16% bei gleichzeitiger Liquordrucksteigerung (TSUBOKAWA, 1970); beim Xenon-Clearance (HERRSCHAFT und H. SCHMIDT, 1973) ergab sich eine geringe hirndurchblutungssenkende Wirkung. Wegen einer möglichen Liquordrucksteigerung verwenden EVANS *et al.* (1971) Ketamin nur widerstrebend und LIST *et al.* (1972) nur, wenn die Möglichkeit einer Liquordruckkontrolle oder der Druckentlastung besteht. CLARK *et al.* (1970) schreiben eine Verringerung der postencephalographischen Beschwerden bei 88 Kindern dem verwendeten Ketamin zu; zusätzliche Komplikationen traten nicht auf.

Der Vergleich von größeren Serien, bei denen die Untersuchung entweder in Vollnarkose oder mit Lokalanaesthesie unter sonst identischen Bedingungen durchgeführt wurde, ergab, daß die Häufigkeit von unzureichenden Ventrikelfüllungen bei Vollnarkose signifikant höher ist. So lauten die entsprechenden Daten über ein ungenügendes Pneumogramm für Patientengruppen mit und ohne Narkose bei CLEVELAND und END (1942) 75% bzw. 20%, bei SCHULEMAN (1953) 24,6% bzw. 19,5%, bei MØLLER (1970) 2,5% bzw. 1,7% und bei WASTIE (1972) 5,2% bzw. 2,1%. TJADEN *et al.* (1969) beobachteten bei Kindern eine Ventrikelfehlfüllung mit Vollnarkose in 8% und mit Ketalar in 4%.

F. Nachbehandlung

Nach der Pneumographie ist absolute Bettruhe in horizontaler Lage erforderlich, deren Dauer sich nach der Intensität der Folgeerscheinungen, besonders der Kopfschmerzen richtet und mindestens 12 h dauern sollte. In den ersten Stunden bzw. während der Phase des Aufwachens aus der Vollnarkose ist eine genaue Beobachtung des Patienten erforderlich, um Komplikationen frühzeitig zu erkennen (NEWMAN, 1937). Diese Phase kann eine unzweckmäßige Verlängerung erfahren bei Prämedikation des Patienten mit Morphin oder einem seiner Derivate (COLES, 1953) oder Dolantin und Atosil bei Kindern (WEILL *et al.*, 1968).

Patienten nach Enzephalographie verbleiben in horizontaler Lage in Anbetracht eines möglichen Unterdrucksyndroms (WOLFSON *et al.*, 1970); nach Ventrikulographie empfiehlt es sich, das Kopfende um etwa 30° anzuheben (KINNEY *et al.*, 1974).

Während dieser Zeit ist die Reizbarkeit der Patienten natürlich stark erhöht, und äußere Einflüsse sind weitgehend von ihnen fernzuhalten.

Die medikamentöse Therapie ist vorwiegend symptomatisch. OKONEK (1954) sammelte gute Erfahrungen mit Commotional, SCHORRE (1937) und OESTERREICH (1967) mit Novalgin, BRENNER (1942a) mit Pyramidon oder Aspirin oral bei Kindern, und SETHIAN *et al.* (1972) mit Aspirin i.v. CROSBY (1953) sah eine günstige Wirkung von Ronicol auf Kopfschmerzen, Übelkeit und Erbrechen. Eine ausreichende Hydratierung des Patienten, ggf. durch Infusionen, ist wichtig zur Prophylaxe oder Therapie eines Unterdrucksyndroms. Eine seiner Ursachen, der Liquorverlust durch das lumbale Stichloch in der Dura, wurde von DiGiovanni *et al.* (1972), DuPont und Sphire (1972), Glass und Kennedy Jr. (1972) sowie Ozdil und Powell (1965) mittels einer epiduralen Eigenblutplombe in Punktionshöhe in fast allen Fällen erfolgreich beseitigt; allerdings beziehen sich diese Angaben ausschließlich auf Patienten, bei denen eine Liquorentnahme ohne Luftinsufflation durchgeführt wurde. Kulick (1966) und McLennan *et al.* (1973) erreichten einen signifikanten Rückgang der Kopfschmerzen nach Applikation von Depo-Medrate intrathekal durch die Punktionskanüle nach erfolgter Luftinsufflation; oral gegeben war das Medikament nicht wirksam (Wolfson *et al.*, 1970).

Schiersmann (1952) konnte oft die Folgeerscheinungen der PEG durch eine Stellatumblockade günstig beeinflussen.

Ausgehend von der Überlegung, daß bei einer weitgehend stickstofffreien Atemluft der N_2 des Blutes rasch in die Lungen übertritt und es so zu einer beschleunigten Resorption des N_2 aus dem Kontrastluftdepot kommt, führten Schwab *et al.* (1937) die Sauerstoffbeatmung zur Behandlung der postenzephalographischen Beschwerden ein; gute Erfolge berichteten auch Cleveland und End (1942), Hauke *et al.* (1967), Hoppe (1963), H.E. Kehrer (1947b), Kornreich (1948) sowie Nicholson und Sise (1940).

G. Folgeerscheinungen der Pneumographie

I. Liquor cerebrospinalis

1. Liquorbestandteile

a) Zellen

Untersuchungen, die sich mit Veränderungen der Zahl und Art der Zellen im Liquor nach PEG befaßten, zeigten in den meisten Fällen unmittelbar nach der ersten Insufflation eine rasch ansteigende Pleozytose, die etwa 8–14 h später einen Höhepunkt mit etwa 8000 Zellen erreichte, dann ständig abnahm und 5–10 Tage später abgeklungen war. Einheitlich wurde auf die Bedeutung dieser „normalen“ Liquorpleozytose zur differentialdiagnostischen Abgrenzung gegenüber einem entzündlichen Prozeß hingewiesen; nicht einheitlich jedoch waren die Angaben über die auftretenden Zellarten. Kryspin-Exner (1932), Eley und Vogt (1935), Bickerstaff (1950, 1951) sowie Iivanainen und Collan (1968) fanden in den ersten Liquorproben überwiegend Mononukleäre, im späteren Verlauf überwiegend Polymorphnukleäre, die mit Normalisierung des Liquors wieder zugunsten der Mononukleären verschwanden. Weitaus überwiegend Lymphozyten stellten hingegen Bogin *et al.* (1931) und Levine (1973) fest, während Eckes und Mutschler (1953) und Marrack *et al.* (1961) die Ansicht vertraten, daß es sich vorwiegend um Rundzellen sowie abgeschilferte Epithelzellen des Liquorraums handele. Iivanainen und Taskinen (1974) registrierten einen Anstieg von Lymphozyten, Monozyten und Retikulohistiozyten; in Anbetracht der relativ geringen Anzahl von Ependymzellen vermuteten sie, daß die Zellabschilferung von der Ventrikeloberfläche nur gering sei und sogar eine gute Ventrikelfüllung keine wesentlichen mechanischen Veränderungen im Ventrikelraum hervorriefe. Die Pleozytose wird von Kryspin-Exner (1932) so gedeutet, daß es im Laufe der Lufteinblasung zu einer meningealen Reaktion kommt, und zwar anfangs zu einer Proliferation der Meningealzellen bzw. ihre Abkömmlinge, während die entzündliche Emigration erst später einsetzt.

Eine quantitative Beziehung zwischen der eingebrachten Luftmenge und dem Grad der Pleozytose verneinte LEVINE (1973). ECKES und MUTSCHLER (1953) und FRICK (1956) hielten jedoch Dauer und Menge der Luftinjektion für kausal bedeutsam.

FLECK und STEIN (1951) sahen nach lumbaler Luftinsufflation eine Leukergie, eine Klumpenbildung der weißen Zellen sofort oder nach Inkubation, die sie einer entzündlichen Reaktion infolge Reizung der Arachnoidea durch das Kontrastgas zuschrieben.

b) Proteine

Die Daten über die Eiweißbestimmungen nach nicht pathologischer Enzephalographie sind meist inkongruent (Tabelle 8). Wenn Veränderungen vorkommen, so lassen sie sich unmittelbar nach der ersten Luftinsufflation nachweisen. Es empfiehlt sich deshalb, Liquorproben zur Zell- und Eiweißbestimmung vor der Eingabe des Kontrastgases zu entnehmen. Da dieses Vorgehen der Lindgrenschen Überdruckmethode widerspricht, muß im Einzelfall die Indikation zur Liquoruntersuchung abgewogen bzw. eine Kompromißlösung angestrebt werden.

c) Andere Liquorbestandteile

Glukose. Bei insgesamt 250 Untersuchungen fanden BICKERSTAFF (1950), CONWELL (1930), DYKES und STEVENS (1970), IIVANAINEN und COLLAN (1968) sowie SCHWAB und

Tabelle 8. Eiweißveränderungen im Liquor nach Pneumographie

Autor	*n*	Gas/ml	Befunde sogleich nach und vor Insufflation
BICKERSTAFF (1950)	57	O_2 oder Luft, 50–100 ml	Gesamteiweiß vermindert in 42%, idem in 40%, erhöht in 18%. Globulin-Reaktionen und Lange-Test unverändert
BICKERSTAFF (1951)	62	Luft, 80–100 ml	GE fällt während PEG steil ab, steigt in 2–3 h auf 100 mg-% and und kehrt nicht vor 5 Tagen auf Norm zurück
CONWELL (1930)	20	Luft, 45–100 ml	GE nicht wesentlich verändert bis 30 min nach PEG
DYKES und STEVENS (1970)	30	Luft, 21–52 ml	GE-Abnahme in 57%, proportional zum Initialwert und unabhängig vom Volumen Liquor/Luft
IIVANAINEN und KOSTIAINEN (1971)	144	$N_2O:O_2$, im Mittel 57 ml	GE in toto nicht wesentlich verändert. Albumin nahm um 10% ab, α_2- und β-Globulin stiegen um 10% bzw. 19%; γ-Globulin unverändert
LEVINE (1973)	165	Luft, 40–50 ml	GE vermindert in 71%, idem in 23%, erhöht in 6%
LEVINSON *et al.* (1939)	16	Luft, 40–90 ml	GE vermindert in 19%, idem in 19%, erhöht in 62%
MARRACK *et al.* (1961)	81	Luft, 30–40 ml	GE vermindert (um durchschnittlich 11 mg-%) in 96%, leicht erhöht in 4%
SCHWAB und VON STORCH (1937)	59	Luft, ?	GE zu Beginn der PEG leicht erniedrigt, am Ende normal, erhöht auf 70 mg-% in den ersten 12 h und normal nach weiteren 12 h
WHITE *et al.* (1973)	28	Luft, 30–50 ml	GE vermindert (um 1–13 mg-%) in 53%, idem in 29% und erhöht (um 1–6 mg-%) in 18%

STORCH (1937) keine wesentlichen Veränderungen der Liquorzuckerwerte nach Gasinjektion. Eine Erhöhung in 82%, eine Abnahme in 6% und keine Veränderung in 12% sahen LEVINSON *et al.* (1939) bei ihren 34 Fällen; MARRACK *et al.* (1961) wiesen bei 37 Patienten eine durchschnittliche Erhöhung der Liquorglukose um 0,25 mg-% (maximal 9,0 mg-%) nach.

Chloride. Keine bedeutsamen Veränderungen stellten BICKERSTAFF (1950) und auch LEVINSON *et al.* (1939) nach insgesamt 104 PEGs fest. *Natrium* und *Kalium* im Liquor zeigten bis zu 3 Tagen nach PEG keine Veränderungen, jedoch kam es im Serum am 3. Tag zu einem durchschnittlichen Anstieg des Kaliums von 4,26 auf 4,46 mval/l, während die Natriumwerte unverändert blieben (NASHOLD *et al.*, 1969).

Homovanillinsäure und *Hydroxyindolessigsäure.* Erstere — die wahrscheinlich im Bereich der Seitenventrikel in das Liquorsystem übertritt — war nach PEG abgesunken, letztere — die anscheinend an den unteren Strukturen des Nervensystems entsteht — wies keine wesentliche Minderung auf (GARELIS und SOURKES, 1973). *Zyklisches Adenosin-3',5'-Monophosphat,* bei 39 Patienten von MYLLYLÄ *et al.* (1974) kontrolliert, erfuhr keine nachweisbaren Veränderungen durch die Pneumographie.

Die *Creatin-Phosphorkinase (CPK)* zeigte nach Enzephalographie bei 30 Oligophrenen eine deutliche Erhöhung im Liquor, jedoch nicht im Serum; dies führten IIVANAINEN und COLLAN (1968) zurück auf eine Reizwirkung des Kontrastgases auf Gewebe, mit denen der Liquor in Berührung kommt.

Die *fibrinolytische Aktivität von Liquor und Blut* wurde bei 10 Patienten von TOVI *et al.* (1973) prä- und postenzephalographisch untersucht und eine Erhöhung — im Liquor früher und kürzer als im Blut — ermittelt. Möglicherweise werden fibrinolytische Substanzen aus den an plasminogenen Aktivatoren sehr reichen Meningen und Choroidalplexus frei.

ACTH und Wachstumshormon sind im Liquor nach PEG nicht eindeutig erhöht (ALLEN *et al.*, 1974).

2. Liquordruck

Der normale Liquordruck beträgt im Liegen subokzipital 41—197 mm H_2O, lumbal durchschnittlich 167 mm H_2O (SPINA-FRANÇA, 1963) und im Sitzen lumbal 277 mm H_2O (MASSERMAN, 1935b). HULTSCH und SEEBERG (1957) ermittelten in Horizontallage ventrikulär, zisternal und lumbal gleichmäßig 80—150 mm H_2O, im Sitzen ventrikulär 13—100 mm H_2O, zisternal 0 mm H_2O, lumbal 250—350 mm H_2O und in Kopfhängelage ventrikulär bis +300 mm H_2O. Bei Lageänderung aus der horizontalen in die vertikale Position erhöht sich der Druck um lediglich etwa 40% des unter hydrostatischem Aspekt zu erwartenden Wertes; bei Kopftieflage auf 30° tritt lediglich eine Druckerhöhung von etwa 33% auf (DAVSON, 1967). Die Verknüpfung der bei einer Enzephalographie meßbaren Parameter: Liquor- und Luftmengen sowie Druckveränderungen auf mathematisch-physikalischer Basis (SCHUBE, 1934) ist deshalb nicht stichhaltig, weil die Voraussetzung hierfür, nämlich ein rigides Liquorsystem, beim Menschen nicht gegeben ist (STORCH, 1936a). Eine Beziehung zwischen Körpergröße oder Alter und Liquordruck besteht nicht (MASSERMAN, 1935a; STORCH, 1936a). Eine wesentliche Drucksteigerung ist bei emphysematösen Patienten mit akuter Atemwegsinfektion durch die kombinierte Wirkung von Hypoxämie und CO_2-Retention (WESTLAKE und KAYE, 1954) oder Polyzythämie und respiratorischer Azidose (CARTER und FULLER, 1957) zu erwarten wie auch bei jeder Erhöhung des intrapulmonalen Drucks, bei Thorax- und Bauchkompression (z.B. lagerungsbedingt) und durch Kompression der Vena jugularis (z.B. extreme Kopfbeugung oder Kompression) (GROTE und WÜLLENWEBER, 1960).

Bei der Lumbalpunktion eines sitzenden Patienten ergibt die Druckmessung bei Eintritt der Kanülenspitze in den Subduralraum einen negativen Ausschlag. Während des Austauschs von Liquor gegen gleiche Gasmengen sinkt der lumbale Druck, während zisternal und ventrikulär die Drucke ansteigen, bis sich alle Werte am Ende des Austauschs angleichen und dem atmosphärischen Druck entsprechen (STORCH, 1936a). CATALANO und SASSAROLI (1955) fanden, daß bei fraktionierter lumbaler Einblasung von 10 ml Luft der Ventrikeldruck um 25 mm H_2O steigt und bei Ablassen von 5 ml Liquor um 20 mm H_2O sinkt. Über ähnliche, geringe und sofortige Liquordruckschwankungen intraventrikulär, die aber am Ende der Untersuchung verschwanden, berichteten PHILIPPON *et al.* (1974). Diese Befunde konnten CRONQVIST *et al.* (1963) mit Messungen des Ventrikeldrucks nach Sauerstoffinsufflation bei 100 Ventrikulo-Enzephalogrammen bestätigen. Zusätzlich registrierten sie plateauförmige Druckanstiege über 5—20 min mit gleichzeitigem Auftreten von Kopfschmerzen, Gesichtsröte, Bewußtseinsänderung, Hyperpnoe, Erbrechen und motorischen Phänomenen, die akuten Kleinhirneinklemmungen ähnelten; sie waren unabhängig vom Injektionsort und entsprachen wahrscheinlich einem durch die anfängliche Druckerhöhung ausgelösten vasomotorischen Reflex. RYDER *et al.* (1953) gelangten nach Druckmessungen bei 154 Patienten zu der Ansicht, daß eine Änderung des Liquorvolumens auch eine solche des intrakraniellen Gefäßsystems hervorruft im Sinne eines kompensatorischen Übertritts von Flüssigkeit in oder aus dem Subarachnoidalraum, um den Liquoranfangsdruck wieder herzustellen. VOIGT und GREITZ (1976) kontrollierten Liquordruck, Blutdruck und Hirndurchblutung bei 6 Patienten im Verlauf eines fraktionierten PEGs; bei Luftinsufflation sahen sie einen sofortigen Anstieg des Liquordrucks und Abfall von Blutdruck und Hirndurchblutung mit Normalisierung in 3—3,5 min bei 3 normalen Patienten und mit sehr starker Verzögerung bei 3 Fällen mit kommunizierendem Hydrozephalus.

Bei Kindern stellten PARAICZ und SZÉNÁSY (1966) nach Zufuhr von 10 ml Luft im Verlauf von 1 min ohne gleichzeitige Liquorentnahme eine Druckerhöhung um 70—300 mm H_2O innerhalb von 80 s mit anschließender, spontaner Normalisierung auf den Ausgangswert in 1—2 min fest; auch nach wiederholter Insufflation von 10 ml Luft zeigten sich ähnliche Verhältnisse. Druckmessungen bei der Lindgrenschen Überdruckmethode ergaben Schwankungen um 10—20 mm H_2O, die sich im allgemeinen auf das Ausgangsniveau einpendelten.

SUGIURA *et al.* (1972) stellten bei Kontrolldruckmessungen 1—3 Tage nach Luft- oder Lachgas-Enzephalographie fest, daß ein Unterdruck lediglich bei Patienten vorlag, die mit der Lindgrenschen Überdruckmethode oder hohen Lachgasmengen untersucht wurden; nach der überdruckfreien 2-Nadel-Methode jedoch zeigten sich normale Liquordruckwerte. Diese Diskrepanz führen sie auf einen Abbau von Mikrostrukturen der Arachnoidalzotten durch Überdruck bei der Untersuchung und eine Eröffnung neuer Wege zur Liquorresorption zurück.

Bei plötzlichem, intraventrikulärem Druckabfall beobachteten ADSON (1932) und ANDERSON (1933) Blutungen in der Ependymauskleidung der Ventrikel.

II. Blutveränderungen

1. Blutkörperchen

CASTEX (1932), GINZBERG und HEILMEYER (1932a, b) und HOFF (1936) beobachteten postpneumographisch deutliche Leukozytosen; nach BOUDIN *et al.* (1954) handelt es sich um eine neutrophile Polynukleose. Im allgemeinen kommt es mit einem Maximum bei 4 h p.i. zu einer Verdoppelung der weißen Blutkörperchen, Erhöhung der Polynukleären um etwa 85–90% bei gleichzeitiger Lymphopenie und Abfall der Eosinophilen um durchschnittlich 50 bzw. 64%. Auch bei Kindern konnte BRENNER (1942) den schlagartigen Anstieg der Leukozyten um ca. 97% nach lumbaler Enzephalographie feststellen. GINZBERG und HEILMEYER (1932a und b) sahen in den meisten Fällen nach Enzephalo- bzw. Ventrikulographie eine ausgeprägte Vermehrung der Retikulozyten, die aber sehr rasch auf Normalwerte zurückging.

2. Blutzucker

BRADLEY *et al.* (1937), SCOTT (1937) und STOTZ (1937) fanden übereinstimmend bei ihren insgesamt 108 Patienten unmittelbar nach lumbaler oder subokzipitaler PEG und nach VG einen Anstieg des Blutzuckerspiegels in 90 min auf durchschnittlich 150 mg-% bis max. 250 mg-% sowie Normalisierung in 4–5 h. Die Steigerungen ließen keine Beziehung zur Menge der Luft, zum Anästhetikum oder zur Art des Grundleidens erkennen. Diese Ergebnisse mahnen zur Vorsicht bei der Enzephalographie von Diabetikern.

3. Elektrolyte und andere Blutkomponenten

Plasmanatrium, Kalzium, Chloride, Blut-pH und Plasmabikarbonate vor und 60 min sowie teilweise 360 min p.i. zeigten bei 23 Patienten regelrechte Verhältnisse (PODDA *et al.*, 1971); nur die Kaliumwerte fielen in allen Fällen während der ersten Stunde um durchschnittlich 15% ab. Dieser Abfall wurde teils auf eine Stimulation der Aldosteronausscheidung, teils auf anästhesiebedingte Faktoren (STOVNER und LILLEAASEN, 1972) zurückgeführt. KRAUSE *et al.* (1973) beobachtete ebenfalls, daß die Luftinsufflation zu einer rasch einsetzenden, ausgeprägten Minderung der Kaliumkonzentration im Serum führte, gelegentlich begleitet von einem Anstieg der 11-OH-Steroid- und Plasma-Aldosteronkonzentrationen. Eine ACTH-abhängige Stimulation der Kortikoidsekretion hielten sie für wahrscheinlich, jedoch nicht ausschließlich wirksam. AGOSTINI *et al.* (1969) wiesen darauf hin, daß eine metabolische Alkalose bei hypokaliämischen Patienten (z.B. Cushing-Syndrom) zwar nur zögernd manifest wird, aber durch einen Streß, z.B. ein Pneumogramm, akut ausgelöst werden kann.

Der Serumeiweißspiegel sank am stärksten 12 h nach PEG ab und erreichte den Ausgangswert nach 24 h noch nicht völlig (JÖRGENSEN, 1957); ähnliche Veränderungen sah dieser Autor ebenso nach einfacher Lumbalpunktion, Hirnarteriographie und ACTH-Injektionen.

Der Faktor VIII wurde von MANNUCCI *et al.* (1969) nach PEG um durchschnittlich 533% erhöht gefunden; die anderen Gerinnungsfaktoren waren nicht wesentlich angestiegen.

ACTH und in geringerem Maße auch das Wachstumhormon wiesen einen deutlichen Anstieg im Blut während einer PEG auf, doch erst bei Luftfüllung der basalen Zisternen (ALLEN *et al.*, 1974). Zu identischen Resultaten gelangten JANCHES *et al.* (1971) bezüglich des Plasmakortisons in etwa 50% ihrer Fälle. Beide Autorengruppen vermuteten deshalb eher eine lokale Wirkung auf den Hypothalamus-Hypophysen-Komplex als einen Streßmechanismus. JENKINS und ELSE (1968) fanden bei 5 Patienten mit Hypophysenadenom nach PEG eine ausgeprägte Erhöhung des Plasma-Hydrokortisons, aber keine Nebenniereninsuffizienz. Eine erhöhte adrenokortikale Ausscheidung von Aldosteron und 17-Hydroxykortikoiden infolge einer plötzlichen Minderung des Liquorvolumens bei PEG stellten LIEBERMANN und LUETSCHER JR. (1957) fest.

III. Vegetative Veränderungen

1. Blutdruck und Pulsfrequenz

Schon vor und während der Pneumographie bestehen Bedingungen, die zu einem Blutdruckabfall führen können, z.B. ein länger dauernder nüchterner Zustand des Patienten und seine sitzende Position während der Untersuchung. Sie lassen sich weitgehend vermeiden durch eine entsprechende Organisation des morgigen Untersuchungsprogramms sowie durch Wickeln der Beine und eine kreislauftonisierende Prämedikation. Das Verhalten von Blutdruck und Pulsfrequenz als Antwort auf die eigentliche Pneumographie ist in erster Linie abhängig von der Untersuchungsmethode. Angaben, die mit früheren Verfahren, dem totalen oder subtotalen Luftaustausch gewonnen wurden, sind durchaus nicht vergleichbar mit den Daten von Untersuchungen durch fraktionierten Austausch wesentlich geringerer Volumina und entbehren deshalb der praktischen Bedeutung. RUGGIERO *et al.* (1969) fanden bei einer monographischen Studie von 522 fraktionierten Enzephalographien bei 11% einen Kollapszustand, den sie als synkopal bezeichneten und in zwei Typen – einen vaso-depressiven und einen kardio-inhibitiven Typ (bzw. einen Mischtyp) – unterteilten. Der Kollaps erforderte in keinem Fall den Abbruch der Untersuchung und wurde einer überschießenden Vagusreizung angelastet. Viele Fälle, die als „Einklemmung" beschrieben wurden, sind für RUGGIERO (1966) nichts weiter als eine zerebrale Ischämie infolge eines Blutdruckabfalls. Eine durchlaufende Registrierung von Blutdruck, EKG und EEG, die VOIGT und STOETER (1975) während fraktionierter PEG bei 12 Patienten ausführten, zeigte, daß auf die jeweiligen Luftgaben nach Art eines Cushing-Reflexes ein signifikanter Anstieg des systolischen und diastolischen Blutdrucks und eine Abnahme der Herzfrequenz folgte und diese Veränderungen nur während der insufflationsbedingten, zeitbegrenzten Liquordruckerhöhung bestehen blieben. Lumbalpunktionen führten dagegen zu einer vorübergehenden Tachykardie und einem nur mäßigen Blutdruckanstieg als Ausdruck einer allgemeinen Streßreaktion. DECKER (1957) beobachtete im EKG erhebliche Rhythmusstörungen bei jeder Lageänderung des Kopfes und schrieb sie Zug- oder Druckbelastungen der nicht mehr liquorgepolsterten kaudalen Hirnabschnitte zu. Ein Blutdruckanstieg nach PEG ist für WHITTIER (1951) eher ein ominöses Zeichen.

2. Körpertemperatur

Während es nach einfacher Lumbalpunktion nur selten zu einer Temperaturerhöhung kommt (PEARCE und AZIZ, 1969), stellt sich bei mehr als der Hälfte aller Patienten nach Pneumographie ein Anstieg der Körpertemperatur ein. Er beginnt meist eine halbe Stunde oder später nach Abschluß der Untersuchung, erreicht max. 38,0–38,5° nach 4–12 h (BARCIA-GOYANES, 1933; BOHN, 1937) und normalisiert sich spontan nach weiteren 1–5 Tagen (PENFIELD, 1925; LIPTON und CROWTHER, 1968).

Auch bei fehlender Ventrikelfüllung kommen gleichartige Temperatursteigerungen vor (KAUTZKY und BURCHARD, 1950), und nach Katheterventrikulographien (SCHARFETTER, 1972) kam es zu Reaktionen der Körpertemperatur und der Liquorzellzahl wie nach einer PEG. Weder die Menge der eingegebenen Luft, noch die Ventrikelgröße lassen eine Beziehung zu dieser Fieberreaktion erkennen (LIPTON und CROWTHER, 1968). Der Temperaturanstieg bei Kindern ist analog (BRENNER, 1942), doch beobachtet man gelegentlich auch einen Temperaturabfall (POSER und TAVERAS, 1955). WEILL *et al.* (1968) und CLARK *et al.* (1970) berichteten, daß bei zwei identischen Kindergruppen weniger und schwächere Folgeerscheinungen nach PEG in Vollnarkose bzw. mit Ketaminen als mit Lokalanästhesie vorkamen. Eine Temperaturerhöhung jenseits des 4. oder 5. Tages ist bei jedem Patienten sehr suspekt auf eine septische Meningitis (PEARCE und AZIZ, 1969).

3. Pathogenese

In den Veröffentlichungen, die eine pathogenetische Deutung der vegetativen postenzephalographischen Folgeerscheinungen zum Ziel haben, zeichnen sich zwei Tendenzen ab, nämlich die topographische Zuordnung der Ursachen dieser Reaktionen – mit der Möglichkeit, das Enzephalogramm als Funktionstest dieser Zentren auszubauen (BEER, 1938) – und die Schaffung eines Ordnungsprinzips im Ablauf der verschiedenen Erscheinungen. Hierfür wurden auch die Ergebnisse vegetativer Belastungsproben mit oder ohne Beeinflussung durch das Pneumogramm und die Daten ähnlicher Krankheitsbilder herangezogen.

Eine Möglichkeit, mit dem Pneumogramm die vegetativen Zentren im Zwischenhirn-Hypophysensystem zu lokalisieren und zu studieren, sah HOFF (1934, 1936 und 1941) aufgrund des Verhaltens des weißen Blutbilds, des Blutzuckerspiegels, der Temperatur- und Blutdruckkurven. Ein im Stamm- bzw. Zwischenhirn gelegenes Regulationszentrum für die Retikulozyten postulierten auf dieser Basis GINZBERG und HEILMEYER (1932a und b). JANZEN (1937) stellte fest, daß ohne Ventrikelfüllung vegetative Verschiebungen im Hinblick auf die Leukozytenwerte nicht vorliegen. Aus ähnlichen Gründen – einem unterschiedlichen Verhalten der Kreislaufregulationen im Schellong-Test mit und ohne Ventrikelfüllung – schloß H.E. KEHRER (1948) auf das Vorliegen eines Kreislaufregulationszentrums in der Gegend des III. Ventrikels. Für BECKER und RADTKE (1949a) ist eine Irritation der Infundibulumgegend durch die „lebhaften Strömungswirbel" und deren mechanische Wirkung an der Zwischenhirnbasis, aber nicht im III. Ventrikel möglich.

Die Hypothesen einer unmittelbaren zentralen Auslösung der nachenzephalographischen Reaktionen bestritten KUHLENDAHL (1950b) und WEISE *et al.* (1950). Sie vertraten den Standpunkt, daß es sich um Reflexvorgänge mit einem primären Angriffspunkt an der auf Druckschwankungen empfindlichen Pia und ihren Gefäßen, an den Hirnnerven und am Hirnkammerependym handele; dem meningealen Reizzustand sei die größte Bedeutung beizumessen. Gleichfalls nicht eindeutig beweisend für eine zentrale Steuerung waren die Veränderungen – während und nach Enzephalographie – der Leukozyten (SCHAERBER, 1935; BEER, 1948; R. HOPPE, 1940), des Blutzuckers (SCHÖPE, 1949), des Eiweißstoffwechsels (SCHRADE, 1947), der Körpertemperatur (KAUTZKY und BURCHARD, 1950) und des Serumeisenspiegels (JÖRGENSEN, 1957). Nach umfangreichen Belastungsversuchen stuften FROWEIN und HARRER (1950) die durchschnittlichen Veränderungen nach Enzephalographie als „präformierte, unspezifische, vegetative Standardreaktionen" ein; erst stärkere und länger andauernde Reize (Luft im Hypothalamus) führten zu einer spezifischen, wesentlichen Störung des Funktionszustandes der neurovegetativen Zentralstellen. BORSCHEL (1951) lehnte überhaupt das Enzephalogramm als „klassisches und eindeutiges Experiment" des vegetativen Zwischenzentrums (WANKE, 1948) ab. WANKE sah nämlich in den postpneumographischen vegetativen Reaktionen einen abgekürzten, gedrängten Verlauf aller jener Erscheinungen, die nach traumatischen Stammhirnschädigungen auftreten können; dabei entsprächen die Phänomene nach Enzephalographie einer mittelbaren reflektorischen Reizung von den Hirnhäuten (vor allem der hinteren

Schädelgrube) aus und die Reaktionen nach Ventrikulographie einer unmittelbaren hypothalamischen Reizung.

Die Einteilung der postpneumographischen vegetativen Folgeerscheinungen in einzelne Phasen ist ebenfalls uneinheitlich und widersprüchlich. HOFF (1934, 1936 und 1941) unterschied eine erste sympatikotonische Phase („Notfallreaktion") von einem anschließenden parasympatikotonischen Kompensationsvorgang, denen er eine „vegetative Gesamtumschaltung" zugrundelegte. JANZEN (1937), SCHÖPE (1949) sowie BECKER und RADTKE (1949a) deuteten die klinischen Veränderungen als eine erste parasympathische und eine zweite sympathische Phase. BODECHTEL und SACK (1947), BODECHTEL (1949) und SIMON (1949) unterschieden eine erste Phase der Blutverdünnung und von der 4. Stunde an eine zweite mit sympathisch-ergotropen Regulationsmechanismen und sprechen von einem allgemeinen „vegetativen Schock". BORSCHEL (1951) fügte an eine erste unmittelbare „Kollapsphase" und eine zweite „Regulationsphase" während der ersten 24 h nach dem Eingriff eine dritte Phase, die „Nachkrankheit" im Sinne eines aseptischen meningitischen Reizzustandes (HERRMANN, 1925) hinzu. Auch BRENNER (1942) trennte alle während der ersten 6 h nach dem Eingriff auftretenden vegetativen Symptome von einer sich anschließenden Phase, Manifestation einer sterilen Meningitis, ab. G. HOPPE (1963) unternahm eine Systematisierung der sich unter dem Einfluß der Pneumographie regulierenden, biologischen Vorgänge, indem er sie mit einem aus der Technik entlehnten Regelkreis, untergeordneten Partialkreisen und der Störgröße „Enzephalographie" gleichsetzte und aus deren Zusammenspiel die klinischen Nebenwirkungen und therapeutische Beeinflußbarkeit ableitete. WEISE *et al.* (1950) und OESTERREICH (1967) betrachteten die Luftfüllung als unspezifischen und unphysiologischen Reizzustand, bei dem es je nach Konstitution und Disposition des betreffenden Patienten zu einer allgemeinen, vorwiegend sympathischen oder parasympathischen Reizbeantwortung kommt.

IV. Veränderungen des Hirnstrombildes

ZARLING (1951) sowie VOIGT und STOETER (1975) konnten keine konstanten und reproduzierbaren, der Luftinjektion anzulastenden Veränderungen des Hirnstrombildes feststellen. Auch D. MÜLLER *et al.* (1967 und 1969) sahen in 40—50% keine wesentlichen Abweichungen; unter den anderen Patienten waren die Befunde so inkonstant und so wenig signifikant, daß sie keinen klinischen Wert erlangten. HAMMER und KLINGLER (1969) fanden bei 116 Patienten nach fraktioniertem Überdruck-PEG ein identisches Hirnstrombild in 36%, in 49% eine Zunahme und in 15% eine Abnahme vorher bestehender abnormer Veränderungen; die klinische Wertigkeit dieser Befunde wurde nicht herausgestellt. Von RIEHL und ANSEL (1969) in über 50% nachgewiesene, postenzephalographische Veränderungen im EEG trugen häufig zu einer besseren Tumorlokalisation bei. SCHÖNENBERG (1952) sah keine Parallelen zwischen Grad der Abweichungen im EEG und dem PEG bei 50 Kindern.

V. Elektrokardiogramm

Keine wesentlichen Alterationen im EKG, vor allem keine Störungen der Reizbildung und -leitung fand KAUNISTO (1941) bei 15 Patienten nach subokzipitaler Enzephalographie. DAVIE (1963) hingegen beobachtete stets mehr oder weniger ausgeprägte Veränderungen, vor allem der Frequenz, die besonders bei Gabe von mehr als 40 ml Luft auftraten; eine Kontrolle kurz nach Beendigung der Hirnkammerdarstellung zeigte jedoch keine gravierenden Befunde. Eine in 30% der Fälle nach 6 h und später nach PEG nachweisbare Bradykardie führten ABELES und SCHNEIDER (1935) auf einen exzessiven Vagusreiz zurück. BICK und EPSTEIN (1943) interpretierten deutliche Veränderungen in 87% ihrer Patienten, überwiegend des Schrittmachers, als Folgen einer zentralen Vagusreizung und empfahlen deshalb prophylaktisch höhere Atropingaben. Auch H.E. KEHRER (1947a) sah eine solche Frequenzverlangsamung in 82% und mannigfaltige Änderungen der P-Zacke als Ausdruck einer Verlagerung des erregungsbildenden Zentrums in tiefere Vorhofteile, Bigeminie, atrioventrikuläre sowie Vorhofextrasystolen und eine starke Abflachung der T-Zacke; die Indikation einer PEG bei Patienten mit bereits vorgeschädigtem Reizleitungssystem empfahl er weitgehend einzuengen. JÜTTE und RODECK (1972) registrierten bei 100 Kindern ähnliche Befunde, stellten jedoch fest, daß Zahl und Ausprägung der Störungen mit zunehmendem Alter des Patienten wesentlich geringer werden. BORDIUK *et al.* (1969) halten eine Routinekontrolle des EKG bei Kindern während des PEG für nicht notwendig.

VI. Komplikationen

1. Kopfschmerzen

Kopfschmerzen nach Lumbalpunktion ohne Insufflation treten mit einer Häufigkeit von 13–26% (AZIZ *et al.*, 1968; ALLEN, 1934) auf und bedingen in etwa 5% eine vorübergehende Arbeitsunfähigkeit (ANDROS *et al.*, 1949). Charakteristisch für sie ist das Auftreten erst mehrere Stunden nach dem Eingriff, eine vorwiegend frontale Lokalisation, Verschlimmerung bei senkrechter Körperposition, gelegentliches Übelsein und Erbrechen sowie erschwerte Fixation von Objekten infolge Lähmung der Hirnnerven III oder VI (BARUCH, 1920; SETHIAN *et al.*, 1972). Die Beschwerden dauern gewöhnlich 5–6 Tage, in seltenen Fällen sogar 2–3 Wochen (DANA, 1917) und werden in erster Linie auf eine Stichlochdrainage zurückgeführt (SICARD, 1902; STRECKER, 1924), die um so seltener und schwächer auftritt, je korrekter die Punktionstechnik und je dünner die Punktionskanüle ist (VANDAM und DRIPPS, 1956).

Kopfschmerzen als Soforterscheinung bei und kurze Zeit nach Ventrikulographie sind nicht so häufig und intensiv wie nach Enzephalographie; als Spätfolge jedoch beobachteten DENK (1923) und JUŽELEVSKIJ (1930) Stunden und Tage nach Ventrikulographie dieselben Reaktionen wie nach Enzephalographie. Frequenz und Intensität der Kopfschmerzen sowie auch vegetative Reaktionen nach subokzipitaler Luftinjektion sollen wesentlich geringer sein als nach lumbaler Auffüllung; ASK-UPMARK (1932), BECKER und RADTKE (1949b), JANTZ (1953) sowie MULLAN und PINEDA (1959) konnten ihre Bewertung jedoch nur auf praktische Erfahrungen und nicht auf statistisch aussagekräftige Vergleichsserien stützen. SCHIERSMANN (1952) hält beide Insufflationsmethoden für gleich unangenehm. Mit der Möglichkeit einer „gesteuerten" Insufflation dank der BV-FS-Kontrolle kann dieser Meinungsunterschied als überholt und als zugunsten der lumbalen Methoden entschieden angesehen werden.

Häufigkeit und Schwere der Kopfschmerzen nach PEG im Kindesalter werden als im wesentlichen vergleichbar mit den Erscheinungen bei Erwachsenen referiert (ANDERSON, 1951; BOESEN und AARKROG, 1967; BRENNER, 1942).

Die ausschließliche Ventrikelfüllung, sei es durch direkte oder indirekte Insufflation, verursacht bei Patienten ohne eine Hirnläsion keine Kopfschmerzen (JÜNGLING, 1922; BREWER, 1937; LINDGREN, 1957). Nach lumbaler Enzephalographie kommt es praktisch immer zu Kopfschmerzen und vegetativen Beschwerden (P. HUBER, 1970; PAYK, 1974); eine Beschwerdefreiheit in 22% (WHITE *et al.*, 1973) oder 42% (GEILE und UDVARHELYI, 1954) stellt eine Ausnahme dar und läßt zusätzliche Faktoren vermuten. So wird die

Pneumographie auffallend gut vertragen bei Paralytikern, Luikern (GINZBERG, 1930), bei organischer Demenz verschiedener Ätiologie und manchen Psychosen (SCHIERSMANN, 1952; P. HUBER, 1970).

Dauer und Schwere der Kopfschmerzen oder anderer Folgeerscheinungen verhalten sich umgekehrt zur Größe der Ventrikel und stehen in direktem Verhältnis zur Menge des injizierten Gases (DAVIDOFF und DYKE, 1951; CHASTINET, 1953), Liquordruckschwankungen während der Insufflation und deren Schnelligkeit. Über die Bedeutung der chemischen Beschaffenheit des Kontrastgases, s.S. 105.

Kopfschmerzen infolge einer Liquordrucksteigerung stellen eine seltene Ausnahme dar (KUNKLE *et al.*, 1943). Physiologische Druckschwankungen von mindestens 300 mm H_2O zwischen aufrechter und maximaler Kopftieflage und auch ein Überdruck bei lumbaler Myelographie bis etwa 800 mm H_2O verursachen keine Kopfschmerzen (SÄKER, 1950; JANTZ, 1953). Hingegen ruft eine Liquordruckminderung durch Abfluß von nur 20 ml bei normalen Personen regelmäßig beträchtliche Kopfschmerzen hervor (KUNKLE *et al.*, 1943).

Der fraktionierte Austausch geringerer Volumina unter Überdruck (BECKER und RADTKE, 1949a und b; LINDGREN, 1949; SLOSBERG und BORNSTEIN, 1955; und SLOSBERG *et al.*, 1955) brachte eine deutliche Herabsetzung von Morbidität und Mortalität der Enzephalographie. Die langsame Injektion eines kleinen Luftvolumens bis zu 15 ml — Prinzip der „Répérage ventriculaire" nach LARUELLE (1933) — bewirkt keine wesentlichen Beschwerden (HUGHES, 1972). RUGGIERO *et al.* (1974) beobachteten, daß die Kopfschmerzen nach totaler Enzephalographie im Vergleich zur subtotalen nicht vor 2—3 Tagen abklangen und damit mindestens 2mal länger als gewöhnlich andauerten.

ELSBERG und SOUTHERLAND beschrieben bereits 1934, daß die Kopfschmerzen einsetzen, wenn das Kontrastgas den III. Ventrikel oder die Cisterna chiasmatis erreicht hat. STORCH *et al.* (1940) insufflierten bei 20 Versuchspersonen fraktioniert lumbal, und durch Korrelation der radiologisch lokalisierten Luftdepots mit den geschilderten Kopfschmerzen ordneten sie diese einer direkten Reizwirkung der Luft zu an den vaskulären und perivaskulären Nerven im Bereich der Cisterna magna und unteren Anteil der Cisterna interpeduncularis, in der Cisterna prä- und postchiasmatica und der Cisterna ambiens. In ähnlichem Verfahren bestätigten BECKER und RADTKE (1949b), daß der Kopfschmerz eine eindeutige Folge des Luftübertritts in die Cisterna lateralis, interhemisphaerica und ambiens ist. Neben dieser Reizwirkung des Kontrastgases nehmen SÄKER (1950), KUHLENDAHL (1950) und WEISE *et al.* (1950) einen mechanischen Faktor an; die normale Schwimmlage des Gehirns im Liquormantel (SCHALTENBRAND, 1949) wird so verändert, daß eine reguläre Zugwirkung an den mit sensiblen Rezeptoren versehenen Brückenvenen, der Pia und den basalen Hirnnerven entsteht. DU PONT und SPHIRE (1972) vermuteten einen weiteren, durch den Liquorverlust verursachten Gefäßreflex mit kompensatorischer Erweiterung derselben und vaskulären Kopfschmerz infolge Ödem der Gefäßwände und der perivaskulären Strukturen.

HAMMER (1973) ging von diesen Vorstellungen aus und hat während des „Purzelbaums" bei Patient in Kopftieflage die in den Lumbalsack aufgestiegene Luft durch die noch liegende Kanüle weitgehend entfernt; Kopfschmerzen und Erbrechen sind daraufhin in wesentlich geringerem Maße aufgetreten.

2. Übelkeit und Erbrechen

Nausea und Vomitus werden gewöhnlich eingeleitet durch erhöhte Salivation und Schleimhautsekretion der Atemwege sowie kalten Schweißausbruch. Verglichen mit den untersuchungsbedingten Kopfschmerzen sind sie zwar weniger häufig, jedoch nicht weniger unangenehm. Die Angaben über ihre Frequenz schwanken zwischen 5% und 34% (Cravioto *et al.*, 1957; White *et al.*, 1973) und müssen unter Berücksichtigung der angewandten Untersuchungstechnik, Prä- und Postmedikation, der vegetativen Konstitution und Grunderkrankung des Patienten gewertet werden. Meist treten sie nur am Ende der Untersuchung auf, können aber bis zu 5 Tage anhalten. Auch bei Kindern werden sie als häufig während der ersten 24 h angegeben (Boesen und Aarkrog, 1967), wobei die schweren Reaktionen sich häufiger bei jüngeren Kindern einstellen (Hagberg *et al.*, 1959; Mortier und Udvarhelyi, 1969). So berichteten Kiss und Kerpel-Fronius (1937) über einen lebensbedrohlichen, kollapsartigen Zustand durch unstillbares Erbrechen. Eine plötzliche und kritische Verschlechterung der Atmung und des Kreislaufs nach Enzephalographie bzw. Ventrikulographie bei Kleinkindern sahen Bahl und Wadwa (1967) bzw. Gardner und Nichols (1933) und konnten den zugrundeliegenden Über- und Unterdruck im Ventrikelsystem durch Direktpunktion noch erfolgreich beheben.

3. Krampfanfälle

Bei einem bereits bestehenden Anfallsleiden kann die Belastung durch die Untersuchung einen Anfall auslösen (Juželevskij, 1930). In 3–5% sah Schiefer (1967) meist einmalige Anfälle während oder nach der Luftfüllung; diese können auch wiederholt auftreten (Herrmann, 1925).

Bei einem pädiatrischen Krankengut beobachteten Poser und Taveras (1955) Krampfanfälle in 2% der Untersuchungen.

4. Psychische Veränderungen

Als Reaktion nach PEG registrierte Oesterreich (1965) in 40% einen vom Grundleiden unabhängigen Symptomenkomplex, entsprechend dem Wieckschen Durchgangssyndrom. Ein ähnliches psycho-organisches Syndrom fanden Potthoff *et al.* (1972) in 4,8% von 2000 enzephalographierten Parkinsonpatienten; sie wiesen auf die Gefahr hieraus resultierender sekundärer Komplikationen seitens des Herzkreislauf- und Atemsystems hin. Einen hochgradigen, monatelangen akinetischen Zustand sah Grotjahn (1936) im Anschluß an 7 (von 89) Ventrikulographien bei Jugendlichen; 6mal fand sich eine langsam wachsende Geschwulst im Mittellinienbereich. Eine während der Luftenzephalographie einsetzende, starke Bewußtseinstrübung, die sich von einer Schlafsucht zu einer „Luftnarkose" vertiefen kann und nach Beendigung der Untersuchung oder bei Flachlagerung rasch verschwindet, beeindruckte Bogin *et al.* (1931), Gött (1932), Goette (1932) und Schiersmann (1952). Diesen Zustand setzte Oesterreich (1967) allerdings einem Kollaps gleich.

5. Vaskuläre Komplikationen

Zwei Fälle von Verschluß der Carotis interna kurze Zeit nach unauffällig verlaufender Enzephalographie beschrieben Solomon und Barron (1957); 5 weitere von ihnen aus der Literatur zitierte Beobachtungen hatten allerdings einen Blutdruckabfall während der Untersuchung gezeigt. Dodge *et al.* (1954) stellten bei einem 3 Tage nach regelrechter Pneumographie seziertem, 47jährigen Mann einen frischen Anteriorverschluß beidseits fest. Abeles und Schneider (1935) führten den Tod eines älteren Patienten 17 h nach Hirnkammerdarstellung auf eine hierdurch ausgelöste, exzessive Vagus-Stimulation mit Herzversagen zurück. Ein untersuchungsbedingtes Parinaud-Syndrom sahen Cappelli und PARDUCCI (1969) nach einem Jahr fast völlig zurückgehen und hielten ätiologisch eine Durchblutungsstörung im Bereich der Commissura posterior für möglich.

6. Epi- oder subdurale Blutungen

Von den meisten Autoren wird ein Absinken des Schädelinnendruckes während oder nach Pneumographie als häufigste Ursache dieser Komplikation angesehen. Nach Enzephalographie handelt es sich fast ausnahmslos um ein subdurales und zumeist chronisches Hämatom (KHALIFEH *et al.*, 1964; CALKINS *et al.*, 1967; SESHIA, 1971). ROBINSON (1957) diagnostizierte ein solches Hämatom am 5. Tag nach PEG. SESHIA (1971) und RITTER (1975) erwogen als zusätzlichen kausalen Faktor eine Blutgerinnungsstörung durch Ovulationshemmer oder Antikoagulantien. Die Frage des Zusammenhanges zwischen einer akzidentellen Subduralfüllung bei pediatrischen Enzephalographien und nachfolgendem subduralem Hämatom ist noch streitig (s.S. 102). Nach Ventrikulographie tritt ein Hämatom fast stets extradural und akut auf. Verglichen mit einem Erguß nach Enzephalographie ist es häufiger und prognostisch weitaus ungünstiger. Fallberichte stammen von AMELI und SODEIFY (1965), ARIAS und VORIS (1968), HAFT *et al.* (1960), SENGUPTA und HANKINSON (1972). Über zwei derartige Hämatome und ein weiteres subdurales und intracerebrales nach Ventrikulographie berichtete SCHORSTEIN (1942). Auch bei der Ruptur eines Anterior-Aneurysmas einige Stunden nach PEG hielten ROMANO und SCHISANO (1970) ein Absinken des Schädelinnendrucks für die wahrscheinliche Ursache.

7. Gasembolie

Diese enzephalographische Komplikation konnte diagnostisch gesichert werden durch Fundoskopie bei einer Zentralarterienembolie mit vorübergehender Erblindung durch REMKY (1949) und radiologisch bei einer intrakardialen Gasembolie durch L.C. GARDNER (1971). Klinisch-auskulatatorisch erfaßten diesen Zwischenfall NIOCHET und GARCIA (1965), PAUL und MUNSON (1976) und YOUNGBERG *et al.* (1975); bei diesen Autoren war der Verlauf folgenlos dank Linksseitenlage des Patienten und Herzmassage (L.C. GARDNER, 1971), beschleunigte Elimination des Kontrast-Lachgases durch 100%ige Sauerstoffbeatmung (PAUL und MUNSON, 1976) oder Aspiration des intrakardialen Gasdepots durch einen prophylaktisch gelegten Vorhofkatheters (YOUNGBERG *et al.*, 1975). Über einen tödlichen Ausgang berichteten COLEMAN (1949), COLEMAN *et al.* (1950), KING und OTENASEK (1948) in je 2 Fällen und HEPPNER (1952) in einem Fall, bei dem die Sektion eine punktionsverletzte Ependymvene als Eintritt der Gasembolie nachwies. Auch die anderen Autoren schuldigten eine akzidentelle intravasale Lage der Punktionskanüle subokzipital oder lumbal an.

8. Infektionen u.a.

Nach Pneumenzephalographie kam es zu einer Meningitis durch Staphylococcus oder Bacillus pyocyaneus bei Patienten von KISLAK *et al.* (1962), IWASAKI und MOTINAGA (1939) und KERMAN *et al.* (1943). Nach Ventrikulographie bzw. Subdurographie bei hydrocephalen Kindern beobachtete HOOK (1965) 4mal (=4% seiner Fälle) eine Meningitis.

Über eine extreme Ventrikelvergrößerung frontal mit zusätzlicher Zystenbildung im Verlauf von 3 Tagen nach PEG und prompter klinischer Besserung nach lumbaler Luftentfernung in Kopfhängelage berichteten ROVIRA und BARLUENGA (1967). MICHAUX *et al.* (1951) beobachteten ein 17 Monate nach unauffälligem PEG anhaltendes adiposogenitales Syndrom bei einem jungen Mädchen.

9. Hirnläsionen nach Ventrikelpunktion

In 13,5% von 203 Patienten verifizierte FALK (1951 und 1953) im Verlauf des Stichkanals oder des Bohrlochs Verkalkungen; diese traten frühestens 6 Monate nach Ventrikelpunktion auf und waren klinisch stumm. Porenzephalische Höhlen als Folgen einer Ventrikelpunktion wurden in Einzelberichten von BARRETT und MENDELSOHN (1965), DEKABAN (1958), JENKINS (1967), K. MÜLLER und KOHLHEB (1968) und SALMON (1967) beschrieben. Ätiologisch wurde eine autolytische Parenchymnekrose infolge Einströmens von Liquor unter Druck in das Hirngewebe angenommen und auf die differentialdiagnostische Abgrenzung gegenüber spontanen Druckdivertikeln bei Hydrozephalus (meist infratentoriell, seltener parieto-okzipital und nie fronto-präzentral) hingewiesen. GRAINGER und LORBER (1963) werteten die Ventrikulographien von 323 Kindern aus und fanden insgesamt 28 postpunktionelle Divertikelbildungen; die durchschnittliche Wahrscheinlichkeit einer Höhlenbildung nach Ventrikelpunktion schätzten sie aufgrund ihrer Beobachtungen auf 75% ein.

Visusveränderungen nach Ventrikulographie. Die Fallberichte von insgesamt 19 Patienten (BAUDOUIN *et al.*, 1936; LOSSIUS, 1956; MASSON, 1933; REDSLOB *et al.*, 1939; REESE, 1954; RINALDI *et al.*, 1962) zeigten insgesamt ein plötzliches Einsetzen der Visusstörung unmittelbar nach der Ventrikulographie, eine häufige Anosognosie (Anton-Syndrom) und — wenn kein anderweitiger pathologischer Prozeß vorlag — eine meist vollkommene, spontane Besserung innerhalb von 5 Tagen (nur einmal erst nach 26 Tagen). Eine solche Komplikation kam in 1—6% der okzipitalen Ventrikelpunktionen vor (BAUDOUIN *et al.*, 1936) und wurde weniger einer direkten Verletzung der Sehstrahlung als vielmehr einer Ischämie der Sehrinde infolge Hirnödem oder Minderdurchblutung durch Gefäßspasmus oder Kompression der A. cerebri posterior im Tentoriumschlitz zugeschrieben. Auch SCHLESINGER (1937) beobachtete in 1% seiner Ventrikulographien einen vorübergehenden reflektorischen Angiospasmus im Bereich der Sehsphäre. Sonstige, prognostisch meist gutartige Visusveränderungen nach Ventrikulographie beobachtete RASMUSSEN (1970) bei seinen 365 Patienten: eine bilaterale homonyme Hemianopsie in 2,4%, andere geringergradige Gesichtsfeldausfälle in 2,1% und Schleiersehen, fliegende Punkte oder eine vorübergehende Mydriasis in 3,6%. Bei einem Patienten von SEYFEDDINNIPUR (1975) trat wenige Tage nach einer regelrechten Enzephalographie eine beidseitige Stauungspapille bis zu 3 Dioptrien mit Blutungen auf, die nur langsam in 5 Monaten, aber folgenlos zurückging.

Intrazerebrale Blutungen. TÖNNIS (1948) wies darauf hin, daß eine ungestüme Ventrikelentleerung eine Tumorblutung oder eine Volumenzunahme des Hirns infolge der bestehenden Ödem- und Schwellungsbereitschaft herbeiführen kann. VON STRENGE (1948) ergänzte, daß neben dieser Entlastungsblutung eine wesentliche Rolle die venöse Stauung infolge behinderter Zirkulation bei Hirndrucksteigerung sowie die funktionelle Unterwertigkeit des Tumorkreislaufes spielen. RIECHERT (1950) sah diese Blutungen auch subependymär, von denen GUTTMANN (1936) zwei Fälle und LAUX (1956) 7 weitere Fälle (=0,06% seines gesamten Materials) hinzufügten. MOSELEY *et al.* (1975) wiesen auf die Gefahr einer Hirnblutung durch die Rotationstechnik in motorischen Untersuchungsstühlen hin.

H. Mortalität

Eine vergleichende Wertung der in der Literatur angegebenen Todesfälle bei Ventrikulo- oder Enzephalographie stößt auf größte Schwierigkeiten, da Faktoren von entscheidender

Bedeutung: Untersuchungstechnik, Grunderkrankung, zeitlicher Zusammenhang mit der Untersuchung oder einer nachfolgenden Hirnoperation sich oft erheblich unterscheiden oder nur unzureichend angegeben werden.

Die Mortalität nach Ventrikulographie muß vergleichsweise höhere Ziffern aufweisen, da zumeist ein besonders kritisches Krankheitsbild zur Indikation dieser Art der Pneumographie führt. Die Sterblichkeit machte bei GRANT (1932) in seiner ersten Serie noch 8,2% aus, sank aber mit zunehmender Erfahrung rasch auf 6,2% herab. Betrug sie bei HEIDRICH (1927) noch 12,3%, so sah DANDY in den letzten 10 Jahren seiner Tätigkeit nur noch einen Todesfall. RUGGIERO *et al.* (1974) verloren mit der Technik nach CALABRO bei den letzten 15 Untersuchungen keinen ihrer Patienten.

Eine Sammelstatistik der Todesfälle nach Enzephalographie seit BINGEL ohne Berücksichtigung der Füllungsmethoden, die wir RUGGIERO *et al.* (1969) verdanken, ergab bei 13065 Untersuchungen eine Häufigkeit von 0,34%. Die Häufigkeit in ihrem eigenen Krankengut – 523 fraktionierte Enzephalographien auch bei Patienten mit Schädelinnendruckzeichen – betrug 0,76%. Die Vertreter der „Verdrängungsenzephalographie", SLOSBERG *et al.* (1950) und CRAVIOTO *et al.* (1957), hatten bei insgesamt 335 Patienten keinen Todesfall zu beklagen. WACKENHEIM und BOURJAT (1968) beobachteten bei 8000 Untersuchungen mit fraktionierter Enzephalographie keinen schweren Zwischenfall. LEMERE und BARNACLE (1936), die allerdings jeden Todesfall innerhalb von einem Monat nach der Enzephalographie registrierten, verzeichneten bei fehlender oder zusätzlicher Subduralfüllung eine Mortalität von 1,2 bzw. 3,1%. Eine besondere Gefährdung von Kindern ist nicht nachzuweisen (ANDERSON, 1951; CHARASH und DUNNING, 1956; SCHIEFER, 1964).

Als direkt mit dem Pneumogramm in Zusammenhang zu bringende letale Ursachen finden sich vegetative Entgleisungen mit Herz- oder Atemstillstand (ABELES und SCHNEIDER, 1935; SPITZ *et al.*, 1962), Gasembolien (JACOBY *et al.*, 1959), subdurale oder seltene extradurale Hämatome (ROBINSON, 1957; HAFT *et al.*, 1960), Ruptur von klinisch stummen Hirnabszessen (BERGLEITER, 1964) sowie Herniationen im Bereich des Tentoriumschlitzes oder weitaus häufiger des Hinterhauptslochs (FALK, 1953).

I. Strahlenbelastung

Meßdaten über die Strahlenbelastung während einer Ventrikulo- oder Enzephalographie sind nur sehr vereinzelt veröffentlicht worden. DAVIDOFF und DYKE (1932 und 1951) stellten mit Hilfe einer Ionisationskammer und bei einer Untersuchungstechnik von 16–20 Aufnahmen eine Patientenbelastung von noch nicht 200 R fest.

DECKER (1957) bestimmte die Strahlenbelastung bei Bildverstärkerbetrieb an einem adaptierten UGX-Gerät auf 9 R/min und bei Kinofilmbetrieb auf 36 R/min; die durchschnittliche Belastung für den Untersucher betrug bei 2–3 Untersuchungen/Tag am Körper durchschnittlich 0,1 R/Woche. Für eine Ventrikulographie mit 4 Bildern ermittelten ANTOKU *et al.* (1972) eine Hautdosis von 3840 mrad und eine Gonadendosis unter 0,01 mrad. Angaben über die Dosis an der Augenhornhaut bei PEG mit Bildverstärker und Tomographien nach ISHERWOOD *et al.* (1975) schwanken entsprechend der Untersuchungstechnik und der darzustellenden Region; bei Durchleuchtungswerten von 40 s bis 1 min, 62–75 kV und 64–100 mAs betrug sie durchschnittlich 2,0 rad mit einer Standardabweichung von 1,5 rad; bei ausgedehnten Tomographien der Hypophyse und der suprasellären Region wurden Dosen bis 16,6 rad gemessen.

J. Therapeutische Wirkungen

Bereits 1919 prägten DELAY *et al.* die Bezeichnung „Pneumothérapie cérébrale" für einen therapeutischen Effekt der intrathekalen Luftinjektion.

Meningitis. SHARP (1921) schrieb bei diesem Krankheitsbild beobachtete günstige Wirkungen der Sprengung von Verklebungen im Liquorraum zu; BINGEL (1922a und 1928a) führte sie auf eine Herabsetzung des Liquordrucks zurück. REICHE (1923) hingegen sah keine positive Beeinflussung durch Sauerstoffinsufflation bei 4 Fällen von tuberkulöser Meningitis, von denen einer durch eine Gasembolie sogar ad exitus kam. Auch die Patienten von FRIEDEMANN (1928) wurden nicht gebessert.

Epilepsie. WARTENBERG (1939) konnte ebenso wie zahlreiche andere Autoren keine Heilung beobachten. Die Angaben über ein längeres Sistieren oder einen Rückgang der Anfallshäufigkeit schwanken stark. Einerseits erzielte MEUMANN (1930a) bei 21 Epileptikern nach Pneumotherapie in 50% mehr oder weniger gute Erfolge, andererseits registrierte DICKERSON (1941) bei nur 2 von 122 Fällen einen Erfolg in Form von maximal 6monatiger Anfallsfreiheit, und eine größere Anzahl Patienten verschlechterte sich sogar. Zwischen diesen Extremen liegen die Angaben von SCHALTENBRAND (1935) sowie MAYR und DE REYA (1950); diese Autoren erzielten bessere Resultate mit der subduralen als mit der subarachnoidalen Luftfüllung. Einen Status epilepticus mittels intrathekaler Lufteinblasung zu durchbrechen gelang bereits BINGEL (1928) und FRIEDEMANN (1928) in 23 von 24 Fällen; diese Maßnahme wurde jedoch als ultima ratio erachtet. Auch FRIEDMANN und SCHEINKER (1933) beobachteten in 25% von 43 Fällen im Status eine gute Wirkung.

Zustand nach Schädelhirntrauma. WARTENBERG berichtete 1926 über die günstige Beeinflussung von 4 Fällen und FRIEDEMANN (1932) über den Rückgang frontaler psychischer Veränderungen bei einem Fall, nachdem er noch 1928 keine Besserung von Commotionsneurosen feststellen konnte. JESSEN (1933) erreichte in 4 von 10 Patienten mit posttraumatischen Kopfschmerzen eine günstige Wirkung, konnte allerdings suggestive Faktoren nicht sicher ausschließen. KORNBLUM und GRANT (1934) waren der Ansicht, daß der therapeutische Effekt außer beim posttraumatischen Kopfschmerz sehr zweifelhaft ist. Nach subduraler Pneumotherapie sahen PENFIELD und NORCROSS (1936) bei 25 Posttraumatikern in 50% eine totale und in 12% eine teilweise Besserung der Kopfschmerzen sowie in 48% einen vollkommenen und in 24% einen partiellen Rückgang der Schwindelerscheinungen.

Narkolepsie. Zwei Patienten mit Schädelhirntrauma in der Anamnese besserten sich vollkommen nach lumbalem PEG (DANIELS, 1932).

Adiposo-genitales-Syndrom. Je ein Fall von DELAY *et al.* (1919) sowie PUECH *et al.* (1936) normalisierten sich langsam im Anschluß an eine pneumographische Untersuchung.

Diabetes insipidus. JONES und MATTE (1940) berichteten über die Heilung eines Falles nach Pneumographie; zwei Fälle von DELAY *et al.* (1919) besserten sich jedoch nur vorübergehend.

Keine therapeutische Wirkung beobachtete FRIEDEMANN (1928) bei progressiver Paralyse, Schizophrenie, manisch-depressivem Irresein und Tabes dorsalis. Unbeeinflußt durch PEG zeigten sich auch die posttraumatischen Kopfschmerzen bei 8 Patienten von ABBOTT (1934). Auch ECKSTEIN (1927) sah sich außerstande, einwandfreie therapeutische Erfolge der „Luftausblasung" zuschreiben zu können, besonders nicht bei Epileptikern.

Psychiatrische Erkrankungen.

Bei endogenen Psychosen wurden einzelne therapeutische Erfolge berichtet. MOORE *et al.* (1933), KISIMOTO (1935), WHITAKER (1937) sahen in einzelnen Fällen von Schizophrenie und Zyklothymie günstige Wirkungen. Eine klinische Besserung besonders bei Katatonien mit vollständiger Remission in einem Fall beobachtete MOORE *et al.* (1933). Eine gelegentliche Besserung bei zyklothymen Depressionen fand DELAY (1944). 1946 beschrieben GUIRAUD und MORICE die Heilung von 5 unter 7 Psychosen, 1949 BOREL und POUJOL eine mehr oder weniger vollständige Remission bei 6 unter 9 frischen Schizophrenien, wogegen 8 ältere Fälle unbeeinflußt blieben. Bei nur 2 von 50 Schizophrenen stellten SANTAGATI und DE SANCTIS (1953) einen vorübergehenden, allerdings deutlichen Erfolg fest. H.E. KEHRER (1932) hielt die Enzephalographie in vereinzelten, seltenen Fällen sogar einer Elektroschockbehandlung für überlegen, während JANTZ (1953) sich eher sehr vorsichtig und zurückhaltend über die Pneumotherapie und ihre Wirkungen äußerte.

Keine der Veröffentlichungen wird jedoch den Forderungen moderner Statistik gerecht. Außerdem wirken beim klinischen Aufenthalt so zahlreiche Faktoren auf den Patienten ein, als daß ausschließlich einer einzigen Maßnahme wie der Pneumographie die therapeutische Wirkung mit Sicherheit beigemessen werden könnte (DAVIDOFF und DYKE, 1951). Der allgemeingültige Nachweis einer therapeutischen Wirksamkeit der intrakraniellen Luftinjektion kann somit nicht als erbracht angesehen werden.

K. Indikationen der Pneumographie

Auf keinen Fall darf die Enzephalographie oder Ventrikulographie an Stelle einer sorgfältigen neurologischen Untersuchung oder zur Befriedigung ärztlicher Neugier angewandt werden (ADSON, 1932). Wie auch jede andere Untersuchungsmethode ist die Pneumographie nur etwas wert, wenn sie in eine klinisch-diagnostische Gesamtschau eingebaut wird (BRONISCH, 1948).

Die Enzephalographie ist indiziert:

1. Bei raumforderndem Prozeß supra- oder infratentoriell, wenn die Angiographie der Karotis oder der Vertebralis normal erscheint oder unklar ist, vor allem im Bereich des Hirnstamms, des Balkens, intraventrikulär oder der Zisternen (MUMENTHALER, 1973). Bei Verdacht auf einen noch auf den inneren Gehörgang beschränkten Tumor geben WENDE und LÜDECKE (1971) der Zisternographie mit öligem Kontrastmittel den Vorzug.

2. Bei Hydrozephalus in seinen verschiedenen Formen als frühkindliche Hirnschädigung, generalisierte oder lokalisierte Hirnatrophie infolge eines Schrumpfungsprozesses unterschiedlicher Genese, Folgezustand nach Hirntrauma (VESTERDAHL *et al.*, 1954), Hirnmißbildungen etc.

3. Bei Anfallsleiden und ihrer Unterscheidung zwischen symptomatischer oder idiopathischer Epilepsie, besonders wenn das EEG eine Herdstörung und damit einen Seitenhinweis nicht zu erfassen vermochte (SCHEID, 1968).

4. Zur Differentialdiagnose psychogener und organischer Krankheiten (TROLLE und FOG, 1951).

5. Bei Kontrastmittelunverträglichkeit und somit risikoreicher Angiographie (MOODY, 1972).

Die Indikation bei kindlichem Schwachsinn wird zwar von CASAMAJOR *et al.* (1949) und HAGBERG *et al.* (1959) weitgehend abgelehnt, im allgemeinen jedoch bejaht (z.B. LAW, 1936; VESTERDAHL *et al.*, 1954).

Die Indikation zur *Ventrikulographie* hat sich mit der Entwicklung der Pneumographietechnik gewandelt. Solange die Resultate der fraktionierten und vor allem der Überdruck-Enzephalographie noch nicht bekannt waren, galt die Regel, daß bei klinischen Zeichen einer Schädelinnendrucksteigerung oder einer Stauungspapille von mehr als 2 Dioptrien (GRANT, 1932; MERREM, 1955) ausschließlich eine ventrikulographische Untersuchung angezeigt sei. Bereits GARDNER und NICHOLS (1933) hingegen beobachteten bei 33 Patienten mit Stauungspapillen keine prohibitiven Nebenwirkungen nach einer lumbalen Enzephalographie, bei der während der ganzen Zeit der Liquordruck auf dem Ausgangswert gehalten wurde. SHELDON *et al.* (1953) empfahlen bei Schädelinnendrucksteigerung keinen Liquor zu entnehmen, SCHMIDT-WITTKAMP (1969) eine vorherige, optimale Entwässerung und Injektion von 8—15 ml Luft unter Überdruckbedingungen. NORLÉN und WICKBOM (1958) versuchten stets, an erster Stelle ein PEG durchzuführen, legten aber prophylaktisch ein Bohrloch zur eventuellen Druckentlastung an. DAVID (1956) beeindruckte intra operationem das Fehlen oder geringe Ausmaß ödematöser Hirnreaktionen seiner kürzlich enzephalographierten Patienten und hielt bereits 1954 die Methode nach LINDGREN für nicht kontraindiziert bei Hirntumoren. Auch bei einer Stauungspapille mittleren Grades erachtete ZÜLCH (1968) die Pneumencephalographie für noch möglich.

RUGGIERO (1950) sowie SHAPIRO und ROBINSON (1959) wiesen auf weitere Vorteile der Enzephalographie gegenüber der Ventrikulographie hin: Vollständige Untersuchung mit gleichzeitiger Darstellung von Ventrikeln und Zisternen, schnelleres und einfacheres Untersuchungsverfahren und geringeres Risiko (DRESSLER und ALBRECHT, 1956) für den Patienten. Diese Bewertung wird möglicherweise Abschwächungen und Einschränkungen erfahren, wenn vergleichbare Ergebnisse mit der positiven, wasserlöslichen Ventrikulographie (KUNZE, 1974) vorliegen.

L. Kontraindikationen

Das Pneumogramm ist kontrainjiziert (BERGLEITER, 1962) bei subarachnoidaler oder intrazerebraler Massenblutung, frischer Hirnkontusion, akuter Enzephalitis, Encephalomyelitis disseminata oder extremem Hydrozephalus bei Kindern (KAUTZKY *et al.*, 1976).

Der Pneumographie vorzuziehen ist die Angiographie, wenn der neurologische Befund auf einen Gefäßprozeß, eine Gefäßgeschwulst oder einen Großhirnhemisphärentumor hinweist oder wenn die Untersuchung zur Abklärung der Hirndurchlaufzeit oder eines Schädelhirntraumas dient (FRIEDMANN *et al.*, 1962; FRIEDMANN und KRENKEL, 1968).

Der diagnostische Stellenwert des Schädel-Computer-Tomogramms läßt sich noch nicht endgültig abgrenzen, solange seine apparative Entwicklung noch nicht abgeschlossen ist. Diese Methode wird sicherlich schon aufgrund ihrer im Gegensatz zum bisherigen Darstellungsverfahren der Gefäße und Liquorräume nicht aggressiven Arbeitsweise als erstes Untersuchungsverfahren eingesetzt werden und die Pneumographie in vielen Punkten ablösen. Dies betrifft insbesondere die atrophischen Prozesse, Hirninfarkt und -blutungen, Schädelhirntraumen, entzündliche Erkrankungen, Hirnmißbildungen und -tumoren (KAUTZKY *et al.*, 1976).

Literatur

ABBOTT, W.D.: The value of encephalography as a diagnostic and therapeutic agent. Radiology, **23**, 672–676 (1934)

ABELES, M.M., SCHNEIDER, D.E.: Electrocardiographic changes during encephalography (20 cases). Amer. J. med. Sci. **190**, 673–676 (1935)

ADSON, A.W.: The evaluation of pneumoventriculography and encephalography. Amer. J. Roentgenol. **27**, 657–685 (1932)

ADSON, A.W.: Evaluation of pneumoventriculography and encephalography. Amer. J. Roentgenol. **27**, 657–685 (1932)

AGOSTINI, A., PODDA, M., SIGNORONI, G.: Stress and metabolic alcalosis. N. Engl. J. Med. **280**, 277 (1969)

AHLGREN, P.: Dehydrobenzperidol som praemedicinering ved pneumoencefalografi. Nord. Med. **85**, 479 (1971)

AIRD, R.B.: Experimental encephalography with anesthetic gases. Proc. Soc. Exper. Biol. Med. **31**, 715–717 (1934)

AIRD, R.B.: Experimental encephalography with anesthetic gases. Arch. Surg. **32**, 193–217 (1936)

AIRD, R.B.: Encephalography anesthetic gases. Arch. Surg. **34**, 853–867 (1937)

AIRD, R.B.: The absorption of ethylene gas following encephalography, with a clinical correlation in 164 cases. Radiology **30**, 320–336 (1938)

ALAJOUANINE, T., CASTAIGNE, P., GOULON, M., AUBERT, P., PEREZ, Z.: La pneumoencephalographie dans les tumeurs de l'angle ponto-cerebelleux. Rev. neurol. **96**, 181–195 (1957)

ALBERTI, J. ANDREWS, J., WILSON, G.: Posterior fossa tomography during encephalography. Acta radiol. **9**, 128–131 (1969)

ALBERTI, J., HANAFEE, W., WILSON, G., BETHUNE, R.: Unsuspected pulmonary collapse during neuroradiologic procedures. Radiology **89**, 316–320 (1967)

ALLEN, H.W.: Headache following lumbar puncture. Brit. Med. J. **2**, 349 (1934)

ALLEN, J.P., KENDALL, J.W., MCGILVRA, R., LAMORENA T.L., CASTRO, A.: Adrenocorticotrophic and Growth Hormone Secretion; Studies During Pneumoencephalography. Arch. Neurol. **31**, 325–328 (1974)

ALTHER, E.: Operative Diagnostik. In: K.-A. BUSHE, P. GLEES, Chirurgie des Gehirns und Rückenmarks im Kindes- und Jugendalter. Stuttgart: Hippokrates Verlag 1968, S. 255–287

AMELI, N.O., SODEIFY, N.: Anterior fossa extradural haematoma following ventriculography through posterior burr-holes. Acta neurochir. **13**, 464–468 (1965)

AMLER, G.: Pneumencephalographie unter Kontrolle des Bildverstärkers. Nervenarzt **35**, 509–512 (1964)

AMPLATZ, K.: An improved chair for pneumoencephalography and autotomography. Amer. J. Roentgenol. **90**, 184–188 (1963)

AMPLATZ, K.: Autotomography. Amer. J. Roentgenol. **117**, 896–902 (1973)

AMUNDSEN, P.: The use of tomography in gas encephalography. J. Oslo city hosp. **18**, 145–156 (1968)

AMUNDSEN, P.: Gas encephalography with the Polytome. Neurorad. **5**, 65–69 (1973)

AMUNDSEN, P.: Enzephalographie am Polytom. Roentgenblätter **26**, 113–116 (1973)

AMUNDSEN, P., GRIMSRUD, O.K.: Height of fourth ventricle in normal encephalograms. Acta radiol. **4**, 257–261 (1966)

ANDERSON, F.M.: Pneumoencephalography in children. A review of 400 cases. Bull. Los Angeles Neurol. Soc. **16**, 125–136 (1951)

ANDERSON, G.C.: Diskussionsbeitrag zu BETHEA, W.R. Radiology **12**, 142–150 (1933)

ANDROS, G.J., PRIDDLE, H.D., BETHEA, R.C.: Saddle block spinal anesthesia in obstetrics, with special reference to the use of metycaine. Anesthesiology **10**, 517–528 (1949)

ANTOINE, M., CREUSOT, J.J., DUREUX, J.B.: La cisternographie gazeuse. J. Radiol. Electrol. **35**, 884 (1954), zit. nach B. LILIEQUIST, Acta radiologica, suppl. 185 (1959)

ANTOKU, S., RUSSELL, W.J., MILTON, R.C., YOSHINAGA, H., TAKESHITA, K., SAWADA, S.: Dose to patients from roentgenography. Health physics **23**, 291–299 (1972)

ARIAS, B.A., VORIS, H.C.: Extradural hemorrhage after ventriculography. Amer. J. Surg. **116**, 109–112 (1968)

ARNOULD, G., TRIDON, P., PICARD, L., WEBER, M., FLOQUET, J.: Influence de la Dimétiotazine sur les effects secondaires de l'encéphalographie gazeuse fractionnée. Neuro-chir. **12**, 825–829 (1966)

ASK-UPMARK, E.: Experiences on encephalography with special regard to the insufflation of air by cisternal (suboccipital) puncture. Acta psychiat. **7**, 21–62 (1932)

Atchison, J.W., Goree, J.A., Jimenez, J.P.: The significance of non-filling of the ventricular system at pneumoencephalography. Amer. J. Roentgenol. **115**, 105–112 (1972)

Austen, F.K., Carmichael, M.W., Adams, R.D.: Neurologic manifestations of chronic pulmonary insufficiency. N. Engl. J. Med. **257**, 579–590 (1957)

Ayala, G.: Über den diagnostischen Wert des Liquordruckes und einen Apparat zu seiner Messung. Ztschr. ges. Neurol. Psychiat. **84**, 42–95 (1923)

Azambuja, N., Arana Iniguez, R., Sande, M.T., Garcia Guelfi, A.: Central ventriculography. Acta neurol. latino-amer. **2**, 58–64 (1956). Ref.: Zbl. Neurol. **141**, 307 (1957)

Aziz, H., Pearce, J., Miller, E.: Vasopressin in prevention of lumbar puncture headache. Brit. med. J. **4**, 677–678 (1968)

Baciocco, A., Chiappetta, F.: L'impiego dell'urea come elemento facilitante nella esecuzione della pneumoencefalografia. Radiol. med. **50**, 765–773 (1964)

Bäcker, F.: Wodurch wird der Flüssigkeitsspiegel beim Pneumoencephalogramm wellenartig verformt? Nervenarzt **39**, 556–557 (1968)

Bahl, C.P., Wadwa, S.: Cardiovascular Collapse after Rapid Ventricular Decompression in Hydrocephalus. Brit. J. Anaesth. **39**, 657–658 (1967)

Bailey, P.: Variation in the shape of the lateral cerebral ventricles due to differences in the shape of the head. Arch. Neurol. **35**, 932 (1936)

Bailey, P.: Die Hirngeschwülste. Stuttgart: F. Enke Verlag (1951). S. 336–338, 361–363

Baker, R.A., Rosenbaum, A.E., D'Orsi, C.J., Hessel, S.J., Fenton, P.A.: Xerographic Applications in Neuroradiology. A Comparison with conventional film imaging. Radiology **115**, 214–218 (1975)

Balado, M.M.J., Donovan, C.: La radiografia del tercer ventriculo. Arch. argent. Neurol. **1**, 237–255 (1927)

Barr, M.L.: Observations on the foramen of Magendie in series of human brains. Brain **71**, 281–289 (1948)

Barrett, J.W., Mendelsohn, R.A.: Post-traumatic porencephaly in infancy: A report of three unusual cases. J. Neurosurg. **23**, 522–527 (1965)

Baruch, M.: Zur Ursache unangenehmer Nebenerscheinungen der Lumbalanästhesie, zugleich ein Beitrag zur Funktionsprüfung des Liquorsystems. Berl. klin. Wchschr. **57**, 298–299 (1920)

Baudouin, A.: Una rara complicanca della ventriculographia. Riforma med. **52**: 811–813 (1936)

Baudouin, A., Hartmann, E., Puech, P.: Cecité temporaire et troubles du champ visuel après ventriculographie. Rev. neurol. **65**, 167–171 (1936)

Beaty, W.R., Gerald, B.: Pneumomediastinum as a complication of pneumoencephalography in children. Radiology **91**, 956–958 (1968)

Becker, H., Radtke, F.: Eine Methode zur willkürlich steuerbaren Luftfüllung der Ventrikel bzw. peripheren Liquorräume. Zugleich ein Beitrag zur Kenntnis des Ausbreitungsweges der Luft bei der Encephalographie, sowie der durch sie ausgelösten Reizerscheinungen. Nervenarzt **20**, 442 (1949a)

Becker, H., Radtke, F.: Über eine neue encephalographische Methode, Hirnkammern und erweiterte Spalträume isoliert zur Darstellung zu bringen. Fortschr. Röntgenstr. **72**, 160–173 (1949b)

Beer, A.G.: Experimentelle Untersuchungen über die Leukocytenregulation. Klin. Wschr. 1395–1397 (1938)

Beer, A.G.: Aufbau und Bedeutung der nervösen Steuerungseinrichtungen des weißen Blutbildes und der Leukopoese im Knochenmark. Med. Klin. **43**, 409–414 (1948)

Belloni, G.: Pneumographische Passageprüfung der Arachnoidalräume. Zbl. Neurochir. **6**, 43–48 (1941)

Belloni, G.B.: La pneumographie des espaces arachnoïdiens encéphaliques. Bull. Schweiz. Akad. med. Wiss. **5**, 147–162 (1949)

Benacerraf, R., Labrune, M., Hassan, M.: Une cause rare de pneumomédiastin chez l'enfant. J. Radiol. **51**, 706–707 (1970)

Benedek, L.: Über eine Lumbalpunktionsnadel zu enzephalographischen Untersuchungen. Münchn. med. Wschr. **1**, 19 (1923)

Benson, D.F., LeMay, M., Patten, D.H., Rubens, A.B.: Diagnosis of normal pressure hydrocephalus. N. Engl. J. Med. **283**, 609–615 (1970)

Bentson, J.R., Alberti, J.B.: Lateral recesses of fourth ventricle. Radiology **104**, 593–599 (1972)

Berg, K.J., Lönnum, A.: Ventricular size in relation to cranial size. Acta radiol. **4**, 65–78 (1966)

Bergleiter, R.: Die Indikation zur Pneumoenzephalographie. Hippokrates **33**, 537–543 (1962)

Bergleiter, R.: Ruptur von Hirnabscessen nach Pneumoencephalographie. Arch. Psychiat. Zschr. ges. Neurol. **205**, 125–135 (1964)

Bergleiter, R., Decker, K.: Encephalographie mit Edelgasen. Zbl. Neurologie **128**, 340 (1954)

Bergström, K., Högström, S., Lodin, H.: Experiences with nitrous oxide-oxygen as contrast medium in encephalography and ventriculography performed under general anaesthesia. Ann. Radiol. **10**, 189–191 (1967)

Bergström, K., Högström, S., Lodin, H.: Nitrous oxide and oxygen as contrast medium in pneumography under general anaesthesia. Acta. radiol. **9**, 140–145 (1969)

Bergström, K., Holmström, L., Lodin, H., Nylén, O., Wilbrand, H.: Transverse tomography with Mimer III. Acta radiol. **11**, 641–649 (1971)

Bernard, S., Bories, J., Fredy, D., Seebacher, J., Viars, P.: Problèmes posés par l'anesthésie générale chez l'enfant pour encéphalographie gazeuse. Anesth. Anal. Réan. **29**, 75–93 (1972)

BERNINI, F.P., CALABRÒ, A., MAZZARELLA, B., SMALTINO, F.: L'iperventilazione polmonare controllata in encefalografia frazionata. 3. Kongr. d. Europ. Neuroradiol. Ges., Bologna 1972

BERNINI, F.P., CALABRO, A., MAZZARELLA, B., SMALTINO, F.: Controlled hyperventilation in fractional encephalography, preliminary note. Neuroradiology **5**, 190–194 (1973)

BÉTOULIÈRES, P., LAFON, R., TEMPLE, J.P., LABAUGE, R., PÉLISSIER, M., PALEIRAC, R.: L'apport de la pneumostratigraphie simultanée dans l'exploration des structures du tronc cérébral. J. Radiol. Electrol. **37**, 956–957 (1956)

BÉTOULIÈRES, P., PALEIRAC, R., LABAUGE, R., BASSÈDE, J.: La pneumostratigraphie encéphalique à minima. J. Radiol. Electrol. **35**, 27–30 (1954)

BETZ, H.: Pneumotomographie der hinteren Schädelgrube. Fortschr. Röntgenstr. **109**, 319–324 (1968)

BETZ, H.: Das Pneumotomogramm der Cisterna laminae quadrigeminae. Radiologe **8**, 366–368 (1969)

BETZ, H.: Autotomographie bei der Pneumoenzephalographie. Röntgenbl. **26**, 131–138 (1973)

BICK, M.W., EPSTEIN, B.S.: Electrocardiographic changes during pneumoencephalography. Amer. Heart J. **26**, 200–212 (1943)

BICKERSTAFF, E.R.: Changes in the cerebrospinal fluid during pneumo-encephalography. Lancet **2**, 683–685 (1950)

BICKERSTAFF, E.R.: Changes in the cerebrospinal fluid after pneumo-encephalography. Lancet **1**, 1209–1213 (1951)

BILLEWICZ, O., BABIN, E.: Pneumographic study of the fourth ventricle in children. Neurorad. **1**, 220–222 (1970)

BINGEL, A.: Encephalographie, eine Methode zur röntgenographischen Darstellung des Gehirns. Fortschr. Röntgenstr. **28**, 205–217 (1921a)

BINGEL, A.: Zur Technik der intralumbalen Lufteinblasung insbesondere zum Zwecke der „Encephalographie". Dtsch. med. Wschr. **47**, 1492–1493 (1921b)

BINGEL, A.: Intralumbale Lufteinblasung zur Höhendiagnose intraduraler extramedullärer Prozesse und zur Differentialdiagnose gegenüber intramedullären Prozessen. Dtsch. Z. Nervenheilk. **72**, 359–370 (1921c)

BINGEL, A.: Neben- und Nachwirkungen bei Gaseinblasungen in den Lumbalkanal. (Therapeutische Möglichkeiten und Erfahrungen.) Dtsch. Z. Nervenheilk. **75**, 230–249 (1922a)

BINGEL, A.: Die röntgenographische Darstellung des Gehirns. Klin. Wschr. **44**, 2191–2197 (1922b)

BINGEL, A.: Todesfälle nach Gaseinblasungen in den Lumbalkanal, bzw. in die Gehirnventrikel. Med. Kl. **19**, 637–640 (1923)

BINGEL, A.: Über Encephalographie. Klin. Wschr. **7**, 2393–2398 (1928a)

BINGEL, A.: Encephalographische Erfahrungen. Zsch. ges. Neurol. Psychiat. **114**, 323–475 (1928b)

BINGEL, A.: Erfahrungen mit der Encephalographie. Dtsch. Zsch. **74**, 121–129 (1929)

BLACK, G.W., MCKANE, R.V.: Respiratory and metabolic changes during methoxyflurane and halothane anaesthesia. Brit. J. Anaesth. **37**, 409–414 (1965)

BLINKOV, S.M., GLEZER, I.I.: Techniques of quantitative measurement of morphological structures of the central nervous system. In: The Human Brain in Figures and Tables. N. Y. Basic Book Inc., 1968: 2–10, 135–136, 346

BODECHTEL, G.: Zur Klinik des vegetativen Nervensystems. Dtsch. Arch. Klin. Med. **195**, 57–95 (1949)

BODECHTEL, G., SACK, H.: Dienzephalose und Hirntrauma. Med. Klin. **42**, 133–140 (1947)

BOESEN, U., AARKROG, T.: Pneumo-encephalography of patients in a child psychiatric department. Danish Med. Bull. **14**, 210–218 (1967)

BOGIN, M., HOLZSAGER, T.G., KRAMER, B.: Encephalography in children. Amer. J. Dis. Childr. **42**, 526–543 (1931)

BOGREN, H., WICKBOM, I., ESSEN, C. VON, THULIN, C.-A.: The width of the third ventricle in neurosurgical patients with extrapyramidal movement disorders. Confin. neurol. **33**, 120–128 (1971)

BOHN, S.S.: The reactions of patients to encephalography. An analysis of one thousand consecutive cases. Bull. neur. Inst. N.Y. **6**, 540–568 (1937)

BOLEA, G.: Encefalografia ed epilessia (Quoziente ventricolare ed encefalogramma normale). Rev. ital. Endocrino e Neurochir. **7**, 166–199 (1941). Ref. Zbl. Neurol. **103**, 69 (1943)

BONITZ, G.: Zur klinisch-diagnostischen Bedeutung des erweiterten und kommunizierenden Cavum septi pellucidi („Septum-pellucidum-Cyste", „V. Ventrikel"). Nervenarzt **40**, 121–128 (1969)

BOOKER, H.E., MATTHEWS, C.G., WHITEHURST, W.R.: Pneumoencephalographic planimetry in neurological disease. J. Neurol. Neurosurg. Psychiat. **32**, 241–248 (1969)

BORDIUK, J.M., GELBANC, H., STEEG, C.N., TASKER, W.: Electrocardiographic changes in children undergoing pneumoencephalography. Neurology **19**, 1217–1222 (1969)

BORGERSEN, A.: Width of third ventricle. Acta radiol. **4**, 645–661 (1966)

BORIES, J.: Gas encephalography with a remote-controlled isocentric system. Neuroradiology **6**, 39–44 (1973)

BORIES, J., FREDY, D., MARSAULT, C.: Étude tomoencéphalographique de la fosse posterieur. Les tumeurs de la fosse posterieure. Ann. Radiol. **16**, 393–408 (1973)

BORIES, J., FREDY, D., ROSIER, J.: Tomo-encephalography–Technique and normal images. Neuroradiology **1**, 200–209 (1970)

BORIES, J., FREDY, D., ROSIER, J., MERLAND, J.J.:

Étude tomoencéphalographique de la fosse posterieur. Technique et anatomie radiologique. Ann. Radiol. **14**, 649–656 (1971)

Bories, J., Merland, J.J., Fredy, D., Bernard, S.: Dihydro-ergotamine and gas encephalography. Neuroradiology **2**, 35–36 (1971)

Borschel, B.: Beitrag zur Genese nach encephalographischer Reaktionen. Dtsch. Z. Nervenheilk. **165**, 531–556 (1951)

Boudin, G., Barbizet, J., Leprat, J.: La reaction diencéphalo-endocranienne de l'encéphalographie gazeuse. Presse Méd. **62**, 1243–1245 (1954)

Boudreau, R.P., Crosby, R.M.N.: The significance of subdural air in pneumoencephalograms in infants. Amer. J. Roentgenol. **80**, 429–435 (1958)

Boulay, G. du: Specialisation broadens the view. Clin. Radiol. **23**, 401–409 (1972)

Boulay, G. du, O'Connell, J., Currie, J., Bostick, T., Verity, P.: Further Investigations On Pulsatile Movements In The Cerebrospinal Fluid Pathways. Acta. radiol. **13**, 496–523 (1972)

Boulay, G. du, O'Connell, J.E.A.: Ventriculography and encephalography. In: A text-book of x-ray diagnosis by British authors. Hrsg. S.C. Shanks and P. Kerley. London: H.K. Lewis & Co. Ltd, (1969), S. 264–287

Brackett, C.E., Clark, L.: Laminagraphy in stereotaxic surgery. Conf. neurol. **23**, 443–476 (1963)

Bradac, G.B., Simon, R.S.: Pneumoencephalographic studies of the development of the brain stem and skull base in childhood. Neuroradiology **2**, 111–114 (1971)

Bradac, G.B., Wackenheim, A.: Radio-anatomie pneumostratigraphique normale et pathologique de la région présellaire et frontale inféro-interne. Ann. Radiol. **11**, 217–228 (1968)

Bradley, H., Hess, R.V., Cary, R.M.: Effect of encephalography on blood sugar level of children. Amer. J. med. Sci. **193**, 259–264 (1937)

Branch, C.D., Cutler, E.C., Zollinger, R.: Experiences with encephalography. N. Engl. J. Med. **207**, 963–971 (1932)

Brandt, S., Garde, M. de la, Rosendal, T.: The technique of pneumoencephalography in children. Acta Paediat. Suppl. **103**, 61–62 (1955)

Bredemann, W.: Über die Ursachen der mangelhaften Ventrikelfüllung bei der Encephalographie Psychiat., Neurol. med. Psychol. **2**, 263–267 (1950)

Breig, A.: Biomechanics of central nervous system: Some basic normal and pathologic phenomena. Stockholm: Almqvist & Wiksell, 152–176 (1960)

Brenner, W.: Encephalographie im Kindesalter. Z. Kinderheilk. **60**, 595–622 (1939)

Brenner, W.: Über die Auswirkungen der Enc. als Eingriff. Z. Kinderheilk. **63**, 151–189 (1942)

Brenner, W.: Die Ergebnisse der Encephalographie im Kindesalter. Erg. Inn. Med. Kinderheilk. **62**, 1238–1382 (1942)

Brenner, W.: Die Röntgenologie des Hydrokephalus im Kindesalter unter besonderer Berücksichtigung der Grenzen des Normalen. Fortschr. Neuro. **20**, 445–468 (1952)

Brenner, W.: Über das normale Enzephalogramm im Kindesalter. Nervenarzt **23**, 112–114 (1952)

Brewer, E.D.: The etiology of headache; occurrence and significance of headache during ventriculography. Bull. Neurol.-Inst. N.Y. **6**, 12–18 (1937)

Briani, S., Nori, A.: Ventricolografia per via retrograda. Radiol. Med. **56**, 402–407 (1970)

Brody, B.S., McAlenney, P.F.: Encephalographic studies in children. J. Pediatr. **4**, 159–171 (1934)

Bronisch, F.W.: Klinisch-röntgenologische Ergebnisse aus fünf Jahren Encephalographie. Klin. Wschr. **26**, 500–503 (1948)

Bronisch, F.W.: Über die Mikroventrikulie (Kehrer). Nervenarzt **22**, 55–56 (1951a)

Bronisch, F.W.: Über das 24-Stunden-Encephalogramm. Dtsch. Z. Nervenheilk. **166**, 65–80 (1951b)

Bronisch, F.W.: Über das 24-Std-Encephalogramm. Weitere Ergebnisse. Nervenarzt **28**, 188–190 (1952)

Brown, T.C.K.: Gammahydroxybutyrate in Paediatric Anaesthesia. Austr. New Zeal. J. Surg. **40**, 94–98 (1970)

Brück, C.: Das Ventrikelsystem des menschlichen Gehirns. J. Psychol. Neurol. **45**, 545–556 (1934)

Bruijn, G.W.: Pneumoencephalography in the diagnosis of cerebral atrophy. A quantitative study. Utrecht: Smits, 1959.

Bruijn, G.W.: Die neuroradiologische Einschätzung des Ventrikelsystems und seine Beziehungen zum Gehirn und Schädel im Säuglings- und Kindesalter. In: Müller, D. (Hrsg.), Neuroradiologische Diagnostik und Symptomatik der Hirnentwicklung im Kindesalter, S. 429–487. Berlin: VEB Verlag Volk u. Gesundheit 1963

Bruns, H.A., Holthusen, W.: Die epidurale Luftfüllung. Eine Komplikation des Luftencephalogramms im Säuglings- und Kindesalter. Fortschr. Röntgenstr. **113**, 312–315 (1970)

Bruyn, G.W., Op den Orth, J.O.: Autotomography in pneumoencephalography. Psychiat. Neurol. Neurochir. **65**, 266–279 (1962)

Buchheim, C.E., Frik, W., Braunhofer, J.: Verbesserung der Pneumoencephalographie durch Hartstrahltechnik. Röntgenblätter **10**, 65–72 (1957)

Buchwald, W.: Die Verwendung schnell resorbierbarer Gase bei diagnostischen Gasinsufflationen. Fortschr. Röntgenstr. **103**, 187–200 (1965)

Bull, J.W.D.: The normal variations in the position of the optic recess of the third ventricle. Acta radiol. **46**, 72–80 (1956)

Bull, J.W.D.: The volume of the cerebral ventricles. Neurology **11**, 1–9 (1961)

Buren, J.M. van, Baldwin, M., Alvord Jr., E.D.: The temporal horn: its development, normal variations and changes associated with non-expanding epileptogenic lesions of the temporal lobe. Acta radiol. **46**, 703–718 (1956)

Burhenne, H.J., Davies, H.: The ventricular span in cerebral pneumography. Amer. J. Roentgenol. **90**, 1176–1184 (1963)

Burrows, E.H.: An autotomographic appliance. Amer. J. Roentgenol. **87**, 366–370 (1962)

Busch, E.: Suboccipital Encephalography in Patients in Horizontal Position and in Patients under General Anesthesia. Acta psychiat. neurol. **19**, 61–67 (1944)

Caffey, J.: Pediatric X-ray diagnosis. 6th ed. The Year Book Publishers Inc. Chicago: 151–167 (1973)

Caille, J.M., Piton, J.: La citerne opto-chiasmatique en tomographie linéaire. Bull. Soc. Opthalmol. Fr. **70**, 1084–1091 (1970)

Caille, J.M., Piton, J., Basseau, J.P., Gerves, P., Broussin, J.: Cisterno-tomographie de la région opto-chiasmatique dans l'étude du syndrome chiasmatique. J. Radiol. Electrol. **52**, 663–668 (1971)

Calkins, R.A., Allen, M.W. van, Sahs, A.L.: Subdural hematoma following pneumoencephalography. J. Neurosurg. **27**, 56–59 (1967)

Campbell, C.B.: The value of autotomography in the demonstration of the midline ventricular system of the brain. Radiol. techn. **41**, 65–73 (1969)

Campkin, T.V., Turner, J.M.: Blood pressure and cerebrospinal fluid pressure studies during lumbar air encephalography. Brit. J. Anaesth. **44**, 849–853 (1972)

Cappelli, L., Parducci, F.: Su di um caso di sindrome di Parinaud insorta dopo pneumoencefalografia. Boll. ocul. **48**, 118–134 (1969)

Cardillo, F.: Studi di anatomia encefalografica. Radiol. med. **20**, 1525–1554 (1933)

Carillo, R., Oribe, M., Malenchini, M.: Tomoencephalografia. Sem. méd. **2**, 472–477 (1937)

Carlsson, B., Lodin, H.: Size of interpeduncular, pontine, pontocerebellar cisterns and cisterna magna in childhood. Acta radiol. **8**, 65–73 (1969)

Carter, C.C., Fuller, T.J.: Increased intracranial pressure in chronic lung disease. Neurology **7**, 169–174 (1957)

Castex, M.R., Ontaneda, L.E.: New encephalographic technic. Insufflation of air by the double puncture method-cisternal and lumbar combined. Radiology **23**, 551–557 (1934)

Catalano, L., Sassaroli, S.: Comportamento della pressione endoventricolare durante l'encephalografia frazionata. Rass. neuropsichiat. **9**, 99– (1955), zit. nach Hultsch Seeberg (1957)

Charash, L.I., Dunning, H.S.: An appraisal of pneumoencephalography in mental retardation and epilepsy. Pediatrics **18**, 716–720 (1956)

Chastinet, D.: Pneumoencefalografia com pequena quantidade de ar. Arch. Bras. Med. **43**, 279–290 (1953)

Chiari, H.: Über einen Fall von Luftansammlung in den Ventrikeln des menschlichen Gehirns. Zschr. Heilk. **5**, 383–391 (1884)

Childe, A.E., Penfield, W.: Anatomic and pneumographic studies of temporal horn. Arch. Neurol. **37**, 1021–1034 (1937)

Childe, A.E., Penfield, W.: The rôle of x-ray in the study of local atrophic lesions of the brain. Amer. J. Psychiatry **10**, 30–35 (1944)

Chiro, G. di: Axial transverse encephalography. Amer. J. Roentgenol. **92**, 441–447 (1964)

Chiro, G. di: Axial transverse encephalography with the Radiotome. Medica Mundi **10**, 92–97 (1965)

Chiro, G. di: An atlas of detailed normal pneumoencephalographic anatomy. Springfield: Charles C. Thomas, 1971

Chrzanowski, R., Wackenheim, A.: Pneumostratigraphie frontale du tronc cérébral. Ann. Radiol. **9**, 872–880 (1966)

Clar, H.-E., Bock, W.J., Grote, W., Löhr, E.: Atlas der Enzephalotomographie. Stuttgart: G. Thieme (1976), 106. Erg.band der „Fortschritte auf dem Gebiet der Röntgenstrahlen"

Clark, L., Moser, D., Brackett, C.: Controlled small volume ventriculography. J. Neurosurg. **24**, 777–778 (1966)

Clark, R.A., Obenchain, T.G., Hanafee, W.N., Wilson, G.H.: Pneumoencephalography. Comparison of complications in 100 pediatric and 100 adult cases. Radiology **95**, 675–678 (1970)

Cleveland, D., End, E.: Helium in encephalography. Surg., Gyn. & Obst. **74**, 760–762 (1942)

Cobble, S.P., Brackett, C.E.: Changes in the ventricular size during stereotaxic surgery. Amer. J. Roentgenol. **95**, 890–898 (1965)

Coleman, F.C., Schenken, J.R., Abbott, W.D.: Air embolism as a complication of lumbar pneumoencephalography. Report of two cases with necropsy findings. Amer. J. Path. **25**, 787–788 (1949)

Coleman, F.C., Schenken, J.R., Abbott, W.D.: Air embolism during pneumoencephalography. Amer. J. Clin. Path. **20**, 966–969 (1950)

Coles, P.F.C.: Anaesthesia for radiological investigations in neurosurgery. Anesthesia **8**, 186–193 (1953)

Collan, R., Iivanainen, M.: Cardiac arrest caused by rapid elimination of nitrous oxide from cerebral ventricles after encephalography. Canad. Anaes. Soc. J. **16**, 519–524 (1969)

Collice, M., Belloni, G., Porta, M., Pritelli, C., Bernasconi, V.: Relationship between Monro's foramen and cranial breadth. J. Neurosurg. Sci. **19**, 159–162 (1975)

Conwell, D.V.: Observations of cerebrospinal fluid obtained at the time of the injection of air. Arch. Neurol. **24**, 1238–1244 (1930)

Cornelis, G., Gonsette, R., Dereymaeker, A.: L'encéphalographie progressive. Acta neurol. belg. **61**, 177–184 (1961)

Corrales, M.: The chain guide technique for selective ventriculography. Neuroradiology **9**, 243–249 (1975)

CORRALES, M., GREITZ, T.: Fourth ventricle. I. Morphologic and radiologic investigation of the normal anatomy. Acta radiol. (diagn.) **12**, 113–133 (1972)

CORSSEN, G., GROVES, E.H., GOMEZ, S., ALLEN, R.J.: Ketamine: Its place in anesthesia for neurosurgical diagnostic procedures. Anaesth. Analg. **48**, 181–188 (1969)

CRAVIOTO, H., KORCIN, J., VILLANOVA, J.: Pneumoencephalography with minimal removal of cerebrospinal fluid. A report of one hundred cases. Confin. Neurol. **17**, 213–231 (1957)

CRAWFORD, A.S.: A method of ventricular puncture and studies in cerebral pneumography. Yale J. Biol. Med. **11**, 473–478 (1939)

CRISTI, G.: Anatomia encefalografica del IV ventriculo. Rad. med. **57**, 676–680 (1971)

CRONQVIST, S.: Klinische Erfahrungen mit dem Mimer III. Elektromedica, **4**, 136–139 (1969)

CRONQVIST, S., LUNDBERG, N., PONTÉN, U.: Cerebral pneumography with continuous control of ventricular fluid pressure. Acta radiol. **1**, 558–564 (1963)

CROSBY, R.M.N.: Treatment of post-pneumoencephalographic headache with β-pyridil carbinol tartrate (roniacol tartrate). Amer. J. med. Sci. **61**, 61–66 (1953)

CROUSE, M.: The x-ray in neurological diagnosis: its shortenings and possibilities. Amer. J. Roentgenol. **10**, 437–443 (1923)

CULLEN, S.C., GROSS, E.G.: The anesthetic properties of xenon in animals and human beings, with additional observations on krypton. Science **113**, 580 (1951)

CUNITZ, G.: Einfluß von Ethrane und anderer Narkotika auf den intrakraniellen Druck in der Neurochirurgie. Anästhesiologie und Wiederbelebung **99**, 137–149 (1937)

CURSCHMANN, H.: Einige neuere therapeutische Indikationen bei der Liquorpunktion. Münch. med. Wschr. **73**, 1407–1409 (1920)

CZORNYJ, J., WAŻNY, M., MAKSYMOWICZ, B.: Zespół małych komór mózgu (mikrowentrykulia) (Syndrom der kleinen Ventrikel [Mikroventrikulie]). Neuro. Neurochir. Pol. **4**, 733–737 (1970)

DAHL-IVERSEN, E.: Valeur diagnostique, dangers et complications de l'encéphaloventriculographie. Lyon chir. **30**, 670–693 (1933)

DANA, C.L.: Puncture headache. J. amer. med. Ass. **68**, 1017 (1917)

DANDY, W.E.: Ventriculography Following the Injection of Air Into the Cerebral Ventricles. Ann. Surg. **68**, 5–11 (1918)

DANDY, W.E.: Fluoroscopy of the cerebral ventricles. Bull. Hopkins Hosp. **30**, 29 (1919a)

DANDY, W.E.: Ventriculography following the injection of air into the cerebral ventricles. Amer. J. Roentgenol. **6**, 26–36 (1919b)

DANDY, W.E.: Roentgenography of the Brain After the Injection of Air Into the Spinal Canal. Ann. Surg. **70**, 397–403 (1919c)

DANDY, W.E.: A method for the localization of brain tumors in comatose patients. Surg. Gynec. Obst. **36**, 641–656 (1923)

DANIELS, L.E.: Posttraumatic narcolepsy with apparent recovery following encephalography. Proc. Staff Meet, Mayo Clin. **7**, 489–492 (1932)

DAVID, M.: Discussion of encephalography. Acta radiol. **46**, 109–111 (1956)

DAVID, M., RUGGIERO, G., TALAIRACH, J.: Comparison between encephalography and ventriculography. Acta radiol. **42**, 37–42 (1954)

DAVIDOFF, L.M., DYKE, C.G.: An improved method of encephalography. Bull. neur. Inst. N.Y. **2**, 75–94 (1932)

DAVIDOFF, L.M., DYKE, C.G.: The demonstration of normal cerebral structures by means of encephalography. II. The corpora quadrigemina. Bull. neur. Inst. N.Y. **3**, 138–146 (1933)

DAVIDOFF, L.M., DYKE, C.G.: The demonstration of normal cerebral structures by means of encephalography. III. The cerebral convolutions and sulci. Bull. neur. Inst. N.Y. **3**, 147–189 (1933)

DAVIDOFF, L.M., DYKE, C.G.: The demonstration of normal cerebral structures by means of encephalography. V. The ventricles, interventricular foramina, and aqueduct of Sylvius. Bull. Neurol. Inst. N.Y. **4**, 91–132 (1935)

DAVIDOFF, L.M., DYKE, C.G.: The normal encephalogram. Philadelphia: Lea & Febiger 1951

DAVIDSON, K.C., CLARK, L.: An autotomographic device for pneumoencephalography and ventriculography. Radiology **87**, 950–951 (1966)

DAVIE, J.C.: Electrocardiographic alterations observed during fractional pneumoencephalography. J. Neurosurg. **20**, 321–328 (1963)

DAVIE, J.C., BALDWIN, M.: Radiographic-anatomical study of the massa intermedia. J. Neurosurg. **26**, 483–487 (1967)

DAVIES, H., FALCONER, M.A.: Ventricular changes after closed head injury. J. Neurol. Psychiat. **6**, 52–68 (1943)

DAVSON, H.: Physiology of the cerebrospinal fluid. London: J.A. Churchill Ltd. (1967)

DEBRUN, G.: Resultats comparés de la tomo-encéphalographie gazeuse en balayage lineaire et hypocycloidal chez le même malade. 3. Kongr. der Europ. Neuroradiol. Ges., Bologna 1972

DEBRUN, G., DUCIMETRIÈRE, M., FERREY, G., LABRUNE, M., LE GAL, J., LEFÈBVRE, J., VALOIS, PH.: Les critères de normalité da la pneumonencéphalographie de l'enfant. J. belge Radiol. **50**, 165–170 (1970)

DECK, M.D.F., POTTS, D.G.: Movements of ventricular fluid levels due to cerebrospinal fluid formation. Amer. J. Roentgenol. **106**, 354–368 (1969)

DECKER, K.: Enzephalographie am Bildwandler. Fortschr. Röntgenstr. **87**, 707–714 (1957)

DECKER, K.: Klinische Neuroradiologie. Stuttgart: Georg Thieme Verlag 1960. S. 61–72, S. 361–362

DECKER, K.: Verbesserungen der Gasenzephalographie. Fortschr. Röntgenstr. **112**, 48–55 (1970)

DECKER, K., BACKMUND, H.: Pädiatrische Neuroradiologie. Stuttgart, Thieme (1970). S. 18–21, S. 63–68

DECKER, K., WIEDENMANN, O.: Mechanismus der zerebralen Luftfüllung – nach Beobachtung bei der kontrollierten Pneumencephalographie. Zbl. Neurochir. **19**, 72–78 (1959)

DECKER-FORLANI, I.: Vorbereitung und Narkose zur neuroradiologischen Untersuchung. In: K. DEKKER und H. BACKMUND, psychiatrische Neuroradiologie. Stuttgart: G. Thieme Verlag (1970), 34–39

DEKABAN, A.S.: Is needle puncture of the brain entirely harmless? Neurology **8**, 556–577 (1958)

DELAHAYE-PLOUVIER, G., GAVEAU, T., VIARS, P., BRIDGMAN, N.: Possibilités et limites d'emploi de la neuroleptanalgésie en neuroradiologie. Anesth. Anal. Réan. **29**, 111–124 (1972)

DELAY, J., DESCLAUX, P., SOULAIRAC, A., RENARD, M.: Pneumothérapie cérébrale. Sem. Hôp. Paris **25**, 3850–3856 (1919)

DENK, W.: Die Bedeutung der Pneumoventrikulographie (Encephalographie) für die Hirndiagnostik. Mitt. Grenzgeb. Med. Chir. **36**, 9–23 (1923a)

DENK, W.: Über Encephalographie und ihre Ergebnisse. Ztschr. ärztl. Fortbild. **2)**, 426–430 (1923b)

DEPPE, B., ROEDER, F.: Über die Grundlagen encephalographischer Schichtdarstellung. Nervenarzt **10**, 286–292 (1937)

DEPPE, B., ROEDER, F.: Encephalographie und röntgenologische Schichtdarstellung. Ztschr. ges. Neurol. Psychiat. **158**, 374–375 (1937)

DETTORI, P., FINIZIO, F.S., BERNARDI, L.: Further experience with urea in encephalography. 3. Kongress der Europ. Neuroradiol. Ges., Bologna 1972

DETTORI, P., FINIZIO, F.S., BERNARDI, L.: Further experience with urea in encephalography. Neuroradiology **8**, 11–14 (1974)

DICKERSON, W.W.: Pneumoencephalography in epilepsy. Amer. J. Psychiat. **98**, 102–109 (1941)

DI GIOVANNI, A.J., GALBERT, M.W., WAHLE, W.M.: Epidural injection of autologous blood for postlumbar-puncture headache II. Additional clinical experiences and laboratory investigation. Anesth. Analges. **51**, 226–232 (1972)

DILENGE, D.: Anatomie radiologique de la citerne opto-chiasmatique. Neuro-Chirur. **1**, 257–267 (1955)

DODGE, P.R., RICHARDSON JR., E.P., VICTOR, M.: Recurrent convulsive seizures as a sequel to cerebral infarction; a clinical and pathological study. Brain **77**, 610–630 (1954)

DOGLIOTTI, A.M.: Ventriculographia cerebrale diretta per via transorbitale. Boll. Soc. piemont. **3**, 73–84 (1933)

DOGLIOTTI, A.M.: Technique et indications de la ventriculographie cérébrale par la voie transvoûte-orbitaire. Bull. Soc. nat. Chir. Paris **60**, 1017–1022 (1934)

DONINI, F.: Note di topografia encefalographica. Radiol. Med. **24**, 62–72 (1937)

DRESSLER, W., ALBRECHT, K.: Darf die subokzipitale Encephalographie bei Hirndruckzuständen angewendet werden? Zbl. Neurochir. **16**, 85–92 (1956)

DRIPPS, R.D., ECKENHOFF, J.E., VANDAM, L.D.: Introduction to Anesthesia; the Principle of Safe Practice. 3rd ed. W.B. Saunders Co. Philadelphia (1967), 160–166

DUFOUR, M., LEGRÉ, J., SALAMON, G., LOUIS, R.: L'exploration radiologique du vermis cerebelleux. J. d'électroradiol. **47**, 67–69 (1966)

DUFOUR, M., LEGRÉ, J., SERRATRICE, G., LOUIS, R., DAJOUX, R.: L'exploration radiologique du vermis cerebelleux. J. d'électroradiol. **47**, 147–150 (1966)

DUPONT, F.S., SPHIRE, R.D.: Epidural blood patch: an unusual approach to the problem of postspinal anesthetic headache. Michigan Med. **71**, 105–107 (1972)

DYKE, C.G.: A pathognomonic encephalographic sign of subdural hematoma. Bull. neurol. Inst. N.Y. **5**, 135–140 (1936)

DYKE, C.G., DAVIDOFF, L.M.: Recent advances in encephalography. Radiology **22**, 461–474 (1934a)

DYKE, C.G., DAVIDOFF, L.M.: The demonstration of normal cerebral structures by means of encephalography. IV. The subarachnoid cisterns and their contents. Bull. Neurol. Inst. N.Y. **3**, 418–445 (1934b)

DYKE, C.G., DAVIDOFF, L.M.: The significance of abnormally shaped subarachnoid cisterns as seen in the encephalogram. Amer. J. Roentgenol. **32**, 743–756 (1935)

DYKE, C.G., ELSBERG, C.A., DAVIDOFF, L.M.: Enlargement of the defect in the air shadow normally produced by the choroid plexus. Amer. J. Roentgenol. **33**, 736–743 (1935)

DYKEN, M.: Pneumencephalography with direct injection and positional directing of air. J. Neurosurg. **16**, 99–106 (1959)

DYKES, J.R.W., STEVENS, D.L.: Alterations in lumbar cerebrospinal fluid protein during air encephalography. Brit. med. J. **1**, 79–81 (1970)

EAGLE, C.C.P., FROMAN, C.: Neuroleptanalgesia for neuroradiological procedures. S. Afric. Med. J. **43**, 654–656 (1969)

EBEL, K.D., WILLICH, E.: Die Röntgenuntersuchung im Kindesalter. Technik und Indikation. Heidelberg-Berlin-New York: Springer 1968, S. 50–60

ECKES, K.H., MUTSCHLER, D.: Veränderungen des Liquorzellgehaltes während fraktionierter Encephalographie. Nervenarzt **24**, 302–303 (1953)

ECKSTEIN, A.: Die encephalographische Darstellung der Ventrikel im Kindesalter. Erg. Inn. Med. Kinderheilk. **32**, 531–590 (1927)

ECKSTEIN, A.: Die Encephalographie und die Indikation für ihre Anwendung in der Praxis. Kinderärztl. Prax. **2**, 104–107 (1931)

EDWARDS, J.C., FLOWERDEW, G.D.: Diazepam and local analgesia for lumbar air encephalography. Brit. J. Anaesth. **42**, 999–1004 (1970)

EICHHORN, O., DE REYA, N.: Erfahrungen über die subdurale Pneumographie. Med. Mschr. **5**, 26–29 (1951)

ELEY, R.C., VOGT, E.C.: Encephalography in children. Further observations in children with fixed lesions of the brain. Amer. J. Roentgenol. **27**, 686–696 (1932)

ELSBERG, C.A., SOUTHERLAND, R.W.: The etiology of headache. I. Headache produced by the injection of air for encephalography. Bull. neurol. Inst. N.Y. **3**, 519–543 (1934)

ELVIDGE, A.R., JACKSON, I.J.: Subdural hematoma and effusion in infants. Amer. J. Dis. Child **78**, 635–658 (1949)

ELWYN, R.A., RING, W.H., LOESER, E., MYERS, G.G.: Nitrous oxide encephalography: 5 years experience with 475 pediatric patients. Anesth. Analg. **55**, 402–408 (1976)

ENGEL, P.: Encéphalographie gazeuse du nouveau-né et du petit enfant. Anesthésie à la Katamine. 3. Kongr. der Europ. Neuroradiol. Ges., Bologna 1972

ENGELHARDT, H.: Die Ursachen der fehlenden Ventrikelfüllungen im Encephalogramm. Nervenarzt **13**, 490–496 (1940)

ENGESET, A., HAUGE, T.: Urea as an aid in encephalography. Acta radiol. **1**, 565–568 (1963)

ENGESET, A., SKRAASTAD, E.: Methods of measurement in encephalography. Neurology **14**, 381–385 (1964)

EPSTEIN, B.S.: A pneumoencephalographic study of normal third and fourth cerebral ventricles and aqueduct of Sylvius. Amer. J. Roentgenol. **63**, 204–209 (1950)

EPSTEIN, B.S.: Pneumoencephalography and cerebral angiography. Chicago: Year Book Med. Pub.,

EPSTEIN, B.S., DAVIDOFF, L.M.: The use of laminagraphy with encephalography in the diagnosis of midline and subtentorial brain tumours. Amer. J. Roentgenol. **55**, 675–688 (1946)

ESCUDERO, L., DALBUONO, S., BOURJAT, P.: Pneumostratigraphie sagittale médiane du bulbe rachidien. Radioanatomie normale. Rev. Otoneuroophth. **39**, 413–415 (1967)

ESKUCHEN, K.: Die Cisternenpunktion. Ergebn. inn. Med. Kinderhk. **34**, 243–301 (1928)

ESKUCHEN, K.: Liquoruntersuchung – Lumbalpunktion – Zisternenpunktion – Ventrikelpunktion – Encephalographie – Ventrikulographie – Myelographie. Neue dtsch. Klin. **6**, 213–271 (1930)

EVANS, J., ROSEN, M., WEEKS, R.D., WISE, C.: Ketamine in neurosurgical procedures. Lancet **1**, 40–41 (1971)

EVANS JR., W.A.: An encephalographic ratio for estimating the size of the cerebral ventricles; further experiences with serial observations. Amer. J. Dis. Child. **64**, 820–830 (1942a)

EVANS JR., W.A.: An encephalographic ratio for estimating ventricular enlargement and cerebral atrophy. Arch. Neurol. Psychiat. **47**, 931–937 (1942b)

FALK, B.: Calcifications in the track of the needle following ventricular punture. Acta radiol. **35**, 304–308 (1951)

FALK, B.: Encephalography in cases of intracranial tumour. Acta radiol. **40**, 220–233 (1953)

FAY, T.: The cerebral vasculature, preliminary report of study by means of roentgen ray. J. amer. med. Ass. **84**, 1727–1730 (1925)

FELD, M., CLÉMENT, J.: La cisternographie: technique, indications et résultats. Presse méd. **59**, 1396–1400 (1951)

FINKE, J., KOCH, G.: Das Cavum septi pellucidi: Vorkommen und Aussagewert. Dtsch. Z. Nervenheilk. **193**, 154–157 (1968)

FISCHGOLD, H., BONNEMAZOU, A., FREDY, D., METZGER, J.: La citerne opto-chiasmatique et son contenu. J. Radiol. Électrol. (1969) **50**, 121–131

FISCHGOLD, H., METZGER, J., BERNARD, A.: Visibility of the Cranial Nerves in Pneumography. Current Research in Neurosciences. Topical Problems Psychiat. Neurol. **10**, 40–46 (1970)

FLECK, L., STEIN, W.: C.S.F. changes with pneumoencephalography. Lancet **1**, 1126–1127 (1951)

FLÜGEL, F.E.: Zur Methodik und Verwertbarkeit der Encephalographie in der Tumordiagnostik. Dtsch. Ztschr. Nervenheilk. **112**, 251–265 (1930)

FLÜGEL, F.E.: Die Encephalographie als neurologische Untersuchungsmethode. Erg. inn. Med. u. Kinderheilkunde **44**, 327–433 (1932)

FLÜGEL, F.E.: Grenzen und Anzeige der Encephalographie. Fortschr. Röntgenstr. **52**, 349–355 (1935)

FOERSTER, O.: Encephalographische Erfahrungen. Ztschr. ges. Neurol. Psychiat. **94**, 512–584 (1924)

FOERSTER, O.: Encephalographische Erfahrungen. Verslg südostdtsch. Psychiatr. u. Neur. Breslau 1929. Arch. Psychiat. **88**, 462–468 (1929)

FORLANI, I.: Neue Narkosemethoden in der Kinder-Neurochirurgie. Anästhesist **11**, 162–163 (1962)

FREDY, D., BORIES, J.: Étude tomographique de la corne temporale normale. Ann. Radiol. **14**, 925–941 (1971)

FREDY, D., BORIES, J.: A tomographic study of the temporal horn. Neuroradiology **4**, 96–107 (1972)

FREDZELL, G., GREITZ, T., GREPE, A., HOLMSTRÖM, L.: Mimer III and rotating chair. Acta radiol. **7**, 543–552 (1968)

FRICK, E.: Über die Vermehrung der Liquorzellen

während einer Encephalographie. Dtsch. med. Wschr. **81**, 1168 (1956)

FRIEDEMANN, A.: Therapeutische Möglichkeiten und Ergebnisse der Lufteinblasungen in die Liquorräume von Gehirn und Rückenmark. Dtsch. Ztsch. Nervenheilk. **106**, 82–96 (1928)

FRIEDEMANN, A.: Unerwartete Heilwirkungen nach Hirnluftfüllung. Zschr. ges. Neurol. Psychiatrie **138**, 440–445 (1932)

FRIEDFELD, L., FISHBERG, A.M.: The relation of cerebrospinal fluid pressure and venous pressure in heart failure. J. Clin. Invest. **13**, 495–501 (1934)

FRIEDMAN, E.D., SNOW, W., KASANIN, J.: Experiences with encephalography via the lumbar route. Arch. Neurol. Psychiat. **19**, 762–795 (1928)

FRIEDMAN, L.J., GAMSU, G.: Encephalography in non-neoplastic intracranial lesions. Amer. J. Roentgenol. **36**, 648–658 (1935)

FRIEDMANN, G., KRENKEL, W.: Indikation und Ergebnisse der Kontrastmitteluntersuchung bei raumbeengenden Prozessen der hinteren Schädelgrube. Dtsch. Röntgenkongr. 1967, Thieme Stuttgart: 98–100 (1968)

FRIEDMANN, G., KRENKEL, W., TÖNNIS, W.: Angiographie oder Pneumographie? Fortschr. Röntgenstr. **96**, 181–200 (1962)

FRIEDMANN, G., MARGUTH, F.: Intraselläre Liquorzysten. Zbl. Neurochir. **21**, 33–41 (1961)

FRIEDMANN, R., SCHEINKER, J.: Über therapeutische Erfahrungen mit der lumbalen Lufteinblasung bei epileptischen Anfällen. Dtsch. Z. Nervenheilk. **133**, 35–97 (1933)

FRIMANN-DAHL, J., INGEBRIGTSEN, B.: A new method of pneumography of subarachnoid basal cisterns. Acta radiol. **22**, 592–597 (1941)

FROWEIN, R., HARRER, G.: Über den Ablauf einiger vegetativer Funktionsprüfungen nach Encephalographie. Acta neurochir. (Wien) **1**, 117–136 (1950)

GABRIEL, G.: Über Encephalographie. Fortschr. Röntgenstr. **30**, 65–66 (1923)

GAFAROT, E.C., CRISTIÁ, J.C., SALA, R.M.: Ketamina y presion del liquido ceralorraquideo. Rev. Española Anest. Rean. **18**, 636–647 (1971)

GALLOON, S.: Controlled respiration in neurosurgical anaesthesia. Anaesthesia **14**, 223–230 (1959)

GAMMAL, T.EL., KING, G.E.: Patient positioning device for hypocycliodal tomography of the midline ventricles of the brain. Radiology **102**, 206–207 (1972)

GANGLBERGER, J.A.: Zur schonenden Technik der lumbalen Encephalographie. Nervenarzt **31**, 366–368 (1960)

GANGLBERGER, J.A.: Zur Frage der Pneumoenzephalographie mit einem Kombinationspräparat von Theophyllin-Ephedrin und Oxyäthylthiophyllin. Wien. med. Wschr. **39**, 646–649 (1969)

GARDNER, A.E., OLSEN, B.E., LICHTIGER, M.: Cerebrospinal-fluid pressure during dissociative anesthesia with ketamine. Anesthesiol. **35**, 226–228 (1971)

GARDNER, L.C.: Air embolism during cisternal myelography. Brit. J. Anesth. **43**, 807–810 (1971)

GARDNER, W.J., NICHOLS, B.H.: Encephalography in surgical lesions of the brain: report of fifty consecutive cases. Amer. J. Cancer **17**, 342–347 (1933)

GARELIS, E., SOURKES, T.L.: Sites of origin in the central nervous system of monoamine metabolites measured in human cerebrospinal fluid. J. Neurol. Neurosurg. Psychiat. **36**, 625–629 (1973)

GAVEAU, T., COUEC, J., HELIAS, A.: Encéphalographie gazeuse fractionnée et anesthésie générale. Interêt du 4-Hydroxybutyrate de sodium. Anesth. Analg. **31**, 95–117 (1974)

GAVEAU, T., VIARS, P., ELCHARDUS, L., DELAHAYE-PLOUVIER, G.: Étude comparative de différentes méthodes d'anesthesie générale utilisables pour réaliser les encéphalographies gazeuses chez le sujet jeune. Anesth. Anal. Réan. **29**, 95–109 (1972)

GEILE, G., UDVARHELYEI, G.: Erfahrungen mit der steuerbaren Encephalographie. Zbl. Neurochir. **14**, 142–150 (1954)

GEILFUSS, C.J., HARGEST, T.S.: A modification of the Amplatz pneumographic chair for better head stabilization. Radiology **97**, 685–868 (1970)

GERHARDS, M.: Die Form der Hinterhörner im Luftbild der Hirnkammern. Diss. Würzburg 1935

GERLACH, J., JENSEN, H.-P., KOOS, W., KRAUS, H.: Pädiatrische Neurochirurgie. Stuttgart: G. Thieme Verlag (1967), S. 122–128

GILLET, P., GALAND, G., PEETROONS, A., LESCHANOWSKY, H.: Utilité et limite de l'encéphalographie chez le petit enfant. Acta Paediat. Belg. **11**, 223–234 (1957)

GINZBERG, R.: Betrachtungen über das Encephalogramm bei progressiver Paralyse und paralyseverdächtigen syphilitischen Hirnerkrankungen. Arch. Psychiat. **89**, 711–772 (1930)

GINZBERG, R., HEILMEYER, L.: Reticulocyten und die zentralnervöse Regulation des Blutes. Klin. Wschr. **11**, 1991–1993 (1932a)

GINZBERG, R., HEILMEYER, L.: Über die zentralnervöse Regulation des Blutes. Arch. psychiat. **97**, 719–782 (1932b)

GIOVINE, G.P., RIVA, M.: L'air sous-dural du «deuxième jour» après l'encéphalographie dans les sequelles de traumatisme cranien. Neuro-Chirurgie **3**, 47–58 (1957)

GLASS, P.M., KENNEDY JR., W.F.: Headache following subarachnoid puncture; treatment with epidural blood patch. J. amer. med. Ass. **219**, 203–204 (1972)

GÖLLNITZ, G.: Über das normale Encephalogramm im Kindesalter. Nervenarzt **22**, 101–107 (1951)

GÖTT, T.: Über die diagnostischen und therapeutischen Indikationen der Encephalographie. Z. Kinderheilk. **53**, 411–418 (1932)

GOETTE, K.: Über die Darstellung des Encephalogramms und seine Grenzen des Normalen und Pathologischen. Dtsch. Z. Nervenheilk. **110**, 9–66 (1929)

GOETTE, K.: Zur Darstellung der Hirnbasiscisternen. Fortschr. Röntgenstr. **40**, 85 (1929)

GOETTE, K.: Zur Darstellung der Hirnbasiszisternen und deren diagnostische Verwertbarkeit. Fortschr. Röntgenstr. **41**, 1–7 (1930)

GONSETTE, R., POTVLIEGE, R., ANDRE-BALISAUX, G., STENUIT, J.: La méga grande citerne; étude clinique, radiologique et anatomo-pathologique. Acta neurol. belg. **68**, 559–570 (1968)

GORDON, E.: The action of drugs on the intracranial contents. Exc. Med., IV. World Congress, Progr. Anaesth. **200**, 60–68 (1970)

GORDON, E., GREITZ, T.: The effect of nitrous oxide on the cerebrospinal fluid pressure during encephalography. Brit. J. Anaesth. **42**, 2–8 (1970)

GRAINGER, R.G., LORBER, J.: Development of ventricular diverticula following ventricular puncture in hydrocephalic infants. Acta radiol. **1**, 569–576 (1963)

GRANT, F.C.: Ventriculography and encephalography. Their value in the localization and treatment of intracranial lesions. Arch. Neurol. **27**, 1310–1341 (1932)

GREITZ, T.: Effect of brain distension on cerebral circulation. Lancet **1**, 863–865 (1969)

GREITZ, T.: Some technical aspects of the pneumoencephalographic and ventriculographic examination of the posterior fossa. 3. Kongr. d. Europ. Neuroradiol. Ges., Bologna 1972

GREITZ, T.: Technical aspects of the pneumoencephalographic and ventriculographic examination of the fourth ventricle. Neuroradiology **6**, 259–269 (1974)

GREITZ, T., GREPE, A.: Mimer II and rotating chair. Solna: Elema-Schönander (1967)

GRELET, P.: Un nouveau tomographe. Ann. Radiol. **15**, 645–648 (1972)

GROOVER, R.V., CHUTORIAN, A.M., NELLHAUS, G.: Neuroradiographic procedures in children. Acta radiol. **5**, 180–191 (1966)

GROTE, W., WÜLLENWEBER, E.: Der Einfluß der Narkose auf den intrakraniellen Druck beim Menschen. Anaesthesist **9**, 6, 201–204 (1960)

GROTJAHN, M.: Klinik und Bedeutung akinetischer Zustände nach Luftfüllung des 3. Ventrikels. Mschr. Psychiat. **93**, 121–139 (1936)

GUIN, P.: Action du Migristène sur les céphalées succedant à une ponction lombaire ou à une exploration neuroradiologique. Gaz. Hôp. (Paris) **30**, 1419–1420 (1966)

GUTTMANN, L.: Röntgendiagnostik des Gehirns und des Rückenmarks durch Kontrastverfahren. In: Handbuch der Neurologie 7, II: 187–425 (1936)

HAAS, L.: Über die diagnostische Anwendung der subtentoriellen Luftfüllung. (Encephalographische Erfahrungen I.) Fortschr. Röntgenstr. **58**, 18–33 (1938)

HABECK, D.: Liquoreiweißbild und Pneumencephalogramm. Psychiatrie **14**, 185–192 (1962)

HACKER, H.: Eine neue Methode der Ventrikeldrainage. Zbl. Neurochir. **5**, 294–297 (1960)

HAFT, H., LISS, H., MOUNT, L.A.: Massive epidural hemorrhage as a complication of ventricular drainage. J. Neurosurg. **17**, 49–54 (1960)

HAGBERG, B., HAMFELT, A., HOLMDAHL, M.H., LODIN, H.: Pneumoencephalography in early infancy. Acta Paedriat. **48**, Suppl. 117, p. 61–78 (1959)

HALLEN, O.: Über das Encephalogramm des Normalen. Radiologe **5**, 424–431 (1965)

HALLERVORDEN, J.: Entwicklungsstörungen des Zentralnervensystems. In: Handbuch der Inneren Medizin, Band V/III. Teil, Neurologie, S. 963. Berlin: Springer-Verlag (1953)

HAMMER, B.: Zur Verbesserung der pneumenzephalographischen Technik. Röntgenblätter **26**, 356–360 (1973)

HAMMER, B., KLINGLER, D.: Veränderungen des Ventrikelsystems und des EEGs 24 Stunden nach Pneumoencephalographie. Wien. med. Wschr. **25**, 484–488 (1969)

HANAFEE, W., BILODEAU, L., ALBERTI, J., WILSON, G.: Pseudo suprasellar tumours. Amer. J. Roentgenol. **100**, 631–638 (1967)

HARRISON JR., W.G.: Cerebrospinal fluid pressure and venous pressure in cardiac failure. Arch. Int. Med. **53**, 782–791 (1934)

HARWOOD-NASH, D.C.F.: Paediatric neuroradiology. Radiol. Clin. N. Amer. **10**, 313–331 (1972)

HARWOOD-NASH, D.C.F.: Perspectives in paediatric neuroradiology. Child's Brain **1**, 261–268 (1975)

HAUG, J.O.: Pneumoencephalographic studies in mental disease. Acta psychiat. scand. **38** (suppl. 165), 1–104 (1962)

HAUKE, H., SCHMITZ, H.P., WENNER, J.: Pneumoencephalography: resorption of injected air after oxygen inhalation. Ann. Radiol. **10**, 185–188 (1967)

HAVERLING, M.: Transsacral puncture of the arachnoidal sac. Acta radiol. **12**, 1–6 (1972)

HEIDRICH, L.: Die Encephalographie und die Ventrikulographie. Erg. Chir. Orthop. **20**, 156–265 (1927)

HEIDRICH, R.: Planimetrische Hydrocephalus-Studien. Marhold-Verlag Halle 1955

HEINRICH, A.: Das normale Enzephalogramm in seiner Abhängigkeit vom Lebensalter. Z. Altersforsch. **1**, 345–354 (1939)

HEINRICH, A.: Altersvorgänge im Röntgenbild. Leipzig 1941

HÉLIAS, A., METZGER, J.: Encéphalographie gazeuse fractionnée; in FISCHGOLD: Traité de Radiodiagnostic, Bd. XIII, 119–191 (1972)

HEMMINGSON, H.: Roentgenologic investigations on the intracranial subdural space with view to revealing the presence of subdural adhesions. Acta radiol. **21**, 379–391 (1940)

HENNINGSEN, G.J., JACOBSEN, H.H.: "Abnormal" pneumo-encephalogram in infancy subsequently normalized. Danish Med. Bull. **19**, 110–113 (1972)

HEPPNER, F.: Air embolism eight hours after ventriculography. Acta radiol. **38**, 294–298 (1952)

HERRMANN, G.: Encephalographiestudien: II. Über Technik, Neben- und Nachwirkungen der Encephalographie. Ztschr. ges. Neurol. Psychiat. **96**, 736–746 (1925)

HERRSCHAFT, H., SCHMIDT, H.: Das Verhalten der globalen und regionalen Hirndurchblutung unter dem Einfluß von Propanidid, Ketamine und Thiopental-Natrium. Anaesthesist **22**, 486–495 (1973)

HILAL, S.K., TOOKOIAN, H., WOOD, E.H.: Displacement of the aqueduct os Sylvius by posterior fossa tumors. Experimental and clinical studies. Acta radiol. **9**, 167–182 (1969)

HILL, M.E., WORTZMAN, G., MARSHALL, B.M.: Clinical use of droperidol in pneumoencephalography. Can. med. Ass. J. **98**, 359–361 (1968)

HOFF, F.: Über das Zusammenspiel der vegetativen Regulationen. Klin. Wschr. **13**, 519–523 (1934)

HOFF, F.: Über die zentralnervöse Blutregulation. Fortschr. Neurol. **8**, 299–325 (1936)

HOFF, F.: Infektionsabwehr und vegetatives Nervensystem. Dtsch. med. Wschr. **2**, 417–420 (1941)

HOLUB, K.: Erfahrungen mit der sogenannten 24-Stunden-Encephalographie. Wien. klin. Wschr. **70**, 249–251 (1958)

HOOK, E.B.: Central nervous system infection in hydrocephalic children following ventriculography. Clin. pediat. **4**, 481–483 (1965)

HOPPE, G.: Röntgenuntersuchung der Schädelhöhle mit Hilfe negativer Kontrastmittel (Enzephalographie). Röntgenpraxis **16**, 141–166 (1963)

HOPPE, R.: Zur Lage der zentral-nervösen Regulation des weißen Blutbildes. Zschr. Neurol. **169**, 700–722 (1940)

HOWARD, C.: Observations on encephalography. Amer. J. Roentgenol. **32**, 301–310 (1934)

HOWARD, C.: Subdural pneumography. Amer. J. Roentgenol. **55**, 710–716 (1946)

HUBER, G.: Pneumencephalographische und psychopathologische Bilder bei endogenen Psychosen. Berlin-Göttingen-Heidelberg: Springer-Verlag 1957

HUBER, G.: Zur Frage des sogenannten Hydrocephalus. Nervenarzt **29**, 229–233 (1958)

HUBER, G.: Neuroradiologie und Psychiatrie. Psychiatrie der Gegenwart, Bd. 1/1 B; Berlin-Göttingen-Heidelberg: Springer 1964, S. 253–290

HUBER, P., RIVOIR, R.: The influence of intraventricular pressure on the size and shape of the anterior part of the third ventricle. Neuroradiology **5**, 33–36 (1973)

HUGHES, M.T.: Neuroradiology, a sub-speciality. J. Neurosurg. Nurs. **4**, 83–91 (1972)

HULTSCH, E.-G., SEEBERG, A.: Die Pneumencephalographie unter Überdruck und die medikamentöse Behandlung des vegetativen Symptomenkomplexes. Nervenarzt **28**, 49–51 (1957)

IIVANAINEN, M., COLLAN, R.: Pneumoenkefalografian vaikutus likvorin tavallisimpiin laboratoriokokeisiin. Duodecim **84**, 836–841 (1968a)

IIVANAINEN, M., COLLAN, R.: Creatine phosphokinase in the cerebrospinal fluid during gas encephalography. Scand. J. clin. Lab. Invest. **21**; Suppl. 101–122 (1968b)

IIVANAINEN, M., COLLAN, R., DONNER, M.: Adverse effects of pneumoencephalography performed under general anaesthesia in children. Ann. Clin. Res. **2**, 71–78 (1970)

IIVANAINEN, M., KOSTIAINEN, E.: Changes in the electrophoretic pattern of the lumbar cerebrospinal fluid during fractional gas encephalography. Acta Neurol. scand. **47**, 91–105 (1971)

IIVANAINEN, M., TASKINEN, E.: Differential cellular increase in cerebrospinal fluid after encephalography in mentally retarded patients. J. Neurol. Neurosurg. Psychiat. **37**, 1252–1258 (1974)

INGRAHAM, F.D., MATSON, D.D.: Subdural hematoma in infancy. J. Pediat. **24**, 1–37 (1944)

ISERMANN, H., HAUPT, R.: Zur Häufigkeit des erweiterten Recessus suprapinealis im Pneumenzephalogramm. Nervenarzt **45**, 266–269 (1974)

ISHERWOOD, I.: Air meatography in investigation of cerebellopontine angle tumors. Proc. roy. Soc. Med. **64**, 22 (1971)

ISHERWOOD, I.: Air meatography. Clin. Radiol. **23**, 65–77 (1972)

ISHERWOOD, I., YOUNG, I.M., BOWKER, K.W., BRAMALL, G.K.: Radiation dose to the eyes of the patient during neuroradiological investigations. Neuroradiology **10**, 137–141 (1975)

IWABUCHI, T., SUZUKI, J.: Diagnosis of acoustic neurinoma by pneumoencephalo-roulette tomography. J. Neurosurg. **29**, 307–309 (1968)

IWASAKI, S., MOTINAGA, H.: Meningitis due to pyocyaneous bacilli developing after pneumoencephalography, case. Okayama-Igakkai-Zasshi **51**, 1780–1786 (1939)

JACOBI, G.E., KAZNER, E., WOLLENSACK, J.: Subdurale Ergüsse und Hämatome bei Säuglingen und Kindern. Zschr. Kinderhk. **96**, 199–227 (1966)

JACOBS, J.: Zwischenfälle bei der Subokzipitalpunktion. Münchn. med. Wschr. **2**, 1290–1291 (1929)

JACOBSEN, H.H., MELCHIOR, J.C.: On pneumoencephalographic measuring methods in children. Amer. J. Roentgenol. **101**, 188–194 (1967)

JACOBY, J., JONES, J.R., ZIEGLER, J., CLAASSEN, L., GARVIN, J.P.: Pneumoencephalography and air embolism: simulated anesthetic death. Anesthesiology **20**, 336–340 (1959)

JÄHRIG, K., ZÖLLNER, H.: Veränderungen des Säuren-Basen-Status im Liquor cerebrospinalis unter der Pneumencephalographie. Nervenarzt **12**, 152–154 (1971)

JANCHES, M., CAPUTTO, J.D., LASZLO, M., VARELA

DE R.J., AMEZÚA, L.: Comments on the evaluation of plasma cortisol during pneumoencephalography. J. Clin. Endocrinol. Metab. **33**, 862–864 (1971)

JANKER, R.: Das Röntgenschichtverfahren bei der Darstellung der Hirnräume. Fortschr. Röntgenstr. **53**, 699–704 (1936)

JANKER, R.: Das Röntgenschichtverfahren. Zbl. Chirurgie **64**, 826–861 (1937a)

JANKER, R.: Röntgenschichtaufnahmen nach Encephalographie und pathologisch-anatomische Schnitte bei Tumoren. Zbl. Neurochir. **2**, 47–58 (1937b)

JANTZ, H.: Die Fortschritte der Röntgendiagnostik der Hirn- und Rückenmarksräume 1935–1942. Fortschr. Neurol. Psychiat. **16**, 106–153 (1944)

JANTZ, H.: Die Röntgendiagnostik der Hirn- und Rückenmarksräume. In: Handbuch der Inneren Medizin, Hrsg. von BERGMANN, FREY und SCHWIEGK. Berlin: Springer-Verlag, Band V/I: 1085–1160 (1953)

JANZEN, R.: Das Verhalten vegetativer Regulationen im Gefolge der Encephalographie. Dtsch. Z. Nervenheilk. **144**, 175–186 (1937)

JAVID, M., SETTLAGE, P.: Effect of urea on cerebrospinal fluid pressure in human subjects: Preliminary report. J. amer. med. Ass. **160**, 943–949 (1956)

JENKINS, J.S., ELSE, W.: Pituitary-adrenal function tests in patients with untreated pituitary tumours. Lancet **2**, 940–943 (1968)

JENKINS, R.: Paraventricular porencephalic diverticulum with latent hemiparesis as a complication of ventriculography. J. Neurol. Neurosurg. Psychiat. **30**, 261–263 (1967)

JENNETT, W.B., BARKER, J., FITCH, W., MCDOWALD, D.G.: Effect of anaesthesia on intracranial pressure in patients with space-occupying lesions. Lancet **1**, 61–64 (1969)

JESSEN, H.: Behandlung traumat. Kopfschmerzen mit Lufteinblasung. Ugeskr. Laeg. 611–612 (1933). Acta psychiatr. (Kopenh.) **8**, 71–74, 91–96 (1933)

JIROUT, J.: Changes in size of subarachnoid spaces after insufflation of air. Acta radiol. **46**, 81–86 (1956)

JIROUT, J.: Encefalografie. Praze: Lékařské Knihkupectví a Nakladatelství (1948), zit. nach E.G. ROBERTSON (1967)

JÖRGENSEN, G.: Über das Verhalten des Serumeisenspiegels vor und nach Luftencephalographie. Ärztl. Wschr. **12**, 599–601 (1957)

JOHNSON, J.C., LUBOW, M., STEARS, J.: Polytomoencephalography of the optic chiasm and adjacent structures. Radiology **114**, 629–634 (1975)

JOHNSTON, J.D.H., ALEXANDER, G.H., ROSOMOFF, H.L.: A simplified method for the pneumoencephalographic demonstration of the fourth ventricle and aqueduct of Sylvius. J. Neurosurg. **20**, 81–83 (1963)

JONES, W.A., MATTE, M.L.: Diabetes insipidus suppressed after encephalography. M. Bull. Vet. Admin. **16**, 378–386 (1940)

JOURET, J.: Le répérage ventriculaire par la méthode du Docteur Laruelle. Indications et technique. J. Radiol. **17**, 257–264 (1933)

JÜNGLING, O.: Zur Technik der Sauerstoffüllung der Hirnventrikel zum Zwecke der Röntgendiagnostik. Zbl. Chir. **49**, 833–836 (1922)

JÜNGLING, O.: Ventrikulographie bzw. Enzephalographie im Dienste der Diagnostik von Erkrankungen des Gehirns. Ergebnisse der Med. Strahlenforschung **2**, 1–105 (1926). Leipzig: G. Thieme

JÜNGLING, O.: Ventrikulographie. In: Lehrbuch der Röntgendiagnostik, Herausgeber: H.R. SCHINZ, W. BAENSCH, E. FRIEDL, S. 402–433 (1928). Leipzig: Georg Thieme 1928)

JÜTTE, E., RODECK, H.: Die Auswirkungen der Luftfüllung der Hirnventrikel auf das Elektrokardiogramm von Säuglingen, Klein- und Schulkindern. Z. Kinderheilk. **112**, 233–250 (1972)

JUŽELEVSKIJ, A.: Über die Gefahren und Komplikationen bei der Enzephaloventrikulographie, ihre Prophylaxe und Therapie. Bruns Beitr. **151**, 48–72 (1930)

KADOTANI, K.: Med. J. Hiroshima Univ. **15**, 89 (1967) Zit. M. PODDA et al. (1972)

KADRNKA, S.: Technique de encéphalostratographie gazeuse. Acta radiol. **1**, 587–592 (1963)

KADRNKA, S., KRMPOTIĆ, J.: Anatomie encéphalostratigraphique gazeuse. Ann. Radiol. **4**, 715–729 (1961)

KADRNKA, S., KRMPOTIĆ, J.: Erweiterung der Zisternographie mittels des Schichtaufnahmeverfahrens. Radiol. Aust. **13**, 157–168 (1962)

KASAMATU, H., YOSIKAWA, K.: Die chronologischen Veränderungen der Encephalographie mittels der serienweisen Aufnahmemethode. Fol. psychiatr. jap. **2**, 1–19 (1938)

KAUNISTO, Y.: Elektrocardiographische Untersuchungen nach suboccipitaler Luftinsufflation. Acta chir. scand. **85**, 129–136 (1941)

KAUTZKY, R., BURCHARD, U.: Beitrag zur Kenntnis des postencephalographischen Fiebers und „zentraler“ Temperatursteigerungen im allgemeinen. Dtsch. Z. Nervenheilk. **164**, 143–156 (1950)

KAUTZKY, R., ZÜLCH, K.J.: Neurologisch-neurochirurgische Röntgendiagnostik und andere Methoden zur Erkennung intrakranieller Erkrankungen. Berlin: Springer 1955

KAUTZKY, R., ZÜLCH, K.J., WENDE, S., TÄNZER, A.: Neuroradiologie auf neuropathologischer Grundlage. Berlin: Springer-Verlag (1976)

KAWANO, M.: On ventricle indices of the lateral ventricle in diagnosis of ventricular diagnosis of ventricular dilatation and cerebral atrophy. Medica mundi **21**, 21–26 (1976)

KAY, B., KEANEY, J.P.D., TAYLOR, G.J.: Neuroleptanalgesia: a double blind comparison of pentazocine and phenoperidine for neuroradiological investigations. Brit. J. Anaesth. **42**, 329—334 (1970)

KEHRER, F.A.: Die konstitutionelle Verkleinerung der Hinventrikel („Mikroventrikulie") und nosologische Bedeutung. Arch. Psychiatr. Z. Neurol. **179**, 430 (1948)

KEHRER, F.A.: Zur nosologischen Bedeutung der Mikroventrikulie mit besonderer Berücksichtigung der Migräne. Dtsch. Z. Nervenheilk. **163**, 555—563 (1950)

KEHRER, H.E.: Über elektrokardiographische Veränderungen infolge Luftfüllung der Hirnventrikel. Dtsch. med. Wschr. **72**, 288—290 (1947a)

KEHRER, H.E.: Sauerstoffatmung zur Behandlung der nachencephalischen Beschwerden. Nervenarzt **18**, 394—398 (1947b)

KEHRER, H.E.: Über den Einfluß der Encephalographie auf die Kreislaufregulation. Klin. Wschr. **26**, 530—534 (1948)

KEHRER, H.E.: Über Zwischenfälle bei der Subocci-pitalpunktion. Dtsch. Z. Nervenheilk. **161**, 98—110 (1949)

KEHRER, H.E.: Zur Frage nach den Ursachen des Ausbleibens der Ventrikelfüllung bei der Encephalographie. Nervenarzt **21**, 163—167 (1950)

KEHRER, H.E.: Beeinflussung der Nebenerscheinungen und Verminderung der Fehlfüllungen bei der Pneumencephalographie durch Kreislauftonisierung. Nervenarzt **23**, 222—225 (1952)

KELL, H.J., PIEPGRAS, U., SCHMIDT-WITTKAMP, E.: Schichtaufnahmen der Sellaregion bei der gesteuerten Encephalographie in aufrechter Körperhaltung. Radiologe **10**, 461—463 (1970)

KERMAN, W.Z., PERLSTEIN, M.A., LEVINSON, A.: Bacillus pyocyaneus meningitis following pneumoencephalography. Amer. J. Dis. Child **65**, 912—915 (1943)

KEY, A., RETZIUS, G.: Studien in der Anatomie des Nervensystems und des Bindegewebes. Stockholm: P.A. Norstedt & Söner, 1875

KHALIFEH, R.R., ALLEN, M.W. VAN, SAHS, A.L.: Subdural hematoma following pneumoencephalography in an adult. Neurology **14**, 77—80 (1964)

KIEFFER, S.A., AMPLATZ, K., PETERSON, H.O.: Single-sweep rotation tomography in coronal and lateral planes. Radiology **91**, 372—376 (1968)

KIEV, A., CHAPMAN, L.F., GUTHRIE, T.C., WOLFF, H.G.: The highest integrative functions and diffuse cerebral atrophy. Neurology **12**, 385—393 (1962)

KING, A.B., OTENASEK, F.J.: Air embolism occurring during encephalography; report of two cases. J. Neurosurg. **5**, 577—579 (1948)

KINLEY, G., DILEY, H.D., BECK, C.S.: Subdural hematoma, hygroma, and hydroma in infants. J. Pediat. **38**, 667—686 (1951)

KINNEY, A.B., BLOUNT, M., DONOHOE, K.M.: Cerebrospinal fluid circulation and encephalography. Nurs. Clin. N. Amer. **9**, 611—621 (1974)

KINOSHITA, S.: Über die Zisternenpunktion (insbesondere über 162 Erfahrungen bei 143 Fällen). Jap. J. Dermat. **31**, 1087—1126 (1931), Ref. Zbl. Neurol. **62**, 595 (1932)

KISLAK, J.W., MARCUSE, D.J., HASS, W.K.: Staphylococcal meningitis following pneumoencephalography. Ann. Int. Med. **57**, 128—132 (1962)

KISS, P., KERPEL-FRONIUS, E.: Indirekte schädliche Komplikation der Enzephalographie. Arch. Kinderheilk. **112**, 144—149 (1937)

KLAUS, E.: Beitrag zur pneumographischen Diagnostik der Epiphysentumoren. Acta radiol. **50**, 12—17 (1958)

KLAUSBERGER, E., STIEGLMAYR, F.: Die fehlende Ventrikelfüllung bei spinaler Enzephalographie. Wien. Z. Nervenheilk. **10**, 127—142 (1954)

KLEIN, H.: Neben- und Nachwirkungen bei intraspinaler Lufteinblasung. Münch. med. Wschr. **2**, 983—985 (1923)

KLEPEL, H., PIATEK, H.J.: Das Cavum septi pellucidi in Klinik, Röntgenbild und Elektroencephalogramm. Psychiat. Neurologie Psychol. **21**, 172—177 (1969)

KNUDSEN, P.A.: Ventriklernes størrelsesforhold i anatomisk normale hjerner fra voksne mennesker. Andelsbogtrykkeriet Odense 1958

KOCHER, R., WURMSER, P.: Migristen als Prämedikation und Nachbehandlung bei der Luftenzephalographie. Schweiz. med. Wschr. **100**, 520—521 (1970)

KORNBLUM, K., GRANT, F.C.: Encephalography. Amer. J. Roentgenol. **32**, 311—316 (1934)

KORNREICH, C.J.: Relief of Symptoms Following Encephalography by Combined Premedication and Use of Oxygen. Arch. Neurol. Psychiat. **60**, 512—519 (1948)

KOSCHEWNIKOW, A.N.: Subjektive und objektive Ergebnisse einer encephalographischen Untersuchung. Zschr. f. d. ges. Neurol. u. Psychiat. **104**, 374—390 (1926)

KRAUSE, D.K., KAUFMANN, W., HECKL, R.: Plasma-Reninkonzentration während einer durch Pneumencephalographie induzierten Hypokaliämie. Verh. Dtsch. ges. Inn. Med. **79**, 754—757 (1973)

KRAUSE, F., SCHOM, H.: Die epileptischen Erkrankungen. In: die spezielle Chirurgie der Hirnkrankheiten. Neue dtsch. Chir. **49**b II: 551—561 (1932)

KRAUSOVÁ, L., JIROUT, J.: Das pneumographische Bild der subtentorialen Arachnoidalräume im normalen Zustand und bei raumfordernden Prozessen. Fortschr. Röntgenstr. **98**, 733—738 (1963)

KRISTIANSEN, K., VOGT, A.: Encephalography with small amounts of air. Acta radiol. **28**, 355—366 (1947)

KROGNESS, K.G.: Normal position of the aqueduct of Sylvius. Part 1: Significance of aqueduct to dorsum sellae measurements. J. Neurosurg. **42**, 499—502 (1975a)

KROGNESS, K.G.: Normal position of the aqueduct

of Sylvius. Part 2: Evaluation of two preaqueductal proportional methods. J. Neurosurg. **42**, 503–507 (1975b)

KROGNESS, K.G.: Normal position of the aqueduct of Sylvius in infancy. Pediat. Radiol. **4**, 221–222 (1976)

KRYSPIN-EXNER, W.: Beitrag zur Frage der Liquorveränderungen im Gefolge von Lufteinblasungen. Psychiatr.-neurol. Wschr. Halle **42**, 509–513 (1932)

KUHLENDAHL, H.: Möglichkeiten der Röntgen-Tomographie des luftgefüllten Hirnkammersystems. Langenbecks Arch. klin. Chir. Dtsch. Z. Chir. **264**, 415–421 (1950a)

KUHLENDAHL, H.: Über den Auslösungsmechanismus zentralnervöser vegetativer Reaktionen, insbesondere bei Encephalographien. Klin. Wschr. **28**, 544–548 (1950b)

KULICK, S.A.: The clinical use of intrathecal methylprednisolone acetate following pneumoencephalography and myelography. J. Mt. Sinai, Hosp. **33**, 152–157 (1966)

KUNKLE, E.C., RAY, B.S., WOLFF, H.G.: Experimental studies on headache. Arch. Neurol. Psychiat. **49**, 323–358 (1943)

KUNZE, S.: Die zentrale Ventrikulographie mit wasserlöslichen, resorbierbaren Kontrastmitteln. Berlin: Springer-Verlag (1974)

LABORIT, G., KIND, A., DE LEON REGIL, C.: 220 cas d'anesthésie en neuro-chirurgie avec le 4-hydroxy-butyrate de sodium. Presse méd. **69**, 1216–1262 (1961)

LAFON, R., GROS, CH., BÉTOULIÈRES, P., PALEIRAC, R., BONNET, Y., BERTRAND, A.: Pneumotrastigraphie encephalique à minima. J. Radiol. Electrol. **34**, 388–390 (1953)

LANSDELL, H., DAVIE, J.C.: Massa intermedia: possible relation to intelligence. Neuropsychologia **10**, 207–210 (1972)

LARROCHE, J.C., VIGNAUD-PASQUIER (BAUDEY), J.: Cavum septi lucidi, cavum Vergae, cavum veli interpositi: Cavités de la ligne médiane. Biol. neonat. **3**, 193–236 (1961)

LARSBY, H., LINDGREN, E.: Encephalographic examinations of 125 institutional epileptics. Acta Psychiat. **15**, 337–352 (1940)

LARUELLE, L.: Le répérage des ventricules cerebraux par un procédé de routine. Presse méd. **102**, 1888–1891 (1931)

LARUELLE, L.: Le répérage ventriculaire. Rév. neurol. **40**, 129–149 (1933)

LAST, R.J., TOMPSETT, D.H.: Casts of cerebral ventricles. Brit. J. Surg. **40**, 525–543 (1953)

LAUBENTHAL, F.: Leitfaden der Neurologie. Stuttgart: Thieme. S. 63–66 (1967)

LAUBER, H.L.: Das Pneumencephalogramm. München: A. Barth 1965

LAUX, W.: Über Hirnblutungen nach Pneumoencephalographie. Arch. Psych. Nervenkr. **194**, 517–529 (1956)

LAVIEILLE, J., VACHERAT, S., LEGRÉ, J.: Bilan de l'anesthésie générale en neuroradiologie; étude statistique portant sur 3000 observations. J. Radiolog, Électrol. Méd. Nucl. **50**, 211–214 (1969)

LAW, J.L.: Encephalography in infants and in children. Amer. J. Dis. Childr. **52**, 1293–1311 (1936)

LAZORTHES, G., BARDIER, A., MARTINEZ-COBO, J.: Les épanchements sous-duraux du nourisson. Presse Méd. **71**, 1903–1905 (1963)

LEBEAU, J., WOLINETZ, E., BEAUREGARD, BINET: A propos des images aériques sous-durales dans les encéphalographies gazeuses. Rev. neurol. **92**, 289–296 (1955)

LEHMANN, R., OLLMANN, S.: Der Wert der Encephalographie im Vergleich mit der Vertebralisangiographie bei raumfordernden Prozessen in der hinteren Schädelgrube. Radiologia Diagn. **7**, 267–278 (1966)

LEHRER, H.Z.: Peg "Waves". Amer. J. Röntgenol. **122**, 571–575 (1974)

LEMAY, M.: Changes in ventricular size during and after pneumoencephalography. Radiology **88**, 57–63 (1967)

LEMERE, F., BARNACLE, C.H.: Encephalography, a review of 800 cases with special reference to subdural air. Arch. Neurol. Psychiat. **35**, 990–1001 (1936)

LEMKE, R.: Zur Auswertung des encephalographischen Befundes. Nervenarzt **16**, 401–404 (1943)

LENNARTZ, H.: Indikation, Technik und Folgen der Luftenzephalographien. Medizinische **1**, 147–149 (1955)

LENZI, M.: Eine neue zisterno-encephalographische Technik. Fortschr. Röntgenstr. **80**, 479–484 (1954)

LENZI, M., CANOSSI, G.C.: Zwei Jahre Erfahrungen unserer Cisterno-encephalographischen Technik. Acta radiol. **46**, 87–91 (1956)

LENZI, M., CANOSSI, G.C., REGGIANI, R., BERGONZINI, R.: Das Problem der subduralen Luft bei der Cisterno-Encephalographie. Acta radiol. **46**, 91–98 (1956)

LESCHMANN, W.: Die forensische Bedeutung der Cisternenpunktionen. Med. Welt **1**, 55–57 (1939)

LEVINE, M.C.: Changes in the CSF during pneumoencephalography. Neuroradiology **5**, 1–6 (1973)

LEVINSON, A., KAPLAN, I., COHN, D.J.: Changes in the chemistry of CSF during encephalography. J. Lab. clin. Med. **25**, 225–237 (1939)

LEWTAS, N.A., JEFFERSON, A.A.: The carotid cistern. A source of diagnostic difficulties with suprasellar extensions of pituitary adenomata. Acta radiol. **5**, 675–690 (1966)

LIBERSON, F.: Apparatus for simultaneous displacement. Arch. Neurol. Psychiat. **12**, 300–304 (1924)

LIBERSON, F.: The use of various gases in encephalography. Amer. J. med. Sci. **186**, 478–484 (1933)

LIEBERMANN, A.H., LUETSCHER JR., A.J.: Stimulation

of adrenocortical secretion after air encephalography. J. clin. Invest. **36**, 911 (1957)

LIEBERMEISTER, G.: Der Pneumocephalus artificialis. Ergebn. inn. Med. Kinderheilk. **25**, 901–943 (1925)

LILIEQUIST, B.: The anatomy of the subarachnoid cisterns. Acta radiol. **46**, 61–71 (1956)

LILIEQUIST, B.: The subarachnoid cisterns. Acta radiol. suppl. **185** (1959)

LIM, S.T., Potts, D.G., Deck, M.D.F.: Changes in the ventricular size during fractional pneumoencephalography. Radiology **104**, 585–592 (1972)

LINDGREN, E.: Über den Subduralraum von röntgenologischen Gesichtspunkten aus. Nervenarzt **14**, 193–201 (1941a)

LINDGREN, E.: Eine encephalographische Formvariante des Seitenventrikels. Acta radiol. **22**, 722–731 (1941b)

LINDGREN, E.: The normal temporal horn and its deformities by tumours in the middle cerebral fossa. Proc. Roy. Soc. Med. **60**, 859–862 (1947)

LINDGREN, E.: A pneumencephalographic study of the temporal horn. Acta radiol., Suppl. **69** (1948)

LINDGREN, E.: Some aspects on the technique of encephalography. Acta radiol. **31**, 161–177 (1949)

LINDGREN, E.: Encephalography in cerebral atrophy. Acta radiol. **35**, 277–291 (1951)

LINDGREN, E.: Pneumographie des Schädels in H.R. SCHINZ, W.E. BAENSCH, E. FRIEDL, E. UEHLINGER: Lehrbuch der Röntgendiagnostik. 5. Aufl. Stuttgart, Georg Thieme, 1952

LINDGREN, E.: Pneumographie. In: Röntgenologie, Handbuch der Neurochirurgie, 2. Band: 77–93. Berlin: Springer Verlag 1954

LINDGREN, E.: Radiologic examination of the brain and spinal cord. Acta radiol., Suppl. **151**, 1–23 (1957)

LINDGREN, E.: A history of neuroradiology. In: T.H. NEWTON, D.G. POTTS, Radiology of the skull and brain. St. Louis: The C.V. Mosby Company (1971), Vol. 1, Book 1: 1–25

LINDGREN, E., DI CHIRO, G.: The roentgenologic appearance of the aqueduct of Sylvius. Acta radiol. **39**, 117–125 (1953)

LIPTON, M.J., CROWTHER, D.: Fever after air encephalography. Brit J. Radiol. **41**, 672–673 (1968)

LIST, W.F., CRUMRINE, R.S., CASCORBI, H.F., WEISS, M.H.: Increased cerebrospinal fluid pressue after ketamine. Anesthesiology **36**, 98–99 (1972)

LOCKE JR., C.E., NAFFZIGER, C.H.: The cerebral subarachnoid system. Arch. Neurol. Psychiat. **12**, 411–418 (1924)

LODIN, H.: Size and development of the cerebral ventricular system in childhood. Acta. radiol. **7**, 385–392 (1968a)

LODIN, H.: Normal topography of the cerebral ventricular system in childhood. Acta radiol. **7**, 512–520 (1968b)

LÖNNUM, A.: The clinical significance of central cerebral ventricular enlargement. Oslo: 1966. Zit. nach JACOBSEN, H.H. UND MELCHIOR, J.C. (1967)

LOOP, J.W.: A device for encephalography in infants. Acta radiol. **5**, 691–692 (1966)

LORBER, J., GRAINGER, R.G.: Cerebral cavities following ventricular punctures in infants. Clin. Radiology **14**, 98–109 (1963)

LORENZ, R.: Deutung der Luftabsorption nach Encephalographie für Sitz und Art des intracraniellen Prozesses. Dtsch. Z. Nervenhk. **152**, 230–242 (1941)

LOSSIUS, H.M.: Transitory visual disturbances after ventriculography. Acta Psychiat. Neurol. scand. **31**, 81–86 (1956)

LOWMAN, R.M., SHAPIRO, R., COLLINS, L.C.: Significance of widened septum pellucidum. Amer. J. Roentgenol. **59**, 117–196 (1948)

LUCKETT, W.H.: Air in the ventricles of the brain, following a fracture of the skull. Surge., Gynec Obstet. **17**, 237–240 (1913)

LÜDEMANN-RAVIT, H.: Augenmuskellähmungen nach Suboccipitalpunktion. Nervenarzt **13**, 60–66 (1940)

LUSCHKA, H.: Die Adergeflechte des menschlichen Gehirns. Berlin: G. Reimer Verlag (1855). Zit. nach B. LILIEQUIST, Acta radiologica, suppl. 185 (1959)

LUTZ, W., TURNER, O.: Planigraphic studies of the fourth ventricle. Preliminary report with an illustrative case. Yale J. Biol. Med. **12**, 251–253 (1940)

LYSHOLM, E.: Neuere Erfahrungen mit der Ventriculographie der 3. und 4. Hirnkammer. Nervenarzt **10**, 1–13 (1937)

LYSHOLM, E.: Ventriculographie, Encephalographie und Arteriographie. In: Lehrbuch der Röntgendiagnostik. Herausgegeben: H.R. SCHINZ, W. BAENSCH, E. FRIEDL. Leipzig: G. Thieme, 4. Aufl. (1939)

LYSHOLM, E., EBENIUS, B., LINDBLOM, K., SAHLSTEDT, H.: Das Ventrikulogramm, III. Teil, dritter und vierter Ventrikel. Acta radiol., Suppl. **26** (1935)

LYSHOLM E., EBENIUS, B., SAHLSTEDT, H.: Das Ventrikulogramm, I. Teil, Röntgentechnik. Acta radiol. Suppl. **24** (1935)

LYSHOLM, E., EBENIUS, B., SAHLSTEDT, H.: Das Ventrikulogramm, Teil II, Die Seiten-Ventrikel. Acta radiol. Suppl. **25** (1937)

LYSHOLM, E., WICKBOM, I.: Precision apparatus for skull radiography. Stockholm: Georg Schönander, A.B. (1950)

MAJEWSKA, S., JANKOWITSCH, E.: Die Luftresorption nach Pneumenzephalographie im Kindesalter. In: Neuroradiologische Diagnostik und Symptomatik der Hirnentwicklung im Kindesalter. Herausgeber: D. MÜLLER. Berlin: VEB Verlag Volk und Gesundheit (1963), S. 488–492

MANNUCCI, P.M., LOBINA, G.F., RUGGERI, Z.M.:

Alterations of fibrinolysis and blood coagulation. Lancet **1**, 466 (1969)

Marini, G., Taveras, J.M.: Influence of ventricular size on mortality and morbidity following ventriculography. Acta radiol. **1**, 602–608 (1963)

Marions, O., Lying-Tunell, U.: Constancy of parietal air block at PEG. Paper read at the 5th Congress of the European Society of Neuroradiology 5.9.1975, Bologna

Marrack, D., Marks, V., Couch, R.S.C.: Changes in the lumbar cerebrospinal fluid during air-encephalography. Brit. J. Radiol. **34**, 635–639 (1961)

Marshall, B.M.: Neuroleptanesthesia in neurosurgery. Int. Anesthesiol. Clin. **11**, 103–124 (1973)

Marynen, L.: L'emploi de la kétamine lors des encéphalographies gazeuses. Anesth. Analg. **30**, 1044–1046 (1973)

Mascherpa, F., Lombardi, G.: Risultati della stratigrafia applicata alla cisterno-encefalografia. Radiol. med. **38**, 1160–1166 (1952)

Masserman, J.H.: Cerebrospinal hydrodynamics. VI. Correlations of the presure of the CSF with age, blood pressure and the pressure index. Arch. Neurol. Psych. **34**, 564–566 (1935a)

Masserman, J.H.: Cerebrospinal hydrodynamics. V. Studies of the volume elasticity of the human ventriculosubarachnoid system. J. Comp. Neurol. **61**, 543–552 (1935b)

Masson, C.G.: The disturbances in vision and in visual fields after ventriculography. Bull. Neuro. Inst. N.Y. **3**, 190–209 (1933)

Masy, S., Gregorie, A.: La cisternographie. J. Belge Radiol. **36**, 416 (1953). Zit. nach B. Liliequist: Acta radiologica, suppl. 185 (1959)

Matthias, H.: Pneumencephalographische Befunde am alternden Gehirn. Psychiat. Neurol. med. Psychol. **7**, 212–213 (1955)

Mayr, F., de Reya, N.M.: Die subdurale Pneumographie und ihre Möglichkeiten. Wr. Zschr. Nervenheilk. Grenzgeb. **3**, 101–116 (1950)

McConnell, A.A.: Subdural air after pneumencephalography. Brain **76**, 485–490 (1953)

McLachlan, M.S.F., Lavender, J.P., Edwards, C.R.W.: Polytome encephalography in investigation of pituitary tumours. Proc. roy. Soc. Med. **63**, 22 (1970)

McLachlan, M.S.F., Lavender, J.P., Edwards, C.R.W.: Polytome-encephalography in the investigation of pituitary tumours. Clin. Radiol. **22**, 361–369 (1971)

McLennan, J.E., Rosenbaum, A.E., Tyler, H.R.: Prevention of postmyelographic and postpneumoencephalographic headache by single dose intrathecal methyl-prednisolone acetate. Headache **13**, 39–48 (1973)

McRae, D.L., Elliott, A.W.: Radiological aspects of cerebellar astrocytomas and medulloblastomas. Acta radiol. **50**, 52–66 (1958)

Merrem, G.: Indikationsstellung zur Encephalographie, Ventriculographie und Angiographie. Psychiatr. Neurol. med. Psychol. **7**, 230–233 (1955)

Merrem, G.: Lehrbuch der Neurochirurgie. Berlin: VEB Verlag Volk und Gesundheit, 2. Auflage, S. 94–99, 117–122 (1964)

Messert, B., Wannamaker, B.B., Dudley Jr., A.W.: Reevaluation of the size of the lateral ventricles of the brain. Neurology **22**, 941–951 (1972)

Mettler, F.A.: Neuroanatomy. St. Louis: C.V. Mosby Comp. 1948. S. 23–25

Metzger, J.: Le signe du chiasma de face en pneumographie hypocycloide. Rev. Neurol. **117**, 666–672 (1967)

Metzger, J., Engel, P., Bonnemazou, A., Fischgold, H.: La tomographie hypocycloide. Neuro-Chirurgie **13**, 73–95 (1967)

Meumann, E.: Über die therapeutische Anwendung der Lufteinblasung in die Schädelhöhle. Zschr. ges. Neurol. Psychiat. **128**, 352–359 (1930).

Meyer, A.: Das Verhalten des Blutdrucks bei der Encephalographie. Klin. Wschr. **2**, 1873–1874 (1932)

Michaux, L., Camus, J.L., Brisset, Ch., Kupernic, L.: Syndrome adiposo-génital transitoire apparu dans les suites d'une encéphalographie gazeuse. Arch. franç. Pédiat. **8**, 659–661 (1951)

Michenfelder, J.D., Gronert, G.A., Rehder, K.: Anesthesia for neurosurgical procedures. Clin. Anesth. **3**, 383–414 (1969)

Miyazaki, Y., Takada, I.: Studies on failure of ventricular filling in pneumoencephalography. Brain Nerve **17**, 800–806 (1965), zit. nach Atchison *et al.* (1972)

Møller, S.H.: Non-filling of the ventricular system in encephalography. Acta radiol. **10**, 345–352 (1970)

Momose, K.J.: Coronal autotomography as an aid in pneumoencephalography. Radiology **110**, 135–139 (1974)

Monro, A.: Observations on the structure and functions of the nervous system. Edinburgh (1783), zit. nach Davidoff und Dyke (1951)

Moody, D.M.: Technic of pneumoencephalography. Curr. Probl. Radiol. **2**, 1–48 (1972)

Moody, D.M.: Large subdural collections of air following reverse somersault. Radiology **111**, 721–723 (1974)

Morello, A.: Pneumocisternography of the posterior fossa. J. Neurosurg **10**, 552–554 (1953)

Morello, A.: Pneumocisternographic exploration of the posterior fossa. Acta neurochir. **6**, 81–92 (1958)

Morris, A.A.: Method of ventricular fluid replacement following ventriculography. J. Neurosurg. **3**, 351–354 (1946)

Morris, L., Wylie, I.G.: Tomography in cerebral Pneumoencephalography. Clin. Radiol. **24**, 221–230 (1973)

Mortier, W., Udvarhelyi, G.B.: Ergebnisse und

Risiken von Pneumencephalographien und cerebralen Angiographien im frühen Kindesalter. Mschr. Kinderheilk. **117**, 198–200 (1969)
MOSELEY, I., GAWLER, J., DU BOULAY, G.: Some effect of pneumography and associated manoeuvres. Paper read at the 5th Congress of the European Society of Neuroradiology 5.9.1975
MOSELEY, I.F., SONDHEIMER, F.K.: The twenty-four hour pneumoencephalogram: with particular reference to ventricular size; a series of 150 patients and a review of the literature. Clin. Radiol. **26**, 389–405 (1975)
MULLAN, S., PINEDA, A.: Cisternal pneumoencephalography. Amer. J. Roentgenol. **81**, 984–991 (1959)
MÜLLER, D.: Über die physikalischen Grundlagen der Pneumencephalographie. Z. Kinderheilk. **76**, 281–297 (1955)
MÜLLER, D.: Physikalische Faktoren in der Pathogenese des sog. Hydrocephalus. Nervenarzt **29**, 1–10 (1957)
MÜLLER, D.: Beziehungen zwischen Gehirn und Schädel im radiologischen Bild. In: Neuroradiologische Diagnostik und Symptomatik der Hirnentwicklung im Kindesalter. Berlin: VEB Verlag Volk und Gesundheit (1963)
MÜLLER, D.: Pneumenzephalographische Anatomie des Kindergehirns. Stuttgart: G. Thieme Verlag (1976)
MÜLLER, D., LÖSSNER, J., SACK, G.: Electroencephalogram after pneumoencephalography. Electroenceph. Clin. Neurophysiol. **22**, 286 (1967)
MÜLLER, D., LÖSSNER, J., SACK, G.: EEG findings after pneumencephalography. Electroenceph. clin. Neurophysiol. **26**, 433–449 (1969)
MÜLLER, K., KOHLHEB, O.: Über Hirnsubstanzschädigungen bei Ventrikulographie. Zschr. Kinderheilk. **103**, 28–34 (1968)
MÜLLER, W.: Zur Technik und Indikation der lumbalen Überdruckenzephalographie nach LINDGREN. Psychiatr. Neurol. med. Psychol. **11**, 87–93 (1959)
MUMENTHALER, M.: Neurologie. Stuttgart: G. Thieme Verlag 1973. S. 52
MUNDINGER, F., POTTHOFF, P.: Messungen im Pneumencephalogramm zur intracerebralen und craniocerebralen Korrelationstopographie bei stereotaktischen Hirnoperationen, unter besonderer Berücksichtigung der stereotaktischen Pallidotomie. Acta. Neurochir. **9**, 196–214 (1961)
MYLLYLÄ, V.V., VAPAATALO, H., HOKKANEN, E., HEIKKINEN, E.R.: Cerebrospinal fluid concentration of cyclic adenosine-3′,5′-monophosphate and pneumencephalography. Europ. Neurol. **12**, 28–32 (1974)
NADJMI, M.: Bedeutung der sogenannten subdiaphragmalen Zisternen bei den gezielten Hypophyseneingriffen. Radiologie **5**, 455–457 (1965)
NADJMI, M.: Form und Lagevariationen des Aquäduktes und der caudalen Anteile des III. Ventrikels im positiven Ventrikulogramm. Radiologe **8**, 375–377 (1968)
NADJMI, M., SCHWIND, F.: Neurologische Röntgendiagnostik; Pneumoenzephalographie und Ventrikulographie. In: Spezielle neurologische Untersuchungsmethoden. Hrsg. G. SCHALTENBRAND. Stuttgart: G. Thieme Verlag, S. 49–65 (1968)
NASHOLD, B.S., WILSON, W.P., JACKSON, J.R.: Pneumoencephalography and its effect on serum and cerebrospinal fluid sodium and potassium. Confin. neurol. **31**, 300–304 (1969)
NELLHAUS, G., CHUTORIAN, A.: Narcosis for neuroradiologic procedures in children. Arch. Neurol. (Chic.) **10**, 485–496 (1964)
NELSON, D.A., JEFFREYS, W.H., LEAMING, R.H., MCDOWELL, F.: Encephalography by the displacment technique. Arch. Neurology **49**, 478–505 (1958)
NEUMANN, J.: Topographische und pneumenzephalographische Darstellbarkeit der Wurzel des N. trigeminus. Wien. Z. Nervenheilk. **26**, 121–129 (1968)
NEUMANN, J.: Über die Darstellung der intraduralen Hirnnervenabschnitte im Pneumencephalogramm. Radiol. diagn. **10**, 209–216 (1969)
NEW, P.F.J., WEBSTER, E.W.: Physical and anatomical considerations in autotomography. Acta radiol. **3**, 370–384 (1965)
NEWMAN, H.: Encephalography with ethylene. J. Amer. med. Ass. **108**, 461–465 (1937)
NEWTON, T.H.: Cisterns of posterior fossa. Clin. Neurosurg. **15**, 190–246 (1968)
NEY, K.W.: Epilepsy—a mechanical theory and results of treatment. J. amer. Inst. Homeopathy **26**, 241–248 (1933)
NICHOLSON, M.J., SISE, L.F.: Pentothal sodium anesthesia for encephalography. N. Engl. J. Med. **222**, 994–996 (1940)
NICKEL, B., NEUMANN, J.: Methodische Probleme der pneumenzephalographischen Atrophiediagnostik. In: MÜLLER, D., Pneumenzephalographische Anatomie des Kindergehirns, 23–32 (1976). Stuttgart: G. Thieme Verlag (1976)
NICKEL, B., NEUMANN, J., SCHIRMER, S.: Zur forensischen Relevanz pneumenzephalographischer Befunde. Psychiatr. Neurol. Med. Psychol. **26**, 144–150 (1974)
NIOCHET, A.M., GARCIA, R.L.: Embolia gaseosa en al curso de pneumencephalographia. Acta neurol. lat.-amer. **11**, 215–218 (1965)
NOCITE, J.R., BARBOSA, B.I., COSTA NETO, M.E., LATUF, N.: Emprêgo da Ketamina em anestesia para procedimentos de neuro-radiodiagnóstico. Rev. Bras. Anestesiol. **21**, 80–85 (1971)
NONNE, M.: Demonstration zahlreicher Schädelröntgenogramme nach intralumbaler Lufteinblasung nach den Verfahren von DANDY und BINGEL. Zbl. Neurol. Psychiat. **29**, 204 (1922)
NONNE, M.: Meine Erfahrungen über den Suboccipitalstich auf der Basis von 310 Fällen. Med. Klinik **20**, 919–922 (1924)

NORLÉN, G., WICKBOM, I.: Relative merits of encephalography and ventriculography for the investigation of intracranial tumours. J. Neurol., Neurosurg. Psychiatry **21**, 1–11 (1958)

NÜRNBERGER, S., SCHALTENBRAND, G.: Messungen am Encephalogramm. Ein Beitrag zum Begriff des „normalen Encephalogramms". Deutsch. Z. Nervenheilk. **174**, 1–14 (1955)

OBERSON, R.: Morphologie radiologique normale du quatrième ventricule insufflé. Radiol. Clin. Biol. **38**, 372–382 (1969)

OBERSON, R., CANDARDJIS, G., RAAD, N.: Heigth of fourth ventricle; normal variability during pneumography. Acta radiol. **9**, 193–198 (1969)

OBERSON, R., FLUCKIGER, A.: La pneumo-stratigraphie de l'angle ponto-cérébelleux. Rev. otoneuroophth. **40**, 377–384 (1968)

OBREGIA, A.: La rachicentèse sous-occipitale. Cpt. rend. hebd. Sces mém. soc. biol. **2**, 277–278 (1908)

OESTERREICH, K.: Psychotische Episoden nach der Luftencephalographie (sowie allgemeine Bemerkungen über die Spätreaktionen). Jb. Psychol. Psychother. **12**, 106–112 (1965)

OESTERREICH, K.: Kritische Anmerkungen zu Meßmethoden in der Röntgenologie (Pneumencephalographie). Nervenarzt **37**, 33–34 (1966)

OESTERREICH, K.: Spätreaktionen nach Luftencephalographie. Psychiatr. Neur. med. Psychol. **19**, 125–133 (1967)

ØIGAARD, A.: Changes in ventricular size during pneumoencephalography. Neuroradiology **3**, 8–11 (1971)

OKAWARA, S.: Tele-autotomogram and application of the pneumoencephalographic chair in stereotactic operations. Appl. Neurophysiol. **38**, 91–97 (1975)

OKONEK, G.: Operative Diagnostik bei intracraniellen Geschwülsten und anderen raumfordernden Krankheitsherden. In: STICH-BAUER, Fehler und Gefahren bei chirurgischen Operationen. Jena: G. Fischer-Verlag, III. Auflage, Band 1, 60–73 (1954)

OLSSON, O.: Subdural hematoma outlined with air in encephalogram. Acta radiol. **29**, 95–99 (1948)

ORLEY, A.: Automatic devise for ascertaining ventricular enlargement. Lancet **1**, 345–346 (1946)

ORLEY, A.: Neuroradiology. Springfield: C.C. Thomas Publ. 203–235 (1949)

OZDIL, T., POWELL, W.E.: Post lumbar puncture headache: an effective method of prevention. Anesth. Analg. **44**, 542–545 (1965)

PACIFICO, L.: Il Gamma-idrossi-butirrato di sodio (Gamma-OH) in neurochirurgia. Anest. Rian. Ass. Anest. lomb. **10**, 353 (1969), zit. RUGGIERO *et al.* (1974)

PALACIOS, E.: New neuroradiologic techniques, the Mimer III and rotating chair-table. J. Kans. med. Soc. **73**, 95–101 (1972)

PALM, D.: Zur Diagnostik und Verlaufsbeurteilung duraler Ergüsse im Säuglings- und Kleinkindesalter. Zschr. Kinderheilk. **98**, 16–33 (1968)

PALVÖLGYI, R.: Une nouvelle méthode d'analyse des radiographies du crâne des angiographies carotidiénnes et des pneumo-encéphalographies. Ann. radiol. **11**, 147–157 (1968)

PANCOAST, H.K., FAY, T.: Encephalography: roentgenological and clinical considerations for its use. Amer. J. Roentgenol. **21**, 421–447 (1929)

PANCOAST, H.K., FAY, T.: Encephalography as the roentgenologist should understand it. An attempt to standardize the procedure. Radiology **15**, 173–210 (1930)

PANNIER, J.L., WEYRE, J., LEUSEN, I.: Effects of changes in the acid-base composition in the cerebral ventricles on local and general blood flow. Europ. Neurol. **6**, 123–126 (1971/1972)

PANTER, K., SCHÖLZEL, P.: Die Bedeutung der Schichtuntersuchung Pneumencephalographierter. Arch. Psychiat. Nervenheilk. **199**, 199–214 (1959)

PARAICZ, E., SZÉNÁSY, J.: Neurologisch-klinische Untersuchungen im Säuglings- und Kindesalter. Stuttgart: Schattauer-Verlag: 95–117 (1966)

PAUL, L.W., ERICKSON, T.C.: Observations on the presence of subdural gas after pneumencephalography. Radiology **46**, 139–148 (1946)

PAUL, W.L., MUNSON, E.S.: Case history number 88: gas embolism during encephalography. Anesth. Analg. **55**, 141–145 (1976)

PEARCE, J., AZIZ, H.: Temperature changes following air encephalography. Headache **9**, 103–105 (1969)

PEIPER, H.: Wie hat sich die Kontrastmethode in der Neurologie bewährt? Arch. klin. Chir. **178**, 441–470 (1933)

PENDERGRASS, E.P.: Interpretation of encephalographic observations. Arch. Neurol. Psychiat. **23**, 946–985 (1930)

PENDERGRASS, E.P.: Encephalography: an explanation of a possible error in technique. Amer. J. Roentgenol. **25**, 754–757 (1931 a)

PENDERGRASS, E.P.: Indications and contraindications of encephalography and ventriculography. J. amer. med. Ass. **96**, 408–411 (1931 b)

PENDERGRASS, E.P., HODES, P.J.: Encephalography: The value of second-day examination. Radiology **26**, 146–150 (1936)

PENDERGRASS, E.P., PERRYMAN, C.R.: Porencephaly. Amer. J. Roentgenol. **56**, 441–463 (1946)

PENDERGRASS, E.P., SCHAEFFER, J.P., HODES, P.J.: Cerebral Pneumography. In: The Head and Neck in Roentgen Diagnosis, Vol. II: 1137–1363. Springfield: C.C. Thomas Publ. (1956)

PENFIELD, W.G.: The cranial subdural space. Anat. Rec. **28**, 173. Zit. E. CHRISTENSEN, Handbuch der Neurochirurgie, Bd. III, S. 705, Berlin Springer-Verlag (1956)

PENFIELD, W.G.: Cerebral pneumography, its dangers and uses. Arch. Neurol. Psychiat. **13**, 580–591 (1925)

Penfield, W.G.: Chronic meningeal (post-traumatic) headache and its specific treatment by lumbar air insufflation; encephalography. Surg. Gyn Obstet. **45**, 747 (1927)

Penfield, W.G., Norcross, N.C.: Subdural traction and post-traumatic headache. Arch. Neurol. Psychiat. **36**, 75–95 (1936)

Petrov, H.: Neue Wege in der Pneumoencephalographie. Radiologe **6**, 503 (1966)

Philippart, C.: Résorption du protoxyde d'azote utilisé comme gaz de contraste au cours des examens neuroradiologiques. Acta radiol. **9**, 199–204 (1969)

Philippart, C., Thibaut, A., Bonnal, J.: Effects de l'inhalation de protoxyde d'azote au cours des explorations neuroradiologiques realisées avec l'air. Neurochir. **14**, 97–104 (1968)

Philippon, J., George, B., Metzger, J.: Variations of intraventricular pressure during pneumoencephalography. J. Neurosurg. **40**, 101–106 (1974)

Pia, H.W.: Röntgendiagnose der Großhirnhemisphärenatrophie und Indikation zur Hemisphärektomie. Fortschr. Röntgenstr. **93**, 167–177 (1960)

Picard, L., Leymarie, F., Roland, J., Sigiel, M., Masson, J.P., Renard, M.: La citerne sous-trigonale. Aspects radioanatomiques. Signification physio-pathologique. Paper read at the 5th Congress of the European Society of Neuroradiology 5.9.1975

Piepgras, U., Schmidt-Wittkamp, E.: Darstellung der intrasellären Zisterne im negativen und positiven Zisternogramm. Radiologe **10**, 463–466 (1970)

Piercy, H.D.: An apparatus for the simultaneous displacement of spinal fluid and the injection of air for encephalography. Arch. Neurol. **33**, 1075–1077 (1935)

Pittinger, C.B., van Epps, E.F., Utterback, R.A.: Xenon in encephalography. Neurology **6**, 429–443 (1956)

Podda, M., Agostini, A., Pintus, F., Signorini, G.: Hypokalaemia after pneumoencephalography. Brit. Med. J. **1**, 587–588 (1971)

Poser, C., Taveras, J.M.: Clinical aspects of cerebral angiography in children. Pediatrics **16**, 73–80 (1955)

Potthoff, P.C.: Die achsengerechte ant.-post. Serientomographie des Hirnstamms. Radiologe **8**, 369–372 (1968)

Potthoff, P.C.: Hirnstamm-Tomographie. Fortschr. Med. **78**, 1166–1169 (1970)

Potthoff, P.C.: Hirnstammtomographie und Stereotaxie. Röntgen-Bl. **26**, 123–130 (1973)

Potthoff, P.C., Schmidt, K.: Zur Anwendung der Hirnstammtomographie. Neurochirurgia **11**, 150–160 (1968)

Potthoff, P.C., Tetteh, J., Riechert, T.: Postencephalographic psycho-organic syndrome in Parkinsonism. Confin. neurol. **34**, 285–294 (1972)

Potts, D.G.: A new universal head unit. Amer. J. Roentgenol. **95**, 957–961 (1965)

Probst, F.P.: Rapid changes in the volume of the lateral ventricles at encephalography. Acta radiol. **12**, 757–768 (1972)

Probst, F.P.: Gas distension of the lateral ventricles at encephalography. Acta radiol. **14**, 1–4 (1973)

Puech, P., Roudinesco, M., Thieffry, S., Sauvain, Y.: Syndrome adiposo-génital d'origine non tumorale, actuellement guéri après encéphalographie par voie lombaire. Contribution à l'étude du traitement de certaines des fonctions neurohypophysaires par l'éncéphalographie. Rev. Neurol. **65**, 3, 670–677 (1936)

Purves-Stewart, J., Worster-Drought, C.: The diagnosis of nervous disease. London: E. Arnold & Co. 10th ed. 1952

Quincke, H.: Die L.P. des Hydrocephalus. Berl. Klin. Wschr. **28**, 929–965 (1891)

Rasmussen, K.E.: Bilateral homonymous hemianopsia following ventriculography. Acta ophthalmol. **48**, 1174–1184 (1970)

Raudzens, P., Cole, A.F.D.: Thiopentone/Lidocaine anaesthesia for pneumoencephalography. Can. Anaesth. Soc. J. **21**, 1–14 (1974)

Reardon, J.V., Lowman, R.M., Levy, L.L.: Carbon dioxide pneumoencephalography: a preliminary report. Radiology **89**, 142–145

Redslob, Marx, Dieffenbach: Deux cas de cécité corticale accidentelle consécutifs à une insufflation de pneumothorax et à une ventriculographie. Bull. Soc. Ophtalmol. Paris **51**, 307–314 (1939)

Reese, F.M.: Bilateral homonymous hemianopsia. Amer. J. Ophthalmol. **38**, 44–57 (1954)

Remky, H.: Luftembolie der Zentralarterie nach Encephalographie. Ber. dtsch. ophthal. Ges. **55**, 400–401 (1949–1950)

Reschke, H., Wolfart, I.: Einführung einer opisthio-bregmalen Hilfslinie in die Betrachtung des inneren Liquorsystems der hinteren Schädelgrube. Radiologe **11**, 475–478 (1971)

Retzius, G.: Das Menschenhirn. 2. Stockholm: Kgl. Buchdruckerei P.-A. Norsted u. Söner 1896

Riechert, T.: Anzeigestellung und Grenzen der operativ-diagnostischen Methoden der Neurochirurgie. Dtsch. Z. Nervenheilk. **162**, 8–23 (1950)

Riechert, T.: Die Ventrikulographie. In: Handbuch der Inneren Medizin, hrsg. von Bergmann, Frey und Schwiegk. Berlin: Springer-Verlag, Berlin, Band V/I, 1202–1205 (1953)

Riehl, J.L., Ansel, R.: EEG changes following PEG. Acta. neurol. scand. **45**, 270–276 (1969)

Rifkinson, N., Alvarez, D.E., Choudens, J.A., Borras, P.J., Martin, B., Negron, R., Mercado, H.: Technical suggestions, a simple method for ventriculography. J. Neurosurg. **38**, 393–394 (1973)

RINALDI, I., BOTTON, J.E., TROLAND, C.E.: Cortical visual disturbances following ventriculography and/or ventricular decompression. J. Neurosurg. **19**, 568–576 (1962)

RITTER, G.: Rechtsprobleme neurologischer Diagnostik. Nervenarzt **46**, 169–172 (1975)

ROBERTSON, E.G.: A method of encephalography. Surgery **19**, 810–824 (1946)

ROBERTSON, E.G.: Some physical aspects of encephalography. Brain **70**, 59–74 (1947)

ROBERTSON, E.G.: Methodik der Pneumenzephalographie mit einigen diagnostischen Hinweisen. In: Neuroradiologische Diagnostik und Symptomatik der Hirnentwicklung im Kindesalter. Herausgeber: D. MÜLLER. Berlin: VEB-Verlag Volk und Gesundheit: 395–428 (1963)

ROBERTSON, E.G.: Pneumencephalographic technique and evaluation in childhood. Clin. Neurosurg. **13**, 74–92 (1965)

ROBERTSON, E.G.: Pneumoencephalography, 2nd edit. Springfield: C.C. Thomas 1967

ROBINSON, R.G.: Subdural haematoma in an adult after air encephalography. J. Neurol. Neurosurg. Psychiat. **20**, 131–132 (1957)

ROGER, J., SALAMON, G.: Interêt de clichés retardés dans le diagnostic pneumographique des dilatations de la corne temporale. Rev. Neurol. **106**, 296–300 (1962)

ROMANO, A., SCHISANO, G.: Rottura di aneurisma intracranico con ematoma intracerebrale dopo encefalografia frazionata. Minerva neurochir. **14**, 145–148 (1970)

ROSENGREN, K., CARLSSON, C.A.: The normal encephalogram during the first two years of life. Acta radiol. **13**, 461–466 (1972)

ROSENHECK, C.: Encephalography: The development of hemiplegia following its use. Arch. Neurol. Psychiat. **22**, 575–582 (1929)

ROVIRA, M., BARLUENGA, S.: A propos de deux cas de complications de l'encéphalographie fractionnée chez l'enfant. J. Belge Radiol. **50**, 158–162 (1967)

RUGGIERO, G.: Quelques aspects de l'indication et de la technique de l'encéphalographie. Rev. neurol. **83**, 420–430 (1950)

RUGGIERO, G.: Pneumographie. Rev. neurol. **90**, 503–555 (1954)

RUGGIERO, G.: Diagnostic value of the encephalographic examination of the subarachnoid space. Acta radiol. **46**, 99–108 (1956)

RUGGIERO, G.: L'encéphalographie fractionnée. Paris: Masson & Cie., Editeurs, 1957

RUGGIERO, G.: Encephalography today. Refinement in technique and progress in diagnosis. Acta radiol. **5**, 705–715 (1966)

RUGGIERO, G., BORIES, J., CALABRO, A., CRISTI, G., SCIALFA, G., SMALTINO, F., THIBAUT, A.: Radiological exploration of the ventricles and subarachnoid space. Berlin-Heidelberg-New York: Springer Verlag (1974)

RUGGIERO, G., CASTELLANO, F.: Upward displacement of the posterior part of the third ventricle. A method of its evaluation. Acta radiol. **39**, 377–384 (1953)

RUGGIERO, G., CRISTI, G., TREVISAN, C.: Clinical aspects of encephalography. Acta radiol. Suppl. **292**, 1–56 (1969)

RUGGIERO, G., DETTORI, P., LEIGHTON, R.S., PACIFICO, L.: Encephalography with urea. Acta. radiol. **3**, 161–172 (1965)

RUGGIERO, G., MAZZACURATI, M.: Subtraction technique in encephalography: a preliminary report. Invest. Radiol. **2**, 326–331 (1967)

RUGGIERO, G., MAZZACURATI, M.: Soustraction d'image en encéphalographie. Acta radiol. **9**, 205–208 (1969)

RUGGIERO, G., PACIFICO, L.: Quelques aspects techniques nouveaux de l'encéphalographie fractionnée. Neurochir. **1**, 92 (1963)

RUGGIERO, G., SCIALFA, G., CRISTI, G., SABATTINI, L.: Further experiences with late radiographic control in encephalography. 3. Kongress d. Europ. Neurorad. Gesellschaft, Bologna 1972

RUGGIERO, G., SMALTINO, F.: Appearance of ventricular system 24 hours after encephalography; a preliminary report. Acta radiol. **53**, 279–283 (1960)

RUGGIERO, G., TREVISAN, C.: Refinements of the radiologic technique in encephalography. 3. Kongress der Europ. Neuroradiol. Gesellsch., Bologna 1972

RUPPRECHT, E., LAUGHNER, B., TODT, H.: Zur Darstellung und Bedeutung der Cisterna interventricularis. Kinderärztl. Praxis **43**, 247–254 (1975)

RYDER, H.W., ESPEY, F.F., KIMBELL, F.D., PENKA, E.J., ROSENAUER, A., PODOLSKY, B., EVANS, J.P.: The mechanism of the change in cerebrospinal fluid pressure following an induced change in the volume of the fluid space. J. Lab. Clin. Med. **41**, 428–435 (1953)

SÄKER, G.: Encephalographie beschwerdefreier. Nervenarzt **21**, 216–220 (1950)

SAIDMAN, L.J., EGER II, E.I.: Change in cerebrospinal fluid pressure during pneumoencephalography under nitrous oxide anaesthesia. Anaesthesiology **26**, 67–72 (1965)

SALAMON, G., BINNERT, D., CAILLE, J.M., GUIDICELLI, G.: Techniques d'examen des citernes périsellaires. 3. Kongr. der Europ. Neuroradiol. Gesellschaft, Bologna 1972

SALAMON, G., ROGER, J., SOULAYROL, R.: L'examen des cornes temporales 24 heures après encéphalographie fractionée. Ann. Radiol. **6**, 101–110 (1963)

SALMON, J.H.: Puncture porencephaly: Pathogenesis and prevention. Amer. J. Dis. Child. **114**, 72–79 (1967)

SALVOLINI, U.: The value of transverse axial tomoencephalography. Neuroradiology **5**, 124–126 (1973)

SAMII, M.: Tomographie bei kombinierter ventrikulo-lumbaler Luftfüllung. Röntgenblätter **26**, 117–122 (1973)

SAMII, M., BECK, J.: Lage und Verlauf der Sehnerven im Cisternenbild. Radiologe **10**, 456–459 (1970)

SAMII, M., SCHÜRMANN, K.: Die intrazisternale Hirngefäßdarstellung bei der Pneumo-Cisterno-Tomographie. Neurochirurgia **11**, 132–136 (1968)

SAMII, M., VAN DE WEYER, K.H., SCHÜRMANN, K.: Das normale und pathologische Röntgenschichtbild der präpontomedullären und interpedunkulären Zisternen. Fortschr. Röntgenstr. **108**, 515–522 (1968)

SANDELHAUSEN, N.: Die Normalwerte der praktisch wichtigen Maße der seitlichen und mittleren Gehirnkammern. Psychiatr.-neurol. Wschr. **1**, 601–608 (1930)

SANSONE, G., MAESTRI, A. DE, DURAND, P., MACARINI, C.: Pneumoencefalografia e stratigrafia assiale transversa nel bambino. Minerva pediat. **3**, 358–364 (1951)

SCHAERBER, H.: Encephalographische Untersuchungen über die Beziehungen zwischen Leukocytose und Meningealreiz. Dtsch. Zschr. Nervenheilk. **136**, 288–299 (1935)

SCHALTENBRAND, G.: Die Abhängigkeit des Encephalogramms vom äußeren Atmosphärendruck. Z. Neurol. **148**, 94–111 (1933a)

SCHALTENBRAND, G.: Richtlinien für die Luftfüllung der Liquorräume zum Zwecke ihrer röntgenographischen Darstellung. Dtsch. med. Wschr. **2**, 1039–1040 (1933b)

SCHALTENBRAND, G.: Indikation und Technik der Kontrastmethoden bei Hirnerkrankungen. Dtsch. Z. Nervenheilk. **136**, 191–211 (1935)

SCHALTENBRAND, G.: Anatomie und Physiologie der Liquorzirkulation. Arch. Ohr. usw. Heilk. **156**, 1–29 (1949)

SCHARFETTER, F.: Die Katheterventrikulographie. Fortschr. Neurol. Psychiat. **40**, 457–499 (1972)

SCHATZKI, R., BAXTER, D.H., TROLAND, C.E.: Second-day encephalography, with particular reference to size of the ventricles. N. Engl. J. Med. **236**, 419–428 (1947)

SCHECHTER, M.M., DE GUTIERREZ-MAHONEY, C.G.: Autotomography showing the normal and abnormal mid-line ventricular structures and basal cistern. Brit. J. Radiol. **35**, 438–461 (1962)

SCHECHTER, M.M., JING, B.S.: Improved visualization of ventricular system with technic of autotomography. Radiology **74**, 593–599 (1960)

SCHECHTER, M.M., ZINGESSER, L.H.: Neuroradiological aspects of the post-traumatic syndrome and of post-traumatic epilepsy. In: The Late Effects of Head Injury. Eds. A.E. WALKER, W.F. CAVENESS, M. CRITCHLEY. Springfield: Thomas (1969)

SCHEID, W.: Diagnose, Aufbau der Diagnose und Differentialdiagnose in der Neurologie. Nervenarzt **30**, 97–100 (1959)

SCHEID, W.: Lehrbuch der Neurologie, 3. Aufl., 64–67. Stuttgart: Thieme 1968

SCHEINBERG, L., YAHR, M.D.: The unsatisfactory pneumoencephalogram. Trans. Amer. Neurol. Ass. **80**, 221–223 (1955)

SCHEMINZKY, C., FINK, M.: Der Aussagewert der Pneumencephalographien bei Cerebropathien im Kindesalter. Paediatr. Paedol. **8**, 378–389 (1973)

SCHIEFER, W.: Fehler und Gefahren bei Kontrastmitteluntersuchungen im Kindesalter. Fortschr. Med. **85**, 765–768 (1967)

SCHIERSMANN, O.: Einführung in die Enzephalographie. 64. Erg.-Band der Fortschr. Röntgenstr. Stuttgart: Thieme 1952

SCHINZ, H.R.: Ein kleiner Apparat zur Ventrikulographie und Encephalographie. Zbl. Chir. **37**, 1367–1368 (1922)

SCHLAGENHAUFF, R.E., MAZUROWSKI, E.E., KRATZER, G.: Ultrasonic measurement of cerebral ventricular system. Neurology **21**, 1134–1139 (1971)

SCHLESINGER, B.: Zur Technik und diagnostischen Auswertung des Encephalo- und Ventrikulogramms. Fortschr. Röntgenstr. **51**, 221–227 (1935)

SCHLESINGER, B.: Einführung in die Ventrikulographie. Berlin und Wien, Urban und Schwarzenberg 1937

SCHMELTZER, A., BABIN, E., WENGER, J.J.: Foramen magnum in children-measurements of the anteroposterior diameter on midsagittal pneumotomograms. Neuroradiology **2**, 162–163 (1971)

SCHMIDT, K., DIECKMANN, G., PRAGER, J.: Über lageabhängige Verschiebungen intracranieller Strukturen durch Pneumoencephalographie und während stereotaktischer Hirnoperationen. Acta neurochir. **13**, 11–26 (1955)

SCHMIDT-WITTKAMP, E.: IV. Ventrikel, Aquaeductus Sylvii und III. Ventrikel im Röntgenschichtbild bei der gesteuerten Encephalographie. Fortschr. Röntgenstr. 1964, Kongreßbeiheft, S. 314–315. Ref. Zbl. Radiol. **88**, 276 (1965)

SCHMIDT-WITTKAMP, E.: Zur Röntgenanatomie der hinteren Schädelgrube im Tomogramm bei der gesteuerten Encephalographie. Dtsch. Röntgenkongr. 1967. Thieme Stuttgart, Teil A 1968: 103–105

SCHMIDT-WITTKAMP, E.: Die Pneumencephalographie der hinteren Schädelgrube. Radiologe **9**, 463–469 (1969)

SCHNITKER, M.T., ULRICH, R.P.: Observations on twenty-four-hour pneumoencephalogram with special reference to diagnostic of cortical atrophy. Radiology **70**, 15–22 (1958)

SCHOENBERG, D., BRUNS, H.A.: Gezielte Pneumenzephalographie bei Kindern mit Neuroleptbasisnarkose. Fortschr. Röntgenstr. **112**, 182–188 (1970)

SCHÖNENBERG, H.: Elektro- und pneumoencephalographische Untersuchungen bei kindlichen

Krankheitsbildern. Mschr. Kinderhk. **100**, 220–221 (1952)

SCHÖPE, M.: Neurovegetative Regulationsmechanismen bei der Encephalographie. Dtsch. Arch. Klin. Med. **195**, 162–166 (1949)

SCHORRE, E.: Die Behebung der Beschwerden nach Enkephalographien. Psychiatr.-neurol. Wschr. 571–572 (1937)

SCHORSTEIN, J.: Fatal intracranial venous haematoma following ventricular drainage. J. Neurol. Psychiat. **5**, 142–147 (1942)

SCHOTT, E., EITEL, J.: Über die Encephalographie nach BINGEL. Dtsch. Arch. klin. Med. **141**, 16–49 (1923)

SCHRADE, W.: Beitrag zur zentralnervösen Regulation des Eiweiß-Stoffwechsels. Klin. Wschr. **24/25**, 705–711 (1947)

SCHUBE, P.G.: The physical dynamics of encephalography. J. nerv. Dis. **80**, 291–302 (1934)

SCHULEMAN, I.H.: Review of encephalograms done over a five year period. Dis. Nerv. Syst. **14**, 355–366 (1953)

SCHVARCZ, J.: Autotomography of the fourth ventricle and the floor of the third ventricle. Acta radiol. **52**, 465–469 (1959)

SCHWAB, R.S., FINE, J., MIXTER, W.J.: The reduction of post-encephalographic symptoms by the inhalation of 95% oxygen. J. nerv. dis. **84**, 316–321 (1936)

SCHWAB, R.S., FINE, J., MIXTER, W.J.: Reduction of postencenphalographic symptoms by inhalation of 95 per cent oxygen. Arch. Neurol. Psychiat. **37**, 1271–1282 (1937)

SCHWAB, R.S., VON STORCH, T.J.C.: Alterations of the cerebrospinal fluid subsequent to pneumoencephalography. N. Engl. J. Med. **217**, 21–24 (1937)

SCHWIDDE, J.T.: Incidence of cavum septi pellucidi and cavum vergae in 1,032 human brains. Arch. Neurol. Psychiat. **67**, 625–632 (1952)

SCOTT, M.: Curve for the sugar content of the blood following encephalography. Arch. Neur. **38**, 985–991 (1937)

SENGUPTA, R.P., HANKINSON, J.: Extradural haemorrhage—a hazard of ventricular drainage. J. Neurol. Neurosurg. Psychiat. **35**, 297–303 (1972)

SESHIA, S.S.: Subdural haematoma: a complication of lumbar pneumoencephalography (a case report). Neurol. India **19**, 207–211 (1971)

SETHIAN, M., ROSSET, M.-J., MANELLI, J.-C., RAYBAUD, C., FABRE, J.: Traitement des céphalées de l'encéphalographie gazeuse fractionée par l'aspirine intraveineuse. Ann. Radiol. **15**, 791–794 (1972)

SEYFEDDINNIPUR, N.: Ein Fall von Stauungspapille als Komplikation nach Luftencephalographie. Nervenarzt **46**, 408–410 (1975)

SHAPIRO, H.M., AIDINIS, S.J.: Neurosurgical anesthesia. Surg. Clin. N. Amer. **55**, 913–928 (1975)

SHAPIRO, R., ROBINSON, F.: Controlled fractional pneumencephalography. Radiology **72**, 650–664 (1959)

SHARP, E.A.: Artificial pneumorachis in the treatment of acute infections of the meninges. Arch. Neurol. Psychiat. **6**, 669–682 (1921)

SHELDON, P.W.E., WICKBOM, I., PENNYBACKER, J.B.: Pneumo-encephalography with special reference to the demonstration of the basal cisterns. J. Fac. Radiol. **4**, 275–285 (1953)

SICARD, J.A.: Le Liquide Céphalorachidien. Gauther-Villars, ed Paris (1902)

SIMON, J., RAMÉE, A.: A remotely controlled installation for neuroradiology. Medica mundi **16**, 71–76 (1972)

SIMON J., RAMÉE, A., SIGNARGOUT, J.: La photographie 70 mm en encéphalographie gazeuse, interêt et limites actuelles de la methode. 3. Kongress der Europ. Neuroradiol. Ges., Belogna 1972

SIMON, K.: Zur Frage der neurovegetativen Regulationsmechanismen bei der Encephalographie. Dtsch. Arch. klin. Med. **195**, 188–189 (1949). Ref. Zbl. Neurol. **108**, 190 (1950)

SJAASTAD, O., NORDVIK, A.: The corpus callosal angle in the diagnosis of cerebral ventricular enlargement. Acta. neurol. scand. **49**, 396–406 (1973)

SJAASTAD, O., SKALPE, I.O., ENGESET, A.: The width of the temporal horn in the differential diagnosis between pressure hydrocephalus and hydrocephalus ex vacuo. Neurology **19**, 1087–1093 (1969)

SKINNER, E.F.: Closed ventriculography. Lancet **2**, 903–905 (1937)

SLAUGHTER, D.G., NASHOLD JR., B.S.: Intracranial measurements for stereotactic surgery. Confin. neurol. **32**, 250–254 (1970)

SLOSBERG, P., BORNSTEIN, M.: Pneumoencephalography with minimal withdrawal of cerebrospinal fluid. Arch. Neurol. Psychiat. **74**, 334–335 (1955a)

SLOSBERG, P., BORNSTEIN, M., LICHTENSTEIN, R.: Pneumoencephalography with minimal withdrawal of cerebrospinal fluid. J. Mt. Sinai Hosp. N.Y. **21**, 299–305 (1956)

SMITH, H.V., CROTHERS, B.: Subdural fluid as consequence of pneumoencephalography. Pediatrics **5**, 375–389 (1950)

SOBCZAK, O.M.: Associação tranquilizante (Dienpax)-neuroléptico (Droperidol) em neuroradiologia. Hospital **76**, 857–861 (1969)

SOLOMON, S., BARRON, K.D.: Complications of pneumoencephalography associated with internal carotid thrombosis. Neurology **7**, 373–380 (1957)

SONNTAG, J., NADJMI, M., LAJOSI, F., FUCHS, G.: Anlagebedingte Gehirnanomalien der Mittellinie. Nervenarzt **42**, 531–539 (1971)

SOYKA, D.: Neues auf dem Gebiet der Pneumenzephalographie (1955–1967). Fortschr. Neurol. Psychiat. Grenzgeb. **37**, 1–51 (1969)

SPATZ, H., STROESCU, G.J.: Zur Anatomie und Pathologie der äußeren Liquorräume des Gehirns. Nervenarzt **7**, 425–437; 481–488 (1934)

Spengos, M., Vassilopoulos, D., Scarpalezos, S.: Le récessus sus-pinéal élargi du troisième ventricule. Rev. Neurol. **129**, 113—118 (1973)

Spina-França, A.: Variações fisiológicas da pressão do líquido cefalorraqueano na cisterna magna. Arch. Neuro-psiquiat. **21**, 19—24 (1963)

Spitz, E.B., Adamson, W.C., Noe Jr., W.L.: Criteria for Pneumoencephalography in Differential Diagnostic Study of Mental Subnormality. Amer. J. Ment. Defic. **66**, 561—567 (1962)

Stenvers, H.W.: Discussion of paper by Tengbergen. Acta radiol. **68**, 381—382 (1926)

Stern, E.W., Hanafee, W., Wilk, S.: Intracranial pneumoplanigraphy in the verticosubmental position. Neurology **8**, 396—600 (1958)

Stewart, J.A.: Second-day pneumoencephalography. Amer. J. Roentgenol. **68**, 749—753 (1952)

Stone, R.S., Jones, O.W.: Encephalography; a review of 113 cases, and report of postmortem studies on the injection of air. Radiology **21**, 411—419 (1933)

Storch von, T.J.C.: Spinal fluid dynamics during encephalography. N. Engl. J. Med. **211**, 773—774 (1934)

Storch von, T.J.C.: Clinical application of the cranio-vertebral dynamics to encephalography. Brain **59**, 250—271 (1936)

Storch von, T.J.C., Buermann, A.: Subdural Shadows in Pneumoencephalograms: Their Diagnosis, Origin and Significance. Arch. Neurol. Psychiat. **42**, 810—825 (1939)

Storch von, T.J.C., Karr, H.H.: Reduction of pain and other undesirable reactions due to pneumoencephalography. N. Engl. J. Med. **224**, 755—759 (1941)

Storch von, T.J.C., Munro, D.: Encephalography in the diagnosis of subdural hematomas. An analysis of 35 cases. N. Engl. J. Med. **218**, 6—9 (1938)

Storch von, T.J.C., Secunda, L., Krinsky, C.M.: Production and localization of headache with subarachnoid and ventricular air. Arch. Neurol. **43**, 326—333 (1940)

Stotz, W.: Die Verwertbarkeit des Blutzuckerspiegels bei Enzephalographien und Ventrikulopathien. Dtsch. med. Wschr. **2**, 1647—1648 (1937)

Stovner, J., Lilleaasen, P.: Hypokalaemia after pneumoencephalography. Brit. Med. J. **2**, 446 (1972)

Strecker, H.: Über das sogenannte Liquorpumpen. Münch. med. Wschr. **70**, 1275 (1923)

Strecker, H.: Experimentelles zur Frage der sogenannten Stichlochdrainage nach Lumbalpunktion, sowie über das Verhalten von Farbstoffen im Lumbalsack. Zschr. ges. Neurol. Psychiat. **91**, 114—115 (1924)

Strenge, W. von: Bemerkenswerte Komplikationen bei der Ventrikulographie. Arch. Psychiat. Neurol. **181**, 236—253 (1948)

Stubbs, J., Pennybacker, J.: Reduction of intracranial pressure with hypertonic urea. Lancet **7134**, 1094—1097 (1960)

Subirana, M., Vrousos, C.: Pneumostratigraphie frontale des hémisphères cérébelleux. J. Radiol. Electrol. **45**, 225—232 (1964)

Sugiura, K., Ohwaki, K., Yabe, Y., Kondo, S.: Decrease in cerebrospinal fluid pressure following the pressure injection technique. Acta radiol. **13**, 599—611 (1972)

Supprian, U.: Ist Äquidensitenfilm für die Auswertung von Enzephalogrammen brauchbar? Fortschr. Röntgenstr. **117**, 466—470 (1972)

Sutton, D.: The radiological assessment of normal aqueduct and fourth ventricle. Brit. J. Radiol. **23**, 208—218 (1950)

Sutton, D., Grainger, R.G.: A textbook of radiology. Edinburgh: E. & S. Livingstone (1971), S. 1021—1040

Takahashi, M., Kawanami, H.: Ventriculography via Torkildsen tube: a simple and useful technique. Brit. J. Radiol. **44**, 475—476 (1971)

Taveras, J.M., Wood, E.H.: Diagnostic neuroradiology. Baltimore: Williams & Wilkins Co., 1964: 1215—1328

Taylor, E.H., Haughton, W.S.: Some recent researches on the topography of the convolutions and fissures of the brain. Tr. Roy. Acad. Ireland **18**, 511 (1900), zit. nach Taveras und Wood (1972)

Tellenbach, H., Roder, E.: Das klinische Syndrom bei Mikroventrikulie. Arch. Psychiat. **185**, 58—83 (1950)

Thiébaut, F., Wackenheim, A., Vrousos, C.: Radioanatomi normale et pathologique de la fosse postérieure. La pneumostratigraphie sagittale mèdiane. Ann. Radiol. **3**, 773—790 (1960)

Thiébaut, F., Wackenheim, A., Vrousos, C.: Nouvelles données da la pneumostratigraphie sagittale médiane de la fosse postérieure. J. Radiol. Electrol. **42**, 1—7 (1961)

Thiébaut, F., Wackenheim, A., Vrousos, C.: La citerne prébulbaire. Atlas radiologique. Presse Méd. **70**, 43, suppl. 159-1à 159-4 (1962)

Thiébaut, F., Wackenheim, A., Vrousos, C.: Pneumostratigraphie sagittale médiane de la fosse postérieur. Acta radiol. **1**, 638—640 (1963a)

Thiébaut, F., Wackenheim, A., Vrousos, C.: Radio-anatomie normale de l'insula en pneumostratigraphie horizontale. J. Radiol., Électrol. **44**, 463—464 (1963b)

Thiébaut, F., Wackenheim, A., Vrousos, C.: Radio-anatomie normale des citernes du tronc cérébral supérieur en pneumostratigraphie horizontale. J. Radiologie, Electrol. **44**, 465—466 (1963c)

Thiébaut, F., Wackenheim, A., Vrousos, C.: Radioanatomie normale et pathologique des citernes du tronc cérébral supérieur en pneumostratigraphie. Ann. Radiol. **7**, 211—219 (1964)

Thiébaut, F., Wackenheim, A., Walter, J.P., Vrousos, C.: La pneumostratigraphie sagittale médiane du vermis cérébelleux. Technique. Radio-anatomie normale et pathologique. J. Radiol. Electrol. **40**, 385–391 (1959)

Thomalske, G.: Die stereotaktische Operationsabteilung der Neurochirurgischen Universitätsklinik Frankfurt/Main. Electromedica **1**, 19–22 (1968)

Tjaden, R.J., Ethier, R., Gilbert, R.G.B., Straja, A.: J. Canad. Ass. Radiol. **20**, 155–157 (1969)

Töndury, G.: Angewandte und topographische Anatomie. Stuttgart: G. Thieme-Verlag (1970), S. 283

Töndury, G.D.: Das subdurale Hämatom und Hygrom im Kindesalter. Schweiz. Neurol. **99**, 299–312 (1967)

Tönnis, W.: Die röntgenologische Darstellung des Gehirns unter normalen und krankhaften Bedingungen. Verh. physik.-med. Ges. Würzburg, N.F. **58**, 74–75 (1933)

Tönnis, W.: Ergänzende Untersuchungsverfahren, in „Die Chirurgie des Kopfes, Rückens und der Nerven". Wien: Urban und Schwarzenberg, S. 510–514 (1948)

Tönnis, W., Loew, F.: Wie läßt sich die Luftdarstellung des Subduralraumes zu einer praktisch brauchbaren Methode entwickeln? Dtsch. Z. Nervenheilk. **159**, 537–550 (1948)

Tolpenshnikow, V.: Head clamp with automatomographic device for pneumography. Acta radiol. **11**, 653–656 (1971)

Torkildsen, A.: The gross anatomy of the lateral ventricles. J. Anat. **68**, 480–491 (1933/34)

Torkildsen, A.: An analysis of shadows seen in pneumograms of cerebral ventricles. Acta psychiat. neurol. **9**, 465–488 (1934)

Torkildsen, A., Penfield, W.: Ventriculographic interpretation. Arch. Neur. Psychiat. **30**, 1011–1024 (1933)

Tovi, D., Pandolfi, M., Karadayi, A.: On stimulation of fibrinolytic activity by pneumoencephalography. Acta neurol. acand. **49**, 675–680 (1973)

Troland, C.E., Baxter, D.M., Schatzki, R.: Observations on encephalographic findings in cerebral trauma. J. Neurosurgery **3**, 390–398 (1946)

Trolle, E., Fog, M.: Encephalography in non-surgical neurological diagnosis. Acta Psychiat. scand. Suppl. **74**, 193–198 (1951)

Tsai, F.Y., Lee, K.F.: Pneumopericardium and pneumomediastinum: rare complications of Pneumoencephalography. Radiology **112**, 95–97 (1974)

Tsubokawa, T.: Effects of ketalar upon cerebral circulation and metabolism. Rev. Jap. Anest. **6**, 1247 (1970), zit. Gafarot, E.C. *et al.* (1971)

Turner, O., Lutz, W.: Planographic studies of the fourth ventricle. Yale J. Biol. Med. **12**, 251–253 (1940)

Turner, O.A., Brody, B.S.: The retention of intraventricularairfollowingpneumoencephalography. Amer. Journ. Roentgenol. **46**, 324–328 (1941)

Twining, E.W.: Radiology of the third and fourth ventricles, Part I. Brit. J. Radiol. **12**, 385–418 (1939a)

Twining, E.W.: Radiology of the third and fourth ventricle, Part II. Brit. J. Radiol. **12**, 569–598 (1939b)

Valentino, V.: Some experiences with tomography in neuroradiology. Acta radiol. **45**, 101–105 (1956)

Vallebona, A.: Una modelità di tecnica per la dissociazione radiografica delle ombre applicata allo studio del cranio. Radiol. med. **17**, 1090–1097 (1930)

Vallebona, A.: Trattato di stratigrafia. Mailand: Casa Editrice Dr. Fr. Vallardi (1952)

Vandam, L.D., Dripps, R.D.: Long term followup of patients who received 10,098 spinal anesthetics: syndrome of decreased intracranial pressure (headache and ocular and auditory difficulties). J. Amer. med. Ass. **161**, 586–591 (1956)

Verbiest, H.: Le remplissage isolé d'air de la partie postérieure du 3me ventricule dans les obstructions de l'aqueduc de Sylvius. Rev. Neurol. **79**, 526–528 (1947)

Verbiest, H.: Le remplissage isolé d'air de la partie postérieure du troisième ventricule dans les obstructions de l'aqueduc de Sylvius. Acta radiol. **34**, 380–384 (1950)

Verbiest, H.: Contribution to the method of filling the posterior fossa and the adjoining cervical subarachnoid space with small quantities of air. Brit. J. Radiol. **24**, 440–444 (1956)

Verbiest, H.: A technique for rapid directed pneumocisternoventriculography of the posterior fossa. Clin. Radiol. **16**, 224–235 (1965)

Vesterdahl, J., Foght-Nielsen, K.E., Thomsen, G.: Pneumo-encephalography in a pediatric department. Review of 214 cases with special reference to brain atrophy. Acta Paediat. **43**, 120–135 (1954)

Vieira, C.R.A., Marques-Assis, L., Scaff, M., Machado de Almeida, G., Garcia de Barros, N.: Agenesias e cavos do septo pelúcido. Arquivos de neuropsiquiatria **29**, 447–452 (1971)

Vines, F.S.: Integrated isocentric diagnostic system for neuroradiology. Amer. Roentgenol. **122**, 648–657 (1974)

Vinken, P.J., Strackee, J.: The relation between ventricular breadth and cranial breadth in the pneumoencephalogram. Psychiat. Neurol. Neurochir. **63**, 17–22 (1960)

Vogel, T.: Statistische Untersuchungen zur Frage der Normgrenzen des Pneumencephalogramms des Erwachsenen. Fortschr. Neurol. Psychiat. Grenzgeb. **41**, 55–122 (1973)

Vogelsang, H.: Die spontane Subduralfüllung bei der Pneumenzephalographie im Säuglings- und Kleinkindesalter. Mschr. Kinderheilk. **114**, 354 (1966)

Voigt, K., Greitz, T.: Cerebral blood colume alterations during fractional pneumencephalography. Volumetric interactions between intracranial contents of blood and CSF as a model for acute and low pressure hydrocephalus. Amer. J. Roentgenol. **126**, 582–592 (1976)

Voigt, K., Stoeter, P.: Polygraphic recordings of EEG, ECG and blood pressure before, during and after fractional pneumoencephalography. Neuroradiology **9**, 21–27 (1975)

Wackenheim, A.: Roentgen diagnosis of the craniovertebral region. Berlin: Springer-Verlag 1974: 46–47, 174–186

Wackenheim, A., Babin, E.: Étude pneumo-encéphalographique du diamètre normal du tronc cérébral au niveau du sillon bulbo-protubérantiel chez l'adulte. Rev. Otoneuroophtal. **41**, 170–174 (1969)

Wackenheim, A., Bourjat, P.: Encéphalographie gazeuse fractionnée: Technique. Encyclopedie Médico-Chir. **5**, 30, 820, C17, 1–8 (1968a)

Wackenheim, A., Bourjat, P.: Die Orientierung der Cisterna venae Galeni im Vergleich zu der Vallecula-Achse im seitlichen Pneumotomogramm. Dtsch. Röntgenkongr. 1967, Thieme Stuttgart, Teil A, Seite 105–107 (1968b)

Wackenheim, A., Bourjat, P., Bradac, G.-B.: Radio-anatomie pneumostratigraphique normale des cavités liquidiennes. Encyclopédie Médico-chirurgicale **5**, 30, 820, C18, 1–20 (1968)

Wackenheim, A., Braun, J.P.: Dilatation de la citerne pericarotidienne suscaverneuse. Acta radiol. **7**, 89–95 (1968)

Wackenheim, A., Braun, J.P., Babin, E., Megret, M.: Technique d'examen de la citerne péricarotidienne, 3. Kongreß d. Europ. Neuroradiol. Gesellschaft, Bologna 1972

Wackenheim, A., Braun, J.P., Babin, D., Megret, M.: The carotid cistern. Neuroradiology **5**, 82–84 (1973)

Wackenheim, A., Collard, M.: Note technique concernant la préparation des malades à l'encéphalographie gazeuse. Rev. Oto-neuro-ophthal. **35**, 59–60 (1963)

Wackenheim, A., Escudero, L.: Neuroradiologie. Encephalographie gazeuse fractionnée, normale et pathologique. Doin, Deren et Cie, édit, Paris 1969

Wackenheim, A., Vrousos, C.: La citerne prébulbaire. Radio-anatomie pneumographique normale et modifications dans les processus expansifs extra-cérébraux prébulbaires. Ann. Radiol. **6**, 95–100 (1963)

Wackenheim, A., Vrousos, C., Subirana, M.: Examens pneumographiques des citernes et ventricules cérébraux. Encyclopédie Médico-chirurgicale 1967, 17033, A10, 1–24 (1967)

Wanke, R.: Pathologie und Physiologie der frischen geschlossenen Hirnverletzungen, insbesondere der Hirnerschütterung. Leipzig: Georg Thieme 1948

Wartenberg, R.: Zur Technik der endolumbalen Lufteinblasung. Klin. Wschr. **2**, 1866 (1923)

Wartenberg, R.: Experiences in the use of encephalography. J. Nerv. Ment. Dis. **89**, 640–649 (1939)

Wastie, M.L.: The significance of the failed pneumoencephalogram. J. neurol. Sci. **17**, 309–321 (1972)

Weber, G.: Encephalographie bei Kindern. Fortschr. Röntgenstr. **37**, 561–562 (1928)

Weber, G.: Ein Beitrag zur kritischen Deutung encephalographischer Befunde. Fortschr. Röntgenstr. **40**, 437–447 (1929)

Weed, L.H.: The Meninges. In: W.C. Penfield, Cytology of the Nervous System, Bd. 2, S. 613 (1932)

Wegeforth, P., Ayer, J.B., Essick, Ch.R.: The method of obtaining cerebrospinal fluid by puncture of the cisterna magna (cistern puncture). Amer. J. Med. Sc. **157**, 789–797 (1919)

Weidner, K.: Cisternenpunktion oder Lumbalpunktion? Klin. Wschr. **1**, 911–912 (1939)

Weigeldt, W.: Die Luftfüllung der intrakraniellen Liquorräume (Encephalographie). In: Kurzes Handbuch der gesamten Röntgen-Diagnostik und -therapie von G. Kohlmann. Berlin: S. Karger, S. 436–458 (1928)

Weill, M., Babin, E., Gauthier-Lafaye, P.J.: L'anesthésie pour l'encéphalographie gazeuse fractionnée chez le nourisson et l'enfant. Anesth.-Analg.-Réanim. **25**, 657–667 (1968)

Weise, H., Wild, H., Bernsmeier, A.: Der Einfluß der Encephalographie auf die vegetative Regulation. Dtsch. med. Rdsch. **4**, 145–148 und 173–177 (1950)

Wende, S., Ciba, K.: Die pneumographische Darstellung des Mittelhirns und seiner Nachbarschaft. Radiologe **8**, 347–354 (1968)

Wende, S., Lüdecke, B.: Technique and value of gas and pantopaque cisternography in the diagnosis of cerebellopontine angle tumors. Neuroradiology **2**, 24–29 (1971)

Westlake, E.K., Kaye, M.: Raised intracranial pressure in emphysema. Brit. Med. J. **1**, 302–304 (1954)

Weyer, K.H. van de, Samii, M., Schürmann, K.: Beitrag zur gezielten luftencephalographischen Diagnostik der hinteren Schädelgrube. Dtsch. Röntgenkongr. 1967, Thieme Stuttgart 1968, Teil A,

White, Y.S., Bell, D.S., Mellick, R.: Sequelae to pneumoencephalography. J. Neurol. Neurosurg. Psychiat. **36**, 146–151 (1973)

Whittier, J.R.: Deaths related to pneumo-encephalography during a 6 year period. Arch. Neurol. **65**, 463–471 (1951)

Wideroe, S.: Über die diagnostische Bedeutung der intraspinalen Luftinjektionen bei Rückenmarksleiden, besonders bei Geschwülsten. Zbl. Chir. **48**, 394–397 (1921)

WIEDENMANN, O.: Probleme der neuroradiologischen Untersuchung im frühen Kindesalter. Ärztl. Forsch. **16**, 589–594 (1962)

WIEDENMANN, O.: Neuroradiologische Untersuchungen bei Säuglingen und Kleinkindern. Acta radiol. **1**, 955–960 (1963)

WIEDENMANN, O., JIMENO-VALDES, A.: III. Ventrikel und Massa intermedia. Radiologe **6**, 504–508 (1966)

WILSON, C.G., FOTIAS, N.A., DILLON, J.B.: Ketamine, a new anesthetic for use in pediatric neuroroentgenologic procedures. Amer. J. Roentgenol. **106**, 434–439 (1969)

WILSON, G.H.: Ketamine in neuroradiology. Lancet **1**, 243–244 (1971)

WILSON, H.M., LUTZ, W.G.: Lesions of the aqueduct of Sylvius. Radiology **46**, 132–138 (1946)

WINESTOCK, D.P.: Kinking of the aqueduct of Sylvius in the absence of posterior fossa masses. Radiology **116**, 345–348 (1975)

WOLFF, H.: Zur Indikation und Technik der Lachgas-Encephalographie. Nervenarzt **23**, 187–188 (1952)

WOLFF, H., BRINKMANN, L.: Das „normale" Encephalogramm. Dtsch. Z. Nervenheilk. **151**, 1–25 (1940)

WOLFSON, B., KIELAR, C.M., SHENDY, N.R., HETRICK, W.D.: Analgesic "cocktails" for pneumoencephalography: Ketamine, Diazepam, Alphaprodine, and Droperidol. Anest. Analg. **52**, 779–783 (1973)

WOLFSON, B., SIKER, E.S., GRAY, G.H.: Post-pneumoencephalography headache. A study of incidence and an attempt at therapy. Anesthesia **25**, 328–333 (1970)

WOLFSON, B., SIKER, E.S., WIBLE, L., DUBNANSKY, J.: Pneumoencephalography Using Neuroleptanalgesia. Anesth. Analg. **47**, 14–17 (1968)

WOOLLAM, D.H.M., MILLEN, J.W.: Anatomical considerations in the pathology of stenosis of the cerebral aqueduct. Brain **76**, 104–112 (1953)

WYANT, G.M.: Intramuscular Ketalar (CI-581) in paediatric anaesthesia. Can. Anaesth. Soc. J. **18**, 72–83 (1971)

WYLIE, I.G., MORRIS, L.: Tomography in cerebral pneumography using the Philips Diagnost-N. Brit. J. Radiol. **46**, 160 (1973)

YAGDJOGLOU, B.: Un nouvel appareil de pneumoencéphalographie. Acta psychiat. **25**, 433–436 (1950)

YOUNGBERG, J.A., KAPLAN, J.A., MILLER JR., E.D.: Air embolism through a ventriculoatrial shunt during pneumoencephalography. Anesthesiology **42**, 487–490 (1975)

ZARLING, U.R.: Electroencephalography during pneumoencephalography. Electroenceph. Clin. Neurophysiol. **3**, 89 (1951)

ZELLWEGER, H.: Die Beurteilung der Subarachnoidalräume im Säuglingsencephalogramm. Helv. paediatr. acta **4**, 531–541 (1949)

ZELLWEGER, H., VAN EPPS, E.F.: The cavum veli interpositi and its differentiation from cavum Vergae. Amer. J. Roentgenol. **82**, 793–805 (1959)

ZIEDSES DES PLANTES, B.G.: Autotomographie. Fortschr. Röntgenstr. **56**, 8–9 (1937)

ZIEDSES DES PLANTES, B.G.: Techniek en indicatie der encephalographie. Psych. Neurol. Bl. **47**, 322–329 (1943a)

ZIEDSES DES PLANTES, B.G.: Speciale projectie bij de ventrikulographie, voor de onderhoorn der hersenventrikels. Psychiat. Neurol. Bladen 329–331 (1943b)

ZIEDSES DES PLANTES, B.G.: Examen du troisiéme et du quatriéme ventricule au moyen de petites quantités d'air. Acta radiol. **34**, 399–407 (1950a)

ZIEDSES DES PLANTES, B.G.: A special device for encephalography. Acta radiol. **34**, 408–410 (1950b)

ZÜLCH, K.J.: Reichweite und Indikationsstellung der neuroradiologischen Methoden. Podiumsgespräch Deutsche Neuroradiologische Arbeitsgemeinschaft 27.4.1968. Radiologe **8**, 394–396 (1968)

Pneumography in Supratentorial Space-Occupying Lesions

By Giovanni Ruggiero
Gianfranco Cristi, Francesco Federico, Luciano Sabattini

With the cooperation of

Sergio Dalbuono, Leo Fagioli, Francesco Saverio Finizio
Ugo Salvolini, Claudio Trevisan

With 91 Figures and 25 Tables

A. Introduction

The second half of this decade will see the definite success of computerized tomography. In many cases this technique allows for accurate diagnoses without risk to the patient with the exception of those risks that are connected with anesthesia and with the injection of contrast medium when indicated. Computerized tomography is chiefly a step forward in the diagnosis of tumors—especially supratentorial tumors—and intracranial hemorrhage. However, in tumors the technique has to be integrated with angiography in many cases, especially in the function of the choice of the therapy, particularly the surgical approach. What importance is then left to pneumoencephalography? As a matter of fact, even when the histologic nature of the tumor cannot be demonstrated by either angiography or computerized tomography, the latter technique seems to be preferable to encephalography because it allows the tumoral tissue to be distinguished much more clearly from the surrounding edema.

What has been said above could lead to the conclusion that it would be useless to take into consideration a work on encephalography in cases of supratentorial expansive processes. This, however, would be a hasty and erroneous conclusion for the following reasons:

1. Many departments of neuroradiology, even of a good level, are still not in possession of CT equipment.
2. If computerized tomography is highly helpful in diagnosing hemispheric and intraventricular lesions, by no means can it suffice in all cases. In particular, its value is still questionable with respect to tumors located in the base of the skull where it can be difficult to determine whether the lesion is intra- or extracerebral, which is of great importance in the decision for surgery and operative approach.
3. If pneumoencephalography is neglected in current medical literature, young neuroradiologists will soon lack reference points. It is necessary to point out that pneumoencephalography, particularly encephalography, is a difficult technique requiring constant practice and updating.
4. Knowledge of encephalography is fundamental for correct performance and interpretation of computerized tomography.

We are indebted to Mrs. Giulia Ruggiero for the translation of the Italian manuscript into English and to Mrs. Giovanna Castellano for the secretarial work.

B. General Principles

We have divided this chapter into five sections: hemispheric tumors (excluding temporal); temporal tumors; median and paramedian tumors; suprasellar tumors; other tumors. In general, section has been divided into two parts; analysis of the material and a diagnostic discussion. Exceptional cases of space-occupying lesions of nontumoral origin have been included in the material when this was considered useful to the diagnostic discussion. Finally, there are some discrepancies in the way the different sections are treated. This is due to the differing importance of pneumoencephalography in the various types of tumor. For instance, suprasellar lesions are discussed in detail, whereas hemispheric (nontemporal) tumors are discussed together because the diagnostic mechanism is the same for all localizations.

I. Examination of the Material

This has been done in two ways:

1. Statistical Evaluation of the Results

We have attempted to determine the practical usefulness of pneumoencephalography in our department during the past 10 years.

2. Revision of the Cases

We have proceeded as follows: we have chosen a certain number of examinations at random—generally one-third of the material—care being taken that the different types of tumors were uniformly represented. These cases were submitted to the attention of the senior author for revision without his being acquainted with any clinical data or with the results of other radiologic or laboratory tests that were carried out before encephalography. After this review the author was informed of the anamnesis and of the results of the objective examinations so that he could express a second evaluation.

The purpose of this procedure was to define the real value of encephalography. In principle, the diagnosis is left to the person who is considered the most expert and who is in the best position to express an absolutely objective opinion because he ignores the general context of the case. In practice, however, it is impossible, when interpreting any kind of radiologic examination, not to be influenced by what it is known of the patient: his age and history, which are very important factors in the diagnosis of cerebral tumors, especially in connection with the nature of the lesion; the general clinical conditions; the symptoms and data of the objective examination; the results of laboratory and radiologic tests. Among the latter we would point out the importance of angiography which usually precedes encephalography, especially in cases of hemispheric tumors.

We compared the results of the statistical examination of the material with those of the review. We had in mind that the review be extended to more cases if the diagnostic results of encephalography proved to be inferior to those revealed by statistical evaluation, which of course considers the results obtained under more favorable conditions. This was never necessary: in none of the different groups was the result of the review inferior to the one obtained at the time of examination. In any case, they were both excellent, and this demonstrates that in our department encephalography is useful.

The cases reviewed constitute the basis for analysis and discussion of the encephalographic findings: shiftings and deformations of the ventricular system and subarachnoid space. We then availed ourselves of these cases to discuss and illustrate the symptomatology of encephalography in supratentorial expansive processes.

II. Diagnostic Discussion

This was not done on the basis of a merely quantitative analysis of the various encephalographic findings. As a matter of fact, often—as for instance in hemispheric tumors—these findings were so various that we preferred to present the material in the form of case reports, "narrating," so to speak, the encephalography and the diagnostic reasoning that led to our interpretation.

III. Technique

The author has dedicated a great part of his scientific activity to improving the technique of encephalography. In one of his recent books (RUGGIERO, 1974) the different aspects of the method are discussed in detail, and the reader is referred to this volume. However, I shall summarize below some of the salient points of the technique.

1. Technique of Examination

A distinction must be made between encephalography carried out with a motorized rotating chair and encephalography performed without this device. In the latter case, if possible, the occipital horns must be studied in a sitting position. With this technique it is not possible to return the patient to the prone or supine position without avoiding difficulties in centering and also, possibly, for the anesthesist.

When the rotating chair is not used, the temporal horn must be filled using the maneuver suggested by RUGGIERO (1961) which prevents the patient from being put in a prone position after the anterior part of the ventricular system has been studied. When the rotating chair is used, both temporal horns are filled at the same time. Not always is simultaneous study of the two temporal horns an advantage because their superimposition in lateral projection could compromise their identification. Obviously this inconvenience would not exist if a good tomograph were available, in which case the temporal horns could be examined separately in a lateral projection even when they are both filled.

We would like to expand on the subject of the motorized rotating chair. This device simplifies the examination because the movements necessary to modify the position of the air-fluid level inside the ventricles are obviously made more easily and without following prefixed rules. However, the use of these devices is not always good for the patient: during and after the examination, the patient must remain in a sitting position with his thighs bent onto his abdomen, a position similar to one of the Valsalva maneuvers, with possible increase of intracranial venous pressure. This effect is more evident when, in order to fill the temporal horns, the patient has to perform a full somersault during which is head is kept low for up to half a minute. As we gain more experience with rotating chairs, we feel that the neurovegetative disorders observed during and after encephalography increase.

The radioscopic examination by means of the TV-image amplifier system represents a considerable progress in the technique of encephalography as was pointed out by us previously (RUGGIERO, 1964, 1966).

Tomography can be very useful but it would be an error to use it systematically to examine structures of little or no diagnostic value such as, for instance, the fourth ventricle in a hemispheric tumor, or the anteroinferior part of the third ventricle in an occipital tumor. Of course, "beautiful images" are obtained, but the examination is prolonged for no reason, with discomfort and sometimes risk for the patient. Tomography, like fluoroscopic exploration, urea, etc., is a part of the technique of encephalography and we once again wish to emphasize our opposition to its indiscriminate use which led to the unnecessary designation of pneumostratoencephalography.

2. Technique of Urea Injection

In a supratentorial tumor it may happen that visualization of the ventricular system is insufficient or lacking. In these cases there must be no hesitation in resorting to the introduction of urea. It seems to us that the most appropriate technique is the one suggested by Ruggiero and coworkers (1963, 1965). According to this method urea should be injected only when strictly necessary, that is, when the first pictures show the difficulty of the contrast medium to penetrate into the ventricular system. Minimum doses of urea are employed (never more than 40 g) and the injection is stopped as soon as the desired effect, which is soon revealed by fluoroscopy is achieved. In this way rebound is avoided. We use a solution of mannitol and urea, which is preferable to pure mannitol, thanks to the quicker effect of urea.

3. Late Radiographic Control

We have pointed out the importance of radiologic controls following encephalography (Ruggiero, 1957, 1974; Ruggiero et al., 1972; Ruggiero and Trevisan, 1972). These controls proved helpful in many ways by showing poroencephalic cavities that had not been detected at the time of examination. Moreover, the technique demonstrated that spontaneous modifications of the shape of the ventricles and movement of the air inside them take place in opposition to the law according to which gases move upward in liquids (Ruggiero et al., 1974). In particular, in the hemispheric tumors, this type of control may improve the diagnosis by accentuating the difference that exists between the two lateral ventricles. In some cases, such differences are very slight at the time of examination, making the diagnosis difficult.

4. Subtraction

We will not deal here with the results of subtraction in encephalography. However, it should be mentioned that we have proposed this method since 1967 (Ruggiero, 1967, 1968, 1975; Ruggiero and Mazzacurati, 1967a, b) and that we still feel that it is useful provided a satisfactory technical level is achieved, especially concerning the modalities of head fixation. We are currently working on subtraction with Neurocentrix and the results are promising.

IV. Analysis of the Literature

If we were to represent by an altimetrical profile the course of the literature on pneumoencephalography during the past 30 years, we would see at first a chain of mountains, then a long plain interrupted here and there by rare isolated peaks. There are no hills. In fact, Dandy's finding (DANDY, 1918, 1919) was followed by a period rich in publications which ended in a series of monographs (LYSHOLM, 1935; LINDGREN, 1954; RUGGIERO, 1957; THIBAUT, 1958; ROBERTSON, 1957). These works constitute an exhaustive study of the subject. Since that time there have almost been no other publications with the exception of the two atlases by DI CHIRO (1961) and DI CHIRO et al. (1967) and the long chapters on pneumoencephalography in the treatises of TAVERAS and WOOD (1964) and DECKER (1968) who also demonstrated the diagnostic importance of the method. Original contributions are scarce and almost nonexistent as far as study of hemispheric lesions is concerned. What are the reasons for this indifference on the part of the researchers? Perhaps the appearance of new hydrosoluble contrast media which reproposed radiologic exploration of the ventricular system with positive contrast, employed, however, almost only in midline and posterior fossa lesions. Neuroradiologic research became polarized—: percutaneous angiography vs. catheterism, gas vs. positive contrast—and the resulting polemics diverted the interest of neuroradiologists, especially young ones, from pneumoencephalography. Furthermore, there is still an unjustified fear on the part of most neurosurgeons to use encephalography in cases of endocranial hypertension. Yet, pneumoencephalography and particularly encephalography had been constantly improved. These improvements have been in the type of gas injected, tomography, subtraction, the introduction of urea and, above all, in the clinical approach to the technique (RUGGIERO and TREVISAN, 1972). Such an approach consists in the correct choice of indication and type of anesthesia, and in the control of the patient before, during, and after the examination, which is, of course, performed more efficiently if the neuroradiologic department is furnished with its own beds. All these improvements have made encephalography a less dangerous method for the patient and a method almost completely devoid of diagnostic errors. Evidence of this is given by the two recent monographies (RUGGIERO, 1974; RUGGIERO et al., 1969) produced by the Neuroradiologic Department of Bellaria Hospital, Bologna, where almost a thousand encephalographies are performed every year, whereas ventriculographies are quite rare (5–10).

C. Hemispheric Tumors

I. Introduction

We have divided hemispheric tumors into two main groups: temporal tumors, and nontemporal tumors, i.e., frontal, parietal, and occipital lesions. We did so because temporal tumors usually are easier to localize since their diagnosis is based on the aspect of the temporal horn—a precise reference point; furthermore the lesion is almost always confined to the temporal lobe, the only exception being the very posterior tumors which usually infiltrate also the parietal and occipital lobes. They belong to the group of so-called parietotemporooccipital tumors and have been included by us in the group of the temporal tumors. The tumors of the other lobes, on the contrary, very often have poorly defined borders and their diagnosis is based on the evaluation of a certain number of common signs. For this reason we shall deal with them all in one section—the nontemporal hemispheric tumors, which, throughout this section, will be designated simply as hemispheric tumors.

II. Statistical Analysis of the Material

We have taken into consideration cases examined during the period 1964–1974. The material consists of 208 cases of hemispheric tumors in which pneumoencephalography was performed. Encephalography only was performed in 205 cases; in the remaining three cases ventriculography was also carried out. One hundred cases were verified anatomically (operation and/or autopsy). In 20 additional cases the diagnosis was not verified anatomically but was considered by us unequivocal on the basis of radiologic findings. Table 1 shows the location of the tumors and Table 2 their nature. These tables include only the 120 cases anatomically and/or radiologically verified.

In 62 cases pneumoencephalography was performed following an angiographic examination that was considered insufficient for the diagnosis. In 43 of these cases encephalography provided the diagnosis.

In 22 cases encephalography was performed before angiography. These were usually frontal tumors and chronic subdural hematomas and the symptomatology consisted mainly of mental troubles.

In three cases encephalography was the only contrast examination performed.

1. Diagnosis of Site

In 116 cases the location of the tumor was indicated without hesitation on the report of the encephalography; in 88 of the cases it was confirmed anatomically; in

Table 1. Localization in 120 hemispheric expansive processes, anatomically or radiologically verified, observed from 1964 to 1974

Site	Number of cases
Frontal	56
Frontoparietal	11
Parietal	18
Parieto-occipital	4
Occipital	3
Multiple lesions	16
Diffuse extracerebral hematoma	12
Total	120

Table 2. Location (intra- or extracerebral) in relation to brain in 120 hemispheric expansive processes anatomically or radiologically verified

Extracerebral		Intracerebral	
Meningioma	13	Glioma	35
Hematoma	14	Astrocytoma	10
Hygroma	2	Glioblastoma	3
		Oligodendroglioma	2
		Spongioblastoma	1
		Metastasis	33
		Dermoid cyst	1
		Abscess	2
		Ependymoblastoma	1
		Hematoma	2
		Endoventricular cyst	1
Total	29 (24%)	Total	91 (76%)

23 cases the result was only partially correct, and in five it was wrong. In another four cases the site was indicated only as probable; the anatomical verification confirmed the diagnosis in two of them, and in the other two the diagnosis was wrong. Table 3 analyzes the diagnostic results in relation to the different localizations of the tumors.

2. Diagnosis in Relation to the Brain and Type of Tumor

The histologic type of brain tumor is seldom indicated by encephalography. In tumors of the base of the skull — both supra- and infratentorial — the diagnosis of type of tumor is often made indirectly, by establishing the intra- or extracerebral location of the lesion. In hemispheric tumors — both cerebral and cerebellar — the location of the lesion in relation to the brain can hardly be defined. Table 4 summarizes the results of such diagnoses in our material, where the nature of the tumor was indicated exactly in nine cases, all of which were verified.

Table 3. Encephalographic localization in 120 hemispheric expansive processes

Site of the Lesion	Number of cases	Correct diagnosis	Incomplete diagnosis	Wrong diagnosis
Frontal	56	46	6	4
Frontoparietal	11	10	1	
Parietal	18	11	7	
Parieto-occipital	4	4		
Occipital	3		1	2
Multiple lesions	16	8	8	
Diffuse extracerebral				
Hematoma	12	12		
Total	120	91 (76%)	23 (19%)	6 (5%)

Table 4. Diagnosis of intra- or extracerebral location in 120 hemispheric expansive processes

Site of lesion	Number of cases	Correct diagnosis	Wrong diagnosis	Diagnosis not made
Frontal	56	44	9	3
Frontoparietal	11	6	4	1
Parietal	18	7	1	10
Parieto-occipital	4	2	1	1
Occipital	3	2		1
Multiple lesions	16	14	2	
Diffuse extracerebral				
Hematoma	12	11		1
Total	120	86 (71.5%)	17 (14%)	17 (22.5%)

III. Review of Cases

Thirty anatomically verified cases were reexamined according to the modalities mentioned in the introduction. It bears repeating that the purposes of the review are essentially twofold: (1) to find out whether the number of cases with wrong or uncertain diagnosis

Table 5. Diagnosis of localization in 30 reviewed cases of hemispheric expansive processes

Site of lesion	Before knowing symptomatology			After knowing symptomatology		
	correct	incomplete	wrong	correct	incomplete	wrong
Frontal	4	1	1	4	1	1
Frontoparietal	3	3	1	4	2	1
Parietal	2	6	1	5	4	
Parieto-Occipital	2	1		3		
Occipital		1			1	
Multiple lesions		2		1	1	
Diffuse extracerebral Hematoma			2	2		
Total	11	14	5	19	9	2

Table 6. Diagnosis of intra- or extracerebral location in 30 reviewed cases of hemispheric expansive processes

Site of lesion	Before knowing symptomatology		After knowing symptomatology	
	correct	wrong	correct	wrong
Frontal	5	1	5	1
Frontoparietal	4	3	7	
Parietal	6	3	8	1
Parieto-occipital	3		3	
Occipital	1		1	
Multiple lesions	1	1	2	
Diffuse extracerebral Hematoma		2	2	
Total	20	10	28	2

decreases in the light of present experience; (2) to make an up-to-date evaluation of the signs on which the diagnosis is based. Tables 5 and 6 show the result of this revision.

An exact diagnosis of site was made only in 11 cases (36.6%); in 14 cases (46.6%) the diagnosis was incomplete. In five cases (16.8%) the diagnosis was wrong. Knowledge of the clinical symptomatology seems to influence to a considerable degree the encephalographic diagnosis of the site and intra- or extracerebral location of hemispheric tumors. In fact, such knowledge brought to 19 (63.3%) the number of cases of exact diagnosis, reducing the number of incomplete and wrong diagnoses respectively to nine (30%) and two (6.7%). The same applies to the diagnosis of the intra- or extracerebral location of the tumor. In our material such diagnoses were correct in 20 cases (66.6%) and wrong in 10 (33.4%); this proportion rises to 28 (93.3%) and 2 (6.7%) respectively, with knowledge of the symptomatology. It is interesting to note that in some cases of hemispheric tumors it is easier to indicate, by encephalography, the intra- or extracerebral location of the lesion rather than its exact location. This depends mainly on the difficulty of getting a precise anatomical verification, as we shall see in the following chapter.

IV. Discussion

As originally planned, this section was divided into three equally important parts: (1) diagnosis of site; (2) diagnosis of type and (3) comparison between the angiographic and pneumoencephalographic findings. Our recent experience with computerized tomography has made the last argument much less important, and is not considered here.

1. Diagnosis of Site

The first point to discuss is how to classify the hemispheric tumors. At first a classification based on anatomical criteria (i.e., following the cerebral lobes) appears to be obvious, and has therefore been followed by most authors (LINDGREN, 1954; LYSHOLM, 1935; RUGGIERO, 1957). The matter is, however, not that simple: even under normal conditions the subcortical limits between the various lobes are difficult to define; one can immagine what happens in the presence of a tumor! TAVERAS and WOOD (1964) proposed a classification that takes the foramen of Monro as a reference point. They divided hemispheric tumors into four groups: preforaminal, supraforaminal, postforaminal, and periatrial tumors. In the last group were included the tumors located at the level of the parietal and occipital lobes.

The author has always been skeptical of the possibility (and even the utility) of precise anatomical classifications: the means of verification on which these classifications are based do not seem to be trustworthy.

Actually, these means of verification are two: operation and autopsy. Now, everybody who is familiar with neurosurgical work knows how difficult it can be to exactly localize a brain structure at operation. Recently, TALAIRACH (1975) affirmed more or less that *when the neurosurgeon opens the skull of a patient and discovers the brain, he doesn't know where he is.* And very few people in the world know the anatomy of the brain as he does! In the majority of cases in which neurosurgical reports and radiologic diagnoses do not agree (obviously within certain limits) we must confess that we prefer to trust the latter. The neurosurgeon can only confirm the presence of a tumor in the place where he finds it; in cases of infiltrating lesions he does not extirpate the tumor. Consequently he may not succeed in identifying its borders and it is therefore impossible for him to know the real extent of the lesion.

Autopsy also has its limits. In order to have a definitely absolute value, autopsy should be performed at the time of examination, which, fortunately for the patient is not the rule. Let us take an hypothetical example: a patient dies 3 months after an encephalography which led to the diagnosis of temporal glioma; autopsy shows that the tumor also infiltrated the parietal lobe. Are we to consider the radiologic diagnosis wrong or at least incomplete? I do not think so. It is impossible to say whether or not the lesion revealed by the autopsy already existed at the time of examination.

The foregoing, has no value—or at least much less value—in cases of extracerebral tumors. These are usually well delimited and often supplied by newly formed vessels. They are in general well demonstrated by angiography and consequently can be regarded as a good diagnostic criterion of localization. Computerized tomography could perhaps be a good method for checking the value of pneumoencephalography in localizing brain tumors. It would be necessary, however, to dispose, for statistical purposes, of a considerable number of cases of hemispheric tumors in which both encephalography and computerized tomography had been performed. This is difficult, at least for the time being. The advent of computerized tomography has produced a decrease in the number of pneumoencephalographic examinations. In our department this decrease has been less than in others. In our opinion, this results from the fact that we do not consider encephalography at all dangerous. We have performed it for years on a large number of patients, even in the presence of intracranial hypertension; the results are excellent and we perform ventriculography only exceptionally. On the other hand, as is also the case with computerized tomography, the localization of a tumor may not be precise; in fact, it is not always easy to differentiate the tumoral tissue from the surrounding edema. We feel, however, that this technique is today the one most suitable for establishing the site of a hemispheric supratentorial tumor.

Generally speaking, when encephalography demonstrates a tumor in a cerebral hemisphere, we try to include the lesion in one of the following sites: prefrontal, frontal, frontoparietal, parietal, and occipital.

We consider as prefrontal the tumors located before a vertical plane passing through the pole of the frontal horn. We consider as occipital all tumors located behind a vertical plane passing through the posterior portion of the ventricular carrefour. In the former group, the extracerebral subfrontal tumors seem to be the most frequent; they are usually very easy to diagnose and it is perhaps better to deal with them in the section on suprasellar tumors in which similar problems of differential diagnosis are raised. Meningiomas of the tentorium and of the transverse sinus have also been excluded from the group of occipital tumors and are included among the basal tumors.

As far as tumors of the convexity are concerned, the lesion often involves two contiguous lobes: frontoparietal, parietooccipital, etc. Sometimes three lobes are involved as is the case, for instance, whith tumors invading the temporoparietooccipital carrefour. These will be dealt within the section on temporal lobe lesions. It is particularly difficult to establish the limits of a posterior frontal or of an anterior parietal tumor; this explains why, in our material, the diagnosis of frontoparietal tumor is common.

We shall now try to establish some general criteria for pneumoencephalographic localization and discuss two pathologic aspects which may be observed in more or less all hemispheric tumors, no matter where they are located: herniation of the internal surface of one hemisphere below the falx, and temporal herniation.

a) General Criteria of Localization. It is usually simple to localize prefrontal and occipital tumors. In the former, the frontal horn is pushed backward; in the latter the carrefour and the occipital horn, if any, are pushed forward. The diagnosis of pure parietal or of a parieto-occipital tumor is based on a rather sure finding: the downward displacement of the ventricular carrefour. In frontal and frontoparietal tumors, on the contrary, the problem is not so simple: almost always there is a displacement of the whole ventricular system toward the side opposite the lesion with a herniation below the falx. An exception is made by the paramedian tumors—meningiomas of the falx, gliomas, or metastases of the internal surface of the hemispheres—in which the contralateral displacement of the ventricular system is very slight, sometimes immaterial. The diagnostic key for localizing frontal and parietal tumors is given by the aspect of the axis formed by the septum pellucidum and the third ventricle. This axis has to be examined in both the vertical and longitudinal planes. The modifications on the vertical plane indicate the level of the lesion from down to up, in other words, from the base of the hemisphere up to the vertex; the modifications on the longitudinal plane, on the contrary, allow us to localize the tumor from front to back. STONE and SCHULTZ (1938) seem to have been the first to call attention to this criterion, which was later discussed also by LINDGREN (1954) and is now followed by more or less all authors. In our opinion, this criterion is one of only two having an absolute value for encephalographic localization of hemispheric tumors; the aspect of the temporal horn is the other.

In tumors located in the upper portion of the convexity, the axis formed by the septum pellucidum and the third ventricle turns on its inferior extremity and appears tilted toward the side opposite the tumor; but it remains rectilinear. When the tumor has a lower location, the axis septum pellucidum – third ventricle tends to break, forming an angle open toward the side of the tumor. This angle will be more marked the more the direction of the expansion of the lesion is close to a plane passing through the middle point of the axis itself, at the junction between the inferior portion of the septum pellucidum and the superior portion of the third ventricle.

The more or less anterior, or posterior, location of the tumor is indicated by the displacement of the axis septum pellucidum – third ventricle along the longitudinal plane. It is obvious, but nevertheless advisable to keep in mind that the displacements of the axis along the vertical plane must be evaluated in a straight anteroposterior projection, whereas the modifications along the longitudinal plane are to be evaluated only in frontal half-axial projection (RUGGIERO, 1961).

b) Herniation Below the Falx and Temporal Herniation. A tumor increases the volume of the cerebral hemisphere, directly (because of its mass) and/or indirectly (because of the edema of the surrounding tissue). It may, therefore, induce herniation below rigid structures such as the falx or the tentorium. These herniations must be well recognized, particularly with regard to the clinical symptomatology. For instance, a temporal herniation causing a considerable contralateral displacement of the brain stem can explain symptoms on the same side of the tumor which are due to compression of the contralateral cerebral peduncle against the free margin of the tentorium. The deformation of the circumpeduncular cistern is an essential sign of temporal herniation. It was first described by RUGGIERO in 1954. The radiologic picture of temporal herniation was the subject of a detailed study presented by AZAMBUJA et al. (1956) at the London Neuroradiologicum Symposium in 1955. In their paper, the authors described two types of herniation: anterior and posterior temporal herniation. The former is revealed mainly by flattening or obliteration of the interpeduncular cistern; the latter is demonstrated by deformation of the ambiens cistern.

A herniation below the falx can be observed in any type of hemispheric tumor and may pose difficult diagnostic problems. According to LINDGREN (1957) careful examination of the aspect of the ventricular roof is essential to differentiate deformations induced by herniation below the falx from deformations caused directly by a parietal tumor. In both cases the roof of the ventricle appears to be pushed downward; however, in the herniation the displacement concerns mainly the superointernal angle of the ventricular roof which shows a upward concavity; while in the parietal tumors the displacement involves mainly the superoexternal angle of the roof of the ventricle.

According to our experience, this last statement does not have an absolute value. One should remember that the parietal tumor also may provoke a herniation below the falx. We feel that the flattening of the superoexternal angle of the ventricular roof should rather be considered as a sign of a paramedian lesion because in these latter cases the tumor induces a downward displacement of the ventricle and sometimes even an outward displacement. In our opinion, the characteristic finding of herniation below the falx is observed in lateral projection: a downward displacement and a flattening of the ventricular body occurring exactly at the level where the impact between the medial surface of the hemisphere and the inferior margin of the falx takes place. The exact site of the impact depends on two factors: the height of the falx which is rather variable, and, especially, the volume of the ventricles. It is obvious that the more the ventricle is dilated the more anterior the impact point.

It is important to distinguish between herniation below the falx and a parasagittal (frontal or frontoparietal) tumor. The tumor displaces the ventricle downward but not laterally, whereas in cases of herniation the ventricular body is also pushed to the other side of the midline. One should not forget, however, that also in the case of a parasagittal tumor there can be an obtrusive edema of the surrounding tissue capable of inducing a herniation below the falx. In other words, it is possible, on the basis of encephalographic findings, to confirm the presence of a parasagittal tumor, while its presence is not excluded by evidence of a herniation below the falx.

The direct relationship between tumor and ventricles will be discussed in the section on central tumors. Here, we shall only point out the main criterion for differentiating an intraventricular tumor from a hemispheric tumor invading the ventricle: in the former the ventricle is dilated and deformed, but not displaced; in the latter the ventricle is also displaced.

Encephalography is valuable for diagnosing multiple tumors, provided the ventricular system is well injected, and should be regarded as a far better method than angiography, except in the case of vascularized tumors. However, modern computerized tomography seems to be the most valuable technique in cases of brain metastases.

2. Diagnosis of Type

The diagnosis of the histological type of tumor is usually impossible by encephalography. Multiple metastases, of which we have already spoken, and epidermoid cyst, are exceptions to this rule. The latter type of tumor shows a typical encephalographic aspect: air bubbles more or less irregularly collected in the vicinity of the ventricular system. This picture, however, is not always present, as mentioned by WEINBERGER (1938); on the other hand, it has been observed, by SHAPIRO (1950) in a case of glioma invading the ventricle. The interpretation of these air bubbles is still debated. According to WEINBERGER (1938) it cannot be a question of air inside the tumor because the presence of cerebrospinal fluid in an epidermoid cyst has never been proved. According to RUGGIERO et al. (1957) there is probably an abnormal communication between the ventricle and the subarachnoid space at the periphery of the tumor, which, to repeat, is usually located close to the ventricles.

BULL (1940) has described the encephalographic picture of subdural hematoma: contralateral displacement of the entire ventricular system without deformation. He considers this picture as characteristic even if not pathognomonic. Our experience confirms that of BULL (1967), but we have also observed cases of subdural hematoma without displacement of the temporal horn; probably in these cases the hematoma was thicker in the upper portion of the convexity. This hypothesis, however, cannot be proved because these lesions are usually operated only by aspirating the hematoma through a burr hole.

In addition to the above-mentioned cases, the histologic nature of a tumor can be deduced by the demonstration of its location in relation to the brain, because most extracerebral supratentorial tumors are meningiomas and the majority of the intracerebral ones are gliomas. The intracerebral location of the lesion can be confirmed by the presence of definite irregularities of the ventricular contour that point to the infiltrative character of the tumor. When these irregularities involve the roof of the frontal horn and/or the body of the ventricle, one must be careful not to confuse them with the aspect of unusually thick radiations of the corpus callosum which are not pathologic. An objective criterion for differential diagnosis does not exist. However, an experienced neuroradiologist "feels" it and practically never makes mistakes. According to ANDERSON (1952), the downward displacement of the superoexternal angle of the ventricle is typical of parasagittal meningiomas, whose site of implantation is close to the superior longitudinal sinus; in meningiomas of the falx, the opposite takes place, i.e., a downward displacement of the superointernal margin. We have observed deformations of the same type in parasagittal meningiomas, meningiomas of the falx, and intracerebral paramedian tumors.

TAVERAS and WOOD (1964) consider a curvilinear shape of the ventricular roof as a sign of an extracerebral lesion. This statement is not confirmed by our experience, because we have observed it also in cases of intracerebral tumor. It is conceivable, however, that a metastasis or a cystic tumor or whatever round lesion can produce the same ventricular deformation as a meningioma. TAVERAS and WOOD (1964) affirm also that a sudden step-down displacement of the ventricular body indicates an intracerebral lesion close to the midline. For us, it indicates rather a herniation below the falx.

3. Encephalography and Arteriography

As we have seen above, the comparison between encephalography and arteriography lost most of its importance following the advent of computerized tomography. Sophisticated evaluations of the displacements of small arteries or veins, acrobatic interpretation of cisterns, seem no longer meaningful today when the location of a tumor and its effects on the surrounding tissue can be almost always easily revealed by computerized tomography, a technique whereby the type of lesion is also often identified. However, in spite of computerized tomography, angiography and encephalography are still important for the radiologic study of a hemispheric tumor. Angiography gives useful informations on the relations between the tumor and the main vessels of the brain; encephalography can refine the diagnosis of site by defining, for example, the relation of the tumor to the brain stem (RUGGIERO et al., 1975), which knowledge can influence the choice of therapy (surgery, radiotherapy) and/or the operative modalities (direct, stereotaxy, shunt, etc.).

Finally, it should be remembered that the site of the tumor is usually demonstrated more easily by encephalography than by arteriography, i.e., of course, when the tumor is not vascularized. In fact, when newly formed vessels do exist (e.g., meningiomas, glioblastomas, metastases), angiography often permits diagnosis of type.

V. Iconography

Nearly 30 years of experience have convinced us that encephalography (like perhaps any other kind of neuroradiologic procedure) has to be regarded as a clinical examination. In the latter all signs are taken into consideration simultaneously: age, sex, anamnesis, objective findings, general condition; and not only the symptoms that appear to be directly related to the disease under study. The same should be done with encephalography: the deformations of the structures directly induced by the tumor must be considered together with a certain number of factors (size and shape of ventricles, technique of examination, anesthesia, etc.) which interfere each other and make of each examination a whole having its own characteristics. This is true for all kinds of lesions but especially for supratentorial hemispheric tumors. For these reasons we shall not "quantify" the encephalographic findings and analyze them, but rather illustrate a certain number of cases, with a short comment summarizing the main clinical aspects and the radiologic discussion. Only cases belonging to the "review" group have been chosen and only the positive findings are reported: when a structure is normal, this is not mentioned, unless this fact is particularly important for the diagnosis. In the case reports, the description of the encephalographic signs becomes more concise. For instance, in Figure 2, where only one ventricle is visualized, it is explained that the position of the septum pellucidum can be imagined indirectly, by the aspect of the medial wall of the injected ventricle; in the following figures, which illustrate similar cases, we speak only of the septum pellucidum. These rules have more or less been followed for the iconography of the other sections of this chapter.

VI. Conclusion and Summary

1. Statistic analysis of the material and review of our cases have shown that in our department encephalography is a valuable and safe contrast examination in hemispheric tumors.

2. The aspect of the axis formed by the third ventricle and the septum pellucidum is fundamental for localizing the tumor.

3. The aspect of the temporal horn has an indirect value because its normality excludes the presence of a temporal lesion.

4. The diagnosis is easy in prefrontal and occipital tumors.

5. It is difficult to differentiate a posterior frontal tumor from a parietal tumor. It is better to speak of frontoparietal tumors.

6. Temporal herniation and herniation below the falx have a characteristic encephalographic aspect.

7. Differential diagnosis between herniation below the falx and parietal tumor can be difficult.

8. Parasagittal tumors show a rather typical picture.

9. The histologic nature of the tumor is not demonstrable by encephalography with the exception of epidermoid cysts. In other cases, however, like parasagittal meningiomas and periventricular gliomas, the nature of the lesion can be deduced indirectly by its "intracerebral" or "extracerebral" location.

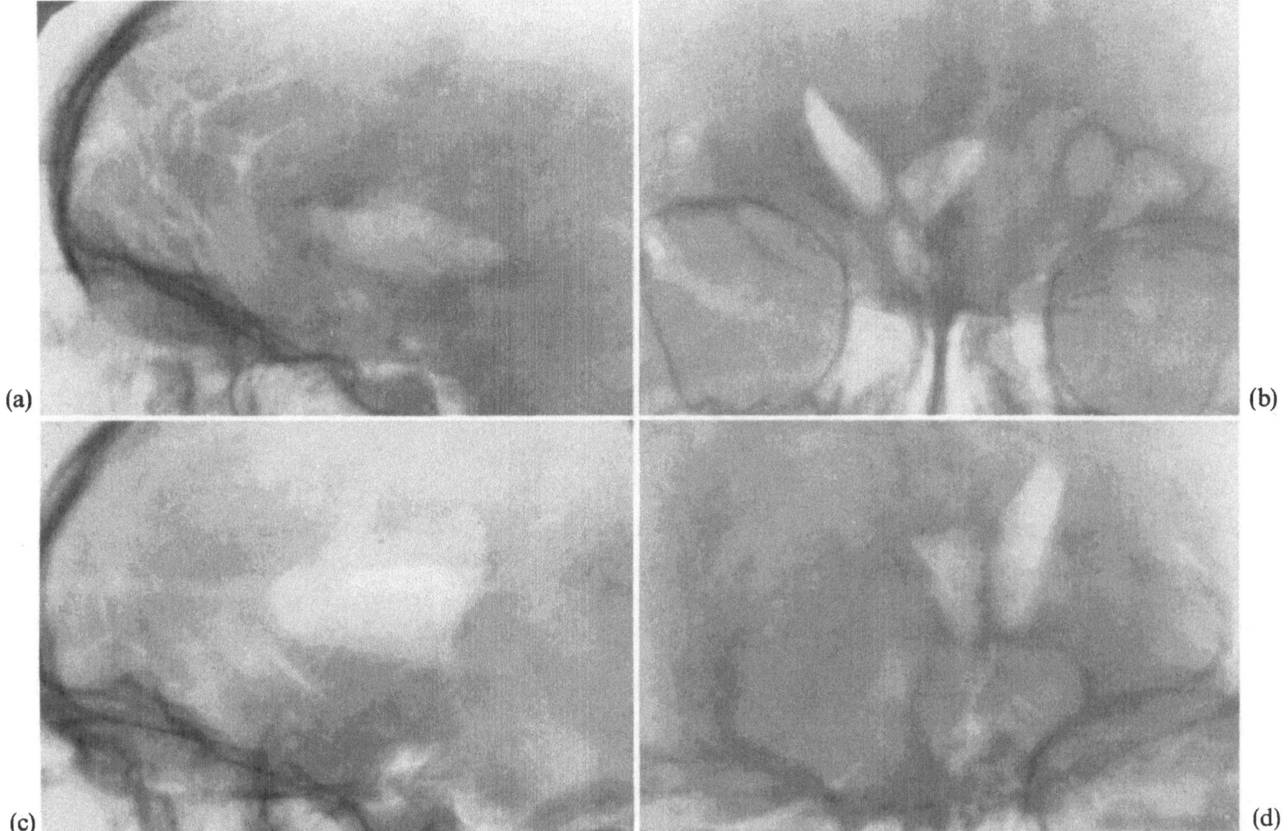

Fig. 1 a–d. Two cases of hemispheric glioma. (a), (b) Left frontoparietal tumor. Septum pellucidum and third ventricle are on same axis and appear displaced and tilted to the right. On lateral projection roof of left ventricle appears irregular and its distance from subarachnoid space (corpus callosum cistern, sulcus of cingular girus) is considerably increased. (c), (d) Right frontoparietal tumor. Vertical axis between septum pellucidum and third ventricle forms an angle slightly open to the right. Roof of right ventricle is strongly displaced downward but its contour is regular.

Comment: These cases illustrate two fundamental aspects of encephalographic symptomatology: (1) the importance of the relationship between the third ventricle and the septum pellucidum in identifying the site of the lesion; (2) the importance of the aspect of the ventricular contours for the diagnosis of type. Such a diagnosis was possible in the case illustrated by a, b in which the irregularity of the roof of the ventricle indicated that the lesion was intracerebral, almost surely a glioma

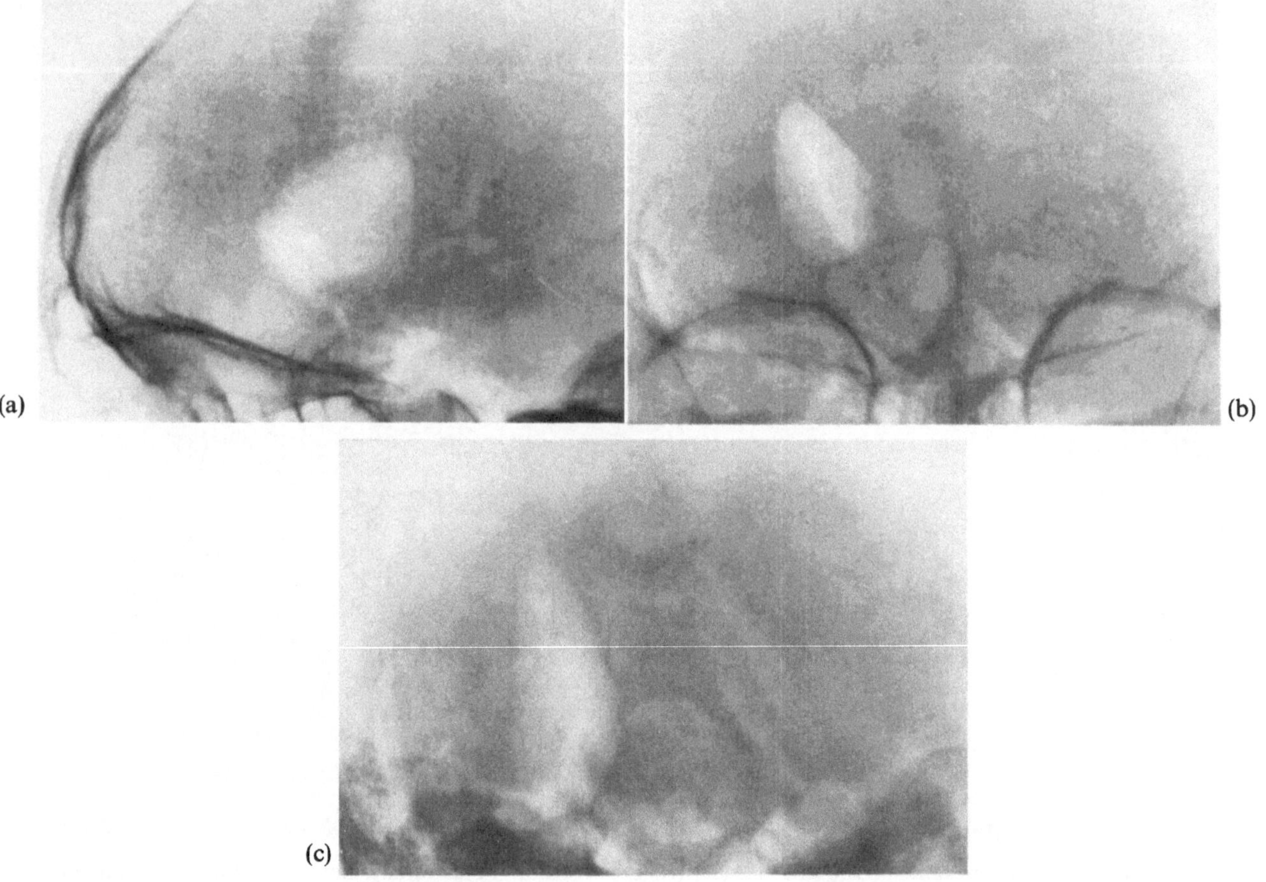

Fig. 2a–c. Left lateral ventricle not visualized. Medial wall of right frontal horn strongly displaced and slightly tilted to right. Interpeduncular cistern flattened, chiefly in its posterior portion. Subarachnoid spaces of convexity not visualized on the left.

Diagnosis: Expansive process of the posterior part (temporoparietal?) of the left hemisphere.

Operation: Left parietoparasagittal metastasis.

Comment: This case demonstrates the diagnostic utility of encephalography even when a good visualization of the ventricular system is lacking. In this case encephalography reveals the existence of a left expansive process with important edema and temporal herniation. The ventricle homolateral to the tumor is not injected but the aspect of the septum pellucidum the position of which can be deduced from the aspect of the medial wall of the right ventricle, suffices to localize the lesion in the posterior half of the left hemisphere. The parasagittal location was impossible to define because of the nonvisualization of the left ventricle.

Reconsidering this case while writing these lines one wonders if a more generic diagnosis of hemispheric tumor would not have been more appropriate. As a matter of fact, any localization accompanied by a marked edema might have shown the same encephalographic picture

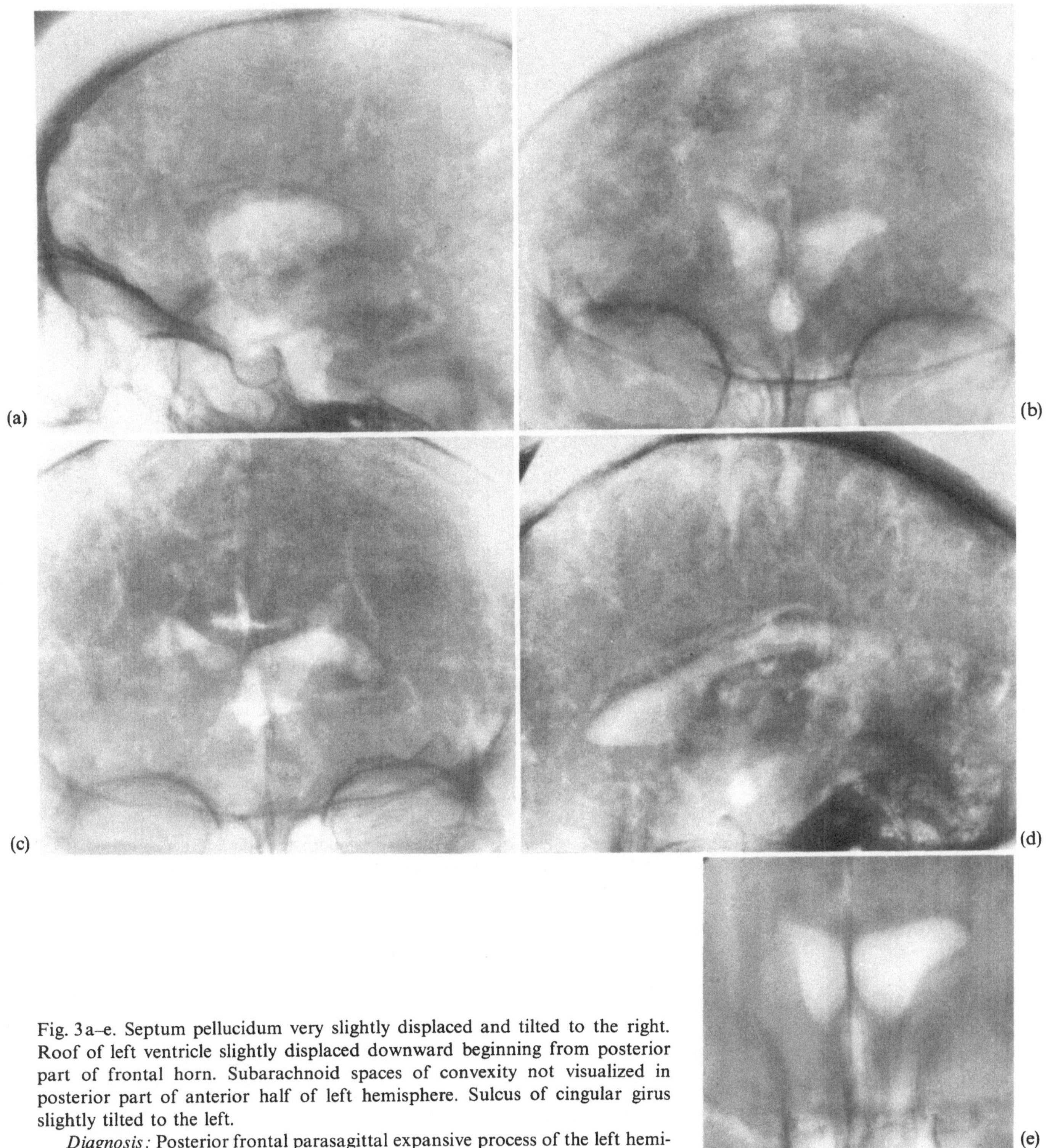

Fig. 3a–e. Septum pellucidum very slightly displaced and tilted to the right. Roof of left ventricle slightly displaced downward beginning from posterior part of frontal horn. Subarachnoid spaces of convexity not visualized in posterior part of anterior half of left hemisphere. Sulcus of cingular girus slightly tilted to the left.

Diagnosis: Posterior frontal parasagittal expansive process of the left hemisphere. Astrocytoma? Meningioma?

Operation: Left frontoparietal parasagittal meningioma.

Comment: This case is an unmistakable example of correct localization: the normal aspect of the corpus callosum cistern indicate that the tumor does not invade the midline; on the other hand the slight tilting of the cingular girus shows that the lesion is located high on the convexity; the posterior frontal site is demonstrated by the ventricular deformation and by the aspect of the subarachnoid space. Two histologic diagnoses were considered: meningioma and astrocytoma. We thought erroneously that the tumor was more likely an astrocytoma. This thought was based on the small deformations of the ventricles, although we were aware that the patient's age was more in favor of a meningioma

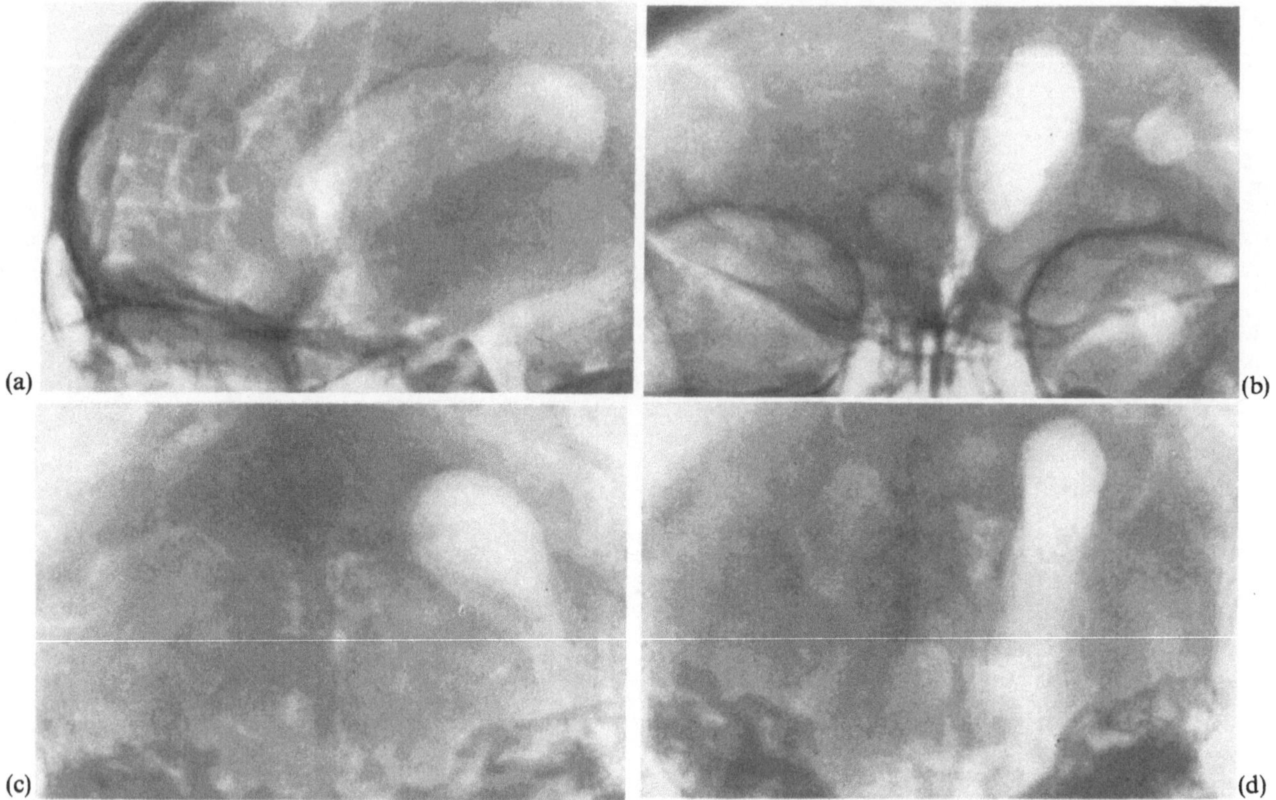

Fig. 4a–d. Right ventricle not visualized. Septum pellucidum tilted and displaced to the left, mainly in its posterior portion. Left ventricle extremely dilated. Third ventricle is visible only (and poorly) in frontal view and appears displaced to the left. Air remains in fourth ventricle when the patient is supine (c). Subarachnoid spaces of convexity and cisterns of Sylvian fissures are normal. Interpeduncular cistern flattened.

Diagnosis: Right parietal glioma.

Operation: Right frontoparietal glioma invading the lateral ventricle.

Comment: The site of the lesion is indicated mainly by two findings: (1) the type of displacement of the axis septum pellucidum-third ventricle indicating a lesion located rather high in the posterior portion of the hemisphere; (2) the normal aspect of the cistern of the Sylvian fissure which excludes the presence of a temporal lesion. The intracerebral location of the tumor is suggested by the aspect of both the third ventricle and the body of the left ventricle whose medial wall is compressed from the right (c). Such an aspect indicates obviously that the tumor is invading the midline structures passing to the opposite side

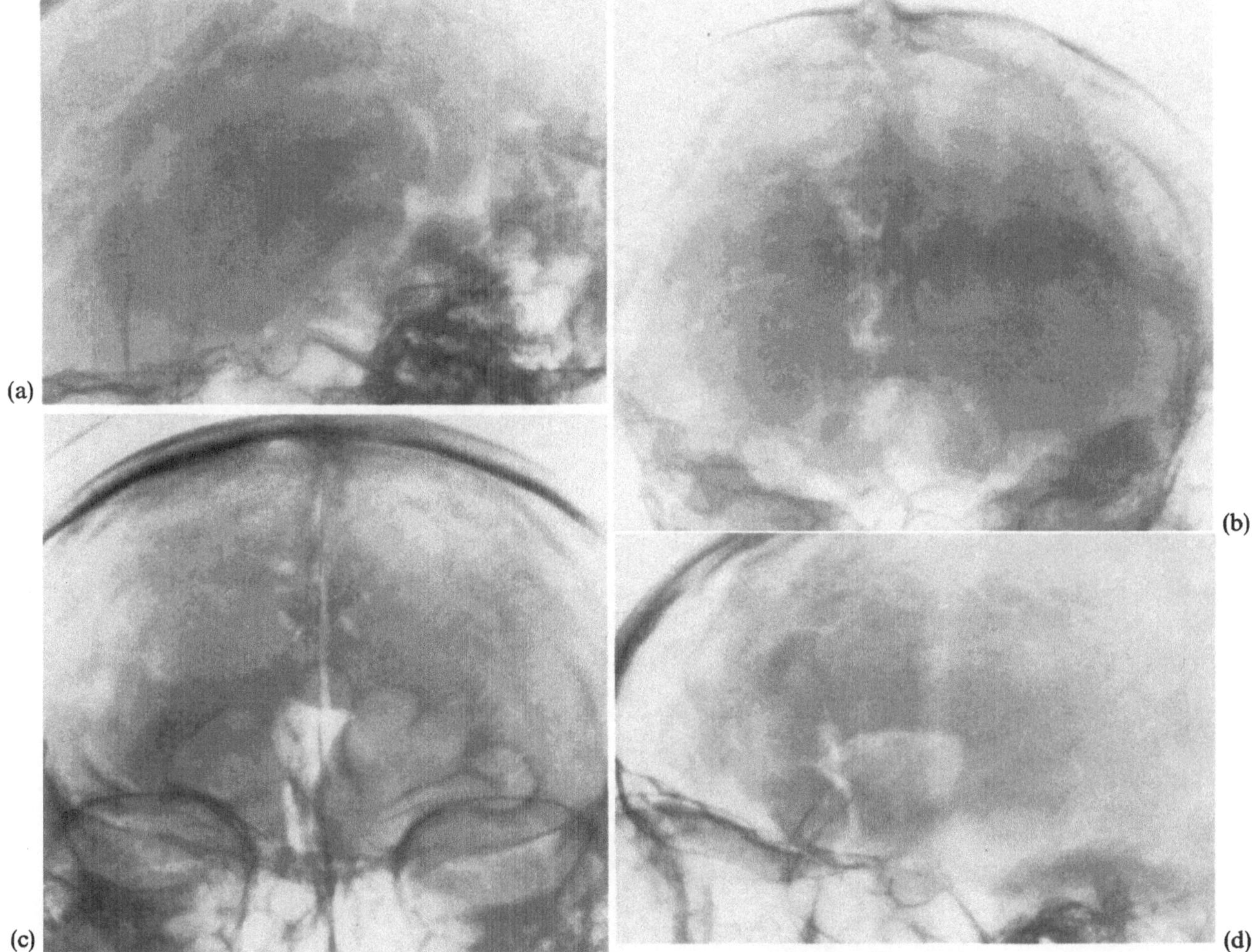

Fig. 5a–d. Right lateral ventricle not visualized. Left lateral ventricle poorly visualized and flattened from the level of posterior part of frontal horn up to carrefour. There is an angle slightly open to the left between septum pellucidum and third ventricle. Circumpeduncular cistern not visualized. Upper portion of pontine cistern pushed downward.

Diagnosis: Tumor in the anterior half of the left hemisphere with significant cerebral edema.

Operation: Left parietal metastasis.

Comment: The localization is difficult: it can be confirmed that the tumor is neither anterior frontal nor occipital because the aspect of both frontal and occipital horns is normal. The angle formed between the septum pellucidum and the third ventricle, could be found in a temporal tumor, but it is far too small in relation to the contralateral displacement of the structures. The upper lateral border of the frontal horn is located lower than its upper medial margin. This sign might be the result of a strong compression, mainly from above, but it might also be due to a considerable degree of herniation below the falx.

The diagnosis of type is impossible

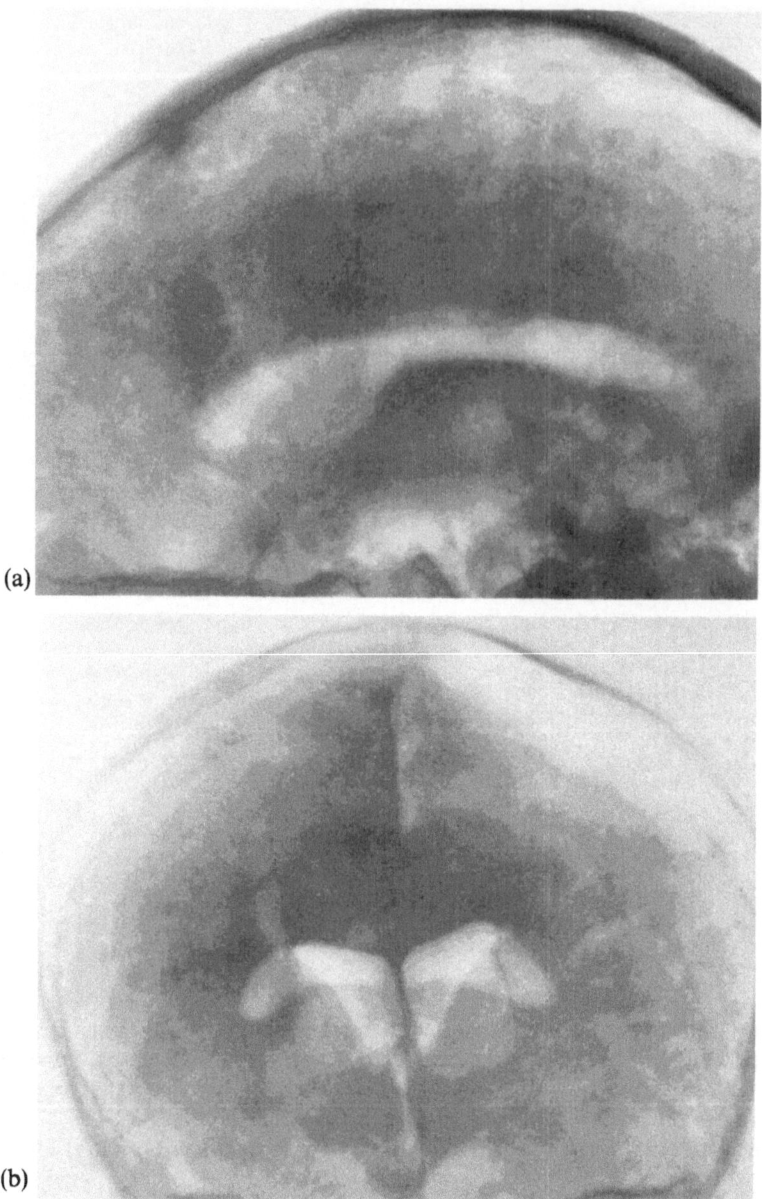

Fig. 6a and b. Septum pellucidum not displaced. Body of ventricle is considerably pushed downward, mainly at the level of its superoexternal margin. Subarachnoid spaces of convexity not visible on the right.

Diagnosis: Right frontoparietal parasagittal tumor.

Operation: Right frontoparietal parasagittal metastasis.

Comment: Location of tumor is unmistakable. The regularity of its ventricular contour suggests that the tumor is not an infiltrating one, leading one to consider the possibility of a metastasis. In such cases, however, it is impossible to state with certainty whether the lesion is extra- or intracerebral

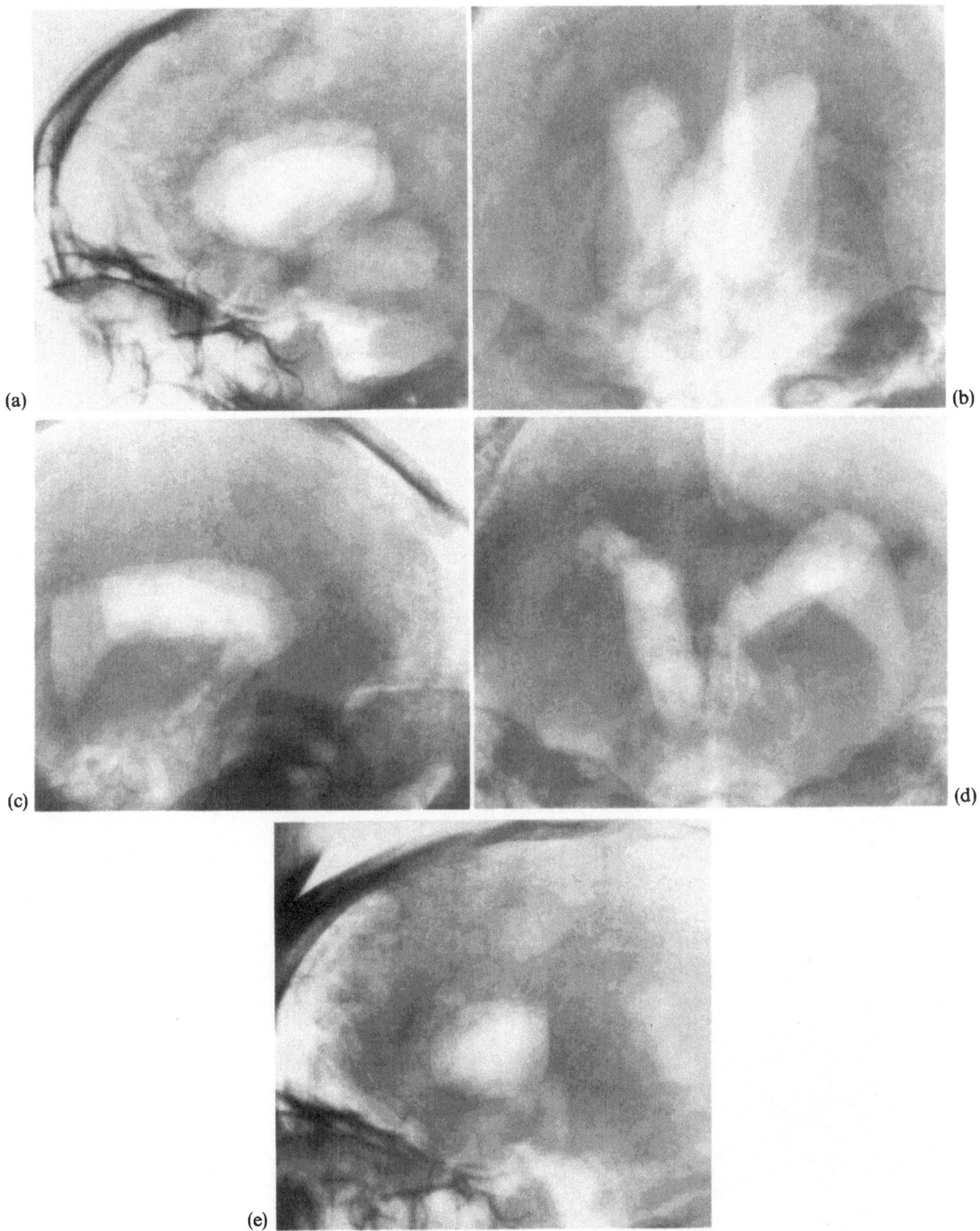

Fig. 7a–e. Septum pellucidum slightly displaced to the right. Ventricular system dilated. Superolateral contour of posterior part of right ventricular body is irregular with an aspect of cystic cavities in which air remains immobile even when fluid level is changed (e).

Diagnosis: Right parietal periventricular space-occupying lesion.

Operation: Results from right parieto-occipital abscess.

Comment: The periventricular location is evident due to the irregularity of the ventricular outline. An epidermoid cyst might be considered. A glioma is improbable because of the nondisplacement of the midline structures

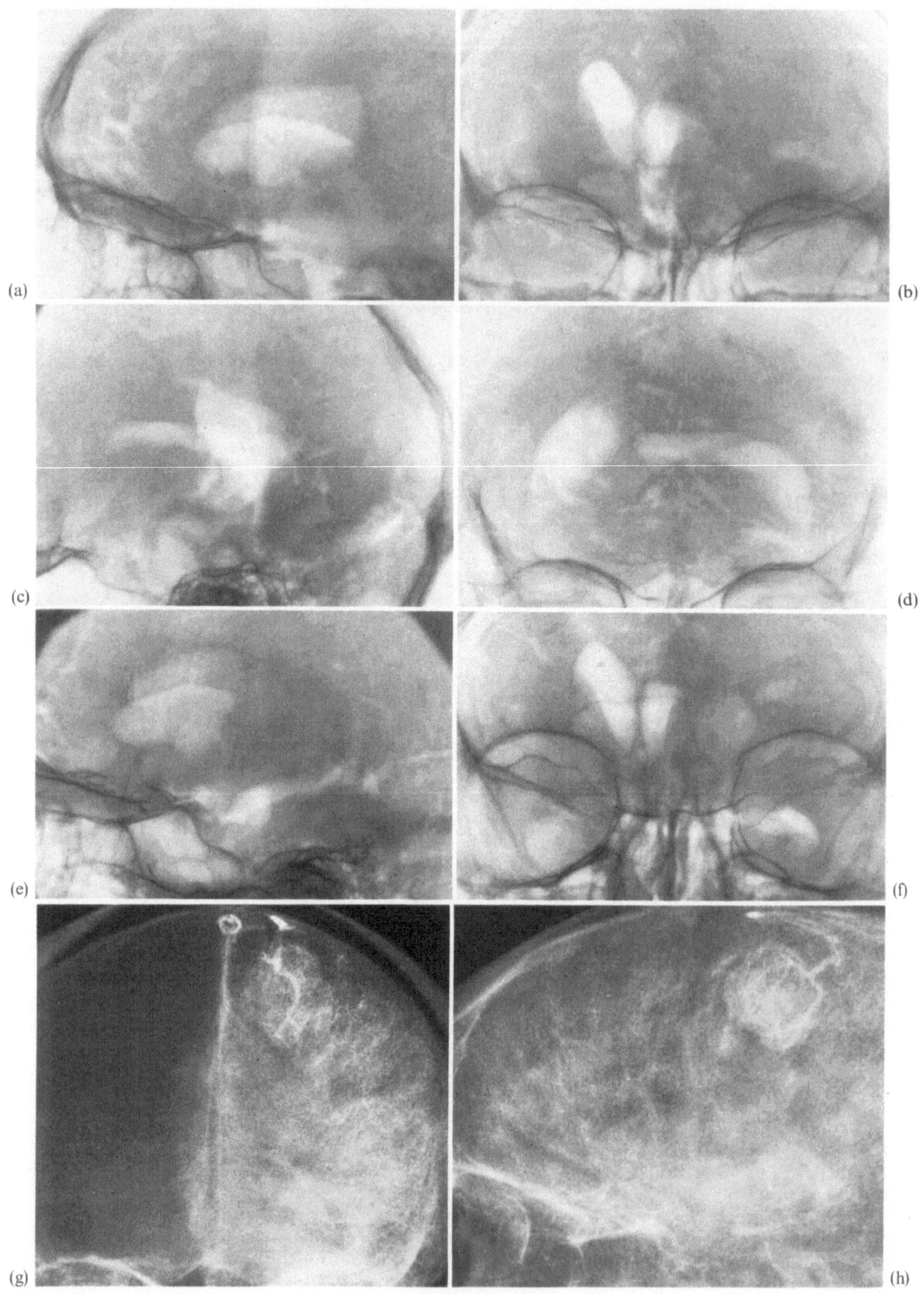
(a)
(b)
(c)
(d)
(e)
(f)
(g)
(h)

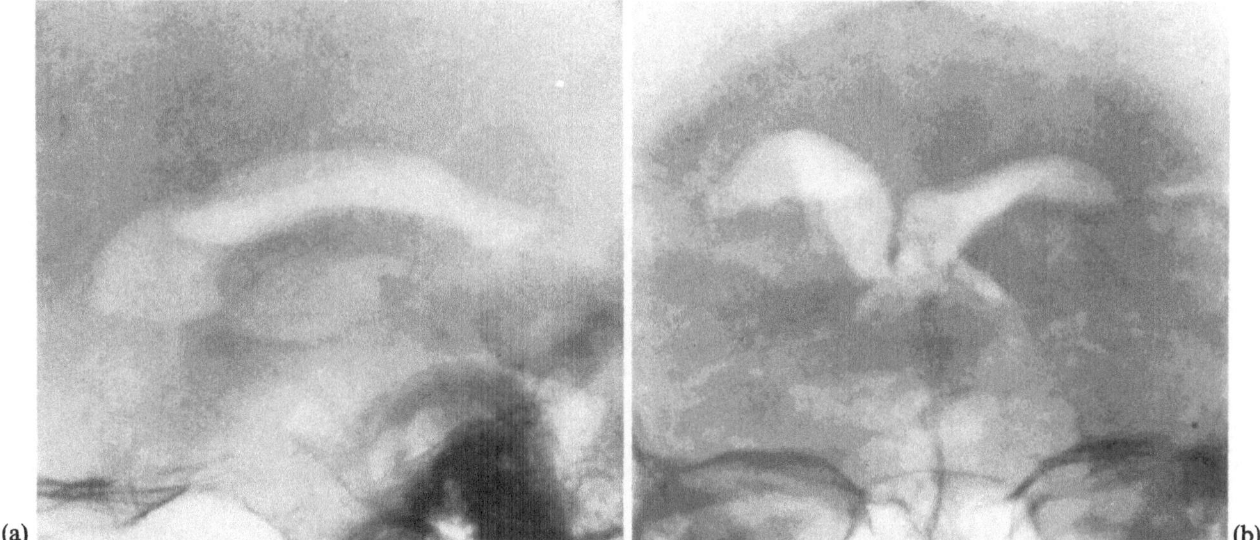

Fig. 9a and b. Left ventricle lowered at level of posterior part of ventricular body. Slight irregular superomedial contour of right ventricle. Septum pellucidum slightly displaced to the right. Subarachnoid spaces of convexity not well visualized in posterior half of left hemisphere.

Diagnosis: Left frontal (intracerebral?) posterior parasagittal tumor.

Operation: Left frontoparietal meningioma located in the superior longitudinal sinus.

Comment: Tumor localization is precise. Its nature, however, cannot be diagnosed. The slight irregularity in the outline of the roof of the right ventricle suggests an intracerebral lesion, but of course the normal variations in the aspect of the corpus callosum radiations must also be taken into consideration

---

◁ Fig. 8a–h. Septum pellucidum and third ventricle displaced and tilted to the left. The body of the left ventricle is pushed downward and displaced below the falx, but with normal morphology. Left temporal horn normal. Subarachnoid space of convexity poorly visualized on the left side. Cisternal deformation indicates anterior and posterior temporal herniation.

Diagnosis: Left frontoparietal tumor of the convexity.

Operation: Left frontoparietal parasagittal metastasis.

Comment: In this case the frontoparietal location of the lesion is certain: the normal aspect of the frontal, temporal, and occipital horns excludes the possibility of a lesion located in the anterior frontal, temporal, and occipital lobes. The normal aspect of the contours of the left ventricle excludes the presence of a periventricular lesion. On the other hand, the parasagittal situation of the tumor cannot be confirmed. The aspect of the septum pellucidum—third ventricle axis and the significant left ventricular herniation below the falx rather indicates a tumor of the convexity. In reality the tumor was small (g, h), probably limited to the posterior part of the frontal region, but it was accompanied by a marked edema whose effects were similar to those produced by a large expansive process investing a considerable part of the hemisphere.

With knowledge of the anamnesis, the diagnosis of metastasis was made

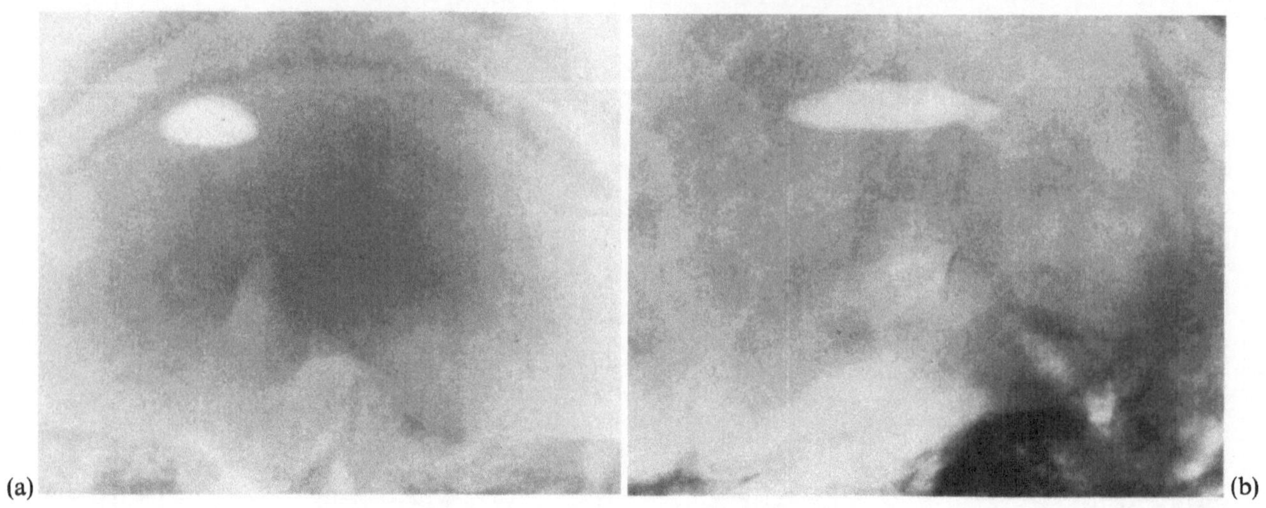

Fig. 10a–g. Carrefour of right ventricle is considerably displaced downward and forward. Anterior part of right ventricle and left ventricle extremely dilated. There is an angle between septum pellucidum and third ventricle open to the right. Third ventricle is displaced mainly in posteroinferior portion.

Diagnosis: Right intracerebral parieto-occipital tumor.

Operation: Parieto-occipital metastasis.

Comment: In this case the deformation of the right ventricle makes the tumor localization unquestionable. The temporal horn is normal, which means that the lesion has not invaded the temporal lobe. The tumor cannot be localized only in the occipital lobe because it displaces the ventricle not only forward but also downward. The tumor was considered to be intracerebral on account of the considerable dilatation of the ventricular system. In particular, the aspect of the borders of the carrefour indicated that the lesion was close to the ventricle

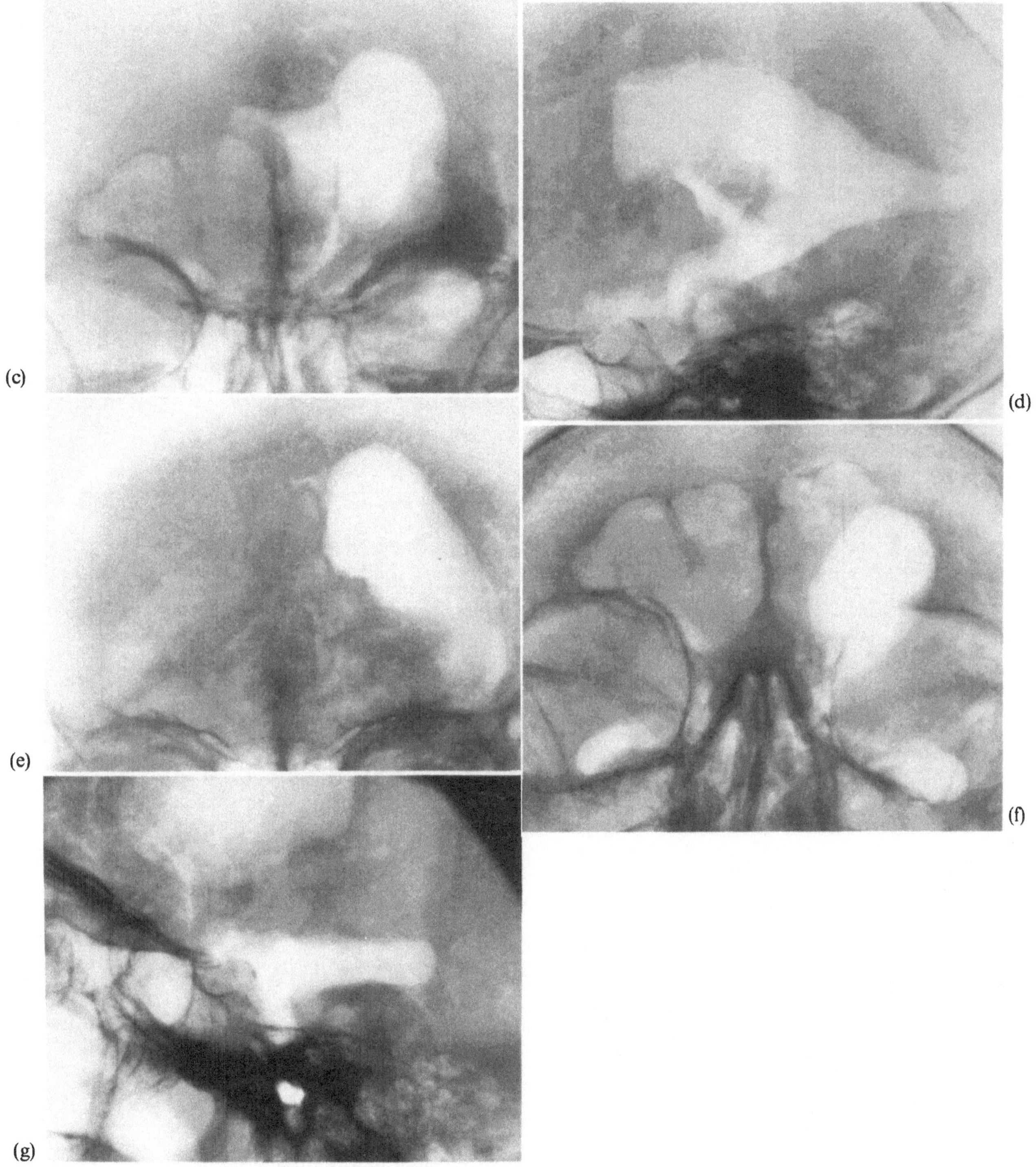
(c)
(d)
(e)
(f)
(g)

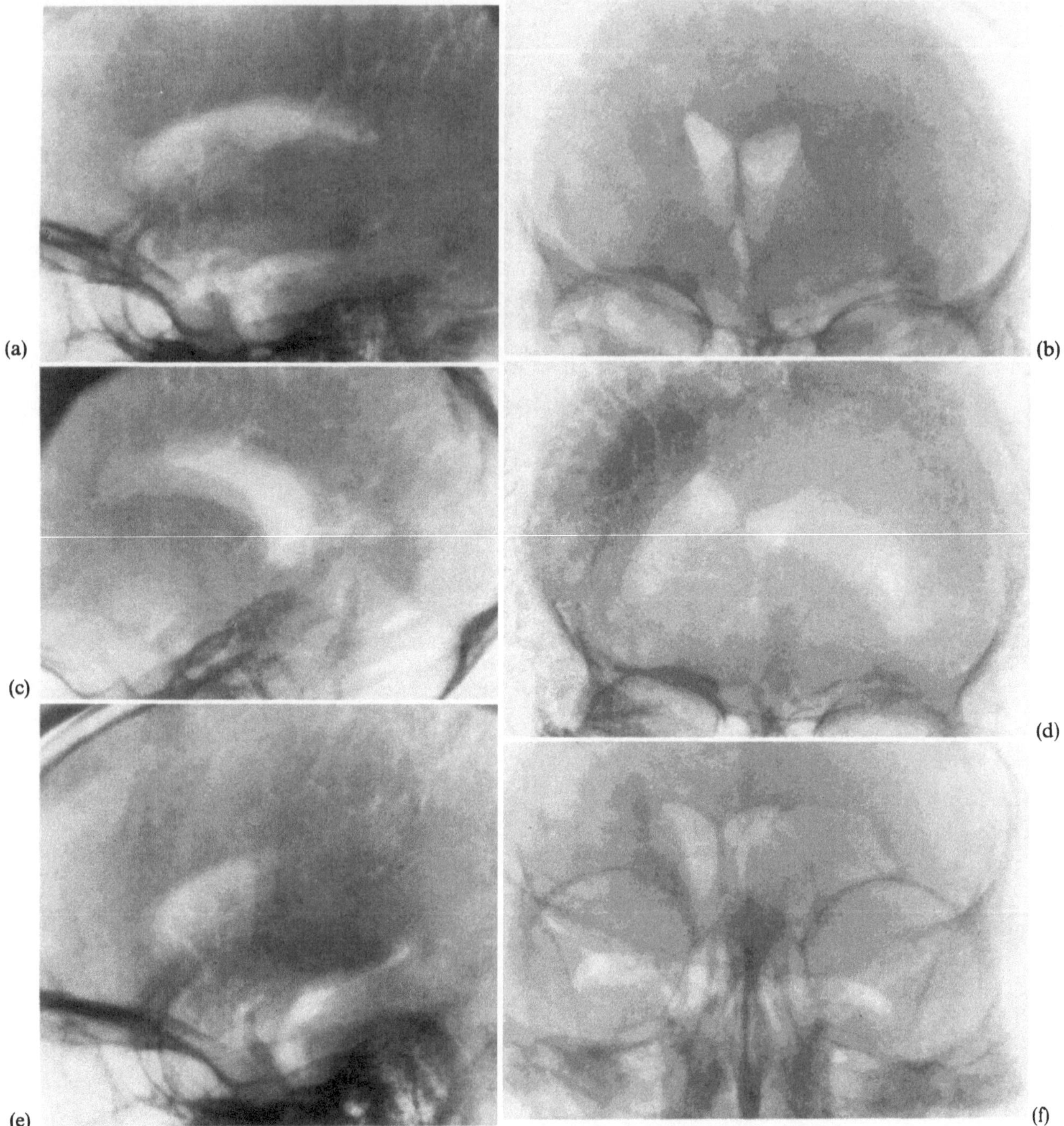

Fig. 11 a–f. Septum pellucidum displaced and tilted to the right; its vertical axis is on the same plane as the vertical axis of third ventricle. Left temporal horn slightly displaced downward and medially, and flattened at level of posterior portion. Subarachnoid spaces of convexity not visualized on the left side. Signs of herniation of left hemisphere below falx.

Diagnosis: Left posterior frontal intracerebral tumor.

Operation: Left basal frontoposterior glioma.

Comment: Tumor localization is easy. A merely temporal location might be considered on the basis of the aspect of the temporal horn, but it is excluded by the aspect of the axis septum pellucidum-third ventricle. On the other hand, the medial displacement of the temporal horn indicates that the lesion is not located upward on the frontoparietal convexity. The lesion must therefore be located in the inferior part of the frontal lobe and most likely in the superior and lateral portion of the temporal lobe. The tumor was considered to be a glioma, due to its large extension and because it is unlikely that a meningioma would produce such a moderate displacement of the ventricular system

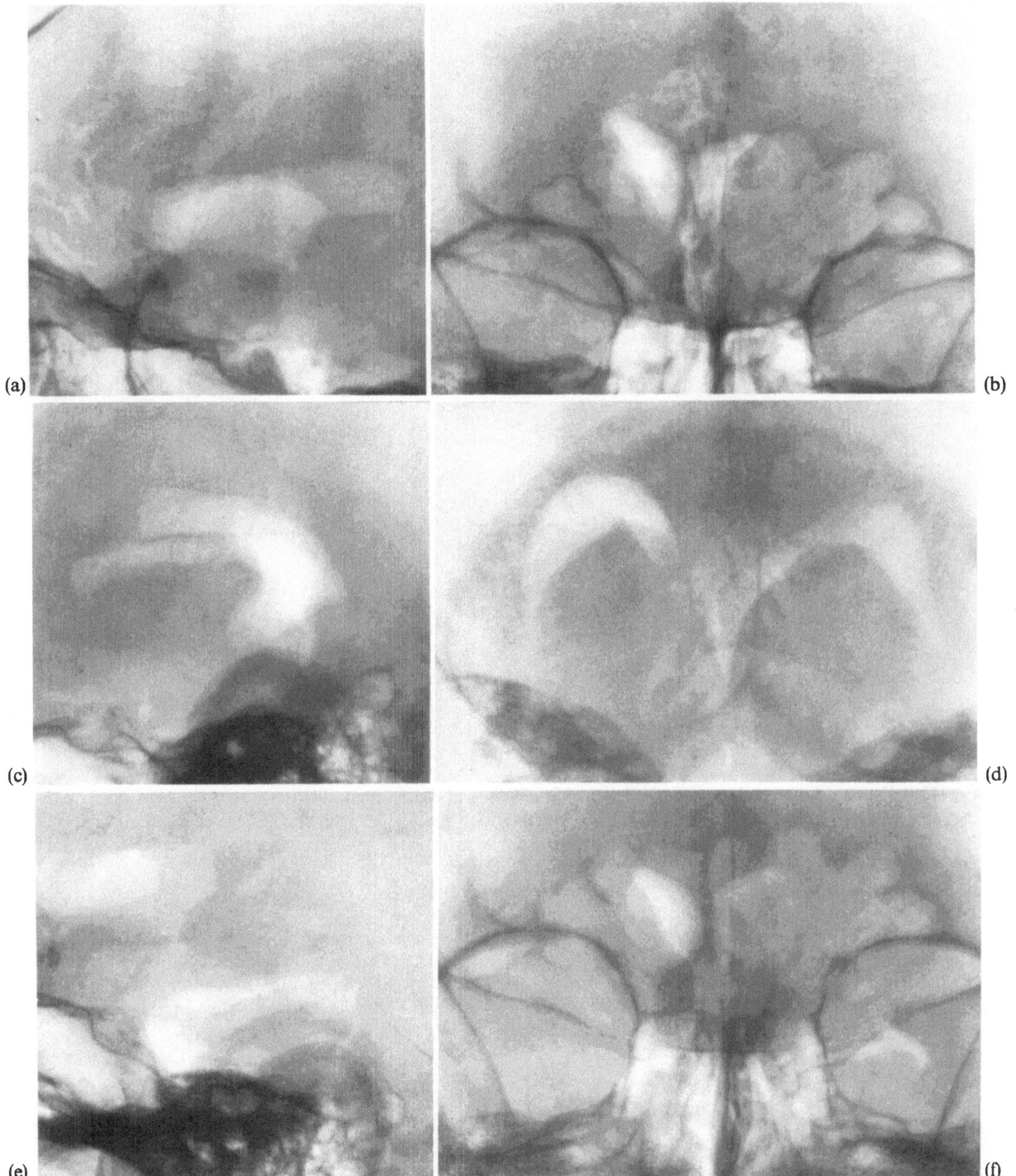

Fig. 12a–f. Septum pellucidum and third ventricle displaced and inclined to the right. Posterior part of left temporal horn slightly lowered. Impression on lateral wall of posterior portion of left frontal horn.

Diagnosis: Multiple metastases.

Operation: Multiple metastases.

Comment: Two tumors are evident: One is located in the left frontal periventricular region and is demonstrated by the aspect of the frontal horn; the other is located in the frontoparietal region, and is demonstrated by the aspect of the septum pellucidum-third ventricle axis and by the herniation below the falx.

The diagnosis of multiple metastases was made after the revision. At the time of examination, only the frontoparietal tumor was diagnosed.

This case illustrates an important technical point: the left periventricular lesion is not visible in b where the frontal horn and the ventricular body appear to be superimposed; in e and f (pictures made after the maneuver for filling the temporal horn), on the other hand, there is only filling of the frontal horn and the deformation of its lateral wall is evident

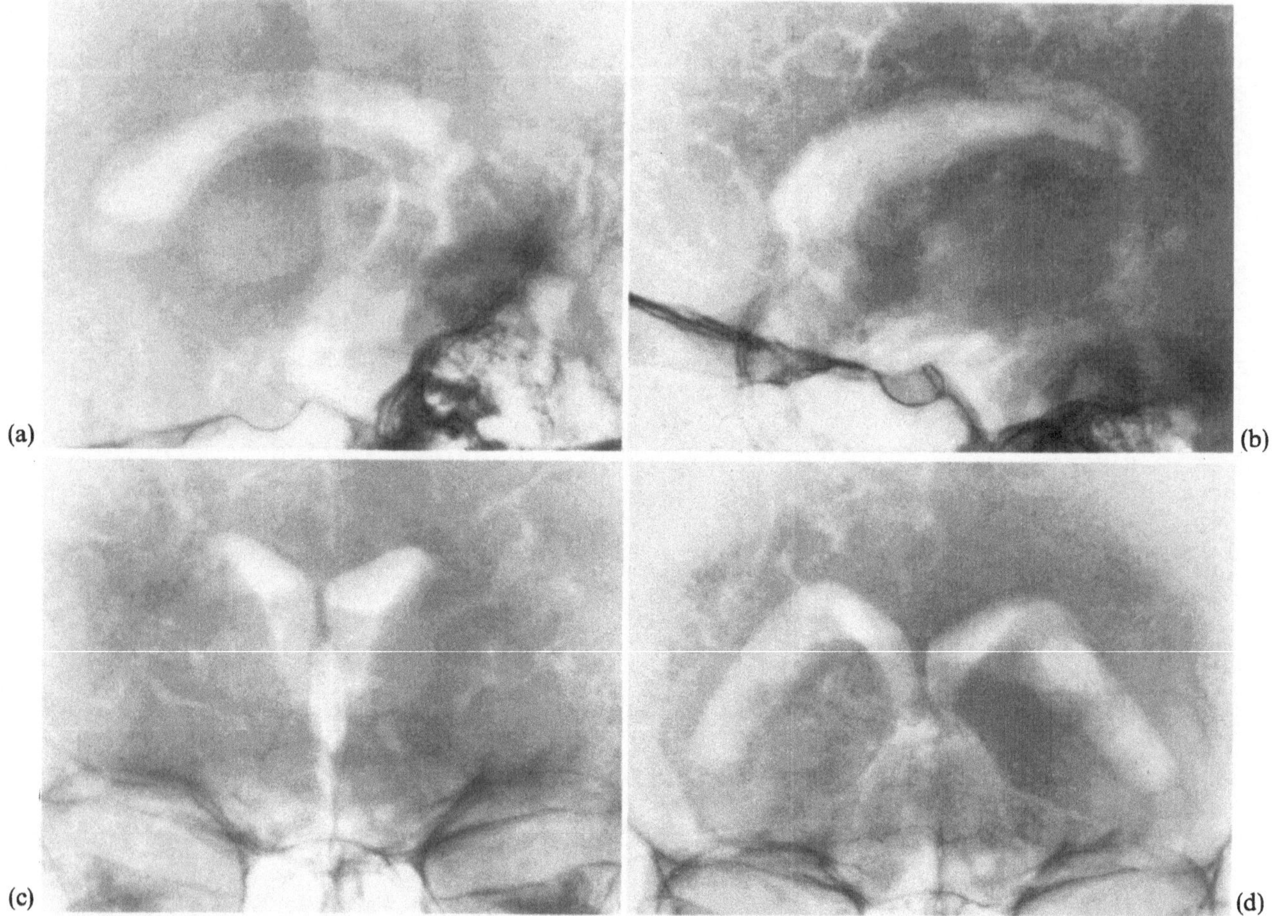

Fig. 13a–d. Septum pellucidum and third ventricle slightly displaced and tilted to the right. Posterior part of body and carrefour of left ventricle slightly lowered with undulated, irregular aspect of ventricular roof. Posterior part of left temporal horn pushed downward. Subarachnoid spaces of frontoparietal convexity not visualized on the left.

Diagnosis: Left intracerebral (astrocytoma ?) frontoparietal tumor.

Operation: Left parietal glioma invading the corpus callosum.

Comment: Tumor localization is obvious. After revision the diagnosis of probable astrocytoma was made. The deformation of the roof of the ventricle indicates infiltration of the corpus callosum and thus, indirectly, the nature of the lesion. In this case the surgical report indicated a parietal tumor. In our opinion, however, this case may be classified among the frontoparietal tumors on the basis of the unquestionable encephalographic aspect

---

Fig. 14a–h. Entire ventricular system is displaced to the left; aspect of temporal horn is normal. Right ventricle ▷ is uniformously lowered but contour does not appear deformed. Subarachnoid spaces of convexity of right hemisphere are not visualized.

Diagnosis: Right frontal tumor, probably extracerebral. Diagnosis postanamnesis: hematoma.

Operation: Right subacute subdural hematoma.

Comment: On the convexity there is an almost curvilinear zone in which the subarachnoid spaces are lacking. This is reminiscent of the aspect of an "avascular space" observed at angiography

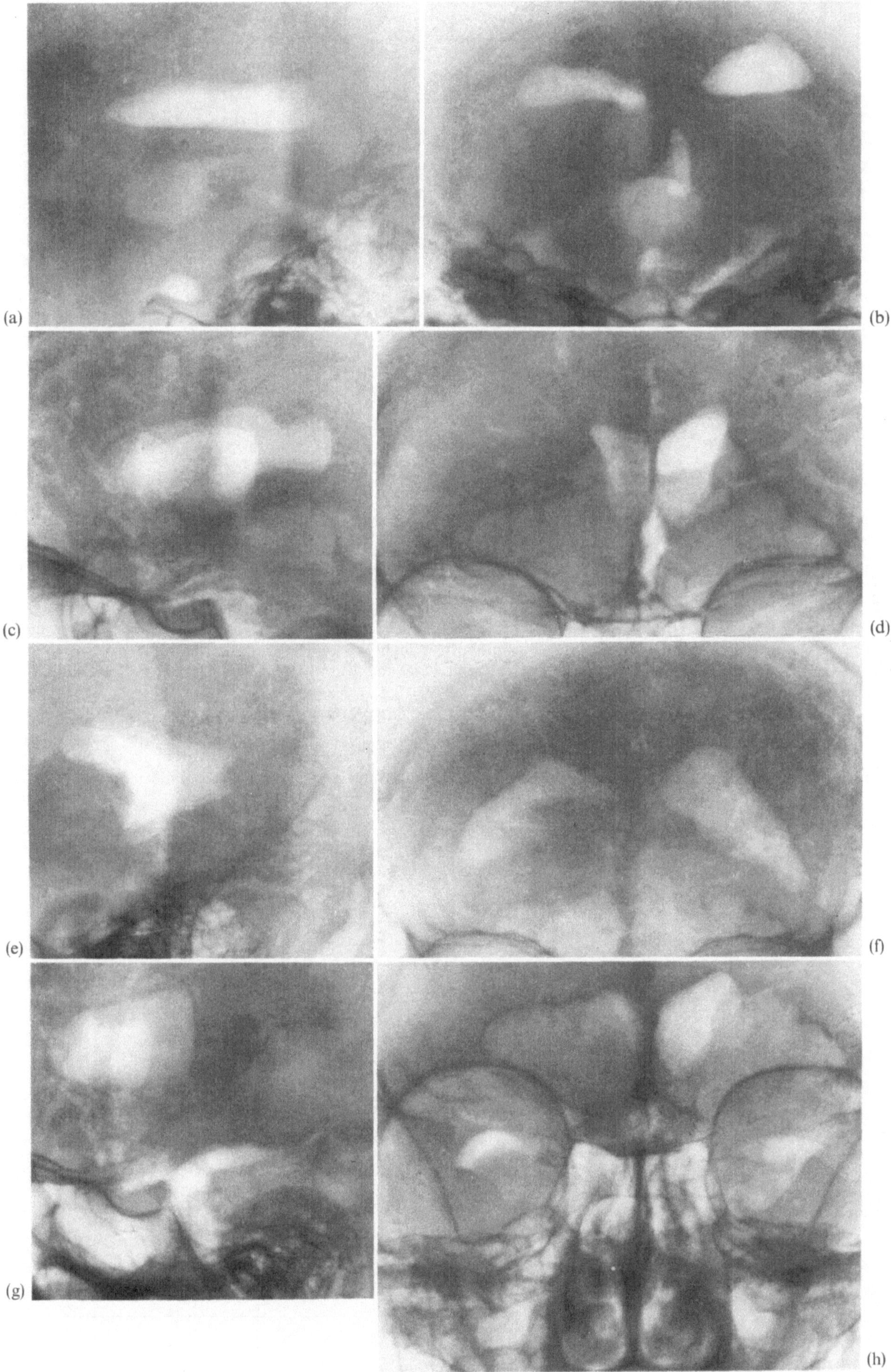
(a)
(b)
(c)
(d)
(e)
(f)
(g)
(h)

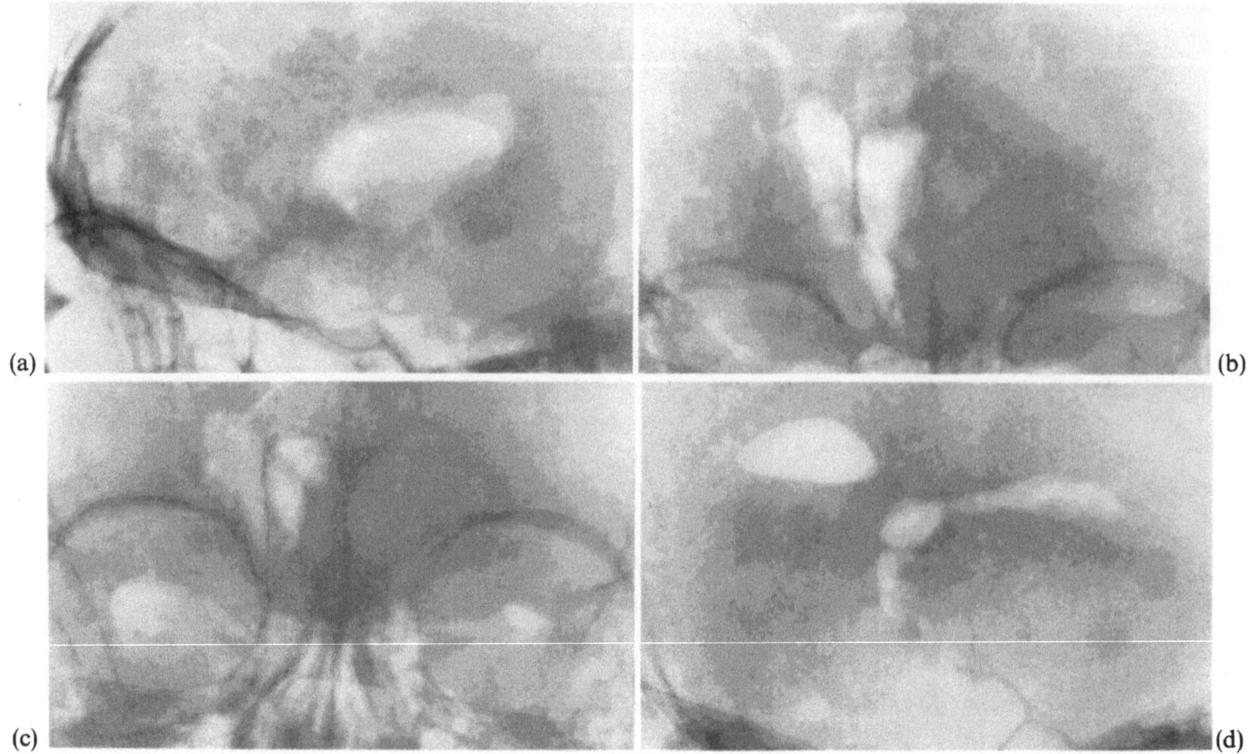

Fig. 15a–d. Septum pellucidum and third ventricle are considerably displaced to the right and form an angle slightly open to the left. Displacement is more marked at level of anterior portion of septum pellucidum and of posterior portion of third ventricle. Left temporal horn is slightly compressed at level of supracornual recess, but is not displaced. Subarachnoid spaces of convexity are not visible on left side. Posterior and anterior temporal herniation.

Diagnosis: Left frontal posterior intracerebral space-occupying process.

Operation: Left chronic subdural hematoma.

Comment: In our opinion, the diagnosis in this case can only be left frontal or frontoparietal expansive process; neither the precise localization nor the extracerebral location of the lesion can be indicated

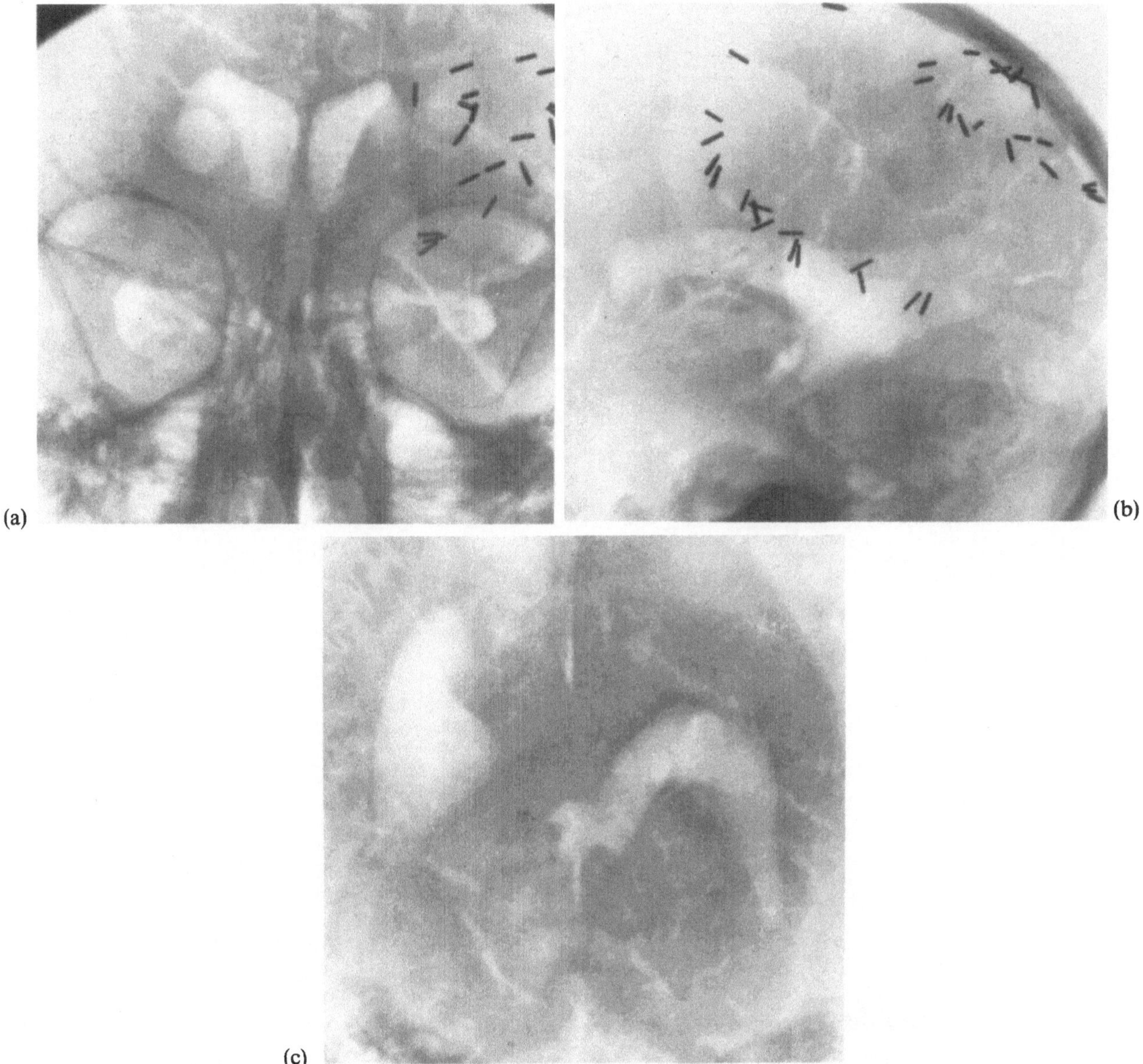

Fig. 16a–c. Septum pellucidum displaced 1–2 mm to the right and forming with the third ventricle an angle slightly open upward and to the left. Posterior part of left temporal horn pushed medially and flattened. Lateral recess of left temporal horn slightly lowered.

Diagnosis: Left temporoparietal tumor. Recurrence of oligodendroglioma.

Operation: Parieto-occipital recurrence of oligodendroglioma.

Comment: Surgical report indicates a parieto-occipital location. Radiology, on the contrary, indicates that the tumor also occupies the posterior part of the temporal lobe because the posterior part of the temporal horn is displaced medially. On the other hand, a previous surgical report (the patient was operated upon twice) indicated that the lesion was located basally in the parietal lobe. Since the tumor was a glioma it is easy to imagine that it might have infiltrated the temporal lobe. Consequently, the radiologic diagnosis must be considered correct

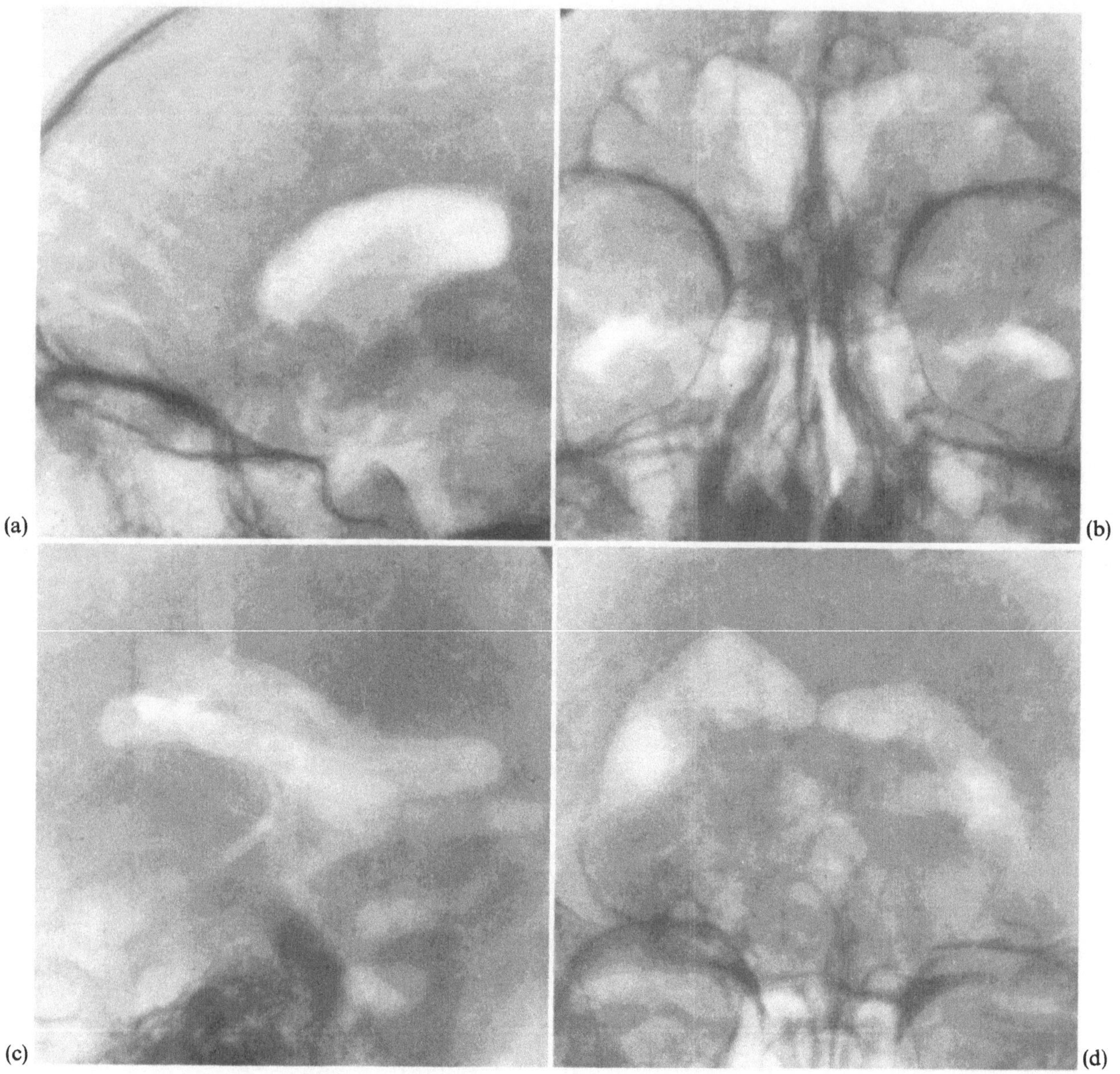

Fig. 17a–d. Posterior half of ventricular body, carrefour and left occipital horn lowered. Remaining part of ventricular system is normal. Subarachnoid spaces of convexity less well visualized on the left side.

Diagnosis: Left parietal parasagittal tumor.

Operation: Left parietal parasagittal astrocytoma.

Comment: This is an example of perfect localization: the parietal site of the lesion is indicated by the carrefour deformation, its paramedian location by the absence of herniation below the falx and by the lowering of the ventricle caused by the direct compression of the tumor

---

Fig. 18a–e. Only the left ventricle is injected. Frontal horn is strongly pushed to the right and crushed. Left Sylvian fissure cistern lowered. Subarachnoid spaces of convexity poorly injected on the right, not injected on the left. ▷

Diagnosis: Frontal bilateral tumor. Glioma?

Operation: Left frontal meningioma extending also to the right.

Comment: This case opens a delicate discussion of encephalographic symptomatology. It represents the only diagnostic error made at the time of our review: at examination the author correctly diagnosed a left frontal meningioma. In the review, the stripes of air with a vaguely semilunar aspect, visible in anteroposterior projection were considered to belong to the right ventricle that was almost completely obliterated by the tumor. This is, of course, impossible because only the left ventricle was filled. The rectilinear, clear image visible between

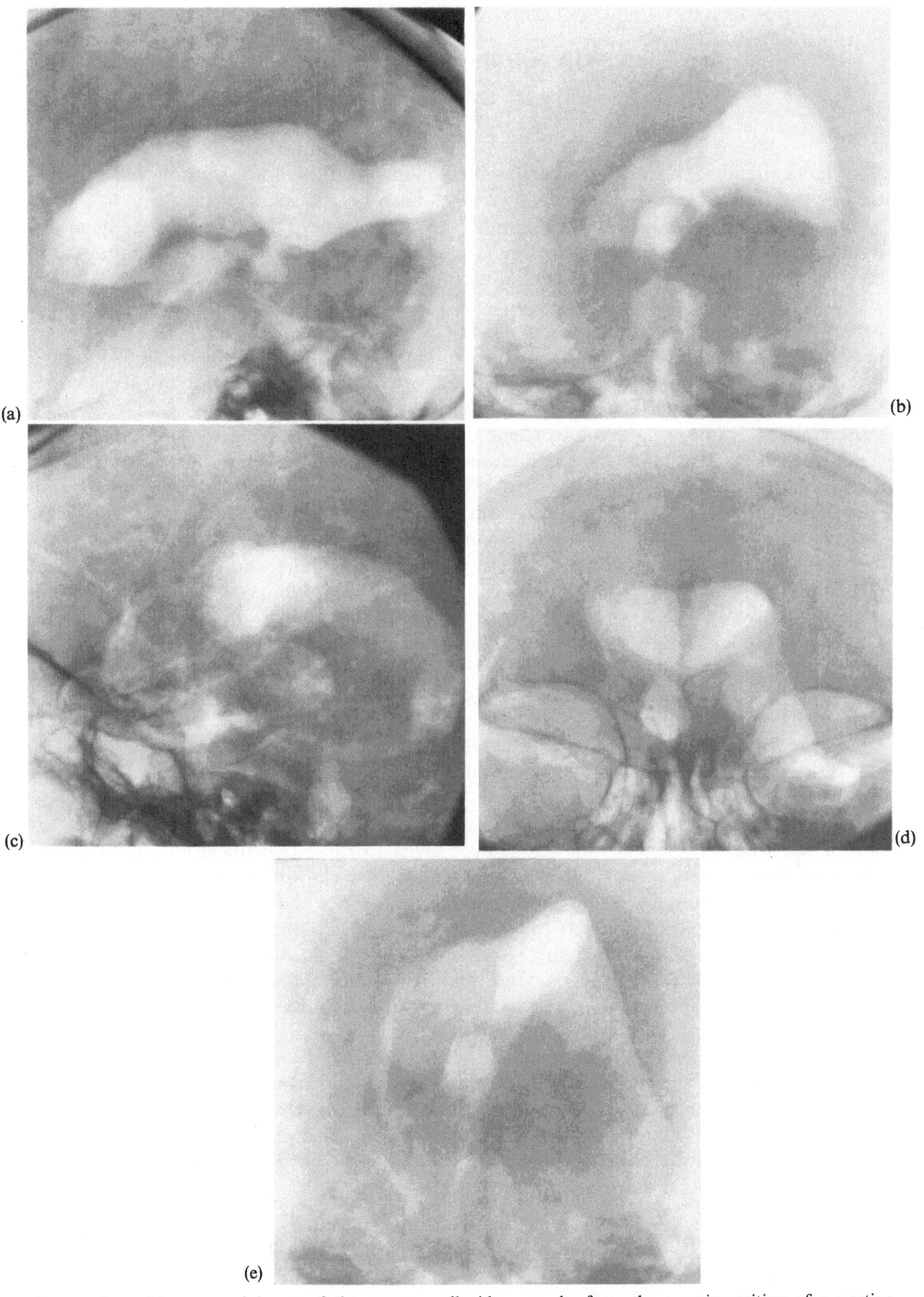

the two frontal horns reminiscent of the septum pellucidum results from the superimposition of a portion of the frontal horn displaced to the right, and the body of the ventricle which is located only on the left side of the midline

D. Temporal Tumors

I. Introduction

We have already explained the reasons for dealing with temporal tumors in a separate section; the tumors localized in the other lobes have been discussed together.

As pointed out by LINDGREN (1948) and by ROBERTSON (1957) the key for the diagnosis is the aspect of the temporal horn. It is true, as we have seen that examination of the temporal horn is useful for encephalographic localization of all hemispheric tumors, but it is essential in the case of temporal tumors. When the temporal horn is not correctly visualized, the diagnosis is based on the aspect of the axis formed by the septum pellucidum and third ventricle. Deformations of other portions of the ventricular system and subarachnoid space may also be observed, but they are not typical for temporal tumors and may be present in other hemispheric lesions.

In temporal tumors speech disorders usually allow a rather early diagnosis. This is not the case for tumors on the right side; in these case generic symptoms of an intracranial space-occupying lesion are present and the diagnosis of temporal tumor is made by radiology. In bilateral temporal tumors, carotid angiography is usually the first contrast examination. For this reason the author originally planned to assign an important place to the comparison between arteriographic and encephalographic findings. Such a comparison was actually made (SABATTINI, 1973), but is not reported here for the reason discussed in the previous chapter, i.e., the advent of computerized axial tomography which has thrown a new light on the problem of localization of cerebral tumors.

From a practical point of view, radiology has to answer two important questions in cases of temporal tumors:

1. Is the lesion intracerebral or extracerebral?

2. In the case of an intracerebral tumor, does the lesion occupy the basal nuclei and/or the internal capsule?

In other words is the tumor superficial or deep? It is easy to understand that the therapeutic approach depends on the answer given to these two questions. As a matter of fact, surgery is mandatory in all cases of extracerebral tumors. In intracerebral tumors the surgical indication is based on several factors: first, the exact site of the lesion because an operation on the left side may cause speech troubles in cases in which the speech is not impaired; next, the extent and depth of the tumor which may indicate preferably either radiotherapy or chemotherapy, when total extirpation is considered out of the question. In tumors of the left side it is also important to establish whether the lesion is located in the anterior or posterior portion of the lobe with a view toward defining its relationship with the cortical area of speech.

In this section we have followed the same schema as in the previous section. First, we shall analyze our material from a statistical point of view, then report the results of the review of the material made according to the principles related in the general introduction. Finally, the main diagnostic findings will be discussed on the basis of a large number of illustrations.

II. Statistical Analysis of the Material

We observed 349 cases of temporal tumors in our department during the period 1964–1974. Encephalography was performed in 98 cases, ventriculography not at all.

Fifty-two cases were verified anatomically. Five more cases were not verified anatomically, but the radiologic findings (newly formed pathologic vessels, alterations in the skull) made the diagnosis unquestionable, and we consider these cases as verified. Thus, our statistical analysis is based on 57 cases (Table 7). In the remaining 41 cases the diagnosis can be considered as probable on the basis of both clinical data and encephalographic results. However, these cases have been excluded from this study.

1. Diagnostic Utility

a) Diagnosis of Site. In 12 cases the conclusions of the encephalographic reports were not in agreement with the surgical finding: the diagnosis appeared to be wrong or incomplete. As stated above, we do not consider surgery the most suitable way to define with accuracy the precise site of a cerebral tumor. As we shall see, in many cases encephalography provides better information than surgical exploration.

The value of encephalography in defining the depth of the lesion could not be the object of a statistical analysis due to the small number of cases (11) in which the

Table 7. Anatomic characteristics of 57 verified temporal space-occupying lesions

Site	Anterior third	16		(28%)	
	Middle third	13		(23%)	
	Posterior third	12		(21%)	
	Diffuse	2		(3,5%)	
	Not clear	14		(24,5%)	
Location	Extracerebral	5		(9%)	
	Intracerebral Extension	52		(91%)	
	superficial		5		(9%)
	deep		18		(31%)
	intraventricular		5		(9%)
	not clearly defined		24		(42%)
Type	Malignant glioma	39		(68%)	
	Astrocytoma	1			
	Oligodendroglioma	1			
	Metastasis	1			
	Meningioma	3			
	Adenoma	1			
	Epidermoid cyst	1			
	Angioma	2			
	Calcified expansive process	1			
	Dott's cyst	1			
	Intracerebral cyst	1			
	Gliosis	3			
	Intracerebral hematoma	2			

operative report supplied sufficient data. At any rate, in four of the cases in which encephalography proved that the tumor was deeply located, this was confirmed by operation.

Sometimes, in reporting encephalographic findings describing the site of the lesion, we speak of tumors located in the anterior, middle, or posterior portion of the temporal lobe. Such a subdivision is merely radiologic: *the anterior portion* of the temporal lobe is located anterior a plane drawn perpendicular to the base of the brain and passing on to the anterior border of the temporal horn; *the middle portion* lies between the anterior portion and a plane passing through the anterior margin of the ventricular carrefour; *the posterior portion* lies between the latter and a plane passing through the posterior portion of the carrefour, i.e., the anterior portion of the occipital horn.

A precise localization of this type was done in 29 cases and in 25 cases operation proved that it was correct. However, since we do not feel that surgery is a reliable test, we did not consider this aspect of diagnosis when reviewing our material. There are in our material five cases of tumors in the temporal horn. They have different peculiarities and will be discussed under intraventricular tumors.

b) Diagnosis of Location in Relation to the Brain. Table 8 shows that a correct diagnosis was made in all extracerebral tumors and in 76% of cases of intracerebral tumors among which were six cases of wrong diagnosis. In looking at this discrepancy, however, one has to consider that the number of intracerebral tumors is much larger.

Sometimes the diagnosis was considered only probable. This happened in two cases of correct diagnosis of extracerebral tumors, in seven cases of correct diagnosis of intracerebral tumors, and in four cases of wrong diagnosis of intracerebral tumors.

Table 8. Diagnosis of intra- or extracerebral location of 57 verified temporal space-occupying lesions

	Number of cases	Correct diagnosis	Wrong diagnosis	Diagnosis not made
Intracerebral	52	40 (76%)	6 (12%)	6 (12%)
Extracerebral	5	5	—	—
	57	45 (79%)	6 (10,5%)	6 (10,5%)

Table 9. Diagnosis of type in 57 verified temporal space-occupying lesions

Nature of lesion	Number of cases	Correct diagnosis	Wrong diagnosis	Diagnosis not made
Malignant glioma	39	26 (66%)	6 (15,5%)	7 (18,5%)
Astrocytoma	1	1	—	—
Oligodendroglioma	1	—	—	1
Metastasis	1	—	—	1
Meningioma	3	3	—	—
Adenoma	1	1	—	—
Epidermoid cyst	1		1	—
Angioma	2	1		1
Calcified expansive process	1	1		
Dott's cyst	1			1
Intracerebral cyst	1	—	—	1
Gliosis	3	3	—	—
Intracerebral hematoma	2	1	—	1
	57	37	7	13

c) Diagnosis of Type. The results are presented in Table 9. The type of tumor was proved by the histologic examination or by the aspect of the tumoral tissue as it appeared at operation. Table 9 is, in a way, the mirror of Table 8. It shows, however, that wrong diagnoses are preponderant among gliomas.

III. Revision of Cases

Thirty cases were reexamined with the method described in the introduction. Included are 12 cases in which the encephalographic diagnosis did not agree with the surgical findings, the purpose being to find out whether a more correct diagnosis might be possible at the present time.

a) Diagnosis of Site. In only two cases was the site of the tumor not indicated exactly. We have also considered as precise those diagnoses which, while not corresponding to the surgical diagnoses, nevertheless are considered more reliable on the basis of the encephalographic findings. Such cases are illustrated by Figures 19, 21, 27, 29, and 32.

b) Diagnosis of Location in Relation to the Brain. The results are shown in Table 10. The intra- or extracerebral localization of the lesion was exactly indicated in 23 of the 30 cases.

In four cases an error was made and in three cases the diagnosis did not mention whether the tumor was extra- or intracerebral.

c) Diagnosis of Type. The results are shown in Table 11. In 14 cases the diagnosis of type was exactly indicated. In two of these cases the diagnosis was made after knowing

Table 10. Diagnosis of intra- or extracerebral location in 30 cases of verified temporal space-occupying lesions submitted to review

	Number of cases	Correct diagnosis	Wrong diagnosis	Diagnosis not made
Intracerebral	27	20 (74%)	3 (11%)	4 (15%)
Extracerebral	3	3	—	—
	30	23 (77%)	3 (10%)	4 (13%)

Table 11. Diagnosis of type in 30 verified temporal space-occupying lesions submitted to review

Type of lesion	Number of cases	Correct diagnosis	Wrong diagnosis	Diagnosis not made
Malignant glioma	21 (69,1%)	9 (40,5%)	3 (19%)	9 (40,5%)
Astroctoma	1	1	—	—
Meningioma	3	3	—	—
Angioma	1	—	—	1
Calcified expansive process	1	—	—	1
Intracerebral cyst	1	—	—	1
Gliosis	1	—	1	—
Intracerebral hematoma	1	1	—	—
	30	14 (47%)	4 (13%)	12 (40%)

the patient's symptomatology; one case was a meningioma (Fig. 33), the other a glioma. In four cases the diagnosis of type was wrong. In 12 cases no diagnosis of type was made.

As we have previously seen, there are in our material 12 cases in which the encephalographic diagnosis made at the time of examination did not agree with the surgical report. The result of review of these cases was as follows:

1. *Localization.* It was exact in 10 cases and imprecise in two. No errors.

2. *Location in Relation to the Brain.* A correct diagnosis was made in eight cases. In four cases it was impossible by encephalography, to establish whether the lesion was intra- or extracerebral. No errors.

3. *Type.* It was made only in six cases and was always right; no mistakes were made.

In conclusion, review confirms that encephalography is the best neuroradiologic examination for localizing temporal tumors.

Sometimes the encephalographic diagnosis must be considered correct *inspite* of the result of surgical verification. We are firmly convinced that surgical reports are not always reliable as far as precise localization is concerned, especially in cases of intracerebral tumors.

We have already seen, when speaking generally about hemispheric tumors, how difficult the precise anatomic localization at operation can be. This has been emphasized by others: Möller (1974), for instance, has pointed out that surgical reports are not always reliable in tumors of the posterior fossa; Wende (personal communication) too agrees with our point of view. These considerations, of course, constitute by no means a judgment on the skill of our neurosurgical colleagues. We wish only to emphasize that surgical findings do not always offer sufficient reliability for the scientific evaluation of the characteristics of brain tumors.

IV. Discussion

As already mentioned, the diagnostic problem is mainly to establish whether the tumor is intra- or extracerebral and, in the former case, whether the lesion is deep or superficial. With our present experience, localization of the tumor in the temporal region presents practically no problems. In the review of the material the diagnosis was imprecise in only two cases. In one (Fig. 19), our diagnosis was rather vague but at any rate more accurate, in our opinion, than the surgical report; in the other our diagnosis was a tumor located in the temporaloccipital carrefour, while the surgical report indicated a temporooccipital lesion. It is noteworthy that in both cases the tumor was a cystic glioma. It is comprehensible that the presence of a cyst makes localization more complicated since the deformation of cerebral structures provoked by the infiltrating tumor may be masked by the cyst and produce a more marked "expansive process" effect. As far as the precise site is concerned—anterior, middle, or posterior third of the temporal lobe—we agree with Lindgren (1948) and with Taveras and Wood (1964) that anterior tumors have a tendency to push the temporal horn backward.

It is surprising that the diagnosis of type was possible in a large number of cases: 14. This figure, however, has, practically speaking, only a relative value. The most important thing for choice of therapy is the number of cases in which it was possible to establish the intra- or extracerebral location of the lesion. In our material a correct diagnostic localization in relation to the brain was made in 23 cases out of 30. Because of the non homogeneity of our material, in which gliomas predominate, we did not deem it advisable to try to establish if such diagnosis is easier in extracerebral or intracerebral tumors. In our material there are only three cases of meningioma, all of which were perfectly diagnosed; in two of them, however, the tumor was partially "en plaque," which fact, obviously, made the diagnosis easier.

The aspect of the temporal horn is fundamental in defining the nature of the tumor, in the absence of bone lesions. The irregularity of the borders of the ventricle usually indicates a gliomatous infiltration. The only problem of differential diagnosis is presented by the so-called gliosis which is very often related to scars of the white matter and is not usually the cause of the epilepsy. In tumors the temporal horn is generally displaced and more or less considerably deformed. In gliosis, on the other hand, such displacements and deformations are slight. We must remember, however, that astrocytomas may remain for a long time as nonexpansive lesions and therefore their differentiation from gliosis is impossible. We agree with LINDGREN (1948) in considering a very slight deformation of the temporal horn (and especially its enlargement) as significant in cases of epilepsy. This differential diagnosis between tumors and gliosis in infiltrating tumors is important nowadays because computerized tomography does not allow for determination of the accurate morphology of the ventricles and particularly of the temporal horns. Encephalographic examination is therefore essential in these cases (Fig. 36).

We do not agree with LINDGREN (1948) when he says that deformation of the third ventricle indicates that the tumor extends over the borders of the temporal horn. Wherever the tumor is located, it may cause displacement of the third ventricle, provided it is accompanied by edema.

Tentorial meningiomas and meningiomas and neurinomas of the ganglion of Gasser show a characteristic encephalographic picture which has already been described in detail (CASTELLANO and RUGGIERO, 1953).

In the other cases—meningiomas of the sphenoidal ridge, meningiomas of the convexity, etc.—the diagnosis of extracerebral tumor is, in our opinion, difficult because the deformation and/or displacement of the temporal horn usually are the same as in cases of gliomas located not close to the ventricle. There are, nevertheless, some cases in which the diagnosis is unquestionable, e.g., the flattening of the pole of the temporal horn observed in the case shown in the Figure 33. This aspect would be inconceivable in a case of glioma.

Examination of the subarachnoid space is not very important. In one-third of our revised cases the subarachnoid space of the convexity was not visualized or only poorly visualized. This fact, nevertheless, can be also observed in all hemispheric tumors, in spite of their localization.

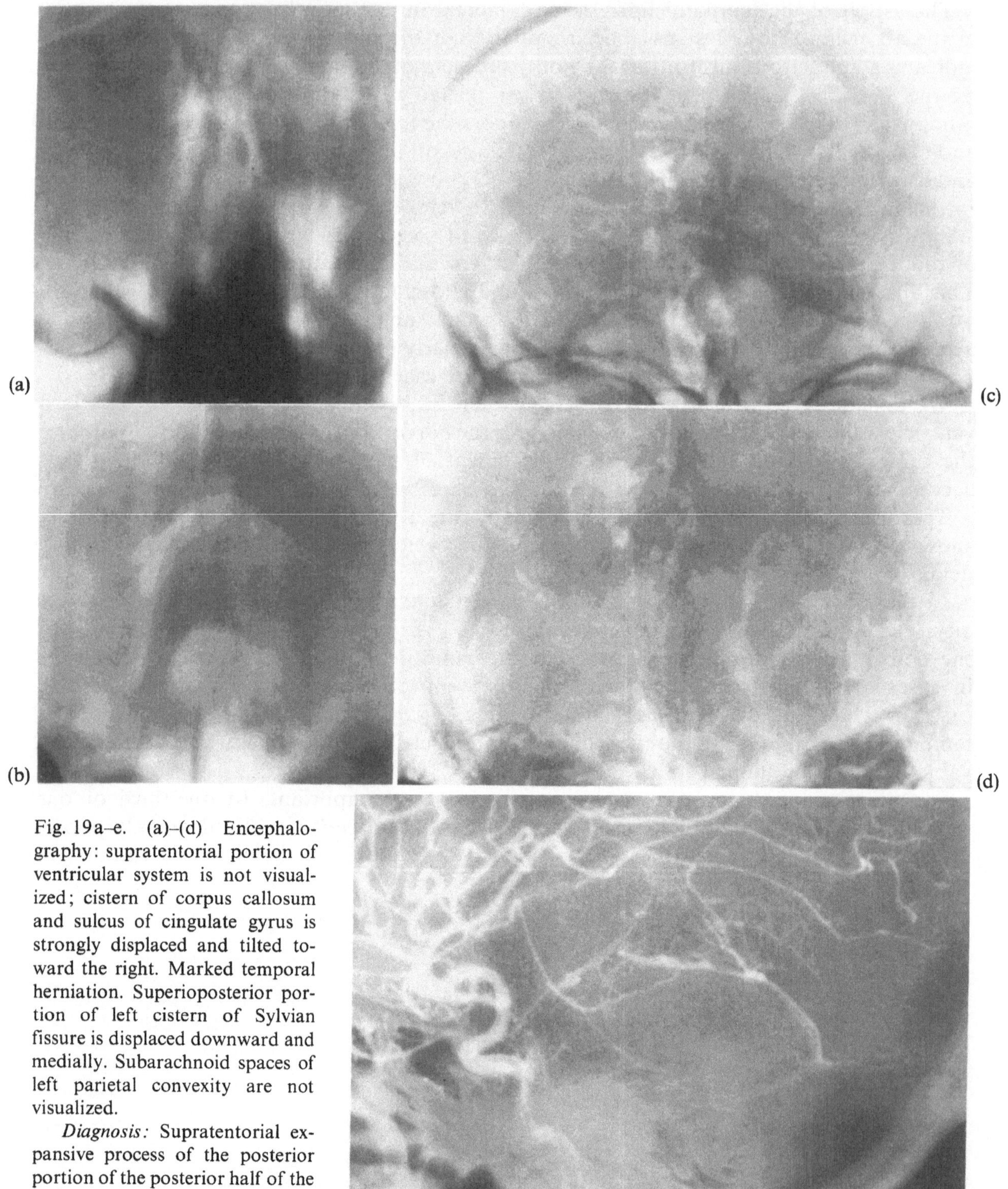

Fig. 19a–e. (a)–(d) Encephalography: supratentorial portion of ventricular system is not visualized; cistern of corpus callosum and sulcus of cingulate gyrus is strongly displaced and tilted toward the right. Marked temporal herniation. Superioposterior portion of left cistern of Sylvian fissure is displaced downward and medially. Subarachnoid spaces of left parietal convexity are not visualized.

Diagnosis: Supratentorial expansive process of the posterior portion of the posterior half of the left hemisphere. (e) Arteriography: intracerebral vascularized parietotemporooccipital tumor.

Operation: Middle left temporal cystic glioma.

Comment: In this case the encephalographic diagnosis is less precise than arteriography. Neither of these radiologic diagnoses coincide with the surgical diagnosis, which speaks of a middle temporal tumor. It is obvious, however, that the lesion also involves the base of the parietal lobe and the anterior portion of the occipital lobe as is unquestionably demonstrated by the pathologic vessels observed in arteriography. The cyst is located forward. Radiologic localization is consequently more accurate

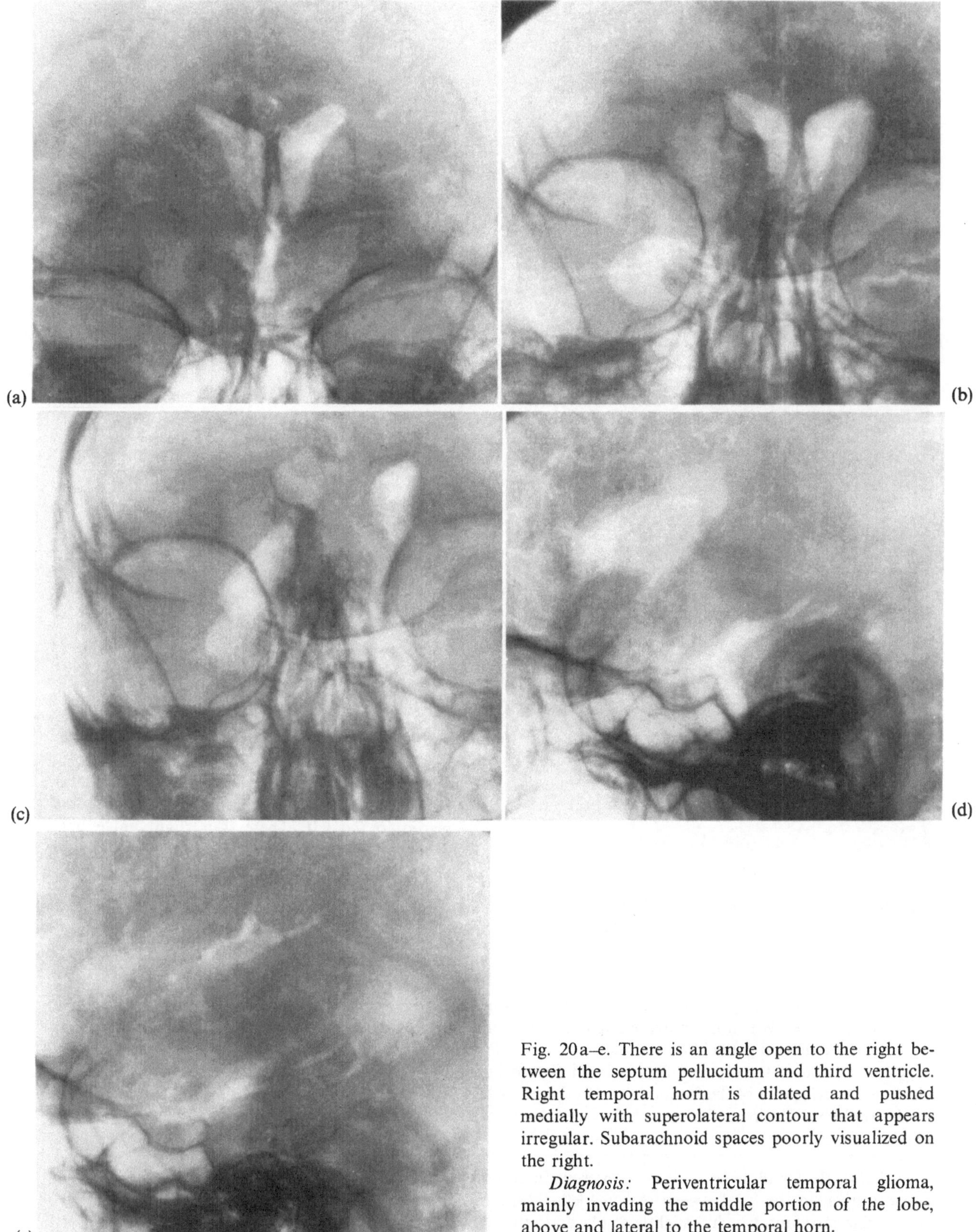

Fig. 20a–e. There is an angle open to the right between the septum pellucidum and third ventricle. Right temporal horn is dilated and pushed medially with superolateral contour that appears irregular. Subarachnoid spaces poorly visualized on the right.

Diagnosis: Periventricular temporal glioma, mainly invading the middle portion of the lobe, above and lateral to the temporal horn.

Surgical diagnosis: Right temporal glioma.

Comment: The diagnosis is unquestionable: the tumor's location is indicated by displacement of the temporal horn and by the angle formed by the septum pellucidum and third ventricle; its nature is demonstrated by the irregular aspect of the contour of the temporal horn

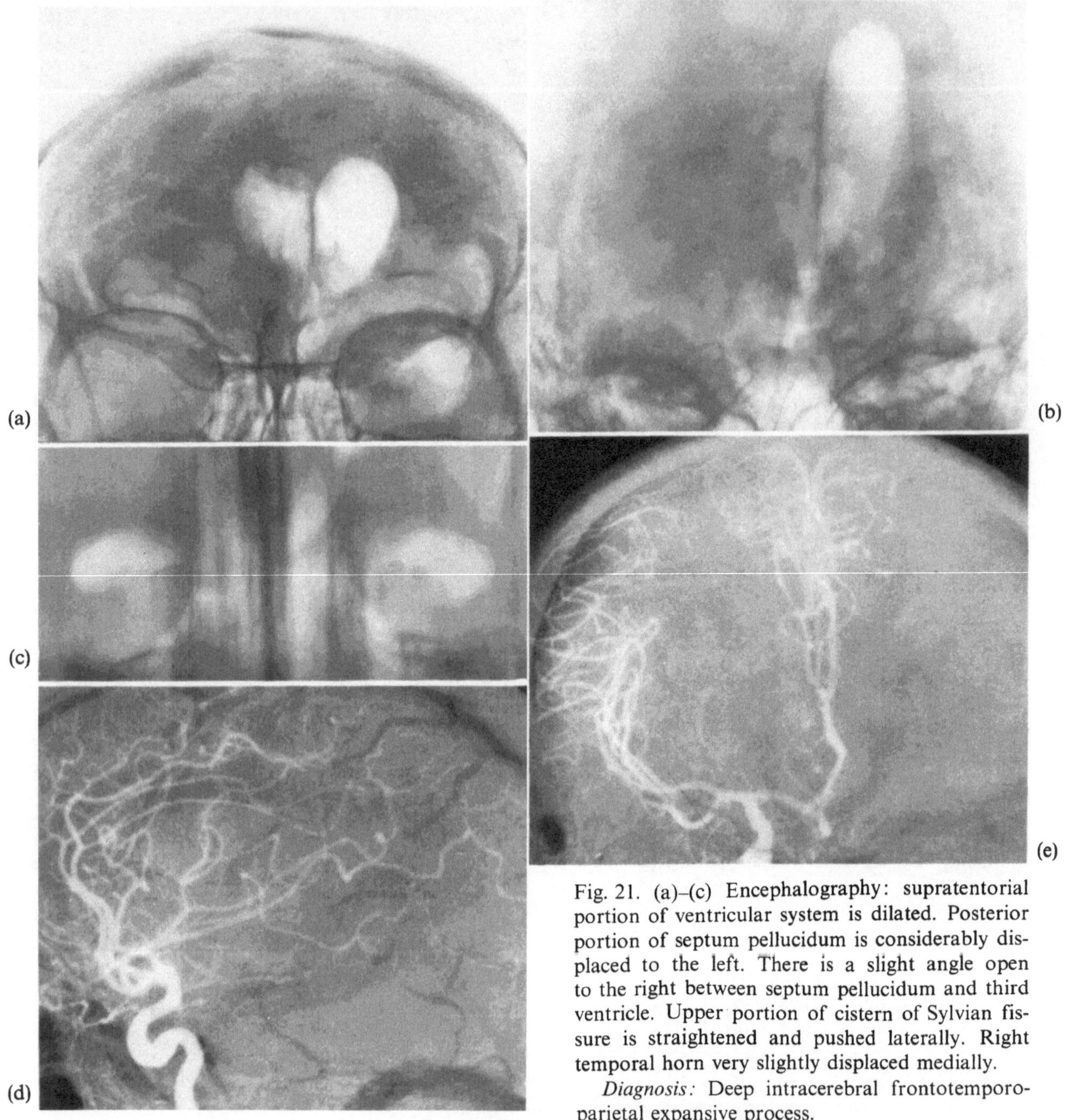

Fig. 21. (a)–(c) Encephalography: supratentorial portion of ventricular system is dilated. Posterior portion of septum pellucidum is considerably displaced to the left. There is a slight angle open to the right between septum pellucidum and third ventricle. Upper portion of cistern of Sylvian fissure is straightened and pushed laterally. Right temporal horn very slightly displaced medially.

Diagnosis: Deep intracerebral frontotemporoparietal expansive process.

Operation: Temporal glioma.

Comment: Encephalographic diagnosis does not coincide with surgical report which confines the lesion to the temporal lobe. We think, however, that the encephalographic diagnosis is correct. The angle formed by the axis of the septum pellucidum and the third ventricle and, further, the lateral displacement of the posterior-superior portion of the cistern of the Sylvian fissure indicate a deep intracerebral tumor, probably involving also the posterior part of the frontal lobe. On the other hand, the marked displacement of the posterior portion of the septum pellucidum favors a lesion extending posteriorly. Diagnosis was confirmed by arteriography (d, e)

Fig. 22. (a), (b) Small amount of air is present in supratentorial portion of ventricular system. A very slight ▷ angle is open to the left between septum pellucidum and third ventricle. Impression on lateral wall of left ventricular carrefour, which is slightly displaced to the right and upward.

Diagnosis: Left basal temporoparietal expansive process.

Diagnosis with knowledge of the anamnesis: Glioma.

(c), (d) Second encephalography, 3 months later: deformation of carrefour appears unchanged, it is, however, better demonstrated due to larger amount of air contained in ventricles.

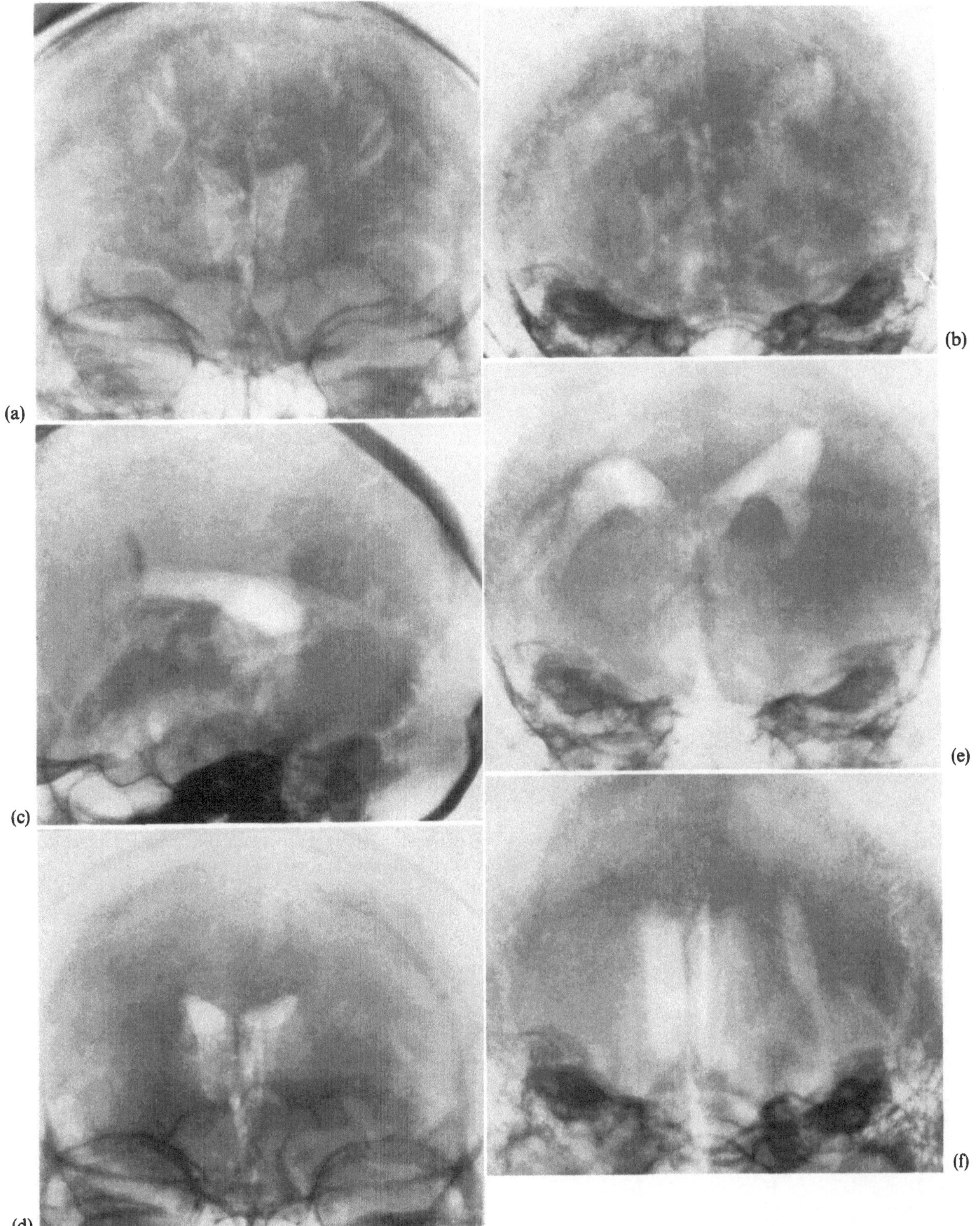

(e), (f) Third encephalography, $1^1/_2$ years after (c). Angle between septum pellucidum and third ventricle is very marked. Deformation of the carrefour is obvious. Temporal horn is markedly displaced medially. Subarachnoid spaces of convexity are not injected on the left.

Operation: Left basal posterior temporal glioma.

Histology: Glioblastoma.

Comment: At the time of the examination, the first two encephalographies had been considered as negative. At the review, the deformation of the carrefour was considered a certain finding of parietal tumor. The angle between the septum pellucidum and the third ventricle, which was present since the beginning, led us to conclude that the tumor extended forward, invading the temporal horn

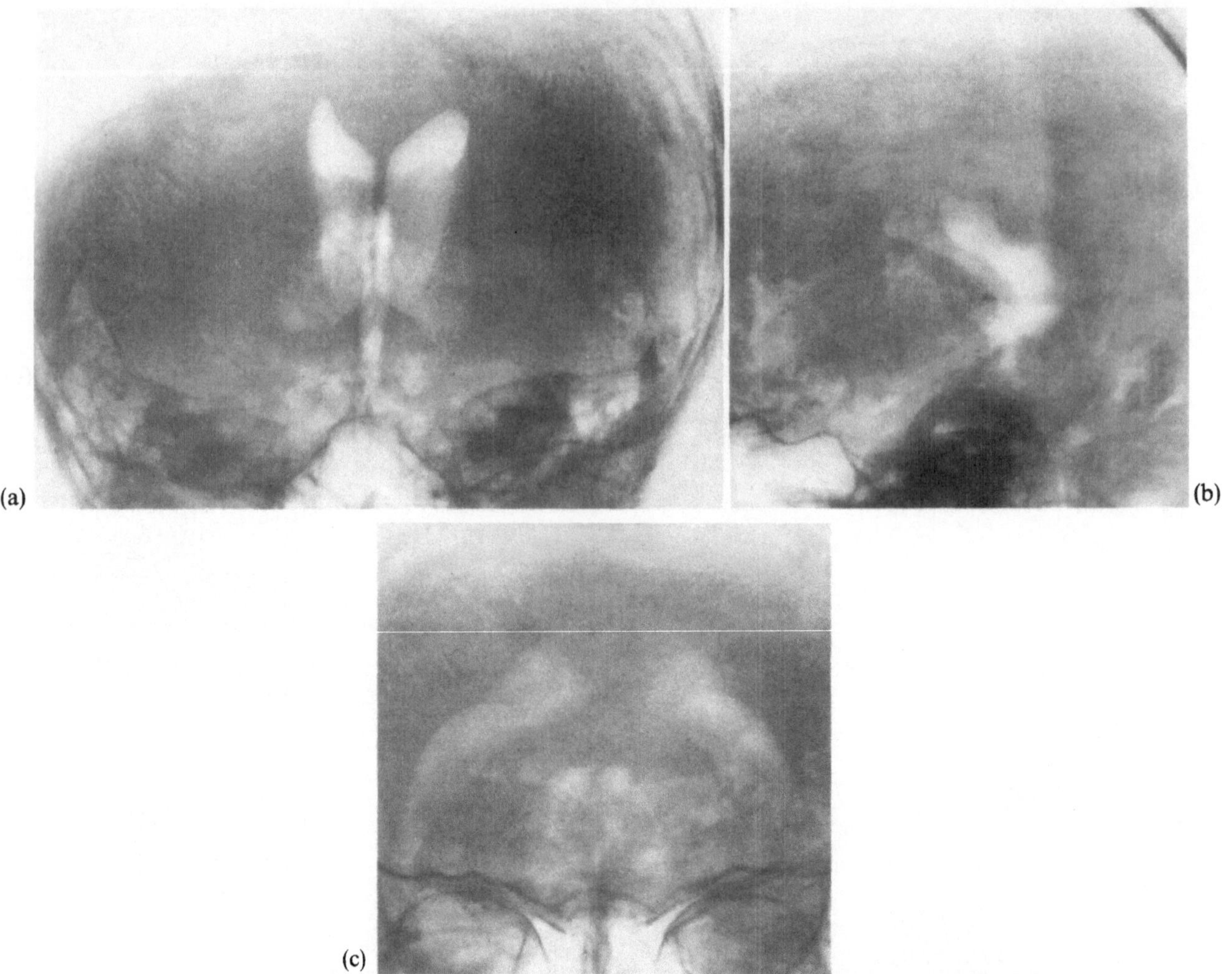

Fig. 23. (a)–(c) Encephalography: third ventricle and septum pellucidum very slightly tilted and displaced leftward. Impression on superior lateral contour of right carrefour, which is slightly pushed downward.

Diagnosis: Right parietal glioma.

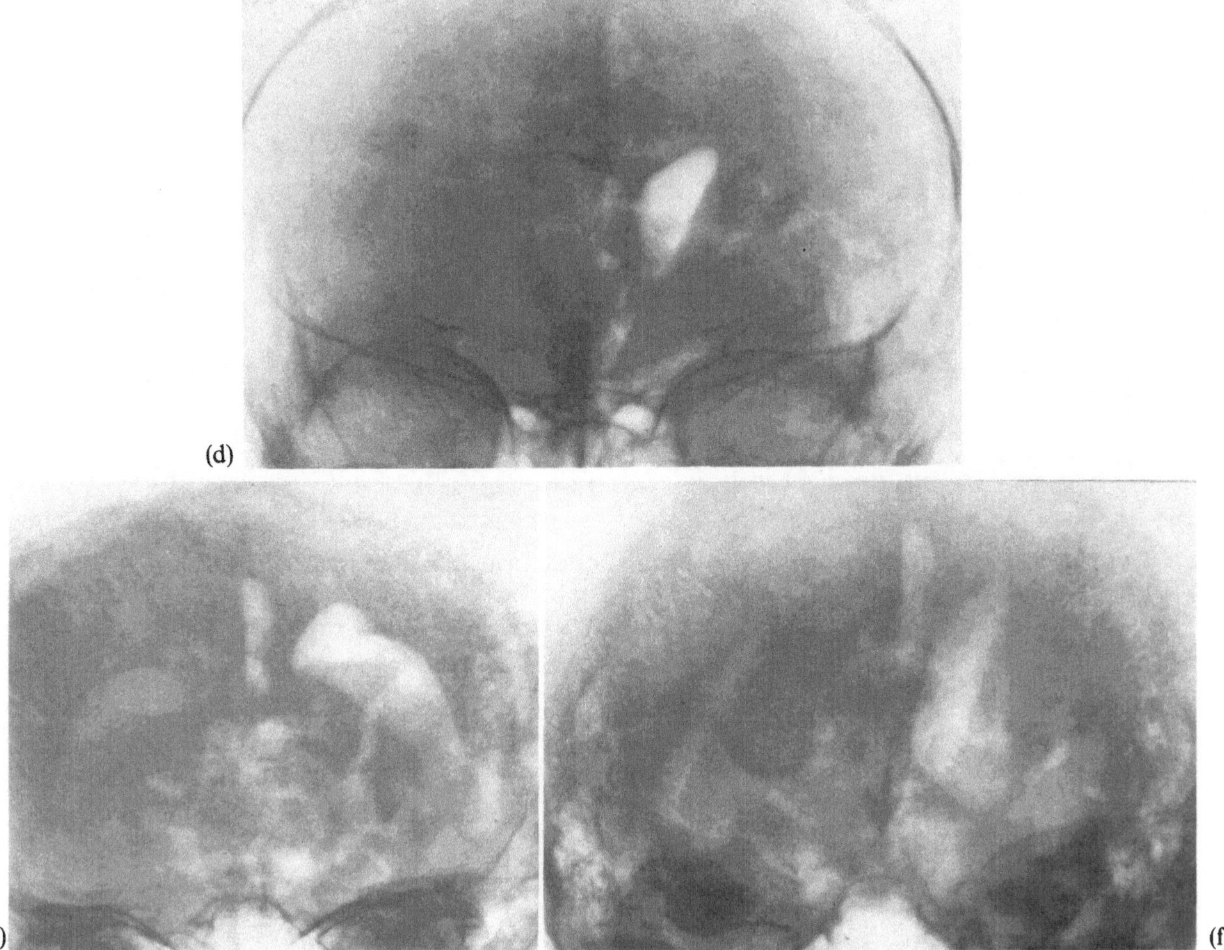

Fig. 23. (d)–(f) Second encephalography: deformation of ventricular system is much more evident and confirms diagnosis. Moreover, there is now an angle between septum pellucidum and third ventricle, and right subarachnoid spaces are not injected. Posterior portion of temporal horn is displaced medially. Anterior and middle portions of the temporal horn are slightly pushed down.

Diagnosis: Right temporoparietal glioma.

Operation: Right temporoparietal multiform glioblastoma.

Comment: This case, as well as the one shown in Figure 22, is interesting because it represents an "encephalographic follow-up" of the evolution of hemispheric glioma

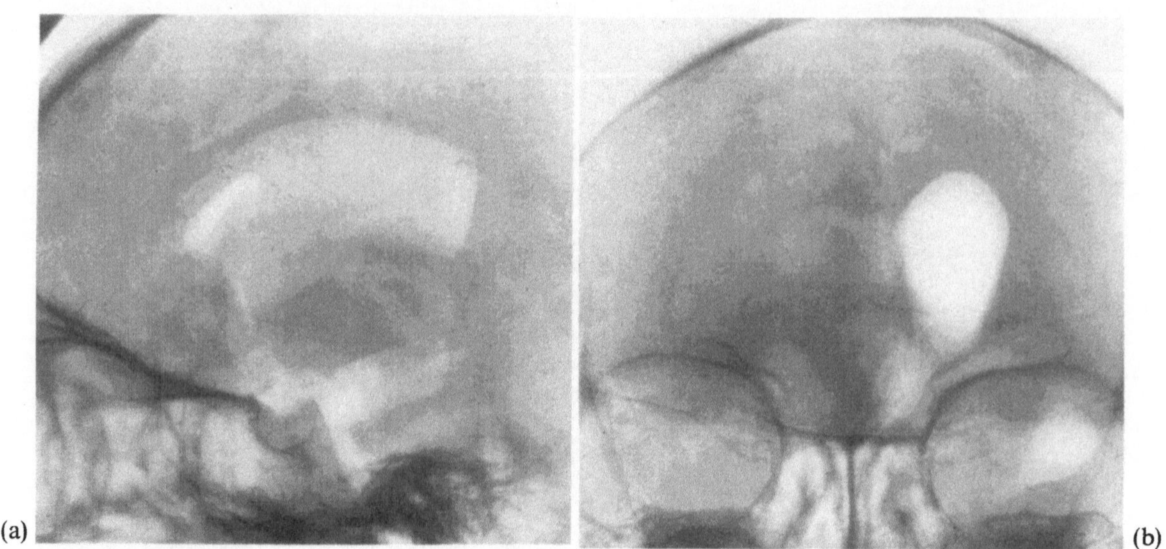

Fig. 24a and b. Very small amount of air in right ventricle, with a filling defect of frontal horn. There is a marked angle between septum pellucidum and third ventricle. Irregular aspect of anterior portion of third ventricle.

Diagnosis: Right frontotemporal glioma.

Operation: Deep right frontotemporal glioma.

Comment: In spite of very poor visualization of the right ventricle, the temporal horn of which was not visualized, the encephalographic diagnosis is precise: the deep frontal location is demonstrated by the aspect of the right frontal horn and the third ventricle; the invasion of the temporal lobe is indicated by the angle of the axis septum pellucidum-third ventricle

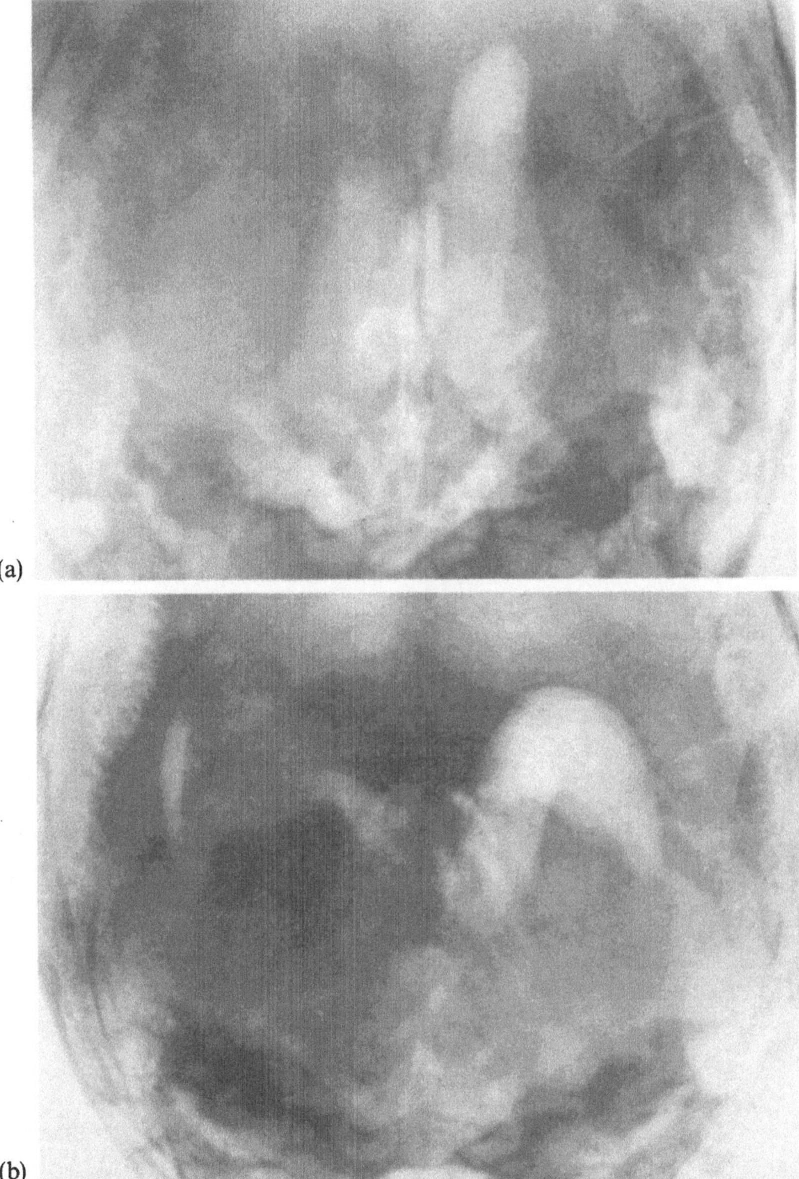

Fig. 25a and b. Septum pellucidum and third ventricle are slightly tilted toward the left with an angle very slightly open to the right. Right upper portion of cistern of Sylvian fissure is displaced laterally and downward. Carrefour of right ventricle is strongly compressed from inside with a filling defect and irregularity of contour. Temporal horn not injected, probably because of a technical error.

Diagnosis: Right intracerebral temporoparietal expansive process.

Diagnosis with knowledge of the anamnesis: Glioma.

Operation: Deep right temporoparietal glioma.

Comment: The parietal location of the tumor is evident as well as its intracerebral location. In spite of the nonvisualization of the temporal horn, it is possible to affirm that the lesion invades the temporal lobe on the basis of the aspect of the septum pellucidum and the third ventricle and of the right cistern of the Sylvian fissure

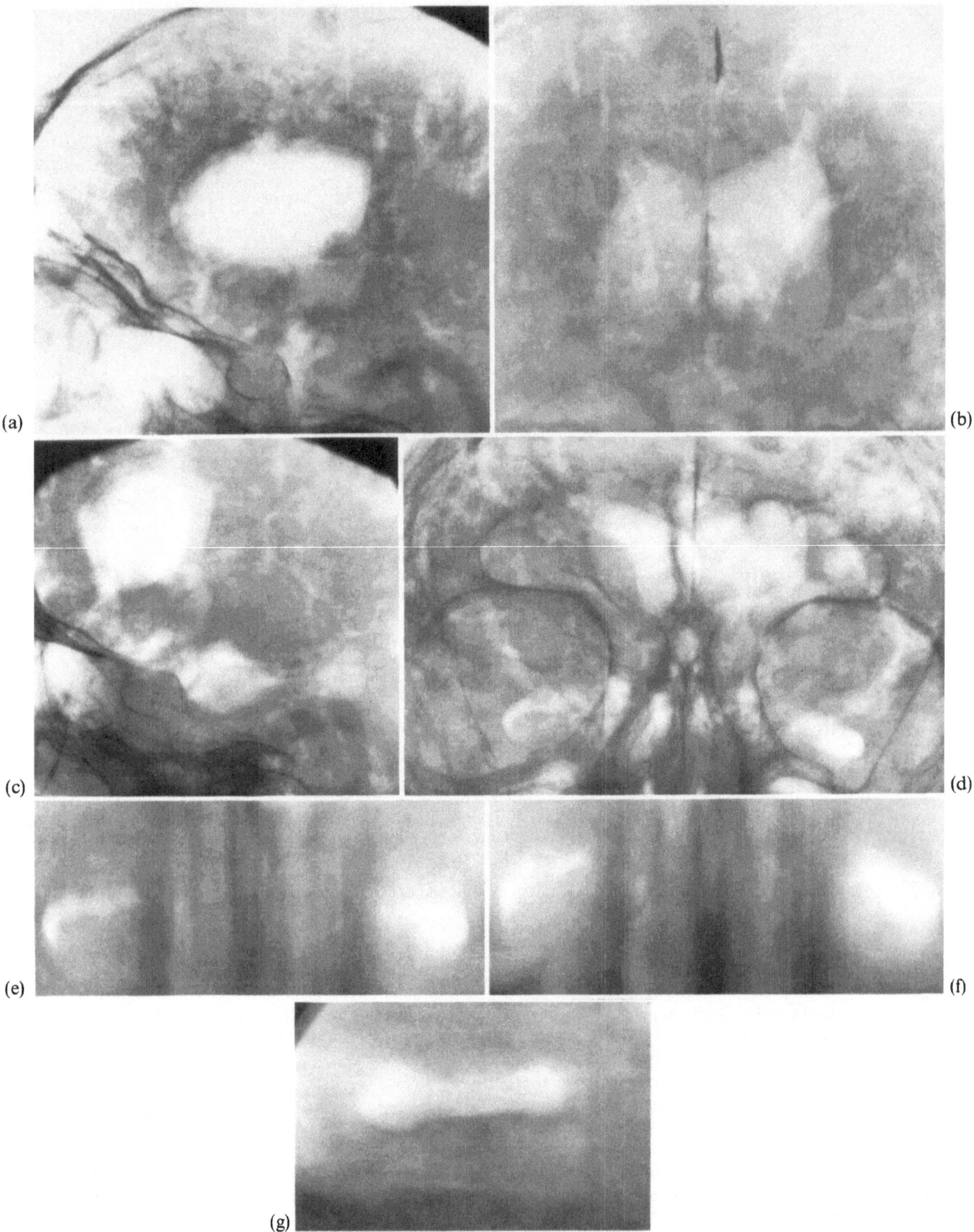

Fig. 26a–g. There is possibly a slight displacement to the left of septum pellucidum and third ventricle. Middle portion of right temporal horn is pushed downward; its upper border appears irregular. Right portion of cistern of Sylvian fissure is straightened and slightly pushed upward and medially. Subarachnoid sulci of right basal temporal convexity are poorly visualized.

Diagnosis: Right temporal glioma, mainly located in the middle third of the lobe, above the temporal horn.

Operation: Right temporal glioma.

Comment: This case is interesting because of the precise diagnosis which was made in spite of the modest displacement of the ventricles. It is also a significant example of the utility of tomography for morphologic study of the temporal horn

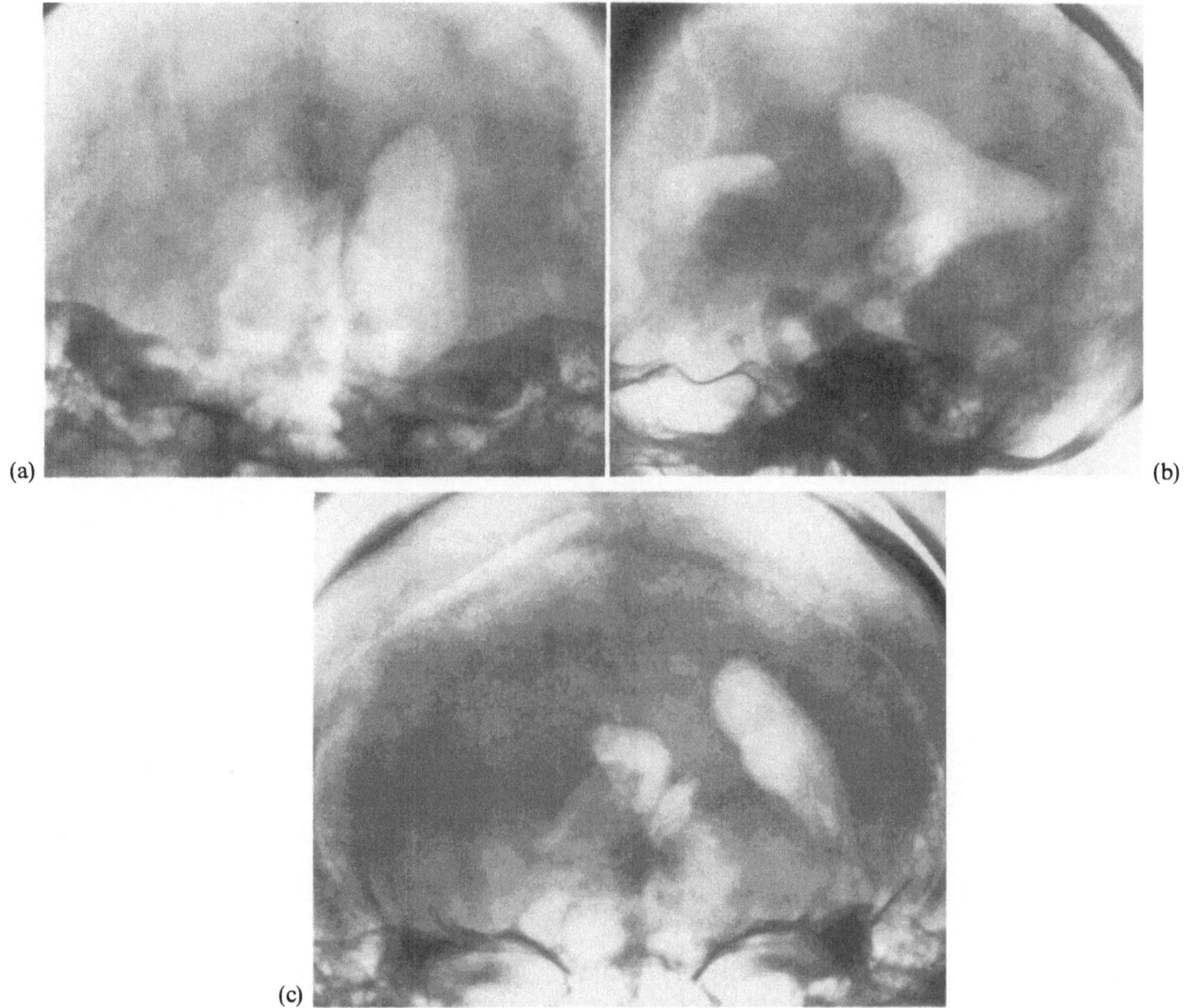

Fig. 27a–c. Septum pellucidum and third ventricle are tilted and pushed toward the left. Filling defect of body of right ventricle which was completely obstructed.

Encephalographic diagnosis: Deep right intracerebral paraventricular glioma.

Operation: Tempoparietal tumor.

Comment: The encephalographic diagnosis is more accurate as it indicates clearly that the tumor is invading the thalamus and the ventricle, and that therefore the lesion has to be considered as inoperable

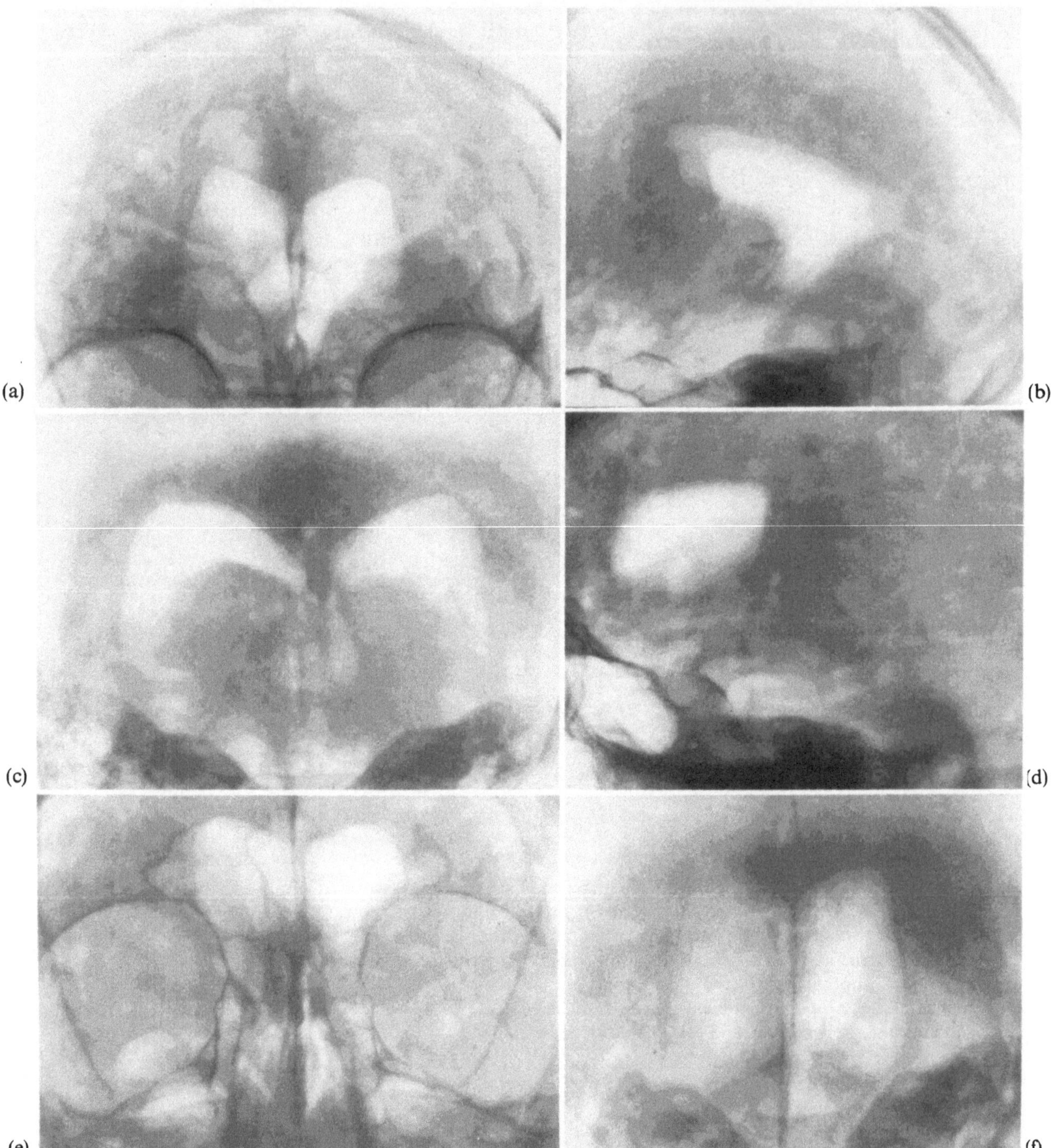

Fig. 28a–j. Septum pellucidum and third ventricle are slightly displaced to the left, forming a small angle toward the right. Ventricular system is dilated. Posterior portion of body of right ventricle slightly displaced upward. Right temporal horn slightly pushed downward; its posterior portion is also pushed to the right. Subarachnoid spaces of convexity of inferior portion of right hemisphere are poorly visualized. Right portion of cistern of Sylvian fissure is poorly and irregularly visualized.

Diagnosis: Deep frontotemporal intracerebral expansive process.

Comment: This case was not operated upon. It must, however, be considered as anatomically verified due to the presence of newly formed pathologic vessels demonstrated by angiography (g–j)

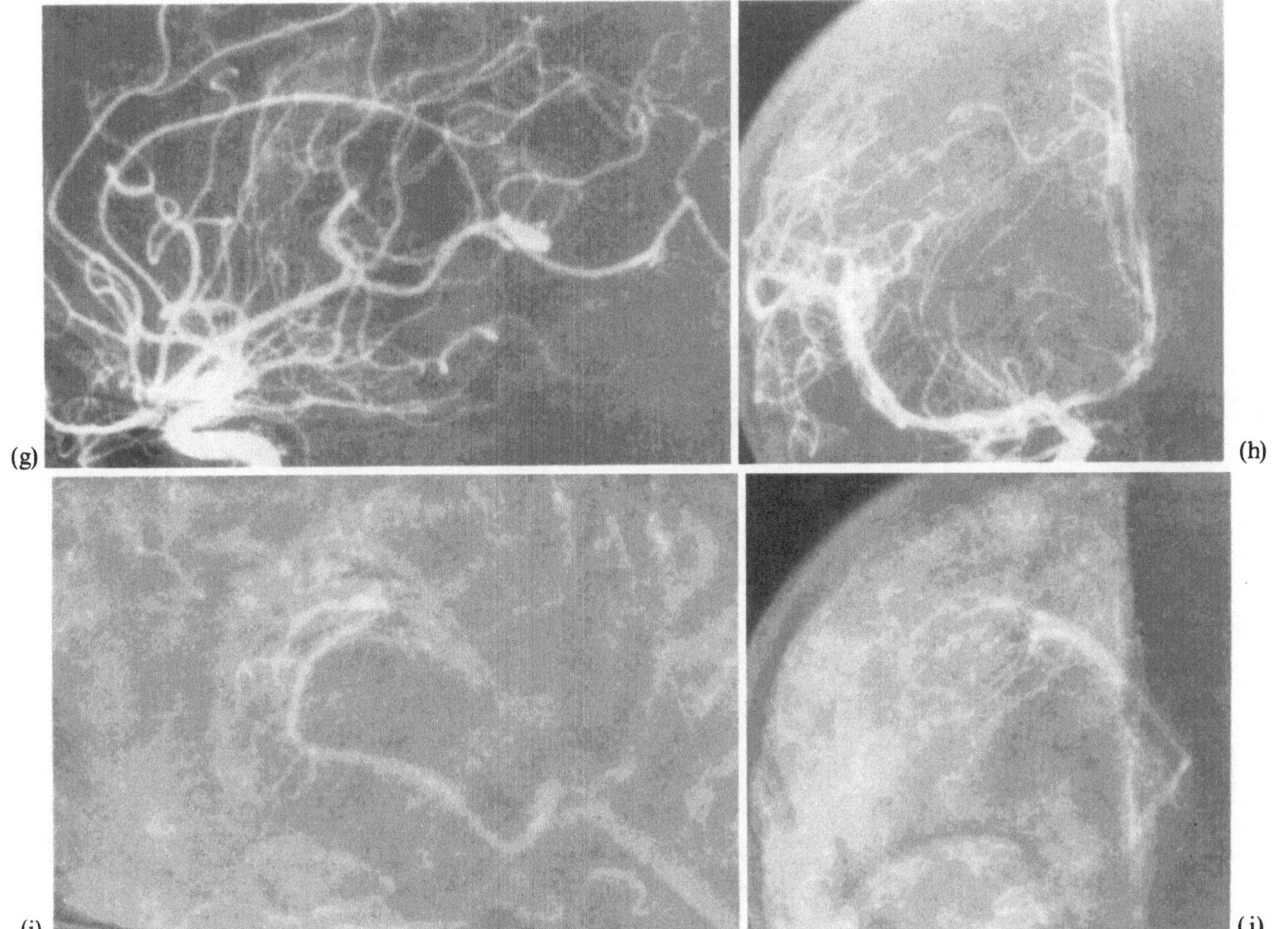
(g) (h) (i) (j)

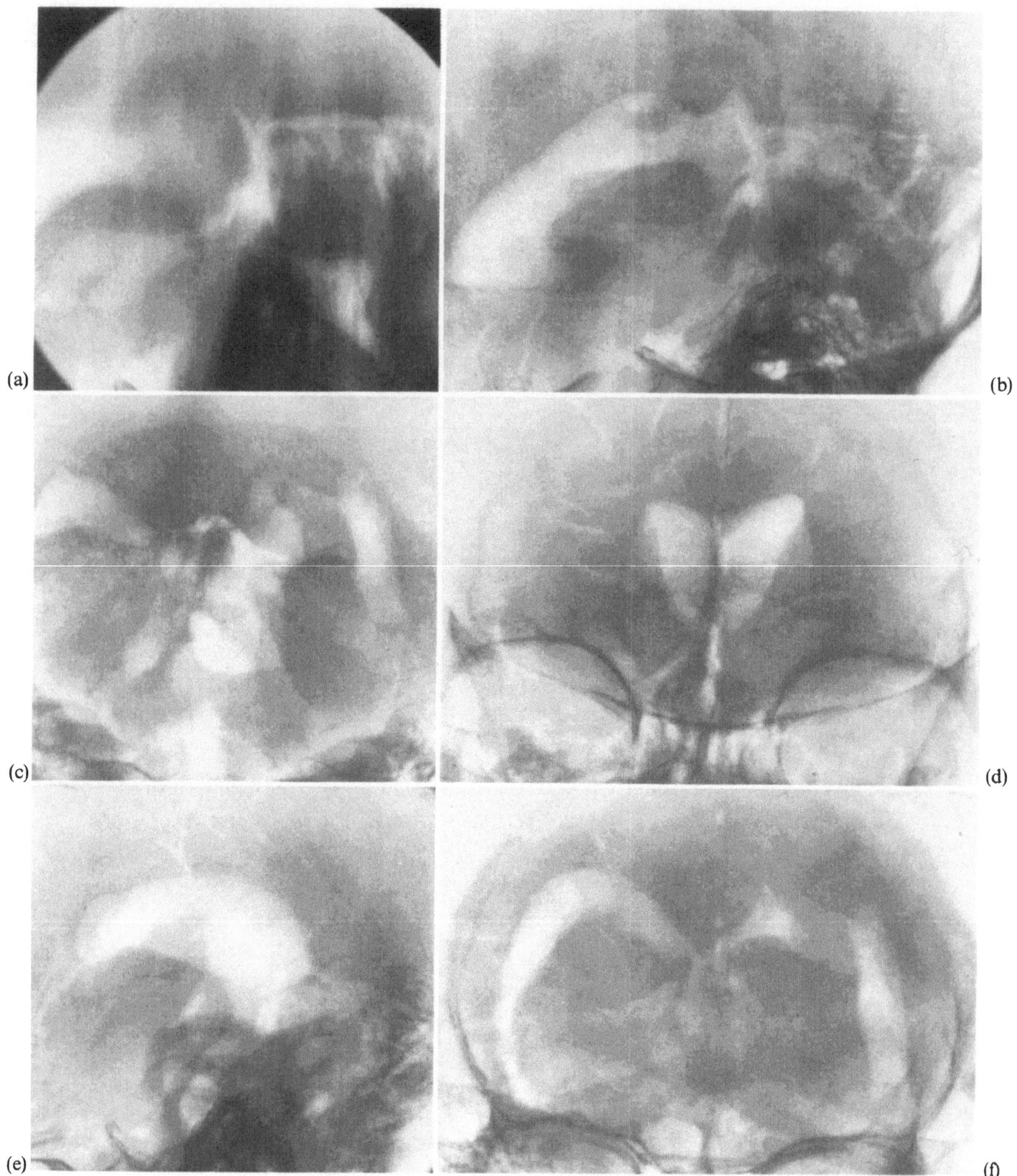

Fig. 29a–h. Third ventricle and septum pellucidum slightly displaced and tilted to the right. Posterior portion of third ventricle considerably pushed down, and "amputated." Superomedial contour of posterior portion of left ventricular body and carrefour are markedly irregular. Posterior portion of left temporal horn is straightened and pushed laterally.

Diagnosis: Deep left parietotemporal intracerebral expansive process infiltrating the ventricle. Glioma.

Operation: Deep left temporooccipital glioma.

Comment: It is obvious that the encephalographic localization is more accurate than the surgical report. Also, the tumor had to be parietal because it infiltrated considerably the roof of the posterior portion of the ventricular body, the anterior border of which almost concides with a plane passing through the fissure of Rolando. (The patient, aged 53, presented with progressive temporospatial disorientation, dementia, and right hemiparesis of 1 year's duration)

(g) 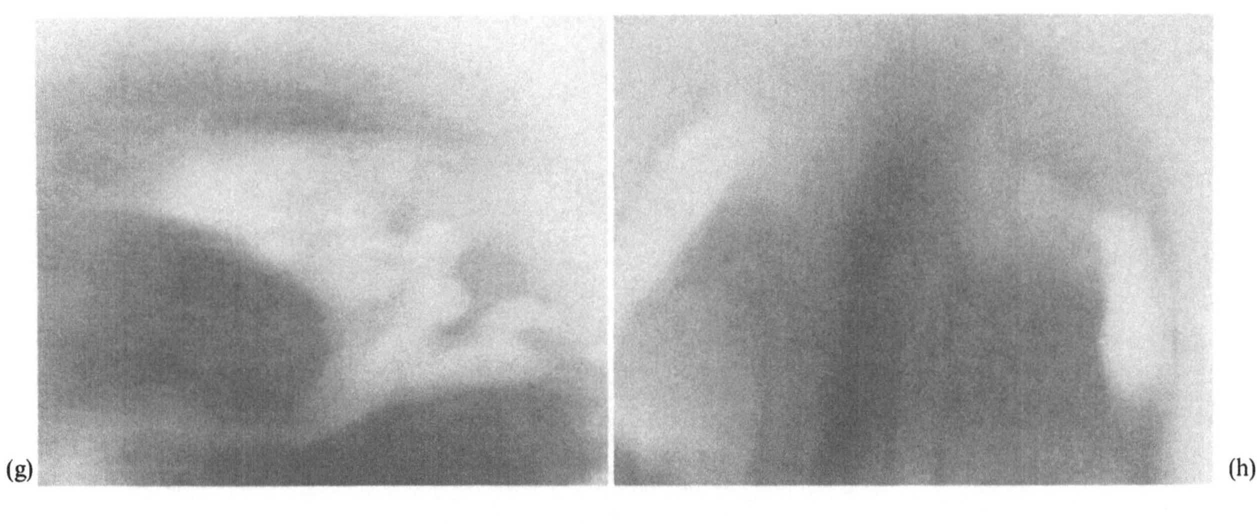 (h)

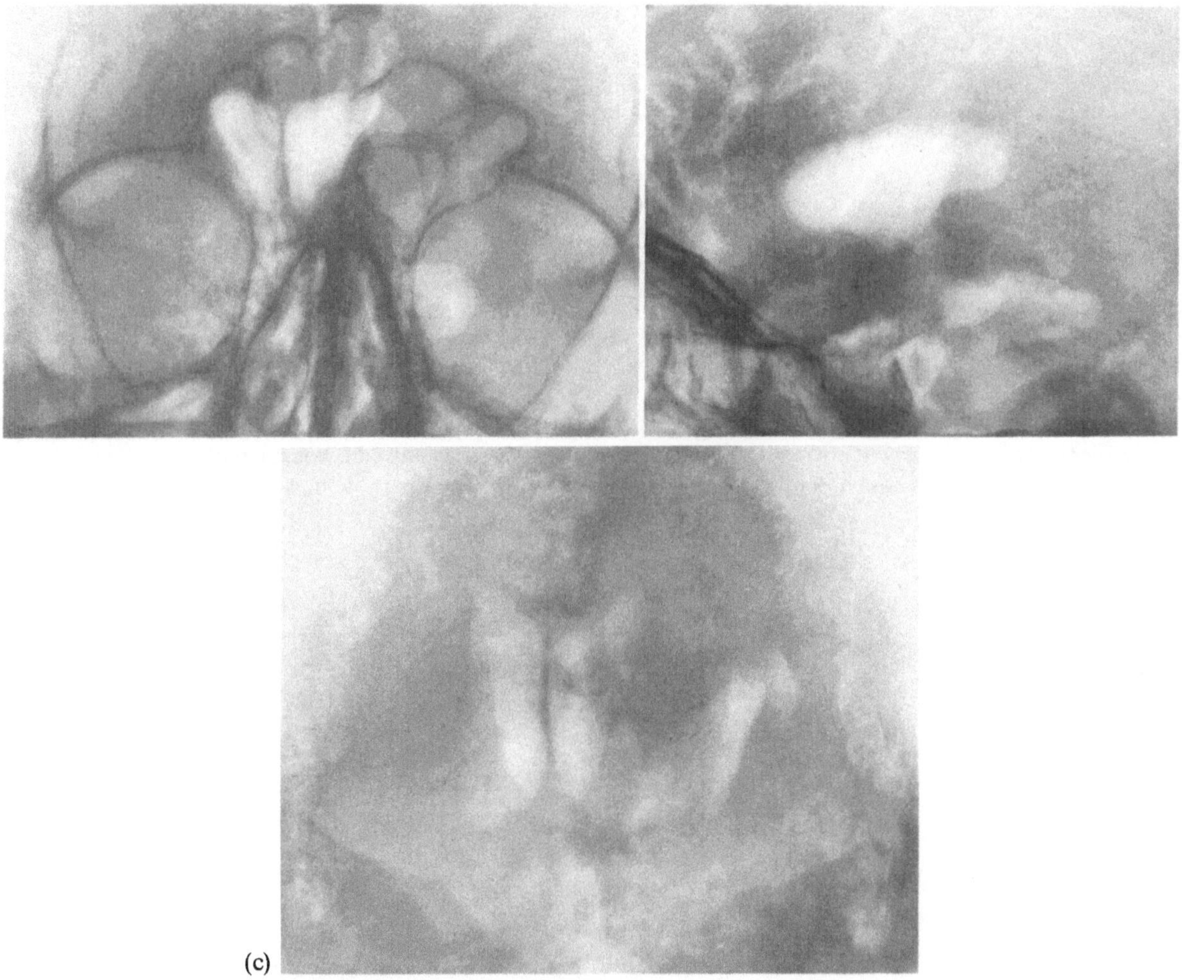

(a) (b)

(c)

Fig. 30a–c. Septum pellucidum and third ventricle are displaced rightward forming a small angle open to the left. Lateral ventricles are slightly dilated. Left temporal horn is pushed upward, backward, and medially, chiefly in its anterior portion. Contour of ventricles is irregular.

Diagnosis: Left temporal glioma, located mainly anteriorly.

Operation: Left temporal glioma.

Comment: Unquestionable encephalographic diagnosis of site and type

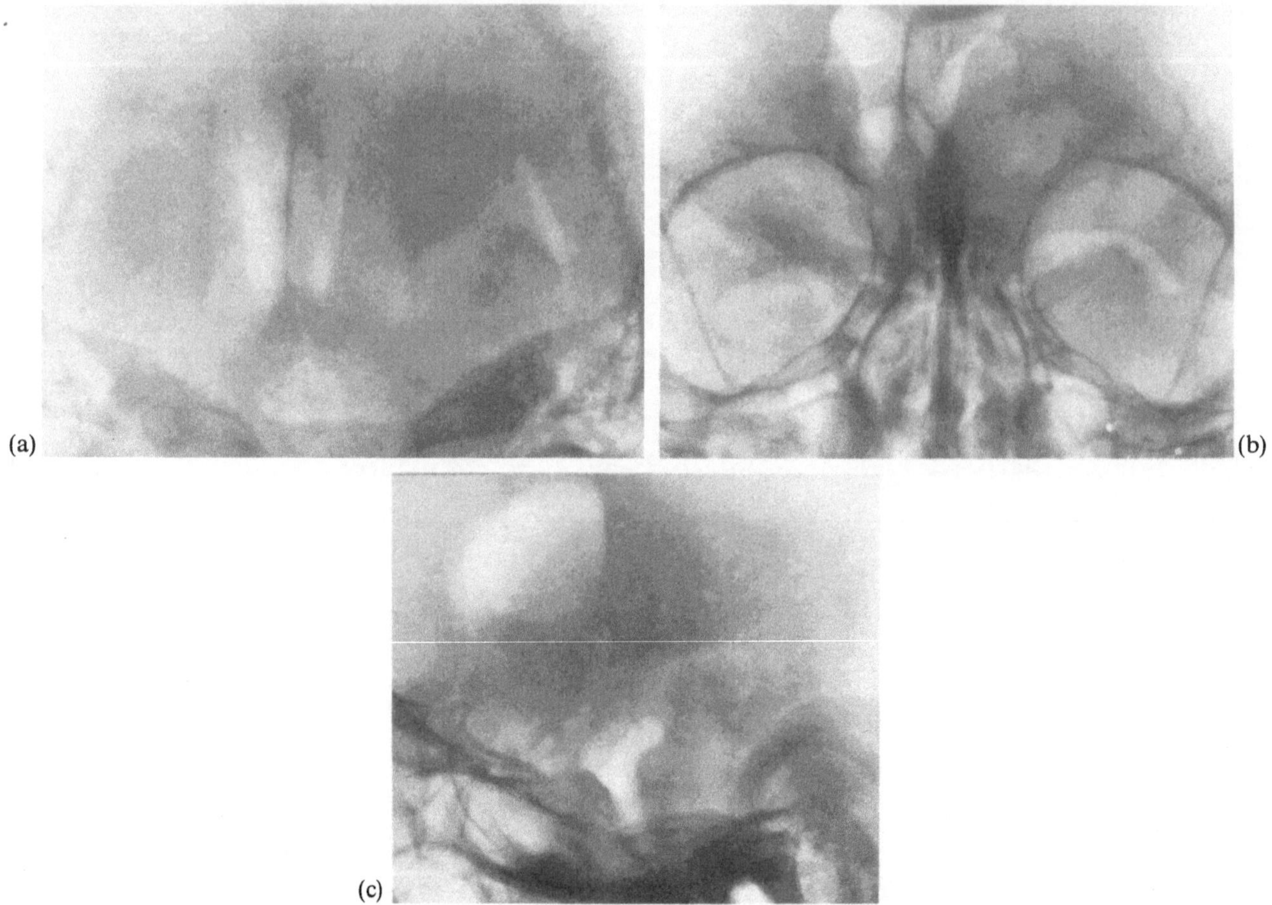

Fig. 31 a–c. Ventricles are slightly dilated. There is an angle open to the left between septum pellucidum and third ventricle. Temporal horn is displaced backward and upward. Very irregular contour of supracornual recess of right temporal horn.

Diagnosis: Left anterior temporal glioma.

Comment: This patient was not operated upon, but the diagnosis must be considered as verified in view of the angiographic report which demonstrated a zone of newly formed pathologic vessels in the site indicated by encephalography

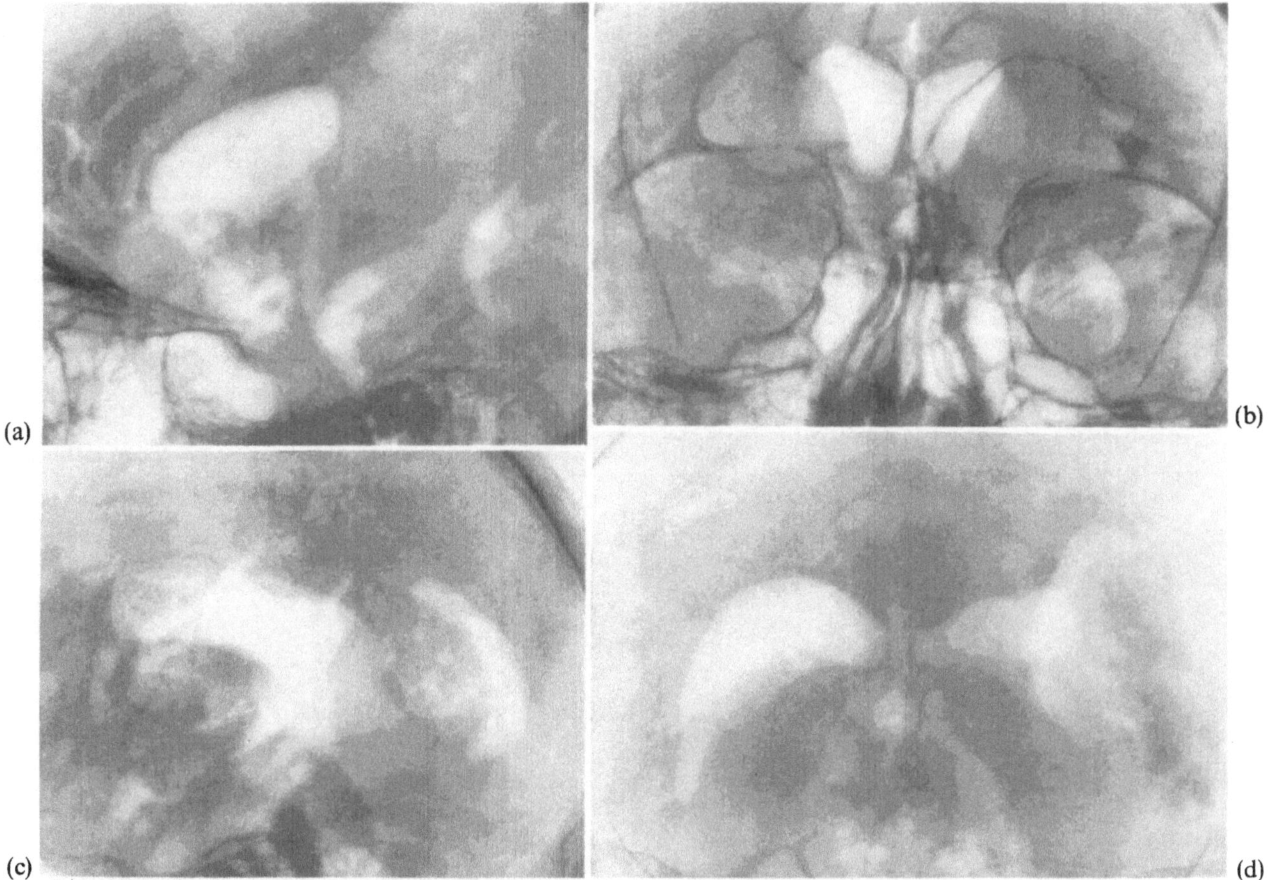

Fig. 32a–d. Ventricles are dilated. Septum pellucidum and third ventricle lie on the midline. Filling defect in the left carrefour and occipital horn; posterior portion of occipital horn is markedly pushed backward. In an area probably corresponding to the left posterior basal temporal region, there is some air in subarachnoid space, forming a concavity backward and medial.

Diagnosis: Parieto-occipital temporal intracerebral expansive process, probably cystic.

Operation: Encysted spontaneous temporal hematoma which emptied into the ventricle.

Comment: It is evident that the surgical diagnosis is imprecise. The parieto-occipital site of the lesion is obvious even if the lesion extends forward and downward in the posterior portion of the temporal lobe

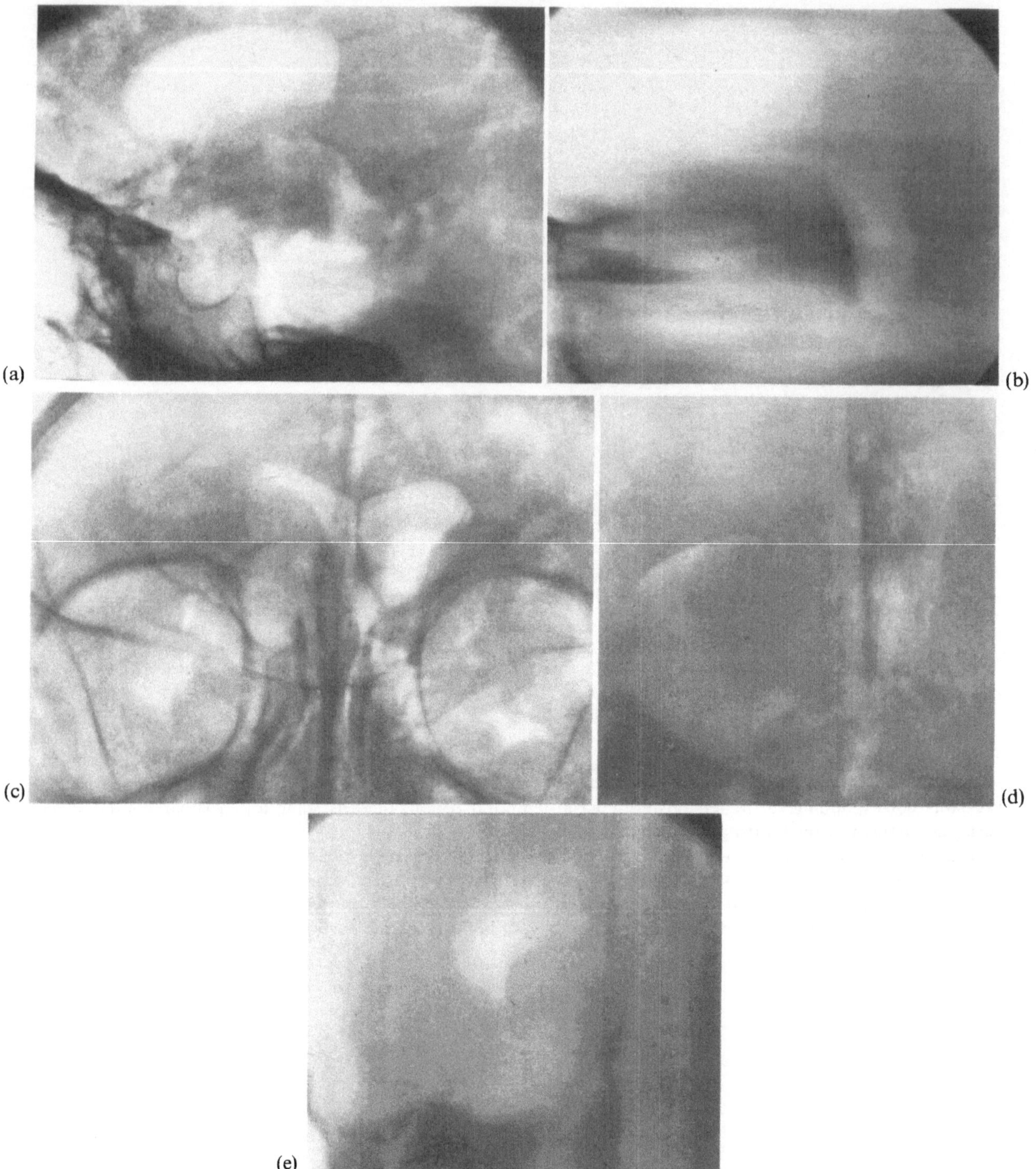

Fig. 33a–e. Dilatation of ventricular system. Marked angle between septum pellucidum and third ventricle. Lateral wall of right frontal horn is flattened and slightly raised. Right temporal horn is strongly pushed backward and displaced upward. Subarachnoid spaces of right convexity are poorly visualized.

Diagnosis: Expansive process located in the anterior portion of right temporal lobe. The lesion could be extracerebral.

Diagnosis with knowledge of the symptomatology: Meningioma.

Operation: Large, right clinosphenoidal meningioma

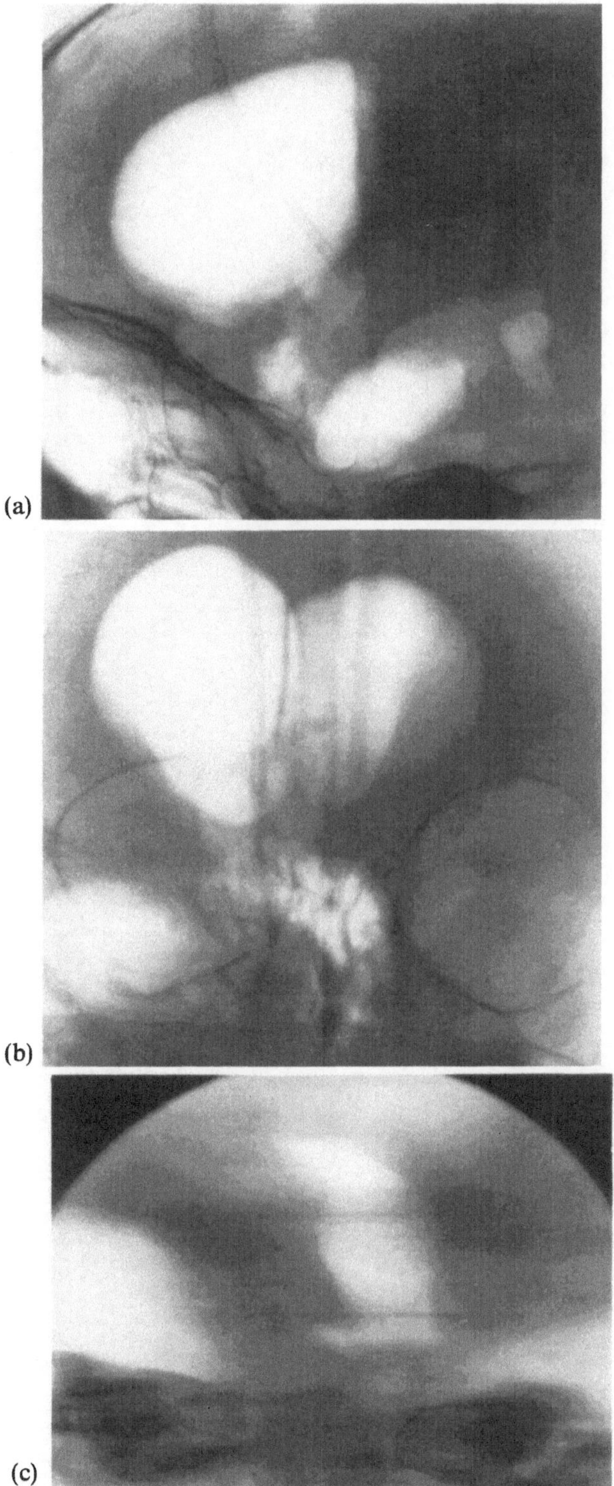

Fig. 34a–c. Extreme dilatation of ventricular system. There is an angle between the septum pellucidum and the third ventricle. Left temporal horn is deformed and strongly displaced backward and medially. Left carrefour and occipital horn are also displaced medially.

Diagnosis: Left intracerebral expansive process, more important at the level of the temporal region. Hydroma?

Diagnosis with knowledge of the symptomatology: A temporal tumor that has hemorrhaged.

Operation: Large cystic frontoparietotemporal tumor, close to the dura

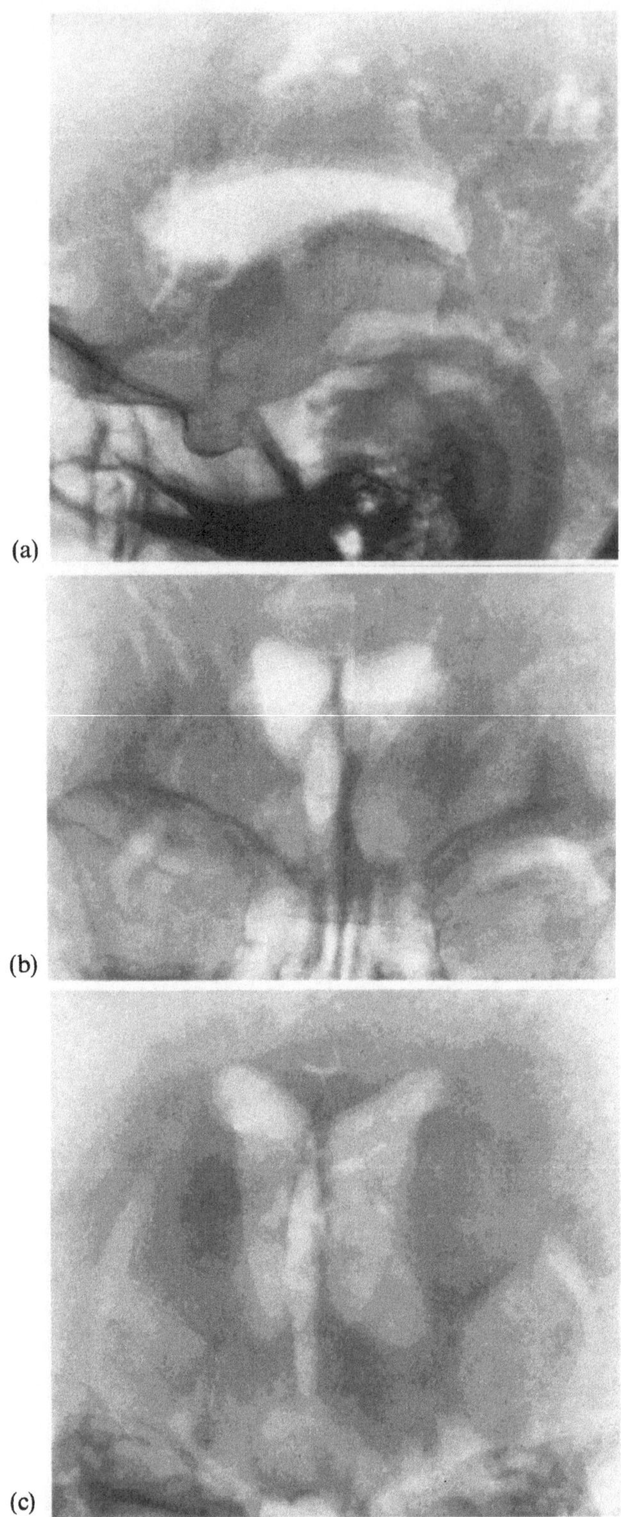

Fig. 35a–c. Third ventricle and septum pellucidum slightly displaced to the right. Displacement of third ventricle is more significant at the level of its anteroinferior portion. Left temporal horn is displaced upward and backward. Subarachnoid spaces of left convexity are poorly visualized.

Diagnosis: Left anterior basal frontal expansive process, probably extracerebral.

Operation: Left temporal glioma invading the insula.

Comment: At the time of examination an indication was given as to the extra- or intracerebral location of the tumor. On review a possible extracerebral location was mentioned on the basis of the aspect of the temporal horn and, especially, of the third ventricle which aspects are similar to that observed in the tumor in the region of Gasser's ganglion. In the latter the medial aspect of the supracornual recess of the temporal horn is usually also pushed upward; this finding was not present in our case

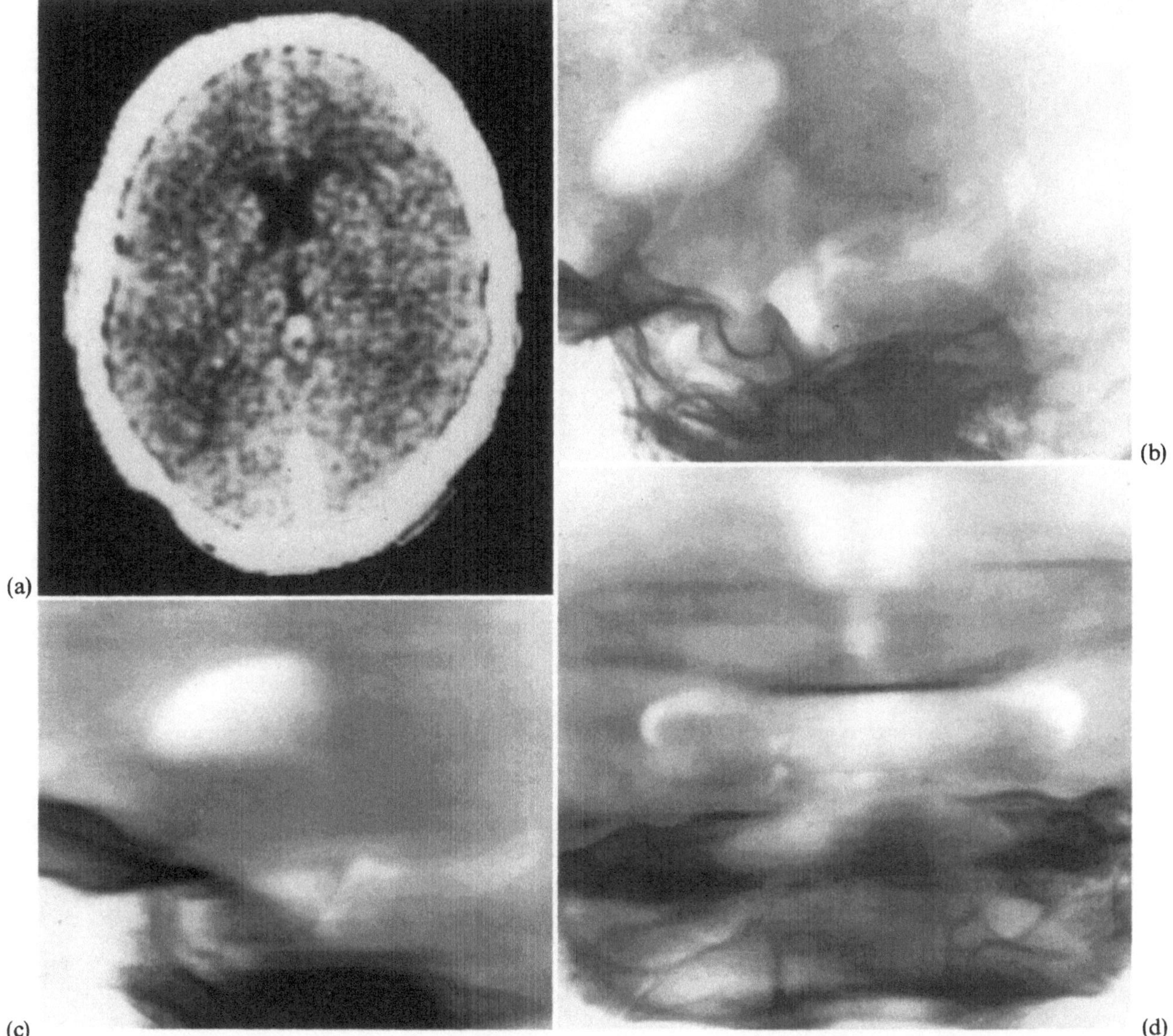

Fig. 36a–d. Periventricular gliosis. Computerized tomography is negative. Encephalography shows deformation of the left temporal horn pushed downward with an irregularity of its superior margin. The patient, a 12-year-old girl, suffered from severe and frequent epilepsy (5–6 attacks a day); she seems to be recovered after operation

E. Suprasellar Tumors

I. Introduction

In all lesions of the "sellar area"—that is, in all lesions located within, superior, anterior, and posterior to the sella turcica—the pneumographic examination, particularly encephalography, is very important. Here we shall only consider the suprasellar expansive processes which are by far the most significant from the diagnostic point of view. We shall not include such other lesions as olfactory meningiomas, meningiomas of the middle third of the sphenoidal ridge, tumors of the clivus, tumors located within the third ventricle, all of which also involve the sellar region, but are characteristic of other localizations—frontal, temporal, posterior fossa, intraventricular.

The most frequent suprasellar tumors are:

1. Extracerebral tumors: adenomas of the hypophysis, craniopharyngiomas, epidermoid cysts, meningiomas originating from the tuberculum sellae or the sphenoidal jugum
2. Intracerebral tumors: gliomas of the hypothalamus
3. Tumors whose characteristics are common to both intra- and extracerebral lesions: optic gliomas

In fact, the optic gliomas originate from the optic nerves or from the optic chiasm, structures located outside the brain; however, they often infiltrate the optic tracts, thus becoming intraparenchymatous lesions. In practice, craniopharyngiomas raise similar problems: these tumors develop from the residuals of Ratke's pouch, leaving no doubts as to their extracerebral origin; however, they have often an almost exclusive suprasellar, hypothalamic expansion.

II. Statistical Analysis of the Material

The material consists of 172 cases observed during the period 1964–1974 in which a pneumoencephalographic examination was done. This was, in all cases, encephalography. In three cases ventriculography was also done, and in a further three cases, ventriculography with positive contrast medium. Of these cases, 153 were verified anatomically (operation and/or autopsy). In 19 cases there was no anatomic verification but the diagnosis was considered as unquestionable on the basis of the radiologic findings. Our material is reported in Table 12.

Table 12. Suprasellar expansive processes observed 1964–1974

Type of lesion	Number of cases	Anatomically verified	Not Anatomically verified but radiologically certain
Chromophobe adenoma	86	81	5
Eosinophil adenoma	10	6	4
Craniopharyngioma	20	19	1
Epidermoid cyst	4	4	0
Suprasellar meningioma	20	20	0
Hypothalamic glioma	25	16	9
Optic chiasmatic glioma	5	5	0
Teratoma	1	1	0
Aneurysm	1	1	0
Total	172	153	19

Table 13. Encephalographic localication of suprasellar expansive processes

Type of lesion	Number of cases	Correct diagnosis	Wrong diagnosis
Chromophobe adenoma	86	86	0
Eosinophil adenoma	10	10	0
Craniopharyngioma	20	20	0
Epidermoid cyst	4	4	0
Suprasellar meningioma	20	20	0
Hypothalamic glioma	25	25	0
Optic chiasmatic glioma	5	5	0
Teratoma	1	1	0
Aneurysm	1	1	0
Total	172	172 (100%)	0

Table 14. Encephalographic diagnosis of location (intra- or extracerebral) in relations to brain in suprasellar expansive processes

Type of lesion	Number of cases	Correct diagnosis	Wrong diagnosis	Diagnosis not made
Chromophobe adenoma	86	85	1	
Eosinophil adenoma	10	10		
Craniopharyngyoma	20	14	1	5
Epidermoid cyst	4	4		
Suprasellar meningioma	20	20		
Hypothalamic glioma	25	12	7	6
Optic chiasmatic glioma	5	2	2	1
Teratoma	1	1		
Aneurysm	1	1		
Total	172	149 (86,7%)	11 (6,4%)	12 (6,9%)

Table 15. Encephalographic diagnosis of histologic nature of lesion

Type of lesion	Number of cases	Correct diagnosis	Wrong diagnosis	Diagnosis not made
Chromophobe adenoma	86	65	6	15
Eosinophil adenoma	10	7	3	
Craniopharyngioma	20	14	1	5
Epidermoid cyst	4	1	3	
Suprasellar meningioma	20	12	4	4
Hypothalamic glioma	25	5	14	6
Optic chiasmatic glioma	5	1	4	
Teratoma	1			1
Aneurysm	1			1
Total	172	105 (60%)	35 (20,2%)	32 (19,8%)

1. Diagnostic Utility. Tables 13–15 give the diagnostic results as far as site of tumor, location in relation to the brain and its type are concerned.

Clearly, there were no problems in diagnosis of site, which was 100% correct in our cases. On the other hand, some difficulties were encountered in defining the intra- or extracerebral location of the tumor and its nature. The former was correctly indicated in 85.7% of cases, the latter in only 60% of cases.

III. Review of Cases

We reviewed 30 cases. Both intra- and extracerebral lesions of various types were included in this group as well as almost all cases in which the diagnosis made at the time of examination was wrong or incomplete. The results of this review are summarized in Tables 16 and 17. The cases are reported here below.

1. Case Reports

Case 1 (Fig. 37a, b). *Encephalography:* Supratentorial portion of the ventricular system is dilated. Third ventricle is pushed upward, its anteroinferior portion very deformed ("amputated"). Suprasellar cisterns are wide apart. *Diagnosis:* Craniopharyngioma. *Operation:* Craniopharyngioma.

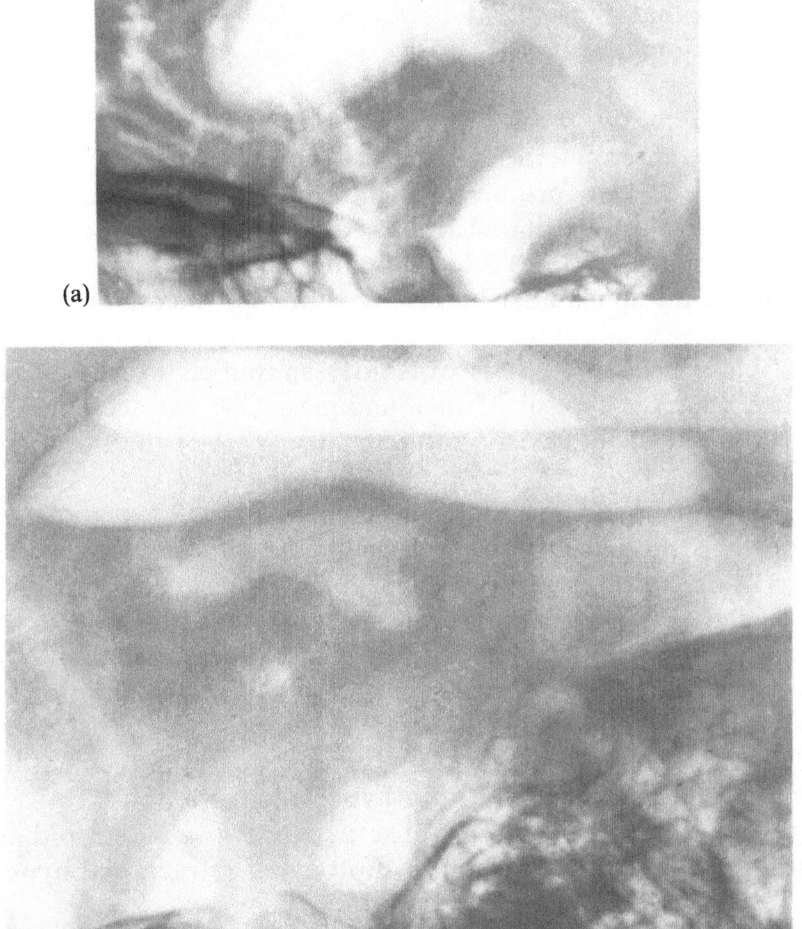

Fig. 37a and b

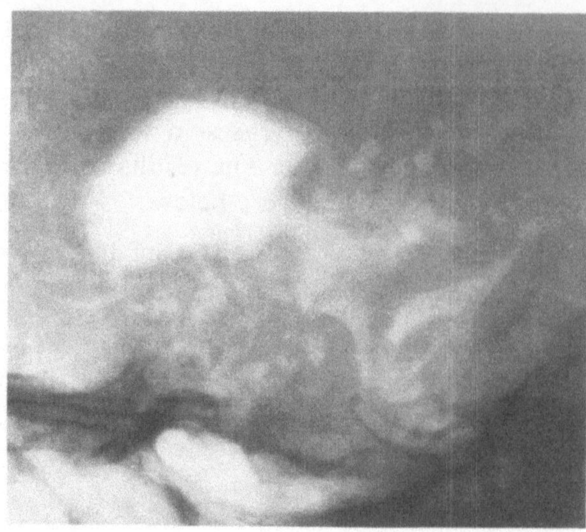

Fig. 38

Comment: The extracerebral location of the lesion is indicated by the aspect of the suprasellar cisterns. The normal aspect of the sella turcica and the aspect of the third ventricle make the presence of an adenoma improbable. On the other hand, the aspect of the skull indicates that the patient is young. The diagnosis of craniopharyngioma is therefore almost automatic.

Case 2 (Fig. 38). *Encephalography:* Supratentorial portion of the ventricular system is slightly dilated. The anteroinferior portion of the third ventricle is displaced upward, but its normal aspect is recognizable. The normal aspect of the basal cistern is not well recognized due to the superimposition of air in the cisterns of the Sylvian fissure. However, the chiasmatic cistern seems to be slightly displaced forward. *Diagnosis:* Suprasellar meningioma of the sphenoidal jugum. *Operation:* Meningioma of the tuberculum sellae.

Comment: The diagnosis of type is obviously simplified by the hyperostosis of the sphenoidal jugum which is typical of meningiomas. The extracerebral location of the tumor is at any rate out of the question due to the aspect of the third ventricle.

Case 3. *Encephalography:* The anteroinferior portion of the third ventricle, which is irregularly filled, is pushed upward, especially the hypophyseal recess; the floor of the middle portion of the third ventricle appears slightly irregular. Suprasellar cisterns cannot be visualized. The interpeduncular cistern is occupied by a soft tissue mass with irregular borders which seem to come from the anterior side. *Diagnosis:* Optic chiasmatic glioma. *Operation:* Suprasellar glioma invading the anterior part of the third ventricle.

Comment: Our diagnosis of chiasmatic glioma is not in agreement with the results of the surgical verification which point to a hypothalamic lesions. However, the clinical findings also favored a chiasmatic glioma. The patient was a 5-year-old child, presenting with loss of vision in the left eye, without symptoms of intracranial hypertension.

Case 4 (Fig. 39). *Encephalography:* Supratentorial portion of the ventricular system is slightly dilated. Floor of the frontal horns is slightly displaced upward. Anteroinferior portion of the third ventricle is displaced upward and backward; both the chiasmatic

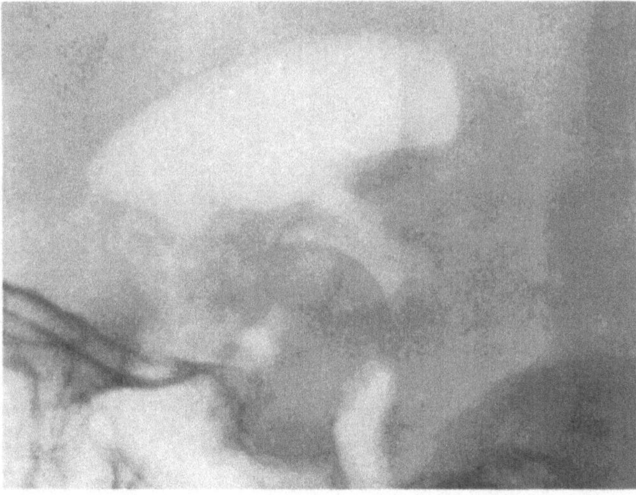

Fig. 39

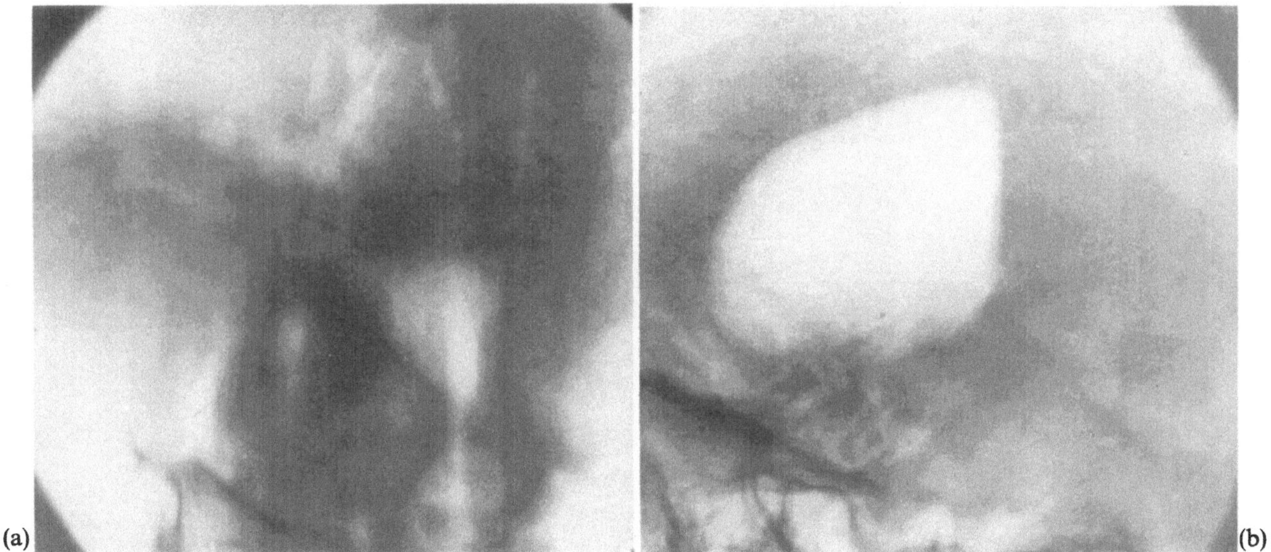

Fig. 40a and b

and hypophyseal recesses are strongly stretched apart, as are the suprasellar cisterns. *Diagnosis:* Extracerebral suprasellar expansive process. *Diagnosis with knowledge of symptomatology:* Meningioma? *Operation:* Frontobasal meningioma.

Comment: In this case the extracerebral location of the tumor is obvious. The diagnosis of type can be presumed on the basis of the clinical findings which point to a slowly developing suprasellar lesion in a 56-year-old patient. On the other hand, the aspect of the sella is not in favor of an adenoma.

Case 5 (Fig. 40a, b). *Encephalography:* Considerable ventricular dilatation. Third ventricle is irregularly visualized and strongly pushed upward. The chiasmatic cistern is slightly displaced upward, the interpeduncular cistern scarcely visible, and the upper portion of the pontine cistern pushed downward. *Diagnosis:* Suprasellar expansive process. *Diagnosis with knowledge of the symptomatology:* Suprasellar glioma? *Operation:* Suprasellar glioma.

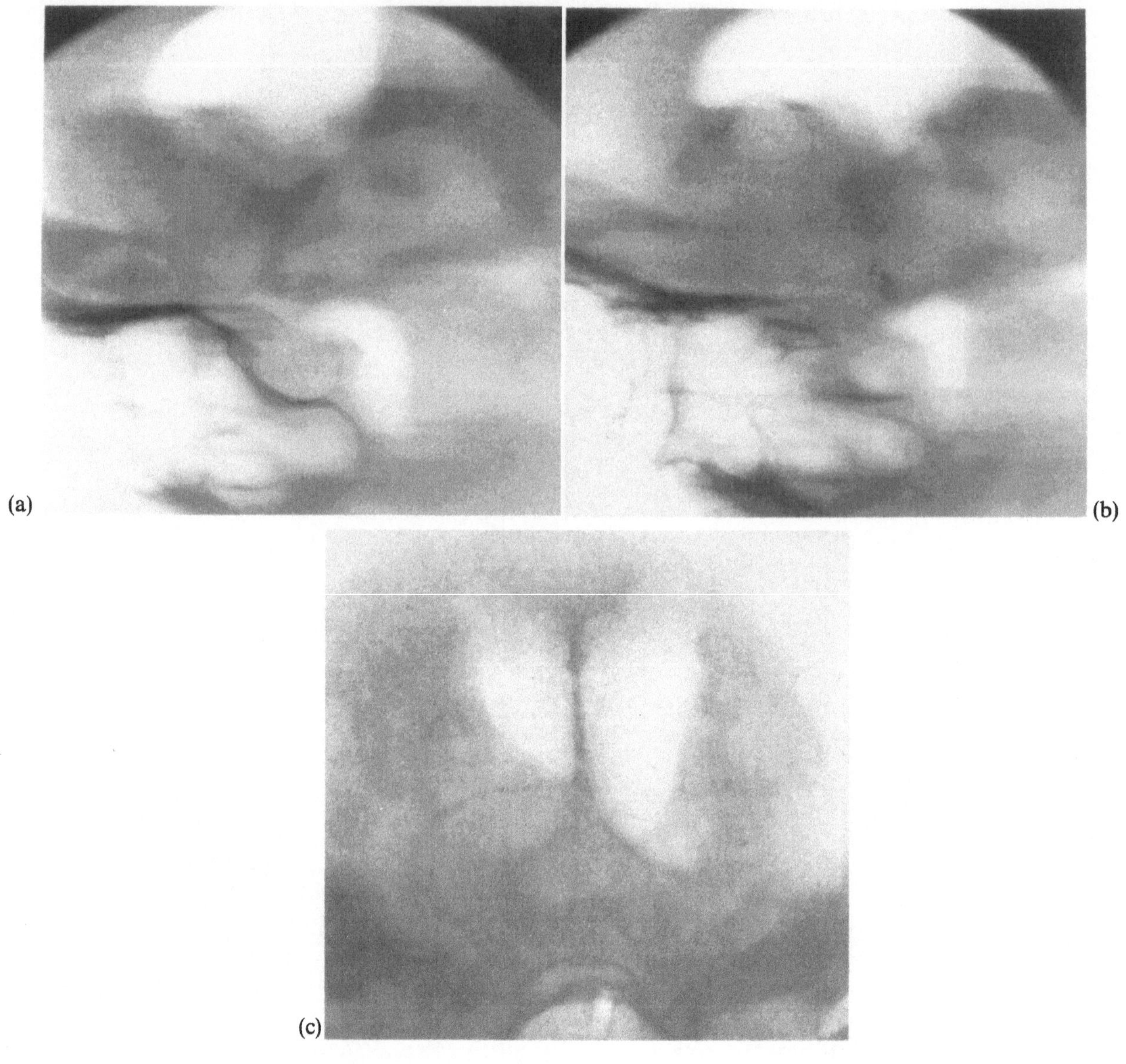

Fig. 41 a–c

Comment: This case is difficult: the suprasellar site of the lesion is evident but the nature of the tumor is hard to establish. The forward displacement of the chiasmatic cistern might be due to an extracerebral tumor, but the aspect of the third ventricle is more in favor of an intracerebral lesion. The aspect of the sellar region showing changes of marked intracranial hypertension, and the symptomatology (rapid-onset amaurosis in a 17-year-old boy), are more typical of a malignant lesion.

Case 6 (Fig. 41a–c). *Encephalography:* Septum pellucidum and third ventricle are slightly displaced to the left with a slight angle open to the right. Floor of the right frontal horn is strongly pushed upward showing a downward concavity. The chiasmatic recess of the third ventricle is probably very slightly displaced backward. The chiasmatic cistern is pushed downward (a). The interpeduncular cistern is normal. *Diagnosis:* Extracerebral right subfrontal expansive process. The lesion might be partially or totally encysted. *Operation:* Subfrontal teratoma.

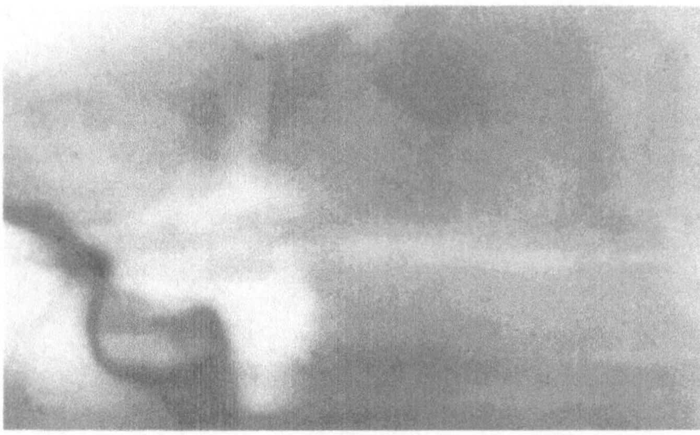

Fig. 42

Comment: In this case, a craniopharyngioma may also be considered, due to the presence of a calcium deposit having the aspect of a calcified cystic wall. However, the site of the lesion, which is developing anteriorly and mainly on the right side, does not favor such a hypothesis.

Case 7. *Encephalography:* Anterior portion of the third ventricle is markedly elevated. Some air above the sella outlines a soft tissue mass. Chiasmatic cistern is not recognizable. *Diagnosis:* Suprasellar extracerebral expansive process with anterior and middle expansion. Chromophobe adenoma? *Diagnosis with knowledge of symptomatology:* Suprasellar meningioma? *Operation:* Meningioma of the tuberculum.

Comment: It is possible that when first reexamining the pictures, the fact that the sella had an almost normal appearance was not given enough importance. Such a sella would be unusual in cases of adenoma.

Case 8 (Fig. 42). *Encephalography:* Inferior part of the third ventricle is probably slightly displaced upward; the chiasmatic recess slightly displaced upward and backward. The negative image of the optic chiasma is considerably thickened. *Diagnosis:* Glioma of the chiasm. *Operation:* Glioma of the chiasm.

Case 9 (Fig. 43a, b). *Encephalography:* Septum pellucidum is slightly displaced to the right. Supratentorial portion of the ventricular system is considerably dilated. Left frontal horn strongly pushed upward. The medial wall of the right frontal horn and of the anterior portion of the ventricular horn is slightly displaced upward and pushed to the right with a concavity open to the left. The anterior portion of the third ventricle shows a bulging coming from below and anteriorly. The chiasmatic cistern cannot be visualized. *Diagnosis:* Left subfrontal extracerebral expansive process passing through the midline. *Diagnosis with knowledge of the symptomatology:* Craniopharyngioma. *Operation:* Craniopharyngioma.

Comment: On the basis of the encephalographic findings, two diagnoses were possible: a basal meningioma or a craniopharyngioma. Due to the young age of the patient and to the bitemporal hemianopsia, the latter hypothesis is more probable. The sella turcica is slightly enlarged and some intrasellar nodular calcifications seem to be visible.

Case 10 (Fig. 44a, b). *Encephalography:* Left ventricle is very dilated. The middle and posterior portions of the third ventricle are deformed and show a slightly undulated concavity downward. The third ventricle is pushed upward, its anterior portion not

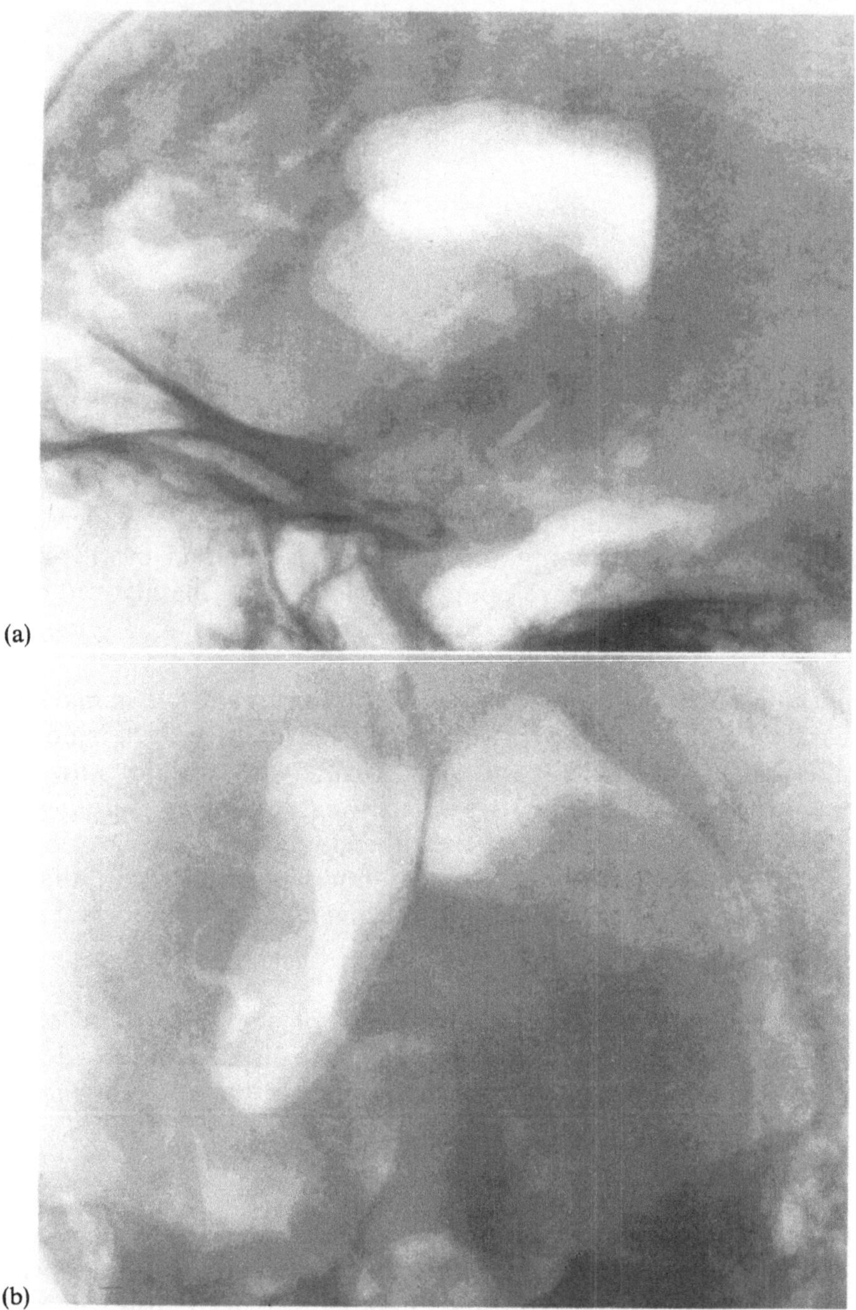

Fig. 43a and b

visible. The chiasmatic and interpeduncular cistern cannot be visualized. The upper portion of the pontine cistern is pushed downward. *Diagnosis:* Suprasellar expansive process, probably intracerebral. *Operation:* Craniopharyngioma.

Comment: This is a diagnostic error. The dilatation of the ventricular system, the aspect of the third ventricle, the deformation of the pontine cistern led to suspicion of a large intracerebral tumor. This diagnosis was seemingly confirmed by the clinical symptomatology consisting of intracranial hypertension in a 35-year-old patient.

Case 11 (Fig. 45). *Encephalography:* Anterior portion of the third ventricle is pushed backward and upward; the chiasmatic and hypophyseal recesses are separated. Some air outlines the upper pole of an anterosellar soft tissue mass. *Diagnosis:* Supra- and

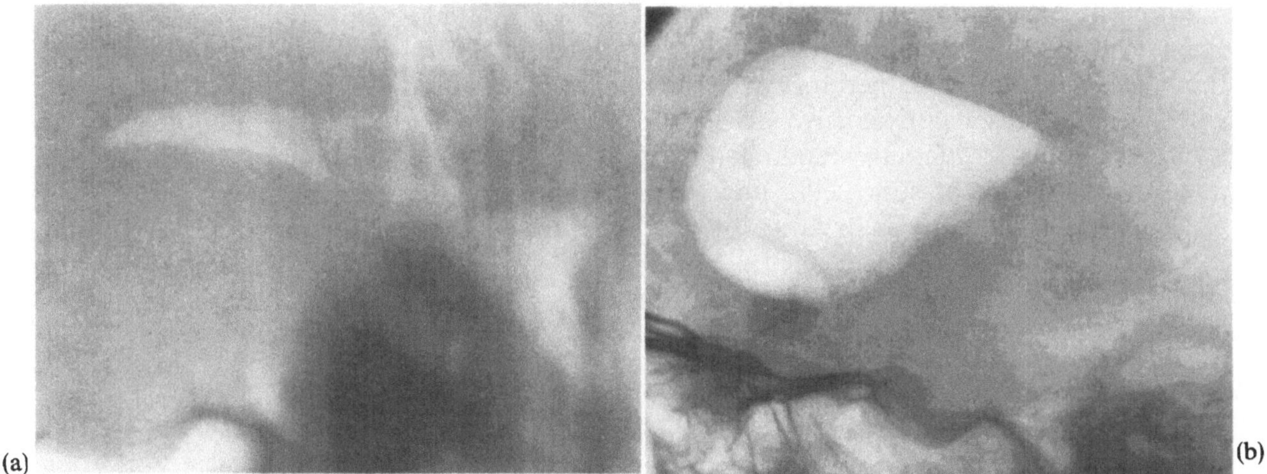

Fig. 44a and b

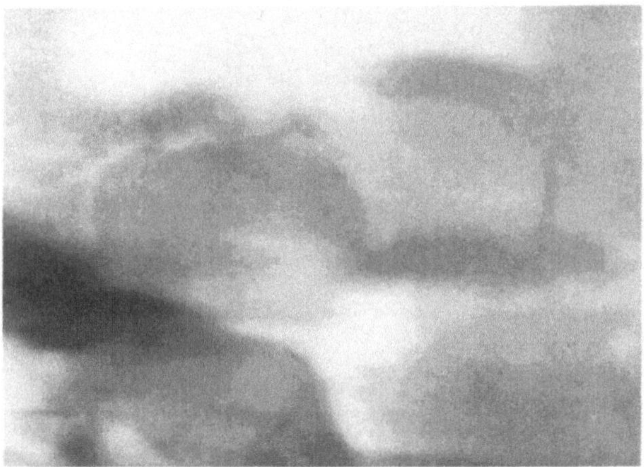

Fig. 45

anterosellar expansive process. Meningioma? *Diagnosis with knowledge of the symptomatology:* Craniopharyngioma. *Operation:* Craniopharyngioma.

Comment: In this case the extracerebral location of the lesion is unquestionable. The hypothesis of a meningioma was made because of the very anterior development of the tumor, as shown by the aspect of the subarachnoid space. However, the age of the patient (a 17-year-old girl) and the clinical findings (loss of vision, bitemporal hemianopsia, symptoms of intracranial hypertension) were definitely against this diagnosis.

Case 12 (Fig. 46a–c). *Encephalography:* Anterior portion of the third ventricle is pushed upward and slightly backward; the chiasmatic and hypophyseal recesses are separated but perfectly identifiable, the interpeduncular cistern cannot be visualized. The chiasmatic cistern is poorly injected and masked by the cistern of the Sylvian fissure which is dilated and probably displaced upward. *Diagnosis:* Anterior suprasellar extracerebral expansive process? Adenoma? Aneurysm? *Arteriography:* (c) Aneurysm of the right carotid siphon, mostly thrombosed. *Operation:* The diagnosis is verified.

Comment: The diagnosis of an aneurysm was made because of the definitely curvilinear aspect of the filling defect in the third ventricle. This case is interesting because neither the anamnesis nor the age of the patient (a 66-year-old woman with progressive loss of vision during the last 5 months) were in favor of the diagnosis.

Case 13. *Encephalography:* Ventricular system is dilated; the middle portion of the third ventricle pushed upward; the anterior portion of the third ventricle not visible; the chiasmatic cistern pushed forward; the interpeduncular cistern not visible. *Diagnosis:* Intra- and suprasellar expansive process. *Operation:* Two lesions: an adenoma of the hypophysis and a glioma extending into the third ventricle. *Histology:* Chromophobe adenoma for both the suprasellar and the intraventricular lesions.

Comment: The nonvisualization of the anterior portion of the third ventricle may rest on a technical error. There is not enough air in the lateral ventricles and the fluid level does not reach the foramen of Monro.

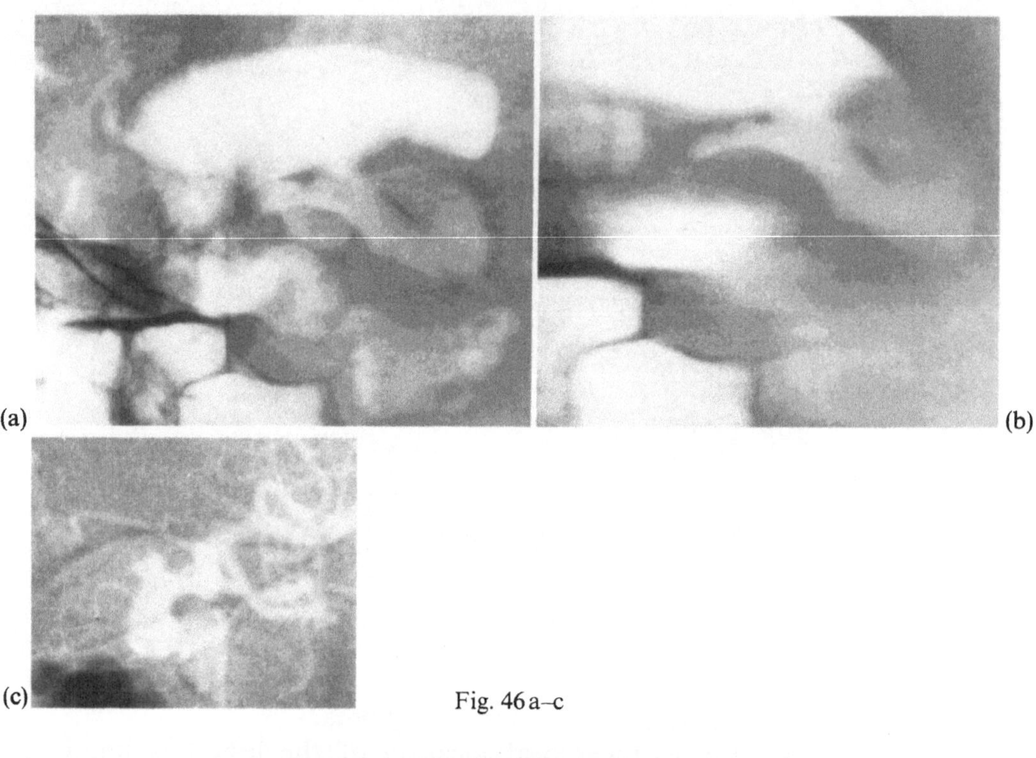

Fig. 46a–c

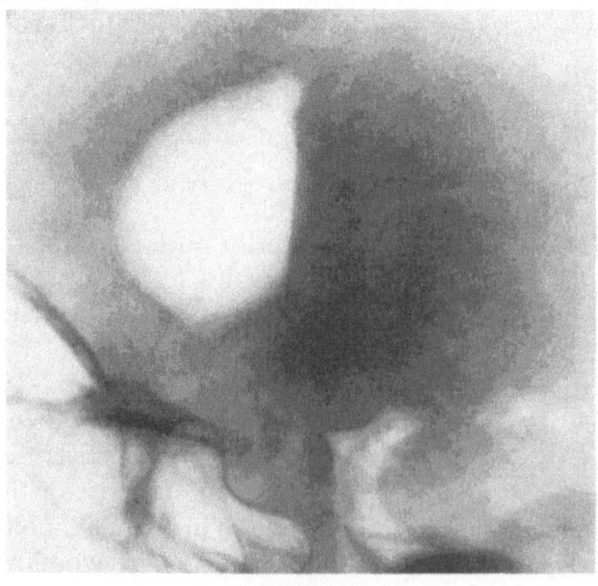

Fig. 47

Case 14 (Fig. 47). *Encephalography:* Lateral ventricles are considerably dilated. The floor of the frontal horns, mainly the right one, is pushed upward with a bulging coming from below; the middle and posterior portions of the third ventricle are displaced backward; the anterior portion of third ventricle is not visible; the interpeduncular cistern shows an upward concavity. *Diagnosis:* Suprasellar expansive process. *Diagnosis with knowledge of the symptomatology:* Suprasellar glioma. *Operation:* Suprasellar glioma occluding the foramen of Monro.

Comment: The encephalographic aspect is doubtful. The deformation of the interpeduncular cistern as well as the normal aspect of the sella turcica suggest an intracerebral lesion. The nonvisualization of the third ventricle, even after performing the appropriate maneuvers, also favors an intracerebral lesion but this last finding was not given enough importance because of the fear of a technical error caused by insufficient quantity of air in the lateral ventricles. The upward displacement of the floor of the frontal horn, on the other hand, rather indicated an extracerebral lesion. However, the symptoms (a 55-year-old patient suffering from a quickly evolving intracranial hypertension) definitely favor a glioma.

Case 15 (Fig. 48a–d). *Encephalography:* Lateral ventricles are considerably dilated. The floors of the frontal horns are slightly raised and "stretched"; the middle and

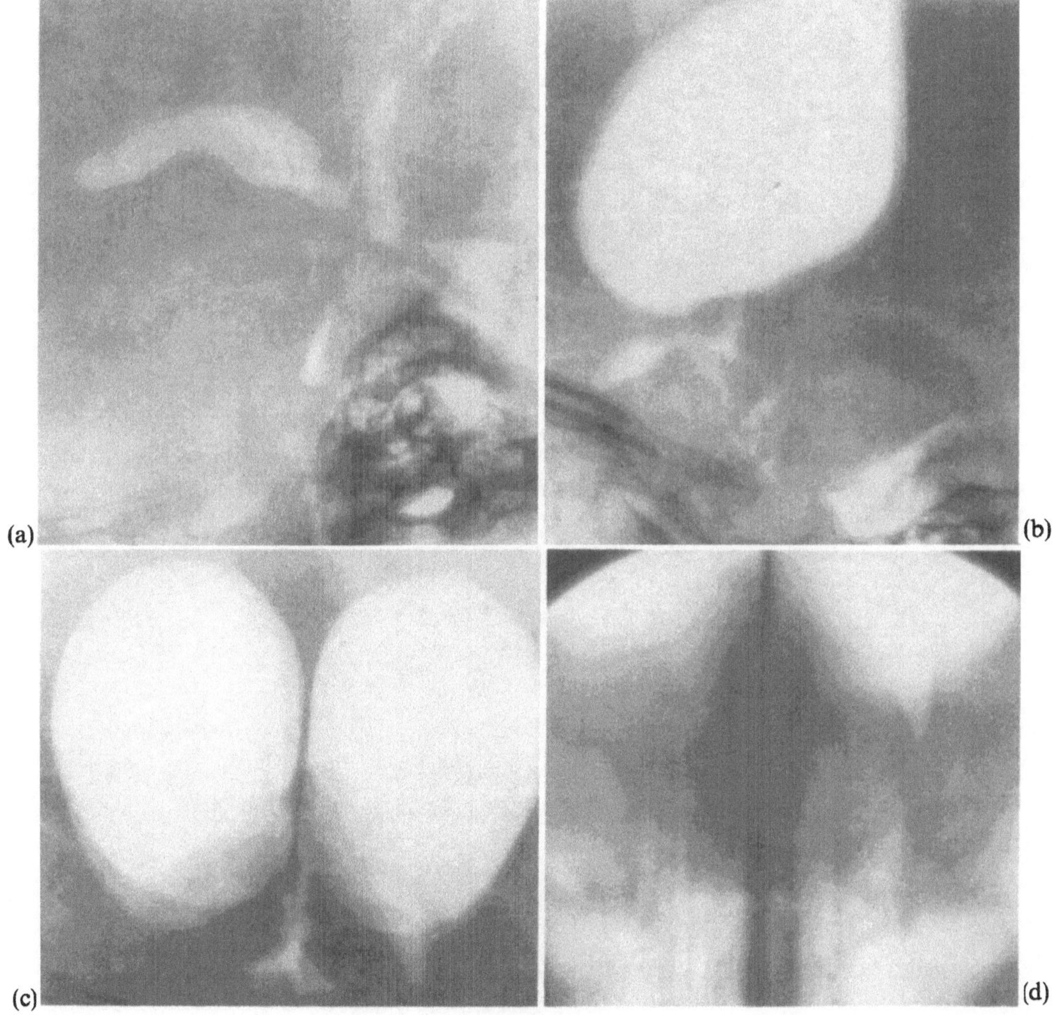

Fig. 48a–d

posterior portions of the third ventricle are displaced upward and deformed; the interpeduncular cistern is pushed downward, its upper margin irregular; the chiasmatic cistern cannot be visualized; some air is present in the subarachnoid space of the medial surface of the left hemisphere which seems to be displaced upward and strongly to the left (d). *Diagnosis:* Suprasellar expansive process. Chiasmatic glioma. *Operation:* Glioma of the chiasm.

Comment: The diagnosis of a chiasmatic glioma in this case is based on the fact that the tumor has the peculiarities of both an extra- and intracerebral lesion: the significant dilatation of the ventricles, the nonvisualization of the anterior portion of the third ventricle, certainly not due to technical reasons, the aspect of the interpeduncular cistern all favor an intracerebral lesion, whereas the lateral displacement of the medial surface of the frontal lobe indicating a well-delimited midline lesion rather suggests an extracerebral tumor.

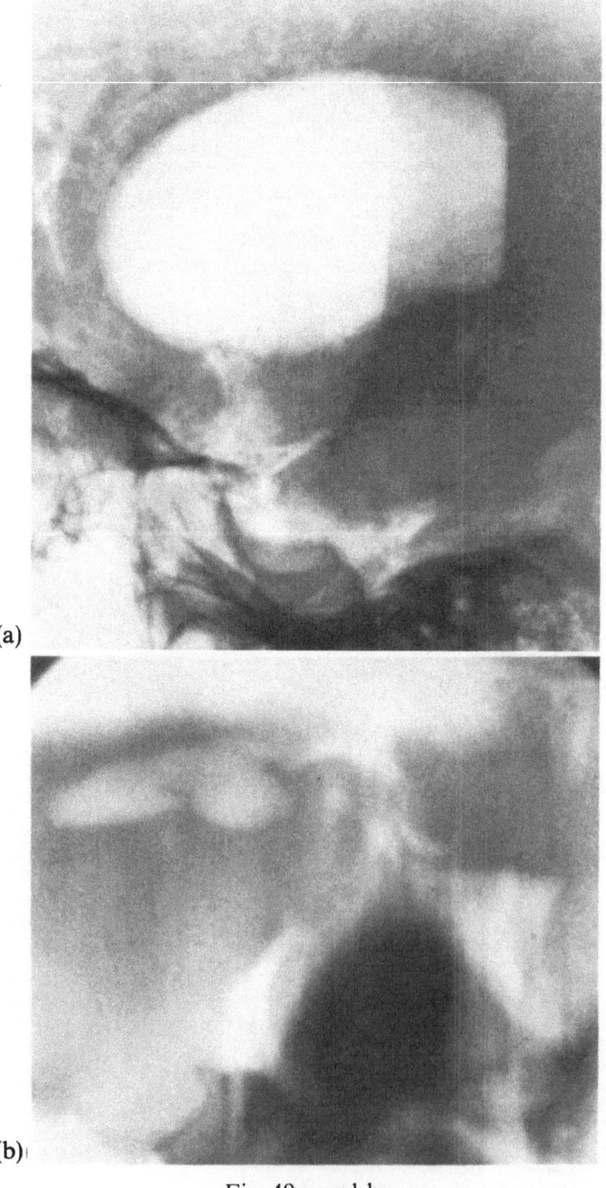

Fig. 49a and b

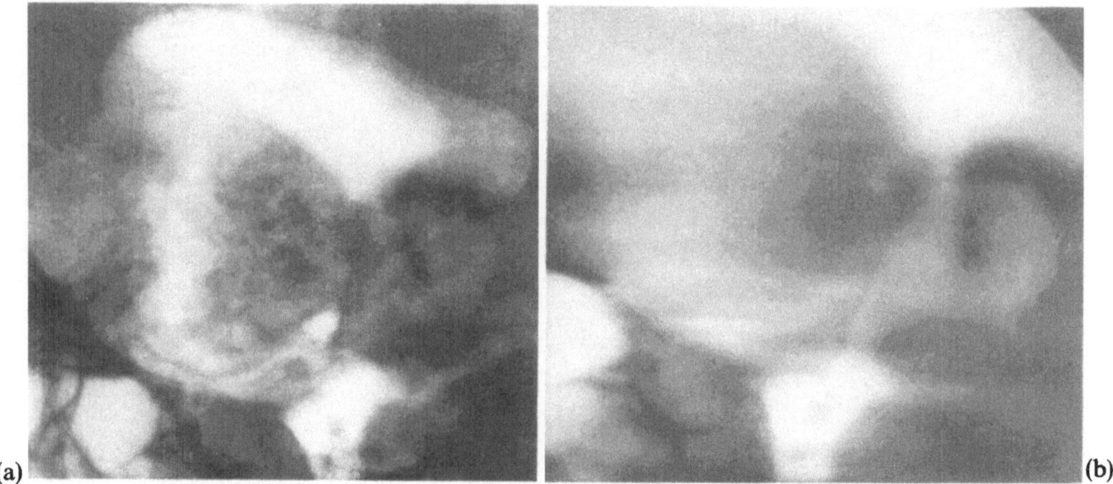

Fig. 50a and b

Case 16 (Fig. 49a, b). *Encephalography:* The ventricular system and the interpeduncular cistern have an aspect similar to the one shown by case 15 (Fig. 48); the subarachnoid space, at the level of the sellar aditus appears flattened, but the upper portion of the chiasmatic cistern seems to be stretched and displaced upward. *Diagnosis:* Intracerebral suprasellar expansive process. Chiasmatic glioma? *Operation:* Glioma of the chiasm and of the right optic nerve.

Comment: The diagnosis is almost certain; the intracerebral nature of the tumor is suggested by the presence of all the encephalographic signs described in case 15. The relationship of the tumor to the optic chiasm is indicated by the aspect of the chiasmatic cistern. Care must be taken not to confuse the chiasmatic cistern with the air that seems to be inside the sella, but which actually lies in the horizontal portion of the cisterns of the Sylvian fissure.

Case 17 (Fig. 50a, b). *Encephalography:* Right frontal horn is considerably elevated with a marked bulging downward; the anterior portion of the third ventricle is pushed backward and downward. Suprasellar cisterns are pushed downward with a negative image of the optic chiasm showing an upward concavity. The contrast medium is spread irregularly above the sella turcica in a vaguely rounded zone the size of a small tangerine. *Diagnosis:* Suprasellar epidermoid cyst. *Operation:* Suprasellar epidermoid cyst.

Comment: The presence of an extracerebral lesion is evident; the nature of the lesion is indicated by the typical dissemination of the air in the tumoral region.

Case 18 (Fig. 51a, b). *Encephalography:* Anteroinferior portion of the third ventricle is slightly displaced upward with the chiasmatic and hypophyseal recesses separated. The subarachnoid space above the sella outlines the upper pole of a soft tissue mass coming from below. *Diagnosis:* Chromophobe adenoma. *Operation:* Chromophobe adenoma. *Histologic examination:* Adenocarcinoma of the chromophobe hypophysis.

Comment: The encephalographic aspect is typical: the deformation of the suprasellar cistern is pathognomonic.

Case 19 (Fig. 52). *Encephalography:* Anteroinferior portion of third ventricle is displaced upward and slightly backward, as if "amputated." The hypophyseal recess is flattened but identifiable; the chiasmatic recess cannot be identified. Some air in the subarachnoid

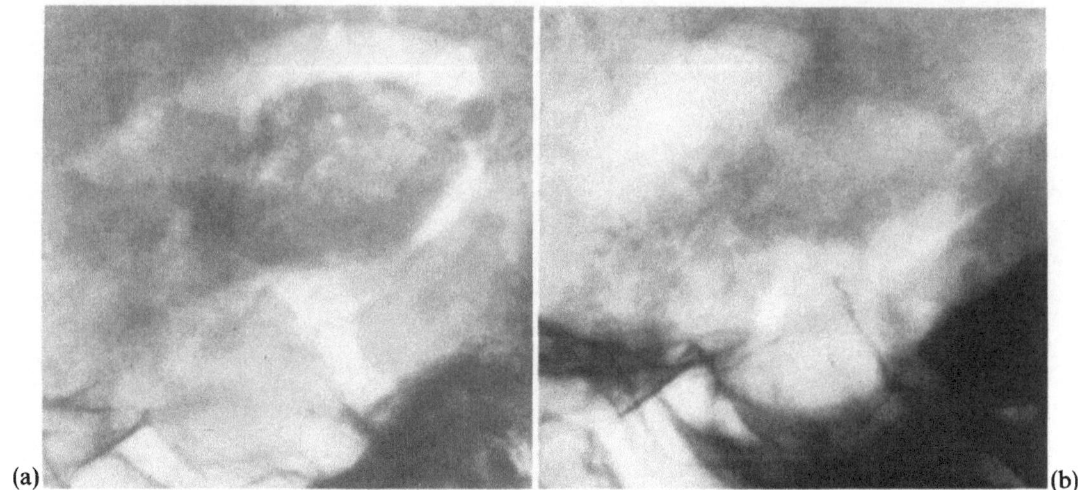

Fig. 51 a and b

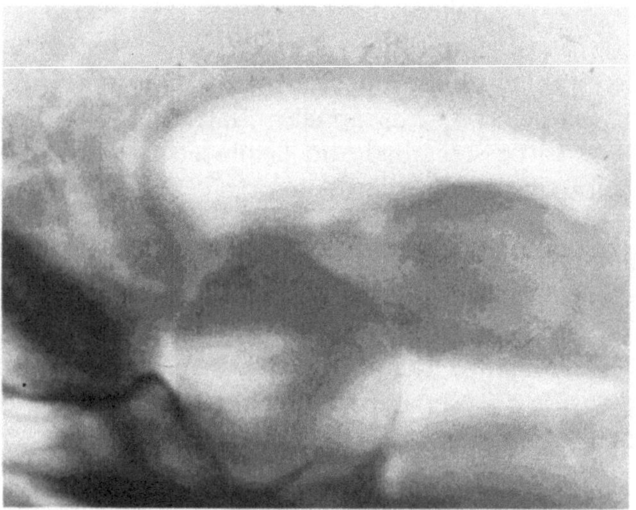

Fig. 52

space (cistern of the lamina terminalis? upper portion of the chiasmatic cistern?) appears to be displaced forward and slightly upward, outlining the anterosuperior pole of the tumor. *Diagnosis:* Suprasellar extracerebral expansive process. Adenoma? *Diagnosis with knowledge of the patient's symptomatology:* Craniopharyngioma. *Operation:* Craniopharyngioma.

Comment: In this case the possibility of an adenoma was considered because of the sellar enlargement. The anamnesis (a 29-year-old man with impairment of growth and sexual function since the age of 14) clarified the diagnosis; it must be emphasized that a more careful examination of the skull pictures showed the presence of a very thin curvilinear calcium deposit outlining the upper pole of the lesion.

Case 20 (Fig. 53). *Encephalography:* Anteroinferior portion of the third ventricle is slightly displaced upward. The chiasmatic cistern slightly pushed upward. *Diagnosis:* Chromophobe adenoma of the pituitary. *Operation:* Chromophobe adenoma of the pituitary.

Case 21 (Fig. 54a, b). *Encephalography:* Floor of the frontal horns, mainly the left one is pushed upward. The anterior portion of the third ventricle is pushed backward

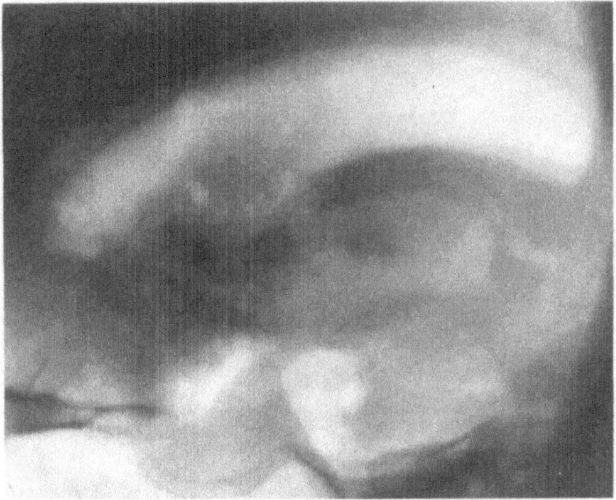

Fig. 53

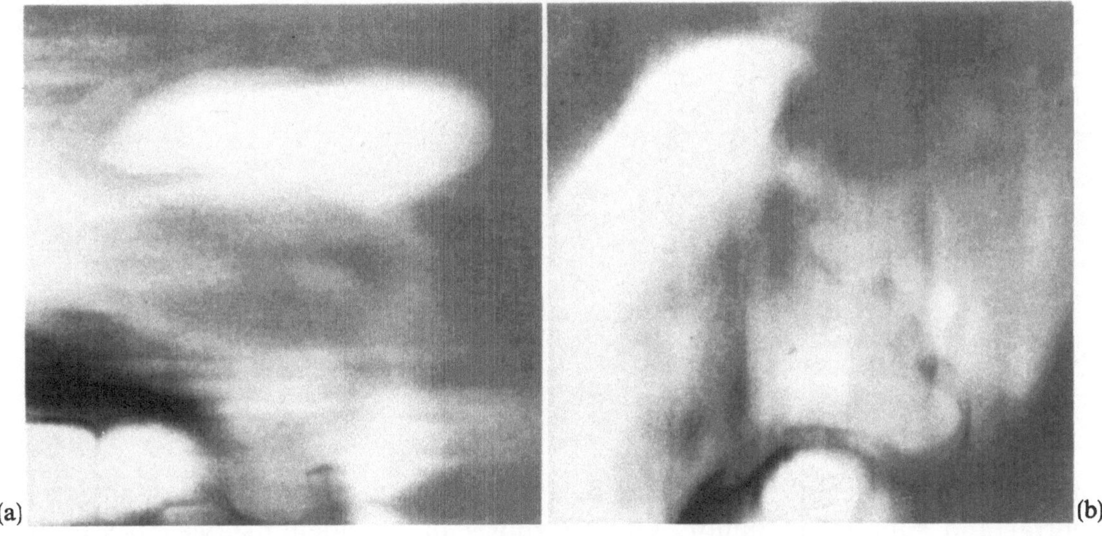

Fig. 54a and b

and upward with a bulging between the anterior commissure and the chiasmatic recess; the subtrigonal cistern is pushed upward. The medial wall of the right frontal lobe is displaced to the right. *Diagnosis:* Left subfrontal and suprasellar expansive process. Meningioma of the jugum. *Operation:* Meningioma of the tuberculum sellae.

Comment: The extracerebral location of the lesion is obvious; the diagnosis of meningioma is proved by the hyperostosis of the sphenoidal jugum. The surgical diagnosis of a meningioma of the tuberculum sellae seems, therefore, to us incorrect, or at least incomplete.

Case 22 (Fig. 55a–c). *Encephalography:* Septum pellucidum is displaced and tilted to the right; lateral ventricles are strongly dilated and asymmetrical, mainly the left one; the floor of the left frontal horn is displaced upward, the third ventricle is poorly visualized, displaced upward and deformed; the chiasmatic cistern pushed upward; the anterior wall of the interpeduncular cistern is pushed backward. *Diagnosis:* Extracerebral intra- and suprasellar expansive process. A chromophobe adenoma of the pituitary, which has probably bled, invades the third ventricle and the left frontal lobe. *Operation:* Giant chromophobe adenoma.

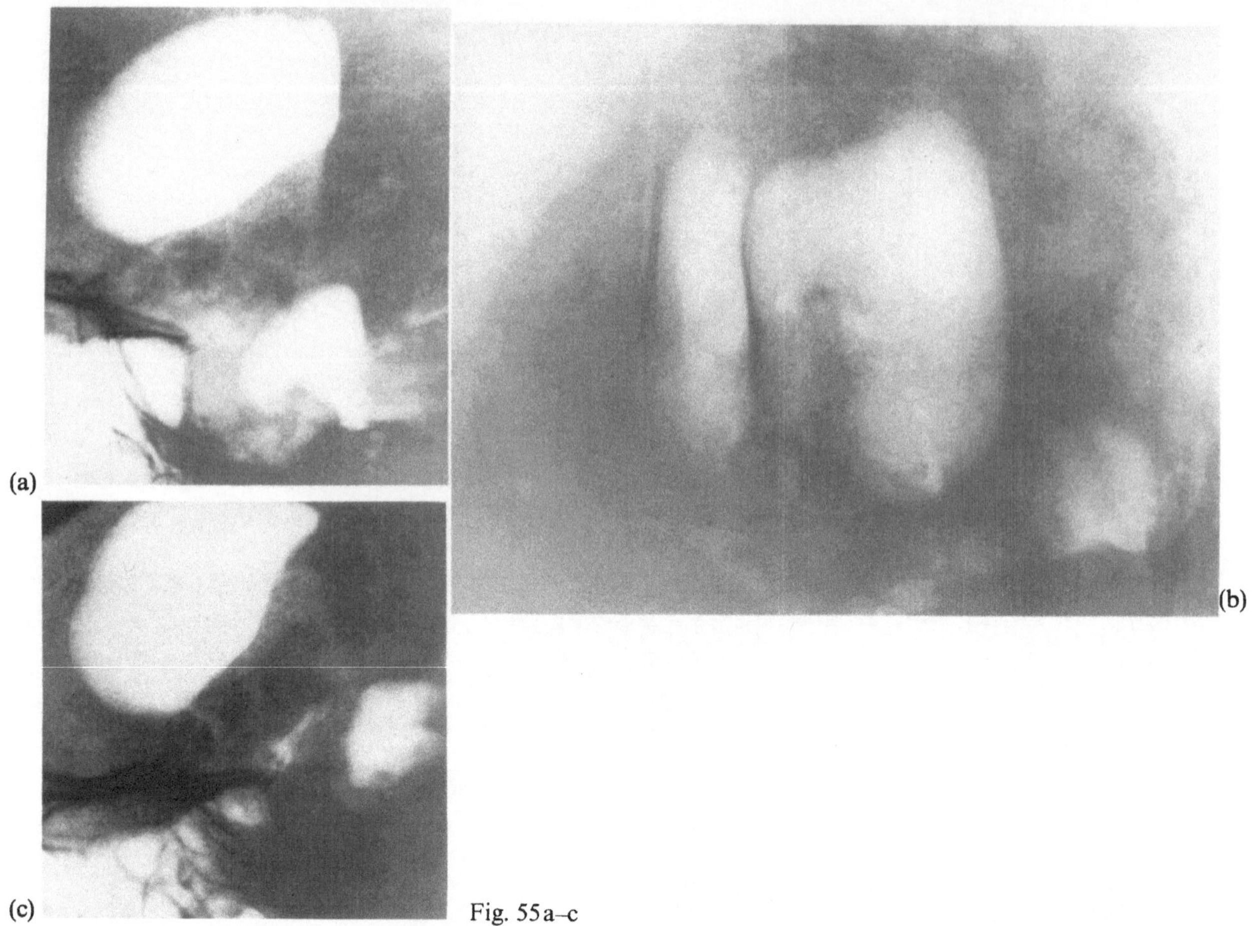

Fig. 55a–c

Comment: The aspect of the cisterns indicates very clearly the presence of an extracerebral intra- and suprasellar tumor. Our diagnosis of an adenoma was based on the aspect of the sella turcica. The considerable dilatation of the ventricular system and the displacement of the septum pellucidum, however, rather indicate an intracerebral lesion. A hematoma was suggested by the anamnesis: a 44-year-old man who was affected by a sudden right hemiplegia. There is no mention, however, in the surgical report of hemorrhage. Reconsidering this case, the aspect of the ventricles may also be considered as due to a compression of the left foramen of Monro by a very large tumor causing dilatation of the left frontal horn and, consequently, displacement of the septum pellucidum to the right.

Case 23. *Encephalography:* Third ventricle is pushed upward and backward; its normal aspect is still recognizable. Suprasellar cisterns are pushed upward. *Diagnosis:* Intra- and suprasellar extracerebral expansive process. Chromophobe adenoma. *Operation:* Chromophobe adenoma.

Case 24. *Encephalography:* Ventricular system is considerably dilated; third ventricle poorly visible, markedly deformed and elevated, especially at the level of its middle portion; the interpeduncular cistern is pushed backward. *Diagnosis:* Suprasellar extracerebral expansive process. *Diagnosis with knowledge of the symptomatology:* Chiasmatic glioma? *Operation:* Craniopharyngioma.

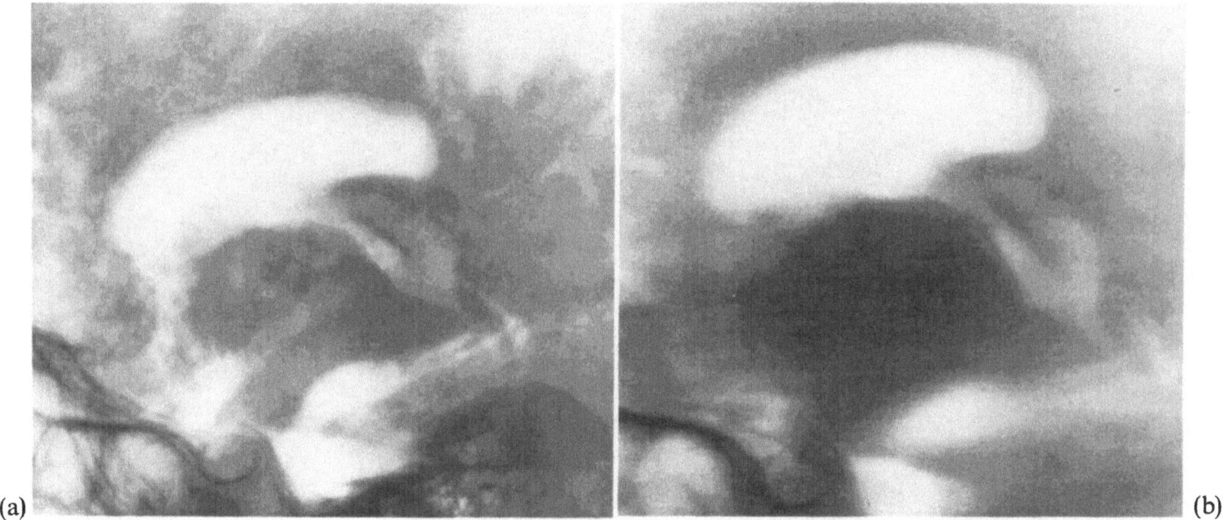

Fig. 56a and b

Comment: The encephalographic picture favored an extracerebral lesion. Some doubt arose from the fact that the third ventricle was poorly injected, perhaps related to poor injection of the whole ventricular system.

Case 25 (Fig. 56a, b). *Encephalography:* Anterior portion of the third ventricle is strongly displaced upward and backward with slightly irregular borders; the interpeduncular cistern cannot be visualized. The upper portion of the pontine cistern is flattened, mainly at the level of its posterior wall. Above the tuberculum sellae, some air is visible in the subarachnoid space which may be located in an irregularly filled chiasmatic cistern that is pushed somewhat upward. *Diagnosis:* Suprasellar expansive process. *Diagnosis with knowledge of the symptomatology:* Hypothalamic glioma? Craniopharyngioma? *Operation:* Hypothalamic glioma.

Comment: In this case we were rather perplexed: the aspect of the third ventricle and of the interpeduncular cistern indicated an intracerebral lesion. Nevertheless, the aspect of the chiasmatic cistern was doubtful. On the other hand, the symptomatology (a 37-year-old man, suffering from impotence and, more recently, from intracranial hypertension and decrease of vision on the left eye) may be observed in hypothalamic glioma as well as in craniopharyngioma. In our opinion, the diagnosis must remain uncertain so as not to exclude the possibility of a surgical exploration.

Case 26. *Encephalography:* Third ventricle is pushed upward and slightly backward; some air outlines the tumor from above and laterally. *Diagnosis:* Intra- and suprasellar expansive process. *Operation:* Chromophobe adenoma.

Case 27 (Fig. 57). *Encephalography:* Anterior portion of third ventricle is displaced upward and considerably deformed with a concavity open downward; the suprasellar and interpeduncular cisterns cannot be visualized; the pontine cistern is flattened. *Diagnosis:* Intracerebral suprasellar expansive process. Hypothalamic glioma. *Operation:* Hypothalamic glioma.

Case 28 (Fig. 58). *Encephalography:* The floor of the frontal horns is displaced upward; the third ventricle is pushed backward and also slightly upward, its margin flattened

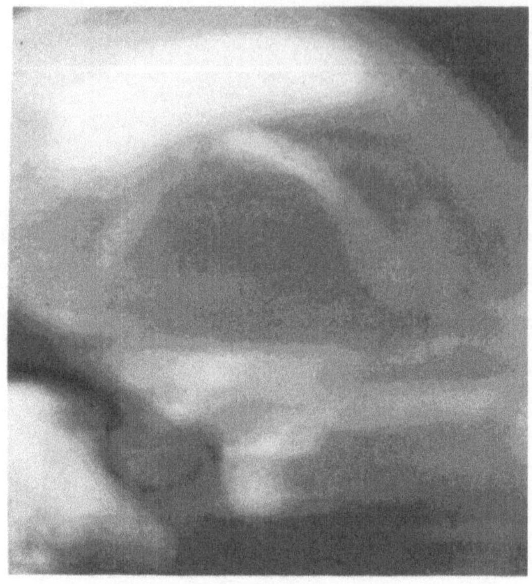

Fig. 57

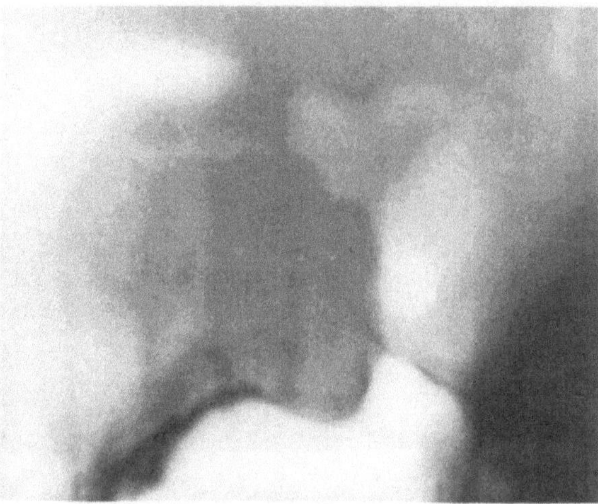

Fig. 58

between the chiasmatic recess and the anterior commissure; the suprasellar cisterns are not visible; the cistern of the lamina terminalis is slightly displaced upward. *Diagnosis:* Suprasellar meningioma. *Operation:* Suprasellar meningioma.

Comment: The aspect of the third ventricle is the same as that shown in Figure 54.

Case 29. *Encephalography:* Third ventricle and suprasellar cisterns are pushed upward. *Diagnosis:* Suprasellar extracerebral expansive process. Chromophobe adenoma. *Operation:* Chromophobe adenoma.

Case 30. *Encephalography:* Supratentorial portion of the ventricular system is considerably dilated; middle portion of the third ventricle is elevated showing a marked concavity open downward; the hypophyseal recess is poorly visible. *Diagnosis:* Craniopharyngioma. *Operation:* Craniopharyngioma.

Comment: The diagnosis of a suprasellar tumor is obvious. The nature of the lesion is suggested by the nodular calcifications.

2. Diagnosis of Location of the Lesion in Relation to the Brain

The results of our review are shown in Table 16. The three cases of optic gliomas are not included. These tumors, as was pointed out in the introduction, have characteristics common to both intra- and extracerebral lesions. In such cases the only possibility of making a correct diagnosis is to indicate the type of tumor, and this is often difficult.

The location of the lesion in relation to the brain was indicated exactly in 22 out of the 27 cases (81.4%) and, particularly, in all extracerebral tumors but one.

The diagnosis was wrong in two cases: in a craniopharyngioma and in a hypothalamic glioma. In the case of the craniopharyngioma (case 10), however, the extracerebral location of the lesion was correctly diagnosed after knowing the symptomatology.

In three additional cases of hypothalamic glioma we could only indicate the existence of a suprasellar expansive process, but in two of them (cases 5 and 14) the exact diagnosis was made after knowing the anamnesis.

Table 16. Encephalographic diagnosis of location (intra- or extracerebral) in relation to brain in 30 reviewed cases of suprasellar expansive processes

Type of lesion	Number of cases	Correct diagnosis	Wrong diagnosis	Diagnosis not made
Chromophobe adenoma	7	7		
Craniopharyngioma	7	6	1	
Suprasellar meningioma	5	5		
Epidermoid cyst	1	1		
Teratoma	1	1		
Aneurysma	1	1		
Hypothalamic glioma	5	1	1	3
Total	27	22 (81,5%)	2 (7,4%)	3 (11,1%)

The results of our review are more or less the same as those obtained at the time of examination. In fact, the percentage of exact diagnosis in the entire case material was 86.7%, whereas in the revised cases it was 81.4% only (Table 16). It should be mentioned, however, that when the examination was performed, the pneumoencephalographic findings were evaluated after knowing the results of the ophthalmologic examination and the X-ray examination of the skull. Moreover, the number of adenomas (in which the diagnosis is exact in almost all cases) included in the case material is almost 4 times greater than gliomas (in which a correct diagnosis is only possible in half of the cases). That means that the results of the review can be regarded as better than those obtained in the whole material.

3. Diagnosis of Type

Table 17 shows that the histologic type of tumor was indicated correctly in 18 cases (60%); in one of them (case 12) the presence of an aneurysm had only been indicated as probable.

The diagnosis of type was wrong in five cases; in four of them the type was indicated exactly after learning the symptomatology.

In seven cases no diagnosis of type was made. However, with knowledge of the symptomatology, the type was indicated in four of them, and in another case it was

Table 17. Encephalographic diagnosis of histologic type in 30 reviewed cases of suprasellar expansive processes

Type of lesion	Number of cases	Correct diagnosis	Wrong diagnosis	Diagnosis not made
Chromophobe adenoma	7	7		
Craniopharyngioma	7	2	4	1
Supresellar meningioma	5	3	1	1
Epidermoid cyst	1	1		
Teratoma	1			1
Aneurysm	1	1		
Suprasellar glioma	8	4		4
Total	30	18 (60%)	5 (16,6%)	7 (23,4%)

indicated only as probable. In a further case—a craniopharyngioma—knowledge of the symptomatology caused us to erroneously modify a diagnosis that was originally correct.

Let us consider now the various types of tumor. In the adenomas the diagnosis was made correctly in all cases. In the meningiomas correct diagnosis was made in three cases out of five; in one case the diagnosis was wrong; and in the remaining case no diagnosis was made. In these latter two cases a correct diagnosis was made after knowing the symptomatology. In the craniopharyngiomas the nature of the tumor was indicated in two cases. In four cases the diagnosis was wrong, but in three of them, it was corrected after learning the symptomatology. The same happened with one of the two cases in which diagnosis was not made. In the gliomas the correct diagnosis was made in four out of eight cases. In four cases the diagnosis was not made; however, with knowledge of the symptomatology, the nature of the lesion was indicated in three of them and suggested in one.

In the case of the epidermoid cyst the diagnosis was exact and in the case of the aneurysm it was considered as probable. In the case of the teratoma no diagnosis of type was made.

In conclusion, the highest number of precise diagnoses was made in the cases of adenoma, while the cases of craniopharyngioma showed the highest number of wrong diagnoses. In gliomas there was no error: in half of the cases the diagnosis was correct; in the other half no diagnosis was made.

IV. Discussion

Two problems must be considered: (1) The extension of the lesion, that is, if it is intra- or suprasellar (and, in the latter case, if it develops preferentially upward, forward or behind the sellar region). (2) The nature of the tumor or at least its location in relation to the brain, whether intra- or extracerebral. We shall discuss these two problems separately. First, some technical points should be considered.

1. Technique of Examination

Visualization of the ventricular system usually suffices to localize a tumor in the suprasellar region and indicate the direction of its development, whereas study of the cisterns is generally also necessary to establish the intra- or extracerebral location of the lesion. This explains the importance of encephalography for the study of these lesions as pointed out by many authors, including BAKAY and WHITE (1953), WICKBOM and SHELDON (1953), RUGGIERO (1957), ROBERTSON (1957), LINDGREN and DI CHIRO (1951), KRUEGER and UNGER (1966), PASSERINI and VAGHI (1967), HERTZOG et al. (1970), VEZINA and SUTTON (1974) and FAURÉ and CRUSON (1959).

FAURÉ and CRUSON (1959) and DECKER (1968), however, prefer, in cases of endocranial hypertension, to perform a cisternography, according to the method described by BELLONI (1949), followed, if necessary, by ventriculography. We cannot understand the reasons of this procedure which makes the examination longer and the diagnosis less precise, without avoiding the eventual risks of a pneumoencephalographic examination. BERNASCONI et al. (1964) seem to share our doubts as to the diagnostic value of cisternography.

Many authors (AMUNDSEN, 1973; AMUNDSEN et al., 1969; MCLACHLAN et al., 1971; METZGER, 1967; METZGER et al., 1967a, b) insist on the use of tomography. TWINING (1939) affirmed that this technique is irreplaceable to study the anterior portion of the third ventricle and the chiasmatic cistern by eliminating the superimposition of the air contained in other portions of the subarachnoid space, chiefly in the cisterns of the Sylvian fissure. This argument was taken up again in 1953 by BONNANT, by LEWTAS and JEFFERSON (1966), and by BALADO who in 1940 proposed stereoradiography.

Many authors have discussed the tomographic technique, including EPSTEIN and DAVIDOFF (1946), PALEIRAC et al. (1953), and HANAFEE and LECRY (1968) who tried to utilize traditional tomography.

Autotomography, proposed in 1950 by ZIEDSES DES PLANTES has been also widely used; its utility was emphasized by SCHVARCZ (1959), SCHECHTER and GUTIÉRREZ-MAHONEY (1962), and SCHECHTER and JING (1960). The problem of the type of movement of cancellation has arisen in recent years. The hypocycloidal movement gives the best quality of tomogram but it does not seem to be easily adaptable to modern craniography. Almost all present-day machines (Princeps, Mimer, Diagnost N, Neurocentrix) utilize a linear tomographic system. DI CHIRO (1964) proposed to study the sellar region in axial projection, in order to better demonstrate the lateral expansion of the tumor and its relationship with the carotid siphon. This argument was later taken up by SALVOLINI (AMICI and SALVOLINI, 1973; SALVOLINI, 1972, 1973). There is no doubt that tomography is useful to demonstrate the anatomy of the third ventricle, especially when this structure is compressed or appears superimposed by the air contained in the subarachnoid space. To avoid such superimposition it is also advisable to perform a late radiographic control (RUGGIERO et al., 1972; LINDGREN, 1957) by which it is possible to obtain a clear image of the sole third ventricle.

We conclude this note on technique by mentioning two points which seem important to us. (1) The entire third ventricle must be examined and not only its anterior portion. One has to be careful to differentiate a mass intermedia from a filling defect caused by a tumor. (2) All cisterns—pontine, interpeduncular, chiasmatic, of the lamina terminalis, of the sylvian fissure—must be examined. It is indispensable that the examination be done with equal care in both the sitting and supine positions.

Finally, it can never be sufficiently emphasized that a structure must be well visualized in order to be well examined. For this reason one should inject enough air to obtain a good filling of the third ventricle in the supine position, which is possible only when the fluid level reaches the foramina of Monro. An insufficient filling is more frequently observed in cases of considerable ventricular dilatation.

2. Extension of the Tumor

Most of the works in the rich pneumoencephalographic literature on suprasellar tumors are devoted to this subject.

HEIDRICH (1928, 1929) in 1928 utilized encephalography for the purpose of delimiting the suprasellar extension of a hypophyseal adenoma by studying the cisterns. DYKE and DAVIDOFF (1934) extended study to the entire pathology of the base of the skull. LYSHOLM et al. (1935) emphasized that the recesses of the anteroinferior portion of the third ventricle are the first ones to be involved by a tumor developing in the suprasellar region; when the extension of the tumor is significant the deformation of the third ventricle may even cause occlusion of the foramen of Monro, or flattening of the frontal horns, in the cases of lesions developing anteriorly.

BAKAY and WHITE (1953) studied 14 cases of chromophobe adenoma with suprasellar extension. They insist on the value of the encephalography since there might be cases of large adenomas with considerable suprasellar extension in which the sella turcica has an almost normal appearance. In six cases in which the tumor developed upward and backward, the anteroinferior portion of the third ventricle was pushed toward the same direction and deformed, while the chiasmatic and interpeduncular cisterns appeared to be vertical. In six cases in which the tumor had a moderate suprasellar extension the ventricular system was normal and the diagnosis was made only on the basis of the aspect of the cisterns.

According to LINDGREN and DI CHIRO (1951) the stretching apart of the chiasmatic and hypophyseal recesses is an initial sign of suprasellar expansion. This has been confirmed by FAURÉ and CRUSON (1959).

According to ROBERTSON (1957), the different encephalographic signs observed in tumors above the sella turcica depend not only on the modalities of the tumor expansion but also on the originary position of the optic chiasm. When the chiasm is located rather anteriorly, the tumor develops upward and displaces anteriorly the posterior border of the chiasm, the third ventricle becomes longer and extends itself forward, appearing as a stripe of air with a downward concavity. On the other hand, when the optic chiasm is located more posteriorly (namely, when the optic nerves are longer), the tumor causes its upward displacement and pushes it more or less backward. In these cases the anteroinferior portion of the third ventricle appears to be "cut off" with a straight or slightly curved outline.

RUGGIERO (1957) has also insisted on the anatomic relationship between the anteroinferior portion of the third ventricle (and therefore of the optic chiasm) and the base of the skull. Such a relationship is variable, and, consequently, it can be modified in different ways by tumors of the same type. For instance, a suprasellar tumor with upward extension will deform the third ventricle more in a case in which the anteroinferior portion is located above the aditus sellae than in a case in which this structure is located behind the sella.

According to TAVERAS and WOOD (1964) a hypophyseal adenoma can expand in three different directions: (1) upward and forward; (2) upward and backward; (3) laterally. In the first case, involved early are the suprasellar cisterns, which are obliterated, and the recesses of the anteroinferior portion of the third ventricle, which in some cases may appear displaced upward without being deformed. In the second case, involved early are the interpeduncular cistern, which sometimes is obliterated, and, exceptionally, the pontine cistern, which is displaced backward. When the adenoma has rather a unilateral expansion, the encephalographic picture is the same as in temporal tumors.

GUIOT et al. (1958) have divided hypophyseal adenomas into three groups according to their upward development: in type A the tumor extends up to the chiasm; in type B the tumor displaces upward and deforms the floor of the third ventricle, which appears dome-shaped with a concavity opening downward; in type C the tumors expand up to the foramen of Monro. VEZINA and MALTAIS added two more groups to this classification; adenomas with lateral expansion and adenomas with aberrant expansion. We agree with TAVERAS and WOOD (1964) who consider the lateral expansion of an adenoma as rare. In our reviewed material we found three cases of extracerebral suprasellar tumor with aberrant expansion: an adenoma and a craniopharyngioma which developed mainly on one side, and another case in which apparently two lesions were present—a large suprasellar adenoma and a gliomatous intraventricular tumor which seemed to have no connection with the adenoma. Histologic examination proved that it was a question of adenomatous cells. Very likely this case was an aberrant localization.

In 1970 HERTZOG et al. made a very detailed description of the encephalographic findings in relation to the different types of adenomatous expansion. They offer a precise but theoretical picture on how the tumor's expansion should take place. In reality expansion of a sellar tumor is quite often irregular. The encephalographic signs depend upon the direction of the tumor growth as well as the size of the tumor.

Recently our interest has shifted from the large to the smaller lesions, thanks to contributions on intrasellar microadenomas, among which the adenomas secreting prolactine have a particular clinical importance (VEZINA and SUTTON, 1974; VEZINA and MALTAIS and METZGER, 1967). VEZINA and SUTTON (1974), in particular, have emphasized that dilatation of the subdiaphragmatic hypophyseal cistern, the so-called empty sella, may coexist with very small adenomas.

3. Type of Tumor

Many authors have made valuable contribution with regard to suprasellar tumors on the basis of study of a special type of tumor. We would cite the papers by ELSBERG and DYKE (1934), and DYKE and DAVIDOFF (1934) on meningiomas, TAVERAS and WOOD (1964) on adenomas, PASSERINI and VAGHI (1967) and FAURÉ and CRUSON (1959) on craniopharyngiomas. However, there have been only a few serious attempts to identify by encephalography the nature of the tumor, or at least its intra- or extracerebral location, which is, in our opinion, the main diagnostic problem. In fact, the therapeutic approach depends essentially on the knowledge of these aspects of the lesion. Actually it can be affirmed that extracerebral tumors should be operated upon, while surgery is not indicated in the intracerebral lesions, with perhaps the exception of some gliomas of the optic chiasm for reasons which have already been discussed.

According to TAVERAS and WOOD (1964) a differential diagnosis among adenomas, craniopharyngiomas, meningiomas, and gliomas is impossible.

According to ROBERTSON (1957) it is possible by encephalography to differentiate adenomas from craniopharyngiomas. In the latter a more or less cylindrical filling defect is sometimes observed in the basal cisterns, extending upward and backward; the third ventricle is reduced to a strip of air above the tumor. In other cases the filling defect has a globular aspect; sometimes it is more irregular.

LINDGREN (1957) does not discuss the differential diagnosis between extra- and intracerebral tumors, but refers to it indirectly when speaking of the different aspects of intra- and suprasellar lesions.

An attempt to differentiate extracerebral from intracerebral lesions has been made by RUGGIERO (1957) who carried out a detailed study of 28 cases of suprasellar lesions, histologically verified. Of these 22 were extracerebral: 14 chromophobe adenomas, five craniopharyngiomas, and three meningiomas; the remaining six were intracerebral: one cystic glioma, three optic gliomas, and two aneurysms. Two additional aneurysms were verified angiographically. According to the author the diagnosis of location of the tumor in relation to the brain is usually easy. The upward displacement of the third ventricle and the frontal horns, and the suprasellar cisterns, the delimitation by air of the superior border of a tumor, indicate that the lesion is extracerebral. On the other hand, there are two signs rather characteristic of intracerebral tumors: (1) Apart, of course, from the third ventricle, the ventricular system is not deformed (whereas in extracerebral tumors the frontal horns are usually involved). (2) The pontine cistern is dilated and compressed from above to below. This sign was never observed in the extracerebral tumors.

As far as the diagnosis of type is concerned, the author does not believe in the existence of a typical encephalographic picture. However, the nature of the lesion can often be suspected on the basis of the combined results of encephalography and direct X-ray examination of the skull. For this reason the author considers the differential diagnosis between craniopharyngiomas and gliomas as especially difficult.

If one looks at the analogy between the results obtained by RUGGIERO (1957) and the results discussed in the present work, it might seem that the progress achieved in differentiating extra- from intracerebral tumors is poor. It has to be considered, however, that in the earlier monograph the diagnosis was made on the basis of the whole radiographic picture, whereas in the present work only the encephalographic results are taken into consideration. Actually we feel that the possibilities of diagnosing the nature of a suprasellar lesion, are considerably increased. In adenomas the upper pole of the tumor is always outlined by the suprasellar cistern or by air commonly indicated as "air above the tumor," which is usually contained in the cisterns of the Sylvian fissure. In the other tumors the diagnosis has to be made on the aspect of both the third ventricle and the cisterns.

The cisterns are not constantly injected. A good visualization of the suprasellar cisterns was obtained in only 10 out of the 30 verified cases submitted for review; in 12 cases the cisterns were poorly visualized and in four cases they were not visible. In the four remaining cases we spoke of "air above the tumor" without being able to recognize any cistern. In four more cases the air above the tumor was also described but it was possible to recognize some cisterns. In adenomas the cisterns are usually well visualized, whereas in gliomas and craniopharyngiomas they are injected poorly or not injected at all. In a case of optic-chiasmatic glioma the negative image of the tumor was clearly recognizable in the cistern. Some "air above the tumor" was observed in seven cases; all but one — a chiasmatic glioma — were extracerebral lesions.

By contrast with the opinion expressed in our earlier work (RUGGIERO, 1957), our opinion on the diagnostic value of the aspect of the third ventricle has been considerably modified, in a positive sense. Figures 59–64 represent drawings of the third ventricle and frontal horns in our cases. They allow the following considerations:

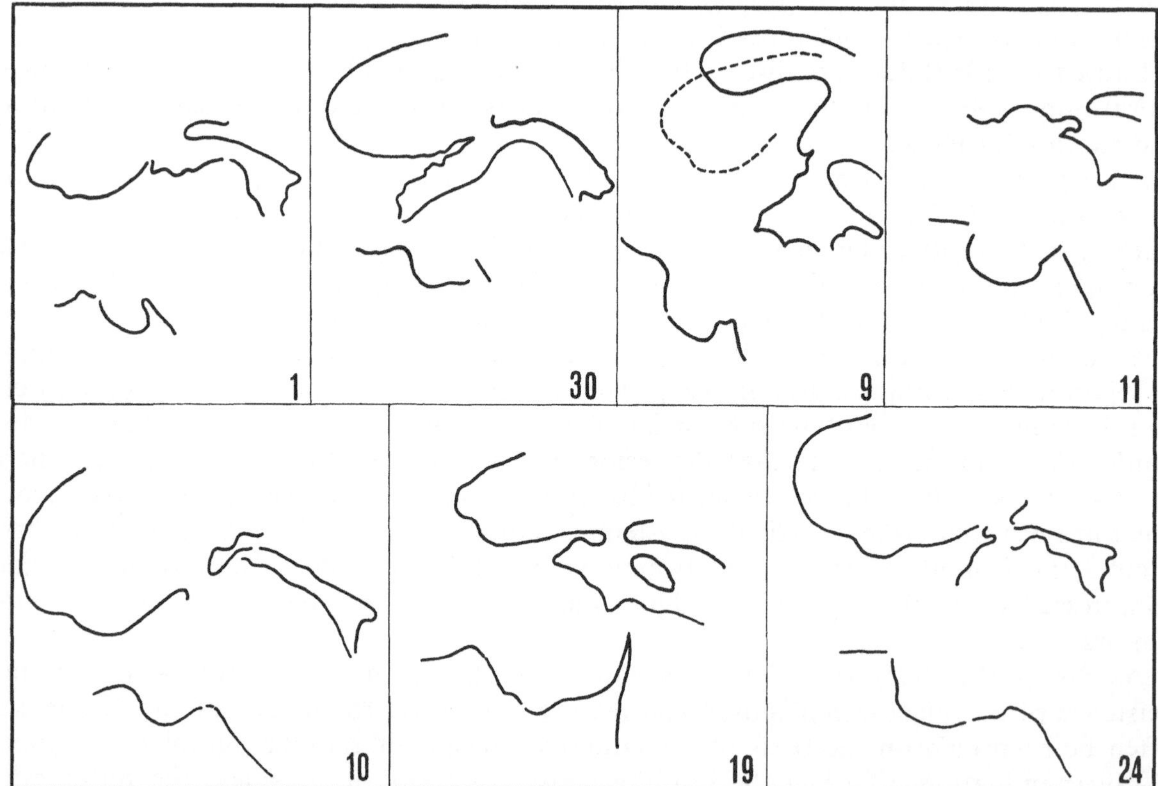

Fig. 59. Tracings of craniopharyngiomas. Number below each drawing in Figures 59 through 64 corresponds to number of case reports

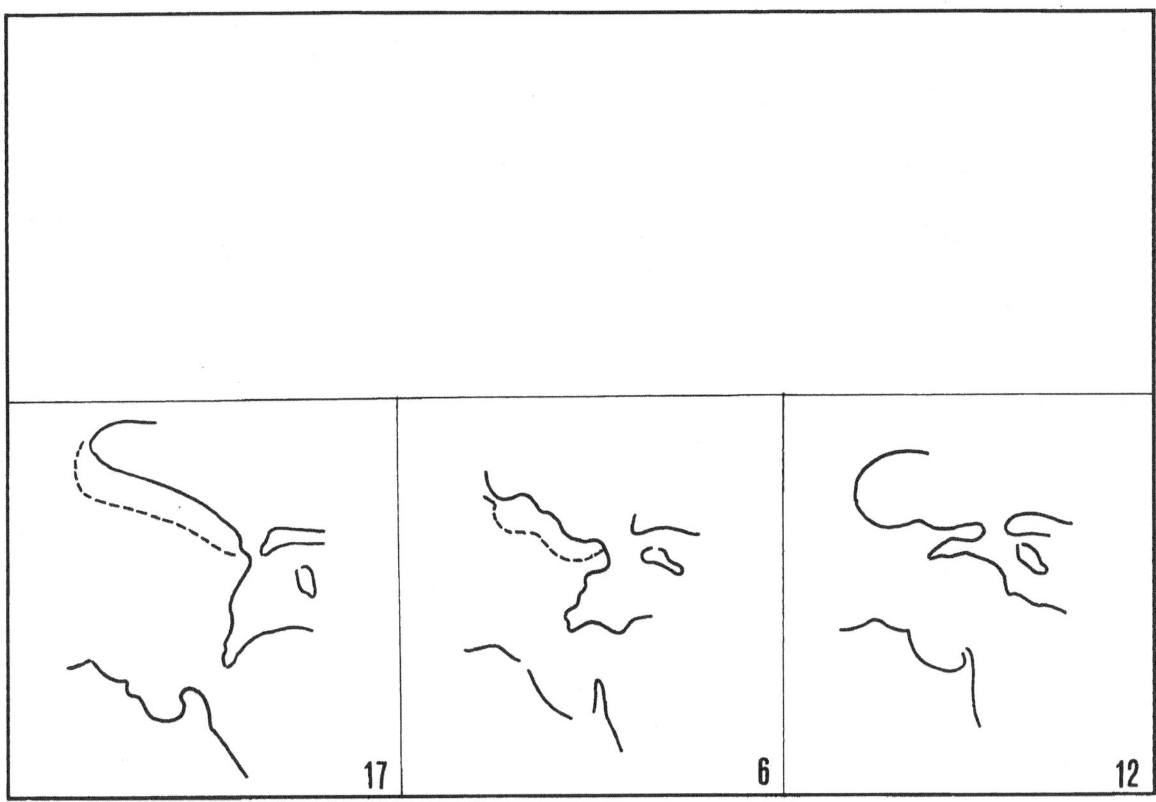

Fig. 60. Tracings of epidermoid cyst (*17*), teratoma (*6*), and aneurysma (*12*)

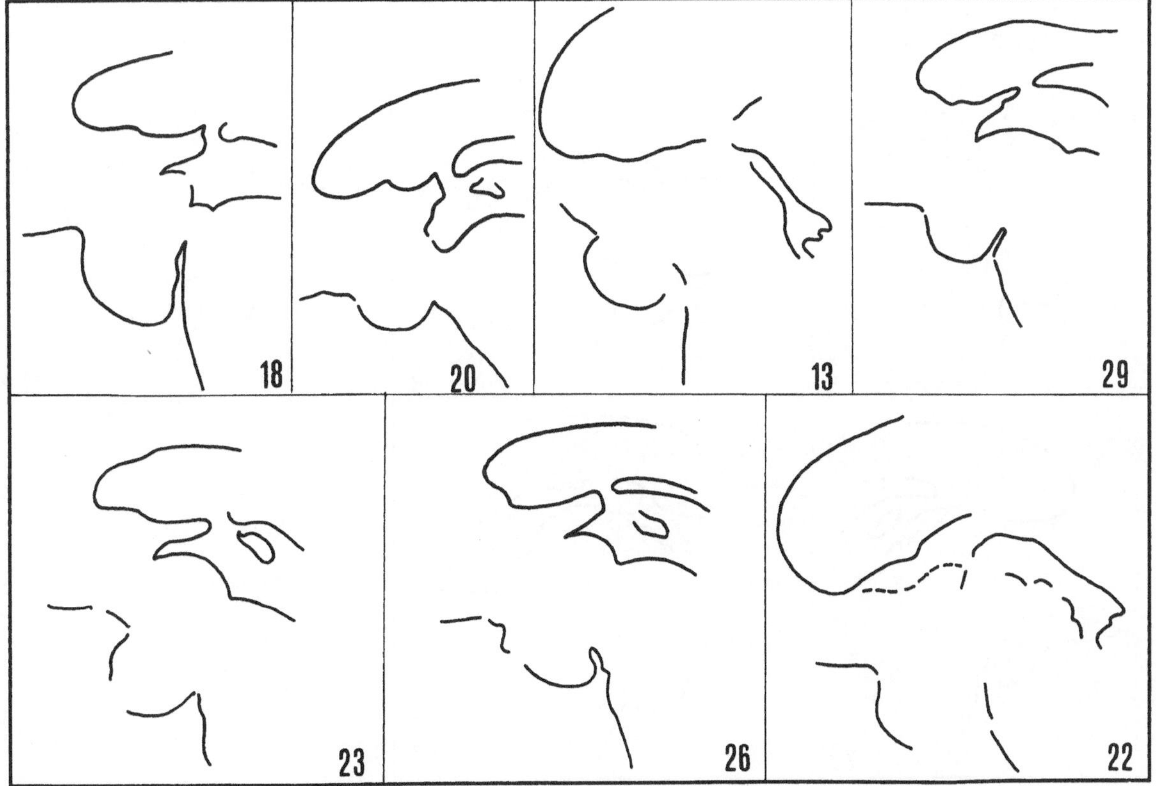

Fig. 61. Tracings of chromophobe adenomas

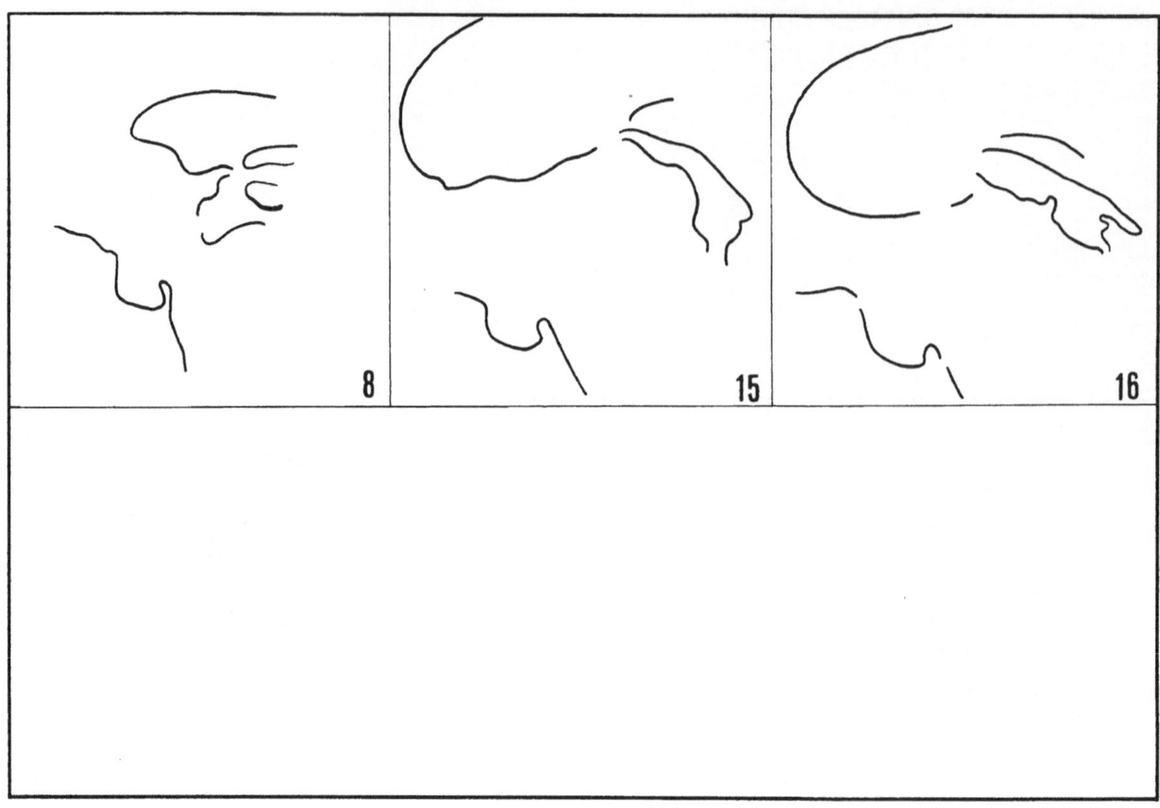

Fig. 62. Tracings of optic gliomas

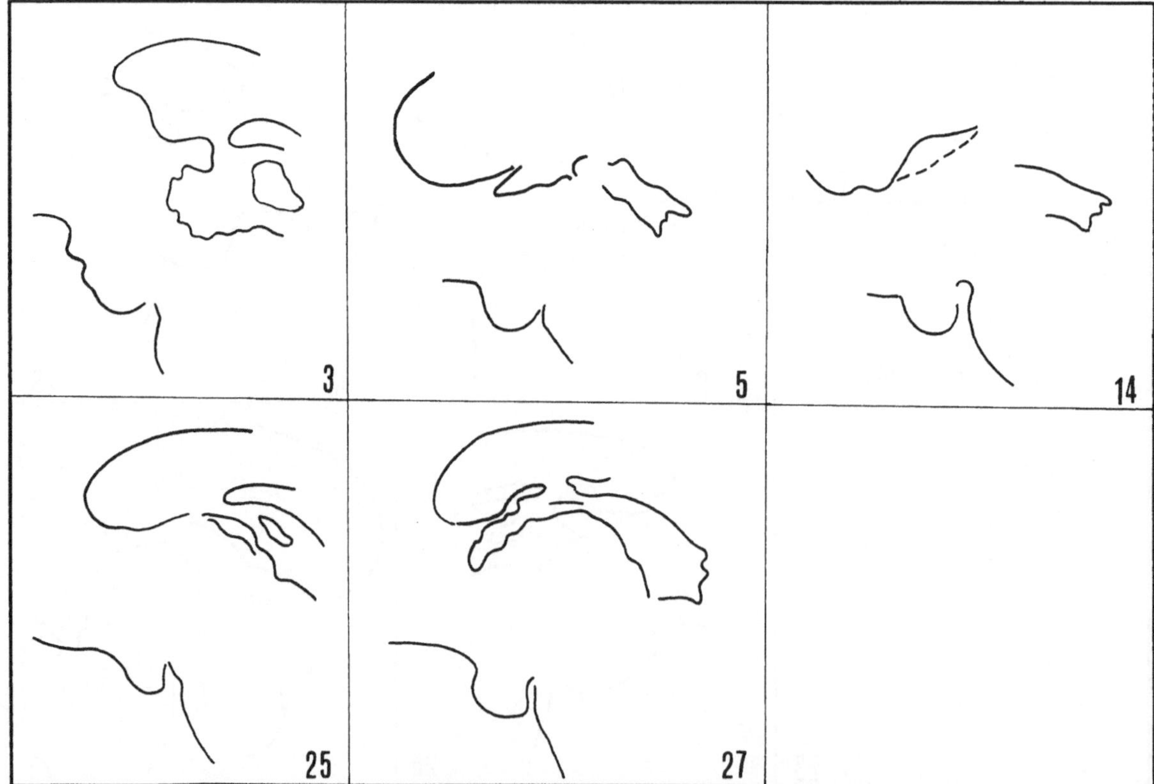

Fig. 63. Tracings of hypothalamic gliomas

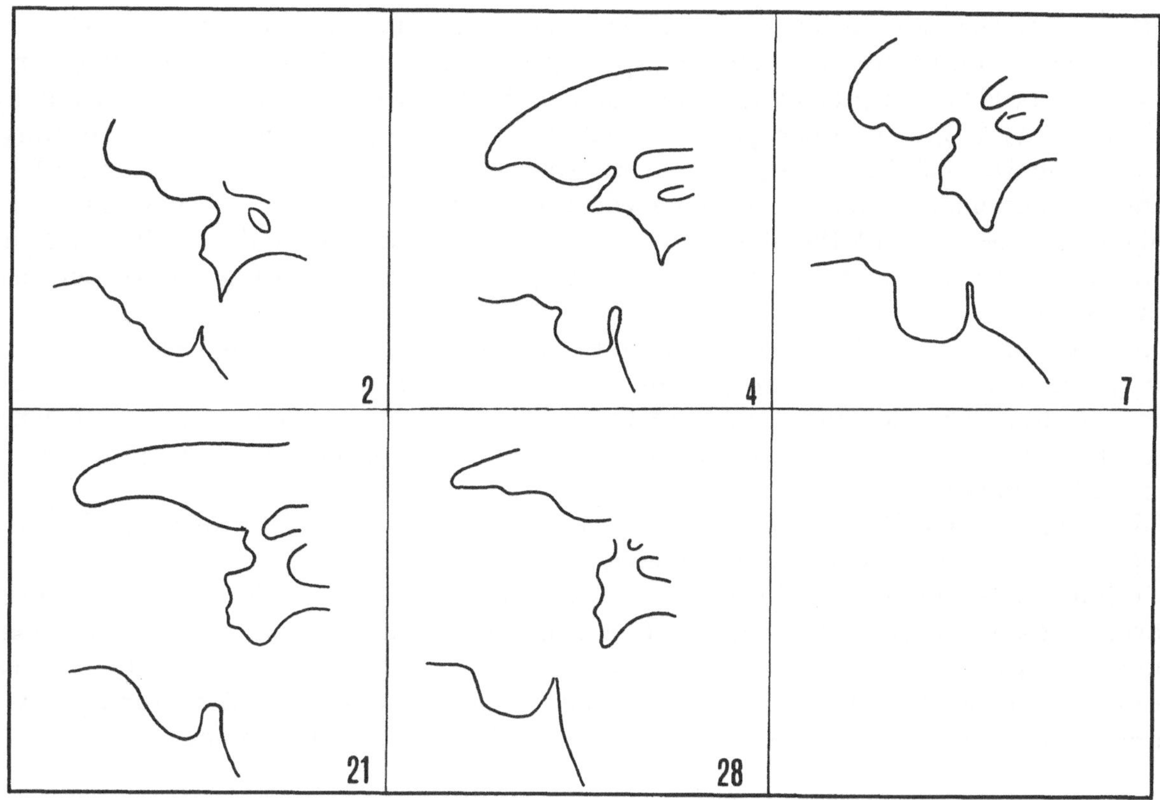

Fig. 64. Tracings of suprasellar meningiomas

1. Whenever the third ventricle is identifiable, independently of the degree of its displacement and deformation, the lesion is usually extracerebral. This is particularly true in cases of adenoma and meningioma in which the chiasmatic and hypophyseal recesses are always recognizable. An exception was made by two cases of very large adenomas (cases 13 and 22) reaching up to the foramen of Monro, but in which, nevertheless, the diagnosis was made without hesitation. In craniopharyngiomas the morphology of the third ventricle was recognizable in four cases out of seven.

2. Among the extracerebral tumors, there are significant differences between adenomas, craniopharyngiomas, and meningiomas. In adenomas, the chiasmatic recess is generally considerably pushed upward and stretched forward, whereas the hypophyseal recess is displaced upward but also rather backward. In craniopharyngiomas the entire third ventricle appears to be pushed upward and backward according to a tilted plane perpendicular to a plane passing through the tuberculum sellae. In meningiomas two signs are evident: (a) the hypophyseal recess is not displaced upward or only slightly displaced; (b) a rather typical deformation of the anterior wall of the third ventricle between the chiasmatic recess and the anterior commissure is often present. This deformation consists in a sort of flattening which reminds one of a contracted nose. It was clear in three out of our five cases, less marked in one (case 7) and not visible in one (case 4). In the case of epidermoid cyst (case 17) the deformation of the third ventricle was similar to that observed in the suprasellar meningiomas. The diagnosis of type was, however, unquestionable, thanks to the typical distribution of air inside the tumor. In the case of teratoma (case 6) the third ventricle was displaced upward only at the level of the hypophyseal recess. The encephalographic picture (also considering the aspect of the cisterns) was of the same type as in a small craniopharyngioma. The lesion was calcified.

3. In intracerebral tumors, the third ventricle was markedly deformed in seven cases

out of eight. The only exception was made by case 8 in which the tumor was diagnosed early as being due to the characteristic aspect of a filling defect in the chiasmatic cistern.

4. The curvilinear aspect of the floor of the third ventricle which is considered by ROBERTSON (1957) to be rather typical of craniopharyngiomas, depends, on the contrary, on the extension of the tumor, as is demonstrated particularly by cases 27 and 30 — a hypothalamic glioma and a craniopharyngioma, respectively. In both these cases the bulging on the floor of the third ventricle is similar; the ventricular outline, on the contrary, is regular in the case of the craniopharyngioma but irregular, or serrated in the glioma.

5. In the aneurysms, the aspect of the third ventricle, which showed a clear curvilinear filling defect in its anteroinferior portion, is similar to that observed in cases 23 and 29, two chromophobe adenomas. We have to admit, consequently, that, contrary to what RUGGIERO affirmed in 1957, such an aspect cannot be considered as symptomatic of a saccular aneurysm.

6. Independently of its nature, when a tumor compresses or infiltrates the foramen of Monro, the lateral ventricles are dilated.

7. Suprasellar tumors usually grow on the midline. In four of our cases the frontal horns were asymmetrical: an adenoma (case 22), a craniopharyngioma (case 9), an epidermoid cyst (case 7), and a teratoma (case 6). The asymmetry was important in the case of the craniopharyngioma. As far as we are aware, this last case is the first craniopharyngioma described in the literature as having a mainly unilateral development.

F. Median and Paramedian Expansive Processes

I. Introduction

This group includes the tumors occupying the midline structures of the brain: the septum pellucidum, corpus callosum, pineal region, and third ventricle; as well as the thalamic tumors which very often infiltrate the third ventricle and/or the brain stem. We have also included those tumors that occupy both the midline structures and the hemispheres, and for which it is not possible to define the point of origin; they present the same problems of differential diagnosis as the midline lesions. Actually, the falx also is a midline structure and, consequently, the meningiomas of this region might be included in this chapter; however, these tumors present some peculiar aspects and we prefer to deal with them separately.

One aspect which is common to all median and paramedian tumors is the difficulty of getting an anatomical verification. In many of these cases, especially the intracerebral tumors, a surgical exploration is contraindicated and most patients are discharged from the hospital and sent to other departments for radiotherapy and/or chemotherapy. They seldom die in the hospital and therefore autopsy is exceptional. In the majority of the unverified cases, however, the radiologic findings are obvious; thus the diagnosis can be considered certain and these cases may be taken into account for statistical purposes as far as the diagnosis of intra- or extracerebral location is concerned.[1]

[1] Nearly all tumors in this group are intracerebral. On the other hand, in our department angiography is performed almost routinely and this contributes to clarify the diagnosis in doubtful cases. On the other hand, only cases anatomically verified have been considered in assessing the value of encephalography for the diagnosis of the histologic nature of the tumor.

Another characteristic of these lesions is the relatively high number of cases in which ventriculography is necessary. In our material the percentage of ventriculographies made in cases of median and paramedian tumors was 26.8%, which is by far the highest figure among all tumoral localizations.

II. Statistical Analysis of the Material

Our material consists of 93 cases, which are shown in Table 18. Encephalography was performed in every case. Gas ventriculography was performed in 22 cases, in one case before encephalography. Positive contrast ventriculography was performed in three cases (Table 19); in our department this type of examination is carried out exceptionally.

Table 18. Median and paramedian verified expansive processes observed 1964–1974

Type of lesion	Number of cases	Anatomically verified	Not anatomically verified but with radiologic evidence
Tumors of corpus callosum and septum pellucidum	30	15	15
Intraventricular tumors of third ventricle	4	4	
Tumors of pineal region	25	10	15
Hemispheric tumors involving median structures	10	8	2
Thalamic tumors	24	8	16
Total	93	45	48

Table 19. Encephalography and ventriculography in 93 cases of verified median and paramedian expansive processes

Type of lesion	Number of cases	Number of encephalo-graphies	Number of gas ventriculo-graphies	Number of positive contrast ventriculo-graphies
Tumors of corpus callosum and septum pellucidum	30	30	2	
Intraventricular tumor of third ventricle	4	4	2	1
Tumors of pineal region	25	25	12	2
Hemispheric tumors involving median structures	10	10	1	
Thalamic tumors	24	24	5	
Total	93	93	22	3

1. Diagnosis of Site

Table 20 summarizes our results. A correct diagnosis of site was made in 90 cases, in 22 of them by ventriculography. In three cases no diagnosis was made: two tumors of the pineal region and one thalamic tumor. In none of these three cases was ventriculography done. Considering the different types of median and paramedian tumors, ventriculography proved to be particularly useful in tumors of the pineal region (9 cases out

Table 20. Pneumoencephalographic diagnosis of localization in 93 cases of verified median and paramedian expansive processes

Type of lesion	Number of cases	Correct diagnosis	Wrong diagnosis	Diagnosis not made
Tumors of corpus callosum and septum pellucidum	30	30		
Intraventricular tumors of third ventricle	4	4		
Tumors of pineal region	25	23	2	
Hemispheric tumors involving median structures	10	10		
Thalamic tumors	24	23	1	
Total	93	90	3	

Table 21. Pneumoencephalographic diagnosis of location (intra- or extracerebral) in 93 cases of verified median and paramedian expansive processes

Type of lesion	Number of cases	Correct diagnosis	Wrong diagnosis	Diagnosis not made
Tumors of corpus callosum and septum pellucidum	30	30		
Intraventricular tumors of third ventricle	4	4		
Tumor of pineal region	25	22		3
Hemispheric tumors involving median structures	10	10		
Thalamic tumors	24	24		
Total	93	90		3

of 23); it was required exceptionally in tumors of the corpus callosum and septum pellucidum (two cases out of 30) and in the hemispheric tumors infiltrating the midline structures (one case out of 10).

2. Diagnosis of Location in Relation to the Brain

A correct diagnosis of intra- or extracerebral location of the tumor was made in 90 cases (Table 21). The three cases in which the diagnosis was not made were all located in the pineal region: a glioma of the quadrigeminal plate and two pinealomas.

3. Diagnosis of Type

In our material (Table 22) are 45 cases verified histologically: 36 gliomas, four colloid cysts, one teratoma, three pinealomas, and one arachnoid cyst. The disproportion between the gliomas and the other types of tumor makes impossible any attempt at statistical analysis. The study of our material allows, nevertheless, some useful considerations; the colloid cyst seems to be the only tumor growing into the third ventricle. In our material the third ventricle was more or less invaded by tumors originating in other sites, but a pure intraventricular localization (i.e., extraparenchymatous) was observed only in four cases, and all were colloid cysts. The diagnosis was correct in two of these cases; in the other two encephalography did not indicate the nature of the tumor.

Among the tumors of the pineal region were five gliomas, three pinealomas, one teratoma, and one arachnoid cyst "in the region of the incisura tentorii." In two cases

Table 22. Pneumoencephalographic diagnosis of histological nature in 45 median and paramedian expansive processes anatomically verified

Type of lesion	Number of cases	Correct diagnosis	Wrong diagnosis	Diagnosis not made
Glioma of corpus callosum and septum pellucidum	15	10		5
Colloid cyst of third ventricle	4	2		2
Glioma of pineal region	5			5
Teratoma of pineal region	1		1	
Arachnoid cyst of pineal region	1			1
Pinealoma	3	2		1
Hemispheric glioma involving median structures	8	2		6
Thalamic glioma	8	3		5
Total	45	19	1	25

of pinealoma the diagnosis was correct, in one the nature of the lesion was not indicated. In the case of the teratoma a wrong diagnosis of pinealoma was made. In the five cases of glioma the histologic nature of the tumor was not indicated by pneumoencephalography.

In the tumors of the septum pellucidum and corpus callosum, in the hemispheric tumors infiltrating the central structures, and in the thalamopeduncular tumors, the histologic type was always a glioma. There were no wrong diagnoses. Often—especially in tumors of the corpus callosum—the histologic nature of the lesion was not suggested. It should be mentioned, however, that in many cases the diagnosis of deep median intracerebral infiltrating expansive process was made; such a diagnosis for practical purposes now means a glioma. For this reason, the actual value of encephalography as far as the diagnosis of type of a midline tumor is concerned, can be considered much higher than would appear from the results of our statistical work.

III. Revision of Cases

Because of the very small number of incomplete or wrong diagnoses in the tumors in this group, the main purpose of the review was to find out if it was possible, in the light of present experience, to further improve the diagnostic results obtained by encephalography, without performing ventriculography. We have therefore reexamined the cases in which the diagnosis was wrong or incomplete and the cases in which a ventriculography was required. The material of this review consists of 23 cases, 17 of which were anatomically verified and have been utilized to discuss the diagnosis of type. The remaining six, though not verified anatomically, were considered absolutely unquestionable and have been utilized to carry on the discussion of the diagnosis of site and of intra- or extracerebral location of the lesion.

1. Case Reports

Case 1. *Encephalography:* The quality of the examination is poor. The contrast does not seem to enter the ventricular system. Subarachnoid space located before the brain stem is markedly dilated. Interpeduncular cistern is slightly flattened. *Ventriculography:* Posterior portion of the third ventricle and right lateral carrefour is occupied by an

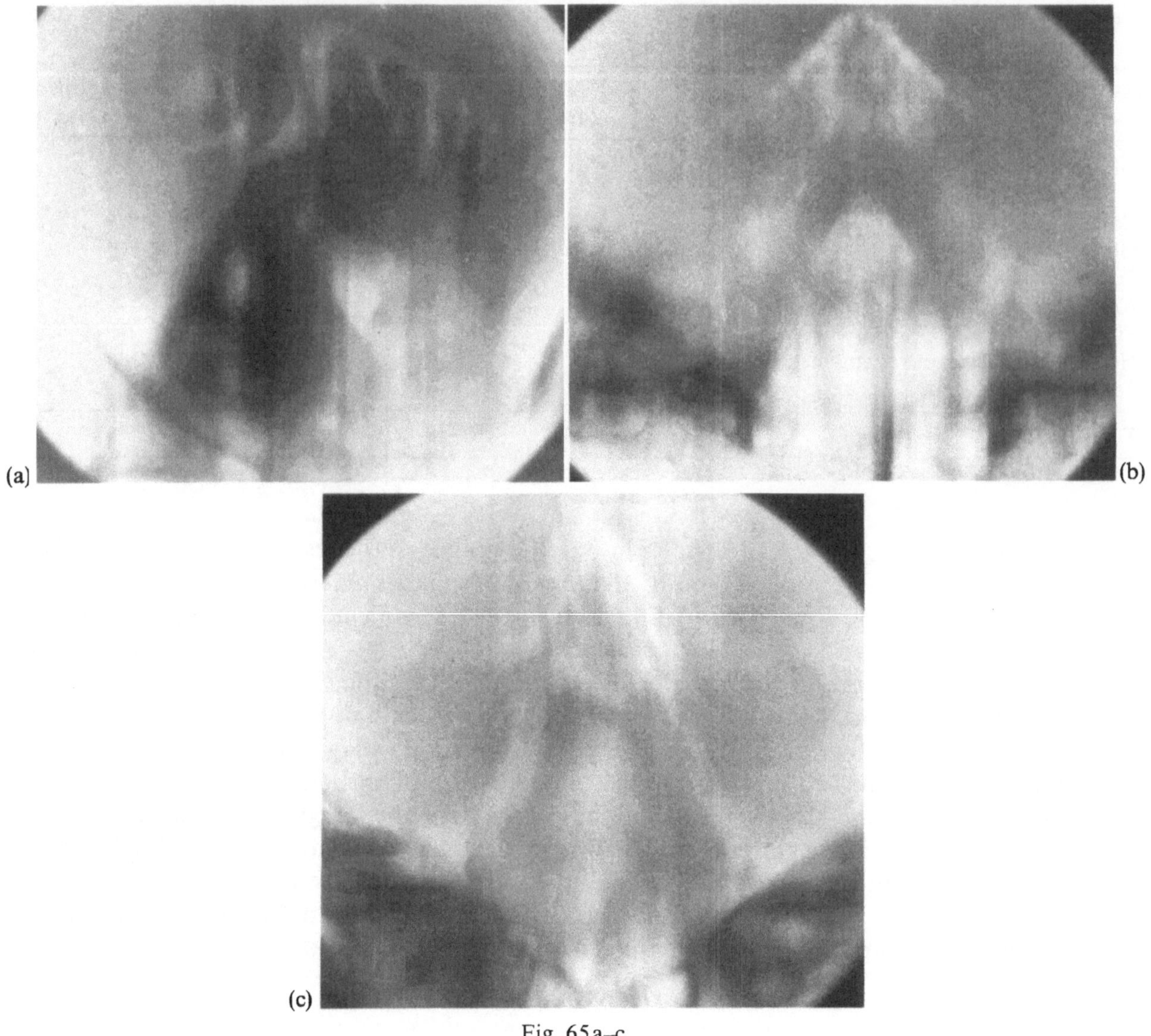

Fig. 65a–c

irregularly shaped soft tissue mass. *Operation:* Infiltrating tumor of the third ventricle. *Histology:* Pineoblastoma.

Comment: In our opinion, it would have been impossible to reach a diagnosis without ventriculography.

Case 2 (Fig. 65a–g). *Encephalography:* Inferior portion of the aqueduct is obstructed and slightly displaced to the left. The cistern of the corpus callosum runs along a much wider arch than normally and is slightly displaced to the left. The cingulate gyrus is also slightly displaced to the left. The posteriorsuperior portion of the cistern of the right Sylvian fissure is straightened, and pushed downward and to the right. The roof of the interpeduncular cistern is flattened, mainly in its posterior portion. The right circumpeduncular cistern is pushed downward with a concavity open to the right. *Diagnosis:* Right median and paramedian expansive process causing an aqueduct stenosis. *Ventriculography:* Supratentorial portion of the ventricular system is considerably dilated. Right ventricle is occupied by a soft tissue mass; the medial wall of the frontal horn and anterior portion of the body of the left ventricle are displaced to the left. The anterior portion of the left ventricular body shows a concavity open to

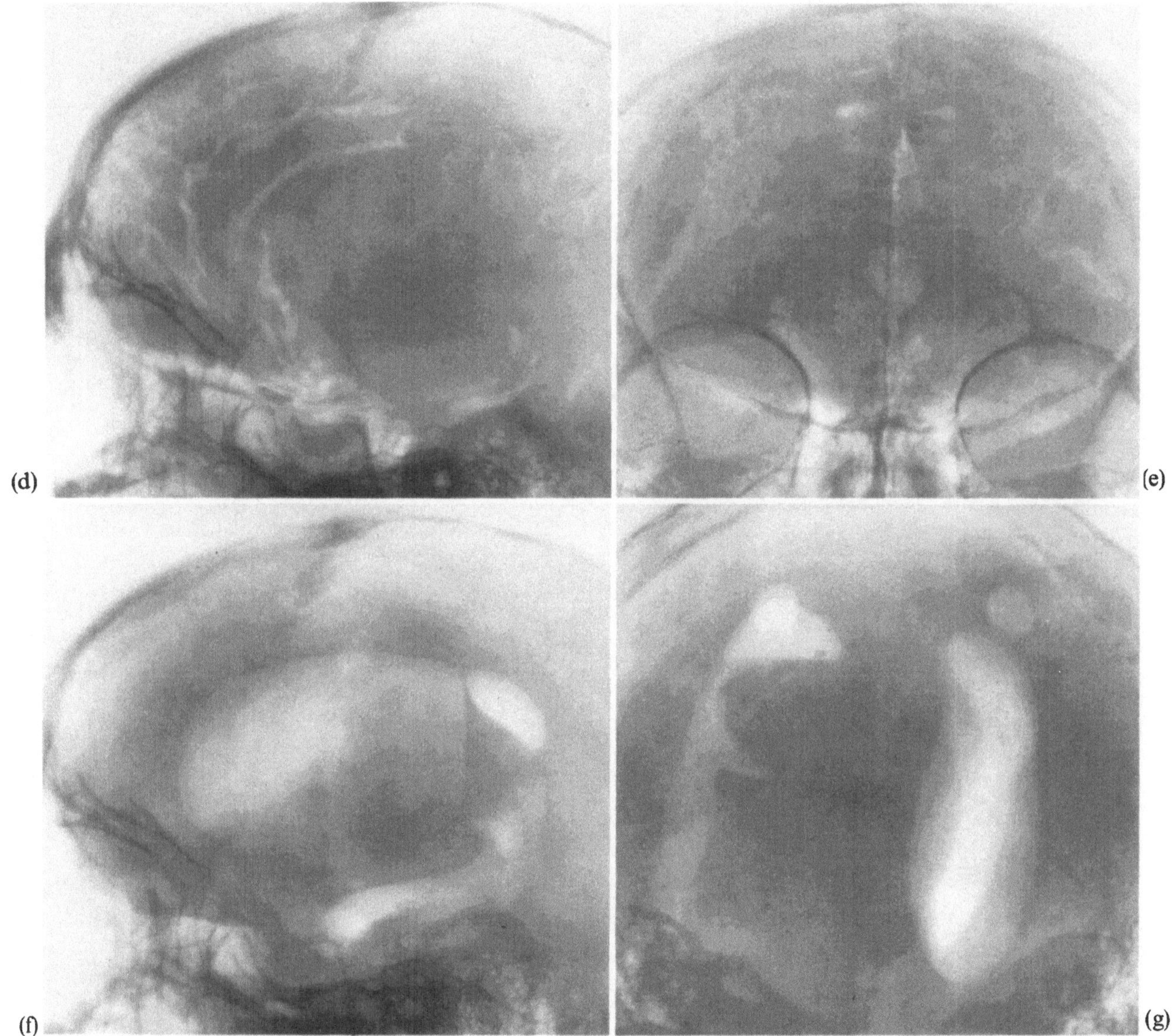

Fig. 65d–g

the right. *Diagnosis:* Right frontal intracerebral intraventricular expansive process infiltrating the corpus callosum. *Operation*: Glioma of the corpus callosum largely invading the right ventricle and occluding the foramen of Monro.

Comment: The report of the encephalography made at the time of the examination indicated a tumorous stenosis of the aqueduct due to a right thalamic peduncular expansive process. The present diagnosis is more precise, as no signs demonstrate infiltration of the brain stem. The diagnosis of intraventricular tumor cannot be made on the basis of encephalography. Ventriculography is mandatory.

Case 3 (Fig. 66a–d). *Encephalography:* The fourth ventricle is dilated. The aqueduct and supratentorial portion of the ventricular system are not visualized. Left circumpeduncular cistern is considerably dilated and obstructed about 1 cm above the cistern of the pontocerebellar angle. Right circumpeduncular cistern is very dilated and tilted to the right. The quadrigeminal cistern is not visible. The interpeduncular cistern is dilated, its posterior portion pushed downward. The cistern of the corpus callosum is much more arcuate than is normally the case. *Diagnosis:* Right median and paramedian central

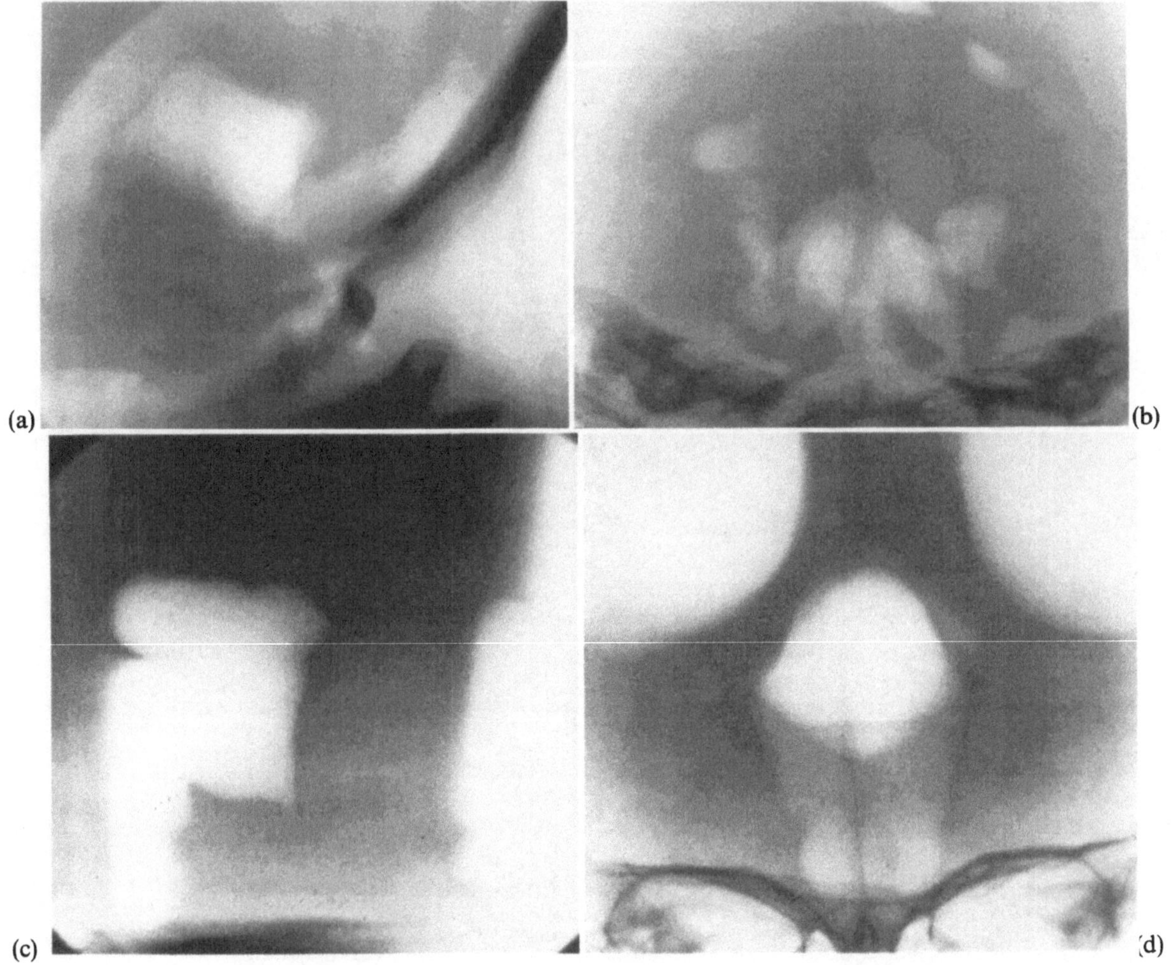

Fig. 66a–d

expansive process occupying the third ventricle and causing stenosis of the aqueduct. *Ventriculography:* Lateral ventricles and third ventricle are extremely dilated. The posterior portion of the third ventricle is deformed and pushed forward. A slight concavity open backward. The stenosis of the aqueduct is about 4 mm above the anus. Conclusions of pneumoencephalographic examination (encephalography and ventriculography): Glioma of the pineal region infiltrating the right cerebral peduncle.

Comment: This case was not verified; the radiologic picture, however, has to be considered unquestionably indicative. Encephalography and ventriculography were both necessary: ventriculography showed that the tumor was close to the posterior portion of the third ventricle; encephalography disclosed the infiltration of the brain stem. The result of the encephalography made at the time of the examination was: stenosis of the aqueduct. Thus, review allowed a considerable improvement in encephalographic diagnosis.

Case 4 (Fig. 67a–c). *Encephalography:* The contrast does not enter the ventricular system. Pontine cistern is considerably displaced forward. Quadrigeminal cisterns are displaced upward. The circumpeduncular cisterns seem to be stretched apart; the left one is poorly visualized. The cistern of the corpus callosum is considerably more arcuate than normally. *Diagnosis:* Expansive process of the upper portion of the brain stem extending up to the pineal region, likely more developed on the left side. *Ventriculography:*

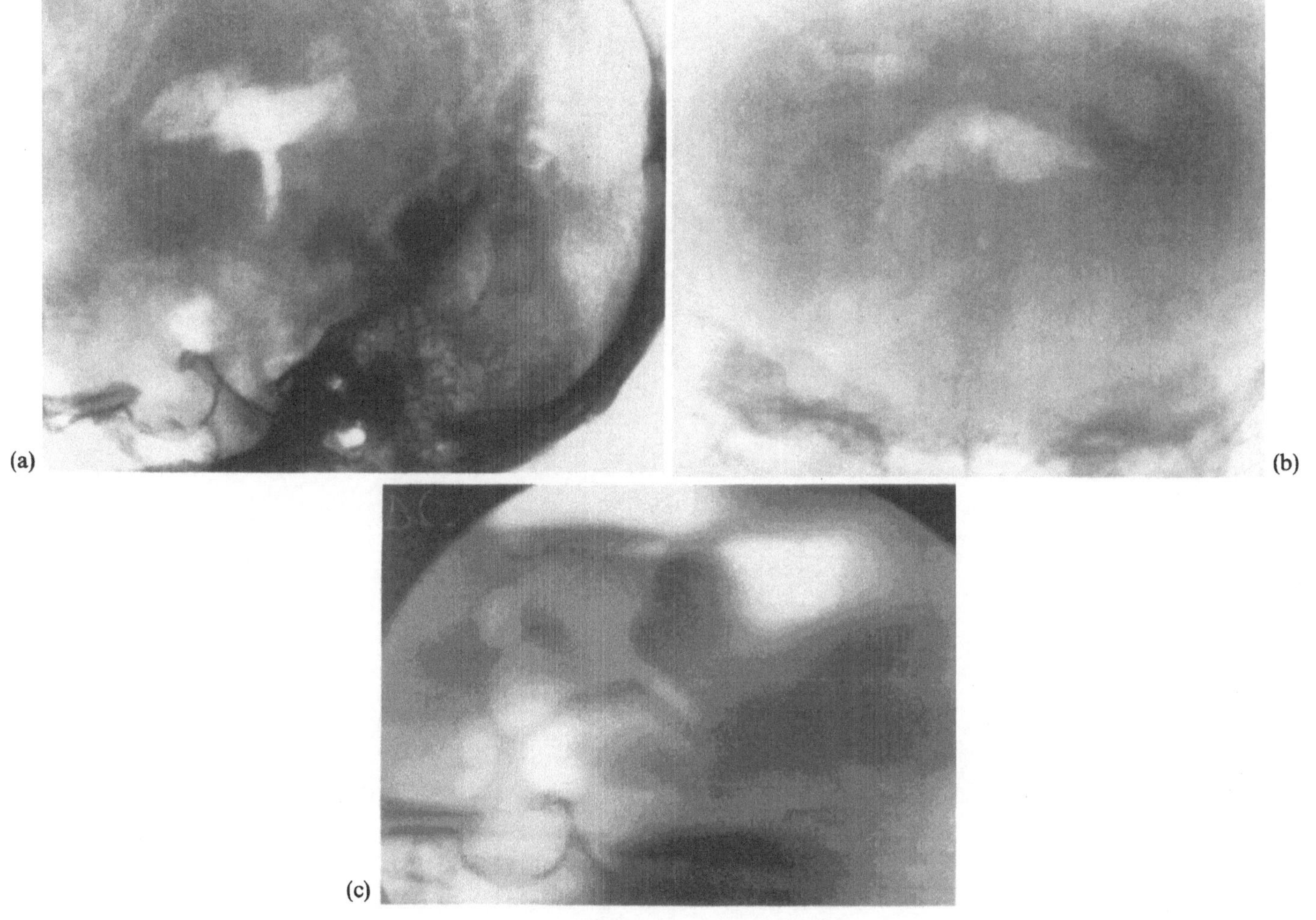

Fig. 67a–c

Supratentorial portion of the ventricular system very dilated. Below the pineal recess the posterior portion of the third ventricle appears straightened and slightly pushed forward. The aqueduct is visualized only for about 1 cm; it appears considerably straightened and pushed forward. *Diagnosis:* Expansive process of the upper portion of the brain stem. The lesion might be extracerebral and occupy the incisura tentorii. *Operation:* Arachnoid cyst at the level of the quadrigeminal plate.

Comment: At the time of examination no diagnosis was made and it was decided to perform a ventriculography. After the review, the encephalographic diagnosis is precise: the lesion can be localized in the region of the incisura tentorii and it can be stated that it does not expand forward or downward due to the normal aspect of the interpeduncular cistern. Nevertheless, encephalography may lead to an error: the forward displacement of the pontine cistern may suggest a tumor infiltrating the pons; it actually depends on the displacement of the whole brain stem induced by the arachnoid cyst. The ventriculographic aspect of the aqueduct and of the posterior portion of the third ventricle is similar to that described by CASTELLANO and RUGGIERO (1953) as typical of the meningiomas of the incisura tentorii.

Case 5 (Fig. 68a–e). *Encephalography:* Considerable ventricular dilatation. There is a bulging on the inferior half of the posterior portion of the third ventricle. Superior portion of the aqueduct is poorly visualized. Interpeduncular cistern is flattened with

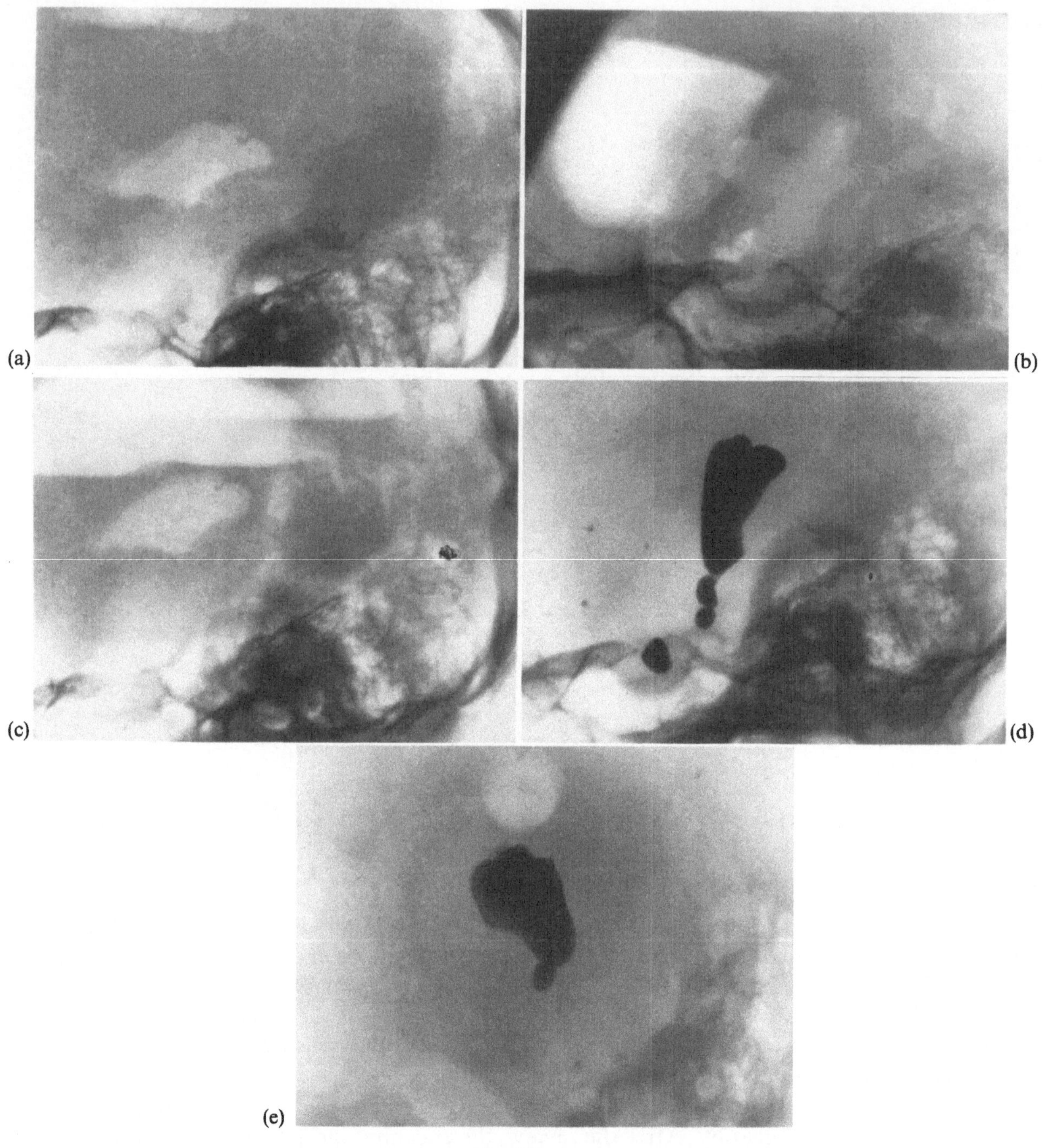

Fig. 68a–e

a concavity open upward. *Diagnosis:* Periventricular hypothalamic expansive process. *Ventriculography with positive contrast medium* (performed 15 days after encephalography): the bulging on the third ventricle is more marked on the right side. Aqueduct is not visualized. *Operation:* Right periventricular glioma of the third ventricle with stenosis of the aqueduct.

Comment: In this case the results of encephalography at the time of examination and after review are very similar. It must be emphasized that the histologic diagnosis of glioma is probable, on the basis of the aspect of the third ventricle and also because of the short time in which the aqueduct stenosis took place. Such stenosis was incomplete at the time of encephalography and became complete 15 days later, when ventriculography

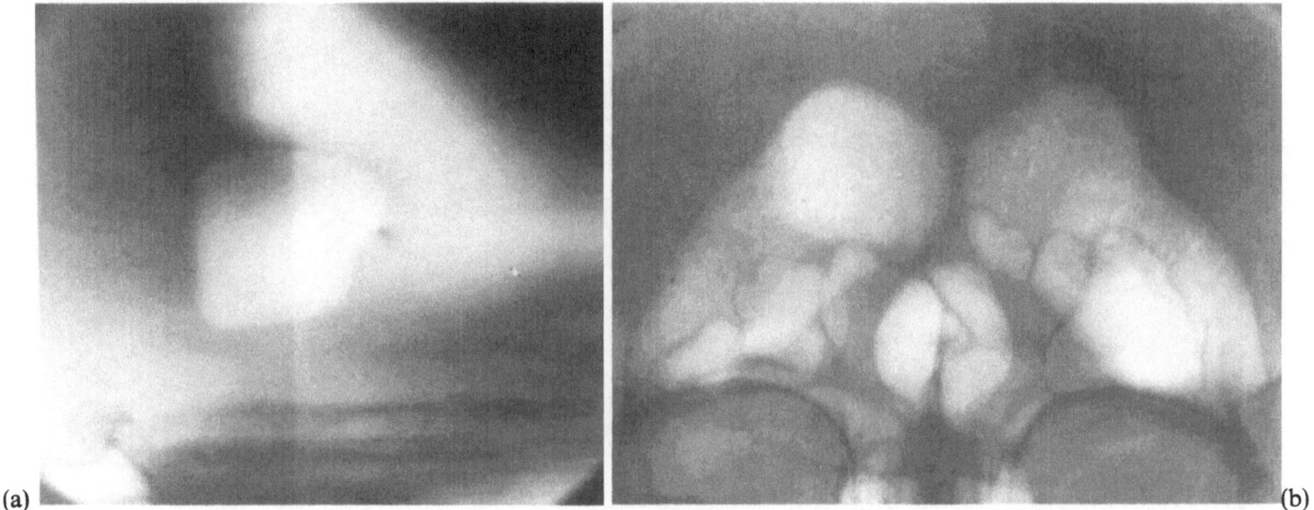

(a) (b)

Fig. 69a and b

was performed. It is interesting to observe the aspect of the interpeduncular cistern in which the bulging of the dilated third ventricle is visible. In this case ventriculography was performed at the neurosurgeon's request.

Case 6 (Fig. 69a, b). *Ventriculography:* Considerable dilatation of the lateral ventricles and of the third ventricle, the inferior posterior portion of which is deformed, probably slightly more on the right side. Aqueduct is not visualized. *Diagnosis:* Expansive process of the quadrigeminal region with stenosis of the aqueduct. It is advisable that encephalography be done to verify the inferior border of the lesion. *Encephalography:* Only the inferior portion of the aqueduct is visible and does not seem to be displaced. Circumpeduncular cisterns are dilated, mainly the left one. Quadrigeminal cistern is poorly injected. *Diagnosis:* Expansive process invading the pineal region and probably infiltrating the right cerebral peduncle. *Operation:* Glioma of the lamina quadrigemina with stenosis of the aqueduct.

Comment: Encephalography performed following ventriculography proved that the stenosis of the aqueduct was caused by a tumor.

Case 7. *Encephalography:* The air barely enters the supratentorial portion of the ventricular system; only the left ventricle is visible, its frontal horn being very deformed with an irregular contour. Probably a small amount of air is also contained in the right ventricle which appears very narrowed, displaced, and tilted to the right. *Diagnosis:* Left intraventricular glioma, invading the opposite side through the corpus callosum. *Ventriculography:* The deformation of the left ventricle shown by encephalography is confirmed; there is a similar deformation on the right side. *Operation:* The diagnosis is verified.

Comment: In this case ventriculography performed at the neurosurgeon's request confirmed the encephalographic picture, making it more obvious, however, thanks to the visualization of the right ventricle.

Case 8 (Fig. 70a–d). *Encephalography:* Lateral ventricles are extremely dilated and asymmetrical, the right one being larger than the left. Septum pellucidum is slightly displaced and tilted to the left. A large filling defect in the third ventricle goes from

(a) (b)

(c) Fig. 70a–c

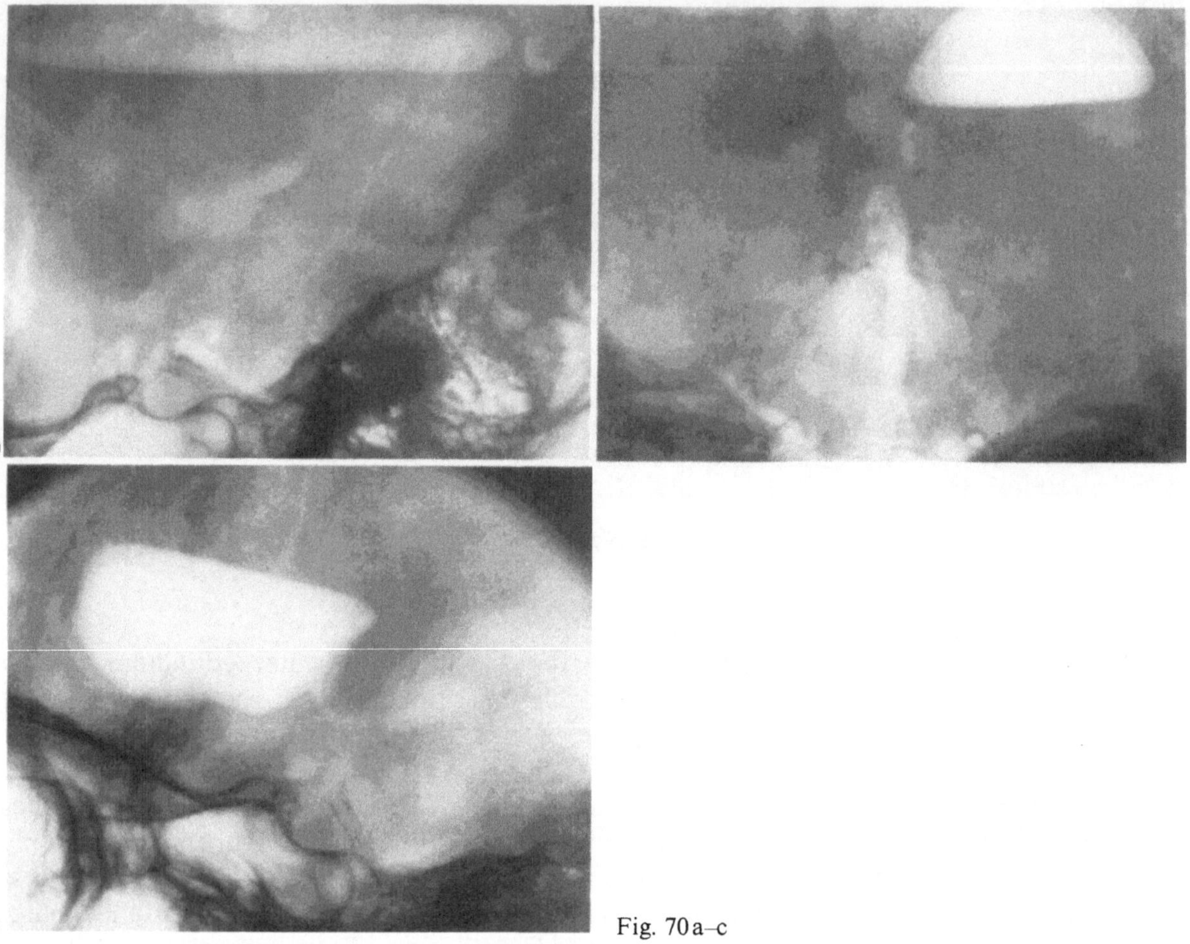

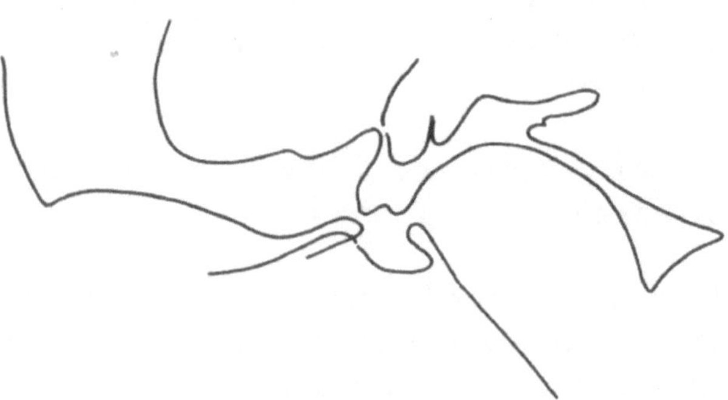

Fig. 70d

the right foramen of Monro, which appears reduced, up to the posterior third of the ventricle, which is slightly dilated and displaced to the left. The border of the filling defect shows an upward concavity. Aqueduct and fourth ventricle are slightly dilated. Subarachnoid sulci of the convexity are poorly visualized. *Diagnosis:* Intracerebral intraventricular expansive process occupying the right foramen of Monro. Colloid cyst. *Operation:* The diagnosis is verified.

Comment: The picture is unmistakable. Also, at the time of examination, the presence of a colloid cyst was suggested.

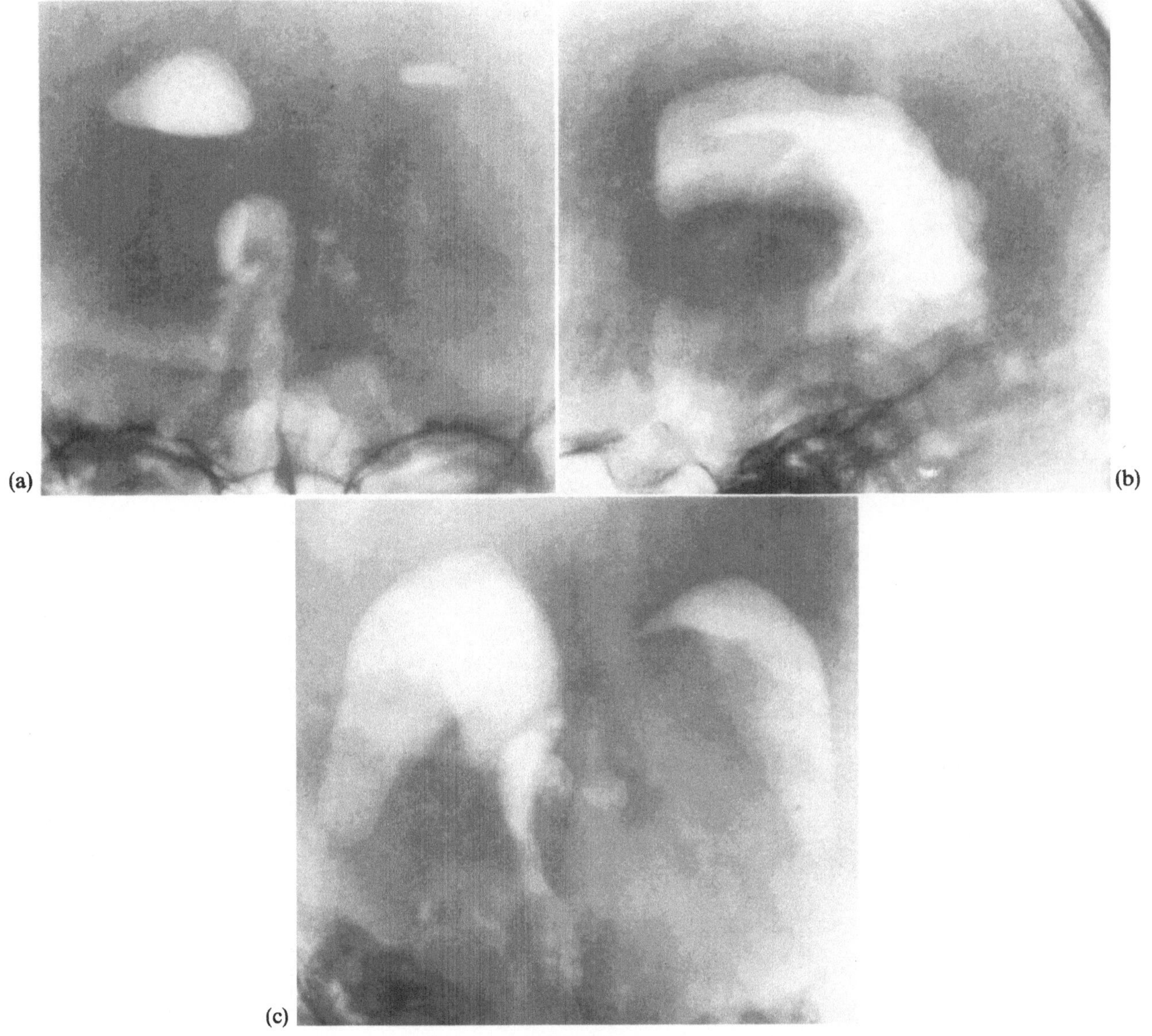

Fig. 71a–c

Case 9 (Fig. 71a–c). *Encephalography:* The posterior portion of the third ventricle is markedly displaced to the right with an irregular, bulging concavity toward the left side. The floor of the ventricular body and of the carrefour of the right ventricle are considerably and irregularly displaced upward. The superior portion of the left circumpeduncular cistern may be visualized. The quadrigeminal cistern is poorly visualized and only on the right side. *Diagnosis:* Left thalamic expansive process invading the left superior portion of the brain stem. Glioma. *Operation:* Left thalamopeduncular glioma.

Comment: The diagnosis made at the time of examination was: "left deep intracerebral paramedian expansive process involving the posterior portion of the thalamus." In practice, the two diagnoses are in agreement. The diagnosis made after review is more precise because it also indicates the infiltration of the brain stem.

Case 10 (Fig. 72a–c). *Encephalography:* Contrast does not enter the ventricular system. Some air is collected in the left paramedian region and it is probably contained in

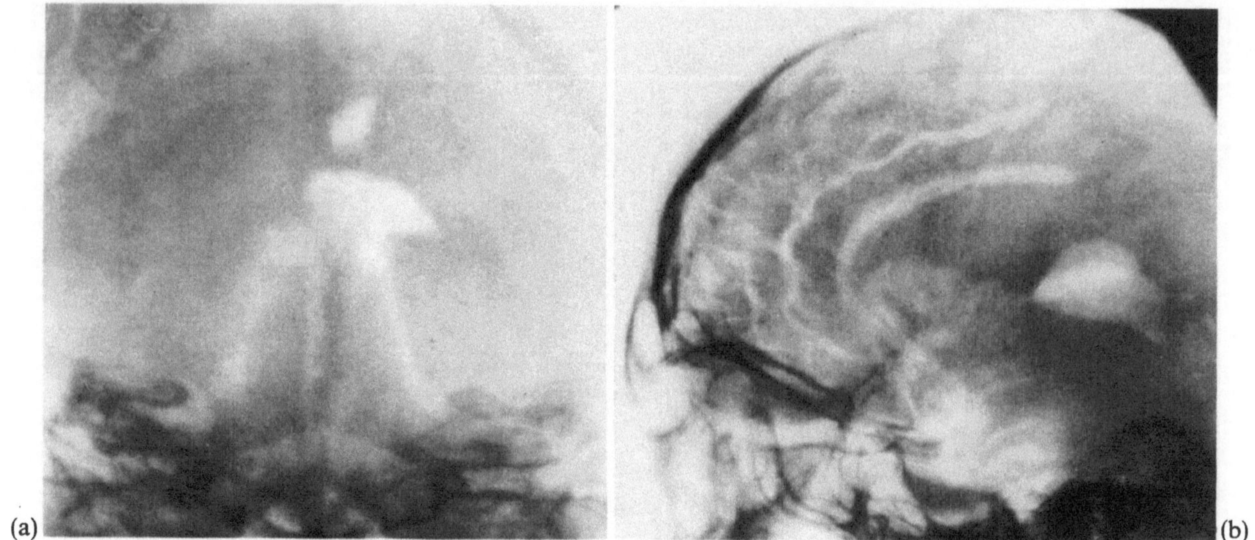

Fig. 72a and b

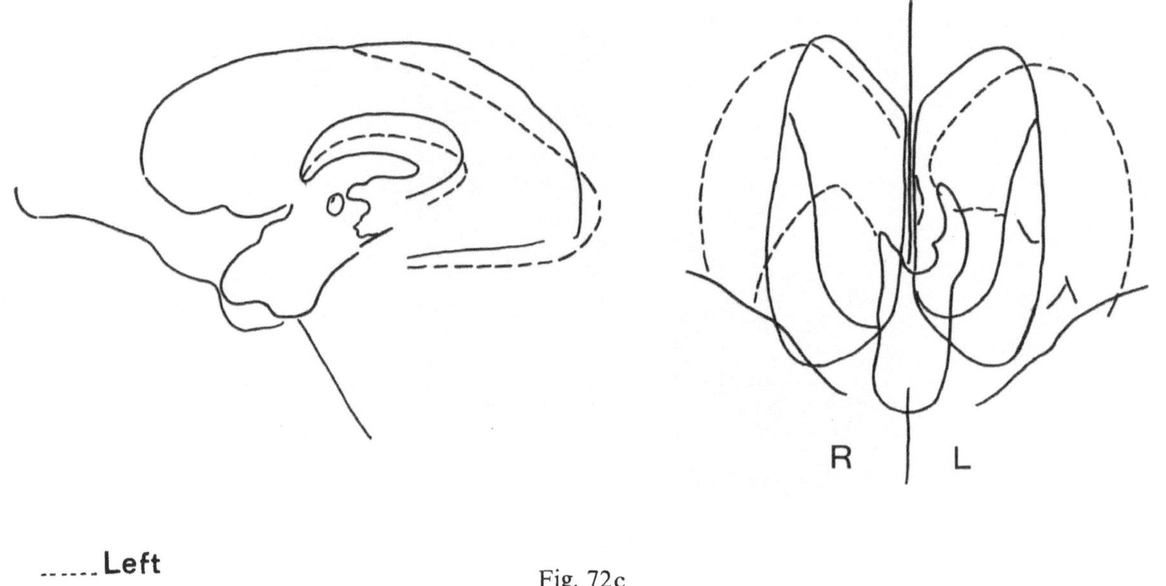

Fig. 72c

a cyst of the velum interpositum in which the filling defect seems to be visible on the right side. The right circumpeduncular cistern is poorly and irregularly injected, dilated, and displaced downward. The cistern of the great vein of Galen is not identifiable but there is some air in the subarachnoid space at its site. The interpeduncular cistern is displaced downward, the cistern of the corpus callosum runs along a much wider arch than usual. *Diagnosis:* Right central paramedian expansive process infiltrating the upper portion of the right cerebral peduncle. Ventriculography is indicated to establish the extension of the lesion. *Ventriculography:* Lateral ventricles are considerably dilated. Septum pellucidum is slightly tilted and displaced to the left. The posterior portion of the third ventricle is deformed: the ventricle seems to be partially occupied by a lesion expanding from above and from the right, causing a stenosis of the aqueduct. Also, the floor of the posterior portion of the ventricular body and the carrefour of the right ventricle are probably slightly displaced upward. *Diagnosis:* Right thalamopeduncular glioma. *Operation:* The diagnosis was verified.

Comment: In this case the encephalographic diagnosis at the time of examination was: "right paramedian expansive process immediately above the tentorium. The lesion is very likely located in the upper portion of the hemisphere and involves the third ventricle." This diagnosis is practically the same as the one made after review, and is a brillant demonstration of the diagnostic possibilities of encephalography, even when the ventricular system cannot be visualized. It should be emphasized, however, that in a case like this it is advisable to perform ventriculography.

Case 11 (Fig. 73a–d). *Encephalography:* Fourth ventricle is dilated and slightly displaced downward and forward. Aqueduct is not visualized. The interpeduncular cistern is dilated, the right circumpeduncular cistern straightened, its upper portion displaced to the right. The left circumpeduncular cistern is poorly injected, and probably displaced to the left. Cistern of the great vein of Galen is not visualized. *Diagnosis:* Expansive process of the superior portion of the brain stem, probably more marked on the left side. The lesion very likely involves the posterior portion of the third ventricle but does not expand considerably forward. Glioma of the left paramedian pineal region. *Ventriculography:* Supratentorial portion of the ventricular system is considerably dilated. Irregularly shaped filling defect of the posterior portion of the third ventricle. *Diagnosis:* Glioma of the posterior portion of the third ventricle.

Comment: The report of the encephalography made at the time of examination was: stenosis of the aqueduct. In this case there was no anatomical verification: the patient was a 20-month-old child suffering from a severe syndrome of endocranial hypertension and paraparesis. A shunt was made. We have presented this case because it is an example of precise encephalographic diagnosis: the aspect of the circumpeduncular cisterns proves that the stenosis of the aqueduct is certainly due to a tumor. This tumor cannot expand forward because the aspect of the interpeduncular cistern is normal. It must be, therefore, strictly limited to the pineal region.

Case 12 (Fig. 74a–d). *Encephalography:* The septum pellucidum is displaced about 1 cm to the right and forms with the third ventricle an angle open to the left. Lateral ventricles are dilated, mainly the left one. The floor of the left ventricle is considerably displaced upward and shows a round impression at the level of the anterior portion of the body, while the medial wall of the carrefour is slightly displaced to the left. The third ventricle is considerably dilated and deformed by a soft tissue mass developing from the left side and producing the image of a round filling defect. Upper portion of the aqueduct is displaced rightward. Chiasmatic cistern is poorly visualized. Subarachnoid spaces of the convexity are poorly visible because of the small amount of air that was (intentionally) injected. *Diagnosis:* Thalamic expansive process invading the third ventricle up to the level of the left foramen of Monro. Glioma. *Operation:* The diagnosis was verified.

Comment: The results of encephalography at the time of examination are exactly the same as those reached at the review. This case is presented because it is typical and suggestive from an iconographic point of view.

Case 13. *Encephalography:* The contrast does not enter the ventricular system. The pontine cistern is displaced onward. The upper border of the interpeduncular cistern is slightly irregular. The quadrigeminal cistern is displaced upward. The cistern of the corpus callosum is more arcuate than normal. *Diagnosis:* Expansive process at the level of the posterosuperior portion of the brain stem. Ventriculography is advisable. *Ventriculography:* The supratentorial portion of the ventricular system is very dilated. The poste-

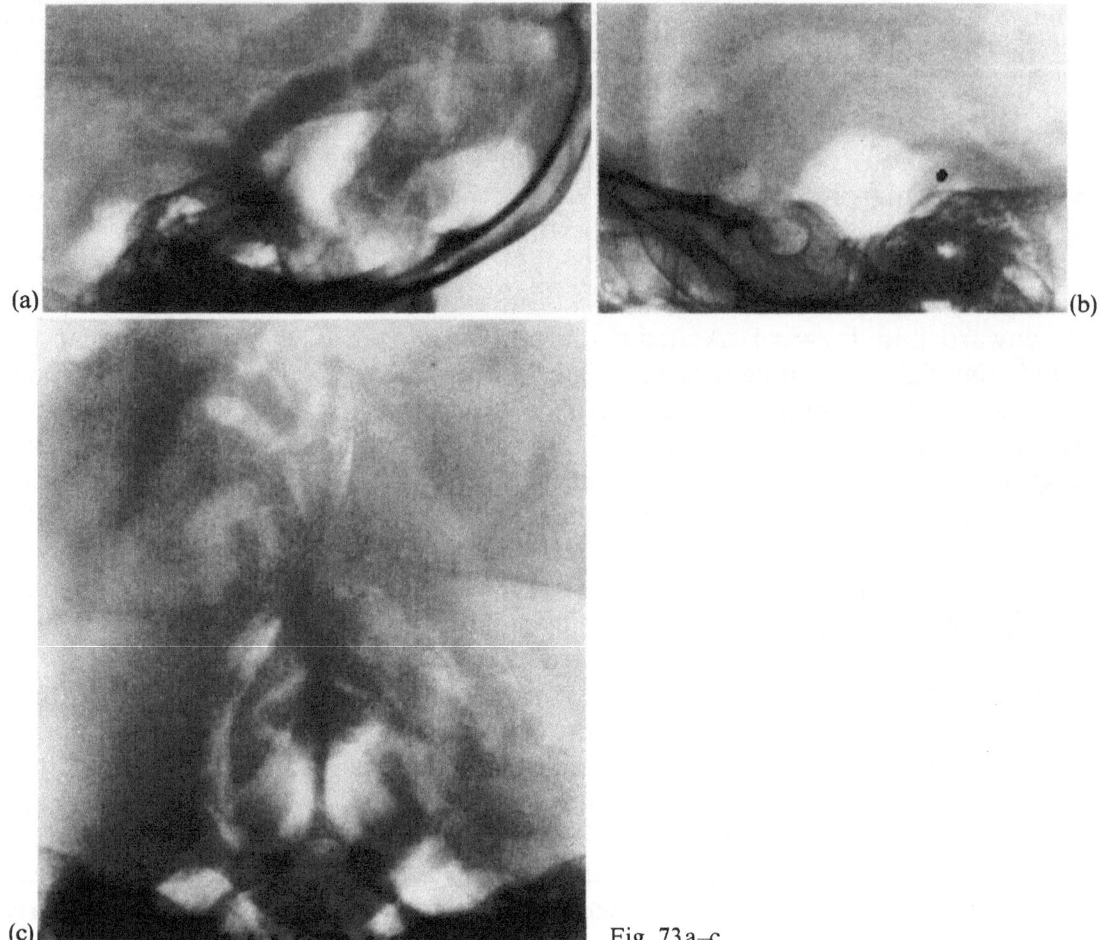

Fig. 73a–c

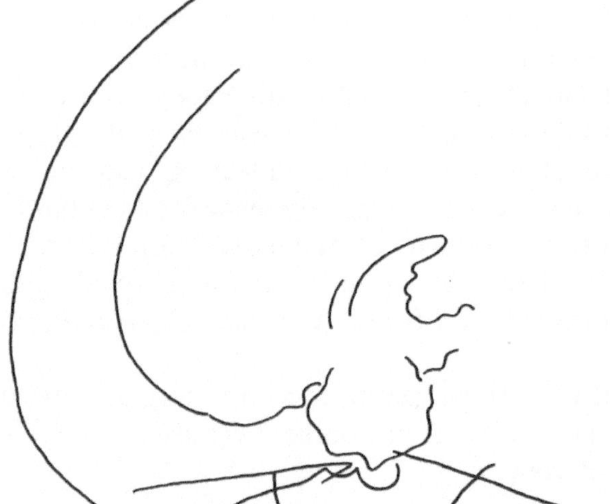

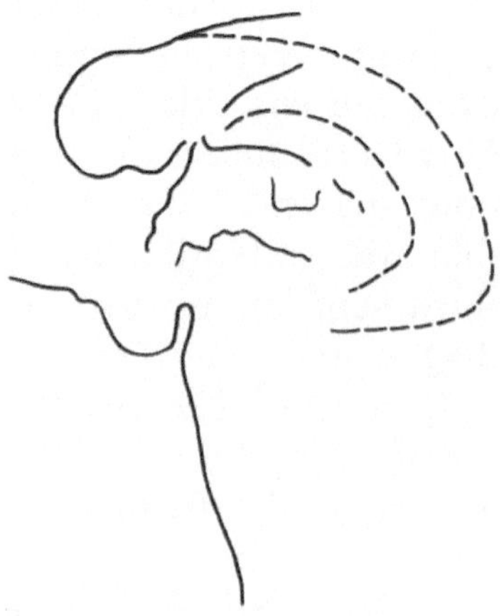

Fig. 73d

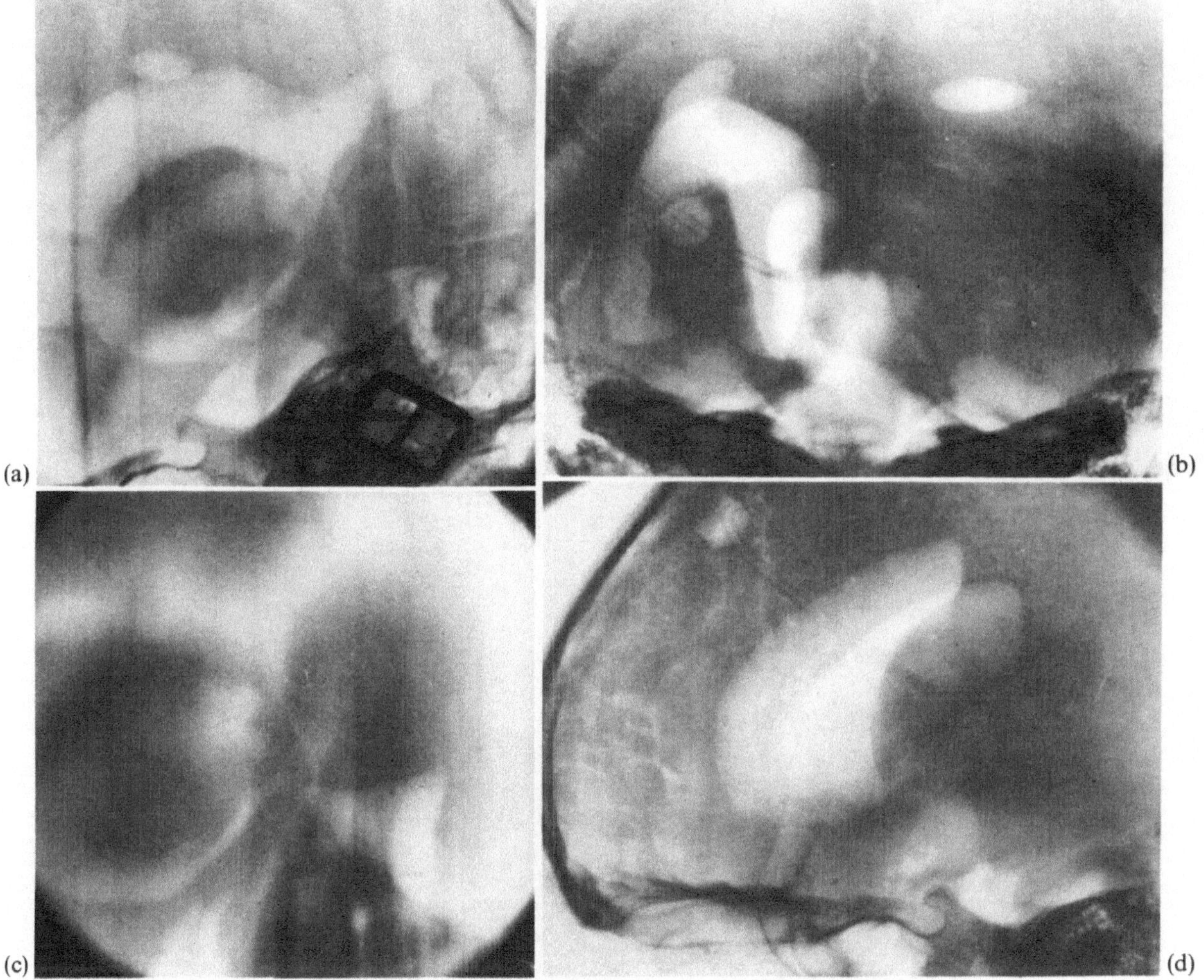

Fig. 74a–d

rior portion of the third ventricle is deformed with a concavity open to the rear. *Diagnosis:* Pinealoma.

Comment: The tumor was not resected, but a shunt was made. However, the case is obvious from a radiologic point of view. The slight irregularity observed on the border of the roof of the interpeduncular cistern is probably due to compression by the third ventricle.

Case 14 (Fig. 75a–d). *Encephalography:* Fourth ventricle is slightly dilated, its superior portion not well visible. Right circumpeduncular cistern is slightly displaced downward; the upper portion of the left circumpeduncular cistern forms a rather marked concavity open toward the midline. The cistern of the great vein of Galen is not well visualized. There probably is some air in the subtrigonal cistern, which is dilated and deformed. The interpeduncular cistern is flattened, the cistern of the corpus callosum considerably more arcuate than normal. *Diagnosis:* Expansive process of the superior portion of the brain stem, probably developing considerably forward. The lesion is unquestionably intracerebral and infiltrates very likely the left cerebral peduncle. *Ventriculography:* Very marked hydrocephalus. Posterior portion of third ventricle is occupied by an irregularly shaped mass which seems to be larger on the right side. *Operation:* Teratoma of the posterior portion of the third ventricle causing a complete stenosis of the aqueduct.

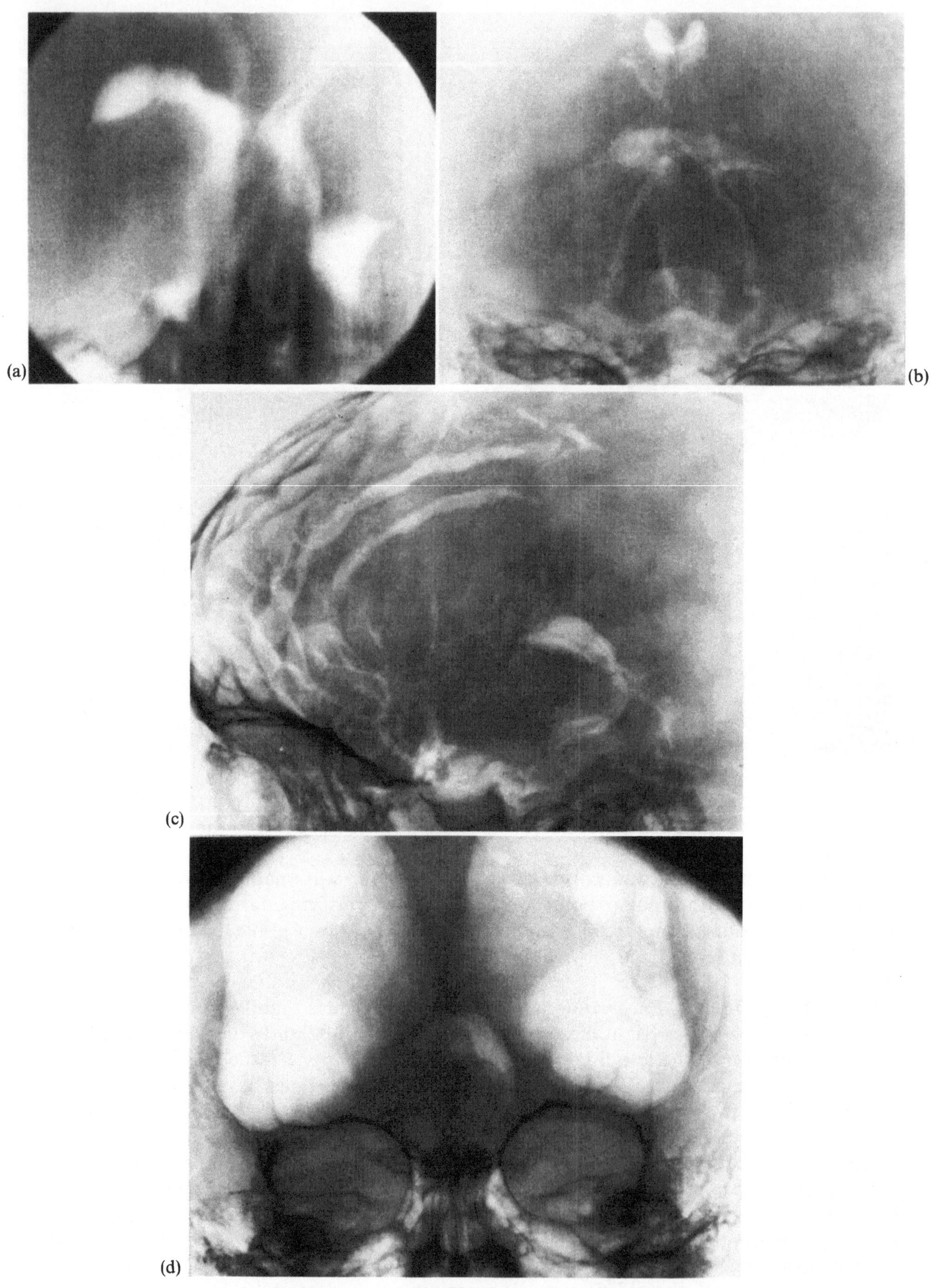

Fig. 75a–d

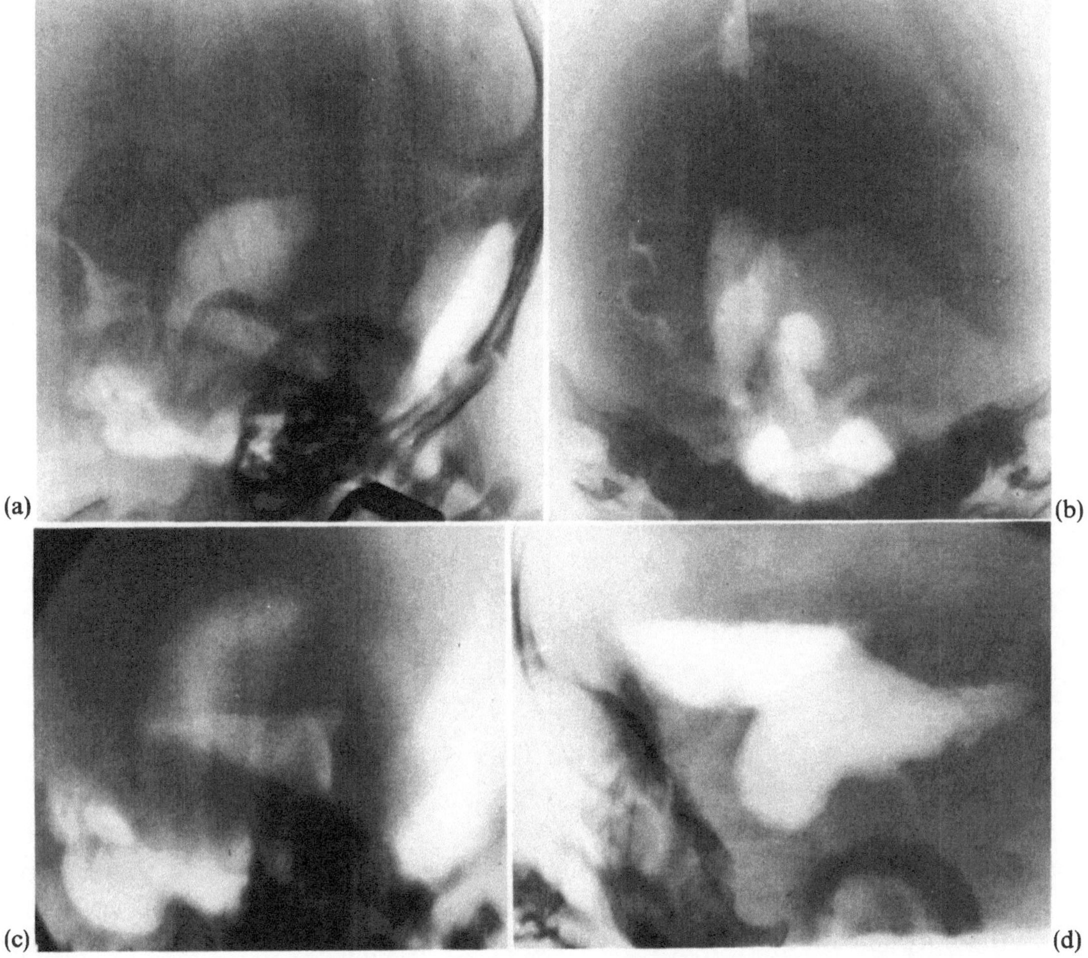

Fig. 76a–d

Comment: The encephalographic report at the time of examination is similar to that drawn up at the review. The presence of an expansive process in the superior portion of the brain stem is proved by the backward displacement of the corpora quadrigemina and by the flattening of the interpeduncular cistern. Encephalography suggests an infiltration of the left cerebral peduncle. Operation did not confirm this hypothesis, but, in our opinion, this is not sufficient to exclude it.

Case 15 (Fig. 76a–d). *Encephalography:* Stenosis of the superior portion of the aqueduct. Some air is visible in the subarachnoid space in a right paramedian region at the height of the incisura tentorii, probably in the retropulvinar cistern. The cistern of the corpus callosum is much more arcuate than normal. *Diagnosis:* Stenosis of the aqueduct. Expansive process of the pineal region. Ventriculography is indicated. *Ventriculography:* Very large lateral ventricles. Third ventricle extremely dilated, its posterior portion occupied by a soft tissue mass expanding from above. The aqueduct is pushed forward and obstructed after about 1 cm.

Comment: The patient was not operated upon, but the radiologic picture is obvious. The report of the encephalography made at the time of the examination indicated a stenosis of the aqueduct without specifying its tumorous nature. At the review, we gave greater importance to the lack of visualization of the cisterns of the brain stem and to the air which was probably present in the retropulvinar cistern. At any rate, ventriculography is mandatory in such a case.

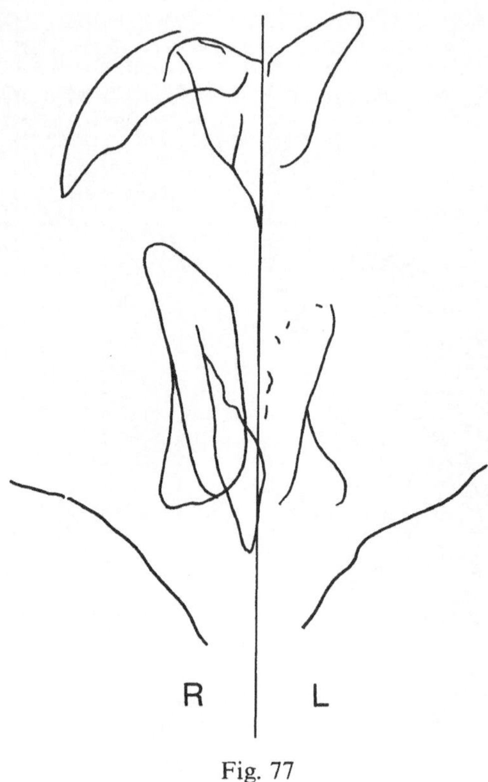

Fig. 77

Case 16 (Fig. 77). *Encephalography:* Ventricular system not visualized. Cisterns of the posterior fossa are poorly visualized. Interpeduncular cistern is pushed forward. The cistern of the corpus callosum forms a wider arch than usual. The subarachnoid spaces of the convexity are slightly dilated, already injected in a sitting position. Ventriculography is indicated. *Ventriculography:* Posterior portion of third ventricle is poorly injected, irregularly shaped, and compressed on the left side. The lateral ventricles are incompletely injected: the posterior portion of the left ventricle is not visualized. The anterior portion of the ventricular body, however, is visible and slightly displaced upward. *Diagnosis:* Left deep paramedian (thalamic?) expansive process.

Comment: The encephalographic reports made at the time of examination and after the review are similar. The patient was not operated upon. At any rate, ventriculography proved, without any possible doubt, the presence of an infiltrating periventricular tumor, probably a thalamic lesion.

Case 17 (Fig. 78a, b). *Encephalography:* Ventricular system is dilated. The superior portion of the aqueduct is considerably pushed downward and probably also slightly to the right. The posterior portion of the third ventricle is deformed, markedly flattened, and pushed forward with a small concavity open downward and backward. The superior portion of the quadrigeminal cistern is pushed backward and slightly upward. The chiasmatic and hypophyseal recesses of the third ventricle are stretched apart. The interpeduncular cistern is deformed with an irregular concavity open upward. *Diagnosis:* Pinealoma with suprasellar metastasis. *Operation:* Pinealoma.

Case 18 (Fig. 79). *Encephalography:* Dilated ventricular system. Posterior portion of third ventricle is deformed and pushed forward, especially at the level of its inferior half, where the anus of the aqueduct is not visible. Superior portion of the aqueduct

(a)
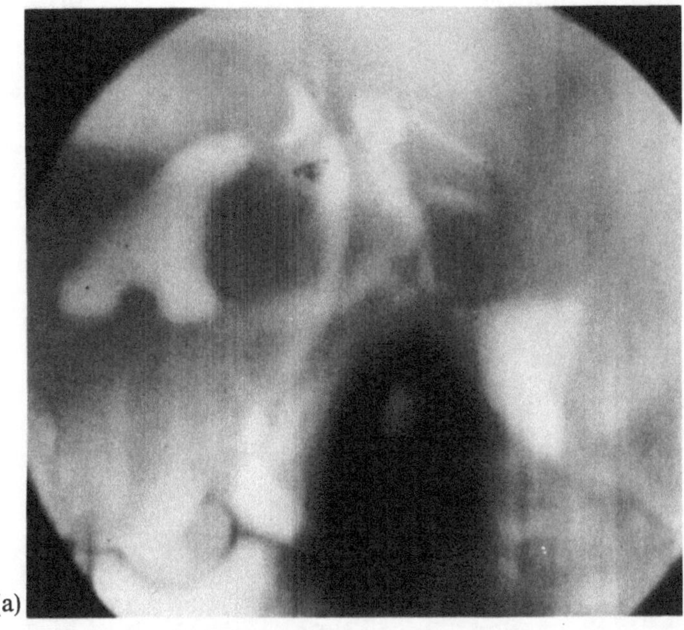

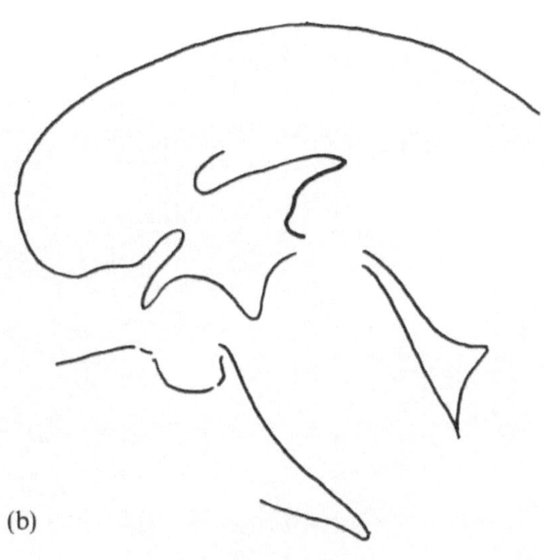
(b)

Fig. 78a and b

is not visualized. The interpeduncular cistern is deformed with an irregular concavity open upward. *Diagnosis:* Expansive process of the intracerebral pineal region. *Operation:* Pinealoma.

Case 19 (Fig. 80). *Encephalography:* Posterior portion of third ventricle is deformed and pushed forward forming a small concavity open backward. Aqueduct and fourth ventricle are not visualized. Lateral ventricles are considerably dilated. The pontine cistern seems to be pushed forward. The right circumpeduncular cistern is dilated, its superior portion pushed to the right. The left circumpeduncular cistern is not visible. Some air is collected above the quadrigeminal cistern, very likely in the retropulvinar cistern, which appears to be dilated and larger on the left side. *Diagnosis:* Infiltrating expansive process in the pineal region, probably invading also the left peduncular region. Glioma. *Operation:* Glioma of the pineal region.

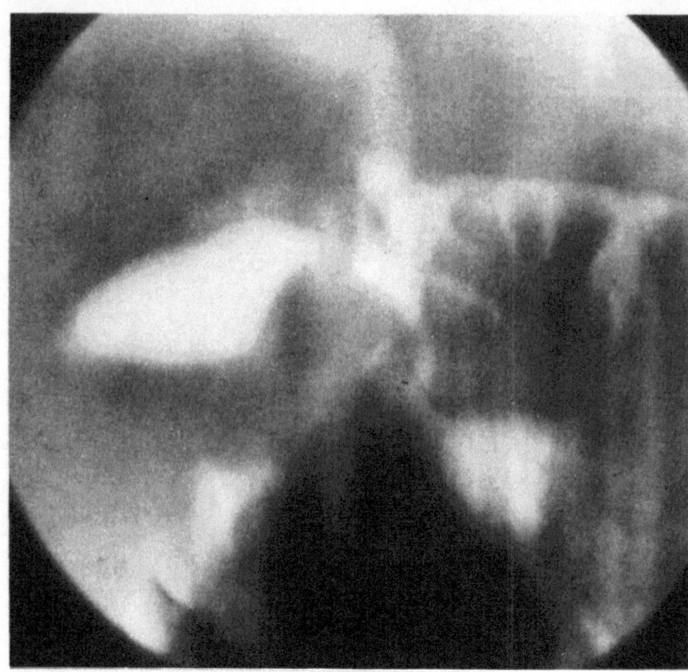

Fig. 79

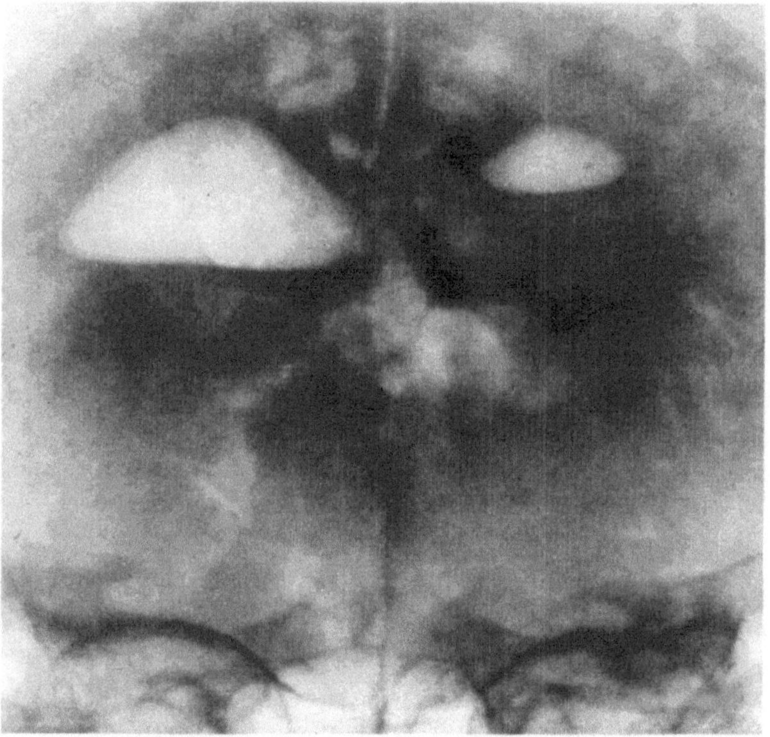

Fig. 80

Comment: The air enters with great difficulty into the ventricular system. The fourth ventricle and aqueduct are not visible in the sitting position; the third ventricle, however, is partially visualized and air enters the lateral ventricles. This fact, together with the deformation of the circumpeduncular cisterns, can probably be considered a sign of an infiltrating lesion.

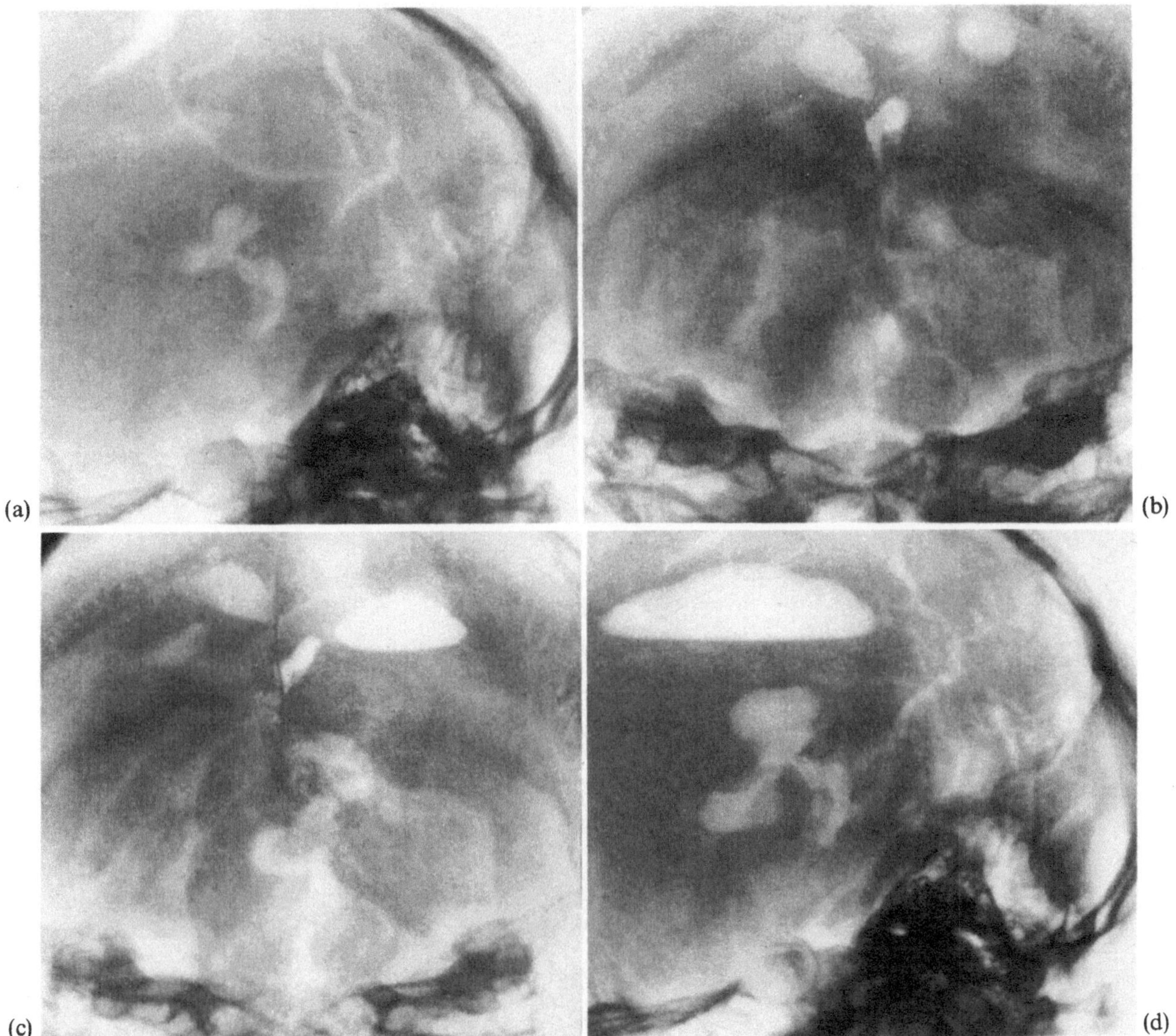

Fig. 81a–d

Case 20 (Fig. 81a–d). *Encephalography:* Aqueduct is not visible. Posterior and superior portion of the third ventricle is considerably deformed; it seems to be occupied by a soft tissue mass expanding from above, from in front and from the right. The lateral ventricles are dilated. The superior portion of the right circumpeduncular cistern is displaced to the right and upward. The upper portion of the left circumpeduncular cistern is probably slightly pushed downward. Quadrigeminal cistern is not visible. *Diagnosis:* Infiltrating intracerebral expansive process of the third ventricle and right thalamus, invading the cerebral peduncle.

Comment: The tumor was not explored; a shunt was made. Nevertheless, the pneumoencephalographic aspect is typical: the aspect of the third ventricle and of the left circumpeduncular cistern indicated an infiltrating lesion.

Case 21 (Fig. 82). *Encephalography:* The air barely enters the supratentorial portion of the ventricular system. The amount of contrast in the lateral ventricles is, however, sufficient to show that the medial and inferior walls of the left frontal horn are displaced laterally and deformed, with a concavity open downward, and that the right ventricle

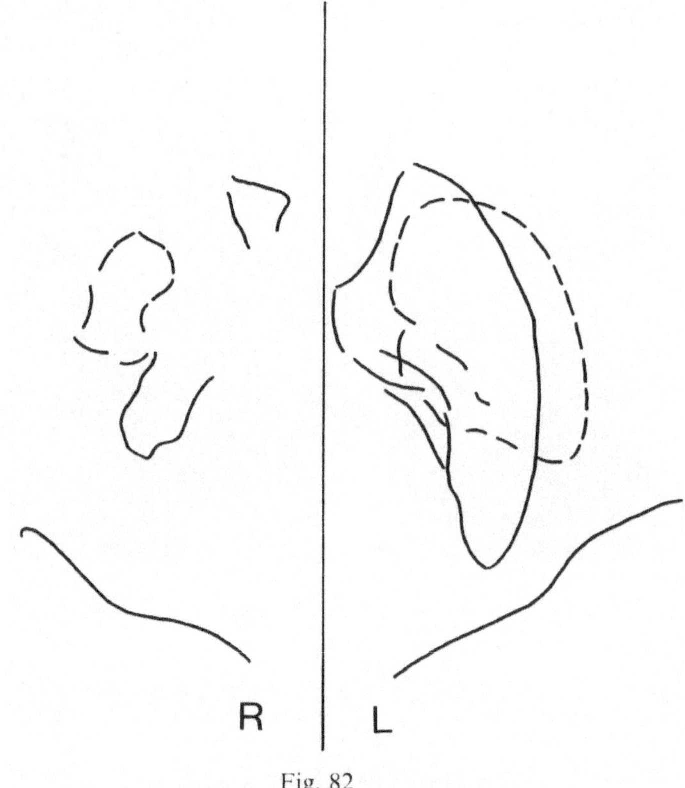

Fig. 82

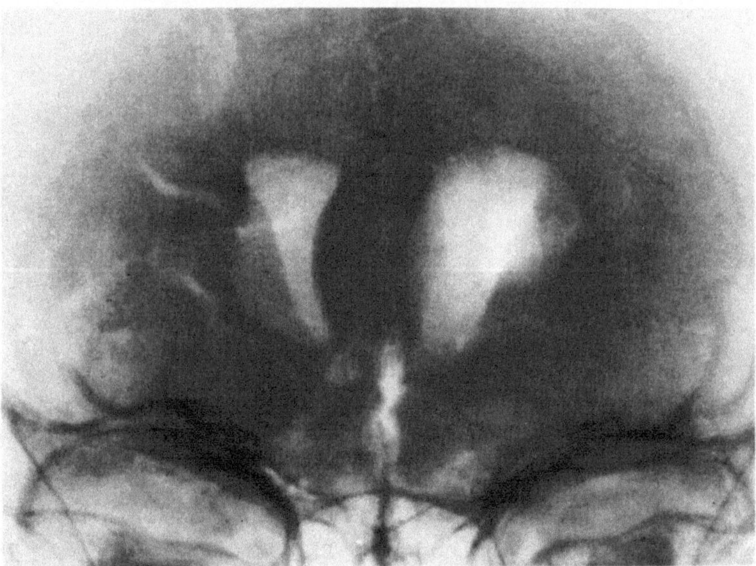

Fig. 83

is displaced backward and laterally. The third ventricle is very irregularly deformed. *Diagnosis:* Glioma infiltrating the septum pellucidum, corpus callosum, and third ventricle. *Operation:* Diagnosis verified.

Comment: The diagnostic conclusion reached at the time of examination is similar to that made after the review. The actual size of the part of the tumor lying in the cerebral hemisphere cannot be defined due to the poor visualization of the lateral ventricles. This problem is, nevertheless, immaterial from a practical point of view because the tumor is obviously not operable.

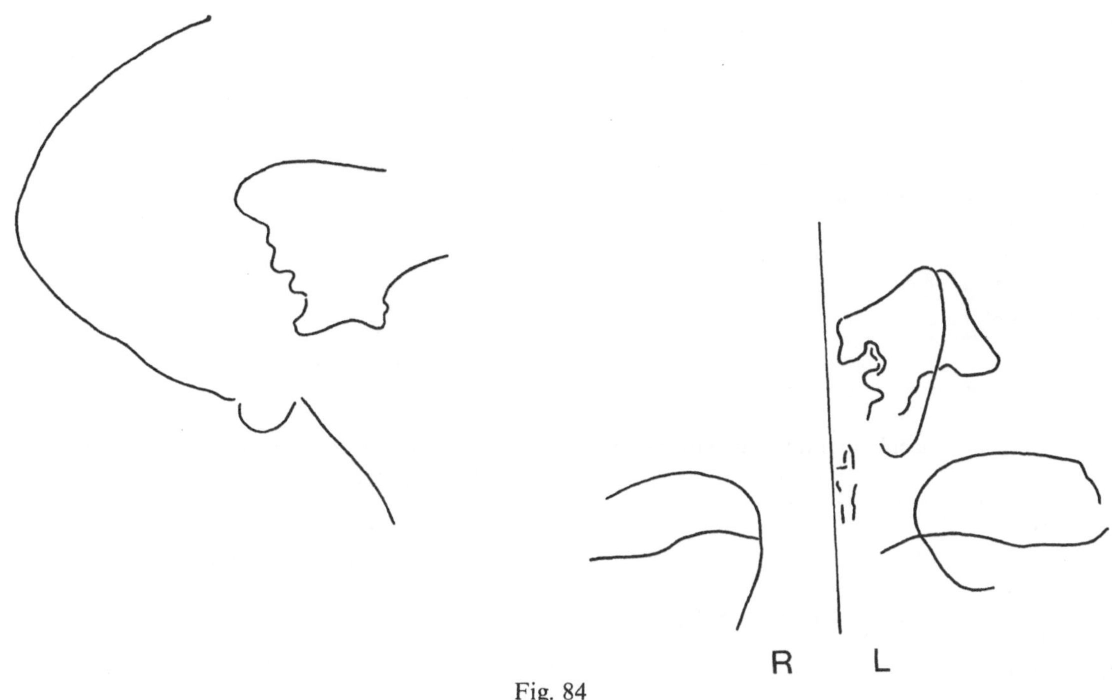

Fig. 84

Case 22 (Fig. 83). *Encephalography:* The size of the septum pellucidum is about 2 cm. Lateral ventricles are deformed. On the left, the medial wall of the posterior portion of the frontal horn is slightly irregular and there is a small concavity of the anterior portion of the ventricular body open toward the midline. On the right: a marked concavity of the medial wall of the frontal horn and of the ventricular body. *Diagnosis:* Expansive process of septum pellucidum. Glioma? *Operation:* Diagnosis verified.

Case 23 (Fig. 84). *Encephalography:* Only the left ventricle is injected; its anterior portion is dilated and deformed by a soft mass tissue expanding from in front. The anterior portion of the third ventricle is not visible. *Diagnosis:* Left deep frontal glioma invading probably the corpus callosum and third ventricle. *Operation:* "Butterfly" glioma of the corpus callosum.

2. Results

After review a precise diagnosis of site and location of the tumor in relation to the brain (whether intra- or extracerebral) was made in all cases (Tables 23 and 24), while the nature of the lesion was indicated in 11 out of the 17 histologically verified cases (Table 25). This percentage is higher than that observed in the whole material (Table 22) in spite of the fact that the most difficult cases had been chosen for review. In fact, the material reviewed includes all cases in which no diagnosis or a wrong diagnosis was made. This demonstrates the considerable progress attained by pneumoencephalography in the diagnosis of midline tumors.

Review confirmed that the diagnosis of type is made most easily in septum pellucidum and corpus callosum gliomas, and with most difficulty in tumors of the pineal region.

In two out of the 11 cases in which ventriculography was performed, the examination was made at the neurosurgeon's request and review confirmed that this examination was not necessary for the diagnosis. In the remaining nine cases ventriculography was performed at our request; in two cases, however, it was not deemed necessary at the time of review.

Table 23. Pneumoencephalographic diagnosis of localization in 23 reviewed cases of median and paramedian expansive processes

Type of lesion	Number of cases	Correct diagnosis	Wrong diagnosis	Diagnosis not made
Tumors of corpus callosum and septum pellucidum	5	5		
Intraventricular tumour of third ventricle	1	1		
Tumors of pineal region	12	12		
Thalamic tumors	5	5		
Total	23	23		

Table 24. Pneumoencephalographic diagnosis of situation (intra- or extracerebral) in 23 reviewed cases of median and paramedian expansive processes

Type of lesion	Number of cases	Correct diagnosis	Wrong diagnosis	Diagnosis not made
Tumors of the corpus callosum and septum pellucidum	5	5		
Intraventricular tumors of third ventricle	1	1		
Tumours of pineal region	12	12		
Thalamic tumors	5	5		
Total	23	23		

Table 25. Pneumoencephalographic diagnosis of histologic nature in 17 reviewed cases of median and paramedian expansive processes verified anatomically

Type of lesion	Number of cases	Correct diagnosis	Wrong diagnosis	Diagnosis not made
Glioma of corpus callosum and septum pellucidum	5	4		1
Colloid cyst of third ventricle	1	1		
Glioma of pineal region	3	1		2
Kinealoma	3	2		1
Teratoma of pineal region	1			1
Aracnoid cyst of pineal region	1			1
Thalamic tumors	3	3		
Total	17	11		6

IV. Discussion

1. Tumors of the Corpus Callosum and Septum Pellucidum

Except for a few cases of lipoma,[2] tumors of the corpus callosum and septum pellucidum are gliomas. Their pneumoencephalographic aspect was described by Lysholm in 1935. Tumors of the septum pellucidum are characterized by the stretching apart of the medial walls of the lateral ventricles. In tumors of the corpus callosum the

[2] There are no lipomas in our material. Usually the diagnosis of these tumors is easy due to the presence of a typical translucency (Capon et al., 1966; Chakravorty, 1966; Wolpert et al., 1972).

roof of the ventricles appears irregularly shaped. Often these tumors infiltrate also the septum pellucidum, and signs of both types of tumor are observed. Large tumors usually invade the third ventricle, the contours of which, especially at the level of the roof, appear irregular. Sometimes there is an obstruction of the foramen of Monro. According to SCHLESINGER (1950) when the tumor infiltrates the splenium of the corpus callosum, the posterior portions of the ventricular bodies and the carrefour are displaced downward together with the posterior portion of the third ventricle. Such a displacement causes a deformation of the aqueduct which loses its normal curvilinear aspect and forms with the fourth ventricle an obtuse angle open upward.

SCHLESINGER (1950) discusses the differential diagnosis between gliomas, pinealomas, and meningiomas of the incisura tentorii: in both pinealomas and gliomas the distance between the two lateral ventricles is increased, but only in the pinealomas can one observe the typical deformation of the posterior portion of the third ventricle into which the tumor expands.

In meningiomas of the incisura tentorii one sees a downward displacement of the lateral ventricles which, however, are not stretched apart as occurs in gliomas of the splenium.

EPSTEIN and EPSTEIN (1957), WEIDNER et al. (1965), and RUGGIERO (1957) have contributed to the study of the pneumoencephalographic aspect of the tumors of the corpus callosum and septum pellucidum. RUGGIERO pointed out in 1957 that when the lesion infiltrates one foramen of Monro, only one lateral ventricle is visualized, but this is usually sufficient for the diagnosis. BULL (1967) and HOWIESON and BULL (1966) have studied astrocytomas of the corpus callosum and insist on the differential diagnosis between these tumors and the cyst of the septum pellucidum. In cases of cyst, the medial walls of the lateral ventricles show a concavity open toward the midline, but, contrary to the gliomas, their contour is smooth. RUGGIERO (1957) reached similar conclusions.

In our material we include eight cases of glioma infiltrating both the septum pellucidum and hemisphere. It is difficult to state whether the tumor originated in these structures or rather occupied them successively, expanding from a cerebral hemisphere. This question, however, seems to us of no practical value. In either case a complete surgical removal of the tumor is impossible; it may be useful to remove the portion of the tumor growing into the hemisphere, but this can be done without knowing the origin of the lesion.

From the foregoing it is evident that visualization of the lateral ventricles is indispensable for the diagnosis of tumors of the septum pellucidum and corpus callosum. The visualization is usually easily obtained by encephalography.

2. Tumors of the Pineal Region

We include in this group the tumors located in the region delimited by the posterior wall of the third ventricle, the quadrigeminal plate, the incisura tentorii, and the splenium of the corpus callosum. Consequently, these lesions have usually both a supratentorial and an infratentorial location. The pinealomas and the gliomas of the quadrigeminal plate belong to this group. Meningiomas of the incisura tentorii usually grow in the posterior fossa only but they are mentioned in this chapter because of problems of differential diagnosis.

Deformation of the posterior wall of the third ventricle is a common finding in tumors of the pineal region. The characteristic aspect observed in pinealomas was first described by LYSHOLM and coworkers (1935) and later confirmed by others (RAND and

LEMMEN, 1935; SUZUKI and HORI, 1972; SACHS et al., 1962; POPPEN and MARINO, 1968; COLE, 1971; TOD et al., 1974; RUGGIERO, 1957; among others).

It consists of a concavity open backward to the posterior wall of the third ventricle in which the pineal recess is no longer visible. This filling defect, however, has a smooth contour, whereas in the gliomas of the quadrigeminal plate it is irregularly shaped, as if "indented."

CASTELLANO and RUGGIERO (1953) described the typical pneumoencephalographic aspect of meningiomas of the incisura tentorii: the posterior wall of the third ventricle is flattened and pushed forward, and seems to continue with the aqueduct, which is considerably straightened, and almost rectilinear. In our material there are no meningiomas of the incisura tentorii, but there is a case in which the surgical report was "arachnoid cyst above the quadrigeminal plate," in which the aspect was like the above-mentioned. The diagnosis of type was not made, but the extracerebral location of the lesion was indicated; in practice, the result is the same, because it suggests that a surgical exploration is indicated.

Tumors of the pineal region often cause obstruction of the aqueduct. The aspect of the cistern of the great vein of Galen and of the circumpeduncular cisterns is very important in these cases in establishing whether the stenosis is due to a tumor or to an inflammatory process. RUGGIERO (1956) has demonstrated that in the case of tumor, the above-mentioned cisterns are deformed and obliterated, whereas in cases of inflammatory stenosis they are dilated due to atrophy of the brain stem.

3. Thalamic Tumors

The literature dealing with pneumoencephalographic diagnosis of thalamic tumors is considerable. We mention among others: LYSHOLM (1935), LYSHOLM et al. (1935), HYNDMAN (1938), HYNDMAN and VAN EPPS (1939), DAVIDOFF and EPSTEIN (1935), TOVI et al. (1961), CHEEK and TAVERAS (1966), RUGGIERO (1957), TAVERAS and WOOD (1964), DECKER (1968), and GIORDANO and POPPI (1969). The diagnosis is usually easy when the typical deformations of the ventricular system are present. These deformations are: upward displacement of the ventricular floor, mainly at the level of the posterior portion of the ventricular body and carrefour; contralateral displacement of the third ventricle, whose lateral wall on the side of the tumor may appear curvilinear; downward and lateral displacement of the temporal horn.

The thalamic tumors usually are gliomas; they sometimes invade the brain stem and infiltrate the cerebral peduncle homolateral to the tumor. In such a case, the superior portion of the aqueduct is also displaced contralaterally. This finding, however, has no specific localizing value; the large hemispherical tumors also considerably displace the third ventricle which, so to speak, trails the aqueduct. Sometimes the infiltration of the brain stem may cause an aqueduct stenosis.

Examination of the cisterns is fundamental: when the cerebral peduncle is infiltrated by the tumor, the homolateral circumpeduncular cistern is usually displaced laterally and sometimes its superior portion is not visible. Often also, the portion of the cistern of the great vein of Galen homolateral to the tumor is not visible, or it is displaced contralaterally, or pushed downward. Sometimes, even the circumpeduncular cistern on the side opposite to the tumor is deformed; it appears usually displaced laterally suggesting enlargement of the whole brain stem.

The aspect of the cisterns can also be useful to localize the supratentorial portion of the tumor, even in cases in which the lateral ventricles are not visualized. The diagnosis is, however, much less precise. There are no general diagnostic criteria, but the diagnosis has to be evaluated case by case, on the basis of the aspect of all cisterns. RUGGIERO and coworkers (1955–1957) have described the diagnostic value of encephalography without filling or with poor filling of the ventricular system.

The aspect of the interpeduncular cistern may raise delicate problems of differential diagnosis. Deformation of this cistern may be due to several pathologic conditions: temporal herniation; tumors of the pineal region, the third ventricle, and the thalamus; hydrocephalus.

In the case of temporal herniation caused by a tumor located in any portion of the brain, the interpeduncular cistern usually is not visible because it is occupied by a mass that is actually the medial portion of the temporal lobe. A similar picture can be observed in tumors that are more or less in contact with the cistern. The differential diagnosis is then based on the displacement of the structures of the midline; the septum pellucidum, third ventricle, and cistern of the corpus callosum. Such displacement is usually slight in deep tumors, whereas it is marked in hemispheric tumors causing a herniation of the temporal lobe, either directly, because of their size, or indirectly, because of the surrounding edema. Of course, the diagnosis of temporal herniation can be facilitated by the presence of other characteristic findings, such as the typical deformation of the circumpeduncular cisterns (RUGGIERO, 1954). The interpeduncular cistern may also be deformed by the hypophyseal recess of a dilated third ventricle. In several cases we have observed a rather peculiar aspect: the roof of the cistern (which is more or less considerably displaced downward) shows a concavity open upward (Figs. 68, 79), outlining the contour of the ventricle. Finally, in two of our cases (Figs. 65 and 66) the posterior part of the roof of the interpeduncular cistern was displaced downward more than was the anterior part. This finding seems to us to have a considerable value for diagnosing a deep tumor, since it can be explained neither by a temporal herniation nor by hydrocephalus.

4. Colloid Cysts of the Third Ventricle

In a previous work, RUGGIERO (1957) grouped the colloid cysts growing into the third ventricle with those expanding mainly in the lateral ventricles, since, in both these two types of tumors, the pneumoencephalographic picture is based on the effects of obstruction of the foramina of Monro. In the present work we prefer to discuss the colloid cysts of the third ventricle together with the midline tumors. In any case, the main point is the diagnosis of type since the colloid cyst is operable. The differential diagnosis with the gliomas infiltrating the third ventricle is therefore fundamental. Visualization of the ventricular system is obviously indispensable. In colloid cyst the typical aspect is a round lobate filling defect of the third ventricle having, however, a smooth, regular contour and thinning of one or both foramina of Monro. This last sign can be considered almost pathognomonic. When the thinning of the foramen of Monro is not clearly demonstrated, it can also be revealed indirectly by dilatation of the lateral ventricles, which is often asymmetric because implantation of the tumor usually takes place on one side only. In gliomas there also exists a filling defect of the third ventricle, but its borders are markedly irregular. In both types of tumor encephalography is the examination of choice and usually injection of only small amounts of air is sufficient for the diagnosis. However, when the tumor is located posteriorly and causes a stenosis of the aqueduct, ventriculography is indispensable.

Many authors have made contributions to the pneumoencephalographic diagnosis of the colloid cyst: DANDY (1919), DAVIDOFF and DYKE (1935), POPPEN et al. (1953), BLADIN and SCHUNK (1965), STEIN et al. (1972), and SEGALL et al. (1974), among others.

Sometimes the tumor is very small: RUGGIERO has described a case in which the tumor was as the size of a lentil. It was nevertheless perfectly diagnosed by encephalography (Fig. 272 in RUGGIERO, 1957).

G. Other Tumors

We shall discuss in this section some rare tumors with unusual features: meningiomas of the falx and of the tentorium; the tumors lying in the lateral ventricles, and the tumors of the gasserian region. Not a statistical study, discussion will be limited to the main aspects of pneumoencephalographic diagnosis.

I. Meningiomas of the Falx

Meningiomas of the falx could have been included with hemispheric tumors because they may involve the medial surface of the frontal, parietal, and occipital lobes, or with the median and paramedian tumors, for the falx is a midline structure. The differential diagnosis concerns tumors of the corpus callosum, and parasagittal tumors.

In falx meningiomas (Fig. 85) the same type of deformation of the lateral ventricles is observed as in a tumor of the corpus callosum. The differential diagnosis is then based on the aspect of the cistern of the corpus callosum, which is displaced downward in the meningiomas whereas in the gliomas it is either displaced upward or has a normal position (ANDERSON, 1952; RUGGIERO, 1957). A good filling of this cistern, however, is not always possible and often some sophisticated maneuvers are necessary (RUGGIERO, 1961).

According to PETIT-DUTAILLIS and PERTUISET (1955) the type of ventricular deformation in falx meningiomas varies according to the site of the lesion. When the tumor is anterior, there is an amputation of the frontal horns which show a concavity open to the front similar to that observed, in some olfactory meningiomas. When the tumor originates at the level of the median third of the falx, the deformation of the ventricular roof may recall the "hammock" aspect of the pericallous artery which can be observed in angiography of these cases. In meningiomas of the posterior third of the falx, the carrefours and occipital horns are deformed and/or amputed.

ANDERSON (1952) has reported on the differential diagnosis between falx and parasagittal meningiomas. It is important to observe the aspect of the ventricular roof in the anteroposterior projection: in parasagittal meningiomas the lateral portion of the ventricular roof is displaced downward and the superoexternal angle is flattened.

Fig. 85a–e. Bilateral falx meningioma. ▷

Encephalography: The anterior part of the lateral ventricles is poorly injected. The left frontal horn is considerably displaced downward, and has an irregular contour; its anterior portion is not visible. Right frontal horn is dilated and occupied by a soft tissue mass outlined by a thin stripe of air visible at the level of the lateral portion of the ventricle. The anterior portion of the third ventricle is poorly visualized, displaced downward and backward; its posterior portion is slightly displaced upward. Aqueduct is slightly bent downward

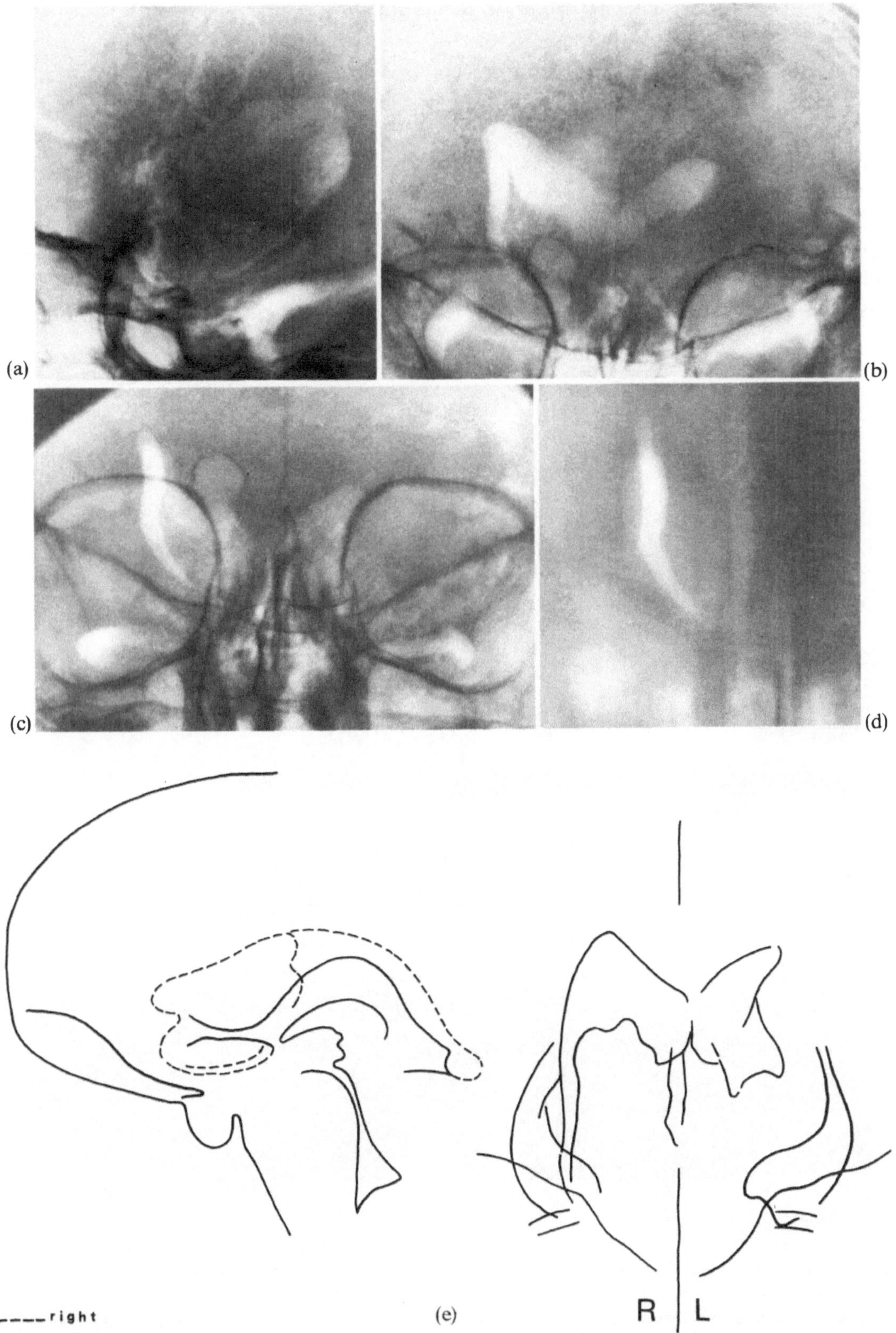

Comment: The pneumoencephalographic picture causes considerable perplexity. The downward displacement of the roof of the left ventricle suggests an extracerebral lesion, but the irregularity of the ventricular contour makes the differential diagnosis from an infiltrating intracerebral tumor difficult. Nonvisualization of the anterior portion of the third ventricle is explained by the considerable compression exerted by the tumor which completely obstructs the left foramen of Monro and partially obstructs the right one

II. Tentorial Meningiomas

The diagnosis of tentorial meningioma is possible in two cases: when the tumor originates from the confluence of the free margin of the tentorium with that of the falx, the so-called carrefour falco-tentoriel (CFT meningioma), and when the lesion develops both above and below the tentorium.

The encephalographic picture of CFT meningiomas was described by CASTELLANO and RUGGIERO (1953); ZINGESSER and SCHECHTER (1964); AMELI et al. (1966); SCHECHTER et al. (1968); later confirmed by others: flattening of the posterior portion of the third ventricle; aqueduct straightened and cuneiform in its inferior portion. The differential diagnosis, as we saw above, concerns tumors of the pineal region.

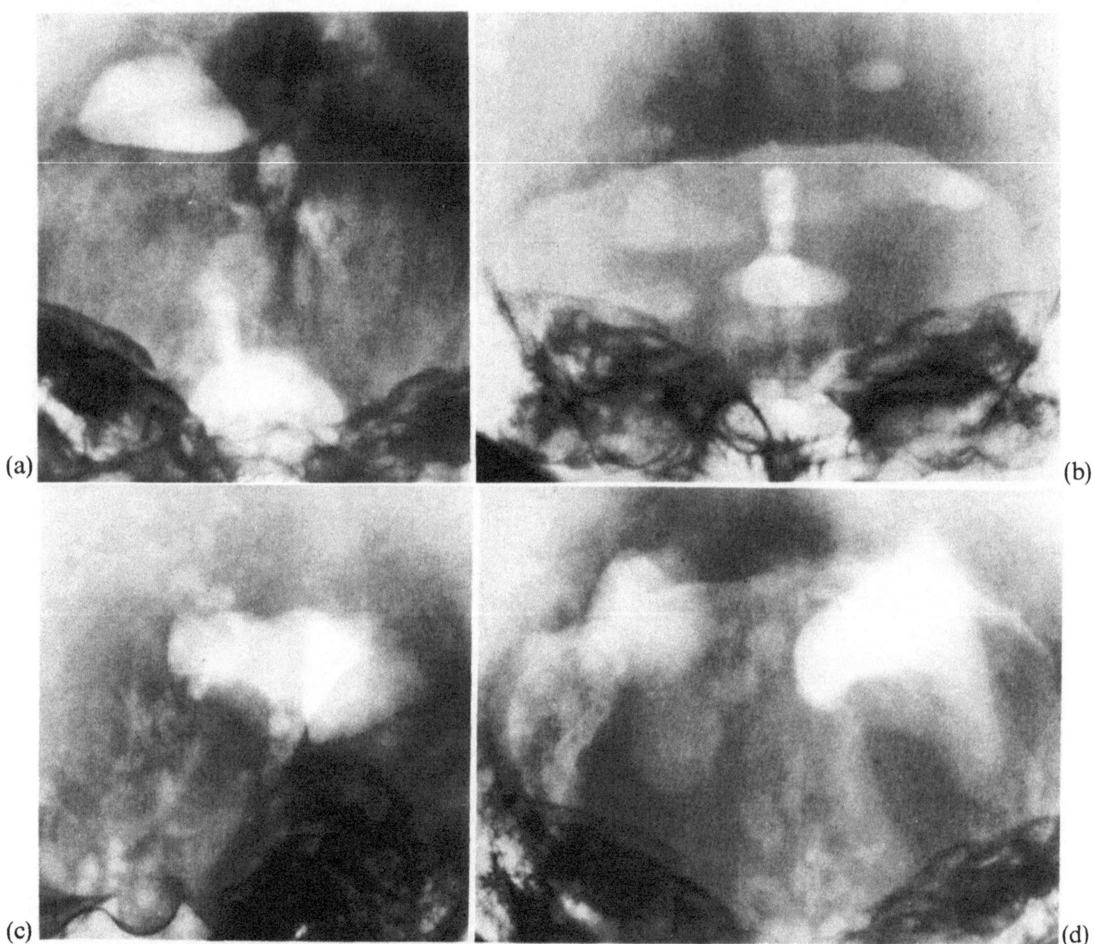

Fig. 86a–d. Meningioma tentorii.

Encephalography: The fourth ventricle displaced rightward (a). The vallecula is tilted and displaced to the right. The right lateral ventricle is considerably dilated, the left lateral ventricle not visible. The pontine cistern is pushed forward together with the posterior wall of the interpeduncular cistern. *Second encephalography:* 3 years later (b–d): fourth ventricle and aqueduct on the midline. Left occipital horn is displaced upward.

Comment: It is impossible to state whether the tumor was already growing above the tentorium at the time of the first encephalography. The diagnosis of subtentorial tumor was justified on the basis of the clinical symptomatology and no further attempt was made to inject the left lateral ventricle. It is, therefore, probable that at the time of the first encephalography there was no or at least a very small supratentorial expansion of the tumor; on the other hand, the patient's condition was good for a period of 3 years after operation in the posterior fossa

When the tumor grows both above and below the tentorium, the encephalographic picture is typical: the signs of a tumor in the posterior portion of the posterior fossa (forward and/or contralateral displacement of the aqueduct and fourth ventricle; characteristic modifications of the cisterns) are present together with the signs of a basal extracerebral hemispheric lesion (upward and/or forward displacement of the carrefour and occipital horn). Not in all cases, however, does the tumor grow concurrently in the posterior fossa and above the tentorium. Figure 86 illustrates a case in which the supratentorial expansion of the lesion was diagnosed (and very likely occurred) 3 years after the removal of the tumor in the posterior fossa.

ZINGESSER and SCHECHTER (1964) and DI CHIRO et al. (1967) have observed the presence of air outlining the lesion in cases of tentorial meningiomas.

CASTELLANO and RUGGIERO (1953), TAVERAS (1960), and SCHECHTER et al. (1968) have made rather extensive studies of tentorial meningiomas, carried out mainly on cases of tumors with only subtentorial development. These authors compared pneumoencephalography with other radiologic techniques. We refer the reader to these studies.

III. Tumors of the Lateral Ventricles

The pneumoencephalographic aspect of ventricular tumors has been described by many authors: DAVIS and CUSHING (1925), FOWLER and MATSON (1957), CROFTON and MATSON (1960), LAURENCE et al. (1961), BOHM and STRANG (1961), STANLEY (1968), and PALACIOS and LAWSON (1972), among others.

The majority of intraventricular tumors have common characteristics independent of their histologic type. The pneumoencephalographic diagnosis is usually rather easy. The ventricles are dilated and deformed. Ventricular dilatation is found frequently and can be explained by two mechanisms: obstruction of the foramen of Monro, and hyperproduction of cerebrospinal fluid, as for instance, in papillomas of the choroidal plexuses. According to TAVERAS and WOOD (1964) obstruction of the foramen of Monro may occur only when the patient is in some particular positions; this occurs mainly in tumors of the third ventricle.

The typical ventricular deformation is a filling defect, the aspect of which allows differentiation between tumors developing inside the ventricles and those which infiltrate them a second time. In the former case the filling defect has a smooth curvilinear contour (Figs. 87–89), in the latter case the contour is irregular and indented (Fig. 90). According to LINDGREN (1957) and RUGGIERO (1957) the relationship between dilatation, deformation, and displacement of the ventricle is also fundamental. In intraventricular tumors the ventricle is usually deformed and dilated but not displaced as in the infiltrating lesions (Fig. 90). Nevertheless, some very large intraventricular tumors may cause an apparent displacement of the ventricle (Fig. 88).

According to TAVERAS and WOOD (1964) the aspect of the filling defect may also suggest the histologic nature of the tumor: a "cauliflower" image in the epidermoid cyst; a smooth contour in meningiomas; lobated in papillomas; irregularly shaped in gliomas, which often infiltrate the contralateral ventricle through the septum pellucidum.

IV. Tumors of the Ganglion of Gasser

Figure 90 shows a case of meningioma of the ganglion of Gasser. These tumors as well as the neurinomas originating from the same region have a typical encephalographic

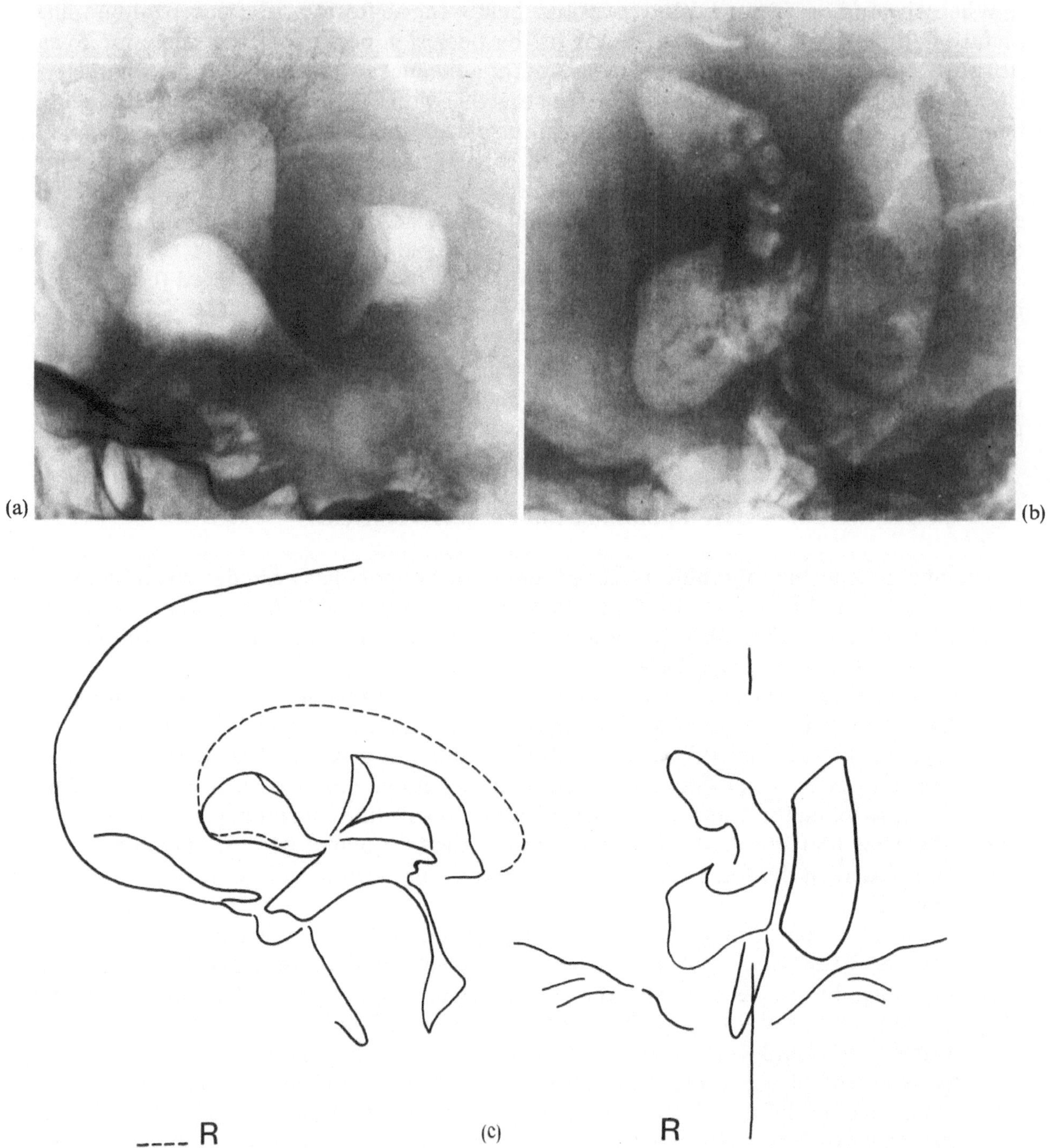

Fig. 87a–c. Colloid cyst of left ventricle.

Encephalography: The septum pellucidum is displaced and tilted to the left. The lateral ventricles are considerably dilated. The left lateral ventricle is displaced downward, considerably deformed, with a filling defect going from the middle portion of the frontal horn to the middle portion of the ventricular body. Foramen of Monro is compressed from above. It was difficult to inject the third ventricle which was displaced downward. Aqueduct and fourth ventricle seem to be displaced forward. The right subarachnoid spaces of the convexity are not injected.

Comment: The intraventricular nature of the cyst is mainly proved by the aspect of the posterior portion of the filling defect at the level of the ventricular body which shows a typical concavity open to the front. The deformation of the frontal horn in the lateral projection, on the other hand, creates some uncertainty: one has the impression that the ventricle is displaced downward, but the aspect in frontal projection is unmistakable. The downward displacement is explained by the herniation underneath the falx

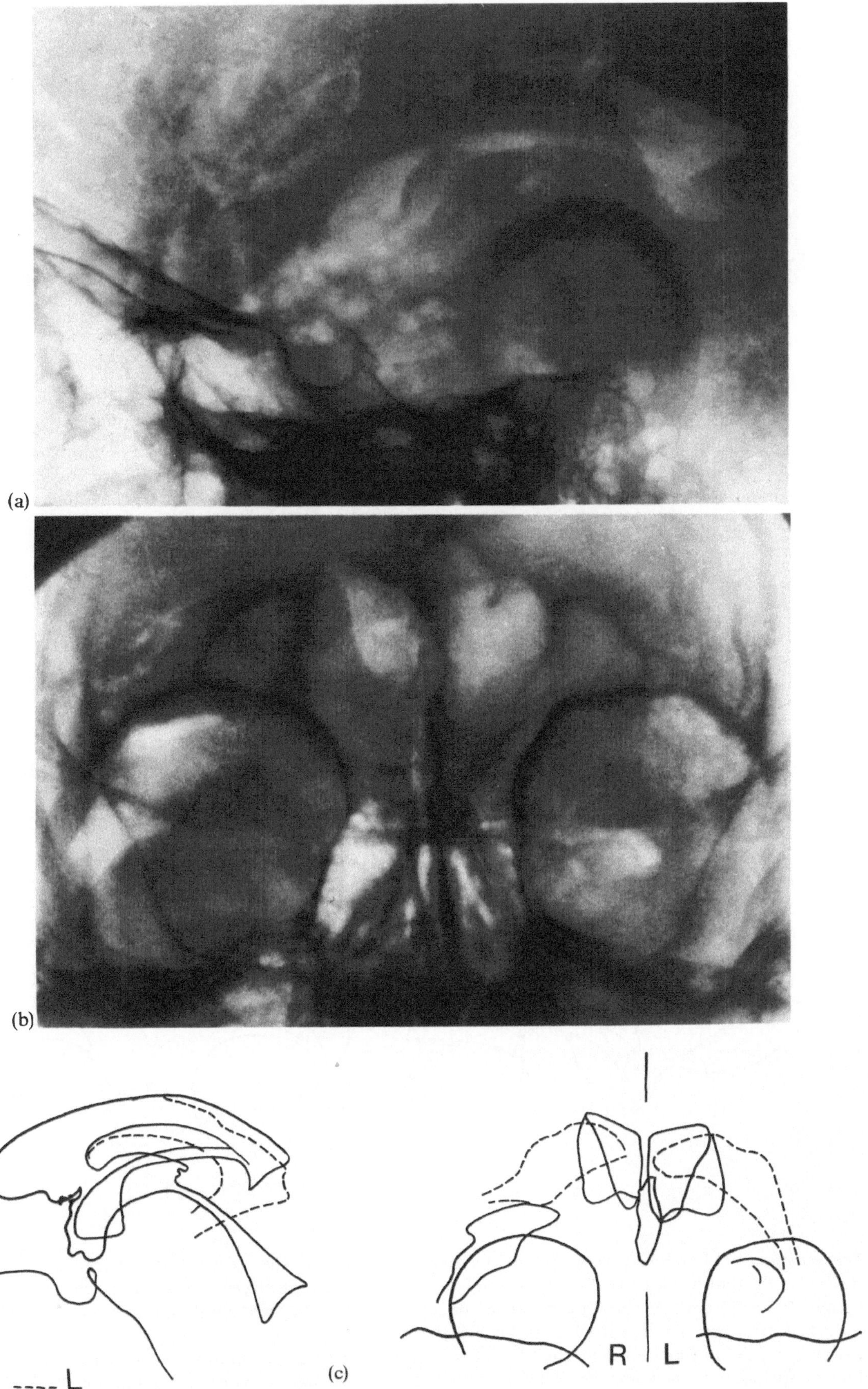

Fig. 88a–c. Right intraventricular, temporal epidermoid cyst. The right temporal horn is dilated, displaced laterally and upward, and occupied by a large intraventricular tumor

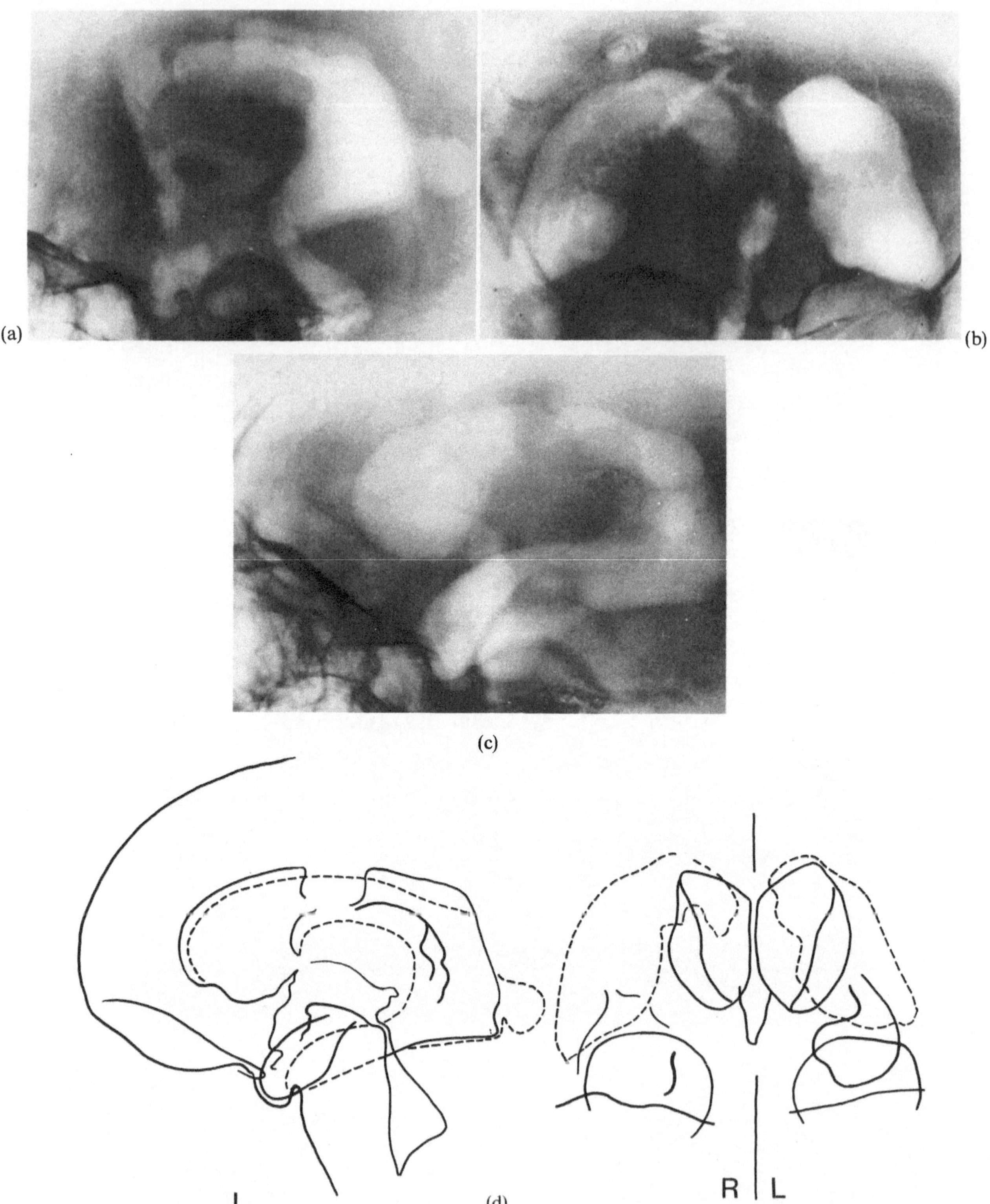

Fig. 89a–d. Intraventricular glioma.

Encephalography: Lateral ventricles are dilated and deformed. On the right a filling defect, more marked at the level of the ventricular body; the anterior wall of the carrefour is displaced backward, its contour irregular. The temporal horn is considerably dilated and deformed. On the left, the medial wall of the carrefour is displaced laterally and deformed. Third ventricle is also considerably deformed.

Comment: The intracerebral nature of the lesion is proved by the irregularity of the ventricular contours and by the spreading of the lesion which has expanded into the two lateral ventricles and into the third ventricle. The intraventricular site of the tumor is mainly indicated by the filling defect in the right ventricular body, by the deformation and dilatation of the right temporal horn, and by the fact that the midline structures are not displaced

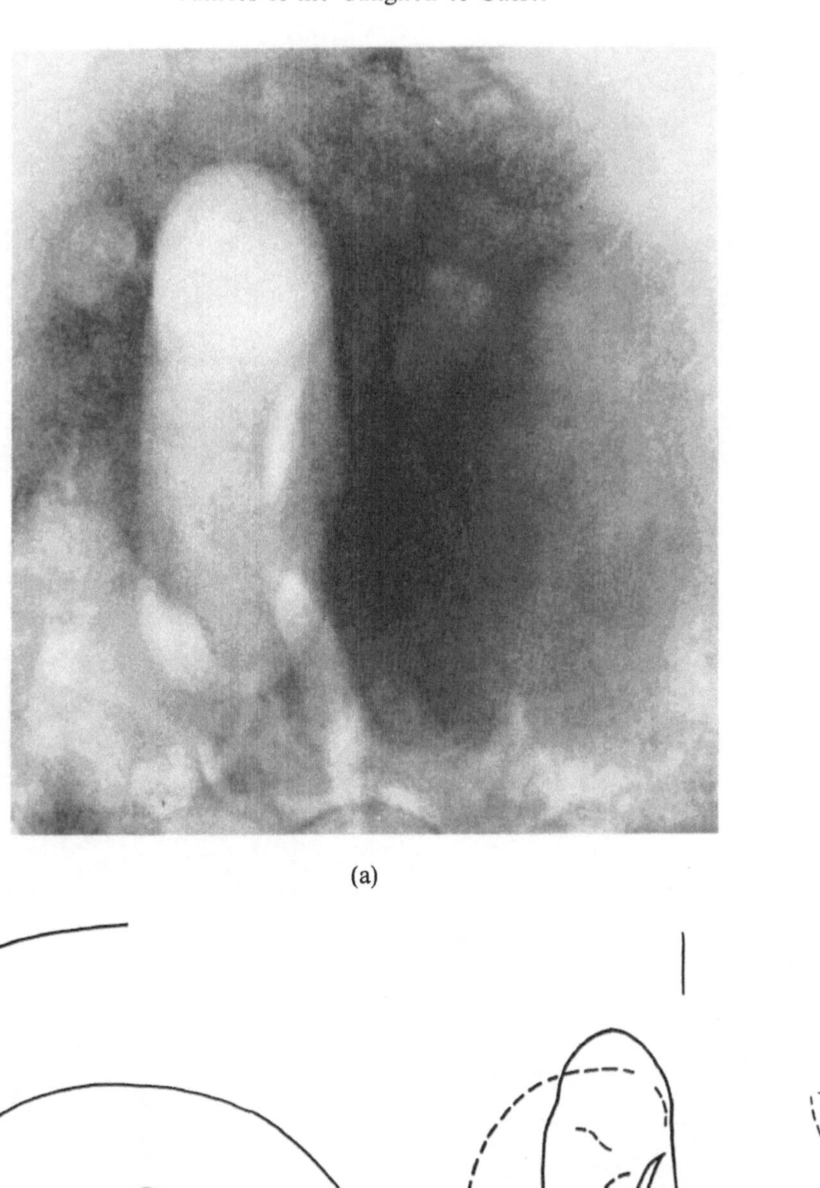

(a)

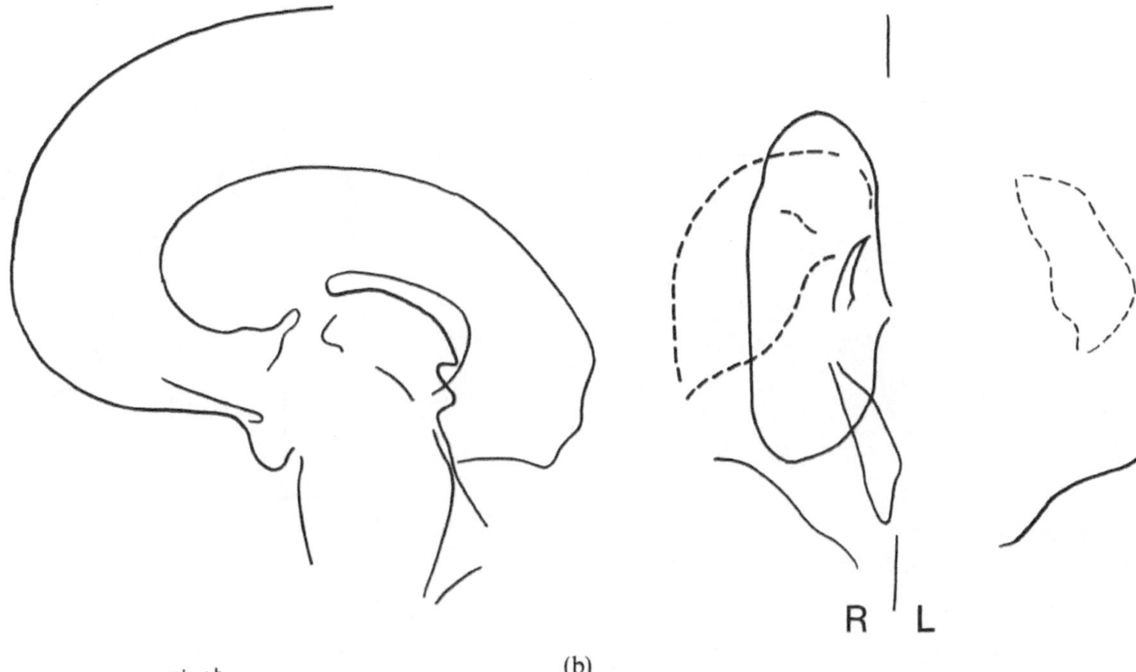

(b)

Fig. 90a and b. Left frontal glioma invading lateral and third ventricles.

Encephalography: Septum pellucidum is displaced to the right. Right lateral ventricle is dilated. Left lateral ventricle is poorly injected. Only a small portion of the carrefour is visible; it is considerably displaced laterally and its medial wall is irregular. Third ventricle is incompletely visualized, especially on the left side and at the level of its anterior portion.

Comment: The diagnosis is unmistakable

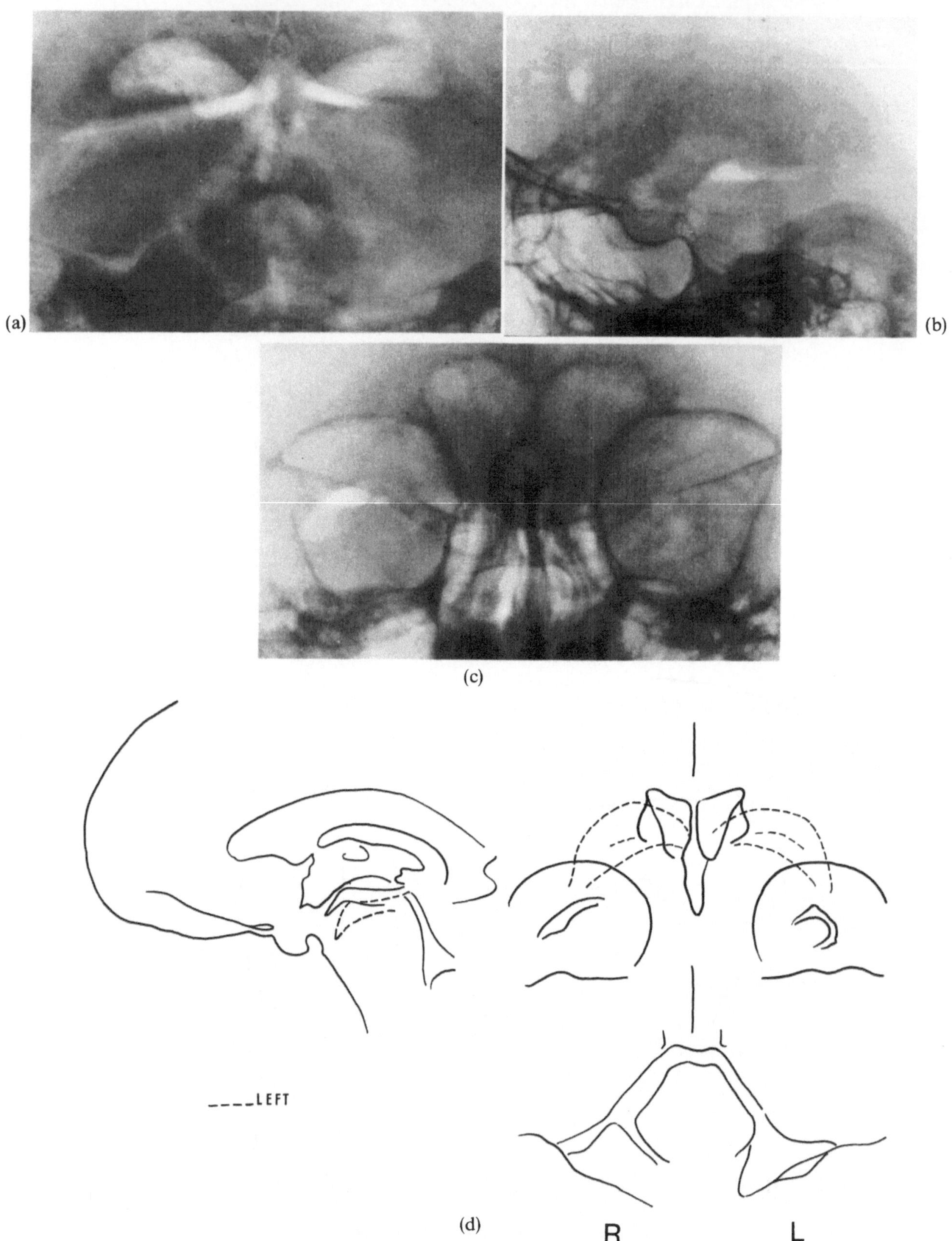

Fig. 91a–d. Meningioma of right ganglion of Gasser.

Encephalography: Supracornual recess of right temporal horn is displaced upward, especially at the level of its medial portion. Cistern of right cerebellopontine angle is occupied by a soft tissue mass.

Comment: The diagnosis of tumor of the ganglion of Gasser is evident as encephalography shows the presence of an extracerebral lesion growing in both the middle and posterior fossae

aspect: the signs of a cerebellopontine angle tumor are present together with characteristic deformations of the temporal horn, the supracornual recess of which is pushed upward, especially in its medial portion, and slightly to the side. The third ventricle may be normally positioned or its inferior portion may be displaced contralaterally. Differential diagnosis may be from some very rare tumors of the base of the skull, particularly epidermoid cysts and clivus and laterosellar meningiomas; and is usually easy. It is also possible, on the basis of direct X-ray examination of the skull, to differentiate a meningioma from a neurinoma. All of these aspects have already been discussed in detail by the author and coworkers and the reader is referred to them (Castellano and Ruggiero, 1953; Ruggiero and Castellano, 1951, 1952; Ruggiero et al., 1963).

References

Ameli N.D., Armin K., Saleh H.: Incisural meningiomas of the falcotentorial junction. A report of two cases. J. Neurosurg. **24**, 1027 (1966)

Amici F., Salvolini U.: Vantaggi dell'incidenza assiale in pneumotomografia cerebrale. Radiol. Med. **59**, 202 (1973)

Amundsen P.: Gas encephalography on the polytome. Neuroradiology, **5**, 65 (1973)

Amundsen P., Dugstad P., Grimsrud O.K.: Gas encephalography with hypocycloidal tomography. Correlation with anatomic cast. Acta Radiol. (Diagn.) **9**, 134 (1969)

Anderson T.: Pneumographic diagnosis of meningiomata of the falx. Acta Radiol. **40**, 195 (1952)

Azambuja N., Lindgren E., Sjogren S.E.: Tentorial herniation. I Anatomy. Acta Radiol. **46**, 215 (1956)

Bakay L., White J.: Pneumography in chromophobe adenomas of hypophysis. J. Neurosurg. **10**, 284 (1953).

Balado M.: Cited in Lewtas and Jefferson

Belloni G.: Pneumographische Passagenprüfung der Arachnoidalräume. Zbl. Neurochir. **5**, 43 (1941).

Belloni G.: Pneumographie des espaces arachnoidiens encéphaliques. Bull. schweiz. Akad. med. Wiss. **5**, 147 (1949).

Bernasconi V., Cassinari V., Vitale A.: 75 casi di craniofaringiomi operati. Studio clinico radiologico ed elettroencefalografico. Minerva Neurochir. **8**, 1 (1964)

Bladin P., Schunk H.: Behavior of anterior basal cerebral structures in midline tumours of that region. Amer. J. Roentgenol. **95**, 857 (1965)

Bohm E., Strang R.: Choroid plexus papillomas. J. Neurosurg. **18**, 493 (1961)

Bonnant R.: Cited in Lewtas and Jefferson

Bull J.W.: Radiological diagnosis of chronic subdural hematoma. Proc. of the Royal sc. of Medicin **33**, 203 (1940)

Bull J.W.: The corpus callosum. Clin. Radiol. **18**, 2 (1967).

Capon A., Fiament-Durand J., Potvliege R.: Deux cases de lypoma du corps calleux. Acta Neurol. Psychiat. Belg. LXVI, 9 (1966).

Castellano F., Ruggiero G.: Meningiomas of the posterior fossa. Acta Radiol. Suppl. 104 (1953)

Chakravorty B.C.: Tumours of the corpus callosum. J. Indian med. Ass. **47**, 294 (1966)

Cheek W.R., Taveras J.M.: Thalamic tumors. J. Neurosurg. **24**, 505 (1966)

Cole H.: Tumours in the region of the pineal. Clin. Radiol. **22**, 110 (1971)

Crofton F.D., Matson D.D.: Roentgenologic study of choroid plexus papillomas. Amer. J. Roentgenol. **84**, 479 (1960)

Dandy W.E.: Ventriculography following the injection of air into the cerebral ventricles. Amer. J. Surg. **68**, 5 (1918)

Dandy W.E.: Roentgenography of the brain after the injection of air into the spinal canal. Amer. J. Surg. **70**, 397 (1919)

Dandy W.E.: Benign Tumours in the Third Ventricle of the Brain: Diagnosis and Treatment. Springfield, Ill.: Charles C Thomas, 1933

Davidoff L.M., Dyke C.G.: Congenital tumours in rostral portion of third ventricle, their diagnosis by encephalography. Bull. Neurol. Inst. New York **4**, 221 (1935)

Davidoff L.M., Epstein B.S.: The Abnormal Encephalogram. Philadelphia: Lea & Febiger, 1935

Davis L.E., Cushing H.: Papillomas of choroidal plexus. Arch. Neurol. Psychiat. **13**, 681 (1925)

Decker K.: Neuroradiologia clinica. Padova: Piccin Ed. (1968)

Di Chiro G.: Axial transverse encephalography. Amer. J. Roentgenol. **92**, 441 (1964)

Di Chiro G.: An Atlas of Normal Pneumoencephalographic Anatomy. Springfield, Ill.: Charles C Thomas 1961

Di Chiro G., Schechter M.M., Wickbom I.: An Atlas of Pathologic Pneumoencephalographic Anatomy. Springfield, Ill.: Charles C Thomas 1967

DYKE C.G., DAVIDOFF L.M.: The significance of abnormally shaped subarachnoid cisterns as seen in encephalogram: correlations with clinical cases. Amer. J. Roentgenol. **32**, 743 (1934)

ELSBERG C.A., DYKE C.G.: Meningiomas attached to the medial point of the sphenoid ridge. Arch. Ophtalmol. **12**, 644 (1934)

EPSTEIN B., DAVIDOFF L.: Use of laminography with encephalography in the diagnosis of mid-line and subtentorial brain tumours. Amer. J. Roentgenol. **55**, 675 (1946)

EPSTEIN J.A., EPSTEIN B.S.: Glioblastoma multiforme of both the septum pellucidum and corpus callosum. Case Report. J. Neurosurg. **14**, 688 (1957)

FAURÉ G., CRUSON B.: L'esploration radiologique des craniopharyngiomes de l'enfant. Ann. Radiol. **3**, 197 (1959)

FOWLER F.D., MATSON D.D.: Gliomas of optic pathways in childhood. J. Neurosurg. **14**, 515 (1957)

GIORDANO G.B., POPPI M.: Les aspects radio-anatomiques des tumeurs de la region thalamique. Neurochir. **15**, 451 (1969)

GUIOT G., OPROIU A., HERTZOG E., FREDY D.: Adénomas hypophysaires. Paris: Masson, 1958

HANAFEE W.N., LECRY J.W.: Planigraphy during pneumoencephalography. The diagnosis of lesions affecting the optic pathways. Arch. Ophtal. **80**, 161 (1968)

HARDY J., CIRIC I.S.: L'hypophysectomie antérieure sélective dans le traitement de la rétinopathie diabêtique. J. amer. med. Ass. **203**, 73 (1968)

HEIDRICH L.: Zur Chirurgie der Hypophyse, insbesondere die Darstellung von Hypophysentumoren im Encephalogram. Bruns' Beitr. Klin. Chir. **142**, 837 (1928)

HEIDRICH L.: Weiterer Beitrag zur Frage der Darstellung suprasellarer Hypophysentumoren im Encephalogram. Bruns' Beitr. Klin. Chir. **145**, 628 (1929)

HERTZOG E., BAMBERGER C., GUIOT G.: Les aspects neuroradiologiques des adénomes hypophysaires. Ann. Radiol. **13**, 765 (1970)

HOWIESON J., BULL J.: Radiologic detection of astrocytoma involving the corpus callosum. Amer. J. Roentgenol. **98**, 575 (1966)

HYNDMAN O.R.: Cerebral pneumography. Ventriculographic interpretation of tumours in and about third ventricle, aqueduct and fourth ventricle. Arch. Surg. Chicago **30**, 245 (1938)

HYNDMAN O.R., VAN EPPS C.: Tumor of the thalamus. A ventriculographic entity. Arch. Surg. Chicago **39**, 792 (1939)

KRUEGER E.G., UNGER S.M.: Extrasellar extensions of pituitary adenomas. Clinical and radiological considerations. Amer. J. Roentgenol. **98**, 616 (1966)

LAURENCE R.M., HOARE R.D., TILL K.: Diagnosis of choroid plexus papillomas of lateral ventricles. Brain **84**, 628 (1961)

LEWTAS N.A., JEFFERSON A.A.: The carotid cistern. A source of diagnostic difficulties with suprasellar extensions of pituitary adenomata. Acta Radiol. (Diagn.) **5**, 675 (1966)

LINDGREN E.-A.: pneumographic study of the temporal horn (with special reference to tumours in the temporal region). Acta Radiol. Suppl. 69 (1948)

LINDGREN E.: Handbuch der Neurochirurgie. Roentgenologie. Berlin-Göttingen-Heidelberg-Springer-Verlag, 1954

LINDGREN E.: Radiologic examination of the brain and spinal cord. Acta Radiol. Suppl. 151 (1957)

LINDGREN E., DI CHIRO G.: Suprasellar tumours with calcifications. Acta Radiol. **36**, 173 (1951)

LYSHOLM E.: Das Ventrikulogramm. Acta Radiol. Suppl. **23** (1935)

LYSHOLM E., EBENIUS B., SAHLSTEDT H.: Das Ventrikulogramm. I. Teil. Roentgentechnik. Acta Radiol. Suppl. **24** (1935)

MCLACHLAN M.S.F., LAVENDER P., EDWARDS C.R.W.: Polytome encephalography in the investigation of pituitary tumours. Clin. Radiol. **22**, 361 (1971)

METZGER J.: Le signe du chiasma sur le cliché de face en pneumotomographie hypocycloidale. Rev. Neurol. **117**, 666 (1967)

METZGER J., BONNEVILLE J., CABANIS A., BUGAULT R., RACADOT J.: Les adenomes à prolactine. Signes radiologiques et tomoencephalographiques (à propos d'une serie de 46 cases). X Symposium Neuroradiologicum, Punta del Este (1974)

METZGER J., ENGEL PH., BONNEMAZOU A., FISCHGOLD H.: La tomographie hypocicloide. Neurochir. **13**, 73 (1967a)

METZGER J., ENGEL PH., PRADAT P., FISCHGOLD H.: Tomographie hypocicloide du chiasma normal et des adenomes hypophysaires. Communication. VIII Symposium Neuroradiologicum, Paris (1967b)

MÖLLER A.: Pneumography in paraventricular and intraventricular tumours of the posterior fossa. Acta Radiol. Suppl. 342 (1974)

PALACIOS E., LAWSON R.C.: Choroid plexus papillomas of the lateral ventricles. Amer. J. Roentgenol. **115**, 113 (1972)

PALEIRAC R., LABAUGE R., BASSEDE J., MINVIELLE J.: Premiers résultats de la tomo-cisternographie. J. Radiol. Electrol. **34**, 98 (1953)

PASSERINI A., VAGHI M.A.: Il craniofaringioma. Studio radiologico di 82 casi. Nuntius Radiol. **33**, 851 (1967)

PETIT-DUTAILLIS D., PERTUISET B.: Les méningiomes de la faux du cerveau. Neuro-Chir. **1**, 137 (1955)

POPPEN J.L., MARINO R.: Pinealomas and tumours of the posterior portion of third ventricle. J. Neurosurg. **28**, 357 (1968)

POPPEN J.L., REYES V., HORRAX G.: Colloid cysts of the third ventricle. J. Neurosurg. **3**, 242 (1953)

RAND R.W., LEMMEN L.J.: Tumours of the posterior

portion of the third ventricle. J. Neurosurg. **10**, 1 (1953)
ROBERTSON E.G.: Pneumoencephalography. Springfield, Ill.: Charles C Thomas, 1957
RUGGIERO G.: Diagnostique encéphalographique des sténoses inflammatoires de l'aqueduc. Rev. Neurol. **90**, 640 (1954)
RUGGIERO G.: L'aspect encéphalographique de la hernie temporale. Note preliminaire. Rev. Neurol. **91**, 311 (1954)
RUGGIERO G.: Diagnostic value of encephalographic examination of the subarachnoid space. Acta Radiol. **46**, 99 (1956)
RUGGIERO G.: L'encéphalographie fractionnée. Paris: Masson, 1957
RUGGIERO G.: Technique neuroradiologique. In: Traité de technique chirurgicale. Paris: Masson, 1961, Vol. III
RUGGIERO G.: Progrès de l'encéphalographie fractionnée. Communication à la Soc. Franc. Electrol. Radiol. med. Paris (1964)
RUGGIERO G.: Encephalography today. Acta Radiol. (Diagn.) **5**, 705 (1966)
RUGGIERO G.: Soustraction d'image en encéphalographie. Presented at VIII Symposium Neuroradiologicum, Paris, 1967
RUGGIERO G.: Sottrazione d'immagine in encefalografia. Presented at XXX National Congress of SIRMN, Padova, 1968
RUGGIERO G.: Radiological Exploration of the Ventricles and Subarachnoid Space. Berlin-Heidelberg-New York-Springer-Verlag, 1974
RUGGIERO G.: Nuovi orizzonti della neuroradiologia. Presented at meeting of Società Medica Chirurgica. Bologna, 1975
RUGGIERO G., CASTELLANO F.: Chirurgia dei meningiomi della fossa cranica posteriore. Minerva Chir. **6**, 537 (1951)
RUGGIERO G., CASTELLANO F.: Diagnostic radiologique des méningiomes de la fosse postérieure. Note préliminaire. Rev. Neurol. **86**, 700 (1952)
RUGGIERO G., CRISTI G., SCIALFA G.: Spontaneous air movements after encephalography. Presented at X Symposium Neuroradiologicum, Punta del Este, 1974
RUGGIERO G., CRISTI G., TREVISAN C.: Clinical aspects of encephalography. Acta Radiol. (Diagn.) Suppl. 292 (1969)
RUGGIERO G., DAVID M., TALAIRACH J.: Encephalography in brain tumours. A review of 104 cases. Acta radiol. **43**, 37 (1955)
RUGGIERO G., DETTORI P., LEIGHTON R.: Semeiologia radiologica dei tumori dell'incisura del tentorio. Bull. Soc. Med. Chir. Bologna, **4**, 425 (1963)
RUGGIERO G., DETTORI P., LEIGHTON R., PACIFICO L.: Encephalography with urea. Acta radiol. (Diagn.) **3**, 161 (1965)
RUGGIERO G., DILENGE D., DAVID M.: Tableau radiologique des kistes epidermoides intracraniens. Neurochir. **3**, 276 (1957)
RUGGIERO G., MAZZACURATI M.: Sottrazione d'immagine in encefalografia. Bull. Soc. Med. Chir. Bologna **3**, 329 (1967a)
RUGGIERO G., MAZZACURATI M.: Subtraction technique in encéphalography. Investigative Radiology **2**, 326 (1967b)
RUGGIERO G., PACIFICO L.: Quelques aspects techniques nouveaux de l'encéphalographie fractionnée. Neurochir. **1**, 92 (1963)
RUGGIERO G., SABATTINI L., NUZZO G.: C.A.T. and encephalography. Presented at V Annual Meeting of E.S.N., Geilo, 1975
RUGGIERO G., SCIALFA G., CRISTI G., SABATTINI L.: Further experiences with late radiographic control in encephalography. Presented at Annual Meeting of E.S.N., Bologna (1972)
RUGGIERO G., TREVISAN C.: Refinements of the radiologic technique in encephalography. Presented at Annual meeting of E.S.N., Bologna, 1972
SABATTINI L.: Angiografia ed encefalografia nella diagnosi dei processi espansivi temporali. Thesis, Bologna (1973)
SACHS E., AVMAN N., FISHER R.G.: Meningiomas of pineal region and posterior part of third ventricle. J. Neurosurg. **19**, 325 (1962)
SALVOLINI U.: Recenti acquisizioni in tema di pneumostratigrafia cerebrale. Presented at XXV National Congress SIRMN, Montecatini, 1972
SALVOLINI U.: The value of transverse axial tomoencephalography. Neuroradiology **5**, 124 (1973)
SCHECHTER M.M., GUTIÉRREZ-MAHONEY C.G. DE: Autotomography showing the normal and abnormal mid-line ventricular structure and basal cisterns. Brit. J. Radiol. **35**, 438 (1962)
SCHECHTER M.M., JING B.S.: Improved visualization of the ventricular system with the technique of autotomography. Radiology **74**, 593 (1960)
SCHECHTER M.M., ZINGESSER L.H., ROSENBAUM A.: Tentorial meningiomas. Amer. J. Roentgenol. **104**, 123 (1968)
SCHLESINGER D.: Gliomas involving the splenium of corpus callosum: a roentgenologic study. J. Neurosurg. **7**, 357 (1950)
SCHVARCZ J.: Autotomography of the fourth ventricle and the floor of the third ventricle. Acta radiol. **52**, 465 (1959)
SEGALL H.D., PITTS F.W., RUMBAUGH C.L., BERGERON R.T., TEAL J.S., GWINN J.L.: Foramen of Monro obstruction in children. Intra-axial lesions. Radiology **110**, 125 (1974)
SHAPIRO R.: Intraventricular glioblastoma multiforme with the pneumographic characteristics of intraventricular epidermoid. Radiology **55**, 852 (1950)
STANLEY P. Papillomas of choroid plexus. Brit. J. Radiol. **41**, 848 (1968)
STEIN B.M., FRASER R.A.R., TENNER M.: Tumours of the third ventricle in children. J. Neurol. Neurosurg. Psychiat. **35**, 776 (1972)

STONE R.S., SCHULTZ F.S.: Ventricular changes caused by proved tumours of the brain. Amer. J. Roentgenol. **39**, 523 (1938)

SUTTON T.J., VEZINA J.L.: Co-existing pituitary adenoma and intrasellar arachnoid invagination. Amer. J. Roentgenol. **11**, 508 (1974)

SUZUKI J., HORI S.: Evaluation of tumours in the pineal region by ventriculographic studies with iodized oil. J. Neurosurg. **30**, 595 (1972)

TALAIRACH J.: Colloque de l'I.N.S.E.R.M. sur les acquisitions récentes de l'angiographie cérébrale. Marseille, 1975

TAVERAS J.M.: The roentgen diagnosis of intracranial incisural space occupying lesions. Amer. J. Roentgenol. **84**, 52 (1960)

TAVERAS J.M., WOOD E.H.: Diagnostic Neuroradiology. Baltimore: Williams and Wilkins, 1964

THIBAUT A.: Le tableau radiologique des collections liquidiennes encapsoulées sous-durales supratentorielles chronique dans les jeunes. Neurochir. **4**, 180 (1958)

TOD P.A., PORTER A.J., JAMIESON K.G.: Pineal tumours. Amer. J. Roentgenol. **120**, 19 (1974)

TOVI D., SCHISANO G., LILIEQUIST B.: Primary tumors of the region of the thalamus. J. Neurosurg. **18**, 730 (1961)

TWINING E.W.: Radiology of the third and fourth ventricle. Brit. J. Radiol. **12**, 385, 569 (1939)

VEZINA J.L., MALTAIS R.: La selle turcique dans l'acromegalié. Etude radiologique. Cited in HARDY J. and CIRIC I.S.

VEZINA J.L., SUTTON T.J.: Prolactin-secreting pituitary microadenomas: roentgenologic diagnosis. Amer. J. Roentgenol. **1**, 46 (1974)

WEIDNER W., JANNETTA L., SAUL L., HANAFEE W.: The neuroradiology of tumors of the corpus callosum. Neurology **15**, 1071 (1965)

WEINBERGER L.M.: Intracerebral epidermoid tumours. A characteristic encephalographic finding. S.M. Sinai Hosp. **5**, 565 (1938)

WENDE S.: Personal communication

WICKBOM I., SHELDON P.: Some aspects of the radiologic diagnosis of posterior fossa and suprasellar tumours. Acta radiol. **40**, 249 (1953)

WOLPERT S.M., CARTER B.L., FERRIS E.J.: Lipomas of the corpus callosum. An angiographic analysis. Amer. J. Roentgenol. **115**, 99 (1972)

ZIEDSES DES PLANTES B.G.: Examen du troisième et du quatrième ventricule au moyen de petites quantités d'air. Acta radiol. **34**, 399 (1950)

ZINGESSER L.H., SCHECHTER M.M.: Radiology of masses lying within and adjacent to tentorial hiatus. Brit. J. Radiol. **37**, 486 (1964)

Pneumographie der Tumoren der hinteren Schädelgrube

Von

A. Wackenheim und M. Megret

Mit 27 Abbildungen

Die röntgenologischen Betrachtungen auf diesem Gebiet sind so zahlreich und vielseitig, daß hier eine tiefgreifende und vollständige Beschreibung unmöglich ist. Wir werden uns deshalb bemühen, das Gesamtgebiet zu behandeln, aber nur die wichtigsten und neuesten Erkenntnisse ausführlicher zu besprechen.

Da die Bibliographie über die Pneumographie der Tumoren der hinteren Schädelgrube außergewöhnlich groß ist, soll auf eine Gesamtaufstellung verzichtet werden. Im Literaturverzeichnis sind daher nur Bücher angegeben, die sich speziell mit diesem Thema befassen.

A. Elementare Semiologie der raumfordernden Prozesse der hinteren Schädelgrube

I. Pneumographische Veränderungen durch infratentorielle Drucksteigerung

1. Positive Diagnose

a) Tonsilleneinklemmung

Durch den Überdruck in der hinteren Schädelgrube werden die Tonsillen nach unten verlagert und in das Foramen magnum oder in den Zervikalkanal gepreßt. Die Verlagerung wird als Tonsilleneinklemmung oder Okzipitalhernie bezeichnet (Abb. 1). Die Pneumoenzephalographie mit Tomographie erlaubt es, diese Verlagerung zu erkennen, sowohl durch die dargestellten Tonsillen als auch durch die Verformung der Cisterna retromedullaris und der Cisterna magna. Im allgemeinen ist die Tonsilleneinklemmung asymmetrisch, so daß es im Frontalbild zu einer Schrägstellung der Vallecula kommt. Der Schrägstellung der Vallecula kann also kein Wert für eine Seitendiagnostik zugemessen werden. In seltenen Fällen ist sogar ein Abriß der Tonsillen möglich, die dann weit im thorakalen Bereich gefunden werden können. Die nachweisbare Einengung der Cisterna magna erlaubt die Differentialdiagnose zwischen einer Hirndrucksteigerung und einer Arnold-Chiari-Fehlbildung. Im letzteren Fall bleibt die Zisterne mehr oder weniger weit, Druckzeichen finden sich nicht. Wir möchten noch darauf hinweisen, daß die Tonsilleneinklemmung gewöhnlich zum funktionellen Verschluß des Foramen Magendie führt. Dadurch wird der weitere Verlauf der Pneumoenzephalographie beeinträchtigt.

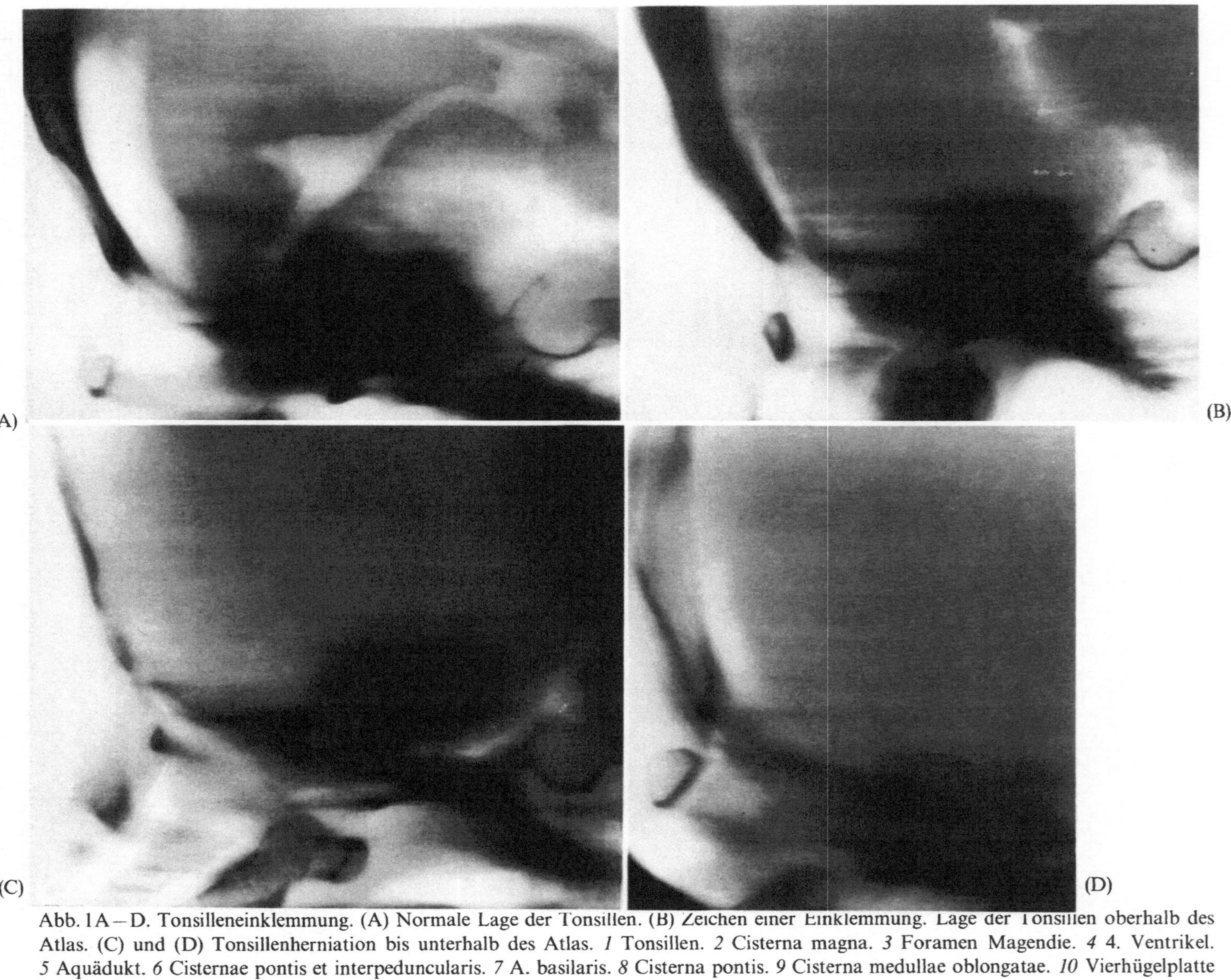

Abb. 1 A–D. Tonsilleneinklemmung. (A) Normale Lage der Tonsillen. (B) Zeichen einer Einklemmung. Lage der Tonsillen oberhalb des Atlas. (C) und (D) Tonsillenherniation bis unterhalb des Atlas. *1* Tonsillen. *2* Cisterna magna. *3* Foramen Magendie. *4* 4. Ventrikel. *5* Aquädukt. *6* Cisternae pontis et interpeduncularis. *7* A. basilaris. *8* Cisterna pontis. *9* Cisterna medullae oblongatae. *10* Vierhügelplatte

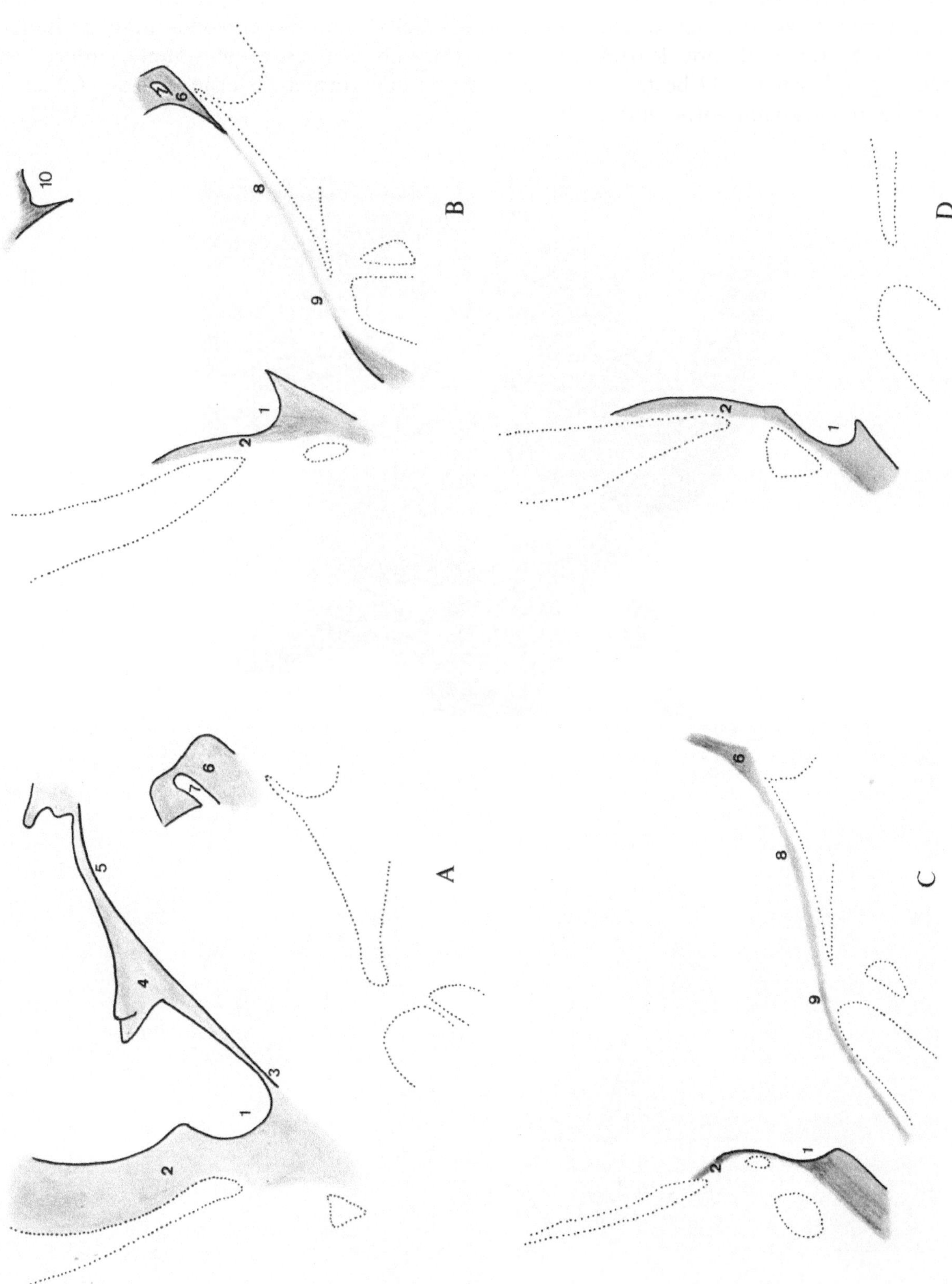
A
B
C
D
1
2
3
4
5
6
7
8
9
10

b) Transtentorielle Hernie des Kleinhirns nach oben (Abb. 2)

Tumoren im oberen Bereich der hinteren Schädelgrube können kranialwärts Raum fordern und eine Verlagerung des vorderen Kleinhirnwurms in den supratentoriellen Raum verursachen. Diese transtentorielle Herniation ist selten und ohne großen diagnostischen Wert. Der raumfordernde Prozeß entspricht faktisch dem eingeklemmten Bereich. Im pneumographischen Bild besteht eine Verlagerung der Vermis-Zisterne und der Cisterna quadrigeminalis nach vorne und oben.

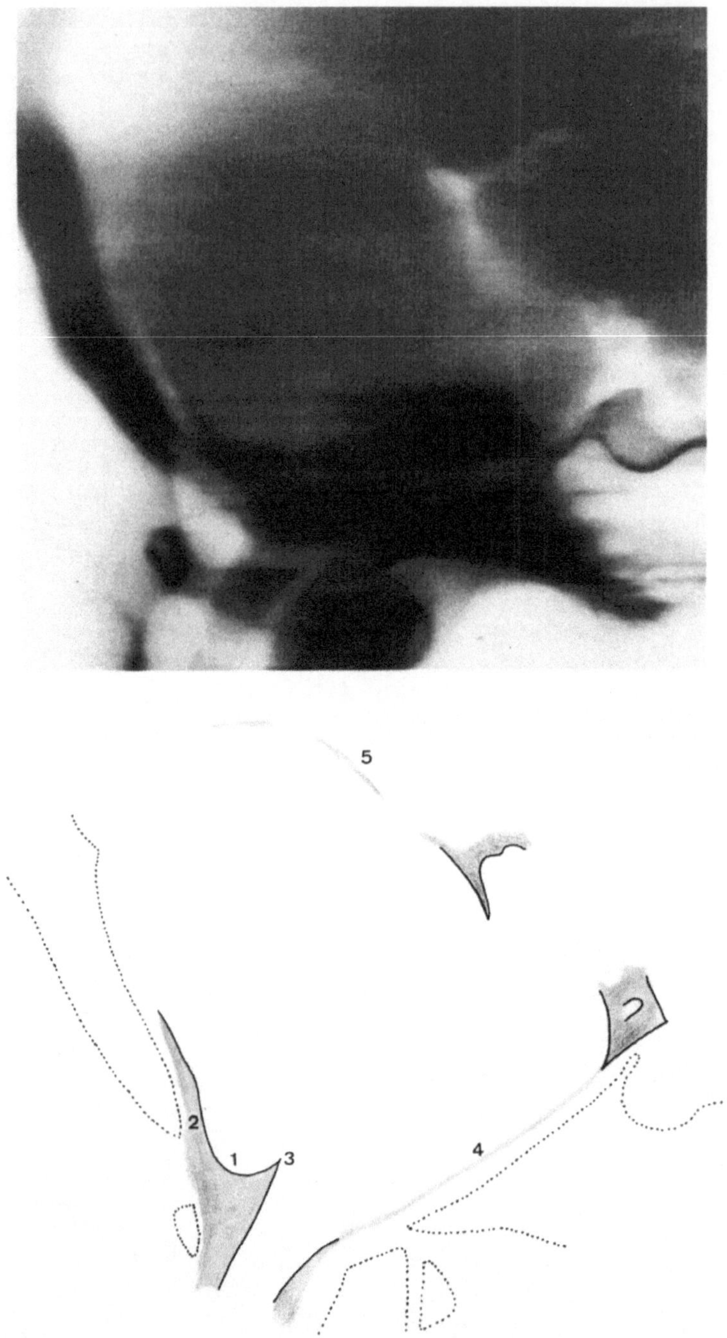

Abb. 2. Pneumoenzephalographische Zeichen der Drucksteigerung im infratentoriellen Raum. *1* Tonsilleneinklemmung. *2* Zusammengepreßte Cisterna magna. *3* Funktioneller Verschluß des Foramen Magendie. *4* Einengung der Cisterna pontis. *5* Transtentorielle Kleinhirnherniation, speziell des vorderen Wurms

c) Einengung und Erweiterung der verschiedenen Zisternen (Abb. 3)

Eine Drucksteigerung in der hinteren Schädelgrube bewirkt eine allgemeine Zisterneneinengung. Es gibt jedoch zwei Zisternen, nämlich die Cisterna magna und die Cisterna pontis, deren Einengung von diagnostischer Bedeutung ist.

Im Gegensatz zu einer Zisterneneinengung kann auch eine weniger gut verständliche Erweiterung der Zisternen eintreten, die auf den ersten Blick als paradox angesehen werden kann. Bei einer Hirndrucksteigerung im Kindesalter und auch bei extrazerebralen Tumoren des Erwachsenen kommt die Ausweitung jedoch häufiger vor und wird als „äußerer Hydrozephalus" bezeichnet. Im supratentoriellen Raum ist das „Kaninchenohren-Bild" bekannt, das einer Erweiterung der Cisterna pericallosa entspricht. Ferner findet sich eine hochgra-

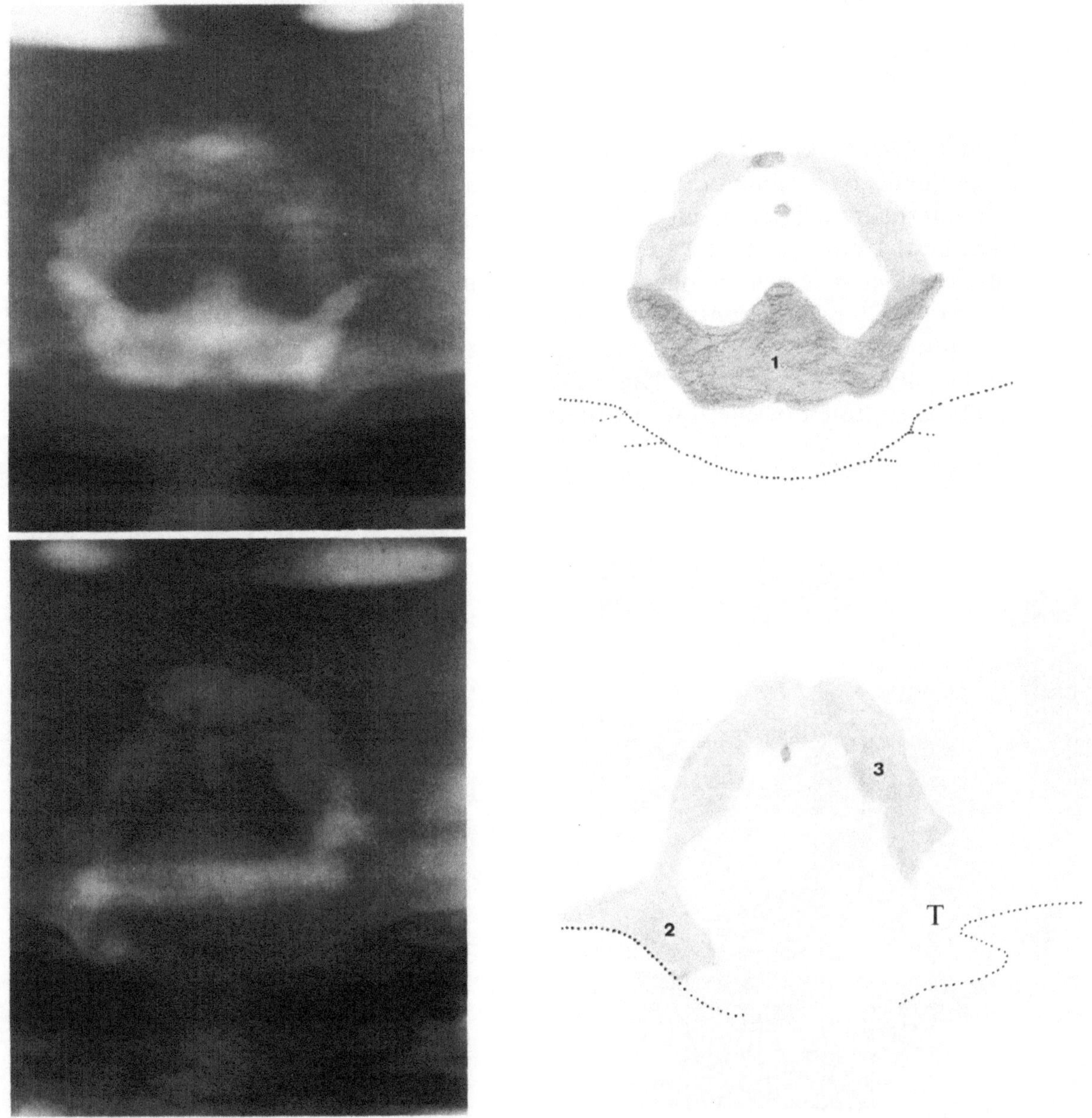

Abb. 3. Zisternenerweiterung bei einem extrazerebralen Tumor (Akustikus-Neurinom links). *1* Erweiterte Cisterna pontis. *2* Erweiterte Cisterna pontocerebellaris der Gegenseite. *3* Erweiterte Cisterna ambiens auf der Tumorseite. *T* Tumor im Kleinhirnbrückenwinkel links

dige Ausweitung der Cisterna veli interpositi. Diese durch Verschluß der Liquorabflußwege bedingte Erweiterung kann auch in der hinteren Schädelgrube vorkommen, und zwar an der Vallecula bei Hirnstammtumoren und im Randgebiet der extrazerebralen Tumoren, wie z.B. bei Tumoren des Clivus und Tumoren des Kleinhirnbrückenwinkels. Zisternenerweiterungen, die wir als „Retrodilatation" bezeichnet haben, kommen besonders häufig bei Akustikus-Neurinomen vor und bewirken wahrscheinlich die Erweiterung des inneren Gehörgangs bei extrakanalikulären Tumoren.

2. Differentialdiagnose

a) Pneumographische Zeichen des Überdruckes im infratentoriellen und im supratentoriellen Raum

Im Fall eines raumfordernden Prozesses im supratentoriellen Raum mit Hirndrucksteigerung kann ebenfalls eine Tonsilleneinklemmung auftreten. Allerdings finden sich dann auch pneumographische Zeichen einer Temporallappeneinklemmung (Abb. 4). Die pneumographischen Zeichen bestehen aus einer Verlagerung der Cisternae cerebelli superior und quadrigeminalis nach hinten (Seitenbild), aus einer Einengung oder einem Verschluß der Cisterna interpeduncularis mit einer Abflachung des kranialen Abschnitts der Cisterna pontis (Seitenbild). Ferner sind Verlagerungen und Verformungen der Zisternen des Hirnstamms durch die Seitenverschiebung, Kompression und Drehung des oberen Hirnstamms durch den Temporallappen (Frontalbild) erkennbar. Der 4. Ventrikel bleibt in Mittelstellung oder ist nur leicht seitenverlagert, im Gegensatz zur ausgeprägten Seitenverlagerung des Aquädukts und des 3. Ventrikels. Diese Dissoziation der Ventrikelseitenverlagerungen kennzeichnet die supratentorielle Raumforderung.

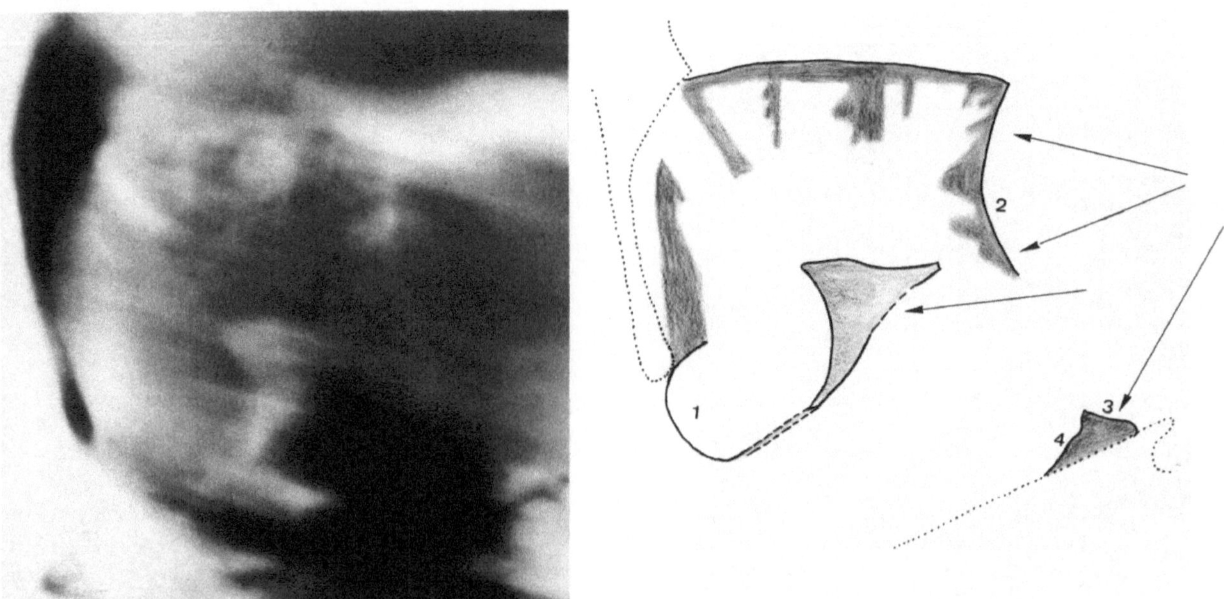

Abb. 4. Doppeleinklemmung bei Drucksteigerung im supratentoriellen Raum. *1* Tonsilleneinklemmung. *2* Temporalherniation mit eingeengter Zisterne des Vorderwurms. *3* Fehlende Luftfüllung der Cisterna interpeduncularis. *4* Einengung der Cisterna pontis

b) Unterscheidung der Tonsilleneinklemmung von einer Arnold-Chiari-Mißbildung und von einem Tonsillentumor

Bei Arnold-Chiari-Mißbildungen liegen die Tonsillen zwar im subokzipitalen, zervikalen Bereich, doch haben sie oft eine charakteristische Tannenzapfenform und bedingen keine Kompression und Einengung der Cisterna magna (Abb. 5). Letzteres Kriterium ist nur

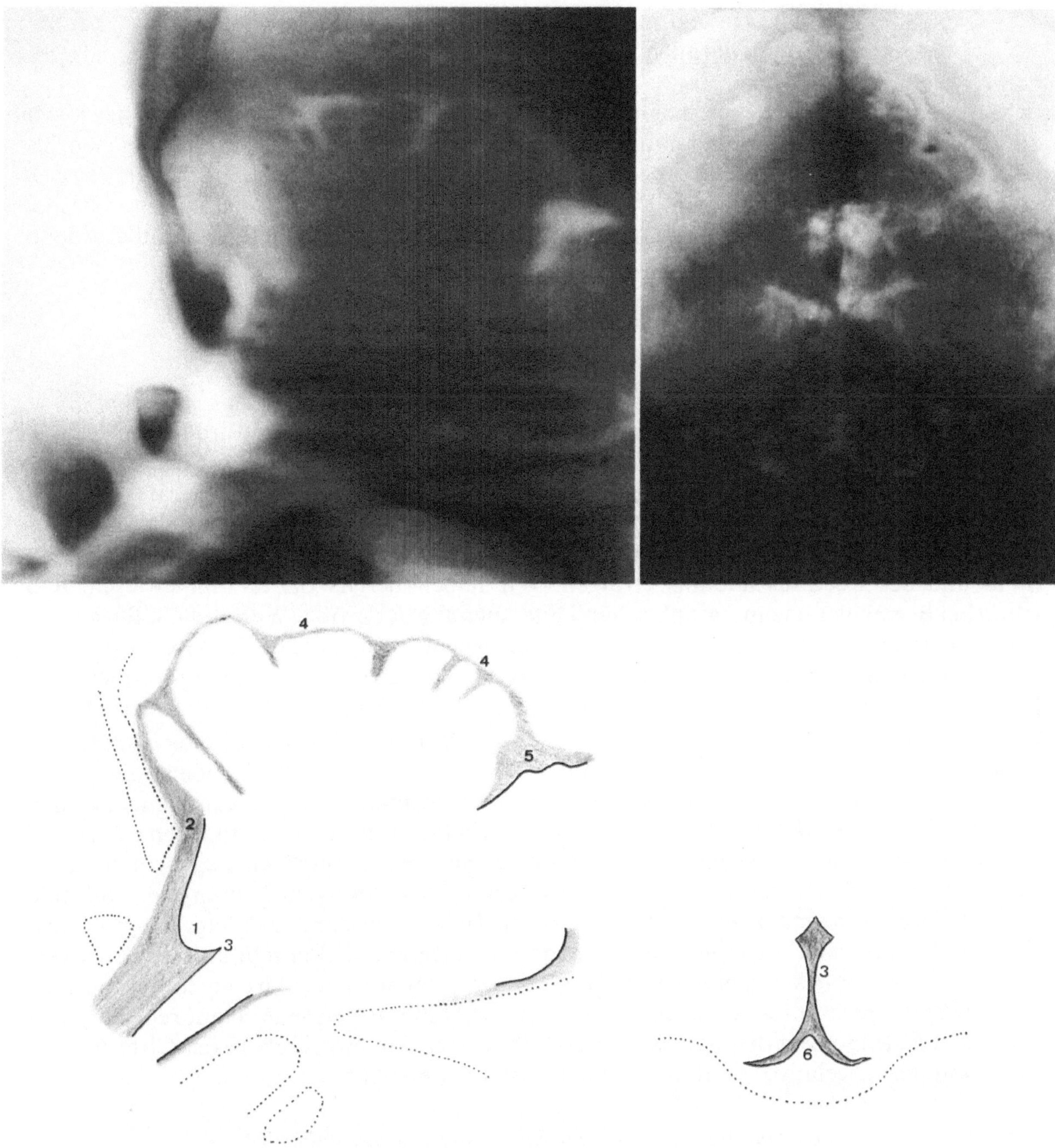

Abb. 5. Arnold-Chiari-Fehlbildung (Typ I). *1* Verlängerte Tonsillen, die bis zum oberen Atlasrand verlagert sind. *2* Normale Cisterna magna. *3* Funktioneller Verschluß des Foramen Magendie. *4* Gute Luftfüllung der Cisterne des Kleinhirnwurms. *5* Cisterna quadrigeminalis. *6* Darstellung der Vallecula auf der Aufnahme im sagittalen Strahlengang. Die Einengung des oberen Abschnitts der Vallecula erklärt den funktionellen Verschluß des Foramen Magendie

gültig bei normal entwickelten Knochen des Schädelhalsüberganges. Hier greifen die Regeln der pneumographischen Diagnose und die genaue Kenntnis der Fehlbildungen im okzipitozervikalen Bereich ineinander über.

Bezüglich der Tonsillentumoren muß auf ihre Seltenheit hingewiesen werden und auf die unregelmäßige Verformung des Tonsillenschattens, ohne oder mit nur spät einsetzendem Überdruck in der hinteren Schädelgrube.

II. Direkte und indirekte pneumographische Zeichen eines raumfordernden Prozesses in der hinteren Schädelgrube

Man nennt direkte Zeichen diejenigen, die den Tumor durch Randluft begrenzen, wie z.B. bei intraventrikulären und extrazerebralen Geschwülsten. Als indirekte Zeichen bezeichnet man Veränderungen von Ventrikeln und Zisternen, die mehr oder weniger weit vom Tumor entfernt vorkommen. Der 4. Ventrikel und der Aquädukt sind hier von besonderer Bedeutung, so daß die pneumographische Untersuchung dieser Region außerordentlich wichtig ist.

1. Indirekte pneumographische Veränderungen

a) Das Foramen Magendie ist luftdurchlässig

Die Seitenverlagerung des 4. Ventrikels führt zur Diagnose des raumfordernden Prozesses in der hinteren Schädelgrube. Der 4. Ventrikel ist die beweglichste Struktur in der hinteren Schädelgrube, so daß eine Seitenverlagerung auch von weit lateral gelegenen Tumoren erzeugt werden kann. Deshalb muß bei der Suche nach paraventrikulären Tumoren eine genaue Untersuchung (auch mit Hilfe von Tomographie) der lateralen Ventrikelwand und des Recessus lateralis erfolgen. Wir haben bereits darauf hingewiesen, daß schon bei Beginn der pneumographischen Untersuchung der größte Wert auf die Beziehung des Verlagerungsgrades des 3. und 4. Ventrikels gelegt werden muß. Eine exklusive oder vorwiegende Lateralverschiebung des 4. Ventrikels kennzeichnet die raumfordernden Prozesse der hinteren Schädelgrube (Abb. 6). Je medialer der Tumor liegt, desto mehr bewirkt er eine Schrägstellung des lateral verschobenen 4. Ventrikels. Die medial oder paramedial gelegenen Tumoren verschieben auch andere Medianstrukturen: die Vallecula, die Cisternae interpeduncularis et pontis, die Cisterna quadrigeminalis, die Cisterna magna, den hinteren Teil des Aquädukts. Im lateralen Röntgenbild werden diese Strukturen auf Anhebung und Senkung untersucht. Die mehr lateral gelegenen Tumoren liegen im unteren Teil der hinteren Schädelgrube, wenn sie vorwiegend eine Lateralverschiebung der Vallecula und der Cisterna magna bedingen. Die im oberen Teil der hinteren Schädelgrube gelegenen Tumoren verursachen vorwiegend eine Aquäduktverschiebung. Bei sehr starker Seitenverlagerung des 4. Ventrikels handelt es sich um Tumoren des mittleren Abschnitts der hinteren Schädelgrube oder um einen sehr großen Tumor. Lateral gelegene Tumoren bewirken außerdem Einengungen der lateralen Zisternen: Cisterna pontocerebellaris, Cisterna ambiens (unterer Abschnitt), Cisterna cruralis, Cisterna cerebellaris.

b) Das Foramen Magendie ist nicht luftdurchlässig

Bei jedem Tumor der hinteren Schädelgrube ist die Analyse der Zisternenbilder von großer Bedeutung. Dies bezieht sich besonders auf die Cisterna cerebellaris superior und die Cisterna quadrigeminalis, aber auch auf den von diesen beiden Zisternen gebildeten Winkel.

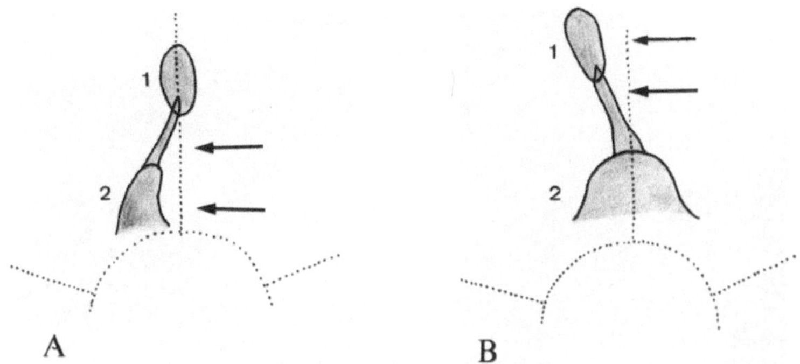

Abb. 6A u. B. Ventrikel-Verlagerung bei infra- und supratentoriellen Tumoren. (A) *Infratentorieller Tumor. 1* Medial gelegener 3. Ventrikel. *2* Nach lateral verschobener 4. Ventrikel. (B) *Supratentorieller Tumor. 1* Der 3. Ventrikel ist nach lateral verlagert. *2* Der 4. Ventrikel liegt medial

Veränderungen der Cisterna cerebelli superior. Ein infratentorieller Prozeß verlagert die Zisterne nach vorne und nach oben. Die im seitlichen Bild nach hinten gerichtete Konkavität der Zisterne wird ausgezogen und entspricht einer beginnenden Einklemmung des Kleinhirns in den supratentoriellen Raum. Im Gegensatz zu dieser Verschiebung wird ein supratentorieller Tumor mit Tendenz zur Temporallappeneinklemmung eine nach vorn gerichtete Konkavität der Cisterna cerebelli superior bewirken. Sollte es zu einer umschriebenen Veränderung der Cisterna cerebelli superior kommen, muß man einen Tumor dieser Region annehmen, also einen Tumor des Vermis, des Mesenzephalon oder des Temporallappens.

Veränderungen des Zisternenwinkels im seitlichen Röntgenbild (Cisterna cerebelli superior und Cisterna quadrigeminalis). Der Winkel, der aus den Tangenten beider Zisternen besteht, beträgt ungefähr 90°. Ein infratentorieller Prozeß verkleinert den Winkel durch Anhebung der Cisterna quadrigeminalis. Ein supratentorieller Prozeß vergrößert dagegen den Winkel, da er die Cisterna quadrigeminalis nach unten verlagert.

Veränderungen der Cisterna quadrigeminalis (Cisterna venae magnae Galeni) (Abb. 7). In lateraler Projektion hat diese Zisterne eine charakteristische Form mit einem vorderen und hinteren Rezessus. Bei einer Hirndrucksteigerung wird die Zisterne komprimiert, besonders die Rezessus füllen sich nicht mit Luft. Da die Cisterna quadrigeminalis parallel zum Aquädukt verläuft, geht eine Aquäduktknickung mit einer Zisternenknickung einher. Letztere kann also als Äquivalent einer Aquäduktknickung angesehen werden. Die Verlagerungen der Cisterna quadrigeminalis können außerdem in bezug auf die Valleculalinie beurteilt werden. Auf der seitlichen Abbildung verläuft die Valleculalinie (Verlängerung des Valleculabodens) zum vorderen Vierhügelabschnitt und bildet mit der Achse der Vierhügelplatte einen spitzen, nach hinten geöffneten Winkel. Bei einer Tonsilleneinklemmung kommt es zu einer Steilstellung der Valleculalinie, also zur Verlagerung der Linie gegen das Tuberculum posterior und zur Vergrößerung des beschriebenen Winkels. Verschiedene Verlagerungen sind in Abb. 8 dargestellt.

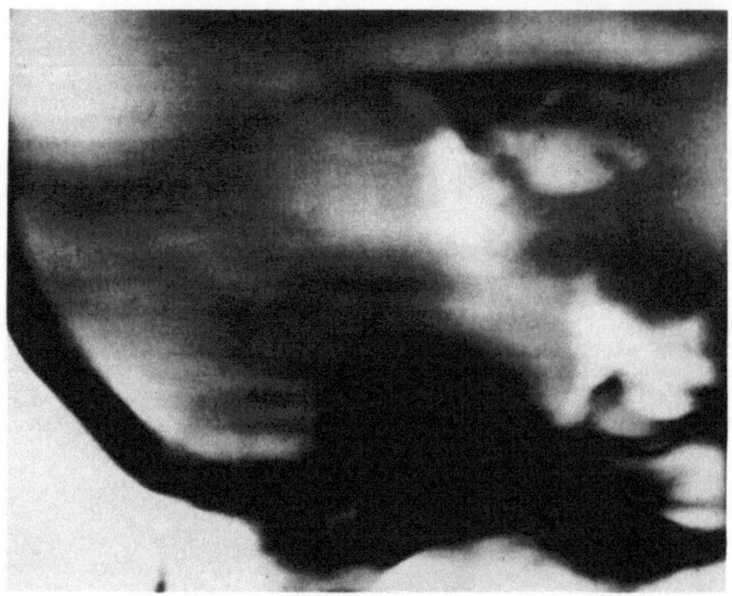

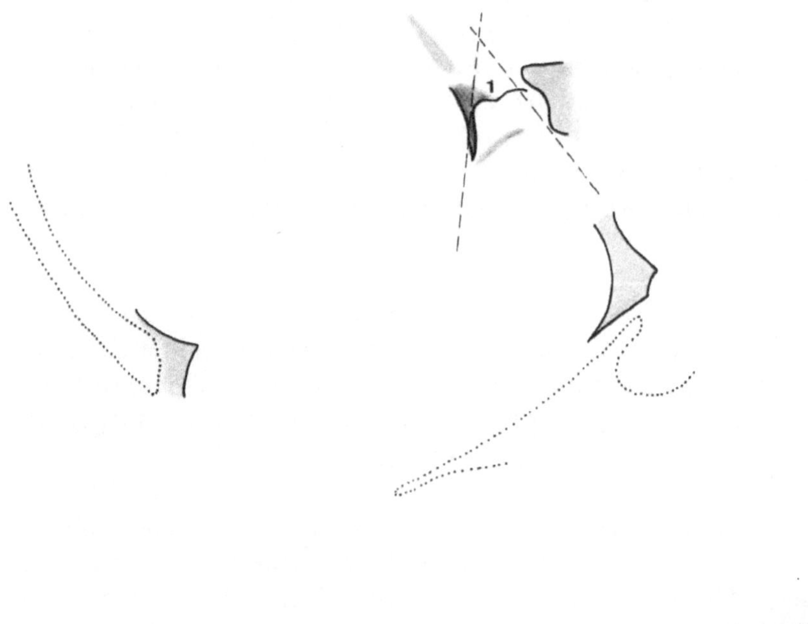

Abb. 7. Abgewinkelte Vierhügelplatte. Im Normalbild verläuft die Vierhügelplatte (*2*) parallel zum Aquädukt (*3*), so daß eine pathologische Knickbildung auch an der Vierhügelplatte sichtbar wird (*1*)

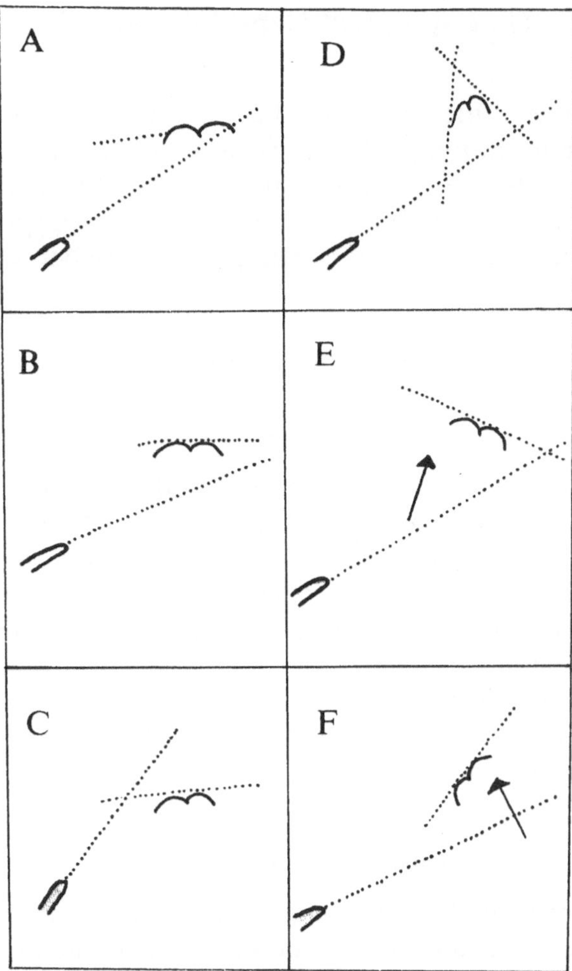

Abb. 8A – F. Die Linie „Vallecula-Vierhügelplatte" verhält sich unterschiedlich, je nach der Richtung der Drucksteigerung. (A) Normalfall. (B) Atrophie. (C) Tonsilleneinklemmung. (D) Aquäduktknickung. (E) Anhebung der Vierhügelplatte von hinten. (F) Anhebung der Vierhügelplatte von vorn

2. Direkte pneumographische Veränderungen

Im Prinzip soll die pneumoenzephalographische Untersuchung nicht nur die Lokalisation des Tumors zeigen, sondern zumindest auch eine Verdachtsdiagnose über die Natur des Tumors ermöglichen. Eine der wichtigsten Informationen ist die extrazerebrale oder intrazerebrale Lokalisation des Prozesses. Dazu müssen genaue Bilder über die Ventrikelwände und zisternalen Grenzen zur Verfügung stehen. Ein extrazerebraler Tumor verlagert Ventrikel und Zisterne in gleicher Richtung. Ein intrazerebraler Tumor verlagert die Ventrikel in eine Richtung und die Zisterne in eine andere, oft entgegengesetzte Richtung.

Als direktes Zeichen eines Tumors kann nur die Darstellung eines Weichteilschattens im Ventrikel oder Zisternenraum gelten. Die direkte Tumordarstellung muß sowohl in frontaler als auch in lateraler Projektion erkennbar sein. Eine zusätzliche, gezielte Luftinsufflation kann die Diagnose erleichtern. Es muß dabei besonders auf Artefakte geachtet werden, wie z.B. Abbildungen des Liquorspiegels, die am häufigsten im 4. Ventrikel und im Kleinhirnbrückenwinkel vorkommen. Auch abnormale arachnoidale Membranen können zu einem Passagehindernis führen, zumindest während einer kurzen Zeit.

B. Topographische Diagnostik

Es sind zwei Sektoren zu unterscheiden: die Tumoren im vorderen Teil der hinteren Schädelgrube (Hirnstammtumoren, Kleinhirnbrückenwinkeltumoren und extrazerebrale Tumoren der Mittellinie) und die Tumoren im hinteren Teil der hinteren Schädelgrube (Vermis- und Kleinhirnhemisphärentumoren). Für beide topographische Varianten können sowohl Ventrikel- als auch Zisternenveränderungen beschrieben werden.

I. Hirnstammtumoren

1. Intrazerebrale Prozesse

Sie kommen hauptsächlich im Kindesalter vor und entwickeln sich besonders in der Brücke, können aber auch im Hirnschenkel und in der Medulla oblongata beobachtet werden. Im allgemeinen handelt es sich um infiltrierende Gliome, die zu beträchtlichen Verlagerungen des Aquädukts und des 4. Ventrikels nach oben und nach okzipital führen. Sie weisen eine charakteristische Form auf (stark ausgeprägte bogenförmige Verlagerung des 4. Ventrikels) bei freiem Foramen Magendie. Die Luftdurchlässigkeit des Foramen Magendie erlaubt eine zufriedenstellende luftenzephalographische Diagnose. Die Zisternen der hinteren Schädelgrube sind meistens durch die Hirndrucksteigerung eingeengt. Man beobachtet jedoch oft eine verbreiterte Vallecula.

a) Hirnschenkeltumoren (Abb. 9—11)

Veränderungen der Ventrikel. Der eingeengte Aquädukt ist nach hinten-oben und etwas zur Seite verlagert. Diese Veränderungen bestehen vorwiegend an der Übergangszone vom Aquädukt zum hinteren Abschnitt des 3. Ventrikels. Dort kommt es frühzeitig zu einem Verschluß der Liquorpassage.

Veränderungen der Zisternen. Im lateralen Strahlengang ist die Cisterna pontis eng und flach, während die Cisterna interpeduncularis gewöhnlich nicht mehr sichtbar ist. Im frontalen Strahlengang sind die lateralen Hirnschenkelzisternen nach außen verlagert, so daß man den äußeren Rand des verdickten Hirnschenkels ohne weiteres erkennt. In weiter fortgeschrittenen Fällen läßt sich das Hirnschenkelzisternen-System nicht mehr mit Luft füllen.

b) Brückentumoren (Abb. 12)

Veränderungen der Ventrikel. Der nach hinten verlagerte Aquädukt erscheint oft erweitert und regelmäßig gewölbt. Auch der 4. Ventrikel, dessen Lage im Seitenbild durch die Twiningsche Linie gekennzeichnet wird, ist nach hinten verschoben. Dadurch erscheint seine Höhe vermindert. Das Fastigium wird flach, während die lateralen Rezessus im Frontalbild nach unten verdrängt und verbreitert erscheinen. Bei asymmetrischer Entwicklung des Tumors kommt es zu Lateralverschiebungen.

Veränderungen der Zisternen. Das System der Hirnstammzisternen ist eng und durch die erweiterte Brücke verlagert. Dadurch ist eine Luftfüllung einiger Zisternenabschnitte nicht möglich, die Diagnostik einer erweiterten Brücke wird dadurch jedoch nicht beeinträchtigt.

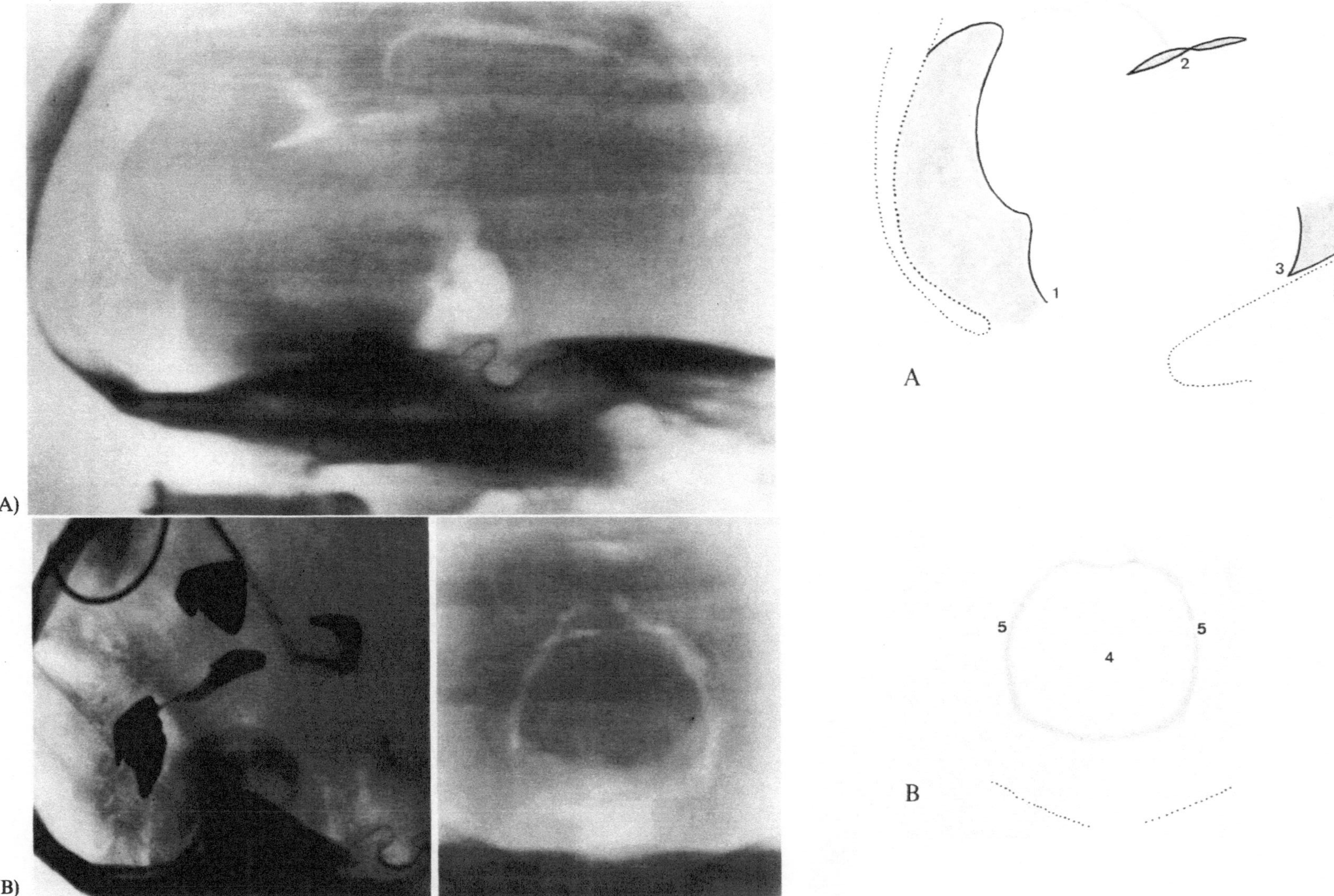

Abb. 9A u. B. Infiltrierender Tumor des Hirnstamms bis zu den Hirnschenkeln. (A) *Seitlicher Strahlengang*. Funktionell verschlossenes Foramen Magendie. *2* Nach hinten verlagerte und abgeflachte Cisterna quadrigeminalis. *3* Kompression der Cisterna praepontis. (B) *Sagittaler Strahlengang*. *4* Vergrößerung des oberen Hirnstamms. *5* Eingeengte Ambiens-Zisternen

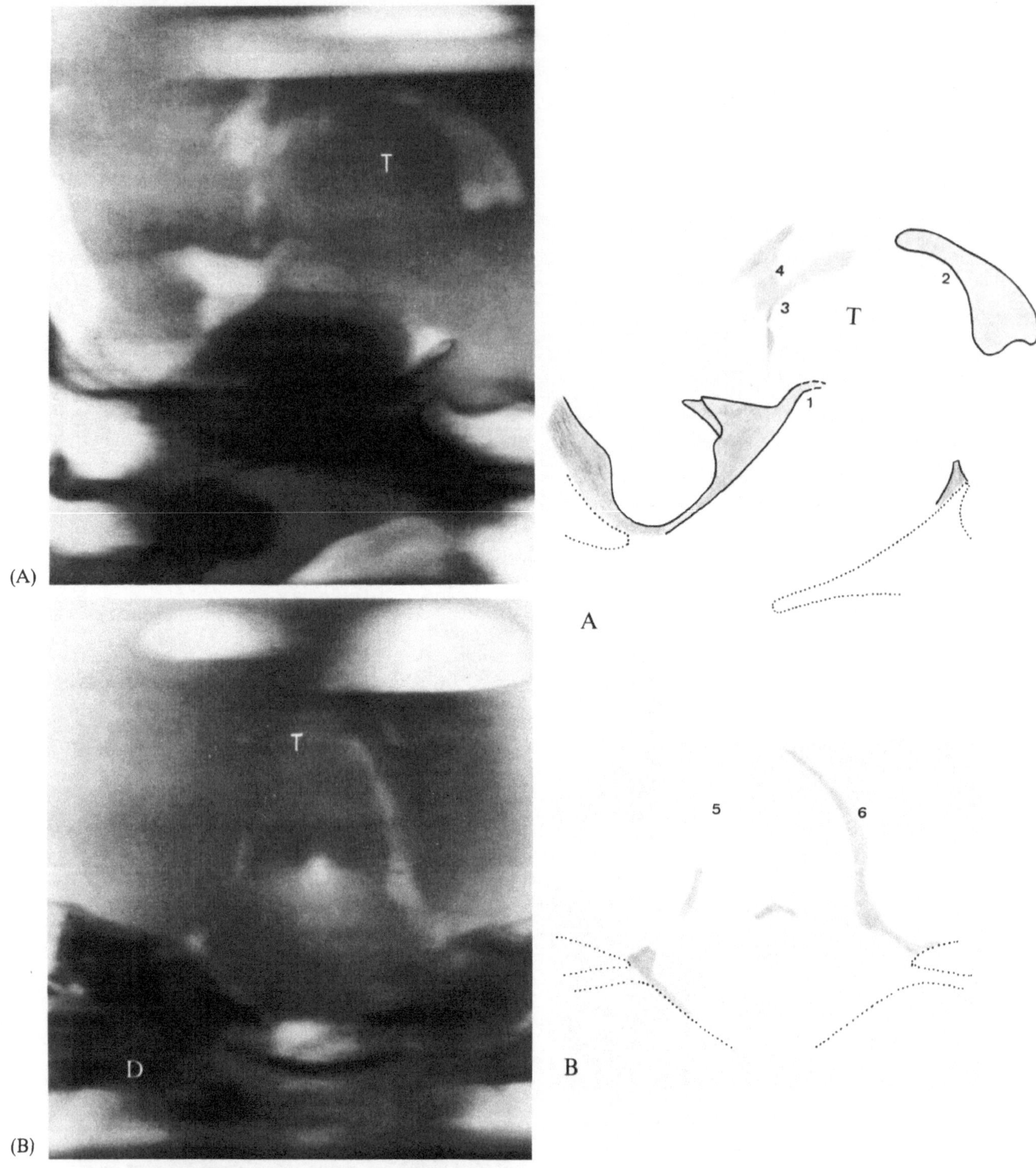

Abb. 10A u. B. Gliom der Vierhügelplatte. (A) *Seitlicher Strahlengang. 1* Abknickung des Aquädukts. *2* Einbuchtung an der hinteren Wand des 3. Ventrikels. *3* Dislozierte und angehobene Cisterna quadrigeminalis. *4* Verlagerung der Cisterna vermis anterior. *T* Tumor. (B) *Sagittaler Strahlengang. 5* Mangelhafte Luftfüllung der Cisterna ambiens rechts. *6* Leichte Erweiterung der Cisterna ambiens links

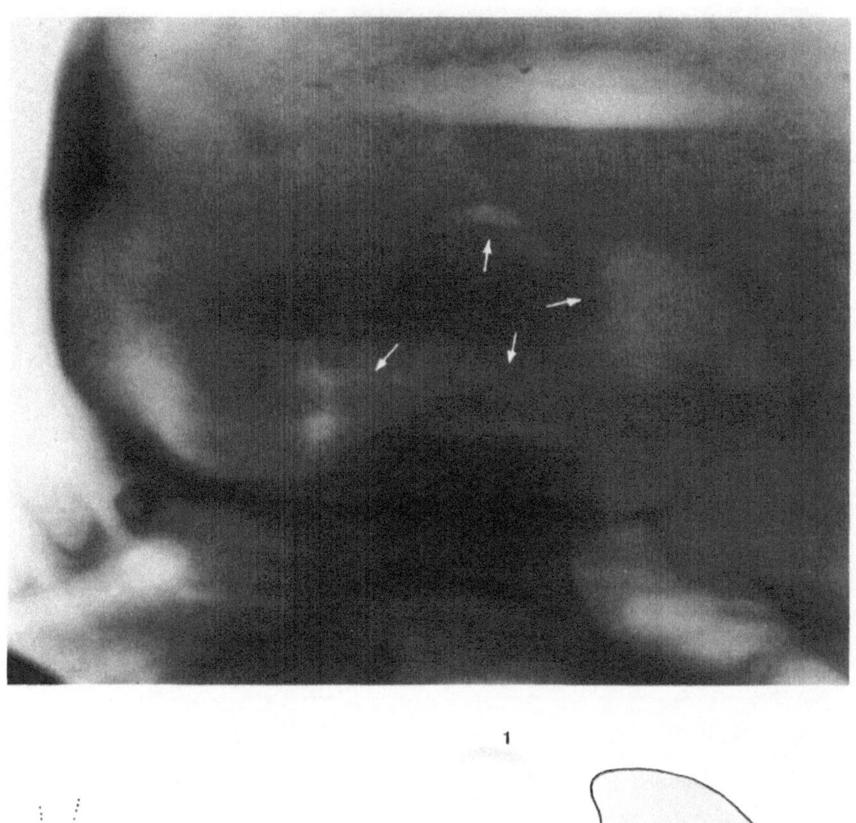

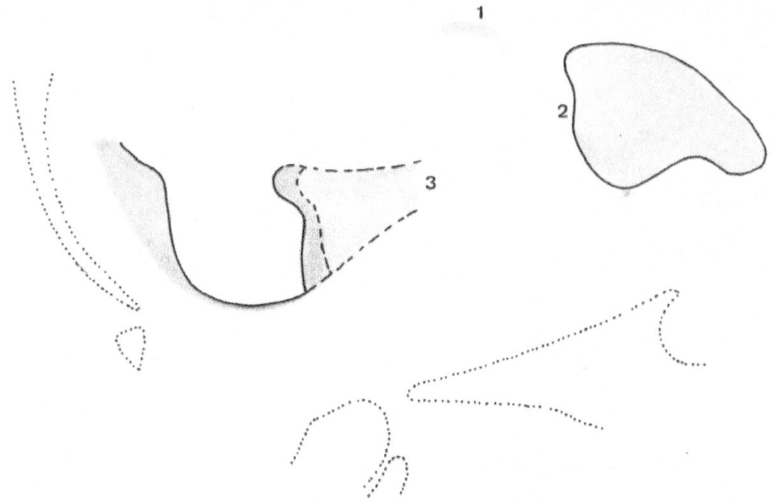

Abb. 11. Tumor der Vierhügelplatte. *1* Angehobene Cisterna quadrigeminalis. *2* Infiltration der hinteren Wand des 3. Ventrikels. *3* Tumor-Infiltration des Aquädukts und im vorderen Teil des 4. Ventrikels. Der Aquädukt ist jedoch noch durchgängig

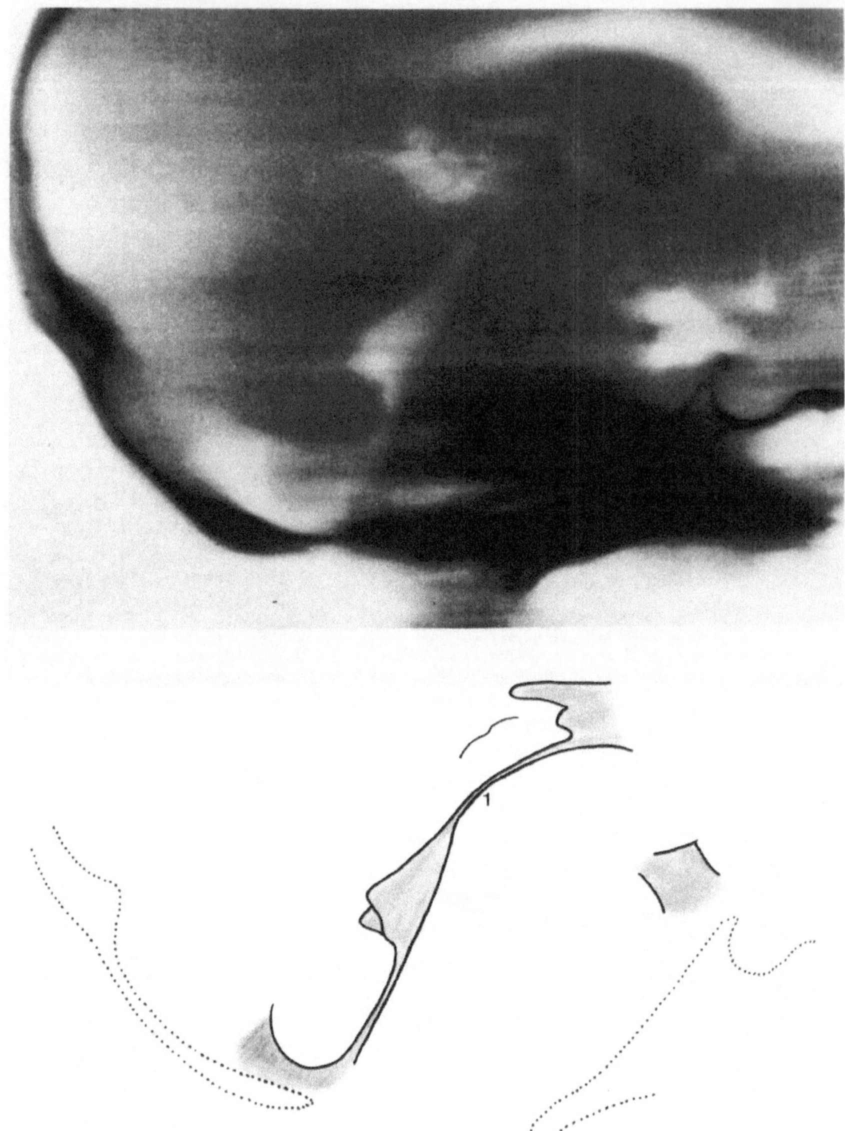

Abb. 12. Pons-Gliom. Verlagerung des Aquädukts (*1*)

c) Tumoren der Medulla oblongata (Abb. 13)

Tumoren sind hier selten. Man findet jedoch raumfordernde Prozesse, wie Hydromyelie und Syringomyelie.

Veränderungen der Ventrikel. Im seitlichen Strahlengang besteht eine beinahe charakteristische Verformung am Boden des unteren Teils des 4. Ventrikels. Der 4. Ventrikel ist außerdem nach hinten verlagert. Im sagittalen Strahlengang ist eine Verschiebung beider lateralen Rezessus des 4. Ventrikels nach außen erkennbar.

Veränderungen der Zisternen. Tumoren der Medulla oblongata führen frühzeitig zu einer Tonsilleneinklemmung. Dabei erkennt man auch die Verengung der Cisterna medullaris, deren Luftfüllung die genaue Bestimmung des a-p Durchmessers der Medulla oblongata erlaubt. Bevor es zur Tonsilleneinklemmung kommt, werden die Tonsillen auseinandergedrängt, so daß eine paradoxe Erweiterung der Vallecula festzustellen ist. Bei einer ausreichenden Luftfüllung der Cisterna medullaris stellt sich im Tomogramm (sagittaler Strahlengang) die erweiterte Medulla oblongata optimal dar.

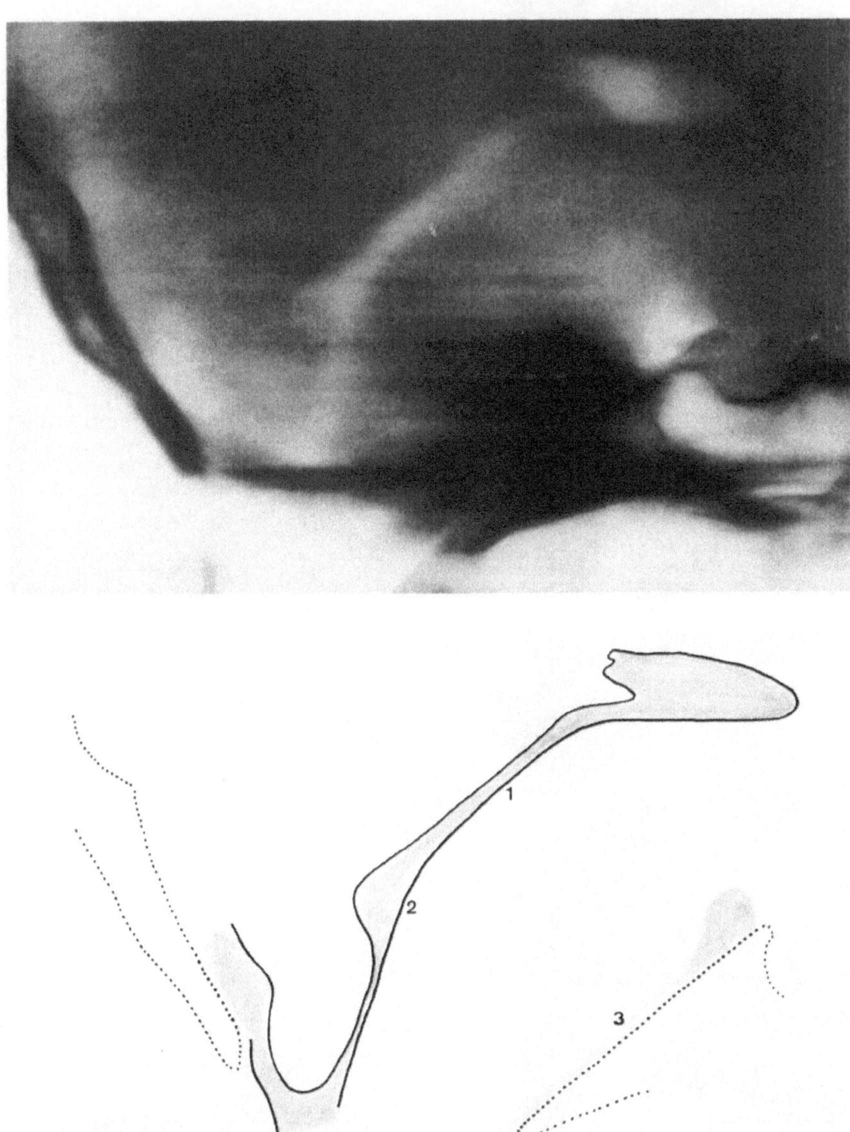

Abb. 13. Ausgedehntes Hirnstamm-Gliom. Verlagerung des Ventrikelsystems. *1* Aquädukt. *2* 4. Ventrikel. *3* Bemerkenswert ist die Durchgängigkeit des Foramen Magendie, während die Cisterna pontis stark eingeengt ist

2. Präbulbäre und präpontine Prozesse

Diese extrazerebralen oder extra-axialen Tumoren haben verschiedenen Ursprung. Sie sind Prozesse des Erwachsenen. Es handelt sich um Meningiome des Clivus, Aneurysmen der A. basilaris, Chordome, Cholesteatome, Osteome und Metastasen. Bei einem eigenen Fall handelte es sich um die präpontine Ausdehnung eines Dienzephalon-Glioms (Abb. 14). Bei prä*bulbärer* Lokalisation eines Tumors stehen die Verlagerungen der Cisterna medullaris und des 4. Ventrikels im Vordergrund (Abb. 15). Bei prä*pontiner* Lokalisation findet

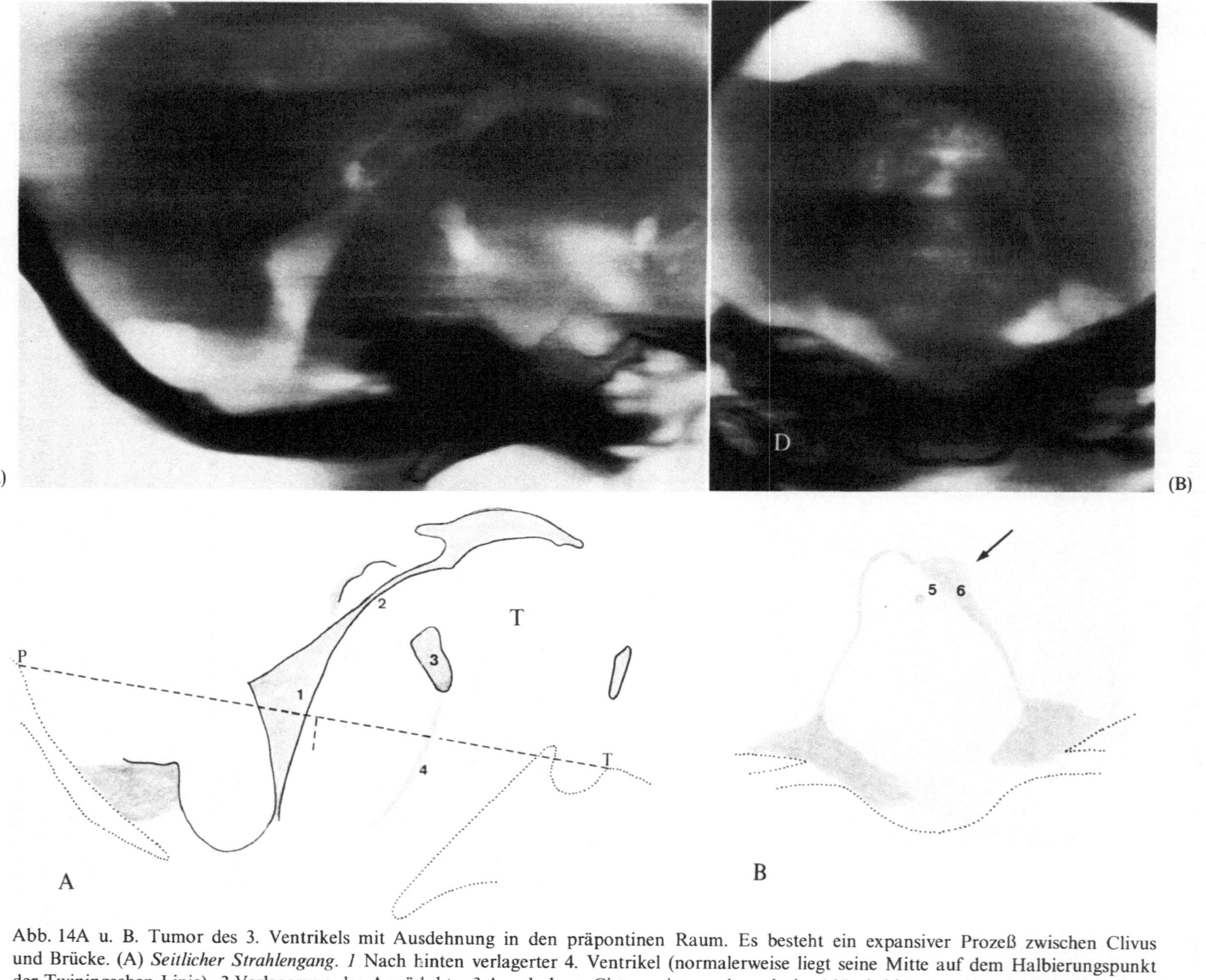

Abb. 14A u. B. Tumor des 3. Ventrikels mit Ausdehnung in den präpontinen Raum. Es besteht ein expansiver Prozeß zwischen Clivus und Brücke. (A) *Seitlicher Strahlengang*. *1* Nach hinten verlagerter 4. Ventrikel (normalerweise liegt seine Mitte auf dem Halbierungspunkt der Twiningschen Linie). *2* Verlagerung des Aquädukts. *3* Angehobene Cisterna interpeduncularis. *4* Nach hinten verlagerte Cisterna pontis. *T* Tumor. (B) *Sagittaler Strahlengang*. *5* Kompression der Vierhügelplatte. *6* Ausweitung der Cisterna ambiens links in der Region der Tumorkompression

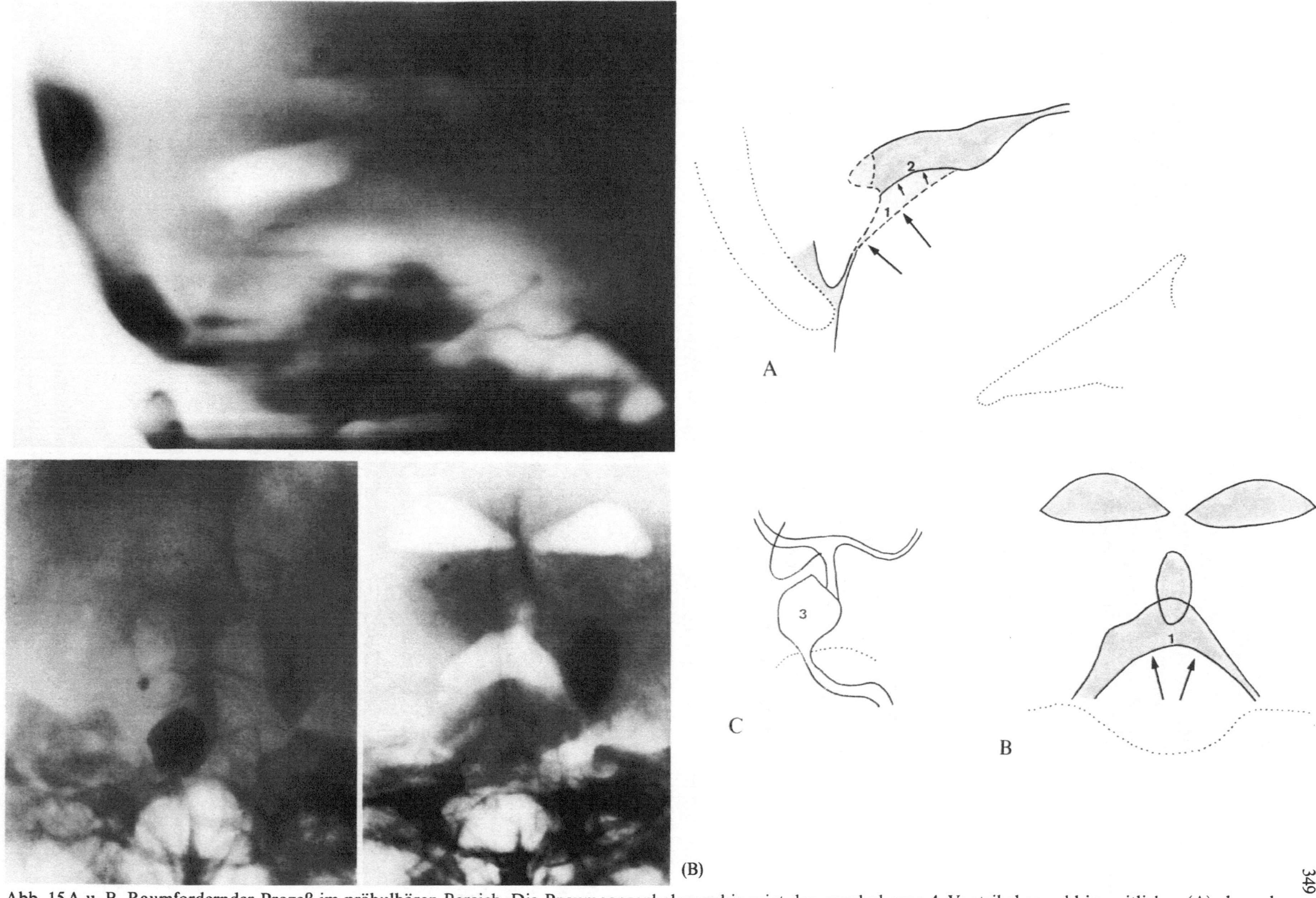

Abb. 15 A u. B. Raumfordernder Prozeß im präbulbären Bereich. Die Pneumoenzephalographie zeigt den angehobenen 4. Ventrikel sowohl im seitlichen (A) als auch im sagittalen (B) Strahlengang. Der Rand der Raumforderung (*1*) dellt den 4. Ventrikel ein (*2*) und ist damit größer und ausgehnter als es dem Aneurysma (*3*) entspricht. Verdacht auf Hämatom

man hauptsächlich Verschiebungen des Aquädukts und der Cisterna pontis; doch sind die Zisternenverlagerungen bei Knochenprozessen und bei Aneurysmen der A. basilaris verschieden. Bei einer mit dem Knochen verbundenen Raumforderung, wie z.B. bei einem Clivus-Meningiom, sind die Zisternen angehoben und eingeengt. Bei einem größeren Aneurysma der A. basilaris sind die Zisternen erweitert, disloziert und durch runde Schatten unterbrochen. Die pneumographischen Besonderheiten können unklar sein. Es ist in diesen Fällen eine Vertebralis-Angiographie erforderlich, die bei den Clivusprozessen klare Aufschlüsse gibt.

II. Kleinhirntumoren (Wurm und Hemisphäre)

1. Wurmtumoren (Abb. 16)

Hier können 3 Gruppen unterschieden werden: Eine *1. Gruppe* entwickelt sich im oberen Wurm über dem Fastigium des 4. Ventrikels, d.h. in der Lingula, dem Lobulus centralis und dem Culmen. Die *2. Gruppe* der Wurmtumoren entwickelt sich vom Fastigium, Deklive und Tuber vermis. Die *3. Gruppe* entwickelt sich nach unten in Pyramide, Uvula und Nodulus.

Die Lokalisationen werden vorwiegend durch die Verlagerungen der Wände des 4. Ventrikels erkannt. Es kommt aber frühzeitig zum Verschluß des Foramen Magendie, so daß der Ventrikel nicht mehr darstellbar ist. Dann heißt es, mit den zisternalen Verschiebungen auszukommen. Sehr oft sind aber die Veränderungen für die Diagnostik unzureichend, so daß eine positive Ventrikulographie durchgeführt werden muß.

Veränderungen der Ventrikel. Die Verlagerung des 4. Ventrikels nach vorn geht mit einer Knickung am Aquädukt einher. Je nach der Verlagerung nach vorne-unten, vorne-oben oder nur nach vorn kann die Wurmlokalisation erörtert werden. Die laterale Verschiebung des 4. Ventrikels ist oft belanglos. Man beachte jedoch die Veränderungen am homolateralen oberen hinteren Rezessus, der oft deutlich verengt und verschoben ist. Der laterale Rezessus hingegen ist nur etwas nach vorne verschoben.

Veränderungen der Zisternen. Es besteht eine mehr oder weniger ausgeprägte Tonsilleneinklemmung und eine Knickung der Cisterna quadrigeminalis. Diese ist diagnostisch besonders wertvoll bei einem Verschluß des Foramen Magendie, da sie als Äquivalent einer Aquäduktknickung angesehen werden kann. Als indirektes Zeichen der Ventrikelausweitung muß die ausgeweitete Cisterna pericallosa gelten.

2. Tumoren der Hemisphären

Zwei Typen müssen in Betracht gezogen werden, die intrazerebellaren Hemisphärentumoren und die Meningiome des Tentoriums.

a) Tumoren der Kleinhirnhemisphären

In bezug auf den 4. Ventrikel unterscheidet man paramediane und laterale Tumoren (Abb. 17).

Veränderungen an den Ventrikeln. Die paramedianen Tumoren bewirken eine mehr lokalisierte und stärkere Einwirkung auf den 4. Ventrikel. Die lateralen Tumoren hingegen verschieben den 4. Ventrikel durch Hirndruck.

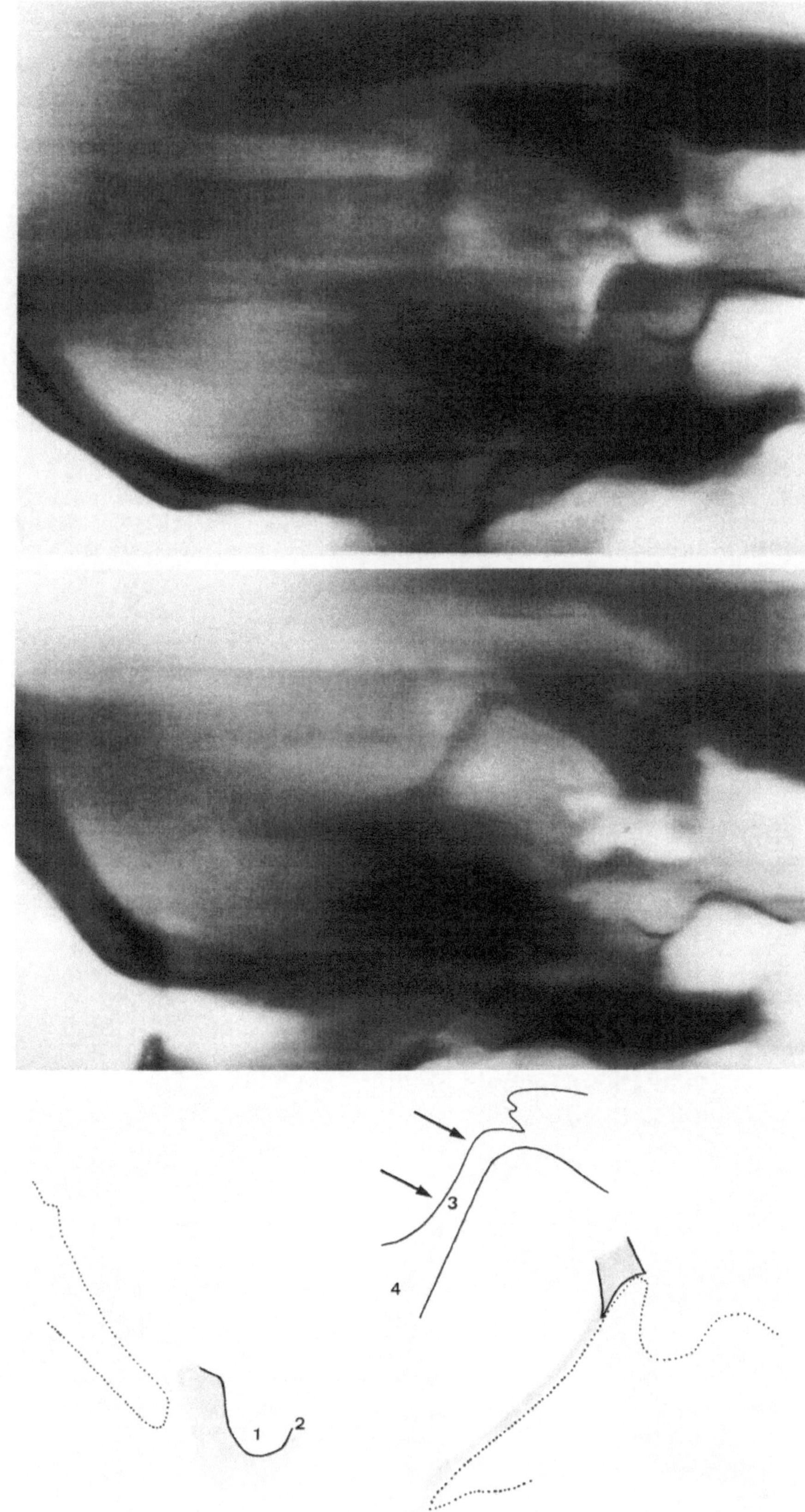

Abb. 16. Tumor des Oberwurms (Luftenzephalographie und positive Ventrikulographie mit wasserlöslichem Kontrastmittel). *1* Tonsilleneinklemmung mit funktionellem Verschluß des Foramen Magendie (*2*). *3* Knickung und Verlagerung des Aquädukts nach vorn. *4* Verlagerung des in der Mittellinie gelegenen 4. Ventrikels nach vorn

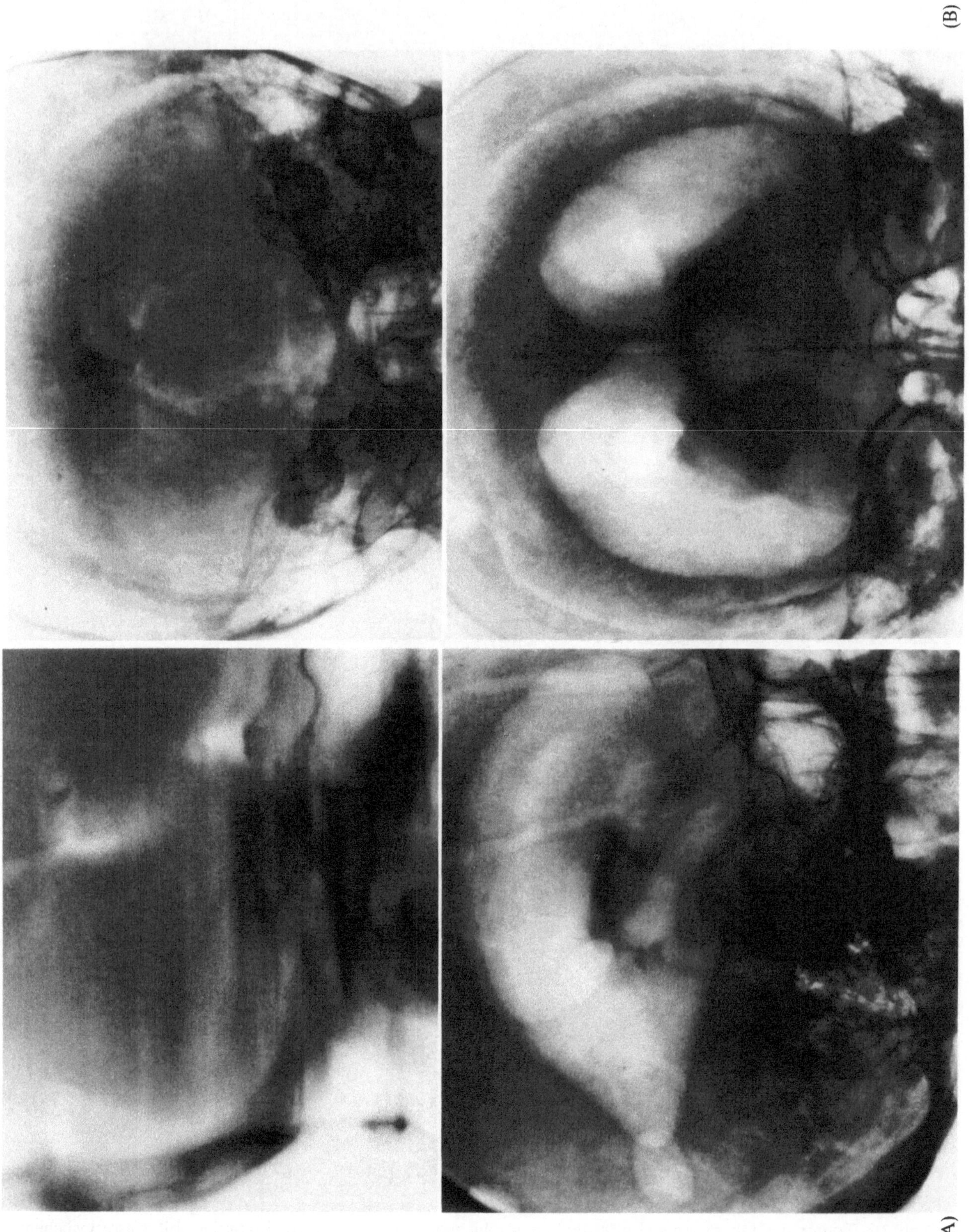
(B)
(A)

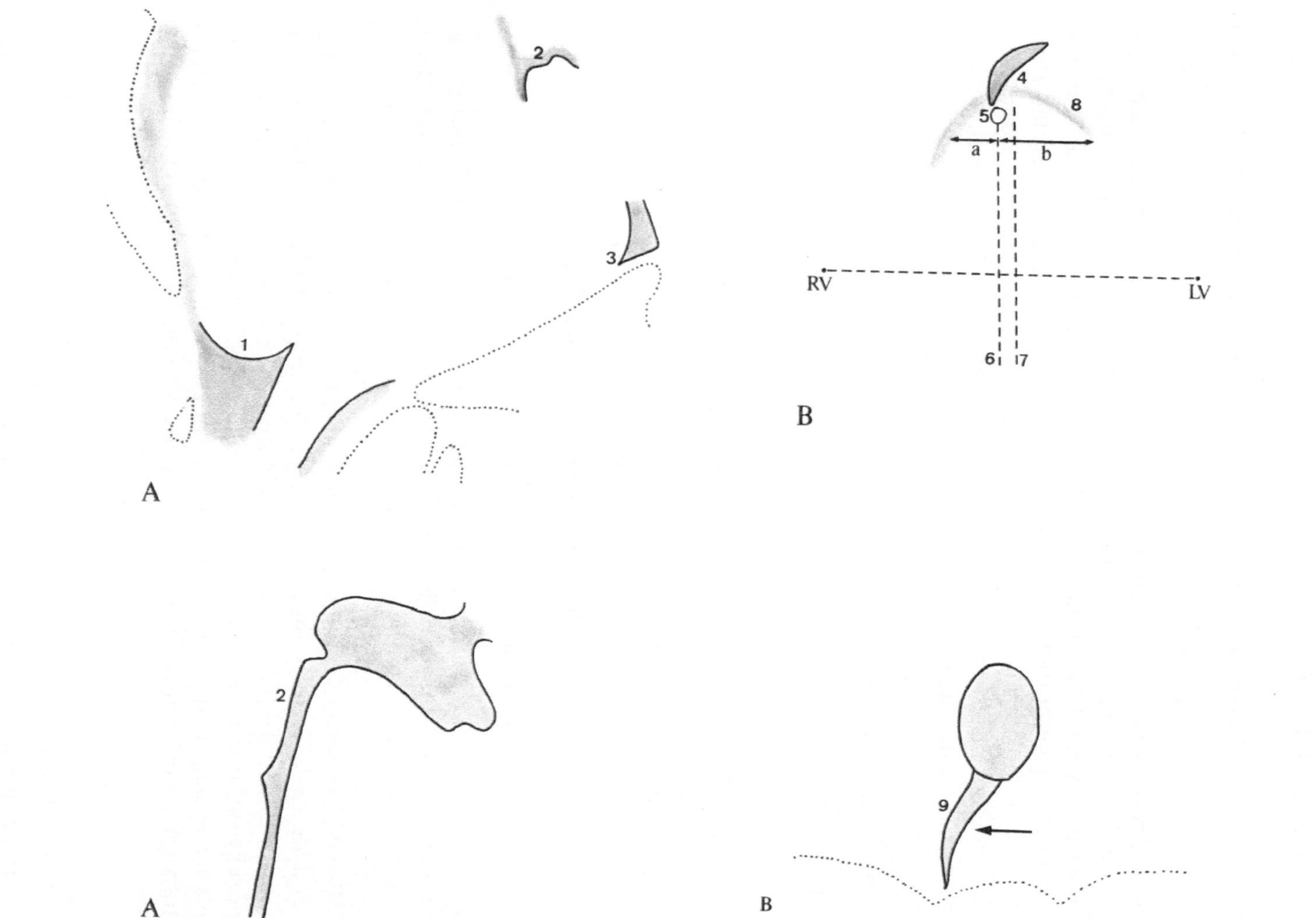

Abb. 17A u. B. Paramedian gelegenes Gliom der hinteren Schädelgrube links. Vergleich der Pneumoenzephalographie (oben) und der Ventrikulographie (unten). (A) *Seitlicher Strahlengang*. *1* Tonsilleneinklemmung. *2* Knickung der Vierhügelplatte und des Aquädukts. *3* Eingeengte Cisterna pontis. (B) *Sagittaler Strahlengang*. *4* Schräg angehobene Cisterna quadrigeminalis. *5* Verkalkung der Pinealis, die die Mittellinie des Mesenzephalon angibt (*6*). *7* Intervestibuläre Linie (WACKENHEIM, 1969) als Mittellinie des Schädels. Damit wird die Verlagerung des Mesenzephalon nach rechts bestätigt. *8* Anhebung der Cisterna quadrigeminalis links. *9* Verlagerung des 4. Ventrikels nach lateral. *a* und *b* geben den Durchmesser des oberen Mesenzephalon an. $b > a$ durch die Tumorinfiltration in der Vierhügelplatte links

Paramediane Tumoren. Die vorn liegenden paramedianen Tumoren verschieben den Aquädukt und den oberen Teil des 4. Ventrikels in stärkerem Maß als die mehr hinten-unten liegenden Tumoren. Letztere bewirken eine Vorwärts-Verlagerung des 4. Ventrikels mit Aquäduktknickung. Die unteren paramedianen Hemisphärentumoren verlagern den Recessus lateralis des 4. Ventrikels nach vorn.

Laterale Tumoren. Sie bewirken eine Verlagerung des 4. Ventrikels durch Druck von lateral.

Veränderungen in den Zisternen. Die Tonsilleneinklemmung ist oft asymmetrisch. Dies ist jedoch für die Lokalisation des Tumors ohne Bedeutung. Die lateral vom Hirnschenkel gelegene Zisterne wird eingeengt und konkav nach außen verformt. Durch die Rotation des Hirnstamms kommt es gelegentlich zur starken Erweiterung der kontralateralen Hirnschenkel-Zisterne. Die homolaterale Cisterna pontocerebellaris ist eingeengt oder sogar verschlossen. Die anderen Zisternen (cerebelli superior, pontis und interpeduncularis) sind mehr oder weniger eng und nur gering angefüllt.

b) Extrazerebellare Prozesse der hinteren Schädelgrube

siehe Kap. III und IV.

III. Tentorielle Tumoren und Tumoren im Falx-Tentorium-Bereich

Es handelt sich gewöhnlich um Meningeome.

1. Tentorielle Prozesse

Veränderungen der Ventrikel

Der 4. Ventrikel wird, wie bei Kleinhirnhemisphärentumoren, durch Druck von lateral verschoben. Tumoren, die sich in den Kleinhirnbrückenwinkel ausdehnen, verursachen eine Verschiebung des vorderen Teils des 4. Ventrikels und des Aquädukts nach oben und nach hinten. In Fällen mit Ausdehnung zum Tentoriumschlitz wird das Dach des 4. Ventrikels und der Aquädukt nach unten verlagert. Dabei kommt es zu einer Verformung der hinteren Wand des 3. Ventrikels und, sollte der Tumor groß genug sein, auch zu einer Vorwölbung am Boden des Trigonums des Seitenventrikels. Die Tentorium-Meningeome haben eine sehr variable Topographie und entwickeln sich oft sowohl in der hinteren Schädelgrube als auch im supratentoriellen Raum. Es sei noch erwähnt, daß diese extrazerebellaren und extrazerebralen Tumoren lange symptomlos bleiben und große Dimensionen erreichen können.

Veränderungen der Zisternen. Die Zisternendarstellung ist für die Erkennung der extrazerebellaren Entwicklung dieser Prozesse von besonderer Bedeutung. Es kommt zu starker Einengung, zur Verlagerung nach medial und zu einer nach außen konkaven Verformung der Cisterna interpeduncularis. Die homolaterale Cisterna pontocerebellaris wird verdrängt, amputiert und nach außen konkav verformt. In dieser Zisterne kann es zur Darstellung des Tumorpols kommen. Ein zum Tentoriumschlitz wachsender Tumor verformt und verschiebt die Cisterna ambiens bei lateraler Lokalisation und die Cisterna quadrigeminalis bei medianer Lokalisation. Als pathognomonisch für ein Tentorium-Meningeom wird die an der Peripherie des Tumors gelegene Luftschicht angesehen (halbmondförmige, schmale Luftansammlungen). Die an der Peripherie des Tumors liegenden Luftspalten haben die gleiche Bedeutung wie die VON DYKE beschriebene Luftbegrenzung eines extrazerebralen Hämatoms.

Durch selektive Angiographie der A. carotis interna, externa und der A. vertebralis wird eine Tumoranfärbung möglich, die zur genaueren Ortslokalisation der Geschwulst führt.

2. Tumoren im Falx-Tentorium-Bereich

Diese nicht sehr häufigen Tumoren bestehen einerseits aus Falx-Tentorium-Meningeomen und andererseits aus arteriovenösen Mißbildungen der V. magna Galeni und aus Tumoren des oberen Mesenzephalon. Sie bewirken eine Kompression und Vorwärtsverlagerung der Hinterwand des 3. Ventrikels und eine nach oben konkave Verformung des Aquädukts. Die Cisterna quadrigeminalis wird disloziert und angehoben, während die Cisterna cerebelli superior und der 4. Ventrikel nach hinten-unten verlagert werden. Bei diesen Tumoren ist eine Angiographie unbedingt erforderlich, da es sich um vaskuläre Mißbildungen handeln könnte.

IV. Kleinhirnbrückenwinkeltumoren

Am häufigsten sind Akustikus-Neurinome (Abb. 18). Andere Tumoren, wie Meningeome des Felsenbeines und Epidermoide oder sogar nach hinten wachsende Meningeome des Sinus cavernosus (Abb. 19), können hier ebenfalls vorliegen. Seltener handelt es sich um Tumoren, die von der Kleinhirnhemisphäre oder vom 4. Ventrikel ausgehen. Dazu sei noch erwähnt, daß es gelegentlich bei Kleinhirnbrückenwinkeltumoren zum Einwachsen der Geschwulst in den 4. Ventrikel oder in die Kleinhirnhemisphäre kommt. In der neuroradiologischen Praxis wird man also bei der Analyse eines raumfordernden Prozesses im Kleinhirnbrückenwinkel sehr vorsichtig sein müssen.

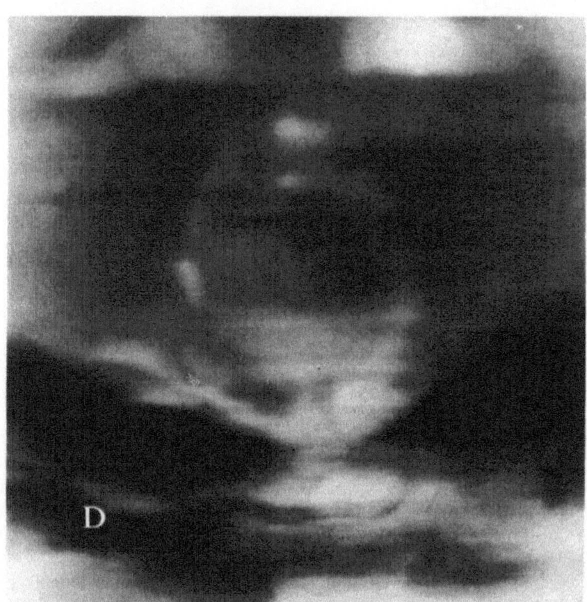

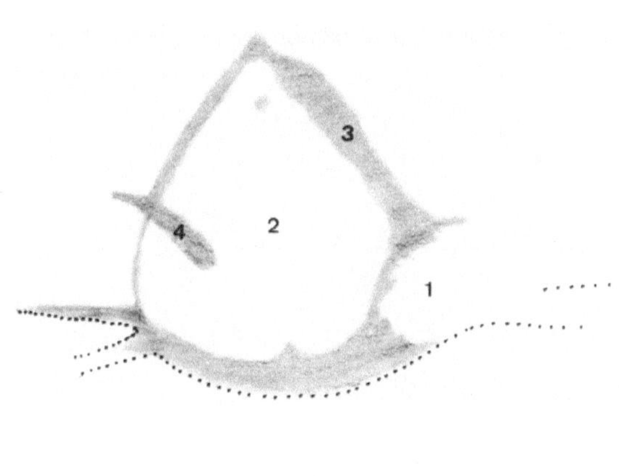

Abb. 18. Akustikus-Neurinom links. *1* Weichteilschatten des Tumors. *2* Verschiebung des Hirnstamms zur Gegenseite. *3* Ausgeweitete Cisterna ambiens auf der Tumorseite. *4* Recessus lateralis der Cisterna pontis

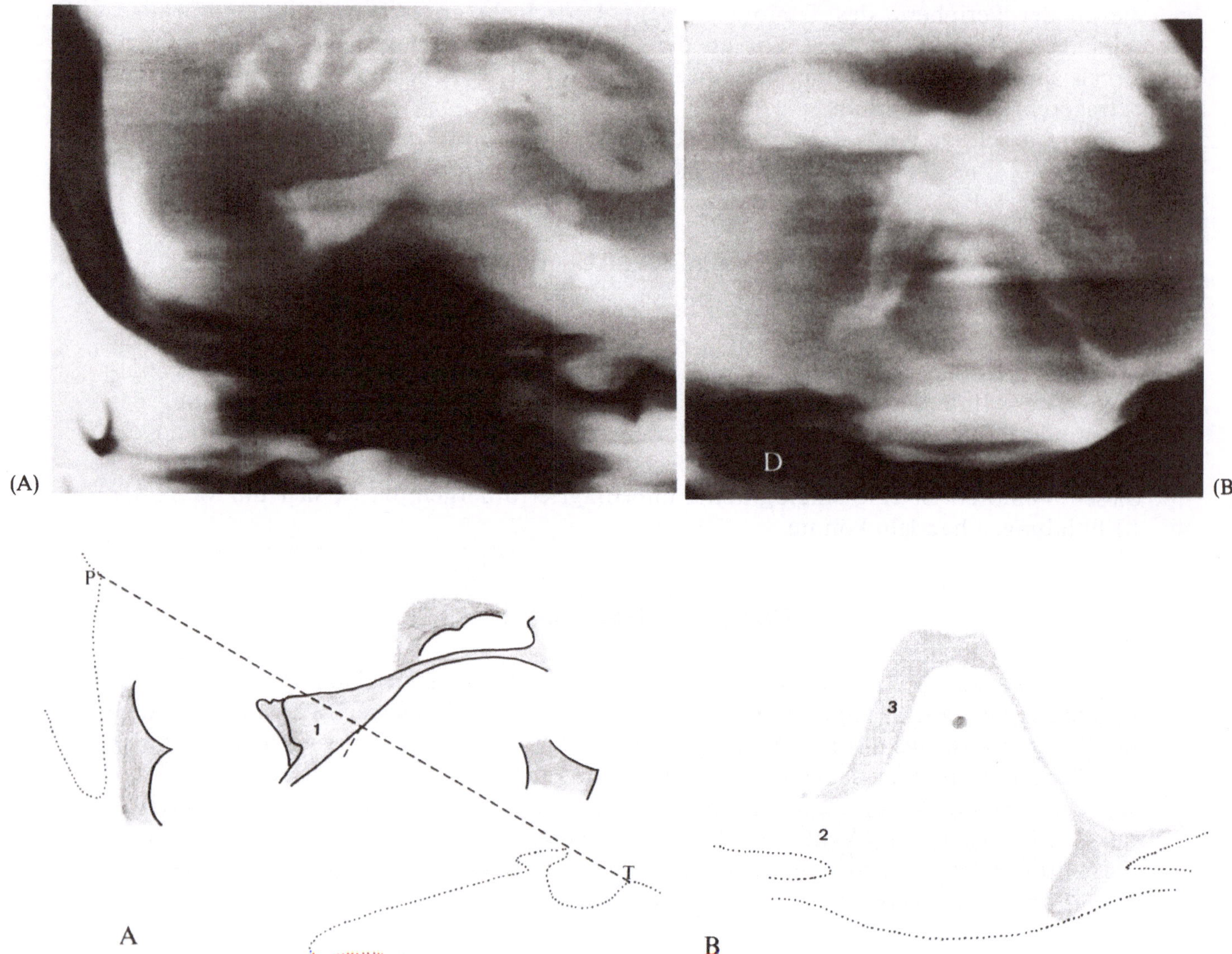

Abb. 19A u. B. Meningiom im Kleinhirnbrückenwinkel rechts, ausgehend vom Sinus cavernosus. (A) *Seitlicher Strahlengang*. Mittelständige Lage des 4. Ventrikels. *P-T* Twiningsche Linie. (B) *Sagittaler Strahlengang*. *2* Die Cisterna pontocerebellaris rechts hat sich nicht mit Luft gefüllt. *3* Die Cisterna ambiens ist auf der Tumorseite ausgeweitet und im unteren Abschnitt amputiert

Veränderungen der Ventrikel. Der 4. Ventrikel wird kontralateral nach hinten und nach oben verschoben. Seine Höhe wird nicht reduziert. Es kommt zu starken Verformungen am homolateralen Recessus lateralis.

Veränderungen der Zisternen. Stets ist eine Tomographie der Kleinhirnbrückenwinkelzisterne im sagittalen Strahlengang erforderlich. Bei raumfordernden Prozessen ist die Zisterne der gleichen Seite mehr oder weniger stark komprimiert oder aufgestaut. Ein kleiner Tumor kann vollständig von der Luft in der Zisterne umgeben sein. Bei großen Tumoren stellen sich nur noch kleine am Tumorrand gelegene Zisternenabschnitte dar. Gleichzeitig kommt es zu einer Erweiterung und „Amputation" der homolateralen Cisterna ambiens. Dabei kann der Hirnstamm eine deutliche Verlagerung erkennen lassen. Bei präpontiner Ausdehnung der Geschwulst ist eine Einengung der Cisterna pontis nachweisbar.

Es sei auch noch darauf hingewiesen, daß es sich bei schwer erklärbaren pneumographischen Befunden um multiple oder bilaterale Neurinome handeln kann.

V. Tumoren des 4. Ventrikels

Außer den häufigen Medulloblastomen (Abb. 20, 21) liegen im 4. Ventrikel mehr spezifische Tumoren wie Papillome, Zysten (Abb. 22) und Ependymome (Abb. 23) vor. Diese Tumoren führen frühzeitig zur Tonsilleneinklemmung mit Verschluß des Foramen Magendie, so daß die Pneumoenzephalographie oft nur wenig zur Diagnose beitragen kann. In anderen Fällen wächst der Tumor in Richtung des Aquädukts und erzeugt hier einen frühzeitigen Verschluß mit einer supratentoriellen Hirndrucksteigerung. Durch die Pneumographie allein ist es oft sehr schwierig, den raumfordernden Prozeß als intraventrikulär zu erkennen, denn es kommt ja zu einer sekundären Infiltration des Tumors in das umgebende Hirngewebe, doch ist auch das intraventrikuläre Einwachsen eines paraventrikulären Tumors möglich. Beim Verschluß des Foramen Magendie weisen die Zisternen auf einen Wurmprozeß hin. Ist das Foramen Magendie jedoch nicht durchgängig, kann eine teilweise Darstellung des Tumorrandes erreicht werden. Papillome bedingen multilobulierte Bilder (blumenkohlartig). Epidermoide hingegen bedingen heterogene landkartenartige Verdichtungen und Aufhellungen. Zysten haben regelmäßig abgerundete Ränder. Schließlich ist die Pneumoenzephalographie allein nicht ausreichend, zusätzlich ist eine Vertebralisangiographie und/oder eine positive Ventrikulographie erforderlich.

VI. Tumoren am kraniozervikalen Übergang

In diesem Gebiet ist zwischen Tumoren und Pseudotumoren (wie z.B. Syringomyelie und Hydromyelie) streng zu unterscheiden.

1. Meningeome (Abb. 24, 25)

Meningeome des Foramen magnum entwickeln sich besonders am ventralen Rand und bedingen gelegentlich eine sehr ausgeprägte Verdichtung des Dens epistrophei. Diese Tumoren werden mit der Tomographie durch die enge lineare peritumorale Luftansammlung ohne Schwierigkeiten dargestellt. Bei der Luftinsufflation kann ein totaler Stopp erkennbar sein, der flötenartig am unteren Rand des Tumors liegt.

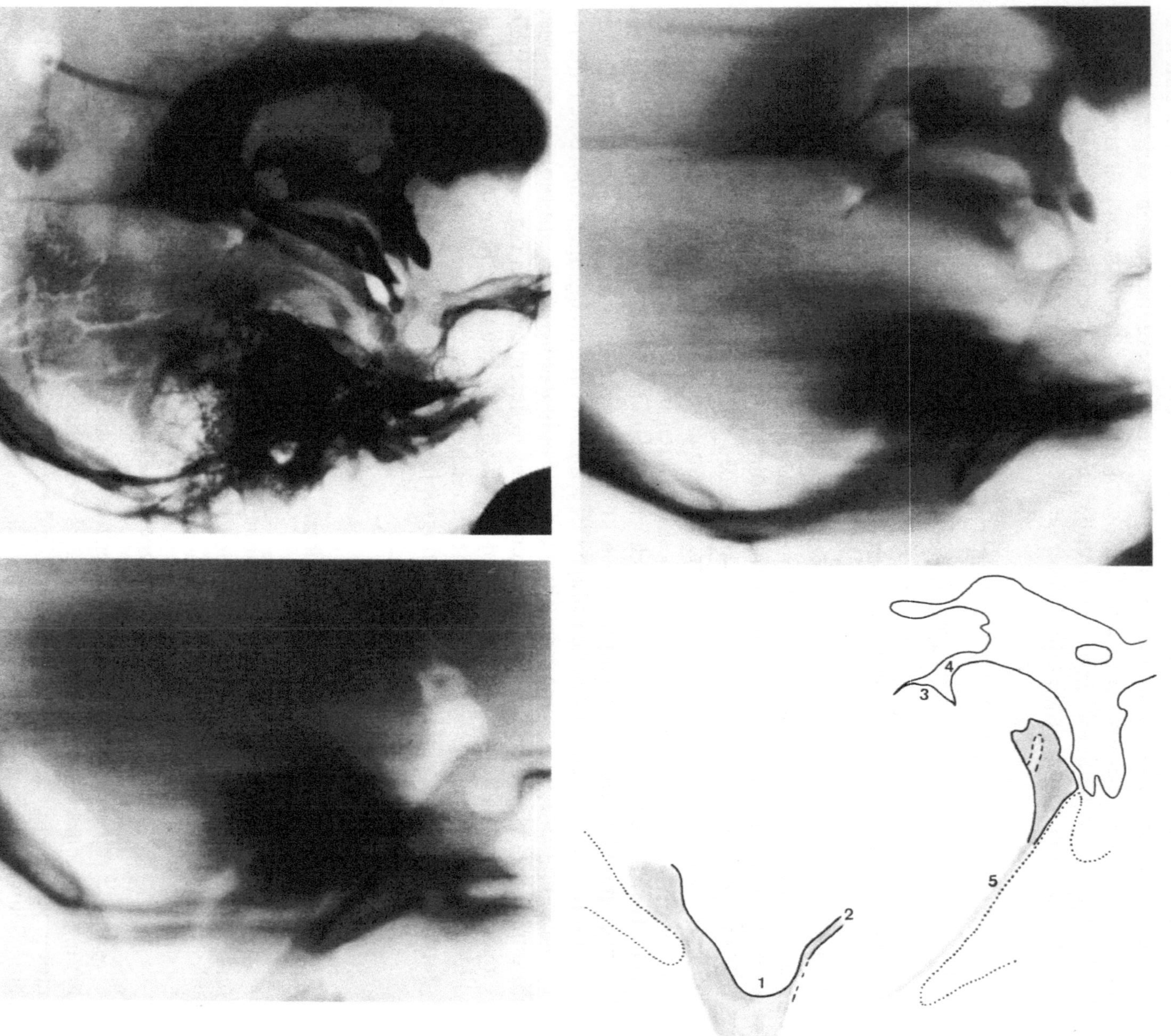

Abb. 20. Medulloblastom im 4. Ventrikel (lumbale Luftenzephalographie und positive Ventrikulographie mit wasserlöslichem Kontrastmittel). *1* Tonsilleneinklemmung. *2* Verschluß des Foramen Magendie. *3* Kuppelförmiger Verschluß des Aquädukts. *4* Aufweitung des Aquäduktstumpfs. *5* Kompression der Cisterna pontis

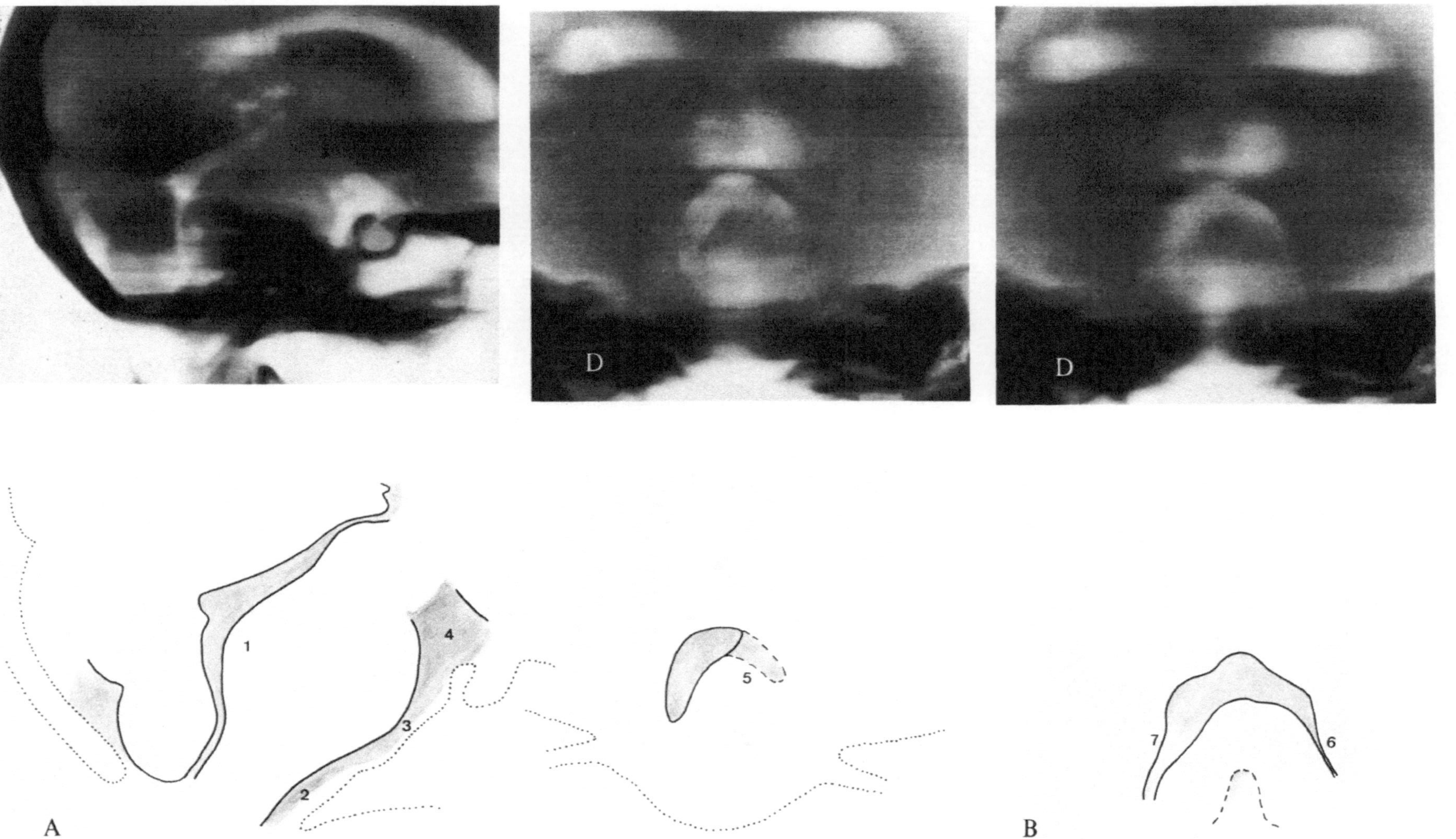

Abb. 21A u. B. Medulloblastom am Boden des 4. Ventrikels. (A) *Seitlicher Strahlengang. 1* Eindellung des Bodens des 4. Ventrikels durch den Tumor. *2* Normale Darstellung der Cisterna medullae oblongatae. *3* Normale Darstellung der Cisterna pontis. *4* Normale Luftfüllung der Cisterna interpeduncularis. (B) *Sagittaler Strahlengang. 5* Überwiegend linksseitige Tumorinfiltration. *6* Einengung des Recessus lateralis des 4, Ventrikels auf der linken Seite. 7 Erweiterung des Recessus lateralis auf der rechten Seite

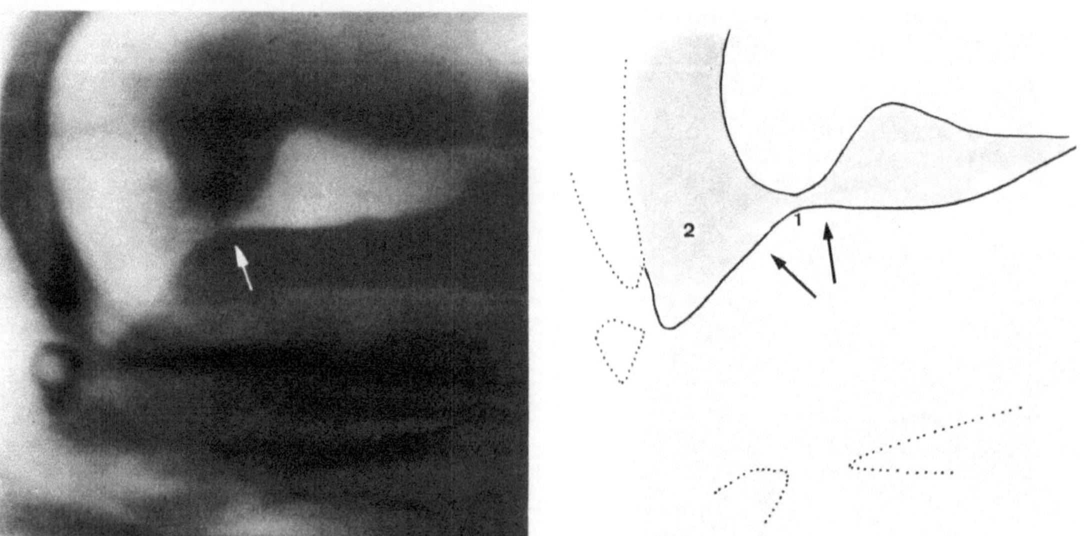

Abb. 22. Zyste am Boden des 4. Ventrikels. *1* Angehobener Boden des 4. Ventrikels. *2* Erweiterte Cisterna magna

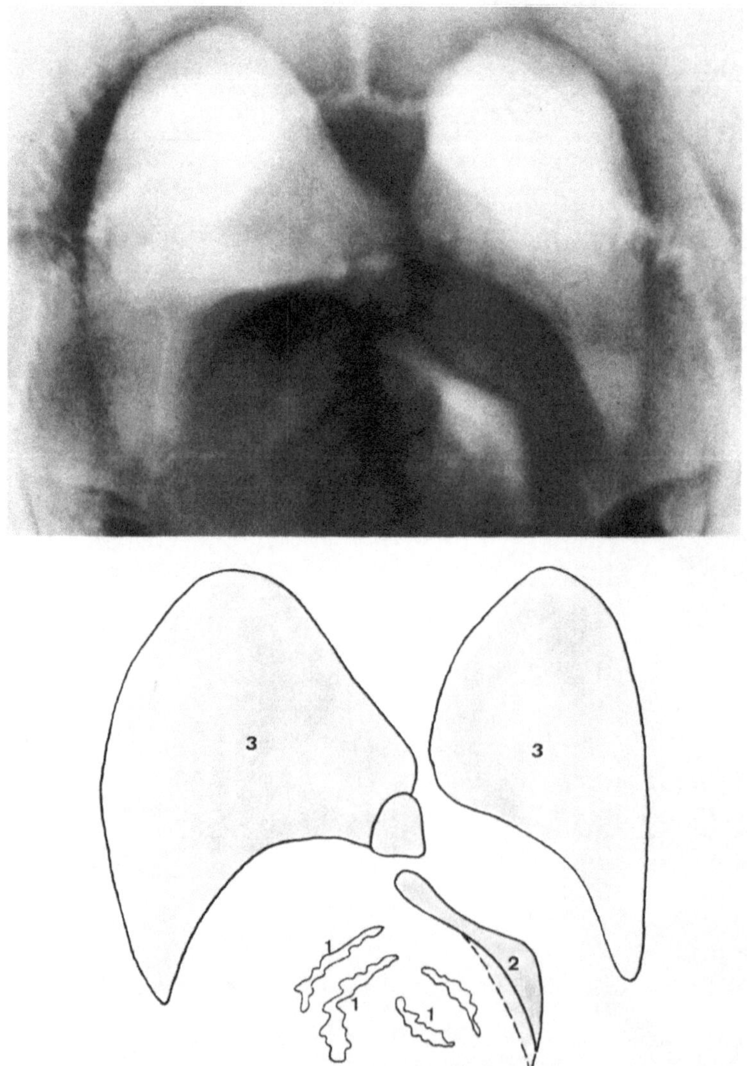

Abb. 23. Verkalktes Ependymom des 4. Ventrikels. *1* Tumor-Verkalkungen. *2* Verlagerung des 4. Ventrikels nach lateral. *3* Erweitertes Ventrikelsystem

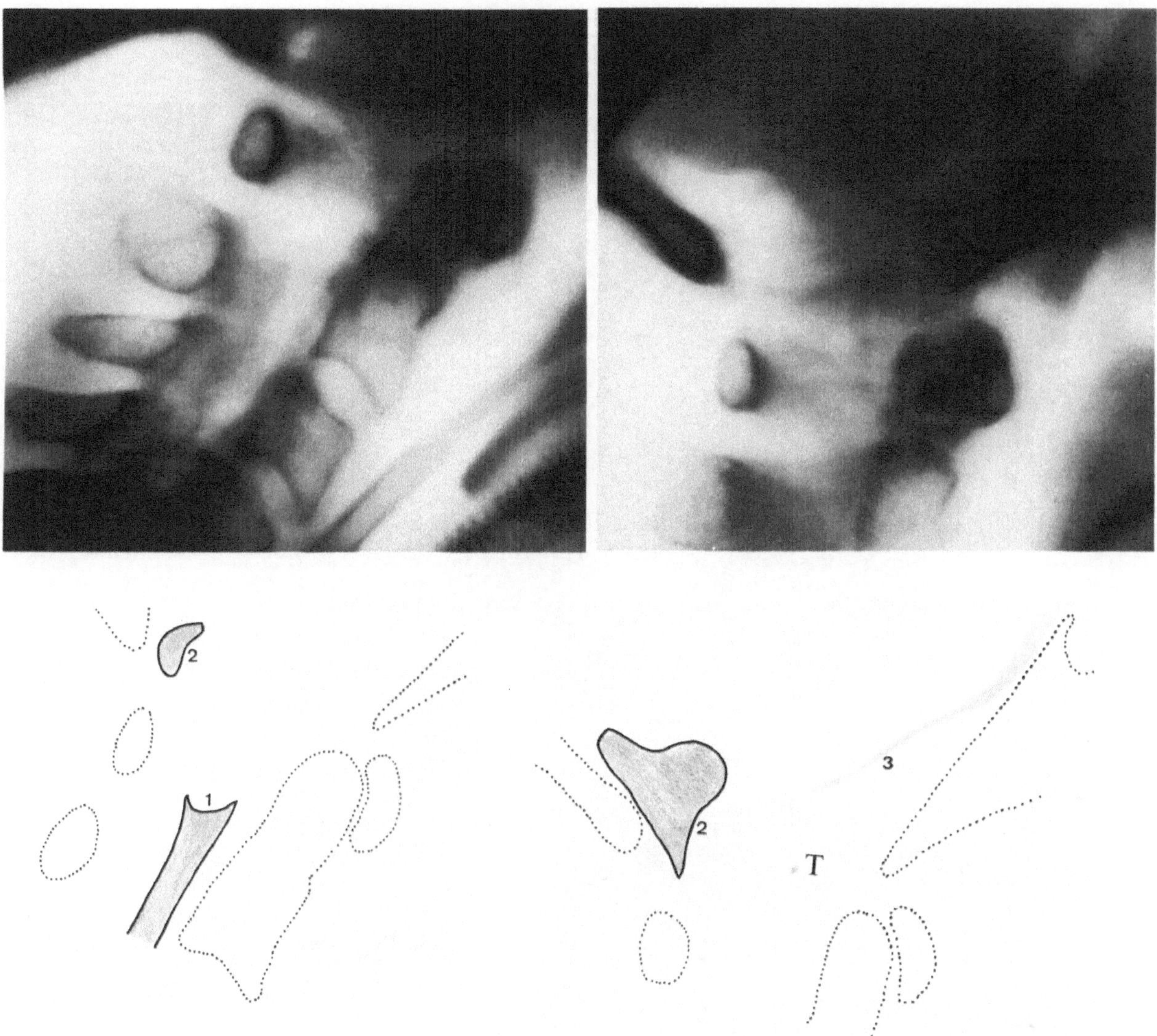

Abb. 24. Meningeom des Foramen occipitale magnum. *1* Kuppelförmiger Stop der Luft-Kontrastsäule im präspinalen Arachnoidealraum am unteren Tumor-Rand. *2* Tumoreindellung der Cisterna magna. *3* Die Cisterna präbulbaris ist vom Clivus abgetrennt und wird durch den Tumor nach oben und hinten verlagert

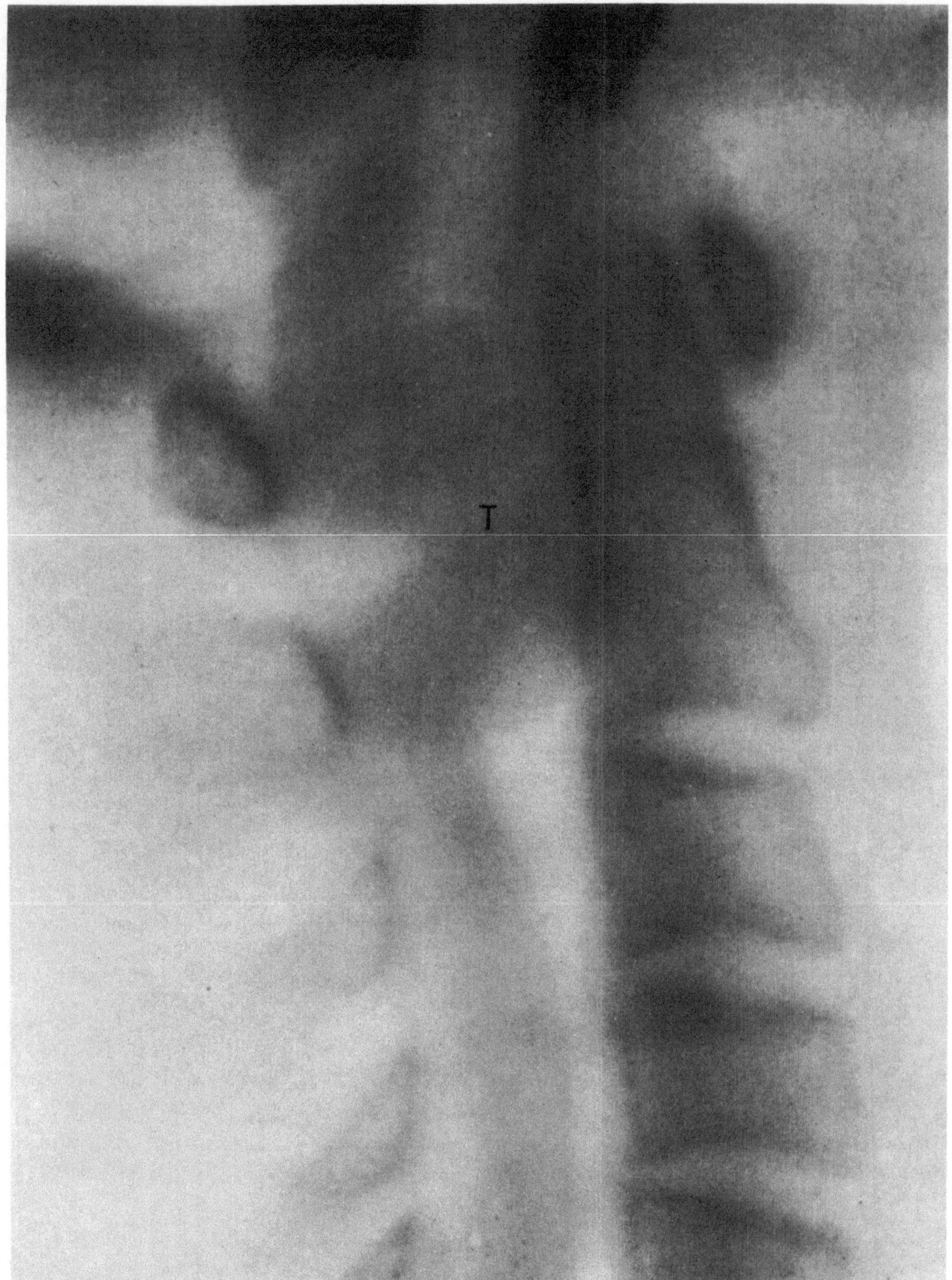

Abb. 25. Meningeom (*T*) an der Hinterfläche von C 2 (Luftmyelogramm)

2. Spinale Prozesse

Gliome und Ependymome der Medulla oblongata und der zervikalen Medulla erweitern die Durchmesser dieser Abschnitte und verengen die Subarachnoidalräume (Abb. 26). Es stellt sich dabei jedoch immer die Frage nach einer Syringo- oder Hydromyelie.

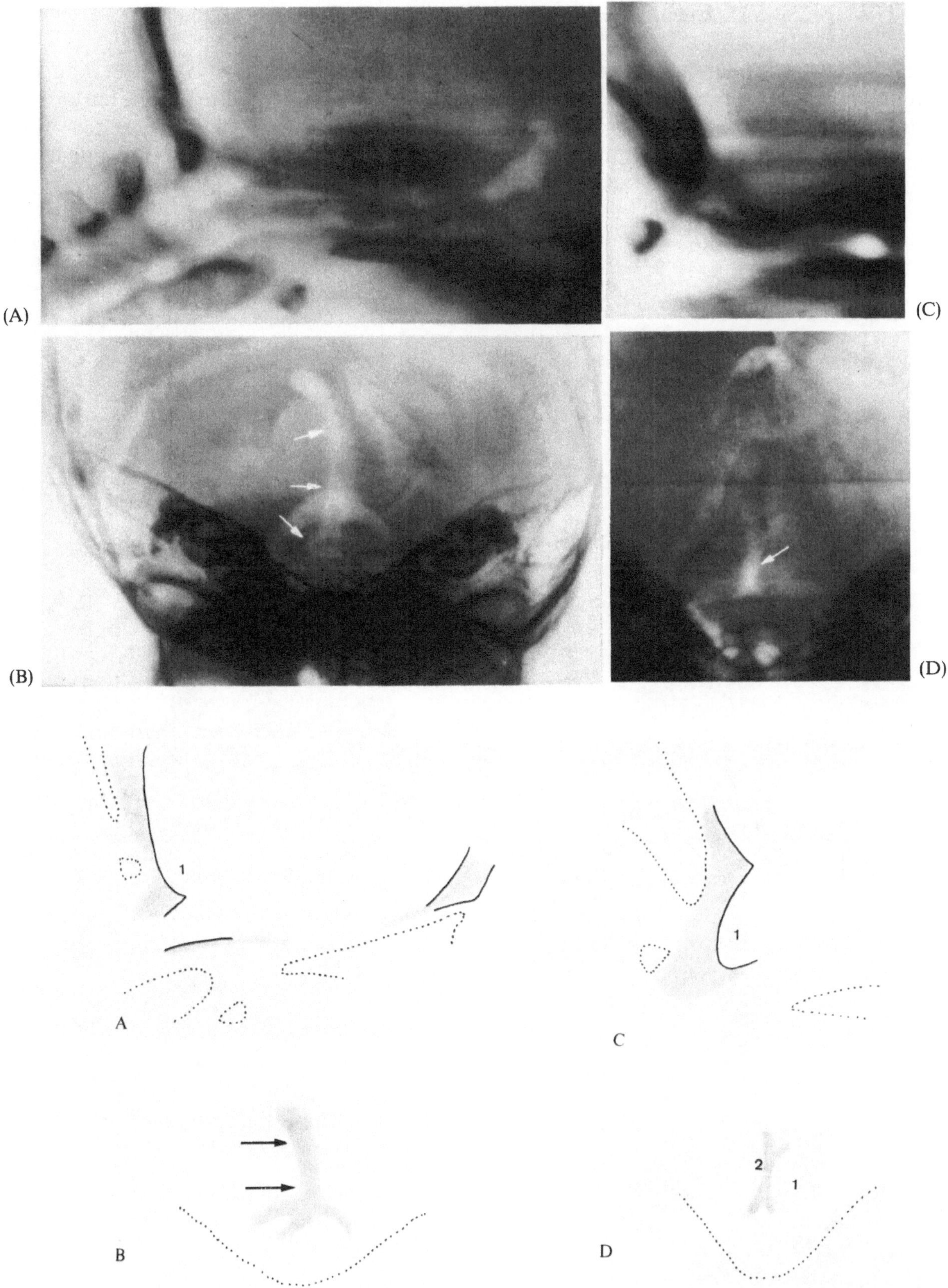

Abb. 26. (A) u. (B) Medulloblastom im Bereich des Unterwurms und der rechten Tonsille. *1* Der Weichteilschatten der rechten Tonsille ist stark vergrößert. (C) u. (D) Tumor des Unterwurms und der linken Tonsille. Der Weichteilschatten der linken Tonsille ist sowohl im seitlichen (*1*) als auch im sagittalen Strahlengang vergrößert, wie die Schrägstellung der Vallecula zeigt (*2*)

VII. Ependymale und paraependymale Erweiterungen

Diese intramedullären raumfordernden Prozesse verursachen eine Vergrößerung des Medulladurchmessers, so daß die Differentialdiagnose zu intramedullären Tumoren gestellt werden muß. Zwei neuroradiologische Untersuchungen können hierbei weiterhelfen. Man kann einerseits die zervikale und zervikookzipitale Gasmyelographie in verschiedenen

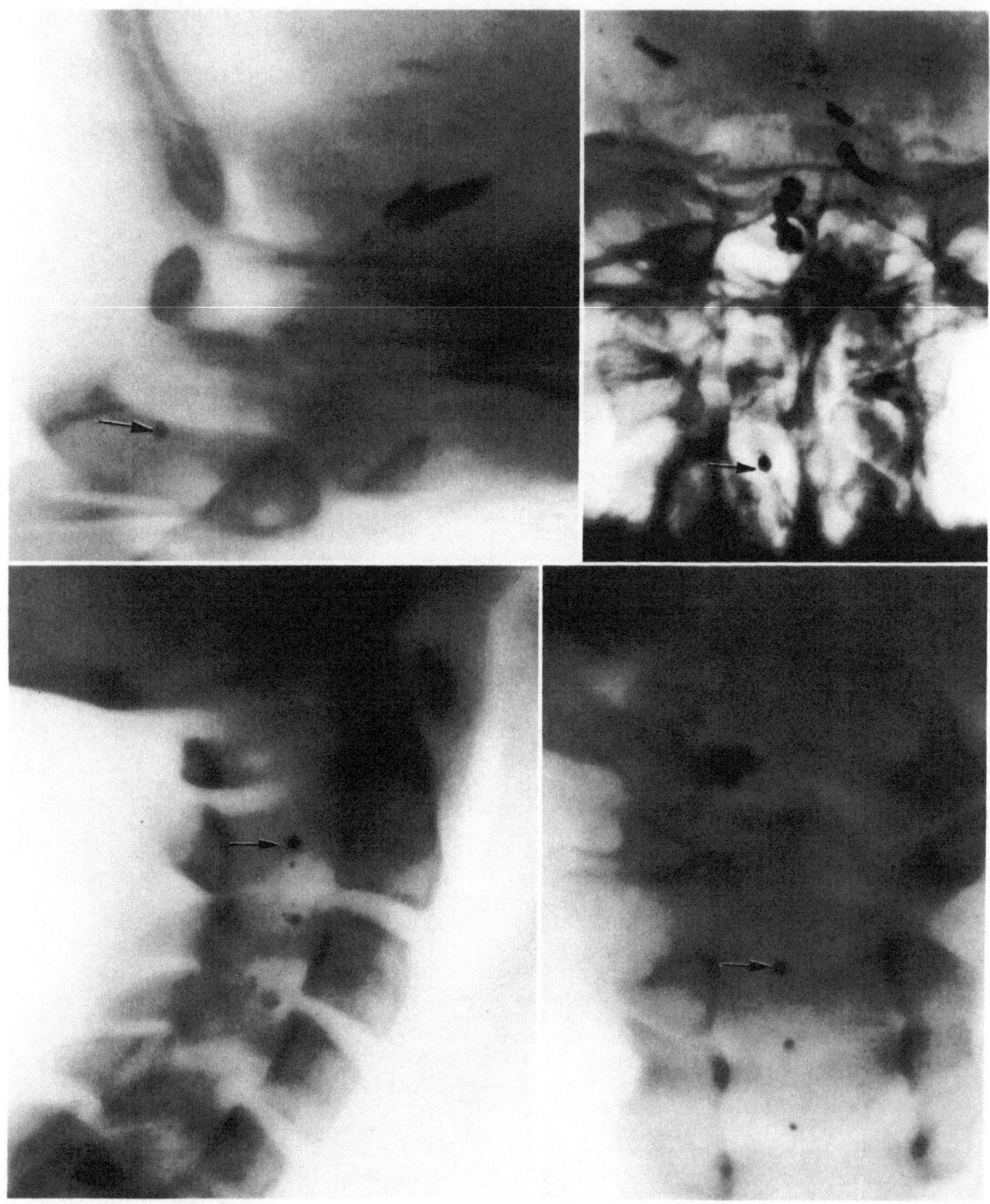

Abb. 27. 2 Fälle von Hydromyelie (oben und unten). Beachte die Anwesenheit von positivem Kontrastmittel im Zentralkanal des Rückenmarks

Haltungen durchführen (aufrechte Lage, Kopftieflage). Der Vergleich des Durchmessers der Medulla in beiden Stellungen ermöglicht es, intramedulläre Höhlen zu erkennen, die sich in einer der beiden Stellungen entleeren und in der anderen wieder mit Liquor füllen. Nicht mit dem Subarachnoidalraum verbundene Zysten reagieren nicht auf Haltungsänderungen des Patienten bei der Gasmyelographie. Andererseits kann man mit der positiven Ventrikulographie nach dem Befund einer Hydromyelie fahnden. Bei diesem raumfordernden Prozeß läuft das positive Kontrastmittel vom 4. Ventrikel in den erweiterten Ependymkanal (Abb. 27).

Literatur

DECKER, K.: Klinische Neuroradiologie. Stuttgart: Thieme-Verlag, 1 Vol. 1960

DI CHIRO, G.: An atlas of pathologic pneumoencephalographic anatomy. Springfield: Charles C. Thomas 1967

LINDGREN, E.: Roentgenologie, in Handbuch der Neurochirurgie. Heidelberg: Springer-Verlag, 1 Vol. 1954

ROBERTSON, E.G.: Pneumoencephalography. Springfield: Charles C. Thomas 1957

RUGGIERO, G.: 1) Encéphalographie gazeuse fractionnée. Paris: Masson & Cie, 1 Vol. 1957; 2) Radiological exploration of the ventricles and subarachnoid space. Heidelberg: Springer-Verlag, 1 Vol. 1974

WACKENHEIM, A., ESCUDERO, L.: L'encéphalographie gazeuse fractionnée normale et pathologique. Doin & Cie, 1 Vol. 1969

Ventrikulographie mit positiven Kontrastmitteln

von

St. Kunze

Mit 40 Abbildungen und 7 Tabellen

A. Einführung

Seit über 50 Jahren ist Luft das am häufigsten gebrauchte Kontrastmittel zur röntgenologischen Darstellung des Hirnkammersystems. Zweifellos besitzt diese auch anderen Kontrastmitteln gegenüber einige wichtige Vorzüge: Sie ist ungiftig, leicht zu handhaben, rasch resorbierbar, kostet nichts und ist praktisch überall verfügbar (Bull, 1950). Für einen großen Teil der notwendig werdenden Ventrikeldarstellungen wird deshalb auch in Zukunft atmosphärische Luft benutzt werden. Von Anfang an hafteten ihr als Kontrastmittel jedoch bestimmte Mängel an. Durch die Einführung von Gasen in das Liquorsystem kommt es zwangsläufig zu einer Änderung der intrakraniellen Druckverhältnisse und der Liquorbewegung. Besonders beim Vorliegen eines raumfordernden Prozesses werden die Druckschwankungen häufig nicht kompensiert. Es kann zu Massenverschiebungen des Gehirns und möglicherweise zu einer Einklemmung im Tentoriumschlitz oder Hinterhauptsloch kommen. Auf der anderen Seite gelingt es, gerade bei Tumoren der hinteren Schädelgrube, auch mit modernen Verfahren der gezielten fraktionierten Pneumenzephalographie oft nicht, die schmalen medialen, meist zusätzlich vom Tumor eingeengten Ventrikelabschnitte ausreichend darzustellen. Das gilt ganz besonders für den Aquädukt und den vierten Ventrikel. Von Davidoff und Epstein (1950) stammt eine Zusammenstellung über die pneumenzephalographischen Befunde bei 56 Patienten mit raumfordernden Prozessen der hinteren Schädelgrube.

Eine gute Darstellung des Aquädukts gelang in 35 Fällen (etwa 60%), der vierte Ventrikel war nur in 24 Fällen (etwa 40%) röntgenologisch sichtbar. Castorina und Severini (1957) untersuchten 35 Kranke mit Tumoren der hinteren Schädelgrube pneumenzephalographisch. In 15 Fällen konnte eine Füllung des Ventrikelsystems nicht erzielt werden. Über ähnliche Mißerfolge berichtete 1953 Falk (45%) und 1954 Ruggiero (65%). Auch die operative Luftventrikulographie bringt in solchen Fällen kaum bessere Ergebnisse. Bei 26 der oben erwähnten 35 pneumenzephalographisch untersuchten Patienten von Castorina und Severini (1957) wurde außerdem eine Luftventrikulographie vorgenommen. In 15 Fällen kam es dabei zu keiner Darstellung der entscheidenden kaudalen Ventrikelabschnitte. Etwas günstiger waren die Ergebnisse von Nori (1964). Bei 84 von 107 Patienten mit Tumoren der hinteren Schädelgrube waren Aquädukt und vierter Ventrikel ausreichend gut dargestellt.

Wegen der Risiken der Luftventrikulographie und der besonders bei Kleinhirntumoren oft unbefriedigenden Befunde durch die Pneumenzephalographie hat man seit langer Zeit versucht, ein positives Röntgenkontrastmittel zu finden, das ohne Schaden in die Hirnkammern eingebracht werden konnte. Walter Dandy hatte schon vor der Einführung der Luftventrikulographie im Jahr 1918 Versuche mit positiven Kontrastmitteln, die er in die Hirnkammern von Hunden injizierte, angestellt. Die verwendeten Substanzen (Thorium, Kaliumjodid, Kollargol, Argyrol, Wismutsublimat und -bikarbonat) erfüllten jedoch die von ihm aufgestellten Forderungen an ein Kontrastmittel: "It must be absolutely non-irritating and non-toxic and it must be readily absorbed and excreted" nicht. Die Hundeversuche endeten fatal. Es fanden sich am Gehirn schwere Ödeme, serosanguinöse Exsudate und petechiale Blutungen. Dandy kam zu der Meinung, daß schon geringfügige Änderungen des pH-Werts des Liquors durch eine eingebrachte Substanz zum Tode führen, und sah als einzige Möglichkeit zur Ventrikulographie die Substitution des Liquors durch ein Gas.

Die erste Publikation über die Ventrikeldarstellung beim Menschen mit einem positiven Kontrastmittel stammt von Sicard und Forestier (1923). Sie injizierten Lipiodol in die Seitenventrikel und beobachteten die Passage des Kontrastmittels in den Spinalkanal ohne offenbar schädigenden Effekt. 1926 beschrieben diese Autoren die Darstellung des Subarachnoidalraums und des Ventrikelsystems mit Hilfe von sog. aufsteigendem Jodöl (es handelte sich um mit Olivenöl verdünntes Lipiodol) nach Injektion in den lumbalen Endsack.

Auch von Jacobaeus und Nord (1924) wurde über die intraventrikuläre Injektion von Lipiodol berichtet. Sie benutzten das Kontrastmittel aber vor allem zur direkten röntgenologischen Darstellung zystischer Hirntumoren nach vorangegangener Punktion.

Erst 1928 veröffentlichte Balado typische Lipiodolventrikulogramme und konnte 1935 über seine Erfahrungen mit der Darstellung des dritten Ventrikels, des Aquädukts und vierten Ventrikels bei einer größeren Anzahl von Patienten berichten.

Er fand das Lipiodol den negativen Kontrastmitteln überlegen und ohne schädigende Nebenwirkungen. Lysholm dagegen, der 1935 seine Befunde bei 114 Lipiodolventrikulographien veröffentlichte, warnte vor Nebenwirkungen, besonders vor Ependymschäden, die dann auftreten würden, wenn das Kontrastmittel längere Zeit im Ventrikel verbleibt. In den folgenden Jahren wurde das Lipiodol in größerem Umfang nur noch in Lateinamerika angewendet. De Pardal konnte 1958 über 1280 Lipiodolventrikulographien berichten.

Auf der Suche nach einem besser verträglichen Kontrastmittel führten Radovici und Meller (1932), nach vorangegangenen Tierversuchen, das Thorotrast (Thoriumdioxyd) zur Ventrikulographie ein. 1933 beschrieben Schoenfeld und Freeman die Thorotrastventrikulographie vor der Harvey-Cushing-Society. Schon nach wenigen Jahren der Anwendung wurden jedoch schwere Thorotrastschädigungen des Ependyms und der Leptomeningen beobachtet, so daß dieses Kontrastmittel noch vor Bekanntwerden seiner möglichen kanzerogenen Wirkung für die Ventrikulographie keine Bedeutung mehr hatte (Alexander et al., 1934; Stuck und Reeves, 1938; Hughes, 1953).

Im Jahr 1943 wurde das Pantopaque (Ethyliodophenylundecylat) auf den Markt gebracht und in den folgenden Jahren zunehmend anstelle des Lipiodols zur Myelographie benutzt (Steinhausen et al., 1944; Ramsey et al., 1944). Zur Ventrikulographie verwendete Bull Pantopaque seit 1946 und konnte 1950 über seine Erfahrungen bei 80 Patienten berichten. Er wollte das positive Kontrastmittel jedoch für besondere Fälle reserviert wissen, in denen mit Luft keine endgültige Klärung der Diagnose möglich war. In den folgenden Jahren erschienen aus verschiedenen Kliniken Berichte über günstige Ergebnisse bei Verwendung von Pantopaque oder ähnlichen Jodesterverbindungen, wie Myodil, Ethiodan sowie von Duroliopaque zur Ventrikeldarstellung (Horwitz, 1956; Gonsette et al., 1958; Ralston et al., 1959; Glasauer, 1965; Obrador und Lamas, 1966; Bland und Clark, 1967; Lang und Russel, 1970). Von Jefferson und Occleshaw (1960) wurden anhand von 67 Myodilventrikulogrammen diagnostische Einzelheiten bei verschiedenen pathologischen Prozessen im Bereich der hinteren Schädelgrube beschrieben.

Eine wesentliche technische Verbesserung stellte die von AZAMBUJA et al. (1956) unter der Bezeichnung „central ventriculography" beschriebene Methode der selektiven Katheterisierung des dritten Ventrikels dar. Durch den über ein frontales Bohrloch zunächst in den Seitenventrikel und von dort aus durch das Foramen Monroi in den dritten Ventrikel geleiteten Katheter injizierte AZAMBUJA Luft, um so eine isolierte röntgenologische Abbildung der medialen Hirnkammerabschnitte zu erreichen. SEDZIMIR und IWAN (1962) sowie NADJMI und SCHALTENBRAND (1962) stellten nach direkter Katheterisierung den dritten Ventrikel gezielt mit Pantopaque vor stereotaktischen Eingriffen dar. Schon bald darauf erschienen erste Berichte über Ergebnisse mit diesem Verfahren bei Patienten mit raumfordernden infratentoriellen Prozessen (BACKMUND und DECKER, 1963; VINAS, 1964; WILKINSON, 1969). Mit Hilfe von Serienaufnahmen nach Instillation des Kontrastmittels in den dritten Ventrikel konnte GEILE (1969) alle Phasen der Kontrastmittelpassage durch die medialen Hirnkammerabschnitte sowie deren Form- und Lageveränderungen sehr exakt beurteilen. Um mit einer relativ geringen Menge Kontrastmittel (2 ml Pantopaque) auch die Seitenventrikel röntgenologisch sichtbar machen zu können, stellte PORTERA (1964) aus dem bei der Ventrikelpunktion entnommenen Liquor und dem Kontrastmittel eine Emulsion her, die über einen Katheter in den Seitenventrikel injiziert wurde (s. auch CONFORTI et al., 1965; CALDERON-GONZALES, 1967). Diese Pan-Ventrikulographie mit einer Kontrastmittelemulsion hat jedoch keine weitere Verbreitung gefunden.

Allen bisher erwähnten positiven Kontrastmitteln haftet der große Nachteil an, daß sie aus dem Ventrikelsystem bzw. dem Spinalkanal nicht oder nur sehr langsam resorbiert werden können. Auch die von manchen Autoren (s. u.a. WRIGHT, 1961; EPSTEIN, 1964; HAMPL et al., 1962) angegebenen Methoden zur Entfernung der Jodesterverbindungen führen nicht immer zum Ziel.

Man hat deshalb weiterhin versucht, ein wasserlösliches und damit resorbierbares Kontrastmittel zu finden, das ohne schädigende Nebeneffekte in die Ventrikel injiziert werden konnte. Die entscheidenden Experimente haben CAMPBELL (1964) und HEIMBURGER (1966) und ihre Mitarbeiter durchgeführt. Nach intrazisternaler Injektion verschiedener Kontrastmittel bei Hunden erwies sich das Conray (Methylglukaminiothalamat) als am besten verträglich. Ermutigt durch die günstigen tierexperimentellen Ergebnisse, hat HEIMBURGER 1962 erstmals eine Ventrikulographie mit Conray 60 vorgenommen, über die er 1964, zusammen mit CAMPBELL et al., berichtete. Zu diesem Zeitpunkt hatte er mit diesem Kontrastmittel bereits 50 Ventrikeldarstellungen vor stereotaktischen Eingriffen und 37 Ventrikulographien bei verschiedenen raumfordernden intrakraniellen Prozessen durchgeführt. Die Komplikationen waren relativ geringfügig; am häufigsten kam es zu Brechreiz und Erbrechen. Bei zwei Patienten traten Krampfanfälle auf, jedoch war das Kontrastmittel in einem Fall in die große Zisterne, im anderen Fall in den Interhemisphärenspalt injiziert worden und damit direkt in den Subarachnoidalraum und in Berührung mit der Hirnrinde gelangt.

In den letzten Jahren wurde zunehmend das für die lumbale Myelographie entwickelte Kontrastmittel Dimer-X (Methylglukaminiocarmat) zur Ventrikeldarstellung verwendet. Es ist offenbar noch besser verträglich als Conray 60, kann aber ebenfalls zu zerebralen Krampfanfällen führen, wenn es mit der Hirnrinde in Berührung kommt (GONSETTE, 1971; GRAINGER et al., 1971; KUNZE et al., 1973).

In jüngster Zeit wird über ein weiteres wasserlösliches Kontrastmittel (das Metrizamid, im Handel unter dem Namen Amipaque) berichtet, das noch verträglicher sein soll als Dimer-X (s. Acta Radiologica, Suppl. 335, Stockholm 1973).

B. Kontrastmittel

I. Ölige Kontrastmittel

Die zunächst zur röntgenologischen Darstellung der Liquorräume benutzten Jodöle (Lipiodol und Jodipin) werden heute kaum noch verwendet. Sie sind weitgehend von den Jodesterpräparaten (Pantopaque u.ä.) verdrängt worden.

1. Pharmakologie

Lipiodol ist ein durch Jodwasserstoffbehandlung jodiertes Mohnöl. Es enthält 37 bis 40% Jod und ist bei Zimmertemperatur relativ viskös. Nach Veresterung mit Äthylalkohol sind die jodierten Fettsäureester erheblich dünnflüssiger. „Lipiodol Ultrafluid" ist ein Äthylester des jodierten Mohnöls. Es enthält 0,48 g Jod pro ml. Lipiodol wurde 1901 von Lafay in die Therapie eingeführt. Die LD 50 bei der Ratte liegt nach intraperitonealer Gabe bei über 25 g pro kg Körpergewicht.

Jodipin wird seit 1898 hergestellt. Es handelt sich um jodiertes Sesamöl, das anfangs zur intramuskulären Joddepotbehandlung in großen Mengen verabreicht wurde. Unter Licht- und Lufteinfluß kann sowohl beim Lipiodol als auch beim Jodipin Jod abgespaltet werden. Das Kontrastmittel darf daher nur aus dunkel aufbewahrten, frisch geöffneten Ampullen verwendet werden. Bräunlich verfärbtes Lipiodol oder Jodipin sollte man nicht mehr benutzen. Daß die Bindung des Jods an die verwendete Fettsäure nicht beständig ist, geht aus Untersuchungen von Wellauer (1961) hervor. Er fand schon in der frischen Substanz beim Neo-Jodipin 0,736 mg freies Jod je Gramm, nach einer Lagerung über 27 Monate sogar 27,27 mg. Die Jodausscheidung nach intrathekaler Instillation von Lipiodol bzw. Jodipin ist sehr gering und zieht sich über Monate und Jahre hin. Nach der Verabreichung von 2 ml 40%igen Jodipins werden anfangs 0,5 bis 2,0 mg täglich ausgeschieden, später sogar noch weniger. Die Gesamtausscheidung des Jods ist somit rechnerisch nicht vor 3 bis 4 Jahren beendet (Säker, 1947). Tatsächlich ist das Jodöl bei Röntgenkontrollen in der Regel noch nach vielen Monaten, bis zu 14 Jahren im lumbalen Endsack nachweisbar (Sikl, 1941).

Säcker hat 1947 darauf hingewiesen, daß im Lauf der Zeit eine Verseifung freier Fettsäuren mit den Kalziumionen des Liquors stattfindet. Wenn auch die Jodöle in der Regel keine freien Fettsäuren enthalten sollten, konnte Säcker (1947) in 40%igem Jodipin 2,3—2,5% freie Fettsäuren nachweisen. Bei Versuchen in vitro zeigte sich, daß 2 ml 40%igen Jodipins dazu führten, daß der Liquorkalziumspiegel von 4,7—5,4 mg-% nach 24 Std auf 0,3—1 mg-% absank, wobei die entstandenen Kalziumseifen den Liquor milchig trübe machten.

Von verschiedenen Autoren wurden schon frühzeitig tierexperimentelle Untersuchungen über mögliche schädliche Wirkungen der Jodöle vorgenommen. Es zeigte sich, daß bei längerer Verweildauer dieser Substanzen im Subarachnoidalraum reaktive Veränderungen an den weichen Häuten entstehen. Es kommt zur Einlagerung von Bindegewebsfasern in die zarten Maschen der Arachnoidea, so daß schließlich das mikroskopische Bild der Arachnoiditis entsteht (Ayer und Mixter, 1924; Klose und Peiper, 1925; Bruskin und Propper, 1931; Brown und Carr, 1939; Marcovich et al., 1941; Wellauer, 1961; Schober, 1964).

Schon von Sicard und Forestier (1928) wurden klinische Nebenwirkungen bei der Lipiodolmyelographie in Form ziehender Schmerzen und Parästhesien der unteren Extremitäten sowie mäßige Temperatursteigerungen beobachtet. Ähnliche Angaben über Kopfschmerzen, Erbrechen, Nackensteifigkeit sowie Eiweiß- und Zellvermehrung im Liquor finden sich bei anderen Autoren (KRAUSE, 1925; EBAUGH und MELLA, 1926; LINDBLOM, 1926, 1931; NONNE, 1927, 1928; SCHÖNBAUER und SCHÖNBAUER, 1928; MARCOVICH et al., 1941; SÄKER, 1947; HOSHINO, 1961). SÄKER (1947) beobachtete, daß etwa bei einem Drittel aller Patienten nach Instillation von 2 ml 40%igen Jodipins in den Subarachnoidalraum Beschwerden und Erscheinungen einer aseptischen Meningitis auftreten. Durchschnittlich fanden sich einige 100/3 Zellen, in manchen Fällen auch über 1000/3 Zellen. Diese Erscheinungen bilden sich im allgemeinen nach 1 bis 2 Wochen zurück. Schwere Nebenwirkungen sind außerordentlich selten. Die meisten der mitgeteilten Todesfälle lassen sich auf das bestehende Grundleiden (Fall von SCHÖNBAUER, 1928; 10 Todesfälle unter 214 Lipiodolventrikulographien bei HOSHINO, 1961) und nicht auf das Kontrastmittel selbst zurückführen. Auch in den von KRAYENBÜHL und LÜTHY (1944) mitgeteilten Fällen hat das Grundleiden („Ischiassyndrom") sicher für die sich entwickelnde umschriebene Lipiodolarachnoiditis eine wichtige Rolle gespielt. Anders ist es in dem von BORSINGER (1945) veröffentlichten Fall. Hier ist der tödliche Ausgang wahrscheinlich auf eine echte Überempfindlichkeitsreaktion auf das Kontrastmittel zurückzuführen. Unmittelbar nach Injektion von Jodipin in die große Zisterne kam es zu schweren Allgemeinerscheinungen und nach drei Tagen zum Tod des Patienten.

Bei der Sektion fand sich eine akute Meningomyelitis und Blutungen in den weichen Häuten des Rückenmarks. In diesem Fall wurde allerdings ein teilweise zersetztes Jodipinpräparat verwendet, das freies Jod und freie Fettsäuren in hoher Konzentration enthielt.

Nach der Einführung des Pantopaque (Äthyljodophenylundecylat) durch STEINHAUSEN et al. (1944) sowie RAMSEY et al. (1944) sind die Jodesterverbindungen zum bevorzugten Kontrastmittel zur Darstellung der oberen spinalen und der intrakraniellen Liquorräume geworden.

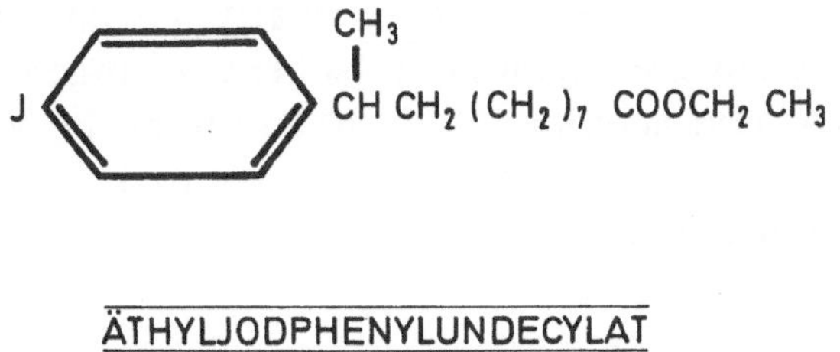

CH_3

J — C_6H_4 — $CH\ CH_2\ (CH_2)_7\ COOCH_2\ CH_3$

ÄTHYLJODPHENYLUNDECYLAT

Abb. 1. Strukturformel von Äthyljodphenylundecylat (Pantopaque)

Pantopaque entsteht durch Anlagerung von Jodbenzol an die Doppelbindung des Undecylensäureäthylesters. Es handelt sich im wesentlichen um ein Gemisch zweier isomerer Ester (Abb. 1). Andere Handelspräparate ähnlicher Zusammensetzung sind Myodil und Ethiodan. Der Jodgehalt beträgt 30,5%, die Dichte 1,26 bei 20°C. Das spezifische Gewicht ist damit höher als das des Liquors. Pantopaque hat eine Viskosität von 24 cP bei 37°C. Im Vergleich zum Lipiodol ist die Viskosität bei Körpertemperatur rund 17mal kleiner. Pantopaque ist eine farblose bis gelbe Flüssigkeit, die sterilisiert werden kann. Es verfärbt sich unter der Einwirkung von Sonnenlicht. Die LD 50 liegt nach intraperitonealer Gabe bei der Ratte bei 19 g/kg Körpergewicht.

Zu den Jodesterverbindungen gehört auch das Duroliopaque (Äthylmonojodstearat). Es handelt sich um ein Gemisch von gleichen Teilen zweier Jodstearinsäureäthylester (Abb. 2). Der Jodgehalt beträgt 32%. Die Dichte liegt bei 15°C um 1,14 und ist somit ebenfalls höher als die des Liquors. Die Viskosität ist relativ niedrig; sie beträgt bei 37°C 12 cP. Duroliopaque ist eine farblose Flüssigkeit, die sich unter dem Einfluß von Licht und Luft zersetzen kann. Die LD 50 liegt nach oraler Applikation bei der

$$CH_3(CH_2)_7-\underset{J}{CH}-(CH_2)_8COOC_2H_5$$

$$CH_3(CH_2)_8-\underset{J}{CH}-(CH_2)_7COOC_2H_5$$

ÄTHYLMONOJODSTEARAT

Abb. 2. Strukturformel von Äthylmonojodstearat (Duroliopaque)

Ratte über 20 g/kg und nach intraperitonealer Gabe über 60 g/kg Körpergewicht. Penning und Kerckhoffs (1966) haben Duroliopaque experimentell in den kranialen Subarachnoidalraum, intrakutan und intraperitoneal injiziert. Sie konnten feststellen, daß die Substanz eine relativ schwache toxische Wirkung hatte, viel schwächer als die von Jodophenylundecylat und Lipiodol. Kein signifikanter Unterschied in der Toxizität ergab sich gegenüber dem Lipiodol ultrafluid.

Die Möglichkeiten einer Resorption von Pantopaque wurden anfangs sicher zu hoch eingeschätzt. Ramsey et al. (1944) sowie Wyatt und Spurling (1944) rechneten mit einer Resorption von 1 ml pro Jahr. Spätere Untersuchungen ergaben, daß die Resorptionsquote erheblich geringer ist. In einer Zusammenstellung von Wende und Schliack (1961) zeigte sich, daß von hundert Patienten, bei denen nach der Myelographie durchschnittlich 2 ml Pantopaque im Lumbalsack zurückgeblieben waren, lediglich bei 10 nach 7 Jahren röntgenologisch kein Kontrastmittel mehr nachweisbar war (Tabelle 1). Bei der aus diesen Untersuchungen resultierenden, relativ langen Verweildauer der Jodesterverbindungen im Liquorraum sind schädliche Nebenwirkungen ähnlich denen des Lipiodols nicht auszuschließen. Um genauere Aufschlüsse über die Wirkung von Pantopaque auf die zerebralen Subarachnoidalräume und das Ventrikelsystem zu erhalten, wurden von verschiedenen Autoren tierexperimentelle Untersuchungen vorgenommen.

Tabelle 1. Röntgenuntersuchung von 100 Patienten 2—7 Jahre nach Pantopaquemyelographie. (Nach Wende und Schliack, 1961)

	Nach Jahren						
	2	3	4	5	6	7	
Pantopaque noch nachweisbar	14	20	21	15	8	12	90%
kein Pantopaque nachweisbar	—	1	3	1	5	—	10%

2. Nebenwirkungen (experimentell)

Meacham und Tolchin (1963) führten das Kontrastmittel in die Seitenventrikel von Hunden mit künstlichem Verschlußhydrozephalus ein und töteten die Tiere nach verschiedenen Intervallen, bis zu 6 Monaten. Bei der histologischen Untersuchung fanden sich keine signifikanten Veränderungen am Ependym, Plexusgewebe oder Hirnparenchym. Im spinalen Subarachnoidalraum dagegen traten nach Pantopaqueinjektion akut entzündliche Reaktionen mit nachfolgender Fibrose der Arachnoidea auf.

Eindeutige histologische Veränderungen konnte SCHOBER (1964) nach der Instillation von Pantopaque in den Subarachnoidalraum über der Hirnkonvexität von Kaninchen nachweisen. Bereits nach wenigen Wochen hatte sich im Bereich der Arachnoidea eine proliferative mesenchymale Reaktion mit intra- und extrazellulären Einschlüsen, Faserdissektion und Faservermehrung entwickelt. SCHOBER hob jedoch ausdrücklich hervor, daß es sich bei den geschilderten Veränderungen nicht um eine echte granulomatöse Entzündung handelte (es fehlte die Beteiligung der Kapillaren), sondern vielmehr um einen adhäsiven Prozeß. Als auslösende Schädlichkeit sah SCHOBER den langsamen Abbau des Jodesters mit Freisetzung der Fettsäuren an, die mit dem Kalzium des Liquors Seifen bilden und so einen chronischen Reizzustand schaffen.

Nach subarachnoidaler Injektion von Pantopaque im Bereich der Lendenwirbelsäule von Katzen fand FISHER (1965) bei einem Tier, das 4 Tage nach der Injektion gestorben war, schwere entzündliche Veränderungen an den Meningen und am Rückenmark. Die anderen Tiere vertrugen die Kontrastmittelinjektion gut. Sie wurden in verschiedenen Zeitabständen, bis zu 3 Monaten nach der Injektion, getötet. Bei keinem Tier fanden sich makroskopisch sichtbare Veränderungen; mikroskopisch zeigten sich lediglich kleinere Herde entzündlicher Reaktion im Bereich der Meningen.

GEILE und SPRING (1969) untersuchten histologisch die Wände des dritten Ventrikels von 6 Katzen nach intraventrikulärer Injektion von 0,8 ml Pantopaque. Die Kontrastmittelinstillation wurde von allen Tieren gut vertragen. Bei allen Katzen verblieb ein Kontrastmitteldepot in den basalen Rezessus des dritten Ventrikels während der Überlebenszeit von 1, 2 und 3 Wochen. Die histologische Untersuchung der Wände des dritten Ventrikels ergab ein subependymales Ödem bei allen Tieren. Drei Wochen nach der Kontrastmittelinjektion waren einzelne Ependymzellgruppen pyknotisch und in ihrer Form verändert. Entzündliche Reaktionen traten nicht auf.

Auffallend schwere histologische Veränderungen nach Pantopaqueventrikulographie bei hydrozephalen Hunden haben CLARK et al. (1971) mitgeteilt. Verwendet wurden Beagle-Hunde einer Kolonie, in der ein besonders hoher Prozentsatz der Tiere einen kommunizierenden Hydrozephalus infolge entzündlicher Infiltrationen des Subarachnoidalraums aufwies.

Einige Monate nach der Kontrastmittelinjektion in die Hirnkammern hatten sich multiple granulomatöse Regionen an den Ventrikelwänden und dem anliegenden Hirnparenchym entwickelt. Ähnliche Veränderungen fanden sich am Plexus chorioideus, den Hirnnerven und der Arachnoidea. Es kann nicht sicher gesagt werden, worauf diese schweren Veränderungen, die an die von ERICKSON und VAN BAAREN (1953) sowie MASON und RAAF (1962) beim Menschen beobachteten Befunde erinnern, zurückzuführen sind. Berücksichtigt man die weniger schweren Veränderungen, die die anderen Untersucher feststellten, muß man annehmen, daß zusätzlich zum Kontrastmittel besondere Bedingungen vorliegen müssen, um so schwere Veränderungen auszulösen. Dafür spricht auch, daß CLARK et al. bei nicht hydrozephalen Hunden der gleichen Kolonie nur relativ geringe granulomatöse Veränderungen in den Ventrikelwänden, dem Plexus chorioideus und der Arachnoidea fanden.

Eine schwere toxische Wirkung konnte JÄGER (1950) bei Injektion von emulgiertem Pantopaque in die Cisterna magna von Hunden nachweisen. Die Tiere starben innerhalb von 10 min. Möglicherweise haben die als Emulgatoren benutzten Substanzen (Serum aus Hunde- oder Menschenblut) hier eine entscheidende Rolle gespielt.

Um den Einfluß von Blutbeimengungen zum Kontrastmittel zu untersuchen, haben HOWLAND und CURRY (1966) Injektionen von Pantopaque in die Cisterna magna von Hunden durchgeführt. Bei Injektion von 3 ml Blut zeigten die Tiere weder klinische Störungen noch histologische Veränderungen des Rückenmarks und seiner Häute. Bei

Injektion von Pantopaque ohne Beimischung zeigten sich klinisch keine pathologischen Befunde. Bei der histologischen Untersuchung fanden sich leichte entzündliche Veränderungen der Arachnoidea. Schwere klinische Reaktionen traten bei Tieren auf, die eine Mischung von Pantopaque und Venenblut injiziert erhielten. Es kam zu Nackensteifigkeit, Apathie, Fieber und Lähmungserscheinungen der hinteren Extremitäten. Bei der Sektion waren schwere entzündliche Veränderungen der Arachnoidea feststellbar. Wurde den Hunden eine Mischung von Pantopaque, Blut und Cortison injiziert, traten nur bei zwei von sechs Tieren schwere klinische Reaktionen auf, meist Temperatursteigerung und Apathie, es entwickelten sich auch Paresen der hinteren Extremitäten. Die anderen Hunde zeigten nur ganz geringe klinische Erscheinungen. Histologisch fand sich bei den Tieren, die schwere klinische Störungen hatten, eine Arachnoiditis. Die anderen Hunde wiesen histologisch nur geringfügige entzündliche Veränderungen auf. Die Verfasser warnen aufgrund dieser Befunde davor, Pantopaque zur Myelographie zu injizieren, wenn bei der Punktion ein Gefäß verletzt worden ist.

Zu ähnlichen Ergebnissen kamen Bergeron et al. (1972). Sie injizierten Pantopaque- und Pantopaque-Blut-Mischungen in die Cisterna magna von Rhesusaffen. Leichte arachnitische Veränderungen fanden sich auch bei den Tieren, die lediglich Pantopaque injiziert erhielten. Schwere arachnitische Reaktionen zeigten sich nach der Injektion der Blut-Pantopaque-Mischung, hier waren vereinzelt proliferative Veränderungen feststellbar.

Alle bisher durchgeführten tierexperimentellen Untersuchungen zeigen, daß es nach Injektion von Pantopaque zu entzündlichen Reaktionen im Bereich der Arachnoidea kommen kann. Der Krankheitswert der histologisch nachweisbaren Folgen der Pantopaqueinstillation ist schwer abzuschätzen. Schwerste histologische Veränderungen im Sinn einer Arachnoiditis mit granulomatösen Reaktionen entstehen, wenn außer dem Kontrastmittel eine zusätzliche Schädigung, z.B. eine Blutbeimengung im Liquor, einwirkt.

II. Wasserlösliche, resorbierbare Kontrastmittel

Im Jahr 1931 versuchte Olivecrona, Abrodil zur Ventrikeldarstellung einzusetzen. Das Mittel hatte jedoch stark reizende Eigenschaften, die einen klinischen Einsatz unmöglich machten (Lysholm, 1935). Abrodil ist eine 20%ige wässerige Lösung des Natriumsalzes der Monojodmethansulfonsäure.

In den folgenden Jahren verwendete man ausschließlich nicht resorbierbare Kontrastmittel, insbesondere Jodöle und Jodesterverbindungen, da diese klinisch verträglicher waren.

1. Pharmakologie

Erst 1964 berichteten Campbell, Heimburger et al. über die Ergebnisse ihrer experimentellen Untersuchungen zur Ventrikeldarstellung mit Conray. Zur Ventrikulographie verwendet wird lediglich das Methylglukaminsalz von 5-acetylamino-2,4,6-trijodisophthalsäuremethylamid (Abb. 3; im Handel als Conray 60, Conray 280). Der Jodgehalt beträgt 282 mg/ml, die Osmolarität 1570 Milliosmol/l (Tabelle 2). Die LD 50 bei intrazerebraler Injektion bei der Maus liegt bei 150–200 mg J/kg Körpergewicht (Tabelle 3).

Kodoma et al. (1963) untersuchten die LD 50 bei intrazisternaler Injektion bei Kaninchen. Sie betrug 12 mg/kg für das Natriumdiatrizoat (50%), für Natriumiothalamat (50%) 26 mg/kg und für Methylglukaminiothalamat (60%) 78 mg/kg Körpergewicht.

Zur Frage der Resorption wurden von Campbell et al. (1964) Serienaufnahmen von Hunden im Abstand von jeweils 10 min nach zisternaler Injektion von Conray vorgenommen.

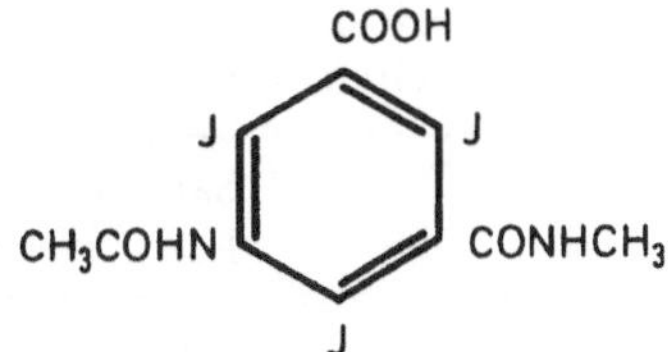

MEGLUMINIOTHALAMAT

Abb. 3. Strukturformel von Megluminiothalamat (Conray 60)

Tabelle 2. Pharmakologie wasserlöslicher Kontrastmittel

	Conray 60	Dimer-X	Amipaque
Kurzname	Megluminiothalamat	Megluminiocarmat	Metrizamid
Summenformel	$C_{11}H_9J_3N_2O_4$	$C_{24}H_{20}J_6N_4O_8$	$C_{18}H_{22}J_3N_3O_8$
Jodgehalt	282 mg/ml	280 mg/ml	280 mg/ml
Osmolarität (in mol/l)	1,570	1,040	0,484 (mol/kg)
Viskosität (cP) (bei 37°C)	4,3	7,2	5,01
Molekulargewicht	614	1254	789

Bereits nach 10 min fand sich Kontrastmittel in der Harnblase. 30 min nach Injektion war in der Regel röntgenologisch kein Conray mehr im Subarachnoidalraum nachweisbar.

Ebenfalls von CAMPBELL et al. (1964) stammen Isotopenstudien zur Frage der Kontrastmittelausscheidung. Mit ^{131}Jod markiertes Natriumthiothalamat wurde mit dem Methylglukaminsalz im Verhältnis 1:4 vermischt und Hunden zisternal injiziert. Bereits nach 5 min war Radioaktivität im peripheren Blut nachweisbar (HEIMBURGER et al., 1966). Die Konzentration im Blut erreichte ein Plateau nach 45–65 min und nahm dann exponentiell ab.

Ein Dimerisationsprodukt des Conray ist das Methylglukaminsalz der 5,5-Adipoyldiamino-bis (2,4,6-trijod-N-methylisophthalamsäure) mit dem Kurznamen Iocarminsäure, im Handel unter dem Namen Dimer-X (Abb. 4).

Dimer-X hat als 60%ige wässerige Lösung, wie das Conray, einen Jodgehalt von 280 mg/ml, die Osmolarität ist infolge des größeren Moleküls jedoch geringer; sie beträgt 1 040 milliosmol/l, das entspricht einer etwa 3%igen Kochsalzlösung. Bei der klinischen Anwendung wird Dimer-X in der Regel mit Aqua destillata im Verhältnis 5:4 verdünnt, wodurch die Osmolarität auf 570 milliosmol/l sinkt; das entspricht einer etwa 1,7%igen Kochsalzlösung (SCHMIEDEL, 1970, 1971). Die LD 50 bei intrazerebraler Injektion bei

COOH COOH
J J J J
CH_3NHCO NHCO$(CH_2)_4$CONH CONHCH_3
J J

MEGLUMINIOCARMAT

Abb. 4. Strukturformel von Megluminiocarmat (Dimer-X)

Tabelle 3. LD_{50} bei intrazerebraler Injektion wasserlöslicher Kontrastmittel bei der Maus. (Nach Schmiedel, 1970 und Gonsette, 1971)

Substanz	Salvesen Lab. Nyegaard	Tilly Lab. Guerbet	Schmiedel
Diatrizoate Meglumine (Hypaque, Angiografin)	50	40	
Methiodal Sodium (Abrodil, Kontrast-U)	195	112	122
Methylglukaminiothalamat (Conray 60, Contrix 28)	206	150	145
Methylglukaminiocarmat (Dimer-X)	350	290	350

der Maus beträgt 300—350 mg/kg Körpergewicht, bezogen auf den Jodgehalt, und ist damit etwa doppelt so hoch wie die von Conray 60 (Tabelle 3).

Zur Klärung der Kontrastmittelausscheidung haben Braband et al. (1972) Untersuchungen mit radioaktiv markiertem ^{131}Jod-Dimer-X angestellt. Die renale Ausscheidung wurde durch Aktivitätsmessungen von 24, 48 und 72 Std Sammelurin ermittelt. Wie Conray wird Dimer-X innerhalb von 24 Std nach der Injektion zu 50—60% renal eliminiert, und nach 72 Std sind mehr als 90% über die Nieren, der Rest über die Leber in die Fäzes ausgeschieden (Abb. 5).

Aus der festen molekularen Bindung im Kontrastmittel werden im Organismus kleine Mengen Jod abgespalten (Barke, 1970) und in der Schilddrüse gespeichert. Braband et al. (1972) haben nach Applikation von ^{131}Jod-Dimer-X Aktivitätsmessungen über der Schilddrüse bei vier Patienten vorgenommen. Es ergab sich dabei, daß ca. 1% der verabreichten Gesamtaktivität in der Schilddrüse gespeichert werden. Der Aktivitätsabfall über der Schilddrüse (Abb. 6) zeigt praktisch den gleichen Verlauf, wie er beim euthyreoten Patienten im Radiojodtest ermittelt werden kann (physikalische Halbwertszeit 6—8 Tage). Mit einer Störung des Radiojodtests für einige Wochen nach Ventrikulographie oder Myelographie mit Dimer-X ist also zu rechnen.

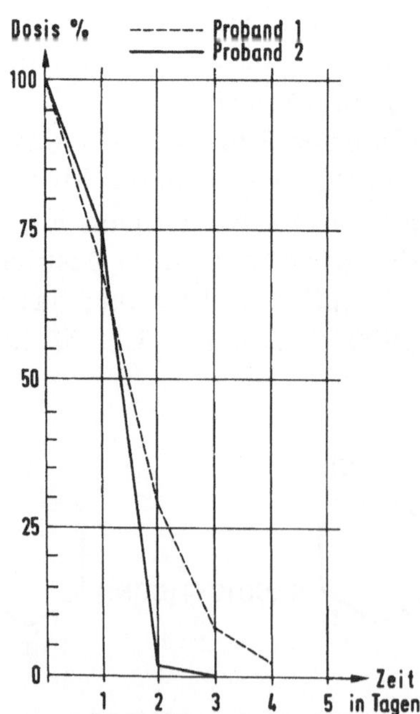

Abb. 5. Renale Elimination von ^{131}J-markiertem Dimer-X nach intrathekaler lumbaler Applikation. (Nach Braband et al., 1971)

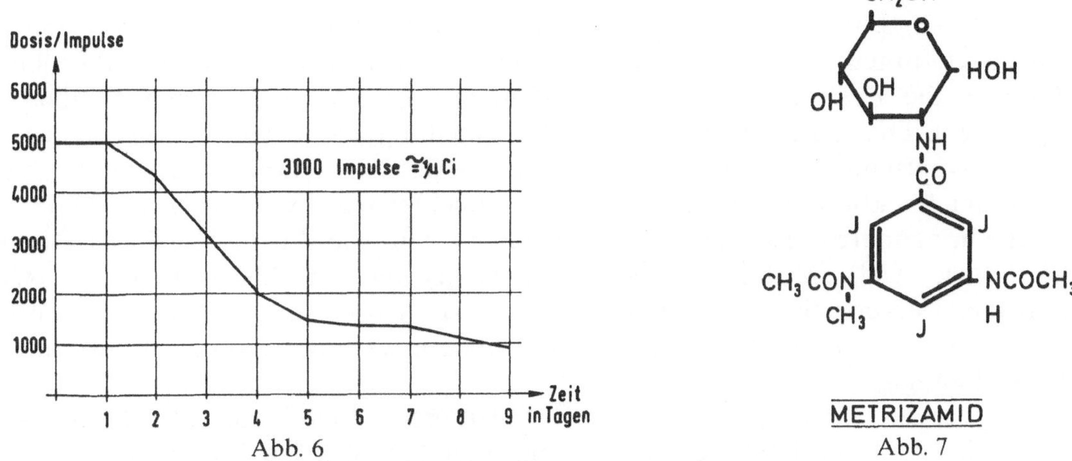

Abb. 6. Speicherung von [131]J-Dimer-X in der Schilddrüse und Abfall der Radioaktivität im Lauf einer physikalischen Halbwertszeit. (Nach BRABAND et al., 1971)

Abb. 7. Strukturformel von Metrizamid (Amipaque)

In den letzten Jahren wurde in Skandinavien ein weiteres wasserlösliches, resorbierbares Kontrastmittel erprobt, das Metrizamid (s. Metrizamide, a non-ionic water-soluble contrastmedium; Acta Radiol. Suppl. 335, 1973). Die Substanz ist in Skandinavien unter dem Namen Amipaque im Handel. Es handelt sich um 2-(3-acetamido-5-N-methylacetamido-2,4,6-trijodobenzamido)-2-deoxy-D-Glucose (Abb. 7).

Die LD 50 bei intravenöser Injektion von Metrizamid bei der Maus liegt bei etwa 18 g J/kg und ist damit fast doppelt so hoch wie bei Iothalamat (9—10 g J/kg) (SALVESEN, 1973). Nach perizerebraler Injektion von Metrizamid bei der Maus liegt die LD 50 über 1500 mg J/kg, bei Megluminiocarmat nur bei 350 mg J/kg (SALVESEN, 1973).

Die bessere Verträglichkeit von Metrizamid wird allgemein darauf zurückgeführt, daß die Substanz nicht in ionisierter Form vorliegt.

Untersuchungen über die Ausscheidung von Metrizamid hat GOLMAN (1973) vorgenommen. Schon 4 Std nach subokzipitaler Injektion bei Kaninchen war die Hälfte des Kontrastmittels über die Nieren ausgeschieden worden. Mehr als 90% der verabreichten Dosis finden sich innerhalb von 48 Std nach der Injektion im Urin der Versuchstiere.

2. Nebenwirkungen (experimentell)

Tierexperimentelle Untersuchungen über die Wirkung intrathekal verabfolgter resorbierbarer Kontrastmittel wurden bisher relativ selten durchgeführt. FUNKQUIST und OBEL (1961) haben sich, in der Absicht, wasserlösliche Substanzen für die Diagnostik von Bandscheibenvorfällen beim Hund auch in den höhergelegenen Abschnitten der Wirbelsäule anzuwenden, mit diesem Problem befaßt. Bei Benutzung von Abrodil (Natriumjodomethansulfonat) gelang ihnen eine brauchbare Darstellung des thorakalen und zervikalen Subarachnoidalraums. Unter Instillation des Kontrastmittels zusammen mit Xylocain traten nur vorübergehende Paresen auf.

Tierexperimentelle Untersuchungen über eine intraventrikuläre Anwendung (HEIMBURGER et al., 1966) und auch die Injektion in den intrakraniellen Subarachnoidalraum ergaben eine starke epileptogene Wirkung der Substanz, so daß eine Anwendung zur Hirnkammerdarstellung beim Menschen nicht in Frage kam (ARNELL, 1932; SCHOBER, 1964; GONSETTE, 1971).

Versuche, andere Substanzen zu verwenden, führten bei Natriumdiatrizoat (Heimburger et al., 1966; Schober, 1966) nach intraventrikulärer und perizerebraler Injektion zu heftigen Krämpfen und schließlich zum Tod der Versuchstiere. Unter Allgemeinnarkose konnten die Krämpfe verhindert werden, und die Tiere (Kaninchen) überlebten das Experiment. Die spätere histologische Untersuchung zeigte während der ersten Tage nach Kontrastmittelinjektion subpiale Zellinfiltrationen, die jedoch reversibel waren und auch nach der Injektion von Ringer-Lösung beobachtet wurden (Schober, 1966).

Versuche mit anderen resorbierbaren Kontrastmitteln, wie Zäsiumjodid und Dijodthyrosin (Schober, 1964), führten zu keinen besseren Ergebnissen. Als am besten verträglich erwies sich im Tierversuch das Methylglukaminiothalamat (Conray 60). Seine krampfauslösende Wirkung ist weniger stark als die der oben erwähnten Kontrastmittel und von der Dosis abhängig.

Campbell et al. (1964) fanden bei EEG-Ableitungen nach zisternaler Injektion von Conray 60 beim Hund über der unten liegenden Hemisphäre innerhalb von 10 min fokale kortikale Krampfaktivität, wenn die Tiere in Seitenlage gebracht wurden. Krämpfe der Extremitäten traten regelmäßig erst bei einer Dosierung von 200 mg/kg Körpergewicht oder mehr auf.

Zu ganz ähnlichen Ergebnissen kamen die Autoren nach Injektion von Conray 60 in die Seitenventrikel von Hunden (Heimburger et al., 1966). Sie erzielten eine ausgezeichnete Darstellung des Ventrikelsystems mit 0,75 ml Kontrastmittel, das entsprach 67 mg/kg Körpergewicht. Anderen Tieren wurde die Substanz in Dosierungen von 73 mg/kg bis zu 160 mg/kg Körpergewicht verabreicht, ohne daß es zu Krämpfen oder anderen Nebenwirkungen kam. Erst bei höherer Dosierung (über 250 mg/kg Körpergewicht) traten Krämpfe auf, bei noch höherer Kontrastmittelgabe (5–6 ml, d.h. 400 mg/kg Körpergewicht) starben die Tiere kurz nach der Injektion ohne Krampferscheinungen. Wahrscheinlich hat hier die akute intrakranielle Drucksteigerung durch die große Kontrastmittelmenge zum Tode geführt, bevor sich überhaupt Krampfzustände entwickeln konnten. Histologische Untersuchungen der Tiere, die die Kontrastmittelinjektion überlebt hatten, ergaben bis zu einem zeitlichen Abstand von 6 Monaten nach der Injektion keine Veränderungen an der Ventrikelwand. Mit Recht hat Gonsette (1971) darauf hingewiesen, daß bei einem resorbierbaren Kontrastmittel, neben solchen Langzeituntersuchungen, besonders die mikroskopischen Befunde in den ersten Stunden und Tagen nach der Kontrastmittelinjektion von Interesse sind. Er berichtete sowohl über lichtmikroskopisch erkennbare Reaktionen in den ersten 48 Std nach perizerebraler Injektion von Conray 60 als auch über elektronenoptisch nachweisbare Veränderungen, die bei allen von ihm untersuchten Kontrastmitteln auftraten. Bei Megluminiocarmat (Dimer-X) waren die Veränderungen deutlich geringer als bei Megluminiothalamat (Conray 60).

Historadioautographische Untersuchungen zur Bestimmung der Penetration von ^{131}Jod-markierten Iothalamat- und Diatrizoat-Salzen in das Hirngewebe und die Medulla oblongata stammen von Tuohimaa und Melartin (1970). Sie injizierten das Kontrastmittel intravenös oder in die Cisterna magna von Ratten. Eine deutliche Penetration der Kontrastmittel in die Hirnrinde fand sich bei subletalen Dosen, wenn Krampfanfälle vor der Tötung der Tiere auftraten.

Nur eine geringe oder keine Penetration der Substanzen in die Hirnrinde zeigte sich bei den Ratten, die während der Zeit nach der Injektion (30 min bis 24 Std) keine Krämpfe entwickelten. Die Untersuchungen ergaben, daß Natriumdiatrizoat rascher in das Hirngewebe penetriert als Megluminiothalamat. Die Autoren sind der Ansicht, daß diese unterschiedliche Penetration ein wichtiger Faktor für die chemotoxische Wirkung von Kontrastmitteln auf das Hirngewebe ist.

Vergleichende Untersuchungen mit Megluminiothalamat und Megluminiocarmat hat

Tabelle 4. Intrazerebrale Injektion von Conray und Dimer-X bei Kaninchen. (Aus GONSETTE, 1971)

Menge 28% Jod	Conray		Dimer-X	
	Krämpfe	gestorben	Krämpfe	gestorben
0,1 ml	1/3	0/3	0/3	0/3
0,2 ml	6/6	5/6	1/6	0/6
0,3 ml	3/3	3/3	3/3	3/3

Tabelle 5. Epileptogene Wirkung wasserlöslicher Kontrastmittel[a]. (Nach GONSETTE, 1973)

Substanz	Dosis (ml)	Zahl der Tiere	Zahl der Tiere mit		
			Jacksonanfällen	Status epilepticus	†
Metrizamid	0,05	5	—	—	—
Iothalamat	0,05	5	5	5	3
Iocarmat	0,05	5	2	—	—

[a] Nach perizerebraler Injektion beim Meerschweinchen

GONSETTE (1971) vorgenommen. Dabei ergab sich eine erheblich geringere epileptogene Wirkung von Dimer-X gegenüber dem Conray 60 (Tabelle 4). Histologische Untersuchungen nach intraventrikulärer Injektion von Dimer-X wurden an Katzen durchgeführt (KUNZE, 1973, 1974). In der Zeit zwischen 3 und 24 Std nach der Kontrastmittelinjektion fanden sich diskrete Infiltrate von Leukozyten und Lymphozyten im Bereich der basalen Meningen. Diese Veränderungen sind reversibel und nach Ablauf von 3 Tagen nicht mehr nachzuweisen. Reaktionen der subependymalen Glia auf das Kontrastmittel fanden sich nicht.

Nach den bis heute vorliegenden Ergebnissen tierexperimenteller Untersuchungen mit dem neuesten resorbierbaren Kontrastmittel Metrizamid (Amipaque) ist die epileptogene Wirkung noch geringer als beim Megluminiocarmat (Tabelle 5).

GONSETTE (1973) fand nach perizerebraler Injektion von jeweils 0,05 ml Kontrastmittel bei Verwendung von Diatrizoat und Metrizoat nicht nur Lymphozyteninfiltrationen sondern teilweise auch umschriebene Blutungsherde. Die Veränderungen nach Iothalamat waren etwas geringer. Es zeigten sich mäßige inflammatorische Veränderungen. Iocarmat verursachte keine lichtmikroskopisch nachweisbaren Veränderungen. Im Elektronenmikroskop fand sich jedoch ein perivaskuläres Ödem und gelegentlich Veränderungen an den Neuronen selbst.

Ein Vergleich der bisher verwendeten Substanzen mit dem nicht dissoziierten Metrizamid zeigte einen weiteren Fortschritt in der Entwicklung resorbierbarer Kontrastmittel. Auch die Injektion von 0,1 ml Metrizamid verursachte keine lichtmikroskopisch sichtbaren Veränderungen. Elektronenoptisch zeigte sich nur eine leichte Reaktion der perivaskulären Astrozyten, jedoch keine Veränderungen am Parenchym.

OFTEDAL und KAYED (1973) untersuchten die epileptogene Wirkung verschiedener Kontrastmittel anhand elektrokortikographischer Untersuchungen. Es fand sich eine statistisch signifikant geringere epileptogene Aktivität nach subarachnoidaler Anwendung von Metrizamid im Vergleich zu den herkömmlichen wasserlöslichen Kontrastmitteln.

Weitere experimentelle Untersuchungen über die Nebenwirkungen von Metrizamid und anderen resorbierbaren Kontrastmitteln wurden von TVETEN und SALVESEN (1973), SKALPE und TORVIK (1973), OFTEDAL (1973), GREPE und WIDEN (1973) vorgenommen.

Sicherlich werden in der nächsten Zeit noch eine Reihe anderer nicht dissoziierender, resorbierbarer Röntgenkontrastmittel auf ihre Verträglichkeit hin untersucht werden. Es bleibt zu erwarten, daß die epileptogene Wirkung der heute zur Ventrikulographie zur Verfügung stehenden Substanzen deutlich unterschritten werden kann, ohne daß auf den guten röntgenologischen Kontrast dieser Mittel verzichtet werden muß.

C. Verträglichkeit und Nebenwirkungen der positiven Kontrastmittel bei klinischer Anwendung

I. Ölige Kontrastmittel

Es gibt in der Literatur eine große Zahl von Berichten über Schäden nach der Anwendung von Jodesterverbindungen zur Myelographie oder Ventrikulographie. Nicht alle Angaben halten einer genauen Überprüfung stand; häufig sind die Kranken ihrem Grundleiden erlegen oder infolge anderweitiger Komplikationen gestorben (s. Kuhlendahl, 1969).

Sehr selten kommt es zu echten Überempfindlichkeitsreaktionen. Einen günstigen Ausgang nahm der von Taren (1960) veröffentlichte Zwischenfall. Es handelte sich um einen 23jährigen Mann, bei dem eine Pantopaque-Myelographie vorgenommen wurde. Etwa die Hälfte der injizierten 9 ml Pantopaque konnten wieder abpunktiert werden. Etwa 19 Std nach dem Eingriff klagte der Patient über starke Kopfschmerzen. Wenig später kam es zu Fieber und Nackensteifigkeit. Röntgenologisch zeigte sich intrakraniell Kontrastmittel. Relativ rasch entwickelten sich Hirnnervenausfälle und eine Stauungspapille. Unter täglichen Lumbalpunktionen bildeten sich die Symptome langsam zurück. Von Taren wurde als Ursache eine bakterielle Infektion oder eine abnorme Reaktion auf das injizierte Kontrastmittel diskutiert.

Einen ähnlichen, leider tödlich ausgegangenen Fall beschrieben Mason und Raaf (1962). Bei einem 31jährigen Mann wurde eine Myelographie mit 9 ml Pantopaque vorgenommen. Noch während der Untersuchung kam es zu Stuhlgang und heftigsten Steißbeinschmerzen. Der Versuch, das Kontrastmittel abzupunktieren, mißlang wegen der Unruhe des Patienten zunächst. Erst Stunden später konnten 5 der 9 ml aspiriert werden. Der Zustand verschlechterte sich in den folgenden Wochen. Es entwickelten sich zunächst eine Blasenlähmung und Paresen beider Beine, später eine Stauungspapille und Hirnnervenausfälle. Eine Luftfüllung der Hirnkammern zeigte einen Hydrozephalus, weshalb schließlich ein ventrikulopleuraler Shunt angelegt wurde. Eine entscheidende Besserung war damit nicht zu erreichen. Der Patient starb 7 Monate nach der Myelographie. Bei der Sektion zeigte sich eine komplette Obliteration des Subarachnoidalraums durch fibröse Membranen mit einer Dicke bis zu 10 mm. Mikroskopisch zeigte sich eine fibrovaskuläre Proliferation im Bereich der Arachnoidea. Die Autoren führten die Veränderungen auf eine diffuse aseptische Meningitis infolge einer Überempfindlichkeitsreaktion auf das Kontrastmittel zurück.

Als Spätkomplikation muß der von Erickson und van Baaren (1953) mitgeteilte Verlauf nach Pantopaque-Myelographie gewertet werden. Bei einem 33jährigen Mann kam es nach einer lumbalen Myelographie mit 6 ml Pantopaque zu einer vorübergehenden entzündlichen Reaktion mit Fieber und Kopfschmerzen. Eine Probelaminektomie (BWK 9 bis LWK 1) ergab lediglich stark erweiterte Venen. Bei einer Nachuntersuchung klagte der Patient über anfallsweise Kopfschmerzen. 15 Monate danach erneute Krankenhausaufnahme mit Hirndruckerscheinungen. Die Ventrikulographie zeigte einen Hydrocephalus internus. Eine Freilegung der hinteren Schädelgrube ergab einen Verschluß am Ausgang des vierten Ventrikels. Der Patient starb zwei Tage später. Bei der Sektion fanden sich fibrinöse Exsudate an der Oberfläche des Gehirns und des Rückenmarks.

In einem weiteren Fall von MAYHER et al. (1971) kam es nach einer Myelographie mit 6 ml Pantopaque zu Verwirrtheitszuständen, kloniformen Zuckungen der Extremitäten und einer Temperatursteigerung, später auch zu Störungen der Blasen- und Darmfunktion. Vier Tage nach der Myelographie starb der Patient plötzlich. Bei der Autopsie fanden sich im Bereich der Aortenklappe fibröse Veränderungen mit Zeichen einer frischen Entzündung. Außerdem bestand ein Lungenödem. In verschiedenen Hirnarteriolen zeigten sich organisierte, rekanalisierte Thromben. Die Arachnoidea war getrübt und verdickt. Mikroskopisch waren hier Infiltrate großer mononukleärer Zellen und einige polymorphkernige Leukozyten erkennbar. Dieser Autopsiebefund weicht deutlich von den vorher beschriebenen ab, so daß der Fall nicht eindeutig zu den Überempfindlichkeitsreaktionen auf Pantopaque gezählt werden kann, wenn auch der klinische Verlauf für diese Deutung spricht.

Nicht eindeutig geklärt ist bis heute, ob diese selten beobachteten Überempfindlichkeitsreaktionen nach Pantopaque-Myelographie durch das Kontrastmittel selbst oder durch Fremdstoffe, wie z.B. Detergentien, die bei der Spritzenreinigung benutzt worden sind, hervorgerufen werden (WINKELMAN et al., 1953).

Über ähnliche Überempfindlichkeitsreaktionen nach Pantopaque-Anwendung zur Ventrikulographie finden sich in der Literatur keine eindeutigen Hinweise. Allgemeine Reaktionen nach Kontrastmittelinjektion in die Hirnkammern sind dagegen nicht selten. Temperatursteigerungen über 38,5° C hat HOSHINO (1961) bei der Hälfte seiner 214 mit Lipiodol ventrikulographierten Patienten beobachtet. Bei einem Fünftel stieg die Körpertemperatur über 39,5° C. Weniger ausgeprägte Nebenwirkungen sah er bei 19 Fällen, die mit Pantopaque ventrikulographiert wurden.

PORTERA (1964) verwendete bei seinen 48 Patienten emulgiertes Pantopaque. Bei allen Untersuchten kam es in den nächsten 12 bis 24 Std zu Temperatursteigerungen zwischen 37,5° C und 38,5° C. Nur bei einem Kind stieg die Temperatur während 48 Std bis 39,5° C. LANG und RUSSELL (1970) sahen vorübergehende Temperaturanstiege bei 11 von 90 ventrikulographierten Patienten (Pantopaque).

Über Änderungen der Liquorzusammensetzung nach Ventrikulographie mit Jodestern haben FERRY et al. (1973) Untersuchungen angestellt. Neben einem deutlichen Anstieg lymphozytärer Zellen war der Gesamt-Eiweiß-Gehalt nach Pantopaque-Myelographie gegenüber einer Kontrollgruppe durchschnittlich um etwa 9 mg-% erhöht.

Über histologische Untersuchungen nach Ventrikulographie mit öligen Kontrastmitteln beim Menschen ist nur sehr wenig bekannt. Von den 80 Patienten, die von BULL (1950) mit Pantopaque ventrikulographiert wurden, starben vier aus anderen Gründen. Die histologische Untersuchung ergab keinerlei Hinweise auf eine Ependymitis.

WILSON und SNODGRASS (1959) haben bei vier ventrikulographierten Patienten eine Autopsie vorgenommen. In allen Fällen war der Zeitraum zwischen Ventrikulographie und dem Tod relativ kurz, das längste Intervall betrug 47 Tage. Es fanden sich keinerlei Veränderungen am Hirngewebe, die auf das Pantopaque hätten zurückgeführt werden können.

Auf die Gefahr, daß ein durch Tumorwirkung stark eingeengter Aquädukt oder vierter Ventrikel durch das relativ dickflüssige, ölige Kontrastmittel verstopft werden kann, hat zuerst LYSHOLM (1935) hingewiesen. Er hielt die Anwendung von Jodöl für lebensgefährlich, wenn es beim Vorliegen eines Abflußhindernisses nicht gelang, die Liquorpassage durch eine Operation wieder herzustellen, und hat vor allem aus diesem Grund seit 1934 Jodöle kaum noch zur Ventrikeldarstellung verwendet. Auch Koos und Miller (1971) weisen darauf hin, daß Jodesterverbindungen zu einem vorübergehenden Verschluß pathologisch eingeengter Liquorwege und so zu einem unerwarteten Anstieg des intrakraniellen Druckes führen können.

Bei zwei von 123 mit Jodester in den Jahren 1968 bis 1970 ventrikulographierten Patienten kam es in engem zeitlichen Zusammenhang mit der Untersuchung zu einer erheblichen intrakraniellen Drucksteigerung, so daß eine sofortige Operation mit Tumorexstirpation und Wiederherstellung bei der Liquorpassage notwendig wurde (Kunze, 1974).

Eine ähnliche Gefahr droht bei Patienten, bei denen eine operative Wiederherstellung der Liquorpassage nicht möglch war und deshalb eine atrio-ventrikuläre Shunt-Operation vorgenommen wurde. Sind bei der Ventrikulographie Reste des öligen Kontrastmittels im Ventrikelsystem verblieben, kann es im Lauf der Zeit dazu kommen, daß Jodester in das Ventil gelangen und zu einer Funktionsstörung führen. Der Zeitraum bis zur Störung der Ventilfunktion schwankt zwischen 17 Tagen und 50 Monaten. Das Kontrastmittel sollte deshalb möglichst vor einer Shunt-Operation aus dem Ventrikelsystem entfernt werden (Lang und Russell, 1970; Mendez, 1973; Kunze, 1974).

Allen und D'Angelo (1971) haben über ein 6jähriges Mädchen berichtet, bei dem es nach einer Ventrikulographie mit Pantopaque über die schon vorher angelegte atrioventrikuläre Drainage (Holter-Ventil) zu einer Lungenembolie kam, als das ölige Kontrastmittel über das Drainagesystem in den rechten Vorhof gelangte. Die Röntgenaufnahme des Thorax zeigte tröpfchenförmiges Kontrastmittel im rechten Vorhof und eine feine granuläre Verschattung beider Lungenfelder. Die Ölembolie führte klinisch zu keinen schweren Störungen. Das Kind konnte 15 Tage später nach Hause entlassen werden.

Nur sehr selten kommt es, unabhängig vom verwendeten Kontrastmittel, zu Schädigungen durch den bei der Ventrikulographie eingeführten Katheter. In dem einen Fall von Wilkinson (1969) war der Katheter zu weit vorgeschoben worden und hatte den Boden des dritten Ventrikels durchbohrt. Zu klinischen Störungen kam es dabei nicht. Im zweiten Fall war der Katheter ebenfalls zu weit vorgeschoben worden und in den Aquädukt gelangt. Es kam zu einer akuten intrakraniellen Drucksteigerung.

Lang und Russell (1970) beschrieben die versehentliche subependymale Injektion von Pantopaque in die Wand des Seitenventrikels. Beim Patienten kam es zu einem einzelnen zerebralen Krampfanfall; später traten keine Störungen mehr auf.

Angaben zu Todesfällen, die sich eindeutig auf die Ventrikulographie mit Jodesterverbindungen zurückführen lassen, sind relativ selten. Nach Gonsette et al. (1958) und Glasauer (1965) liegt die Letalität bei etwa 1,5%.

Faßt man zusammen, so läßt sich feststellen, daß bei der Ventrikulographie mit Jodesterverbindungen, entgegen den relativ ungünstigen Ergebnissen im Tierversuch, klinische Nebenwirkungen selten sind. Nur in Einzelfällen wurden bisher Überempfindlichkeitsreaktionen auf die Jodesterverbindung festgestellt. Nicht so selten sind Temperatursteigerungen im Anschluß an die Untersuchung, die aber nach spätestens zwei Tagen wieder abklingen. Bei durch Tumorwirkung stark eingeengten Liquorwegen oder nach ventrikulo-atrialen Shunt-Operationen kann es durch das relativ dickflüssige Kontrastmittel zu einer Verstopfung des Liquorabflusses und damit zu einer akuten intrakraniellen Drucksteigerung kommen. In solchen Fällen sollte das Kontrastmittel möglichst unter Durchleuchtungskontrolle über den noch liegenden Katheter am Ende der Untersuchung wieder entfernt werden.

II. Wasserlösliche, resorbierbare Kontrastmittel

Die ersten Ventrikulographien beim Menschen mit Megluminiothalamt (Conray 60) wurden von HEIMBURGER et al. (1966) von 1962 an durchgeführt. Als gefährlichste Komplikation erwiesen sich zerebrale Krampfanfälle. Ihre Häufigkeit wird in der Literatur unterschiedlich angegeben. Durchschnittlich treten epileptische Anfälle bei Verwendung von Megluminiothalamat in etwa 2% der Fälle auf, bei Verwendung von Megluminiocarmat in weniger als 1% (Tabelle 6).

Tabelle 6. Zerebrale Krampfanfälle nach Ventrikulographie mit Conray und Dimer-X (Literaturzusammenstellung)

		Megluminiothalamat		Megluminiocarmat	
		Zahl der Untersuchungen	Zerebrale Krampfanfälle	Zahl der Untersuchungen	Zerebrale Krampfanfälle
HEIMBURGER et al.	1966	102	4		
KANDEL	1966	46	1		
KITOV u. PETKOV	1968	20	2		
HANDA u. HANDA	1969	25	–		
JACKSON u. WHEELER	1969	59	1		
ISAMAT et al.	1970	32	–		
GUTHKELCH et al.	1971	87	1		
GONZALES-CORNEJO	1971	26	1		
WEISS u. RASKIND	1971	15	–		
GONSETTE	1971	50	2	120	–
PICAZA et al.	1972	260	5		
KNOETGEN et al.	1972	65	–		
LEHETA u. STEINHOFF	1972	25	–		
KARLE u. GJERRIS	1973	20	–		
VAN DELLEN et al.	1973	20	2		
YAMADA et al.	1973	47	–		
MOHADJER et al.	1974	40	–	70	–
HOVIND et al.	1974			51	1
KUNZE				300	2
		939	19=2%	541	3=0,5%

Teilweise handelte es sich allerdings um Patienten, bei denen schon vorher ein zerebrales Anfallsleiden bestand (HEIMBURGER et al., 1966; VAN DELLEN et al., 1973). In den meisten in der Literatur mitgeteilten Fällen waren die Krämpfe medikamentös gut zu beherrschen. Bei zwei der fünf Patienten von PICAZA et al. (1972) waren die Krämpfe mit den üblichen antikonvulsiven Medikamenten nicht zu beherrschen. Es war schließlich eine Relaxierung mit Curare und kontrollierte Beatmung für 12 Std erforderlich. Zu Spätschäden kam es nicht. Zwei von HEIMBURGER et al. (1966) mitgeteilte Todesfälle sind wohl auf das Grundleiden und nicht auf das Kontrastmittel zurückzuführen. Sonst finden sich keine Angaben über Todesfälle in der Literatur.

Das Auftreten zerebraler Krampfanfälle ist zum Teil durch technische Fehler bedingt. Krämpfe treten gehäuft auf, wenn das Kontrastmittel in relativ konzentrierter Form in den Subarachnoidalraum an der Hirnoberfläche gelangt. Bei erhöhtem intraventrikulären Druck und Injektion des Kontrastmittels über normale Cushing-Kanülen in den Seitenventrikel kann nach Entfernen der Nadel Kontrastmittel durch den Stichkanal austreten und an die Hirnoberfläche gelangen. Auch in drei von den fünf Fällen von Picaza et al. (1972) war das Kontrastmittel extraventrikulär injiziert worden. Bei Anwendung einer geeigneten Technik mit Instillation des Kontrastmittels durch einen dünnen Katheter direkt in den dritten Ventrikel lassen sich solche Zwischenfälle vermindern (Kunze, 1973).

Für die Auslösung zerebraler Krampfanfälle spielt außerdem offenbar die Kontrastmittelmenge eine Rolle. Es wurde deshalb schon von Campbell et al. (1964) gefordert, nicht mehr als 5—6 ml Conray zu verwenden; als Normaldosis wurden 3 ml verdünnt mit Aqua dest. auf 10 ml angegeben. Auch in allen fünf Fällen mit zerebralen Krämpfen, die Picaza et al. (1972) genau analysiert haben, waren größere Kontrastmittelmengen injiziert worden (5—6 ml Conray 60). Von diesen Autoren wird daher empfohlen, nicht mehr als 4 ml, verdünnt mit Liquor zum Doppelten des Volumens, zu verwenden, da die meisten Untersuchungen nicht in Allgemeinnarkose durchgeführt werden, um schon bei beginnenden Muskelzuckungen Diazepam injizieren zu können. Außerdem sollte die Möglichkeit einer raschen endotrachealen Intubation gegeben sein (Guthkelch et al., 1973).

Bei den übrigen Nebenwirkungen der wasserlöslichen Kontrastmittel handelt es sich um die von der Luftenzephalographie her bekannten Beschwerden. In manchen Fällen kommt es zu Übelkeit, Kopfschmerzen oder Erbrechen, seltener zu Fieber oder Meningismus sowie Verwirrtheitszuständen (Tabelle 7). Eine entsprechende Prämedikation wird deshalb von einigen Autoren empfohlen (Guthkelch et al., 1973; Picaza et al., 1972; Kunze et al., 1973). Oft ist es schwer zu entscheiden, ob die Nebenwirkungen auf das Kontrastmittel, das vorhandene Grundleiden oder eine etwa vorangegangene Narkose beim Anlegen des Bohrlochs zurückzuführen sind.

Tabelle 7. Nebenwirkungen bei Ventrikulographien mit Conray 60 (Literaturzusammenstellung)

Autor/Jahr		Gesamt	Übelkeit, Erbrechen	Kopf-schmerz	Fieber	Meningismus	Verwirrtheit
Heimburger et al.	1966	102	38	32	47	2	4
Jackson u. Wheeler	1969	68	12	3	21		6
Guthkelch et al.	1973	91	13	26	8		
		261	63	61	76	2	10

Liquoruntersuchungen haben Heimburger et al. (1966) nach Ventrikulographie mit Conray vorgenommen. Der Eiweißgehalt war in zwei von 14 Fällen erhöht. Bei neun Patienten war entweder die Zahl der Leukozyten gering erhöht, oder es fanden sich Erythrozyten, wobei aber in fünf Fällen die definitive operative Behandlung direkt nach der Ventrikulographie erfolgt war und die Erythrozytenbeimengung erklären könnte.

Mohadjer et al. (1974) haben bei jeweils zehn Patienten den Ventrikelliquor 24 Std vor und 24 Std nach der Ventrikulographie mit Conray 60 und mit Dimer-X untersucht. Es fand sich eine geringgradige bis mäßige Zellerhöhung bei vier von zehn Patienten der Conray-Gruppe, in einem Fall eine Vermehrung auf über 200/3 Zellen. Ähnlich waren die Ergebnisse in der mit Dimer-X untersuchten Gruppe. Es fand sich eine leichte Zellerhöhung in fünf der zehn Fälle. Allerdings bleibt offen, ob diese Liquorveränderungen auf das Kontrastmittel allein zurückgeführt werden können, oder ob nicht vielmehr die Trepanation und Ventrikelpunktion dabei eine wesentliche Rolle spielen.

Über Nebenwirkungen bei der klinischen Anwendung von Metrizamid (Amipaque) finden sich in der Literatur bisher kaum Angaben. Gonsette (1973) hat bei fünf Metrizamid-Ventrikulographien in einem Fall EEG-Veränderungen festgestellt. Vier von fünf Patienten klagten über Kopfschmerzen, einer über Übelkeit.

Von HINDMARSH et al. (1975) stammt ein Bericht über einen zerebralen Krampfanfall $3^1/_2$ Std nach einer Metrizamid-Myelographie mit Darstellung des gesamten Spinalkanals. Es war der erste Zwischenfall unter mehr als tausend Untersuchungen mit diesem Kontrastmittel. Der Patient nahm seit vier Monaten das Phenothiazinderivat Chlorpromazin in einer Dosierung von 75 mg täglich ein. Es wird eine Wechselwirkung zwischen dem Kontrastmittel und dem Phenothiazinderivat diskutiert, die zum Krampfanfall geführt haben könnte.

GREPE (1975) führte zur Zisternographie mit Metrizamid das Kontrastmittel bei elf Patienten entweder lumbal oder zisternal oder aber nach Punktion des Foramen ovale ein. Krampfanfälle traten nicht auf. Die meisten Patienten klagten 3–4 Std nach der Untersuchung über Stirnkopfschmerzen und leichte Übelkeit.

D. Technik

Vor Durchführung einer Ventrikulographie mit positiven Kontrastmitteln muß natürlich die Lokalisation des vorliegenden raumfordernden intrakraniellen Prozesses mit Hilfe des neurologischen Befundes und der anderen klinischen Untersuchungsmethoden so weit als möglich geklärt werden. Von besonderer Bedeutung ist der echo-enzephalographische Befund, das Hirnszintigramm und das Ergebnis der Computer-Tomographie. Durch das Echo-Enzephalogramm und das Computer-Tomogramm erhält man Auskunft über die Weite des Ventrikelsystems und damit indirekt über das Ausmaß der Liquorpassagebehinderung. Die zur Ventrikulographie notwendige Kontrastmittelmenge und auch möglicherweise zu erwartende Schwierigkeiten können so schon vor Beginn der Untersuchung abgeschätzt werden. Früher wurde vor Anwendung röntgenpositiver Kontrastmittel häufig eine Luftventrikulographie vorgenommen (LYSHOLM, 1935; BULL, 1950; HORWITZ, 1956). Erst, wenn sich mit dieser Methode die genaue Diagnose nicht stellen ließ, entschloß man sich zur Einbringung öliger Substanzen (Jodöle, Jodesterverbindungen) in das Ventrikelsystem. Die Kontrastmittelinjektion erfolgte meist durch eines der von der Ventrikulographie her vorhandenen okzipitalen Bohrlöcher. Dabei war es wichtig, daß sich das Kontrastmittel im Vorderhorn des Seitenventrikels ansammelte und nicht in das Temporalhorn gelangte. Gelegentlich wurde deshalb das Vorderhorn über ein frontales Bohrloch direkt punktiert (LYSHOLM, 1935).

Prinzipiell geht es bei allen bisher verwendeten Verfahren darum, das spezifisch schwerere Kontrastmittel durch entsprechende Kopfbewegungen entweder am liegenden (PIETTE, 1939; BULL, 1950; HORWITZ, 1956) oder am sitzenden Patienten (LYSHOLM, 1935; WILSON und SNODGRASS, 1959; PRADAT et al., 1967; BLAND und CLARK, 1967) durch das Foramen Monroi zu leiten (Abb. 8). Die meisten Verfahren gehen auf LYSHOLM (1935) zurück. Bei Stirnlage des Patienten wird das Kontrastmittel (0,5–2 ml Lipiodol) nebst einer geringen Luftmenge in das eine Vorderhorn nach dessen Punktion injiziert. Unmittelbar danach beginnt die Röntgenuntersuchung. Der Patient wird aufrecht in ein Durchleuchtungsstativ gesetzt und der Kopf nach vorn gebeugt gehalten, damit das Kontrastmittel im Vorderhorn bleibt (Abb. 9a). Unter Durchleuchtungskontrolle wird der Kopf vorsichtig nach hinten und etwas nach der nicht punktierten Seite gebeugt, wobei das Kontrastmittel durch das Foramen Monroi in den dritten Ventrikel fließt (Abb. 9b). Anschließend wird der Kopf wieder nach vorn gebeugt und dadurch der

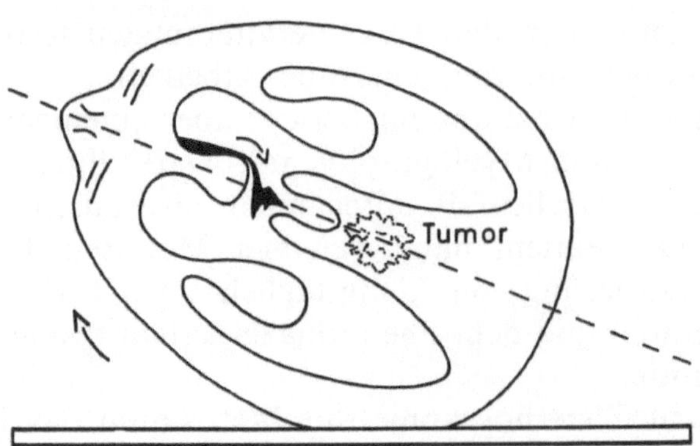

Abb. 8. Technik der Ventrikulographie mit Jodöl nach Piette (1939)

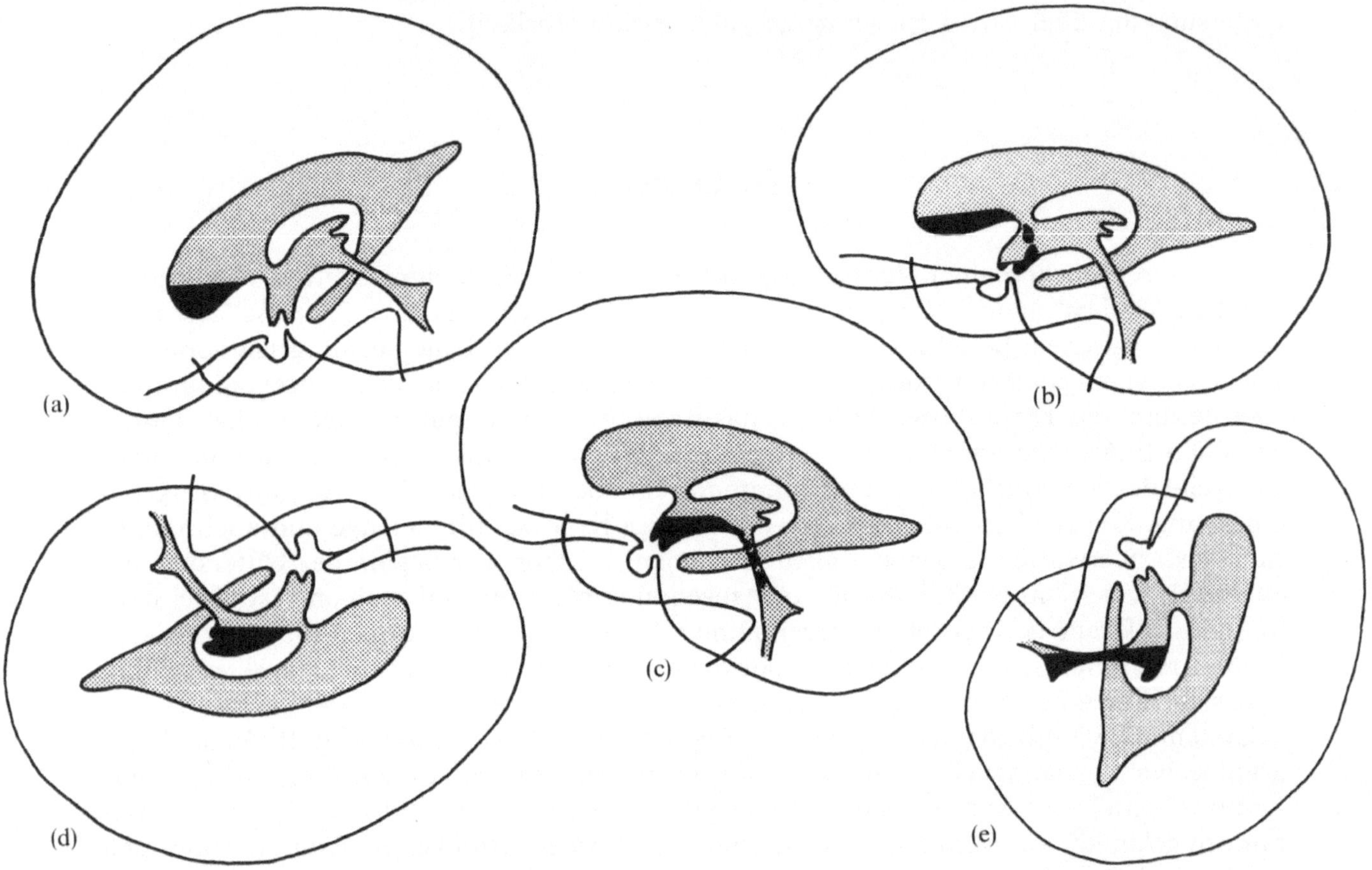

(a) (b) (c) (d) (e)

Abb. 9. Technik der Ventrikulographie mit Jodöl nach Lysholm (1935). Durch Umlagerung des Patienten und entsprechende Kopfbewegungen wird das Kontrastmittel in die verschiedenen Ventrikelabschnitte geleitet

vordere Teil des dritten Ventrikels mit Kontrastmittel gefüllt. Nach Anfertigung von Röntgenaufnahmen wird der Kopf soweit dorsal flektiert, daß das Kontrastmittel bis zum Aquädukt reicht und der übrige Teil des Bodens des dritten Ventrikels dargestellt wird. Besteht ein den Aquädukt oder vierten Ventrikel stenosierender Prozeß, kann die Untersuchung in sitzender Position fortgeführt werden. Das Kontrastmittel wird durch eine weitere Rückwärtsbewegung des Kopfes in den Aquädukt geleitet (Abb. 9c). Wenn kein Passagehindernis vorliegt, ist die Fortsetzung der Untersuchung schwieriger. Aus der sitzenden Position wird der Körper rasch nach hinten in Horizontallage gebracht, während der Kopf gleichzeitig in Axiallage dorsal flektiert wird. Das Kontrastmittel wird so in den hinteren Abschnitt des dritten Ventrikels gebracht (Abb. 9d).

Die Untersuchung wird in Rückenlage fortgeführt und der Kopf etwas gehoben. Unter Durchleuchtungskontrolle kann beobachtet werden, wie das Kontrastmittel jetzt in den Aquädukt und schließlich in den vierten Ventrikel fließt (Abb. 9e).

Die Untersuchung wird fortgesetzt, indem man den Kopf des Patienten langsam hebt. Findet sich eine Stenosierung des Aquädukts, wird am besten eine halb sitzende Stellung beibehalten, solange noch Kontrastmittel oberhalb des Hindernisses vorhanden ist. Es kann u.U. mehrere Stunden dauern, bis das Öl die Engstelle passiert hat. Während dieser Zeit muß der Untersuchte genau überwacht werden, da das ölige Kontrasmittel einen zuvor für Liquor noch eben durchgängigen Aquädukt völlig verschließen und zu einer akuten intrakraniellen Drucksteigerung führen kann.

In den letzten Jahren hat sich wegen der Schwierigkeiten bei den oben beschriebenen Verfahren die direkte Katheterisierung des dritten Ventrikels von einem frontalen Bohrloch aus immer mehr durchgesetzt. Die Methode wurde von AZAMBUJA et al. (1956) als „Zentrale Ventrikulographie" beschrieben und zur isolierten Luftfüllung von drittem Ventrikel, Aquädukt und viertem Ventrikel benutzt. Die ersten Veröffentlichungen über die direkte Injektion eines öligen Kontrastmittels nach Katheterisierung des dritten Ventrikels stammen von NADJMI und SCHALTENBRAND (1962) sowie von SEDZIMIR und IWAN (1962).

Diese Autoren nahmen die Untersuchungen vor allem im Rahmen stereotaktischer Eingriffe vor (s. auch NADJMI und SCHALTENBRAND, 1963; VINAS, 1964; WILKINSON, 1969; GEILE, 1969; DECKER und BACKMUND, 1970). Um mit einer relativ geringen Menge Kontrastmittel (2 ml Pantopaque) auch die Seitenventrikel röntgenologisch darstellen zu können, stellte PORTERA (1964) aus dem bei der Ventrikelpunktion entnommenen Liquor und dem Kontrastmittel eine Emulsion her, die über einen Katheter in den Seitenventrikel injiziert wurde (s. auch PORTERA, 1966; CALDERON-GONZALES, 1967).

Bei der Darstellung der zentralen Ventrikelabschnitte mit wasserlöslichen Kontrastmitteln ist die Katheterisierung des dritten Ventrikels notwendig, weil sich das Kontrastmittel sonst zu sehr mit dem Liquor vermischt und sehr große Kontrastmittelmengen injiziert werden müßten (s. auch HANDA und HANDA, 1969; ISAMAT et al., 1970; KIM et al., 1970; PICAZA et al., 1970; WEISS und RASKIND, 1971; GUTHKELCH et al., 1973; KUNZE et al., 1973).

Im allgemeinen wird zunächst ein präkoronares Bohrloch 2—3 cm neben der Mittellinie über der nicht dominanten Hemisphäre angelegt. Das geschieht meist, unabhängig von der späteren Ventrikeldarstellung, in Allgemeinnarkose im Operationsraum. Das weitere Vorgehen ist bei den einzelnen Autoren etwas unterschiedlich. Meist wird eine Kanüle oder ein Katheter in das Vorderhorn eingeführt, deren Spitze in der Nähe des Foramen Monroi plaziert wird. Bei der nachfolgenden Injektion gelangt der größte Teil des Kontrastmittels in den dritten Ventrikel. Im allgemeinen wird aber angestrebt, den Katheter bis in den dritten Ventrikel vorzuschieben. Es hat sich gezeigt, daß der Kontakt des wasserlöslichen Kontrastmittels mit der Hirnoberfläche am sichersten vermieden werden kann, wenn der Seitenventrikel zunächst mit einer Kanüle punktiert wird, durch die ein dünner Kunststoffkatheter in den dritten Ventrikel vorgeschoben wird (KUNZE, 1973). Der Patient wird nach Prämedikation (Diazepam oder Triflupromazin) und Anlegen einer intravenösen Infusion in Rückenlage auf dem Durchleuchtungstisch gelagert.

Unter sterilen Bedingungen führt man nun eine stumpfe Kanüle durch das Bohrloch in das Vorderhorn des Seitenventrikels ein. Bei Säuglingen kann durch die noch offene Fontanelle punktiert werden, sonst entspricht das Vorgehen dem bei Erwachsenen. Zielpunkt ist einmal die Nasenwurzel, zum anderen der äußere Gehörgang (Abb. 10).

Unter Durchleuchtungskontrolle wird, nach Entfernung des Mandrins, ein dünner Polyäthylenkatheter durch die Kanüle vorgeschoben. Auch bei einer nur mäßigen Ventri-

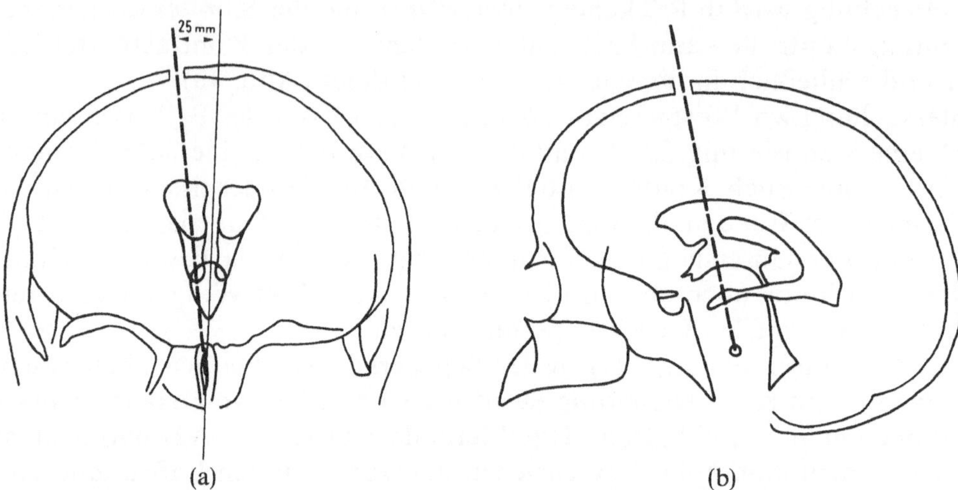

Abb. 10. Technik der zentralen Ventrikulographie mit wasserlöslichen Kontrastmitteln. Zielpunkt für die Kanüle bzw. den Katheter ist die Nasenwurzel und der äußere Gehörgang

kelerweiterung gelangt der Katheter meist sofort in den dritten Ventrikel. Bei sehr kleinen oder asymmetrischen Ventrikeln kann es notwendig werden, die Lage der Kanüle zu korrigieren und den Katheter erneut vorzuschieben. Vor dem Kontrastmittel wird evtl. ein Prednisolonpräparat intraventrikulär injiziert, um mögliche Überempflindlichkeitsreaktionen abzufangen. Das Kontrastmittel (Conray, Dimer-X oder Amipaque) wird, nach entsprechender Verdünnung mit Aqua dest. oder Liquor, zunächst in einer kleineren Menge (0,5 ml) injiziert, um die Lage des Katheters nochmals zu überprüfen. Die Möglichkeit, gleichzeitig in zwei Ebenen zu durchleuchten, erleichtert das Vorgehen sehr. Nach einer weiteren Injektion von 2—3 ml Kontrastmittel werden Röntgenaufnahmen in zwei Ebenen angefertigt. Wenn keine Liquorpassagebehinderung vorliegt, kann es erforderlich sein, die Injektion zu wiederholen, da das Kontrastmittel sehr rasch über die Ausgänge des vierten Ventrikels in die Cisterna magna und den Spinalkanal abfließt.

Nach Anfertigung aller erforderlichen Röntgenaufnahmen wird der Katheter mit physiologischer Kochsalzlösung gespült, um zu verhindern, daß beim Zurückziehen Kontrastmittel in den Subarachnoidalraum gelangt. In der Regel ist eine Umlagerung des Patienten während des gesamten Untersuchungsvorganges nicht notwendig, wenn die Möglichkeit zur Durchleuchtung in zwei Ebenen besteht. Die vorderen Anteile des dritten Ventrikels lassen sich meist durch eine rasche Injektion des Kontrastmittels, das sich gut mit dem Liquor vermischt, darstellen. Nur selten wird es notwendig, den Patienten umzulagern (Bauchlage) und erneut Kontrastmittel zu injizieren. Sollen die Seitenventrikel ebenfalls dargestellt werden, müssen u.U. beide Vorderhörner punktiert werden. Die Gefahr des Auftretens zerebraler Krampfanfälle wird bei der Kontrastmittelfüllung der Seitenventrikel jedoch erhöht, da durch den Stichkanal Kontrastmittel leichter an die Hirnoberfläche gelangen kann.

Ein spezielles Verfahren, um mit Hilfe der Schwerkraft alle Ventrikelabschnitte gezielt durch Kontrastmittelinjektion darzustellen, hat Corrales (1973) angegeben. Nach Punktion des Seitenventrikels wird zunächst eine Goldkette durch die Kanüle eingebracht und unter Durchleuchtungskontrolle durch leichte Bewegungen des Patientenkopfes in den gewünschten Ventrikelabschnitt geleitet. Über die Kette, als Führung, kann ein flexibler Katheter vorgeschoben werden, durch den das Kontrastmittel injiziert wird.

Um beim Durchfluß des Kontrastmittels durch die zentralen Ventrikelabschnitte in rascher Folge Röntgenaufnahmen anfertigen zu können, führten einige Autoren die Untersuchung mit Hilfe von Filmwechslern, wie bei der Angiographie, durch (RAIMONDI et al., 1969; GEILE, 1969; KARLE und GJERRIS, 1973).

Um die Rasur der Kopfhaut und den operativen Eingriff zum Anlegen eines Bohrlochs zu umgehen, haben RIFKINSON et al. (1973) eine Methode angegeben, bei der im Stirnbereich mit einer abgebogenen Spinalnadel durch drehende Bewegungen der Schädelknochen perforiert wird. Durch dieses Loch kann eine dünnere Kanüle bis zum Vorderhorn vorgeschoben werden.

E. Indikationen

Die Verwendung kaum resorbierbarer Jodöle bzw. Jodesterverbindungen, wie Pantopaque und Duroliopaque, ist auch heute noch umstritten. Während besonders in den südamerikanischen Ländern dieses Verfahren in großem Umfang angewendet wird (BALADO und CARILLO, 1935; PIETTE, 1939; PARDAL und PARDAL, 1958), haben viele Autoren auf die mögliche Gefahr von Spätschäden durch das im Liquorraum zurückbleibende Kontrastmittel hingewiesen und erst dann Jodesterverbindungen benutzt, wenn durch eine Luftdarstellung die Diagnose nicht gesichert werden konnte (LYSHOLM et al., 1935; BULL, 1950, 1967; GEILE, 1969). Besonders in den skandinavischen Ländern hat sich wegen der beschriebenen Nebenwirkungen sowohl die Myelographie als auch die Ventrikeldarstellung mit Jodesterverbindungen nie durchsetzen können (SKALPE und AMUNDSEN, 1975).

Gerade bei raumfordernden Prozessen in der hinteren Schädelgrube gelingt es in einem Teil der Fälle nicht, die entscheidenden medialen Hirnkammerabschnitte mit negativen Kontrastmitteln röntgenologisch darzustellen. Auch unter Anwendung der modernen Verfahren der Pneumenzephalographie vermag die Luft dann nicht in den vom Tumor verschlossenen oder verlagerten vierten Ventrikel einzudringen (BULL, 1950, 1967; HORWITZ, 1956; LANG und RUSSELL, 1970; DECKER und BACKMUND, 1970).

Es ist deshalb in den letzten Jahren versucht worden, durch eine Luftdarstellung der basalen Zisternen in Form der Zisternotomographie weitere diagnostische Hinweise zu gewinnen. Allerdings ist der apparative Aufwand beträchtlich und nicht an allen Orten möglich. Die Zisternotomographie ist außerdem nicht in der Lage, die für den Neurochirurgen so wichtige Information über die Beziehungen eines raumfordernden Prozesses zum vierten Ventrikel und Aquädukt zu liefern. Daß auch die direkte Luftdarstellung der Hirnkammern (Luftventrikulographie) häufig nicht zu einer Abbildung von Aquädukt und viertem Ventrikel führt und außerdem mit einer nicht unerheblichen Letalität belastet ist, wurde weiter oben beschrieben. Man hat deshalb immer wieder versucht, neben den Jodesterverbindungen andere, unschädliche Kontrastmittel zur Darstellung der Hirnkammern zu finden. Heute stehen mit dem Methylglukaminiothalamat (Conray 60), dem Methylglukaminiocarmat (Dimer-X) und neuerdings dem Metrizamid (Amipaque) wasserlösliche positive Röntgenkontrastmittel zur Verfügung, die keine oder nur geringe Nebenwirkungen hervorrufen und aus dem Liquorraum rasch resorbiert werden. Spätschäden sind bei Verwendung dieser resorbierbaren Substanzen nicht zu befürchten, so daß die Indikation zu ihrer intraventrikulären Anwendung großzügiger gestellt werden kann.

Wegen der exakten und kontrastreichen Abbildung des dritten Ventrikels wird die zentrale Ventrikulographie mit positiven Kontrastmitteln seit einigen Jahren zur Darstellung der Hirnkammern im Rahmen stereotaktischer Eingriffe angewendet. Jodesterverbindungen (Pantopaque) haben SEDZIMIR und IWAN (1962) sowie NADJMI und SCHALTENbrand (1962) nach der Methode von Azambuja (1956) über einen Katheter direkt in den dritten Ventrikel injiziert. Die entscheidenden Strukturen (vordere und hintere Kommissur, hinterer unterer Rand des Foramen Monroi) konnten so wesentlich sicherer als mit Luft dargestellt werden. Um möglichen Spätschäden zu begegnen, hat man in den meisten Fällen versucht, das Kontrastmittel nach einer Lumbalpunktion wieder zu entfernen. Von Hampl et al. (1962) wurde eine spezielle Nadel mit einem Polyäthylenschlauch zur Entfernung des Kontrastmittels angegeben.

In den letzten Jahren wird auch bei stereotaktischen Eingriffen zunehmend auf wasserlösliche Kontrastmittel zurückgegriffen. Die Mischbarkeit des Kontrastmittels mit Liquor ist sogar ein Vorteil, weil es so besser gelingt, den gesamten dritten Ventrikel mit Kontrastmittel zu füllen (Vailati et al., 1965; Kandel, 1966; Jackson und Wheeler, 1969; Kim et al., 1970; Isamat et al., 1970; Guthkelch et al., 1973).

Die Nebenwirkungen waren nach Angaben dieser Autoren geringer als bei der Luftventrikulographie. Von Raimondi et al. (1969) wurde die Ventrikeldarstellung mit Conray zur Diagnostik des kindlichen Hydrozephalus herangezogen. Neben einer genauen Bestimmung der Ventrikelgröße konnte mit dieser Methode eine Geschwulst als Ursache der Ventrikelerweiterung durch gezielte Darstellung der medialen Ventrikelabschnitte ausgeschlossen werden. Es ist ein großer Vorteil der wasserlöslichen Kontrastmittel, daß schon unmittelbar nach der Ventrikulographie eine liquorableitende Operation über ein Ventilsystem vorgenommen werden kann, während nach der Luftdarstellung erst die weitgehende Resorption des Gases abgewartet werden muß.

Die wichtigste Indikation für eine zentrale Ventrikulographie mit positiven Kontrastmitteln ist jedoch das Vorliegen eines Tumors oder andersartigen raumfordernden Prozesses in der Umgebung der unpaaren Ventrikelabschnitte, besonders im Mittelhirn und der hinteren Schädelgrube (Dilenge et al., 1960; Backmund und Decker, 1963; Bull, 1967; Kunze und Schiefer, 1969).

Dabei werden heute zunehmend die wasserlöslichen Kontrastmittel bevorzugt (Raimondi et al., 1969; Jackson und Wheeler, 1969; Geile, 1971; Weiss und Raskind, 1971; Kunze et al., 1973; Guthkelch et al., 1973; Hovind et al., 1974; Skalpe und Amundsen, 1975). Da in diesen Fällen oft eine erhebliche intrakranielle Drucksteigerung oder sogar eine Einklemmung im Tentoriumschlitz oder Hinterhauptsloch vorliegen, sollten die bei der Luftventrikulographie fast unvermeidlichen Druckschwankungen möglichst verhindert werden. Besteht aufgrund der Anamnese, des klinischen Befundes, der Röntgennativaufnahmen und der Hirnszintigraphie der Verdacht auf das Vorliegen eines Tumors im Mittel- oder Kleinhirn, kann zunächst die Echo-Enzephalographie oder die Computer-Tomographie weitere Aufschlüsse geben. Registriert man im Echo-Enzephalogramm abnorme Ventrikelwandechos als Zeichen einer Hirnkammererweiterung, wird die Verdachtsdiagnose weiter gestützt. Bei Tumoren im Mittelhirn finden sich im Echo-Enzephalogramm zusätzlich meist pathologische Ultraschallreflexionen, die von der Geschwulst selbst stammen, sog. Tumorechos. Die Computertomographie gibt heute genaue Auskunft über das Ausmaß des jeweils vorliegenden Hydrozephalus. Mittelhirntumoren und hoch gelegene Kleinhirntumoren können außerdem meist direkt sichtbar gemacht werden. In anderen Fällen weist lediglich der erweiterte und seitlich verlagerte Aquädukt oder vierte Ventrikel auf die Raumforderung in der hinteren Schädelgrube hin.

Zur weiteren Klärung wird man zunächst eine Vertebralisangiographie vornehmen. Die diagnostischen Resultate sind jedoch nicht immer überzeugend. Oft ist es nicht möglich, bei fehlender pathologischer Vaskularisation allein aus den Gefäßverlagerungen eine Raumforderung in der hinteren Schädelgrube sicher zu lokalisieren.

Zur endgültigen Diagnosestellung und zur Planung des operativen Eingriffs wird deshalb in den meisten Fällen eine Ventrikulographie mit positiven Kontrastmitteln angeschlossen. Die kontrastreiche Darstellung von drittem Ventrikel, Aquädukt und viertem Ventrikel ermöglicht eine genaue Lokalisierung des raumfordernden Prozesses. Die Beobachtung des Füllungsvorgangs mit Hilfe der Fernsehdurchleuchtung gibt außerdem wichtige Hinweise auf das Ausmaß einer etwa vorliegenden Liquorpassagebehinderung. Stellt sich dabei heraus, daß kein Kontrastmittel mehr aus dem vierten Ventrikel in die große Zisterne und zum Spinalkanal abfließt, kann evtl. der im dritten Ventrikel liegende Katheter unter Durchleuchtungskontrolle in den Seitenventrikel zurückgezogen werden und über ein Ventil eine temporäre Liquordrainage nach außen erfolgen.

F. Das normale Ventrikulogramm

Hauptanwendungsgebiet der positiven Kontrastmittel ist die Darstellung der medialen unpaaren Ventrikelabschnitte. Bei der Darstellung der Seitenventrikel wächst die Gefahr von Nebenwirkungen erheblich, so daß von den meisten Autoren mit den heute verfügbaren Kontrastmitteln eine „Panventrikulographie“ abgelehnt wird.

Die folgende Beschreibung der anatomischen Verhältnisse und der normalen ventrikulographischen Befunde beschränkt sich daher auf den dritten Ventrikel, den Aquädukt und den vierten Ventrikel.

I. Anatomie

Der dritte Ventrikel hat eine mittelständige Position und steht durch die Foramina interventricularia Monroi mit den beiden Seitenventrikeln in Verbindung. Der größte Querdurchmesser des dritten Ventrikels beträgt beim Gesunden 4—5 mm, die obere Grenze wird allgemein mit 6—7 mm angegeben. Die seitliche Wand des dritten Ventrikels wird durch die mediale Thalamusgrenze gebildet. Die hintere Begrenzung des Foramen Monroi entspricht dem vorderen Thalamusrand. Direkt unterhalb des Foramen Monroi liegt die vordere Kommissur, die zusammen mit der Columna fornicis und der Lamina terminalis die vordere Begrenzung des dritten Ventrikels darstellt. Der Boden des dritten Ventrikels beginnt vorn mit dem Recessus opticus, direkt dahinter liegt der Recessus infundibuli. Das Chiasma opticum wird von beiden Ausbuchtungen umfaßt. Im übrigen wird der Boden des dritten Ventrikels vom Tuber cinereum, den Corpora mamillaria und kaudal von den Hirnschenkeln bzw. der Brücke gebildet. Das Dach des dritten Ventrikels ist ein Teil der Tela chorioidea ventriculi tertii und verläuft nach hinten zum Recessus suprapinealis, der in seiner Größe sehr variabel ist und zwischen Epiphyse und hinterer Balkenbegrenzung liegt. Darunter schließt sich der Recessus pinealis an, der durch die hintere Kommissur vom Beginn des Aquaeductus Sylvii getrennt wird. Mitten durch den dritten Ventrikel zieht die variable Massa intermedia. Im hinteren unteren Abschnitt des dritten Ventrikels beginnt der Aquädukt, dessen Länge 15—20 mm und dessen Weite 1—2 mm beträgt. Sein Verlauf korrespondiert mit der Lamina quadrigemina, die ihn nach dorsal begrenzt. Ventral vom Aquädukt liegt die Mittelhirnhaube. Der Aquädukt geht am unteren Ende der Vierhügelplatte in den vierten Ventrikel über, dessen Boden von der Rautengrube und dessen Dach vom Velum medullare anterior, den Brachia conjunctiva und der Tela chorioidea ventriculi quarti gebildet wird. Seine beiden Recessus laterales umschlingen jeweils das Corpus restiforme und enden am Stiel des Flocculus. Die mediane Öffnung, das Foramen Magendii schafft die Verbindung zur Cisterna magna (Abb. 11).

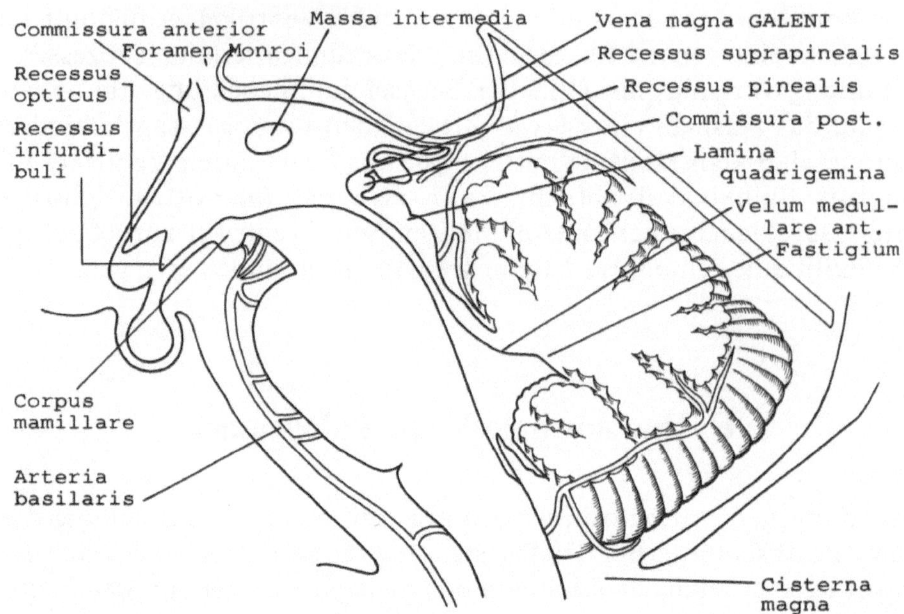

Abb. 11. Schematische Darstellung der zentralen Ventrikelabschnitte und ihrer Nachbarschaft

Das Volumen des gesamten Ventrikelsystems liegt bei 15–20 ml, die obere Grenze etwa bei 30 ml. Der dritte Ventrikel, Aquädukt und vierte Ventrikel zusammen machen davon etwa 5–10% aus, d.h. ihr Volumen beträgt etwa 1–2 ml (Bull, 1961).

II. Ventrikulographische Darstellung

Bei der zentralen Ventrikulographie wird das Kontrastmittel über einen durch das Foramen Monroi in den dritten Ventrikel vorgeschobenen Katheter injiziert. Eine Darstellung der vorderen Anteile des dritten Ventrikels gelingt bei der üblichen Untersuchung in Rückenlage nur unvollständig, weil das Kontrastmittel spezifisch schwerer als Liquor ist und sofort über den Aquädukt zum vierten Ventrikel, bei größerer Kontrastmittelmenge auch über die Foramina Monroi in die Seitenventrikel abfließt. Für die neuroradiologische Diagnostik von Prozessen der vorderen Zwischenhirnabschnitte wird man gewöhnlich die Luftenzephalographie heranziehen, die zusätzlich eine Füllung der basalen Zisternen ermöglicht. Will man eine Füllung der vorderen Anteile des dritten Ventrikels mit positivem Kontrastmittel erreichen, muß sehr rasch injiziert werden. Die dabei entstehende Wirbelbildung im dritten Ventrikel führt zu einer starken Mischung von Kontrastmittel und Liquor. Auf einer sofort angefertigten seitlichen Röntgenaufnahme stellt sich der gesamte dritte Ventrikel dar. Eine weitere Möglichkeit ist die Durchführung der Untersuchung in Bauchlage des Patienten mit leicht deflektiertem Kopf. Auf so gewonnenen Bildern lassen sich die vorderen Ausbuchtungen des dritten Ventrikels gut erkennen. Recessus opticus und Recessus infundibuli bilden zusammen eine typische fischmaulähnliche Form. Etwas oberhalb ist meist die Einbuchtung durch die vordere Kommissur erkennbar (Abb. 12). Bei der üblichen Untersuchungstechnik in Rückenlage kommt es zu einer klaren röntgenologischen Darstellung der kaudalen Teile des dritten Ventrikels (Abb. 13b). Sehr variabel sind Form und Größe des Recessus suprapinealis. Seine Länge schwankt zwischen 2,5 und 19 mm, seine Höhe zwischen 2 und 11 mm. In den meisten Fällen verläuft er gerade, besitzt aber nicht selten eine dorsale oder basale Eindellung (Nadjmi, 1968). Ähnlich variabel ist die Form und Größe der Massa intermedia. Sie

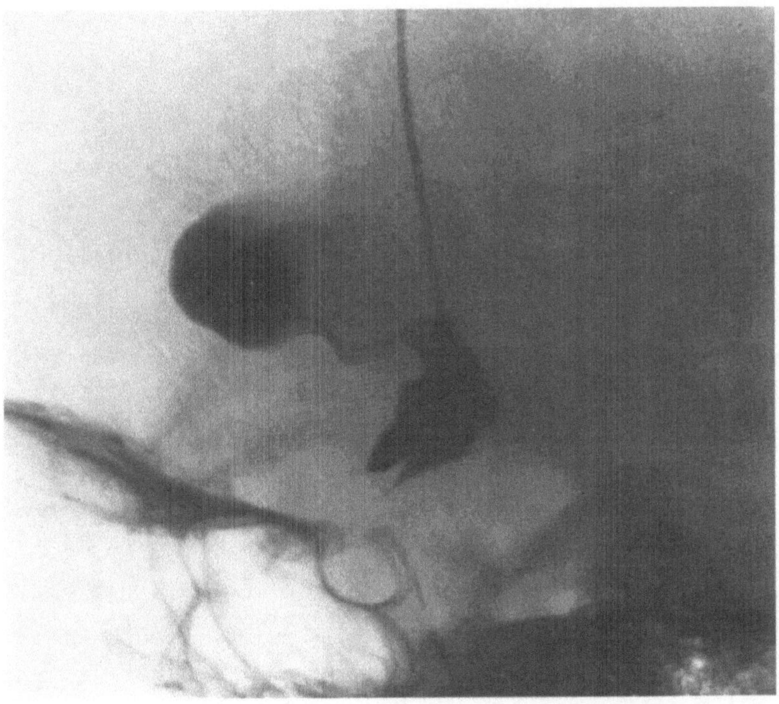

Abb. 12. Normales Ventrikulogramm. Darstellung der vorderen Anteile des dritten Ventrikels in Stirnlage des Patienten

kann ganz fehlen, in anderen Fällen eine solche Größe haben, daß sie fast an das Dach des dritten Ventrikels heranreicht.

Im sagittalen Strahlengang stellt sich der dritte Ventrikel bei nur geringer Kontrastmittelmenge mittelständig und kreisförmig dar, da nur der Recessus suprapinealis mit Kontrastmittel gefüllt ist. Bei weiterer Kontrastmittelinjektion wird die Kontur des dritten Ventrikels längsoval, da dann auch die vorderen Ventrikelabschnitte gefüllt sind (Abb. 13a). Der Aquädukt ist auf den a-p Aufnahmen bei guter Füllung des dritten Ventrikels zum Teil verdeckt. Erst bei einer pathologischen seitlichen Verlagerung fällt er aus dem Schatten der dritten Hirnkammer heraus.

Der Verlauf des Aquädukts auf den seitlichen Röntgenaufnahmen wird im allgemeinen als leicht bogenförmig beschrieben. Untersuchungen von Lindgren und Di Chiro (1953) an dreihundert normalen Enzephalogrammen haben aber gezeigt, daß in 65% der Fälle ein mehr oder weniger ausgeprägter Knick des Aquädukts erkennbar ist, der meist auf der Höhe zwischen den Colliculi superiores und inferiores der Vierhügelplatte liegt.

Eine von Lysholm angegebene Linie erleichtert die Bestimmung des normalen Verlaufs des Aquädukts. Zieht man eine Gerade vom Dorsum sellae über die Mitte des Aquädukts bis zur Tabula interna der Schädelkalotte, dann schneidet der Aquädukt normalerweise diese Linie am Übergang vom ersten zum mittleren Drittel (Abb. 14).

Der vierte Ventrikel hat auf den seitlichen Röntgenaufnahmen etwa die Form eines gleichschenkligen Dreiecks, dessen Basis parallel zum Klivus verläuft und dessen Spitze gegen die Protuberantia occipitalis interna gerichtet ist.

Liegt keine Passagebehinderung vor, kann der Austritt des Kontrastmittels durch das Foramen Magendii in die Cisterna magna röntgenologisch sichtbar gemacht werden. Zur Bestimmung der normalen Lage des vierten Ventrikels dient eine Hilfslinie nach Twining. Sie verbindet das Tuberculum sellae mit der Protuberantia occipitalis interna.

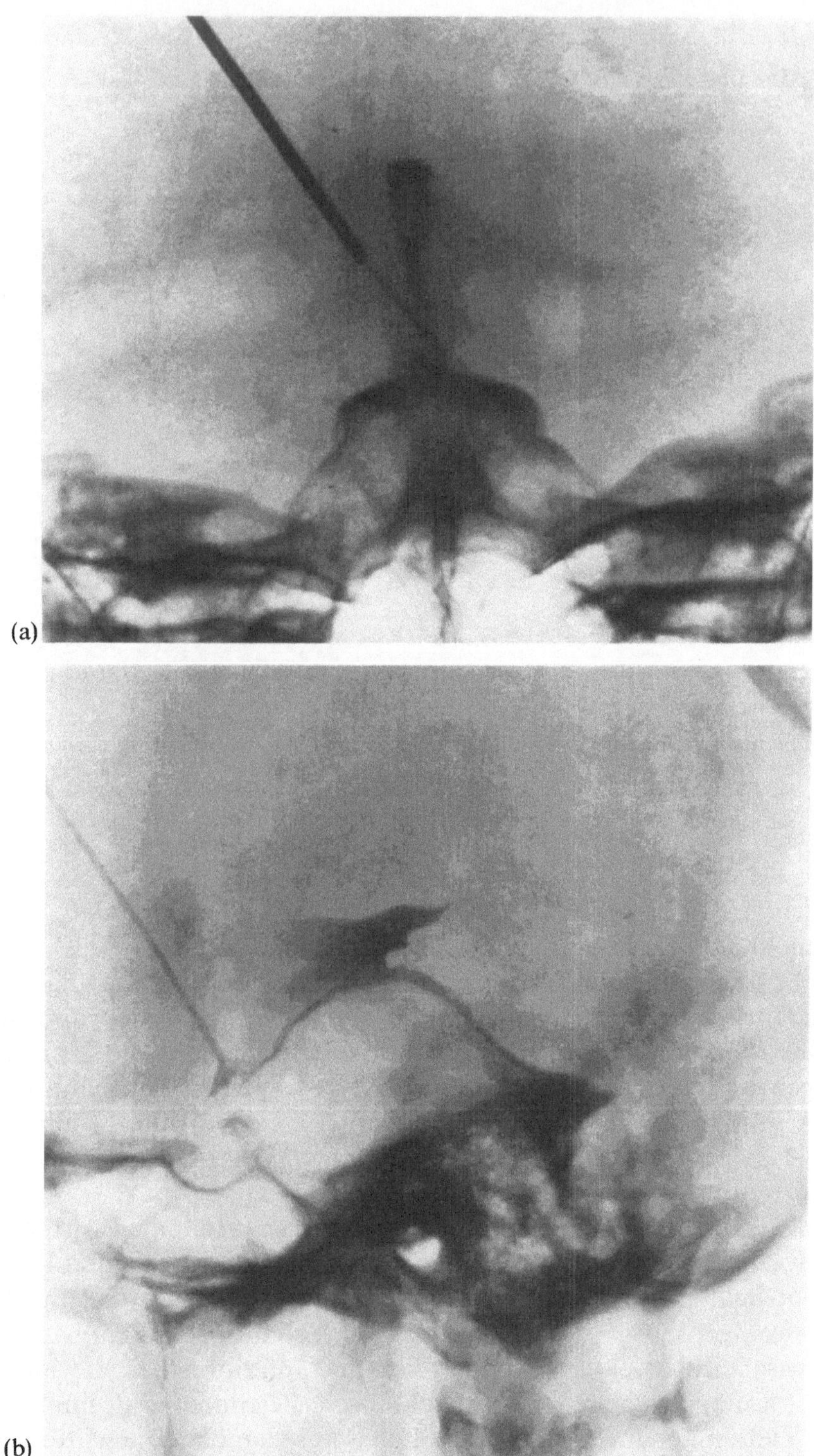

Abb. 13. Normales Ventrikulogramm. Im sagittalen Strahlengang stellt sich der dritte Ventrikel längsoval dar. Aquädukt und vierter Ventrikel sind gut erkennbar. Im seitlichen Strahlengang erkennt man den Katheter im vorderen Teil des dritten Ventrikels

Die Mitte dieser Geraden projiziert sich normalerweise in das Lumen des vierten Ventrikels (Abb. 14).

Auf der sagittalen Aufnahme bildet der Übergang vom Aquädukt in den vierten Ventrikel die Spitze eines Dreiecks, das der Kontur dieser Hirnkammer entspricht. Seine Basis liegt oberhalb des Hinterhauptloches, die seitlichen Spitzen entsprechen den Reces-

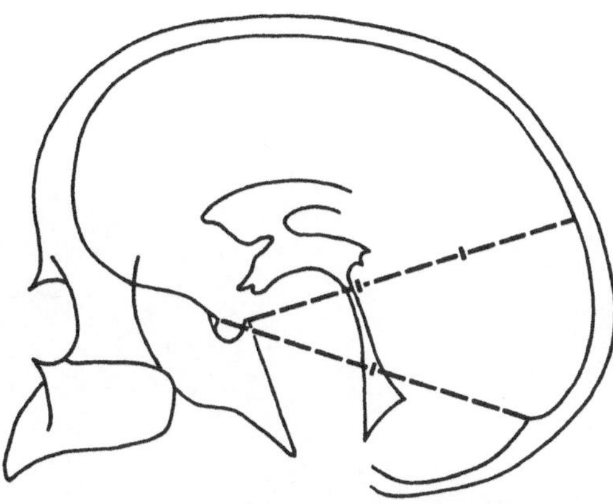

Abb. 14. Hilfslinien zur Bestimmung der normalen Position von Aquädukt (Linie nach LYSHOLM) und viertem Ventrikel (Linie nach TWINING)

sus laterales. Kontrastmittelaussparungen können im sagittalen und im seitlichen Strahlengang auch beim Gesunden zu sehen sein und werden durch den Plexus chorioideus, den Unterwurm oder die Kleinhirntonsillen hervorgerufen. Eine eingehende morphologische und röntgenologische Studie über die normale Anatomie des vierten Ventrikels stammt von CORRALES und GREITZ (1972).

G. Das pathologische Ventrikulogramm

I. Allgemeines

Mit den heute zur Verfügung stehenden Kontrastmitteln, bei denen die Gefahr besteht, daß bei direktem Kontakt mit der Hirnrinde Krampfanfälle ausgelöst werden, erscheint die generelle Anwendung dieser Substanzen zur Darstellung der Seitenventrikel mit einer zu hohen Komplikationsrate behaftet. Nur in Ausnahmefällen wird man sich dazu entschließen, in einen oder beide Seitenventrikel von einem Bohrloch aus Kontrastmittel einzubringen.

Je nach Ausmaß des bestehenden Hydrozephalus werden relativ große Kontrastmittelmengen benötigt, um eine ausreichende Darstellung zu erzielen. Bei manchen intraventrikulären Tumoren, wie z.B. beim Plexuspapillom, ergeben sich eindrucksvolle Befunde (Abb. 15) und oft entscheidende Hinweise auf die Operabilität des vorliegenden Prozesses. Eine besonders intensive Überwachung des Patienten nach der Untersuchung und gegebenenfalls die prophylaktische Gabe von Diazepam erscheinen uns nach der Darstellung der Seitenventrikel mit relativ großen Kontrastmittelmengen erforderlich.

Im allgemeinen aber wird die Indikation zur Durchführung einer Ventrikulographie mit positiven Kontrastmitteln beim Verdacht auf das Vorliegen eines raumfordernden Prozesses in der hinteren Schädelgrube gestellt. Dieser vom knöchernen Schädelgrund gebildete Raum wird nach oben vom kaum nachgiebigen Tentorium begrenzt. Infratentorielle Tumoren führen deshalb schon frühzeitig zu Massenverschiebungen in Richtung auf den Tentoriumschlitz oder das Hinterhauptloch. Die Richtung der Massenverschiebung ist zum Teil von der Lokalisation des Prozesses abhängig. Legt man vom Tentoriumrand aus eine frontale Ebene durch das Hinterhauptloch, so zeigt sich, daß anfangs die ventral davon gelegenen Prozesse die orale Massenverschiebung bevorzugen und

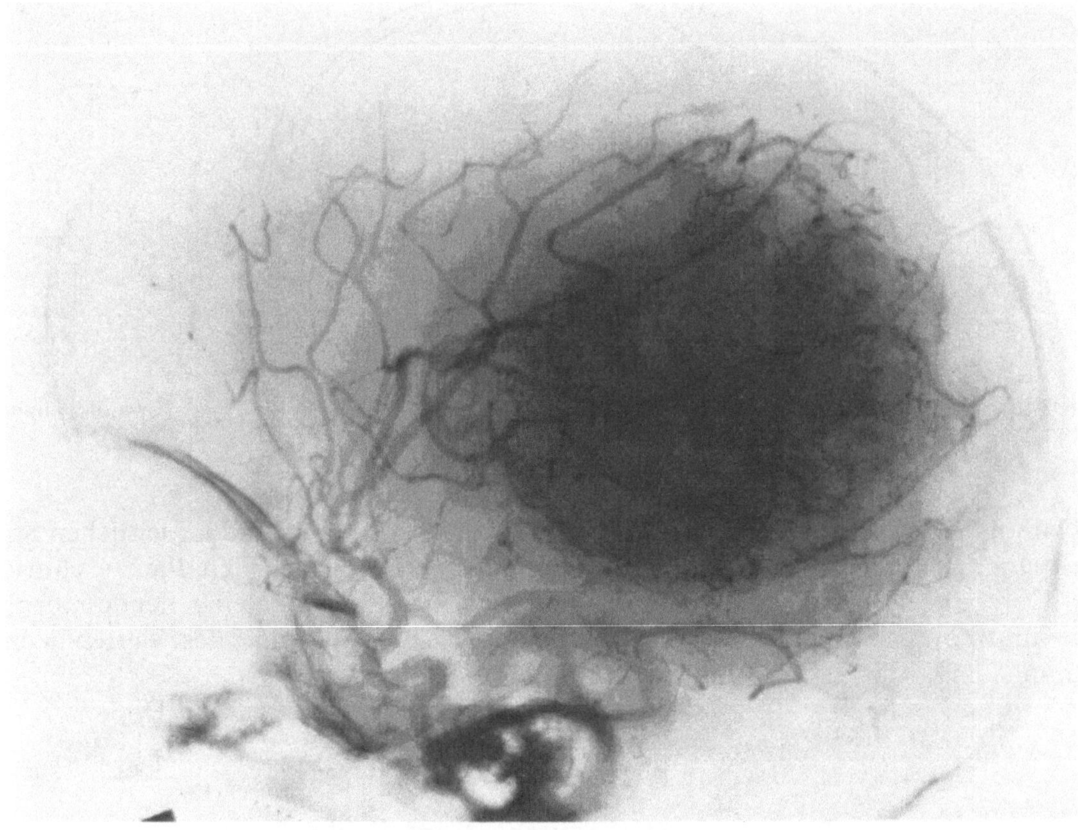

(a)

Abb. 15. Plexuspapillom im rechten Seitenventrikel. a) Karotisangiogramm mit Darstellung der Tumorvaskularisation. b) und c) Ventrikulogramm im sagittalen und seitlichen Strahlengang. Man erkennt den Tumor als Aussparung im Kontrastmittel

später zum Hydrozephalus führen, dorsal davon gelegene die kaudale Verschiebung mit rascherem Eintritt eines Hydrocephalus occlusus.

Ein frühes Auftreten typischer neurologischer Lokalsymptome ist für den Bereich der hinteren Schädelgrube nur bei direkter Schädigung von Hirnnerven bzw. Hirnnervenkernen oder der langen Bahnen zu erwarten. Die übrigen raumfordernden Prozesse führen erst von einer Mindestgröße an, die etwa dem Komplementärraum (Ventrikel und Zisternen) von rund 50 ml entspricht, zu einer Dekompensation der Kleinhirnfunktion (Weickmann, 1964). Bei einem Tumor dieser Größe besteht jedoch bereits eine erhebliche Behinderung der Liquorpassage, so daß die allgemeine Hirndrucksymptomatologie und Einklemmungserscheinungen im Tentoriumschlitz oder Hinterhauptloch das klinische Bild verwischen.

Alle Tumoren in der hinteren Schädelgrube rufen früher oder später eine Erweiterung der ersten drei Hirnkammern und des Aquädukts, zum Teil auch des vierten Ventrikels hervor. Lage und Form des Aquädukts und des vierten Ventrikels ändern sich in Abhängigkeit von Sitz und Ausdehnung des zugrunde liegenden raumfordernden Prozesses.

Bei der Beschreibung der Veränderungen kann auf die Erfahrungen mit der Pneumenzephalographie zurückgegriffen werden. Die wichtigsten Untersuchungen stammen von Lysholm et al. (1935), Twinning (1939), Lindgren und Di Chiro (1953) und Lindgren (1954). Experimentelle Untersuchungen haben vor allem Hilal et al. (1969) vorgenommen. Sie injizierten in die hintere Schädelgrube von Leichen nach Anlegen eines Bohrlochs mit Kontrastmittel vermischtes Wachs und stellten anschließend das Hirnkammersystem

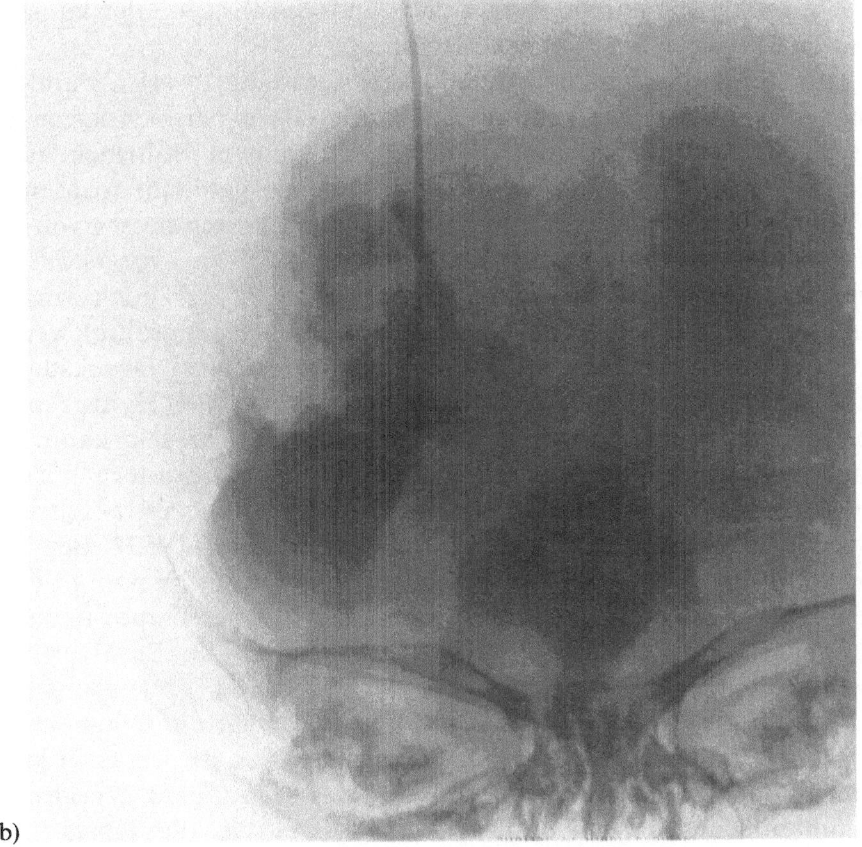
(b)

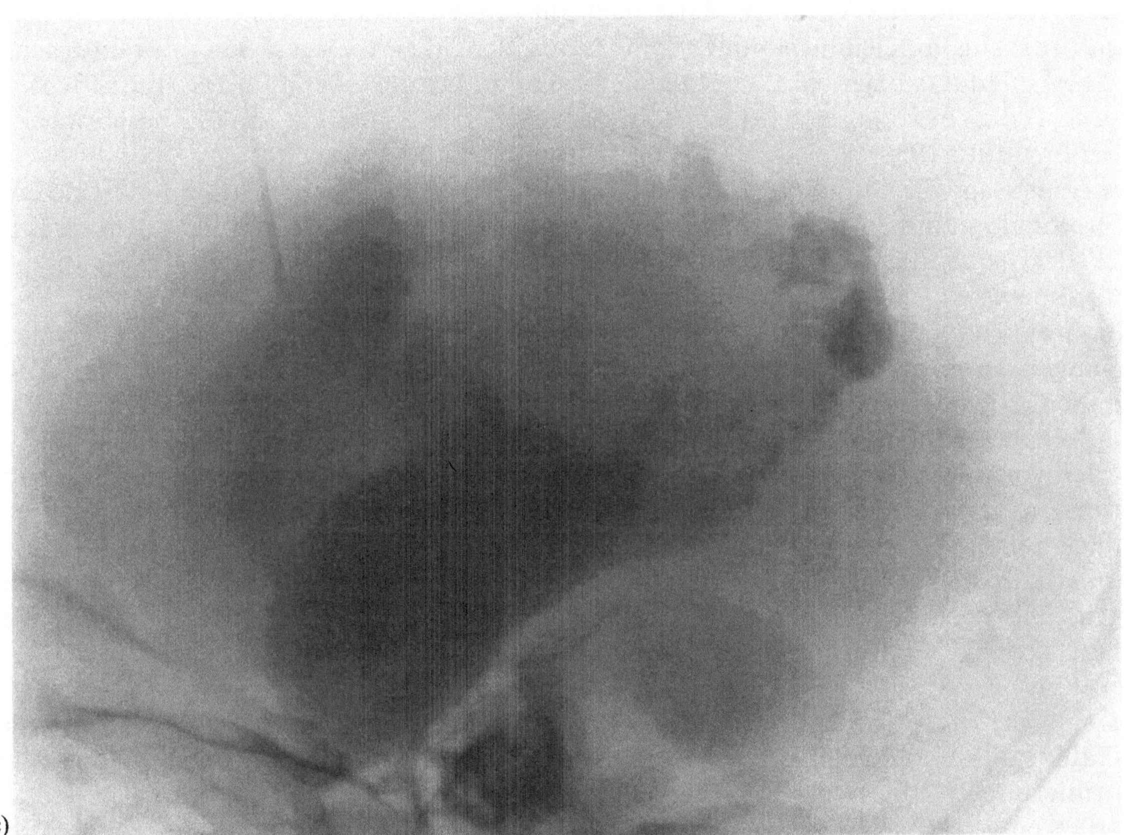
(c)

mit positivem Kontrastmittel dar. Je nach Größe und Lokalisation der künstlichen raumfordernden Prozesse ergaben sich typische Befunde.

Neuere Untersuchungen stammen von Corrales und Greitz (1972) und von Möller (1974). Neben der Auswertung des klinischen Materials experimentierten die Autoren mit Ballonkathetern, die unter Röntgenkontrolle von einem Bohrloch aus an die gewünschte Stelle in der hinteren Schädelgrube von Leichen gebracht wurden. Der Ballon des Katheters wurde durch Einblasen von Luft auf einen Durchmesser von etwa $2^1/_2$ cm gebracht und dann eine zentrale Ventrikulographie mit Conray vorgenommen. Auf die Ergebnisse dieser experimentellen Untersuchungen wird später noch einzugehen sein. Leider können so die wirklichen Verhältnisse nur begrenzt nachgeahmt werden. Es fehlt die langsame Entwicklung der Raumforderung mit intrakranieller Drucksteigerung durch das den Tumor begleitende Ödem und den meist bestehenden Hydrozephalus, der ja seinerseits die Ursache für intrakranielle Massenverschiebungen sein kann.

Neben einem mehr oder weniger ausgeprägten Hydrocephalus internus ist die Abknikkung des Aquädukts als pathognomonisch für Kleinhirntumoren beschrieben worden (Lysholm, 1935; Twining, 1939; Lindgren und Di Chiro, 1953). Bei Tumoren der Kleinhirnhemisphäre hat Lysholm (1935) in allen Fällen eine Knickung des supratentoriellen Teils des Aquädukts beobachtet, außer in solchen, wo der Tumor in die Vierhügelregion hinaufgewachsen war. Ursache für die Knickung ist die Basalverschiebung von Aquädukt und viertem Ventrikel.

Twining (1939) hat die Bedeutung des Aquäduktknicks für die Diagnostik von Kleinhirnhemisphärentumoren unterstrichen. Der Knick finde sich jedoch nicht im supratentoriellen Abschnitt, sondern im pertentoriellen Teil des Aquädukts. Vergleiche zwischen Ventrikulogramm und anatomischem Präparat zeigten, daß die Knickbildung in der Mitte des Aquädukts zwischen oberem und unterem Teil der Vierhügelplatte erfolgte.

Der Mittelpunkt der Vierhügelplatte liegt auf Höhe des freien Tentoriumrandes. Eine Raumforderung im Kleinhirn, hinter dem vierten Ventrikel, verlagert den infratentoriellen Teil des Aquädukts nach vorn, zur Schädelbasis hin. Da der oberhalb des Hiatus tentorii gelegene Teil nicht verlagert wird, entsteht der Knick des Aquädukts an der beschriebenen Stelle (Twining, 1939).

Lindgren und Di Chiro (1953) haben durch Untersuchungen von dreihundert normalen Enzephalogrammen gezeigt, daß in 65% der Fälle ein mehr oder weniger ausgeprägter Knick des Aquädukts vorhanden ist. Nach ihrer Ansicht ist der pathologische Knick nichts anderes als eine Akzentuierung des normalen Knicks.

Hilal et al. (1969) führten nach experimentellen und klinischen Untersuchungen genaue Messungen der zentralen Ventrikelabschnitte aus. Die Messungen basieren auf zwei Referenzlinien. Die horizontale Referenzlinie entspricht der Twiningschen Linie vom Tuberculum sellae zur Protuberantia occipitalis interna. Die vertikale Referenzlinie ist ein Lot von der rostralen Grenze der hinteren Kommissur auf die Twiningsche Linie. Die Messungen an Gesunden und an Erwachsenen mit Tumoren in der hinteren Schädelgrube ergaben, daß die Distanzen a und b (Abb. 16), die die Lokalisation der hinteren Kommissur innerhalb des knöchernen Schädels angeben, keine statistisch signifikante Abweichung zeigten. Die Position der hinteren Kommissur bleibt also bei den Verlagerungen von viertem Ventrikel, Hirnstamm und Aquädukt durch einen Kleinhirnprozeß relativ unbeeinflußt.

Es sind im wesentlichen drei Faktoren, die zur Vorwärtsverlagerung des Bodens des Aquädukts führen. Zunächst eine Kompression des Hirnstamms von hinten her. Die Deformierung ist am stärksten ausgeprägt bei Mittellinientumoren, die in den vierten Ventrikel eingewachsen sind und am geringsten bei Kleinhirnhemisphärentumoren. Röntgenologisch resultiert eine Vorwärtsverlagerung des Bodens von Aquädukt und viertem

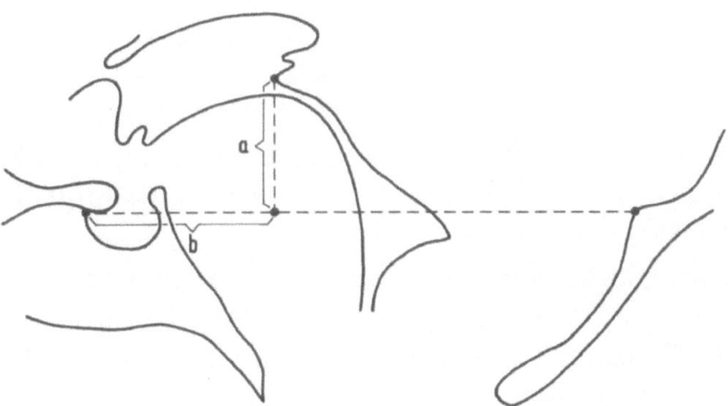

Abb. 16. Die Position der hinteren Kommissur innerhalb des knöchernen Schädels ändert sich auch beim Vorliegen raumfordernder Prozesse in der hinteren Schädelgrube kaum. (Nach HILAL et al., 1969)

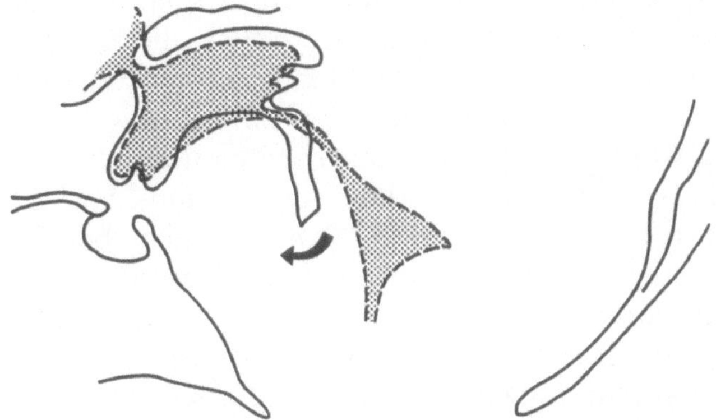

Abb. 17. Rotation des Hirnstamms in der sagittalen Ebene bei Vorliegen eines Tumors in den hinteren Anteilen der hinteren Schädelgrube. (Nach HILAL et al., 1969)

Ventrikel längs der TWININGschen Linie. Die entstehende Deformierung wird von HILAL als „aditaler" Knick bezeichnet. Er liegt direkt am Beginn des Aquädukts am Ausgang des dritten Ventrikels, wobei sich dieser Terminus auf den Boden des Aquädukts bezieht. Die Vierhügelplatte kann in der Mitte geknickt sein, wie von LINDGREN und DI CHIRO (1953) beschrieben.

Als zweiter Faktor der Verlagerung des Aquädukts kommt eine Rotation des Hirnstamms in der sagittalen Ebene in Frage. Tumoren des hinteren Anteils der hinteren Schädelgrube führen zu einer Vorwärts- und Aufwärtsrotation des Hirnstamms um einen Punkt, der am Boden des Aquädukts, direkt am Abgang aus dem dritten Ventrikel liegt. Daraus resultiert eine Vorwärtsverlagerung von Aquädukt und viertem Ventrikel, wobei die kaudalen Abschnitte stärker verlagert werden als die rostralen (Abb. 17 nach HILAL et al., 1969).

Als dritter Faktor kann für die Verlagerung des Aquädukts und vierten Ventrikels eine segmentale axiale Rotation des Hirnstamms eine Rolle spielen. Tumoren der Kleinhirnhemisphären verlagern die dorsalen Anteile zur Gegenseite, während die ventralen Anteile, stärker fixiert durch Nerven und Gefäße, nur minimal seitlich verlagert werden. Der Hirnstamm wird also mehr vom Tumor weggedreht als seitlich verlagert. Die Achse der Rotation verläuft parallel zum Klivus und liegt in der Nähe der Vorderfläche des Hirnstamms. Bei Tumoren der Kleinhirnhemisphären kommt es zu keiner merklichen Kompression des Hirnstamms, aber zur Rotation, wodurch der Aquädukt und vierte Ventrikel über die Mittellinie zur Gegenseite und nach vorn verlagert werden. Die Verlagerung durch Rotation ist in den unteren Abschnitten des Aquäduktes stärker, weil sie näher beim Tumor liegen. Auf den Röntgenaufnahmen zeigt sich ein Knick, der bei seitlicher Betrachtung in der Mitte des Aquädukts beginnt und von Hilal als „medialer" Knick bezeichnet wird. Bei Prozessen, die in den Hirnstamm oder in Richtung gegen den Brückenwinkel hin wachsen, findet man einen medialen Aquäduktknick ohne eindeutige Vorwärtsverlagerung des kaudalen Aquädukts. Er ist bedingt durch die segmentale Rotation des Hirnstamms.

Faßt man die Ergebnisse zusammen, so zeigt sich, daß ein „aditaler" Aquäduktknick bei Raumforderungen direkt hinter dem Hirnstamm vorkommt, also bei Tumoren des oberen Kleinhirnwurms, Prozessen der Kleinhirnhemisphären, die den Wurm infiltrieren und Raumforderungen im vierten Ventrikel.

Der „mediale" Aquäduktknick zeigt sich bei Tumoren der Kleinhirnhemisphären und bei Geschwülsten, die zunächst medial lokalisiert waren, aber in den Hirnstamm oder in Richtung auf den Kleinhirnbrückenwinkel zu infiltrierten.

Neuere Untersuchungen über das Verhalten von Aquädukt und viertem Ventrikel stammen von Corrales und Greitz (1972). Sie halten die Unterteilung der Tumoren in obere und untere Wurmtumoren und Hemisphärentumoren für nicht immer ausreichend und haben ein Schema zur lokalisatorischen Einordnung in neun Gruppen angegeben. Die Untersuchung stützt sich auf klinisch-röntgenologische, pathologisch-anatomische und experimentelle Befunde. Die experimentelle Technik von Corrales und Greitz (1972) wurde weiter vorn beschrieben. Sie fanden allgemein bei Tumoren der hinteren Schädelgrube eine Vorwärtsverlagerung des vierten Ventrikels mit der charakteristischen Knickbildung des Aquädukts. Tumoren in den vorderen Abschnitten der Kleinhirnhemisphären führen zu einer geringeren Verschiebung als solche, die sich mehr nach hinten ausdehnen. Die stärkste seitliche Verlagerung findet sich bei den kaudal gelegenen Tumoren, am deutlichsten bei den weit lateral lokalisierten. Der Aquädukt und der obere Teil des vierten Ventrikels werden in ihrer Lage von den weit oben gelegenen Raumforderungen stärker beeinflußt als von anderen.

Eine starke Aufwärtsverlagerung des vierten Ventrikels im seitlichen Bild zeigt sich nur bei Tumoren des unteren Kleinhirnwurms und eine deutliche Abwärtsverlagerung nur bei Geschwülsten des Oberwurms. Bei den weiter lateral gelegenen Prozessen kommt es kaum zu einer merklichen Auf- oder Abwärtsverschiebung des vierten Ventrikels, auch wenn der Tumor sehr weit rostral oder weit kaudal gelegen ist.

Die Höhe des vierten Ventrikels im seitlichen Bild ist deutlich vermindert bei Prozessen in den mittleren Abschnitten des Kleinhirnwurms.

Auf Veränderungen feiner anatomischer Details des vierten Ventrikels durch verschieden lokalisierte Tumoren in der hinteren Schädelgrube wird von Corrales und Greitz (1972) und von Möller (1974) ausführlich eingegangen.

II. Laterale Kleinhirntumoren

In den Kleinhirnhemisphären gelegene Tumoren führen zu einer seitlichen Verlagerung des Aquädukts und des vierten Ventrikels. Bei Geschwülsten in den oberen Anteilen der Kleinhirnhemisphären ist der Aquädukt stärker verlagert als der vierte Ventrikel. Er nimmt dabei die Form eines Bogens zur gesunden Seite hin an (Lindgren, 1954). Nicht selten ist die seitliche Verlagerung des Aquädukts geringer, als man aufgrund der Befunde auf den seitlichen Röntgenaufnahmen erwartete (Hou et al., 1958).

Bei Kleinhirnhemisphärengeschwülsten, die durch den Wurm zur anderen Seite gewachsen sind, kann in seltenen Fällen die Verlagerung des Aquädukts zur Seite hin völlig fehlen. Auf den seitlichen Röntgenaufnahmen ist der Aquädukt bei lateralen Kleinhirntumoren zum Klivus verlagert. Der Aquädukt ist etwa in Höhe des Tentoriumschlitzes zwischen den Colliculi superiores und inferiores der Vierhügelplatte abgeknickt (TWINING, 1939; KAUTZKY und ZÜLCH, 1955). Der vierte Ventrikel füllt sich leichter als bei medial im Kleinhirnwurm gelegenen Tumoren (Abb. 18). Sehr oft bleibt im seitlichen Bild seine

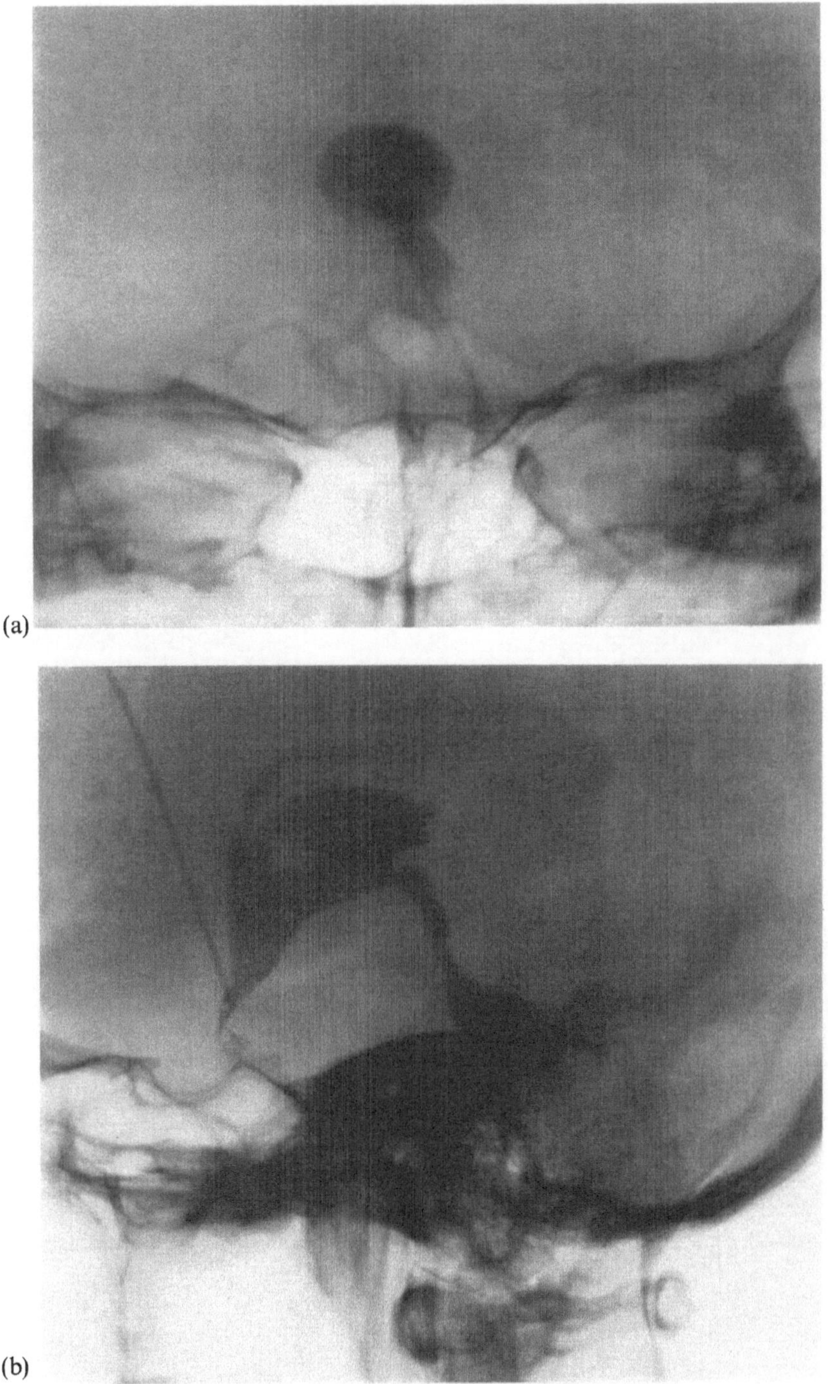

Abb. 18. Spontanes intrazerebelläres Hämatom in der rechten Kleinhirnhemisphäre (Dimer-X). Verlagerung von Aquädukt und viertem Ventrikel im sagittalen Strahlengang gut erkennbar. Abknickung des Aquädukts im seitlichen Bild

dreieckige Form erhalten, während sie bei Prozessen in der Mittellinie meist nicht mehr erkennbar ist (Ralston et al., 1959).

Diagnostische Schwierigkeiten können in seltenen Fällen entstehen, wenn der Hauptteil einer Geschwulst in den vorderen Anteilen einer Kleinhirnhemisphäre liegt. Es fehlt dann der scharfe Knick des Aquädukts. Der untere Teil des Aquädukts und der vierte Ventrikel werden weniger stark zum Klivus verlagert. Auch eine erhebliche Torsion des Bodens des vierten Ventrikels kann in solchen Fällen beobachtet werden. Nach den Untersuchungen von Hilal et al. (1969) findet sich bei Tumoren der Kleinhirnhemi-

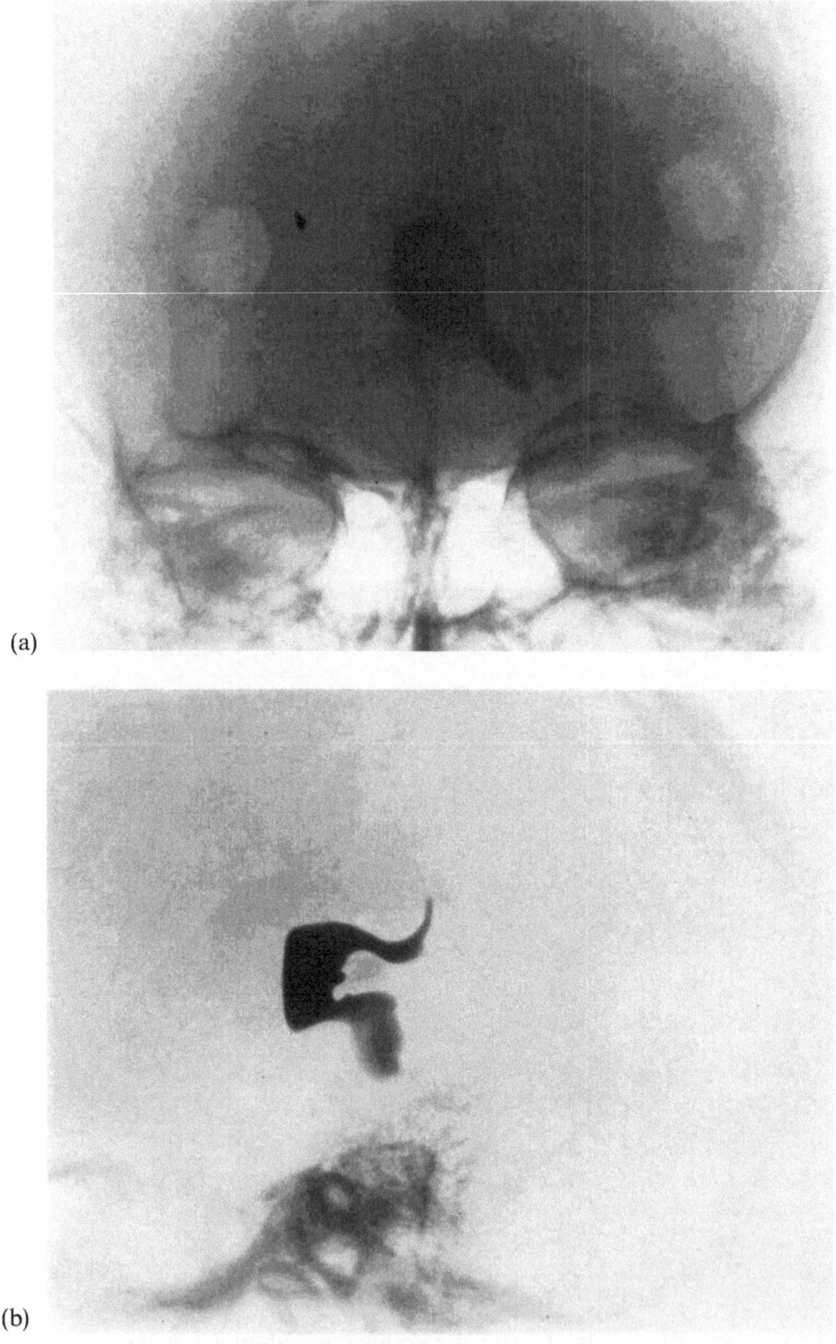

Abb. 19. Epidermoid in der rechten Kleinhirnhemisphäre (Duroliopaque). Starke seitliche Verlagerung des Aquädukts. Aquäduktmittelknick auf der seitlichen Aufnahme

sphären ein „medialer" Aquäduktknick, der vor allem durch eine Torsion des Hirnstamms zustande kommt, weniger durch eine Kompression in Richtung auf den Klivus hin (Abb. 19). Der Knick liegt, auf den Boden des Aquädukts bezogen, etwa in seiner Mitte. Bei Infiltration eines Tumors der Kleinhirnhemisphäre in die Mittelstrukturen (Kleinhirnwurm) findet sich dagegen ein „aditaler" Knick, wobei die seitliche Verlagerung des Aquädukts auf den Aufnahmen in sagittaler Richtung die Unterscheidung zum medialen Kleinhirntumor erlaubt.

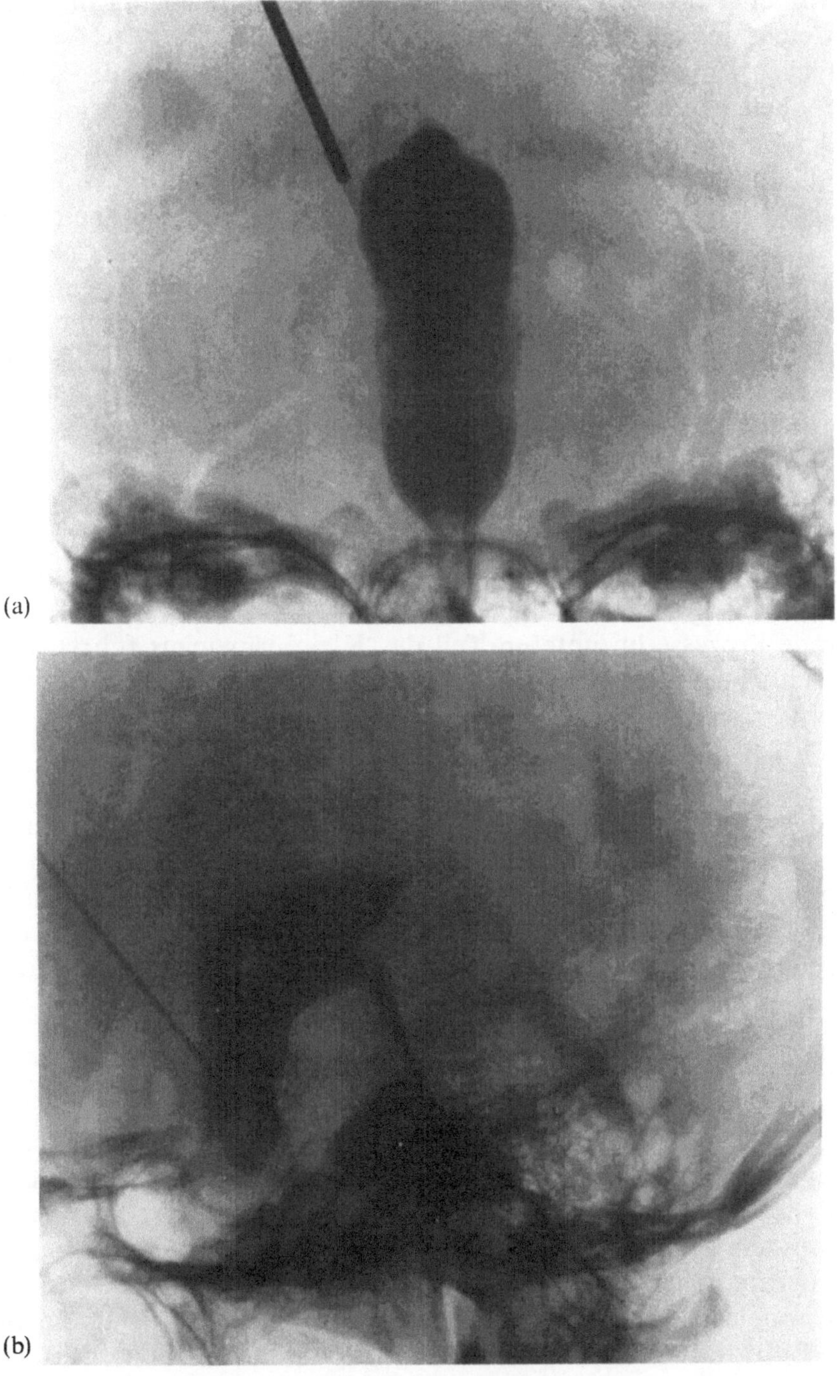

Abb. 20. Spongioblastom in den oberen Anteilen des Kleinhirnwurms. Keine seitliche Verlagerung des Aquädukts. Typischer „aditaler" Aquäduktknick im seitlichen Bild

III. Mediale Kleinhirntumoren

Bei den medial gelegenen Geschwülsten des Kleinhirns findet sich keine oder keine eindeutige Verlagerung des Aquädukts und vierten Ventrikels in seitlicher Richtung. Im übrigen führen Tumoren des Kleinhirnwurms zu unterschiedlichen Befunden, je nachdem, ob der Tumor im oberen oder im unteren Teil des Wurms lokalisiert ist.

Tumoren des oberen Kleinhirnwurms lassen im sagittalen Strahlengang keine seitliche Verlagerung des Aquädukts erkennen. Sein Anfangsteil ist meist erweitert, sein Ausfluß zum vierten Ventrikel jedoch behindert, so daß die Kontrastmittelkontur oft spitz zuläuft. Der vierte Ventrikel selbst ist durch die Liquorpassagebehinderung im unteren Teil des Aquädukts oft nicht ausreichend dargestellt (Abb. 20).

Auf den seitlichen Röntgenaufnahmen erscheint der hintere Teil des dritten Ventrikels oft leicht angehoben — ein Zeichen für die transtentorielle Herniation von Teilen des Oberwurms. Der Boden des Aquädukts ist nach dem Abgang aus dem dritten Ventrikel abgeknickt. Aquädukt und vierter Ventrikel sind durch eine Kompression des Mittelhirns von hinten zum Klivus verlagert (Abb. 20). Bei sehr hoch gelegenen Tumoren kann der vierte Ventrikel sogar nach kaudal verlagert sein. Hilal et al. (1969) sprechen bei diesen Befunden von einem „aditalen" Knick des Aquädukts, im Gegensatz zum „medialen" Knick bei Tumoren der Kleinhirnhemisphären. Bei Verwendung positiver Kontrastmittel hat diese Unterscheidung nicht mehr die Bedeutung für die Differenzierung zwischen medialem und lateralem Kleinhirntumor wie früher (Decker und Backmund, 1970). Das positive Kontrastmittel passiert den verlagerten Aquädukt viel besser als Luft und läßt bei lateralen Kleinhirntumoren praktisch immer eine seitliche Verlagerung erkennen. Nach unseren Beobachtungen liegt der Knick des Aquädukts direkt am Ausgang des dritten Ventrikels bei allen sehr hoch und medial gelegenen Prozessen (Abb. 20). Typische Beispiele sind Meningiome des Tentoriumrandes und Gliome der obersten Anteile des Kleinhirnwurms (Lindgren, 1954; Pribram, 1962).

Raumfordernde Prozesse im unteren Teil des Kleinhirnwurms führen im allgemeinen nicht zu einer seitlichen Verlagerung des Aquädukts und der vierten Hirnkammer. Der vierte Ventrikel ist meist dargestellt, seine Kontur verbreitert (Abb. 21). Oft bildet sich auch im sagittalen Strahlengang die obere Tumorbegrenzung durch das Kontrastmittel ab.

Auf den seitlichen Ventrikulogrammen erscheint der Aquädukt erweitert und nach oben gestaucht. Meist findet sich zusätzlich ein Knick des Aquädukts nach vorn. Der vierte Ventrikel ist nach oben verlagert. In seinem unteren Teil wölbt sich oft von unten und hinten her der vom Wurm ausgehende Tumor vor (Abb. 21), so daß die obere Tumorbegrenzung vom Kontrastmittel umgeben wird (Twining, 1939; Hou et al., 1958; Nori, 1964).

IV. Tumoren des vierten Ventrikels

Bei den intraventrikulären Tumoren der vierten Hirnkammer handelt es sich vorwiegend um Ependymome und Plexuspapillome, aber auch andere Geschwülste, wie Spongioblastome, Medulloblastome und Meningiome können ihren Ausgang von den Wänden des vierten Ventrikels nehmen. Von diesen eigentlichen Ventrikeltumoren müssen nach ihrem ventrikulographischen Befund Tumoren abgegrenzt werden, die von den Kleinhirnhemisphären oder dem Kleinhirnwurm ausgehen und sich sekundär in den vierten Ventrikel vorwölben (Lindgren, 1954; Jefferson und Occleshaw, 1960; Decker und Backmund, 1970). Die Differenzierung ist für die Planung und Durchführung eines operativen Eingriffes von großer Bedeutung. Aus letzter Zeit stammt eine ausführliche Darstellung

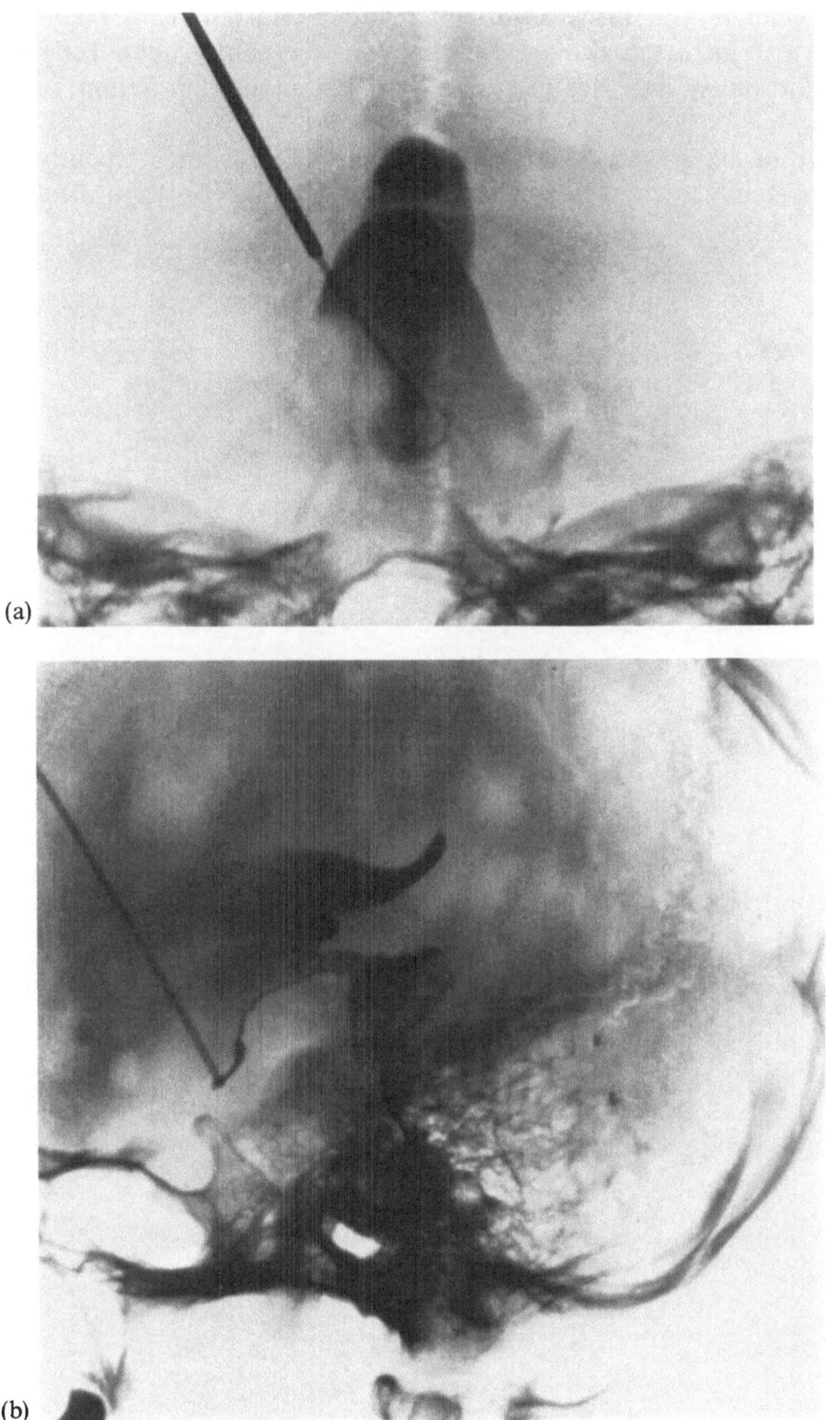

Abb. 21. Ependymom des unteren Kleinhirnwurms. Die Kontur des vierten Ventrikels ist im sagittalen Strahlengang verbreitert. Die seitliche Aufnahme zeigt eine unregelmäßige Tumorkontur im unteren Teil des vierten Ventrikels, der insgesamt zum dritten Ventrikel hin gestaucht ist

der pneumographischen Befunde bei para- und intraventrikulären Tumoren in der hinteren Schädelgrube (MÖLLER, 1974).

Die Tumoren des vierten Ventrikels werden dabei in sechs Gruppen eingeteilt, je nach Ansatzstelle am Dach, am Boden oder den seitlichen Wänden der vierten Hirnkammer. In jeder Gruppe wird nochmals unterteilt in paraventrikuläre Tumoren, die sich nur mit einem kleinen Teil ihres Volumens in den vierten Ventrikel vorwölben und ihn einengen sowie in intraventrikuläre Geschwülste, die zum großen Teil intraventrikulär lokalisiert sind und die Wände des vierten Ventrikels nach allen Seiten auseinanderdrängen.

Das typische Bild eines intraventrikulären Tumors, z.B. eines Ependymoms, ist eine im erweiterten vierten Ventrikel liegende, weitgehend vom Kontrastmittel umgebene Tu-

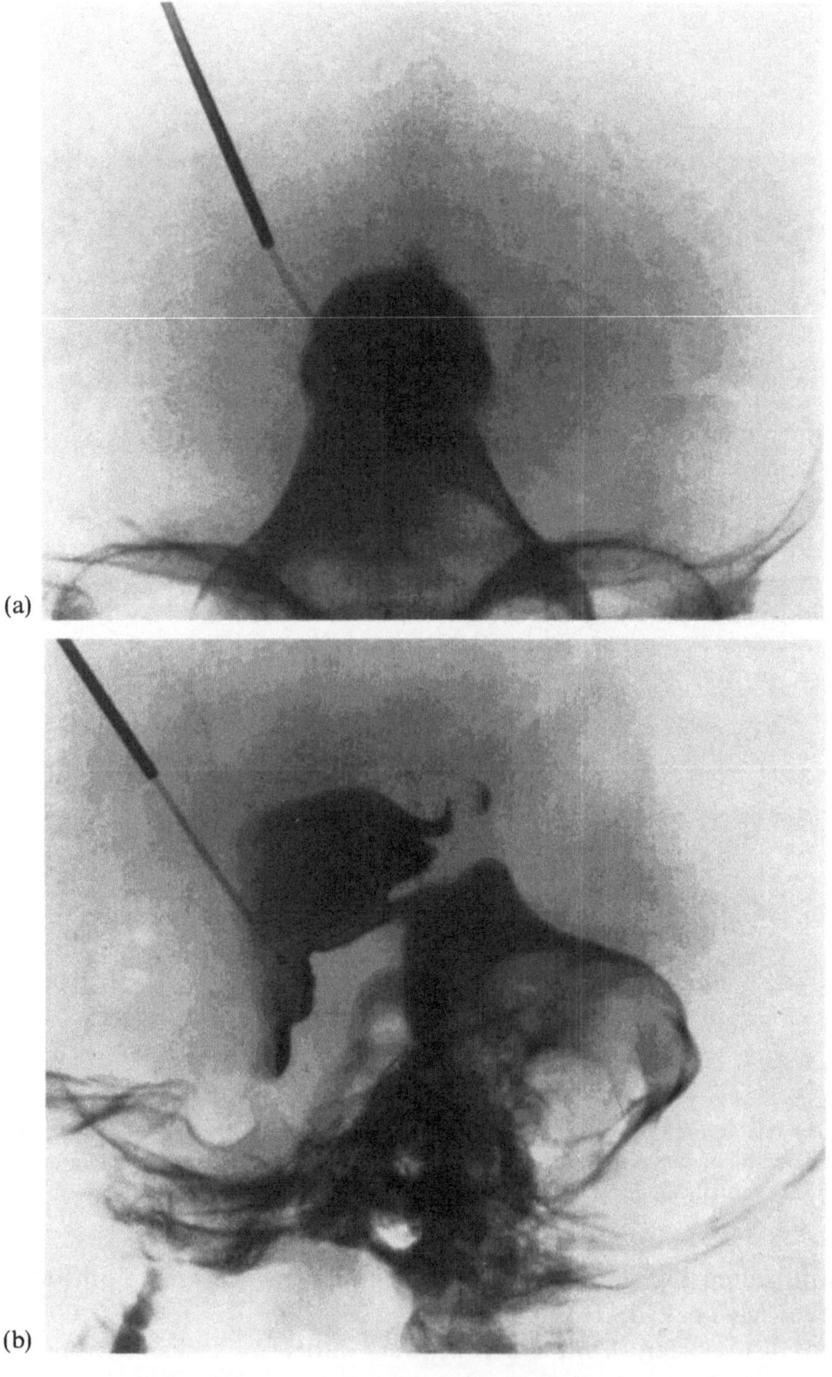

Abb. 22. Ependymom im vierten Ventrikel. Der Tumor ist vom Kontrastmittel umgeben, die unregelmäßige Tumoroberfläche wird dargestellt

morkontur (Abb. 22). Die Tumorbegrenzung ist in den meisten Fällen unregelmäßig (z.B. bei Ependymomen oder Plexuspapillomen), kann aber auch, wie z.B. bei einem Meningiom oder Spongioblastom, glatt sein (Abb. 23). Typisch für Epidermoide und Dermoide im vierten Ventrikel ist eine kleinfleckige Kontrastmittelansammlung um den Tumor herum (Abb. 24).

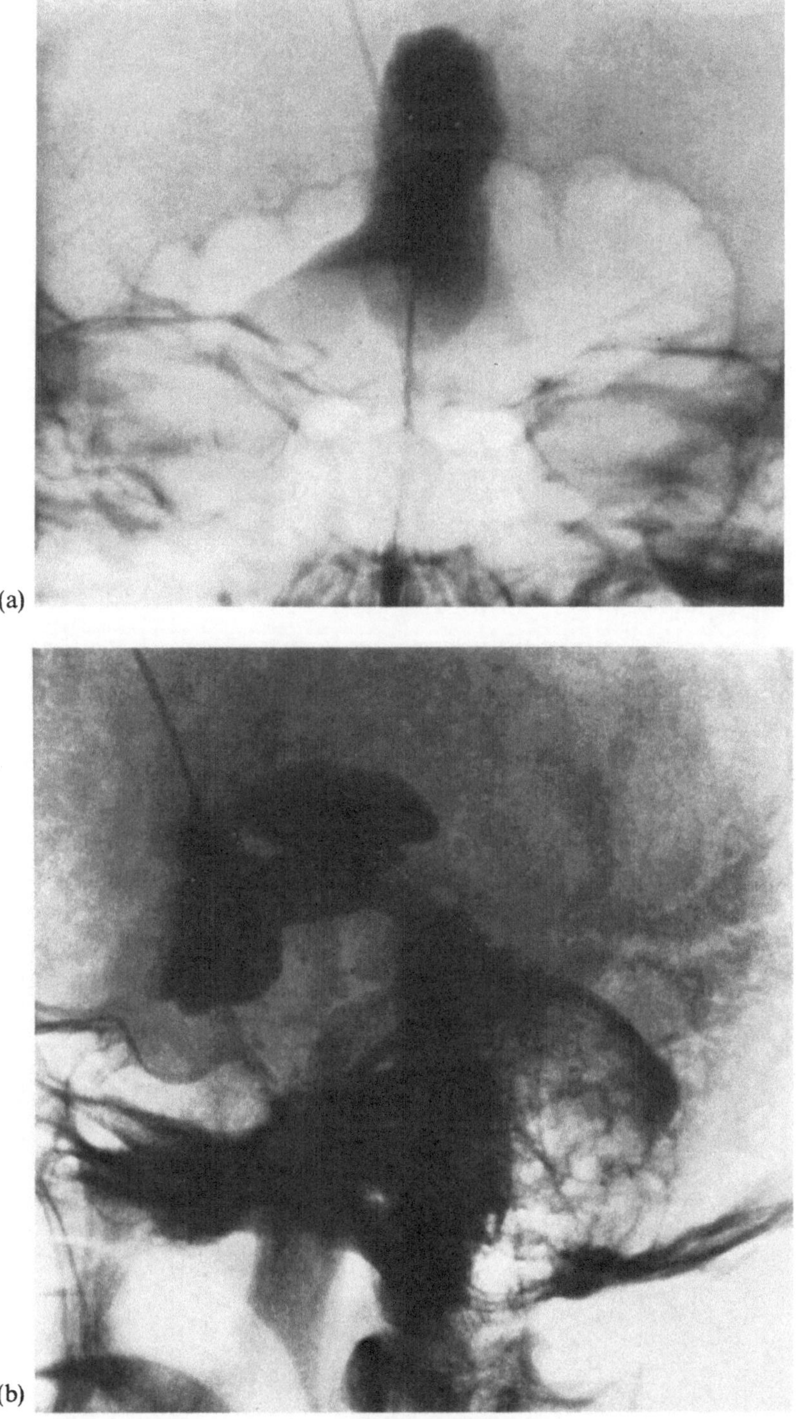

Abb. 23. Spongioblastom, das von links in den vierten Ventrikel vorgewachsen ist. Glatte Tumorkontur im vierten Ventrikel

Der Aquädukt ist auf den seitlichen Aufnahmen meist nach oben gestaucht (Twining, 1939; Bull, 1950), der Ausgang des vierten Ventrikels in vielen Fällen verschlossen. Besonders bei Tumoren, die vom Dach des vierten Ventrikels ausgehen, findet sich sehr oft ein Knick des Aquädukts wie bei medialen Kleinhirntumoren.

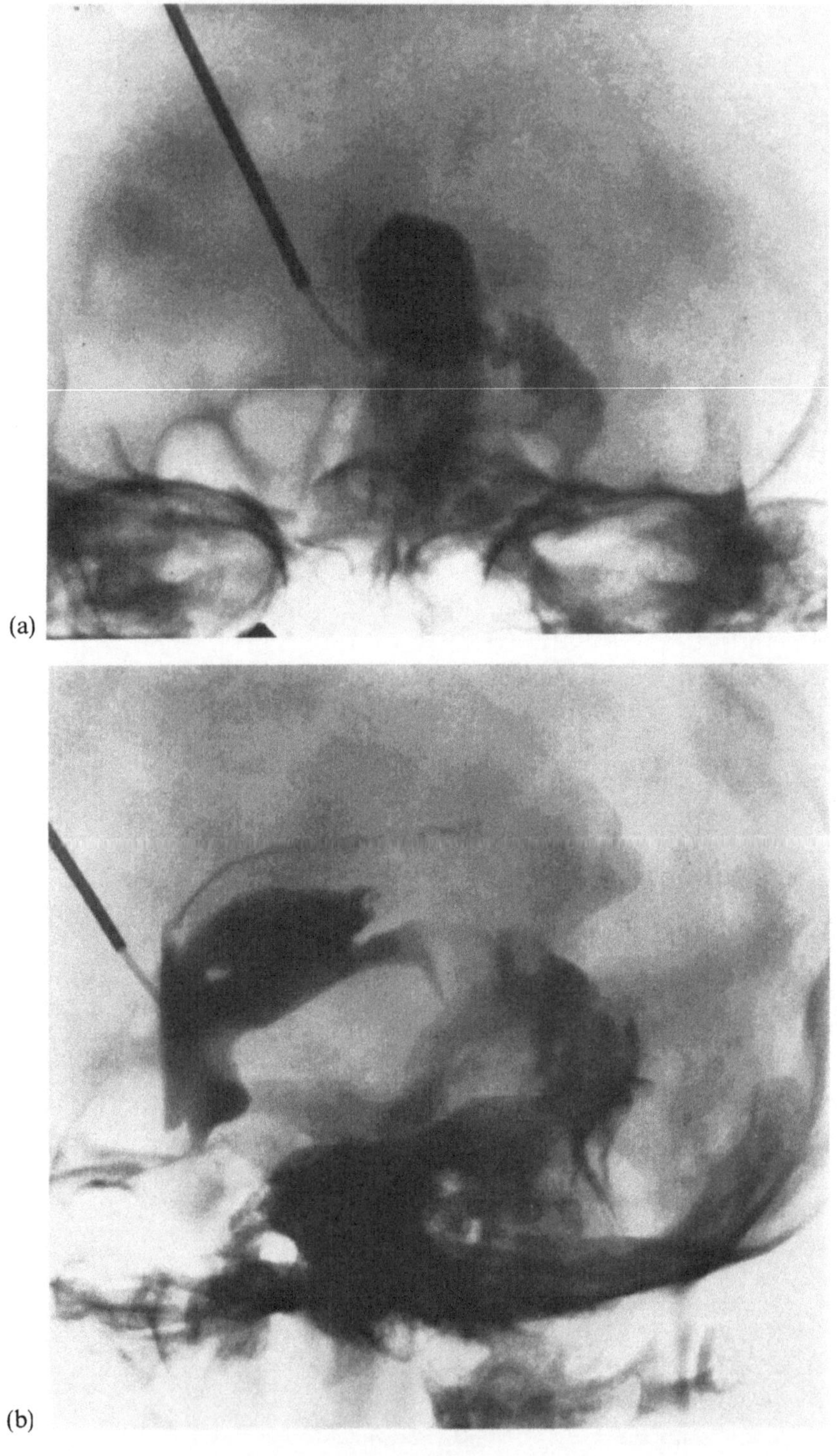

Abb. 24. Epidermoid im vierten Ventrikel. Typische fleckförmige Kontrastmittelansammlung im Bereich des Tumors

Die Röntgenaufnahmen im sagittalen Strahlengang zeigen unterschiedliche Befunde. Bei medialem Sitz des Tumors kommt häufig eine Kappenform der unteren Kontrastmittelbegrenzung zustande. Liegt die Geschwulst asymmetrisch, ist der vierte Ventrikel verkippt und zu einer Seite hin verlagert.

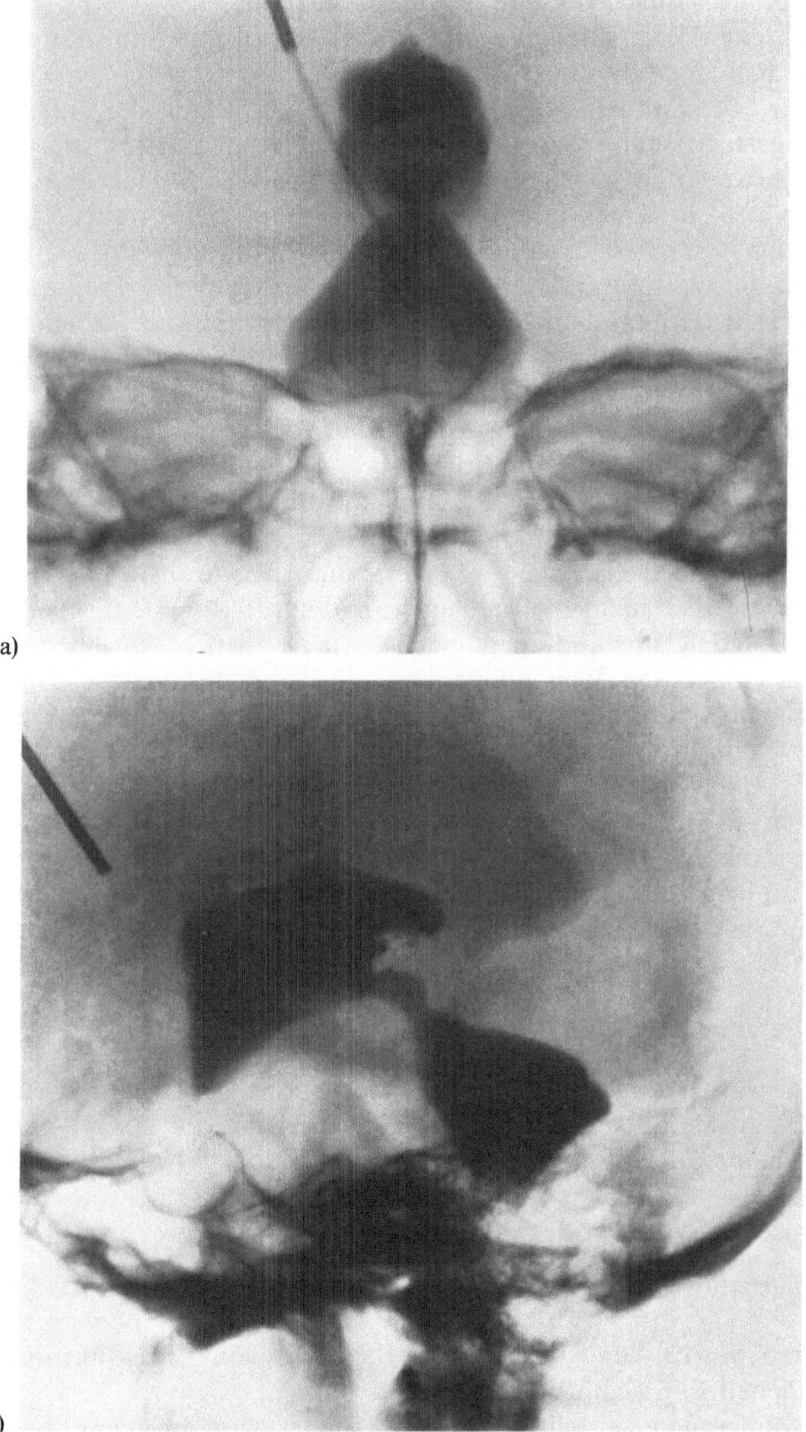

(a)

(b)

Abb. 25. Membranöser Verschluß am Ausgang des vierten Ventrikels. Massive Erweiterung der vierten Hirnkammer, deutlicher Knick im Aquädukt

V. Verschluß am Ausgang des vierten Ventrikels

Membranöse Verschlüsse am Ausgang des vierten Ventrikels sind meist Folge einer abgelaufenen Arachnoiditis oder Subarachnoidalblutung. Sie führen zu einer stark ausgeprägten Erweiterung aller Hirnkammern, einschließlich des Aquädukts und des vierten Ventrikels.

Auf den Röntgenaufnahmen im sagittalen Strahlengang fehlt eine seitliche Verlagerung des stark erweiterten Aquädukts und vierten Ventrikels. Der vierte Ventrikel hat die Form eines gleichschenkligen Dreiecks mit der Basis über dem Hinterhauptloch (Abb. 25).

Die seitlichen Röntgenaufnahmen zeigen einen massiv erweiterten vierten Ventrikel. Der Boden dieser Hirnkammer scheint in vielen Fällen wegen der starken Erweiterung nach vorn verlagert zu sein (Twining, 1939; Hou et al., 1958). In manchen Fällen wirkt der stark erweiterte vierte Ventrikel selbst als Raumforderung in der hinteren Schädelgrube, so daß ein Knick im Aquädukt resultieren kann (Abb. 25).

Ähnlich, nur noch stärker ausgeprägt, sind die Befunde beim Dandy-Walker-Syndrom. Es besteht ein Verschluß der Ausgänge des vierten Ventrikels. Die zystische Erweiterung der vierten Hirnkammer läßt sich ventrikulographisch gut nachweisen. Besonders kontrastreiche Aufnahmen erhält man, wenn der Katheter durch den erweiterten Aquädukt direkt in den vierten Ventrikel vorgeschoben wird (Abb. 26).

Bei Verwachsungen nach operativen Eingriffen im Bereich der hinteren Schädelgrube hängt der ventrikulographische Befund davon ab, ob der vierte Ventrikel bei der Operation weit eröffnet wurde oder nicht. Nach Eröffnung des vierten Ventrikels kommen sehr unterschiedliche Bilder zustande. Die erweiterte vierte Hirnkammer steht dann in Verbindung mit der großen Zisterne oder einer Tumorresektionshöhle (Hou et al., 1958). Wurde der vierte Ventrikel nicht eröffnet, entspricht der Befund dem bei einer Arachnoiditis der hinteren Schädelgrube anderer Ursache, wie er oben beschrieben wurde.

Von den nicht tumorösen Verschlüssen am Ausgang des vierten Ventrikels müssen die durch Geschwülste der untersten Kleinhirnabschnitte und der Medulla oblongata unterschieden werden. In solchen Fällen besteht ebenfalls eine Erweiterung des gesamten Ventrikelsystems; der vierte Ventrikel ist jedoch nach oben verlagert und der Aquädukt gestaucht. Je nach Lokalisation des raumfordernden Prozesses kann der untere Abschnitt des vierten Ventrikels nach vorn oder nach hinten verlagert sein. Auch die Aufnahmen im sagittalen Strahlengang zeigen oft eine leichte Asymmetrie des Aquädukts und vierten Ventrikels, wenn die Geschwulst nicht genau in der Mittellinie liegt.

VI. Tumoren von Pons und Medulla oblongata

Das wichtigste ventrikulographische Kennzeichen der Ponstumoren ist der bogenförmige Verlauf des Aquädukts und des vierten Ventrikels, die dorsal über dem Tumor ausgespannt erscheinen (Kautzky und Zülch, 1955). Der normale Knick im Aquädukt verschwindet (Lindgren, 1954). Von Lysholm (1935) und Sutton (1953) wurde ein ventrikulographisches Syndrom der Ponstumoren beschrieben:

a) Aufwärtsverlagerung des hinteren Teils des dritten Ventrikels im seitlichen Röntgenbild (Abb. 27).
b) Bogenförmige Aufwärts- und Rückwärtsverlagerung von Aquädukt und viertem Ventrikel im seitlichen Bild (Abb. 27).
c) Keine oder nur geringe seitliche Verlagerung von Aquädukt und viertem Ventrikel im sagittalen Strahlengang (Abb. 27).
d) Eine Erweiterung der Seitenventrikel fehlt oder ist nur gering ausgebildet.

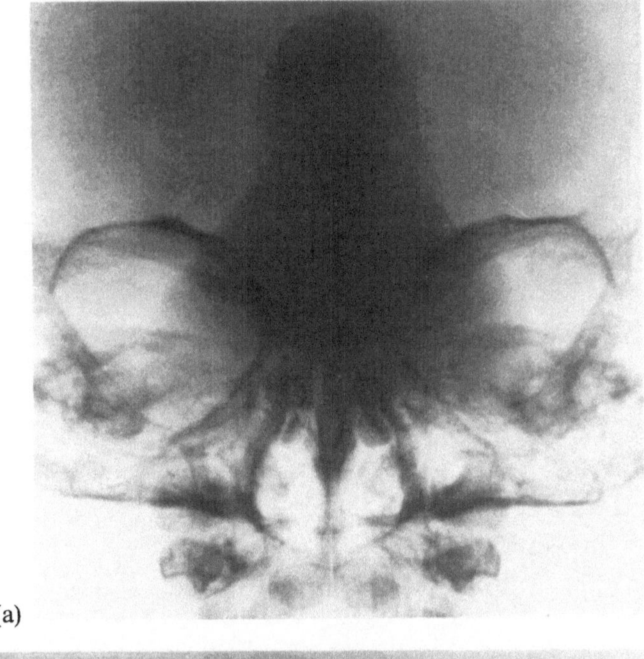

(a)

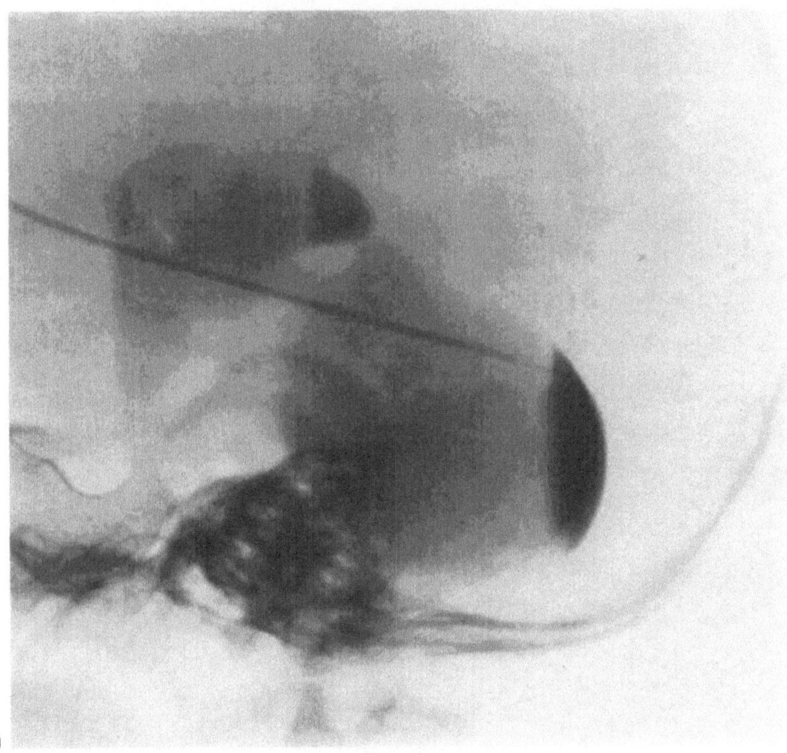

(b)

Abb. 26. Erweiterung des vierten Ventrikels beim Dandy-Walker-Syndrom. Der Katheter liegt im blasenförmig erweiterten vierten Ventrikel

Für die Frühdiagnose spielen außerdem Veränderungen am vierten Ventrikel selbst eine wichtige Rolle. Auf den seitlichen Aufnahmen kann bei kleineren Geschwülsten eine Verminderung des Abstandes zwischen Rautengrube und Fastigium der erste Hinweis sein. Der Winkel des Fastigiums wird geöffnet, er wird stumpfer.

Im sagittalen Strahlengang fällt auf, daß der vierte Ventrikel durch die tumorbedingte Abflachung verbreitert wirkt (Abb. 27).

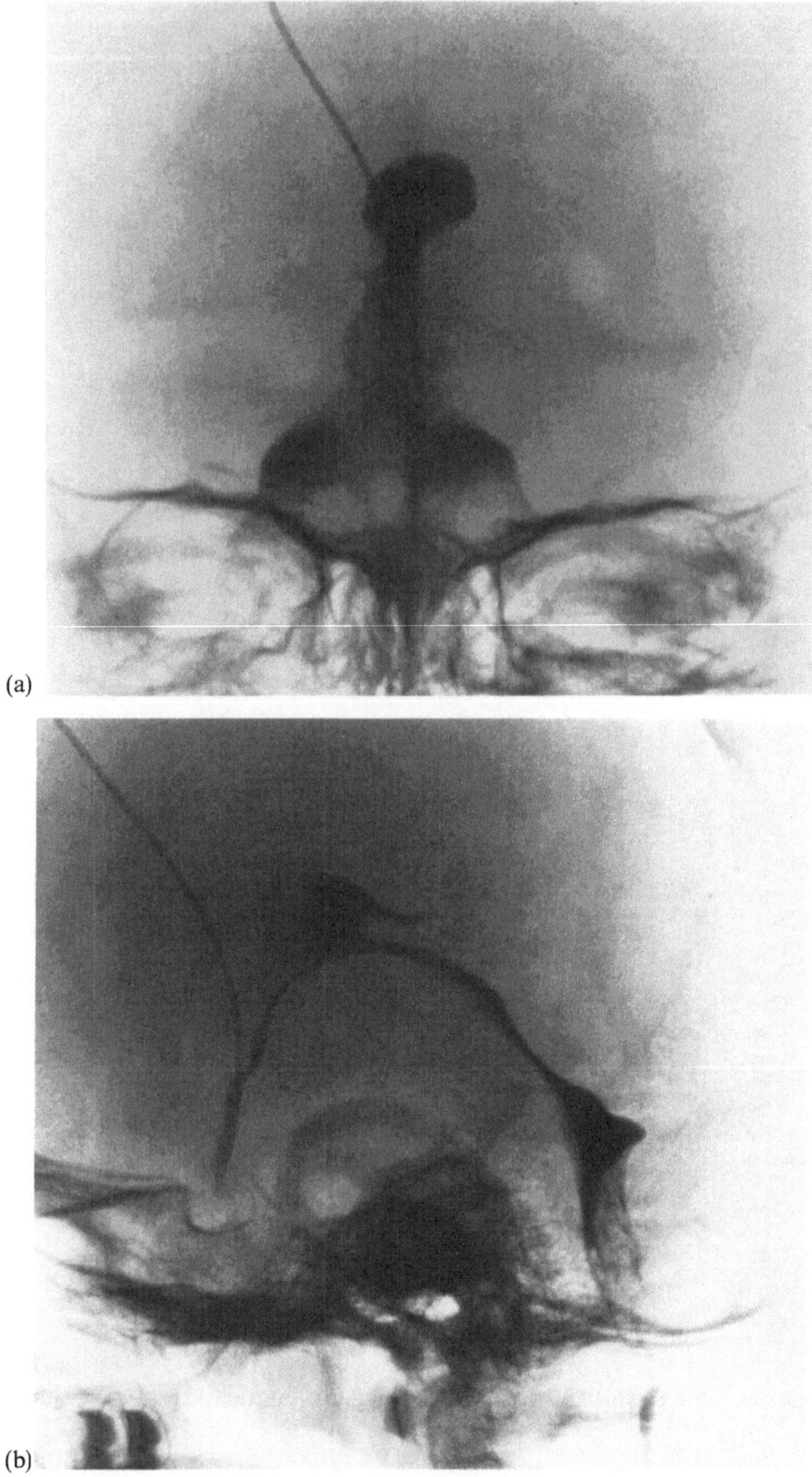

Abb. 27. Ponstumor (histologisch nicht verifiziert). Aquädukt und vierter Ventrikel sind bogenförmig nach hinten und oben verlagert. Im sagittalen Strahlengang ist die Kontur des Aquädukts verbreitert

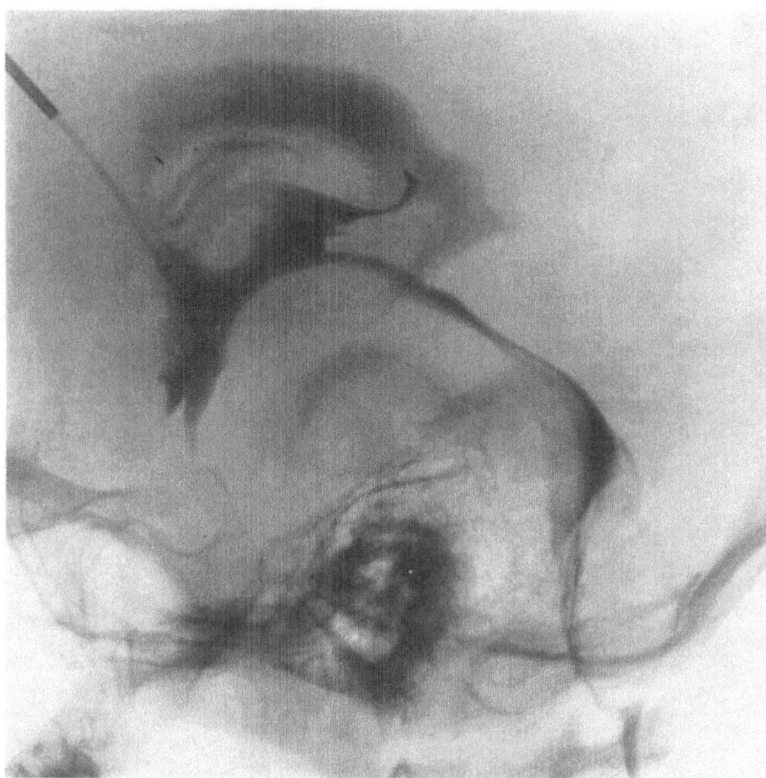

Abb. 28. Tumor von Pons und Medulla oblongata (histologisch nicht verifiziert). Der vierte Ventrikel ist stärker verlagert als der Aquädukt

Die Befunde bei Tumoren der Medulla oblongata sind denen bei Ponstumoren sehr ähnlich. Die Rückwärtsverlagerung von Aquädukt und viertem Ventrikel betrifft mehr die kaudalen Abschnitte des vierten Ventrikels (Abb. 28). In manchen Fällen können Tumoren der Medulla die Brücke nach oben verschieben und auf diese Weise sogar zu einem Aquäduktknick führen. Die Recessus laterales sind leicht von unten her komprimiert und wirken dadurch auf der seitlichen Röntgenaufnahme abgeflacht. Bei Ponstumoren dagegen erfolgt die Kompression von oben her, die Rezessus sind ebenfalls abgeflacht (CORRALES, 1972).

Auf den seitlichen Röntgenaufnahmen können Ponstumoren, präpontine Geschwülste und manche Kleinhirnbrückenwinkeltumoren sehr ähnliche Verlagerungen des Ventrikelsystems hervorrufen. Eine Differentialdiagnose allein aus dem Ventrikulogramm ist nicht immer möglich. Allerdings fehlt im sagittalen Strahlengang bei den Ponstumoren fast immer die seitliche Verlagerung von Aquädukt und viertem Ventrikel. Von LINDGREN (1954) stammt der Hinweis, daß bei asymmetrischen Ponstumoren fast immer die seitliche Verlagerung von Aquädukt und viertem Ventrikel im Verhältnis zur Dorsalverschiebung gering ist, während bei Tumoren im Kleinhirnbrückenwinkel das Umgekehrte zutrifft.

Für die Unterscheidung zwischen Klivustumor und Ponstumor spielt die Vertebralisangiographie eine wichtige Rolle. Während die Arteria basilaris durch einen Klivustumor nach hinten und oben verlagert wird, erscheint sie beim Ponstumor an den Klivus angepreßt.

Da bei den Ponstumoren gewöhnlich keine stärkere Ventrikelerweiterung und somit keine wesentliche Steigerung des intrakraniellen Drucks vorliegt, kommt der Luftdarstellung für die Differentialdiagnose größte Bedeutung zu.

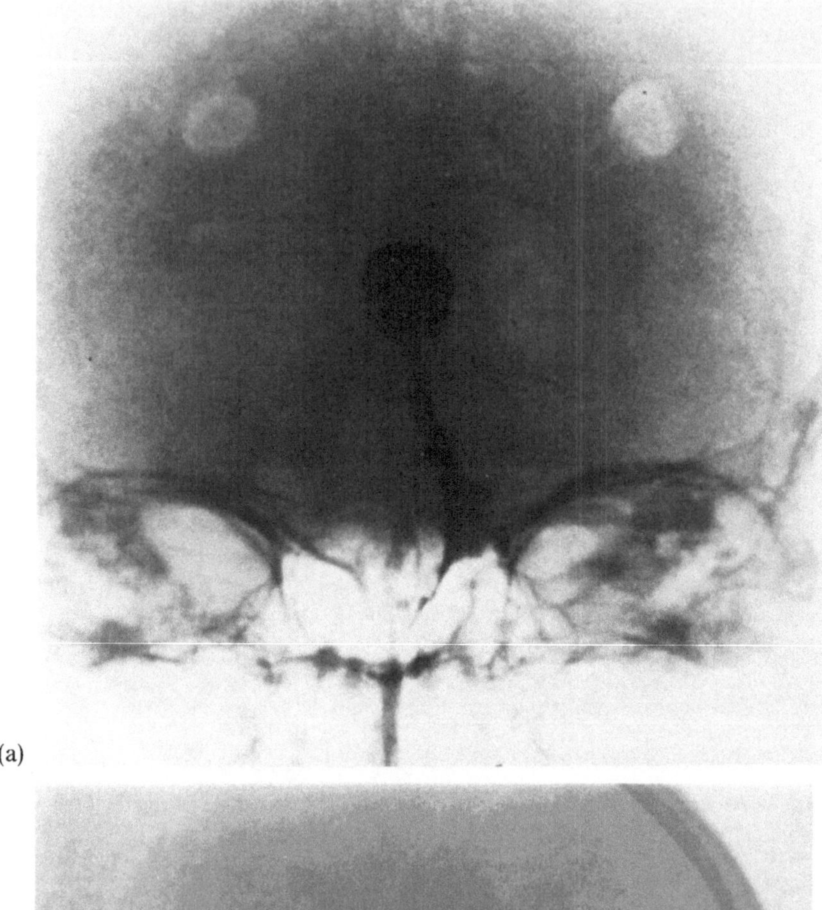

(a)

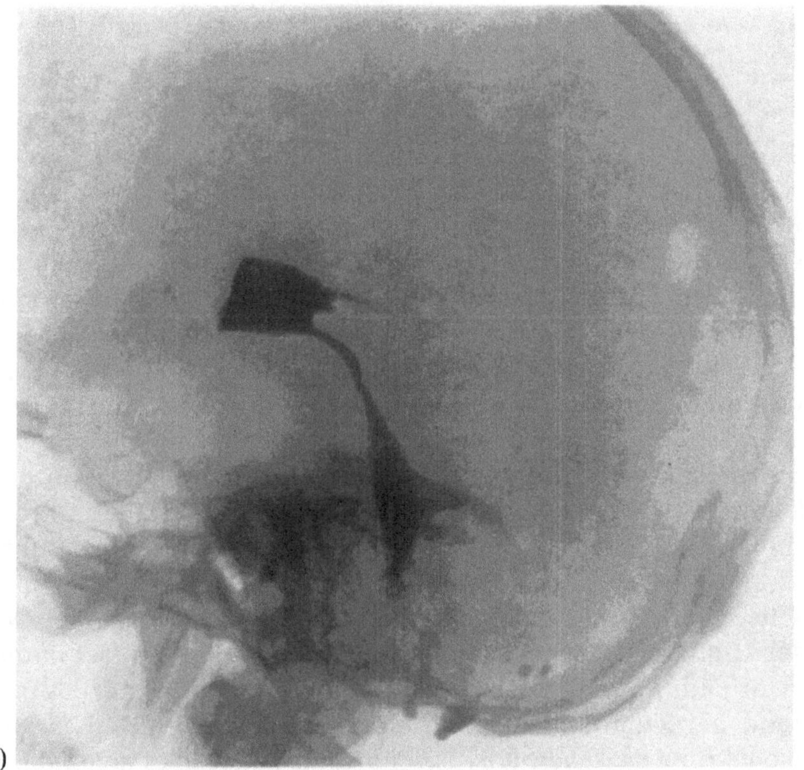

(b)

Abb. 29. Neurinom im rechten Kleinhirnbrückenwinkel (Duroliopaque). Leichte bogenförmige Anhebung des Aquädukts. Torsion des Bodens des vierten Ventrikels

Besonderes Augenmerk muß den Zisternen gewidmet werden. Dadurch ist es in den meisten Fällen ohne weiteres möglich zu entscheiden, ob ein Prozeß extrazerebral liegt oder nicht. Beim Ponstumor ist die präpontine Zisterne zum Klivus hin eingeengt oder nicht gefüllt. Geschwülste, die vom Klivus ausgehen, verlagern die präpontine Zisterne nach oben und hinten.

VII. Tumoren des Kleinhirnbrückenwinkels

Extrazerebelläre Tumoren des Kleinhirnbrückenwinkels sind vorwiegend Neurinome und Meningiome, seltener Epidermoide. Es kommen hier, jedoch relativ selten, auch Ependymome vor, die ihren Ausgang vom vierten Ventrikel nehmen.

Diese Tumoren führen zu einer seitlichen Verlagerung von Aquädukt und viertem Ventrikel (Abb. 29). Neben der Verlagerung kommt es in den meisten Fällen zu einer Rotation des vierten Ventrikels um seine Längsachse (TWINING, 1939; BULL, 1950; LINDGREN, 1954). Bei sehr kleinen Tumoren oder doppelseitigen Neurinomen können Aquädukt und vierter Ventrikel allerdings auch mittelständig sein.

Auf den Aufnahmen im seitlichen Strahlengang sind Aquädukt und vierter Ventrikel gewöhnlich nach oben und hinten verlagert (Abb. 29). Der Befund kann demjenigen bei Ponstumoren ähnlich sein; allerdings findet sich bei Kleinhirnbrückenwinkeltumoren keine Verminderung der Höhe des vierten Ventrikels (CORRALES, 1972).

Je nach Wachstumsrichtung des Tumors nach medial und rostral oder medial und kaudal ist entweder der Aquädukt oder der vierte Ventrikel stärker verlagert. Im letzteren Fall kommt es zu einer pferdeschweifähnlichen Form, wenn sich der vierte Ventrikel nur in seinen oberen Teilen darstellt (Abb. 30).

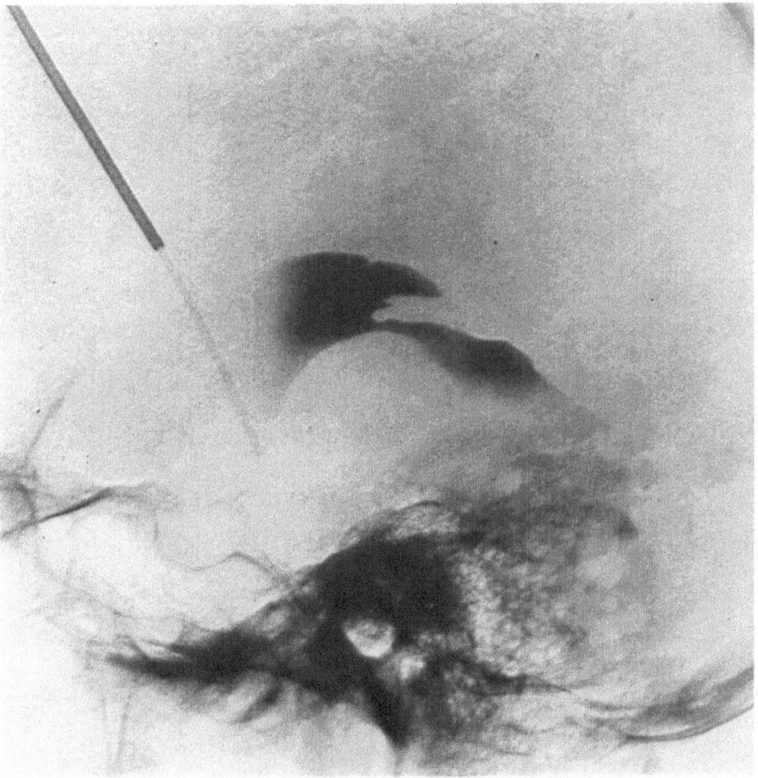

Abb. 30. Kleinhirnbrückenwinkeltumor rechts (Neurinom) mit Wachstum nach medial und kaudal. Der vierte Ventrikel ist nur teilweise mit Kontrastmittel gefüllt; pferdeschweifähnliche Form von Aquädukt und viertem Ventrikel

Auch auf den seitlichen Ventrikulogrammen ist in den meisten Fällen die Rotation des vierten Ventrikels um seine Längsachse zu erkennen (Abb. 29). Der Boden dieser Hirnkammer ist dabei zum Tumor hin gewendet. Selten kann ein Kleinhirnbrückenwinkeltumor sich soweit nach lateral und hinten entwickeln, daß der Aquädukt nicht nach hinten, sondern nur zur Seite verschoben wird. Es kann sogar ein Aquäduktknick entstehen, der dem bei Kleinhirnhemisphärentumoren gleicht.

VIII. Aquäduktstenosen

Der Einteilung von Zülch (1958) folgend, können die „primären" Aquäduktverschlüsse, bei denen das Lumen durch eine Mißbildung, ein entzündliches Gewebe oder einen Tumor örtlich verlegt wird, von den „sekundären" Verschlüssen getrennt werden. Die „sekundären" Verschlüsse durch Tumoren in der Nachbarschaft (z.B. der Pinealisgegend) oder Massenverschiebungen durch entfernt lokalisierte Tumoren sind teilweise an anderer Stelle abgehandelt worden und sollen hier nicht berücksichtigt werden.

Die folgende Zusammenstellung der verschiedenen Formen der Aquäduktstenose kann als Grundlage für die weitere Besprechung der ventrikulographischen Befunde dienen.

1. Aquäduktstenosen durch Mißbildung

a) *Die kongenitale Stenose*

Es handelt sich um eine abnorme Verengung des Lumens, ohne erhebliche proliferative Veränderungen des Ependyms bzw. der subependymalen Glia.

b) *Die Gabelung des Aquädukts*

Es bestehen zwei Lumina, von denen das eine, gefältelt und verengt, die Ventrikel verbindet, während das andere blind im Gewebe endet („Forking-aqueduct" von D. Russel, 1949).

c) *Die transversale Septumbildung*

Der Aquädukt wird an seinem rostralen oder kaudalen Ende von einer dünnen Membran abgeschlossen, die offenbar nicht auf entzündliche oder gliotische Vorgänge zurückgeht.

2. Aquäduktstenosen durch Entzündung

a) *Die akuten eitrigen Verschlüsse,*

z.B. bei Meningitis, Hirnabszeß, offener infizierter Hirnverletzung.

b) *Die Aquäduktgliose*

Zülch (1958) nimmt dafür in allen Fällen eine entzündliche Genese an.

3. Aquäduktstenosen durch Tumoren

Tumoren, die von der unmittelbaren Umgebung des Aquädukts ausgehen; meist Astrozytome und Spongioblastome, d.h. langsam wachsende Geschwülste.

Die ventrikulographischen Befunde bei Patienten mit Aquäduktstenose sind, wie bei der unterschiedlichen Ätiologie zu erwarten, sehr vielfältig. PAINE und MCKISSOCK (1955) unterscheiden vier Gruppen von Befunden:

- den partiellen Verschluß,
- den trichterförmigen Aquädukt,
- den kolbenförmigen Aquädukt,
- die Atresie des Aquädukts.

Die ersten drei Typen sollen pathognomonisch für einen nicht tumorösen Verschluß sein, jedenfalls wenn im a-p Bild keine seitliche Verlagerung besteht. SCHECHTER und ZINGESSER (1967) haben in ihrer Zusammenstellung von 88 Patienten mit Aquäduktstenosen verschiedener Ätiologie sogar sieben unterschiedliche Befunde beschrieben. Eine sichere Zuordnung des einzelnen Befundes zu den verschiedenen Arten der Aquäduktstenose ist nicht immer möglich. Ein membranöser, anlagebedingter Verschluß des Aquädukts ist allerdings meist durch den typischen ventrikulographischen Befund mit einer kolbenförmigen Auftreibung des Anfangsteils des Aquädukts zu erkennen (Abb. 31).

Allgemein läßt sich sagen, daß für den nicht tumorösen Verschluß eine massive Erweiterung der ersten drei Hirnkammern typisch ist. Auffällig erscheint dabei oft eine maximale Ausweitung des Recessus suprapinealis. Es kann in diesen Fällen sogar zu einer Ruptur der Ventrikelwand kommen. TORKILDSEN (1948) fand unter fünf Fällen von Ventrikelruptur bei Patienten mit Aquäduktstenose zweimal die Perforationsöffnung in der hinteren Wand des dritten Ventrikels; über einen weiteren Fall haben SCHECHTER und ZINGESSER (1967) berichtet. ZILKHA (1974) beschreibt zwei weitere Fälle, bei denen die Perforation in der Hinterwand des dritten Ventrikels durch Pantopaque-Ventrikulographie nachgewiesen werden konnte. Eine eigene Beobachtung (KUNZE, 1974) betrifft einen Patienten

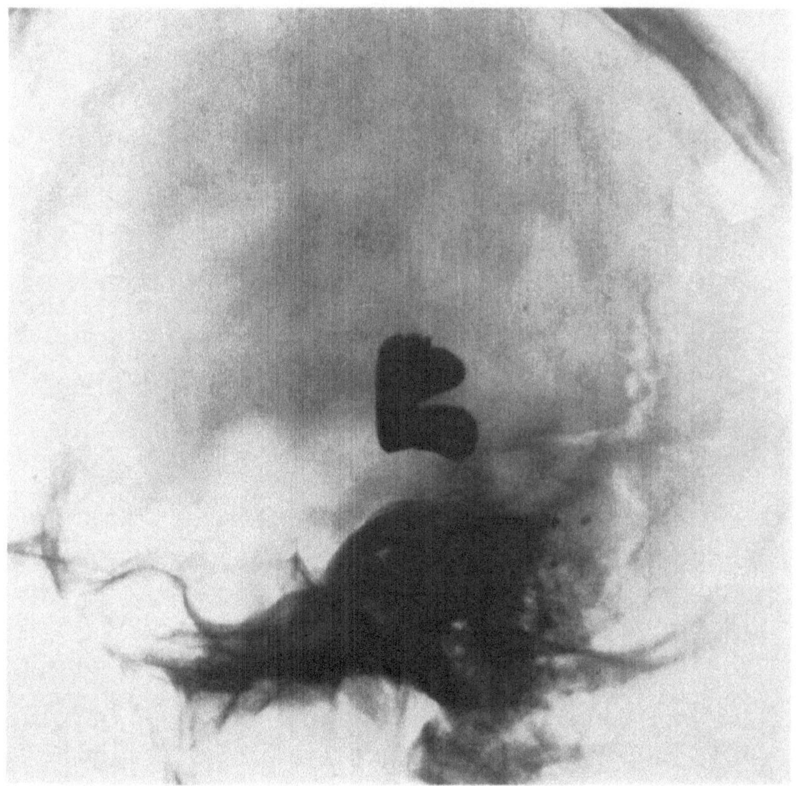

Abb. 31. Membranöser Verschluß am kaudalen Ende des Aquädukts (Duroliopaque)

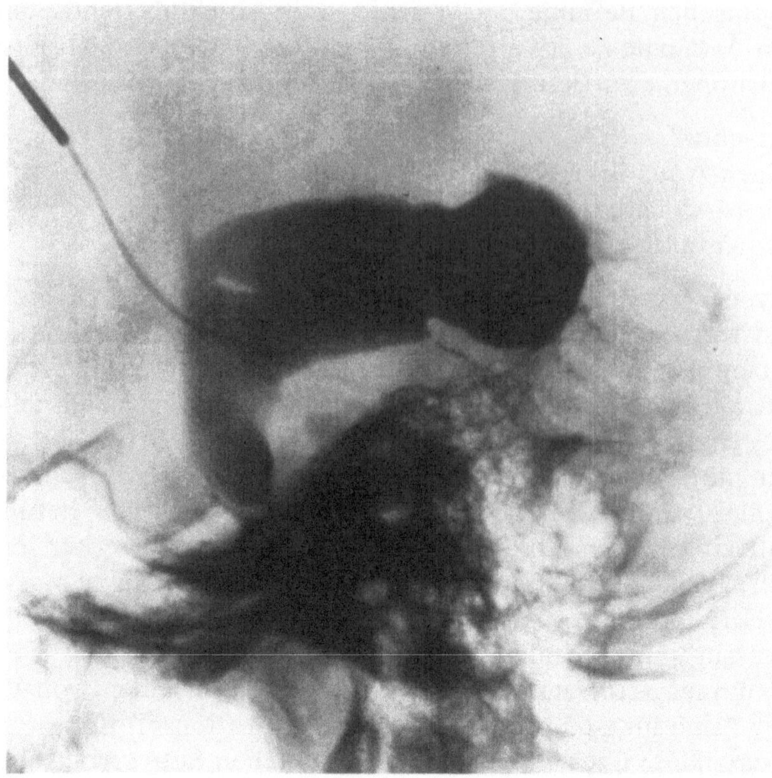

Abb. 32. Aquäduktstenose mit massiver Erweiterung des Recessus suprapinealis, aus dem sich Kontrastmittel in die Zisternen entleert

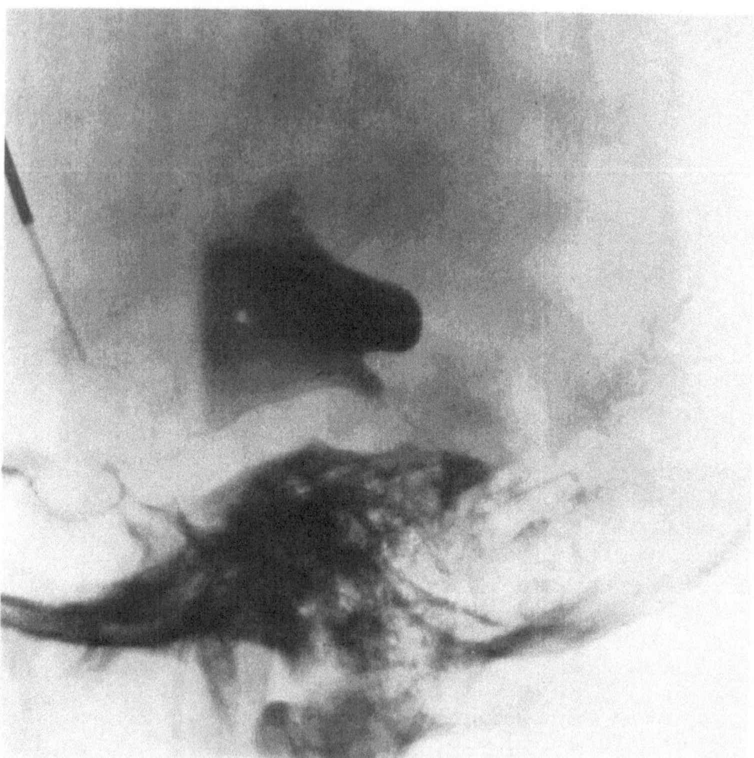

Abb. 33. Aquäduktstenose. Kolbenförmige Erweiterung des Anfangsteils des Aquädukts. Der kaudale Teil des Aquädukts ist fadendünn, wird aber durch das wasserlösliche Kontrastmittel noch dargestellt

mit einer entzündlich bedingten Aquäduktstenose. Während der Ventrikulographie war zu beobachten, wie sich das wasserlösliche Kontrastmittel aus dem erweiterten Recessus suprapinealis in die Zisternen entleerte (Abb. 32).

Für das therapeutische Vorgehen ist die Unterscheidung tumoröser und nicht tumoröser Aquäduktstenosen wichtig. In diesem Zusammenhang muß besonders auf Kaliberunregelmäßigkeiten des Aquädukts geachtet werden. Sie sprechen, auch bei fehlender Verlagerung, für das Vorliegen eines Tumors. Andererseits kann durch das Fehlen solcher Kaliberunregelmäßigkeiten ein Tumor nicht sicher ausgeschlossen werden. In Zweifelsfällen kann meist die Luft-Zisternographie weiterhelfen.

Bei der Verwendung von öligem Kontrastmittel, z.B. Jodesterverbindungen, sollten nach Feststellung einer Aquäduktstenose in jedem Fall nach längeren Zeitabständen Kontroll-Röntgenaufnahmen angefertigt werden, da oft einzelne Kontrastmitteltropfen nach mehreren Stunden die Engstelle noch passieren. Bei Verwendung wasserlöslicher Kontrastmittel wird die Engstelle leichter dargestellt, da diese Substanzen, wie der Liquor, häufig die Stenose noch passieren (Abb. 33), während Luft oder ölige Kontrastmittel das nicht vermögen. Schon Lysholm (1935) hat auf die Gefahr hingewiesen, daß ein für Liquor gerade noch durchgängiger Aquädukt durch das ölige Kontrastmittel plötzlich verstopft werden und es so zu einer akuten Hirndrucksteigerung kommen kann.

IX. Tumoren im hinteren Teil des dritten Ventrikels

Neben Ependymomen im dritten Ventrikel selbst handelt es sich meist um Geschwülste, die sich von der hinteren Wand des dritten Ventrikels her in sein Lumen vorwölben

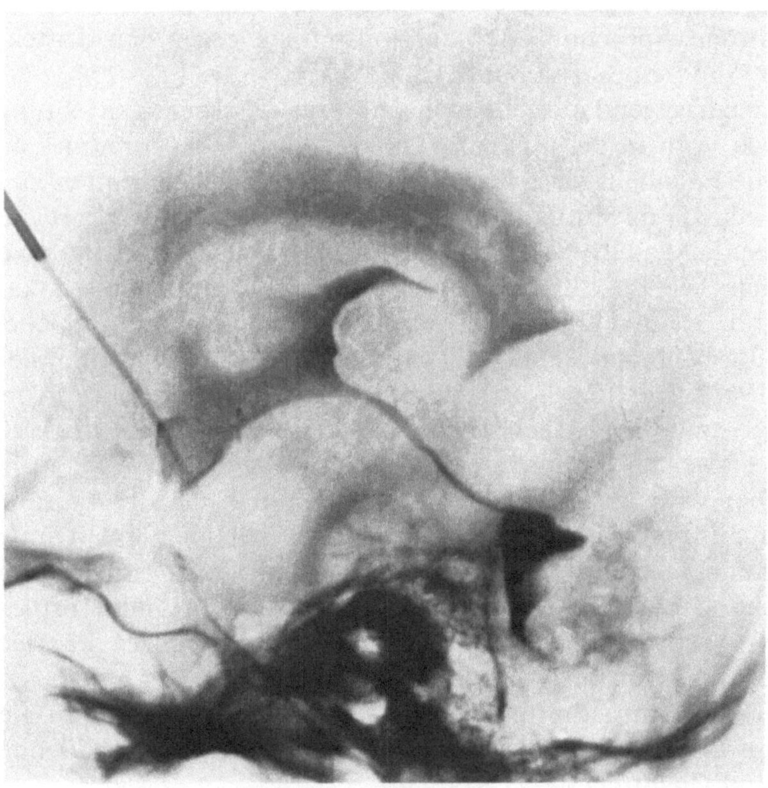

Abb. 34. Tumor der Pinealisregion (histologisch nicht verifiziert). Glatte Begrenzung des Tumors zum dritten Ventrikel

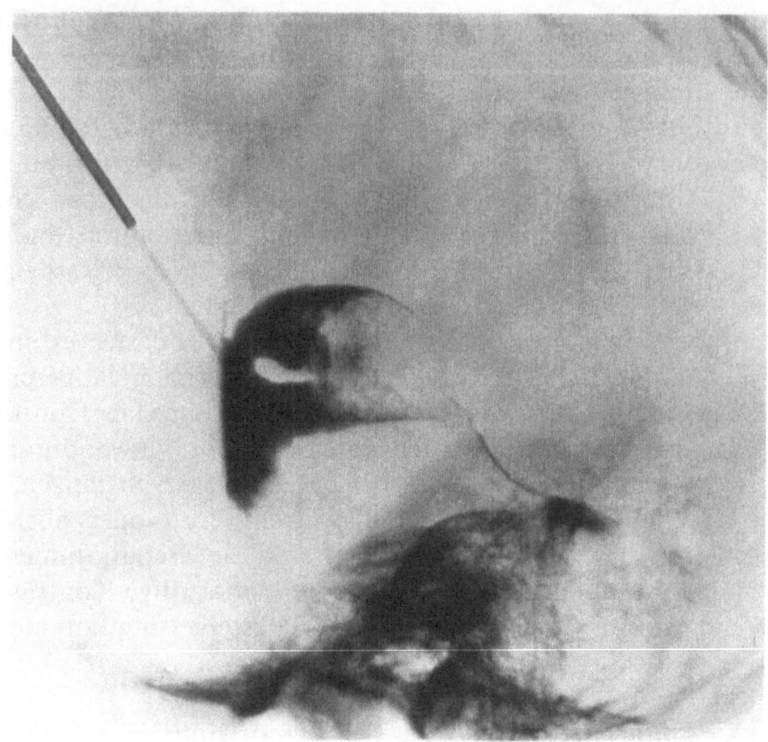

Abb. 35. Tumor der Pinealisregion (histologisch nicht verifiziert). Feinhöckerige Tumoroberfläche, Pseudorezessus

(Pinealome, Teratome, Spongioblastome). Von seitlich gegen den dritten Ventrikel können verschiedene Gliome des Thalamus vorwachsen.

Die von der Pinealisgegend ausgehenden Tumoren wachsen in Richtung des geringsten Widerstandes nach vorn in den dritten Ventrikel, da die Ausbreitung nach oben durch den Balken und die Falx behindert wird. Früher oder später kommt es zu einer Kompression des Aquädukts von oben und damit zur Liquorpassagestörung. Im seitlichen Ventrikulogramm führen die Geschwülste der Pinealis- und Vierhügelgegend zu einem Füllungsdefekt im hinteren Teil des dritten Ventrikels. Der Tumorschatten kann relativ glatt begrenzt sein (Abb. 34), nach vorn konvex, mit einfacher oder doppelter Kontur, oder er ist unregelmäßig begrenzt, zum Teil feinhöckerig (Abb. 35), zum Teil knotenförmig (Jennett et al., 1963). Der Recessus suprapinealis ist oft obliteriert (Abb. 35). Zwischen oberer Tumorbegrenzung und Dach des dritten Ventrikels kann jedoch ein spaltförmiger Raum entstehen und einen Pseudorezessus bilden (Twining, 1939).

Deutlich sichtbar wird im seitlichen Bild die Behinderung der Liquorpassage im Anfangsteil des Aquädukts (Abb. 35 und 36). Dabei scheinen die Tumoren mit glatter Oberfläche zu einer stärkeren Kompression des Aquädukts zu führen als die mit feinhökkeriger Oberfläche. Stellt sich der Aquädukt dar, erkennt man oft einen Knick am unteren Ende der Vierhügelplatte, der durch eine Kippung der Lamina quadrigemina durch den Tumordruck von oben hervorgerufen wird.

Solange nur wenig Kontrastmittel injiziert wurde, zeigt sich im sagittalen Strahlengang ein die Tumorkontur im hinteren Teil des dritten Ventrikels abbildendes, ringförmiges Kontrastmittelband (Pelotteneffekt, Abb. 36).

Bei den Pinealomen und den Medulloblastomen dieser Region kommt es häufig zur Bildung von Abtropfmetastasen, die oft im Recessus infundibuli lokalisiert sind. Ein

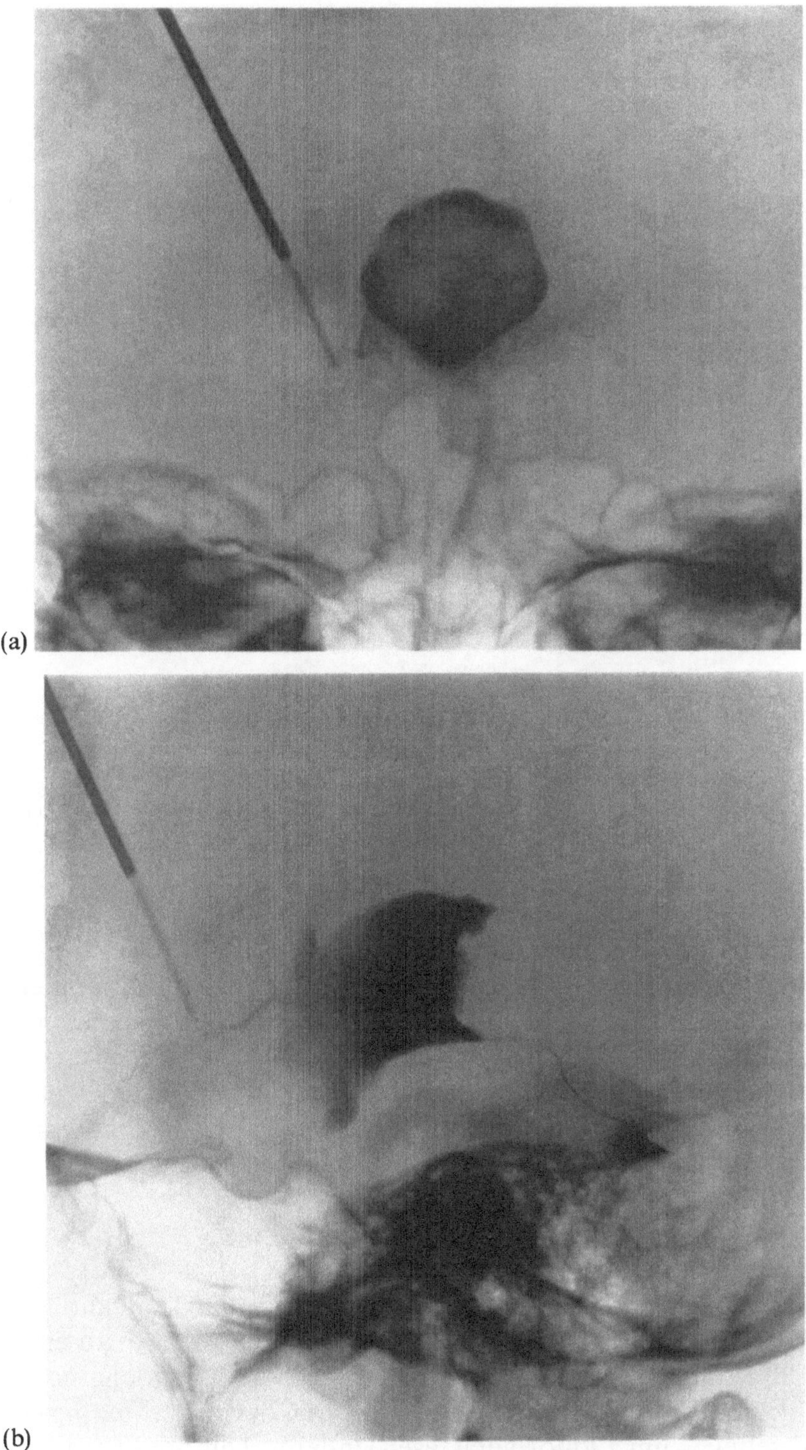

Abb. 36. Tumor der Pinealisgegend (histologisch nicht verifiziert). Abbildung der Tumorkontur auch im sagittalen Strahlengang (Pelotteneffekt)

Füllungsdefekt in diesem Bereich beim Vorliegen eines Pinealistumors darf deshalb nicht übersehen werden.

Die vom Thalamus ausgehenden Tumoren engen den dritten Ventrikel von der Seite her ein. Dabei kommt es häufig zum Verschluß des Aquädukts mit nachfolgendem Hydrozephalus.

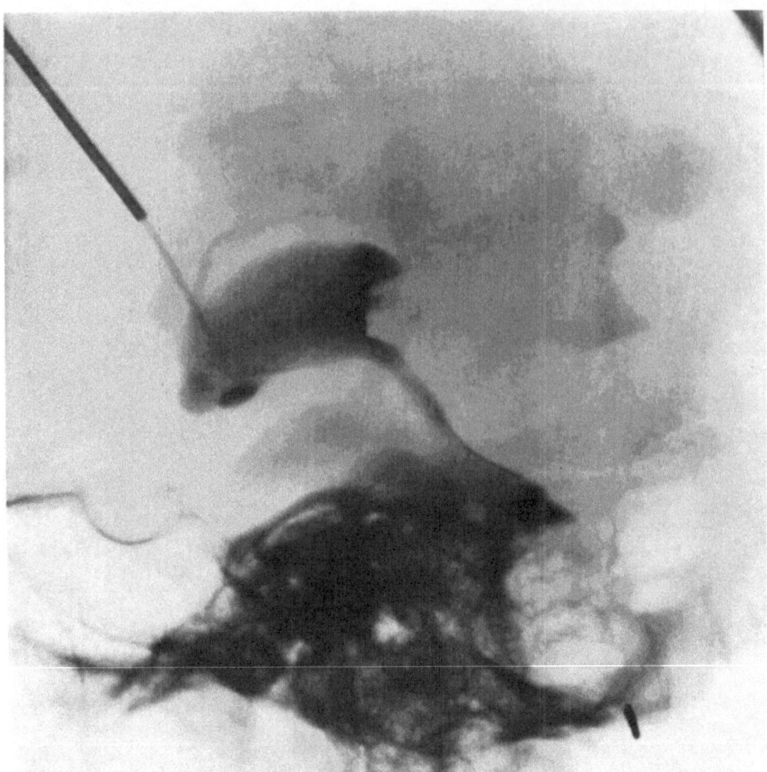

Abb. 37. Tumor der Pinealisgegend 18 Monate nach *Torkildsen*drainage und Röntgenbestrahlung (derselbe Patient wie Abb. 36). Deutliche Rückbildung des Tumors; die Liquorpassage ist wieder frei

Auf den Aufnahmen im sagittalen Strahlengang ist der dritte Ventrikel von der Seite her eingeengt und oft deutlich zur Gegenseite verschoben. Die Aufnahmen im seitlichen Strahlengang zeigen einen meist glatt begrenzten Kontrastmitteldefekt im hinteren Teil des dritten Ventrikels.

Bei den Pinealistumoren bieten die positiven Kontrastmittel eine gute Möglichkeit, den Effekt der ja heute meist üblichen Strahlenbehandlung zu kontrollieren (Abb. 37).

X. Supraselläre Tumoren

Die suprasellär gelegenen Geschwülste wachsen meist langsam und führen erst spät durch Störung der Liquorpassage im Bereich der Foramina Monroi zu einer Erweiterung der Seitenventrikel. Es handelt sich vorwiegend um Hypophysenadenome, Kraniopharyngeome, Spongioblastome des Hypothalamus bzw. des Chiasmas, Meningiome des Tuberculum sellae und seltener um Liquormetastasen anderer Tumoren (Zülch, 1961).

Supraselläre Tumoren führen zu einer Verlagerung des dritten Ventrikels nach rückwärts und aufwärts. Die Geschwulst selbst bildet eine Kontur im vorderen unteren Teil des dritten Ventrikels, wodurch die normale „Fischmaulform“ verloren geht (Abb. 38 und 39). Auch auf den Aufnahmen im sagittalen Strahlengang ist in den meisten Fällen die runde Kontrastmittelaussparung zu erkennen. Mit dem Katheter gelingt es oft, auch in einen nur noch spaltförmigen dritten Ventrikel vorzudringen und Kontrastmittel zu injizieren.

Kommt es in Rückenlage zu keiner ausreichenden Darstellung der Einzelheiten im vorderen Teil des dritten Ventrikels, wird der Patient mit liegendem Ventrikelkatheter

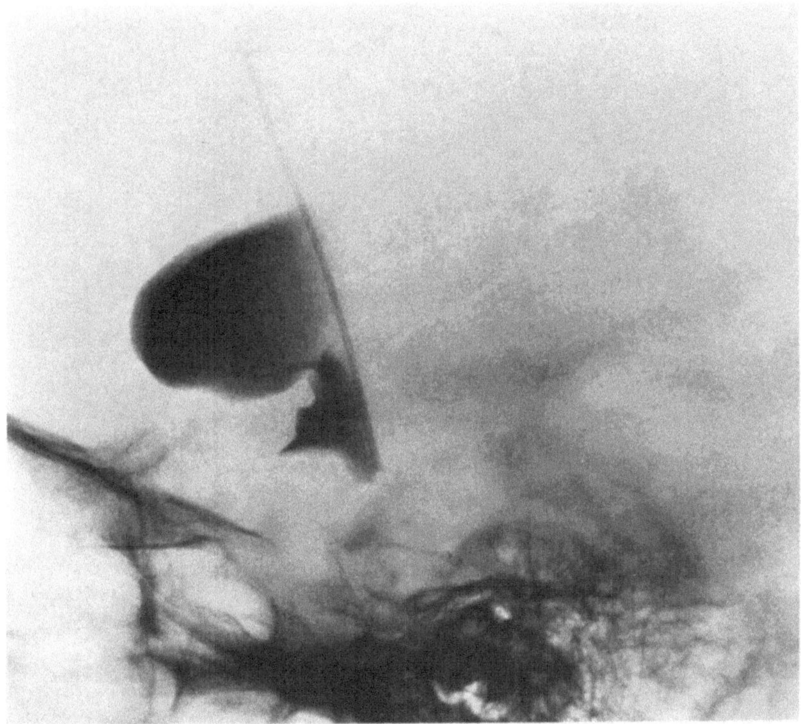

Abb. 38. Suprasellär entwickeltes Hypophysenadenom (chromophobes A.). Runde Tumorkontur im vorderen Teil des dritten Ventrikels

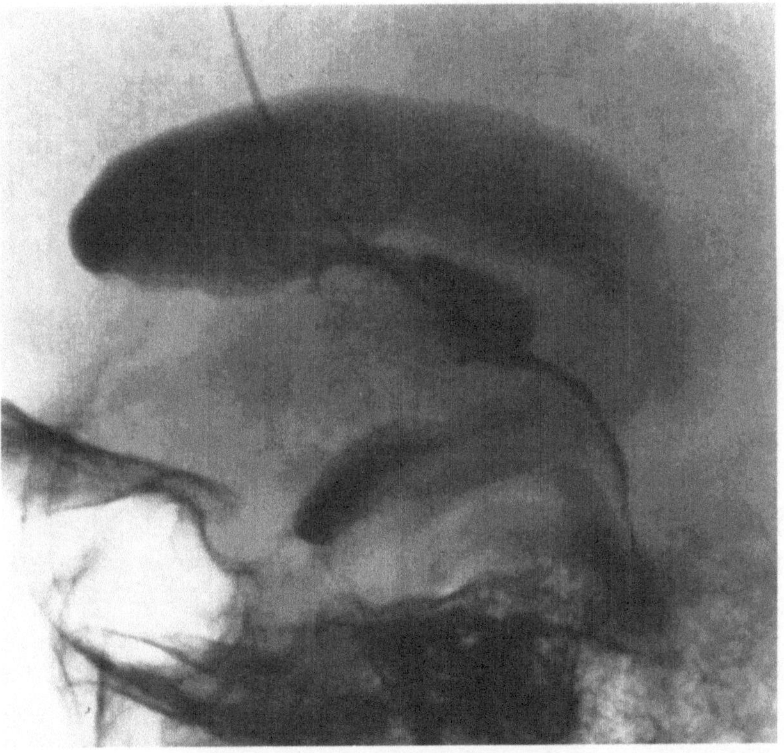

Abb. 39. Kraniopharyngeom mit Kompression des Foramen Monroi. Der dritte Ventrikel ist nach hinten verlagert, Tumorkontur erkennbar

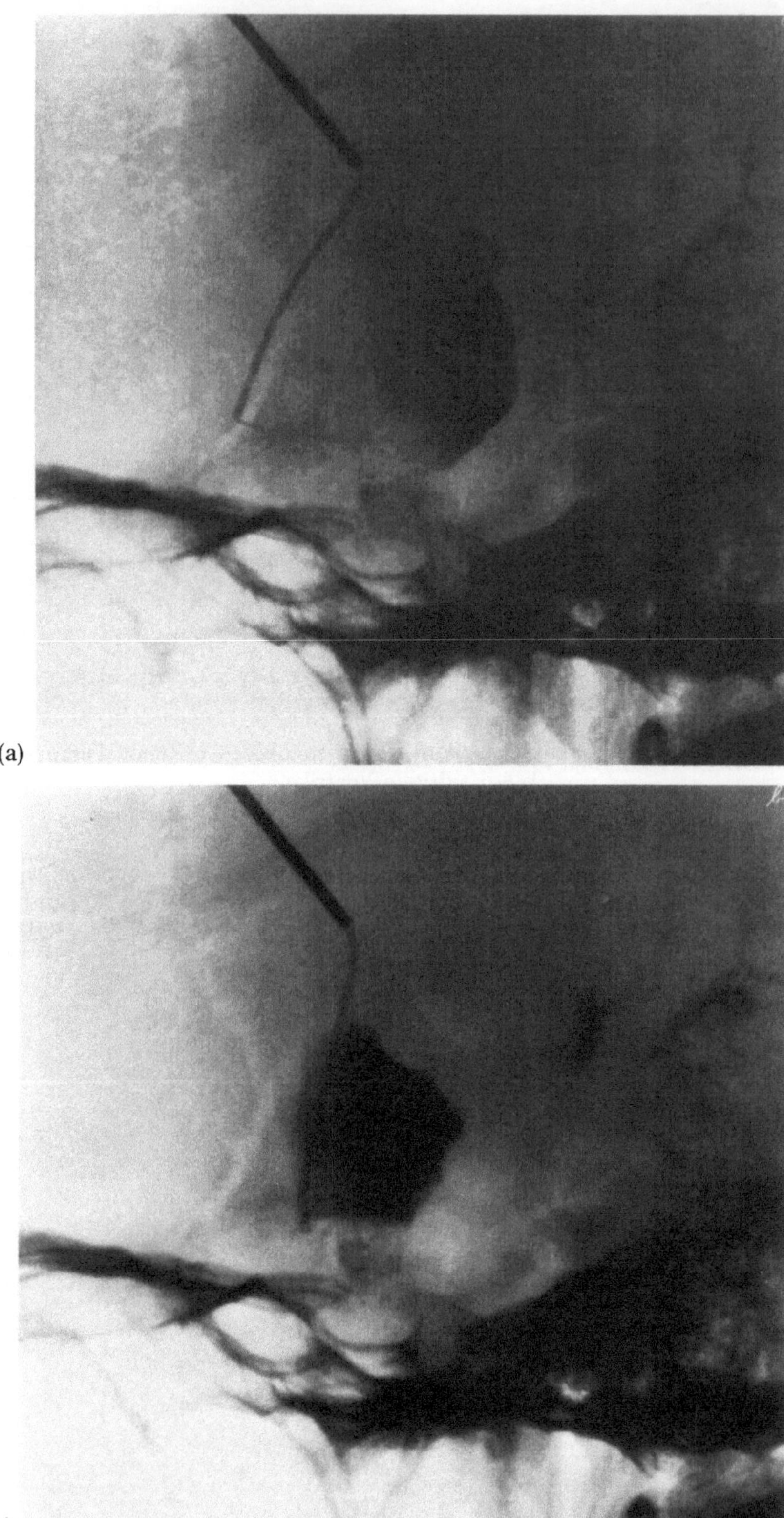

Abb. 40. Punktion der Zyste eines Kraniopharyngeoms bei der Ventrikulographie. Die Ausdehnung der Zyste wird nach Injektion von etwas Dimer-X erkennbar (a). Nach Aspiration von Zystenflüssigkeit und Kontrastmittel verkleinert sich die Zyste (b und c)

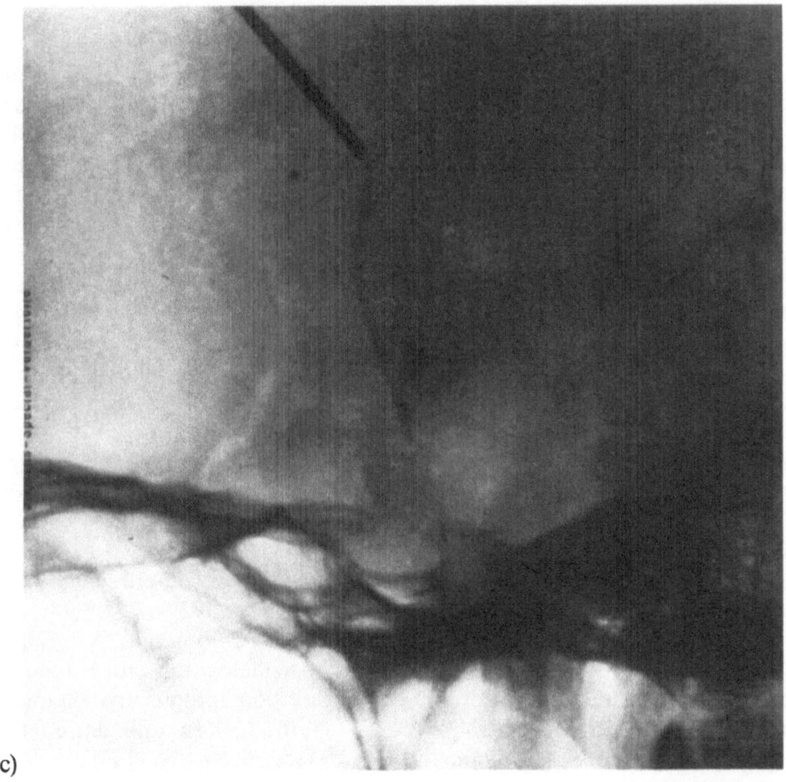

(c)

auf den Bauch umgelagert (Abb. 38). Durch Änderung der Kopfhaltung können alle interessierenden Ventrikelabschnitte dargestellt werden. In manchen Fällen gelingt es bei großen Kraniopharyngeomen, mit dem Katheter eine eventuell vorhandene Zyste zu perforieren. Nach Injektion von etwas Kontrastmittel wird der Zysteninhalt aspiriert, und die Verkleinerung der Tumorzyste kann unter Durchleuchtungskontrolle verfolgt werden (Abb. 40).

Literatur

AHLGREN, P.: Lumbale Myelographie mit Conray Meglumin 282. Fortschr. Röntgenstr. **111**, 270–276 (1969)

ALBRECHT, K.: Zur Röntgendiagnostik des 3. und 4. Ventrikels. Zbl. ges. Neurol. Psychiat. **64**, 715–721 (1932)

ALBRECHT, K.: Das Risiko bei neurochirurgischen Untersuchungsmethoden. Zbl. Chir. **21**, 2107–2113 (1956)

ALEXANDER, L., JUNG, T.S., LYMAN, R.S.: Colloidal thorium dioxide: its use in intracranial diagnosis and its fate on direct injection into brain and ventricles. Arch. Neurol. Psychiat. (Chic.) **32**, 1143–1158 (1934)

ALLEN, W.E., D'ANGELO, C.M.: Pulmonary oil embolization following pantopaque ventriculography in a patient with a ventriculovenous shunt. J. Neurosurg. **35**, 623–627 (1971)

ANDRIOLI, G.C., GALLIGIONI, F., MARIN, G., SALAR, G.: Further observations on ventriculography with water soluble contrast medium. A comparison with other ventriculographic methods. J. Neurosurg. Sci. **17**, 167–177 (1973)

ARCE, M.J.: Jodo-Ventriculographie Cérébrale. Bull. Soc. Nat. Chir. **58**, 786–793 (1932)

ARNELL, S.: Encephalography with solution of contrast salt. Acta radiol. (Stockh.) **13**, 43–50 (1932)

AYER, J.B., MIXTER, W.J.: Radiography following the injection of iodopin into the spinal subarachnoid space. Arch. Neurol. Psychiat. **11**, 499–500 (1924)

AZAMBUJA, N., INIGUEZ, R.A., SANDE, M.T., GUELFI,

A.G.: Central ventriculography. Acta neurol. lat.-amer. **2**, 58–64 (1956)

Babbini, R.J., Barcelone, R., Albertengo, J.B.: Tumores del tercer ventriculo. Rev. Argent. Neu. Psiquiat. **9**, 207–259 (1944)

Backmund, H., Decker, K.: Ventrikulographie mit positiven Kontrastmitteln. Fortschr. Röntgenstr. **99**, 173–179 (1963)

Balado, M.: Radiografia del tercer ventriculo mediante la inyeccion intraventricular de lipiodol. Arch. argent. neurol. **2**, 69–77 (1928)

Balado, M., Carillo, R.: Estudio comparativo de los modernos métodos de diagnostico neuroquirúrgico. Resultados de la yodoventriculografia. Sem. méd. (B.Aires) **10**, 717–734 (1935)

Balado, M., Morea, R., Dondau, C.: La radiografia del tercer ventriculo. Bol. Inst. clin. quir. (B.Aires) **2**, 603–610 (1926)

Barke, R.: Röntgenkontrastmittel. Chemie – Physiologie – Klinik. Leipzig: VEB Georg Thieme 1970

Bauer, K.H.: Thorotrast und Krebsgefahr. Chirurg **15**, 204–207 (1943)

Bauer, K.H.: Über Thorotrastschäden und Thorotrastsarkomgefahr. Chirurg **19**, 387–389 (1948)

Becker, H., Radtke, F.: Eine Methode zur willkürlich steuerbaren Luftfüllung der Ventrikel bzw. peripheren Liquorräume. Nervenarzt **20**, 442–455 (1949)

Bergeron, R.T., Rumbaugh, C.L., Fang, H., Cravioto, H.: Experimental pantopaque arachnoiditis in the monkey. Radiology **99**, 95–101 (1971)

Bering, E.A.: Notes on the retention of pantopaque in the subarachnoid space. Amer. J. Surg. **80**, 455–458 (1950)

Bingel, A.: Encephalographie, eine Methode zur röntgenographischen Darstellung des Gehirns. Fortschr. Röntgenstr. **28**, 205–217 (1921)

Bingel, A.: Zur Technik der intralumbalen Lufteinblasung, insbesondere zum Zwecke der Encephalographie. Dtsch. med. Wschr. **37**, 1492–1493 (1921)

Bingel, A.: Todesfälle nach Gaseinblasungen in den Lumbalkanal, bzw. in die Gehirnventrikel. Med. Klinik 637–640 (1923)

Bingel, A.: Encephalographische Erfahrungen. Zschr. Neurol. Psychiat. **114**, 323–475 (1928)

Bland, J.E., Clark, K.: Experience with positive contrast ventriculography. Amer. J. Roentgenol. **101**, 147–151 (1967)

Bohn, S.S.: The reactions of patients to encephalography. An analysis of one thousand consecutive cases. Bull. neur. Inst. N.Y. **6**, 540–568 (1937)

Borsinger, G.: Die cerebrospinale Lipiodol- resp. Jodipinschädigung nach Myelographie. Dissertation Zürich (1945)

Botton, J., Meredith, J.M.: Inadvertent catheterization of entire ventricular system by way of a lateral ventricle (anterior horn). Amer. J. Roentgenol. **84**, 467–471 (1960)

Braband, H., Lessmann, H.D., Wenker, H.: Experimentelle Untersuchungen über die Elimination und Neurotoxizität eines neuen, wasserlöslichen Kontrastmittels zur lumbosakralen Myelographie. Radiologe **12**, 66–68 (1972)

Braband, H., Wenker, H., Groth, W., Kostadinow, G., Ciarkowski, J., Lessmann, H.D.: Klinische Prüfung eines neuen wasserlöslichen Kontrastmittels zur lumbosakralen Myelographie. Fortschr. Röntgenstr. **115**, 609–614 (1971)

Brandt, M.: Über Jodöl-Ablagerungen am Großhirn. Fortschr. Röntgenstr. **47**, 463–467 (1933)

Braun, W.: Ventrikulographie mit isolierter Luftfüllung der medialen Hirnkammern. Neurochirurgia **13**, 41–44 (1970)

Brenner, H.: Die Neurochirurgische Universitätsklinik Wien. Wien. Med. Wschr. **47**, 820–823 (1970)

Brown, H.A., Carr, J.L.: The effect of lipiodol in the subarachnoid space. Surg. Gynec. Obst. **68**, 945–951 (1939)

Bruskin, J., Propper, N.: Experimentelle Myelo-Encephalographie an Hunden und über den Einfluß von Jodipin und Lipiodol auf das Rückenmark, Gehirn und dessen Häute. Z. ges. exp. Med. **75**, 34–55 (1931)

Bull, J.: The indications, contra-indications and possible dangers of positive contrast ventriculography. J. belge Radiol. **50**, 117–120 (1967)

Bull, J.W.D.: Positive contrast ventriculography. Acta radiol. (Stockh.) **34**, 253–268 (1950)

Bull, W.D.: The Robert Wartenberg memorial lecture. The volume of the cerebral ventricles. Neurology **11**, 1–9 (1961)

Calabro, A.: Ventriculographie gazeuse du III ème ventricule de l'aqueduc et du IV ème ventricule. Acta radiol. Diagn. **9**, 154–159 (1969)

Calderon-Gonzales, R.: Emulsified Contrast Ventriculography in Hydrocephalus. J. Neurosurg. **27**, 246–249 (1967)

Campbell, R.L., Campbell, J.A., Heimburger, R.F., Kalsbeck, J.E., Mealey, J.Jr.: Ventriculography and myelography with absorbable radiopaque medium. Radiology **82**, 286–289 (1964)

Carillo, R.: La Radiografia del cuarto Ventriculo. Le Sem. méd. espan. **38**, 719–733 (1931)

Carillo, R.: Yodoventriculografia. Fosa posterior. Buenos Aires: Frascoli u. Bindi 1937

Castorina, G., Severini, P.: Über technische und diagnostische Probleme der Pneumencephalographie und Ventrikulographie bei Tumoren der hinteren Schädelgrube. Fortschr. Röntgenstr. **86**, 216–221 (1957)

Childe, H.E.: Ventriculographic examination of the aqueduct of Sylvius and fourth ventricle. Acta Radiol. **40**, 211–219 (1953)

Clar, H.E., Bock, W.J., Fiebach, O.: Vergleich positiver und negativer Kontrastmittel zur Darstellung des 3. und 4. Ventrikels. Fortschr. Röntgenstr. **121**, 153–158 (1974)

CLARK, R.G., MILHORAT, T.H., STANLEY, W.C., DI CHIRO, G.: Experimental pantopaque ventriculography. J. Neurosurg. **34**, 387–395 (1971)

CONFORTI, P., MINGRINO, S., RAVASINI, R.: La ventriculografia con contrasta opaco (Myodil) emulsionato. Minerva neurochir. **9**, 102–111 (1965)

CORADDU, M., NAPOLEONE, F.: Considerazioni sulla iodoventriculografia nella diagnosi delle lesioni della fossa posteriore e della linea mediana. Minerva radiol. **13**, 125–130 (1968)

CORNELIS, G., DEREYMAEKER, A.: L'iodoventriculographie dans les affections de la fosse postérieure. Acta radiol. Diagn. **1**, 828–835 (1963)

CORRALES, M.: A technique for selective ventriculography. Acta radiol. Diagn. **14**, 513–521 (1973)

CORRALES, M., GREITZ, T.: Fourth ventricle. I. A morphologic and radiologic investigation of the normal anatomy. Acta radiol. Diagn. **12**, 113–133 (1972)

CORRALES, M., GREITZ, T.: Fourth ventricle. II. Tumours of the cerebellum. Acta radiol. Diagn. **12**, 241–270 (1972)

DANDY, W.E.: Ventriculography following the injection of air into cerebral ventricles. Ann. Surg. **68**, 5–11 (1918)

DANDY, W.E.: Roentgenography of the brain after injection of air into the cerebral ventricles. Ann. Surg. **70**, 397–403 (1919)

DAVIDOFF, L.M., EPSTEIN, B.S.: The abnormal pneumencephalogram. Philadelphia: Lea and Febiger Verl. 1950

DAVIES, L.: Effects of unabsorbed radiographic contrast media and the central nervous system. Lancet **271**, 747–748 (1956)

DAVIS, L., HAVEN, H.A., STONE, T.T.: The effect of injections of iodized oil in the spinal subarachnoid space. J. amer. med. Ass. **94**, 772–777 (1930)

DECKER, K.: Verbesserungen der Gasencephalographie. Fortschr. Röntgenstr. **112**, 48–55 (1970)

DECKER, K., BACKMUND, H.: Pädiatrische Neuroradiologie. Stuttgart: Thieme 1970

DELLEN, J.R.VAN, LIPSCHITZ, R.: Meglumine iocarmate (Dimer-X) ventriculography. Clin. Radiol. **24**, 449–452 (1973)

DEMIREL, T.F.: Pantopaque-Ventrikulographie bei raumfordernden Prozessen der hinteren Schädelgrube. Diagnostik **4**, 169–171 (1971)

DENSTAD, T.: The resorption of abrodil in myelography. Acta Radiol. **32**, 428–434 (1949)

DI CHIRO, G.: An atlas of detailed normal pneumencephalographic anatomy. Springfield, Illinois: Charles C. Thomas 1961

DILENGE, D., DAVID, M., TALAIRACH, J.: A propos des indications et de la technique de l'iodoventriculographie. Neuro-chir. **6**, 347–355 (1960)

DOGLIOTTI, A.M.: Ventriculografia cerebrale diretta per via transorbitale. Boll. Soc. Piemont. Chir. **3**, H.2 (1933)

DORLAND, P., BILLET, R., STERKERS, J.M.: La cisternographie lipiodolée dans le diagnostic des tumeurs de l'angle ponto-cérébelleux. J. Radiol. Electrol. **48**, 295–298 (1967)

DOWLING, J.L., BLEASEL, K.F., CAHILL, B.P., MILLER, O.: Positive Contrast Ventriculography. Aust. N.Z.J. Surg. **27**, 139–145 (1957)

DRESSLER, W., ALBRECHT, K.: Darf die subokzipitale Enzephalographie bei Hirndruckzuständen angewendet werden? Zbl. Neurochir. **16**, 85–92 (1956)

DÜRWALD, W., SCHMIDT, R.M.: Beitrag zur Myelographie und deren Komplikationen. Ärztl. Wochenschrift **9**, 932–935 (1954)

DUPUY, J.P., OLIVIER, J.P., POMPOM, J.P., PFEFFERKORN, J.P.: Notre expérience de la ventriculographie avec Dimer-X. Rev. méd. Limoges **5**, 97–100 (1974)

DYES, O.: Das Röntgenbild der 3. und 4. Hirnkammer. Fortschr. Röntgenstr. **50**, 230–246 (1934)

DYKEN, M.: Pneumencephalography with direct injection and positional directing of air. J. Neurosurg. **16**, 99–106 (1959)

EARLY, C.B., SAYERS, M.P.: Pantopaque Ventriculography in Infants with Myelomeningocele. J. Neurosurg. **22**, 474–480 (1965)

EBAUGH, F.G., MELLA, H.: Lipiodol in the localization of spinal lesions. II. The local and systemic effects of the injection of lipiodol into the subarachnoid space. Amer. J. med. Sci. **172**, 117–123 (1926)

ELSBERG, C.A., SILBERT, S.: The ventricular system. Its relation to the cerebellum: ventriculographie and other ventricular evidence in the recognition of cerebellar disease. Arch. Neurol. Psychiat. **19**, 546–616 (1928)

EPSTEIN, B.S.: The Evacuation of Pantopaque from the lumbar Spinal Canal by Siphon Action. Radiology **83**, 472–475 (1964)

EPSTEIN, B.S., EPSTEIN, J.A.: The cineroentgenographic observation of pantopaque intravasation during myelography. Amer. J. Roentgenol. **94**, 576–579 (1965)

EPSTEIN, B.S., EPSTEIN, J.A.: Syphonage technique for removal of pantopaque. Acta radiol. diagn. **5**, 1007–1012 (1966)

ERICKSON, T.C., BAAREN, H.J.VAN: Late meningeal reaction to ethyl iodophenylundecylate used in myelography; report of case that terminated fatally. J. amer. med. Ass. **153**, 636–639 (1953)

FALK, B.: Encephalography in cases of intracranial tumour. Acta radiol. (Stockh.) **40**, 220–233 (1953)

FEINGOLD, A., ELAM, J.O., DOBBEN, G.D.: Severe muscle spasms after visualization of a subarachnoid catheter. J. amer. med. Ass. **221**, 879–880 (1970)

FERGUSON, L.: Filling patterns in contrast ventriculography. J. Neurol. Neurosurg. Psychiat. **37**, 449–454 (1974)

Ferry, D.J., Gooding, R., Standefer, J.C., Wiese, G.M.: Effect of Pantopaque myelography on cerebrospinal fluid fractions. J. Neurosurg. **38**, 167–171 (1973)

Fink, M., Vogelsang, H.: Experience with Dimer-X-ventriculography. Neuropädiatrie **6**, 339–346 (1975)

Fischbach, R., Harrer, G., Mösl, H.: Renale Kontrastmittelausscheidung (Äthyl-Jodophenylester) nach Myelographie bei Sperrliquor. Acta Neurochir. **19**, 261–268 (1968)

Fischer, D.E.: Neurotoxicität von Röntgenkontrastmitteln. Radiologe **10**, 485–488 (1970)

Fisher, R.L.: An Experimental Evaluation of Pantopaque and Other Recently Developed Myelographic Contrast Media. Radiology **85**, 537–545 (1965)

Floyd, H.L., Pribram, H.F.W., Velo, A.G.: Primary cerebrospinal fluid fistula. Amer. J. Roentgenol. **110**, 88–91 (1970)

Flügel, F.E.: Beitrag zur Encephalographie bei Tumoren der hinteren Schädelgrube. Z. ges. Neurol. Psychiat. **115**, 551–566 (1928)

Forestier, J.: L'huile iodée en pratique radiologique. Paris méd. **51**, 377–383 (1924)

Fried, H., Skrzypczak, J.: Kontrastmittelspätschaden nach Pantopaque-Myelographie. Nervenarzt **38**, 322–324 (1967)

Fullenlove, T.M.: Venous intravasation during myelography. Radiology **53**, 410–412 (1949)

Funkquist, B., Obel, N.: Effect at the spinal cord of subarachnoid injection of water-soluble contrast medium. Acta radiol. (Stockh.) **56**, 449–465 (1961)

Garcia Oller, J.L.: Axial encephalography, contrast ventriculography and myelography. J. Neurosurg. **19**, 173–176 (1962)

Gass, H.: Pantopaque anterior basal cisternography of the posterior fossa. Amer. J. Roentgenol. **90**, 1197–1204 (1963)

Geile, G.: Indikationen zur Ventrikulographie mit positiven Kontrastmitteln. Beitr. Neurochir. Heft **13**, 173–179 (1966)

Geile, G.: Form- und Lageveränderungen des hinteren III. Ventrikels und oberen Aquädukts im Pantopaque-Ventrikulogramm. Radiologe **9**, 22–23 (1969)

Geile, G.: Seriographische Untersuchungen mit der zentralen Jod-Ventrikulographie bei Tumoren der hinteren Schädelgrube. Radiologe **9**, 499–502 (1969)

Geile, G.: Erfahrungen mit der Conray-Ventrikulographie. Radiologe **11**, 5–7 (1971)

Geile, G., Spring, A.: Early reactions in the walls of the third ventricle after experimental Pantopaque application. Acta Neurochir. Wien **20**, 221 (1969)

Geller, G.: Komplikationen bei der lumbalen Myelographie mit Conray 282 (Contrix 28). Fortschr. Röntgenstr. **114**, 568–569 (1971)

Ginsburg, L.B., Skorneck, A.B.: Pantopaque pulmonary embolism. A complication of myelography. Amer. J. Roentgenol. **73**, 27–31 (1955)

Glasauer, F.E.: Pantopaque ventriculography its diagnostic and prognostic value. J. Canad. Ass. Radiol. **16**, 125–131 (1965)

Goette, K.: Über die Darstellung des Encephalogramms und seine Grenzen des Normalen und Pathologischen. Dtsch. Zschr. Nervenheilk. **110**, 9–66 (1929)

Golman, K.: Excretion of metrizamide. III. An experimental investigation in rabbit after suboccipital. Acta radiol. Suppl. **335**, 264–267 (1973)

Gonsette, R.: An Experimental and Clinical Assessment of Water-Soluble Contrast Medium in Neuroradiology. A new Medium – Dimer X. Clin. Radiol. **22**, 44–56 (1971)

Gonsette, R.: Biologic tolerance of the central nervous system to metrizamide. Acta radiol. Suppl. **335**, 25–44 (1973)

Gonsette, R., Andre-Balisaux, G.: Utilisation des produits de contraste hydrosolubles en neuroradiologie. Acta radiol. Diagn. **9**, 49–53 (1969)

Gonsette, R., Dereymaeker, A., Hou, H., Cornelis, G.: L'iodoventriculographie. I. Technique, indications, images normales. Acta neurol. belg. **58**, 778–796 (1958)

Gonsette, R., Andre-Balisaux, G.: Etude experimentale et clinique de la tolérance des capillaires cérébraux pour une nouvelle substance de contraste (sels de l'acide ioxithalamique). Acta Radiol. Diagn. **8**, 535–546 (1969)

Gonsette, R., Andre-Balisaux, G.: Etude expérimentale et clinique de quelques produits de contraste hydrosdubles en vue de leur utilisation pour la radiculographie, la myélographie et la ventriculographie. J. Radiol. Electrol. **51**, 19–28 (1970)

Gonzales-Cornejo, S.: Conray ventriculography in the diagnosis of intraventricular and posterior fossa lesions. J. Neurosurg. **34**, 405–407 (1971)

Grainger, R.G., Lorber, J.: Development of ventricular diverticula following ventricular puncture in hydrocephalic infants. Acta radiol. Diagn. **1**, 569–576 (1963)

Grainger, R.G., Gumpert, J., Sharpe, D.M., Carson, J.: Water soluble lumbar radiculography. A clinical trial of Dimer-X – a new contrast medium. Clin. Radiol. **22**, 57–62 (1971)

Greitz, T.: Tumours of the quadrigeminal plate and adjacent structures. Acta radiol. Diagn. **12**, 513–538 (1972)

Grepe, A.: Cisternography with the nonionic water-soluble contrast medium metrizamide. Acta radiol. **16**, 146–160 (1975)

Grepe, A., Widen, L.: Neurotoxic effect of intracranial subarachnoid application of metrizamide and meglumine iocarmate. Acta radiol. Suppl. **335**, 102–118 (1973)

Guerbet, M., Cheymol, G., Tilly, G., Perec, J.: Produits de contraste en radiologie vasculaire presentation d'un nonveau produit. J. Radiol. Electrol. **51**, 512–516 (1970)

GUTHKELCH, A.N., ZIERSKI, J., FERNANDEZ-SERRATS, A.A., CHATTERJEE, S.P.: Ventriculography with Meglumine Iothalamate. Neuroradiology **6**, 32–38 (1973)

HALABURT, H., LESTER, J.: Leptomeningeal changes following lumbar myelography with water-soluble contrast media (meglumine iothalamate and methiodal sodium). Neuroradiology **5**, 70–76 (1973)

HAMPL, F., NADJMI, M., SCHALTENBRAND, G.: Über eine praktische Methode zur Entfernung von Kontrastmitteln aus dem Spinalkanal. Fortschr. Röntgenstr. **96**, 220–222 (1962)

HANDA, J., HANDA, H.: Methylglucamine iothalamate 60 per cent for cerebral ventriculography. Amer. J. Roentgenol. **107**, 631–636 (1969)

HASTINGS-JAMES, R.: The Anatomy of the Posterior Fossa in Relation to Positive Contrast Cisternography. Radiology **92**, 1065–1072 (1969)

HAYES, C.W., FOSTER, J.H., SEWELL, R., KILLEN, D.A.: Experimental evaluation of concentrated solutions of iothalamic acid derivates as angiographic contrast media. Amer. J. Roentgenol. **97**, 755–761 (1966)

HEIMBURGER, R.F., CAMPBELL, R.L., KALSBECK, J.: Water soluble positive contrast media for ventriculography. Philadelphia, Pa.: H. Cushing Soc. Meet. 1963

HEIMBURGER, R.F., CAMPBELL, R.L., KALSBECK, J.E., MEALEY, J. JR., GOODELL, C.L.: Positive contrast cerebral ventriculography using water soluble media. I. Animal studies. Confinia neurol. (Basel) **28**, 97–116 (1966)

HEIMBURGER, R.F., KALSBECK, J.E., CAMPBELL, R.L., MEALEY, J. JR.: Positive contrast cerebral ventriculography using water soluble media. Clinical evaluation of 102 procedures using methylglucamine iothalamate 60%. J. Neurol. Neurosurg. Psychiat. **29**, 281–290 (1966)

HEMPEL, K.H., ZEITLER, E.: Histologische Veränderungen bei Myelographie mit positiven Kontrastmitteln. Radiologe **5**, 508–512 (1965)

HEPPNER, F.: Air embolism eight hours after ventriculography. Acta Radiol. **38**, 294–298 (1952)

HILAL, S.K., TOOKOIAN, H., WOOD, E.H.: Displacement of the aqueduct of sylvius by posterior fossa tumors. Acta radiol. Diagn. **9**, 167–182 (1969)

HINDMARSH, T., GREPE, A., WIDEN, L.: Metrizamide-Phenothiazine interaction. Report of a case with seizures following myelography. Acta Radiol. **16**, 129–134 (1975)

HINKEL, C.L.: Entrance of pantopaque into venous system during myelography. Amer. J. Roentgenol. **54**, 230–233 (1945)

HIRSCH, C., ROSENCRANTZ, M., WICKBOM, I.: Lumbar Myelography with water-soluble contrast media. Acta Radiol. (Diagnosis) **8**, 54–64 (1969)

HITCHCOCK, E., DINAKAR, I.: Cisternal myelography using Conray. J. Neurol. Neurosurg. Psychiat. **36**, 877–878 (1973)

HOERLEIN, B.F., PETTY, M.F.: Contrast encephalography and ventriculography in the dog-preliminary studies. Amer. J. vet. Res. **22**, 1041–1056 (1961)

HORRAX, G., WYATT, J.P.: Ectopic pinealomas in the chiasmal region. J. Neurosurg. **4**, 309–326 (1947)

HORWITZ, N.H.: Positive contrast ventriculography. – A Critical Evaluation. J. Neurosurg. **13**, 300–311 (1956)

HOSHINO, N.: Positive contrast ventriculography. Hiroshima J. med. Sci. **10**, 29–38 (1961)

HOU, H., CORNELIS, G., GONSETTE, R., DEREYMAEKER, A.: L'iodoventriculographie. II. Le diagnostic radiologique. Acta neurol. belg. **58**, 797–809 (1958)

HOVIND, K.H., SORTLAND, O., HAUGLIE-HANSSEN, E.: Water soluble contrast media for ventriculography. Internat. Soc. Paed. Neurosurg. 2nd Scientific Meeting, London: Sept. 12–14, 1974

HOVIND, K.H., NORDVIK, A.: Dimer-X ventriculography in children. Progress in paediatric neurosurgery. Ed. by K.A. BUSHE, O. SPOERRI, J. SHAW. S. 284–287, Stuttgart: Hippokrates-Verlag 1974

HOWLAND, W.J., CURRY, J.L.: Pantopaque-Arachnoiditis. Acta radiol. Diagn. **5**, 1032–1041 (1966)

HOWLAND, W.J., CURRY, J.L., BUTLER, A.K.: Pantopaque Arachnoiditis: Experimental Study of Blood as a Potentiating Agent. Radiology **80**, 489–491 (1963)

HUBER, P.: Iatrogene Schädigungen in der Neuroradiologie. Ther. Umschau **27**, 374–378 (1970)

HUGHES, R.: Chronic changes in the central nervous system following thorotrast ventriculography. Proc. roy. Soc. Med. **46**, 191–195 (1953)

HURTEAU, E.F., BAIRD, W.C., SINCLAIR, E.: Arachnoiditis following the use of iodized oil. J. Bone J. Surg. **36** A, 393–400 (1954)

IIZUKA, J.: Zerebraldiagnostik und Zerebraltopometrie. Isolierte Darstellung des 3. und 4. Ventrikels mittels Conray 60. Fortschr. Med. **90**, 1109–1113 (1972)

ISAMAT, F., MIRANDA, A.M., BARTUMEUS, F.: Ventriculosériographie cérébrale avec contraste positif hydrosoluble (Iothalamat de methylglucamine). Neuro-chir. **16**, 577–585 (1970)

ISERMANN, H., HAUPT, R.: Zur Häufigkeit des erweiterten Recessus suprapinealis im Pneumencephalogramm. Nervenarzt **45**, 266–269 (1974)

JACKSON, J.D., WHEELER, J.E.: Positive contrast ventriculography. South. Med. J. **62**, 1350–1352 (1969)

JACOBAEUS, H.C., NORD, F.: Air and lipiodol as contrast agents for roentgen diagnosis within the central nervous system. Acta radiol. (Stockh.) **3**, 367–382 (1924)

Jäger, R.: Irritating effect of iodized vegetable oils on the brain and spinal cord when divided into small particles. Arch. Neuro. Psychiat. **64**, 715–719 (1950)

Jefferson, A., Occleshaw, J.: The identification of pathological processes in the posterior cranial fossa by myodil ventriculography. Acta neurochir. (Wien) **8**, 468–494 (1960)

Jenkins, R.: Paraventricular porencephalic diverticulum with latent hemiparesis as a complication of ventriculography. J. Neurol. Neurosurg. Psychiat. **30**, 261–263 (1967)

Jennett, B., Johnson, R., Reid, R.: Positive contrast ventriculography of pineal region tumours. Acta radiol. Diagn. **1**, 857–871 (1963)

Jimenez, A.P., Lyonnet, J., Silva, F.: A new diagnostic method by trans-oral Cisternography. Acta radiol. (Stockh.) **5**, 662–666 (1966)

Kandel, E.I.: Ventriculography with the use of "conray". Vop. Nejrochir. **30**, 42–45 (1966)

Kaplan, A.D., Cersosimo, R., Kaufman, N., Bendezu, C.: Iodoventriculografia central. Acta Neurol. Latinoamer. **7**, 24–29 (1961)

Karle, A., Gjerris, F.: Conray ventriculography carried out as seriography on a biplane serial changer. Neuroradiology **5**, 145–149 (1973)

Kautzky, R., Burchard, U.: Beitrag zur Kenntnis des postencephalographischen Fiebers und „zentraler" Temperatursteigerungen im allgemeinen. Dtsch. Zschr. Nervenheilk. **164**, 143–156 (1950)

Kautzky, R., Zülch, K.J.: Neurologisch-neurochirurgische Röntgendiagnostik. Berlin-Göttingen-Heidelberg: Springer 1955

Keats, T.E.: Pantopaque pulmonary embolism. Radiology **67**, 748–750 (1956)

Kessel, F.K., Olivecrona, H.: Über Foramen-Monroi-Cysten (sog. Kolloidcysten des III. Ventrikels). Zbl. Neurochir. **1**, 18–39 (1936)

Kim, Y.K., Umbach, W., Zeytountchian, Ch.: Gezielte Ventrikeldarstellung bei stereotaktischer Operation. Dtsch. med. Wschr. **95**, 2211–2214 (1970)

Kitov, D., Petkov, S.: Ventriculographie roentgenpositive totale par Conray. Folia med. (Plovdiv) **10**, 322–331 (1968)

Klose, H., Peiper, H.: Myelographie. Arch. f. klin. Chir. **134**, 303–387 (1925)

Knoetgen, I., Schwarz, G., Argyropoulos, G.: Der röntgenologische Nachweis intrakranieller Expansionen mit intraventrikulärem Jothalamat (Conray). Fortschr. Röntgenstr. **116**, 751–755 (1972)

Kodoma, J.K., Butler, W.M., Tusing, T.W., Hallet, F.P.: Iothalamate: a new intravascular radiopaque medium with unusual pharmacotoxic inertness. Exp. Molec. Path. Suppl. **2**, 65–80 (1963)

Köbcke, H.: Zur Kenntnis der Ventrikulographie in der Hirnchirurgie. Dtsch. med. Wschr. **60**, 509–513 (1934)

Kolle, K.: Die Geschichte der Neuroradiologie. Fortschr. Neurol. Psychiat. **33**, 145–157 (1965)

Koos, W.Th., Miller, M.H.: Intracranial tumours of infants and children. Stuttgart: G. Thieme 1971

Krause, F.: Diskussionsbemerkung. Berliner Gesellschaft für Psychiatrie und Nervenkrankheiten. Sitzung vom 8. VI. 1925. Zbl. ges. Neurol. Psychiat. **41**, 924 (1925)

Krayenbühl, H., Lüthy, F.: Über spinale Lipiodolschädigung. Dtsch. Z. Nervenheilk. **156**, 97–108 (1944)

Kristiansen, K.: Om jodoljemyelografi og dens farer. Norsk Magasin Laegevidenskapen **103**, 43–51 (1941)

Krump, J., Albrecht, K.: Über Komplikationen bei lumbalen Kontrastverfahren. Acta neurochir. **4**, 449–469 (1956)

Kubik, C.S., Hampton, A.D.: Removal of iodized oil by lumbar puncture. New Engl. J. Med. **224**, 455–457 (1941)

Kuhlendahl, H.: Über den Auslösungsmechanismus zentralnervöser vegetativer Reaktionen, insbesondere bei Encephalographien. Klin. Wschr. **28**, 544–548 (1950)

Kuhlendahl, H.: Schäden durch Kontrastmittel bei der Myelographie. Die Wirbelsäule in Forschung und Praxis, Band 41: Kontrastuntersuchungen des Spinalkanals, Komplikationen und Schäden. Stuttgart: Hippokrates 1969

Kunze, St.: Die zentrale Ventrikulographie mit wasserlöslichen, resorbierbaren Kontrastmitteln. Schriftenreihe Neurologie, Band 13. Berlin-Heidelberg-New York: Springer 1974

Kunze, St., Klinger, M., Schiefer, W.: Central ventriculography with Dimer-X. Acta neurochir. **28**, 41–63 (1973)

Kunze, St., Schiefer, W.: Ventrikulographie mit positiven Kontrastmitteln bei raumfordernden Prozessen der Mittellinie und im Bereich der hinteren Schädelgrube. Radiologe **9**, 495–499 (1969)

Kunze, St., Schiefer, W.: Die Verwendung wasserlöslicher, resorbierbarer Kontrastmittel zur zentralen Ventrikulographie und Myelographie – Indikation, Technik, Ergebnisse und Komplikationen. Zbl. Neurochir. **35**, 1–19 (1974)

Kunze, St., Schiefer, W.: Die Diagnostik von Kleinhirngeschwülsten im Kindesalter. Pädiat. prax. **15**, 429–443 (1975)

Lang, E.K.: Subarachnoid cyst of the posterior fossa (Pantopaque ventriculography). J. Indiana St. med. Ass. **57**, 342–343 (1964)

Lang, E.K., Russell, J.R.: Pantopaque ventriculography: demonstration and assessment of lesions of the third ventricle and posterior fossa. J. Neurosurg. **32**, 5–15 (1970)

Lange, J. de.: Roentgenography of the Median Ventricle System. Acta Neurochir. **10**, 237–246 (1962)

LASSER, E.C.: Metabolic basis of contrast material toxicity-status 1971. Amer. J. Roentgenol. **113**, 415–422 (1971)

LAUX, W.: Über Hirnblutungen nach Pneumencephalographie. Arch. Psych. u. Zschr. Neurol. **194**, 517–529 (1956)

LEFFT, H.H., MCLEAN, J.A.: Visualization of the brain and spinal cord with diiodotyrozine-gelatine contrast medium including observations of the fate of the material. Arch. Neurol. a. Psychiat. **48**, 343–345 (1942)

LEHETA, F., STEINHOFF, H.: Positive Ventrikulographie mit wasserlöslichem Kontrastmittel. Fortschr. Med. **90**, 509–511 (1972)

LEITE, M.P., MORAES, C.R. DE, GARCIA LEME, J.: In vitro and vivo release of histamine by contrast media in the rat. Acta radiol. diagn. **16**, 172–180 (1975)

LIEBALDT, G.P.: Symptomatische „Neuromyelitis optica" bei einem ausgedehnt metastasierenden Medulloblastom des Kleinhirns. Zugleich ein Beitrag zur Frage eines Kontrastmittelschadens nach Pantopaque-Myelographie. Acta Neurochir. **23**, 47–62 (1970)

LINDBLOM, A.F.: On the effect of lipiodol on the meninges. Acta radiol. (Stockh.) **5**, 129–134 (1926)

LINDBLOM, A.F.: On the effects of various iodized oils on the meninges. Acta med. scand. **76**, 395–402 (1931)

LINDGREN, E.: Encephalographic examination of tumours in the posterior fossa. Acta radiol. (Stockh.) **34**, 331–338 (1950)

LINDGREN, E.: Röntgenologie einschließlich Kontrastmethoden. Handbuch der Neurochirurgie, Band II. (Hrsg. H. Olivecrona, W. Tönnis). Berlin-Göttingen-Heidelberg: Springer 1954

LINDGREN, E., DI CHIRO, R.: The roentgenologic appearence of the aqueduct of sylvius. Acta radiol. (Stockh.) **39**, 117–125 (1953)

LUCE, J.C., LEITH, W., BURRAGE, W.S.: Pantopaque meningitis due to hypersensitivity. Radiology **57**, 878–881 (1951)

LYSHOLM, E., EBENIUS, B., LINDBLOM, K., SAHLSTEDT, H.: Das Ventrikulogramm, III. Teil: Dritter und vierter Ventrikel. Acta radiol. (Stockh.) Suppl. **26** (1935)

LYSHOLM, E., EBENIUS, B., SAHLSTEDT, H.: Das Ventrikulogramm. I. Teil, Röntgentechnik. Acta radiol. (Stockh.) Suppl. **24** (1935)

MALMROS, R.: A simple method of producing a special picture of the posterior part of the third ventricle. Acta Psychiat. Neurol. **23**, 587–597 (1948)

MARCOVICH, A.W., WALKER, A.E., JESSICO, C.M.: The immediate and late effects of the intrathecal injection of iodized oil. J. amer. med. Ass. **116**, 2247–2254 (1941)

MARINI, G., TAVERAS, J.M.: Influence of ventricular size on mortality and morbidity following ventriculography. Acta radiol. Diagn. **1**, 602–608 (1963)

MARKAND, O.N., GULATI, D.R., SODHI, J.S.: Myodil ventriculography in the diagnosis of posterior fossa space occupying lesions. Indian. J. Radiol. **21**, 91–98 (1967)

MARTIN, P., LECOMTE, P., PASCHETTA, CH.: Myéloencéphalographie par moyens de contrastes opaques. J. Radiol. Electrol. **47**, 197–206 (1966)

MASON, M.S., RAAF, J.: Complications of pantopaque myelography: Case report and review. J. Neurosurg. **19**, 302–311 (1962)

MASUCCI, E.F.: Posterior fossa metastases simulating primary tumours. Acta neurol. scand. **42**, 589–603 (1966)

MAUPIN, R.A., BAKER, H.L., KERR, F.W.L.: Emulsified Pantopaque. Its possible application for myelography. Radiology **86**, 507–514 (1966)

MAYER, E.G.: Zur Verwendung des aufsteigenden Jodöls für die Röntgendiagnostik bestimmter Gehirnerkrankungen. Fortschr. Röntgenstr. **38**, 619–628 (1928)

MAYHER, W.E., DANIEL, E.F., ALLEN, M.B.: Acute meningeal reaction following pantopaque myelography. J. Neurosurg. **34**, 396–404 (1971)

MEACHAM, W.F., TOLCHIN, S.: The ependymal response to long-term intraventricular pantopaque. J. Neurol. Neurosurg. Psychiat. **26**, 559–560 (1963)

MELARTIN, E., TUOHIMAA, P.J., DABB, R.: Neurotoxicity of iothalamates and diatrizoates. I. Significance of concentration and cation. Invest. Radiol. **5**, 13–21 (1970)

MENDEZ, J.S.: Ventriculoatrial shunt blockage by previous positive contrast ventriculography. J. Neurosurg. **39**, 356–358 (1973)

MÖLLER, A.: Pneumography in paraventricular and intraventricular tumours of the posterior fossa. Acta radiol. Suppl. **342** (1974)

MOHADJER, M., HÄNSEL, G.: Vergleich der wässerigen Kontrastmittel Conray 60 und Dimer-X zur Darstellung des Hirnventrikelsystems. Neurochirurgia **17**, 11–16 (1974)

MONES, R., WERMAN, R.: Pantopaque fourth ventriculography via the lumbar route. J. Mt. Sinai Hosp. N.Y. **25**, 201–206 (1958)

MONES, R., WERMAN, R.: Pantopaque myeloencephalography. Radiology **72**, 803–809 (1959)

NADJMI, M.: Form- und Lagevariationen des Aquäduktes und der caudalen Anteile des 3. Ventrikels im positiven Ventrikulogramm. Radiologe **8**, 375–377 (1968)

NADJMI, M., SCHALTENBRAND, G.: Gezielte Darstellung des dritten Ventrikels mit Kontrastmitteln. Fortschr. Röntgenstr. **96**, 204–206 (1962)

NADJMI, M., SCHALTENBRAND, G.: Gezielte Darstellung des dritten Ventrikels mit Pantopaque. Acta radiol. Diagn. **1**, 881–885 (1963)

NATELSON, S.E., SAYERS, M.P., HUNT, W.E.: Experiences with the technique and complications of meglumine iothalamate (Conray) ventriculography. J. Neurol. Neurosurg. Psychiat. **35**, 264—269 (1972)

Nielsen, A.: Epileptic seizures following cervical myelography. Neuroradiology **10**, 59—60 (1975)

Nonne, M.: Kritische Bemerkungen zur Jodipin-Diagnostik bei Rückenmarkserkrankungen. Zbl. ges. Neurol. Psychiat. **47**, 810—813 (1927)

Nonne, M.: Kritische Bemerkungen zur Jodipindiagnostik bei Rückenmarkserkrankungen. Dtsch. Zschr. Nervenheilk. **102**, 6—13 (1928)

Nori, A.: The value of different methods of ventriculography in tumours of the cerebellum, pons and fourth ventricle. Acta neurochir. (Wien) **11**, 201—228 (1964)

Oberson, R., Candardjis, G., Raad, N.: Height of fourth ventricle. Normal variability during pneumography. Acta radiol. diagn. **9**, 193—198 (1969)

Obrador, S., Lamas, E.: Iodoventriculographie dans les tumeurs du troisième ventricule. Neuro-chir. **12**, 621—631 (1966)

Ødegaard, H.: The absorption of myelotrast (Abrodil) from the spinal canal. Acta radiol. (Stockh.) **30**, 464—469 (1948)

Oftedal, S.I.: Toxicity of water-soluble contrast media injected suboccipitally in cats. Acta radiol. Suppl. **335**, 84—92 (1973)

Oftedal, S.I.: Intraventricular application of water-soluble contrast media in cats. Acta radiol. Suppl. **335**, 125—132 (1973)

Oftedal, S.I., Kayed, K.: Epileptogenic effect of water-soluble contrast media. An experimental investigation in rabbits. Acta radiol. Suppl. **335**, 45—56 (1973)

Oftedal, S.I., Sawhney, B.B.: Toxic effects of water-soluble contrast media for myelography. A polygraphic study in rabbits. Acta Neurol. scand. **46**, 273—274 (1970)

Oon, C.L.: The value of positive contrast ventriculography in pineal and posterior fossa tumours. Singapore Med. J. **8**, 111—122 (1967)

Paine, K.W.E., McKissock, W.: Aqueduct stenosis. Clinical aspects and results of treatment by ventriculocisternostomy (Torkildsen's operation). J. Neurosurg. **12**, 127—145 (1955)

Papatheodorou, C.A., Teng, P.: Air-pantopaque ventriculography in congenital hydrocephalus and myelomeningocele. Amer. J. Roentgenol. **91**, 647—655 (1964)

Paraicz, E.: Membranverschluß des Aquäductus Sylvii. Zbl. Neurochir. **31**, 235—245 (1970)

Pardal, M., Pardal, E.: Actualización de la iodoventriculografia. Rev. Neurol. Buenos Aires **15**, 153—160 (1957)

Pardal, M. de, Pardal, E.: Mise au point de l-iodoventriculographie. Acta radiol. (Stockh.) **50**, 34—38 (1958)

Peacher, W.G., Robertson, R.C.L.: Pantopaque Myelography: Results, Comparison of Contrast Media, and Spinal Fluid Reaction. J. Neurosurg. **2**, 220—230 (1945)

Pecker, J., Ferrano, B., Javalet, A.: Tumeurs du troisième ventricule. Neurochir. (Paris) **12**, 38—40 (1966)

Penning, L., Kerckhoffs, H.P.M.: L'effet des émulsions d'kniles iodées dans l'espace sous-arachnoidien. Neurochir. (Paris) **12**, 831—834 (1966)

Penning, L., Kerckhoffs, H.P.M.: Comparative experimental evaluation of several types of emulsified oily radiopaque materials in the cranial subarachnoid space. Radiology **88**, 730—735 (1967)

Pertuiset, B.: L'envahissement tumoral de l'aquaeductus cerebri chez l'enfant etude anatomoclinique et thérapeutique. Neurochirurgia **3**, 222—234 (1960)

Pfarr, B.: Komplikationen bei neurochirurgischen Operationen. Inaug. Diss. Köln 1967

Picaza, J.A., Hunter, S.E., Cannon, B.W.: Axial ventriculography. J. Neurosurg. **33**, 297—303 (1970)

Picaza, J.A., Hunter, S.E., Lee, L.: Seizures associated with the use of meglumine iothalamate 60% in ventriculography. J. Neurosurg. **36**, 474—480 (1972)

Piepgras, U., Fischer, D., Deininger, K., Kammerer, V.: Die positive Zisternographie in der Diagnostik der Kleinhirnbrückenwinkeltumoren. Radiologe **11**, 29—33 (1971)

Piette, Y.: Le lipiodol intraventriculaire dans le diagnostic des tumeurs cérébrales. Zbl. Neurochir. **4**, 15—40 (1939)

Plati, J.T., Strain, W.H., Warren, S.L.: Jodinated Organic Compounds as Contrast Media for Radiographic Diagnoses. II. Ethyl Ester of Jodinated Straight and Branched chain Phenyl Fatty Acids. J. Amer. chem. Soc. **65**, 1273—1276 (1943)

Portera, A.: Pan-ventriculografia: nuevo método con pantopaque emulsinado. Acta ibér. radiol.-Cancer. **19**, 221—229 (1964)

Portera, A.: Pan-ventriculography. A new technique utilizing emulsified Pantopaque. Acta radiol. (Stockh.) **5**, 693—704 (1966)

Portera, A., Bravo, G., Parera, C.: Emulsified Pantopaque ventriculography. J. Neurosurg. **21**, 422—423 (1964)

Potthoff, P.C.: Hirnstamm-Tomographie. Fortschr. Med. **88**, 1166—1169 (1970)

Pradat, P., Aboulker, J., David, M.: L'iodoventrikulographie. Neurochir. **13**, 157—175 (1967)

Praestholm, J., Ølgaard, K.: Comparative histological investigation of the sequelae of experimental myelography using sodium methiodal and meglumine iothalamate. Neuroradiology **4**, 14—19 (1972)

Pribram, H.F.: The differentiation of extrinsic from intrinsic intracranial tumours with particular reference to posterior fossa tumours. Amer. J. Roentgenol. **98**, 542—549 (1966)

PRIBRAM, H.F.W.: Encephalography in diagnosis of posterior-fossa tumors. J. Neurosurg. **19**, 269–276 (1962)

RADOVICI, A., MELLER, O.: Encéphalomyélographie liquidienne. Presse méd. **40**, 1933–1938 (1932)

RAIMONDI, A.J., SAMUELSON, G.H., YARZAGARAY, L.: Positive contrast (Conray 60) serial ventriculography in the normal and hydrocephalic infant. Ann. Radiol. **12**, 377–392 (1969)

RALSTON, B.L., GROSS, S.W., NEWMAN, C.W.: Pantopaque ventriculography in the localization of surgical lesions of the posterior fossa. Amer. J. Roentgenol. **81**, 972–983 (1959)

RAMSEY, G.H., FRENCH, J.D., STRAIN, W.H.: Iodinated organic compounds as contrast media for radiographic diagnosis. Pantopaque-myelographie. Radiology **43**, 236–240 (1944)

RIFKINSON, N., ALVAREZ, D.E., CHOUDENS, J.A., BORRAS, P.J., MARTIN, B., NEGRON, R., MERCADO, H.: A simple method for ventriculography. J. Neurosurg. **38**, 393–394 (1973)

RIGGS, H.W.: The dangers and the mortality of ventriculography. Bull. neurol. Inst. N.Y. **3**, 210–231 (1933)

RINALDI, I., BOTTON, J.E., TROLAND, C.E.: Cortical visual disturbances following ventriculography and/or ventricular decompression. J. Neurosurg. **19**, 568–576 (1962)

RODRIGUEZ CARBAJAL, J., PALACIOS, E.: Intraventricular meningiomas of the fourth ventricle. Amer. J. Roentgenol. **120**, 27–31 (1974)

RODRIGUEZ DE MATA, T.: Un caso de amaurosis total y transitoria consecutiva a una inyeccion intrarraquidea de Lipiodol. Acta Soc. cir. de Madrid **2**, 165–168 (1933)

RUBERTI, R., GALLIGIONI, F., IRACI, G., NORI, A.: Venous intravasation of iodized oil during myelography. Amer. J. Roentgenol. **98**, 720–722 (1966)

RUGGIERO, G.: Pneumographie. Rev. neurol. **90**, 503–555 (1954)

RUGGIERO, G., BORIES, J., CALABRO, A., CRISTI, G., SCIALFA, G., SMALTINO, F., THIBAUT, A.: Radiological exploration of the ventricles and subarachnoid space. Berlin-Heidelberg-New York: Springer 1974

RUGGIERO, G., MAZZACURATI, M.: Soustraction d'image en encéphalographie. Acta radiol. diagn. **9**, 205–208 (1969)

RUIN, E.: Irritant Effect of Iodized Oils Injected into Subarachnoid Space in Course of Myelography. Finska läk.-sällsk. handl. **76**, 15–21 (1934)

RUSSEL, D.S.: Observations on the pathology of hydrocephalus. Spec. Rep. Ser. med. Res. Counc. (Lond.) 265 (1949)

SÄKER, G.: Die Kontrastmittel der Myelographie. Nervenarzt **18**, 216–220 (1947)

SALAH, S., KOOS, W.T.: Controlled overpressure pantopaque ventrikulography. J. Neurosurg. **39**, 671–673 (1973)

SALVESEN, S.: Acute toxicity tests of metrizamide. Acta radiol. Suppl. **335**, 5–13 (1973)

SCATLIFF, J.H., GERMAN, W.J.: Pantopaque ventriculography with cinefluorography. A technical note. Radiology **78**, 465–467 (1962)

SCHALTENBRAND, G.: Indikation und Technik der Kontrastmethoden bei Hirnerkrankungen. Dtsch. Z. Nervenheilk. **136**, 191–211 (1935)

SCHECHTER, M.M., ZINGESSER, L.H.: The radiology of aqueductal stenosis. Radiology **88**, 905–916 (1967)

SCHEUERMAN, W.G., GROFF, R.A.: Membranous obstruction of aqueduct of sylvius (internal hydrocephalus) producing syndrome of midline cerebellar tumour. J. Neurosurg. **5**, 399–403 (1948)

SCHIEFER, W.: Fehler und Gefahren bei Kontrastmitteluntersuchungen im Kindesalter. Fortschr. Med. **85**, 765–768 (1967)

SCHMIEDEL, E.: Die lumbosacrale Myelographie mit einem neuentwickleten Kontrastmittel. Radiologe **10**, 478–481 (1970)

SCHMIEDEL, E.: Persönliche Mitteilung (1971)

SCHOBER, R.: Röntgenkontrastmittel und Liquorraum. Berlin-Göttingen-Heidelberg: Springer 1964

SCHOBER, R.: Morphologische Veränderungen am Gehirn nach intrathekaler Anwendung von Röntgenkontrastmitteln (Jodester). Fortschr. Röntgenstr. **101**, 55–60 (1964)

SCHOBER, R.: Morphological changes of the brain following intrathecal application of contrast media. Acta Radiol. diagn. **5**, 509–516 (1966)

SCHÖNBAUER, F., SCHÖNBAUER, L.: Lipiodol und Liquor. Dtsch. Z. Chir. **211**, 410–414 (1928)

SCHOENFELD, H.H., FREEMAN, W.: Ventriculography and encephalography by means of thorium dioxide solution. Med. Ann. D.C. **2**, 279–282 (1933)

SCHULTZ, E.C., MILLER, J.H.: Intravasation of opaque media during myelography; report of three cases. J. Neurosurg. **18**, 610–613 (1961)

SCHUSTER, J.: Ventriculographie mit lipiodol ascendens and descendens. Klin. Wschr. **4**, 2064–2066 (1925)

SEDZIMIR, G.B., IWAN, S.R.: Simplified contrast ventriculography. J. Neurosurg. **19**, 657–660 (1962)

SELIG, S., RUBERT, S.R.: The effect of large amounts of lipiodol injected into the spinal subarachnoid space. J. Mt. Sinai Hosp. **5**, 363–368 (1938)

SGALITZER, M.: Über die Verwendung von aufsteigendem Jodöl für die Diagnostik bestimmter Gehirnerkrankungen. Fortschr. Röntgenstr. **36**, 1100–1109 (1927)

SGALITZER, M.: Vortrag über die Darstellung der Hirnkammern mit aufsteigendem Lipiodol vor der Gesellschaft der Ärzte in Wien, Sitzung vom 14. 5. 1926. Offizielles Protokoll. Wien. klin. Wschr. **39**, 613–616 (1926)

SGALITZER, M.: Einführung von steigendem Lipiodol in die Liquorräume des Gehirns. Zbl. Chir. **53**, 2952–2955 (1926)

Shafron, M., Wiener, S.N.: Pantopaque Examination of the Cerebellopontine Angle. Radiology **85**, 821–926 (1965)

Sharman, V., Singh, I., Sharma, V.P.: Study of fourty cases of posterior fossa tumours by positive contrast ventriculography. Indiana J. radiol. **28**, 93–96 (1974)

Shaw, M.D.M., Miller, J.D., Steven, J.L.: Effect on intracranial pressure of meglumine iothalamate ventriculography. J. Neurol. Neurosurg. Psychiat. **38**, 1022–1026 (1975)

Sicard, J.A., Forestier, J.: Exploration radiologique par l'huile iodée. Presse méd. **31**, 493–496 (1923)

Sicard, J.A., Forestier, J.: Roentgenologic exploration of the central nervous system with iodized oil (Lipiodol). Arch. Neurol., Chicago **16**, 420–434 (1926)

Sicard, J.A., Forestier, J.: Diagnostic et thérapeutique par le Lipiodol. Clinique et radiologie. Paris: Masson & Cie 1928

Sicard, J.A., Haguenau, J.: Les indications des methodes encephalographiques. Arch. Franco-Belges chir. **30**, 487–502 (1927)

Siebner, M.: Pachymeningitis cervicalis hypertrophica und akute Schädigung durch Myelographie. Chirurg **7**, 177–180 (1935)

Sikl, H.: Zur Frage der Schädigung durch Myelographie. Z. ges. Neurol. Psychiat. **46**, 615–628 (1941)

Siqueira, E.B., Bucy, P.C., Cannon, A.H.: Positive contrast ventriculography, cisternography and myelography. Amer. J. Roentgenol. **104**, 132–138 (1968)

Siqueira, E.B., Arumugasamy, N.: Positive contrast ventriculography – a comparison between Conray (methylglucamine iothalamate 60%) and Pantopaque (diiodophenyl undecylate). Neurochirurgia **5**, 173–177 (1972)

Skalpe, I.O., Amundsen, P.: Clinical results with metrizamide ventriculography. J. Neurosurg. **43**, 432–436 (1975)

Skalpe, I.O., Torvik, A.: Toxicity of metrizamide and meglumine iocarmate after suboccipital injection in rats. Acute and long-term effects. Acta radiol. Suppl. **335**, 143–152 (1973)

Steinbach, H.L., Hill, W.B.: Pantopaque pulmonary embolism during myelography. Radiology **56**, 735–738 (1951)

Steinhausen, T.B., Dungan, C.E., Furst, J.B., Plati, J.T., Smith, S.W., Darling, A.P., Wolcott, E.C. Jr.: Iodinated organic compounds as contrast media for radiographic diagnosis. III. Experimental and clinical myelography with ethyliodophenylundecylate (pantopaque). Radiology **43**, 230–235 (1944)

Strain, W.H., French, J.O., Jones, G.E.: Iodinated organic compounds as contrast media for radiographic diagnosis: escape of Pantopaque from subarachnoid space in dogs. Radiology **47**, 47–50 (1946)

Strain, W.H., Plati, J.T., Warren, S.L.: Iodinated organic compounds as contrast media for radiographic diagnosis. I. Iodinated aracyl esters. J. amer. chem. Soc. **64**, 1436–1440 (1942)

Strenge, W.v.: Bemerkenswerte Komplikationen bei der Ventrikulographie. Arch. Psychiat. Nervenkr. **181**, 236–253 (1948)

Stuck, R.M., Reeves, D.L.: Dangerous effects of thorotrast used intracranially. Arch. Neurol. Psychiat. (Chic.) **40**, 86–115 (1938)

Sukoff, M.H., Swerdlow, R.S.: Massive dilatation of the aqueduct of sylvius. J. Neurosurg. **33**, 463–465 (1970)

Sutton, D.: Radiological assessment of normal aqueduct and 4th ventricle. Brit. J. Radiol. **23**, 208–218 (1950)

Sutton, D.: Radiologic aspects of pontine gliomata. Acta radiol. (Stockh.) **40**, 234–248 (1953)

Suzuki, J., Hori, S.: Evaluation of Radiotherapy of Tumours in the Pineal Region by Ventriculographic Studies with Iodized Oil. J. Neurosurg. **30**, 595–603 (1969)

Taren, J.A.: Unusual complication following pantopaque myelography. J. Neurosurg. **17**, 323–326 (1960)

Tarlov, I.M.: Pantopaque meningitis disclosed at operation. J. amer. med. Ass. **129**, 1014–1016 (1945)

Taveras, J.M., Wood, E.H.: Diagnostic Neuroradiology. Baltimore: Williams and Wilkins Comp. 1964

Tenuto, R.A.: Jodoventriculografia. Aplicoes ao diagnostico das afeccoes cirurgicas da regiao de ter ceiro ventriculo e da fossa cranio posterior. Arq. Neuropsiquiat., Sao Paulo 1954. Suppl. I.

Thakore, P.R.: Conray 280 in cerebral ventriculography. Indian J. Radiol. **27**, 96–100 (1973)

Tjaden, R.J., Ethier, R., Vezina, J.L., Melancon, D.: Iodoventriculography in hydromyelia. J. Canad. Ass. Radiologists **20**, 265–268 (1969)

Todd, E.M., Gardner, W.J.: Pantopaque intravasation (embolization) during myelography. J. Neurosurg. **14**, 230–234 (1957)

Torkildsen, A.: Spontaneous rupture of the cerebral ventricles. J. Neurosurg. **5**, 327–339 (1948)

Tuohimaa, P.J., Melartin, E.: Neurotoxicity of iothalamates and Diatrizoates. II. Historadioautographic study of rat brains with ^{131}-iodine-tagged contrast media. Invest. Radiol. **5**, 22–29 (1970)

Turnbull, I.M., Drake, C.G.: Membranous Occlusion of the Aqueduct of Sylvius. J. Neurosurg. **24**, 24–33 (1966)

Tveten, L., Salvesen, S.: Histology of the central nervous system of rabbit after suboccipital injection of metrizamide. Acta radiol. Suppl. **335**, 161–165 (1973)

Twining, E.W.: Radiology of the third and fourth ventricles. Brit. J. Radiol. **12**, 385–418, 569–598 (1939)

TWINING, E.W., ROWBOTHAM, G.F.: Ventriculography by opaque injection. Lancet **2**, 122–125 (1935)

VAILATI, G., MULLAN, S., DOBBEN, G.: Ventriculografia cerebrale e mielografia mediante un nuovo mezzo di contrasto idrosolubile e riassorbibile. Minerva neurochir. **9**, 186–189 (1965)

VIK-MO, H., MAURER, H.J.: Meningeal reactions following myelography. Effects of detergent washing agent. Acta radiol. Diagn. **16**, 39–42 (1975)

VINAS, F.J.: Iodoventriculography by direct catheterization of third ventricle in posterior fossa lesions of childhood. J. Neurosurg. **21**, 492–496 (1964)

VINAS, F.J., BARRIONUEVO, P.J., DUJOVNY, M.: Ventriculography by direct catheterization of the third ventricle using a water soluble substance. Amer. J. Roentgenol. **101**, 141–146 (1967)

WACHSMUTH, W.: Untersuchungen über die gewebsschädigende Wirkung des Thorotrast. Chirurg **19**, 390–396 (1948)

WALSH, M.N., LOVE, J.G.: Meningeal response following subarachnoid injection of iodized oil. Proc. Staff Meet., Mayo Clin. **13**, 792–796 (1938)

WEICKMANN, F.: Der infratentorielle Raum und die Symptomatologie seiner Raumbeengung. Beitr. Neurochir. Heft **8**, 66–77 (1964)

WEISS, S.R., RASKIND, R.: Conray ventriculography in the diagnosis of brain tumours and congenital malformation in children. J. Neurosurg. **34**, 408–411 (1971)

WELLAUER, J.: Die Myelographie mit positiven Kontrastmitteln. Stuttgart: Georg Thieme 1961

WENDE, S., CIBA, K.: Die pneumographische Darstellung des Mittelhirns und seiner Nachbarschaft. Radiologe **8**, 347–354 (1968)

WENDE, S., LÜDECKE, B.: Technique and value of gas and pantopaque cisternography in the diagnosis of cerebello-pontine angle tumours. Neuroradiology **2**, 24–29 (1971)

WENDE, S., SCHLIACK, H.: Zur Frage von Pantopaque-Spätschäden. Nervenarzt **32**, 415–416 (1961)

WICKBOM, J., SHELDON, P.: Some aspects of the radiologic diagnosis of posterior fossa and suprasellar tumours. Acta radiol (Stockh.) **40**, 249–260 (1953)

WILKINSON, H.A.: Selective third ventricular catheterization for pantopaque ventriculography. Amer. J. Roentgenol. **105**, 348–351 (1969)

WILSON, M., SNODGRASS, S.R.: Positive contrast ventriculography. Radiology **72**, 810–815 (1959)

WINESTOCK, D.P.: Kinking of the aqueduct of Sylvius in the absence of posterior fossa masses. Radiology **116**, 345–348 (1975)

WINKELMAN, N.W., GOTTEN, N., SCHEIBERT, D.: Localized adhesive arachnoiditis; study of 25 cases with reference to etiology. Tv. Amer. Neurol. Ass. **78**, 15–18 (1953)

WINTERNITZ, H.: Jodipinmischungen in der Röntgenographie nebst Bemerkungen über Campiodol. Röntgenpraxis **5**, 369–370 (1933)

WOOLLAM, D.H.M., MILLEN, J.W.: Anatomical Considerations in the pathology of stenosis of the cerebral aqueduct. Brain **76**, 104–112 (1953)

WORINGER, E., BALDAUF, E.: Sténoses et obstructions non tumorales de l'aqueduc de Sylvius. Arch. Suisses Neurochir. Psychiat. **103**, 181–193 (1969)

WORTZMANN, G.: Posterior fossa myelography using positive contrast medium. J. Canad. Ass. Radiol. **17**, 188–197 (1966)

WRIGHT, R.L.: Removal of residual intracranial pantopaque by pneumoencephalography. J. Neurosurg. **18**, 831–833 (1961)

WYATT, G.M., SPURLING, R.G.: Pantopaque: Notes on absorption following myelography. Surgery **16**, 561–566 (1944)

WYLIE, I.G., AFSHAR, F., KOEZE, T.H.: Effects of an experimental water soluble contrast medium in the posterior fossa of the baboon. J. Neurol. Neurosurg. Psychiat. **37**, 1282 (1974)

YAMADA, H., TAJIMA, M.: Conray ventriculography in the diagnosis of infantile hydrocephalus. J. Neurosurg. **39**, 780–783 (1973)

ZILKHA, A.: Spontaneous ventriculostomy. Report of two cases by demonstration pantopaque ventriculography. Radiology **111**, 633–637 (1974)

ZÜLCH, K.J.: Die Pathologie und Biologie der Tumoren des dritten Ventrikels. Acta neurochir. (Wien) **9**, 277–296 (1961)

ZÜLCH, K.J., NACHTWEY, W.: Pathologie und Klinik des Aquäduktverschlusses. Zbl. Neurochir. **18**, 80–106 (1958)

Die Myelographie mit positiven Kontrastmitteln

von

A. Tänzer

Mit 65 Abbildungen

A. Geschichte

Die mehr als 50jährige Geschichte der Myelographie ist gekennzeichnet durch ein ständiges Bemühen um eine Verbesserung der Kontrastmittel. Die Technik der Röntgenuntersuchung war dagegen mit keinen nennenswerten Problemen verbunden.

Das erste positive Kontrastmittel für die Myelographie wurde 1922 zufällig entdeckt: Sicard und Forestier injizierten einen Teil des Medikaments *Lipiodol,* das sie zur Behandlung eines Ischiassyndroms epidural deponieren wollten, unbeabsichtigt in den Subarachnoidalraum. Nach diesem „Mißgeschick" konnten sie feststellen, daß Lipiodol keinerlei Beschwerden machte und bei Umlagerung des Patienten im Liquorraum frei verschieblich war. Da man mit diesem Mittel pathologische Veränderungen im Spinalkanal leicht erkennen konnte, hat es die von Dandy 1919 theoretisch konzipierte Luftmyelographie verdrängt, weil für diese Untersuchungsmethode die röntgentechnischen Voraussetzungen noch nicht gegeben waren. Lipiodol ist ein jodiertes Mohnöl, dessen Jodgehalt 40% beträgt. In Deutschland war das Präparat Jodipin gebräuchlich, das ein jodiertes Sesamöl ist. Die Jodöle bedeuteten einen erheblichen Fortschritt in der Diagnostik, insbesondere in der Höhenlokalisation intraspinaler raumbeschränkender Prozesse. In der Regel wurden sie subokzipital in Mengen von 1 bis 2 ml injiziert, wobei man sich im wesentlichen auf die Prüfung der freien Passage beschränkte. Eine leichte Zell- und Eiweißvermehrung im Liquor in etwa einem Drittel der Fälle und eine geringe Temperaturerhöhung hat man als Zeichen einer meningealen Irritation gewertet. Sehr bald stellte sich heraus, daß die Jodöle nicht resorbiert werden und zu meningealen Verwachsungen führen können. Sie werden heute nicht mehr hergestellt.

Als Episode ist die Myelographie mit *Thorotrast* zu werten (Radovici u. Meller, 1932). Thorotrast ist eine kolloidale Lösung von Thorium-Dioxyd, das zu erheblichen meningealen Reizerscheinungen führt. Da es radioaktiv ist und kanzerogen wirkt, wurde es als Kontrastmittel für die Myelographie sehr bald abgesetzt.

Nachdem die Nachteile der Jodöle erkannt worden waren, versuchte man ein wasserlösliches, also resorbierbares Kontrastmittel zu entwickeln. Dies gelang 1931 Arnell u. Lidström mit der Substanz Methiodal-Natrium, die unter den Namen *Abrodil, Kontrast-U, Methiodal, Myelotrast* und *Skiodan* in den Handel kam. Es ist eine 20%ige Lösung des monojodierten Natriumsalzes der Methansulfosäure. Die Lösung ist hyperton und hyperbar. Sie konnte nur nach vorausgegangener Lumbalanästhesie für die Kontrastdarstellung des lumbalen Spinalkanals verwendet werden. Abrodil wurde in England und in Amerika so gut wie nicht gebraucht. In den skandinavischen Ländern, aber auch in einigen Ländern des europäischen Festlandes war Abrodil bis in die 60er Jahre das

Mittel der Wahl für die lumbale Myelographie, da es mit den geringsten Nebenerscheinungen einherging (HINDMARSH, 1973; SKALPE u. AMUNDSEN, 1975). Diese Feststellung wurde getroffen, obwohl in den 50er und 60er Jahren die Zahl der Berichte über Komplikationen während und nach der Abrodil-Myelographie erheblich zugenommen hatte. Diese Komplikationen ließen sich z.T. auf die lumbale Anästhesie und z.T. auf das Kontrastmittel zurückführen (LINDBLOM, 1947; PANTER, 1953; DEL BUONO, 1957; WELLAUER, 1961; FRIEDMANN, 1964; SCHOBER, 1964). Ungeklärt blieb die Frage, ob nach einer Abrodil-Myelographie Potenzstörungen auftreten können, über die SÖDERBERG et al. (1959) sowie DIETZ u. ULBRICHT (1969) berichtet haben, denn inzwischen war man im Begriff, auf neue wasserlösliche Kontrastmittel überzugehen.

1944 wurde von RAMSAY, FRENCH u. STRAIN *Pantopaque* als wasserunlösliches Kontrastmittel für die Myelographie entwickelt (s. auch S. 440). Chemisch gesehen handelt es sich um einen Ester. Es hat eine wesentlich niedrigere Viskosität als Lipiodol oder Jodipin. Da es in nennenswertem Maß nicht resorbiert wird, kann es zu adhäsiven Arachnitiden führen. Aus diesem Grund wird es in Schweden nicht angewendet. Ähnliche Eigenschaften wie Pantopaque hat das Präparat *Duroliopaque,* das ein Äthylmonojodstereat ist (s. S. 440).

1963 wurden dem Versuchspräparat *SH-617* (L) von ZEITLER u. DIETZ (1963) sowie von VOGLER u. WALCHER (1963) zunächst günstige Eigenschaften zugeschrieben. Es handelte sich um eine neue Art eines Kontrastmittels, nämlich um eine Suspension eines Jodesters in einer 5,5%igen Glukoselösung. Später stellte sich aber heraus, daß auch dieses Kontrastmittel zu leptomeningealen Reizerscheinungen führt, so daß es sich nicht durchzusetzen vermochte.

1964 teilten CAMPBELL et al. mit, daß sich *Conray Meglumin* für die Kontrastuntersuchung des lumbalen Spinalkanals ohne lumbale Anästhesie verwenden läßt. Bei einem Teil der Patienten traten aber 1 bis 5 h nach der Untersuchung Myoklonien in den unteren Extremitäten auf. Diese Erfahrungen machten auch AHLGREN (1969), GONSETTE u. ANDRÉ-BALISAUX (1970) sowie PRAESTHOLM u. LESTER (1970). Die Myoklonien ließen sich nur z.T. mit Valium beherrschen. Die Technik der Untersuchung: 5 ml Conray wurden mit Liquor auf etwa 9 bis 10 ml verdünnt und in Seitenlage des Patienten bei Schrägstellung des Untersuchungstisches um etwa 15° bis 20° in den lumbalen Spinalkanal injiziert. Die Aufnahmen wurden, ähnlich wie bei der Myelographie mit Abrodil oder dem später entwickelten Dimer-X, im horizontalen Strahlengang angefertigt. Um den Myoklonien vorzubeugen, mußte der Patient 6 bis 8 h in sitzender Position verbringen.

Eine wesentlich geringere Neurotoxizität als Conray hat sein Dimerisationsprodukt, das unter dem Namen *Dimer-X* seit 1969 im Gebrauch ist (s. S. 441).

In den skandinavischen Ländern und in Belgien steht seit 1972 das wasserlösliche Präparat *Amipague* als Kontrastmittel zur Verfügung. In Deutschland ist es 1976 zugelassen worden. Seine Neurotoxizität ist noch geringer als die von Dimer-X, so daß es für die Darstellung des gesamten Spinalkanals verwendet werden kann (GONSETTE, 1973; HINDMARSH, 1973; SKALPE et al. 1973; SKALPE u. AMUNDSEN, 1974, 1975).

B. Anatomie des Spinalkanals und seines Inhalts

Das Rückenmark und seine Hüllen liegen geschützt im Wirbelsäulenkanal, der sich vom Foramen occipitale magnum bis zum Hiatus sacralis erstreckt. Er wird ventral von den Wirbelkörpern und den Bandscheiben abgeschlossen, lateral und dorsal von den Bogenabschnitten der Wirbel und von den Ligamenta flava. Die Foramina intervertebralia stellen die einzige Verbindung zwischen dem Spinalkanal und dem paravertebralen Raum dar, durch sie ziehen auf beiden Seiten die Spinalnerven.

Im Bereich der Halswirbelsäule hat der Spinalkanal im Querschnitt annähernd die Form eines Dreiecks. Der Querschnitt des thorakalen Spinalkanals ist rundlich, der des lumbalen Spinalkanals hat wieder annähernd Dreieckform.

Der frontale und der sagittale Durchmesser des Spinalkanals weisen hinsichtlich ihres Ausmaßes segmentale Schwankungen auf, die einer gewissen Gesetzmäßigkeit unterliegen. Von Elsberg u. Dyke (1934) stammt die erste tabellarische Zusammenstellung der Abstände der Bogenwurzeln des gesamten Spinalkanals. Diese Abstände wurden auf sagittalen Aufnahmen der Wirbelsäule gemessen. Dazu ist zu bemerken, daß im Bereich der Halswirbelsäule die Bogenwurzeln nicht immer gut zu differenzieren sind, so daß hier jegliches Meßverfahren mit Ungenauigkeiten verbunden ist. Für die myelographische Diagnostik sind die Maße des sagittalen Durchmessers des zervicalen Spinalkanals besonders wichtig. Nach Payne u. Spillane (1957) mißt er auf Höhe von:

C1	16–26 mm	C5	12–22 mm
C2	15–23 mm	C6	11–20 mm
C3	12,5–22 mm	C7	11–20 mm
C4	12–20 mm		

Der dorsalen Fläche der Wirbelkörper und Bandscheiben entlang zieht das Ligamentum longitudinale post., das mit den Bandscheiben durch quere Züge verbunden ist (Sieglbauer). Es erstreckt sich vom Körper des Epistropheus bis in den Sakralkanal.

Die Dura mater spinalis besteht aus zwei Blättern: Der Lamina ext. (Endorhachis), die das Periost des Wirbelsäulenkanals darstellt, und der Lamina int., die die eigentliche Hülle des Rückenmarks, den Durasack, bildet. Zwischen beiden Blättern liegt das Cavum epidurale, das mit Fett- und Bindegewebe ausgefüllt ist. Dazwischen sind Lymphgefäße und die Plexus venosi vertebrales interni eingelagert. Diese bilden ein dichtes, klappenloses Venengeflecht, das mit den intrakraniellen venösen Sinus, aber auch mit den Plexus venosi vertebrales externi und mit den Vv. lumbales und intercostales kommuniziert (Clemens, 1961).

Der Durasack verjüngt sich in kaudaler Richtung, um in Höhe des 2. oder 3. Sakralwirbels in das Filum durae matris spinalis überzugehen, welches am Periost des Steißbeins fixiert ist. In Höhe der Zwischenwirbellöcher bildet die Dura mater spinalis trichterförmige Ausstülpungen, die die jeweilige vordere und hintere Nervenwurzel umhüllen und als Wurzeltaschen bezeichnet werden. Diese und bandartige Stränge, die zur Endorhachis ziehen, fixieren den Durasack im Spinalkanal.

Dem Durasack lagert sich die Arachnoidea spinalis eng an. Zwischen beiden besteht ein kapillärer Spalt, das Cavum subdurale. Die Pia mater spinalis bedeckt die Oberfläche des Rückenmarks und erstreckt sich mit blutgefäßführenden Septen in die weiße Substanz. Zwischen der Arachnoidea und der Pia mater liegt das Cavum subarachnoidale, das mit Liquor cerebrospinalis ausgefüllt ist. Dieser Raum wird von den Ligamenta denticulata durchsetzt, die das Rückenmark im Durasack fixieren.

Am Foramen occipitale magnum gehen die Rückenmarkshäute fließend in die Hirnhäute über, wobei die beiden Blätter der Dura spinalis zu einem Blatt, der harten Hirnhaut, verschmelzen.

Das Rückenmark ist eine zylindrische Formation, die ohne genaue Grenze aus der Medulla oblongata hervorgeht und mit dem Conus medullaris beim Mann in Höhe des 1. lumbalen und bei der Frau in Höhe der Mitte des 2. lumbalen Wirbels endet.

Die massive Zunahme der vom Rückenmark zu versorgenden Muskulatur im Bereich des Schulter- und Beckengürtels sowie der oberen und unteren Extremität bedingt die Anschwellung des Rückenmarks im Bereich der Intumescentia cervicalis und lumbalis.

Das Rückenmark erreicht eine Länge von etwa 42 bis 45 cm. Sein Querschnitt hat ovale Form. Sein sagittaler Durchmesser beträgt etwa 9 mm, sein Querdurchmesser mißt in Höhe der Intumescentia cervicalis etwa 13–14 mm und im Bereich der Intumescentia lumbalis etwa 12 mm. Die Maße des Thorakalmarks sind 8:10 mm.

Der Conus medullaris setzt sich in das Filum terminale fort, das in Höhe des unteren Endes des Durasackes in das Filum terminale durae matris übergeht. Das Filum terminale besteht aus Glia und weist eine relativ dicke leptomeningeale Hülle auf. Es bildet mit den lumbosakralen Nervenwurzeln die Cauda equina.

Die Vorderwurzeln und die Hinterwurzeln vereinigen sich zu den Spinalnerven, die durch die Foramina intervertebralia ziehen.

C. Kontrastmittel

Das ideale Kontrastmittel für die Myelographie müßte folgende Eigenschaften haben: Es dürfte weder eine allgemeine noch eine örtliche Toxizität haben, es müßte pharmakodynamisch leer sein, eine zufriedenstellende Kontrastdichte haben sowie rasch und vollständig ausgeschieden werden (SCHOBER, 1964; SHAPIRO, 1975). Diese Anforderungen erfüllt keines der bisher bekannten Kontrastmittel.

Die derzeit nicht mehr verwendeten Kontrastmittel wurden im Kapitel „Geschichte" angeführt, auf sie soll hier nicht näher eingegangen werden.

Von den *nicht wasserlöslichen positiven Kontrastmitteln* sind in Deutschland derzeit Pantopaque und Duroliopaque im Gebrauch.

I. Pantopaque

Pantopaque ist ein Gemisch von Äthyl-Estern isomerer Jodphenylundezylsäuren. Es enthält 30,5% Jod, das organisch fest gebunden ist und hat bei 20° C ein spezifisches Gewicht von 1,26. Seine Viskosität beträgt bei 15° C 60 cP und bei 37° C 24 cP. Dank dieser relativ niedrigen Viskosität läßt es sich verhältnismäßig leicht abpunktieren. Es führt innerhalb von etwa 24 h im Liquor zu einer geringen Leukozytose und zu einem leichten Anstieg des Gesamteiweißes und der Gamma-Globulin-Fraktion (GROSJEAN, 1957; FERRY et al., 1973). Nach etwa einer Woche sind die Liquorwerte wieder normal. Ein Temperaturanstieg bis 37,5° C ist in den ersten Tagen nach der Myelographie möglich. Eine ähnliche chemische Zusammensetzung wie Pantopaque haben die Präparate *Ethiodan* und *Myodil.*

II. Duroliopaque

Duroliopaque ist ein Gemisch von isomeren Jodstearinsäureäthylestern. Es hat einen Jodgehalt von 0,32 g/ml und eine Viskosität von 28 cP bei 15° C bzw. von 12 cP bei 37° C. Diese verhältnismäßig geringe Viskosität ermöglicht, daß es nach der Untersuchung wieder leicht abpunktiert werden kann. Ein geringer Temperaturanstieg tritt gelegentlich in den ersten Tagen nach der Myelographie auf, ebenso eine Zellvermehrung im Liquor (HELLER, 1968).

Zu den heute verwendeten *wasserlöslichen positiven Kontrastmitteln* zählen Dimer-X und Amipaque.

III. Dimer-X

In Deutschland wird derzeit als wasserlösliches Kontrastmittel vorwiegend das Präparat Dimer-X verwendet. Es ist eine 60%ige wäßrige Lösung des Methylglukaminsalzes der Jocarminsäure. Sein Jodgehalt beträgt 280 mg/ml, es hat bei 37° C eine Viskosität von 7,2 cP und kann ohne lumbale Anästhesie in den lumbalen Subarachnoidalraum injiziert werden. Die Resorption erfolgt, besonders im Vergleich zu Abrodil, verhältnismäßig langsam, denn nach 8—9 h lassen sich röntgenologisch im lumbalen Durasack noch immer Spuren erkennen (BRABAND et al., 1971). Diese Autoren haben auch festgestellt, daß Dimer-X im wesentlichen durch die Nieren ausgeschieden wird. Innerhalb von 24 h wird es zu 50 bis 60% und innerhalb von 72 h zu mehr als 90% eliminiert. Der Rest wird durch die Leber und den Darm ausgeschieden.

Als Nebenwirkungen können in den ersten Tagen nach einer Dimer-X-Myelographie Übelkeit bei etwa 6%, Erbrechen bei etwa 1,7% und Schwindel bei etwa 6,8% der Patienten auftreten (AHLGREN, 1975). Diese Nebenwirkungen kommen bei Frauen etwas häufiger vor als bei Männern (HINDMARSH, 1974). Dimer-X sollte nur für die Kontrastuntersuchung des lumbosakralen Spinalkanals gebraucht werden.

IV. Amipaque

1972 wurde ein neues wasserlösliches Kontrastmittel von der Firma Nyegaard u. Co. entwickelt, das den Namen Amipaque trägt. Skandinavische und belgische Autoren haben ausführlich über seine Eigenschaften berichtet (Acta radiol. Suppl. **335**, 1973). Es zeichnet sich durch eine sehr gute Verträglichkeit aus und übertrifft diesbezüglich sämtliche bisher bekannten wasserlöslichen Kontrastmittel. Da es eine sehr geringe Neurotoxizität besitzt, kann es nicht nur für die Exploration des lumbalen sondern auch des thorakalen und des zervikalen Spinalkanals herangezogen werden. Es bildet eine molekulare Lösung, ohne durch Dissoziation in Ionen zu zerfallen und wird in Ampullen mit 3,75 g und 6,75 g Trockensubstanz geliefert. Eine Natriumbikarbonatlösung (5 mg/100 ml) in 20 ml Amp. dient als Lösungsmittel. Die Lösung ist isoton, wenn sie 170 mg Jod/ml enthält. Die Resorption von Amipaque erfolgt verhältnismäßig langsam, so daß man eine Stunde nach der Injektion noch brauchbare Röntgenaufnahmen anfertigen kann. Nach 4—5 h ist seine Konzentration aber schon so gering, daß sich Details nicht mehr darstellen lassen (HINDMARSH, 1973). GONSETTE (1973) berichtete aufgrund einer Serie von 61 Untersuchungen über die Eigenschaften von Amipaque: Während der intrathekalen Injektion traten keine Nebenerscheinungen auf. In den folgenden 48 h klagten 57% der Pat. über Kopfschmerzen, 17% über Schwindelgefühl und vereinzelt kam es zu Erbrechen. Im Liquor konnten etwa die gleichen Veränderungen registriert werden wie bei anderen wasserlöslichen Kontrastmitteln. Im Blut traten keine Veränderungen auf. Das EMG war nur dann alteriert, wenn Amipaque über längere Zeit Kontakt mit dem Hals- oder Brustmark hatte. In 16% der Fälle fanden sich Veränderungen im EEG.

D. Indikation

Die Kontrastdarstellung des Spinalkanals ist angezeigt bei allen intraspinalen Prozessen, deren Art, Lage und Ausdehnung aufgrund der klinischen Symptomatologie allein nicht abgeklärt werden können. Schon daraus geht hervor, daß jeder Myelographie eine ausführliche neurologische Untersuchung des Patienten vorausgehen muß. Aufgrund der neurologischen Symptomatologie und der übrigen klinischen Befunde wird der Neuroradiologe die für den konkreten Fall günstigste Form der Myelographie, d.h. die zweckmäßigste Art des Kontrastmittels wählen. Positive und negative Kontrastmittel werden unter diesen Aspekten z.T. miteinander konkurrieren, z.T. werden sie sich gegenseitig ergänzen.

Die häufigste Indikation zur Myelographie bilden intraspinale raumbeschränkende Prozesse, die sich komprimierend auf das Rückenmark und/oder auf die Nervenwurzeln auswirken. Aufgabe der Kontrastuntersuchung des Spinalkanals ist es, die Raumforderung zu lokalisieren, ihre Beziehungen zu dem Rückenmark und den Spinalwurzeln sowie den Rückenmarkshäuten zu bestimmen und ihre Ausdehnung festzustellen. Raumbeschränkende Prozesse, die das Rückenmark komprimieren, lassen sich myelographisch sowohl mit positiven als auch negativen Kontrastmitteln erkennen. Für welche Art der Myelographie man sich im gegebenen Fall entscheidet, hängt von mehreren Faktoren ab. Die Erfahrung des untersuchenden Arztes wird dabei ebenso eine Rolle spielen wie der technische Standard der zur Verfügung stehenden Röntgenapparatur. Aber auch der Zustand des Patienten wird bei der Wahl des Kontrastmittels zu berücksichtigen sein, denn eine Gasmyelographie belastet den Patienten, besonders im höheren Alter, mehr als eine Myelographie mit positiven Kontrastmitteln, wenn man die Dauer der Untersuchung und die Lagerung als Kriterium wählt. Bei Prozessen, die zu einer Kompression der Spinalwurzeln führen, ist eine Myelographie mit positiven Kontrastmitteln angezeigt, da zur genauen Abklärung der Verhältnisse ein präzises Studium der Wurzeltaschen erforderlich ist. Dies betrifft in erster Linie den lateralen Prolaps lumbaler und zervikaler Bandscheiben. Es ist naheliegend, daß die dünnflüssigen wasserlöslichen Kontrastmittel die Wurzeltaschen übersichtlicher darstellen als die viskösen öligen Kontrastmittel, da diese in die Tiefe der Wurzeltaschen nicht einzudringen vermögen (s. S. 453). Negative Kontrastmittel eignen sich für die Darstellung der Wurzeltaschen nicht.

Hat ein raumbeschränkender oder stenosierender Prozeß zu einer kompletten Blockade des spinalen Liquorraums geführt, ist für die Feststellung seiner genauen Ausdehnung eine kombinierte lumbale und subokzipitale Myelographie erforderlich. Dies ist ganz besonders dann angezeigt, wenn die Höhe des bei der lumbalen Myelographie festgestellten Kontrastmittelstops die klinische Symptomatologie nicht zu erklären vermag.

Die Indikation zur Myelographie besteht auch, wenn multiple Prozesse zu erwarten sind. Nach SHAPIRO (1975) treten etwa 4% der spinalen Tumoren multipel auf. Auch multiple Bandscheibenprolapse sind nicht ungewöhnlich. Man findet sie nach McCARTY u. LANE (1955) bei 12,5% und nach LOMBARDI u. PASSERINI (1964) bei 14% der Patienten mit der klinischen Symptomatologie eines Diskusprolapses.

Im Kindesalter ist der Myelographie mit negativen Kontrastmitteln der Vorzug zu geben, insbesondere wenn es um die Abklärung von Fehlbildungen geht.

Für den myelographischen Nachweis spinaler Angiome eignen sich praktisch nur positive Kontrastmittel. Dagegen kann eine Atrophie des Rückenmarks nur mit Hilfe einer Myelographie mit negativen Kontrastmitteln festgestellt werden.

E. Technik der Myelographie

I. Die Myelographie mit wasserunlöslichen positiven Kontrastmitteln

Bei der Myelographie mit positiven wasserunlöslichen Kontrastmitteln werden die Konfiguration der Kontrastmittelsäule in den einzelnen Abschnitten des Spinalkanals und der Kontrastmittelfluß unter Durchleuchtungskontrolle beobachtet und auf Zielaufnahmen festgehalten. Dafür ist ein Durchleuchtungsgerät erforderlich, dessen Untersuchungstisch nach beiden Seiten um 90° gekippt werden kann, damit der Patient alle Positionen zwischen aufrechtem Stehen und fast maximaler Kopftieflagerung bzw. Bekkenhochlagerung einnehmen kann. Kopftieflagerungen erheblichen Ausmaßes können erforderlich werden, wenn der Kontrastmittelfluß in kranialer Richtung behindert ist. Auf Geräten, die eine Kopftieflagerung von nur 30° oder 45° zulassen, muß bei behinderter Passage der Patient umgelagert werden, so daß sein Kopf am Fußende des Untersuchungstisches zu liegen kommt. Die Untersuchung läuft ohne Verzögerung ab und ist auch für den untersuchenden Arzt weniger anstrengend, wenn die Tischplatte durch einen Motor sowohl in Längsrichtung als auch in Querrichtung verschoben werden kann. Bei einer derartigen Ausrüstung muß das Zielgerät für die Einstellung einer Zielaufnahme nicht jedesmal verschoben werden. Weitere Vorteile ergeben sich, wenn die Tischplatte die Form einer Mulde hat, die eine Drehung des Patienten um seine Längsachse ermöglicht. Mit Hilfe von Schulterstützen und einer Fußbank wird der Patient so fixiert, daß er in allen Positionen absolut ruhig liegt und auch ein ausreichendes Sicherheitsgefühl hat. Dieses kann durch Handgriffe noch erhöht werden. Die Höheneinstellung des Zielgeräts muß so abgesichert sein, daß es weder den Kopf des Patienten noch die Punktionskanüle berühren kann. Die Durchleuchtung erfolgt unter Bildverstärker-Fernsehbedingungen.

Zweckmäßig ist es, wenn der Durchleuchtungsvorgang auf einem Video-Rekorder festgehalten wird, damit Beobachtungen, die auch für den Kliniker von Interesse sein können, jederzeit reproduzierbar sind. Für Aufnahmen im horizontalen Strahlengang ist eine zweite Röntgenröhre erforderlich, die neben dem Durchleuchtungsgerät – am zweckmäßigsten an einem Deckenstativ – angebracht ist. Neuerdings werden Geräte produziert, die auch eine Durchleuchtung im horizontalen Strahlengang unter Bildverstärker-Fernsehbedingungen ermöglichen. Dafür wird die zweite Röntgenröhre herangezogen, die an das Zielgerät gekoppelt wird.

Wichtig ist, daß der Patient über Einzelheiten des Untersuchungsganges unterrichtet wird, damit er entspannt und ohne Angst in den Myelographieraum kommt. Wir halten eine Prämedikation nicht für erforderlich, denn eine korrekt durchgeführte Myelographie mit wasserunlöslichen positiven Kontrastmitteln darf nicht schmerzhaft sein. SHAPIRO (1975) empfiehlt eine Sedierung mit Barbituraten oder bei sehr ängstlichen Patienten mit Valium. Der Kranke soll nüchtern zur Untersuchung kommen.

Das Kontrastmittel wird im allgemeinen durch Lumbalpunktion, die unter strenger Beachtung der Asepsis in Lokalanästhesie vorgenommen wird, in den Liquorraum injiziert. DECKER (1958) und SHAPIRO (1975) empfehlen die Punktion in Bauchlage. Sie kann aber ebensogut in Seitenlage durchgeführt werden, besonders wenn auch der Liquordruck gemessen werden soll. Die Seitenlage hat zudem den Vorteil, daß die Injektion der ersten Portionen des Kontrastmittels unter Durchleuchtungskontrolle erfolgen kann. Ist die Punktion im Liegen mit Schwierigkeiten verbunden, kann sie auch im Sitzen durchgeführt werden (DECKER, 1958). WELLAUER (1961) sowie TAVERAS u. WOOD (1964) empfehlen, die Punktion am sitzenden Patienten vorzunehmen. DECKER (1960) hebt hervor, daß die Punktion in Bauchlage nicht immer leicht ist, da der lumbale Liquordruck in dieser Position niedrig sei. Doch nicht allein der Liquordruck, auch die Weite des Durasackes spielt bei der Punktion eine Rolle. Ein weiter Durasack läßt sich leichter punktieren als ein enger. Wie auf Seite 462 näher ausgeführt wird, hängt die Weite des lumbalen Durasackes auch vom Füllungszustand des epiduralen Venenplexus ab. Dieser füllt sich kräftig auf, wenn der Patient die Bauchpresse betätigt. Unter diesen Bedingungen wird der Durasack eingeengt, so daß er für die Punktionskanüle weniger gut erreichbar ist. Hat der Patient beim Punktieren Schmerzen, preßt er ganz unwillkürlich und engt so den Durasack ein. Abb. 1a zeigt eine korrekte Lage der Punktionskanüle im Durasack in Höhe von L5/S1. Nachdem der Patient aufgefordert worden war zu pressen, ist der kaudale Bereich des Durasackes maximal komprimiert (Abb. 1b). Jetzt finden im Durasack praktisch nur noch die Wurzeln der Kauda Platz. Der Liquor, d.h. das Kontrastmittel, ist nach kranial gepreßt worden, so daß eine korrekte Punktion

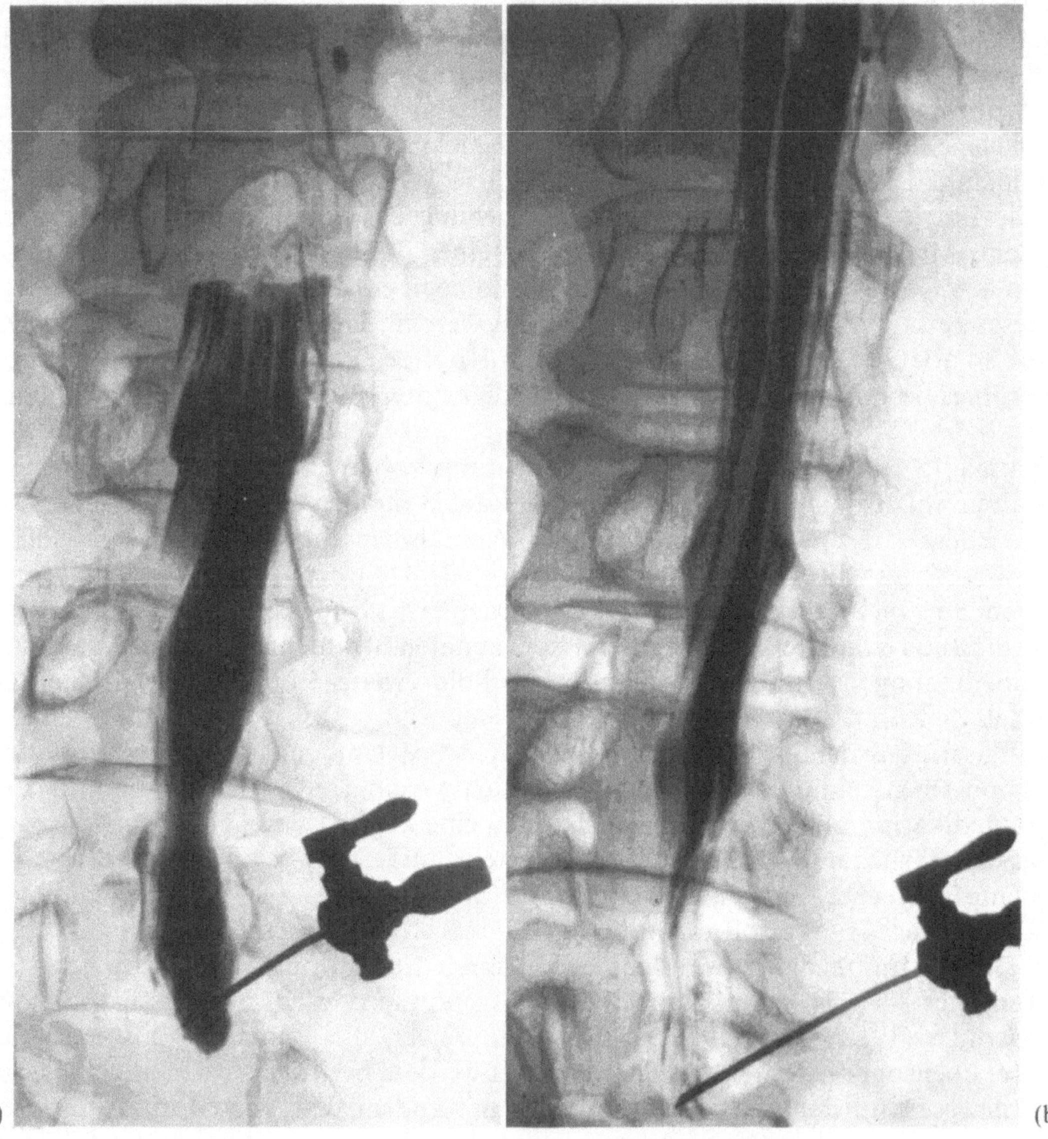

Abb. 1. (a) Glatte Lumbalpunktion in Höhe von L5/S1. (b) Unter kräftigem Pressen wird das untere Ende des Durasackes durch die sich kräftig füllenden epiduralen Venenplexus maximal komprimiert, so daß eine Lumbalpunktion unmöglich wäre. Das Kontrastmittel steigt um gut zwei Segmente an. Das untere Ende des Conus medullaris und das Filum terminale stellen sich dar

unter diesen Bedingungen kaum gelingen kann. Das Ausmaß der Kompression des Durasackes beim Pressen, aber auch beim Husten ist individuell unterschiedlich und hängt von der Entwicklung des epiduralen Venenplexus ab. Unter diesen Aspekten erfüllt die Lokalanästhesie bei der Lumbalpunktion zwei Aufgaben: Es wird erreicht, daß der Punktionsvorgang schmerzlos ist und verhindert, daß der lumbale Durasack im Zuge einer Reaktion auf Schmerzempfindung komprimiert wird.

Die Lumbalpunktion mit absolut korrekter Lage der Kanülenspitze im Subarachnoidalraum kann schwierig sein, wenn eine Punktion zum Zwecke der Liquorentnahme vorausgegangen ist und wenn danach ein extradurales Liquorkissen zurückgeblieben ist. Man sollte daher auf eine diagnostische Liquorentnahme verzichten, wenn nach dem klinischen Befund eine Myelographie angezeigt ist. Ist aber eine Punktion bereits durchgeführt worden, sollte man – wenn es der klinische Befund erlaubt – die Myelographie frühestens nach einer Woche vornehmen, da sonst die Gefahr besteht, daß mindestens ein Teil des Kontrastmittels in den Sub- oder Epiduralraum injiziert wird (Taveras u. Wood, 1964). Shapiro (1975) empfiehlt sogar, mit der Myelographie zwei Wochen abzuwarten, es sei denn, daß dies der klinische Befund verbietet. Ist es angezeigt, die Untersuchung unverzüglich vorzunehmen, sollte man das Kontrastmittel nur unter Durchleuchtungskontrolle injizieren. Dafür ist es zweckmäßig, daß der Patient Seitenlage einnimmt und der Untersuchungstisch im Sinn einer leichten Kopftieflagerung gekippt wird. Die Spitze der Injektionskanüle liegt korrekt im Subarachnoidalraum, wenn das Kontrastmittel in größeren Tropfen frei nach kranial abfließt. Tut es dies nicht, liegt die Kanülenspitze in einem gemeinsamen Liquorreservoir des Sub- und Epiduralraums.

Für den glatten Ablauf einer Myelographie ist es sehr wichtig, daß bei der Punktion der lumbale Subarachnoidalraum von der Kanüle gleich beim ersten Vorgehen in der Mitte erreicht wird. Ist dies nicht der Fall, d.h. liegt die Kanüle zu weit lateral, muß zur Korrektur der Nadellage ein zweiter Punktionsversuch unternommen werden. Die nicht ganz korrekte Lage der Kanülenspitze erkennt man daran, daß Liquor nur zögernd abtropft und auch nicht frei aspiriert werden kann. Während der Vorbereitungen für die zweite Punktion kann Liquor aus der ersten Punktionsöffnung des Durasackes in den Extraduralraum abfließen, ein Kissen bilden und die Chancen für die zweite Punktion verschlechtern. Ein derartiges Liquorkissen wirkt sich außerdem wie eine extradurale Raumforderung aus, so daß es zu diagnostischen Irrtümern kommen kann.

Um die günstigste Höhe für die Lumbalpunktion zu bestimmen, ist es angezeigt, die Übersichtsaufnahmen der Lendenwirbelsäule zu studieren und die Verhältnisse im Bereich der Dornfortsätze, der Bandscheiben und der angrenzenden Wirbelkörperabschlußplatten sowie etwaige Verbiegungen der Wirbelsäule zu berücksichtigen. Schon vor der Punktion soll man daran denken, daß die wasserunlöslichen Kontrastmittel wieder abpunktiert werden müssen. Dafür ist es zweckmäßig, daß die Punktion im Bereich der unteren Lendenwirbelsäule, d.h. in Höhe von L4/5 oder L5/S1, durchgeführt wird, also in einem Gebiet, in dem man das Kontrastmittel in einer relativ dicken Schicht ansammeln kann. Bandscheibenprotrusionen können sich sowohl auf den Punktionsvorgang als auch auf das Abpunktieren des Kontrastmittels ungünstig auswirken, ganz besonders, wenn der lumbale Spinalkanal eng ist. Falls keine Gegenindikation besteht, wird man die Punktion in Höhe von L4/5 vornehmen. Sollte hier das Abpunktieren des Kontrastmittels durch die liegen gebliebene Kanüle nur unvollständig gelingen, kann man auf die Höhe von L5/S1 ausweichen, wo nach Markierung der günstigsten Stelle eine zweite Punktion durchgeführt werden kann.

Die Punktionskanüle soll so dünn wie möglich sein. Ihr Kaliber muß so gewählt werden, daß das relativ visköse Kontrastmittel ohne Schwierigkeiten abpunktiert werden kann. Einmalkanülen haben den Vorteil, daß sie optimal geschliffen sind, so daß in der Dura nur ein kleines Punktionsloch zurückbleibt. Bei der Verwendung von Zwei-Wegehahn-Kanülen ist der Liquorverlust geringer, da nach erfolgter Punktion und Entfernung des Mandrins die Kanüle rasch verschlossen werden kann.

Nach korrekt ausgeführter Lumbalpunktion wird Liquor für Laborzwecke entnommen. Bereits im Röntgenraum wird die Reaktion nach Pandy durchgeführt, denn schon ihr Ergebnis kann den weiteren Ablauf der Untersuchung beeinflussen. Ist die Reaktion stark positiv und ist der Liquor im Sinn eines Sperrliquors xanthochrom, wird man mit geringen Kontrastmittelmengen auskommen können. Man wird allerdings beachten müssen, daß der Liquor auch bei intrakraniellen Prozessen stark eiweißhaltig sein kann. Daher ist auch das Ergebnis des Queckenstedtschen Versuchs zu berücksichtigen. Ist ein kompletter Kontrastmittelstop zu erwarten, wird man mit etwa 3 ml Kontrastmittel auskommen. Liegt eine Blockade im Bereich des mittleren bis oberen lumbalen Spinalkanals vor, können schon nach Ablassen geringer Liquormengen, manchmal nach wenigen Tropfen, heftigste Wurzelschmerzen auftreten. Das gleiche wiederholt sich, wenn unter diesen Bedingungen Kontrastmittel injiziert wird. In derartigen Fällen kann Liquor gegen Kontrastmittel nur tropfenweise ausgetauscht werden. Unter Umständen muß man auf eine subokzipitale Myelographie ausweichen (Abb. 36). Über die Menge des Kontrastmittels, die bei einer Myelographie verwendet werden soll, wenn eine komplette Blockade der Liquorwege nicht zu erwarten ist, gehen die Ansichten auseinander. DECKER (1958) verwendet für eine lumbale Myelographie 6 ml, für die Darstellung des thorakalen und des zervikalen Spinalkanals 9 ml Kontrastmittel. TAVERAS u. WOOD (1964) injizieren für die Darstellung des zervikalen Spinalkanals 9 ml, für die des thorakalen Spinalkanals 12 ml und für die Untersuchung des lumbalen Spinalkanals 6 ml Kontrastmittel. Ist der lumbale Durasack sehr weit, steigern sie die Dosis bis auf 12 ml. SHAPIRO (1975) empfiehlt eine Dosis von 18 bis 36 ml, wobei er hervorhebt, daß die Intensität etwaiger postmyelographischer Reaktionen von der Kontrastmittelmenge unabhängig ist.

Da wir für eine gezielte Untersuchung des lumbalen Spinalkanals ausschließlich wasserlösliche Kontrastmittel verwenden, betragen die bei uns üblichen Mengen öliger Kontrastmittel etwa 15 ml, weil es ja von vornherein um die Darstellung des thorakalen und zervikalen Durasackes geht. Wir steigern aber diese Menge bis auf 25 ml, wenn der Abfluß in den zervikalen Spinalkanal durch eine verstärkte Kyphose der Brustwirbelsäule oder durch lumbale Bandscheibenprotrusionen behindert wird. In Übereinstimmung mit SHAPIRO (1975) können wir feststellen, daß weder die Intensität etwaiger postmyelographischer Reaktionen noch die Menge der nach dem Abpunktieren im Spinalkanal zurückbleibenden Kontrastmittelreste mit der verwendeten Dosis in direktem Zusammenhang stehen.

Die eigentliche Kontrastuntersuchung des Spinalkanals erfolgt in Bauchlage. Die Punktionskanüle bleibt liegen, da durch sie das Kontrastmittel nach der Untersuchung wieder abpunktiert werden soll. Schulterstützen und eine Fußbank fixieren den Patienten. Um die Beine gelähmter Patienten in extremer Kopftieflagerung, aber auch in aufgerichteter Stellung zu fixieren, spannen wir um das Becken eine am Tisch befestigte breite, kräftige Binde. Das Kinn liegt auf einem Kissen, so daß der Kopf rekliniert und die Halswirbelsäule maximal lordosiert wird. Damit wird verhindert, daß auch bei starker Kopftieflagerung Kontrastmittel in den intrakraniellen Raum abfließt. Die Höhe des Kissens muß dem Reklinationsvermögen des Kopfes angepaßt werden. Behutsames Vorgehen ist bei Kranken mit einer Tetraplegie bzw. Tetraparese angebracht. Bei diesen müssen Brustkorb und beide Knie mit Schaumkissen unterpolstert werden.

Zunächst wird der lumbosakrale Durasack untersucht, auch wenn die klinische Symptomatologie seine Darstellung nicht unbedingt verlangt. Der Untersuchungstisch wird aufgerichtet, bis das Kontrastmittel das untere Ende des Durasackes erreicht hat. Für die

Darstellung der Wurzeltaschen werden Schrägaufnahmen angefertigt. Der Untersuchungstisch wird zunächst mit mäßiger Geschwindigkeit in die Horizontale und dann in Kopftieflage gebracht; der Fluß des Kontrastmittels wird verfolgt, und die Kontrastmittelsäule auf Zielaufnahmen so festgehalten, daß ein lückenloses Kontrastbild des Durasackes rekonstruiert werden kann.

Schwierigkeiten kann die Darstellung des Spinalkanals im Bereich des Scheitels der thorakalen Kyphose bereiten, besonders wenn diese stark ausgeprägt ist. Das Kontrastmittel fließt zunächst in Form einer kontinuierlichen Säule bis zum höchsten Punkt der Kyphose. Hier reißt das Kontrastband ab, wobei das Kontrastmittel in kleineren Portionen die kranialen Abschnitte des thorakalen Spinalkanals passiert. Diese Abschnitte kann man durch Aufrichten des Untersuchungstisches mit dem in den zervikalen Durasack abgeflossenen Kontrastmittel gut darstellen, nicht aber den Scheitel der Kyphose, denn auch jetzt reißt das Kontrastband in seinem Bereich wieder ab. DECKER (1958) empfiehlt Schrägaufnahmen, um die thorakale Kyphose auszugleichen. TAVERAS u. WOOD (1964) versuchen, die Darstellung dieser Region dadurch zu erreichen, daß sie den Abfluß des Kontrastmittels langsam gestalten, indem sie den Tisch behutsam neigen und den Patient auffordern tief zu atmen, womit einem unbeabsichtigten Valsalva-Versuch vorgebeugt wird. Die Darstellung des Spinalkanals im Bereich des Scheitels der thorakalen Kyphose gelingt meist gut, wenn man das in den zervikalen Spinalkanal abgeflossene Kontrastmittel durch Aufrichten des Untersuchungstisches bis knapp an den höchsten Punkt der Kyphose heranbringt und durch Kompression der Jugularvenen in eine langsame, nach kaudal gerichtete Bewegung versetzt. So erreicht man in diesem Abschnitt des Spinalkanals eine ausreichende und kontinuierliche Kontrastfüllung, die auf sagittalen Zielaufnahmen, aber auch auf Aufnahmen im horizontalen Strahlengang festgehalten werden kann (WIEDENMANN, 1960).

Der zervikale Spinalkanal muß in seiner ganzen Länge von einer kontinuierlichen Kontrastmittelsäule eingenommen werden, soll eine erschöpfende myelographische Analyse gelingen. Eine ausreichende Füllung erreicht man, wenn man das Kontrastmittel durch eine kräftige Neigung des Untersuchungstisches rasch über die thorakale Kyphose in kranialer Richtung abfließen läßt, den Abfluß in die Schädelhöhle aber verhindert, indem man den Untersuchungstisch ebenso rasch wieder in die Horizontale bringt (MCRAE, 1960). Danach kann die Hyperlordosierung der Halswirbelsäule gemindert bzw. aufgehoben werden, um physiologische Verhältnisse herzustellen. Sagittale Zielaufnahmen, seitliche Aufnahmen im horizontalen Strahlengang, ohne Anwendung einer Rasterkassette, aus einer Entfernung von 2 m und Schrägaufnahmen vermitteln ein genaues Bild über die Form und Weite des zervikalen Durasackes. Besonders zu achten ist auf eine übersichtliche Darstellung der zervikalen Wurzeltaschen.

Die Kontrastdarstellung des zerviko-okzipitalen Übergangs, also der Umgebung des Foramen occipitale magnum, ist schwierig, ebenso die des zerviko-thorakalen Übergangs des Spinalkanals. Nach DECKER (1958, 1960) sowie TAVERAS u. WOOD (1964) gelingt es, das Kontrastmittel über den Dens des Epistropheus hinaus bis in die Cisterna pontis zu verlagern, wenn man den Kopf um etwa 20–30° nach rechts oder nach links dreht. Aus der Cisterna pontis läßt sich das Kontrastmittel durch Reklination des Kopfes wieder in den Spinalkanal verlagern, nicht dagegen Kontrastmittel, das bereits in die basalen Zisternen eingedrungen ist. Die Darstellung des unteren zervikalen Spinalkanals im seitlichen Strahlengang ist mit Schwierigkeiten verbunden, wenn ein Schulterhochstand besteht, ganz besonders bei Patienten mit einer Tetraspastik. Es empfiehlt sich, während der Belichtung der Aufnahmen im horizontalen Strahlengang beide Arme nach kaudal zu ziehen, um den unteren zervikalen Spinalkanal von einer Überlagerung durch die Schultern zu befreien. Soll der obere thorakale Spinalkanal im horizontalen Strahlengang abgebildet werden, müssen beide Arme hochgehoben werden, wobei der Zentralstrahl in die Achselhöhle zu richten ist. Mitunter ist es zweckmäßig, die eine Schulter anzuheben und die andere zu senken, so daß in bezug auf das Schultermassiv eine Schrägprojektion zustande kommt.

Im Bereich des zervikalen, aber auch des oberen thorakalen Spinalkanals ist auf Pulsationserscheinungen des Liquors, die auf das Kontrastmittel übertragen werden, zu achten. Die Pulsation ist bei freier Passage meist kräftig ausgeprägt, bei einer Blockade des Liquorraums aufgehoben.

Hat die Kontrastuntersuchung des Spinalkanals in Bauchlage des Patienten nicht zum Ziel geführt, sollte das Kontrastmittel in Rückenlage unter Durchleuchtungskontrolle über den gesamten Spinalkanal hinweg verschoben werden. Die Punktionskanüle wird entfernt und die Punktionsstelle steril abgedeckt. Danach wird der Patient auf den Rücken gedreht und mit Schulterstützen abgesichert. Der Kopf wird angehoben und auf ein Keilkissen gelegt. Unter diesen Bedingungen ist der Abstand des Zielgeräts von der Wirbelsäule recht erheblich, so daß die Zielaufnahmen unter Durchleuchtungskontrolle mit einem beträchtlichen Vergrößerungsfaktor behaftet sind. Da sich dieser störend bemerkbar machen kann, sollten auch Bucky-Aufnahmen mit der Obertischröhre angefertigt werden, deren Zeichenschärfe besser ist als die von Zielaufnahmen. Seitliche Aufnahmen im horizontalen Strahlengang sind zur Ergänzung der Information ebenso erforderlich wie bei der Untersuchung in Bauchlage.

Wenn das Kontrastmittel in den lumbalen Spinalkanal nicht injiziert werden kann, d.h. wenn die Lumbalpunktion nicht gelingt, oder wenn bei einer lumbalen Myelographie mit komplettem Kontrastmittelstop die kraniale Grenze eines Prozesses nicht festgestellt werden kann, diese zu kennen aber wichtig ist, ist es angezeigt, eine Myelographie mit subokziptaler Injektion des Kontrastmittels vorzunehmen. Die Lumbalpunktion kann mißlingen, wenn im lumbalen Bereich ausgedehnte meningeale Verwachsungen bestehen, wenn dieser Bereich des Spinalkanals von einem intra- oder extraduralen Tumor eingenommen wird, wenn nach vorausgegangener Punktion eine extradurale Liquoransammlung besteht (s. S. 445), oder wenn eine angeborene Enge des lumbalen Spinalkanals vorliegt. Zwei Wege stehen für die Injektion des Kontrastmittels in den obersten zervikalen Spinalkanal zur Verfügung. Der erste Weg ist die klassische Subokzipitalpunktion, bei der die Kanüle in der Mittellinie in den extrakraniellen Abschnitt der großen Zisterne eingeführt wird. Ein zweiter Weg wurde von KELLY u. ALEXANDER (1968) angegeben, wobei sie von den Erfahrungen der Neurochirurgen bei der perkutanen Chordotomie ausgehen. Sie führen die Kanüle von lateral zwischen dem 1. und 2. Halswirbel ein. Der Patient nimmt *Rückenlage* ein und hat den Kopf um etwa 10–15° angehoben. Zur Orientierung dient eine Marke über der Spitze des Warzenfortsatzes. Die Spitze der Kanüle ist auf das vordere Drittel des Spinalkanals gerichtet, um einer Verletzung des Rückenmarks vorzubeugen. Liegt die Kanüle exakt im Liquorraum, wird das Kontrastmittel langsam injiziert. Danach wird die Kanüle entfernt und die Untersuchung in der üblichen Weise fortgesetzt. AMUNDSEN u. SKALPE (1975) führen die laterale Punktion des zervikalen Spinalkanals in *Bauchlage* durch, wenn sie eine zervikale Myelographie mit dem wasserlöslichen Kontrastmittel Amipaque vornehmen. Bauchlage ist bei dieser Untersuchung erforderlich, damit das Kontrastmittel aus dem zervikalen Spinalkanal nicht nach kaudal abfließt.

Das Abpunktieren des Kontrastmittels. Die positiven wasserunlöslichen Kontrastmittel müssen aus dem spinalen Subarachnoidalraum entfernt werden, da sie in nennenswertem Maß nicht resorbiert werden. Verbleiben im lumbalen Durasack Kontrastmittelmengen, die etwa 3 ml übersteigen, können brennende Schmerzen in der Kreuzbeinregion auftre-

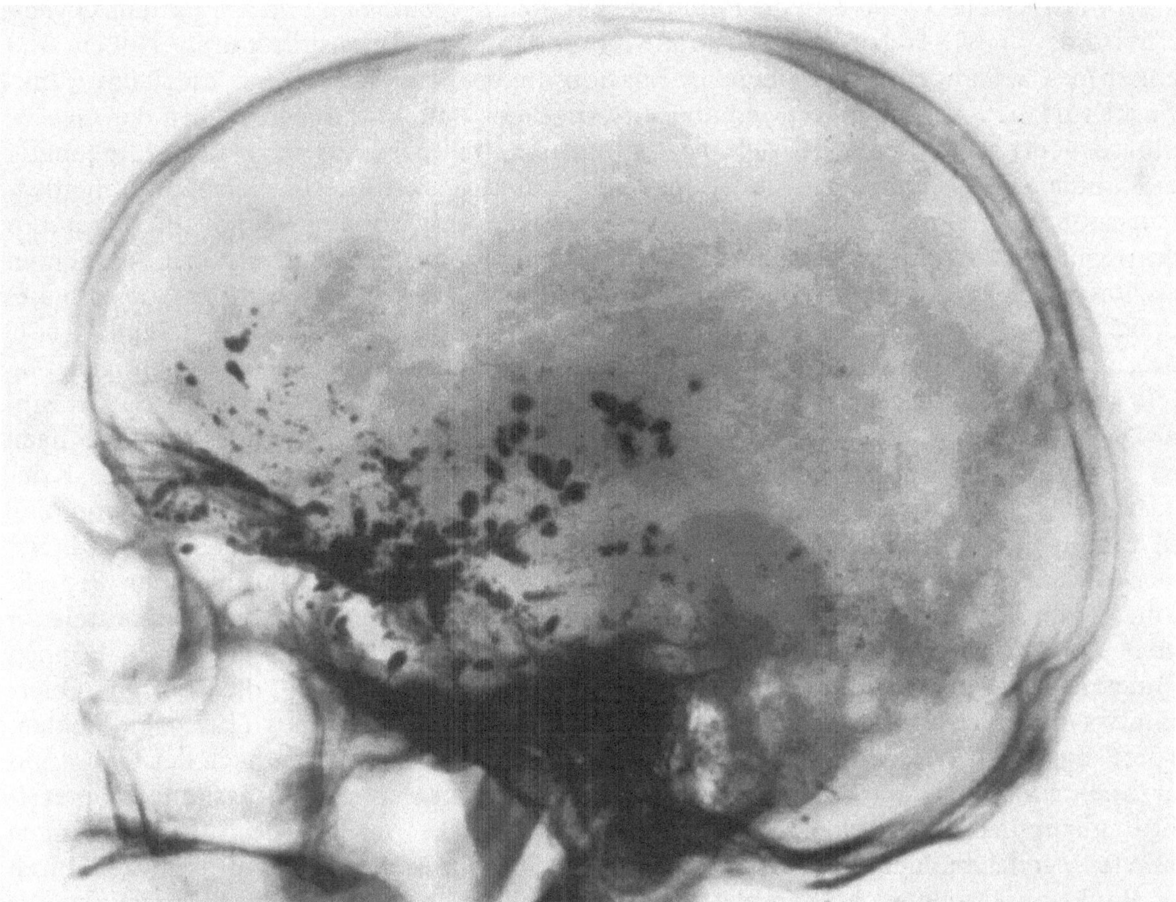

Abb. 2. Tropfenförmige Kontrastmittelansammlungen in den basalen Zisternen, aber auch im basisnahen Subarachnoidalraum nach einer 4 Jahre zurückliegenden Pantopaque-Myelographie

ten, die nach unseren Erfahrungen schlagartig verschwinden, wenn das Kontrastmittel abpunktiert wird. Verbleiben größere Kontrastmittelreste im Spinalkanal, können Teile davon bei Kopftieflage in den intrakraniellen Raum abfließen und sich in den Zisternen verteilen. Kontrastmittel, das über die Kleinhirnbrückenwinkelzisternen und über die Cisterna pontis hinaus nach rostral abgeflossen ist, läßt sich nicht mehr in den spinalen Subarachnoidalraum verlagern (Abb. 2).

Wie auf S. 445 beschrieben, muß man schon bei der Injektion des Kontrastmittels an das Abpunktieren denken. Man kann es verhältnismäßig leicht entfernen, wenn es sich in Höhe der Punktionskanüle als kompaktes Depot sammeln läßt. Dafür eignet sich am besten der Bereich von L4 bis S1, also der lumbosakrale Übergang des Spinalkanals.

Liegt die Punktionskanüle in Höhe von L5/S1 und ist der Durasack verhältnismäßig kurz, fließt der größte Teil des Kontrastmittels schon bei mäßigem Aufrichten des Untersuchungsgeräts spontan aus der Punktionskanüle ab. Ansonsten wird unter Durchleuchtungskontrolle der Untersuchungstisch so gekippt, daß sich das Kontrastmittel in der Umgebung der Spitze der Punktionskanüle sammelt. Wenn eine Durchleuchtung im horizontalen Strahlengang möglich ist, gelingt es, die Spitze der Injektionskanüle in eine optimale Tiefe zu bringen. Das Aspirieren des Kontrastmittels soll langsam erfolgen, damit mit dem Sog nicht Nervenwurzeln an die Kanüle gezogen und damit irritiert werden. Das Absaugen des Kontrastmittels erfolgt behutsam, wenn es nach der Hebermethode vorgenommen wird (Epstein, 1964; Heller, 1968). Ein etwa 50 cm langer Plastikschlauch wird an die Punktionskanüle angeschlossen und am Patient vorbeigeführt, damit ein Hebereffekt zustande kommt, dessen Intensität durch Heben und Senken des Schlauchs der gegebenen Situation angepaßt werden kann. Liegt die Punktionskanüle nicht genau in der Medianebene, muß der Patient durch Anheben der Gegenseite so gedreht werden, daß sich das Kontrastmittel paramedian in der Umgebung der Kanülenspitze sammelt. Liegt die Spitze der Punktionskanüle vor einer Bandscheibenprotrusion, gelingt es nicht, vor der Kanülenspitze ein größeres Depot zu bilden. In derartigen Fällen kann man das Kontrastmittel durch langsames Senken oder Aufrichten des Untersuchungsgeräts an der Kanüle vorbeifließen lassen und während des Flusses vorsichtig aspirieren. Ist der Durasack sehr weit, bildet das Kontrastmittel eine breite, flächenhafte Pfütze, aus deren Randgebieten das Kontrastmittel dem vorsichtigen Sog nicht folgt. Bei günstiger Lage der Injektionskanüle in Höhe von L5/S1, wo die Anzahl der Nervenwurzeln schon gering ist, kann man durch kurzes, kräftiges Saugen, nach Art des Staubsaugerprinzips, aus der weiteren Umgebung der Kanülenspitze das Kontrastmittel aspirieren. Voraussetzung ist, daß keine Wurzeln irritiert werden und daß nur kurzdauernd aspiriert wird, damit der Liquorverlust in Grenzen gehalten wird. Bei einer kompletten Blockade des Spinalkanals durch einen raumbeschränkenden Prozeß, kann es durch übermäßigen Liquorverlust beim Abpunktieren des Kontrastmittels zu einem unerwünschten Unterdruck kaudal vom Prozeß kommen. Dadurch können schmerzhafte Sensationen auftreten, es kann sich aber auch die übrige Querschnittssymptomatik verstärken. Decker (1958, 1960) und Shapiro (1975) empfehlen, in derartigen Fällen die komplette Entfernung des Kontrastmittels erst nach der Operation vorzunehmen. Sonst sollte man unter allen Umständen versuchen, das gesamte Kontrastmittel abzupunktieren. Nach Decker (1960) läßt sich dies in 80% der Untersuchungen mühelos erreichen, nach Shapiro sogar in 95%. Läßt sich das Kontrastmittel durch die Punktionskanüle nicht komplett entfernen, sollte unter Durchleuchtungskontrolle an der günstigsten Stelle eine zweite Punktion vorgenommen werden. Ist die Entfernung des Kontrastmittels auch jetzt schwierig, sollte man schon aus Gründen der Strahlenbelastung den Vorgang abbrechen und nach einigen Tagen, wenn sich die Druckverhältnisse im Durasack stabilisiert haben, einen neuen Versuch unternehmen. Nicht selten gelangt aber inzwischen durch die Punktionsöffnung der Dura ein Teil des Kontrastmittels, gemeinsam mit Liquor, in den Extraduralraum. Dadurch entstehen Bilder, die den Anschein erwecken, daß Kontrastmittel von vornherein in den Epiduralraum injiziert wurde (Abb. 5a). Auch unter günstigen Bedingungen bleiben in den Wurzeltaschen tröpfchenförmige Kontrastmittelreste zurück. Wyatt u. Spurling (1944) haben die Resorption von Pantopaque im Liquorraum untersucht und festgestellt, daß im Jahr etwa 1 ml resorbiert wird.

Eine besondere Technik für das Abpunktieren des Kontrastmittels aus dem lumbalen Durasack haben Bonte et al. (1957) angegeben: Sie injizieren durch eine Punktionskanüle, die in den Hiatus canalis sacralis eingeführt wurde, physiologische Kochsalzlösung in den sakralen Epiduralraum. Dadurch wird der lumbosakrale Anteil des Durasackes komprimiert und das Kontrastmittel bis in die Höhe von L5/S1 hochgedrängt, wo es aus der Kanüle, mit der die Lumbalpunktion durchgeführt wurde, spontan abtropft.

Nach Abschluß der Untersuchung soll der Patient mindestens 24 Std das Bett nicht verlassen und flach liegen. Damit versucht man zu erreichen, daß sich die Punktionsöffnung in der Dura möglichst rasch schließt und daß sich kein Liquorunterdruck entwickelt. Zweckmäßig ist ferner, wenn der Patient im Bett zeitweise Bauchlage einnimmt, um die Punktionsöffnung an der Hinterwand der Dura vom Liquordruck zu entlasten.

II. Die Myelographie mit wasserlöslichen positiven Kontrastmitteln

Bei der Beschreibung der Technik der Myelographie mit wasserlöslichen positiven Kontrastmitteln kann man vom Untersuchungsgang mit dem Präparat Dimer-X ausgehen, da dieses derzeit das häufigste in Deutschland verwendete wasserlösliche Kontrastmittel ist. In Übereinstimmung mit der Empfehlung des Herstellers sollte es nur zur Untersuchung des lumbalen Spinalkanals herangezogen werden. Steigt es in den thorakalen Spinalkanal auf, können klonische Zuckungen der Beinmuskulatur auftreten, die von den Patienten als recht unangenehm empfunden werden.

Die Technik der Myelographie mit Dimer-X lehnt sich weitgehend an die Technik der Abrodil-Myelographie an, die von ARNELL (1944, 1948), LINDBLOM (1946), LINDGREN (1952), DECKER (1958), WELLAUER (1961) eingehend beschrieben wurde. Der wichtigste Unterschied zwischen beiden Mitteln besteht darin, daß Dimer-X ohne lumbale Anästhesie in den Subarachnoidalraum injiziert werden kann. Die häufigste Indikation für eine Dimer-X-Myelographie ist der lumbale Bandscheibenprolaps. Dadurch wird bereits weitgehend bestimmt, in welcher Höhe die für die Untersuchung erforderliche Lumbalpunktion durchgeführt werden soll. Da der lumbale Bandscheibenvorfall am häufigsten die 4. und 5. lumbale Bandscheibe betrifft, empfiehlt es sich, die Punktion in Höhe von L3/4 vorzunehmen. Im übrigen wird man sich diesbezüglich immer an der klinischen Symptomatologie orientieren, auch wenn es nicht um die Diagnostik eines Bandscheibenvorfalls geht.

Während die oben angeführten Autoren die Injektion des Kontrastmittels und auch die Anfertigung der Röntgenaufnahmen am liegenden Patient vornehmen, führen WORRINGER et al. (1956) die Untersuchung im Sitzen auf einem für diesen Zweck konstruierten Stuhl durch. HACKER (1966) hat einen Untersuchungsstuhl eigener Konstruktion angegeben. PRAESTHOLM u. LESTER (1970) führen die Lumbalpunktion im Sitzen durch, legen aber den Patienten für den weiteren Gang der Untersuchung hin.

Die Autoren, die den Patienten im Liegen untersuchen, empfehlen folgendes Vorgehen: Der Patient liegt schon bei der Lumbalpunktion auf der erkrankten Seite. Besonders bei schmerzgeplagten Patienten hat sich die Lagerung auf einer weichen Unterlage (Schaumgummimatratze) bewährt. Nachdem der Patient fixiert worden ist, wird der Untersuchungstisch schräg gestellt, so daß das Kopfende um etwa 15° angehoben wird. Bei Patienten mit breitem Becken ist darauf zu achten, daß lagerungsbedingte Ausbiegungen der Lendenwirbelsäule ausgeglichen werden, damit sich das Kontrastmittel gleichmäßig verteilt. Vor der Injektion des Kontrastmittels wird Liquor für die üblichen Laboruntersuchungen abgenommen. Für die Untersuchung des lumbalen Spinalkanals reichen 5 ml Dimer-X aus, die mit Liquor, Aqua bidestillata oder Ringerlösung im Verhältnis von 5:4 oder 1:1 verdünnt werden. Nur wenn der Durasack sehr weit ist, muß die Kontrastmittelmenge auf 7 bis 8 ml gesteigert werden, die in der angegebenen Verdünnung zu injizieren ist. Ob der Durasack übermäßig weit ist, sieht man erst nach der ersten Aufnahme, die deshalb bei noch liegender Punktionskanüle, die steril abgedeckt werden muß, angefertigt wird (Abb. 3a und b). Die Injektion des Kontrastmittels ist mit einer leicht gängigen 10 ml-Spritze durchzuführen, wobei die Injektionszeit etwa 10—20 sec betragen sollte. Bei zu langsamer Injektion erreicht man eine zu kurze Kontrastmittelsäule. Injiziert man das Kontrastmittel zu schnell, wird es im Liquor so stark verdünnt, daß seine Schattendichte unzureichend ist. Wird das Kontrastmittel im Sitzen injiziert, kann es durch die Anspannung der Bauchpresse beim Hinlegen zu einer Liquorverschiebung kommen, die das Kontrastmittel verdünnt und den Kontrast mindert. Das gleiche kann durch Verkrampfung oder durch Husten erfolgen. Der Patient muß deshalb aufgefordert werden, sich zu entspannen und sich ruhig zu verhalten. Nachdem man sich

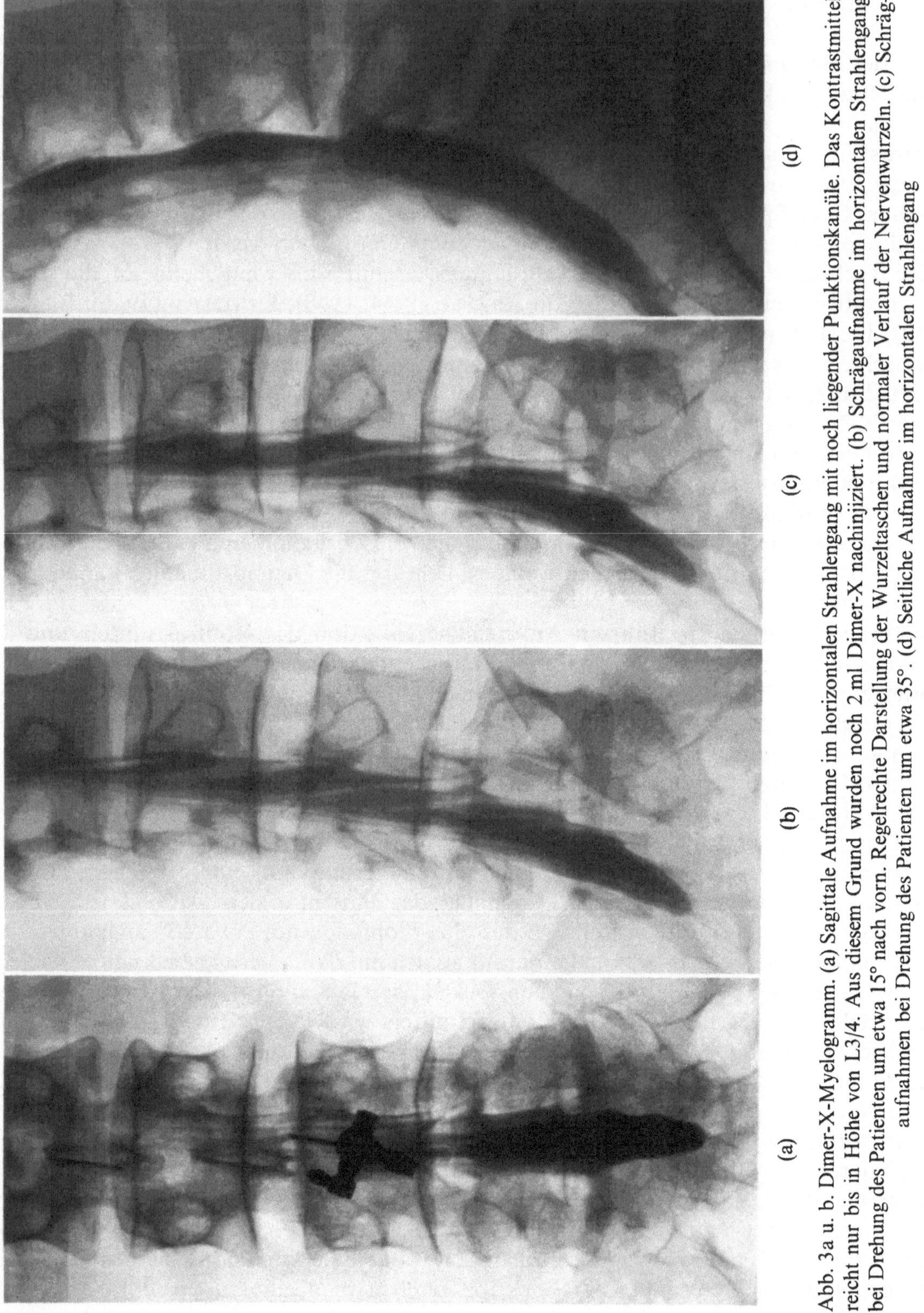

Abb. 3a u. b. Dimer-X-Myelogramm. (a) Sagittale Aufnahme im horizontalen Strahlengang mit noch liegender Punktionskanüle. Das Kontrastmittel reicht nur bis in Höhe von L3/4. Aus diesem Grund wurden noch 2 ml Dimer-X nachinjiziert. (b) Schrägaufnahme im horizontalen Strahlengang bei Drehung des Patienten um etwa 15° nach vorn. Regelrechte Darstellung der Wurzeltaschen und normaler Verlauf der Nervenwurzeln. (c) Schrägaufnahmen bei Drehung des Patienten um etwa 35°. (d) Seitliche Aufnahme im horizontalen Strahlengang

mit einer sagittalen Übersichtsaufnahme im horizontalen Strahlengang vergewissert hat, daß sich das Kontrastmittel günstig verteilt hat, wird die Punktionskanüle entfernt.

Eine optimale Bildqualität und eine geringe Strahlenbelastung des Patienten erreicht man, wenn das Bild präzis eingestellt und optimal eingeblendet wird. Die Gonaden müssen mit Bleigummi abgedeckt werden.

Grundsätzlich werden Aufnahmen im horizontalen Strahlengang angefertigt. Bei der ersten Aufnahme liegt der Patient auf der erkrankten Seite, der Zentralstrahl fällt sagittal ein. Für die zweite Aufnahme wird der Patient um etwa 15° nach vorn gedreht, wobei Knie und Unterschenkel der gesunden Seite vor das Knie und den Unterschenkel der erkrankten Seite gelegt werden. Dadurch wird eine lagerungsbedingte Verbiegung der Wirbelsäule ausgeglichen. Für die Anfertigung der dritten Aufnahme wird der Patient um weitere 15°, also insgesamt um etwa 30°, nach vorn gedreht. Die vierte Aufnahme wird in Bauchlage im horizontalen Strahlengang angefertigt (Abb. 3a–d). Um die Verhältnisse der erkrankten mit denen der gesunden Seite vergleichen zu können, ist es zweckmäßig, Schrägaufnahmen anzufertigen, bei denen der Patient auf der gesunden Seite liegt.

Wie auf S. 494 beschrieben, ist in der Diagnostik des lumbalen Bandscheibenvorfalls die exakte Darstellung der Wurzeltaschen von entscheidender Bedeutung. Dies kann man aber nur erreichen, wenn sich die Wurzeltaschen mit Kontrastmittel gut füllen und im Zustand einer optimalen Füllung vom einfallenden Röntgenstrahl senkrecht getroffen werden. Die wasserlöslichen Kontrastmittel dringen in die relativ engen lumbosakralen Wurzeltaschen besser ein als die wesentlich visköseren wasserunlöslichen Kontrastmittel, d.h. die heute verwendeten Jodester (Abb. 4a und b). Wie diese Aufnahmen zeigen, bedeutet die fehlende oder mangelhafte Füllung einer Wurzeltasche bei Verwendung eines wasserunlöslichen Kontrastmittels noch nicht, daß sie amputiert oder verkürzt ist. Tiefe Impressionen der Kontrastmittelsäule können auch mit wasserunlöslichen Kontrastmitteln dargestellt werden. Für die Diagnose eines weit lateral liegenden Bandscheibenprolapses, der die entsprechende Wurzeltasche nur verkürzt, eignen sich Jodester nicht gut. Die lumbosakralen Wurzeltaschen kommen auf Schrägaufnahmen im horizontalen Strahlengang wesentlich übersichtlicher zur Darstellung als auf Zielaufnahmen mit der Untertischröhre, so daß ersteren bei weitem der Vorzug zu geben ist.

Nach der Technik von WORRINGER et al. (1956) werden die Röntgenaufnahmen am sitzenden Patienten ebenfalls im horizontalem Strahlengang angefertigt. In bezug auf die Wurzeltaschen bestehen dabei etwa die gleichen Projektionsverhältnisse wie bei den Aufnahmen am liegenden Patienten in horizontaler Projektion. Nach einer Myelographie mit Conray 60 oder mit Abrodil mußte der Patient noch mindestens 6–8 Std mit angehobenem Oberkörper, d.h. in fast sitzender Position, im Bett verbringen, um ein Aufsteigen des Kontrastmittels in den thorakalen Spinalkanal zu verhindern. Diese Lagerung hat man zunächst auch für die Dimer-X-Myelographie beibehalten, obwohl von tierexperimentellen Untersuchungen bekannt war, daß die Aggressivität des Dimer-X gegen das Nervensystem wesentlich geringer ist als die von Conray. BAUMGARTNER et al. (1970) empfahlen eine halbsitzende Position für etwa 4–6 Std. Der Hersteller des Kontrastmittels selbst empfiehlt, daß der Oberkörper des Patienten für etwa 6–8 Std um etwa 30° angehoben werden soll. Diese Lagerung widerspricht den sonst üblichen Verhaltensregeln, nach denen der Patient nach einer Lumbalpunktion flach gelagert werden soll, um den Liquorverlust durch die Punktionsöffnung so gering wie möglich zu halten. GONSETTE und ANDRÉ-BALISAUX (1970) berichteten als erste, daß sie in Kenntnis der geringen Toxizität von Dimer-X eine Gruppe von 32 Patienten sofort nach der Untersuchung Rückenlage einnehmen ließen, ohne daß Myoklonien aufgetreten wären. CÉCILE et al. (1974) sind der Ansicht, daß die halbsitzende Position des Patienten nach der Myelographie für die Genese der postmyelographisch auftretenden Kopfschmerzen eine wichtige Rolle spielt. Die von ihnen unternommene Analyse der Ursache der Kopfschmerzen ergab, daß auch entzündliche meningeale Reizerscheinungen daran beteiligt sind. Dieser „Meningismus“ hängt von der Konzentration und von der Resorptionsgeschwindigkeit des Kontrastmittels ab. Letztere ist zweimal größer, wenn der Patient nach der Myelographie flach auf den Rücken gelegt wird, weil sich das Kontrastmittel

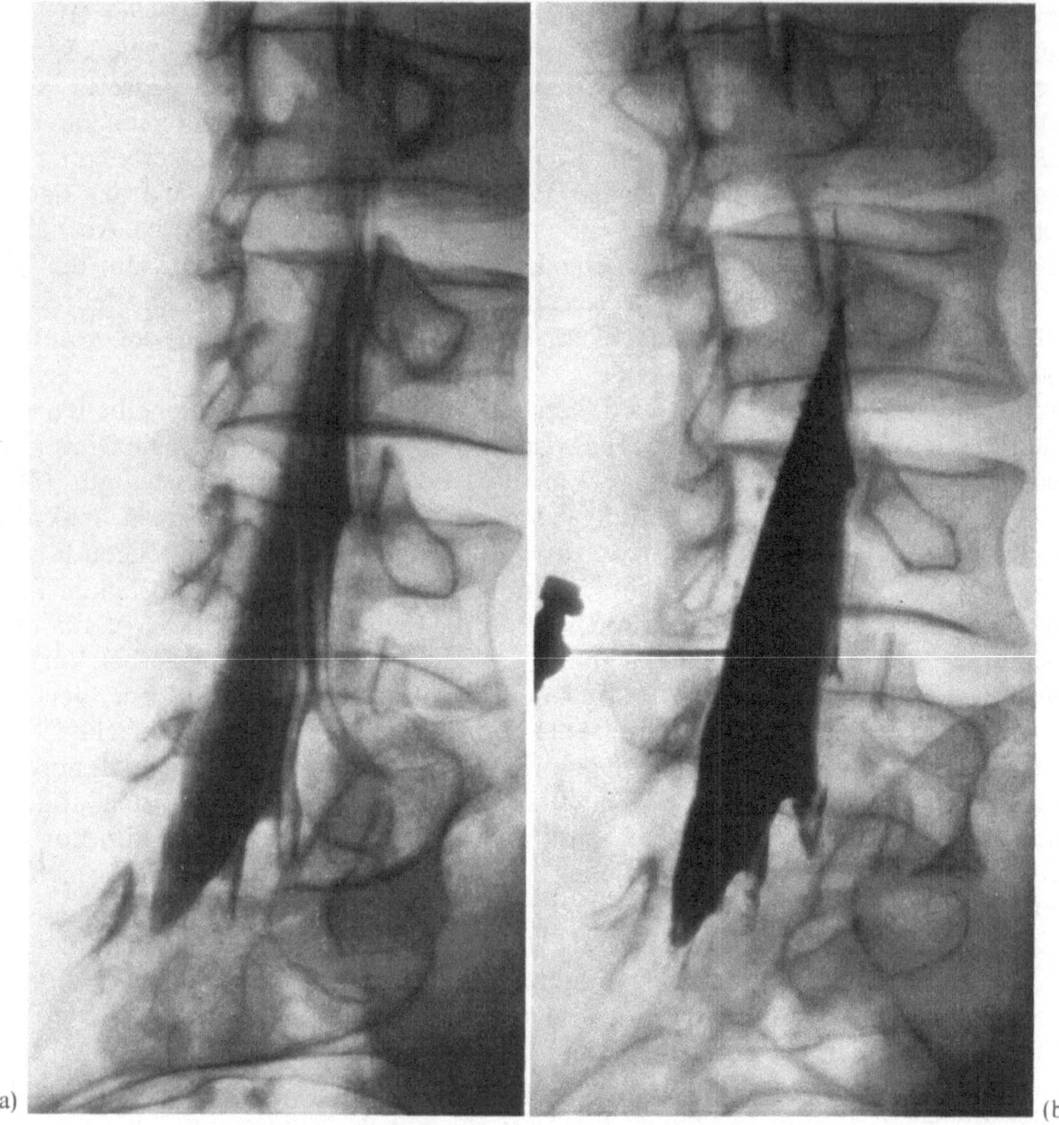

Abb. 4a u. b. Vergleichsaufnahmen eines Dimer-X und eines Duroliopaque-Myelogramms des lumbosakralen Spinalkanals. (a) Übersichtliche Darstellung der lumbosakralen Wurzeltaschen und der Wurzeln der Kauda im Dimer-X-Myelogramm. (b) Im Duroliopaque-Myelogramm füllen sich unter den gleichen Lagerungs- und Enstellungsbedingungen die Wurzeltaschen nur unvollständig

mit größeren Mengen Liquor vermischt, dadurch stärker verdünnt und einer größeren Resorptionsfläche ausgesetzt wird. Die Autoren sind ferner der Ansicht, daß unter diesen Bedingungen die Häufigkeit der postmyelographischen Arachnitiden geringer ist, weil durch die flache Lagerung des Patienten die Konzentration des Kontrastmittels vermindert wird. Sie empfehlen ausdrücklich, den Patienten nach einer Dimer-X-Myelographie für 24—48 Std flach zu lagern.

Die Myelographie mit Amipaque. Amipaque ist in Deutschland als Kontrastmittel erst seit kurzem eingeführt, so daß hier nur über die Erfahrungen skandinavischer und belgischer Neuroradiologen berichtet werden kann. Die Technik der lumbalen Myelographie mit Amipaque entspricht der Untersuchungstechnik mit Dimer-X (SKALPE u. AMUNDSEN, 1975). Aufnahmen im horizontalen Strahlengang ergeben eine erschöpfende Auskunft über die Konfiguration des lumbalen Durasackes, wobei die Wurzeltaschen ebenso kontrastreich dargestellt werden wie bei der Dimer-X-Myelographie. Das Kontrastmittel wird durch eine Punktionskanüle injiziert, deren Außendurchmesser 0,7 mm beträgt.

Für die thorakale Myelographie wird das Kontrastmittel in horizontaler Seitenlage in den lumbalen Spinalkanal eingeführt. Die Injektion erfolgt unter Durchleuchtungskontrolle. Danach wird das Kopfende des Untersuchungstisches leicht gesenkt, so daß das Kontrastmittel in den thorakalen Spinalkanal abfließt. Der Kopf des Patienten wird auf ein Kissen gelegt und angehoben. Nachdem das Kontrastmittel in den thorakalen Spinalkanal eingeflossen ist, wird der Patient vorsichtig auf den Rücken gelegt und fixiert. Sagittale Aufnahmen, Schrägaufnahmen und seitliche Aufnahmen im horizontalen Strahlengang werden angefertigt.

Amipaque läßt sich unter entsprechender Neigung des Untersuchungstisches auch in den zervikalen Spinalkanal verlagern. Kontrastreiche Bilder mit ausgezeichneter Darstellung der Wurzeltaschen werden erreicht (Ahlgren, 1975). Skalpe u. Amundsen (1975) berichten, daß sie in manchen Fällen nach lumbaler Applikation von Amipaque unzureichende Bilder erhielten, weil sich das Kontrastmittel während des Transports in den zervikalen Spinalkanal zu stark verdünnt hatte. Aus diesem Grund injizieren sie für eine zervikale Myelographie Amipaque in Bauchlage des Patienten direkt in den zervikalen Spinalkanal. Dafür wählen sie für die Punktion den seitlichen Zugang zwischen dem 1. und 2. Halswirbel (s. S. 448).

F. Komplikationen

Komplikationen können in allen Stadien einer Myelographie mit positiven Kontrastmitteln auftreten. Man muß aber auch mit Spätkomplikationen bzw. Spätschäden rechnen. Schon die Lumbalpunktion kann mit Schwierigkeiten verbunden sein. Bei der Abhandlung der Punktionstechnik (s.S. 448) wurde bereits darauf hingewiesen, daß die Punktion mißlingen kann, wenn meningeale Verwachsungen bestehen, wenn in Höhe eines Bandscheibenprolapses oder eines intra- bzw. extraduralen Tumors punktiert wird, oder wenn eine angeborene Stenose des lumbalen Spinalkanals vorliegt. Als potentielle Komplikation kann die Blutung in den Liquorraum während einer Punktion angesehen werden, da sie das Entstehen meningealer Verwachsungen nach Anwendung öliger Kontrastmittel (Themel, 1952), aber auch von Pantopaque (Howland et al., 1963; Jakobsen, 1973) begünstigt.

Eine totale oder partielle extraarachnoidale Injektion des Kontrastmittels kommt nach Jones und Newton (1963) sowie Jensen (1973) in etwa 10% der Myelographien mit Pantopaque vor. Schultz und Brogdon (1962) geben eine Rate von 13% an. Eine vorausgegangene Lumbalpunktion, die ein extradurales Liquordepot hinterlassen hat, begünstigt die fehlerhafte Injektion des Kontrastmittels. In den Subduralraum injiziertes Kontrastmittel stellt sich als schmaler Kontraststreifen mit angedeuteten zipfelförmigen Ausziehungen in Höhe der Nervenwurzeln dar. Diese Kontrastmitteldepots lassen sich bei Neigung des Untersuchungstisches nach kranial und nach kaudal verschieben, sie bewegen sich jedoch wesentlich langsamer als subarachnoidal liegendes Kontrastmittel. Extradural injiziertes Kontrastmittel bildet unregelmäßig geformte Depots, die sich schon innerhalb weniger Minuten durch die Zwischenwirbellöcher in den paravertebralen Raum und entlang den Wurzelscheiden bis in das kleine Becken ausbreiten (Abb. 5a). Dieses Kontrastmittel kann intraspinal bis in den mittleren thorakalen Spinalkanal aufsteigen,

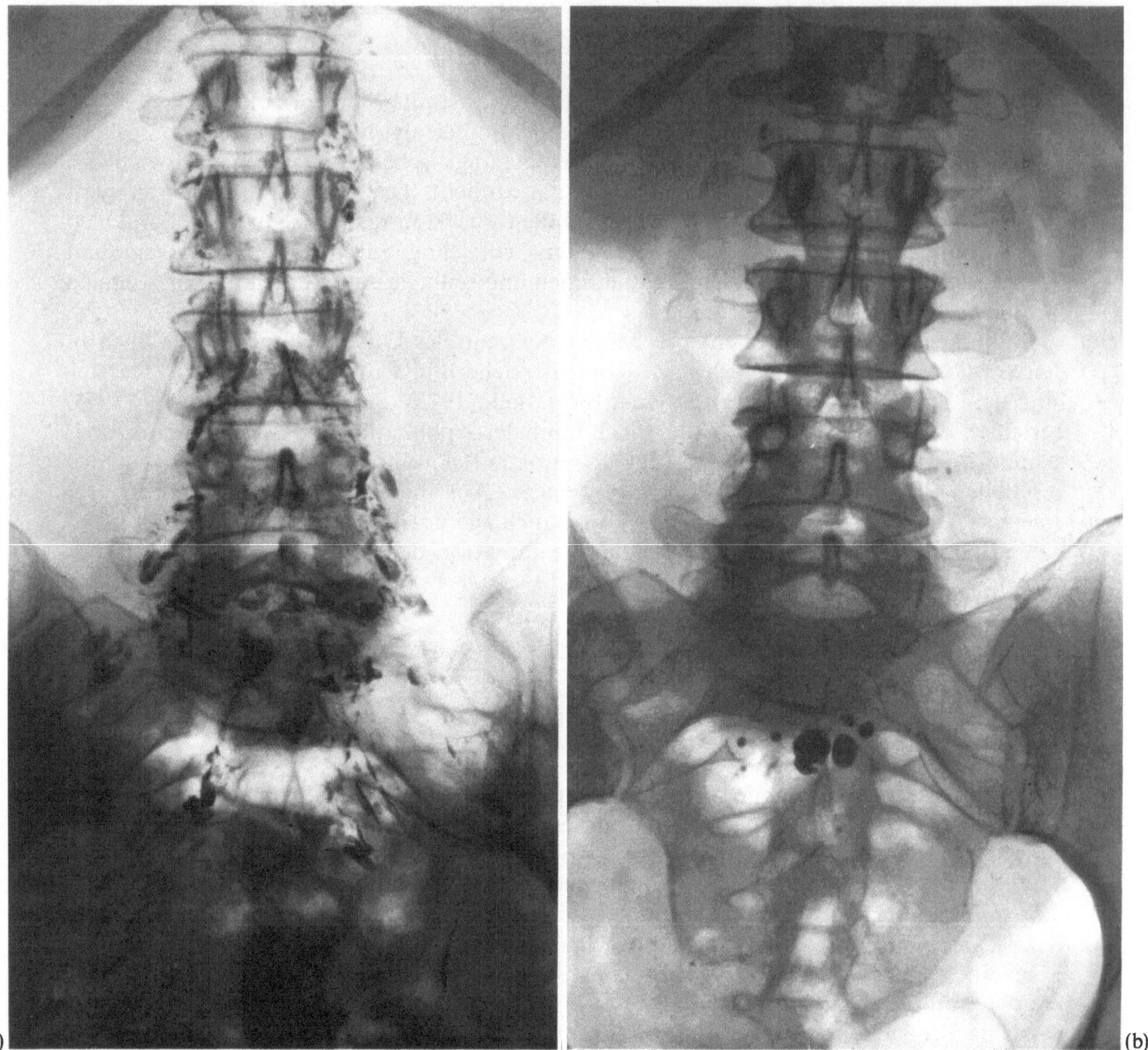

Abb. 5a u. b. Extradurale Injektion von 6 ml Pantopaque. (a) 24 Std nach der Injektion: diffuse Ausbreitung des Kontrastmittels im extraduralen Bereich des lumbalen und des unteren thorakalen Spinalkanals sowie des paravertebralen bzw. des pelvinen Raumes. (b) Ein Jahr nach der Injektion hat sich das extradural injizierte Kontrastmittel vollständig resorbiert. Kleinere Kontrastmittelreste in sakralen Wurzeltaschen

um in den paravertebralen Raum abzufließen. Hier wird es nach und nach resorbiert bzw. abtransportiert, so daß man es nach einem halben bis einem Jahr röntgenologisch nicht mehr nachweisen kann (Abb. 5b).

Vereinzelt ist über einen Übertritt von Jodestern während der Myelographie in die intraspinalen Venenplexus berichtet worden (HINKEL, 1945; FULLENLOVE, 1949; STEINBACH u. HILL, 1951; RUBERTI et al., 1966). Das Kontrastmittel gelangt beim Punktieren oder beim Abpunktieren durch eine eröffnete Vene in die Blutbahn. In zwei eigenen Fällen fielen während der Durchleuchtung relativ rasch in einem kleinen Kreis sich bewegende Kontrastmitteltropfen im paravertebralen Raum auf, die abrupt nach kranial abtransportiert wurden. In keinem der bisher bekannten Fälle hatte diese Komplikation schwerwiegendere Folgen; auch konnte man nur in wenigen Fällen kleine Kontrastmittel-Emboli in der Lunge nachweisen.

Über Osteomyelitiden nach Lumbalpunktionen berichtete REDO (1953). Er konnte in der Literatur insgesamt 57 Fälle finden. Die Komplikation trat meist nach schwierigen Punktionen auf.

KUHLENDAHL (1959) fand in der Literatur 3 Fälle, bei denen es nach einer Pantopaque-Myelographie zu einer generalisierten meningealen Überempfindlichkeitsreaktion gekommen war. Bei 2 Patienten hatte die Komplikation einen letalen Ausgang.

WENDE und SCHLIACK (1961) beschäftigten sich mit den Spätschäden nach Myelographien mit Pantopaque. Sie bezweifeln die Annahme von WYATT und SPURLING (1944). daß von dem im lumbalen Liquorraum zurückbleibenden Pantopaque pro Jahr 1 ml resorbiert wird, da sie Kontrastmittelrückstände bei Patienten fanden, die bereits 7 Jahre vorher myelographiert worden waren.

Über Arachnitiden nach Pantopaque-Myelographien berichteten TARLOV (1945), DILENGE u. RUGGIERO (1954) sowie DAVIES (1956). KUHLENDAHL (1969) stellt in Frage, ob sämtliche in der Literatur beschriebenen Fälle von postmyelographischen Arachnitiden durch das Kontrastmittel bedingt sind; bei den meisten handelt es sich um Befunde, die bei Zweitoperationen oder nach wiederholten Versuchen, das Kontrastmittel abzupunktieren, erhoben wurden. Dabei verweist er auf die Feststellung von HOWLAND et al. (1963), daß die Anwesenheit von Blut die Entwicklung fester meningealer Adhäsionen begünstigt. Tierexperimentelle Untersuchungen von HURTEAU et al. (1954) und JAKOBSEN (1973) ergaben, daß zwei Wochen nach Anwendung von Pantopaque die ersten zellulären Infiltrationen im Sinn einer Meningitis auftreten, deren Intensität im Lauf der nächsten Wochen zunimmt. Alle Autoren, die sich mit den Spätfolgen beschäftigen, zitieren ERICKSON u. VAN BAAREN (1953), die bei einem 33jährigen Patienten einen Verschluß des 4. Ventrikels 9 Monate nach einer Pantopaque-Myelographie fanden. Der Verschluß war durch Granulationsgewebe bedingt, welches Einschlüsse von Pantopaque aufwies.

Adhäsive Arachnitiden können auch nach wasserlöslichen Kontrastmitteln auftreten. AUTIO et al. (1972) sowie IRSTAM u. ROSENCRANTZ (1973 u. 1974) haben bei einigen Patienten, die einer zweiten Myelographie unterzogen werden mußten, in der Zwischenzeit aber nicht operiert worden waren, meningeale Verwachsungen nachweisen können. Für das Auftreten der Verwachsungen könne man daher nur das Kontrastmittel verantwortlich machen. Nach Abrodil, das nur in Verbindung mit einer lumbalen Anästhesie verwendet werden kann, sollen adhäsive Meningitiden häufiger vorkommen als nach Conray oder Dimer-X. CÉCILE et al. (1974) führen an, daß in der Genese dieser Verwachsungen die Höhe der Kontrastmittelkonzentration die entscheidende Rolle spielt (s.S. 454). HINDMARSH (1974) und AHLGREN (1975) berichten, daß nach Amipaque arachnoidale Verwachsungen bisher nicht beobachtet worden sind.

Überempfindlichkeitsreaktionen nach Dimer-X sind offenbar selten. Einen Zwischenfall mit schwerem Schock hat WENDE beobachtet (persönliche Mitteilungen).

G. Das normale Myelogramm mit positiven Kontrastmitteln

Für die zervikale und thorakale Myelographie werden derzeit in Deutschland die Jodester Pantopaque und Duroliopaque verwendet. Etwa die gleichen Bilder wie mit diesen Kontrastmitteln erhält man bei der zervikalen und thorakalen Myelographie mit dem Kontrastmittel Amipaque (Skalpe u. Amundsen, 1975). Die lumbale Myelographie sollte mit einem wasserlöslichen Kontrastmittel durchgeführt werden, da dabei Einzelheiten, insbesondere der Verlauf der Wurzel der Cauda equina und die Form der Wurzeltaschen, wesentlich besser zur Darstellung kommen als bei Verwendung von Jodestern.

I. Das normale zervikale Myelogramm

Wie im Kapitel „Technik der Myelographie" hervorgehoben wurde, muß der zervikale Spinalkanal in seiner ganzen Länge von einer kontinuierlichen Kontrastmittelsäule eingenommen werden, wenn eine ausreichende Darstellung seines Inhalts gelingen soll. Dies erreicht man unter normalen Bedingungen mit etwa 15 ml Kontrastmittel. Die Kontrast-

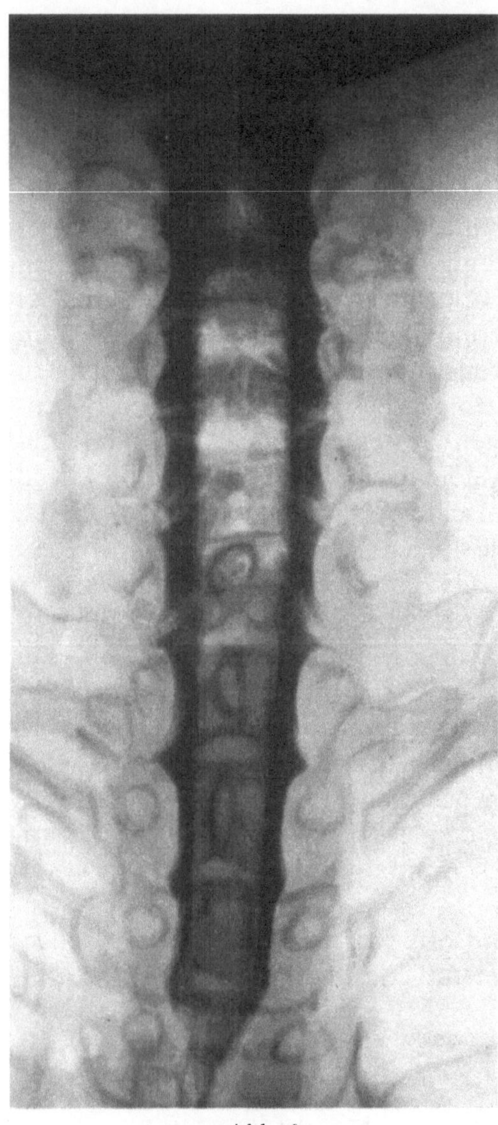

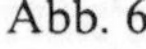

Abb. 6

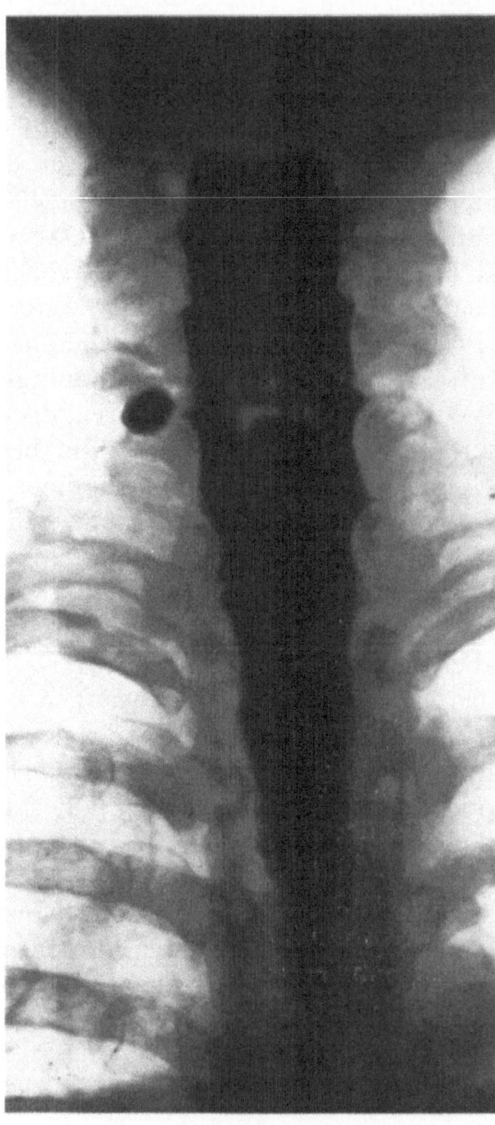

Abb. 7

Abb. 6. Normales zervikales Myelogramm im sagittalen Strahlengang: regelrechte Darstellung des Halsmarks und der zervikalen Wurzeltaschen; schmale, vertikal gestellte Aussparung in der Medianebene in Höhe von HW4 und 5 durch ein vorderes spinales Gefäß

Abb. 7. Zystische Erweiterung der 7. rechten zervikalen Wurzeltasche

mittelmenge muß auf 20 bis 25 ml gesteigert werden, wenn der Abfluß des Kontrastmittels in den zervikalen Spinalkanal behindert ist.

Im sagittalen Strahlengang hat die Kontrastmittelsäule nach TAVERAS u. WOOD (1964) eine Breite von etwa 30 mm. Aus ihrer Mitte hebt sich eine bandförmige Aufhellung ab, die dem zervikalen Mark entspricht (Abb. 6). Die Breite des Marks läßt sich verhältnismäßig genau messen. MARTINS et al. (1967) haben für die Breite des zervikalen Marks in Höhe der einzelnen Segmente folgende Maße angegeben: C3: 12,5 mm, C4: 13,4 mm, C5: 13,9 mm, C6: 13,7 mm, C7: 12,4 mm und Th1: 10,7 mm. Die Verbreiterung des zervikalen Marks im Bereich der Intumescentia cervicalis kommt in diesen Maßen deutlich zum Ausdruck. Schwankungen um 1 mm nach oben oder nach unten sind möglich. Der Vergrößerungsfaktor muß bei den gemessenen Dimensionen immer berücksichtigt werden, da man es in der Regel mit Zielaufnahmen unter Durchleuchtungskontrolle zu tun hat, bei denen der Vergrößerungsfaktor verhältnismäßig groß sein kann. Zu beiden Seiten des zervikalen Marks heben sich aus dem Kontrastschatten schräg nach

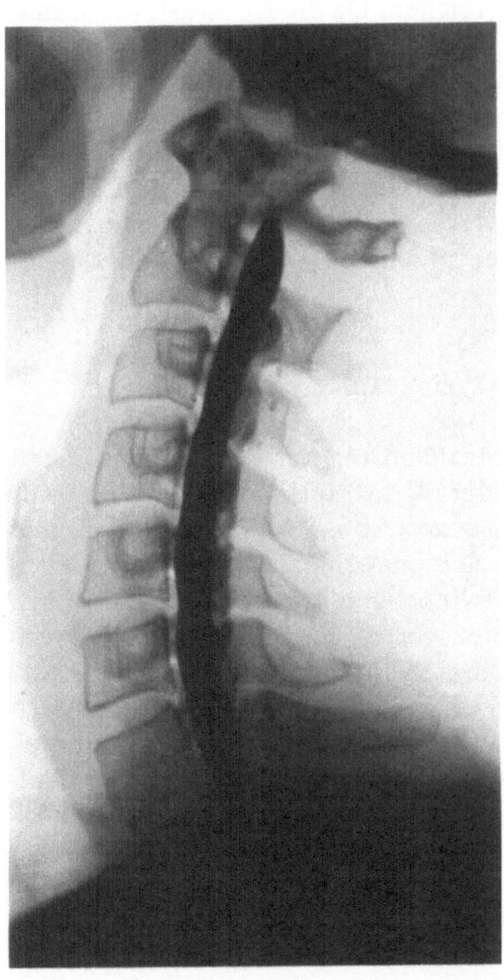

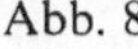

Abb. 8

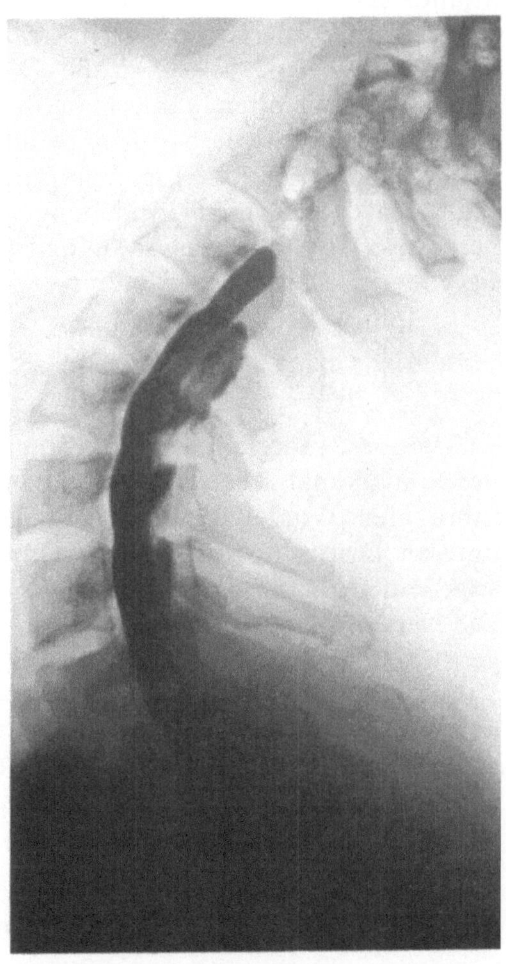

Abb. 9

Abb. 8. Normale Konfiguration der Kontrastmittelsäule im zervikalen Spinalkanal. Seitliche Aufnahme im horizontalen Strahlengang. Rundliche Aussparungen am dorsalen Rand des Kontrastbandes sind durch die Nervenwurzeln bedingt

Abb. 9. Seitliche Aufnahme eines zervikalen Myelogramms im horizontalen Strahlengang. Hyperlordosierung der Halswirbelsäule. Eindellung der Kontrastmittelsäule von dorsal in Höhe von HW5/6 sowie HW6/7 durch das gefaltete Ligamentum flavum

unten ziehende streifenförmige Aussparungen ab, die den zervikalen Wurzeln entsprechen. Die vordere und die hintere Wurzel lassen sich meist gut voneinander unterscheiden. Beide strahlen in die Wurzeltaschen ein, die zipfelige Ausziehungen des Durasackes von individuell unterschiedlicher Länge bilden. Sie können mitunter durch die Projektion verkürzt erscheinen. In diesen Fällen kann man sie deutlicher zur Darstellung bringen, wenn man den Patienten leicht dreht. In der Medianebene zeichnen sich gelegentlich längs gerichtete, schmale Aussparungen ab, die durch die normalen vorderen spinalen Gefäße (Arteria und Vena spinalis ant.) hervorgerufen werden. Die Wurzeltasche kann in seltenen Fällen im lateralen Bereich, also schon extraspinal, zystisch erweitert sein (Abb. 7). Zystisch erweiterte Wurzeltaschen kommen im lumbosakralen Bereich wesentlich häufiger vor als zervikal.

Auf seitlichen Aufnahmen im horizontalen Strahlengang stellt sich in Bauchlage die Kontrastmittelsäule unter normalen Bedingungen als kontinuierliches Band dar (Abb. 8). Der vordere Extraduralraum ist etwa 1 mm breit. In Höhe des Epistropheus wird er allmählich weiter, um im Bereich des Dens – durch das Ligamentum transversum atlantis bedingt – eine Weite von etwa 3–4 mm zu erreichen. Da die Kontrastmittelsäule, die sich im vorderen Bereich des zervikalen Spinalkanals befindet, tangential getroffen wird, hat sie eine relativ große Dichte, so daß sich aus ihr das Rückenmark nicht abhebt. Gelegentlich kann man in ihr kleine rundliche Aussparungen erkennen, die durch die Nervenwurzeln bedingt sind. Bei Hyperlordosierung der Halswirbelsäule können durch das gefaltete Ligamentum flavum im dorsalen Bereich der Kontrastmittelsäule segmental angeordnete Eindellungen auftreten (Shapiro, 1975) (Abb. 9). Zarte, längsgerichtete, streifenförmige Aussparungen rufen gelegentlich die Ligamenta denticulata hervor.

II. Das normale thorakale Myelogramm

Das obere thorakale Mark läßt sich im sagittalen Strahlengang aus dem Kontrastband des Spinalkanals ebenso gut differenzieren wie das zervikale Mark. Auch die obersten thorakalen Wurzeltaschen stellen sich übersichtlich dar (Abb. 10). Im mittleren und unteren Drittel des thorakalen Durasackes bilden sich manchmal die Wurzeltaschen angedeutet als Aussackungen in Form eines stumpfwinkeligen Dreiecks ab (Abb. 11). Die Nervenwurzeln lassen sich meist nicht differenzieren. Schon geringfügige Vorwölbungen der thorakalen Bandscheiben führen zu einer unregelmäßigen Konturierung der Kontrastmittelsäule und gelegentlich zu einer Ablenkung des Kontrastmittelflusses nach rechts oder nach links. Im thorakalen Durasack erhält man eine kompakte Kontrastmittelsäule, wenn man den Patienten in Rückenlage untersucht. Der Vorteil seitlicher Aufnahmen im horizontalen Strahlengang in Rückenlage ist auf S. 494 beschrieben.

III. Das normale lumbale Myelogramm

Der lumbale Durasack enthält den Conus medullaris, das Filum terminale und die Cauda equina. Bei massiver Füllung des lumbalen Durasackes mit einem der wasserunlöslichen Kontrastmittel ist die Dichte der Kontrastmittelsäule so groß, daß sich die Wurzeln der Kauda nicht differenzieren lassen. Diese Kontrastmittel dringen infolge ihrer hohen Viskosität in die Wurzeltaschen nur unvollständig ein, insbesondere wenn diese verhältnismäßig eng sind. In der hohen Viskosität des Kontrastmittels ist die Ursache dafür zu suchen, daß in die Wurzeltaschen eingeflossene Kontrastmitteltropfen oft stecken

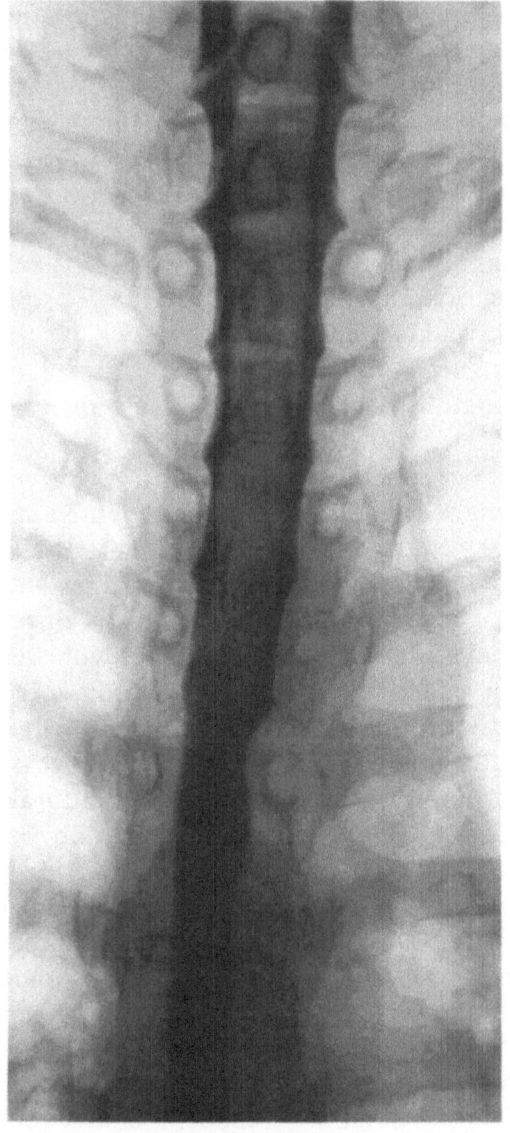

Abb. 10

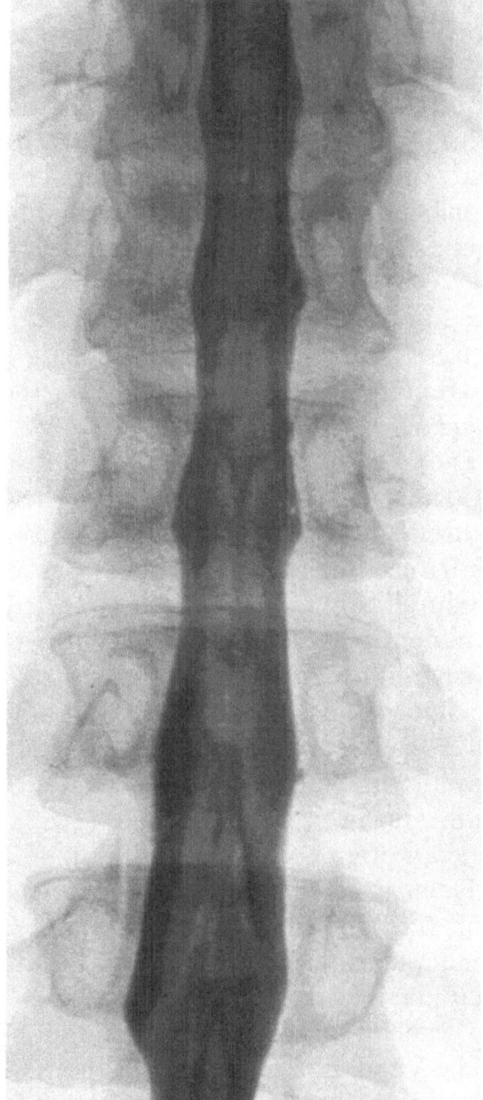

Abb. 11

Abb. 10. Myelogramm des oberen thorakalen Spinalkanals im sagittalen Strahlengang: gute Darstellung des oberen Thorakalmarks und Darstellung der oberen thorakalen Wurzeltaschen

Abb. 11. Sagittales Myelogramm des unteren thorakalen Spinalkanals. Angedeutete Darstellung der unteren thorakalen Wurzeltaschen

bleiben, so daß sie sich für das Abpunktieren nicht wieder mobilisieren lassen. Das mangelhafte Eindringen wasserunlöslicher Kontrastmittel in die Wurzeltaschen geht aus den Abb. 4a und b hervor. Beide Aufnahmen wurden unter den gleichen Bedingungen eingestellt. Während sich bei Anwendung von Dimer-X die Wurzeltaschen ausgezeichnet darstellen, dringt Duroliopaque in die Wurzeltaschen nicht so gut ein. Es ist insbesondere die 5. linke lumbale Wurzeltasche kaum gefüllt. Die Verkürzung einer Wurzeltasche, u.U. durch einen Bandscheibenprolaps, läßt sich mitunter auf einem Myelogramm mit einem Jodester nicht erkennen.

Die Form und die Weite des lumbalen Durasackes unterliegen erheblichen Schwankungen (McRae, 1960; Taveras u. Wood, 1964; Shapiro, 1975). Nach Arnell (1948) kann das untere Ende des Durasackes die Form eines Kegels haben, aber auch abgerundet sein. Je weiter der Durasack ist, um so kürzer erscheinen die Wurzeltaschen. Die Wurzeln der Kauda verlaufen von medial oben nach lateral unten und bilden im wasserlöslichen Kontrastmittel eine Aussparung, die etwa 1–2 mm breit ist (Wellauer, 1961). Die 5. lumbale und die 1. sakrale Wurzeltasche erreichen eine Länge bis zu 1 cm. Die übrigen Wurzeltaschen sind meist kürzer. Die lumbosakralen Wurzeltaschen lagern sich der entsprechenden Bogenwurzel von medial unten eng an.

Die Breite des lumbalen Durasackes wird im sagittalen Strahlengang von Taveras u. Wood (1964) mit etwa 15 bis 25 mm angegeben. Ist der lumbale Spinalkanal sehr weit und ist das epidurale Gewebe nur spärlich entwickelt, kann der Durasack bis zu 30 mm breit sein. Sein unteres Ende reicht etwa bis zum 2. Sakralwirbel, er kann schon in Höhe der 5. lumbalen Bandscheibe enden, ebensogut jedoch bis zum 3. Sakralwirbel reichen.

Die Weite des lumbalen Epiduralraums ist erheblichen Schwankungen unterworfen. Taveras u. Wood (1964) heben hervor, daß sie manchmal bis 5 mm betragen kann, während der Epiduralraum ein andermal auffallend eng ist, so daß die Kontrastmittelsäule der Hinterfläche der Wirbelkörper und der Bandscheiben eng anzuliegen scheint. Der Epiduralraum wird von Fettgewebe, Bindegewebe und den epiduralen Venenplexus eingenommen. Nach Taveras u. Wood (1964) hängt die Füllung der Venenplexus von der Körperhaltung ab. Im Stand sei der Epiduralraum enger als im Liegen. Dafür sorge der hydrostatische Druck der Liquorsäule bzw. der Kontrastmittelsäule. Auch Shapiro (1975) stellt fest, daß die Weite des Epiduralraums unterschiedlich sein kann. Die myelographische Diagnose eines medialen Bandscheibenprolapses könne bei weitem Epiduralraum erschwert sein. McRae (1960) weist anhand von Myelogrammen nach, daß bei verkrampften Patienten der lumbale Durasack enger ist als bei Entspannung.

Nach unseren Untersuchungen ist die Weite des Epiduralraums nicht nur individuell sehr verschieden, sondern auch in Abhängigkeit vom Füllungszustand der epiduralen Venenplexus erheblichen Schwankungen unterworfen. Da die epiduralen Venen keine Klappen besitzen (Clemens, 1961), kann in sie Blut aus den paravertebralen Venen ausweichen, wenn der intraabdominelle Druck ansteigt, wenn also der Abfluß des Bluts in die Vena cava inf. behindert ist. Die epiduralen Venenplexus stellen eine geflechtartige Kette von Venen dar, die sich von der Schädelbasis bis zum Kreuzbein erstrecken. Ihre Kapazität beträgt nach Clemens (1961) etwa 100 ml. Volumenschwankungen dieser Venenplexus müssen sich auf den Durasack auswirken. Eine stoßartige Füllung der epiduralen Venen kommt beim Husten und Niesen zustande. Eine gleichmäßige, starke Füllung tritt bei kräftigem Pressen, also bei Betätigung der Bauchpresse, ein. Unter diesen Umständen kann sich der Extraduralraum stark verbreitern, was aus anatomischen Gründen nur auf Kosten des Durasackes gehen kann. Abb. 12a und b zeigen eine Kontrastfüllung des lumbosakralen Durasackes mit 6 ml Pantopaque. Nachdem der Patient aufgefordert worden war, kräftig zu pressen, wird der Durasack nach und nach komprimiert, bis in ihm praktisch nur noch die Wurzel der Kauda Platz haben. Das Kontrastmittel wird dabei hochgedrückt, so daß es um 3 bis 4 Segmente aufsteigen kann. Auch auf Aufnahmen im seitlichen Strahlengang zeigt sich unter Pressen die erhebliche Erweiterung des Epiduralraums besonders ventral, und die Kompression des Durasackes (Abb. 12c und d). Das Ausmaß der Kompression des Durasackes bei kräftigem Pressen ist unterschiedlich und hängt auch von der Entwicklung des epiduralen Venenplexus ab. Manche Patienten vermögen bei noch liegender Punktionskanüle ihre Bauchpresse nicht kräftig genug zu betätigen. Die Kompression des Durasackes ist nicht immer gleichmäßig. Manchmal sind nur die untersten Segmente stark komprimiert, da offenbar in diesem Bereich die Venenplexus stärker entwickelt sind (Abb. 1a u. b).

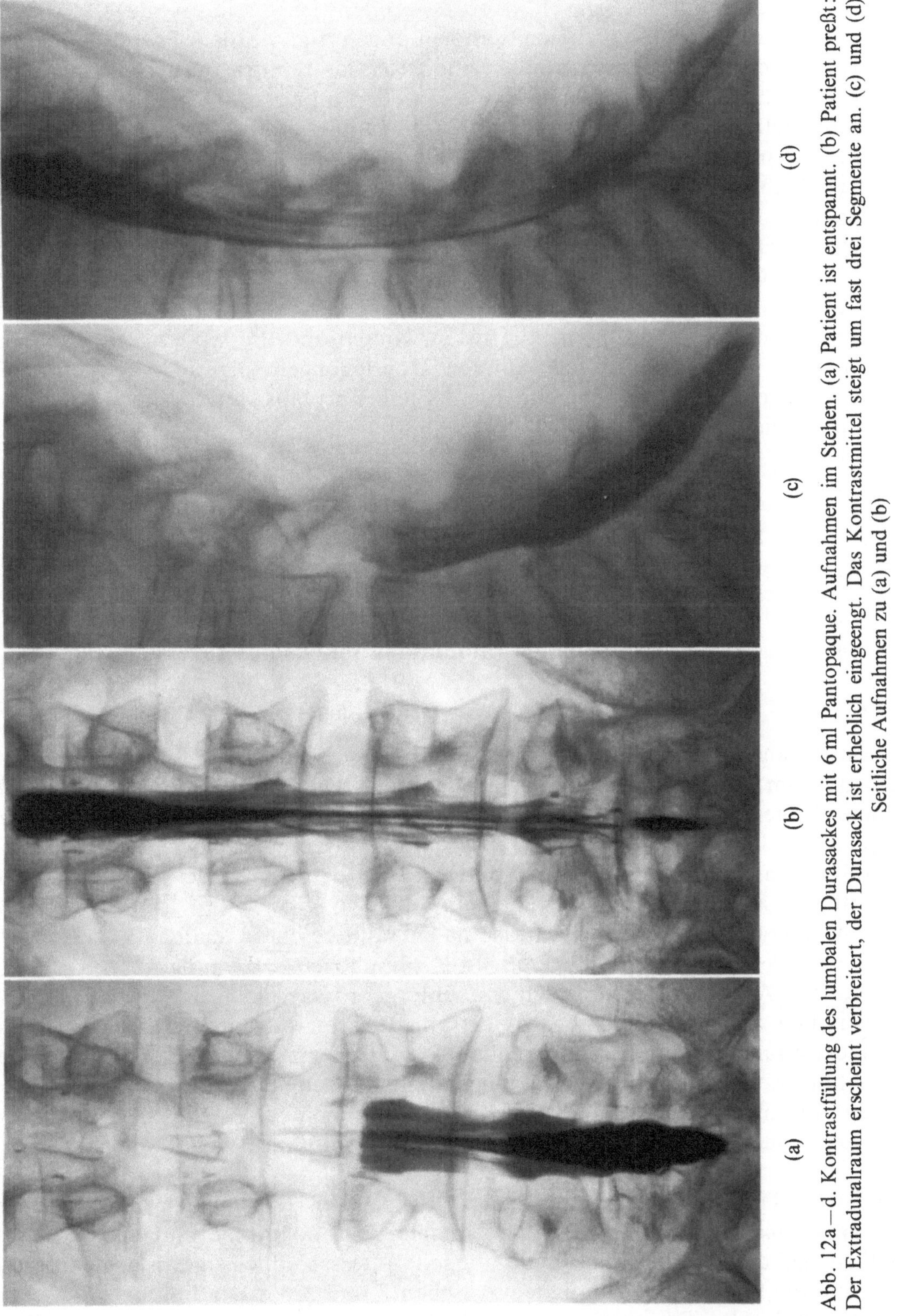

Abb. 12a–d. Kontrastfüllung des lumbalen Durasackes mit 6 ml Pantopaque. Aufnahmen im Stehen. (a) Patient ist entspannt. (b) Patient preßt: Der Extraduralraum erscheint verbreitert, der Durasack ist erheblich eingeengt. Das Kontrastmittel steigt um fast drei Segmente an. (c) und (d) Seitliche Aufnahmen zu (a) und (b)

Die Wurzeltaschen werden ebenfalls komprimiert. Wenn sie zystisch erweitert sind, können sie leer gedrückt werden.

Diese Beobachtungen hatten zur Zeit, als Conray für die Myelographie verwendet wurde, eine gewisse Bedeutung. Wenn damals die Forderung erhoben wurde, daß die

Kontrastmittelsäule nur bis zum 1. oder 2. Lendenwirbel reichen dürfe, so galt dies nur für die Zeit, in der die Röntgenaufnahmen angefertigt wurden. Schon das Umlagern des Patienten oder einige Hustenstöße vermochten das Kontrastmittel um mehrere Segmente nach kranial zu verlagern bzw. bei Wiederholung des Vorgangs nach kranial hochzuschaukeln. Hustenstöße werden erfolgreich angewendet, wenn im zervikalen oder thorakalen Spinalkanal hängengebliebenes Kontrastmittel mobilisiert und für das Abpunktieren nach unten verlagert werden soll. Es ist immer wieder eindrucksvoll zu sehen, wie einzelne Kontrastmitteltropfen beim Husten in kranialer Richtung hochschnellen. Hier wird durch das Kontrastmittel sichtbar gemacht, was der spinale Liquor durch die plötzliche Füllung der epiduralen Venen ausführen muß, wobei er den übrigen Inhalt des Durasackes mitreißt, soweit er nicht fixiert ist. Dies betrifft offensichtlich auch die Wurzeln der Kauda, auf die beim Husten, Niesen und Pressen ein Zug nach kranial ausgeübt wird. Auf dieser Ebene könnten Überlegungen angestellt werden, die den Schmerz erklären möchten, der beim Bandscheibenprolaps durch Husten, Niesen und Pressen provoziert wird.

H. Das pathologische Myelogramm

I. Die intraspinalen raumbeschränkenden Prozesse

1. Allgemeine Bemerkungen

Die intraspinalen raumbeschränkenden Prozesse können von folgenden Strukturen ausgehen: vom Rückenmark, von den Nervenwurzeln, von den Rückenmarkshäuten und den übrigen intraspinalen Weichteilen, ferner von den ossären Formationen, die den Spinalkanal umgeben, von den Bandscheiben und von Resten embryonaler Gewebe. Metastasen können in den Spinalkanal entweder auf dem Blut- oder auf dem Liquorweg (Abtropfmetastasen) gelangen.

Das myelographische Bild der intraspinalen raumbeschränkenden Prozesse wird im wesentlichen von ihrer Lage, d.h. von ihrer räumlichen Beziehung zur Kontrastsäule, bestimmt. Die Art des Prozesses spielt eine untergeordnete Rolle. Unter diesen Aspekten wird zwischen a) intramedullären, b) extramedullären intraduralen (juxtamedullären) und c) extraduralen raumbeschränkenden Prozessen unterschieden. Wie die meisten Unterteilungen hat auch diese ihre Unzulänglichkeiten, da es Prozesse gibt, die die Grenzen der angeführten Räume überschreiten können. Dies gilt in erster Linie für Neurinome, die manchmal gleichzeitig intra- und extradural liegen können.

Häufigkeit. Die Häufigkeit der einzelnen Gruppen der intraspinalen raumbeschränkenden Prozesse hat zuletzt SHAPIRO (1975) in seiner Monographie untersucht. Er konnte feststellen, daß die Angaben in der Literatur sehr unterschiedlich sind. Für die intramedullären Tumoren fand er eine Häufigkeit zwischen 7 und 22%. Die Frequenz der extramedullären intraduralen Tumoren wird mit 53–65% und die der extraduralen mit 28–30% angegeben. Im Material von TÖNNIS et al. (1958), das sich auf 204 intraspinale Tumoren stützt, waren 21% intramedullär, 61% juxtamedullär und 18% extradural lokalisiert. Die Geschwülste der Wirbelsäule sind in dieser Zusammenstellung nicht berücksichtigt.

Bezüglich der *Höhenlokalisation* enthält eine statistische Erhebung von RASMUSSEN et al. (1940) folgende Angaben: Von 557 intraspinalen Tumoren lagen 18% im zervikalen,

54% im thorakalen, 21% im lumbalen und 7% im sakralen Spinalkanal. Nach einer Zusammenstellung von NITTNER (1972) lagen von 404 Tumoren 4% in der Medulla oblongata, 21% im zervikalen Mark, 62% im thorakalen Mark und 13% im Konus-Kaudagebiet.

Altersverteilung. Im Kindes- und Jugendalter sind Tumoren im zervikalen sowie im lumbalen und sakralen Spinalkanal häufiger als beim Erwachsenen (SHAPIRO, 1975). Dies mag nicht zuletzt darauf zurückzuführen sein, daß Fehlbildungstumoren, die im Bereich des lumbosakralen Spinalkanals häufig lokalisiert sind, bei Kindern öfter vorkommen als bei Erwachsenen. In einer Zusammenstellung von NITTNER (1956) wurden von 250 intraspinalen Tumoren 15% im Kindes- und Jugendalter registriert. Aufstellungen über die verschiedenen Arten von Tumoren im Kindesalter stammen von HOFF u. WEINGARTEN (1952), SVIEN u. THELEN (1954), GRANT u. AUSTIN (1956), ARSENI u. SAMITCA (1961). Neurinome kommen im wesentlichen bei jüngeren, Meningeome bei älteren Patienten vor.

2. Die intramedullären raumbeschränkenden Prozesse

Jeder intramedulläre raumbeschränkende Prozeß führt zu einer Auftreibung des Rükkenmarks und damit zu einer Einengung des Liquorraums. Daraus ergeben sich im Hinblick auf die diagnostischen Möglichkeiten der Myelographie mit positiven Kontrastmitteln zwei Fragen:

a) Läßt sich im Myelogramm mit positiven Kontrastmitteln die Breite des Rückenmarks überhaupt feststellen, wie sind seine normalen Maße und
b) läßt sich die Breite des Subarachnoidalraums, d.h. die Dicke des Kontrastzylinders, im Myelogramm genau ablesen?

Für das Halsmark und für das obere Brustmark lassen sich diese Fragen positiv beantworten: Bei ausreichender Kontrastfüllung des zervikalen und des oberen thorakalen Spinalkanals stellt sich das Rückenmark als Aufhellungsband dar, dessen Breite sich verhältnismäßig genau bestimmen läßt. Das übrige Rückenmark läßt sich im Myelogramm mit positiven Kontrastmitteln nicht immer differenzieren. MARTINS et al. (1967) haben den Querdurchmesser des Halsmarks und des oberen Brustmarks auf sagittalen Aufnahmen normaler Myelogramme ermittelt und für die einzelnen Höhen folgende mittlere Maße festgestellt: C3: 12,5 mm, C4: 13,4 mm, C5: 13,9 mm, C6: 13,7 mm, C7: 12,4 mm, Th1: 10,7 mm und Th2: 9,7 mm. Abweichungen von etwa 1 mm sind möglich. Nach KHILNANI u. WOLF (1963) ist eine intramedulläre Raumbeengung zu erwarten, wenn der frontale Durchmesser des Halsmarks mehr als 80% von der gesamten Breite des Kontrastbandes einnimmt.

Art der Prozesse. Die häufigste Art sind die *Ependymome,* die etwa die Hälfte aller intramedullären Tumoren bilden. Es folgen die *pilozytischen Astrozytome (Spongioblastome)* und die *Angioblastome* (ZÜLCH, 1958; SLOFF et al., 1964; NITTNER, 1972). Wesentlich seltener sind die *Oligodendrogliome. Glioblastome* des Rückenmarks können als Rarität bezeichnet werden. Das gleiche gilt auch für *intramedulläre Lipome, Epidermoide* und *Neurinome* (RAMAMURTHI et al., 1958; GUIDETTI, 1967; STEVENS u. SCHLESINGER, 1968).

Die *Ependymome* bilden nicht selten langgestreckte Tumoren, die eine Länge von mehr als 10 cm erreichen können. Sie sind oft im Bereich des Conus und des Filum terminale lokalisiert (NORSTROM et al., 1961). Sie können durch Usur der Wirbelkörper, aber auch der Bogenabschnitte den Spinalkanal erheblich erweitern. Die dorsalen Flächen der Wirbelkörper sind manchmal tief exkaviert. In allen intramedullären Gliomen können sich Zysten ausbilden, die sich mitunter über mehrere Segmente erstrecken können. Auf diese Art entsteht das Bild der „syringomyelieähnlichen Höhlen" bzw. das Bild der „Syringomyelie mit Tumor".

Das Charakteristische am Myelogramm des intramedullären raumbeschränkenden Prozesses ist die Verbreiterung des Aufhellungsbandes des Rückenmarks. Dadurch wird der Kontrastzylinder gegen die Wände des Spinalkanals gepreßt, so daß seine Dicke verschmälert erscheint. Dies kann so weit gehen, daß im Zervikalbereich auch die Wurzeltaschen fast leer gedrückt erscheinen (Abb. 13). Bei weiterem Wachstum füllt die Geschwulst den gesamten Querschnitt des Spinalkanals aus, so daß im Myelogramm ein

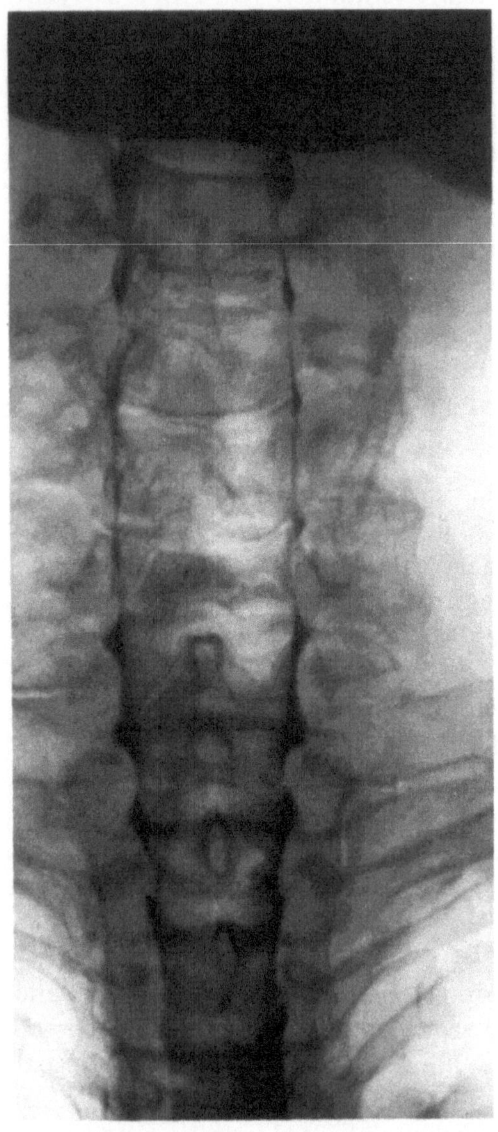

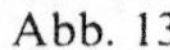

Abb. 13

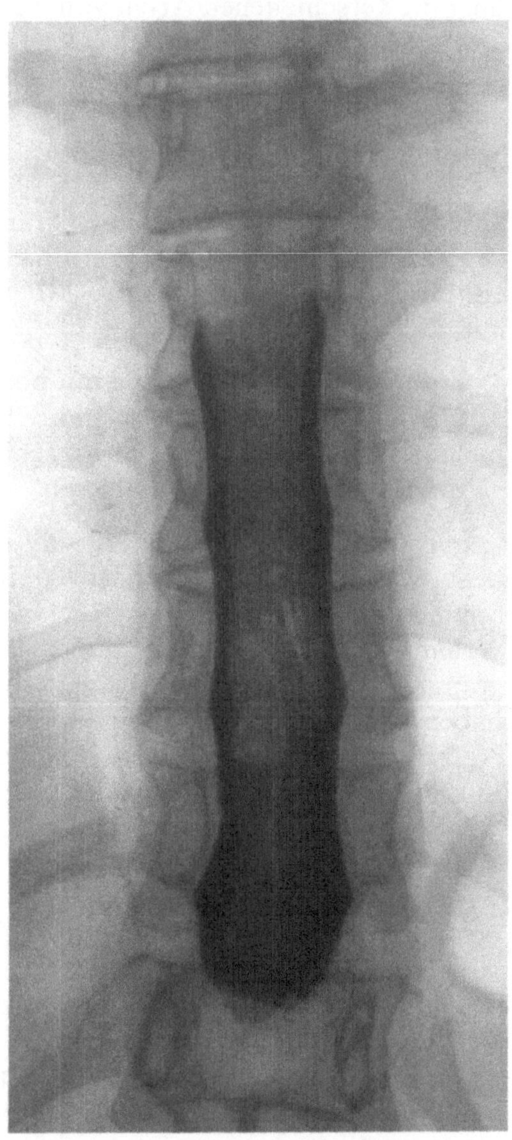

Abb. 14

Abb. 13. Hochgradige Auftreibung des zervikalen und des oberen thorakalen Rückenmarks. Der Kontrastzylinder ist gegen die Wände des Spinalkanals gedrückt und stark verschmälert. Ausgedehnter intramedullärer Tumor (histologisch: Ependymom)

Abb. 14. Kompletter Kontrastmittelstop in Höhe von BW8. Das untere thorakale Mark ist aufgetrieben, wobei der Kontrastzylinder an die Bogenwurzeln des 8. Wirbels maximal herangedrückt ist (Ependymom)

kompletter Kontrastmittelstop zustande kommt (Abb. 14). Die Ependymome des Filum terminale können die gesamte Weite des lumbalen bzw. sakralen Spinalkanals einnehmen und eine entsprechende Blockade im Kontrastbild hervorrufen.

Das *spinale Angioblastom* kommt am häufigsten im zervikodorsalen Bereich des Rükkenmarks vor (KENDALL u. RUSSEL, 1966). Im Myelogramm läßt es sich als solches nicht diagnostizieren, da es, ähnlich wie andere intramedulläre Tumoren, das Rückenmark lediglich auftreibt (Abb. 15). Bei der differentialdiagnostischen Überlegung wird man an ein Angioblastom denken, wenn sich in der Umgebung des Tumors im Myelogramm erweiterte Gefäße darstellen. Sonst ist eine artdiagnostische Abklärung nur mit Hilfe der Angiographie möglich, wobei das angiographische Bild dem eines Angioblastoms

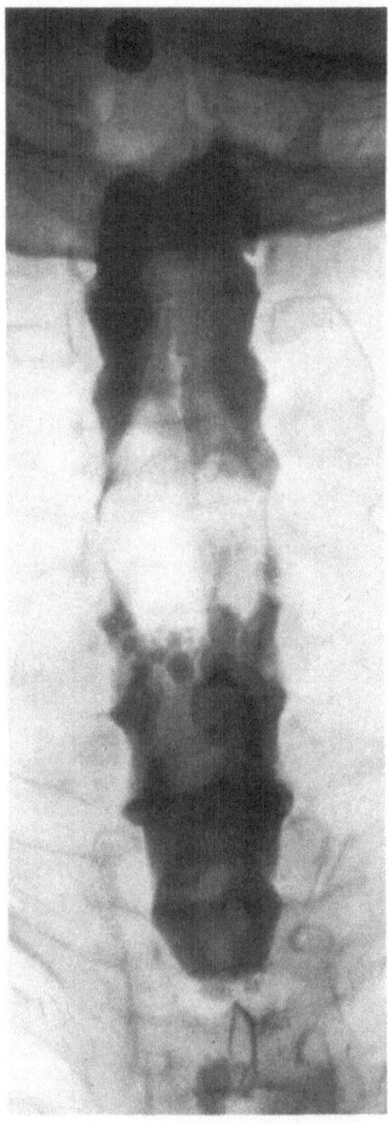

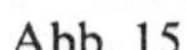

Abb. 15

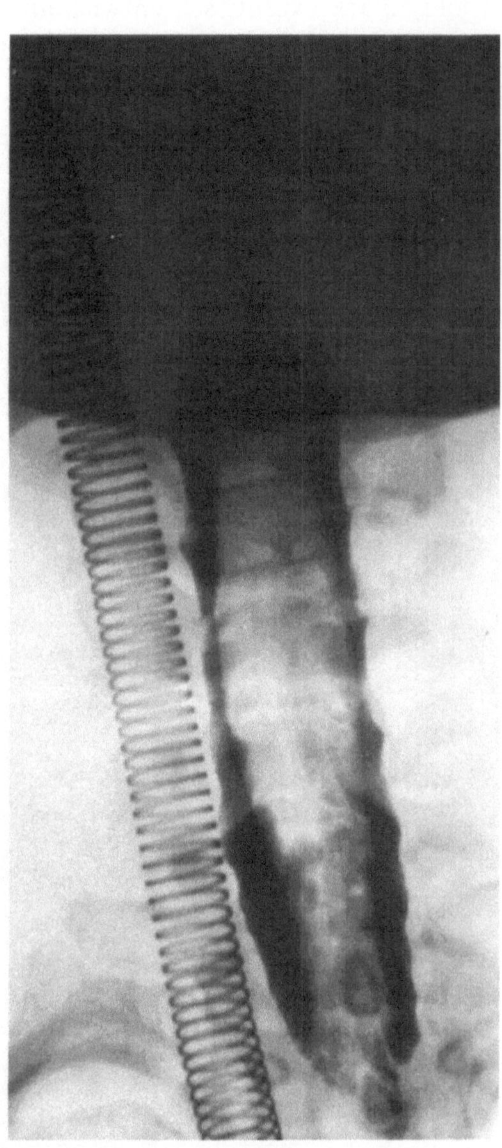

Abb. 16

Abb. 15. Umschriebene Auftreibung des mittleren Zervikalmarks im Sinn eines intramedullären Tumors. In der linken Hälfte der Auftreibung einige kleinere Aufhellungen, die Gefäßen entsprechen könnten. Histologisch: Angioblastom

Abb. 16. Auftreibung des mittleren und unteren Zervikalmarks im Sinn eines intramedullären raumbeschränkenden Prozesses. Histologisch: Granulom

des Kleinhirns entspricht (SHAPIRO, 1975). Auch in Angioblastomen können zystische Veränderungen auftreten. Den Verdacht auf ein Angioblastom wird man beim myelographischen Befund eines intramedullären Tumors aussprechen dürfen, wenn beim Patienten klinische Zeichen einer v. Hippel-Lindauschen Krankheit bestehen.

Zu einer Auftreibung des Rückenmarks im Sinn eines intramedullären raumfordernden Prozesses und zu einer Verschmälerung des Kontrastzylinders kommt es auch bei der *Syringomyelie*, deren Höhlen sich ebenfalls über längere Abschnitte des Rückenmarks ausdehnen können. Granulomatöse intramedulläre Prozesse (Abb. 16) führen im Myelogramm zum Erscheinungsbild eines intramedullären raumfordernden Prozesses. Über ein intramedulläres Tuberkulom haben BERTRAND et al. (1958) berichtet.

Intramedulläre Zysten sind selten; ihre Genese ist uneinheitlich. Wenn sie sich im Rückenmark exzentrisch entwickeln und an die Oberfläche gelangen, kann die Deutung des myelographischen Bildes schwierig sein, da es eine gewisse Ähnlichkeit mit dem

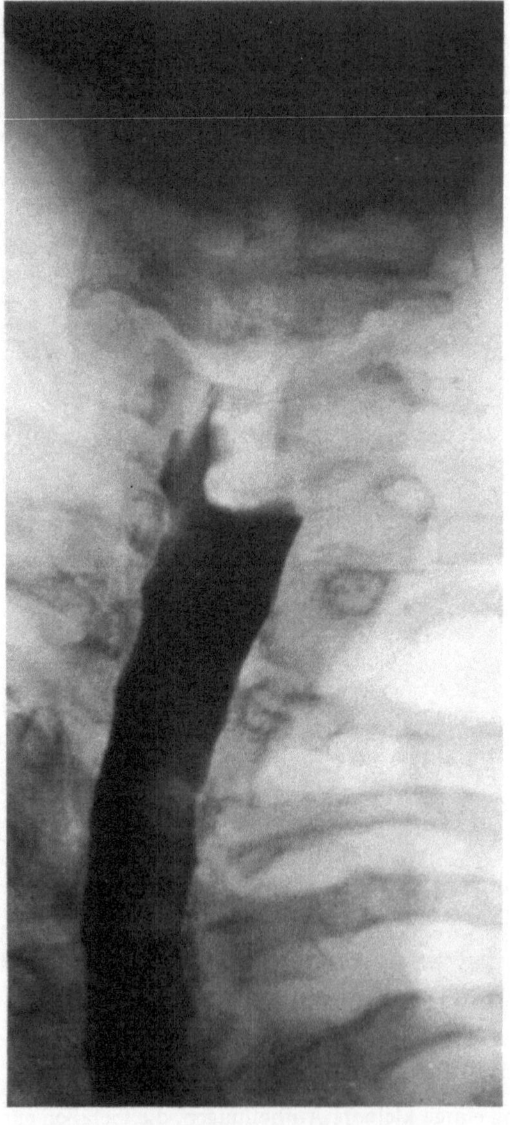

Abb. 17. Dextroskoliose der Brustwirbelsäule durch je einen Halbwirbel zwischen HW7 und BW1 links und BW2 und BW3 rechts. Kompletter Kontrastmittelstop in Höhe von HW7. Hier scharf begrenzte Aussparung in der Kontrastmittelsäule. Keine Seitenverlagerung des Rückenmarks im Spinalkanal. Operation: intramedulläre Zyste (angeboren?)

eines extramedullären intraduralen Tumors annehmen kann. Wichtig ist, daß die Lage des Rückenmarks beachtet wird. Bei der Erörterung der extramedullären intraduralen Tumoren wird noch eingehend darauf verwiesen werden, daß sie das Rückenmark zur Gegenseite verschieben. Bei den intramedullären Tumoren findet eine derartige Verlagerung nicht statt, auch nicht bei exzentrisch liegenden Zysten (Abb. 17). Ein Teil der intramedullären Zysten beruht auf einer Fehlbildung. An diese Genese wird man denken müssen, wenn in gleicher Höhe auch an der Wirbelsäule Veränderungen im Sinn einer Dysplasie bestehen (Halbwirbel, Spaltwirbel, Spina bifida). Solche ossäre Dysplasien gehen nicht selten mit koordinierten Fehlbildungen am Rückenmark einher (BEUTEL u. TÄNZER, 1964; DIECKMANN, 1966).

Intramedulläre Metastasen maligner Tumoren sind sehr selten. Meist handelt es sich um eine hämatogene Absiedlung von Bronchialkarzinomen (LOMBARDI u. PASSERINI, 1961; SHAPIRO, 1975).

3. Die extramedullären intraduralen (juxtamedullären) raumbeschränkenden Prozesse

Die extramedullären intraduralen Tumoren bilden mit einer Häufigkeit von etwa 53–65% die größte Gruppe der intraspinalen raumbeschränkenden Prozesse. Ihr myelographisches Bild ist so charakteristisch, daß sie mit weitgehender Sicherheit diagnostiziert werden können (WOOD, 1949; BULL, 1953; SHAPIRO et al., 1961). Die Veränderungen, die sie im Myelogramm hervorrufen, beruhen auf folgenden Vorgängen im Spinalkanal: Das Rückenmark wird von der Geschwulst zur Gegenseite verdrängt, so daß sich auf der Seite des Prozesses die Kontrastmittelsäule verbreitert. Im verbreiterten Kontrastschatten bildet der Tumor eine Aussparung, oder er taucht in ihn ein, wobei sich mindestens ein Teil seiner Oberfläche formgetreu abbildet. Für die myelographische Lokalisation von Tumoren, die ventral oder dorsal vom Rückenmark liegen, sind seitliche Aufnahmen im horizontalen Strahlengang unbedingt erforderlich.

Die *Neurinome* und die *Meningeome* bilden die beiden größten Gruppen der extramedullären intraduralen Tumoren. Sie sind darüber hinaus auch die häufigsten intraspinalen Geschwulstarten überhaupt. In einer Zusammenstellung von NITTNER (1972), die 4805 Tumoren des Rückenmarks aus 29 Publikationen umfaßt, sind 1129 Neurinome (23,1%) und 1088 Meningeome (22,4%) registriert. Danach bilden diese beiden Tumorarten fast die Hälfte aller intraspinalen Geschwülste. BULL (1953) untersuchte an einer Serie von 59 Meningeomen und 52 Neurinomen das Alter der Patienten. Er fand, daß das Durchschnittsalter der Meningeom-Patienten 50 Jahre und das der Neurinomträger 38 Jahre betrug. Neurinome und Meningeome kommen nicht nur im extramedullären intraduralen Raum vor; sie können auch gleichzeitig intra- und extradural liegen, aber auch rein extradurale Lage aufweisen.

Hinsichtlich der Verteilung der Neurinome im Spinalkanal beruft sich SHAPIRO (1975) auf eine Mitteilung aus der Mayo-Klinik über 163 Fälle. Davon lagen 22% im zervikalen, 43% im thorakalen, 33,5% im lumbalen und 1% im sakralen Spinalkanal. In 0,5% traten sie gleichzeitig in mehreren Bereichen des Wirbelsäulenkanals auf. Ihre Größe ist sehr variabel: Die kleinsten sind etwa stecknadelkopfgroß (Abb. 18), die größten können sich über mehrere Segmente erstrecken und 10–14 cm lang sein (ZÜLCH, 1956). Besonders bei der Neurofibromatosis Recklinghausen kommen sie multipel vor, im Kaudabereich mitunter diffus verstreut. Eine Kombination mit anderen Tumorarten ist möglich.

Im Myelogramm mit positiven Kontrastmitteln sind die Ränder der durch das Neurinom bedingten Aussparung meist glatt begrenzt. Ist der Tumor in seiner ganzen Ausdeh-

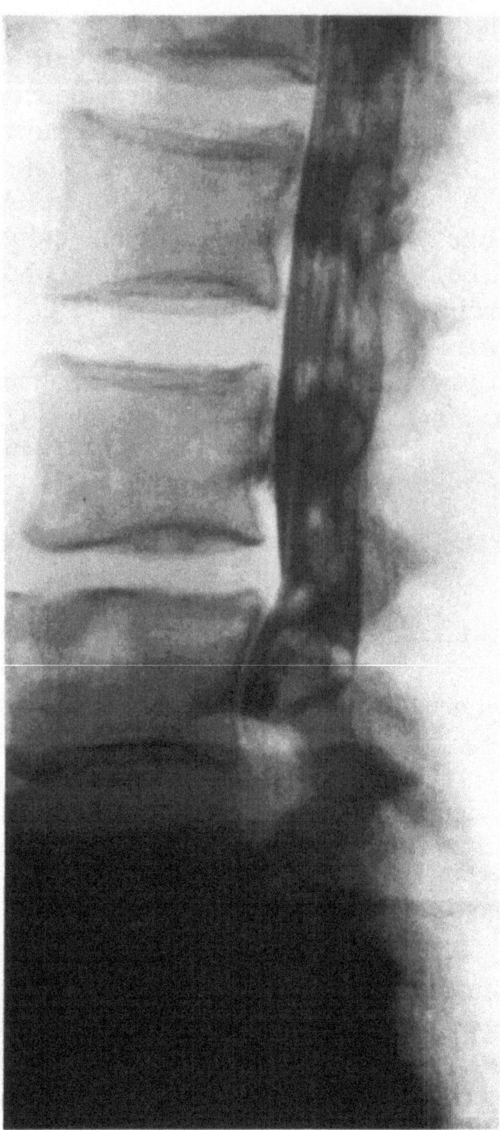

Abb. 18. Seitliche Aufnahme eines Dimer-X-Myelogramms: kompletter Kontrastmittelstop durch ein großes Neurinom in Höhe des 4. Lendenwirbels. Eine größere Anzahl von runden, scharf begrenzten, bis linsengroßen Aussparungen diffus verstreut in der Kontrastmittelsäule. Operation: multiple kleine Neurinome

nung von Kontrastmittel umgeben, ist die Aussparung kreisrund oder oval (Abb. 19). Wird nur ein Teil des Neurinoms von Kontrastmittel umspült, haben die Ränder der Aussparung die Form eines gleichmäßigen Bogens (Abb. 20 u. 21). Nach BULL (1953) liegt etwa die Hälfte der intraspinalen Neurinome intradural. SHAPIRO (1975) gibt an, daß 67% der Neurinome eine intradurale, 16% eine gleichzeitig intra- und extradurale und 16% eine rein extradurale Lokalisation haben. Hat das Neurinom bei rein intraduraler Lage eine bestimmte Größe erreicht, kommt es zu einem kompletten Kontrastmittelstop. Das Rückenmark wird vom Neurinom zur Seite verdrängt, wobei sich, bei lumbaler Applikation des Kontrastmittels, der untere Pol des Tumors als gleichmäßig begrenzte Formation abbildet.

Bei gleichzeitiger intra- und extraduraler Lage eines Neurinoms zeigt das Myelogramm Charakteristika eines intra- und eines extraduralen Tumors: Der intradurale Anteil des Neurinoms führt zu einer scharf begrenzten Aussparung in der Kontrastmittelsäule,

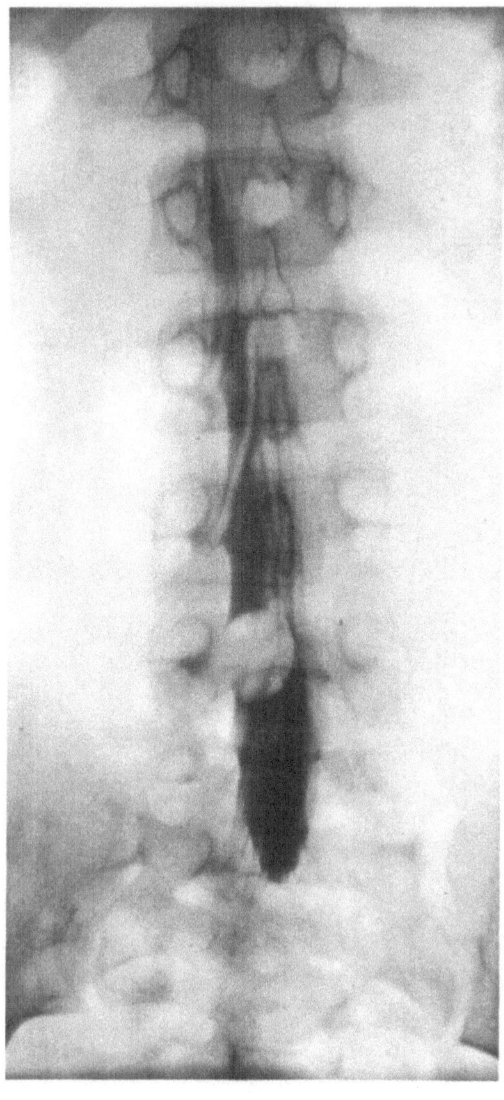

Abb. 19

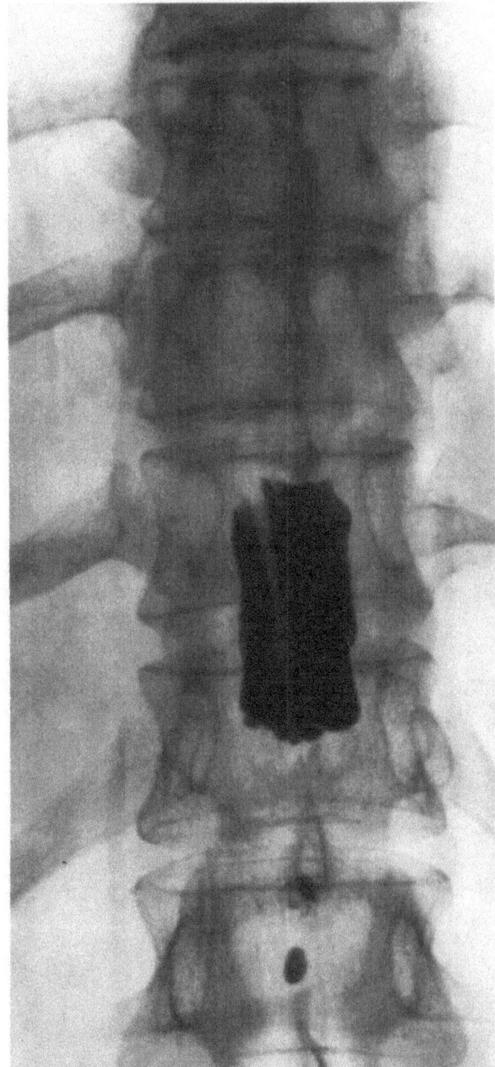

Abb. 20

Abb. 19. Dimer-X-Myelogramm: Kreisrunde Aussparung in der Kontrastmittelsäule in Höhe des Austritts der 5. rechten lumbalen Wurzel (Neurinom)

Abb. 20. Der glatt begrenzte untere Pol eines intraduralen Tumors taucht links in die verbreiterte Kontrastmittelsäule ein. Das Rückenmark ist nach rechts verdrängt. Operation: etwa fingerdickes, 10 cm langes, intradurales Neurinom

der extradurale drängt den Durasack von der Wand des Spinalkanals ab (Abb. 22). Der größte Teil der extraduralen Neurinome gehört zu der Gruppe der Sanduhrgeschwülste, die sich durch das Foramen intervertebrale in den paravertebralen Raum ausdehnen. Dabei wird das Zwischenwirbelloch durch Druckusur in der Regel erweitert. Der paravertebrale Anteil eines thorakalen Sanduhrneurinoms bildet sich besonders auf Schichtaufnahmen deutlich ab. In einer Studie über Sanduhrgeschwülste von Tönnis und Nittner (1954) bilden die Neurinome die größte Gruppe. Es folgen Meningeome, Lipome, Sympathikus-Tumoren und maligne Geschwülste. Bei Goldhahn (1966) besteht zwischen den als Sanduhrgeschwulst in Erscheinung tretenden Neurinomen und Meningeomen zahlenmäßig ein Verhältnis von 12:3. Die gleiche Relation findet sich auch in der Arbeit von Tönnis u. Nittner (1954). Die topographischen Beziehungen zwischen Rückenmark,

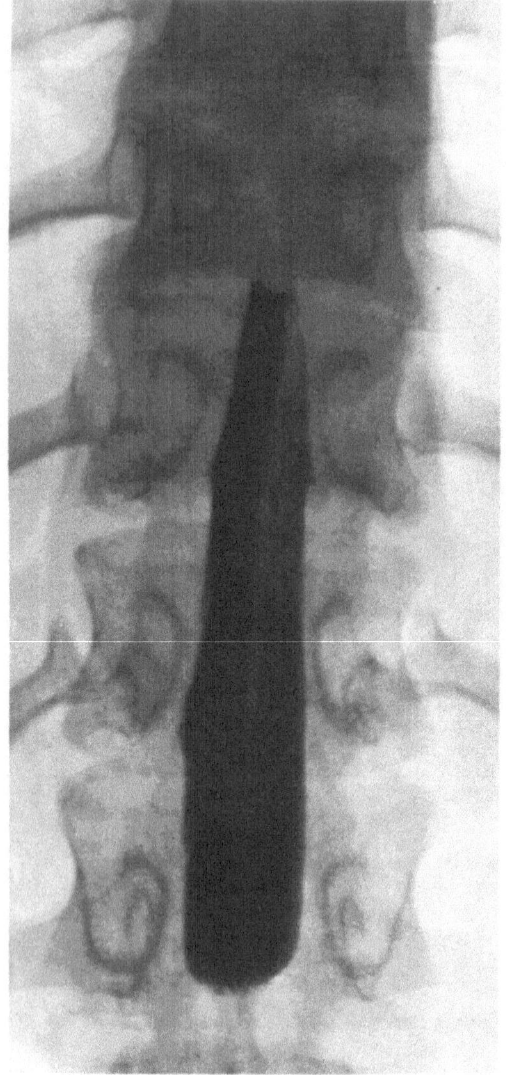

Abb. 21

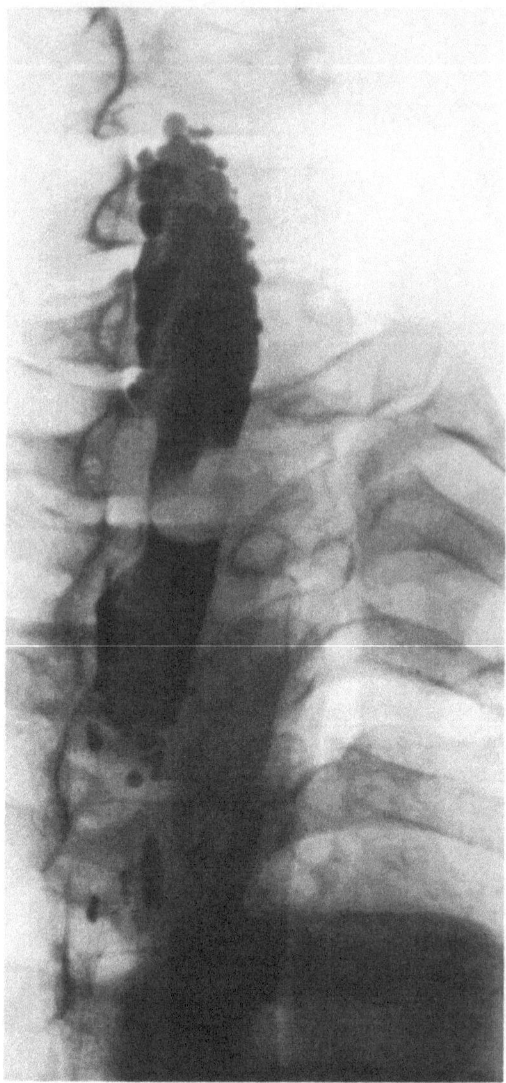

Abb. 22

Abb. 21. Teils intra- und teils extradural liegendes Neurinom. Der intradurale Anteil des Neurinoms hat das Rückenmark nach links verlagert und in der Kontrastmittelsäule eine scharf begrenzte Aussparung hervorgerufen. Der extradurale Anteil drängt den Durasack von den rechtsseitigen Bogenwurzeln ab. Der untere Rand der rechten Bogenwurzel von BW10 ist usuriert (Sanduhrneurinom)

Abb. 22. Schrägaufnahme eines Myelogramms: Deutliche Darstellung des Rückenmarks, das durch den intraduralen Teil eines Neurinoms nach rechts hinten verlagert und komprimiert ist. Usur der linken Bogenwurzel von BW1. Halbkugelige paravertebrale Verschattung in Höhe der linken Lungenspitze (Sanduhrneurinom)

Tumor und Wirbelsäule lassen sich mitunter auf Schrägaufnahmen besonders deutlich darstellen (Abb. 22).

Im Dimer-X-Myelogramm kann man die Zugehörigkeit eines Neurinoms zu einer bestimmten Wurzel der Kauda deutlich ablesen (Abb. 19).

Mit der topischen Verteilung der *spinalen Meningeome* haben sich RASMUSSEN et al. (1940) beschäftigt. Sie fanden, daß 82% im thorakalen, 16,5% im zervikalen und 1,5% im lumbalen Spinalkanal vorkommen. Im Material von TÖNNIS lagen 4,6% der Meningeome im Bereich der Medulla oblongata, 26,2% im zervikalen und 69,2% im thorakalen Spinalkanal. Über multiples Vorkommen von Meningeomen im Spinalkanal berichteten

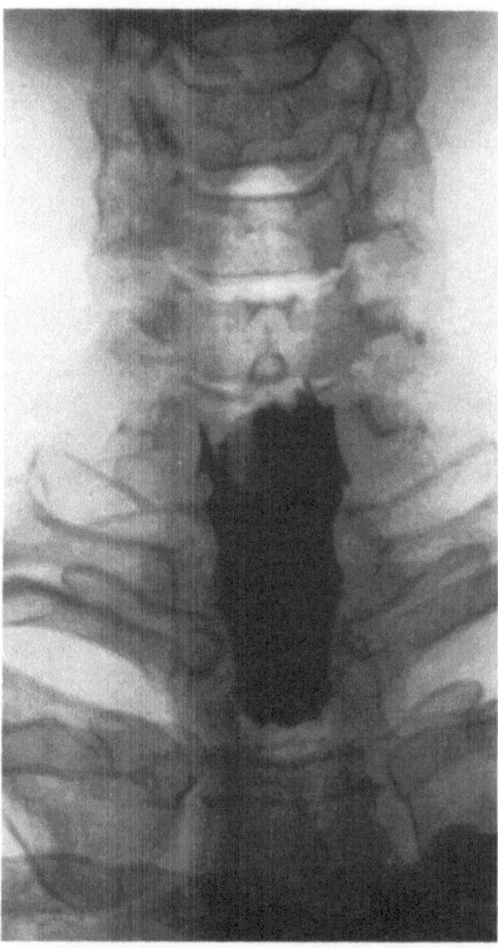

Abb. 23. Kompletter Kontrastmittelstop in Höhe von HW7. Das Rückenmark ist nach rechts verlagert und komprimiert. Auf der linken Seite ist die Kontrastmittelsäule verbreitert, ihr oberer Rand ist unregelmäßig begrenzt. Operation: intradurales Meningeom

RAND (1952), NITTNER u. SCHIEFER (1955), RATH et al. (1967) sowie CALOGERO u. MOOSSY (1972). Von ARENDT et al. (1962) stammt eine Mitteilung über eine diffuse spinale Meningeomatose, wobei sich der Tumor von der Brücke bis in die Kauda erstreckte. Etwa 70–85% der Meningeome kommen bei Frauen vor (WOOD, 1949; SCHEID, 1952; BULL, 1953; HAFT u. SHENKIN, 1963, NITTNER, 1972). Eine extradurale Lokalisation von Meningeomen ist selten. CALOGERO u. MOOSSY (1972) haben in der Literatur 35 Fälle gefunden. Kasuistische Mitteilungen stammen von HAFT und SHENKIN (1963), RATH et al. (1967), FORTUNA et al. (1969).

Am Myelogramm des intraduralen Meningeoms finden sich die Charakteristika der intraduralen Geschwulst: Verdrängung des Rückenmarks zur Gegenseite und Verbreiterung der Kontrastmittelsäule auf der Seite des Tumors. Die Konturen der durch den Tumor bedingten Aussparung sind meist nicht so glatt begrenzt wie beim Neurinom (Abb. 23 u. 24). Eine eigene bemerkenswerte Beobachtung sei noch hervorgehoben: Bei einem thorakalen Meningeom mit komplettem Kontrastmittelstop zeigten sich kaudal vom Tumor erweiterte Gefäße, die an ein Angiom erinnerten (Abb. 25). Bei der Autopsie ergab sich kein Anhalt für eine Gefäßfehlbildung. Multiple Meningeome, mitunter mit Neurinomen kombiniert, kommen bei der Neurofibromatosis Recklinghausen vor. Im lumbalen Durasack lokalisierte Meningeome lassen sich durch ihre Konturunregelmäßigkeit von Neurinomen meist gut unterscheiden (Abb. 26).

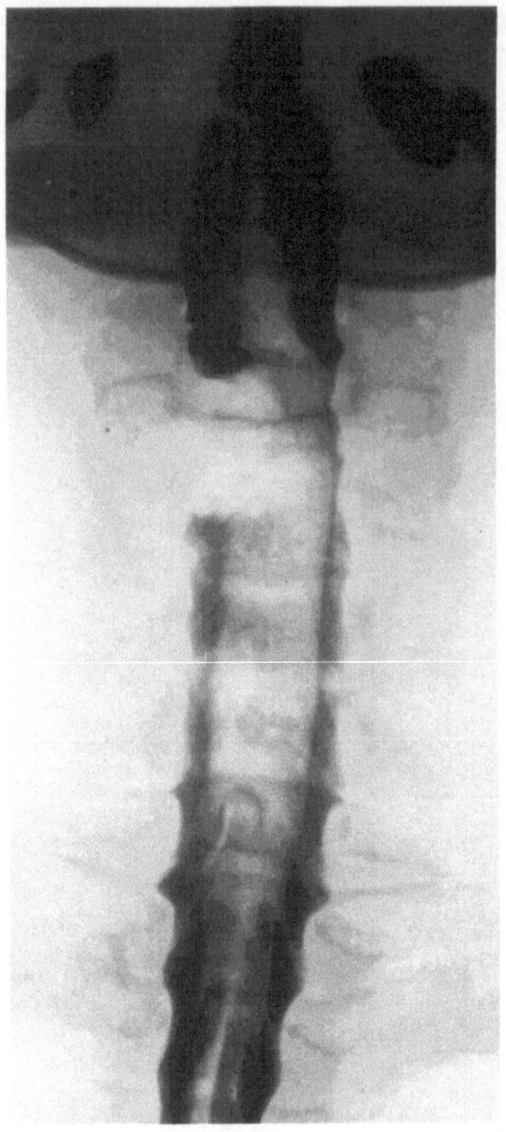

Abb. 24

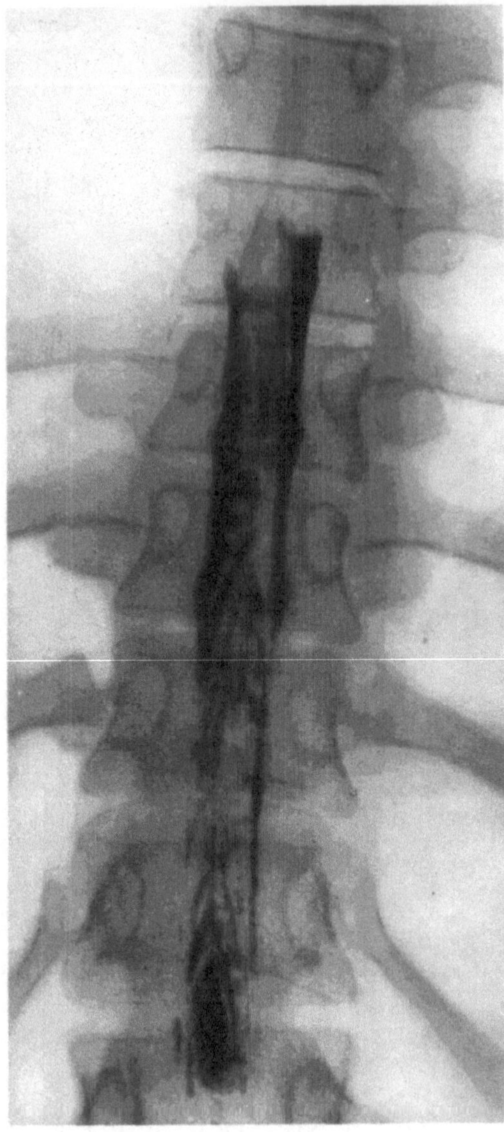

Abb. 25

Abb. 24. Daumennagelgroße, unregelmäßig begrenzte Aussparung in der Kontrastmittelsäule in Höhe von HW3/4 rechts mit Verlagerung des Rückenmarks nach links. Operation: intradurales Meningeom

Abb. 25. Kompletter Kontrastmittelstop bei BW8. Darstellung des unteren Pols eines intraduralen Meningeoms mit Verlagerung des Rückenmarks nach rechts. In der Kontrastmittelsäule bilden sich erweiterte Gefäße ab. Kein Angiom

Von den seltener vorkommenden extramedullären intraduralen raumbeschränkenden Prozessen müssen die *Epidermoide, Dermoide* und *Teratome* angeführt werden, die nach ZÜLCH (1956) zu der Gruppe der Mißbildungstumoren zu zählen sind. In den 50er und 60er Jahren ist eine größere Anzahl von Arbeiten erschienen, in denen über Epidermoide, besonders im lumbalen Spinalkanal, berichtet wurde, die aus Fragmenten der Epidermis hervorgingen, die bei einer Lumbalpunktion in den Liquorraum verschleppt worden waren. Dies betraf besonders Kinder, die wegen einer tuberkulösen Meningitis wiederholt punktiert wurden, wobei die entzündlichen Veränderungen an den Rückenmarkshäuten und möglicherweise auch das Streptomycin die Implantation begünstigten (CHOREMIS et al., 1956; OECONOMOS u. CARACALOS, 1957; BLOCKEY u. SCHORSTEIN, 1961; CASTAIGNE et al., 1962; MANNO et al., 1962; VAN GILDER u. SCHWARTZ, 1967; PEAR, 1969).

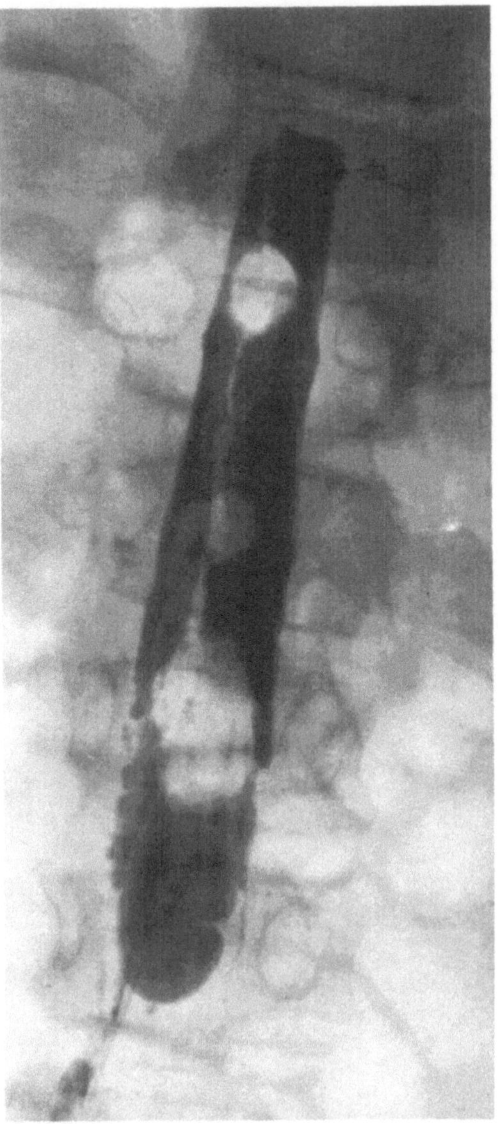

Abb. 26. Mehrere ovale Aussparungen in der Kontrastmittelsäule des lumbalen Spinalkanals. Die Ränder der Tumoren sind unregelmäßig begrenzt. Operation: multiple Meningiome (Neurofibromatosis Recklinghausen)

Zu den relativ seltenen intraspinalen Tumoren zählen die *Lipome*, von denen ein Teil rein intradural liegt. Sie können gleichzeitig intra- und extradural lokalisiert sein, doch ist auch ein rein extradurales Vorkommen möglich. Die Genese der intraspinalen Lipome wird nicht einheitlich beurteilt, wobei ihnen von einigen Autoren sogar der Charakter einer echten Geschwulst abgesprochen wird (KOCH, 1948). Andere rechnen sie zu den Fehlbildungstumoren, da sie sehr häufig mit Dysplasien der Bogenanteile der Wirbel kombiniert sind (ZÜLCH, 1956; CARAM et al., 1957; TÖNNIS et al., 1958; GOLD et al., 1969). Im Myelogramm können sich bei intraduraler Lokalisation größere, mitunter unregelmäßig geformte Aussparungen in der Kontrastmittelsäule finden, wobei der Durasack und dementsprechend auch der Spinalkanal erheblich erweitert sein können (Abb. 27).

Die primären *Melanome* kommen intradural höchst selten vor. Nach CLIFFORD et al. (1968) sind bis 1968 32 Fälle bekannt geworden, denen sie einen eigenen Fall hinzufügten. Gleich selten sind auch intradurale extramedulläre *Zysten* und *Parasiten*.

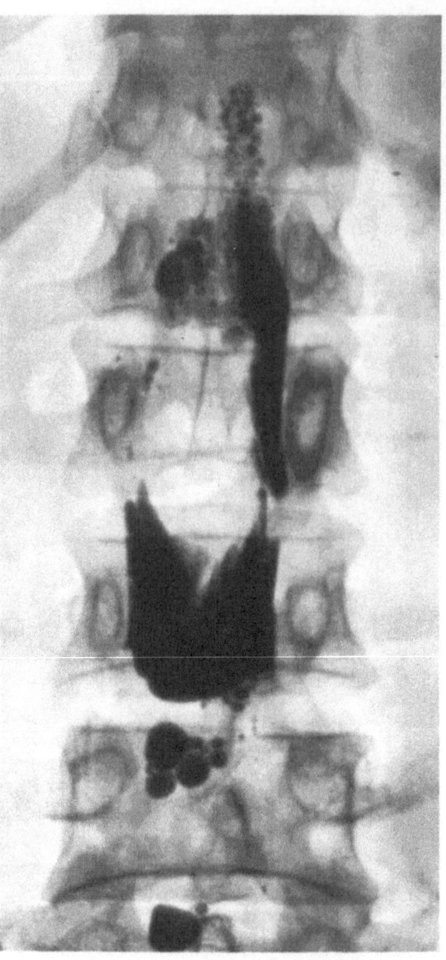

Abb. 27. Größere, unregelmäßig begrenzte Aussparung in der Kontrastmittelsäule des oberen lumbalen Durasackes. Fehlbildungen in den Bogenabschnitten der Lendenwirbelsäule lassen einen Fehlbildungstumor vermuten (Lipom)

Über intradurale *hämatogene Metastasen* maligner Tumoren liegen nur wenige Berichte vor (LOMBARDI u. PASSERINI, 1964; SHAPIRO, 1975). Die diffuse meningeale Karzinomatose, die auch als Meningitis carcinomatosa bezeichnet wird, entsteht nach ZÜLCH (1956) ebenfalls auf hämatogenem Weg. Eine besondere Gruppe der sekundären intraduralen extramedullären Tumoren bilden die *Abtropfmetastasen* von Medulloblastomen und Pinealomen. Im Myelogramm erhält man das Bild eines extramedullären intraduralen Tumors, der nur im Zusammenhang mit der Anamnese als Abtropfmetastase gedeutet werden kann (Abb. 28).

4. Die extraduralen raumbeschränkenden Prozesse

NITTNER (1972) hat die topische Aufteilung der Rückenmarksgeschwülste anhand von 11 Publikationen mit 2119 Fällen geprüft und festgestellt, daß 635, d.h. 29,9% eine extradurale Lokalisation hatten. Ähnliche Angaben, nämlich eine Häufigkeit von 25—30%, findet man bei SHAPIRO (1975). Die extraduralen raumbeschränkenden Prozesse können von den Strukturen des Epiduralraums und von der Wirbelsäule ausgehen. Sie bilden eine heterogene Gruppe, in der die Tumoren überwiegen (LOMBARDI u. PASSERINI, 1964). Zu den gutartigen Tumoren gehören Neurinome und Meningeome, ferner Lipome,

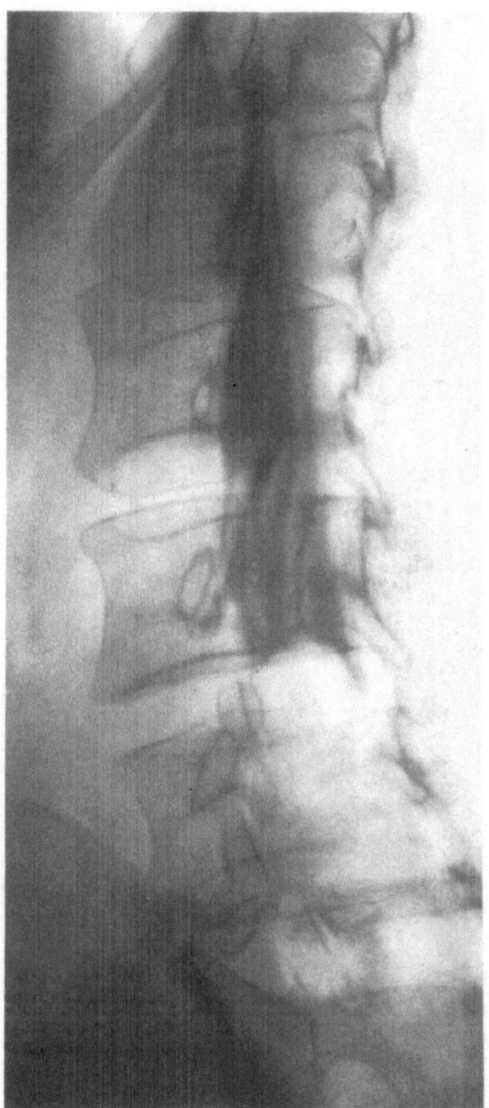

Abb. 28. Abrodil-Myelographie: kompletter Kontrastmittelstop in Höhe der Grundplatte des 3. Lendenwirbels; Darstellung des oberen Pols eines intraduralen Tumors (Abtropfmetastase eines Kleinhirnmedulloblastoms)

Zysten, Angiome und andere Fehlbildungstumoren. Von den bösartigen Geschwülsten sind die Metastasen, die Retothelsarkome und die Leukosen zu nennen. Eine Reihe von gut- und bösartigen, aber auch semimalignen Tumoren der Wirbelsäule kann auf den epiduralen Raum übergreifen und zu Kompressionserscheinungen am Rückenmark führen. Im Epiduralraum können sich aber auch entzündliche und granulomatöse Prozesse abspielen, die sich im Myelogramm als Raumforderung manifestieren. Das gleiche gilt für Blutungen, die im Kapitel Trauma beschrieben werden.

Das myelographische Bild des extraduralen raumbeschränkenden Prozesses ist charakterisiert durch eine Verbreiterung des Epiduralraums bzw. durch eine Abdrängung der Kontrastmittelsäule von der Wand des Spinalkanals. Liegt der Prozeß in den lateralen Abschnitten des Wirbelsäulenkanals, erscheint die Kontrastmittelsäule von den Bogenwurzeln abgedrängt. Befindet er sich ventral, wird der Kontrastschatten nach dorsal verlagert und umgekehrt. Um eine Verlagerung der Kontrastmittelsäule in ventraler oder dorsaler Richtung bestimmen zu können, müssen seitliche Aufnahmen in Bauch- oder Rückenlage mit horizontalem Strahlengang angefertigt werden (Abb. 29a und b).

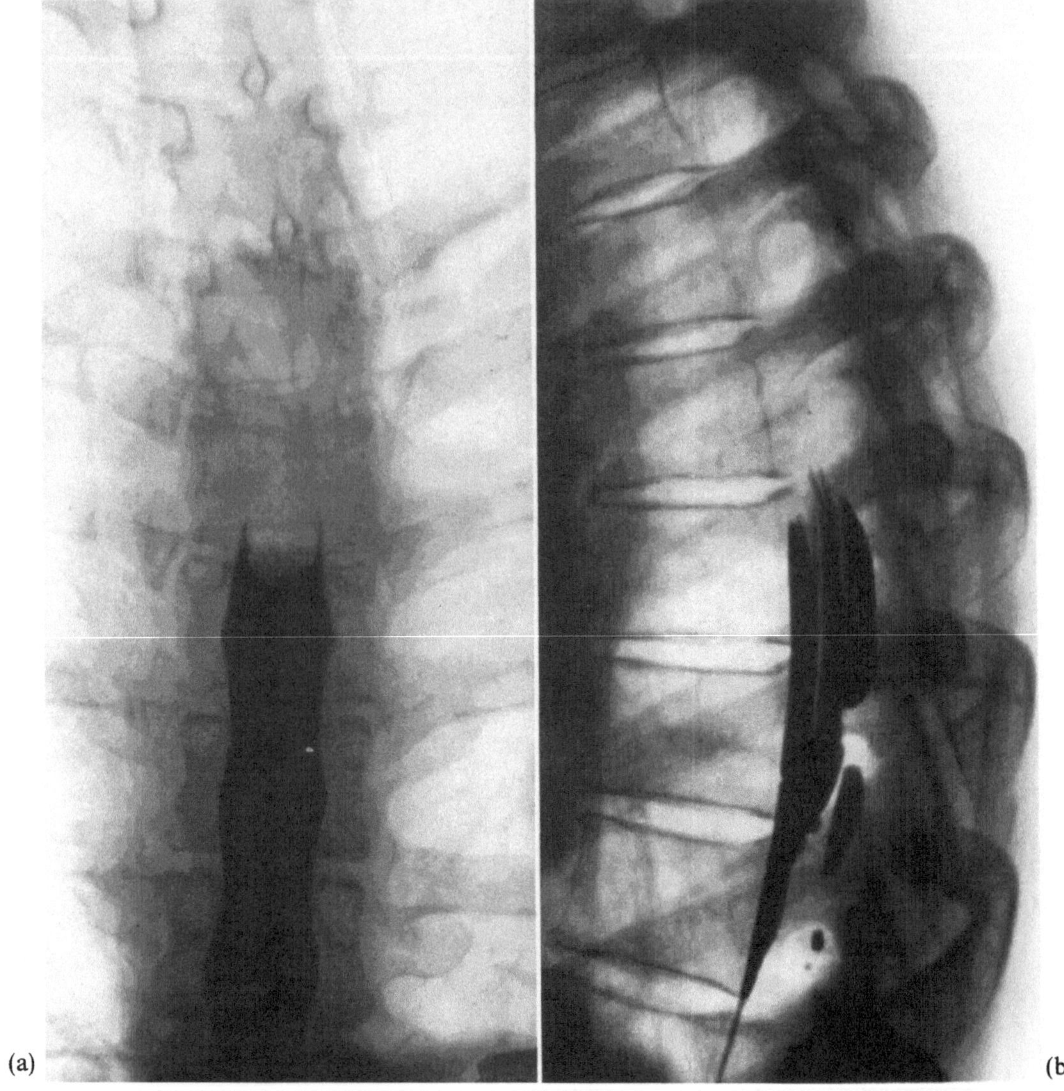

Abb. 29a u. b. Kompletter Kontrastmittelstop in Höhe des 5. Brustwirbels. (a) Im sagittalen Strahlengang erscheint das Rückenmark verbreitert, wobei die Kontrastmittelsäule an die Bogenwurzeln herangepreßt ist. (b) Die seitliche Aufnahme im horizontalen Strahlengang zeigt eine Abdrängung des Kontrastmittels von dorsal als Zeichen eines dorsal gelegenen, extraduralen raumfordernden Prozesses. Operation: Riesenzelltumor

Das Unterlassen seitlicher Aufnahmen im horizontalen Strahlengang könnte aus folgenden Gründen zu Fehldiagnosen führen: Ein ventral oder dorsal liegender Prozeß komprimiert nicht nur den Durasack sondern auch das Rückenmark, dessen Querdurchmesser sich entsprechend vergrößert. Bei einem kompletten Kontrastmittelstop kann die Verbreiterung des Rückenmarks im sagittalen Strahlengang das Bild eines intramedullären Tumors vortäuschen.

Die Häufigkeit der rein extradural lokalisierten *Neurinome* wird von Nittner (1972) mit 14,1% und von Shapiro (1975) mit 16% angegeben. Die Kontrastmittelsäule ist von den Bogenwurzeln abgedrängt, wobei größere Neurinome zu einer vollständigen Blockade des Liquorraums führen. Die meisten von ihnen haben auch eine extraspinale Portion, so daß in der Regel das Foramen intervertebrale erweitert ist (Abb. 30).

Extradural lokalisierte spinale *Meningeome* sind wesentlich seltener. Calogero u. Moossy (1972) haben aus der Weltliteratur nur 35 Fälle zusammentragen können.

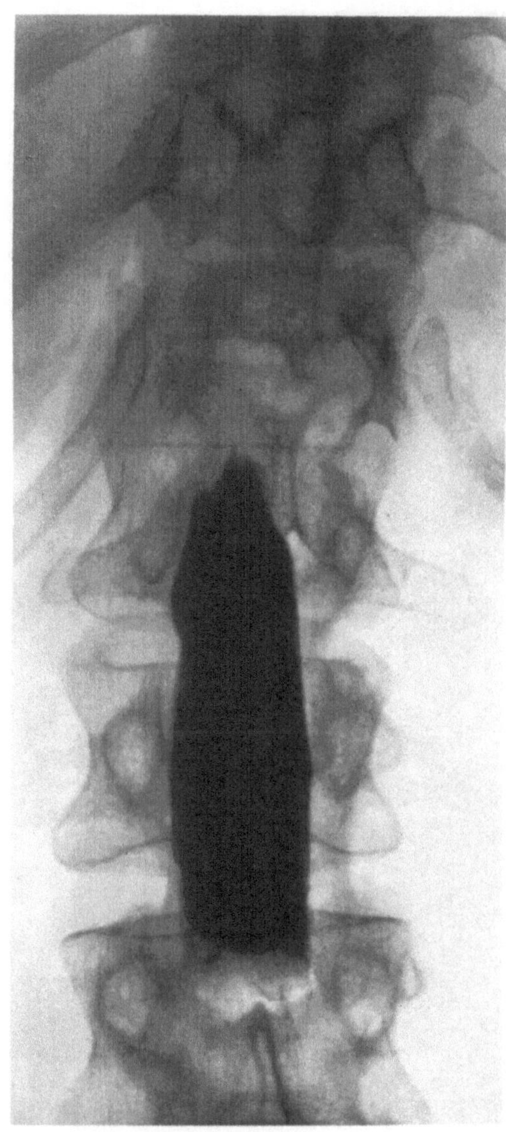

Abb. 30

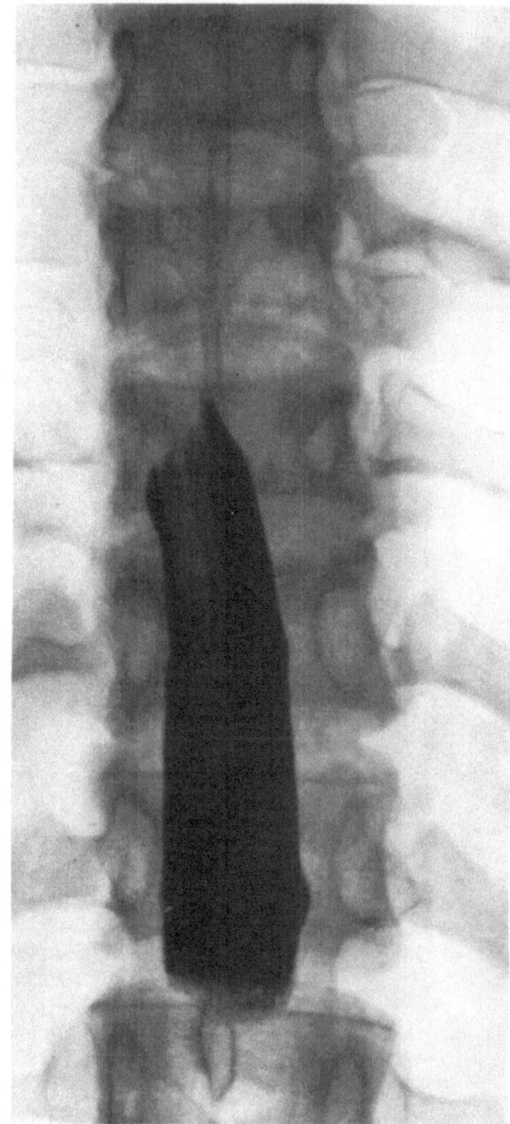

Abb. 31

Abb. 30. Abdrängung der Kontrastmittelsäule von den linksseitigen Bogenwurzeln des 12. Brustwirbels mit komplettem Kontrastmittelstop als Zeichen eines extraduralen raumfordernden Prozesses. Usuren an den Bogenwurzeln sprechen in erster Linie für ein extradurales Neurinom

Abb. 31. Abdrängung des Durasackes in Höhe von BW10, z.T. schon in Höhe von BW11 nach rechts durch einen extraduralen Tumor. Die linken Bogenwurzeln von BW9 und 10 sind usuriert, das Zwischenwirbelloch ist demnach erweitert. Usuriert ist auch der untere Rand der 9. linken Rippe (Sanduhrgeschwulst, histologisch: Melanom)

Extradurale *Lipome* (s. auch S. 475) sind meist mit Fehlbildungen an der Wirbelsäule kombiniert. Die Dysplasien betreffen in der überwiegenden Mehrzahl der Fälle die Wirbelbögen, wobei der Bereich der Fehlbildung oft von einem bindegewebigen Strang durchsetzt wird, der den intraspinalen extraduralen Anteil des Lipoms mit dessen extraspinaler Portion verbindet (ZÜLCH, 1958). Lipome sind manchmal sehr gefäßreich. Diese Gruppe wird in der Literatur als Angiolipom geführt. Eine differentialdiagnostische Abklärung ist anhand des Myelogramms nicht möglich.

Wenig bekannt ist, daß *primäre Melanome* extradural lokalisiert sein können und sich der Wirbelsäule gegenüber wie ein expansiv wachsender raumbeschränkender Prozeß

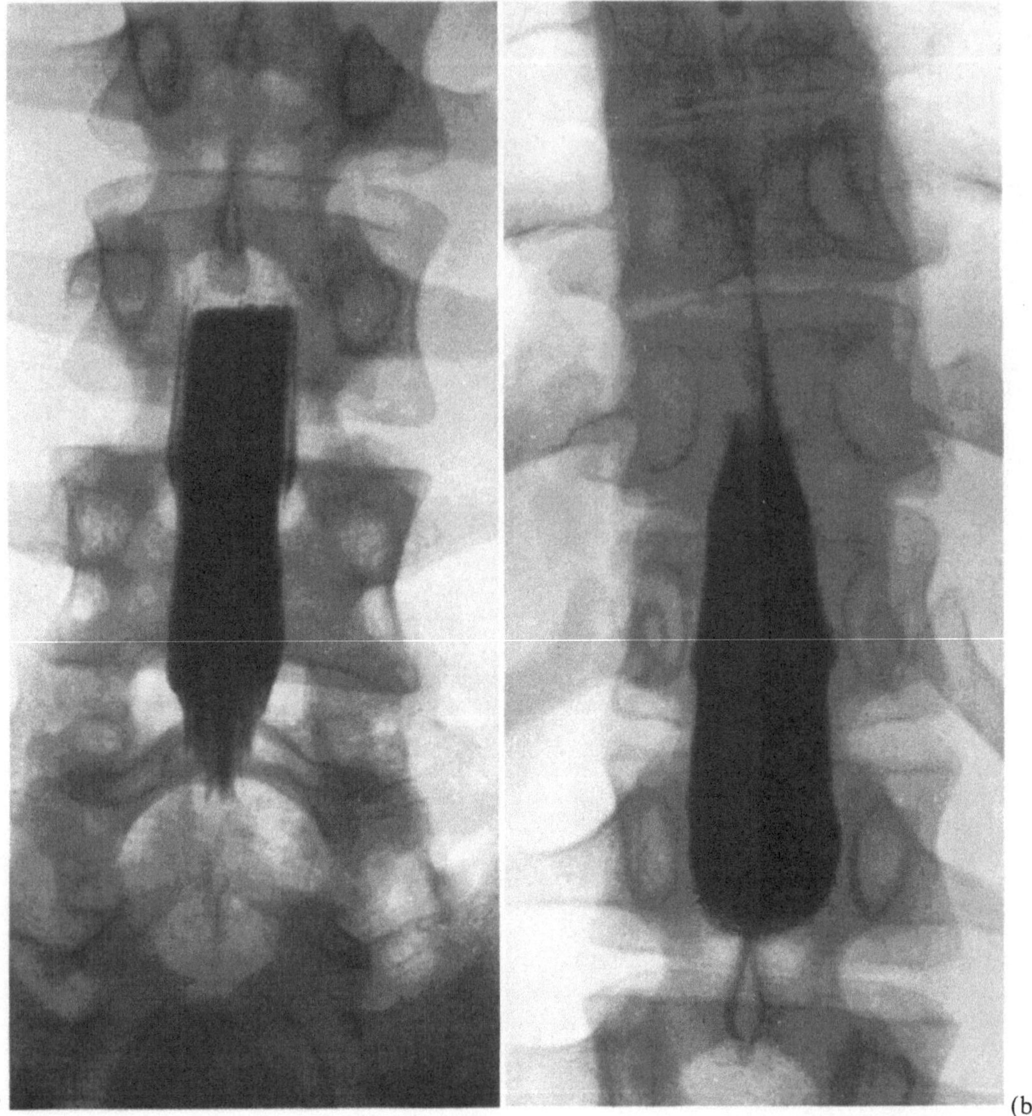

Abb. 32a u. b. 30jähriger Patient mit Lymphosarkom der linken Wange. Myelographie: trichterförmige Einengung des Durasackes einmal in Höhe von LW5 und zum anderen in Höhe von BW11 – epidurale Metastasen;

verhalten. Sie können die Bogenwurzeln usurieren, das Zwischenwirbelloch erweitern und sich im Sinn eines Sanduhrtumors in den paravertebralen Raum ausdehnen (Abb. 31). In unserem Archivmaterial verfügen wir über zwei derartige Formen eines primären spinalen Melanoms.

Das *Retothelsarkom*, das *Lymphosarkom* und *maligne „Lymphome"* lassen sich als solche im Myelogramm nicht differenzieren (LOVE et al., 1954; HUSAIN, 1960; BUCY u. JERVA, 1962). Das gleiche gilt für *Metastasen*, wenn der Primärtumor nicht bekannt ist und wenn auch die Wirbelsäule nicht beteiligt ist (Abb. 32a u. b).

„Unspezifisch" ist das myelographische Bild der extraduralen *Zysten*, da sie lediglich den Zustand einer extraduralen Raumforderung ergeben (Abb. 33). Ihre Genese wird nicht einheitlich beurteilt. ELSBERG et al. (1934) sind der Meinung, daß es sich um angeborene Divertikel der Dura handelt, die über einen schmalen Strang mit dem Liquorraum in Verbindung stehen können. Nach BRUNNGRABER (1959/60) kann der Verbindungsstiel obliterieren, so daß die Zyste isoliert erscheint.

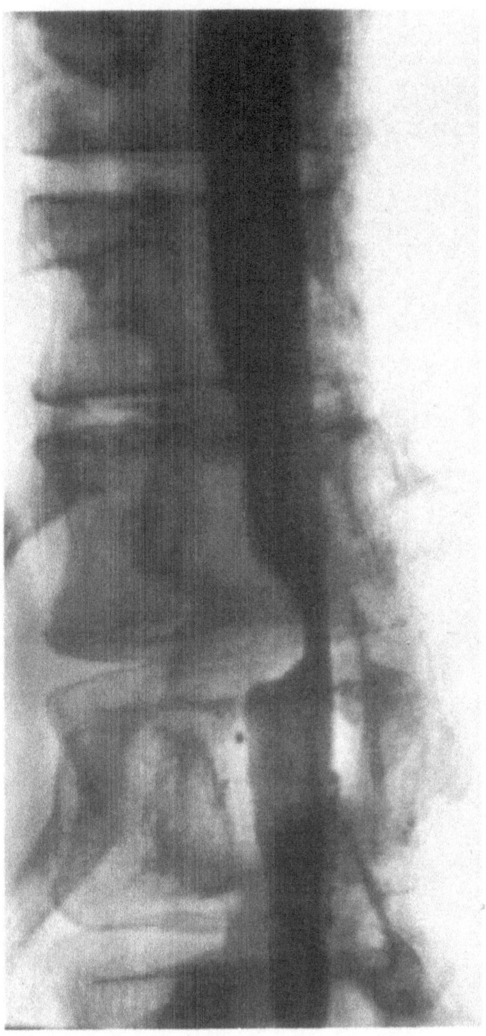

Abb. 33. Daumenkuppengroße Eindellung des Durasackes von rechts vorn. Operation: extradurale Zyste

Von den *entzündlichen Prozessen* die sich im Extraduralraum raumfordernd auswirken, spielt der *peridurale Abszeß* die wichtigste Rolle. Synonyma: Pachymeningitis externa purulenta, Perimeningitis spinalis purulenta, spinale epidurale Eiterung. Die Eiterung kann nach WEBER (1955) entweder hämatogen oder durch Fortleitung eines entzündlichen Prozesses aus der Umgebung entstehen. Osteomyelitiden der Wirbelsäule, Infektionen durch Lumbalpunktion und Periduralanästhesie, aber auch Dekubitalgeschwüre mit Beteiligung des Kreuzbeins können Ausgangspunkt des Prozesses sein. Als Primärherd für die hämatogene Absiedlung von Entzündungskeimen kommen Furunkel, eitrig entzündete Tonsillen, Osteomyelitiden und pulmonale Affektionen in Frage. Der klinische Verlauf kann akut, subakut oder chronisch sein (NITTNER, 1972). Der akute epidurale Abszeß beginnt mit Rückenschmerzen, die radikulär ausstrahlen können. Nach etwa einer Woche können rasch progrediente motorische und sensible Lähmungen mit Blasen- und Mastdarmstörungen folgen bis zur Entwicklung einer kompletten Querschnittslähmung.

Im akuten Stadium kann sich folgendes myelographische Bild ergeben: Der Durasack ist im Sinn eines epiduralen raumbeschränkenden Prozesses von den Bogenwurzeln mitunter auf größerer Strecke abgedrängt und entsprechend komprimiert. Der Liquorraum, d.h. der Kontrastzylinder, wird verschmälert und nur noch von ganz schmalen Kontrast-

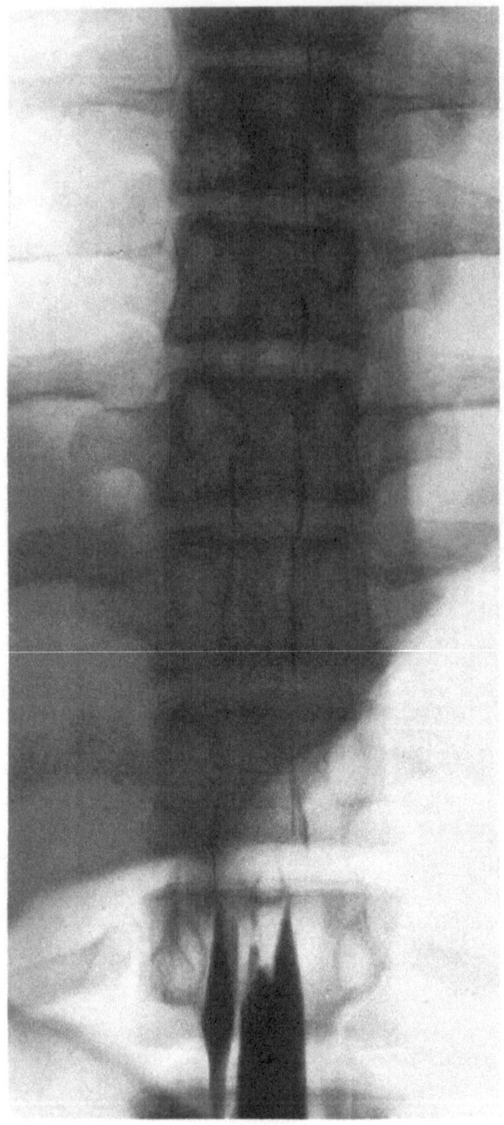

Abb. 34

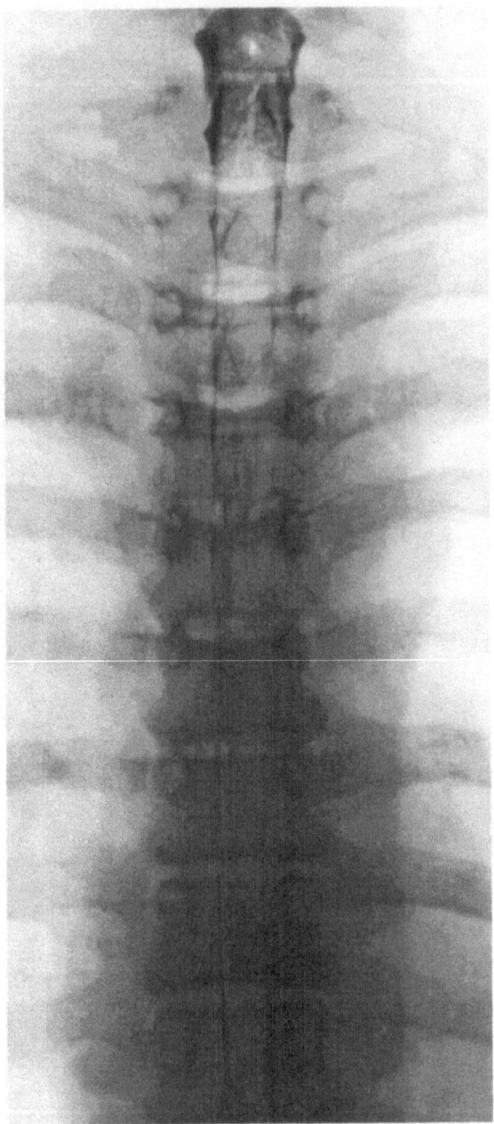

Abb. 35

Abb. 34. Deutliche Abdrängung des Durasackes von der linken Bogenwurzel des 12. und 11. Brustwirbels und geringe Abdrängung von den Bogenwurzeln der mittleren BWS auf beiden Seiten. Der Kontrastmittelzylinder ist hochgradig verschmälert. Komplette Blockade im Bereich des mittleren thorakalen Spinalkanals durch die begleitende Meningitis. Operation: epidurales Empyem

Abb. 35. Subokzipitale Myelographie: Der Durasack ist von den Bogenwurzeln der gesamten BWS abgedrängt. Der Kontrastzylinder ist z.T. hauchdünn. Die klinische Diagnose einer myeloischen Leukämie erlaubt die Annahme eines epiduralen leukämischen Infiltrats. Bestätigung durch die Obduktion

streifen dargestellt (Abb. 34). Der Kontrastmittelfluß ist in der Regel stark verlangsamt und kommt nach einer bestimmten Strecke zum Stillstand, wie mehrere eigene Beobachtungen ergeben haben. Diese Blockade des Liquorraums ist durch entzündliche Vorgänge an den Rückenmarkshäuten bedingt.

Ein ähnliches Bild können Infiltrate des Epiduralraums bei der *myeloischen Leukämie* ergeben (Abb. 35). Im Schrifttum werden nach Angaben von NITTNER (1972) die myeloische und die lymphatische Leukämie, die Lymphogranulomatose, das Plasmozytom und die Retothelsarkomatose als Systemerkrankungen des hämotopoetischen Apparats mit Geschwulstcharakter zusammengefaßt.

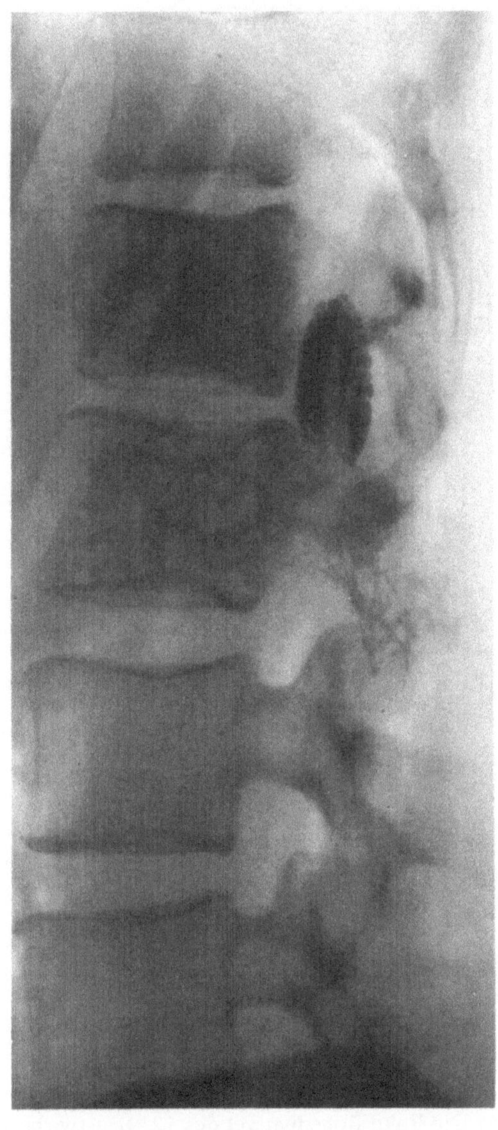

Abb. 36

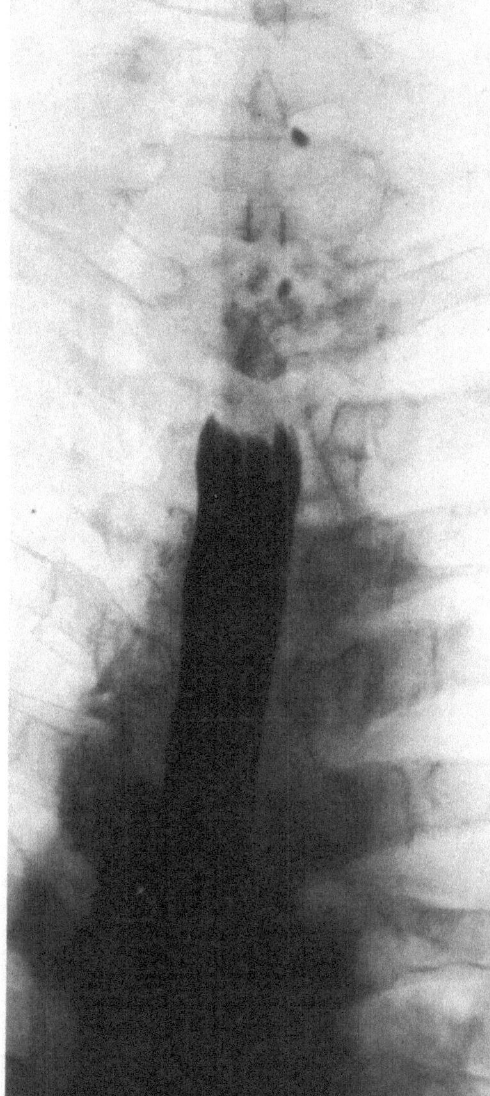

Abb. 37

Abb. 36. Hämangiomatose des Skeletts mit Beteiligung des Körpers und der Bogenabschnitte des 2. Lendenwirbels. Kontrastmittelstop in dieser Höhe bei subokzipitaler Myelographie durch Einwachsen des Hämangioms in den Epiduralraum

Abb. 37. Fast kompletter Kontrastmittelstop in Höhe von BW2/3. Angedeutete Abdrängung des Durasackes in Höhe der Blockade nach rechts. Charakteristische Strukturveränderungen in den linken Bogenabschnitten und in der linken Hälfte des Körpers von BW2 lassen die Diagnose eines Chondroms zu

Von der *Wirbelsäule ausgehende Geschwülste* können gegen den Spinalkanal vorwachsen und den Durasack bzw. das Rückenmark komprimieren und so Anlaß zu einer myelographischen Untersuchung sein. Das Myelogramm wird wieder die Charakteristika eines extraduralen raumfordernden Prozesses ergeben. Die Differenzierung einzelner Prozesse ist nur dann möglich, wenn im Nativbild ossäre Veränderungen sichtbar werden, die für eine bestimmte Tumorart charakteristisch sind.

Hämangiome der Wirbel können den Körper oder die Bogenabschnitte, aber auch beide gleichzeitig befallen. Von hier können sie in den Spinalkanal oder in das Foramen intervertebrale vorwachsen und so klinisch zu medullären oder radikulären Ausfällen

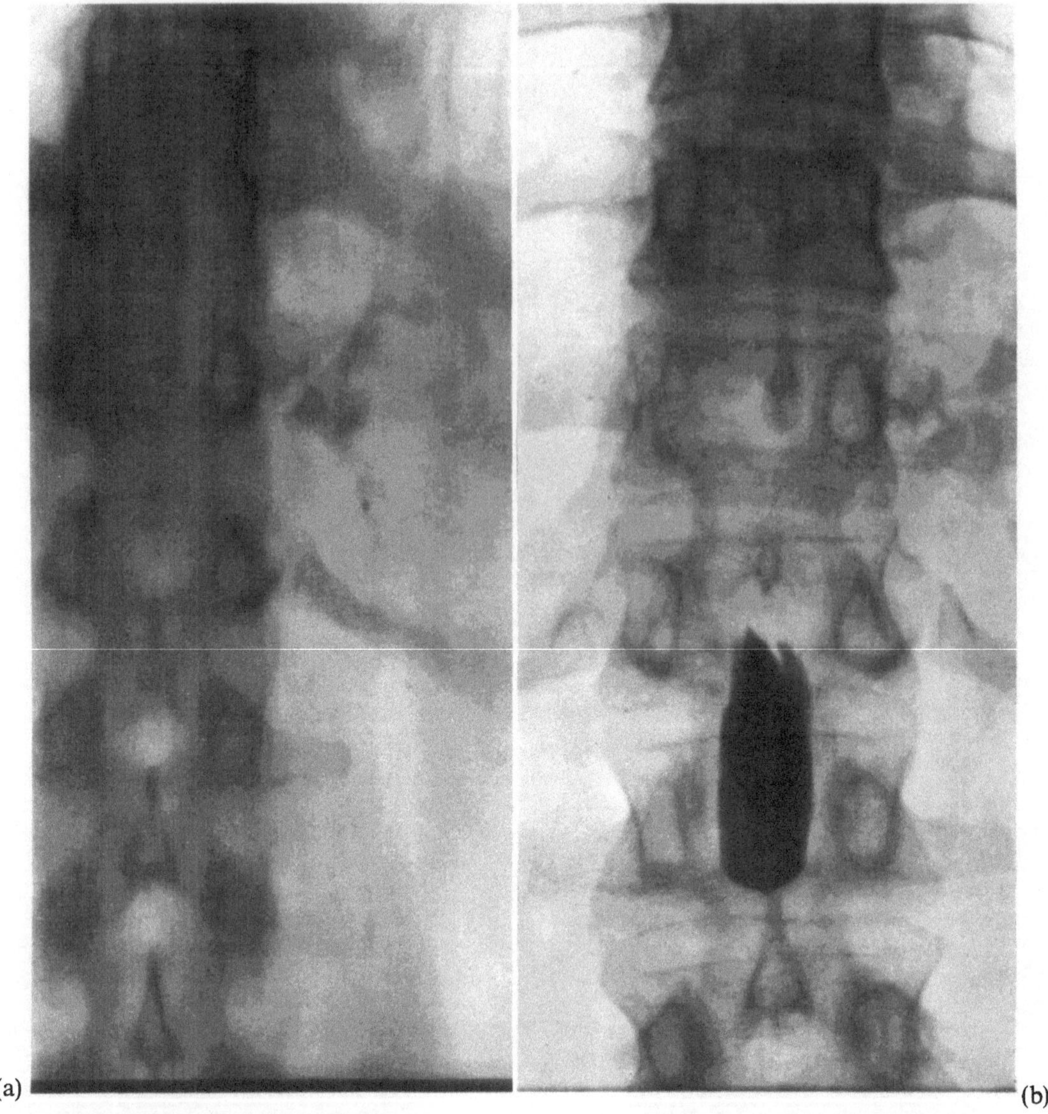

Abb. 38a u. b. Teils intra-, teils extraspinal gelegenes Teratom. (a) Die linke Bogenwurzel des 12. Brustwirbels ist usuriert, wobei links paravertebral mehrere größere Knochenelemente zur Darstellung kommen. Usuriert ist auch die rechte Bogenwurzel von BW11. (b) Totaler Kontrastmittelstop durch den intraspinalen Anteil des Teratoms

oder Reizerscheinungen führen. Im Myelogramm kommt es durch den intraspinalen Anteil des Tumors zu einer Kompression des Durasackes, die bis zur vollständigen Liquorblockade gehen kann (Abb. 36).

An ihrer Struktur können die *Chondrome* erkannt werden. Sie sind charakterisiert durch inselförmige, z.T. konfluierende Verkalkungen in rundlichen Aufhellungen des Knochens. Auch sie führen bei Einwachsen in den Spinalkanal im Myelogramm zu den Erscheinungen eines extraduralen raumbeschränkenden Prozesses (Abb. 37). Das gleiche gilt für das *Osteoklastom*, das den Knochen auftreibt und seine Struktur wabig verändert.

Von den extraduralen *Fehlbildungstumoren* können röntgenologisch nur *Teratome* erkannt werden, die Knochenelemente enthalten. Wie eine eigene Beobachtung zeigte, können sie z.T. intra-, z.T. extraspinal liegen, also den Charakter eines Sanduhrtumors haben. Die Kompression des Rückenmarks manifestierte sich im Myelogramm in einer Blockade des Liquorraums. Usuren an den Bogenwurzeln markierten den Hals des Tu-

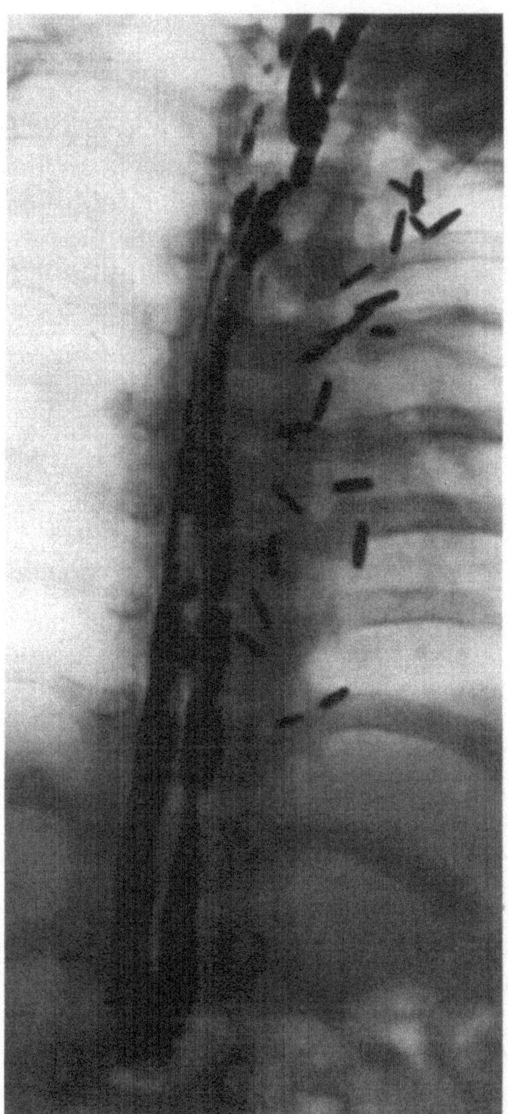

Abb. 39. Zustand nach Operation eines thorakalen Sympathoblastoms. Der Durasack ist im Bereich des mittleren thorakalen Spinalkanals nach rechts abgedrängt als Zeichen dafür, daß der Tumor durch die Foramina intervertebralia in den Spinalkanal eingewachsen ist

mors, dessen paravertebraler Anteil die 12. Rippe usurierte und mehrere größere ossäre Formationen zum Inhalt hatte (Abb. 38a u. b).

In den extraduralen Raum können *paravertebrale Prozesse* durch die Foramina intervertebralia einwachsen und so die Form eines Sanduhrtumors annehmen. Die Bogenwurzeln können usuriert sein. Zu dieser Art von Geschwülsten zählen die *Sympathikustumoren* (NITTNER, 1972; TÖNNIS u. NITTNER, 1954). Der Durasack kann auf breiter Front abgedrängt sein, so daß der Epiduralraum im Myelogramm entsprechend verbreitert erscheint (Abb. 39). 69% der Sympathoblastome entwickeln sich im Abdominalbereich, 19% intrathorakal und 12% im Bereich des Halses.

5. Der Bandscheibenvorfall

Der Bandscheibenprolaps und die mit ihm einhergehenden reaktiven Veränderungen an der Wirbelsäule wirken sich zwar im Myelogramm wie ein extraduraler raumbeschränkender Prozeß aus, doch ist es üblich, ihn gesondert abzuhandeln. Pathogenese und Klinik der Bandscheibenschäden, die auch für den Neuroradiologen große Aktualität besitzen, wurden ausführlich in den Handbuchartikeln von Frykholm (1969) sowie Loew et al. (1969) besprochen.

Die Terminologie des Bandscheibenvorfalls ist uneinheitlich und z.T. verwirrend. Eine klare Definition der verschiedenen Vorgänge, die im Zusammenhang mit einem Bandscheibenschaden ablaufen können, würde auch in die neuroradiologische Befunderhebung bzw. Terminologie eine gewisse Ordnung bringen. Eine übersichtliche Definition der bei einem Bandscheibenschaden eintretenden Veränderungen hat Frykholm (1969) vorgeschlagen. Danach unterscheidet man:

1. Diskusprolapse, die infolge einer Ruptur des Anulus fibrosus zustande kommen und aus sequestrierten Fragmenten des Anulus und des Nucleus pulposus bestehen, die außerhalb des Diskus liegen. Synonyme Bezeichnungen sind: Nukleusprolaps, Diskushernie, Bandscheibenvorfall, Hernia disci intervertebralis.
2. Anulusprotrusionen bestehen aus einer Vorbuchtung des Anulus fibrosus, die Teile, aber auch den ganzen Diskus betreffen können. Die Vorbuchtung ist von elastischer Konsistenz. Synonyma: „bulging disc“, „concealed hernia“, „Protrusio disci intervertebralis“.
3. Osteophytäre Protrusionen bestehen aus einer dünnen Schicht von Anulusgewebe, das kranial und kaudal von knöchernen Auflagerungen an den Wirbelkörperrändern eingeschlossen ist, die im Röntgenbild wie Zacken aussehen. Im Bereich der Halswirbelsäule können sie sich auf die Unkovertebralregion beschränken; sie pflegen aber im fortgeschrittenen Stadium die ganze Zirkumferenz des Diskus einzunehmen, wobei letzteres auch für die übrige Wirbelsäule zutrifft. Synonyma: Osteophytose, Osteochondrose, Spondylosis deformans.

Im Myelogramm läßt sich der Diskusprolaps von der Anulusprotrusion nicht immer unterscheiden. So werden auch beide im amerikanischen Schrifttum unter dem Terminus „disc protrusion“ zusammengefaßt. Bei uns hat sich der Ausdruck Bandscheibenprolaps eingebürgert. Loew et al. (1969) unterscheiden 5 Stadien der Bandscheibenerkrankung.

Die Literatur über die Bandscheiben-Erkrankungen ist kaum noch zu übersehen. Dies betrifft auch das neuroradiologische Schrifttum, dessen Umfang, besonders im Zusammenhang mit der Entwicklung neuer Kontrastmittel, im letzten Jahrzehnt sprunghaft angestiegen ist. Auch dieses läßt sich hier nur z.T. berücksichtigen.

Im Kindesalter kommen Bandscheibenvorfälle nur sporadisch vor. Die überwiegende Mehrzahl der Patienten, die myelographisch untersucht werden, befinden sich im dritten bis fünften Jahrzehnt.

Ausgehend von der myelographischen Technik, empfiehlt es sich, die Prolapse und Protrusionen der zervikalen, der thorakalen und der lumbalen Bandscheiben gesondert zu betrachten. Von topographisch-anatomischer Sicht sind im Myelogramm die lateralen und die medialen Prolapse bzw. Protrusionen zu unterscheiden.

a) *Der zervikale Bandscheibenprolaps*

Der *mediale Prolaps* einer zervikalen Bandscheibe kann zu medullären Symptomen im Sinn eines mehr oder weniger vollständigen Querschnittsyndroms führen, wobei die motorischen Ausfallserscheinungen bei inkompletter Lähmung im Vordergrund stehen (Frykholm, 1969; Janzen, 1969). Häufiges Zeichen eines medialen zervikalen Bandscheibenprolapses sind Nacken-Beuge-Parästhesien. Das Volumen des Nucleus pulposus der zervikalen Bandscheibe ist wesentlich kleiner als das der lumbalen Bandscheibe, so daß

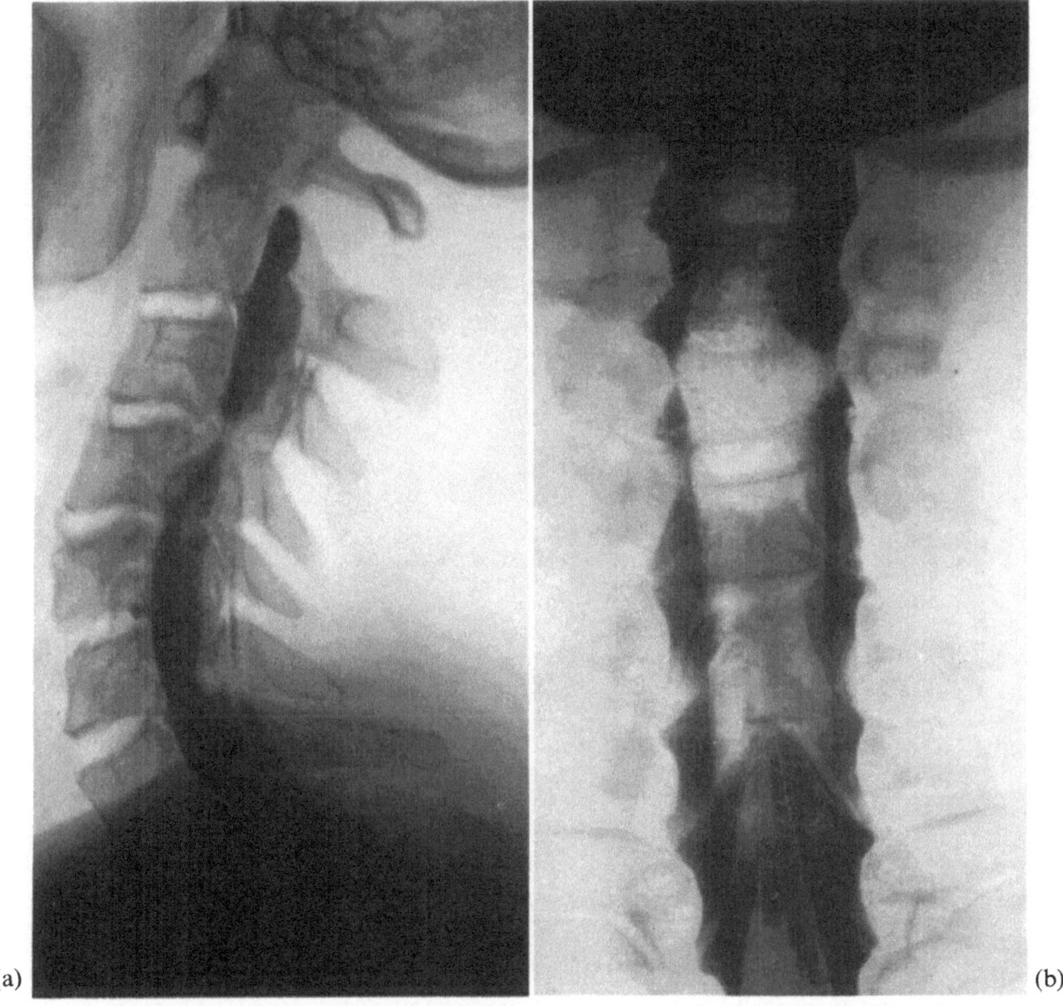

Abb. 40a u. b. Medialer zervikaler Bandscheibenprolaps bei HW3/4: (a) Abdrängung des Durasackes von vorn; (b) Verbreiterung des Rückenmarks als Folge einer Kompression von vorn

bei einem Prolaps die Raumforderung im zervikalen Spinalkanal verhältnismäßig gering ist. Da dieser aber vom Halsmark, insbesondere im Bereich der Intumeszenz, weitgehend ausgefüllt wird, können schon geringe raumbeschränkende Prozesse zu Kompressionserscheinungen am Rückenmark führen. Dies wird sich besonders bemerkbar machen, wenn der Wirbelsäulenkanal eng ist.

Die extradurale Raumforderung durch einen medialen zervikalen Bandscheibenprolaps äußert sich im Myelogramm in einer Abdrängung des Durasackes von vorn (Abb. 40a). Die Ausdehnung der Abdrängung überschreitet meist die Höhe einer Bandscheibe und kann den ganzen Bereich eines benachbarten Wirbelkörpers einnehmen. Da der entsprechende Zwischenwirbelraum nicht erniedrigt sein muß, kann anhand des myelographischen Bildes die Zuordnung des Prolapses zu einer bestimmten Bandscheibe Schwierigkeiten machen. Im sagittalen Strahlengang kann das Rückenmark durch die Kompression verbreitert erscheinen (Abb. 40b). Ist der sagittale Durchmesser des Spinalkanals verhältnismäßig eng, reicht die Raumforderung durch den vorgefallenen Diskus bereits aus, um den Durasack weitgehend zu komprimieren, so daß es im Myelogramm zu einer größeren Aussparung in der Kontrastmittelsäule kommt. Auf seitlichen Aufnahmen im horizontalen Strahlengang zeigt sich in der Regel, daß kranial und kaudal von der

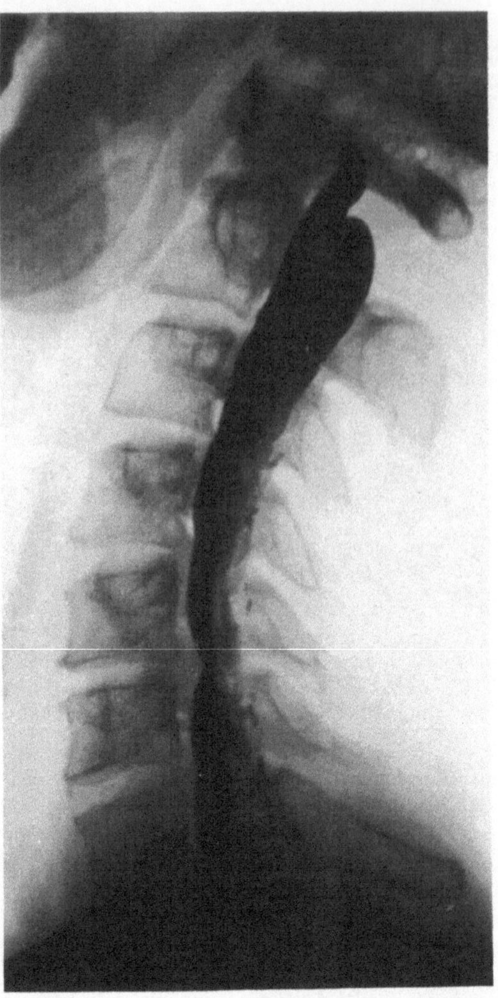

Abb. 41. Protrusion der Bandscheibe zwischen dem 5. und 6. Halswirbel mit umschriebener Eindellung der Kontrastmittelsäule von vorn

Aussparung die Kontrastmittelsäule im Sinn einer extraduralen Raumforderung wenigstens angedeutet nach dorsal abgedrängt ist.

Die *mediale Protrusion* einer zervikalen Bandscheibe ruft meist nur eine umschriebene Eindellung der Kontrastmittelsäule hervor. Besteht die Protrusion schon längere Zeit, bilden sich an den Rändern der benachbarten Wirbelkörperabschlußplatten Osteophyten aus, die sich an der Eindellung der Kontrastmittelsäule beteiligen (Abb. 41). Bei Hyperlordosierung der Halswirbelsäule faltet sich das Ligamentum flavum, wobei die Falten den Durasack von dorsal einengen können (s. S. 460 und Abb. 9). Ist der zervikale Durasack mit Kontrastmittel ausgiebig gefüllt, äußert sich die Faltung des Ligamentum flavum in segmental angeordneten dorsalen Impressionen an der Kontrastmittelsäule. Besteht eine angeborene Enge des zervikalen Spinalkanals, kann eine Bandscheibenprotrusion und eine Faltung des Ligamentum flavum bei Hyperlordosierung der Halswirbelsäule zu einem kompletten Kontrastmittelstop führen (Abb. 42a). Die Kontrastmittelsäule bricht in Höhe der Protrusion bzw. in Höhe des entsprechenden Zwischenwirbelraums ab. Die Blockade kann sich lösen, wenn die Lordosierung gemindert oder aufgehoben wird. Multiple Protrusionen erscheinen in der Kontrastmittelsäule im sagittalen Strahlengang als querverlaufende Aussparungen bzw. Aufhellungen, so daß man an das Bild einer Strickleiter erinnert wird. Mediale Bandscheibenprotrusionen sind fast regelmäßig

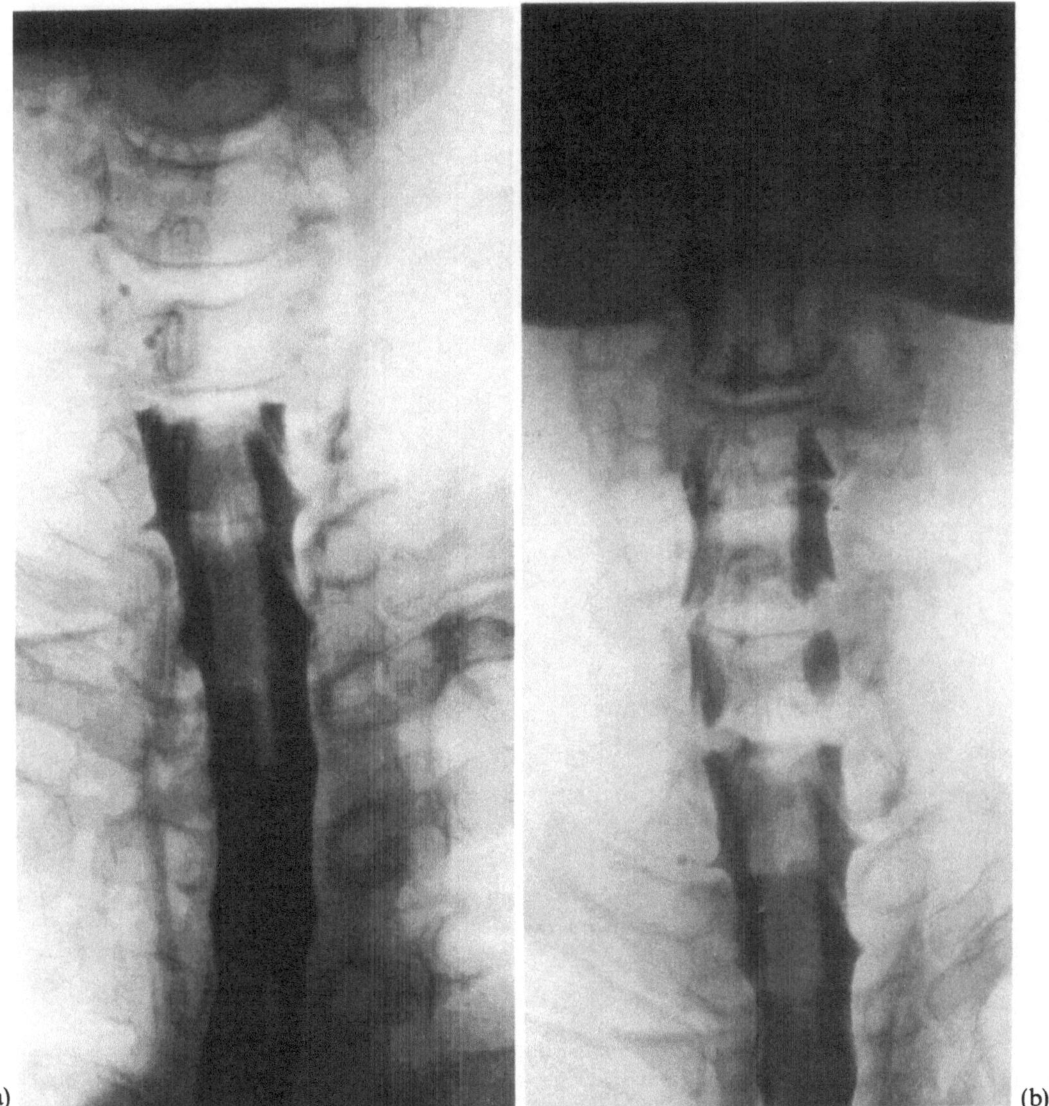

Abb. 42. (a) Passagerer Kontrastmittelstop in Höhe von HW6/7. (b) Nach Aufhebung der Hyperlordosierung fließt das Kontrastmittel nach kranial ab. In Höhe mehrerer Bandscheiben finden sich bandförmige Aussparungen. Die Wurzeltaschen sind in dieser Höhe deformiert

vorkommende Erscheinungen bei der chronischen vertebragenen Myelopathie, obwohl in ihnen nur eine der möglichen Ursachen dieser Krankheit zu sehen ist. PAYNE u. SPILLANE (1957) haben darauf hingewiesen, daß bei Patienten mit einer chronischen Myelopathie der sagittale Durchmesser des zervikalen Spinalkanals kleiner ist als im Normalfall. Dies betrifft besonders den Bereich von C4 bis C7, wo der sagittale Durchmesser des Spinalkanals 14 mm oder auch noch weniger betragen kann, während er normalerweise mindestens 17 mm messen soll. Das Rückenmark kann in derartigen Fällen einmal durch die Protrusion und zum anderen durch das gefaltete Ligamentum flavum komprimiert werden (TAYLOR, 1953; SCHNEIDER et al., 1954). Für diese Kompression aus zwei Richtungen wird auch der Ausdruck Kneifzangenmechanismus gebraucht.

Mit der Protrusion einer Bandscheibe werden nicht nur an den Wirbelkörperkanten sondern auch an den übrigen Geweben der Umgebung reaktive Veränderungen in Gang gesetzt. Zu diesen zählt die Fibrose der Wurzeltaschen, die nach FRYKHOLM (1969)

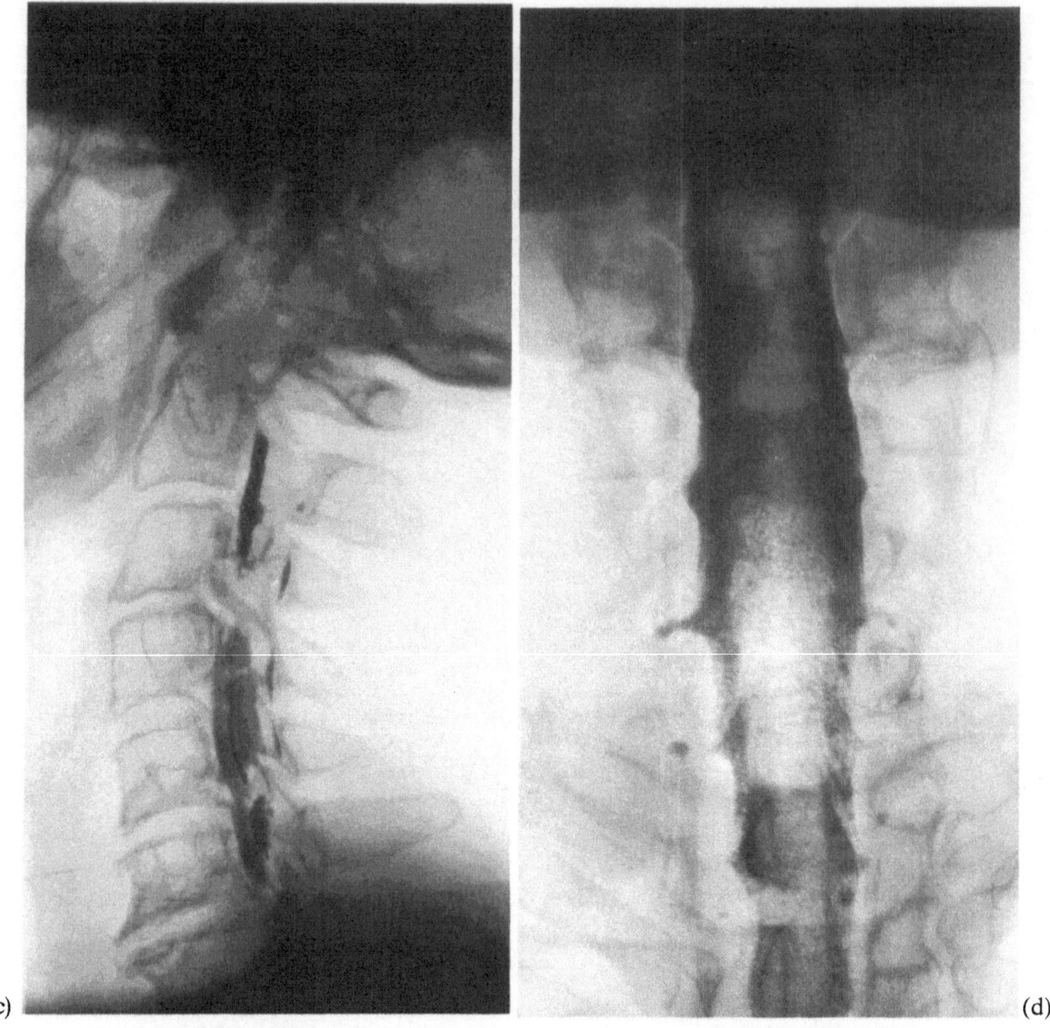

Abb. 42. (c) Seitliche Aufnahme: diskontinuierliche Füllung des zervikalen Spinalkanals, dessen sagittaler Durchmesser auffallend eng ist. (d) Kontrolle nach Laminektomie: Die Kontrastmittelsäule ist kontinuierlich dargestellt, auch die Wurzeltaschen stellen sich, wenn auch z.T. verkürzt, wieder dar

besonders an der 8. zervikalen Wurzeltasche vorkommen soll. Im histologischen Bild findet sich eine Verdickung und hyaline Entartung der Dura, so daß die Wurzeltasche verödet. Im Myelogramm zeichnet sich eine entsprechende Aussparung in der Kontrastmittelsäule ab. Im Einzelfall ist es schwierig zu entscheiden, ob Deformitäten der Wurzeltaschen als mechanisch bedingte, d.h. durch Kompression hervorgerufene Füllungsdefekte aufzufassen sind, oder ob es sich um eine Fibrose handelt. Die Schwierigkeiten bei der Deutung des Myelogramms einer chronischen zervikalen Myelopathie mögen an einer Serie von Abbildungen demonstriert werden, die von einem Patienten stammen, der eine angeborene Enge des zervikalen Spinalkanals hatte. Der sagittale Durchmesser des Halswirbelsäulenkanals betrug vom 3. bis zum 7. Halswirbel nur etwa 13 mm. In Höhe der Grundplatte des 6. Halswirbels und der Deckplatte des 7. Halswirbels, die am hinteren Rand erheblich aufgewulstet waren, war der Spinalkanal zusätzlich eingeengt. Hier kam es bei der Myelographie zu einem passageren Kontrastmittelstop (Abb. 42a). Nachdem die Lordosierung der Halswirbelsäule aufgehoben worden war, floß das Kontrastmittel nach kranial ab, füllte den Durasack aber nicht gleichmäßig auf. Querverlaufende Füllungsdefekte bestanden in Höhe fast sämtlicher Bandscheiben; aber auch

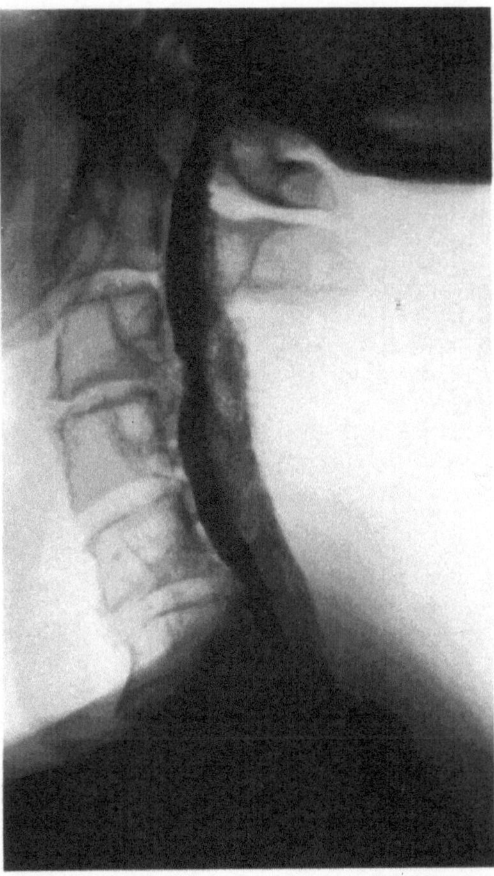

Abb. 42. (e) Seitliche Aufnahme nach Laminektomie von HW3 bis HW7: Die Kontrastmittelsäule stellt sich als kontinuierliches Band dar. Dieses ist durch Bandscheibenprotrusionen leicht nach dorsal abgedrängt

die Wurzeltaschen zeigten größere Aussparungen. Lediglich die 8. zervikale Wurzeltasche hatte sich normal dargestellt (Abb. 42b).

Im seitlichen Strahlengang bestand eine unzusammenhängende Kontrastfüllung des zervikalen Durasackes (Abb. 42c). Aufgrund der angeborenen Enge des zervikalen Spinalkanals, die durch osteochondrotische Veränderungen noch verstärkt wurde, stellte man die Indikation zur Entlastungslaminektomie vom 3. bis zum 7. Halswirbel. Eine Kontrollmyelographie, die 2 Jahre nach der Operation durchgeführt wurde, ergab eine fast gleichmäßig Kontrastfüllung des gesamten zervikalen Spinalkanals und eine verhältnismäßig gute Entfaltung der zervikalen Wurzeltaschen (Abb. 42d). Im seitlichen Strahlengang war die Kontrastmittelsäule kontinuierlich, sie war in Höhe einiger Zwischenwirbelräume durch Bandscheibenprotrusionen von vorn flach eingedellt (Abb. 42e). Diese Serie von Aufnahmen erklärt deutlich, wie sich eine angeborene Enge des zervikalen Spinalkanals auf die Kontrastmittelsäule auswirken kann. Sie lehrt, daß man bei der Deutung von Veränderungen an den Wurzeltaschen im Sinn einer Fibrose sehr vorsichtig sein muß. Die Fibrose ist in erster Linie ein bioptischer Befund, der Neuroradiologe sollte die Diagnose einer Fibrose zervikaler Wurzeltaschen mit äußerster Zurückhaltung stellen.

Der *laterale zervikale Bandscheibenprolaps,* der klinisch durch eine radikuläre Symptomatik charakterisiert ist, erscheint im Myelogramm als Aussparung am lateralen Rand des Kontrastschattens, in welche auch die Wurzeltasche einbezogen ist (Abb. 43). Weit lateral liegende Protrusionen manifestieren sich im Myelogramm in einer Amputation

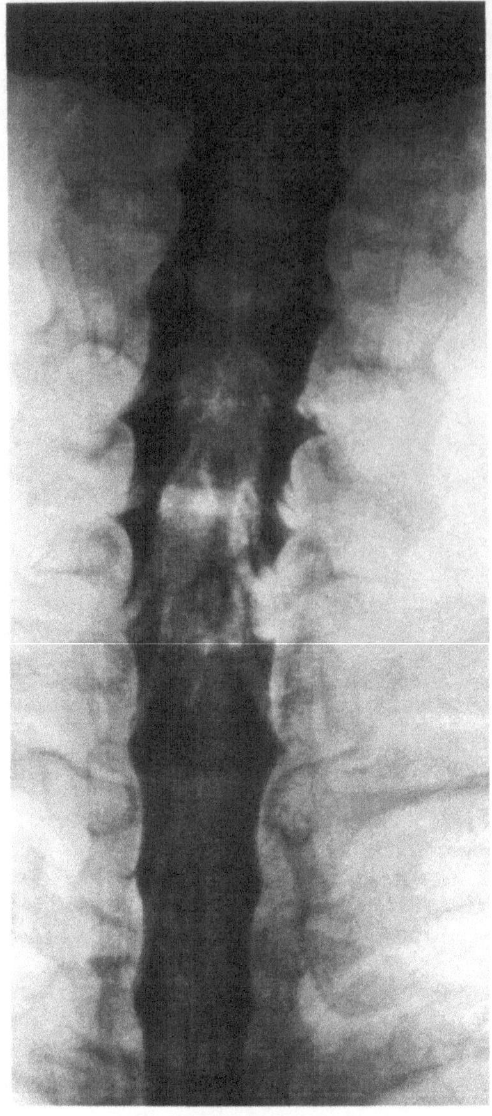

Abb. 43

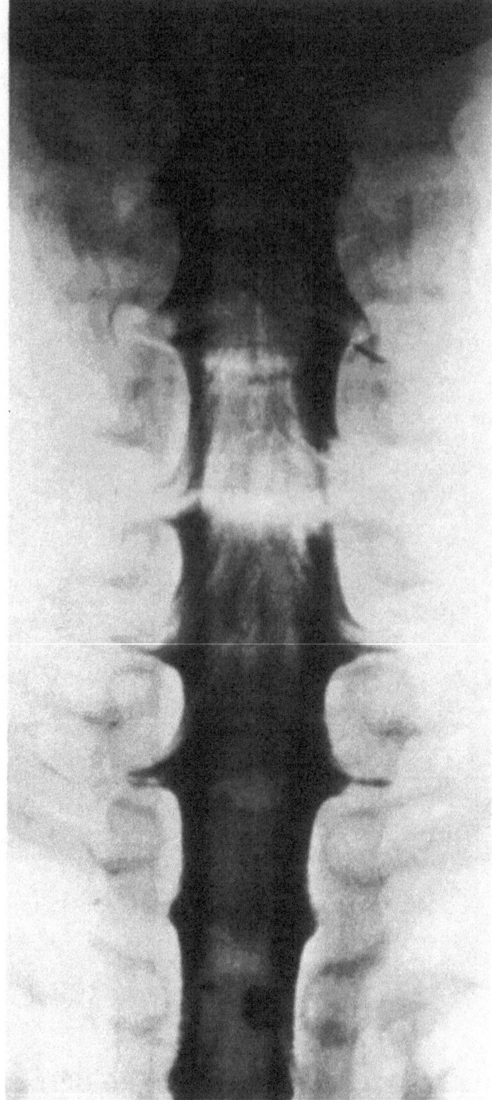

Abb. 44

Abb. 43. Daumenkuppengroße Eindellung der Kontrastmittelsäule in Höhe von HW7/BW1 links mit Amputation der Wurzeltasche durch einen lateralen zervikalen Bandscheibenprolaps

Abb. 44. Amputation der 7. linken zervikalen Wurzeltasche ohne nennenswerte Impression der Kontrastmittelsäule (weit lateral gelegener Bandscheibenprolaps)

der entsprechenden Wurzteltasche. Voraussetzung allerdings ist, daß die Wurzeltaschen sehr lang sind, also weit nach lateral reichen wie auf der Abb. 44.

b) *Der thorakale Bandscheibenprolaps*

Vorfälle thorakaler Bandscheiben sind verhältnismäßig selten (LOVE u. KIEFER, 1950; EPSTEIN, 1954; WILLIAMS u. ROHAN, 1954; ARSENI u. NASH, 1960; SHAPIRO, 1975). LOMBARDI u. PASSERINI (1964) haben in der Literatur 116 Fälle gefunden. Das Durchschnittsalter der Patienten betrug 50 Jahre.

Prolabierte thorakale Bandscheiben können sich manchmal schon im Nativbild in einer *Verkalkung* neben dem hinteren Rand des Zwischenwirbelraums äußern. Betroffen sind hauptsächlich die Bandscheiben der unteren Brustwirbelsäule, in deren Bereich mehr

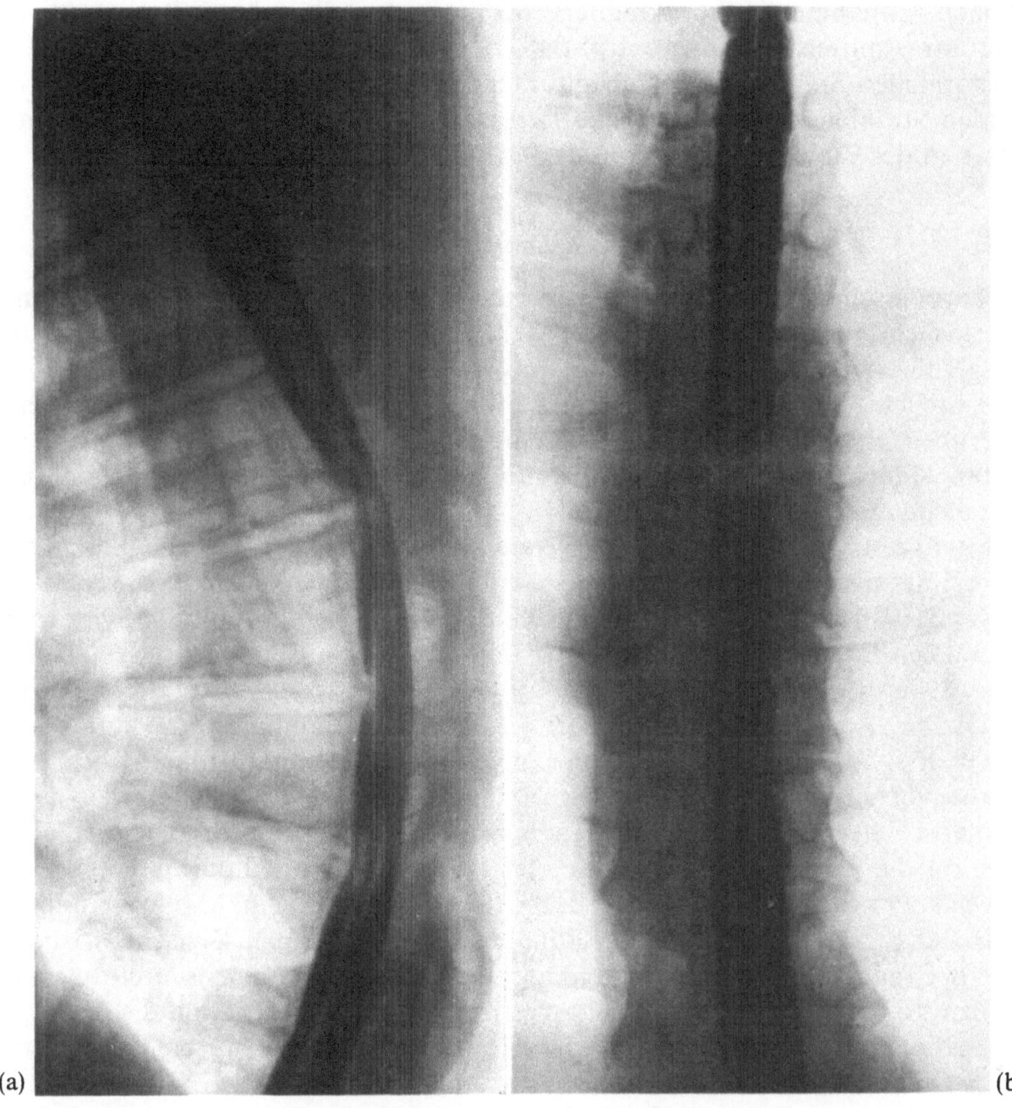

Abb. 45a u. b. Thorakaler Bandscheibenprolaps: (a) Komplette Auffüllung des thorakalen Spinalkanals in Rückenlage; Eindellung der Kontrastmittelsäule durch einen Prolaps der 7. thorakalen Bandscheibe, der zu einer Paraspastik geführt hatte. (b) Im sagittalen Strahlengang quer verlaufende Aussparung in der Kontrastmittelsäule in Höhe der 7. BW-Bandscheibe

als $^3/_4$ aller Prolapse vorkommen (LOMBARDI u. PASSERINI, 1964). Im Myelogramm zeigt sich der *mediale Prolaps* als Eindellung der Kontrastmittelsäule in Höhe der entsprechenden Bandscheibe. Die Darstellung dieser Eindellung ist nicht leicht, wenn der Prolaps eine Bandscheibe des mittleren Drittels der Brustwirbelsäule betrifft, also eine Bandscheibe im Bereich des Scheitels der thorakalen Kyphose. In Bauchlage fließt in derartigen Fällen bei entsprechender Neigung des Untersuchungstisches das Kontrastmittel bis in Höhe des Prolapses nach kranial ab. Hier stagniert es zunächst, um dann bei noch stärkerer Neigung des Untersuchungstisches im Schwall nach kranial weiter zu fließen. Da das Kontrastmittel zu schnell abfließt, lassen sich die Konturen des Bandscheibenprolapses nicht darstellen. Das gleiche Bild ergibt sich, wenn man das nach oben abgeflossene Kontrastmittel wieder nach kaudal befördert. Um die Eindellung durch den Bandscheibenprolaps in ihrer ganzen Ausdehnung darstellen zu können, muß der thorakale Spinalkanal mit größeren Kontrastmittelmengen gefüllt sein, und das gelingt nur in Rückenlage.

Auf seitlichen Aufnahmen im horizontalen Strahlengang stellt sich der Prolaps als Impression der Kontrastmittelsäule von ventral dar (Abb. 45a). Für die komplette Kontrastfüllung des thorakalen Spinalkanals sind mitunter bis zu 25 ml Kontrastmittel erforderlich. Im sagittalen Strahlengang stellt sich der Prolaps als querverlaufende Aufhellung bzw. Aussparung in der Kontrastmittelsäule dar (Abb. 45b).

c) *Der lumbale Bandscheibenprolaps*

In den europäischen Ländern werden für die lumbale Myelographie im wesentlichen nur wasserlösliche positive Kontrastmittel verwendet. Wie im Kapitel „Kontrastmittel“ näher ausgeführt wurde, ist die neueste Entwicklung auf diesem Gebiet, das Präparat Amipaque, in Deutschland erst seit kurzer Zeit zugelassen bzw. eingeführt. Unsere Erfahrungen beruhen im wesentlichen auf Untersuchungen mit dem in Deutschland zumeist verwendeten Kontrastmittel Dimer-X. Sämtliche hier gezeigten Abbildungen stammen von Untersuchungen mit diesem Präparat.

Die fast unüberschaubare Literatur der letzten zwei Jahrzehnte über die lumbale Myelographie berichtet hauptsächlich über die Verträglichkeit und die diagnostischen Vorteile der in dieser Zeit entwickelten Kontrastmittel, denn die myelographische Symptomatologie des lumbalen Bandscheibenprolapses ist seit den Arbeiten von Arnell (1944, 1948), Lindblom (1946, 1950), Reinhardt u. Panter (1955), Wellauer (1961) hinreichend bekannt. Die präzise Darstellung der Wurzeln der Cauda equina und der lumbosakralen Wurzeltaschen steht im Vordergrund der myelographischen Diagnostik des lumbalen Bandscheibenvorfalls. Dies bezieht sich ganz besonders auf kleine oder weit lateral liegende Prolapse, die nur die Wurzeltaschen beeinträchtigen. Bétoulières et al. (1960) verwenden für die lumbale Myelographie den Terminus „Radiculographie“.

Die *mediale Protrusion* lumbaler Bandscheiben äußert sich im Myelogramm in einer Eindellung der Kontrastmittelsäule in Höhe des entsprechenden Zwischenwirbelraumes (Abb. 46). Bei angeborener Enge des lumbalen Spinalkanals kann es schon durch geringe Protrusionen zu einem kompletten Kontrastmittelstop kommen. Ist die Passage aber nicht vollständig unterbrochen, kann die Kontrastmittelsäule durch Eindellungen in Höhe der Zwischenwirbelräume in mehrere Portionen unterteilt sein. Mit den Auswirkungen einer angeborenen Enge des lumbalen Spinalkanals auf das myelographische Bild haben sich Schlesinger u. Taveras (1953) sowie Verbiest (1954, 1955) beschäftigt.

Mediale Prolapse lumbaler Bandscheiben, insbesondere sequestrierende, die das hintere Längsband perforieren, können zu einem kompletten Kontrastmittelstop führen (Del Buono, 1957; Ecoiffier, 1960; Wellauer, 1961; Cronqvist u. Fuchs, 1964; Retif u. Jeanmart, 1968). Die Blockade kann in Höhe des entsprechenden Zwischenwirbelraums liegen, sie kann aber auch in Höhe eines benachbarten Wirbelkörpers lokalisiert sein, denn der luxierte Bandscheibensequester kann im Extraduralraum entweder nach kranial oder nach kaudal verlagert werden. Aus diesem Grund läßt sich manchmal die Zugehörigkeit des Prolapses zu einer bestimmten Bandscheibe nicht feststellen (Del Buono, 1957). Das untere Ende der Kontrastmittelsäule weicht nach dorsal ab, wenn der Sequester vorn liegt (Abb. 47a). Bei einseitiger Lokalisation des Prolapses weicht das untere Ende der Kontrastmittelsäule zur kontralateralen Seite ab. Im sagittalen, aber auch im schrägen Strahlengang, ist die Kontrastmittelsäule nach kaudal unscharf bzw. zackig begrenzt. Diese Form der Konturen ist durch die Aussparungen der Kaudawurzeln im Bereich des unteren Endes der Kontrastmittelsäule bedingt (Abb. 47b).

Häufiger als der mediale ist der *laterale lumbale Bandscheibenprolaps*, der in der Regel zu monoradikulären Reiz- bzw. Ausfallserscheinungen führt. Der ausstrahlende Schmerz ist ziehend oder bohrend, wobei seine Heftigkeit beim Husten, Niesen und Pressen

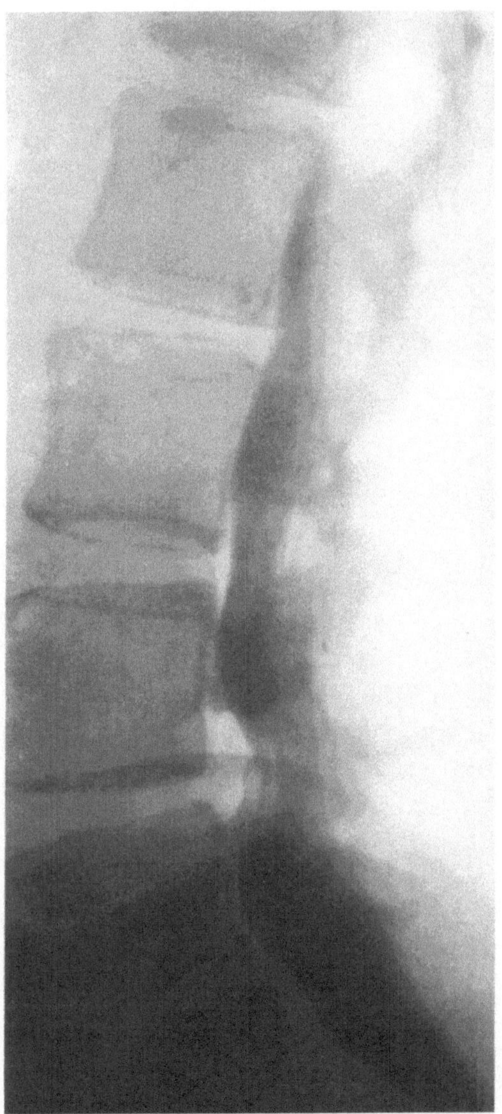

Abb. 46. Daumenkuppengroße Eindellung der Kontrastmittelsäule in Höhe der verschmälerten 4. lumbalen Bandscheibe von vorn (medialer Bandscheibenprolaps)

zunimmt. Er strahlt meist in das Ausbreitungsgebiet der entsprechenden Wurzel aus. Reischauer (1949) hat die Ansicht widerlegt, daß die Zunahme der Schmerzen beim Husten und Niesen auf dem Weg einer Liquordrucksteigerung zustande kommt. Er konnte eine Steigerung des Schmerzes fast nie durch den Queckenstedtschen Versuch auslösen. Zu diskutieren wäre, ob die Zunahme der Schmerzen beim Husten, Niesen und Pressen durch die vermehrte Blutfüllung der extraduralen Venenplexus zustande kommt, wodurch der Durasack komprimiert und der Liquor nach oben gepreßt wird. Der nach oben strömende Liquor reißt den übrigen Inhalt des Durasackes mit, so daß an den Nervenwurzeln ein nach kranial gerichteter Zug ausgeübt wird (s. S. 464). Eine eingeklemmte Wurzel müßte auf diesen Zug mit einer plötzlichen Schmerzempfindung reagieren. Ist die motorische Wurzel durch den Prolaps beeinträchtigt, treten Paresen in ihrem Versorgungsgebiet auf.

Im Kapitel „Das normale lumbale Myelogramm“ wurde bereits dargelegt, daß für eine komplette Abklärung des lumbosakralen Durasackes sagittale Aufnahmen und Schrägaufnahmen in rechter und linker Seitenlage und eine Aufnahme in Bauchlage

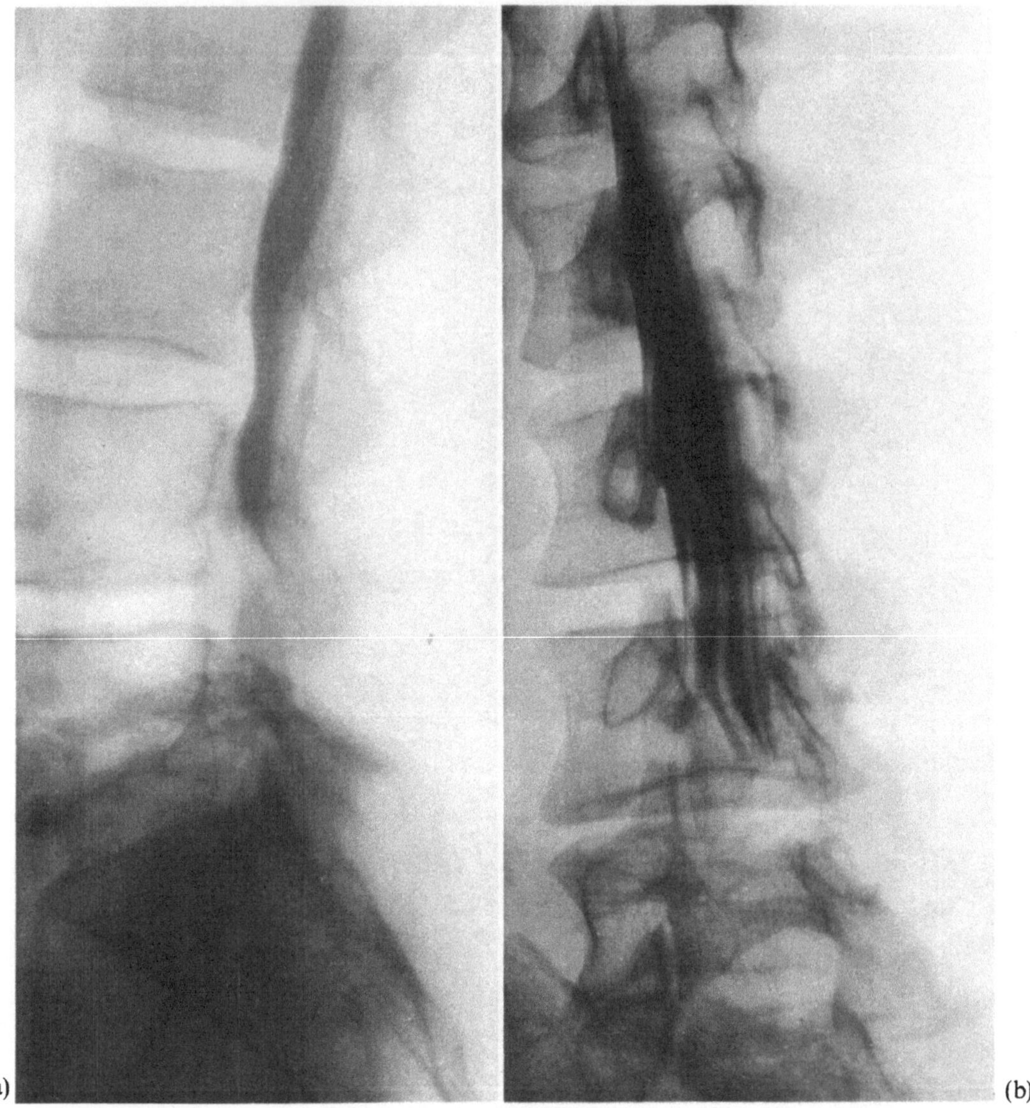

Abb. 47a u. b. Medialer Bandscheibenprolaps mit kompletter Blockade des Liquorraums. (a) Seitliche Aufnahme: Abweichen des unteren Endes der Kontrastmittelsäule nach dorsal dicht oberhalb der verschmälerten 4. lumbalen Bandscheibe. (b) Unscharfe und unregelmäßige Begrenzung der Kontrastmittelsäule im schrägen Strahlengang

mit horizontalem Strahlengang angefertigt werden müssen. Da der laterale Prolaps der lumbalen Bandscheibe nach lateral hinten gerichtet ist, werden sich seine Auswirkungen auf den Durasack und auf die Wurzeltaschen am deutlichsten auf Schrägaufnahmen abbilden. Bei dieser Einstellung fällt der Zentralstrahl senkrecht auf die Richtung des Prolapses und auch senkrecht auf den Verlauf der Wurzeltaschen ein. Größere Prolapse bilden sich als randständige Aussparung bzw. als Füllungsdefekt ab, in den auch die entsprechende Wurzeltasche einbezogen ist (Abb. 48). Weiter lateral liegende Prolapse verkürzen und verbreitern lediglich die zugehörige Wurzeltasche (Abb. 49).

Unabhängig von der Art der verwendeten Kontrastmittel wird in allen größeren Statistiken über falsch positive und falsch negative myelographische Befunde berichtet (AMUNDSEN et al., 1963; JEANMART u. RETIF, 1967; AHLGREN, 1969; HIRSCH et al., 1969; PRAESTHOLM, 1970). AMUNDSEN et al. (1963) verglichen 596 myelographische Befunde mit dem Operationsresultat und fanden, daß die Rate der falsch positiven Befunde weniger

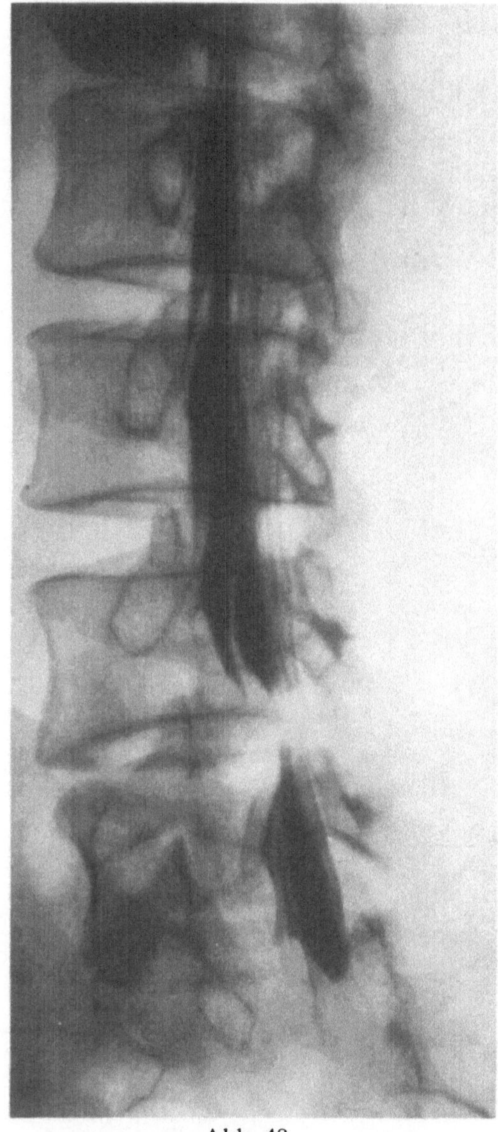

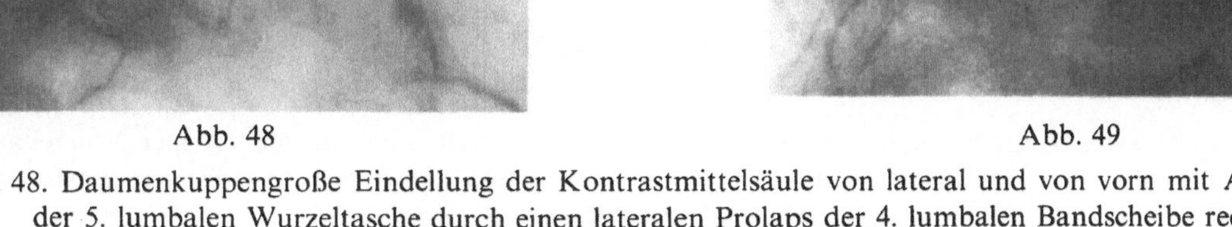

Abb. 48 Abb. 49

Abb. 48. Daumenkuppengroße Eindellung der Kontrastmittelsäule von lateral und von vorn mit Amputation der 5. lumbalen Wurzeltasche durch einen lateralen Prolaps der 4. lumbalen Bandscheibe rechts

Abb. 49. Amputation der 5. lumbalen Wurzeltasche ohne Eindellung der Kontrastmittelsäule. Lateraler Prolaps der 4. lumbalen Bandscheibe links

als 3% betrug. Falsch negative Befunde wurden in etwa 7% erhoben. Del Buono (1957) stellte bei 373 Myelographien in 9,3% einen falsch-negativen Befund fest. In 4,6% wurde eine falsche Höhenlokalisation bei Prolapsen diagnostiziert, die in den Spinalkanal luxiert waren. Untersuchungen von Hirsch et al. (1969) ergaben in allen Fällen, in denen die Myelographie einen eindeutigen Befund erbrachte, auch bei der Operation einen Prolaps. Wenn die Myelographie nur eine Verkürzung der Wurzeltasche ergab, konnte bei der Operation nur in 65% der Fälle ein Bandscheibenvorfall festgestellt werden. In den übrigen Fällen zeigte sich eine Fibrose in Höhe der Bandscheibe, auch konnten Verwachsungen im Bereich der Wurzeltasche gefunden werden.

Die neuen wasserlöslichen Kontrastmittel können, im Gegensatz zu Abrodil, ohne lumbale Anästhesie verwendet werden. In manchen Fällen eines lumbalen Bandscheiben-

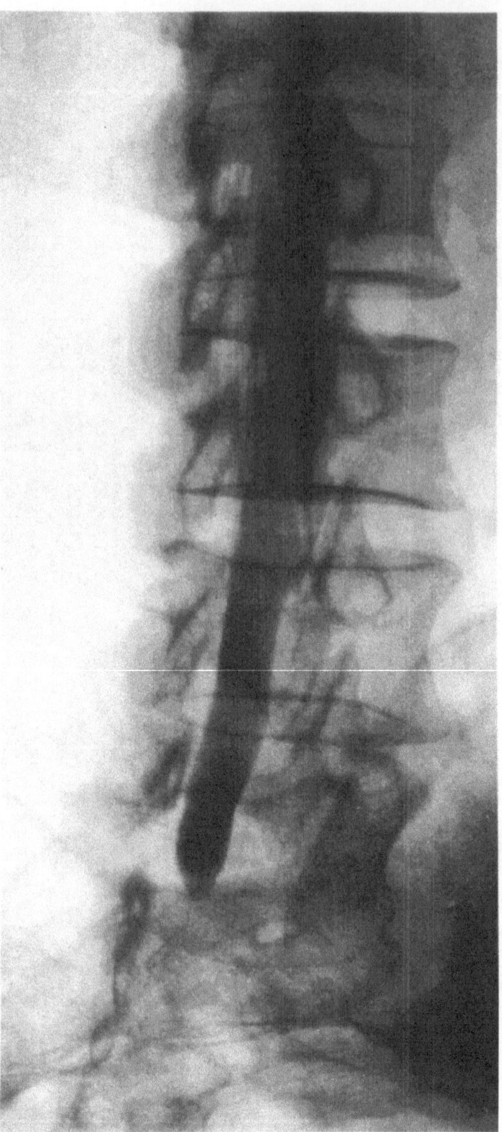

Abb. 50. Zustand nach Bandscheibenoperation: Die 5. lumbale Wurzeltasche und die sakralen Wurzeltaschen stellen sich nicht dar. Die Kontrastmittelsäule ist geradlinig begrenzt und allgemein eingeengt (postoperative Adhäsionen)

vorfalls sind die Schmerzen jedoch so intensiv, daß weder im Liegen noch im Sitzen brauchbare Aufnahmen angefertigt werden können. In derartigen Fällen gehen wir so vor, daß wir nach der Lumbalpunktion, ganz gleich, ob diese im Sitzen oder im Liegen durchgeführt wurde, ein Zehntel der Dosis eines lumbalen *Anästhetikums intrathekal* injizieren, die für eine lumbale Anästhesie vorgesehen ist (z.B. 0,2 ml Xylocain „Schwer" 5%ig). Auf diese Art werden die Schmerzen mindestens für 30—45 min vollständig ausgeschaltet, ohne daß die Motorik nennenswert gestört wird. Die Schmerzlosigkeit ermöglicht eine exakte Einstellung bzw. eine vollkommene Ruhigstellung des Patienten. Die weitgehend ungestörte Motorik erlaubt, daß der Patient während der Untersuchung mitarbeiten kann.

Schwierig zu deuten ist das *postoperative Myelogramm*. CRONQVIST (1959) hat sich mit diesem Problem beschäftigt und Myelogramme von 34 Patienten untersucht, die wegen eines Bandscheibenvorfalls operiert worden waren. Bei 10 Patienten wurde bei der Reoperation ein neuerlicher Bandscheibenvorfall festgestellt. Bei 20 Patienten wurden narbige Veränderungen gefunden und bei 4 Kranken wurde sowohl Narbengewebe als auch ein neuerlicher Prolaps festgestellt. Von den 20 Patienten, die nur narbige Veränderungen hatten, zeigten 18 im Myelogramm Erscheinungen, die sich von denen eines Prolapses unterscheiden ließen: In einigen Fällen waren die Konturen der Kontrastmittelsäule unregelmäßig, manchmal zackig begrenzt, in anderen Fällen bestanden randständige Füllungsdefekte, die meistens zwischen zwei Wurzeltaschen lagen, also die Höhe eines ganzen Wirbelkörpers einnahmen. Sehr oft waren die Wurzeltaschen verkürzt. Kombinationen der beschriebenen Veränderungen können vorkommen. CRONQVIST diskutiert in seiner Arbeit auch die Bedeutung eines postoperativen Hämatoms. Dieses kann sich zunächst als Raumforderung auswirken und Schmerzen verursachen. Im weiteren Verlauf wird es organisiert und führt erst im späteren Stadium der Narbenbildung zu schmerzhaften Sensationen. Die Schwierigkeiten, die sich bei der Deutung der postoperativen Bilder ergeben, möge Abb. 50 demonstrieren.

II. Das intraspinale Angiom

Das intraspinale arteriovenöse Angiom ist eine *Fehlbildung*, die darin besteht, daß in Persistenz embryonaler Verhältnisse zahlreiche direkte Verbindungen zwischen Arterien und Venen erhalten bleiben. Histologisch sind im Angiom Arterien und Venen infolge mangelhafter Ausdifferenzierung nur schwer zu unterscheiden (SCHEID, 1955; ZÜLCH, 1956). Wegen der Gefäßwandschwäche neigen die intraspinalen Angiome, ähnlich wie die intrakraniellen, zu Blutungen. Im amerikanischen Schrifttum wird für das arteriovenöse Angiom der Terminus „vascular malformation“ gebraucht.

Die Angiome gehören zu den seltenen Affektionen des Rückenmarks. Nach THERKELSEN (1958) bilden sie 3–4% der Rückenmarksgeschwülste. Im Material von LOMBARDI u. PASSERINI (1964) kommen sie häufiger vor. Sie geben in ihrer Statistik an, daß die Angiome 10,7% der Rückenmarksgeschwülste ausmachen.

Topische Verteilung. Nach NITTNER (1972) kommen Angiome relativ häufig im mittleren und unteren Abschnitt des Rückenmarks vor und nur selten im Konus-Kauda-Gebiet. Im Material von LOMBARDI u. PASSERINI (1964) waren 79% der Angiome in der thorakalen und thorakolumbalen Region lokalisiert. SHAPIRO (1975) gibt an, daß 12% in der zervikalen, 28% in der oberen thorakalen und 60% unterhalb des 8. Brustwirbels, d.h. in der thorako-lumbosakralen Region ihren Sitz haben. Nach diesem Autor haben die zervikalen Angiome einen mittleren Umfang. Die oberen thorakalen sollen relativ groß sein, so daß sie sich über drei oder noch mehr Segmente erstrecken. Die im thorakolumbalen Bereich des Spinalkanals lokalisierten Angiome haben eine relativ kleine Ausdehnung. Am häufigsten liegen die Angiome an der dorsalen oder dorsolateralen Oberfläche des Rückenmarks (NITTNER u. TÖNNIS, 1950; ZÜLCH, 1956; KRAYENBÜHL u. YASARGIL, 1963).

Altersverteilung. 80% der Patienten von SHAPIRO (1975) waren jünger als 45 Jahre. Im Krankengut von LOMBARDI u. PASSERINI (1964), das 34 Angiome umfaßt, betrug das Durchschnittsalter 44 Jahre. Fast die Hälfte ihrer Patienten kamen im 5. und 6. Lebensjahrzehnt zur Untersuchung.

Das myelographische Bild des intraspinalen Angioms ist charakterisiert durch wurmförmige, geschlängelte Aussparungen im Kontrastschatten, die durch die erweiterten und gewundenen Gefäße hervorgerufen werden. Die Aussparungen können unterschiedliche Form haben. Am leichtesten lassen sich geschlängelte Aufhellungen als Gefäße identifizieren (Abb. 51). Die abführenden hypertrophischen Venen können dagegen einen gestreck-

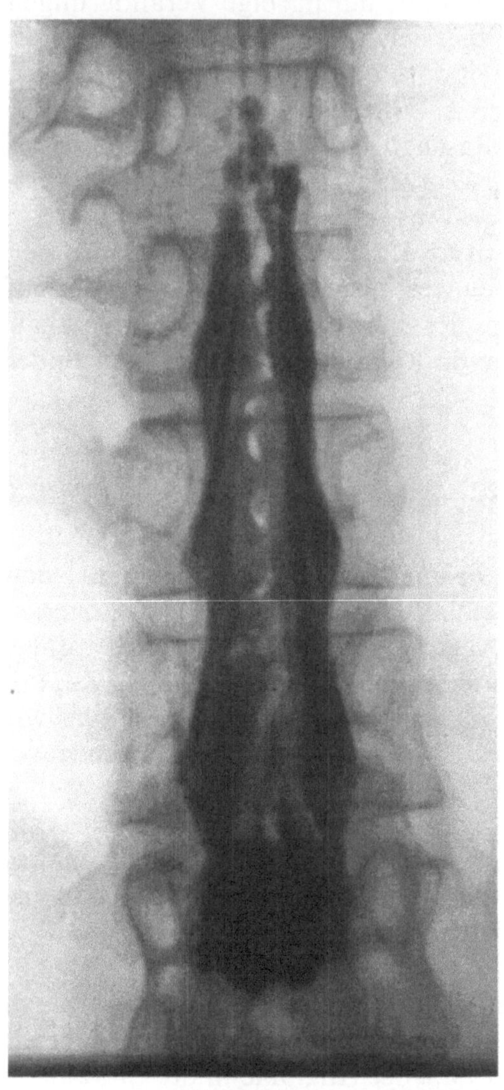

Abb. 51

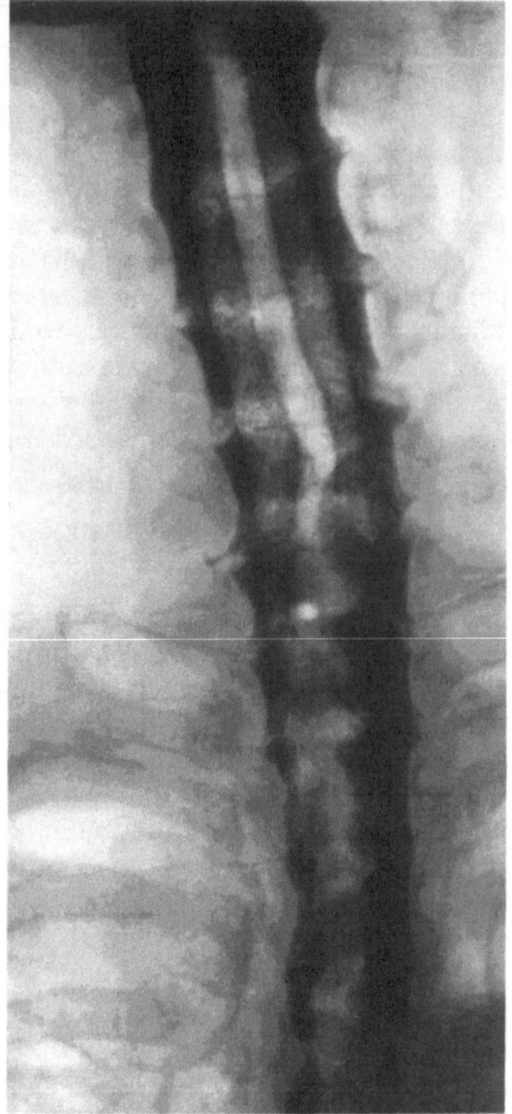

Abb. 52

Abb. 51. Geschlängelte Aussparungen in der Kontrastmittelsäule des lumbosakralen Spinalkanals (Angiom)

Abb. 52. Größere, schleifenförmige Aussparungen in der Kontrastmittelsäule im Bereich des oberen thorakalen Spinalkanals im Sinn eines Angioms. Die gestreckt verlaufende bandförmige Aussparung im zervikalen Spinalkanal entspricht einer abführenden Vene, wie die spinale Angiographie ergab

ten Verlauf haben, wie der Vergleich mit Angiographiebildern ergibt. Die Aussparungen in der Kontrastmittelsäule können aber auch verhältnismäßig breit sein und dicht übereinander liegen, so daß die Vermutung, daß sich hinter ihnen geschlängelte Gefäße verbergen, nicht sofort aufkommt (Abb. 52). Im lumbalen Bereich kreuzen die gewundenen Gefäße oft die Nervenwurzeln. Meist fällt schon zu Beginn der Myelographie auf, daß der Kontrastmittelfluß äußerst langsam erfolgt und daß Kontrastmittelreste hängen bleiben, die sich weder nach kranial noch nach kaudal befördern lassen. SHAPIRO (1975) machte darauf aufmerksam, daß nach Subarachnoidalblutungen Adhäsionen auftreten können, die atypische Füllungsdefekte im Myelogramm hinterlassen können. Diese machen aufgrund ihres fleckigen Charakters nicht den Eindruck einer Gefäßfehlbildung.

Subarachnoidalblutungen mit radikulären Schmerzen finden sich in etwa einem Drittel der Patienten. Das klinische Bild ist im übrigen gekennzeichnet durch fortschreitende Lähmungen. Gelegentlich finden sich bei den Patienten kutane Angiome, manchmal im zugehörigen Dermatom (SHAPIRO, 1975). Eine relativ häufige Begleiterscheinung intraspinaler Angiome sind Skoliosen bzw. Kyphoskoliosen der Wirbelsäule.

III. Trauma

1. Die gedeckte Verletzung des Rückenmarks

Im akuten Stadium einer gedeckten traumatischen Schädigung des Rückenmarks ist eine myelographische Untersuchung kaum angezeigt, da das therapeutische Vorgehen von der klinischen Symptomatologie und dem Befund der röntgenologischen Nativdiagnostik bestimmt wird. Nach RIECHERT (1954) sowie KESSEL u. JÄGER (1955) ist eine operative Freilegung des Rückenmarks aussichtslos, wenn eine komplette Querschnitts-

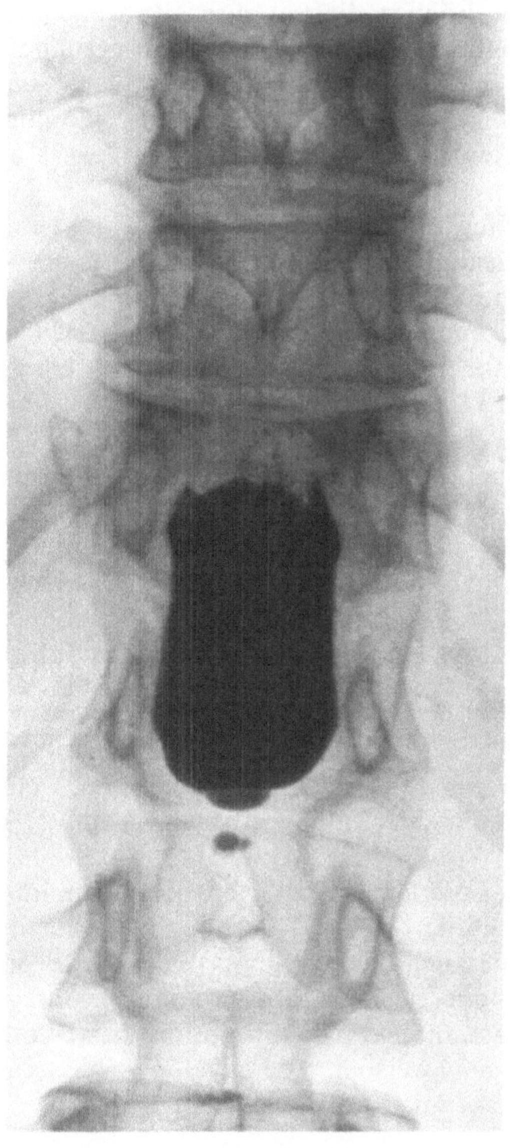

Abb. 53. Zustand nach Kompressionsfraktur des 11. Brustwirbels. Kompletter Kontrastmittelstop in dieser Höhe 6 Jahre nach dem Unfall, bei dem es zunächst zu einer kompletten Querschnittslähmung gekommen war. Innerhalb einiger Monate weitgehende Rückbildung der Symptomatik. In den letzten 3 Jahren Ausbildung einer Paraspastik. Operation: Adhäsionen im früheren Verletzungsgebiet

lähmung besteht und wenn der Patient sofort nach dem Unfall eine totale sensible und motorische Lähmung aufwies. Riechert berücksichtigt bei der Indikationsstellung zur Operation auch das Ausmaß der Fragmentverlagerung: In einer groben Dislokation der Bruchstücke sieht er ein zusätzliches Zeichen gegen ein aktives Vorgehen. Aufgabe der röntgenologischen Nativdiagnostik ist es, den Umfang der traumatischen Veränderungen, insbesondere das Ausmaß der Einengung des Spinalkanals durch verlagerte Fragmente zu bestimmen.

Bischof u. Schmidt (1969) halten die Indikation zur operativen Behandlung einer traumatischen Schädigung des Rückenmarks nur in jenen Fällen einer *inkompletten Querschnittslähmung* für gegeben, die beim Queckenstedtschen Versuch eine Störung der Passage aufweisen. In diesen Fällen sehen sie zur sicheren Feststellung der Höhe der Blockade die Myelographie als vorteilhaft an. Wir selbst führen bei Patienten mit derartigen Erscheinungen, ganz besonders wenn die Paresen zunehmen, eine Gasmyelographie durch, da sie gegenüber der Myelographie mit positiven Kontrastmitteln mehrere Vorteile bietet: Zum einen können die Patienten während der Untersuchung Seitenlage einnehmen, die sie — besonders wenn sie vielfache Verletzungen haben — besser vertragen als Bauchlage, welche für die Myelographie mit positiven Kontrastmitteln zumeist erforderlich ist. Zum anderen gibt die dabei angewandte Tomographie über das Ausmaß der Fragmentverlagerung eine ebenso genaue Auskunft wie auch über die Ausdehnung einer epiduralen Blutung.

Nach einer stumpfen Gewalteinwirkung auf das Rückenmark, die nicht immer mit einer Fraktur der Wirbelsäule einhergehen muß, kann es — ähnlich wie am Gehirn — zu epiduralen und subarachnoidalen Blutungen kommen, es können aber auch intramedulläre Hämatome auftreten. Subdurale Blutungen spielen eine untergeordnete Rolle. Die Hämatome werden resorbiert und organisiert, wobei sich an den Rückenmarkshäuten Verwachsungen ausbilden können, die zu Zirkulationsstörungen des Liquors, aber auch zu Beeinträchtigungen der Nervenwurzeln führen können. Die Verwachsungen bestimmen in diesem Stadium der Rückenmarkskontusion das myelographische Bild (Abb. 53). Besteht im Myelogramm ein kompletter Kontrastmittelstop, sind die Konturen der Kontrastmittelsäule in Höhe des Passagehindernisses unregelmäßig begrenzt.

Das intramedulläre Hämatom, die Hämatomyelie, die auch durch Blutungen aus Gefäßfehlbildungen bedingt sein kann, führt nach Shapiro (1959) zu einer Auftreibung des Rückenmarks und im Myelogramm zu Zeichen eines intramedullären raumbeschränkenden Prozesses.

2. Die offene Verletzung des Rückenmarks

Von einer offenen Rückenmarksverletzung spricht man, wenn die Dura eröffnet wurde. Dies kann durch eine Schuß- oder Stichverletzung zustande kommen, aber auch durch Fragmente eines frakturierten Wirbels, die die Dura durchbohren und in das Rückenmark eindringen. Auch bei diesen Verletzungen treten Blutungen im Bereich der Rückenmarkshäute auf. Das Endstadium der offenen Rückenmarksverletzung wird von narbigen Veränderungen beherrscht, die auch das myelographische Bild prägen: Die Kontrastmittelsäule verjüngt sich mehr oder weniger abrupt und ist unregelmäßig konturiert. Meist ist ein kompletter Kontrastmittelstop schon kaudal bzw. kranial von der Fraktur oder von der Verletzungsstelle nachweisbar. Die Myelographie kann das gleiche Bild ergeben wie bei der gedeckten Rückenmarksverletzung.

3. Der Wurzelausriß des Plexus brachialis und lumbosacralis

Die Zunahme der Verkehrsunfälle in den letzten 20 Jahren hat die Zahl der posttraumatischen Armlähmungen erheblich ansteigen lassen. Ursache dieser Lähmungen kann eine

Verletzung des Plexus brachialis im extraspinalen Bereich sein oder ein Ausriß seiner Wurzeln. Nach MENDELSOHN et al. (1957), PAULY u. COOLS (1962) sowie SCHINDLER u. SAMII (1975) sind Wurzelausrisse wesentlich häufiger Ursache einer Armlähmung als periphere Verletzungen des Plexus brachialis.

Zu einem Ausriß von Wurzeln des Plexus brachialis kommt es, wenn durch eine plötzliche Gewalteinwirkung Kopf und Schulter maximal auseinandergedrängt werden. Befindet sich dabei der Arm in Adduktionsstellung, werden nach Angaben von BARNES (1949) die oberen Wurzeln (C5 und C6) ausgerissen, so daß eine Lähmung vom Erbschen Typ resultiert. Ist dagegen der Arm abduziert und die Hand retroflektiert, wird der stärkste Zug auf die Wurzeln C7, C8 und Th1 ausgeübt. Werden diese Wurzeln ausgerissen, entsteht eine Lähmung vom Klumpkeschen Typ. Bei der Erbschen Lähmung hängt der Arm schlaff herab, er ist nach innen rotiert, wobei sich der Unterarm in starker Pronationsstellung befindet. Sensibilitätsstörungen bestehen nicht, oder sind nur auf die Schulterregion beschränkt. Das Zwerchfell kann an der Lähmung beteiligt sein. An der Klumpkeschen Lähmung sind die Unterarm- und die Handmuskeln beteiligt sowie der M. triceps brachii. Bei Ausriß der ersten thorakalen Wurzel tritt auch ein Hornersches Syndrom auf.

Der erste myelographische Nachweis eines Wurzelausrisses gelang MURPHEY et al. im Jahre 1947. Seither ist eine Vielzahl von Arbeiten erschienen, in denen die myelographische Symptomatologie beschrieben wurde (BARNES, 1949; JAEGER u. WHITELEY, 1953; WHITE u. HANELIN, 1954; WHITELEATHER, 1954; RAYLE et al., 1955; WIEDENMANN u. DECKER, 1956; MENDELSOHN et al., 1957; SASSAROLI u. DI GIULIO, 1961; VARLEY, 1961; TAYLOR, 1962; DAVIES et al., 1966; ROBLES, 1968; YEOMAN, 1968; SCHINDLER u. SAMII, 1975).

Das wichtigste und bekannteste myelographische Zeichen eines Wurzelausrisses ist die *„traumatische Meningozele"*, ein Terminus, der von MURPHEY et al., 1947 geprägt wurde. Das Ausmaß und die Form dieser „Meningozele" hängen von der Größe der einwirkenden Gewalt ab. Es handelt sich um eine taschenförmige Ausbuchtung des Durasackes in bzw. durch das der ausgerissenen Wurzel entsprechende Zwischenwirbelloch (Abb. 54). Beim Ausriß der Wurzel werden in der Regel auch die umgebende Dura und Arachnoidea in Form einer Manschette mit ausgerissen, so daß ein mehr oder weniger ausgedehnter Defekt am Durasack und an der Arachnoidea entsteht. Infolge Retraktion und Schrumpfung des Wurzelstumpfes bildet sich ein Hohlraum, der sich mit Liquor füllt. Nach und nach regenerieren die Arachnoidea und die Dura, so daß sich ein allseits geschlossener Hohlraum, die schon beschriebene „Meningozele" bildet (WHITE u. HANELIN, 1954).

Die traumatische Meningozele ist jedoch nicht die einzige myelographische Erscheinungsform eines Wurzelausrisses. Nach dem Ausriß der Wurzel kann die Wurzeltasche obliterieren, so daß die Kontrastmittelsäule in der Umgebung der früheren Wunde an der Dura unregelmäßig begrenzt ist. Sie kann nach medial eingedellt oder nach lateral flach ausgebuchtet sein, sie kann aber auch geradlinig verlaufen und scharf konturiert sein. Diese Veränderungen sind Zeichen eines narbigen Verschlusses der Wurzeltasche (Abb. 55).

Bei der *geburtstraumatischen Armparese* kann die Schädigung ebenfalls entweder intraspinal oder im Bereich des Plexus brachialis liegen. Nach KATTAN u. SPITZ (1968) kommen Geburtslähmungen besonders bei Steißlagen vor. Da auch hier für das therapeutische Vorgehen die Differentialdiagnose zwischen Wurzelausriß und Plexusverletzung entscheidend ist, sollte die myelographische Untersuchung nicht zu lange hinausgeschoben werden. Von SCHINDLER u. SAMII (1975) stammt das Bild einer geburtstraumatischen Meningozele bei einem 6 Monate alten Kind mit Ausriß der 7. zervikalen Wurzel.

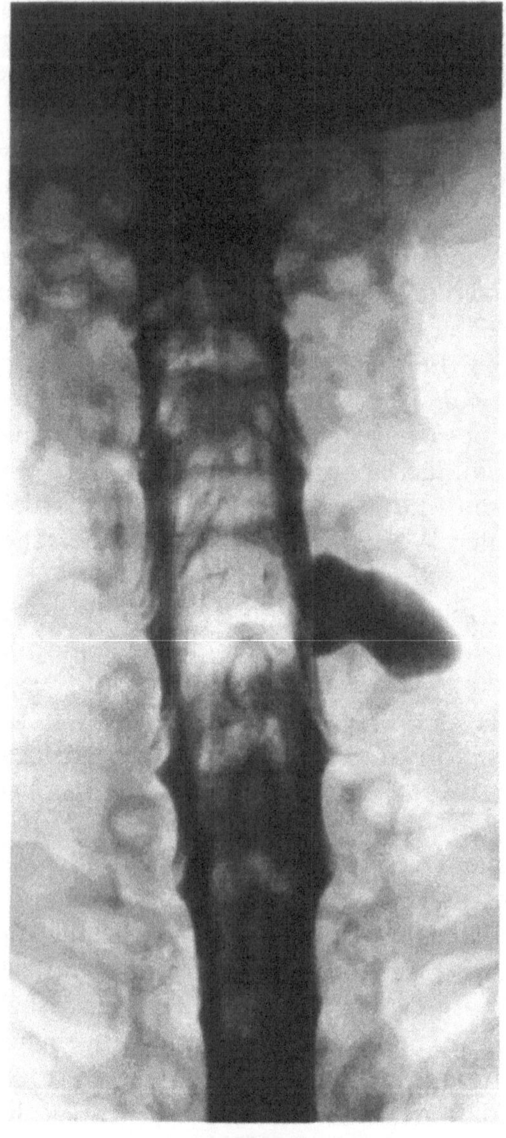

Abb. 54

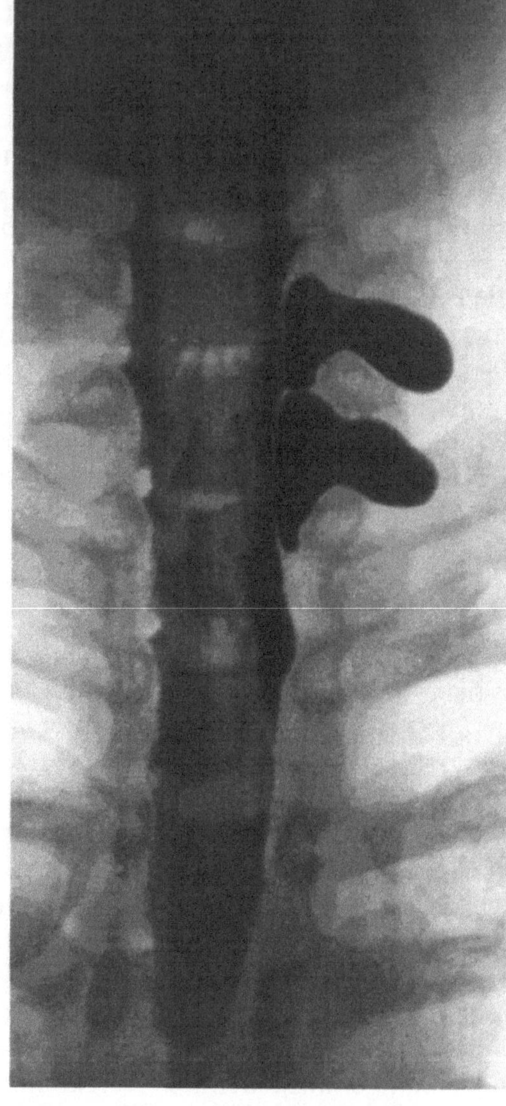

Abb. 55

Abb. 54. Isolierter Ausriß der 7. linken zervikalen Wurzel mit fingerförmiger traumatischer „Meningozele". Regelrechte Zeichnung der 6. und 8. Wurzel und normale Form der entsprechenden Wurzeltaschen

Abb. 55. Ausriß der 6. und 7. linken zervikalen Wurzel. Die 1. thorakale Wurzeltasche ist deformiert, die Wurzel selbst läßt sich nicht differenzieren, auch sie ist ausgerissen. Die Dura ist hier narbig verändert

JAEGER u. WHITELEY (1953) berichteten über operativ bestätigte Fälle von zervikalen Wurzelausrissen, bei denen im Myelogramm eine normale Zeichnung der Wurzeltaschen bestand. Ähnliche myelographische Befunde beschrieben auch RAYLE et al. (1955). DAVIES et al. (1966) weisen mit Recht darauf hin, daß zu einem Wurzelausriß das Fehlen des Aufhellungsstreifens der Nervenwurzel im kontrastgefüllten Durasack gehört. RAYLE et al. (1955) berichteten zudem über einen Patienten, bei dem sie an zwei Wurzeltaschen Veränderungen im Sinn einer verhältnismäßig kleinen traumatischen Meningozele fanden, obwohl er klinisch keine Zeichen einer Wurzelschädigung bot. Danach darf man annehmen, daß traumatische Veränderungen an den Wurzeltaschen vorkommen können, ohne

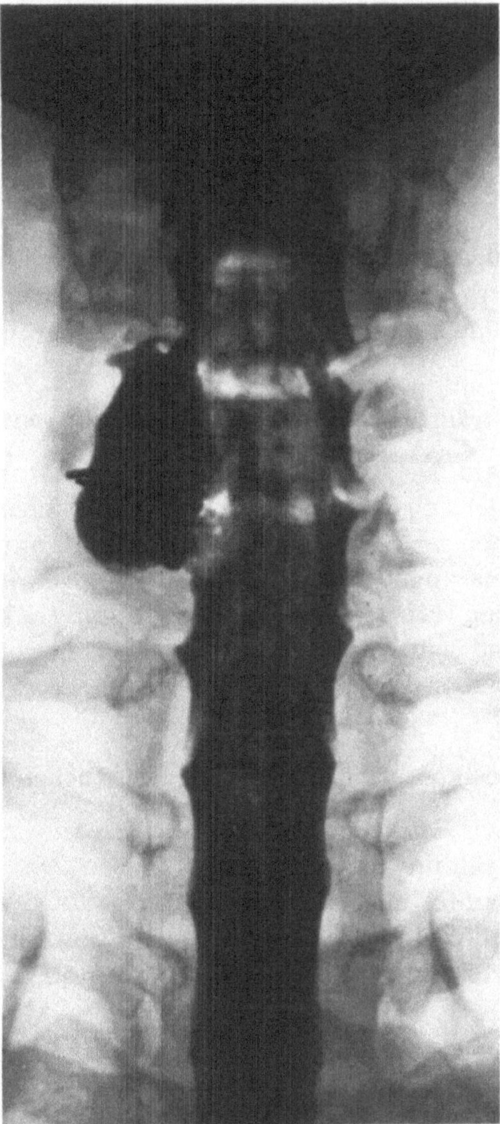

Abb. 56. Postoperative „Meningozele“ in Höhe von HW6 und HW7

daß die Wurzel selbst verletzt wurde. Ähnliche Befunde beschrieben auch SCHINDLER u. SAMII (1975).

Divertikelartige Aussackungen des Subarachnoidalraums können auch *postoperativ* vorkommen. Diese stellen sich im Myelogramm als taschenförmige Ausbuchtung der Kontrastmittelsäule dar mit mehr oder weniger breitem Stiel. Derartige Veränderungen treten besonders nach Operationen auf, die mit einem größeren Duradefekt verbunden waren (Abb. 56).

In den meisten Arbeiten über den zervikalen Wurzelausriß wird bei der Behandlung der Differentialdiagnose auf die *zystische Erweiterung* zervikaler Wurzeltaschen hingewiesen. Die „Zysten“ sind meist verhältnismäßig klein, haben Kugelform und zeigen eine regelrechte Zeichnung der austretenden Wurzel (Abb. 7). In diesen Fällen fehlen natürlich auch Anamnese und jegliche klinische Symptomatologie im Sinne einer traumatischen Wurzelläsion. Zervikale Wurzeltaschen sind seltener zystisch erweitert als lumbosakrale. Über die Genese der Veränderungen besteht keine einheitliche Auffassung (s. S. 460).

Ausrisse lumbaler und sakraler Wurzeln sind selten. Nach SHAPIRO (1975) sind in der Literatur nur etwa 13 Fälle vermerkt. In der Regel handelt es sich um Begleiterscheinungen schwerer Beckenbrüche mit Sprengung der Ileosakralgelenke oder der Symphyse als Folge von Verkehrsunfällen (HARRIS et al., 1973). Lediglich FINNEY u. WULFMANN (1960) sowie LANGER (1971) berichteten über Ausrisse lumbosakraler Wurzeln, die ohne Beckenbruch einhergingen. An der betroffenen unteren Extremität finden sich den geschädigten Wurzeln entsprechende Ausfälle der Motorik und der Sensibilität. Die myelographische Symptomatologie gleicht der eines zervikalen Wurzelausrisses: Taschenförmige Aussackungen der Kontrastmittelsäule erstrecken sich durch das betreffende Zwischenwirbelloch, mitunter bis in das kleine Becken (PAYNE u. THOMSON, 1969).

4. Das traumatische spinale epidurale Hämatom

Die überwiegende Mehrzahl der spinalen epiduralen Hämatome entsteht spontan. Bei einem Teil der Patienten findet sich eine Hypertonie, andere stehen unter einer Antikoagulantientherapie. Nur bei einer geringen Zahl der in der Literatur aufgezeichneten Fälle wird als Ursache ein Trauma angeführt (NICHOLS u. MANGANIELLO, 1956). Aus diesem Grund muß man das epidurale Hämatom bei der Abhandlung der traumatischen Veränderungen des Rückenmarks und seiner Hüllen erwähnen. Die myelographische Symptomatologie ist auf S. 507 beschrieben.

5. Die postkontusionellen Zysten des Rückenmarks

Posttraumatische Nekrosen des Rückenmarks können im Zug reparativer Vorgänge erweichen und Anlaß zur Bildung einer intramedullären Zyste geben. Sie bietet, wie KAUTZKY (1950) zeigen konnte, das Bild eines intramedullären raumbeschränkenden Prozesses, der sich über mehrere Segmente erstrecken kann. Die von ihm beschriebene postkontusionelle Zyste zeigte eine langsame Progredienz und hatte keine bindegewebige, sondern eine gliöse Wand.

IV. Das spontane spinale epidurale Hämatom

Der erste Bericht über ein spontanes spinales epidurales Hämatom stammt von BAIN (1897). Im deutschen Schrifttum ist die erste Publikation 1961 von WEIGERT erschienen. Nach JELLINGER (1970) sind in der Weltliteratur mehr als 120 Fälle beschrieben worden, so daß nur einige der Autoren angeführt werden können (SCHULTZ et al., 1953; NICHOLS u. MANGANIELLO, 1956; AINSLIE, 1958; CUBE, 1962; GOLD, 1963; LEVY u. KLINGLER, 1964; HERRMANN et al., 1965; OLDENKOTT u. DRIESEN, 1966; SCHICKE u. SEITZ, 1970; PENDL et al., 1971; BUSSE et al., 1972; SCHWARTZ et al., 1976).

Die Blutung tritt oft ohne besonderen Grund auf, so daß der Terminus spontanes spinales epidurales Hämatom berechtigt erscheint. In der Anamnese einer nicht geringen Zahl von Patienten ist ein *Bluthochdruck* vermerkt, und in jüngster Zeit mehren sich Berichte über Kranke, die unter einer Langzeitbehandlung mit *Antikoagulantien* standen. Die Blutung stammt aus rupturierten epiduralen Venen. Daß gerade diese Venen zu spontanen Blutungen neigen, erklärt man damit, daß sie klappenlos sind, so daß sie sich bei einer Steigerung des intraabdominellen bzw. intrathorakalen Druckes kräftig füllen, wobei auch in ihnen der intravasale Druck ansteigt.

Das Initialsymptom ist ein plötzlich entstehender Schmerz in Höhe der Blutung, der manchmal gürtelförmig ausstrahlen kann. Gelegentlich können heftige Nackenschmerzen

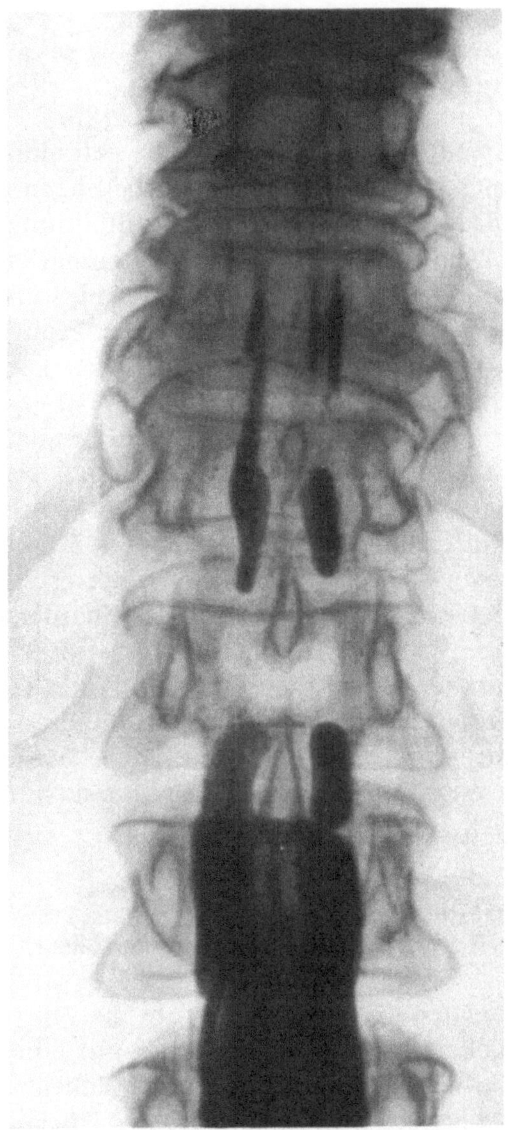

Abb. 57. Verzögerte Passage des Kontrastmittels im Bereich von BW9 bis BW12. Abdrängung des Durasackes von den rechtsseitigen Bogenwurzeln im Sinn einer extraduralen Raumforderung. Im Zusammenhang mit der klinischen Symptomatologie Verdacht auf epidurales Hämatom, das operativ bestätigt wurde

auftreten. In Abhängigkeit von der Stärke der Blutung entwickeln sich innerhalb von Stunden oder Tagen Lähmungen. Das spontane spinale epidurale Hämatom ist am häufigsten im Bereich des thorakalen Spinalkanals lokalisiert, viel seltener kommt es im zervikalen und im lumbalen Spinalkanal vor. Meist liegt es im dorsalen Bereich des Epiduralraums, wobei es sich über mehrere Segmente erstrecken kann. Das myelographische Bild entspricht dem eines extraduralen raumbeschränkenden Prozesses: Das Rückenmark wird bei dorsaler Lage des Hämatoms nach ventral verdrängt und komprimiert. Bei unilateraler Ausdehnung des Hämatoms wird das Rückenmark zur Gegenseite verlagert (Abb. 57).

In einer geringeren Anzahl der publizierten Fälle scheint ein Trauma als Ursache des spinalen epiduralen Hämatoms eine Rolle zu spielen (NICHOLS u. MANGANIELLO, 1956; PENDL et al., 1971; s. auch S. 506).

V. Mißbildungen

1. Die Spina bifida

Unter Spina bifida versteht man eine kombinierte Hemmungsmißbildung im Bereich des Wirbelkanals und seines Inhalts, wobei die Wirbelbögen ganz oder z.T. fehlen (GERLACH u. JENSEN, 1969). Das Primäre an dieser Mißbildung ist eine Verschlußstörung der Rückenmarksanlage. Das Rückenmark, die Rückenmarkshäute und die Haut können in unterschiedlicher Form beteiligt sein. Bei der offenen Spina bifida besteht im Bereich der Fehlbildung der Wirbelbögen ein Defekt an der Haut, so daß das Rückenmark unbedeckt liegt. Diese Formen der Spina bifida bilden kaum die Indikation für eine myelographische Untersuchung.

Die gedeckten Formen der Spina bifida sind dadurch charakterisiert, daß über ihnen die Hautdecke vollkommen geschlossen ist. Durch die Defekte der hinteren Bogenabschnitte können sich die Hirnhäute allein oder mit ihrem Inhalt nach Art eines Bruches nach außen vorwölben. Im ersten Fall spricht man von einer *Meningozele,* im zweiten von einer *Meningomyelozele.* Durch Ansammlung einer größeren Menge von Flüssigkeit im Bruchsack entsteht die *Meningomyelozystozele.* Der häufigste Sitz dieser Fehlbildungen ist die lumbosakrale Region, seltener kommen sie am thorakalen oder zervikalen Spinalkanal vor. Sie werden in der Regel schon anhand der Inspektion und der Analyse des röntgenologischen Nativbildes erkannt und kaum einer myelographischen Untersuchung mit positiven Kontrastmitteln unterzogen, zumal es sich meist um Säuglinge oder Kleinkinder handelt. Ist eine myelographische Untersuchung angezeigt, wird man in diesem Alter eine Gasmyelographie vornehmen.

2. Die vordere Meningozele

Im Gegensatz zu der dorsalen Meningozele beruht die ventrale nicht auf einer primären Verschlußstörung der Rückenmarksanlage, sondern auf einer Störung der Entwicklung der Wirbelsäule mit Ausbildung von Spalten bzw. Lücken im Wirbelkörper (GERLACH u. JENSEN, 1969). Durch die Lücken können sich die Rückenmarkshäute im Sinn einer Meningozele vorwölben. Gelegentlich können Rückenmarksanteile in den Meningozelensack verlagert werden. Die ventralen Meningozelen kommen am häufigsten in der Kreuzbeinregion vor (TAVERAS u. WOOD, 1964). In der überwiegenden Mehrzahl verursachen sie keine neurologischen Ausfallserscheinungen und werden zufällig entdeckt. Im Nativbild erkennt man Strukturveränderungen im Kreuzbein, die eine umschriebene Erweiterung des Spinalkanals vermuten lassen. EICHLER (1927) gelang als erstem der myelographische Nachweis einer vorderen sakralen Meningozele. Wenn das Kontrastmittel im Liegen in den lumbalen Spinalkanal injiziert wird, muß der Patient erst aufgerichtet werden, um eine Kontrastfüllung des Meningozelensacks zu erreichen. Dieser kann ein derartiges Volumen haben, daß er mit der injizierten Kontrastmittelmenge nur z.T. aufgefüllt wird. Unter diesen Umständen gelingt es auch nicht immer, für das Abpunktieren das Kontrastmittel aus der Meningozele zu entleeren und in den lumbalen Durasack zu verlagern (Abb. 58).

Bei einem Patient mit einem Marfan-Syndrom haben wir eine vordere Meningozele beobachtet, die in das Foramen sacrale gerichtet war (Abb. 59). Die Bruchpforte, d.h. die Verbindung zwischen dem Bruchsack und dem Durasack, war hier relativ eng, so daß sich die Zele nur langsam füllte und nach der Untersuchung nicht entleeren ließ. Diese Form einer Meningozele leitet über zu der Gruppe der lateralen Meningozelen.

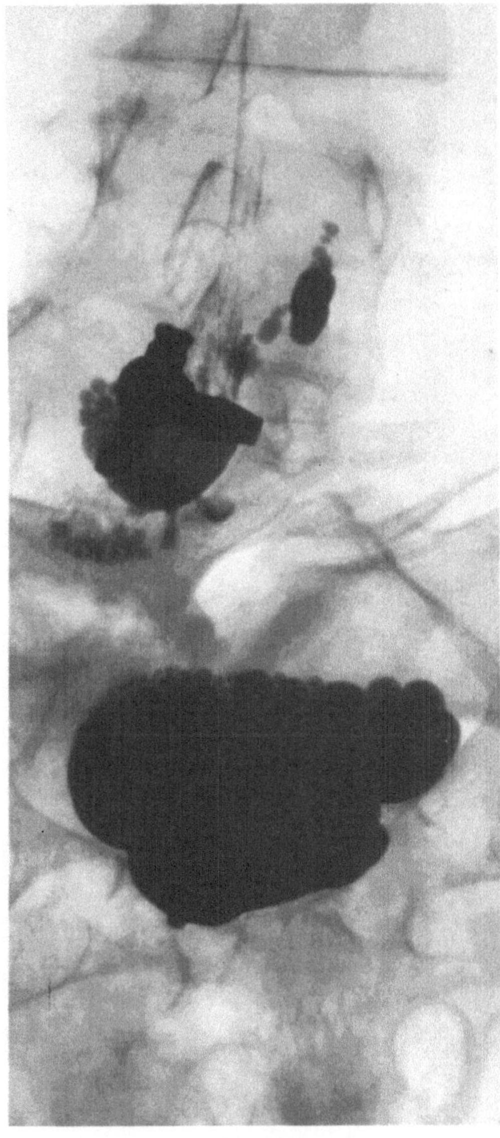

Abb. 58

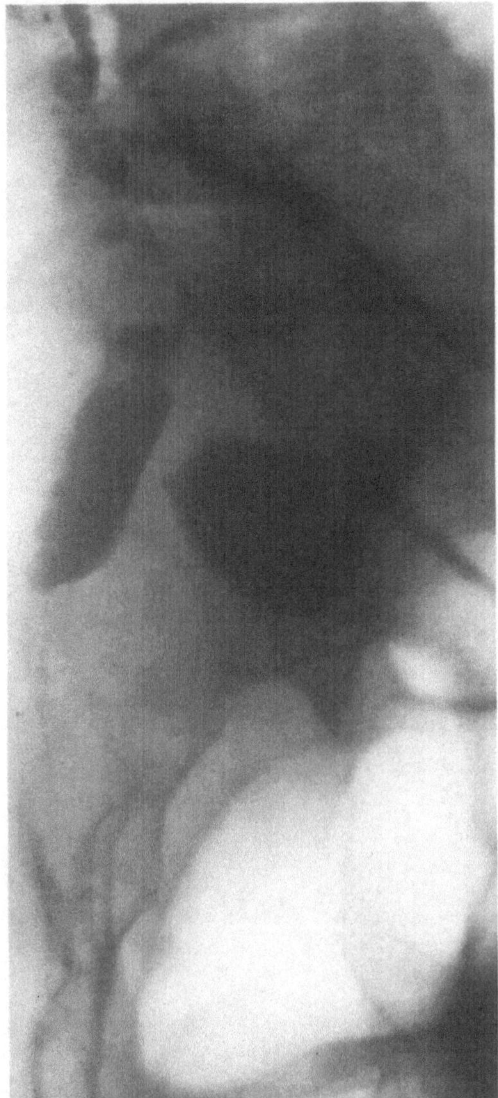

Abb. 59

Abb. 58. Ausgedehnte vordere sakrale Meningozele

Abb. 59. Vordere sakrale Meningozele, die in das Foramen sacrale gerichtet ist

3. Die laterale Meningozele

Die laterale Meningozele kommt vornehmlich im Bereich des thorakalen Spinalkanals vor und ist häufig Begleiterscheinung der Neurofibromatosis Recklinghausen (HACKENSELLNER u. PAPE, 1954). Nach SHAPIRO (1975) leiden etwa 70% aller Patienten mit einer lateralen Meningozele an einer *Neurofibromatosis Recklinghausen*. Die Ausstülpung der Arachnoidea und der Dura erfolgt durch ein mehr oder weniger erweitertes Foramen intervertebrale. Erst die myelographische Untersuchung ermöglicht die Abgrenzung gegenüber einer Sanduhrgeschwulst (Abb. 60). Das Ausmaß der lateralen Meningozele kann unterschiedlich sein. Kleine Meningozelen machen in der Regel keine Beschwerden. Thorakale Meningozelen können enorme Ausmaße annehmen und schon durch ihre intrathorakale Raumforderung Beschwerden verursachen. In der Regel gehen diese Meningozelen mit einer Kyphoskoliose der Wirbelsäule einher. Meist sind die Bogenwurzeln

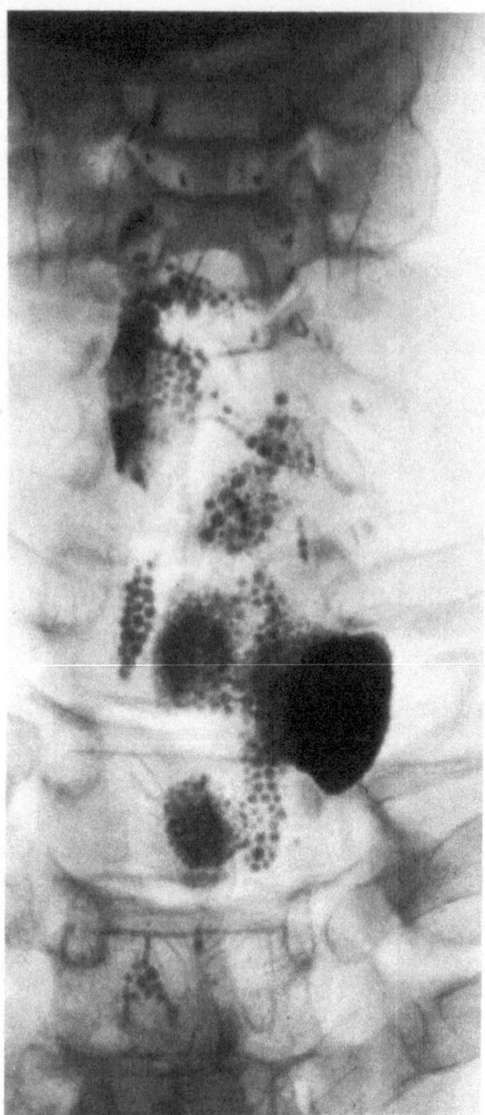

Abb. 60. Laterale thorakale Meningozele in Höhe von BW1/2 links

fehlgebildet oder usuriert. Auch an den Rippen können Druckusuren auftreten. Wir stimmen mit SHAPIRO (1975) überein, daß derartig voluminöse Meningozelen nur mit Hilfe einer Gasmyelographie abgeklärt werden dürfen.

Intrasakrale Meningozelen treiben den sakralen Spinalkanal auf, wobei das epidurale Fettgewebe weitgehend fehlt.

4. Die Spina bifida occulta

Die Spina bifida occulta ist eine Form der *spinalen Dysrhaphie*, bei der die Verschlußstörung des Wirbelbogens gedeckt ist. An der Haut können sich Entwicklungsstörungen in Form einer abnormen Behaarung und Pigmentierung oder einer umschriebenen angiomatösen Veränderung manifestieren. An den Rückenmarkshäuten und am Rückenmark können Störungen im Sinn einer Myelodysplasie bestehen. Nicht nur das Filum terminale kann fixiert und sehr kurz sein, auch das Rückenmark kann im Fehlbildungsbereich festgewachsen sein, so daß die topographischen Beziehungen zwischen Rückenmark und

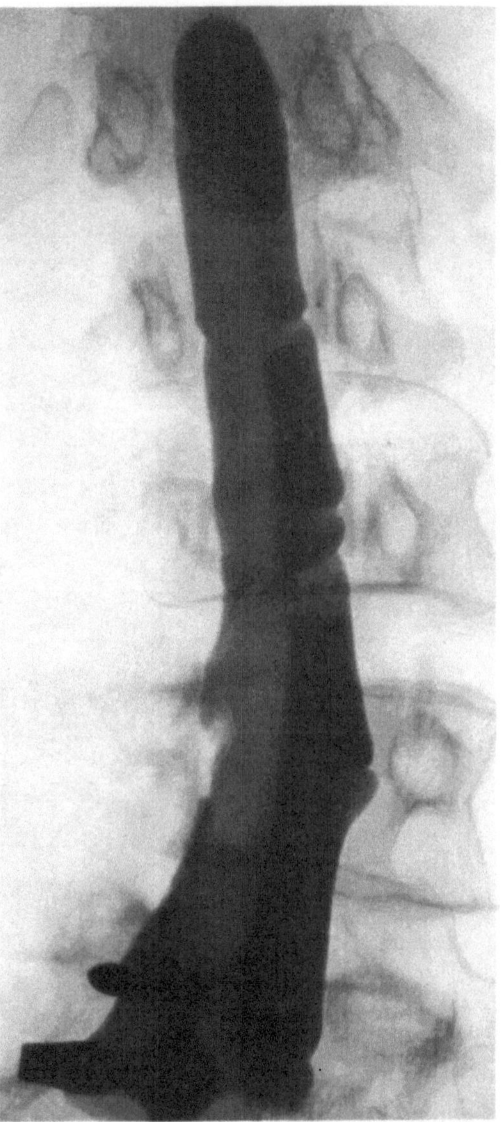

Abb. 61. Fixierung des Rückenmarks im Sakralkanal. Eine bandförmige Aussparung in der Kontrastmittelsäule des mittleren und unteren lumbalen Spinalkanals entspricht dem Rückenmark. Horizontaler Abgang der lumbalen Wurzeln

Wirbelsäule gestört sind. Kombinationen mit Fehlbildungstumoren können vorkommen (GRYSPEERDT, 1963). Im Myelogramm erstreckt sich das Rückenmark in derartigen Fällen gelegentlich bis in den Sakralbereich, so daß die Wurzeln der Kauda nicht schräg von medial oben nach lateral unten gerichtet sind, sondern das fixierte Rückenmark horizontal verlassen, um aus den Foramina intervertebralia auszutreten. Der sog. Ascensus medullae spinalis ist unterblieben (Abb. 61).

5. Die Megakauda

PIA berichtete 1959 über eine *Erweiterung* und *Verlängerung* des lumbosakralen Durasackes, die mit einer Erweiterung des Spinalkanals einherging. Die Erweiterung des Spinalkanals kommt am deutlichsten auf seitlichen Schichtaufnahmen zur Darstellung. Im Myelogramm zeigt sich, daß nicht nur der Durasack erweitert ist, sondern daß

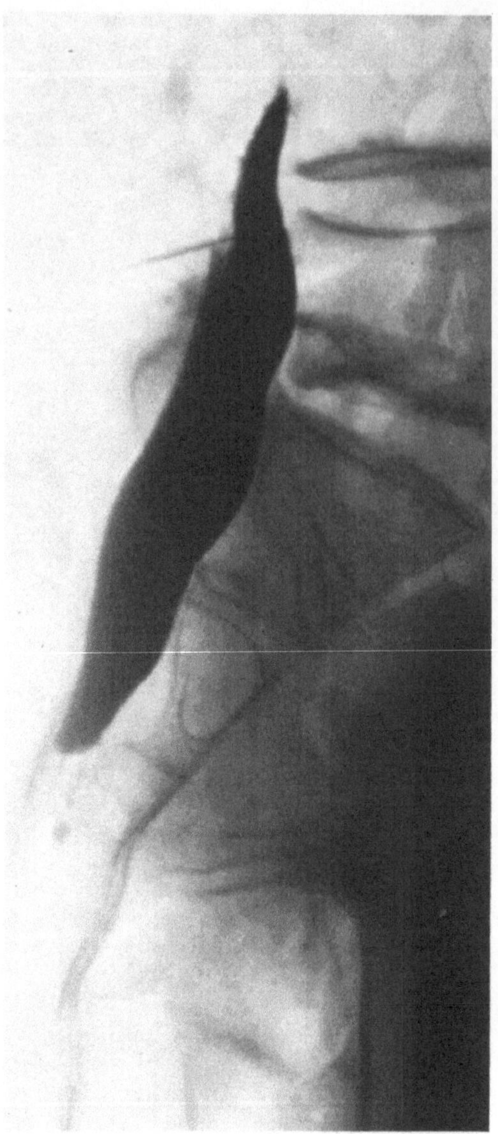

Abb. 62. Megakauda: Der Durasack ist auffallend lang; er ist im Bereich des unteren lumbalen und im Bereich des sakralen Spinalkanals erheblich erweitert

auch das epidurale Fettgewebe entweder nur ganz spärlich entwickelt ist oder sogar ganz fehlt (Abb. 62).

6. Die zystische Erweiterung lumbosakraler Wurzeltaschen

TARLOV hat auf diese zystischen Gebilde als erster aufmerksam gemacht und nahm zunächst an, daß es sich um abgeschlossene perineurale Zysten handle. Aus der Tatsache, daß sie sich bei der Myelographie aber mit Kontrastmittel füllen, muß gefolgert werden, daß sie mit dem Subarachnoidalraum frei kommunizieren. In einer späteren Arbeit behauptete TARLOV (1948), daß die Zysten, die erweiterten Wurzeltaschen entsprechen, Wurzelreizsyndrome hervorrufen können. Ähnliche Meinungen äußerten MERREI (1953) sowie RICHTER (1967). SCHOBER (1961 u. 1963) mißt ihnen keinen Krankheitswert bei. Sie kommen meist multipel vor und können Erbs- bis Kirschgröße erreichen (Abb. 63). Wasserunlösliche Kontrastmittel lassen sich aus den erweiterten Wurzeltaschen oft nicht

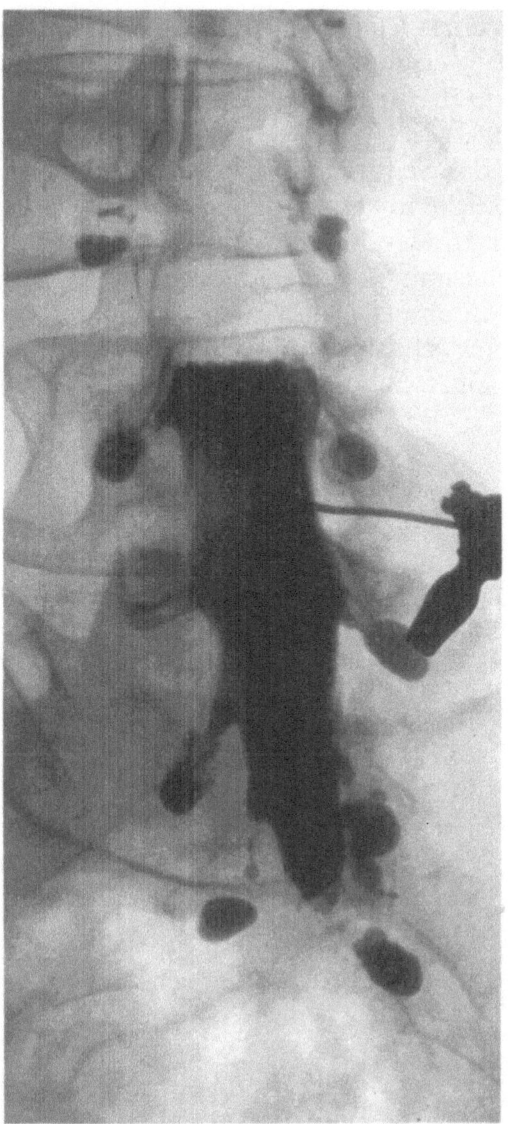

Abb. 63. Zystische Erweiterung der unteren lumbalen und der sakralen Wurzeltaschen

wieder in den freien Durasack verlagern. Die zystischen Erweiterungen der Wurzeltaschen sind von intraspinalen extraduralen Zysten streng zu trennen.

7. Die Diastematomyelie

Die Diastematomyelie ist eine Fehlbildung, die dadurch charakterisiert ist, daß das Rückenmark an umschriebener Stelle von einem bindegewebigen oder knöchernen Septum, das den Spinalkanal in sagittaler Richtung durchsetzt, *zweigeteilt* wird (TAVERAS u. WOOD, 1964; SHAPIRO, 1975). Kranial und kaudal vom Septum vereinigen sich wieder beide Hälften des Rückenmarks. Diese Fehlbildung kommt meist im unteren thorakalen und oberen lumbalen Bereich vor und ist in der Regel mit anderen Fehlbildungen an der Wirbelsäule verbunden. Kyphosen und Skoliosen oder verstärkte Lordosen im Lumbalbereich, oft durch Blockwirbelbildung bedingt, kommen vor. Durch das bindegewebige oder knöcherne Septum wird das Rückenmark fixiert und am normalen Aufstieg während des Wachstums behindert. Verschiedenartige Störungen von seiten des Rückenmarks können auftreten: Sensibilitätsstörungen, motorische Störungen, Blasen-Mastdarmstörungen u.a. (WELLAUER, 1961).

Im Myelogramm bildet das Septum der Diastematomyelie eine Aussparung im Kontrastschatten, wobei das Rückenmark in dieser Höhe verbreitert ist. Meist werden die Untersuchungen schon im Kindesalter durchgeführt. Hier bietet die Gasmyelographie gegenüber der Myelographie mit positiven Kontrastmitteln erhebliche Vorteile, da sie das vom Knochensporn durchsetzte und meist auch verbreiterte Rückenmark übersichtlich darstellt. Über eine Diastematomyelie, die erst im Alter von 43 Jahren die ersten klinischen Erscheinungen machte, berichtete FREEMAN (1961).

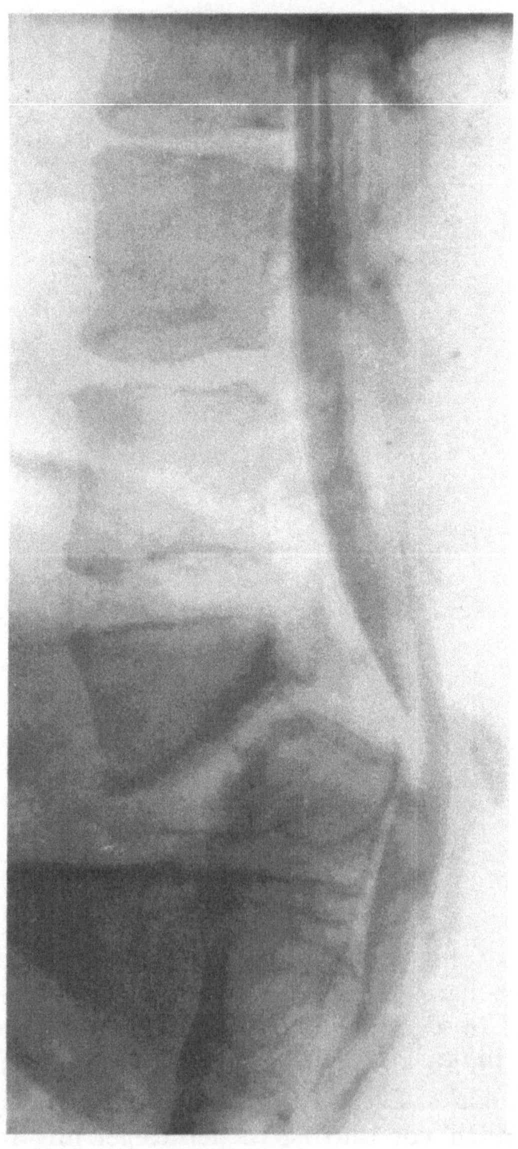

Abb. 64. Deformierung des Durasackes bei Spondylolisthesis des 5. Lendenwirbels. Dreieckförmige Verbreiterung des vorderen Epiduralraums oberhalb des Kreuzbeins

8. Die Spondylolisthesis

Die Spondylolisthesis beruht auf einer Spaltbildung in der Pars interarticularis des Wirbelbogens. Am häufigsten kommt diese Fehlbildung am 5. Lendenwirbel vor, seltener am vierten. In der Regel ist die Spondylolisthesis ein orthopädisches Problem, denn nur ganz selten kommt es zu neurologischen Erscheinungen. MOIL u. EHNI (1968) berichteten über einen Fall von Spondylolisthesis mit Kompressionszeichen von seiten der Cauda equina. Im Myelogramm ist der vordere Extraduralraum oberhalb der Spondylolisthesis dreieckförmig erweitert (TAVERAS u. WOOD, 1964). Darunter kann der Durasack durch die nächsttiefere Wirbelkörperkante imprimiert sein (Abb. 64).

VI. Die chronische spinale adhäsive Meningitis

Die chronische spinale adhäsive Meningitis ist der Endzustand entzündlicher Vorgänge im Bereich der Rückenmarkshäute. Infektionen, Traumen und operative Eingriffe, aber auch Kontrastmittel und intrathekal eingeführte Medikamente, wie Antibiotika und Anästhetika, können Ursache der entzündlichen Reaktionen an den Meningen sein (TAVERAS u. WOOD, 1964; LOMBARDI u. PASSERINI, 1964; SHAPIRO, 1975). Seit den Untersuchungen von HOWLAND et al. (1963) ist bekannt, daß das Auftreten meningealer Verwachsungen nach intrathekaler Applikation von Medikamenten oder Kontrastmitteln begünstigt wird, wenn es bei der Lumbalpunktion zu einer Blutung in den Liquorraum gekommen ist. Pathologisch-anatomisch findet man, neben einer Verdickung der Arachnoidea, Verwachsungen mit der Pia und der Dura, so daß der Subarachnoidalraum an umschriebenen Stellen oder auch diffus verödet sein kann. Diese Veränderungen prägen das myelographische Bild. Bei ausgedehnten meningealen Verwachsungen im Bereich des lumbalen Spinalkanals kann bisweilen eine Lumbalpunktion unmöglich sein.

Meningeale Adhäsionen entwickeln sich sehr langsam, so daß die entsprechenden klinischen Symptome erst Monate oder Jahre nach der Einwirkung des auslösenden Faktors auftreten können. Die klinische Symptomatologie hängt vom Umfang und von der Lage der Verwachsungen ab, wobei radikuläre und medulläre Erscheinungen in unterschiedlichem Maß das Bild beherrschen. Am häufigsten ist die thorakale Region betroffen.

Die Myelographie mit positiven Kontrastmitteln ist nach LOMBARDI u. PASSERINI (1964) die zuverlässigste Untersuchungsmethode, um die Verhältnisse bei meningealen Adhäsionen korrekt abzuklären. Sie sollte aber nur dann durchgeführt werden, wenn die klinische Symptomatologie unklar ist, oder wenn präoperativ das genaue Ausmaß und die präzise Lokalisation der Verwachsungen bestimmt werden sollen.

Das myelographische Bild der spinalen meningealen Adhäsionen ist nicht einheitlich. Von den 46 Fällen, die LOMBARDI u. PASSERINI (1964) analysiert haben, wiesen 28, d.h. 60%, einen kompletten Kontrastmittelstopp auf. In der Regel verjüngt sich die Kontrastmittelsäule schon vor der Blockade, wobei ihre Konturen hier durch randständige Aussparungen unregelmäßig begrenzt sind (Abb. 65). Durch die Verwachsungen können sich meningeale Taschen ausbilden, in denen sich das Kontrastmittel erst während der Passage von kranial nach kaudal in säulenförmigen Depots ansammelt. Aus den Taschen läßt es sich nur unvollständig oder überhaupt nicht entleeren. Umschriebene Adhäsionen führen im myelographischen Bild zu Aussparungen, die einen raumbeschränkenden Prozeß vortäuschen Können.

Im Kapitel „Trauma“ wurde ausgeführt, daß narbige Veränderungen nach gedeckten Verletzungen des Rückenmarks besonders dann auftreten, wenn es zu einer Blutung in den Liquorraum gekommen ist (Abb. 53). Auch Prozesse, die vom Epiduralraum auf den Liquorraum übergreifen, wie z.B. epidurale Empyeme, können zu einer Verlötung des Subarachnoidalraums führen (Abb. 34). Meningeale Adhäsionen können nach Blutungen aus spinalen Angiomen entstehen. Nach Shapiro (1975) findet man dann bei der Myelographie in der Kontrastmittelsäule unregelmäßig geformte Aussparungen.

Mit den meningealen Verwachsungen nach Myelographien mit wasserlöslichen positiven Kontrastmitteln haben sich Autio et al. (1972) sowie Irstam u. Rosencrantz (1973 und 1974) beschäftigt. Das Bild der postoperativ auftretenden meningealen Adhäsionen hat Cronqvist (1959) beschrieben (s. S. 498).

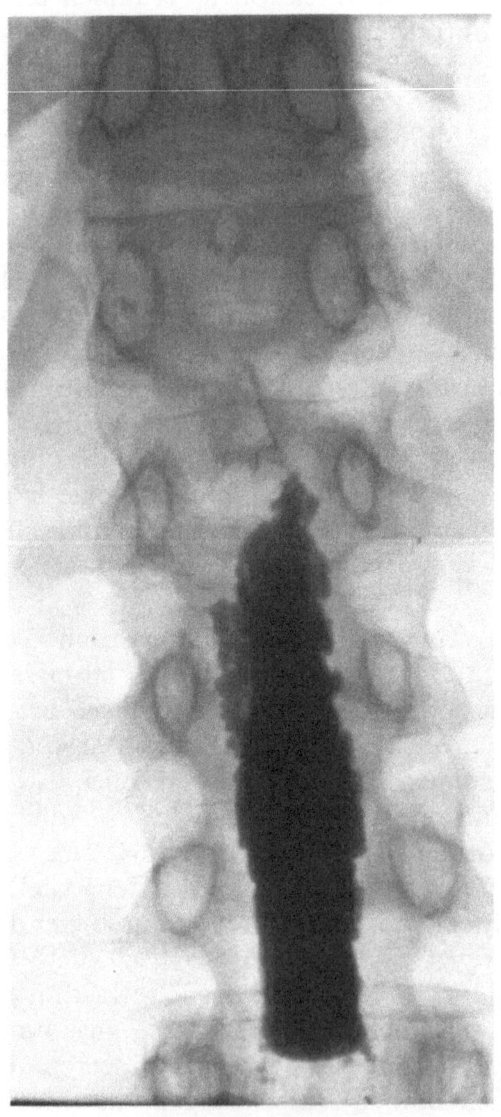

Abb. 65. Kompletter Kontrastmittelstop in Höhe von LW1. Die Kontrastmittelsäule ist auf beiden Seiten, aber auch im Bereich der Blockade, unregelmäßig begrenzt. Operation: ausgedehnte meningeale Verwachsungen nach vorausgegangener Meningitis

Literatur

AHLGREN, P.: Lumbale Myelographie mit Conray Meglumin 282. Fortschr. Röntgenstr. **111**, 270–276 (1969)

AHLGREN, P.: Dimer-X. A new contrast medium for lumbar myelography without spinal anaesthesia. Acta radiol Diagn. **13**, 753–761 (1972)

AHLGREN, P.: Long term side effects after myelography with water soluble contrast media: Conturex Conray Meglumin 282 and Dimer-X. Neuroradiology, **6**, 206–211 (1973)

AHLGREN, P.: Amipaque myelography. The side effects compared with Dimer X. Neuroradiology **9**, 197–202 (1975)

AINSLIE, J.P.: Paraplegia due to spontaneous extradural or subdural haemorrhage. Brit. J. Surg. **45**, 565–567 (1958)

ALEXANDER, JR.E.: Significance of the small lumbar spinal canal: cauda equina compression syndromes due to spondylosis. Achondroplasie. J. Neurosurg. **31**, 513–519 (1969)

ALKER, G.L., GLASAUER, F.E., ZOLL, J.G., SCHLAGENHAUFF, R.: Myelographic demonstration of lumbosacral nerve root avulsion. Radiology **89**, 101–104 (1967)

AMUNDSEN, P., HELSINGEN, P., KRISTIANSEN, K.: Evaluation of lumbar radiculography ("Myelography") with water-soluble contrast media. Acta radiol. Diag. **1**, 659–665 (1963)

AMUNDSEN, P., SKALPE, J.O.: Cervical myelography with a water-soluble contrast medium (metrizamide). A preliminary clinical report with special reference to technical aspects. Neuroradiology **8**, 209–212 (1975)

ARENDT, A., FISCHER, W., SCHNEIDER, H.-J.: Diffuse spinale Meningiomatose. Neurochirurgia **5**, 161–170 (1962)

ARNELL, S.: Weitere Erfahrungen über Myelographie mit Abrodil. Acta radiol. **25**, 408–413 (1944)

ARNELL, S.: Myelography with water-soluble contrast. Acta radiol. Suppl. 75 (1948)

ARNELL, S., LIDSTRÖM, F.: Myelography with Skiodan (Abrodil). Acta radiol. **12**, 287–288 (1931)

ARSENI, C., NASH, F.: Thoracic intervertebral disc protrusion. A clinical study. J. Neurosurg. **17**, 418–430 (1960)

ARSENI, C., SAMITCA, D.C.: Primary intraspinal tumors in children and adolescents. J. Neurosurg. **18**, 135–138 (1961)

AUTIO, E., SUOLANEN, J., NORBÄCK, S., SLÄTIS, P.: Adhesive arachnoiditis after lumbar myelography with meglumine iothalamate (Conray). Acta radiol. Diagn. **12**, 17–24 (1972)

AZAR-KIA, B., BATNITZKY, S., LIEBESKIND, A., SCHECHTER, M.M.: Subdural Pantopaque: A radiologist's dilemma. Radiology **112**, 623–627 (1974)

BAIN, W.A.: Case of haematorrhachis, zit. nach GOLD

BARNES, R.: Traction injuries of the brachial plexus in adults. J. Bone Jt. Surg. **31B**, 10–16 (1949)

BAUMGARTNER, J., BRAUN, J.P., CARON, J., CÉCILLE, J., FISCHGOLD, H., GONSETTE, R., HIRSCH, J.F., LEGRÉ ET, J., METZGER, J.: Radiculographie au Dimer-X. Premiers resultats après 630 examens. J. Radiol. Electrol. **51**, 557–559 (1970)

BELL, R.L.: Hemangioma of a dorsal vertebra with collapse and compression myelopathy. J. Neurosurg. **12**, 570–576 (1955)

BERNASCONI, V., CASSINARI, V.: Tumori e malformazioni vasali spinali. Acta Neurochir. **10**, 1–50 (1962)

BERTRAND, J., GUILLOME, J.M., SAMSON, M., GUEGUEN, Y.: Tuberculome intramédullaire dorsal. Rev. neurol. **98**, 51–54 (1958)

BERTHOLD, H.: Epidurale Granulationen als Ursache von Querschnittssyndromen. Dtsch. Z. Nervenheilk. **177**, 209–221 (1958)

BÉTOULIÈRES, P., TEMPLE, J.P., JANICOT, J.Y.: La radiculographie lombo-sacrée au Méthiodal. J. Radiol. Electrol. **41**, 447–454 (1960)

BEUTEL, A.: Über eine eigenartige Form des myelographischen Tumornachweises. Fortschr. Röntgenstr. **81**, 215–216 (1954)

BEUTEL, A., TÄNZER, A.: Die Röntgendiagnostik der intraspinalen Fehlbildungstumoren. Bruns Beitr. Klin. Chir. **209**, 397–411 (1964)

BISCHOF, W., NITTNER, K.: Zur Pathogenese, Klinik und Behandlung des spinalen Epiduralabszesses. Zbl. Neurochir. **26**, 193–210 (1965)

BISCHOF, W., NITTNER, K.: Epidermoide und Dermoide des Spinalkanals. Zbl. Neurochir. **30**, 101–118 (1969)

BISCHOF, W., SCHMIDT, H.: Behandlung der Verletzungen des Rückenmarks. In Handbuch der Neurochirurgie Bd. VII/1. Berlin-Heidelberg-New York: Springer 1969

BISCHOF, W., SORGO, W.: Pathogenetische Überlegungen bei einem Cholesteatom des Rückenmarks. Dtsch. Z. Nervenheilk. **161**, 280–289 (1949)

BLOCKEY, N.J., SCHORSTEIN, J.: Intraspinal epidermoid tumours in the lumbar region of children. J. Bone Jt. Surg. **43B**, 556–562 (1961)

BLÜMEL, P., JANZEN, R.: Riesenzellgeschwülste der Wirbelsäule. Bruns Beitr. Klin. Chir. **180**, 497 (1950)

BOIJSEN, E.: The cervical spinal canal in intraspinal expansive processes. Acta radiol. **42**, 101–115 (1954)

BONTE, G., DELFOSSE, C., CARON, S., DELANDTSCHEER, J.M.: Méthode de retrait des huiles iodées fluides utilisées an myélographie. J. Radiol. Electrol. **38**, 1121–1123 (1957)

BONTE, G., DELFOSSE, C., WARROT, P., MARTIN, H.H.: Atrophie médullaire cervicale. Intérêt de la myélographie gazeuse. J. Radiol. Electrol. **40**, 268–270 (1959)

BORRELI, F.J., MAGLIONE, A.A.: The importance of myelography in spinal pathology. Amer. J. Roentgenol. **76**, 273–289 (1956)

BORIES, J.: La radiculographie à l'aide du Duroliopaque émulsionné. J. belge Radiol. **54**, 375–383 (1971)

BORIES, J., ROSIER, J., CASSAN, J.L., FREDY, D.: La radiculography à l'aide d'émulsions de monojodo-sterate d'éthyle. J. Radiol. Electrol. **51**, 566–570 (1970)

BRABAND, H., WENKER, H., GROTH, W., KOSTADINOW, G., CIARKOWSKI, J., LESSMANN, H.D.: Klinische Prüfung eines neuen wasserlöslichen Kontrastmittels zur lumbosakralen Myelographie. Fortschr. Röntgenstr. **115**, 609–614 (1971)

BRENNER, H., KRAUS, H.: Zur Diagnostik und Therapie der Rückenmarksangiome. Acta neurochir. **15**, 62–68 (1966)

BRISH, A., LERNER, M.A., BRAHAM, J.: Intermittent claudication from compression of cauda equina by a narrow spinal canal. J. Neurosurg. **21**, 207–211 (1964)

BRIZZI, R.: Intraspinal Dermoids. Acta neurochir. (Wien) **4**, 164–170 (1956)

BROCHER, J.E.W.: Die Wirbelsäulenleiden und ihre Differentialdiagnose. 3. erw. Aufl. Stuttgart: Georg Thieme 1962

BRUNNGRABER, C.V.: Zu den angeborenen Durazysten. Kasuistischer Bericht. Zbl. Neurochir. **20**, 7–9 (1959/60)

BUCY, P.C., HEIMBURGER, R.F., OBERHILL, H.R.: Compression of the cervical spinal cord by herniated intervertebral discs. J. Neurosurg. **5**, 471–492 (1948)

BUCY, P.C. and JERVA, M.J.: Primary epidural spinal lymphosarcoma. J. Neurosurg. **19**, 142–152 (1962)

BUCY, P.C., OBERHILL, H.R.: Intradural spinal granulomas. J. Neurosurg. **7**, 1–12 (1950)

BULL, J.: Spinal meningiomas and neurofibromas. Acta radiol. **40**, 283–300 (1953)

BULL, J.: Myelography. Neuroradiology **2**, 1–2 (1971)

BULL, J.: Technique of oil myelography. Brit. med. J. I. 280–282 (1973)

DEL BUONO, M.S.: Die lumbale Myelographie zur Diagnose der Diskushernie. Fortschr. Röntgenstr. **87**, 334–342 (1957)

BURCKHARDT, TH., FAUST, CL.: Querschnittssyndrome bei Perimeningitis purulenta. Nervenarzt **23**, 426–429 (1952)

BUSCH, G.: Zur Indikation und Methodik der Röntgenkontrastuntersuchung des Spinalkanals. Dtsch. med. J. **12**, 547–554 (1961)

BUSSE, O., HAMER, J., PAAL, G., PIOTROWSKI, W.: Spontane epidurale spinale Hämatome während und nach Anticoagulantienmedikation. Nervenarzt **13**, 318–322 (1972)

CALOGERO, J.A. and MOOSSY, J.: Extradural spinal meningiomas. J. Neurosurg. **37**, 442–447 (1972)

CAMP, JOHN D.: Contrast Myelography Past and Present. Radiology **54**, 477–506 (1950)

CAMPBELL, J.A., SILVER, R.A.: Roentgen manifestations of epidural granulomas of the spine. Amer. J. Roentgenol. **72**, 229–246 (1954)

CAMPBELL, R.L., CAMPBELL, J.A., HEIMBURGER, R.F., KARLSBECK, J.E., MEALEY, J.: Vnetriculography and myelography with absorbable radioopaque medium. Radiology **82**, 286–289 (1964)

CARAM, P.C., SCARCELLA, G., CARTON, C.A.: Intradural lipomas of the spinal cord. J. Neurosurg. **14**, 28–42 (1957)

CARDAUNS, H., FRIEDMANN, G., NITTNER, K.: Bericht über 4 Riesenzelltumoren der Wirbelsäule. Zbl. Neurochir. **21**, 3–14 (1961)

CARLSON, D.J., HOFFMAN, H.B.: Lumbosacral traumatic meningocele. Neurology **21**, 174–176 (1971)

CARMEL, P.W., CRAMER, F.J.: Cervical cord compression due to exostosis in a patient with hereditary multiple exostosis. J. Neurosurg. **28**, 500–503 (1968)

CASTAIGNE, P., CAMBIER, J., LORMEAU, G., BENOIST, M.: Cholestéatome de la queue de cheval 6 ans après une ponction lombaire. Presse méd. **70**, 2211–2212 (1962)

CÉCILE, J.P., REGNIER, P., GUAQUIÈRE, A., DOFFINY, L., CUVELIER, A.: Postural protection against complications in radiculography with Dimer X. Neuroradiology **7**, 167–172 (1974)

CHOREMIS, A., ECONOMOS, D., PAPADOTOS, C., GARGOULAS, A.: Intraspinal epidermoid tumours (cholesteatomas) in patients treated for tuberculous meningitis. Lancet 437–439 (1956)

CLEMENS, H.J.: Die Venensysteme der menschlichen Wirbelsäule. Berlin: Walter de Gruyter 1961

CLIFFORD, J.H., MCCLINTOCK, H.G., LUBCHENKO, A.E.: Primary spinal cord malignant melanoma. J. Neurosurg. **29**, 410–413 (1968)

COOPER, D.W.: Spontaneous spinal epidural hematoma. J. Neurosurg. **26**, 343–345 (1967)

CRONQVIST, S.: The postoperative myelogramm. Acta radiol. **52**, 45–51 (1959)

CRONQVIST, S., FUCHS, W.: Lumbar myelography in complete obstruction of the spinal canal. Acta radiol. (Stockh.) **2**, 145–152 (1964)

CUBE, H.M.: Spinal extradural hemorrhage. J. Neurosurg. **19**, 171–172 (1962)

CUNEO, H.M.: Spinal extradural cysts. Report of a case. J. Neurosurg. **12**, 176–180 (1955)

DAVIES, E.R., SUTTON, D., BLIGH, A.S.: Myelography in brachial plexus injury. Brit. J. Radiol. **39**, 362–371 (1966)

DAVIES, F.L.: Effect of an absorbed radiographic contrast media on the central nervous system. Lancet 1956, 747–748

DAVIS, F.M., LLEWELLYN, R.C., KIRGIS, H.D.: Water-soluble contrast Myelography using Meglumine iothalamate (Conray) with Methylprednisolone acetate (Depo-Medrol). Radiology **90**, 705–710 (1968)

DECKER, G., LIVINGSTON, K.E.: Spinal extradural cyst. J. Neurosurg. **6**, 248–250 (1949)

DECKER, K.: Myelographie mit positiven Kontrastmitteln. Fortschr. Röntgenstr. **88**, 277–278 (1958)

DECKER, K.: Klinische Neuroradiologie. Stuttgart: Georg Thieme 1967

DECKER, K., BACKMUND, H.: Pädiatrische Neuroradiologie. Stuttgart: Thieme 1970

DIBBLE, J.B., CASCINO, J.: Tuberculoma of spinal cord. J. amer. med. Ass. **162**, 461–462 (1956)

DIECKMANN, H.: Chronische zervikale Myelopathie. Dtsch. med. Wschr. **92**, 1821–1822 (1967)

DIECKMANN, H.: Basilare Impression, Atlasassimilation und andere Skeletfehlbildungen der Zervikookzipital-Region. Stuttgart: Hippokrates Verlag 1966

DIETZ, H., ULBRICHT, W.: Zur Frage der Potenzstörungen nach lumbaler Myelographie mit positiven Kontrastmitteln. In: Kontrastuntersuchungen des Spinalkanals. Komplikationen und Schäden. Stuttgart: Hippokrates-Verlag 1969

DILENGE, D., RUGGIERO, G.: La myélographie dans la practique neurochirurgicale. Rev. neurol. **91**, 286–297 (1954)

DONATHAN, R.: Acute epidural abscess of the spinal canal. J. amer. med. Ass. **126**, 956–957 (1944)

DRESSLER, F., SCHLIACK, H., WENDE, S.: Halsmarkangiom mit rezidivierenden Insulten. Dtsch. med. Wschr. **93**, 1852–1855 (1968)

ECOIFFIER, J.: La radiculographie lombaire dans la sciatique. Paris: Masson 1960

EICHLER, P.: Zur Diagnose der Spina bifida anterior Fortschr. Röntgenstr. **36**, 776–777 (1927)

EISENBERG, K.S., SHIFT, D.J., MURRAY, W.R.: Posterior dislocation of the hip producing lumbosacral nerve-root avulsion. A case report. J. Bone Jt. Surg. **54-A**, 1083–1086 (1972)

ELSBERG, C.A. and DYKE, C.G.: The diagnosis and localization of Tumors of the spinal cord by means of Measurments made on the X-ray films of the vertebrae and the correlation of clinical and X-ray findings. Brit. Neurol. Inst. New York **3**, 359–394 (1934)

ELSBERG, C.A., DYKE, C.G., BREWER, E.D.: The symptoms and diagnosis of extradural cysts. Bull. neurol. Inst. N.Y. **3**, 395–398 (1934)

EPSTEIN, B.S.: Pantopaque myelography in the diagnosis of the Arnold-Chiari malformation without concomitant skeletal or central nervous system defects. Amer. J. Roentgenol. **59**, 359–364 (1948)

EPSTEIN, B.S.: The evacuation of pantopaque from the lumbar spinal canal by siphon action. Radiology **83**, 472–475 (1964)

EPSTEIN, B.S., DAVIDOFF, L.M.: Roentgenologic diagnosis of dilatations of spinal cord veins. Report of a case. Amer. J. Roentgenol. **49**, 476–479 (1943)

EPSTEIN, J.A.: The syndrom of herniation of the lower thoracic intervertebral dises with nerve root and spinal cord compression. A presentation of four cases with a review of the literature, methods of diagnosis and treatment. J. Neurosurg. **11**, 525–538 (1954)

ERICKSON, T.C., VAN BAAREN, H.J.: Late meningeal reaction to ethyl iodophenylundecilate used in myelography; report of case that terminated fatally. J. amer. med. Ass. **153**, 636–639 (1953)

ERNST, JR., E.C., HEILBRUN, N.: The diagnosis of intraspinal hemangiomas by myelography. Radiology **54**, 417–420 (1950)

FEIRING, E.H. and BARRON, K.: Late recurrence of spinal-cord meningioma. J. Neurosurg. **19**, 652–656 (1962)

FERRY, JR., D.J., GOODING, R., STANDEFER, J.C., WIESE, G.M.: Effect of Pantopaque myelography on cerebrospinal fluid fractions. J. Neurosurg. **38**, 167–171 (1973)

FINNEY, L.A., WULFMANN, W.A.: Traumatic intradural lumbar nerve root avulsion with associated traction injury to the common peroneal nerve. Amer. J. Roentgenol. **84**, 952–957 (1960)

FORTUNA, A., GAMBACORTA, D., OECHIPINTI, E.M.: Spinal extradural meningiomas. Neurochirurgia **12**, 166–180 (1969)

FREEMAN, L.W.: Late symptoms from diastematomyelia. J. Neurosurg. **18**, 538–541 (1961)

FRIED, H.: Zur Klinik und Behandlung hoher Halsmarktumoren. Zbl. Neurochir. **27**, 95–107 (1966)

FRIEDMANN, G.: Querschnittssyndrom und Myelographie. Röntgenologische Gesichtspunkte zur Indikation und Wahl des Kontrastmittels. Nervenarzt **35**, 88–89 (1964)

FRYKHOLM, R.: Die cervicalen Bandscheibenschäden. In Handbuch der Neurochirurgie Bd. VII/1 Berlin-Heidelberg-New York, Springer 1969

FULLENLOVE, T.M.: Venous intravasation during myelography. Radiology **53**, 410–412 (1949)

GAREIN, R., LAUNAY, C., GUILLOME, J., HADENGUE, A.: Compression médullaire par Kyste extradural congénital chez un enfant de six ans. Rev. neurol. **98**, 54–61 (1958)

GELLER, G.: Komplikationen bei der lumbalen Myelographie mit Conray 282 (Contrix 28). Fortschr. Röntgenstr. **114**, 568–569 (1971)

GEORGE, A.E., KRICHEFF, J.J.: A catheter technique for myelography. Radiology **104**, 435–436 (1972)

GERLACH, J., JENSEN, H.-P.: Mißbildungen des Rückenmarks. In Handbuch der Neurochirurgie Bd. VII/1 Berlin-Heidelberg-New York, Springer 1969

GERLACH, J., JENSEN, H.-P., KOOS, W., KRAUS, H.: Pädiatrische Neurochirurgie. Stuttgart, Thieme 1967

VAN GILDER, J.C., SCHWARTZ, H.G.: Growth of dermoids from skin implants to the nervous system and surrounding spaces of the newborn rat. J. Neurosurg. **26**, 14–20 (1967)

GINSBERG, L.B. and SKORNECK, A.B.: Pantopaque pulmonary embolism; A complication of Myelography. Amer. J. Roentgenol. **73**, 27–31 (1951)

GLETTENBERG, O.: Zur Differentialdiagnose zwischen extramedullärem Tumor und Arachnoiditis spinalis. Nervenarzt. **8**, 232–241 (1935)

GODLEWSKI, ST., DRY, J., SCHULLER, E., ARNOR, B.: Sur deux cas de chondrome des vertebres avec compression de la moelle. Rev. neurol. **102**, 271–278 (1960)

GOLD, L.H.A., KIEFER, S.A., PETERSON, H.O.: Lipomatous invasion of the spinal cord associated with spinal dysraphism: myelographic evaluation. Amer. J. Roentgenol. **107**, 479–485 (1969)

GOLD, M.E.: Spontaneous spinal epidural hematoma. Radiology **80**, 823–828 (1963)

GOLDHAHN, G.: Zwerchsacktumoren des Spinalkanals. Dtsch. Ges. Wesen. **21**, 1711–1719 (1966)

GOLDING, C.: Spinal cord tumours with gross deformity of the spine. J. Bone Jt. Surg. **43-B**, 167–169 (1961)

GONSETTE, R.E.: Metrizamide as contrast medium for myelography and ventriculography. Acta radiol. Suppl. **335**, 346–358 (1973)

GONSETTE, R.E., ANDRÉ-BALISAUX, G.: Étude expérimentale et clinique de quelques produits de contraste hydrosolubles en vue de leur utilisation pour la radiculographie, la myélographie et la ventriculographie. J. Radiol. Électrol. **51**, 19–28 (1970)

GRANT, F.C., AUSTIN, G.H.: The diagnosis, treatment, and prognosis of Tumors affecting the spinal cord in children. J. Neurosurg. **13**, 535–545 (1956)

GREENWOOD, JR. J.: Intramedullary tumors of spinal cord. A fellow-up study after total surgical removal. J. Neurosurg. **20**, 665–668 (1963)

GROSJEAN, M.: A propos de l'emploi du Pantopaque dans les myelographies. J. radiol. **38**, 1053–1061 (1957)

GROTE, W.: Schwierigkeiten in der Diagnostik der Caudatumoren. Nervenarzt **28**, 260–264 (1957)

GROTE, W., HOFFMANN, W.: Über Chondrome der Wirbelsäule. Zbl. Neurochir. **17**, 342–349 (1957)

GRUETER, H.: Untersuchungen des Filum terminale unter besonderer Berücksichtigung der Verhältnisse bei Spina bifida occulta und Klauenhohlfuß. Acta Neurochir. **10**, 523–532 (1962)

GRYSPEERDT, G.L.: Myelographic assessment of occult forms of spinal dysraphism. Acta radiol. (Diagn.) **1**, 702–717 (1963)

GÜMBEL, U., PIA, H.W., VOGELSANG, H.: Lumbosacrale Gefäßanomalie als Ursache von Ischialgien. Acta Neurochir. **20**, 131–151 (1969)

GUIDETTI, B.: Intramedullary tumours of the spinal cord. Acta Neurochir. **17**, 7–23 (1967)

HAAF, W.: Normale und pathologische Anatomie des Kaudasackes im Röntgenbild. Acta Neurochir. **13**, 344–345 (1965)

HABEL, J.: Die Darstellung der Ausdehnung von Raumforderungen im Spinalkanal mittels kombinierter Myelographie mit positiven und negativen Kontrastmitteln. Nervenarzt **39**, 413–416 (1968)

HACKENSELLNER, H.A., PAPE, R.: Über Meningokelen bei Neurofibromatosis Recklinghausen. Fortschr. Röntgenstr. **81**, 66–71 (1954)

HACKER, H.: Untersuchungsstuhl für die lumbale Myelographie. Fortschr. Röntgenstr. **10**, 582–584 (1966)

HAFT, H., SHENKIN, H.A.: Spinal epidural meningioma. J. Neurosurg. **20**, 801–804 (1963)

HALABURT, H., LESTER, J.: Leptomeningeal changes following lumbar myelography with water-soluble contrast media (meglumin iothalamate and metiodal sodium). Neuroradiology **5**, 70–76 (1973)

HAMMER, B., SCHERRER, H.: Choice of contrast medium in lumbosacral myelography. Neuroradiology **4**, 114–117 (1972)

HANNAN, J.R., HUGHES, C.R., MULVEY, B.E.: Spinal cord tumors. Radiology **53**, 711–719 (1949)

HARRIS, W.R., RATHBUN, J.B., WORTZMANN, G., HUMPREY, J.G.: Avulsion of lumbar roots complicating fracture of pelvis. J. Bone Jt. Surg. **55-A**, 1436–1442 (1973)

HAWORTH, J.B., KEILLOR, G.W.: Use of transparencies in evaluating the width of the spinal canal in infants, children, and adults. Radiology **79**, 109–114 (1962)

HEISER, S., SWYER, A.J.: Myelographie in spinal metastases. Radiology **62**, 695–702 (1954)

HELLER, H.: Positive Myelographie mit Äthylmonojodstereat. Fortschr. Röntgenstr. **109**, 69–73 (1968)

HENSCHEN, F.: Tumoren des Zentralnervensystems und seiner Hüllen. In: Handbuch der speziellen und pathologischen Anatomie und Histologie (F. HENKE, O. LUBARSCH, Hrsg.), Bd. XIII/3. Berlin-Göttingen-Heidelberg: Springer 1955

HERRMANN, E., LORENZ, R., VOGELSANG, H.: Zur Diagnostik der spinalen epiduralen Hämatome und Abszesse. Radiologe **5**, 504–508 (1965)

HETZEL, H., KLOSS, K.: Traumatische Genese eines spinalen Epidermoids. Dtsch. Z. Nervenheilk. **175**, 413–418 (1956)

HIGAZI, J.: Intraspinal epidermoids. Report of two cases. J. Neurosurg. **20**, 805–808 (1963)

HILAL, S.K., MARTON, D., POLLACK, E.: Diastematomyelie in children. Radiology **112**, 609–621 (1974)

HINCK, V.C., HOPKINS, C.E., SAVARA, B.S.: Sagittal diameter of the cervical spinal canal in children. Radiology **79**, 97–108 (1962)

HINDMARSH, T.: Methiodal sodium and metrizamide in lumbar myelography. Acta radiol. Suppl. **335**, 359–365 (1973)

HINDMARSH, T.: Myelography with a non-ionic water soluble contrast medium (Metrizamide). Thesis, Stockholm 1974

HINKEL, C.L.: Entrance of pantopaque into venous system during myelography. Amer. J. Roentgenol. **54**, 230–233 (1945)

HIRSCH, C., ROSENCRANTZ, M., WICKBOM, J.: Lumbar myelography with water-soluble contrast media. Acta radiol. Diag. **8**, 55–64 (1969)

HIRSCHBIEGEL, H.: Remittierende Verläufe bei Spinaltumoren. Dtsch. Z. Nervenheilk. **190**, 74–82 (1967)

HOFF, H., WEINGARTEN, K.: Über spinale Tumoren im Kindesalter. Wien: Klin. Wschr. **64**, 220–222 (1952)

HOFFMANN, G., WAROT, P., GALIBERT, P., MEIGNI, S., LAINE, M.E.: Lipomes intra-médullaires de la région cervico-dorsale. Rev. neurol. **103**, 558–567 (1960)

HOPF, A.: Die Wirbelsäulenosteomyelitis nach lumbalen Injektionen. Arch. orthop. Unfall-Chir. **53**, 72–91 (1961)

HOSSMANN, K.-A., ZÜLCH, K.J.: Die spinalen psammomatösen Meningeome der Frau. Neurochirurgia **9**, 106–113 (1966)

HOWLAND, W.J., CURRY, J.L., BUTLER, A.K.: Pantopaque Arachnoiditis. Experimental study of blood as a potentiating agent. Radiology **80**, 489–491 (1963)

HULLAY, J., OSZLÁNSZKY, O., HALASZ, P.: Intramedullar epidermoid successfully operated upon. Acta Neurochir. **10**, 410–414 (1962)

HURTEAU, E.F., BAIRD, W.C., SINCLAIR, E.: Arachnoiditis following the use of iodized oil. J. Bone Jt. Surg. **36-A**, 393–400 (1954)

HUSAIN, F.: Chordoma of the thoracic spine. J. Bone Jt. Surg. **42-B**, 560–564 (1960)

IRSTAM, L., ROSENCRANTZ, M.: Water-soluble contrast media and adhesive arachnoiditis. I. Reinvestigation of nonoperated cases. Acta radiol. (Stockh.) **14**, 497–506 (1973)

IRSTAM, L., ROSENCRANTZ, M.: Water-soluble contrast media and adhesive arachnoiditis. II. Reinvestigation of operated cases. Acta radiol. (Stockh.) **15**, 1–15 (1974)

JAEGER, R., WHITELEY, H.W.: Avulsion of the brachial plexus. Report of six cases. J. amer. med. Ass. **153**, 633–635 (1953)

JAKOBSEN, J.K.: Clinical evaluations of a histologic examination of the side effects of myelografic contrast media. Acta radiol. Diagn. **14**, 638–646 (1973)

JAKOBY, R.K., KOOS, W.TH.: Intradural extramedullary tuberculoma of the spinal cord. J. Neurosurg. **18**, 557–559 (1961)

JANZEN, R.: Die rechtzeitige Erkennung des Tumor spinalis. Internist **7**, 105–117 (1966)

JANZEN, R.: Elemente der Neurologie auf der Grundlage von Physiologie und Klinik. Springer, Berlin, Heidelberg, New York 1969

JEANMART, L., RÉTIF, J.: Confrontations des résultates de l'examen myélographique avec les données cliniques et les constatations operatoires à propos des 150 cas de hernies discales lombaires. J. belge Radiol. **50**, 415–423 (1967)

JEANMART, L., RÉTIF, J., BRIHAYE, J.: Syndrome de la queue de cheval par compression d'origine tumorale et discale: Rapport de l'examen myélographique. J. Radiol. Electrol. **51**, 561–566 (1970)

JELLINGER, K.: Durchblutungsstörungen des Rückenmarks. Nervenarzt **43**, 549–556 (1972)

JENSEN, J.T.: Epidural placement of Pantopaque after Myelographie. Neuroradiology **5**, 197–201 (1973)

JIROUT, J.: The mobility of the cervical spinal cord under normal conditions. Brit. J. Radiol. **32**, 744–751 (1959)

JIROUT, J.: Mobility of the thoracic spinal cord under normal conditions. Acta radiol. (Diagn.) **1**, 729–735 (1963)

JIROUT, J.: Neuroradiologie. Berlin, VEB Verlag Volk und Gesundheit 1966

JIROUT, J., KUNC, Z.: Traumatic herniation of the thoracic intervertebral dise. Acta Neurochir. **8**, 88–93 (1960)

JONES, M.D., NEWTON, TH.H.: Inadvertent extraarachnoid injections in myelography. Radiology **80**, 818–822 (1963)

JONES, R.A.C., THOMSON, J.L.G.: The narrow lumbar canal. J. Bone Jt. Surg. **50-B**, 595–605 (1968)

KAPLAN, L., KENNEDY, F.: The effects of head posture on the manometrics of the cerebrospinal fluid in cervical lesions: a new diagnostic test. Brain **73**, 337–345 (1950)

KATTAN, K.R., SPITZ, H.B.: Roentgen findings in obstetrical injuries to the brachial plexus. Radiology **91**, 462–466 (1968)

KAUFMANN, K.: Lehrbuch der speziellen pathologischen Anatomie. 11. u. 12. Aufl. Walter de Gruyter, Berlin 1958

KAUTZKY, R.: Beitrag zur Kenntnis traumatischer Rückenmarkscysten. Zbl. Neurochir. **10**, 110–117 (1950)

KELLY, JR., D.L., ALEXANDER, JR. E.: Lateral cervical puncture for myelography. J. Neurosurg. **29**, 106–110 (1968)

KENNADY, J.C., STERN, W.E.: Metastatic neoplasmus of the vertebral column producing compression of the spinal cord. Amer. J. Surg. **104**, 155–168 (1962)

KENDALL, B., RUSSEL, J.: Haemangioblastoma of the spinal cord. Brit. J. Radiol. **39**, 817–823 (1966)

KESSEL, F.K., JÄGER, F.: Eingriffe am Rückenmark. In: Breitner, R.: Chirurgische Operationslehre, Bd. I. Wien, Urban u. Schwarzenberg 1955

KHILNANI, M.T., WOLF, B.S.: Transverse diameter of cervical spinal cord on pantopaque myelography. J. Neurosurg. **20**, 660–664 (1963)

KIEL, F.W., STARR, L.B., HANSEN, J.L.: Primary melanoma of the spinal cord. J. Neurosurg. **18**, 616–629 (1961)

KLAUE, R.: Die traumatischen Schädigungen des Rückenmarks und seiner Hüllen. In Handbuch der Neurochirurgie, Bd. VII/1 Berlin-Heidelberg-New York, Springer 1969

KNUTSSON, F.: The myelogramm following operation for herniated dise. Acta radiol. **32**, 60–65 (1949)

KOCH, O.: Beitrag und Kritik zum Bild der intraspinalen Lipome. Arch. Psychiatr. Nervenkr. **179**, 416–421 (1948)

KOZLOWSKI, K., MICHALSKI, M.: Selten auftretende intraspinale Tumoren bei Kindern. Fortschr. Röntgenstr. **96**, 531–539 (1962)

KRAYENBÜHL, H., YASARGIL, M.G.: Die Varicosis spinalis und ihre Behandlung. Schweiz. Arch. Neurol. Psychiat. **92**, 74–92 (1963)

KRISS, F.C., SCHNEIDER, R.C.: The value of vertebral angiography in the treatment of cervical neurofibroma. J. Neurosurg. **28**, 29–34 (1968)

KRUEGER, E.G., SOBEL, G.L., WEINSTEIN, CH.: Vertebral hemangioma with compression of spinal cord. J. Neurosurg. **18**, 331–338 (1961)

KUHLENDAHL, H.: Spinale Arachnoidalzysten. Zbl. Neurochir. **19**, 198–204 (1959)

KUHLENDAHL, H.: Schäden durch Kontrastmittel bei der Myelographie. In: Kontrastuntersuchungen des Spinalkanals. Komplikationen und Schäden. Stuttgart, Hippokrates-Verlag 1959

LANGER, F.: Myelographischer Nachweis von lumbalen Wurzelausrissen. Fortschr. Röntgenstr. **114**, 566–568 (1971)

LÉVY, A., KLINGLER, M.: Das spontane spinale epidurale Hämatom. Acta Neurochir. **11**, 530–544 (1964)

LEWIN, J.R., WYCIS, H.T., YOUNG, B.R.: Roentgen diagnosis of herniation of the brain into the spinal canal (Arnold-Chiari deformity) by pantopaque myelography. Radiology **54**, 591–594 (1950)

LEWITAN, A., GILBERT, S., KARVOUNIS, P.: Twenty-four-hour films as an aid in the recognition of mixed injections (subarachnoid, subdural, and epidural) in Pantopaque myelography. Radiology **93**, 177–179 (1969)

LILIEQUIST, B., LUNDSTRÖM, B.: Lumbar myelography and arachnoiditis. Neuroradiology **7**, 91–94 (1974)

LINDBLOM, K.: Lumbar myelography by Abrodil. Acta radiol. **27**, 1–7 (1946)

LINDBLOM, K.: Complications of myelography by Abrodil. Acta radiol. **28**, 69–73 (1947)

LINDBLOM, K.: The subarachnoid spaces of the root sheaths in the lumbar region. Acta radiol. **30**, 419–426 (1948)

LINDBLOM, K.: Technique and results in myelography and disc puncture. Acta radiol. **34**, 321–330 (1950)

LINDENBERG, R.: Die Gefäßversorgung und ihre Bedeutung für Art und Ort von kreislaufbedingten Gewebsschäden und Gefäßprozessen. In: Handbuch der speziellen pathologischen Anatomie und Histologie. Bd. XIII/1 B. Berlin-Göttingen-Heidelberg, Springer 1957

LINDGREN, E.: Myelographie. In: Lehrbuch der Röntgendiagnostik von SCHINZ, H.R., BAENSCH, W.E., FRIEDL, E., UEHLINGER, E. 5. Aufl. Stuttgart, Thieme, 1952

LOEW, F., JOCHHEIM, K.A., KIVELITZ, R.: Klinik und Behandlung der lumbalen Bandscheibenschäden. In: Handbuch der Neurochirurgie, Bd. VII/1. Berlin-Heidelberg-New York: Springer 1969

LOMBARDI, G., PASSERINI, A.: Spinal cord tumors. Radiology **76**, 381–392 (1961)

LOMBARDI, G., PASSERINI, A.: Spinal cord diseases: A radiologic and myelographie analysis. Baltimore: Williams and Wilkins 1964

LOMBARDI, L., MATEOS, J.H., BARROETA, F.F.: Subarachnoid hemorrhage due to andometriosis of the spinal canal. Neurology **18**, 423–426 (1968)

LOOS, D.: Hohes Querschnitts-Syndrom durch eosinophiles Granulom. Med. Wschr. **10**, 681–683 (1956)

LORENZO, A., WEBER, E.: Mißbildungsgeschwülste des ZNS mit besonderer Berücksichtigung der Dermoidcysten. Z. Kinderheilk. **83**, 386–397 (1960)

LOVE, J.G., KIEFER, E.J.: Root pain and paraplegia due to protrusion of thoracic intervertebral dises. J. Neurosurg. **7**, 62–69 (1950)

LOVE, J.G., MILLER, R.H., KERNOHAN, J.W.: Lymphomas of spinal epidural space. Arch. Surg. **69**, 66–76 (1954)

LÜDINGHAUSEN V., M.H.: Die Venen des menschlichen Wirbelsäulenkanals und ihre Funktion. Münch. med. Wschr. **110**, 20–28 (1968)

MCCARTY, JR., W.C., LANE, JR., F.W.: Pitfalls of Myelography. Radiology **65**, 663–670 (1955)

MAIER, H.C.: Extradural and intrathoracic lipoma causing spinal cord compression. J. amer. med. Ass. **181**, 610–612 (1962)

MALCOLM, D.J., NEWTON, T.H.: Inadvertent extra-arachnoid injections in myelography. Radiology **80**, 818–822 (1963)

MANNO, N.S., UIHLEIN, A., KERNOHAN, J.W.: Intraspinal epidermoids. J. Neurosurg. **19**, 754–765 (1962)

MARKHAM, J.W., LYNGE, H.N., STAHLMAN, E.B.: The syndrom of spontaneous spinal epidural hematoma. J. Neurosurg. **26**, 334–342 (1967)

MARTINS, A.N., KEMPE, L.G., PITKETHLY, D.T., FERRY, D.J.: Reappraisal of the cervical myelogramm. J. Neurosurg. **27**, 27–31 (1967)

MASON, M.S., RAAF, J.: Complications of Pantopaque Myelography. J. Neurosurg. **19**, 302–311 (1962)

McRae, D.L.: Die Bandscheibendegeneration – radiologische und klinische Probleme. In: Klinische Neuroradiologie, K. Decker, Stuttgart, Thieme 1960

Mellot, G.J., Potvliege, R., Martin, Ph., Brihaye, J.: Myélographie dans les infiltrations néoplasiques de l'espace épidural. Acta radiol. (Diagn.) **1**, 736–750 (1963)

Mendelsohn, R., Weiner, J.H., Keegan, J.M.: Myelographic demonstration of brachial plexus root avulsion. Arch. Surg. **75**, 102–107 (1957)

Merrei, F.T.: Mit klinischen Symptomen einhergehende Zysten der Caudawurzeln. Zbl. Neurochir. **13**, 212–218 (1953)

Moil, R., Ehni, G.: Cauda equina compression due to spondylolisthesis. J. Neurosurg. **28**, 262–265 (1968)

Mulvey, R.B.: An unusual myelographic pattern of arachnoiditis. Radiology **75**, 778–781 (1960)

Mumenthaler, M., Schliack, H.: Läsionen peripherer Nerven. Stuttgart, Thieme 1965

Murphey, F., Hartung, W., Kirklin, J.W.: Myelographic demonstration of avulsing injury of the brachial plexus. Amer. J. Roentgenol. **58**, 102–105 (1947)

Murray, R.O.: Intradural arachnoid cyst of the lumbar spinal canal. Brit. J. Radiol. **32**, 689–692 (1959)

Nichols, Jr., P., Manganiello, O.J.: Extradural hematoma of the spinal canal. Report of a case. J. Neurosurg. **13**, 638–640 (1956)

Nittner, K.: Die raumbeschränkenden spinalen Prozesse im Kindes- und Jugendalter. Zbl. Neurochir. **16**, 348–352 (1956)

Nittner, K.: Raumbeengende Prozesse im Spinalkanal (einschließlich Angiome und Parasiten). In: Handbuch der Neurochirurgie, Bd. VII/2. Berlin-Heidelberg-New York: Springer 1972

Nittner, K., Schiefer, W.: Multiple Meningeome im Spinalkanal. Zbl. Neurochir. **15**, 99–103 (1955)

Nittner, K., Tönnis, W.: Symptomatologie, Diagnostik und Behandlungsergebnisse der Rückenmarks- und Wirbelangiome. Zbl. Neurochir. **10**, 317–333 (1950)

Norstrom, C.W., Kernohan, J.W., Love, J.G.: One hundred primary caudal tumors. J. amer. med. Ass. **178**, 1071–1077 (1961)

Oberson, R.: La myélographie. Schweiz. med. Wschr. **99**, 1401–1412 (1969)

Odin, M., Runström, G., Lindblom, A.: Jodized oils as aid to diagnosis of lesions of spinal cord and contribution to knowledge of adhesive circumscribed meningitis. Acta radiol. Suppl. **7**, 1–86 (1928)

Oeconomos, D., Caracalos, A.: Cholestéatomes intrarachidiens multiples. Complication tardive d'injections intrarachidiennes pour méningite tuberculeuse de l'enfance. Rev. neurol. **97**, 81–101 (1957)

Oldenkott, P., Driesen, W.: Spontanes epidurales Hämatom im Brustwirbelkanal während Antikoagulantien-Langzeitbehandlung. Med. Welt **1**, 305–307 (1966)

Panter, K.: Über Komplikationen und Gefahren bei der Abrodil-Myelographie. Dtsch. med. Wschr. **78**, 937–941 (1953)

Pauly, R., Cools, M.: Intérêt de la myélographie dans les lésions fermées du plexus brachial. J. Radiol. Électrol. **43**, 283–287 (1962)

Payne, E.E., Spillane, J.D.: The cervical spine. An anatomo-pathological study of to specimeus (using a special technique) with particular reference to the problem of cervical spondylosis. Brain **80**, 571–596 (1957)

Payne, R.F., Thomson, J.L.G.: Myelography in lumbo-sacral plexus injury. Brit. J. Radiol. **42**, 840–845 (1969)

Pear, B.L.: Jatrogenic intraspinal epidermoid sequestration cysts. Radiology **92**, 251–254 (1969)

Pendl, G., Ganglberger, J.A., Horcajada, J.: Das spinale epidurale Hämatom. Acta Neurochir. **24**, 207–217 (1971)

Peraita, P.: Beitrag zur myelographischen Diagnose spinaler Hydatiden. Acta Neurochir. **13**, 345–346 (1965)

Pia, H.W.: Megacauda, Eine angeborene Erweiterung des Caudasackes im Lumbosacralbereich. Langenbecks Arch. Klin. Chir. **290**, 429–439 (1959)

Pia, H.W.: Angio-lipomatöse Dysplasien als Ursache von Ischialgien. Zbl. Chir. **85**, 1026–1033 (1960)

Porter, E.C.: Measurement of the cervical spinal cord in pantopaque myelography. Amer. J. Roentgenol. **76**, 270–272 (1956)

Praestholm, J., Lester, J.: Water-soluble contrast lumbar myelography with meglumine iothalamate (Conray). Brit. J. Radiol. **43**, 303–308 (1970)

Praestholm, J., Olgaard, K.: Comparative histological investigation of the sequelle of experimental myelography using sodiun methiodal and meglumine iothalamate. Neuroradiology **4**, 14–19 (1972)

Radberg, C., Wennberg, E.: Late sequelae folowing myelography with water-soluble contrast media. Acta radiol. Diagn. **14**, 507–512 (1973)

Radovici, A., Meller, O.: Encephalographie liquidienne par le thorotrast sous-arachnoidien. Rev. neurol. **57**, 479–485 (1932)

Ramamurthi, B., Anguli, V.C., Iyer, C.G.S.: A case of intramedullary neurinoma. J. Neurol. Neurosurg. Psychiat. **21**, 92–94 (1958)

Ramsay, G.H., French, J.D., Strain, W.H.: Jodinated organic compounds as contrast media for radiographie diagnoses. IV. Pantopaque myelography. Radiology **43**, 236–240 (1944)

Rand, R.W.: Multiple spinal cord meningiomas. J. Neurosurg. **9**, 310–314 (1952)

Rasmussen, T.B., Kernohan, J.W., Adson, A.W.: Pathologic classification, with surgical consideration, of intraspinal tumors. Ann. Surg. **111**, 513–530 (1940)

Rath, S., Mathai, K.V., Chandy, J.: Multiple meningiomas of the spinal canal. J. Neurosurg. **26**, 639–640 (1967)

Rayle, A.A., Gay, B.B., Meadors, J.L.: The myelogramm in avulsion of the brachial plexus. Radiology **65**, 65–71 (1955)

Redo, S.F.: Spinal complications following lumbar puncture. A review of the literature and report of four cases. Surgery **33**, 690–701 (1953)

Reeves, D.L., Brown, H.: Thoracic intervertebral disc protrusion with spinal cord compression. J. Neurosurg. **28**, 24–28 (1968)

Regen, E.M., Haber, A.: Giant-cell tumor of cervical vertebra with unusual symptoms. J. Bone Jt. Surg. **39 A**, 196–200 (1957)

Reinhardt, K., Panter, K.: Myelographie und Ischias. Saarbrücken: West-Ost Verlag 1955

Reischauer, F.: Untersuchungen über den lumbalen und cervikalen Bandscheibenvorfall. Stuttgart: Georg Thieme 1949

Rétif, J., Jeanmart, L.: Etude myélographique des hernies discales lombaires et dorsales avec arrêt complet du produit de contraste. Acta neurol. belg. **68**, 543–551 (1968)

Rexed, B.A., Wennström, K.G.: Arachnoidal proliferation and cystic formation in the spinal nerve-root pouches of man. J. Neurosurg. **16**, 73–84 (1959)

Richter, H.S.R.: Sakrale Wurzelzysten als Ursache von Lumbago und Ischias. Acta Neurochir. **16**, 173, 1967

Riechert, T.: Die Operationen an der Wirbelsäule und am Rückenmark. In: Bier-Braun-Kümmel, Chirurgische Operationslehre, Bd. II, Leipzig: Johann Ambrosius Barth 1954

Roberson, G.H., Llewellyn, H.J., Taveras, J.M.: The narrow lumbar spinal canal syndrome. Radiology **107**, 89–97 (1973)

Robles, J.: Brachial plexus avulsion. A review of diagnostic procedures and report of six cases. J. Neurosurg. **28**, 434–438 (1968)

Röttgen, P.: Über traumatische intradurale Wurzelabrisse. Nervenarzt **23**, 348–349 (1952)

Rohrer, R.H., Sprawls, Jr. P., Miller, W.B., Weens, H.S.: Radiations doses received in myelographic examinations. Radiology **82**, 106–112 (1964)

Ruberti, R., Galligioni, F., Iraci, G., Nori, A.: Venous intravasation of iodized oil during myelography. Amer. J. Roentgenol. **48**, 720–722 (1966)

Sarpyener, M.A.: Congenital stricture of the spinal canal. J. Bone Jt. Surg. **27**, 70–79 (1945)

Sassaroli, S., Di Giulio, T.: Betrachtungen über das myelographische Bild der sog. Ausrißverletzung des Brachialplexus. Fortschr. Röntgenstr. **94**, 130–137 (1961)

Scheid, W.: Zur Klinik und Differentialdiagnose der raumfordernden spinalen Prozesse. Med. Klin. **47**, 523–526 (1952)

Scheid, W.: Die Zirkulationsstörungen des Gehirns und seiner Häute. In: Handbuch der Inneren Medizin 4. Aufl. Bd. V/3. Berlin-Göttingen-Heidelberg: Springer 1955

Schicke, R., Seitz, D.: Spinales epidurales Hämatom unter Antikoagulantientherapie. Dtsch. Med. Wschr. **95**, 275–277 (1970)

Schindler, E., Samii, M.: Pantopaque-myelographische Befunde bei Wurzelausrissen des Plexus brachialis. Fortschr. Röntgenstr. **122**, 528–533 (1975)

Schlesinger, E.B., Taveras, J.M.: Syndromes of cervical root compression; neurologic and roentgenologic aspects. Med. Clin. N. Amer. **37**, 451–478 (1953)

Schlesinger, E.B., Taveras, J.M.: Factors in production of "cauda equina" syndromes in lumbar discs. Trans. Amer. neurol. Ass. **78**, 263–265 (1953)

Schlüter, K.: Infektspondylitis nach paravertebraler Infiltration. Fortschr. Röntgenstr. **82**, 357–363 (1955)

Schneider, R.C., Cherry, G., Pantek, H.: The syndrom of acute central cervical spinal cord injury. J. Neurosurg. **11**, 546–577 (1954)

Schober, R.: Zystische Bildungen der häutigen Rückenmarkshüllen. Fortschr. Röntgenstr. **94**, 116–129 (1961)

Schober, R.: Klinische und diagnostische Bedeutung cystischer Wurzeltaschen-Erweiterungen. Acta radiol. (Diagn.) **1**, 754–762 (1963)

Schober, R.: Röntgenkontrastmittel und Liquorraum. Berlin-Göttingen-Heidelberg-New York: Springer 1964

Schultz, E.C., Johnson, A.C., Brown, C.A., Mosberg, Jr. W.H.: Paraplegia caused by spontaneous spinal epidural hemorrhage. J. Neurosurg. **10**, 608–616 (1953)

Schultz, Jr. E.H., Brogdon, B.G.: The problem of subdural placement in myelography. Radiology **79**, 91–96 (1962)

Schwartz, R.B., Müke, R., Lüdecke, D.: Spontanes spinales epidurales Haematom. In: Spinale raumfordernde Prozesse (W. Schiefer, H.H. Wieck, Hrsg.). Erlangen: D. Straube 1976

Seaman, W.B., Furlow, L.T.: The myelographic appearance of sacral cysts. J. Neurosurg. **13**, 88–94 (1956)

Serfling, J., Parnitzke, K.: Die epidurale Varikosis spinalis als Ursache von Wurzelsyndromen. Z. Orthop. **89**, 437–457 (1958)

Shapiro, J.H., Och, M., Jacobson, H.G.: Differential diagnosis of intradural (extramedullary) and extradural spinal canal tumors. Radiology **76**, 718–732 (1961)

SHAPIRO, R.: Myelography 3d. ed. Year Book Medical Publishers, Inc. Chicago 1975

SHENKIN, H.G., HORN, JR. R.C., GRANT, F.C.: Lesions of spinal epidural space producing cord compression. Arch. Surg. **51**, 125–146 (1945)

SHERMAN, R.M., CAYLOR, H.D., LONG, L.: Anterior sacral meningocele. Amer. J. Surg. **79**, 743–747 (1950)

SHERMAN, R.S., LEAMING, R.: The roentgen findings in neuroblastoma. Radiology **60**, 837–849 (1953)

SHOREY, W.D.: Diastematomyelia associated with dorsal Kyphosis producing paraplegia. J. Neurosurg. **12**, 300–305 (1955)

SICARD, J.A., FORESTIER, J.: Méthode générale d'exploration radiologique par l'huile iodée (Lipiodol). Bull. mém. Soc. méd. Hôp. Paris **46**, 463–468 (1922)

SIEGLBAUER, F.: Lehrbuch der normalen Anatomie des Menschen. Wien: Urban und Schwarzenberg 1947

SKALPE, J.O., AMUNDSEN, P.: Lumbar radiculography with metrizamide. Radiology **115**, 91–95 (1975)

SKALPE, J.O., AMUNDSEN, P.: Thoracic and cervical myelography with metrizamide. Radiology **116**, 101–106 (1975)

SLOFF, J.L., KERNOHAN, J.W., MACCARTY, C.S.: Primary intramedullary tumors of the spinal cord and filum terminale. Philadelphia and London: W.B. Saunders Co. 1964

SOD, L.M., WIENER, L.M.: Intradural extramedullary plasmocytoma. J. Neurosurg. **16**, 107–109 (1959)

SÖDERBERG, L., SJOBERG, S., LANGELAND, P.: Neurological complications following myelography with water-soluble contrast media. Acta orthop. scand. **28**, 220–223 (1959)

SOLÉ-LLENAS, J.: Les kystes des racines sacrées et leur valeur pathologique. Acta radiol. (Diagn.) **1**, 782–786 (1963)

STEINBACH, H.L., HILL, W.B.: Pantopaque pulmonary embolisme during myelography. Radiology **56**, 735–738 (1951)

STEVENS, W.W., SCHLESINGER, E.B.: Intramedullary epidermoid tumors of the thoracic spinal cord. J. Neurosurg. **29**, 296–299 (1968)

SUTTON, D.: Sacral cysts. Acta radiol. (Diagn.) **1**, 787–795 (1963)

SVIEN, H.J., THELEN, E.P.: Intraspinal tumors in children. J. amer. med. Ass. **155**, 959–961 (1954)

SWEDBERG, M.: Meningo- and Myelomeningocele studied by gas myelography. Acta radiol. **1**, 796–805 (1963)

TAHERI, Z.E., RIEMENSCHNEIDER, P., ECKER, A.: Myelographic diagnosis of sacral perineural cyst. J. Neurosurg. **9**, 93–95 (1952)

TÄNZER, A.: Indikation und Komplikationen der Kontrastuntersuchung des Spinalkanals. Internist **7**, 117–122 (1966)

TÄNZER, A.: Die Myelographien. In: Wirbelsäule und Nervensystem TROSTDORF, E., STENDER, H.ST. Stuttgart: Thieme 1970

TARLOV, J.M.: Pantopaque Meningitis disclosed at operation. J. amer. med. Ass. **129**, 1014–1016 (1945)

TARLOV, J.M.: Cysts (perineurial) of the sacral roots. Another cause (removable) of sciatic sain. J. amer. med. Ass. **138**, 740–744 (1948)

TARLOV, J.M., DAY, R.: Myelography to help localize traction lesions of the brachial plexus. Amer. J. Surg. **88**, 266–271 (1954)

TAVERAS, J.M., WOOD, E.H.: Diagnostic Neuroradiology. Baltimore: Williams and Wilkins 1964

TAYLOR, A.R.: Mechanism and treatment of spinal cord disorders associated with cervical spondylosis. Lancet 1953 I, 717–720

TAYLOR, P.F.: Traumatic intradural avulsion of the nerve roots of the brachial plexus. Brain **85**, 579–602 (1962)

TENG, P., PAPATHEODOROU, CH.: Spinal arachnoid diverticula. Brit. J. Radiol. **39**, 249–254 (1966)

THEMEL, K.: Jodipinschäden nach Myelographie. Zbl. Chir. **77**, 1508-1512 (1952)

THERKELSEN, J.: Angioma racemosum venosum medullae spinalis. Acta psychiat. scand. **33**, 219–231 (1958)

DU TOIT, J.G., FAINSINGER, M.H.: Spinal extradural cysts. J. Bone Jt. Surg. **30-B**, 613–618 (1948)

TÖNNIS, W., FRIEDMANN, G., NITTNER, K.: Zur röntgenologischen Diagnose und Differentialdiagnose der intraspinalen Tumoren. Fortschr. Röntgenstr. **88**, 288–301 (1958)

TÖNNIS, W., NITTNER, K.: Die Sanduhrgeschwülste des Wirbelkanals. Klinische Studie. Zbl. Neurochir. **14**, 238–253 (1954)

TUCKER, A.S.: Myelography of complete spinal obstruction. Amer. J. Roentgenol. **76**, 248–269 (1956)

UIBERALL, E.H., POLITTOFF, A.: Gefäßmißbildungen des Rückenmarkes. Acta Neurochir. **10**, 432–455 (1962)

UIHLEIN, A., BAKER, JR. H.L.: Centrally herniated intervertebral disks. Acute spinal-cord compression. Minnesota Med. **51**, 1229–1233 (1968)

UTHGENANNT, H.: Die Bedeutung der Abrodilmyelographie in der Ischiassymptomatik. Fortschr. Röntgenstr. **73**, 726 (1950)

VARLEY, W.J.: The importance of cervical myelography in cervical and upper thoracic nerve root avulsion. Radiology **76**, 376–380 (1961)

VERBIEST, H.: A radicular syndrome from developmental narrowing of the lumbar vertebral canal. J. Bone Jt. Surg. **36-B**, 230–237 (1954)

VERBIEST, H.: Further experences on the pathological influence of a developmental narrowness of the bony lumbar vertebral canal. J. Bone Jt. Surg. **37-B**, 576–583 (1955)

VETTER, K.: Die Katheterisierung des Spinalkanals. Nervenarzt **39**, 22 (1968)

VOGELSANG, H., WIEDENMANN, O.: Angiographische Befunde bei einem Riesenzelltumor und einem benignen Osteoblastom der Halswirbelsäule. Fortschr. Röntgenstr. **110**, 843–851 (1969)

VOGLER, E., WALCHER, W.: Versuche mit einem neuen Kontrastmittel für die subarachnoidale Myelographie. Fortschr. Röntgenstr. **99**, 493–506 (1963)

VOIGT, K., MANZ, F.: Kombinierte Pantopaque-Luft-Myelographie bei spinalen Raumforderungen mit totalem Kontrastmittelstop. Fortschr. Röntgenstr. **111**, 277–279 (1969)

WACKENHEIM, A.: Roentgen Diagnosis of the Craniovertebral Region. Berlin-Heidelberg-New York: Springer 1974

WEBER, W.: Über spinale epidurale Eiterungen und ihre Komplikationen (Rückenmarksabszeß). Zbl. Neurochir. **15**, 226 (1955)

WEIGERT, M.: Akutes spinales, epidurales Hämatom als Folge von Behandlung mit Antikoagulantien. Nervenarzt **32**, 85–89 (1961)

WELLAUER, J.: Die Myelographie mit positiven Kontrastmitteln. Stuttgart: Georg Thieme 1961

WELLAUER, J.: Erkrankungen am und im Spinalkanal. In: SCHINZ, H.R., BAENSCH, W.E., FROMMHOLD, W., GLAUNER, R., UEHLINGER, E., WELLAUER, J.: Lehrbuch der Röntgendiagnostik 6. Aufl. Bd. III, Stuttgart: Thieme 1966

WENDE, S., BEER, K.: The diagnostic value of gasmyelography. Am. J. Roentgenol. **104**, 213–218 (1968)

WENDE, S., SCHLIACK, H.: Zur Frage von Pantopaque-Spätschäden. Nervenarzt **32**, 415–416 (1961)

WERTHEIMER, P., ALLEGRE, G., GARDE, A.: Les tumeurs épendymaires de la moélle et du filum terminale. Rev. neurol. **82**, 153–162 (1950)

WHITE, J.C., HANELIN, J.: Myelographic sign of brachial plexus avulsion. J. Bone Jt. Surg. **36-A**, 113–118 (1954)

WHITELEATHER, J.E.: Roentgen demonstration of cervical nerve root avulsion. Amer. J. Roentgenol. **72**, 1017–1022 (1954)

WIDEROE, S.: Über die diagnostische Bedeutung der intraspinalen Luftinjektion bei Rückenmarksleiden, besonders bei Geschwülsten. Zbl. Chir. **48**, 394–397 (1921)

WIEDENMANN, O.: Perineurale Zysten der Lumbal- und Sakralwurzeln. Fortschr. Röntgenstr. **88**, 662–669 (1958)

WIEDENMANN, O.: Eine Methode zur Darstellung des oberen thorakalen Spinalkanals im positiven Myelogramm. Fortschr. Röntgenstr. **92**, 170–173 (1960)

WIEDENMANN, O., DECKER, K.: Das Myelogramm bei Ausrissen des Armplexus. Fortschr. Röntgenstr. **84**, 345–349 (1956)

WILKINS, R.H.: Neurosurgical classic-X. J. Neurosurg. **20**, 721–727 (1963)

WILKINSON, H.A., MARK, V.H.: Thoracic extramedullary astrocytoma. J. Neurosurg. **28**, 504–508 (1968)

WOOD, JR. E.H.: Diagnosis of spinal meningiomas and schwannomas by myelography. Amer. J. Roentgenol. **61**, 683–689 (1949)

WORRINGER, E.G., THOMALSKE, G., BAUMGARTNER, J.: Die Myelographie mit wasserlöslichem Kontrastmittel in der Diagnose des lumbosakralen Bandscheibenprolapses. Nervenarzt **27**, 547–552 (1956)

WORTZMAN, G., BOTTERELL, E.H.: A mobile ependymoma of the filum terminale. J. Neurosurg. **20**, 164–166 (1963)

WYATT, G.M., SPURLING, R.G.: Pantopaque, notes on absorption following myelography. Surgery **16**, 561–566 (1944)

YAMADA, H., OHYA, M., OKADA, T., SHIOZAWA, Z.: Intermittent cauda equina compression due to narrow spinal canal. J. Neurosurg. **37**, 83–88 (1972)

YEOMAN, P.M.: Cervical myelography in traction injuries of the brachial plexus. J. Bone Jt. Surg. **50-B**, 253–260 (1968)

ZEITLER, E., DIETZ, H.: Über den diagnostischen Wert der Myelographie mit Suspensionen. Radiologe **5**, 489–503 (1963)

ZÜLCH, K.J.: Zur Entstehung und Behandlung der Symptome bei der osteochondrotischen Erkrankung der Hals- und Lenden-Wirbelsäule. Medizinische **1954**, 536–540

ZÜLCH, K.J.: Biologie und Pathologie der Hirngeschwülste. In: Handbuch der Neurochirurgie, Bd. III. Berlin-Göttingen-Heidelberg: Springer 1956

ZÜLCH, K.J.: Geschwülste und Parasiten des Nervensystems. Biologie und Pathologie der Geschwülste des Gehirns, des Rückenmarkes, der peripheren Nerven und des Sympathicus. In: Lehrbuch der speziellen und pathologischen Anatomie. Begr. von E. KAUFMANN, 11. u. 12 Aufl. (M. STAEMMLER, Hrsg.), Bd. III/1, S. 427–565. Berlin: de Gruyter 1958

Die Luftmyelographie

Von

N. NAKAYAMA† und S. WENDE

Mit 18 Abbildungen und 11 Tabellen

A. Einleitung

Unter dem Begriff „Luftmyelographie" versteht man eine Röntgenuntersuchung des Spinalkanals mit negativen Kontrastmitteln, damit auch eine Röntgenuntersuchung des Rückenmarks. In der Weltliteratur ist diese Untersuchungsmethode unter der Bezeichnung Pneumomyelography, Airmyelography, PMG bekannt. Die Entwicklung der Luftmyelographie ist etwa mit der Entwicklung der Pneumoenzephalo-Cisternographie zu vergleichen.

Die erste Beschreibung über die myelographische Untersuchung mit negativen Kontrastmitteln ist auf die Arbeit von DANDY (1919, 1922) zurückzuführen. Er wies darauf hin, daß spinale Tumoren durch Injektion von Luft sichtbar gemacht werden können. Bereits 1925 konnte DANDY durch luftmyelographische Untersuchungen bei 10 spinalen Tumoren 7mal die untere Begrenzung und den kompletten Stopp der Liquorpassage feststellen. Er bevorzugte damals die laterale Projektion für die Diagnostik bei Tumoren und Verwachsungen. Nach seiner Meinung war die Anwendung der Luftmyelographie im sagittalen Strahlengang für die Diagnostik im zervikalen Abschnitt wegen Überlagerung durch die Trachea nicht geeignet.

DANDY (1919–1925), WIDEROE (1921), VAN WAGENEN (1934), COGGESHALL u. VON STORCH (1934) bevorzugten bei der Durchführung einer Luftmyelographie die Lumbalpunktion. Dagegen führten YOUNG u. SCOTT (1938) die Subokzipitalpunktion mit anschließendem Liquor-Luft-Austausch zur Darstellung des Spinalkanals durch.

Bald nach Einführung der Methode wurde die luftmyelographische Untersuchung von mehreren Autoren bei verschiedenen Indikationen (Verdacht auf Tumor, Diskopathien, unklare Rückenschmerzen) angewandt.

JACOBAEUS (1921) führte zum ersten Mal einen Liquor-Luft-Austausch durch, wobei ca. 20–30 ml Liquor durch die gleiche Luftmenge ersetzt wurden. Er verwandte diese Methode in 4 Fällen und konnte den unteren Tumorpol exakt darstellen. JACOBAEUS wies damals bereits darauf hin, daß eine Fehldiagnose dadurch möglich wird, daß Luft nicht in ausreichender Menge die Höhe der vermuteten Läsion erreicht.

WIDEROE (1921) nahm bei 11 Patienten eine intraspinale Luftinjektion vor und beobachtete das Auftreten der Schmerzsymptomatik in der vermuteten Höhe des Tumors. Er glaubte, daß diese Beobachtung für die Tumorlokalisation sehr nützlich sei. Zu ähnlichen Feststellungen kam BINGEL (1921) bei 2 Patienten mit extramedullären Tumoren.

Durch die Einführung der Myelographie mit jodhaltigen Kontrastmitteln (SICARD u. FORESTIER, 1922) wurde diese Untersuchungsmethode zunächst als Methode der Wahl für die spinale Diagnostik angesehen. 1929 wies WARTENBERG jedoch darauf hin, daß die Myelographie mit negativen Kontrastmitteln gegenüber der Myelographie mit positiven Kontrastmitteln in einigen Fällen Vorteile bietet.

Als weitere Autoren sind zu nennen: ALWENS u. HIRSCH, 1923; ESKUCHEN, 1924; COGGESHALL u. VON STORCH, 1934; VAN WAGENEN, 1934; SCOTT u. YOUNG, 1937; YOUNG u. SCOTT, 1938; REICHERT, 1939; LINDGREN, 1939; CHAMBERLAIN u. YOUNG, 1939; POPPEN, 1940; DEUCHER, 1940; BEDRNA u. VAVDRA, 1941; BUSCH, 1941; LOWMAN u. FINKELSTEIN, 1942; GALBRAITH, 1944; BÄRTSCHI-ROCHAIX u. WEBER, 1944; OLSSON, 1948; JUBA, 1949; KEHRER, 1949.

In den folgenden Jahren wurde diese Untersuchungsmethode ebenfalls zur Diagnostik verschiedener Mißbildungen herangezogen (Arnold-Chiari-Mißbildung, Syringomyelie, Hydromyelie). Hier sind als Autoren zu nennen: MARKS u. LIVINGSTON, 1950; DECKER, 1957; JACOBSEN u. HYLLESTED, 1958; KLEFENBERG u. SALTZMANN, 1959; BONTE *et al.*, 1959; LILIEQUIST, 1960; WACKENHEIM, VROUSOS, SUBIRANA u. LEMAIRE, 1965; WESTBERG, 1966.

LINDGREN (1939) wies darauf hin, daß die Luftmyelographie, besonders bei Vorliegen eines inkompletten Stopps durch arachnoidale Verwachsungen im Spinalkanal, der Myelographie mit positivem Kontrastmittel überlegen sei. Die erste ausführliche Arbeit mit großer Untersuchungszahl wurde im Jahr 1951 von LINDGREN veröffentlicht, wobei er über die Ergebnisse von 1964 Myelogrammen bei Tumoren, Diskopathien und Arachnitiden berichtet. Von den 1964 Fällen wurden lediglich 26 Myelographien mit positivem Kontrastmittel durchgeführt. Bei den restlichen Untersuchungen erfolgte eine Myelographie mit negativen Kontrastmitteln. In dieser Arbeit wird zudem die Lindgrensche Untersuchungstechnik im Detail beschrieben.

Die Untersuchungsmethode wurde in der folgenden Zeit durch technische Fortschritte verbessert, z.B. verwendete LINDGREN (1951) die Tomographie, die später auch von anderen Autoren bevorzugt wurde (ODEN, 1953; GROS *et al.*, 1954; BONTE *et al.*, 1960; BONTE, 1961; HERTZOG, 1961, 1963; BONTE u. DELFOSSE, 1963; ROTH, 1963, 1965). DECKER (1957) und WIEDENMANN u. LEUCHS (1958) führten die Luftmyelographie zum ersten Mal am Bildverstärker durch.

DJINDJIAN *et al.* (1963), DORLAND, MAZARS u. PANSINI (1965) und DORLAND, CHODKIEWITCH u. MAZARS (1965) kombinierten die sog. Sakrographie (Darstellung des distalen Durasacks mit Luft) mit der Subtraktionstechnik. SEUR (1972) berichtete über Vorteile des Subtraktionsverfahrens bei der zervikalen Gasmyelographie.

Im Jahr 1969 erschien die Monographie „Pneumomyelography" von JIROUT. In diesem Werk sind die verschiedenen Untersuchungstechniken, eine ausführliche Radio-Anatomie des Spinalkanals und zahlreiche pathologische Beispiele bei verschiedenen Erkrankungen des Rückenmarks bzw. des Spinalkanals abgehandelt.

In dem hier vorliegenden Kapitel werden verschiedene Untersuchungstechniken geschildert. Zusätzlich wird auf die Röntgen-Anatomie des Spinalkanals und die Pathologie des Spinalkanals und Rückenmarks eingegangen. Abschließend erfolgt eine Gegenüberstellung der Myelographie mit positiven und negativen Kontrastmitteln.

B. Untersuchungstechnik

Die optimale Füllung des spinalen Subarachnoidalraums hängt von der Technik der Untersuchung ab. DANDY (1919–1925) führte die luftmyelographische Untersuchung durch eine Lumbalpunktion im Sitzen durch. Ebenfalls wandten WIDEROE (1921), VAN

WAGENEN (1934), COGGESHALL u. VON STORCH (1934) die Lumbalpunktion für die Luftfüllung an. COGGESHALL u. VON STORCH (1934) nahmen die Untersuchung in der Trendelenburgschen Position vor. YOUNG u. SCOTT (1938) führten zum ersten Mal eine Subokzipitalpunktion durch. Die beiden Untersucher injizierten lediglich 3–6 ml Luft als Kontrastmittel, um den Liquordruck möglichst konstant zu halten. VAN WAGENEN (1934) insufflierte ebenfalls nur 5–8 ml Luft in den Spinalkanal. Nach LINDGREN (1939) ist jedoch eine Luftmenge von 80–100 ml für die Darstellung des gesamten Spinalkanals notwendig.

CHAMBERLAIN u. YOUNG (1939) und BEDRNA u. VAVDRA (1941) haben nach lumbaler Punktion in der Trendelenburgschen Position mit einer Kippung des Untersuchungstisches um 25–30° 5 ml Liquor gegen 5 ml Luft ausgetauscht. Dieser Vorgang wurde so lange wiederholt bis 35–40 ml Luft injiziert waren. Die Methode war besonders für die Diagnostik bei lumbalen Diskopathien sehr nützlich.

BUSCH (1941) empfahl ein Ablassen von 40–50 ml Liquor mit anschließender Injektion von erwärmtem Sauerstoff, bis ein intraspinaler Druck von 250–300 mm H_2O erreicht war.

Die sog. „Zwei-Nadel-Methode" ist auf die Untersuchung von MUNRO u. ELKINS (1942) zurückzuführen.

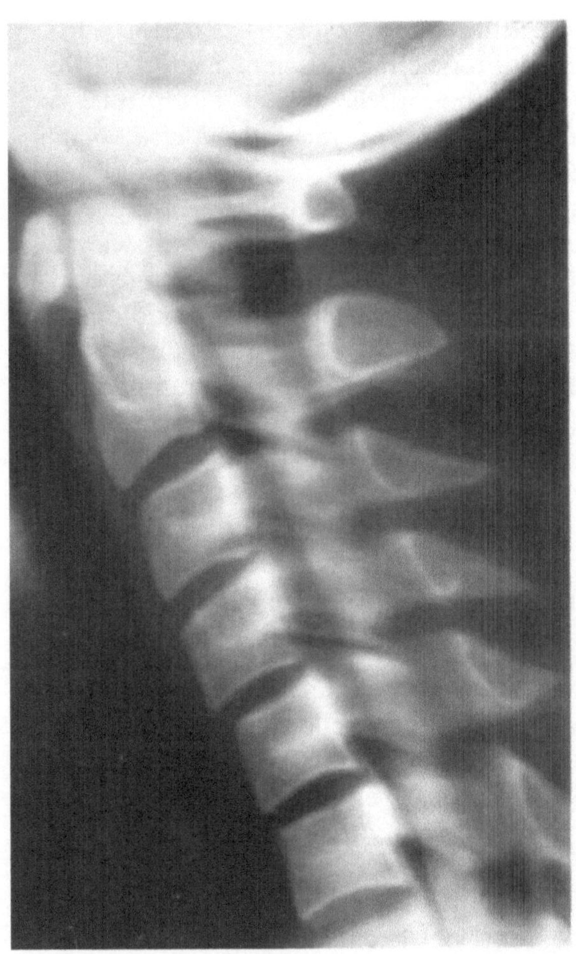

Abb. 1

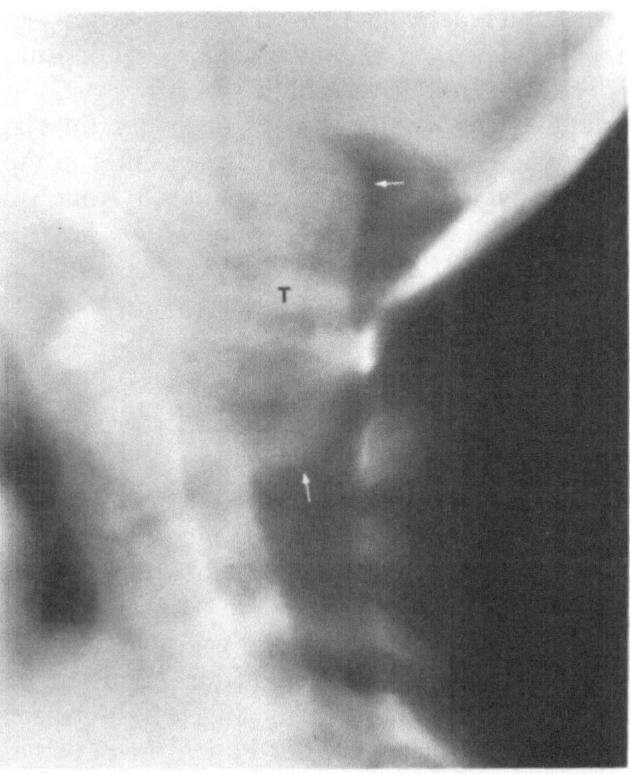

Abb. 2

Abb. 1. Normales Luftmyelogramm der Zervikalregion

Abb. 2. Luftmyelogramm eines Lipoms des kraniospinalen Übergangs

Es sollen im Folgenden einige Untersuchungsmethoden dargestellt werden. Die heute angewandte modifizierte Untersuchungstechnik ist auf diese klassischen Untersuchungsmethoden zurückzuführen.

I. Technik nach Lindgren (1939, 1951)

Die Untersuchung des gesamten Spinalkanals durch die Luftmyelographie erfolgt nach *Subokzipitalpunktion* des Patienten. Das Kopfende des Untersuchungstisches wird um etwa 15° gesenkt, damit die Luft bei der Untersuchung nicht in die intrakraniellen Liquorräume eintritt. Der Liquor-Luft-Austausch wird in Portionen von 10 ml vorgenommen. Die durchschnittliche Luftmenge für den Liquor-Luft-Austausch beträgt bei einem Erwachsenen 100 ml. Schmerzen hinter dem Ohr oder in der Schläfe deuten an, daß Luft in die intrakraniellen Subarachnoidalräume eingedrungen ist. In der Folge werden nochmals ca. 20 ml Luft injiziert, so daß im Spinalkanal ein Überdruck herrscht (ca. 200 mm H_2O). Der leichte Überdruck bewirkt die Entfaltung des Spinalkanals. Nur durch die Dehnung des Subarachnoidalraums gelingt es, einen im Extraduralraum gelegenen raumfordernden Prozeß nachzuweisen.

Die *Lumbalpunktion* wird bei Untersuchungen des lumbalen Abschnitts durchgeführt. Der Patient liegt waagerecht in Seitenlage auf dem Untersuchungstisch. Dabei wird der Kopf über die Schulter nach unten abgeknickt (d.h. der Kopf liegt dem Tisch auf), so daß ein Eindringen der Luft in die intrakraniellen Liquorräume verhindert wird. Nach Lumbalpunktion werden ca. 35 ml Liquor abgelassen und danach wird das Kopfende des Untersuchungstisches gesenkt. Angewärmtes Gas wird im Überdruckverfahren von 500–600 mm H_2O injiziert. Der Liquor-Luft-Austausch erfolgt so lange, bis – wie bei der subokzipitalen Technik – Luft zurückströmt. Anschließend kann nach Waagerechtstellung des Röntgentisches auch der thorakale Abschnitt ausreichend röntgenologisch untersucht werden. Bei Vorliegen eines kompletten Stopps sollte die Untersuchungsmethode nach Lumbalpunktion durch Anheben des Kopfendes des Untersuchungstisches oder im Sitzen vorgenommen werden. Lindgren fand bei der angeführten Technik, daß die injizierte Luft in der Mehrzahl der Fälle in den ersten 24 h resorbiert wird.

II. Technik nach Murtagh, Chamberlain, Scott u. Wycis (1955)

Die Autoren gehen von der Vorstellung aus, daß sich intraspinal injizierte Luft wie die Luftblase in einer Wasserwaage verhält, d.h. sie sammelt sich jeweils an dem höchstgelegenen Abschnitt an. Nach Lumbalpunktion in Seitenlage werden 40–50 ml Luft in den Subarachnoidalraum injiziert. Die Lumbalkanüle wird sofort entfernt und der Patient anschließend in Rückenlage gebracht. Der Röntgentisch wird zunächst so gekippt, daß die zervikothorakale Region am höchsten liegt. In dieser Position werden Aufnahmen im seitlichen Strahlengang angefertigt. Anschließend wird der Tisch in die horizontale Position gebracht und der Patient in Bauchlage gedreht. Bei leicht anteflektiertem Kopf werden dann Röntgenaufnahmen im seitlichen Strahlengang angefertigt, um den dorsalen Abschnitt des Subarachnoidalraums darzustellen. Nach dieser Methode haben die Autoren bei 59 Untersuchungen in 47 Fällen gute Resultate erzielt. Die benötigte Luftmenge beträgt ca. 40–50 ml.

III. Technik nach Jirout (1956–1966)

In der Mehrzahl der Fälle bevorzugt Jirout zur Durchführung einer Luftmyelographie die Lumbalpunktion. Sollte die Lumbalpunktion wegen Deformierung der Wirbelsäule, Arachnoidalverwachsungen und aus anderen Gründen nicht möglich sein, erfolgt eine Subokzipitalpunktion. Bei der Subokzipitalpunktion muß das Kopfende des Untersuchungstisches um ungefähr 30° gesenkt sein, um das Eintreten der Luft in den intrakraniellen Abschnitt zu verhindern. Trotz dieser Technik kommt es hier häufiger zu einem Lufteintritt in den Schädelinnenraum als bei Untersuchungen nach Lumbalpunktion.

Für die Untersuchung des *lumbalen* Spinalkanals wird die Untersuchung in Seitenlage durchgeführt. In waagerechter Position des Patienten werden 30–40 ml Liquor abgelassen.

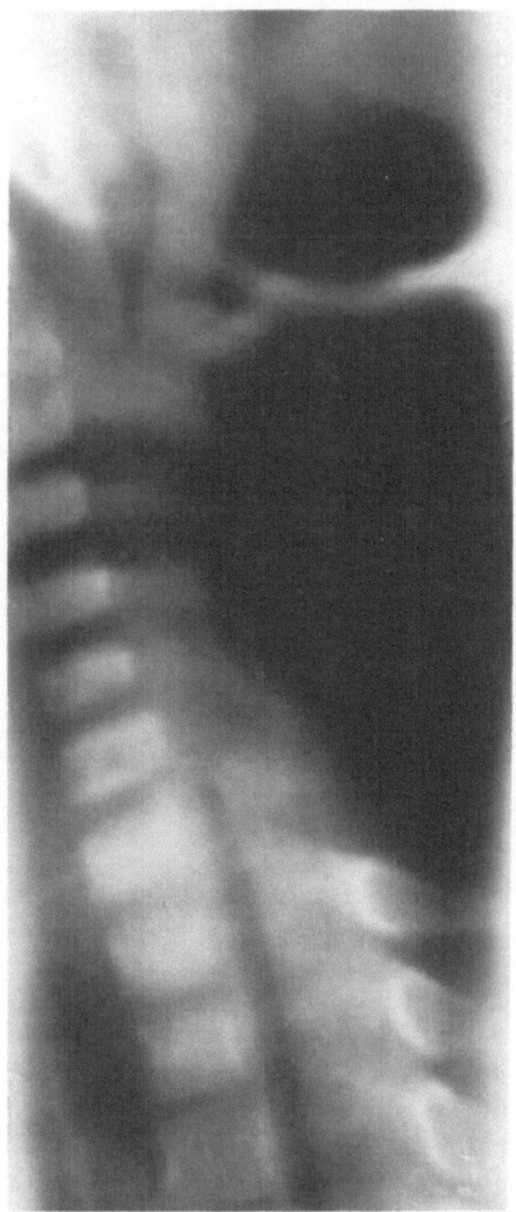

Abb. 3. Zervikales Luftmyelogramm nach einer zervikalen Laminektomie. Das Halsmark ist mit dem vorderen Abschnitt des Spinalkanals verwachsen

Durch gleichzeitige Kompression der Vv. jugulares kann die Geschwindigkeit des Liquorablassens beschleunigt werden. Anschließend wird das Kopfende des Untersuchungstisches um ca. 30° gesenkt. Der Patient wird mit einem Gurt fixiert, um ein Abgleiten vom Untersuchungstisch zu verhindern. In dieser Position wird Luft oder Sauerstoff (10—15 ml/min) injiziert. In der Regel reicht eine Luftmenge von 40—60 ml für die lumbale Diagnostik. Jetzt werden Aufnahmen im sagittalen, lateralen und schrägen Strahlengang angefertigt. Bei Verdacht auf lumbale Diskopathien führt Jirout zusätzliche Aufnahmen in Anteflexion und Retroflexion sowie mit aktivem und passivem longitudinalen Druck durch. Bei diesem Verfahren stellen sich latente Diskushernien (sog. „mobile Bandscheiben") besser dar.

Für die Untersuchung des *thorakalen* Abschnitts gilt die gleiche Untersuchungsmethode. Hier benötigt man ca. 90 ml Luft. Die Luftinjektion muß beendet werden, falls der Patient über Schmerzen in der Okzipitalregion klagt. Dies ist das Zeichen, daß die injizierte Luftmenge für die Untersuchung ausreicht. In Bauch- und Rückenlage sollten Aufnahmen im seitlichen Strahlengang erfolgen. Der dorsale Subarachnoidalraum im thorakalen Abschnitt ist oft nicht ausreichend mit Luft gefüllt. In diesem Fall ist der Patient in die Bauchlage zu drehen, um den dorsalen Abschnitt des Subarachnoidalraums besser darzustellen (Lindgren, 1951).

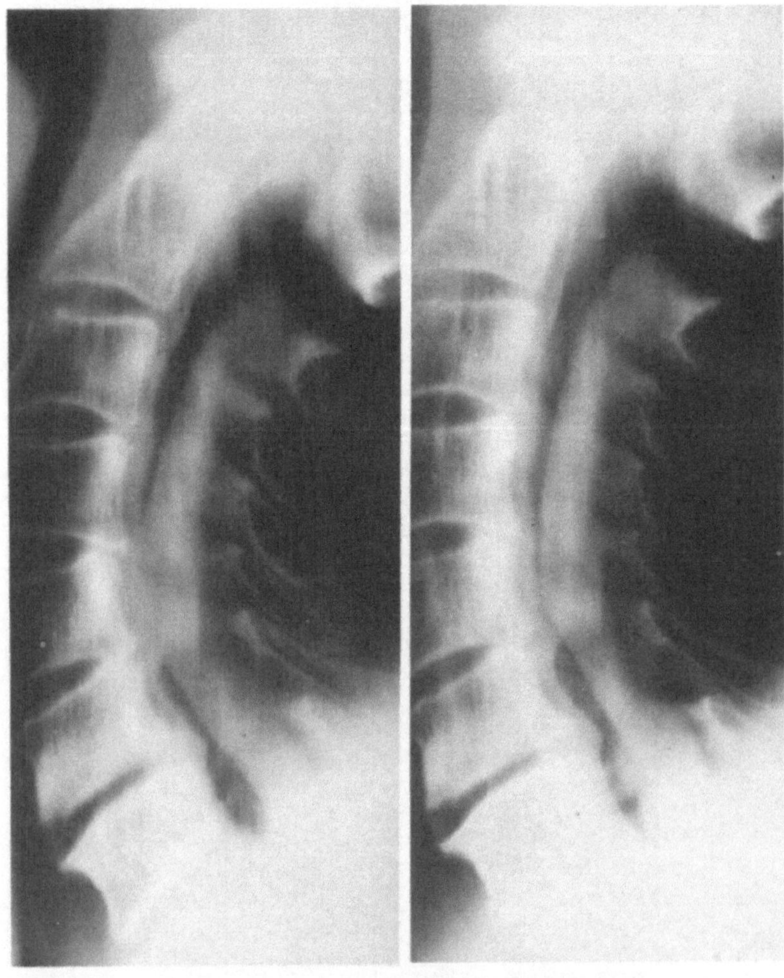

Abb. 4. Zervikales Luftmyelogramm. Auf dem linksseitigen Bild wird eine Adhäsion des vorderen Halsmarkabschnitts bei C5 vorgetäuscht. Die rechtsseitige Abbildung zeigt, nach Lageänderung des Kopfes, daß keine Adhäsion besteht. Zwischen Halsmark und der vorderen Begrenzung des Spinalkanals ist die Luftsäule deutlich erkennbar

Für die Untersuchung des *zervikothorakalen* Übergangs (gleiche Untersuchungstechnik) gibt JIROUT, neben den Röntgenaufnahmen im seitlichen Strahlengang, eine sog. Schrägposition an. Dabei sollte eine Schulter des auf dem Rücken liegenden Patienten um 45° angehoben werden (Röntgenaufnahmen im sagittalen Strahlengang). Erfahrungsgemäß benötigt man für diese Untersuchung mindestens 100 ml Luft. Falls in dieser Position keine optimale Luftfüllung im zervikothorakalen Übergang erzielt wurde, wird der Untersuchungstisch am Kopfende etwas angehoben, um weitere Luft in den zervikalen Spinalkanal zu bringen.

Für die Untersuchung des *zervikalen* Spinalkanals hat JIROUT eine weitere besonders vorteilhafte Methode beschrieben. Der Patient sitzt mit maximal anteflektiertem Kopf vor dem senkrecht stehenden Röntgentisch, so daß der Zervikalkanal der höchste Abschnitt des Liquorraums ist. Nach einer Lumbalpunktion werden 20—40 ml Luft gegen Liquor ausgetauscht. Seitliche Aufnahmen der Halswirbelsäule in dieser Haltung stellen den dorsalen Abschnitt des Subarachnoidalraums, die Cisterna magna und den 4. Ventrikel dar. Bei einem ausreichenden Liquor-Luft-Austausch bildet sich auch die ventrale Begrenzung des Rückenmarks ab. Sollte sich die ventrale Begrenzung in der beschriebenen Position nicht erkennen lassen, so muß der Patient anschließend in Rückenlage auf einen Untersuchungstisch gebracht werden. Dabei muß der Kopf tiefer gelagert werden als der Hals. Mit dieser Untersuchungstechnik sind zervikale Diskopathien besonders gut nachweisbar. Außerdem kann die Beweglichkeit des zervikalen Rückenmarks geprüft werden. Diese Untersuchungsmethode bezeichnete JIROUT mit LEWIT (1958) zusammen als *kombinierte Enzephalomyelographie*. Wie oben erwähnt, hat diese Untersuchungsmethode folgende Vorteile: Darstellung des dorsalen Abschnitts des zervikalen Subarachnoidalraums, Pneumoenzephalographie mit Darstellung der intrakraniellen Liquorräume und anschließende Darstellung der ventralen Abschnitte des zervikalen Subarachnoidalraums.

IV. Technik nach Mullan, Harper, Hekmatpanah, Torres u. Dobbin (1963)

Diese Untersuchungstechnik dient dem Nachweis einer isolierten zervikalen Läsion. Sie ist erstmals von MULLAN *et al.* durch eine laterale Punktion zwischen C1 und C2 vorgenommen worden. ROSOMOFF *et al.* (1965) haben die Methode für die Durchführung der perkutanen zervikalen Chordotomie angewandt. Auch japanische Autoren (MIYAZAKI, 1975) hoben den Wert der Untersuchungstechnik hervor, die in horizontaler Lage des Patienten durchgeführt wird. Nach Lokalanaesthesie der Haut ca. 1 cm unterhalb und 1 cm dorsal des Processus mastoideus wird der zervikale Subarachnoidalraum punktiert, wobei die Nadel zwischen den Bögen von C1 und C2 eingeführt wird. Nach entsprechender Kontrolle am Bildschirm wird der Untersuchungstisch so gekippt, daß der zervikale Spinalkanal am höchsten liegt. Unter Durchleuchtungskontrolle werden ca. 15 ml Luft gegen die gleiche Menge Liquor ausgetauscht. Dabei wird eine selektive Injektion der Luft in den ventralen Abschnitt des zervikalen Subarachnoidalraums erzielt. Die Röntgenaufnahmen werden im seitlichen Strahlengang angefertigt. Sollte die injizierte Luftmenge nicht ausreichen, können nochmals 5—10 ml Luft injiziert werden. Gegebenenfalls sollte eine Schichtuntersuchung in der Mittellinie mit linearer Verwischung oder die Vergrößerungstechnik angewandt werden.

Diese Technik wurde bereits von KELLY u. ALEXANDER (1968) und GOODMAN (1969) für die Injektion des positiven Kontrastmittels in die Cisterna magna angewandt. Auch HEINZ u. GOLDMANN (1972) berichteten über diesen Weg der Gasmyelographie.

MIYAZAKI (1975) erwähnt folgende Vorteile der Methode: 1. Die Untersuchung kann in bequemer Rückenlage des Patienten erfolgen. 2. Es ist nicht notwendig, eine Anteflexion oder Retroflexion des Halses durchzuführen. 3. Durch selektive Darstellung des ventralen Subarachnoidalabschnitts ist die ventrale Oberfläche des Halsmarks besser beurteilbar. 4. Die Lage der injizierten Luftblase kann beliebig im zervikalen Spinalkanal geändert werden. 5. Die Methode kann bei einem akuten Halsmarktrauma angewandt werden. 6. Auch ist sie bei Patienten mit Extension des Kopfes (z.B. durch Crutchfield-Zange) möglich.

Der *Informationswert der Kontrastuntersuchung des Spinalkanals mit negativen Kontrastmitteln* ist abhängig von der röntgenologischen Aufnahmetechnik und besonders der Erfahrung des untersuchenden Arztes. Es macht anfangs Schwierigkeiten, den relativ schwachen Kontrast der intraspinalen Luft röntgenologisch gut darzustellen und die Aufnahmen richtig zu deuten. Die zervikale Myelographie dauert in der Regel ca. 30 min. Ein kompletter Liquor-Gas-Austausch mit röntgenologischer Darstellung des gesamten Spinalkanals kann bis 2 h dauern. Die Pneumomyelographie nach JIROUT und die Technik nach MULLAN *et al.* (1963) sind dagegen relativ schnell durchführbar. Die selektive Darstellung des ventralen Subarachnoidalraums nach lateraler Punktion bietet bei einem frischen Trauma der Halswirbelsäule erhebliche Vorteile.

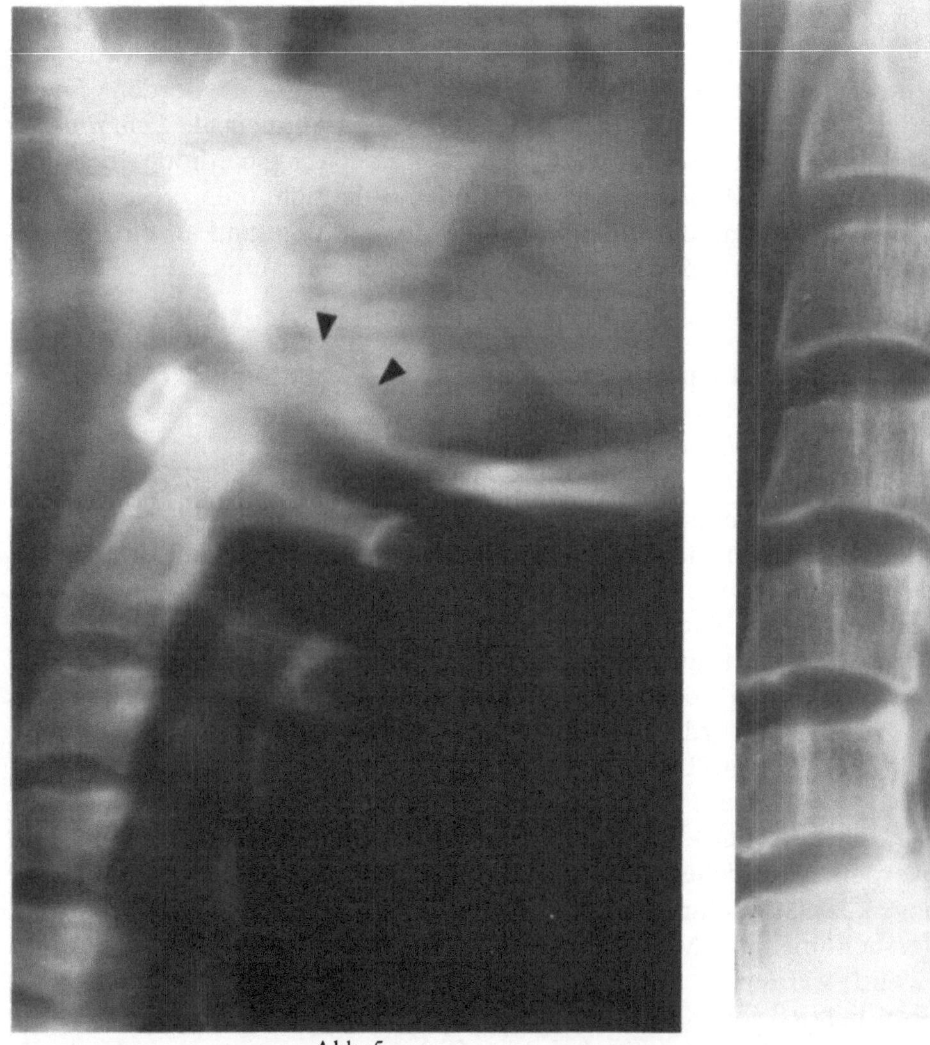

Abb. 5

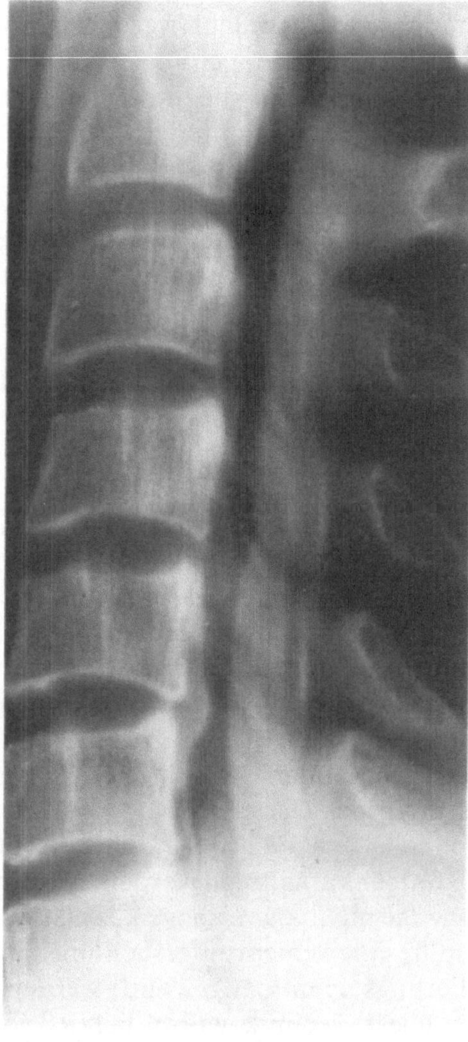

Abb. 6

Abb. 5. Dorsalverlagerung des oberen Halsmarks im Luftmyelogramm bei einem Meningeom des kraniozervikalen Übergangs (Pfeile)

Abb. 6. Luftmyelogramm einer Bandscheibenprotrusion bei C5/C6

C. Radio-Anatomie des Spinalkanals (luftmyelographische Studie)

Im Luftmyelogramm werden selten der ventrale und dorsale Subarachnoidalraum im zervikalen Abschnitt gleichzeitig abgebildet. In Bauchlage wird der dorsale, in Rückenlage dagegen der ventrale Subarachnoidalraum bevorzugt mit Luft dargestellt. Die Cisterna magna reicht auf dem seitlichen Bild bis C2. Der dorsale Subarachnoidalraum ist die Fortsetzung der Cisterna magna. In Höhe C2/3 ist der dorsale Subarachnoidalraum am engsten, da das Rückenmark in diesem Abschnitt eine ausgeprägte Krümmung nach dorsal zeigt. Bei Anteflexion wird die dorsale Wand des Durasacks gespannt, bewegt sich nach ventral und füllt sich deshalb wenig mit Luft. Bei der Beurteilung der Luftmyelogramme ist zu beachten, daß die hintere Begrenzung des Rückenmarks nicht immer mit der Vorderkante des Schattens im dorsalen Subarachnoidalraum identisch ist, da sich die Luft seitlich von der dorsalen Rückenmarkhälfte verteilt.

Stellen sich ventraler und dorsaler Subarachnoidalraum unter normalen Bedingungen gleichzeitig dar, liegt oft ein Passagehindernis im kraniozervikalen Übergang vor.

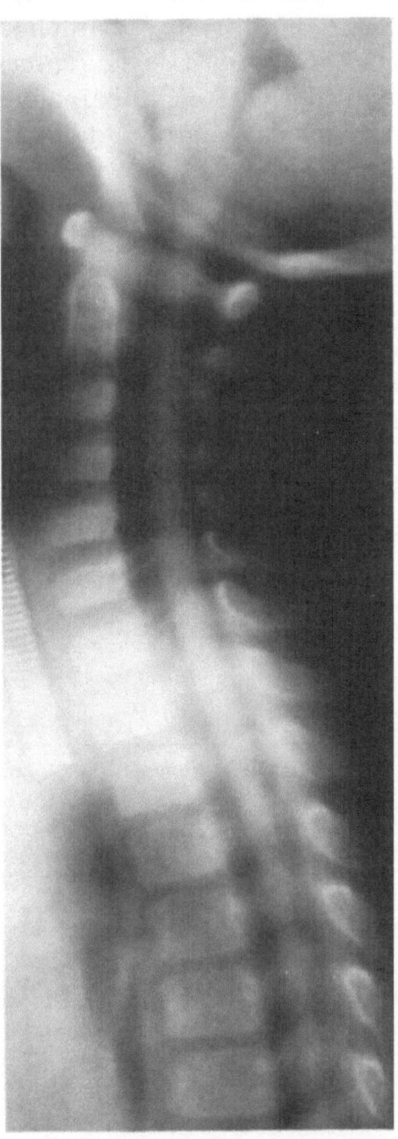

Abb. 7. Normales Luftmyelogramm des zervikothorakalen Übergangs

Das Ligamentum denticulatum ist nach JIROUT am häufigsten zwischen C1 und C2 sichtbar. In dieser Höhe ist die dorsale Kontur des Rückenmarks am deutlichsten erkennbar, im unteren Halswirbelsäulenabschnitt dagegen wegen Überlagerung durch Knochenstrukturen ohne Tomographie nicht immer sicher zu beurteilen.

Die wichtigsten Informationen werden durch seitliche Aufnahmen in Rückenlage erzielt, wobei die vordere Kontur des Rückenmarks, der ventrale Anteil des Subarachnoidalraums und die vordere Wand des Durasacks optimal abgebildet sind. Die vordere Luftkontur ist in der Regel in der gesamten Ausdehnung des zervikalen Spinalkanals glatt begrenzt und zeigt eine der Lordose entsprechende Konvexität nach ventral. Der ventrale Subarachnoidalraum wird von C1 abwärts kontinuierlich breiter und zeigt seine maximale Breite auf Höhe der Unterkante von C2. Bei der Beurteilung der Luftmyelogramme ist wichtig, daß die vordere Kontur des Rückenmarks zur Hinterwand des Spinalkanals parallel verläuft.

Im thorakalen Abschnitt werden selten der ventrale und dorsale Subarachnoidalraum gleichzeitig mit Luft dargestellt. Der dorsale Subarachnoidalraum im thorakalen Abschnitt wird nach JIROUT am besten zwischen Th5 und Th10 mit Maximum bei Th7/8 abgebildet. Die dorsale Begrenzung des Rückenmarks ist sehr oft weniger deutlich als die des ventralen Abschnitts. Nach ROTH (1965) wird der dorsale Subarachnoidalraum im unteren thorakalen Spinalkanal ständig schmaler. Der sagittale Durchmesser des Rückenmarks nimmt im oberen lumbalen Abschnitt zu; der ventrale Subarachnoidalraum wird dadurch enger. Auf dem Luftmyelogramm erscheint der ventrale Subarachnoidalraum in dieser Region oft unterbrochen.

Der Subarachnoidalraum des Thorakalabschnitts ist ebenfalls im sagittalen Strahlengang gut sichtbar, am besten auf Höhe Th11/12. Dagegen ist er im oberen thorakalen Abschnitt wegen der Überlagerung durch die Trachea ohne Tomogramm nicht sicher beurteilbar.

JIROUT berichtete 1956, daß sich das Rückenmark in Bauchlage nach ventral und in Rückenlage nach dorsal bewegt. Diese Beobachtung wurde 1957 durch DECKER bestätigt. Angaben über die Beweglichkeit des Halsmarks stammen auch von LILIEQUIST (1960, 1966).

JIROUT kommt in seiner Monographie über die Mobilität des Rückenmarks zu folgenden Aussagen:

1. Die Lage des zervikalen Rückenmarks ist nicht konstant, und es bewegt sich in sagittaler Richtung. Die Beweglichkeit des zervikalen Rückenmarks hängt von der Lage des Körpers ab, wobei bei Gesunden die maximale Beweglichkeit bis 9 mm erreichen kann.

Tabelle 1. Die Durchmesser des normalen Spinalkanals (MALINOWSKY, 1910)

Wirbelkörper	Sagittaler Durchmesser (cm)	Querdurchmesser (cm)
C1	1,5–1,8	2,2–2,3
C3	1,8–2,2	2,8–3
C5	2 –2,8	2,3–2,4
C7	1,6–1,7	3
T2	1,6–2,1	1,8–2,3
T4	1,4–1,9	1,8–2
T6	1,8–1,9	1,6–2,2
T8	1,4–1,8	2 –2,2
T10	1,5–2	1,6–2
T12	1,6–2,5	2 –2,5
L1	1,8–1,7	2,5–2,1

Tabelle 2. Die Durchmesser des normalen Rückenmarks (KEY u. RETZIUS, 1875; MALINOWSKY, 1910)

Wirbelkörper	Durchmesser des Rückenmarks in frontaler Ebene (mm)		Durchmesser des Rückenmarks in sagittaler Ebene (mm)	
	KEY, RETZIUS	MALINOWSKI	KEY, RETZIUS	MALINOWSKY
C1	12	8– 9	10,5	7
C2		13–15		7– 9
C3	12	14–15	10,5	8–10
C4		14–17		10–11
C5	13	8–12	10	8– 9
C6		13–17		7–11
C7	12	8–11	9	8– 9
T1	10	9–11	9	8– 9
T2		7–12		7– 8
T3	9	7– 8	9	7
T4		8–10		7–10
T5		7–10		7
T6	9	8–11	9	7
T7		8–10		7– 9
T8		7– 8		6– 7
T9	8	7– 8	8	7– 6
T10		7– 9		7– 8
T11		6– 2		6– 7
T12	9	7–10	9	7– 8
L1	9	2–10	9	2– 8
L1–2		20		6
L2	6	5– 6	6	5– 8
L3 mit Nervenwurzeln		10		10

Tabelle 3. Die Mobilität des normalen zervikalen Rückenmarks (JIROUT)

Wirbelkörper	Maximale Beweglichkeit (mm)	Minimale Beweglichkeit (mm)	Durchschnitt (mm)
C1	8,5	1,6	4,2
C2	9,0	0,1	3,6
C3	6,5	1,6	3,4
C4	6,9	1,2	3,6
C5	7,0	2,4	4,1
C6	7,7	2,9	5,1

Tabelle 4. a-p Durchmesser des normalen zervikalen Spinalkanals (BOIJSEN)

	mm				mm		
C1	25	(19–32)	männlich	C5	18	(14,2–23)	männlich
	24	(19–30)	weiblich		17,5	(14,2–21,5)	weiblich
C2	22	(16–27)	männlich	C6	18,5	(14,2–23)	männlich
	21	(16–26)	weiblich		17,5	(14,2–21)	weiblich
C3	19,5	(15–25)	männlich	C7	18,5	(14,2–23)	männlich
	18,5	(15–23)	weiblich		18	(14,2–21)	weiblich
C4	18,5	(14,2–24)	männlich	T1	18,5	(14,2–23)	männlich
	18	(14,2–22)	weiblich			(14,2–21)	weiblich

Tabelle 5. a-p Durchmesser des normalen zervikalen Rückenmarks (Lowman u. Finkelstein, 1942)

	cm			cm	
C1	1,0	(0,8 –1,1)	C5	0,9	(0,75–0,9)
C2	1,0	(0,8 –1,1)	C6	0,9	(0,75–0,9)
C3	1,0	(0,75–1,0)	C7	0,9	(0,75–0,9)
C4	0,95	(0,75–1,0)			

Tabelle 6. a-p Durchmesser des normalen zervikalen Rückenmarks (Klefenberg u. Saltzmann, 1959)

Wirbelkörper	mm	mm	Wirbelkörper	mm	mm
C1	12	9,6	T2	8	6,4
C3	10–11	8–8,8	T4	8	6,4
C5	10	8	T8	7– 8	5,6–6,4
C7	9–10	7,2–8	T10	8– 9	6,4–7,2
			T12	10–11	8 –8,8

Tabelle 7. a-p Durchmesser des normalen thorakalen und lumbalen Spinalkanals (Jirout)

	Wirbelkörper	Durchschnitt (mm)	Minimum (mm)	Maximum (mm)	Anzahl der Fälle
Männer	T3		13,4	–16,4	2
	T4	14,1	11,1	–16,4	13
	T5	14,1	11,1	–23,1	25
	T6	13,7	11,1	–16,4	29
	T7	14,2	11,1	–17,1	43
	T8	14,5	11,1	–17,1	49
	T9	14,2	11,1	–17,9	47
	T10	14,4	11,9	–17,9	30
	T11	14,7	13,4	–16,7	10
	T12	16,1	14,1	–18,6	8
	L1	16,5	12,5	–18,7	16
	L2	16,7	12,5	–22,2	82
	L3	16,3	12,5	–20,8	128
	L4	15,6	11,1	–20,8	132
	L5	15,2	10,4	–22,9	118
	S1	15,6	9,7	–20,1	19
Frauen	T3		12,6	–16,4	2
	T4	13,4	10,4	–14,9	14
	T5	13,8	10,4	–16,4	25
	T6	13,9	11,1	–16,4	33
	T7	14,0	11,1	–16,4	38
	T8	14,0	10,4	–16,4	38
	T9	14,0	10,4	–16,4	37
	T10	14,4	11,1	–17,9	29
	T11	13,8	10,4	–17,1	12
	T12	15,8	12,6	–19,4	4
	L1	15,6	11,8	–19,4	52
	L2	16,3	11,1	–21,5	116
	L3	15,9	11,1	–20,8	133
	L4	15,4	11,8	–22,2	131
	L5	14,5	10,4	–18,7	119
	S1	14,1	9,7	–23,6	7

2. Die Beweglichkeit des Rückenmarks ist von der Höhe abhängig. Eine minimale Beweglichkeit liegt in Höhe von C3 vor. Von C3 abwärts nimmt die Beweglichkeit kontinuierlich zu.

3. Die Lageänderung der Wirbelsäule im Sinn einer Anteflexion und Retroflexion hat auf die Beziehung zwischen dem Rückenmark und den Wänden des Spinalkanals keinen sicheren Einfluß.

5. Unter normalen Bedingungen ist die Beweglichkeit des thorakalen Rückenmarks in sagittaler Richtung weniger lageabhängig als im Zervikalabschnitt.

6. Unter normalen Bedingungen liegt die durchschnittliche Beweglichkeit des Rückenmarks im mittleren Thorakalabschnitt bei 2,08 mm, im unteren Thorakalabschnitt bei 1,8 mm und im Lumbalabschnitt bei 3,2 mm.

Da für die exakte Beurteilung der Myelogramme Kenntnisse der verschiedenen Meßwerte im Spinalkanal erforderlich sind, sollen hier einige Tabellen angeführt werden (Tabelle 1–11).

Tabelle 8. a-p Durchmesser des normalen zervikalen dorsalen Subarachnoidalraums (JIROUT)

	Durchschnitt (mm)	Minimum (mm)	Maximum (mm)
C1	6,4	3,7	11,1
	4,5	1,1	8,9
C2	4,05	1,5	8,9
	2,6	0,7	5,9
C3	2,7	0,7	5,2
C4	3,3	0,7	5,9
C5	4,1	1,5	5,9
C6	3,9	2,2	5,9

Tabelle 9. a-p Durchmesser des normalen zervikalen ventralen Subarachnoidalraums (JIROUT)

	Durchschnitt (mm)	Minimum (mm)	Maximum (mm)
C1	4,4	1,4	9,8
C2	4,5	1,1	8,2
C3	3,9	1,1	8,2
C4	3,6	0,7	7,4
C5	3,6	1,1	6,0
C6	3,7	1,8	6,8

3300

Tabelle 10. a-p Durchmesser des normalen thorakalen ventralen Subarachnoidalraums (JIROUT)

	Durchschnitt	Zahl der Messungen
Obere thorakale Wirbelsäule	2,4 mm	92
Mittlere thorakale Wirbelsäule	2,4 mm	115
Untere thorakale Wirbelsäule	3,1 mm	115

Tabelle 11. a-p Durchmesser des normalen thorakalen dorsalen Subarachnoidalraums (JIROUT)

	Durchschnitt	Zahl der Messungen
Obere thorakale Wirbelsäule	2,1 mm	4
Mittlere thorakale Wirbelsäule	2,6 mm	15
Untere thorakale Wirbelsäule	2,4 mm	3

D. Indikationen zur Luftmyelographie bei verschiedenen Erkrankungen des Rückenmarks und des Spinalkanals

I. Kongenitale Mißbildungen

Die Myelographie mit negativen Kontrastmitteln hat bei der Diagnostik kongenitaler Mißbildungen gegenüber der Myelographie mit positiven Kontrastmitteln mehrere Vorteile, da der Subarachnoidalraum bei einer kongenitalen Mißbildung in der Regel stark erweitert ist. Es müßten also große Mengen positiven Kontrastmittels injiziert werden, die sich u.U. nicht wieder völlig entfernen lassen. Ferner kann der Subarachnoidalraum, wie bei Meningozelen, in mehrere Kammern getrennt sein. Eine Darstellung der multiplen Kammern gelingt nur mit negativen Kontrastmitteln. Ferner sind gleichzeitig mehrere Mißbildungen möglich, z.B. lumbosakrale Meningozele mit einer Markatrophie im thorakalen Abschnitt. Die beiden Veränderungen sind durch die Myelographie mit negativen Kontrastmitteln in einer Sitzung optimal nachweisbar; zudem wird das negative Kontrastmittel relativ schnell wieder resorbiert.

Unter kongenitalen Mißbildungen bei Kindern kommen am häufigsten Meningomyelozelen in Frage, danach folgen Arnold-Chiari-Mißbildungen, Dandy-Walker-Mißbildungen, Diastematomyelie, Rachischisis, basiläre Impression, kongenitale Zysten und Spondylolisthesis. Die erste Anwendung der Myelographie mit negativen Kontrastmitteln bei einer *Meningozele* erfolgte 1939 durch LINDGREN. BUNNE untersuchte 1959 2 intrathorakale Meningozelen mit negativem Kontrastmittel. HERTZOG (1965) berichtete über luftmyelographische Befunde bei lumbosakralen Meningomyelozelen.

JIROUT betont in seiner Monographie ausdrücklich, daß die Anwendung der Luftmyelographie bei Meningomyelozelen die Methode der Wahl sei. Die Untersuchung kann nach JIROUT, je nach der Lokalisation der Mißbildung, entweder durch eine Lumbalpunktion oder durch eine Subokzipitalpunktion durchgeführt werden. Ebenfalls kann eine direkte Punktion der Zelen mit anschließender Luftinjektion erfolgen. Eine Kombination von Meningozelen oder Meningomyelozelen mit Arnold-Chiari-Mißbildung ist möglich (KUNZ u. KUNCOVA, 1958). JIROUT beobachtete eine Kombination von Meningomyelozele mit einer Markatrophie im thorakalen Abschnitt (1969).

Bei lumbosakraler *Spina bifida occulta* kann entweder eine geschlossene Meningozele mit erweitertem Durasack oder eine peridurale Lipomatosis mit eingeengtem Durasack vorliegen. Die Differenzierung der beiden Möglichkeiten gelingt nur durch die Anwendung der Luftmyelographie (MÜLLER, 1964).

EKELUND u. CRONQUIST (1973) berichteten über 21 kongenitale Mißbildungen, bei denen die Luftmyelographie die endgültige Diagnose erlaubt hatte.

Die erste Anwendung der Myelographie mit negativen Kontrastmitteln bei *Arnold-Chiari-Mißbildungen* ist auf MARKS u. LIVINGSTON (1949) und VERBIEST (1953 und 1955)

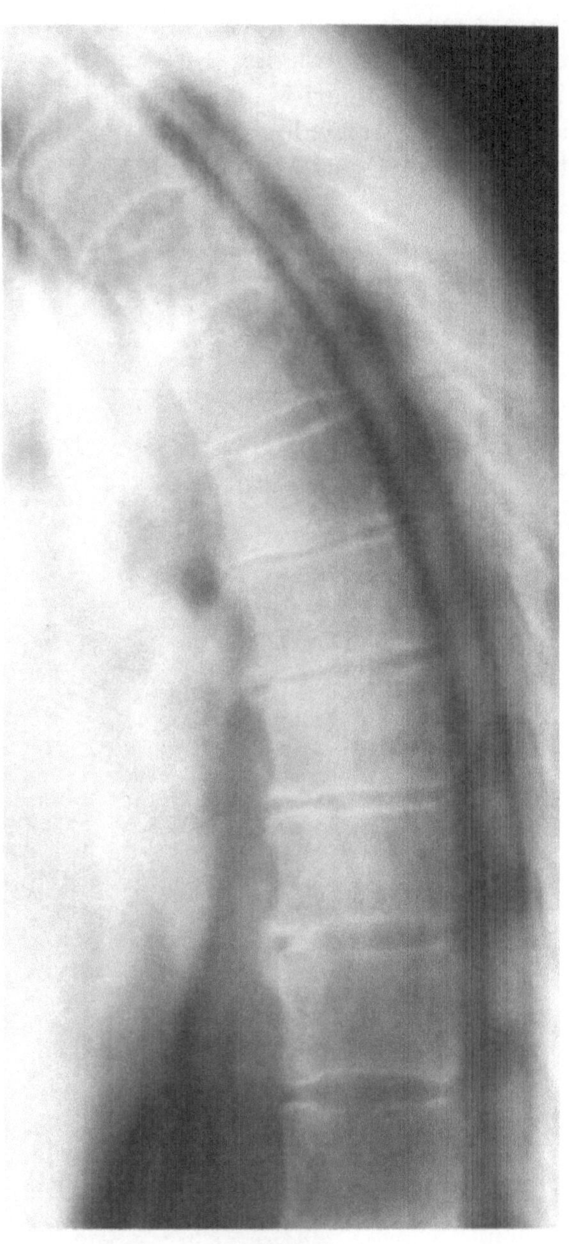

Abb. 8

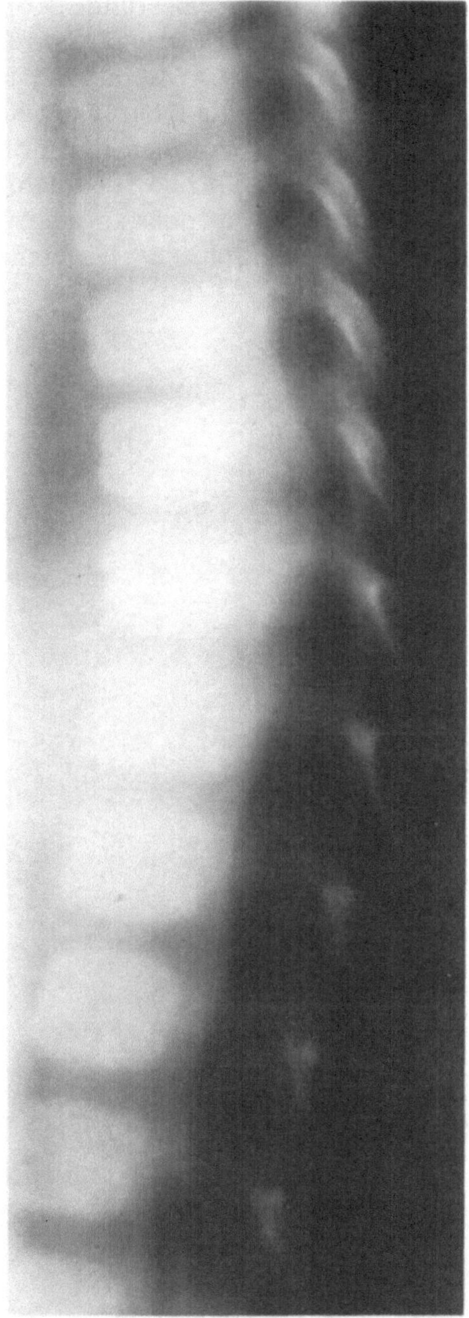

Abb. 9

Abb. 8. Normales thorakales Luftmyelogramm. Im Tomogramm übersichtliche Darstellung des Rückenmarks

Abb. 9. Luftmyelogramm eines Spongioblastoms im unteren Thorakalbereich (operativ bestätigt)

zurückzuführen. LILIEQUIST berichtete im Jahre 1960 über Untersuchungen von 16 Patienten mit Arnold-Chiari-Mißbildungen. JIROUT gab im Jahr 1958, zusammen mit LEWIT, an, daß diese Untersuchungsmethode die Differenzierung zwischen Arnold-Chiari-Mißbildung und intramedullären Tumoren erlaube. JIROUT veröffentlichte 1961 35 Fälle mit Arnold-Chiari-Mißbildungen. Dabei fanden sich oftmals bei der Arnold-Chiari-Mißbildung sehr schmale Kleinhirntonsillen, die eine Zungenform aufwiesen. Die Cisterna magna bleibt meistens frei. Nach WICKBOM u. HANAFEE (1963) können die Kleinhirntonsillen statt Zungenform eine runde Kontur zeigen. In diesen Fällen ist die Cisterna magna durch eine Weichteilverschattung eingeengt. Nach JIROUT ist die Differenzierung zwischen einer Arnold-Chiari-Mißbildung und einem Tumor schwierig, wenn die Luft nicht die dorsale und kaudale Kontur der Kleinhirntonsillen optimal darstellt. Durch eine gezielte Luftfüllung des ventralen und dorsalen Subarachnoidalraums wird die Differenzierung möglich, da der ventrale Subarachnoidalraum bei der Arnold-Chiari-Mißbildung in Höhe C1/C2 normal weit oder sogar erweitert ist. Bei Tumoren ist er jedoch stark eingeengt. Die luftmyelographische Differenzierung zwischen Arnold-Chiari-Mißbildung und der

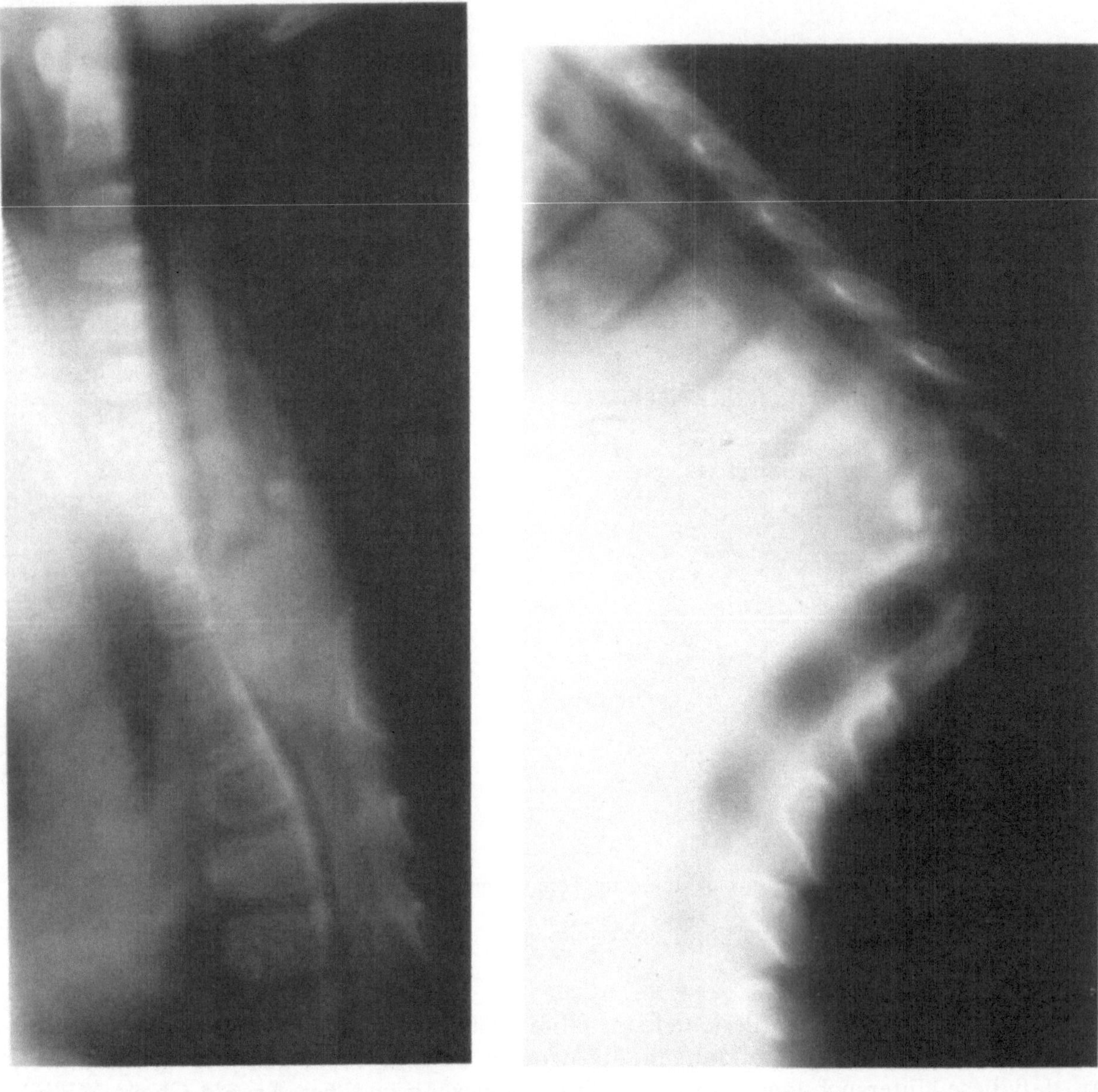

Abb. 10 Abb. 11

Abb. 10. Luftmyelogramm eines extramedullären, intraduralen Tumors bei D3—D5

Abb. 11. Luftmyelographie bei einem Patienten mit einer Spondylitis tuberculosa

sog. axialen Verschiebung des Hirnstamms gelingt nach JIROUT in der Regel ohne Schwierigkeiten. Bei einem Tonsillentiefstand durch Hirndrucksteigerung stellt sich der untere Pol der Kleinhirntonsillen unterhalb des Foramen magnum abgerundet dar. Der Subarachnoidalraum unterhalb des Foramen magnum füllt sich nur wenig mit Luft.

Bei einer *Diastematomyelie* ist die Abbildung der typischen Spaltbildung des Rückenmarks luftmyelographisch ebenfalls möglich (ROTH, 1963; LILIEQUIST, 1965). Beide Autoren betonen, daß die Anwendung der Myelographie mit negativem Kontrastmittel die Methode der Wahl sei. Zu der gleichen Auffassung kam SWEDBERG (1963). Dagegen zeigt der Bericht von WINTER *et al.* (1974) über 27 Patienten mit Diastematomyelie, daß die Myelographie mit positiven Kontrastmitteln als diagnostisch ausreichend angesehen werden kann.

Bei *basilärer Impression* ist die Anwendung der Gasmyelographie nach JIROUT die Methode der Wahl, da die Krümmung des Rückenmarks auf dem Luftmyelogramm optimal dargestellt wird.

Bei den sog. *kongenitalen epiduralen Zysten* sollte ebenfalls eine Gasmyelographie durchgeführt werden (JACOBS *et al.*, 1954; VOGEL *et al.*, 1972; ROTH, 1973).

Zusammenfassend ist zu sagen, daß die Anwendung einer Gasmyelographie bei kongenitalen Mißbildungen in der Regel eine optimale Diagnostik erlaubt.

II. Diskopathien

Im Jahr 1937 haben SCOTT u. YOUNG zum ersten Mal bei 10 Patienten mit Diskopathien eine Gasmyelographie erfolgreich durchgeführt. CHAMBERLAIN u. YOUNG berichteten 1939 über 100 Fälle von Diskopathien, die luftmyelographisch diagnostiziert wurden. In den darauffolgenden Jahren veröffentlichte LINDGREN seine luftmyelographische Studie über zervikale und thorakale Diskopathien (1939 und 1951).

1940 konnte POPPEN bei 175 Patienten Diskopathien in 150 Fällen (=85,7%) luftmyelographisch nachweisen. Aus den vierziger Jahren liegen mehrere Publikationen über die Luftmyelographie bei Diskopathien vor (HAMPTON, 1940; BEDRNA u. VAVDRA, 1941; REITAN, 1941; BUSCH, 1941; OLSSON, 1948; KEHRER, 1949). FELDMAN u. JIROUT (1948), KEHRER (1949) und VIT (1958) betonten die Harmlosigkeit der Untersuchungsmethode und gaben an, daß durch die lumbale Luftinjektion bei Diskopathien ein therapeutischer Effekt erzielt werden kann. 1954 wiesen GROS *et al.* darauf hin, daß die Anwendung der Tomographie bei einer Gasmyelographie die diagnostische Aussagekraft erhöht. Über die Bedeutung der Luftmyelographie bei zervikalen Diskopathien schrieben MURTAGH *et al.* (1955), JACOBSEN (1956), BONTE, DELFOSSE, CARON, DELANDTSHEER u. WARROT (1958), PRADO u. ENDTZ (1959), BONTE, DELFOSSE u. CECILLE (1960), BONTE u. DELFOSSE (1963) sowie BURROWS (1963).

Die Anwendung der *Subtraktionsverfahren* als zusätzliche nützliche Methode empfahlen DJINDJIAN *et al.* (1963), DORLAND, CHODKIEWITCH u. MAZARS (1965), DORLAND, MAZARS u. PANSINI (1965), SEUR (1972). METZGER *et al.* 1964) und ABOULKER *et al.* (1965) führten die Tomographie bei Gasmyelographie im zervikalen Abschnitt mit Ante- und Retroflexion des Kopfes durch.

Für die Interpretation luftmyelographischer Bilder bei zervikalen Spondylosen ist die primäre Weite bzw. der Durchmesser des zervikalen Spinalkanals entscheidend (PALLIS *et al.*, 1954; VERBIEST, 1955; WOLF *et al.*, 1956; PAYNE u. SPILLANE, 1957; HINCK *et al.*, 1965).

Für die Diagnostik zervikaler Diskopathien ist die Darstellung des ventralen Subarachnoidalraums in maximaler Retroflexion des Kopfs (Rückenlage des Patienten) erforderlich. Nur dann stellt sich auch eine kleine Protrusion dar.

Diskopathien im thorakalen Abschnitt sind selten und können myelographisch einen extramedullären Prozeß vortäuschen (BAKER *et al.*, 1965).

Mit der Weiterentwicklung gut verträglicher, wasserlöslicher Röntgenkontrastmittel hat die Gasmyelographie bei lumbalen Diskopathien ihre diagnostische Bedeutung jedoch weitgehend verloren. Dagegen ist die Methode nach wie vor für die Diagnostik im zervikalen und thorakalen Abschnitt bei Diskopathien als Methode der Wahl anzusehen.

III. Intraspinale Tumoren

DANDY (1918) wies erstmals darauf hin, daß die Gasmyelographie bei spinalen Raumforderungen angewandt werden kann. JACOBAEUS berichtete bereits 1921 über die Anwendung der Untersuchung bei spinalen Tumoren. In den folgenden Jahren erfolgten weitere Publikationen, allerdings war die Zahl der berichteten Tumorfälle relativ gering (WIDEROE, 1921; VAN WAGENEN, 1934; YOUNG u. SCOTT, 1938; JUBA, 1949). Die erste ausführliche Arbeit liegt von LINDGREN (1939) vor. Später wies LINDGREN (1951) auf verschiedene charakteristische Veränderungen des Myelogramms bei intramedullären, intraduralen und extramedullären Tumoren hin.

1953 berichtete ODEN über 112 Patienten, bei denen er eine luftmyelographische Untersuchung durchgeführt hatte. Nach Subokzipitalpunktion injizierte er in Kopftieflage mindestens 120 ml angewärmten Sauerstoff. Zeigten die Röntgenaufnahmen den oberen Tumorpol, so wurden nach der Lumbalpunktion 20—30 ml Luft zusätzlich injiziert, um auch die untere Tumorbegrenzung abzubilden. In 94,8% seiner 112 Fälle war eine exakte Diagnose möglich.

Im Handbuch der Neurochirurgie (1954) schrieb LINDGREN, daß die Sicherheit der Gasmyelographie zum Nachweis spinaler Tumoren derjenigen mit positivem Kontrastmittel gleichwertig sei. Bei 115 Tumorfällen konnte der Autor mit der Gasmyelographie in 95% der Fälle den Tumor exakt lokalisieren. Ein raumbeschränkender pathologischer Prozeß zeigt sich bei der Gasmyelographie als Füllungsdefekt im gasgefüllten Raum, als eine Einbuchtung des Luft-Kontrastschattens, als eine Weichteilverdichtung, die den Subarachnoidalraum ausfüllt oder evtl. das Rückenmark verdrängt oder als eine Verdickung des Rückenmarks. Wenn der Tumor jedoch eine bestimmte Größe erreicht hat, wird der Subarachnoidalraum vollständig verschlossen, eine Gasfüllung des distal von der Geschwulst gelegenen Spinalkanals ist nicht mehr möglich. Kleine intramedulläre Tumoren, die bei der Untersuchung mit positiven Röntgenkontrastmitteln leicht übersehen werden können, stellen sich mit der Gasmyelographie leichter dar. Bei extramedullären Tumoren erweitert sich der Schatten des Luftkontrasts auf der Tumorseite bis zum Tumor, der in der Regel mit einem rundlichen oberen Pol erkennbar ist. Ein seitlich vom Rückenmark gelegener Tumor verschiebt das Rückenmark, plattet es aber auch ab, wodurch in einer Ebene Abbildungen vorgetäuscht werden können, die denen intramedullärer Tumoren gleichen. Extradurale Tumoren geben unterschiedliche Röntgenbefunde, die manchmal von anderen Tumoren schwierig zu unterscheiden sind. In der Mehrzahl der Fälle ist jedoch eine Differentialdiagnose möglich (LINDGREN, 1954).

Weitere Veröffentlichungen über Gasmyelographie bei intraspinalen Tumoren liegen von folgenden Autoren vor: BREIT u. WIEDENMANN (1954): Tumornachweis oftmals durch indirekte Zeichen (Dislokation des Rückenmarks) möglich. Intramedullär gelegene Tumoren verursachen spindelförmige Erweiterungen des Rückenmarks. Dadurch gelingt die

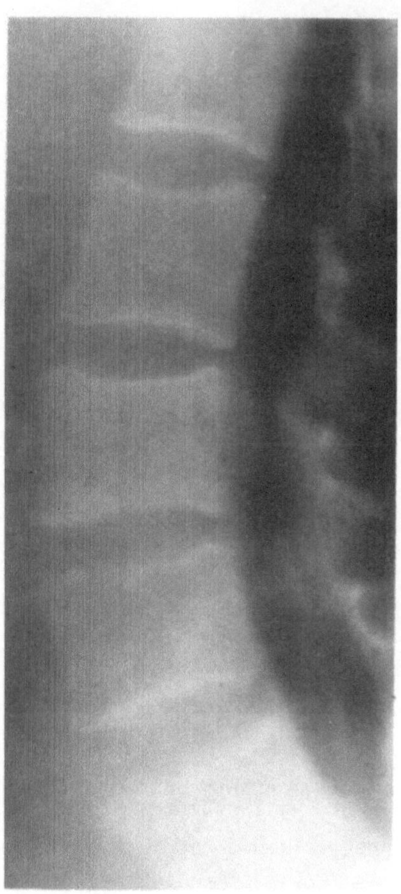

Abb. 12. Lumbales Luftmyelogramm. Hypernephrommetastase bei L3

Unterscheidung zwischen intramedullären und extramedullären Geschwülsten. Exakte Tumorlokalisation durch Gasmyelographie in 90% der Fälle. MURTAGH *et al.* (1955): Kompletter Liquorluftaustausch ist für die Darstellung raumfordernder intraspinaler Prozesse erforderlich. GRANT u. AUSTIN (1956): Wert der Gasmyelographie bei Kindern mit intraspinalen Tumoren. GRENWALD *et al.* (1958): Pneumomyelographische Darstellung eines Meningeoms im Foramen magnum. KLEFENBERG u. SALTZMANN (1959): Patienten mit intramedullären zervikalen Tumoren weisen niemals eine Atrophie im thorakalen Rückenmarkabschnitt auf, während die Patienten mit Syringomyelie hier eine charakteristische Atrophie zeigen können. COHEN u. MCRAE (1962): Pneumomyelographischer Nachweis von Tumoren im Bereich des Foramen magnum. JIROUT (1969): Der Liquorluftaustausch soll bei Patienten mit Tumorverdacht stets in Seitenlage durchgeführt werden, die Seite in der der Tumor vermutet wird, soll oben liegen.

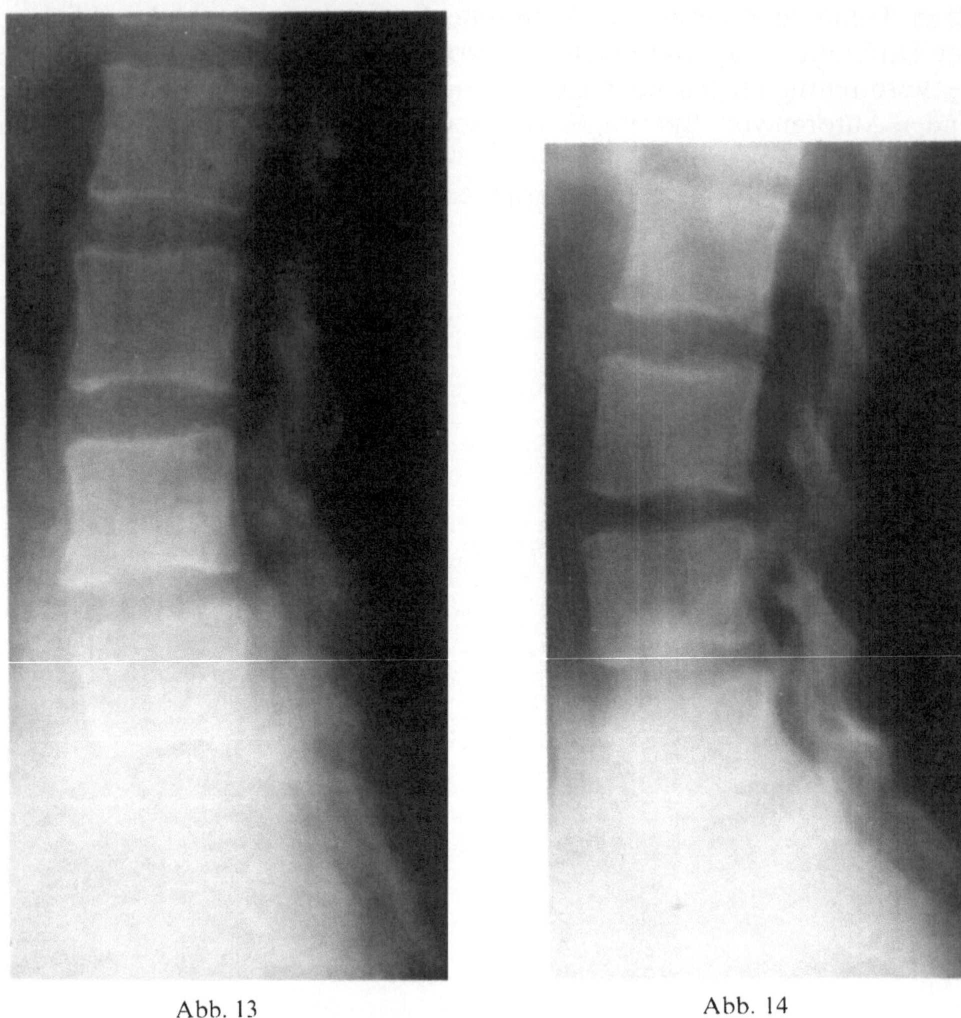

Abb. 13 Abb. 14

Abb. 13. Luftmyelogramm eines Bandscheibenprolapses bei L4/5

Abb. 14. Luftmyelogramm. Ausgedehnter Bandscheibenprolaps bei L3/L4. Protrusionen bei L4/L5 und L5/S1

JIROUT gibt in seiner Monographie die charakteristischen Veränderungen des Subarachnoidalraums bei verschiedener Tumorlokalisation an. Bei *extradural* gelegenen Tumoren wird die Durawand von außen zum Rückenmark hin komprimiert. Das Mark wird zur Durawand der Gegenseite verlagert, dadurch wird der Subarachnoidalraum der Tumorgegenseite stärker komprimiert. Wächst ein Tumor von der Seite, läßt er sich am besten im sagittalen Strahlengang darstellen. Kommt der intraspinale Druck von ventral oder dorsal, dann wird eine uncharakteristische Unterbrechung der Luftsäule im sagittalen Strahlengang beobachtet. Bei epiduralen Hämatomen ist eine Differentialdiagnose zu einer extramedullären Geschwulst kaum möglich.

Bei *intraduralen, extramedullären* Tumoren ist das Rückenmark zur Gegenseite verlagert. Der Subarachnoidalraum der Tumorseite ist erweitert. Im erweiterten Subarachnoidalraum ist oftmals eine Weichteilverschattung des Tumors erkennbar. Der Subarachnoidalraum auf der Tumorgegenseite wird meistens komprimiert. Je nach Tumorlokalisation können die genannten Veränderungen besser im seitlichen oder im sagittalen Strahlengang beurteilt werden. Intradural gelegene Geschwülste im lumbalen Abschnitt sind oft vollständig von einem Luftsaum umgeben.

Intramedullär gelegene Tumoren zeigen luftmyelographisch eine charakteristische spindelförmige Auftreibung des Rückenmarks. Die Einengung des kranial und kaudal vom Tumor gelegenen Subarachnoidalraums erlaubt die exakte Tumorlokalisation. Ausgeprägte intramedulläre Raumforderungen können einen kompletten Kontrastmittelstopp verursachen. Dann läßt sich nur ein Pol des Tumors (der kraniale Pol bei Subokzipitalpunktion und der kaudale Pol bei Lumbalpunktion) darstellen.

IV. Syringomyelie

Im Jahr 1950 wiesen MARKS u. LIVINGSTON zum ersten Mal luftmyelographisch das erweiterte zervikale Mark bei Syringomyelie nach. ODEN beschrieb 1953 bei einem Syringomyelie-Patienten eine starke Erweiterung des Halsmarks; der Brustmarkabschnitt war dagegen atrophisch. MURTAGH *et al.* (1955) demonstrierten luftmyelographisch die charakteristische, spindelförmige Erweiterung des zervikalen Marks bei Syringomyelie. PENDERGRASS *et al.* (1956) zeigten, daß das Rückenmark bei Patienten mit Syringomyelie und — bulbie zwischen C1/C4 äußerst dünn war. Ähnliche Beobachtungen sind auf GRENWALD *et al.* (1958) zurückzuführen. KLEFENBERG u. SALTZMANN (1959) untersuchten 28 Patienten mit Syringomyelie. Die Autoren beobachteten, daß die Erweiterung des Rückenmarks stets im zervikalen oder im oberen thorakalen Markabschnitt beobachtet wird. Werden Atrophien und Ausweitungen des Rückenmarks gleichzeitig nachgewiesen, ist die Markatrophie stets kaudal von der Ausweitung lokalisiert. Diese Kombination ist,

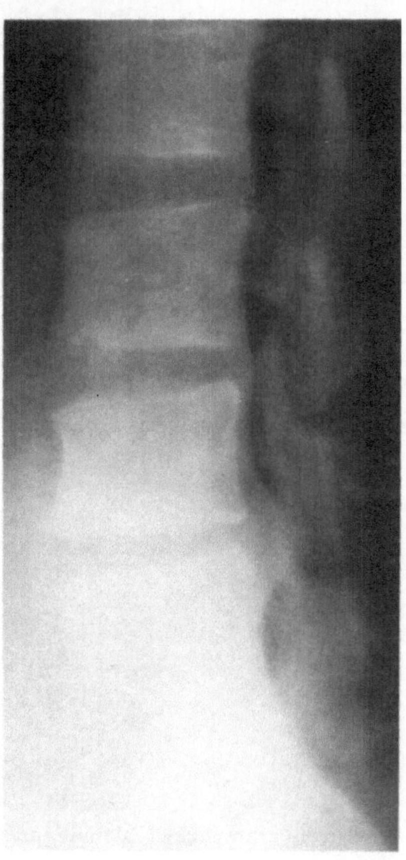

Abb. 15. Ausgedehnter Bandscheibenprolaps bei L4/L5

wie bereits ODEN (1953) feststellte, für die Diagnose einer Syringomyelie charakteristisch. WESTBERG gab 1966 an, daß eine intramedullär gelegene, mit Flüssigkeit gefüllte Zyste durch die Gasmyelographie darstellbar ist. Über weitere Untersuchungsergebnisse bei der Syringomyelie berichteten HAGEMANN (1963), WICKBOM u. HANAFEE (1963), WACKENHEIM, VROUSOS u. SUBIRANA (1965), WACKENHEIM, VROUSOS, SUBIRANA u. LEMAIRE (1965), WESTBERG (1966), BRADAC u. SIMON (1971) und BRADAC (1972).

V. Posttraumatische Markatrophie

JIROUT (1969) beschreibt eine *umschriebene* und *diffuse* Form der Markatrophie. Die luftmyelographische Darstellung einer umschriebenen Markatrophie ist relativ einfach. Die Diagnose einer diffusen Markatrophie kann nur gestellt werden, wenn der ventrale und dorsale Subarachnoidalraum ausreichend mit Luft gefüllt ist. Es ist allerdings zu beachten, daß individuelle Unterschiede des Rückenmark-Durchmessers zu diagnostischen Problemen führen können.

VI. Arachnitis

Unter dem Begriff Arachnitis versteht man in der Regel arachnoidale Verwachsungen entzündlicher Genese und posttraumatische Adhäsionen.

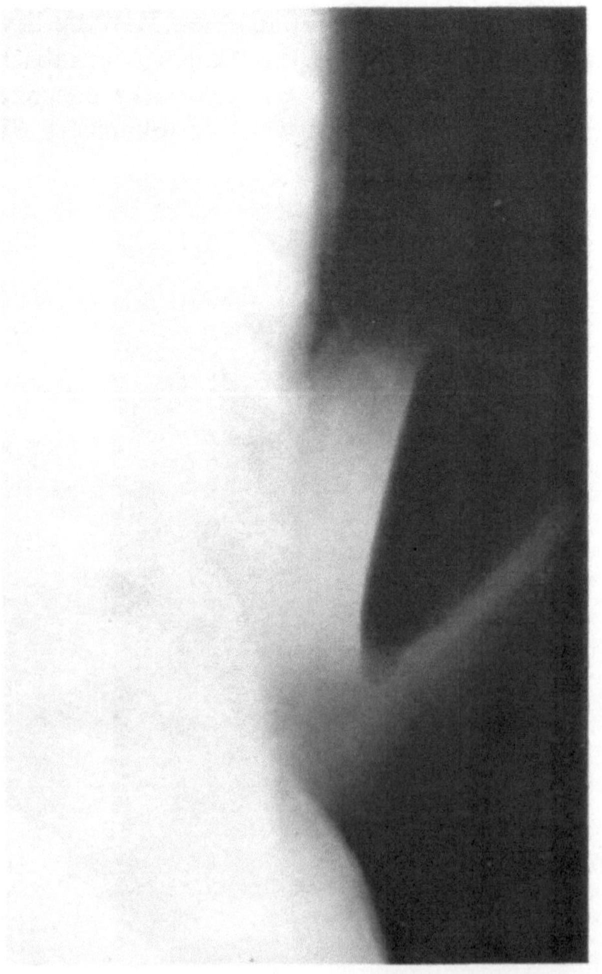

Abb. 16. Luftmyelogramm einer Meningomyelozele

(Für die Überlassung der Abbildung danken wir Herrn Prof. Dr. TÄNZER, Vorstand der Abteilung für Neuroradiologie, Universitätskliniken Hamburg)

LINDGREN (1951) berichtete über unregelmäßige Luftfüllungen des Subarachnoidalraums, die auf das Vorliegen arachnitischer Verwachsungen hinweisen. Die luftmyelographische Darstellung einer arachnitischen Verwachsung ist jedoch technisch und bei der Interpretation sehr schwierig.

Nach JIROUT (1964, 1965) kann das Luftmyelogramm einer Arachnitis *sog. direkte und indirekte Zeichen* aufweisen. Direkte Zeichen beziehen sich auf eine unregelmäßige Deformierung der Luftsäule und auf eine Einengung oder Unterbrechung der Luftsäule. Zu den indirekten Zeichen gehören atypische Konfigurationen und eine pathologische Fixierung des Rückenmarks, die durch die arachnitischen Verwachsungen zustande gekommen sind. Arachnitische Verwachsungen an der Oberfläche des Rückenmarks können luftmyelographisch eine spindelförmige Erweiterung des Marks vortäuschen; dies führt zur Fehldiagnose „intramedullärer Tumor oder Syringomyelie".

VII. Gefäßmißbildungen

Eine Varicosis spinalis ist im Luftmyelogramm schwierig nachweisbar. Bei ausgedehnten varikösen Veränderungen, die den Spinalkanal erheblich einengen, kann das Bild eines kompletten Stopps entstehen. Lit. bei POOLE u. LARSEN (1971), LILIEQUIST (1976).

E. Gegenüberstellung der Myelographie mit positiven und negativen Kontrastmitteln

Die Schwierigkeit, den relativ schwachen Kontrast der intraspinalen Luftsäule röntgenologisch gut darzustellen und die Aufnahmen richtig zu interpretieren, macht es verständlich, daß von vielen Untersuchern die Myelographie mit positiven Kontrastmitteln bevorzugt wird.

Die Gasmyelographie hat gegenüber der Myelographie mit positiven Kontrastmitteln folgende **Vorteile:**

1. Negatives Kontrastmittel ist weniger schattendicht als das Rückenmark und bewirkt auf der Röntgenaufnahme eine Aufhellung der luftgefüllten Räume. Der spinale Liquorraum zeigt sich als strahlendurchlässiges Band, in dem das Rückenmark als weichteildichter Strang abgegrenzt wird. Es ist also nur durch die Luftmyelographie eine echte Darstellung des Rückenmarks und damit ein tatsächliches Myelogramm möglich.

2. Mit positivem Kontrastmittel läßt sich die Begrenzung des Duralsacks darstellen. Das Rückenmark selbst ist dabei nicht immer abgrenzbar. Ob ein raumfordernder Prozeß extradural, intradural und extramedullär liegt, kann durch die Myelographie mit positivem Kontrastmittel oft nicht beantwortet werden. Dagegen ist diese Differenzierung luftmyelographisch meistens möglich.

3. Die Luftmyelographie gestattet, bei Röntgenaufnahmen in unterschiedlicher Haltung die Beweglichkeit des Rückenmarks zu beurteilen. Diese Prüfung erfolgt z.B. für den Zervikalkanal, indem Aufnahmen in maximaler Retro- und Anteflexion des Kopfes angefertigt werden. Für die Differenzierung verschiedener Erkrankungen kann die Beurteilung der Beweglichkeit des Rückenmarks von entscheidender Bedeutung sein.

4. Bei Vorliegen eines partiellen Stopps oder von Verwachsungen kann die injizierte Luft das Passagehindernis leichter überwinden. Damit wird eine ausreichende diagnostische Aussage möglich.

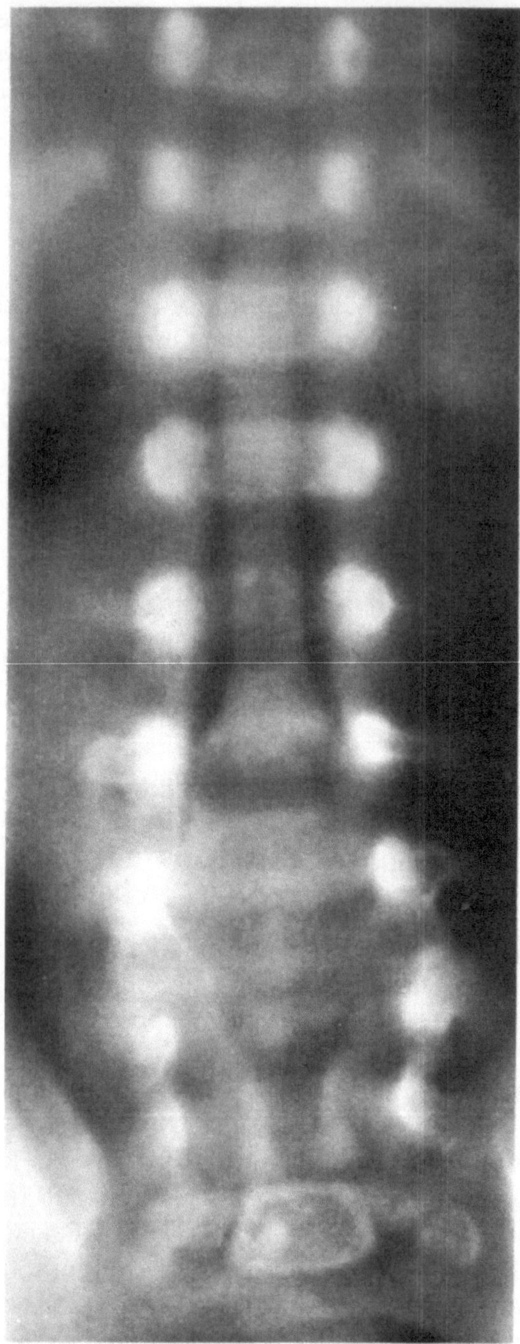

Abb. 17. Das Rückenmark reicht bis in den Sakralkanal und ist hier durch ein Fibrolipom erheblich aufgetrieben

5. Ein weiterer Vorteil der Gasmyelographie liegt darin, daß die Luft vollständig resorbiert wird. Die Untersuchung kann beliebig oft wiederholt werden, ohne daß eventuell vorhandene Kontrastmittelreste der Voruntersuchung das Bild stören. Spätkomplikationen werden bei der Luftmyelographie nicht beobachtet.

6. Besondere Vorteile bietet die Luftmyelographie bei der Untersuchung des Spinalkanals von Kindern und bei der Untersuchung des kraniozervikalen Übergangs. Bei der Untersuchung dieser Region gelangt oft ein Teil des positiven Kontrastmittels in den intrakraniellen Abschnitt und lagert sich in den Zisternen ab.

Nachteile:

1. Die Untersuchung beansprucht mehr Zeit als eine Myelographie mit positiven Kontrastmitteln. Erst Röntgenschichtaufnahmen geben eine klare Information. Daher sollten entsprechende Apparaturen vorhanden sein. Ferner sind größere Anforderungen an den untersuchenden Arzt gestellt.

2. Es können heftige Kopfschmerzen auftreten, wenn die beschriebene Kopftieflage des Patienten während und nach der Untersuchung nicht beachtet wird. Wichtig ist dabei, daß der Patient die Kopftieflage nicht nur auf dem Untersuchungstisch sondern auch nach dem Umlagern vom Untersuchungstisch ins Bett, während des Transports und auf der Station 24–48 h einhält. Bei älteren und kardial geschädigten Patienten ist die erforderliche Kopftieflage nicht immer möglich, da die Patienten über Dyspnoe und Herzbeschwerden klagen.

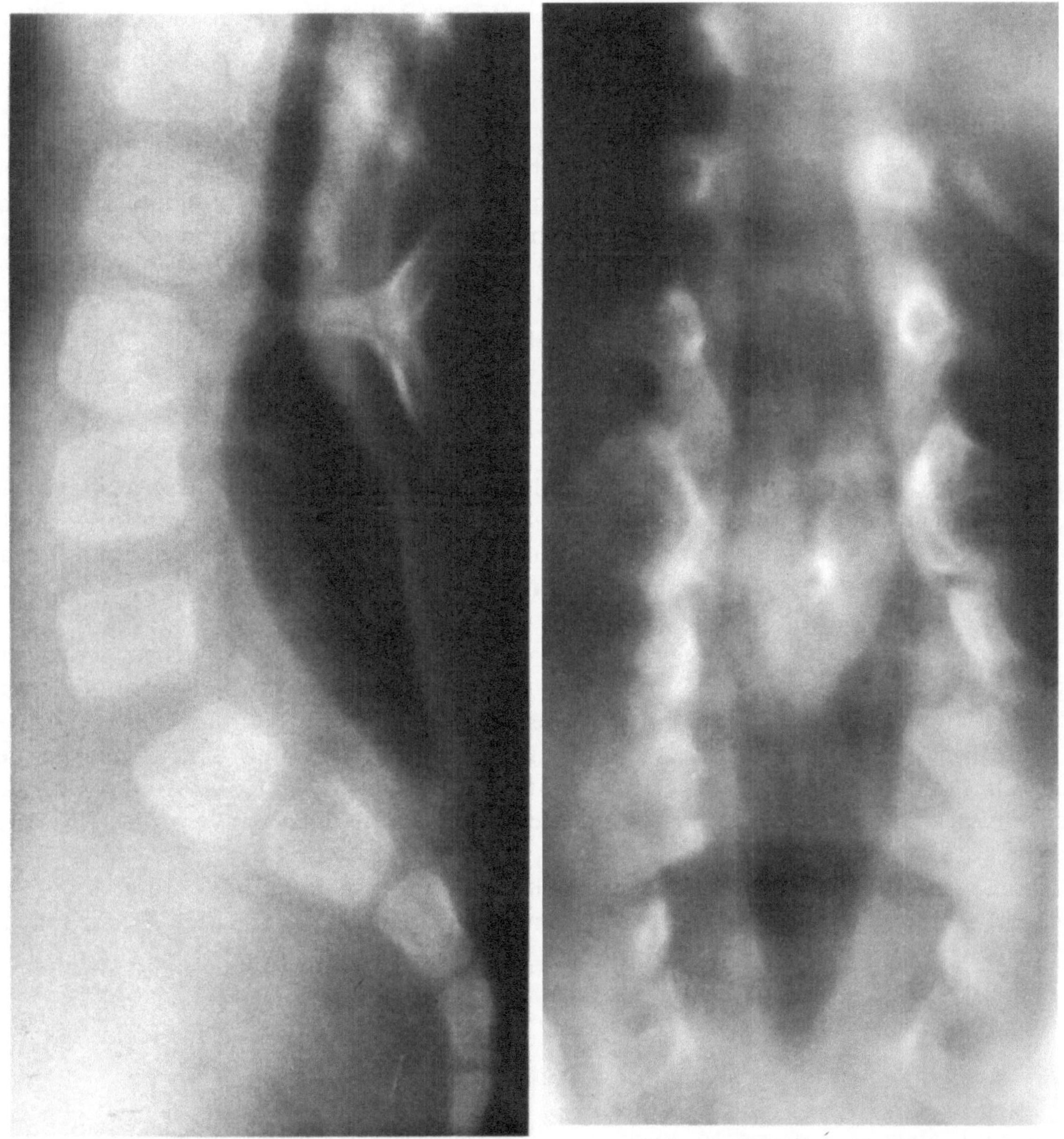

Abb. 18. Diastematomyelie: Zweiteilung und Fixierung des Rückenmarks durch einen Knochensporn (Abb. 1, 2, 8, 17 und 18 aus: KAUTZKY, ZÜLCH, WENDE, TÄNZER: Neuroradiologie auf neuropathologischer Grundlage. Berlin-Heidelberg-New York: Springer 1976)

3. Auch kann ein sog. Liquorunterdrucksyndrom mit entsprechenden Beschwerden auftreten. Besonders Hypotoniker klagen oft über Kopf-, Nacken- und Schulterschmerzen, die allerdings durch blutdruckanhebende Substanzen beeinflußbar sind.

4. Im Gegensatz zur Luftmyelographie kommt es bei der Untersuchung mit positiven Kontrastmitteln zur besseren Darstellung der Wurzeltaschen. Dies ist besonders bei einer traumatischen Plexusschädigung mit Darstellung der sog. traumatischen Meningozele von Bedeutung; auch sind bei der Frage eines Bandscheibenprolapses im Lumbalabschnitt die Wurzeln besser mit positivem Kontrastmittel beurteilbar. Dies gilt besonders für den Nachweis einer lateral gelegenen Hernie.

5. Gefäßmißbildungen, wie Angiome und Varicosis spinalis, lassen sich luftmyelographisch selten ausreichend darstellen.

6. Es entstehen relativ häufig Artefakte, die zu einer Fehldiagnose führen können (siehe unten).

7. Bei Patienten mit ausgeprägter Skoliose der Wirbelsäule gelingt es nur schwierig, optimale Schichtaufnahmen zu erhalten.

Komplikationen:

Zwischenfälle sind bei der Luftmyelographie im allgemeinen nicht zu erwarten, wenn die exakte Indikation und Kontraindikation einer Lumbal- bzw. Subokzipitalpunktion beachtet werden. Als Sofortreaktion sind vorübergehende Wurzelschmerzen im Bereich des geschädigten Segments bekannt. Einige Zwischenfälle sind nicht der Methode an sich, sondern der Subokzipitalpunktion zur Last zu legen. ARSENI *et al.* (1965) haben bei der Durchführung von 446 Gasmyelographien, außer meningealen Reizungen, keine nennenswerten Komplikationen beobachtet.

Fehldiagnostik in der Pneumomyelographie:

Ist eine epidurale Luftfüllung erfolgt, kann dadurch entweder eine Geschwulst vorgetäuscht werden, oder es besteht keine diagnostisch ausreichende Luftansammlung. Findet sich auf dem Röntgenbild im Bereich der Einstichstelle eine Eindellung des Spinalkanals von dorsal her, die noch nach Entfernung der Nadel erkennbar ist, muß an eine iatrogene epidurale Blutung gedacht werden.

Liegt das Rückenmark dem Spinalkanal eng an, kann der Befund einer Arachnitis spinalis vorgetäuscht werden. Es sind dann, nach Lageänderung des Patienten, nochmals Röntgenaufnahmen anzufertigen, um die Beweglichkeit des Rückenmarks beurteilen zu können. Eine umschriebene Luftansammlung in den dorsolateralen Arachnoidalräumen kann zur Fehldiagnose einer Rückenmarkatrophie führen. Der Kontrast der dorsalen Rückenmarkhälfte ist dann derartig herabgesetzt, daß nur noch der ventrale Abschnitt sichtbar ist (WENDE u. BEER, 1968).

Abschließend sei betont: Der Wert der Kontrastuntersuchung des Spinalkanals mit Luft ist abhängig von der röntgenologischen Aufnahmetechnik und der Erfahrung des Untersuchers.

Literatur

ABOULKER, J., METZGER, J., DAVID, M., ENGEL, P., BODSON, G., FOURNIER, J.-J., LICHTENBERG, R., THIBAUT, A.: Étude tomographique et myélographique des phénomènes de charnière au niveau du bulbe et de la moelle cervicale. In: La radiographie des formations intrarachidiennes, hrsg. H. FISCHGOLD u. A. WACKENHEIM, Masson & Cie. Paris 1965, pp. 89—95

ALWENS, W., HIRSCH, S.: Über die diagnostische und therapeutische Bedeutung der endolumbalen Lufteinblasung. Münch. med. Wschr. **70**, 41—44 (1923)

ARSENI, C., SIMIONESCU, M., MIHAILESCU, N., LE YUAN TRUNG: Gas myelography by the lumbar route (Its diagnostic value in vertebral and spinal cord pathology). Acta neurochirurg. **12**, 661—677 (1965)

BAKER, H.L., LOVE, J.G., UIHLEIN, A.: Roentgenologic features of protruded thoracic intravertebral disks. Radiology **84**, 1059—1065 (1965)

BÄRTSCHI-ROCHAIX, W., WEBER, H.H.: Die Sauerstoff-Myelographie (Überdruckmethode). Schweiz. med. Wschr. **74**, 971—974 (1974)

BEDRNA, J., VAVDRA, S.: Naše zkusenostiv rozpoznáváni a léčeni výhřezu meziotratlové plotenky do kanálu páteřního. Rozhl Chir. **20**, 717—726 (1941)

BINGEL, A.: Intralumbale Lufteinblasung zur Höhendiagnose intraduraler extramedullärer Prozesse und zur Differentialdiagnose gegenüber intramedullären Prozessen. Dtsch. Z. Nervenheilk. **72**, 359—370 (1921)

BONTE, G.: Myélographie gazeuse dans le diagnostic des myélopathies par cervicarthrose. VI. Symposium Neuroradiologicum Rome, 1961

BONTE, G., DELFOSSE, C.: Diagnostic des myélopathies cervicales d'origine discale par la myélotomographie gazeuse par voie lombaire. Acta radiol. (Stockh.) **1**, 666—674 (1963)

BONTE, G., DELFOSSE, C., CARON, J., DELANDTSCHEER, J.M., WARROT, P.: Myélographie cervicale. Ann. Radiol. (Paris) **1**, 247—268, 393—423 (1958)

BONTE, G., DELFOSSE, C., CECILLE, J.P.: Myélographie gazeuse par voie lombaire. J. Radiol. Electr. **41**, 563—571 (1960)

BONTE, G., DELFOSSE, C., WARROT, P., MARTIN, H.J.: Atrophie médullaire cervicale. Intérêt de la myélographie gazeuse. J. Radiol. Electr. **40**, 268—270 (1959)

BRADAC, G.B.: The value of gas myelography in the diagnosis of syringomyelia. Neuroradiology **4**, 41—45 (1972)

BRADAC, G.B., SIMON, R.S.: Die zervikale Luftmyelographie. Eine verbesserte Technik. Fortschr. Röntgenstr. **73**, 115 (1971)

BREIT, A., WIEDENMANN, O.: Ergebnisse der Gasmyelographie. Fortschr. Röntgenstr. **81**, 761—767 (1954)

BUNNE, R.: Lateral intrathoracic meningocele. Acta radiol. (Stockh.) **51**, 1—9 (1959)

BURROWS, E.H.: The sagittal diameter of the spinal canal in cervical spondylosis. Clin. Radiol. **14**, 77—86 (1963)

BUSCH, E.: Die Luftmyelographie zur Diagnose des lumbalen Diskusprolapses und der ligamentären Wurzelkompression. Acta radiol. (Stockh.) **22**, 556 (1941)

CHAMBERLAIN, W.E., YOUNG, B.R.: The diagnosis of intravertebral disc protrusion by intraspinal injection of air. J. Amer. Med. Ass. **113**, 2022—2024 (1939)

COGGESHALL, H., STORCH, T.J.C. VON: Diagnostic value of myelographic studies of the caudal dural sac. Arch. Neurol. Psychiat. **31**, 611 (1934)

COHEN, L., MC RAE, D.: Tumors in the region of the foramen magnum. J. Neurosurg. **19**, 462—469 (1962)

DANDY, W.E.: Roentgenography of the brain after the injection of air into the spinal canal. Ann. Surg. **70**, 397—403 (1919)

DANDY, W.E.: Diagnosis and localization of spinal cord tumors. Bull. Hopkins Hosp. **33**, 190 (1922)

DANDY, W.E.: Diagnosis and localization of spinal cord tumors. Ann. Surg. **81**, 223—254 (1925)

DECKER, K.: Encephalographie am Bildwandler. Fortschr. Röntgenstr. **87**, 707—714 (1957)

DEUCHER, W.G.: Myeloskopische und myelographische Befunde bei ischiasverursachenden hinteren Bandscheibenprolapsen. Acta radiol. **21**, 164—181 (1940)

DJINDJIAN, R., DORLAND, P., PEREZ, J.: La sacrographie gazeuse améliorée par la méthode de soustraction. Ann. Radiol. **6**, 157—164 (1963)

DORLAND, P., CHODKIEWITCH, J.P., MAZARS, S.: La myélographie gazeuse dans l'étude des protrusions discales. In: La radiographie des formations intrarachidiennes von H. FISCHGOLD u. A. WACKENHEIM. Masson, Paris, p. 115—121 (1965)

DORLAND, P., MAZARS, G., PANSINI, A.: Myélographie gazeuse lombaire améliorée par la méthode de soustraction et la tomographie. In: La radiographie des formations intrarachidiennes von H. FISCHGOLD u. A. WACKENHEIM. Masson, Paris, p. 122—131 (1965)

EKELUND, L., CRONQUIST, S.: Roentgenological changes in spinal malformations and spinal tumors in children. Radiologe **13**, 541—546 (1973)

ESKUCHEN, K.: Die Diagnose des spinalen Subarachnoidalblocks. Klin. Wschr. **3**, 1851—1855 (1924)

FELDMAN, S., JIROUT, J.: Pokus o nový zpusob éčeni kořenovych bolesti Therapeutiká insuflace vzduchu do dutiny páteřní. Česk. Neurol. Psychiat. **11**, 29—36 (1948)

GALBRAITH, E.M.: Air myelography. Radiography **10**, 14—16 (1944)

GRANT, F.C., AUSTIN, G.M.: The diagnosis, treatment and prognosis of tumors affecting the spinal cord in children. J. Neurosurg. **13**, 535—545 (1956)

GRENWALD, C., EUGENIO, M., HUGHES, C.R., GARDNER, W.J.: The importance of the air shadow of the cisterna magna in encephalographic diagnosis. Radiology **71**, 695—701 (1958)

GROS, CL., PALEIRAC, R., VLAOVITCH, B., RIBSTEIN, M., BONNET, Y.: Pneumostratigraphie rachidienne dans les hernies discales. J. Radiol. Elect. **35**, 680—681 (1954)

HAGEMANN, P.: Erweiterung des Spinalraumes. Radiologische Beurteilung unter besonderer Berücksichtigung der Syringomyelie. VEB, Gustav Fischer, Jena, 1963

HAMPTON, A.O.: Iodized oil myelography use in the diagnosis of rupture of the intervertebral disk into the spinal canal. Arch. Surg. (Chicago) **40**, 444–453 (1940)

HEINZ, E.R., GOLDMANN, R.L.: The role of gas myelography in neuroradiologic diagnosis. Radiology **102**, 629–634 (1972)

HERTZOG, E.: La tomomýelographie cervicale haute transversale. Acta Radiol. **1**, 721–728 (1963)

HERTZOG, E.: La myélographie dans la spina bifida. In: H. FISCHGOLD u. A. WACKENHEIM: La radiographie des formations intrarachidiennes. Masson et Cie., Paris 1965

HINCK, V.C., HOPKINS, C.E., CLARK, W.: Sagittal diameter of the lumbar spinal canal in children and adults. Radiology **85**, 929–937 (1965)

JACOBAEUS, H.C.: An insufflation of air into the spinal canal for diagnostic purposes in cases of tumors in the spinal canal. Acta med. scand. **55**, 555–564 (1921)

JACOBS, L.G., SMITH, J.K., HORN, P.S. VAN: Myelographic demonstration of cysts of the spinal membranes. Radiology **62**, 215 (1954)

JACOBSEN, H.H.: Suboccipital gas myelography in the diagnosis of herniated disc in the cervical segment. Acta radiol. (Stockh.) **46**, 28–30 (1956)

JACOBSEN, H.H., HYLLESTED, K.: Localised atrophy of the spinal cord. Acta radiol. (Stockh.) **50**, 211–216 (1958)

JIROUT, J.: Changes in the size of the subarachnoidal spaces after the insufflation of air. Acta Radiol. (Stockh.) **46**, 81–86 (1956)

JIROUT, J.: Pneumographic investigation of the cervical spine. Acta Radiol. (Stockh.) **50**, 221–225 (1958)

JIROUT, J.: The mobility of the cervical spinal cord under normal conditions. Brit. J. Radiol. **32**, 744–751 (1959)

JIROUT, J.: Myelographic syndrome of caudad dislocation of the brain stem. Brit. J. Radiol. **32**, 375 (1959)

JIROUT, J.: Contribution a l'étude pathogénique et diagnostique de la malformation d'Arnold-Chiari. Ann. Radiol. (Paris) **4**, 691–697 (1961)

JIROUT, J.: Pneumographische Diagnostik der Rückenmarksatrophie. Fortschr. Röntgenstr. **104**, 89–97 (1966)

JIROUT, J.: Fehldiagnostik in der Pneumomyelographie. Radiologe **12**, 469–472 (1966)

JIROUT, J.: Dynamics of the spinal dural sac under normal conditions. Brit. J. Radiol. **40**, 209–213 (1967)

JIROUT, J.: Die Rolle der Axis bei Seitneigung der Halswirbelsäule und die „latente Skoliose". Fortschr. Röntgenstr. **109**, 74–81 (1968)

JIROUT, J.: Pneumomyelography. Charles C. Thomas-Publishers Springfield, Illinois, 1969

JIROUT, J.: Pneumographic examination of lumbar disc lesions. Acta radiol. **9**, 727–732 (1969)

JUBA, A.: Über intramedulläre Geschwülste der Foramen-occipitale-magnum-Gegend. Mschr. Psych. Neurol. **117**, 43–54 (1949)

KAUTZKY, R., ZÜLCH, K.J., WENDE, S., TÄNZER, A.: Neuroradiologie auf neuropathologischer Grundlage. 2. Aufl., Springer-Verlag Berlin-Heidelberg-New York 1976

KEHRER, H.E.: Die Myelographie mit Sauerstoff zur Diagnose des Bandscheibenvorfalles. Dtsch. med. Wschr. **74**, 700–730 (1949)

KELLY, D.L. JR., ALEXANDER, E. JR.: Lateral cervical puncture for myelography. Technical note. J. Neurosurg. **29**, 106–110 (1968)

KEY, A., RETZIUS, G.: Studien in der Anatomie des Nervensystems und des Bindegewebes. Stockholm, SAMSON and WALLIN, P.A., NORSTEDT and SONER, 1875, 1. ed.

KLEFENBERG, G., SALTZMANN, G.F.: Gas myelographic studies in syringomyelia. Acta radiol. **52**, 129–138 (1959)

KUNZ, Z., KUNCOVA, Z.: Spinálni meningokely a meningomyelokely. Cas Lek Česk **97**, 769–775 (1958)

LEWIT, K.: Combination of encephalography with small amounts of air and myelography of the cervical spinal canal. Acta radiol. (Stockh.) **50**, 187–189 (1958)

LILIEQUIST, B.: Encephalography in the Arnold-Chiari malformation. Acta radiol. (Stockh.) **53**, 17–32 (1960)

LILIEQUIST, B.: Gas myelography in the cervical region. Acta radiol. **4**, 79–92 (1966)

LILIEQUIST, B.: Spinal cord angiomas diagnosed by gas myelography. Neuroradiology **12**, 15–19 (1976)

LINDGREN, E.: Myelographie mit Luft. Nervenarzt **12**, 57–62 (1939)

LINDGREN, E.: Myelography with air. Acta Psychiat. Neurol. **14**, 385 (1939)

LINDGREN, E.: On the diagnosis of tumours of the spinal cord by the aid of gas myelography. Acta chir. scand. **82**, 303–318 (1939)

LINDGREN, E.: In: Lehrbuch der Röntgendiagnostik, hrsg. H.R. SCHINZ, W.E. BAENSCH, E. FRIEDL, E. UEHLINGER, Teil 4: Skelett, Thieme-Verlag Stuttgart 1951

LINDGREN, E.: In: Handbuch der Neurochirurgie, hrsg. H. OLIVECRONA u. W. TÖNNIS, Bd. II: Roentgenologie, Springer-Verlag Berlin 1954

LOWMAN, R.M., FINKELSTEIN, A.: Air myelography for demonstration of the cervical spinal cord. Radiology **39**, 700–706 (1942)

MALINOWSKY, K.: Maßbestimmungen am Wirbelkanal – Lage der einzelnen Teile und sonstige Verhältnisse desselben. Arch. Anat. Entwicklungsgeschichte (Leipzig) 249–274 (1910)

MARKS, J.H., LIVINGSTON, K.E.: The cervical subarachnoid space with particular reference to syringomyelia and the Arnold-Chiari deformity. Radiology **52**, 63–68 (1949)

METZGER, J., ENGEL, PH., DILENGE, D., ABOULKER, J.: Pneumomyelography for diagnosis and postoperative control of chronic spinal myelopathies. VII. Symposium Neuroradiologicum, New York 1964

MIYAZAKI, Y.: Selective anterior cervical gas myelography by the lateral approach. Neuroradiology **10**, 151–153 (1975)

MÜLLER, D.: The cisterna terminalis of the dural sac in spina bifida with peridural lipomatosis or occult meningocele. VII. Symposium Neuroradiologicum, New York 1964

MULLAN, S., HARPER, P., HEKMATPANAH, J., TORRES, H., DOBBIN, G.: Percutaneous interruption of spinal-pain tracts by means of a strontium needle. J. Neurosurg. **20**, 931–939 (1963)

MUNRO, D., ELKINS, C.W.: Two needle oxygen myelography, new technique for visualization of spinal subarachnoid space. Surg. Gynec. Obstet. **75**, 729–736 (1942)

MURTAGH, F., CHAMBERLAIN, W.E., SCOTT, M., WYCIS, H.T.: Cervical air myelography. Amer. J. Roentgenol. **74**, 1–21 (1955)

ODEN, S.: Diagnosis of spinal tumours by means of gas myelography. Acta radiol (Stockh.) **40**, 300–313 (1953)

OLSSON, O.: On technique of the lumbar pneumomyelography. Acta radiol. (Stockh.) **29**, 107–111 (1948)

PALLIS, CH., JONES, A.M., SPILLANE, J.D.: Cervical spondylosis, incidence and implications. Brain **77**, 274–289 (1954)

PAYNE, E.E., SPILLANE, J.D.: The cervical spine. An anatomico-pathological study of 70 specimens with particular reference to the problem of cervical spondylosis. Brain **80**, 571–596 (1957)

PENDERGRASS, E.P., SCHAEFFER, J.P., HODES, P.J.: The head and neck in roentgen diagnosis. Blackwell, 2nd ed. Oxford, 1956

POOLE, G.J., LARSEN, J.L.: Spinal arteriovenous malformation diagnosed by gas myelography. Neuroradiology **2**, 119 (1971)

POPPEN, J.L.: The use of oxygen in demonstrating posterior herniation of intervertebral disks. New Engl. J. Med. **223**, 778–982 (1940)

PRADO DEL., E.A., ENDTZ, L.J.: La myélographie gazeuse cervicale. J. Belg. Radiol. **42**, 523–550 (1959)

REICHERT, F.L.: Injection of air for localisation of lesions in spinal canal pneumomyelography. Western J. Surg. **47**, 297–300 (1939)

REITAN, H.: On movements of fluid inside the cerebrospinal space. Acta radiol. **22**, 762–779 (1941)

ROSOMOFF, H.L., CAROLL, F., BROWN, J., SHEPTAK, P.: Percutaneous radiofrequency cervical cordotomy. Technique. J. Neurosurg. **23**, 639–644 (1965)

ROTH, M.: Gas myelography by the lumbar route. Acta radiol. (Stockh.) **1**, 53–65 (1963)

ROTH, M.: Caudal end of the spinal cord. I. Normal pneumographic feature. Acta radiol. (Stockh.) **3**, 177–188 (1965)

ROTH, M.: The caudal end of the spinal cord. II. Abnormal pneumographic features; lumbar intumescence artery syndrome and spinal dysraphism. Acta radiol. (Stockh.) **3**, 297–304 (1965)

ROTH, M., GOTTFRYD, O., MORAVEK, V.: Intraspinal dermoid and spinal extradural cyst: pneumomyelographic findings. Neuroradiology **5**, 127–128 (1973)

SÄKER, G.: Röntgenologische Darstellungsmethoden und Indikationen der hinteren Bandscheibenprolapse. Nervenarzt **21**, 20–26 (1950)

SCOTT, M., YOUNG, B.R.: Air myelography in the diagnosis of lesions of the spinal canal. Arch. Neurol. Psychiat. **38**, 1126 (1937)

SEUR, N.H.: Subtraction in cervical pneumomyelography and an application of RISA myelography. Radiol. clin. biol. **41**, 387–396 (1972)

SICARD, J.A., FORESTIER, J.: Méthode générale d'exploration radiologique par l'huile iodée (Lipiodol). Bull. Soc. méd. Hôp. (Paris) **1**, 463–469 (1922)

SWEDBERG, M.: Meningo- and myelomeningocele studied by gas myelography. Acta radiol. **1**, 796 (1963)

VERBIEST, H.: The Arnold-Chiari malformation. Radiological examination with the "Ziedses des Plantes" procedure. J. Neurol. Neurosurg. Psychiat. **16**, 227–233 (1953)

VERBIEST, H.: Further experiences on the pathological influence of developmental narrowness of the bony lumbar vertebral canal. J. Bone Joint Surg. **373**, 576–583 (1955)

VIT, R.: Léčebný významc vzduchové insuflace u vyrezu meziobratlovéplotėnky. Csl Neurol. **21**, 110–114 (1958)

VOGEL, P., CIFTER, Y., HINTZE, A.: Zur Klinik kongenitaler spinaler epiduraler Cysten. Z. Neurol. **203**, 155–170 (1972)

WACKENHEIM, A., VROUSOS, C., SUBIRANA, M.: La diagnostique radiologique des cavités cystiques cervico-bulbaires non communicantes. In: H. FISCHGOLD u. A. WACKENHEIM: La radiographie des formations intrarachidiennes. Masson et Cie., Paris 1965

WACKENHEIM, A., VROUSOS, C., SUBIRANA, M., LEMAIRE, J.: Fausses images d'atrophie médullaire en myélographie gazeuse cervicale. Ann. radiol. **8**, 39–44 (1965)

WAGENEN VAN, W.P.: The roentgenological localisation of spinal subarachnoid block by the use of air in the subarachnoid space. Ann. Surg. **99**, 939–943 (1934)

WARTENBERG, G.: Jodöl und Luft in der Rückenmarksdiagnostik. Arch. Psychiatr. **86**, 276–277 (1929)

WENDE, S., BEER, K.H.: The diagnostic value of gas-myelography. Amer. J. Roentgenol. **104**, 213–219 (1968)

WESTBERG, G.: Gas myelography and percutaneous puncture in the diagnosis of spinal cysts. Acta radiol. (Stockh.) Suppl. 252, 1966

WICKBOM, I., HANAFEE, W.: Soft tissue masses immediately below the foramen magnum. Acta radiol. (Stockh.) **1**, 647–658 (1963)

WIDEROE, S.: Über die diagnostische Bedeutung der intraspinalen Luftinjektionen bei Rückenmarksleiden, besonders bei Geschwülsten. Z. Chir. **48**, 394–397 (1921)

WIEDENMANN, O., LEUCHS, U.H.: Enzephalographie am Bildwandler. Acta radiol. (Stockh.) **50**, 39–47 (1958)

WINTER, R.B., HAVEN, J.J., MOE, J.H., LAGAARD, S.M.: Diastematomyelia and congenital spine deformities. J. Bone Joint Surg. **56-A**, 27–39 (1974)

WOLF, B.S., KHILMANI, M., MALIS, L.: The sagittal diameter of the bony cervical spinal canal and its significance in cervical spondylosis. J. Mount Sinai Hosp. **23**, 283–292 (1956)

YOUNG, B.R., SCOTT, M.: Air myelography. The substitution of air for lipiodol in roentgen visualization of tumors and other structures in the spinal canal. Amer. J. Roentgenol. **39**, 187–192 (1938)

Aufklärungspflicht und Haftpflicht bei radiologischen Untersuchungen

von

ERWIN DEUTSCH und HANS-F. BRANDENBURG

A. Grundsätze der Haftung bei Ausübung eines medizinischen Berufs

Für die ärztliche Berufsausübung gelten im Verhältnis zu anderen Berufen keine besonderen Haftungsnormen. Ärzte haften wie Anwälte, Apotheker, Wirtschaftsprüfer, Architekten usw.: Bei all diesen Haftungen handelt es sich um das, was wir die Berufshaftung nennen, das Einstehenmüssen für Fehler bei der Ausübung des Berufs. Eine Haftung des Arztes kann sich ganz allgemein aus einer Vertragsverletzung oder einer unerlaubten Handlung ergeben, vermittelt durch einen bestimmten Verletzungsgegenstand. Der Schwerpunkt des Vorwurfs in Arzthaftungsprozessen besteht darin, der Arzt habe den Patienten durch nachlässige oder falsche Behandlung schuldhaft geschädigt [1].

I. Gesetzliche Haftungsgründe

1. Vertrag

Grundlage der Haftung kann zunächst der zwischen Patient und Arzt geschlossene Vertrag sein. Nach heute völlig herrschender Meinung handelt es sich hierbei in aller Regel um einen Dienstvertrag gem. §§ 611 ff. BGB, nur ausnahmsweise – etwa bei kosmetischer Operation – um einen Werkvertrag [2].

So ist also grundsätzlich die Tätigkeit des Arztes als solche Vertragsinhalt, und nur ausnahmsweise beinhaltet der Vertrag eine Pflicht zur Herbeiführung eines bestimmten Erfolges der zu leistenden Arbeit. Wir haben es vornehmlich mit einem Vertrag zu tun, in dem sich der Arzt zu einer Dienstleistung höherer Art [3] verpflichtet (i.S.d. § 627 BGB), nämlich den Patienten nach den Regeln der ärztlichen Kunst zu behandeln und seine Gesundheit zu fördern.

Der Arzt ist aus dem Vertrag verpflichtet, bei Vornahme von Operationen, Injektionen und Punktionen, Bestrahlungen oder bei den uns hier vornehmlich interessierenden diagnostischen Eingriffen nur im Einverständnis des Kranken oder gegebenenfalls seiner

---

[1] DUNZ, S. 20; DEUTSCH, Haftungsrecht I, S. 209.

[2] GEIGEL [15], S. 792; weitere Ausnahmen: z.B. Zahnprothetische Behandlung, bei WUSSOW [12], S. 464, Rz. 859; eingehend für regelmäßige Qualifizierung als Dienstvertrag bereits RABEL, aaO., S. 5ff. u. Anhang II, S. 75ff.

[3] vgl. RGRK-DENECKE [11] Anm. 3 vor § 611. Der Arzt befindet sich hier in der Gesellschaft der oben genannten sog. freien Berufe.

Angehörigen und gesetzlichen Vertreter zu handeln. Voraussetzung der Einwilligung wiederum ist als weitere Pflicht des Arztes die Aufklärung über die beabsichtigte Maßnahme.

Die Beweislast für eine Vertragsverletzung trägt zunächst der möglicherweise durch einen ärztlichen Eingriff geschädigte Patient. Er muß für einen Anspruch ein objektiv falsches Verhalten des Arztes als Schadensursache nachweisen, woraus dann der Anschein fließt, daß der Arzt auch die innere Sorgfalt nicht erbracht hat[4]. Eine Beweislastumkehr hinsichtlich des haftungsausfüllenden Kausalzusammenhangs zu Lasten des Arztes nimmt die Rechtsprechung bei einem groben Behandlungsfehler an[5]. Liegt der Schaden im Bereich, vor dem die ordnungsmäßige Behandlung schützen sollte, hat der Arzt nachzuweisen, daß der Schaden nicht auf den groben Kunstfehler zurückgeht[6]. Fehlt es am groben Kunstfehler, so tritt zwar keine Beweislastumkehr ein. Jedoch steht dem Patienten auch bei einem leichten Fehler der prima facie Beweis zur Seite, soweit die eingetretene Gesundheitsschädigung einem typischen Geschehensablauf entspricht[7].

Soweit der Arzt für seine Tätigkeit Gehilfen heranziehen kann, haftet er für diese gem. §278 BGB. Ihr Verschulden wird ihm ohne Rücksicht auf eigenes zugerechnet. Sind vom Arzt Dienste persönlich zu leisten — die Einwilligung war z.B. ausdrücklich auf den Chefarzt beschränkt[8] — und schaltet er dennoch einen Gehilfen ein, so haftet er für dessen Fahrlässigkeit zunächst in entsprechender Anwendung des § 278 BGB[9], darüber hinaus aber aus dem Gesichtspunkt der eigenen Vertragsverletzung.

Auch im Rahmen der vertraglichen Haftung ist für jeden ärztlichen Eingriff eine Rechtfertigung durch Einwilligung des Betroffenen erforderlich[10], der Vertragsschluß allein reicht noch nicht aus. Der Schadenersatz — als Rechtsfolge einer Vertragsverletzung — erstreckt sich auf den reinen Vermögensschaden. Schmerzensgeld wird bei vertraglichen Ansprüchen — im Gegensatz zum französischen Recht — nicht gewährt.

2. Allgemeine Haftung (Delikt, unerlaubte Handlung)

Der Arzt kann ohne jeden Vertrag oder vertragsähnliches Verhältnis für unerlaubte Handlungen haften. Anknüpfungspunkt der Haftung ist unmittelbar das Gesetz selbst (§ 823 BGB), das die Tatbestände der Delikte festsetzt. Wir sprechen insoweit vom gesetzlichen Schuldverhältnis. Die allgemeine (deliktische) Haftung kann also auch ohne vertragliche bestehen, wird aber regelmäßig neben ihr gegeben sein. §823 I BGB nennt als geschützte Rechtsgüter, deren Verletzung er hintanhalten will: Körper, Gesundheit, Freiheit sowie — von der Rechtsprechung als „sonstiges Recht" anerkannt, wenn auch im Gesetzestext nicht aufgeführt — das allgemeine Persönlichkeitsrecht.

In Betracht kommt ferner gem. § 823 II BGB die Verletzung eines Schutzgesetzes, etwa einer StrahlenschutzVO (RÖV v. 1.3.1973)/ des Bundesseuchengesetzes (Meldepflicht) und entsprechender Ausführungsverordnungen. Die Bestimmungen müssen allerdings als „Schutzgesetz" i.S.d. § 823 II BGB wenigstens auch den Schutz des Patienten beabsichtigen. Haftungsgrund kann ferner die Verletzung einer allgemein anerkannten ärztlichen Kunstregel sein, z.B. die unterlassene Tetanusversorgung einer offenen Wunde, das Unter-

[4] Deutsch, Haftungsrecht I, 279. Vgl. auch Geigel (28), S. 959, Rz. 76; OLG Saarbrücken, JBl. Saar 1967, 183.

[5] BGH VersR 1963, 659; BGH NJW 1968, 498; weitere Nachweise bei Stoll, AcP 176 (1976), S. 156 FN. 35.

[6] Vgl. genauer Deutsch, Rechtswidrigkeitszusammenhang, Gefahrerhöhung und Sorgfaltsausgleichung, Festschrift v. Caemmerer (1977).

[7] BGH VersR 1956, 499f.; 1957, 446f.; 1958, 545.

[8] BGH LM Nr. 11 (Aa) zu § 823.

[9] Vgl. Deutsch, Fahrlässigkeit u. erforderliche Sorgfalt (1963), 313. Anders Planck-Siber[4] § 278 N 3; Staudinger-Werner[10/11] § 278 N II 1 bγ, Rz. 50.

[10] vgl. RGRK-Denecke, Anm. 53 vor § 611.

lassen eines Schwangerschaftstests vor Entfernung einer Unterleibsgeschwulst [11], schlechte Anlegung eines Verbandes und daraus folgende Gangrän des betreffenden Gliedes, Unterlassung nötigen Vorgehens, z.B. der Wiederbelebungsversuche, der Entfernung der Nachgeburt usw [12].

Wie bei der vertraglichen Haftung hat auch hier der Arzt für seine Gehilfen einzustehen, § 831 BGB. Diese Haftung ist zwar im Wege des Entlastungsbeweises gem. § 831 I 2 BGB nominell beschränkbar: „Die Ersatzpflicht tritt nicht ein, wenn der Geschäftsherr (Arzt) bei der Auswahl der bestellten Person ... die im Verkehr erforderliche Sorgfalt beobachtet ... hat." Der Entlastungsbeweis ist theoretisch führbar, gelingt aber praktisch zunehmend weniger [13]. Der Arzt bzw. das Krankenhaus, müßte gleichsam eingestehen, einen unerkennbar schlechten Mitarbeiter engagiert zu haben.

Grundsätzlich ist an dieser Stelle festzuhalten, daß ein schlechter Ausgang der ärztlichen Behandlung für sich allein genommen weder Haftungsgrund noch Indiz für das Vorliegen von Fahrlässigkeit ist, also nicht ohne weiteres eine Haftung eintreten läßt [14].

3. Gesetzlicher Haftungsmaßstab

Um dem Arzt eine erfolglose oder verschlimmernde Behandlung anlasten zu können, bedarf es seines Verschuldens. Als Schuldformen kommen Vorsatz oder Fahrlässigkeit in Betracht. Eine vorsätzliche Schädigung eines Patienten werden wir praktisch ausschließen können, es sei denn (das Beispiel übernehmen wir von RABEL [15]), ein Chirurg unterzieht seinen Patienten gegen dessen Willen einer höchst gefährlichen Operation und rettet ihm das Leben; „der Patient preist noch heute begeistert den Arzt, den er überlebt hat" [16]. Wie lebensnah oder -fern dies Beispiel auch sein mag, juristisch gesehen hat der Chirurg rechtswidrig und schuldhaft, d.h. vorsätzlich – weil er den Eingriff wollte – eine Körperverletzung begangen. Es fehlt jedoch am Schaden. Im allgemeinen haben wir es bei der Arzthaftung jedoch nur mit Fahrlässigkeit zu tun. Unter Fahrlässigkeit versteht das Gesetz (§ 276 BGB) die Außerachtlassung der im Verkehr erforderlichen Sorgfalt. Mit der Anknüpfung an „die im Verkehr erforderliche Sorgfalt" wird ein objektiver Maßstab zugrunde gelegt. Der Maßstab seinerseits wird gebildet durch den Standard des Verhaltens des entsprechenden Verkehrskreises, dem der Arzt angehört, etwa des Kreises der Röntgenologen, Anästhesisten usf. Es werden also nicht juristische Regeln an das ärztliche Verhalten herangetragen, sondern es wird darauf geachtet, daß das Verhalten, das der entsprechende Ärztekreis als erforderlich ansieht, gesetzt wird: Es gilt der objektive Standard des Arztes für Allgemeinmedizin oder eines bestimmten Facharztes. Lokale Besonderheiten finden keine Berücksichtigung. Etwas anderes galt lange Zeit in den USA. Dort wurde aufgrund der sog. „locality rule" davon ausgegangen, daß beispielsweise ein Landarzt, der in einem bestimmten Gebiet praktizierte, über zwangsläufig weniger Erfahrung verfüge als ein praktischer Arzt in einer größeren Stadt. Man erkannte an, daß der Landarzt erheblich schlechtere Weiterbildungsmöglichkeiten, wie Kontakte, Bibliotheken, Kurse usf., habe [17]. Bei der Bemessung des anzuwendenden Standards wurde der Landarzt nach den Maßstäben beurteilt, die in seinem Praxisbereich anzutreffen waren, d.h. man verfuhr nach dem Maßstab der „same locality". Später wurde dieses Verfahren zur sog. „similar locality" verfeinert, indem man nun die Orte miteinander verglich, die dem Praxisort des betreffenden Arztes glichen [18]. Erst verhältnis-

[11] Bereits RABEL, a.a.O., S. 40 beschreibt einen derartigen Fall.
[12] Weitere Beispiele bei RABEL, S. 40.
[13] DEUTSCH, VersR 74, 306.
[14] DUNZ, S. 21.
[15] aaO., S. 10.
[16] ibd. (Fn. 15).
[17] vgl. PROSSER [4], S. 164.
[18] vgl. PROSSER, a.a.O., S. 164.

mäßig spät [19] ging man auch in den USA dazu über, an den allgemein gültigen objektiven Standard des Verkehrskreises anzuknüpfen.

Oft liegt im deutlichen und groben Abweichen vom Standard der Fachgenossen zugleich ein Kunstfehler des Arztes. Jedoch wäre es verfehlt, Kunstfehler mit Fahrlässigkeit gleichzusetzen. Auf das Verhältnis dieser beiden Begriffe müssen wir hier ausführlich eingehen [20].

Zunächst kann nur gesagt werden, daß ein Kunstfehler Fahrlässigkeit indiziert: Eine auf einer kunstfehlerhaften Maßnahme beruhende Rechtsgutverletzung erfüllt immer den Tatbestand des § 823 I BGB auf widerrechtliche Weise und begründet damit die widerlegliche Vermutung der Fahrlässigkeit.

Was versteht man nun heute unter dem Begriff „Kunstfehler"? (Der parallele Begriff „Regeln der Baukunst" findet sich in §330 StGB nicht mehr: Es heißt dort heute: „allgemein anerkannte Regeln der Technik".) Nach der Definition der Rechtsprechung [21] ist darunter ein Verstoß gegen einen allgemein anerkannten Grundsatz der ärztlichen Wissenschaft zu verstehen. Eine gesetzliche Normierung von Kunstregeln gibt es nicht, ebenso fehlt es an einer Legaldefinition des Begriffs Kunstfehler [22]. In der medizinisch-juristischen Literatur finden sich so verschiedene Definitionen wie: „Verstoß gegen die allgemein anerkannten Regeln der Heilkunst infolge eines Mangels an gehöriger Aufmerksamkeit oder Vorsicht" [23]; „... schuldhafte Nichtbeachtung von hinreichend gefestigten Ergebnissen der ärztlichen Wissenschaft und Erfahrung der ärztlichen Praxis" [24]. Im Gegensatz zu diesen älteren Definitionen, welche die Vorwerfbarkeit miteinbeziehen, definiert man in neuerer Zeit überwiegend nach allein objektiven Kriterien. Unter der Voraussetzung, daß der Kunstfehler die objektive Voraussetzung des Verschuldens ist, gilt er als: „Handeln gegen die anerkannten Regeln der medizinischen Wissenschaft" [25] oder als „die tatsächliche Feststellung, daß in einem bestimmten Einzelfall medizinisch etwas geschehen ist, was vom medizinischen Standpunkt aus unrichtig ist" [26].

Damit stimmt die heutige Literaturauffassung mit der oben wiedergegebenen Rechtsprechungsdefinition in der Betonung der objektiven Kriterien überein. Die Feststellung eines Kunstfehlers beruht auf einem medizinischen Werturteil [27], das nicht ohne weiteres juristische Bedeutung gewinnt, solange keine schädigenden Folgen eingetreten sind, und selbst dann ist juristisch noch nichts ausgesagt. Weder Schaden noch Verschulden sind Voraussetzung eines Kunstfehlers, vielmehr weitere Haftungsvoraussetzungen [28].

Was im medizinischen Bereich als Kunstregel gilt, ist nur in den seltensten Fällen völlig eindeutig festgelegt. Denken wir an den Streit zwischen verschiedenen Schulen mit ihren jeweiligen Richtungen, so fragt sich, wie sich der Arzt verhalten soll und, wann in solchen Fällen ein Kunstfehler vorliegt. Nach der zweifelhaften Formel der Rechtsprechung [29] kann der Arzt dann sorgfaltswidrig handeln, wenn er nicht den sicheren Weg geht, nicht die größere Vorsicht beobachtet. Ein angewandtes Verfahren muß nicht nur „gebräuchlich" sein, vielmehr hat zugleich alles getan zu werden, „was nach den Regeln und Erfahrungen der medizinischen Wissenschaft zur Bewahrung des Patienten vor körperlichen Schäden getan werden muß" [30]. Es läßt sich demnach jetzt darlegen,

---

[19] Durch die Entscheidung Brune v. Belinkoff, 1968, 354 Mass. 235 N. E. 2nd 793.

[20] vgl. hierzu auch Deutsch, Fahrlässigkeit, S. 134ff.

[21] RG JW 1935, 115; DR 1940, 1949; ausführlich BGHZ 8, 138, 140.

[22] Kröning, S. 6.

[23] Rudolf Virchow, Kunstfehler der Ärzte, Gesammelte Abhandlungen auf dem Gebiet der öffentlichen Medizin, Bd. II 1879, S. 519.

[24] Liertz-Paffrath, Handbuch des Arztrechts, Düsseldorf 1938, S. 264.

[25] Ebermayer, Der Arzt im Recht, Leipzig 1930, S. 89.

[26] Eberhardt Schmidt, Der Arzt im Strafrecht, Leipzig 1939, S. 138.

[27] vgl. Kröning, S. 8.

[28] Kröning, S. 9 m.w.N.

[29] BGHZ 8, 140 m.w.N.

[30] BGH NJW 65, 346.

daß, wie oben vorausgesetzt, Kunstfehler und Verschulden nicht identisch sind: Fehlen auf einem bestimmten Gebiet allgemein anerkannte Regeln oder gehen die Ansichten der Fachkreise auseinander, so kann zwar die erforderliche Sorgfalt verletzt sein, ohne daß jedoch gleichzeitig ein Kunstfehler vorliegt[31].

Ein besonderer Aspekt des Kunstfehlers ergibt sich aus plötzlichem maschinellen Versagen von Geräten, derer sich der Arzt bedient. Man denke etwa an eine Explosion des Narkoseapparats[32] oder an einen Zwischenfall mit einem gängigen Kontrastmittel[33]. In Frankreich kam es zwar nur im ersten Fall zu einer Verurteilung des Arztes, gestützt auf Art. 1384 C.c. Der dort mögliche Entlastungsbeweis für „höhere Gewalt" konnte jedoch in beiden Fällen nicht erbracht werden. Eine Verurteilung auch im zweiten Fall scheiterte lediglich daran, daß das Gericht konstatierte: Sei – wie hier – keine ärztliche „faute" festzustellen, könnten sich Dritte – Klägerin war die Witwe des verstorbenen Patienten – auf Art. 1384 C.c. nicht berufen. Mit dem praktisch unwiderleglich vermuteten Verschulden des Halters einer Sache wurde eine Haftung geschaffen, die der Gefährdungshaftung gleichkommt.

Mit der medizinischen Kunstregel, gegen die verstoßen wird, wird nur die äußere Sorgfalt umschrieben. Der Bereich der inneren Sorgfalt ist noch ausgespart. Zittert bei einem schwierigen Eingriff plötzlich die Hand des Arztes, so ist zweifelhaft[34], ob die möglicherweise negativen Auswirkungen verschuldet sind, es sei denn, der Arzt habe durch Alkohol oder Drogen seine Schwäche herbeigeführt.

Neben der äußeren Sorgfalt, die die Kunstregel vorschreibt, muß auch die innere Sorgfalt fehlen, erst dann ist die „erforderliche" Sorgfalt i.S.d. §276 BGB außer acht gelassen. Eine dieser Formen der Sorgfalt gesetzt, schließt die Fahrlässigkeit aus, mag es an der anderen noch so sehr fehlen. Die innere Sorgfalt ist auf die Erkenntnis der Tatbestandsmäßigkeit und der Norm gerichtet[35]. Gegenstand dieser Erkenntnis sind zunächst die Gefahr bzw. die Grenzen ihrer Zulassung bezüglich des Rechtsguts, weiterhin das steuernde Verhalten: Man stellt sich ein, gibt acht, ist seiner Verpflichtung eingedenk[36]. Auch das innere Verhalten hat sich auf den Standard des entsprechenden Verkehrskreises einzurichten.

Man hat gelegentlich erwogen, die Haftung des Arztes dadurch zu begrenzen, daß man ein Einstehenmüssen erst bei grober Fahrlässigkeit konstruierte[37]. In der Tat drängte sich beim Beobachten der Gutachterpraxis vor Gericht der Eindruck auf, daß ein Verschulden erst bei grober Fahrlässigkeit beginne, da beinahe durchweg nur die manifeste Sorgfaltswidrigkeit als Kunstfehler angesehen wurde. Die Gutachterzurückhaltung in Frankreich ließ ebenfalls für Beobachter den Schluß zu, daß sich die „faute professionelle" auf grobe Fahrlässigkeit beschränke[38]. Im italienischen Codice civile finden wir in Art. 2236 für geistige Berufe die Haftung auf Vorsatz und grobe Fahrlässigkeit beschränkt, soweit technische Probleme von besonderer Schwierigkeit gelöst werden müssen[39]. Demgegenüber bleibt jedoch für unseren Rechtskreis festzuhalten, daß gesetzlich für jede Fahrlässigkeit, beginnend bei der leichten, zu haften ist. Fahrlässigkeit bedeutet nach der Sprache des Gesetzes stets leichte Fahrlässigkeit. Von ihr grenzt sich die grobe Fahrlässigkeit ab, deren Inhalt gesetzlich nicht definiert ist. Ihre Feststellung im Einzelfall wurde bewußt dem Richter überlassen[40].

[31] BGHZ 8, 140.

[32] Frankreich: Cass. civ., 1.4.68, DALLOZ 68, 653, Note von SAVATIER.

[33] Frankreich: Cass. civ., 25.5.71, Gaz. Pal. 71 II, 696f.

[34] DEUTSCH, Haftungsrecht I, S. 279.

[35] genauer: DEUTSCH, Haftungsrecht I, S. 286.

[36] LARENZ, SchuldR I[11], § 20, IV, S. 236.

[37] vgl. zuletzt etwa M. v. BIEBERSTEIN, FS für Klingmüller 1974, 258.

[38] genauer: DEUTSCH, VersR 74, 304 m.w.N.

[39] Diese Bestimmung ist auf Chirurgen und Röntgenologen angewendet worden; vgl. DEUTSCH, a.a.O., Fn. 41.

[40] eingehend: BRANDENBURG, JuS 74, 18.

Läßt sich Fahrlässigkeit auf der einen Seite als Schuldform definieren, so hat sie andererseits eine Negativfunktion: Sie bildet gleichzeitig die Zurechnungsschwelle, d.h. gewährt einen Freiraum. Solange der Standard der Kollegen gewahrt ist, ist keine juristische Handhabe gegeben, mag sich auch das Befinden des Patienten verschlechtert haben.

4. Dichotomie der Arzthaftung

Zwei Gruppen lassen sich bei der Arzthaftung unterscheiden: Fehlbehandlung und verletzte Aufklärungspflicht. Wenn auch die erste Gruppe den Schwerpunkt der Haftungsprozesse gegen Ärzte bildet – mit dem Vorwurf, der Arzt habe den Patienten durch nachlässige oder falsche Behandlung schuldhaft geschädigt[41], so sind doch aus verschiedenen Gründen Klagen wegen verletzter Aufklärungspflicht häufiger geworden. Für den Arzt besteht eine Aufklärungspflicht hinsichtlich notwendiger Folgen und nicht unwesentlicher Nebenfolgen seines Eingriffs.

Die Verpflichtung kann entfallen, wenn der Patient ausdrücklich auf die Aufklärung verzichtet; er gibt sich vertrauensvoll in die Hand des Arztes. Unbestritten kann bei der Gefahr schwerer seelischer Schädigung eine Aufklärungspflicht bereits hinsichtlich der Diagnose, etwa beim Karzinom, entfallen, dann muß aber über die Risiken der Strahlenbehandlung aufgeklärt werden[42]. Hier stehen sich einerseits das Recht des Patienten auf Aufklärung sowie andererseits die Pflicht des Arztes, dem Patienten durch Aufklärung nicht zu schaden, gegenüber.

Was unter diesem Blickwinkel im Normalfall Inhalt der Aufklärung sein muß, wird am besten aus ihrer Funktion deutlich. Aufklärung soll dem Patienten die Kenntnis verschaffen, die für eine wirksame Einwilligung erforderlich ist. Hierfür muß der Patient regelmäßig die Diagnose kennen, die Art des Eingriffs, schädliche Folgen oder Nebenwirkungen, gegebenenfalls auch Dauer der Behandlung.[43]. Historisch hat sich die Aufklärung aus dem Bemühen des RG entwickelt, das für den Patienten bestehende Behandlungsrisiko zu vermindern. Im Zeichen des Schulenstreits zwischen Homöopathie und Allopathie verhielt sich das Gericht streng neutral, um weder als Schiedrichter fungieren zu müssen, noch die Wahl der Behandlungsmethoden einzuschränken.

Um jedoch zu verhindern, daß der Patient eines einer minoritären Schulrichtung anhängenden Arztes einem möglicherweise größeren Risiko ausgesetzt wird, sollte der Patient aufgrund der Aufklärung selbst entscheiden können, ob er eine „unübliche" und deshalb vielleicht gefährlichere Behandlung will[44]. Die heute an die Intensität der Aufklärung zu stellenden Anforderungen lassen sich anhand der Rechtsprechung des BGH[45] folgendermaßen darstellen: Je mehr ein Eingriff unmittelbar der Abwendung einer lebensbedrohlichen Krankheit dient – die vorgeschlagene Behandlung ist relativ aussichtsreich –, desto geringer sind die Anforderungen an die Aufklärung. Ist dagegen ein Eingriff vorgesehen, der nur etwa eine „kosmetische" Beeinträchtigung beseitigen soll, so stellt die Rechtsprechung erheblich größere Anforderungen an die Aufklärung im Einzelfall. Was speziell bei Diagnoseeingriffen zu beachten ist, wird im zweiten Teil des Beitrags erörtert werden.

Zwischen diesen Extremen stuft sich die Intensität ab, wobei jeweils auf die Situation im Einzelfall abzustellen ist. Generell kann nicht angegeben werden, was jeweils aufklärend gesagt werden muß, doch sollen zwei Gesichtspunkte anhand neuerer BGH-Urteile hervorgehoben werden.

---

41 DUNZ, S. 20.

42 BGHZ 29, 176, 179.

43 vgl. ENGISCH, Operation, S. 1527.

44 GEILEN, Einwilligung und ärztliche Aufklärungspflicht 1963, S. 76.

45 vgl. DUNZ, S. 12.

Der erste betrifft die persönlichen Eigenschaften des Aufklärungsempfängers. Hierzu hat jüngst[46] der BGH ausgeführt, daß sich der Grad der erforderlichen Aufklärung über mögliche unerwünschte Folgen nicht zuletzt nach Intelligenz und Bildungsgrad des Patienten sowie vor allem nach dessen Erfahrungen aus der Krankenvorgeschichte zu richten hat. Die Aufklärung ist demnach personenbezogen auszurichten. Der zweite Gesichtspunkt betrifft die konkreten Umstände der Behandlung. Hierzu schuldet der Arzt dem Patienten nach Auffassung des BGH[47] eine Aufklärung über die Gefahren, mit denen gerade unter seiner Behandlung und in seinem Krankenhaus zu rechnen ist. Feste Prozentsätze von Komplikationen sind nicht ausschlaggebend; entscheidend ist, ob die Gefahr unterdurchschnittlich gering ist oder nicht[48]. Insgesamt ist im Auge zu behalten, daß kein Übermaß der Aufklärung herbeigeführt wird: Man könnte von einem „Gleichgewicht" des Schreckens sprechen. Die juristische Konstruktion der Aufklärung wurde bereits angedeutet. Sie resultiert aus dem Selbstbestimmungsrecht des Patienten und ist eingeordnet als Wirksamkeitsvoraussetzung der Einwilligung, die ihrerseits Wirksamkeitsvoraussetzung für die Rechtfertigung der Verletzung des Körpers ist. Die Kurierfreiheit früherer Zeit ist verblaßt: Der Arzt darf ohne Zustimmung nicht in die körperliche Integrität des Patienten eingreifen[49].

Diesem rechtstechnischen Aspekt ist in früherer Zeit ungebührlich viel Aufmerksamkeit geschenkt worden. Man bemühte sich darum, eine Auswechslung der Rechtsgüter, um deren Verletzung es geht, zu erreichen. Auf diese Weise wollte man berechtigterweise den Arzt aus der Reihe der „Gewalttäter, Schläger und Messerstecher" heraushalten[50]. Gleichwohl verändert eine andersartige Einordnung der Aufklärungspflicht, etwa beim Persönlichkeitsrecht, die Haftung und ihre Folgen nicht.

5. Beweislast

Grundsätzlich hat der Geschädigte zu beweisen, daß er durch eine objektive Sorgfaltswidrigkeit des Arztes verletzt worden ist. Kann dieser Nachweis geführt werden, so spricht der Anschein dafür, daß der Arzt auch innerlich sorgfaltswidrig gehandelt hat. Der Patient wiederum hat zu beweisen, daß der Schaden eine Folge der nachlässigen Behandlung war. Eine Ausnahme von diesem Grundsatz macht die Rechtsprechung bei einem groben Behandlungsfehler des Arztes, soweit der Fehler geeignet war, einen Schaden der eingetretenen Art herbeizuführen[51]. In diesen Fällen kehrt sich die Beweislast zuungunsten des Arztes um, der nunmehr seinerseits zu beweisen hat, daß der tatsächlich eingetretene Schaden nicht auf seinem Fehler beruht.

Eine weitere Ausnahme der obigen Grundsätze ergibt sich aus der Anwendung des Anscheinsbeweises. Vorausgesetzt wird ein typischer Geschehensablauf, der nach der Lebenserfahrung auf eine bestimmte Ursache hinweist[52]. Der Richter wird zwar nicht davon enthoben, bezüglich des Kausalzusammenhangs sowie der Schuldfrage tatsächliche Feststellungen zu treffen, jedoch kann von einem feststehenden Ereignis auf den Zusammenhang mit einem eingetretenen Erfolg oder umgekehrt von einem eingetretenen Erfolg auf ein bestimmtes Ereignis als Ursache geschlossen werden[53].

---

[46] BGH NJW 1976, 363 (364) m.w.N.

[47] BGH NJW 1976, 366.

[48] BGH MDR 71, 918 = NJW 71, 1888 = LM § 823 Nr. 26 (Aa).

[49] vgl. Deutsch, NJW 65, 1988; ders., Der unerlaubte Heileingriff, a.a.O., S. 15; Kröning, S. 14.

[50] Überblick über die Bedenken der Ärzteschaft und der Rechtswissenschaft bei Deutsch, NJW 65, 1986; ders., Der unerlaubte Heileingriff, a.a.O., S. 10.

[51] BGH VersR 1968, 850; BGH VersR 1970, 544.

[52] Geigel, a.a.O., S. 1234.

[53] BGH NJW 1956, 1638 = VersR 1956, 577.

Kann der Patient einen Fehler des Arztes nicht beweisen, so tritt im typischen Verlauf des Prozesses die Bedeutung der Aufklärung hervor. Beruft sich der Patient nämlich im nächsten Stadium auf die Verletzung der Aufklärungspflicht, so trifft den Arzt die Beweislast dafür, daß er über die nicht unwahrscheinlichen Nebenfolgen der Behandlung aufgeklärt hat. Als Voraussetzung der wirksamen Einwilligung teilt die Aufklärung in beweislicher Hinsicht deren Charakter als Rechtfertigungsgrund [54].

Die Beweisführung geschieht meist durch Vorlage eines vom Patienten und vom Arzt unterschriebenen Formulars, wobei Reverse vorzuziehen sind, in die die spezifische Behandlung einzutragen ist. Allgemein formulierte Erklärungen oder solche, die einen ganzen Katalog von Eingriffen enthalten, sind im Einzelfall oft wertlos, sagen sie doch nichts darüber aus, ob über eine ganz bestimmte Maßnahme und deren Folgen aufgeklärt wurde. Zusätzlich ist für die Beweisführung bisweilen tunlich, möglichst Zeugen (andere Ärzte oder Klinikpersonal) hinzuzuziehen und Notizen über das Aufklärungsgespräch in die Krankenblätter aufzunehmen. Dem Patienten sind nicht alle Einzelheiten des beabsichtigten Eingriffs mitzuteilen, jedoch ist nachzuweisen, daß wenigstens im großen und ganzen [55] Natur und Risiken des Eingriffs beschrieben wurden.

In der Praxis der Arzthaftungsprozesse fungiert die Verletzung der Aufklärungspflicht meist als Auffangtatbestand für einen zwar naheliegenden, aber nicht endgültig bewiesenen Kunstfehler. Oft wird auch auf die verletzte Aufklärungspflicht ausgewichen, um dem Arzt den leicht schwergenommenen Vorwurf des „Kunstfehlers" – ein Wort, das der Arzt bisweilen mehr fürchtet als der Teufel das Weihwasser [56] – zu ersparen.

Daß die Beweislast für die Aufklärung beim Arzt liegt, läßt sich sowohl rechtstechnisch als auch sachlich begründen. Da die Aufklärung Voraussetzung der Einwilligung ist, hat der Arzt sie als Voraussetzung seiner ausnahmsweisen Rechtfertigung zu beweisen. In der sachlichen Begründung kommt die Beweislastverteilung des BGH nach „Sphärengesichtspunkten" [57] noch deutlicher zum Ausdruck: Der Beweis eines Negativums durch den Patienten ist so gut wie ausgeschlossen, mögliche Beweisführungsmittel liegen beim Arzt oder beim Krankenhaus.

II. Haftungsfolgen und Mitverschulden

Für eine festgestellte Vertragsverletzung oder ein Delikt tritt als Rechtsfolge die Schadensersatzpflicht ein. Bei der vertraglichen Haftung beschränkt sich der Schadenersatz auf den reinen Vermögensschaden. Ein Schmerzensgeld kann nur im Rahmen der deliktischen Haftung verlangt werden.

Ein Mitverschulden des Patienten führt zur Herabsetzung, eventuell bis zum Ausschluß, der Haftung bzw. des Haftungsumfangs. Ein solches Mitverschulden ist von der Rechtsprechung angenommen worden, wenn der Patient gegen den Rat des Arztes das Krankenhaus verläßt. Auch in der Ablehnung einer Operation, die hier etwa zur Beseitigung der Folgen eines Kunstfehlers in Betracht kommt, hat bereits das RG u.U. ein mitwirkendes Verschulden des Kranken gesehen, wenn „die Operation nicht nur völlig gefahrlos sondern auch nicht mit nennenswerten Schmerzen verbunden ist, sicheren Erfolg verspricht und der Kranke wegen der Operationskosten sichergestellt ist" [58].

Eine Änderung des Haftungstatbestandes, indem man anstatt an die Verletzung des Körpers an die Verletzung des Persönlichkeitsrechts anknüpft, führt zu keiner Verände-

---

[54] genauer: Deutsch, Haftungsrecht I, S. 209.

[55] so bereits BGH NJW 59, 2299 u. BGH NJW 63, 393, 394.

[56] so Franzki, NJW 75, 2228.

[57] vgl. Wussow, S. 469, Rz. 870.

[58] RG HRR 1932, 1643.

rung des Haftungsumfangs. Auch bei Verletzung des Persönlichkeitsrechts ist voller Schadenersatz zu leisten, nicht nur für Schmerzensgeld einzustehen.

III. Auswirkungen auf das Verhältnis Arzt — Patient

Konfliktsituationen zwischen Arzt und Patient, besonders in den USA, haben zugenommen. Erklärt werden die Veränderungen u.a. damit, daß der einer Familie langjährig vertraute Hausarzt immer seltener werde[59]. Die „Vermassung" im Heilbereich hat das frühere Vertrauensverhältnis oft zu einem „anonymen" degradiert. Typisch ist der Fall des Operateurs, der am Morgen der Operation seinen Patienten zum ersten Mal zu Gesicht bekommt. Angesichts der „amerikanischen Verhältnisse"[60], die zu einer „defensive medicine" und einer „conspiracy of silence" der Sachverständigen geführt haben, wird die Ärzteschaft auch bei uns zunehmend verunsichert. Anlaß zu der Besorgnis, auch hier könnten Arzthaftungsfälle lawinenartig anschwellen, Prämien für Arzthaftpflichtversicherungen könnten in astronomische Höhen emporschnellen, besteht jedoch nicht, da die in den USA maßgebenden Voraussetzungen bei uns fehlen. Dort finden wir eine spezialisierte Anwaltschaft vor, die durch das „quota litis"-System, das Erfolgshonorar, angetrieben wird. Uns ist das Laiengericht, das fehlende Kostenrisiko sowie die den Patienten in der Praxis außerordentlich begünstigende Beweisregel der „doctrine of res ipsa loquitur" fremd[61]. Die amerikanische Erfahrung mag zwar schrecken, wird sich aber hierzulande nicht wiederholen.

B. Projizierung der allgemeinen Regeln auf radiologische Untersuchungen

I. Vorgehen des Arztes

Grundsätzlich gelten für diagnostische Maßnahmen die gleichen Regeln wie für therapeutische Eingriffe. Der Arzt muß erkennbare Gefahrenquellen ausschalten, wenn und soweit sie in zumutbarer Weise vermeidbar sind, und zwar nach der Rechtsprechung auch dann, wenn mit einer Verwirklichung der Gefahr nur in verhältnismäßig seltenen Fällen gerechnet werden muß[62]. Für die Aufklärungspflicht bei radiologischen Untersuchungen bedeutet dies, daß dem Patienten das Wissen um die Art des Eingriffs in einer, seinem Verständnisvermögen angepaßten Weise, zu erläutern ist, damit er in großen Zügen weiß, worin er einwilligt[63].

Bevor der Arzt jedoch z.B. neuroradiologische Untersuchungen vornehmen darf, sind erst die entsprechenden Voruntersuchungen durchzuführen. Nur wenn sich aus den neurologisch-klinischen Voruntersuchungen eine spezielle Fragestellung ergibt, darf der Arzt

[59] M. v. BIEBERSTEIN, FS für Klingmüller 1974, S. 250.

[60] Vgl. die Situationsberichte bei FRANZKI, NJW 75, 2225ff. u. M.v. BIEBERSTEIN, a.a.O. (Fn. 59), S. 249ff.

[61] eingehend: FRANZKI, NJW 75, 2226.

[62] BGH NJW 1972, 2217, 2220. Der BGH spricht diesen Grundsatz im sog. „Estil-Urteil" aus, das die Frage der Aufklärung des Arztes durch den Arzneimittelhersteller über mögliche Gefahren, die von Arzneimitteln ausgehen, z.B. bei unsachgemäßer Injektion des Kurznarkosemittels „Estil" in die Ellenbeuge, behandelt.

[63] BGH NJW 1971, 1887; hierzu GAISBAUER, Med. Welt 1972, 317.

die eingreifenderen, nicht ganz komplikationslosen positiven (jodhaltigen) oder negativen (gasförmigen) Kontrastmittel [64] für die neuroradiologische Diagnostik anwenden. Wann eine neuroradiologische Untersuchungsmethode (Luftenzephalographie, zerebrale Arteriographie, Myelographie) indiziert ist, ergibt sich nicht aus juristischen Regeln, sondern ist nach den Regeln der ärztlichen Kunst zu entscheiden. Zu beachten sind darüber hinaus mögliche Kontraindikationen. So ist bei raumbeengenden Prozessen des Gehirns, also bei Hirngeschwülsten, sowie allen fortschreitend sich ausdehnenden Krankheitsabläufen im Schädelinnern, wie Abszessen, Blutungen usf., z.B. die Pneumenzephalographie kontraindiziert [65].

Der Arzt kann sich bei den komplizierten Methoden der Neuroradiologie seine Aufgabe bei der Aufklärung des Patienten erleichtern. In den USA wurden zu diesem Zweck spezielle Dokumentenbücher erstellt; der Prototyp beinhaltete die bei der Anfertigung und Durchführung eines Angiogramms auftretenden Probleme [66]. In einfacher Sprache verfaßt und übersichtlich illustriert, soll das Buch nach seiner Zweckbestimmung das Gespräch zwischen Arzt und Patient nicht etwa ersetzen, sondern vorbereiten. Die dann im Gespräch erfolgende Aufklärung dürfte wesentlich unproblematischer verlaufen als ohne entsprechende Vorbereitung des Patienten. Da das Buch beim Patienten verbleibt — die Partner des Aufklärungsgesprächs tragen ihre Namen darin ein, der Patient unterschreibt eine Erklärung, daß er das Buch erhalten hat und Gelegenheit hatte, es zu lesen [67] — kann es vor allem auch nach dem Eingriff dem Patienten als Informationsquelle dienen. Allerdings ist diese Methode nicht ohne Gefahren. Der Einsatz solcher Hilfsmittel ist rechtlich bislang nicht abgesichert. Komplikationen könnten sich daraus ergeben, daß eine zu detaillierte „Buchaufklärung“ möglicherweise zu einem „Ungleichgewicht“ des Schreckens führt. Auch sind technische Pannen, wie die Aushändigung unzutreffender Broschüren, möglich. Schließlich wird die Aufklärung über die Gefahren kumulierter Behandlungen nur schwer in Broschüren darstellbar sein. Jedoch stellt die Methode einen Versuch dar, die vom BGH [68] in seinem Urteil vom 22.6.1971 aufgestellten Erfordernisse vollständig zu erfüllen. Bezüglich der Anforderungen an die ärztliche Aufklärung des Patienten oder seines gesetzlichen Vertreters über einen beabsichtigten diagnostischen Eingriff (Kleinhirnarteriographie durch Punktion der Arteria vertebralis) muß nach Auffassung des BGH der Hergang der Arterienfüllung immerhin so anschaulich beschrieben werden, daß der Eingriff als ein doch einigermaßen schwerwiegender erkannt werden kann [69].

Insoweit sollte dem Patienten oder seinem gesetzlichen Vertreter mitgeteilt werden, daß ein Kontrastmittel, ein Farbstoff oder eine schattengebende Substanz, unter Druck in die entsprechende Arterie (Arteria carotis, Arteria vertebralis) eingespritzt wird, und während es die Hals- und Hirngefäße durchläuft mit Hilfe von Röntgenstrahlen sichtbar gemacht wird.

Auch bei der Angiographie muß zunächst eine Voruntersuchung stattfinden, um mögliche Kontraindikationen festzustellen. In Frage kommen hier vor allem Patienten mit Überempfindlichkeit gegenüber Kontrastmitteln und mit schwerer Arteriosklerose [70]. Wie weitgehend hier aufgeklärt werden muß über Gefährlichkeit und Folgen des Eingriffs, kann nur im Einzelfall entschieden werden, bei dem u.a. die Schwere der Erkrankung, individueller Allgemeinzustand, psychische und physische Konstitution sowie die schon

---

[64] Bezüglich der Verwendung eines gefährlichen Kontrastmittels (Perabrodil, anstatt Abrodil) bei einer Myelographie, vgl. BGH VersR 1960, 752;

[65] vgl. KUHLMANN, NJW 1976, 351 m.w.N.

[66] vgl. hierzu den Bericht von KUHLMANN, NJW 1973, 2239ff.

[67] KUHLMANN, NJW 1973, 2240.

[68] NJW 1971, 1887, 1888.

[69] BGH NJW 1971, 1888.

[70] KUHLMANN, NJW 1976, 352.

beschriebenen besonderen Reaktionsformen mit dem Eingriffsrisiko abzuwägen sind. Der Patient muß bei der Diagnoseerstellung mitwirken und auf ihm verdächtig erscheinende Merkmale hinweisen [71]. Konkrete Anschauung für die bisher zwangsläufig noch mehr oder weniger theoretische Erörterung der mit radiologischen Untersuchungen verknüpften Probleme bietet das bereits erwähnte Urteil des BGH vom 22.6.1971 [72]. Wir werden es später (unter III.) eingehend unter dem Gesichtspunkt der an den Arzt gestellten Verhaltensanforderungen analysieren.

II. Fehlbehandlung

Zuvor soll noch einmal, entsprechend der Dichotomie der Arzthaftung, gesondert auf Probleme der Fehlbehandlung eingegangen werden, die gleichfalls in dem zu besprechenden BGH-Urteil eine Rolle spielen.

Neuroradiologische Untersuchungsmethoden verlangen vom Arzt hohes technisches Können. So kann es etwa bei der zerebralen Angiographie schon durch kleinste Unachtsamkeiten oder auch unvermeidbar zu teilweise schwerwiegenden Komplikationen kommen. Man denke nur an Gefäßrupturen, Luftembolien, Verletzungen von Nebenorganen im Hals- und Thoraxbereich, Arterienwandschädigungen oder als echte Kontrastmittelschädigungen: chemische Hirngefäßschädigungen im Versorgungsgebiet und allergische Störungen [73]. Diese Risiken können durch Erfahrung und manuelle Geschicklichkeit sowie durch größtmögliche Sorgfalt der neurologischen Voruntersuchungen, ohne deren Vornahme der Arzt nicht nach den Regeln der Kunst handeln würde, entscheidend vermindert werden [74]. Negative Punktionsfolgen können durch senkrechte Punktion der Schlagader, anstatt der spitzwinkeligen, die häufig schnittförmige Verletzungen der Gefäßwände hervorruft, vermieden werden. Die Nichtverwendung von Verbindungsschläuchen zwischen Kanüle und Spritze vermeidet die Gefahr einer Embolie, eine kurze Verweildauer der Kanüle in den Gefäßen verhindert kleine Thrombosen mit ihren möglichen Folgen [75].

Wenden wir uns nun der Aufzeichnung der Untersuchung, dem Sichtbarmachen der positiven und negativen Kontrastmittel durch Röntgenstrahlen zu. Durch die Verordnung über den Schutz vor Schäden durch Röntgenstrahlen (Röntgenverordnung — RÖV) vom 1.3.1973 [76] ist in der Bundesrepublik Deutschland die Anwendung von Röntgenstrahlen im medizinischen Bereich zum ersten Mal rechtlich geregelt worden. Die RÖV betrifft umfassend u.a. sowohl den human- als auch den veterinär-medizinischen Bereich. Vor dieser RÖV vom 1.3.1973 gab es zwar eine RÖV von 1941, der medizinische Bereich war jedoch bisher ausgeklammert [77]. Die Anwendung von Röntgenstrahlen auf den lebenden Menschen finden wir in den §§ 20—29 der neuen RÖV vom 1.3.1973 geregelt. Die zur Anwendung berechtigten Personen (§ 20) haben darauf zu achten, daß die Strahlenbelastung der zu untersuchenden oder zu behandelnden Personen so gering wie möglich gehalten wird (§ 22). Bei Röntgenuntersuchungen im Bereich des Kopfes sind Schutzeinrichtungen gegen Röntgenbestrahlung des übrigen Körpers anzulegen (§25 I). Weiterhin finden wir Bestimmungen über besondere Genehmigungspflichten für die Anwendung von Röntgenstrahlen zu anderen als Heilzwecken — Forschung — (§ 21 III), über den Schutz der Keimdrüsen und der Leibesfrucht (§ 23). Gem. § 29 RÖV sind Aufzeichnungen über die Röntgenuntersuchung oder die Röntgenbehandlung anzufertigen, aus denen

[71] BGH VersR 1959, 448.

[72] veröffentlicht in NJW 1971, 1887ff.; mitgeteilt auch von GAISBAUER, in: Med. Welt 1972, 317ff.

[73] vgl. KUHLMANN, NJW 1976, 352.

[74] KUHLMANN, NJW 1976, 351, 352.

[75] Einen weiteren Bericht über Begleiterscheinungen und Nachwirkungen gibt KUHLMANN, NJW 1976, 352;

[76] BGBl. 1973 I 173;

[77] Eingehend hierzu: BISCHOF, NJW 1973, 1402

alle erforderlichen Daten, z.B. über die Größe der Strahlenbelastung, insbesondere Zahl und Schaltdaten der Aufnahmen und Durchleuchtungsdauer, zu entnehmen sind.

Eine Verletzung der besonderen Strahlenschutzvorschriften der §§ 22–28 RÖV, in denen speziell das Verhältnis zwischen Arzt und Patient geregelt ist, ist im Ordnungswidrigkeitenkatalog des § 52 RÖV zwar nicht enthalten; die besonderen Strahlenschutzvorschriften stellen für den Röntgenarzt nur eine Erinnerung an die allgemein nach ärztlicher Heilkunde einzuhaltenden Strahlenschutzregeln dar; „darüber hinaus dürften jene Bestimmungen aber auch als Schutzgesetze i.S. des § 823 II BGB für die zivilrechtliche Haftung von Bedeutung sein“ [78].

III. Das Urteil des BGH vom 22.6.1971 (VI ZR 230/69) [79]

Der BGH hatte folgenden Sachverhalt zu beurteilen: 1958 wurde die damals 16jährige Klägerin in die Nervenklinik einer Universität eingeliefert, weil sie am rechten Bein, das schon 1955/56 vorübergehend Lähmungserscheinungen gezeigt hatte, über Schmerzen und Schwäche klagte. Aufgrund der Symptome bestand der Verdacht eines entzündlichen Rückenmark- bzw. Wirbelprozesses oder einer rechtsseitigen Ileosakral-Tuberkulose. Da das Krankheitsbild in der Nervenklinik nicht geklärt werden konnte und mit einem Gehirntumor gerechnet wurde, sollte eine Hirnarteriographie vorgenommen werden. Daher wurde die Mutter der Klägerin (der Vater war verstorben) in die Nervenklinik bestellt, wo sie einen ihr von einer Medizinalpraktikantin vorgelegten Vordruck folgenden Inhalts unterschrieb: „Ich bescheinige hiermit, daß ich mit einer Luftauffüllung der Hirnräume (Enzephalographie), einer Arteriographie des Gehirns, einer Myelographie, einer Insulin-, Elektro- oder Kardiazoldurchflutungsbehandlung bei meiner Tocher ..... einverstanden bin.“

In der chirurgischen Universitätsklinik nahm ein Chirurg eine Arteriographie der linken und drei Tage später eine solche der rechten Großhirnhälfte vor. Da nunmehr eine Erkrankung des Kleinhirns angenommen wurde, sollte weitere vier Tage später die Arteriographie auf dieses erstreckt werden. In diesem Fall wird das Kontrastmittel in die, im Gegensatz zur Arteria carotis, nicht freilegbare Arteria vertebralis injiziert. Beim Versuch, diese zu punktieren, ergab sich alsbald ein umfangreicher Bluterguß, weshalb der Chirurg die Injektion abbrach.

Am nächsten Morgen trat eine linke Halbseitenlähmung bei der Klägerin auf, deretwegen sie noch heute, nach 13 Jahren, erwerbsunfähig ist. Sie führt die Lähmung auf den vorausgegangenen Eingriff zurück und begehrt von dem beklagten Land als Träger der Universitätskliniken Schadensersatz. Die Klägerin hat zunächst auch einen Kunstfehler bei der Punktion der Arteria vertebralis behauptet, macht aber insbesondere das Fehlen einer wirksamen Einwilligung für den Eingriff geltend. Das Landgericht, bei dem die Klage zunächst anhängig war, hat dem Feststellungsantrag stattgegeben und die Zahlungsansprüche nebst Schmerzensgeld dem Grunde nach für gerechtfertigt erklärt. Das Oberlandesgericht hat die Klage abgewiesen. Die Revision der Klägerin führte zur Aufhebung und Zurückverweisung.

Der vorliegende Fall ist in tatsächlicher und rechtlicher Hinsicht typisch. Bei der Klägerin trat anläßlich der Punktion der Arteria vertebralis eine ganz typische Komplikation auf, die zu den bedauerlichen Schädigungen führte. Die Ursächlichkeit des Einstichs für den Eintritt der Halbseitenlähmung, die vorher das Landgericht festgestellt hatte, unterstellte auch der BGH für seine Beurteilung [80]. Ein Verschulden des Chirurgen konnte

---

[78] Bischof, NJW 1973, 1404; [79] NJW 1971, 1887ff; [80] Vgl. NJW 1971, 1887;

nicht nachgewiesen werden, deshalb kam es im nunmehr ebenfalls typischen Prozeßverlauf auf die Bedeutung der Aufklärung an, von der die wirksame Einwilligung abhing. Abzustellen war hier auf die Aufklärung der Mutter als gesetzliche Vertreterin der Patientin. Eine Aufklärung allein in dem Unterzeichnen des Formulars zu sehen, schied nach Auffassung des BGH von vornherein aus[81].

Der Vordruck enthielt in wahlloser Aufführung (so der BGH) teils diagnostische, teils therapeutische Eingriffe, wobei einige im vorliegenden Zusammenhang „offensichtlich abwegig" waren. „Dies gilt jedenfalls für die verschiedenen Formen der Schocktherapie, die als „Durchflutungsbehandlung" bezeichnet wird"[82].

Auf die Frage der Mutter, welcher Eingriff denn nun vorgenommen werden solle, wurde ihr von der Medizinalpraktikantin erklärt, „das hänge alles miteinander zusammen". Weiterhin soll die Frage der Mutter, ob bei der beabsichtigten Behandlung etwas passieren könne, von der Ärztin uneingeschränkt verneint worden sein. „Schließlich habe die Mutter der Klägerin mangels medizinischer Kenntnisse sich unter den einzelnen im Vordruck genannten Maßnahmen nichts vorzustellen vermocht"[83].

Der BGH wertet auch die im Zusammenhang mit der Unterzeichnung des Formulars auf Nachfrage abgegebenen Erklärungen nicht als Aufklärung, die nach seiner Auffassung, trotz der besonderen Verhältnisse, in der betreffenden Klinik geboten war.

Grundsätzlich ist bei der Risikoaufklärung von derjenigen Zwischenfallsdichte auszugehen, mit der unter den konkreten Umständen, also insbesondere gerade in der Klinik zu rechnen war, in der die Operation stattfinden sollte[84].

In der betreffenden chirurgischen Klinik war es nach den Aussagen ihres Direktors und seines damaligen Vertreters seit 1955 bei 1959 Großhirn-Arteriographien nur zu 3 leichten Zwischenfällen und bei 186 Kleinhirnarteriographien bis zum Fall der Klägerin zu keinem Zwischenfall gekommen. Dennoch hält der BGH die Zahl der in dieser Klinik eingetretenen Fälle für noch nicht groß genug, „um ein Zufallsergebnis statistisch auszuschließen". Es habe sich im vorliegenden Fall eine Gefahr verwirklicht, die sich „aus den typischen technischen Schwierigkeiten der Vertebralispunktion ergab".

Die Frage, ob auch im vorliegenden Fall aufgeklärt werden mußte, hat der BGH eindeutig bejaht; bezüglich der Aufklärungsintensität wird die Formel des Senats herangezogen, daß die Erwähnung selbst entfernterer Komplikationsgefahren dann verstärkt geboten ist, wenn der Eingriff nur der ärztlichen Erkenntnis (Diagnose) dient. Eine bestimmte Aufklärungsform schreibt der BGH nicht vor, geht aber im vorliegenden Fall davon aus, daß der Mutter der Klägerin der Hergang der Arterienfüllung immerhin so anschaulich hätte beschrieben werden müssen, „daß sie den Eingriff als einen doch einigermaßen schwerwiegenden erkennen konnte; dann hätte der wahrheitsgemäße Hinweis auf die lange Reihe bisher im Hause komplikationslos verlaufener Fälle wohl auch genügen können".

Ziehen wir das Fazit dieser im Grunde für alle neuroradiologischen Untersuchungsmethoden bedeutsamen Entscheidung, so stellt sich zunächst das Problem der „formularmäßigen Aufklärung". Das Urteil macht deutlich, daß selbst besser formulierte Vordrucke, die z.B. wirklich im Zusammenhang stehende Eingriffe beinhalten, eine „Aufklärung" im Zweifel nicht beweisen. Auch Reverse dergestalt, daß über „alle möglichen Folgen" aufgeklärt wurde, sagen nichts darüber aus, daß über eine bestimmte (eingetretene) Folge tatsächlich aufgeklärt wurde[85]. Insoweit ist es, wie bereits oben (S. 564) dargelegt, bisweilen tunlich, zunächst — wenn überhaupt — Reverse zu verwenden, in die der spezifische

---

81 NJW 1971, 1888;

82 NJW 1971, 1888;

83 BGH a.a.O.

84 So bereits BGHZ 29, 46, 61 = NJW 59, 811;

85 vgl. auch GAISBAUER, Med. Welt 1972, 318;

Eingriff einzutragen ist, sodann das Aufklärungsgespräch in Zeugengegenwart durchzuführen und über den Inhalt Notizen in das Krankenblatt aufzunehmen.

Weiterhin verpflichtet das Urteil jeden Arzt, der einen diagnostischen Eingriff vornehmen will, auch auf entfernter liegende Komplikationsgefahren hinzuweisen, soweit diese Gefahren nicht „unterdurchschnittlich gering“ [86] sind. Von festen Prozentsätzen kann nicht ausgegangen werden. Praktisch bedeutet dies, daß bei erheblichen Diagnoseeingriffen grundsätzlich immer und darüberhinaus möglichst intensiv aufzuklären ist.

IV. Zulässigkeitsgrenzen diagnostischer Eingriffe, insbesondere der zerebralen Angiographie

Bisher haben wir die Problematik diagnostischer Maßnahmen am allgemeinen Krankengut erörtert. Die Einordnung dieser Maßnahmen in die allgemeine Figur des Heileingriffs macht juristisch keine Schwierigkeiten. Nach ENGISCH [87] würde es sich um eine „Operation“ handeln, bei der der Arzt in Heilabsicht handeln muß. Dafür genügt, daß die Förderung der Gesundheit des Patienten eine nur mittelbare ist, „wie z.B. der Eingriff zu diagnostischen Zwecken“ [88]. Auch HORN [89] nimmt dann einen Heileingriff an, „wenn bei erfolgreicher Diagnose therapeutische Maßnahmen mit dem Ziel der Gesundheitsverbesserung möglich würden“. Dieses Ziel stand im bisher erörterten Zusammenhang außer Frage.

Nun dient jedoch die zerebrale Angiographie außer zum Nachweis und zur Lokalisierung gefäßbedingter Hirnerkrankungen auch zur Feststellung des Hirntodes am moribunden Patienten. Sie ermöglicht es, den völligen Stillstand des Hirnkreislaufs nachzuweisen, von dem aus auf die Irreversibilität des Gehirnfunktionsausfalls geschlossen wird [90]. Wie steht es nun mit der Zulässigkeit dieses Verfahrens?

Zur Beantwortung der Frage müssen wir differenzieren, und zwar soll zunächst die Zulässigkeit eines Angiogramms festgestellt werden im Fall eines moribunden Patienten, der künstlich beatmet wird, um zu klären, ob eine Explantation beginnen kann. Gehen wir nach der eingangs gegebenen Definition von HORN vor, so dürfte es sich in dieser Fallkonstellation nicht um einen „Heileingriff“ handeln, so daß eine besondere Rechtfertigung für das Handeln des Arztes erforderlich ist. Zu rechtfertigen ist hier nicht die Explantation, sondern der Diagnoseeingriff zwecks Explantation [91]. Es liegt jedoch ein den Arzt rechtfertigender Notstand vor. Der Eingriff wird an einem moribunden Patienten mit ungünstiger Prognose durchgeführt, der Rechtsgutgewichtsvergleich geht in der Regel zuungunsten des moribunden Kranken aus [92]. Die Angiographie zur Feststellung, ob mit der Explantation begonnen werden kann, ist demnach zulässig.

Schwieriger gestaltet sich die Fragestellung jedoch, wenn durch die Angiographie festgestellt werden soll, ob weitere therapeutische Behandlung des Patienten noch sinnvoll ist, ober ob bereits der Hirntod eingetreten ist. Auch hier handelt es sich oft um keinen „Heileingriff“ im Sinn der oben angeführten Definitionen. Denn die Diagnose könnte ergeben, daß man bestenfalls den gegenwärtigen Zustand aufrechterhalten kann. Von einer Gesundheitsverbesserung kann dann keine Rede sein. Dieser diagnostische Eingriff stellt auch keine Therapievoraussetzung dar [93].

Man wird m.E. auch in diesem Fall die Angiographie dennoch für zulässig erachten müssen. Sie ist unter diesen Voraussetzungen als letztes, aber nicht einziges Mittel vor

---

[86] BGH NJW 71, 1888;

[87] ENGISCH, Operation S. 1521ff;

[88] ENGISCH a.a.O. S 1522;

[89] Todesbegriff, Todesbeweis und Angiographie in juristischer Sicht, in: Der Internist **15**, 560 (1974)

[90] Vgl. BERG, Rechtsmedizin [10], S. 124;

[91] HORN a.a.O. S. 561

[92] HORN, a.a.O. S. 561; GEILEN, JZ 1971, 42, ders. FS für HEINITZ S. 388;

[93] HORN, a.a.O. S. 560;

der Einstellung der therapeutischen Maßnahmen im Gesamtzusammenhang der dem Patienten dienenden Bemühungen zu sehen. Als eine solche Maßnahme, mag sie auch der reinen Diagnose dienen, ist die Angiographie zulässig, um die definitive Klärung herbeizuführen. Im Hinblick auf diesen Gesamtzusammenhang darf die entfernte Gefahr einer Verletzung durch den diagnostischen Eingriff — setzt man Zweck und Risiko in Relation — in Kauf genommen werden.

V. Zusammenfassung

Der Arzt sieht sich bei der Durchführung von diagnostischen Eingriffen vor keine leichte Aufgabe gestellt. Abgesehen von den Schwierigkeiten, die die komplizierten Methoden in der Sache selbst bieten, hat er dem Patienten die komplexen Vorgänge so zu veranschaulichen, daß dieser weiß, worin er einwilligt. Zusätzlich erschwerend wirken sich die von der Rechtsprechung aufgestellten Grundsätze aus, daß in bezug auf die Gefahren von Eingriffen, die nicht unmittelbar der Heilung, sondern „nur" der ärztlichen Erkenntnis dienen, an die Aufklärung besonders strenge Anforderungen zu stellen sind[94]. Diagnostische Eingriffe werden damit im Ergebnis nicht selten mit Eingriffen auf eine Stufe gestellt, die nicht der Abwendung einer akuten Gefahr für die Gesundheit oder das Leben des Patienten dienen: „Hier ist das Für und Wider der Operation weit sorgfältiger abzuwägen als bei einem Zustand, der das Leben des Patienten unmittelbar bedroht"[95]. Die Anforderungen der Rechtsprechung zwingen den Arzt zu äußerster Sorgfalt bei der Aufklärung über die beabsichtigte Maßnahme.

Die in den USA mit Dokumentenbüchern unternommenen Versuche spiegeln die Bemühungen um das Aufklärungsproblem wider, dessen Bedeutung zugenommen hat. Die Risiken dieses Vorgehens sowie die Schwierigkeiten der schlichten „Formularaufklärung" liegen zutage. Solche Maßnahmen haben nur dann Beweiswert, wenn zugleich das notwendige Arzt-Patientgespräch belegt wird.

Von festen Prozentsätzen, aus denen sich die Notwendigkeit der Aufklärung ergibt, kann nicht ausgegangen werden. Das oben eingehend untersuchte Urteil des BGH vom 22.6.1971 zeigt, daß selbst bei verhältnismäßig geringer Komplikationsdichte in einer bestimmten Klinik das Erfordernis der Aufklärung über Risiken eines diagnostischen Eingriffs nicht entfällt.

Soweit die vorstehenden Ausführungen den Eindruck erweckten, hier werde den Medizinern durch juristische Betrachtungsweise die Berufsausübung unnötig schwer gemacht, ist abschließend auf die Wurzel der Problematik hinzuweisen. Sie liegt in der Beachtung des Selbstbestimmungsrechts des Patienten, das in diesem Jahrhundert zunehmend betont worden ist. Er kann nur dann wirksam, zugleich den Eingriff des Arztes rechtfertigend, einwilligen, wenn ihm durch Aufklärung die für eine Selbstbestimmung erforderliche Kenntnis verschafft worden ist.

Literatur

Berg, St. P.: Rechtsmedizin. 10. Auflage. München: Müller u. Steinicke 1973

Bischof, W.: Das neue Röntgenrecht. NJW 1973, 1402—1405

Brandenburg, H.-F.: Die Haftung des Gesellschafters im Luftverkehr. JuS 1974, 16—20

BGB-RGRK (-Bearbeiter): Das Bürgerliche Gesetzbuch, Kommentar, herausgegeben von Reichsge-

[94] BGH NJW 1971, 1888

[95] BGH VersR 1968, 558;

richtsräten und Bundesrichtern. 11. Auflage, II. Band, 1. Teil, Berlin: De Gruyter 1959

Deutsch, E.: Fahrlässigkeit und erforderliche Sorgfalt. Köln-Berlin-Bonn-München: Heymanns 1963

Deutsch, E.: Freizeichnung von der Berufshaftung. VersR 1974, 301–307

Deutsch, E.: Haftungsrecht. Erster Band: Allgemeine Lehren. Köln-Berlin-Bonn-München: Heymanns 1976

Deutsch, E.: Der unerlaubte Heileingriff. Die Wirbelsäule in Forschung und Praxis, Band 41. Stuttgart: Hippokrates 1967, S. 9–18

Deutsch, E.: Rechtswidrigkeitszusammenhang, Gefahrerhöhung und Sorgfaltsausgleichung bei der Arzthaftung. Festschrift für von Caemmerer (1977)

Deutsch, E.: Schutzbereich und Tatbestand des unerlaubten Heileingriffs im Zivilrecht. NJW 1965, 1985–1989

Dunz, W.: Zur Praxis der Zivilrechtlichen Arzthaftung. Karlsruhe, Juristische Studiengesellschaft, Heft 116: C.F. Müller 1974

Ebermayer, L.: Der Arzt im Recht. Leipzig: Thieme 1930

Engisch, K.: Die rechtliche Bedeutung der ärztlichen Operation. In: R. Stich u. K.H. Bauer: Fehler und Gefahren bei chirurgischen Operationen. 4. Auflage, Jena: Fischer, 1958, S. 1521–1557

Franzki, H. u. D.: Waffengleichheit im Arzthaftungsprozeß. NJW 1975, 2225–2229

Gaisbauer, G.: Zur ärztlichen Aufklärungspflicht bei diagnostischen Eingriffen. Med. Welt **23**, 317–318 (1972)

Geigel, R. u. R.: Der Haftpflichtprozeß. 15. Auflage, München: Beck 1972

Geilen, G.: Einwilligung und ärztliche Aufklärungspflicht. Bielefeld: Gieseking 1963

Geilen, G.: Medizinischer Fortschritt und juristischer Todesbegriff. Festschrift für Heinitz, Berlin: de Gruyter 1972, S. 373–396

Horn, E.: Todesbegriff, Todesbeweis und Angiographie in juristischer Sicht. Internist **15**, 557–561 (1974)

Kuhlmann, G.-J.: Zur ärztlichen Aufklärungspflicht. NJW 1973, 2239–2240

Kuhlmann, G.-J.: Hirnkammerluftfüllung und Hirnarteriographie als „körperliche Eingriffe" gem. § 81 a StPO. NJW 1976, 350–353

Kröning, J.: Die Bedeutung des Kunstfehlers für die Haftung des Arztes nach § 823, Abs. 1 BGB. Diss. jur. Göttingen 1974

Larenz, K.: Lehrbuch des Schuldrechts. 1. Band, Allgemeiner Teil. 11. Auflage, München: Beck 1976

Liertz, W., Paffrath, H.: Handbuch des Arztrechts. Düsseldorf: Schwann 1938

Marschall v. Bieberstein, W.: Überlegungen zur Haftung bei Heilbehandlung. Festschrift für E. Klingmüller: Karlsruhe: Versicherungswirtschaft 1974, S. 249–260

Planck, G. (-Bearbeiter): Kommentar zum BGB. Band II, 1, 4. Auflage, Berlin: Guttentag 1914

Prosser, W.L.: Law of Torts. 4th ed. St. Paul, Minn.: West Publishing Co. 1971

Rabel, E.: Die Haftpflicht des Arztes. Leipzig: Von Veit u. Comp. 1904

Schmidt, E.: Der Arzt im Strafrecht. Leipzig: Weicher 1939

Staudinger, J. v. (-Bearbeiter): Kommentar zum BGB. Recht der Schuldverhältnisse, 2. Band, Teil 1c, 10./11. Auflage. Berlin: J. Schweitzer 1967

Stoll, H.: Haftungsverlagerung durch beweisrechtliche Mittel. AcP **176**, 145–196 (1976)

Virchow, R.: Kunstfehler der Ärzte. Gesammelte Abhandlungen auf dem Gebiet der öffentlichen Medizin, Band II, Berlin: Hirschwald 1879

Wussow, W.: Das Unfallhaftpflichtrecht. 12. Auflage, Köln-Berlin-Bonn-München: Heymanns 1975

Namenverzeichnis — Author Index

Die *kursiv* gesetzten Zahlen beziehen sich auf Literatur
Page numbers in *italics* refer to the references

Aarkrog, T., s. Boesen, U. 167, 169, *178*
Abbott, W.D. 174, *176*
Abbott, W.D., s. Coleman, F.C. 170, *180*
Abeles, M.M., Schneider, D.E. 167, 169, 172, *176*
Abler, C., s. Appelbaum, E. 70, *76*
Aboulker, J., Metzger, J., David, M., Engel, P., Bodson, G., Fournier, J.-J., Lichtenberg, R., Thibaut, A. 544, *552*
Aboulker, J., s. Metzger, J. 544, *554*
Aboulker, J., s. Pradat, P. 385, *432*
Adams, R.D. 60, *76*
Adams, R.D., s. Austen, F.K. *177*
Adamson, W.C., s. Spitz, E.B. 172, *198*
Adrian, s. Olischer 53
Adrian, G., Suchodoletz, W. v., Olischer, R.M. 66, *76*
Adson, A.W. 162, 174, *176*
Adson, A.W., s. Rasmussen, T.B. 464, 472, *524*
Afshar, F., s. Wylie, I.G. *435*
Agnoli, A., Fieschi, C., Manfredi, M. 40, *76*
Agostini, A., Podda, M., Signoroni, G. 163, *176*
Agostini, A., s. Podda, M. 163, *194*
Ahlgren, P. 154, *176*, *425*, 438, 441, 455, 457, 496, *517*
Aidinis, S.J., s. Shapiro, H.M. 155, *197*
Ainslie, J.P. 506, *517*
Aird, R.B. 95, 96, 105, 106, *176*
Alajouanine, T., Castaigne, P., Goulon, M., Aubert, P., Perez, Z. 137, *176*
Albertengo, J.B., s. Babbini, R.J. *426*
Alberti, J., Andrews, J., Wilson, G. 109, 112, 130, *176*
Alberti, J., Hanafee, W., Wilson, G., Bethune, R. *176*
Alberti, J., s. Hanafee, W. 133, *185*
Alberti, J.B., s. Bentson, J.R. 130, 145, *177*
Albrecht, K. *425*
Albrecht, K., s. Dressler, W. 175, *182*, *427*
Albrecht, K., s. Krump, J. *430*
Alexander, E., Jr. *517*
Alexander, E., Jr., s. Kelly, D.L., Jr. 448, *521*, 533, *554*
Alexander, G.H., s. Johnston, J.D.H. 128, *187*
Alexander, L., Jung, T.S., Lyman, R.S. 368, *425*
Alker, G.L., Glasauer, F.E., Zoll, J.G., Schlagenhauff, R. *517*
Allegre, G., s. Wertheimer, P. *526*
Allen, H.W. 167, *176*
Allen, J.P., Kendall, J.W., Mc Gilvra, R., Lamorena, T. L., Castro, A. 161, 163, *176*
Allen, M.B., s. Mayher, W.E. 381, *431*
Allen, M.W. van, s. Calkins, R.A. 170, *180*
Allen, M.W. van, s. Khalifeh, R.R. 170, *188*
Allen, N. 53, *76*
Allen, N., Reagan, E. 54, *76*
Allen, R.J., s. Corssen, G. 105, 157, *181*
Allen, W.E., D'Angelo, C.M. 382, *425*
Alling, G. 50, *76*
Alov, J.A. 1, *76*
Alther, E. 90, *176*
Alvarez, D.E., s. Rifkinson, N. 90, *194*, 389, *433*
Alvord, E.D., Jr., s. Buren, J.M. van 123, *179*
Alwens, W., Hirsch, S. 528, *553*
Aly, F.W. 38, *76*
Ameli, N.D., Armin, K., Saleh, H. 320, *327*
Ameli, N.O., Sodeify, N. 170, *176*
Ames, N., Sakanone, M., Endo, A.S. 18, 33, 34, *76*
Amezúa, L., s. Janches, M. 163, *186*
Amici, F., Salvolini, U. 283, *327*
Amler, G. 115, *176*
Amplatz, K. 109, *176*
Amplatz, K., s. Kieffer, S.A. 109, *188*
Amundsen, P. 108, 138, 154, *176*, 282, *327*
Amundsen, P., Dugstad, P., Grimsrud, O.K. 282, *327*
Amundsen, P., Grimsrud, O.K. 128, 145, *176*
Amundsen, P., Helsingen, P., Kristiansen, K. 496, *517*
Amundsen, P., s. Skalpe, I.O. 389, 390, *434*
Amundsen, P., Skalpe, J.O. 448, *517*
Amundsen, P., s. Skalpe, J.O. 438, 454, 455, 458, *525*
Anders, K.H. 7, *76*
Anderson, F.M. 102, 112, 167, 172, *176*
Anderson, G.C. 162, *176*
Anderson, T. 214, 318, *327*
André-Balisaux, G., s. Gonsette, R. 130, *185*, *428*
André-Balisaux, G., s. Gonsette, R.E. 438, 453, *520*
Andrews, J., s. Alberti, J. 109, 112, 130, *176*
Andrioli, G.C., Galligioni, F., Marin, G., Salar, G. *425*
Andros, G.J., Priddle, H.D., Bethea, R.C. 167, *176*
Anguli, V.C., s. Ramamurthi, B. 465, *523*
Anlyan, A.J., s. Fishman, W.H. 53, *79*
Anlyan, A.J., Starr, A. 54, *76*
Ansel, R., s. Riehl, J.L. 166, *194*
Antoine, M., Creusot, J.J., Dureux, J.B. 128, 138, *176*
Antoku, S., Russell, W.J., Milton, R.C., Yoshinaga, H., Takeshita, K., Sawada, S. 172, *176*
Apert, E., Garcin, R. 73, *76*
Appelbaum, E., Abler, C. 70, *76*
Arana Iniguez, R., s. Azambuja, N. 90, *177*
Arbus, L., s. Cabanues, R. 73, *78*
Arce, M.J. *425*
Arendt, A., Fischer, W., Schneider, H.-J. 473, *517*
Argyropoulos, G., s. Knoetgen, I. 383, *430*
Arias, B.A., Voris, H.C. 170, *176*
Armin, K., s. Ameli, N.D. 320, *327*
Arnell, S. 377, *425*, 451, 461, 494, *517*
Arnell, S., Lidström, F. 437, *517*
Arnor, B., s. Godlewski, St. *520*
Arnould, G., Tridon, P., Picard, L., Weber, M., Floquet, J. 154, *176*
Arseni, C., Nash, F. 492, *517*
Arseni, C., Samitca, D.C. 465, *517*
Arseni, C., Simionescu, M., Mihailescu, N., Yuan Trung, le 552, *553*
Arumugasamy, N., s. Siqueira, E.B. *434*
Ask-Upmark, E. 167, *176*

Atchison, J.W., Goree, J.A., Jimenez, J.P. 97, 98, 100, *177*
Aubert, P., s. Alajouanine, T. 137, *176*
Auerbach, E. 73, *76*
Austen, F.K., Carmichael, M.W., Adams, R.D. *177*
Austin, G.H., s. Grant, F.C. 465, *520*
Austin, G.M., s. Grant, F.C. 545, *553*
Austin, J.H. 76, *76*
Autio, E., Suolanen, J., Norbäck, S., Slätis, P. 457, 516, *517*
Avman, N., s. Sachs, E. 316, *329*
Ayala, G. *177*
Ayer, J., s. Cotton, A.A. 65, *78*
Ayer, J.B., Mixter, W.J. 370, *425*
Ayer, J.B., s. Wegeforth, P. 89, *200*
Azambuja, N., Arana Iniguez, R., Sande, M.T., Garcia, Guelfi, A. 90, *177*
Azambuja, N., Iniguez, R.A., Sande, M.T., Guelfi, A.G. 369, 390, *425*
Azambuja, N., Lindgren, E., Sjogren, S.E. 213, *327*
Azar-Kia, B., Batnitzky, S., Liebeskind, A., Schechter, M.M. *517*
Aziz, H., s. Pearce, J. 154, 164, 165, *193*
Aziz, H., Pearce, J., Miller, E. 167, *177*

Baaren, H.J. van, s. Erickson, T.C. 373, 380, *427*, 457, *519*
Babbini, R.J., Barcelone, R., Albertengo, J.B. *426*
Babin, D., s. Wackenheim, A. 140, *200*
Babin, E., s. Billewicz, O. 145, *178*
Babin, E., s. Schmeltzer, A. 145, *196*
Babin, E., s. Wackenheim, A. 140, 145, *200*
Babin, E., s. Weill, M. 155, 157, 158, 165, *200*
Bablik, L. 71, *77*
Baciocco, A., Chiappetta, F. 98, *177*
Backmund, H., Decker, K. 369, 390, *426*
Backmund, H., s. Decker, K. 112, 117, *182*, 387, 389, 404, *427*, *519*
Bäcker, F. 115, *177*
Bärtschi-Rochaix, W., Weber, H.H. 528, *553*
Bahl, C.P., Wadwa, S. 169, *177*
Bailey, P. 116, *177*
Bain, W.A. *517*
Baird, W.C., Hurteau, E.F. *429*
Baird, W.C., s. Hurteau, E.F. 457, *521*
Bakay, L., White, J. 282, 283, *327*
Baker, H.L., Love, J.G., Uihlein, A. 544, *553*
Baker, H.L., s. Maupin, R.A. *431*
Baker, H.L., Jr., s. Uihlein, A. *525*
Baker, R.A., Rosenbaum, A.E., D'Orsi, C.J., Hessel, S.J., Fenton, P.A. 110, *177*
Balado, M. 283, *327*, 368, *426*
Balado, M., Carillo, R. 389, *426*
Balado, M., Morea, R., Dondau, C. *426*
Balado, M.M.J., Donovan, C. 127, *177*
Baldauf, E., s. Woringer, E. *435*
Baldwin, M., s. Buren, J.M. van 123, *179*
Baldwin, M., s. Davie, J.C. *181*
Ballieux, R.E., s. Bernier, G.M. 41, *77*
Bamberger, C., s. Hertzog, E. 282, 284, *328*
Bammer, H. 44, 52, 65, 68, *77*
Bannwarth, A. 57, 67, 69, 71, *77*
Barbizet, J., s. Boudin, G. 162, *179*
Barbosa, B.I., s. Nocite, J.R. 155, 157, *192*
Barcelone, R., s. Babbini, R.J. *426*
Barcia-Goyanes 164
Bardier, A., s. Lazorthes, G. 102, *189*
Bargmann, W. 3, *77*
Bargmann, W., Schiebler, Th. H. 3, *77*
Barke, R. 376, *426*
Barker, J., s. Jennett, W.B. 156, *187*
Barluenga, S., s. Rovira, M. 114, 170, *195*
Barnacle, C.H., s. Lemere, F. 97, 100, 101, 172, *189*
Barnes, R. 503, *517*
Barns, B., s. James, E., Jr. 26, 28, *81*
Barr, M.L. 96, 128, *177*
Barrett, J.W., Mendelsohn, R.A. 171, *177*
Barrionuevo, P.J., s. Vinas, F.J. *435*
Barroeta, F.F., s. Lombardi, L. *522*
Barron, K., s. Feiring, E.H. *519*
Barron, K.D., s. Solomon, S. 169, *197*
Bartalos, M., Györky, F. 53, *77*
Bartumeus, F., s. Isamat, F. 383, 387, 390, *429*
Baruch, M. 167, *177*
Basseau, J.P., s. Caille, J.M. *180*
Bassède, J., s. Bétoulières, P. 145, *177*
Bassède, J.,s. Paleirac, R. 283, *328*
Batnitzky, S., s. Azar-Kia, B. *517*
Baudouin, A. 171, *177*
Baudouin, A., Hartmann, E., Puech, P. 171, *177*
Bauer, H. 16, 26, 38, 39, 41, 42, 43, 44, 47, 48, 49, 70, 72, 75, *77*
Bauer, H., Gottesleben, A., Waretzka, K. 44, *77*
Bauer, H., Pilz, H. 38, 44, 50, 51, *77*
Bauer, K.H. *426*
Baumgartner, G., s. Rau, H. 28, *85*
Baumgartner, J., Braun, J.P., Caron, J., Cécille, J., Fischgold, H., Gonsette, R., Hirsch, J.F., Legré, J., Metzger, J. 453, *517*
Baumgartner, J., s. Worringer, E.G. 451, 453, *526*
Baxter, D.H., s. Schatzki, R. 92, 114, 145, *196*
Baxter, D.M., s. Troland, C.E. 115, 145, *199*
Beaty, W.R., Gerald, B. 104, *177*
Beau, J. le, Wolinetz, E., Beauregard, Binet 100, *189*
Beauregard, s. Beau, J. le 100, *189*
Beck, A. 52, *77*
Beck, C.S., s. Kinley, G. 102, *188*
Beck, J., s. Samii, M. 109, 139, *196*
Becker, H., Munder, G., Fischer, H. 67, *77*
Becker, H., Radtke, F. 89, 92, 94, 165, 166, 167, 168, *177*, *426*
Bedrna, J., Vavdra, S. 528, 529, 543, *553*
Beer, A.G. 165, *177*
Beer, K., s. Wende, S. *526*
Beer, K.H., s. Wende, S. 552, *555*
Begemann, H., Hartwerth, H.-G. 63, *77*
Béguin, F. 70, *77*
Bell, D.S., s. White, Y.S. 160, 167, 169, *200*
Bell, R.L. *517*
Belloni, G. 93, *177*, 282, *327*
Belloni, G., s. Collice, M. *180*
Belloni, G.B. 93, *177*
Benacerraf, R., Labrune, M., Hassan, M. 104, *177*
Bendezu, C., s. Kaplan, A.D. *430*
Benedek, L. 91, *177*
Bennhold, H. 37, *77*
Benoist, M., s. Castaigne, P. 474, *518*
Benson, D.F., May, M. le, Patten, D.H., Rubens, A.B. 150, *177*
Bentson, J.R., Alberti, J.B. 130, 145, *177*
Berg, K.J., Lönnum, A. 145, *177*
Berg, St.P. 570, *571*
Bergeron, R.T., Rumbaugh, C.L., Fang, H., Cravioto, H. 374, *426*
Bergeron, R.T., s. Segall, H.D. 317, *329*
Bergleiter, R. 107, 172, 175, *177*
Bergleiter R., Decker, K. 106, *177*
Bergonzini, R., s. Lenzi, M. 100, *189*
Bergström, K., Högström, S., Lodin, H. 105, 106, *177*
Bergström, K., Holmström, L., Lodin, H., Nylén, O., Wilbrand, H. 108, 109, *177*
Béril 89
Bering, Jr. 19
Bering, E.A. *426*
Bernard, A., s. Fischgold, H. 132, *183*
Bernard, S., Bories, J., Fredy, D., Seebacher, J., Viars, P. *177*

Bernard, S., s. Bories, J. 109, 154, *179*
Bernardi, L., s. Dettori, P. 98, *182*
Bernasconi, V., Cassinari, V. *517*
Bernasconi, V., Cassinari, V., Vitale, A. 282, *327*
Bernasconi, V., s. Collice, M. *180*
Bernier, G.M., Ballieux, R.E., Tominage, K.T., Putnam, F.W. 41, *77*
Bernini, F.P., Calabrò, A., Mazzarella, B., Smaltino, F. 98, 112, 113, 155, *178*
Bernsmeier, A., s. Weise, H. 165, 166, 168, *200*
Berthold, H. *517*
Bertrand, A., s. Lafon, R. 92, *189*
Bertrand, J., Guillome, J.M., Samson, M., Gueguen, Y. 468, *517*
Bethea, R.C., s. Andros, G.J. 167, *176*
Bethune, R., s. Alberti, J. *176*
Bétoulières, P., Lafon, R., Temple, J.P., Labauge, R., Pélissier, M., Paleirac, R. 108, *178*
Bétoulières, P., Paleirac, R., Labauge, R., Bassède, J. 145, *177*
Bétoulières, P., Temple, J.P., Janicot, J.Y. 494, *517*
Bétoulières, P., s. Lafon, R. 92, *189*
Betz, H. 109, 110, 128, 150, *178*
Beutel, A. *517*
Beutel, A., Tänzer, A. 469, *517*
Bick, M.W., Epstein, B.S. 167, *178*
Bickelmann, A.G., s. Robin, E.D. 31, 33, *85*
Bickerstaff, E.R. 105, 159, 160, 161, *178*
Bienengräber, A. 60, *77*
Billet, R., s. Dorland, P. *427*
Billewicz, O., Babin, E. 145, *178*
Bilodeau, L., s. Hanafee, W. 133, *185*
Binet, s. Beau, J. le 100, *189*
Binet, L., Piedelievre, R. 21, *77*
Bingel, A. 89, 91, 92, 106, 172, 173, *178, 426*, 527, *553*
Binnert, D., s. Salamon, G. 139, *195*
Biondi, G. 3, *77*
Birzis, L., Carter, Ch., Maren, T.H. 32, *77*
Bischoff, A. 6, 58, 60, *77*
Bischof, W. 567, 568, *571*
Bischof, W., Nittner, K. *517*
Bischof, W., Schmidt, H. 502, *517*
Bischof, W., Sorgo, W. *517*
Black, G.W., Mc Kane, R.V. 157, *178*
Bladin, P., Schunk, H. 317, *327*
Bland, J.E., Clark, K. 368, 385, *426*
Bleasel, K.F., s. Dowling, J.L. *427*
Bligh, A.S., s. Davies, E.R. 503, 504, *518*
Blinkov, S.M., Glezer, I.I. 111, *178*
Blinzinger, K. 3, *77*
Blinzinger, K., Henn, R. 74, *77*
Blockey, N.J., Schorstein, J. 474, *517*
Blount, M., s. Kinney, A.B. 153, 158, *188*
Blümel, P., Janzen, R. *517*
Bock, W.J., s. Clar, H.-E. *180, 426*
Boddington, M.M., s. Spriggs, A.I. 72, *87*
Bodechtel, G. 166, *178*
Bodechtel, G., Sack, H. 166, *178*
Bodson, G., s. Aboulker, J. 544, *552*
Boening 111
Boesen, U., Aarkrog, T. 167, 169, *178*
Bogaert, van 72
Bogin, M., Holzsager, T.G., Kramer, B. 159, 169, *178*
Bogren, H., Wickbom, I., Essen, C. von, Thulin, C.-A. 145, *178*
Bohm, E., Strang, R. 321, *327*
Bohn, S.S. 97, 98, 153, 164, *178, 426*
Boijsen, E. *517*, 537
Bokonjic, R., s. Sande, M. van 49, *85*
Bolea, G. 150, *178*
Bonhoeffer 111
Bonitz, G. 143, *178*
Bonnal, J., s. Philippart, C. 115, *194*
Bonnant, R. 283, *327*
Bonnemazou, A., s. Fischgold, H. 109, 145, *183*
Bonnemazou, A., s. Metzger, J. 109, 140, *191*, 282, *328*
Bonnet, Y., s. Gros, Cl. 528, 543, *553*
Bonnet, Y., s. Lafon, R. 92, *189*
Bonneville, J., s. Metzger, J. *328*
Bonte, G. 528, *553*
Bonte, G., Delfosse, C. 528, 544, *553*
Bonte, G., Delfosse, C., Caron, J., Delandtscheer, J.M., Warrot, P. 544, *553*
Bonte, G., Delfosse, C., Caron, S., Delandtscheer, J.M. 450, *517*
Bonte, G., Delfosse, C., Cecille, J.P. 528, 544, *553*
Bonte, G., Delfosse, C., Warrot, P., Martin, H.H. *517*
Bonte, G., Delfosse, C., Warrot, P., Martin, H.J. 528, *553*
Booker, H.E., Matthews, C.G., Whitehurst, W.R. 145, *178*
Boots u. Mitarb. 73
Boquien, J. 73, *77*
Bordiuk, J.M., Gelbanc, H., Steeg, C.N., Tasker, W. 167, *178*
Borel, Poujol 174
Borgersen, A. 127, 145, *178*
Bories, J. *178, 518*
Bories, J., Fredy, D., Marsault, C. 109, *178*
Bories, J., Fredy, D., Rosier, J. 111, *178*
Bories, J., Fredy, D., Rosier, J., Merland, J.J. 109, 154, *178*
Bories, J., Merland, J.J., Fredy, D., Bernard, S. 109, 154, *179*
Bories, J., Rosier, J., Cassan, J.L., Fredy, D. *518*
Bories, J., s. Bernard, S. *177*
Bories, J., s. Fredy, D. 109, 126, *183*
Bories, J., s. Ruggiero, G. 110, 153, 156, 157, 168, 172, *195, 433*
Bornstein, M., s. Slosberg, P. 92, 153, 168, 172, *197*
Borras, P.J., s. Rifkinson, N. 90, *194*, 389, *433*
Borschel, B. 165, 166, *179*
Borsinger, G. 371, *426*
Bostick, T., s. Boulay, G. du 95, *179*
Botterell, E.H., s. Wortzman, G. *526*
Botton, J., Meredith, J.M. *426*
Botton, J.E., s. Rinaldi, I. 171, *195, 433*
Boudin, G., Barbizet, J., Leprat, J. 162, *179*
Boudreau, R.P., Crosby, R.M.N. 100, 102, *179*
Boulay, G. du 112, *179*
Boulay, G. du, O'Connell, J.E.A. *179*
Boulay, G. du, O'Connell, J., Currie, J., Bostick, T., Verity, P. 95, *179*
Boulay, G. du, s. Moseley, I. 171, *192*
Bourjat, P., s. Escudero, L. 145, *183*
Bourjat, P., s. Wackenheim, A. 109, 150, 172, *200*
Bowker, K.W., s. Isherwood, I. 172, *186*
Braband, H., Lessmann, H.D., Wenker, H. 376, *426*
Braband, H., Wenker, H., Groth, W., Kostadinow, G., Ciarkowski, J., Lessmann, H.D. 376, 377, *426*, 441, *518*
Brackett, C., s. Clark, L. *180*
Brackett, C.E., Clark, L. 108, 114, *179*
Brackett, C.E., s. Cobble, S.P. 93, 113, 114, *180*
Bradac, G.B. 548, *553*
Bradac, G.B., Simon, R.S. 112, *179*, 548, *553*
Bradac, G.B., Wackenheim, A. 109, *179*
Bradac, G.-B., s. Wackenheim, A. 109, *200*
Bradley, H., Hess, R.V., Cary, R.M. 163, *179*
Braham, J., s. Brish, A. *518*
Bramall, G.K., s. Isherwood, I. 172, *186*
Branch, C.D., Cutler, E.C., Zollinger, R. 153, *179*
Brandenburg, H.-F. 561, *571*
Brandt, M. *426*
Brandt, S., Garde, M. de la, Rosendal, T. 97, *179*
Braun, J.P., s. Baumgartner, J. 453, *517*
Braun, J.P., s. Wackenheim A. 109, 140, *200*

Braun, W. *426*
Braunhofer, J., s. Buchheim, C.E. 110, *179*
Braunsteiner, H. 45, 59, 62, 65, 67, *77*
Bravo, G., s. Portera, A. *432*
Bredemann, W. 100, *179*
Breidenbach, H., Weissbach, H. 72, *77*
Breig, A. 96, *179*
Breit, A., Wiedenmann, O. 545, *553*
Brenner, H. *426*
Brenner, H., Kraus, H. *518*
Brenner, W. 92, 97, 100, 112, 114, 158, 163, 165, 166, 167, *179*
Brewer, E.D. 167, *179*
Brewer, E.D., s. Elsberg, C.A. 480, *519*
Breyer, U., Quadbeck, G. 18, 33, 37, *77*
Briani, S., Nori, A. 93, *179*
Bridgman, N., s. Delahaye-Plouvier, G. 156, *182*
Brightman, M.W. 4, *77*
Brihaye, J., s. Jeanmart, L. *521*
Brihaye, J., s. Mellot, G.J. *523*
Brinkmann, L., s. Wolff, H. 97, 116, 153, *201*
Brish, A., Lerner, M.A., Braham, J. *518*
Brisset, Ch., s. Michaux, L. 170, *191*
Brizzi, R. *518*
Brocher, J.E.W. *518*
Brody, B.S., McAlenney, P.F. 115, *179*
Brody, B.S., s. Turner, O.A. 95, *199*
Broen, B. von 63, 64, *78*
Brogdon, B.G., s. Schultz, E.H., Jr. 455, *524*
Bronisch, F.W. 71, *78*, 114, 174, *179*
Broussin, J., s. Caille, J.M. *180*
Brown, C.A., s. Schultz, E.C. 506, *524*
Brown, H., s. Reeves, D.L. *524*
Brown, H.A., Carr, J.L. 370, *426*
Brown, J., s. Rosomoff, H.L. 533, *555*
Brown, T.C.K. 157, *179*
Brücher, H. 58, *78*
Brück, C. 145, *179*
Bruijn, G.W. 112, *179*
Brune v. Belinkoff 560
Brunngraber, C.V. 480, *518*
Bruns, H.A., Holthusen, W. 104, 129, *179*
Bruns, H.A., s. Schoenberg, D. 156, *196*
Bruskin, J., Propper, N. 370, *426*
Bruyn, G.W., Op den Orth, J.O. 110, *179*
Buchheim, C.E., Frik, W., Braunhofer, J. 110, *179*
Buchwald, W. 105, 106, *179*
Bucy, P.C., Heimburger, R.F., Oberhill, H.R. *518*
Bucy, P.C., Jerva, M.J. 480, *518*
Bucy, P.C., Oberhill, H.R. *518*
Bucy, P.C., s. Siqueira, E.B. *434*
Bücher, Th., Matzelt, D., Pette, D. 39, *78*
Bühlmann, A., s. Rossier, P.H. 30, *85*
Buermann, A., s. Storch, T.J.C. von 100, 101, *198*
Bugault, R., s. Metzger, J. *328*
Buhrley, L.E., Reed, D.J. 32, *78*
Bull, J. 389, 390, *426*, 469, 470, 473, *518*
Bull, J., s. Howieson, J. 315, *328*
Bull, J.W. 214, 315, *327*
Bull, J.W.D. 126, 145, 150, *179*, 367, 368, 381, 385, 389, 408, 415, *426*
Bull, W.D. 392, *426*
Bunne, R. 540, *553*
Buono, M.S. del 438, 494, 497, *518*
Burchard, U., s. Kautzky, R. 164, 165, *187*, *430*
Burckhardt, Th., Faust, Cl. *518*
Buren, J.M. van, Baldwin, M., Alvord, E.D., Jr. 123, *179*
Burgmann, G.P. 68, 74, *78*
Burgman, G.P., Mitrofanowa, N.P. 73, *78*
Burhenne, H.J., Davies, H. 145, *180*
Burnet, F.M. 53, *78*
Burr, H.S., s. Harvey, S. 9, *81*
Burrage, W.S., s. Luce, J.C. *431*
Burrows, E.H. 109, *180*, 544, *553*
Burton, L.P. 6, *78*
Busch, E. 91, 153, *180*, 528, 529, 543, *553*
Busch, G. *518*
Busse, O., Hamer, J., Paal, G., Piotrowski, W. 506, *518*
Butler, A.K., s. Howland, W.J. *429*, 455, 457, 515, *521*
Butler, W.M., s. Kodoma, J.K. 374, *430*

Caffey, J. 101, 104, 112, *180*
Cahill, B.P., s. Dowling, J.L. *427*
Caille, J.M., Piton, J. 140, *180*
Caille, J.M., Piton, J., Basseau, J.P., Gerves, P., Broussin, J. *180*
Caille, J.M., s. Salamon, G. 139, *195*
Calabro, A. 172, *426*
Calabro, A., s. Bernini, F.P. 98, 112, 113, 155, *178*
Calabro, A., s. Ruggiero, G. 110, 153, 156, 157, 168, 172, *195*, *433*
Calderon-Gonzales, R. 369, 387, *426*
Calkins, R.A., Allen, M.W. van, Sahs, A.L. 170, *180*
Calogero, J.A., Moossy, J. 473, 478, *518*
Cambier, J., s. Castaigne, P. 474, *518*
Camp, J.D. *518*
Campbell, C.B. 110, 128, *180*
Campbell, J.A., Silver, R.A. *518*
Campbell, J.A., s. Campbell, R.L. 369, 374, 375, 378, 384, *426*, 438, *518*
Campbell, R.L., Campbell, J.A., Heimburger, R.F., Karlsbeck, J.E., Mealey, J. 438, *518*
Campbell, R.L., Campbell, J.A., Heimburger, R.F., Kalsbeck, J.E., Mealey, J., Jr. 369, 374, 375, 378, 384, *426*
Campbell, R.L., s. Heimburger, R.F. 369, 375, 377, 378, 383, 384, *429*
Campenhout, E. van, s. Harvey, S. 9, *81*
Campkin, T.V., Turner, J.M. 155, 156, *180*
Camus, J.L., s. Michaux, L. 170, *191*
Canal, N., Fratolla, L. 54, *78*
Candardjis, G., s. Oberson, R. 113, 145, *193*, *432*
Cannon, A.H., s. Siqueira, E.B. *434*
Cannon, B.W., s. Picaza, J.A. 387, *432*
Canossi, G.C., s. Lenzi, M. 100, *189*
Capon, A., Fiament-Durand, J., Potvliege, R. 314, *327*
Cappelli, L., Parducci, F. 169, *180*
Caputto, J.D., s. Janches, M. 163, *186*
Caracalos, A., s. Oeconomos, D. 474, *523*
Caram, P.C., Scarcella, G., Carton, C.A. 475, *518*
Carbonara, A.O., s. Mancini, G. 38, 41, *83*
Cardauns, H., Friedmann, G., Nittner, K. *518*
Cardillo, F. 95, 144, *180*
Carillo, R. *426*
Carillo, R., Oribe, M., Malenchini, M. 108, *180*
Carillo, R., s. Balado, M. 389, *426*
Carlson, D.J., Hoffman, H.B. *518*
Carlsson, B., Lodin, H. 145, *180*
Carlsson, C.A., s. Rosengren, K. 112, *195*
Carmel, P.W., Cramer, F.J. *518*
Carmichael, M.W., s. Austen, F.K. *177*
Caroll, F., s. Rosomoff, H.L. 533, *555*
Caron, J., s. Baumgartner, J. 453, *517*
Caron, J., s. Bonte, G. 544, *553*
Caron, S., s. Bonte, G. 450, *517*
Carr, J.L., s. Brown, H.A. 370, *426*
Carson, J., s. Grainger, R.G. 369, *428*
Carter, B.L., s. Wolpert, S.M. 314, *330*
Carter, C.C., Fuller, T.J. 161, *180*
Carter, Ch., s. Birzis, L. 32, *77*
Carton, C.A., s. Caram, P.C. 475, *518*
Cary, R.M., s. Bradley, H. 163, *179*
Casamajor, et al. 175
Cascino, J., s. Dibble, J.B. *519*
Cascorbi, H.F., s. List, W.F. 158, *190*

Caspary, E.A. 44, *78*
Caspary, E.A., Field, E.J. 44, *78*
Cassan, J.L., s. Bories, J. *518*
Cassinari, V., s. Bernasconi, V. 282, *327, 517*
Castaigne, P., Cambier, J., Lormeau, G., Benoist, M. 474, *518*
Castaigne, P., s. Alajouanine, T. 137, *176*
Castellano, F., s. Ruggiero, G. 149, *195*, 221, 297, 316, 320, 321, 327, *327, 329*
Castex, M.R., Ontaneda, L.E. 92, 162, *180*
Castorina, G., Severini, P. 367, *426*
Castro, A., s. Allen, J.P. 161, 163, *176*
Catalano, L., Sassaroli, S. 162, *180*
Caylor, H.D., s. Sherman, R.M. *525*
Cécile, J.P., Regnier, P., Guaquière, A., Doffiny, L., Cuvelier, A. 453, 457, *518*
Cécille, J., s. Baumgartner, J. 453, *517*
Cecille, J.P., s. Bonte, G. 528, 544, *553*
Cersosimo, R., s. Kaplan, A.D. *430*
Chakravorty, B.C. 314, *327*
Chamberlain, W.E., Young, B.R. 528, 529, 543, *553*
Chamberlain, W.E., s. Murtagh, F. 530, 543, 545, 547, *555*
Chandy, J., s. Rath, S. 473, *524*
Chapman, L.F., s. Kiev, A. 151, *188*
Charash, L.I., Dunning, H.S. 172, *180*
Chastinet, D. 168, *180*
Chatterjee, S.P., s. Guthkelch, A.N. 383, 384, 387, *429*
Cheek, W.R., Taveras, J.M. 316, *327*
Cherry, G., s. Schneider, R.C. 489, *524*
Cheymol, G., s. Guerbet, M. *428*
Chiari, H. 89, *180*
Chiappetta, F., s. Baciocco, A. 98, *177*
Childe, A.E., Penfield, W. 110, 123, *180*
Childe, H.E. *426*
Chiro, G. di 107, 108, 109, *180*, 207, 283, *327, 365, 427*
Chiro, G. di, Schechter, M.M., Wickbom, I. 207, 321, *327*
Chiro, G. di, s. Clark, R.G. 373, *427*
Chiro, R. di, s. Lindgren, E. 396, 398, 399, *431*
Chiro, G. di, s. Lindgren, E. 145, *190*, 282, 284, *328*
Chodkiewitch, J.P., s. Dorland, P. 528, 544, *553*
Choné, B., s. Kölmel, H.W. 68, 73, *82*
Choremis, A., Economos, D., Papadotos, C., Gargoulas, A. 474, *518*
Choudens, J.A., s. Rifkinson, N. 90, *194*, 389, *433*
Christensen, L.H.O., Matzke, J. 50, *78*
Chrzanowski, R., Wackenheim, A. 109, *180*
Chutorian, A., s. Nellhaus, G. 154, *192*
Chutorian, A.M., s. Groover, R.V. 157, *185*
Ciarkowski, J., s. Braband, H. 376, 377, *426*, 441, *518*
Ciba, K., s. Wende, S. 127, 131, 144, *200, 435*
Cibils, L.A., s. Hopkins, E.L. 25, *81*
Cifter, Y., s. Vogel, P. 543, *555*
Ciric, I.S., s. Hardy, J. *328*
Claassen, L., s. Jacoby, J. 172, *186*
Clar, H.E., Bock, W.J., Fiebach, O. *426*
Clar, H.-E., Bock, W.J., Grote, W., Löhr, E. *180*
Clark, K., s. Bland, J.E. 368, 385, *426*
Clark, L., Moser, D., Brackett, C. *180*
Clark, L., s. Brackett, C.E. 108, 114, *179*
Clark, L., s. Davidson, K.C. 109, *181*
Clark, R.A., Obenchain, T.G., Hanafee, W.N., Wilson, G.H. 93, 105, 158, 165, *180*
Clark, R.G., Milhorat, T.H., Stanley, W.C., Chiro, G. di 373, *427*
Clark, W., s. Hinck, V.C. 544, *554*
Clausen, J. 44, *78*
Clemens, H.J. 439, 462, *518*
Clemens, R. 21, *78*
Clément, J., s. Feld, M. *183*
Cleveland, D., End, E. 97, 98, 106, 107, 158, 159, *180*
Clifford, J.H., McClintock, H.G., Lubchenko, A.E. 475, *518*
Cobble, S.P., Brackett, C.E. 93, 113, 114, *180*
Coggeshall, H., Storch, T.J.C. von 527, 528, 529, *553*
Cohen, L., McRae, D. 545, *553*
Cohn, D.J., s. Levinson, A. 160, 161, *189*
Cohnen, G. 64, *78*
Cole, A.F.D., s. Raudzens, P. 155, *194*
Cole, H. 316, *327*
Coleman, F.C., Schenken, J.R., Abbott, W.D. 170, *180*
Coleman, S.A., s. McCormick, W.F. 57, *78*
Coles, P.F.C. 153, 158, *180*
Collan, R., Iivanainen, M. 105, 106, *180*
Collan, R., s. Iivanainen, M. 159, 160, 161, *186*
Collard, M., s. Wackenheim, A. 109, 154, *200*
Collice, M., Belloni, G., Porta, M., Pritelli, C., Bernasconi, V. *180*
Colling, K.G., Rossiter, R.J. 54, *78*
Collins, L.C., s. Lowman, R.M. 143, *190*
Conforti, P., Mingrino, S., Ravasini, R. 369, *427*
Conwell, D.V. 160, *180*
Cools, M., s. Pauly, R. 503, *523*
Cooper, D.W. *518*
Copenhauer, J.H., s. Fisher, R.G. 4, 5, 15, *79*
Coraddu, M., Napoleone, F. *427*
Cornelis, G., Dereymaeker, A. *427*
Cornelis, G., Gonsette, R., Dereymaker, A. 93, *180*
Cornelis, G., s. Gonsette, R. 368, 382, *428*
Cornelis, G., s. Hou, H. 400, 404, 410, *429*
Corrales, M. 90, *180*, 388, 413, 415, *427*
Corrales, M., Greitz, T. 128, *181*, 395, 398, 400, *427*
Corssen, G., Groves, E.H., Gomez, S., Allen, R.J. 105, 157, *181*
Costa Neto, M.E., s. Nocite, J.R. 155, 157, *192*
Cotton, A.A., Ayer, J. 65, *78*
Couch, R.S.C., s. Marrack, D. 153, 159, 160, 161, *191*
Couec, J., s. Gaveau, T. 157, *184*
Cramer 102
Cramer, F.J., s. Carmel, P.W. *518*
Cravioto, H., Korcin, J., Villanova, J. 92, 97, 153, 169, 172, *181*
Cravioto, H., s. Bergeron, R.T. 374, *426*
Crawford, A.S. 90, *181*
Creusot, J.J., s. Antoine, M. 128, 138, *176*
Cristi, G. 109, 128, *181*
Cristi, G., s. Ruggiero, G. 95, 101, 110, 115, 153, 156, 157, 164, 168, 172, *195*, 206, 207, 283, *329, 433*
Cristiá, J.C., s. Gafarot, E.C. 157, *184*
Crofton, F.D., Matson, D.D. 321, *327*
Cronqvist, S. 107, *181*, 498, 499, 516, *518*
Cronqvist, S., Fuchs, W. 494, *518*
Cronqvist, S., Lundberg, N., Pontén, U. 162, *181*
Cronqvist, S., s. Ekelund, L. 540, *553*
Crosby, R.M.N. 158, *181*
Crosby, R.M.N., s. Boudreau, R.P. 100, 102, *179*
Crothers, B., s. Smith, H.V. 100, 102, *197*
Crouse, M. 106, *181*
Crowther, D., s. Lipton, M.J. 164, 165, *190*
Crump, C.H., s. Robin, E.D. 31, 33, *85*
Crumrine, R.S., s. List, W.F. 158, *190*

Cruson, B., s. Fauré, G. 282, 284, 285, *328*
Cube, H.M. 506, *518*
Cullen, S.C., Gross, E.G. 106, *181*
Cumings, s. McMenemy 73
Cuneo, H.M. *518*
Cunitz, G. 156, *181*
Currie, J., s. Boulay, G. du 95, *179*
Curry, J.L., s. Howland, W.J. 373, *429*, 455, 457, 515, *521*
Curschmann, H. 91, *181*
Cushing, H. 27, *78*, 91
Cushing, H., s. Davis, L.E. 321, *327*
Cutler, E.C., s. Branch, C.D. 153, *179*
Cutler, R.W., Page, L., Galacich, J., Watters, G.V. 25, *78*
Cutler, R.W., Watters, G.V., Hammerstadt, J. 19, 25, 26, *78*
Cuvelier, A., s. Cécile, J.P. 453, 457, *518*
Czornyj, J., Ważny, M., Maksymowicz, B. 113, *181*
Cabanis, A., s. Metzger, J. *328*
Cabanues, R., Arbus, L., Lazortes, Y., Sendrail, A. 73, *78*

Dabb, R., s. Melartin, E. *431*
Dahl-Iversen, E. 91, 95, 101, *181*
Dajoux, R., s. Dufour, M. 138, *182*
Dalbuono, S., s. Escudero, L. 145, *183*
Dana, C.L. 167, *181*
Dandy, W.E. 18, *78*, 89, 172, *181*, 207, 317, *327*, 367, 368, *427*, 437, 527, 528, 544, *553*
D'Angelo, C.M., s. Allen, W.E. 382, *425*
Daniel, E.F., s. Mayher, W.E. 381, *431*
Daniels, L.E. 173, *181*
Darling, A.P., s. Steinhausen, T.B. 368, 371, *434*
Dattner, B., Thomas, E.W., Mello, L. de 75, *78*
David, H. 6, 8, 74, *78*
David, M. 175, *181*
David, M., Ruggiero, G., Talairach, J. *181*
David, M., s. Aboulker, J. 544, *552*
David, M., s. Dilenge, D. 390, *427*
David, M., s. Pradat, P. 385, *432*
David, M., s. Ruggiero, G. 214, 317, *329*
Davidoff, L., s. Epstein, B. 283, *328*
Davidoff, L.M., Dyke, C.G. 97, 98, 107, 110, 111, 115, 117, 126, 132, 133, 143, 145, 168, 172, 174, *181*, 317, *327*
Davidoff, L.M., Epstein, B.S. 316, *327*, 367, *427*
Davidoff, L.M., s. Dyke, C.G. 121, 145, 153, *182*, 283, 285, *328*
Davidoff, L.M., s. Epstein, B.S. 108, *183*, *519*
Davidson, K.C., Clark, L. 109, *181*
Davie, J.C. 166, *181*
Davie, J.C., Baldwin, M. *181*
Davie, J.C., s. Lansdell, H. 127, *189*
Davies, E.R., Sutton, D., Bligh, A.S. 503, 504, *518*
Davies, F.L. 457, *518*
Davies, H., Falconer, M.A. 145, *181*
Davies, H., s. Burhenne, H.J. 145, *180*
Davies, L. *427*
Davies-Jones, G.A.B. 54, *78*
Davis, D.B., Moore, D.H., Kabat, E.A., Harris, D.H. 75, *78*
Davis, F.M., Llewellyn, R.C., Kirgis, H.D. *518*
Davis, L., Haven, H.A., Stone, T.T. *427*
Davis, L.E., Cushing, H. 321, *327*
Davson, H. 161, *181*
Davson, H., Luck, C.P. 32, *78*
Day, R., s. Tarlov, J.M. *525*
Debrun, G. 108, *181*
Debrun, G., Ducimetrière, M., Ferrey, G., Labrune, M., Gal, J. le, Lefèbvre, J., Valois, Ph. 150, *181*
Deck, M.D.F., Potts, D.G. 113, *181*
Deck, M.D.F., s. Lim, S.T. 113, *190*
Decker, s. Wiedenmann 103
Decker, B., s. Wroblewski, F. 53, *88*
Decker, G., Livingston, K.E. *519*
Decker, K. 93, 94, 98, 106, 107, 108, 114, 115, 143, 153, 164, 172, *181*, *182*, 207, 282, 316, *327*, *365*, *427*, 443, 446, 447, 450, 451, *519*, 528, 536, *553*
Decker, K., Backmund, H. 112, 117, *182*, 387, 389, 404, *427*, *519*
Decker, K., Wiedenmann, O. 92, *182*
Decker, K., s. Backmund, H. 369, 390, *426*
Decker, K., s. Bergleiter, R. 106, *177*
Decker, K., s. Wiedenmann, O. 503, *526*
Decker-Forlani, I. *182*
Deininger, K., s. Piepgras, U. *432*
Dekaban, A.S. 171, *182*
Delahaye-Plouvier, G., Gaveau, T., Viars, P., Bridgman, N. 156, *182*
Delahaye-Plouvier, G., s. Gaveau, T. 153, 155, 157, *184*
Delandtscheer, J.M., s. Bonte, G. 450, *517*, 544, *553*
Delank, Machetanz 47
Delank, H.W. 4, 14, 26, 41, 42, 43, 44, 45, 46, 69, 71, 75, *78*
Delank, H.W., Engelmann, G. 54, *78*
Delay, J., Desclaux, P., Soulairac, A., Renard, M. 173, 174, *182*
Delfosse, C., s. Bonte, G. 450, *517*, 528, 544, *553*
Dellen, J.R. van, Lipschitz, R. 383, *427*
Demirel, T.F. *427*
Demme, H. 16, 33, 35, 69, 70, 72, 75, *79*
Dencker, S.J. 41, 44, *79*
Dencker, S.J., Swahn, B. 49, *79*
Dendy, A., Nicholls, G. 9, *79*
Den Hartog-Jager, W.A. 68, *79*
Denk, W. 105, 106, 167, *182*
Denstad, T. *427*
Deppe, B., Roeder, F. 108, *182*
Derby, J.M., s. Wiener, A.S. 52, *88*
Dereymaeker, A., s. Cornelis, G. 93, *180*, *427*
Dereymaeker, A., s. Gonsette, R. 368, 382, *428*
Dereymaeker, A., s. Hou, H. 400, 404, *429*
Desclaux, P., s. Delay, J. 173, 174, *182*
Dettori, P., Finizio, F.S., Bernardi, L. 98, *182*
Dettori, P., s. Ruggiero, G. 98, *195*, 206, 327, *329*
Deucher, W.G. 528, *553*
Deutsch, E. 557, 558, 559, 560, 561, 563, 564, *572*
Dibble, J.B., Cascino, J. *519*
Dickel, H., s. Scholl, O. 56, *86*
Dickerson, W.W. 97, 98, 173, *182*
Dieckmann, G., s. Schmidt, K. 144, *196*
Dieckmann, H. 469, *519*
Dieffenbach, s. Redslob 171, *194*
Dietz, H., Ulbricht, W. 438, *519*
Dietz, H., s. Zeitler, E. 438, *526*
Dilenge, D. *182*
Dilenge, D., David, M., Talairach, J. 390, *427*
Dilenge, D., Ruggiero, G. 457, *519*
Dilenge, D., s. Metzger, J. 544, *554*
Dilenge, D., s. Ruggiero, G. 214, 317, *329*
Diley, H.D., s. Kinley, G. 102, *188*
Dillon, J.B., s. Wilson, C.G. 157, *201*
Dinakar, I., s. Hitchcock, E. *429*
Djindjian, R., Dorland, P., Perez, J. 528, 544, *553*
Dobben, G., s. Vailati, G. 390, *435*
Dobben, G.D., s. Feingold, A. *427*
Dobbin, G., s. Mullan, S. 533, 534, *555*
Dodge, P.R., Richardson, E.P., Jr., Victor, M. 169, *182*
Doffiny, L., s. Cécile, J.P. 453, 457, *518*
Dogliotti, A.M. 89, 90, *182*, *427*
Domer, F.R. 33, *79*
Domer, F.R., Whitcomb, M. 33, *79*
Donathan, R. *519*
Dondau, C., s. Balado, M. *426*
Donini, F. 144, *182*
Donner, M., s. Iivanainen, M. *186*
Donohoe, K.M., s. Kinney, A.B. 153, 158, *188*
Donovan, C., s. Balado, M.M.J. 127, *177*
Dorland, P., Billet, R., Sterkers, J.M. *427*

Dorland, P., Chodkiewitch, J.P., Mazars, S. 528, 544, *553*
Dorland, P., Mazars, G., Pansini, A. 528, 544, *553*
Dorland, P., s. Djindjian, R. 528, 544, *553*
D'Orsi, C.J., s. Baker, R.A. 110, *177*
Dowling, J.L., Bleasel, K.F., Cahill, B.P., Miller, O. *427*
Drake, C.G., s. Turnbull, I.M. *434*
Draper, W.B., s. Goldensohn, E.S. 21, *80*
Dressler, F., Schliack, H., Wende, S. *519*
Dressler, W., Albrecht, K. 175, *182*, *427*
Driesen, W., s. Oldenkott, P. 506, *523*
Dripps, R.D., Eckenhoff, J.E., Vandam, L.D. 157, *182*
Dripps, R.D., s. Vandam, L.D. 167, *199*
Dry, J., s. Godlewski, St. *520*
Dubnanasky, J., s. Wolfson, B. 156, *201*
Ducimetrière, M., s. Debrun, G. 150, *181*
Dudley, A.W., Jr., s. Messert, B. 111, 149, 150, *191*
Duensing, F. 55, *79*
Dürwald, W., Schmidt, R.M. *427*
Dufour, M., Legré, J., Salamon, G., Luois, R. 138, *182*
Dufour, M., Legré, J., Serratrice, G., Louis, R., Dajoux, R. 138, *182*
Dugstad, P., s. Amundsen, P. 282, *327*
Dujovny, M., s. Vinas, F.J. *435*
Dungan, C.E., s. Steinhausen, T.B. 368, 371, *434*
Dunning, H.S., s. Charash, L.I. 172, *180*
Dunz, W. 557, 559, 562, *572*
Dupuy, J.P., Olivier, J.P., Pompom, J.P., Pfefferkorn, J.P. *427*
Durand, P., s. Sansone, G. 109, *196*
Dureux, J.B., s. Antoine, M. 128, 138, *176*
Dyes, O. 121, *427*
Dyke, von 355
Dyke, C.G. 102, *182*
Dyke, C.G., Davidoff, L.M. 121, 145, 153, *182*, 283, 285, *328*
Dyke, C.G., Elsberg, C.A., Davidoff, L.M. 121, *182*
Dyke, C.G., s. Davidoff, L.M. 97, 98, 107, 110, 111, 115, 117, 126, 132, 143, 145, 168, 172, 174, *181*, 317, *327*
Dyke, C.G., s. Elsberg, C.A. 285, *328*, 439, 480, *519*
Dyken, M. 95, *182*, *427*
Dyken, P.R., s. Krentz, M.J. 60, 68, *82*
Dykes, J.R.D., Stevens, D.L. 92, 160, *182*

Eagle, C.C.P., Froman, C. *182*
Early, C.B., Sayers, M.P. *427*
Ebaugh, F.G., Mella, H. 371, *427*
Ebel, K.D., Willich, E. 90, 154, *182*
Ebenius, B., s. Lysholm, E. 91, 107, 149, 152, *190*, 283, 315, 316, *328*, 368, 374, 381, 385, 386, 389, 393, 395, 396, 398, 410, 419, *431*
Ebermayer, L. 560, *572*
Eckenhoff, J.E., s. Dripps, R.D. 157, *182*
Ecker, A., s. Taheri, Z.E. *525*
Eckes, K.H., Mutschler, D. 159, 160, *182*
Eckstein, A. 92, 174, *183*
Ecoiffier, J. 494, *519*
Economos, D., s. Choremis, A. 474, *518*
Edwards, C.R.W., s. McLachlan, M.S.F. 109, 156, *191*, 282, *328*
Edwards, J.C., Flowerdew, G.D. 154, *183*
Eger, II, E.I., s. Saidman, L.J. 156, *195*
Eggleston, L.V., s. Krebs, H.A. 33, *82*
Ehni, G., s. Moil, R. 515, *523*
Eichhorn, O. 19, 35, *79*
Eichhorn, O., Reya, N. de 93, *183*
Eichler, P. 508, *519*
Eicke, W.J. 67, 70, *79*
Eida, T., s. Tsusaki, T. 59, *88*
Eisenberg, K.S., Shift, D.J., Murray, W.R. *519*
Eitel, J., s. Schott, E. 106, 115, *197*
Ekelund, L., Cronquist, S. 540, *553*
Elam, J.O., s. Feingold, A. *427*
Elchardus, L., s. Gaveau, T. 153, 155, 157, *184*
Eley, R.C., Vogt, E.C. 159, *183*
Elkins, C.W., s. Munro, D. 529, *555*
Elliott, A.W., s. McRae, D.L. 150, *191*
Elsässer, Stehle 91
Elsberg, C.A., Dyke, C.G. 285, *328*, 439, 480, *519*
Elsberg, C.A., Dyke, C.G., Brewer, E.D. 480, *519*
Elsberg, C.A., Silbert, S. *427*
Elsberg, C.A., Southerland, R.W. 168, *183*
Elsberg, C.A., s. Dyke, C.G. 121, *182*
Else, W., s. Jenkins, J.S. 163, *187*
Elvidge, A.R., Jackson, I.J. 102, *183*
Elwyn, R.A., Ring, W.H., Loeser, E., Myers, G.G. 105, 106, *183*
Emanuel, G. 55, *79*
End, E., s. Cleveland, D. 97, 98, 106, 107, 158, 159, *180*
Endo, A.S., s. Ames, N. 18, 33, 34, *76*
Endtz, L.J., s. Prado, E.A. del 544, *555*
Engel, P. 157, *183*
Engel, P., s. Aboulker, J. 544, *552*
Engel, P., s. Metzger, J. 109, 140, *191*
Engel, Ph., s. Metzger, J. 282, *328*, 544, *554*
Engelhardt, Fr. 4, *79*
Engelhardt, H. 97, *183*
Engelmann, G., s. Delank, H.W. 54, *78*
Engeset, A., Hauge, T. 98, *183*
Engeset, A., Skraastad, E. 145, *183*
Engeset, A., s. Sjaastad, O. 145, 150, *197*
Engisch, K. 562, 570, *572*
Epps, C. van, s. Hyndman, O.R. 316, *328*
Epps, E.F. van, s. Pittinger, C.B. 106, *194*
Epps, E.F. van, s. Zellweger, H. 143, *201*
Epstein, B., Davidoff, L. 283, *328*
Epstein, B.S. 127, 132, *183*, 369, *427*, 449, *519*
Epstein, B.S., Davidoff, L.M. 108, *183*, *519*
Epstein, B.S., Epstein, J.A. *427*
Epstein, B.S., s. Bick, M.W. 167, *178*
Epstein, B.S., s. Davidoff, L.M. 316, *327*, 367, *427*
Epstein, B.S., s. Epstein, J.A. 315, *328*
Epstein, J.A. 492, *519*
Epstein, J.A., Epstein, B.S. 315, *328*
Epstein, J.A., s. Epstein, B.S. *427*
Erickson, T.C., Baaren, H.J. van 373, 380, *427*, 457, *519*
Erickson, T.C., s. Paul, L.W. 100, 101, 114, *193*
Eriguchi, K., s. Tsusaki, T. 59, *88*
Ernst, E.C., Jr., Heilbrun, N. *519*
Escudero, L., Dalbuono, S., Bourjat, P. 145, *183*
Escudero, L., s. Wackenheim, A. 96, 98, 116, 138, 143, *200*, 353, *365*
Eskuchen, K. 16, *79*, 89, 91, *183*, 528, *553*
Espey, F.F., s. Ryder, H.W. 162, *195*
Essellier, Forster 72
Essen, C. von, s. Bogren, H. 145, *178*
Esser, H. 39, *79*
Essick, Ch.R., s. Wegeforth, P. 89, *200*
Ethier, R., s. Tjaden, R.J. 98, 158, *199*, *434*
Eugenio, M., s. Grenwald, C. 545, 547, *553*
Evans, J., Rosen, M., Weeks, R.D., Wise, C. 158, *183*
Evans, J.P., s. Ryder, H.W. 162, *195*
Evans, W.A., Jr. 114, 150, *183*
Exton, s. Führ 38

Fabre, J., s. Sethian, M. 158, 167, *197*
Fäs, A., s. Rau, H. 28, *85*

Fainsinger, M.H., s. Toit, J.G. du *525*
Falconer, M.A., s. Davies, H. 145, *181*
Falk, B. 97, 171, 172, *183*, 367, *427*
Fanconi, G. 65, 69, *79*
Fanconi, G., Löffler, W. 58, 70, *79*
Fang, H., s. Bergeron, R.T. 374, *426*
Fauré, G., Cruson, B. 282, 284, 285, *328*
Faust, Cl., s. Burckhardt, Th. *518*
Fay, T. 90, *183*
Fay, T., s. Pancoast, H.K. 92, *193*
Feingold, A., Elam, J.O., Dobben, G.D. *427*
Feiring, E.H., Barron, K. *519*
Feld, M., Clément, J. *183*
Feldberg, W., Fleischhauer, K. 3, 4, *79*
Feldman, S., Jirout, J. 543, *553*
Fencl, V., s. Held, D. 15, *81*
Fenton, P.A., s. Baker, R.A. 110, *177*
Ferey et al. 101
Ferguson, L. *427*
Fernandez-Serrats, A.A., s. Guthkelch, A.N. 383, 384, 387, *429*
Ferrano, B., s. Pecker, J. *432*
Ferrey, G., s. Debrun, G. 150, *181*
Ferris, E.J., s. Wolpert, S.M. 314, *330*
Ferry, D.J., Gooding, R., Standefer, J.C., Wiese, G.M. 381, *428*
Ferry, D.J., s. Martins, A.N. 459, 465, *522*
Ferry, D.J., Jr., Gooding, R., Standefer, J.C., Wiese, G.M. 440, *519*
Fiament-Durand, J., s. Capon, A. 314, *327*
Fiebach, O., s. Clar, H.E. *426*
Field, E.J., Shenton, B.K., Meyer-Rienecker, H.J., Jenssen, H.L., Köhler, H., Günther, I.K., Friemel, H. 52, *79*
Field, E.J., s. Caspary, E.A. 44, *78*
Fieschi, C., s. Agnoli, A. 40, *76*
Fine, J., s. Schwab, R.S. 105, 159, *197*
Finizio, F.S., s. Dettori, P. 98, *182*
Fink, M., Vogelsang, H. *428*
Fink, M., s. Scheminzky, C. 97, 157, *196*
Finke, J., Koch, G. 143, *183*
Finkelstein, A., s. Lowman, R.M. 528, 538, *554*
Finney, L.A., Wulfmann, W.A. 506, *519*
Firnhaber, W., s. Kuwert, E. 51, *82*
Fischbach, R., Harrer, G., Mösl, H. *428*
Fischer, D., s. Piepgras, U. *432*
Fischer, D.E. *428*
Fischer, H., s. Becker, H. 67, *77*
Fischer, O. 57, 58, 64, *79*
Fischer, W., s. Arendt, A. 473, *517*
Fischgold, H., Bonnemazou, A., Fredy, D., Metzger, J. 109, 145, *183*
Fischgold, H., Metzger, J., Bernard, A. 132, *183*
Fischgold, H., s. Baumgartner, J. 453, *517*
Fischgold, H., s. Metzger, J. 109, 140, *191*, 282, *328*
Fishberg, A.M., s. Friedfeld, L. *184*
Fisher, R.G., Copenhauer, J.H. 4, 5, 15, *79*
Fisher, R.G., s. Sachs, E. 316, *329*
Fisher, R.L. 373, *428*
Fishman, R.A., Halla, R.J. 40, *79*
Fishman, R.A., Ransohoff, J.R. 40, *79*
Fishman, W.H., Anlyan, A.J., Gordon, E. 53, *79*
Fitch, W., s. Jennett, W.B. 156, *187*
Fleck, L., Stein, W. 160, *183*
Fleckenstein, E. 33, *79*
Fleischer, G.A., Wakim, K.G., Godstein, N.P. 54, *79*
Fleischhauer, K., s. Feldberg, W. 3, 4, *79*
Fleming, J.F.R., s. Tator, C.H. 26, *87*
Fleming, L.M., s. Friede, R.L. 4, *80*
Floquet, J., s. Arnould, G. 154, *176*
Flowerdew, G.D., s. Edwards, J.C. 154, *183*
Floyd, H.L., Pribram, H.F.W., Velo, A.G. *428*
Fluckiger, A., s. Oberson, R. *193*
Flügel, F.E. 91, 97, *183*, *428*
Foerster, O. 91, 103, *183*
Fog, M., s. Trolle, E. 175, *199*
Foght-Nielsen, K.E., s. Vesterdahl, J. 174, 175, *199*
Forestier, J. *428*
Forestier, J., s. Sicard, J.A. 368, 370, *434*, 437, *525*, 527, *555*
Forlani, I. *183*
Forlani-Decker 157
Forster, s. Essellier 72
Forster, F.M., s. Green, G.B. 54, *80*
Fortuna, A., Gambacorta, D., Oechipinti, E.M. 473, *519*
Foster, J.H., s. Hayes, C.W. *429*
Fotias, N., s. Wilson, C.G. 157, *201*
Fournier, J.-J., s. Aboulker, J. 544, *552*
Fowler, F.D., Matson, D.D. 321, *328*
Franzki, D., s. Franzki, H. 564, 565, *572*
Franzki, H., Franzki, D. 564, 565, *572*
Fraser, R.A.R., s. Stein, B.M. 317, *329*
Fratolla, L., s. Canal, N. 54, *78*
Frazier, G., Peet, J. 18, *79*
Fredy, D., Bories, J. 109, 126, *183*
Fredy, D., s. Bernard, S. *177*
Fredy, D., s. Bories, J. 111, 154, *178*, *518*
Fredy, D., s. Fischgold, H. 109, 145, *183*
Fredy, D., s. Guiot, G. 284, *328*
Fredzell, G., Greitz, T., Grepe, A., Holmström, L. 107, *183*
Freeman, L.W. 514, *519*
Freeman, W., s. Schoenfeld, H.H. 368, *433*
French, J.D., s. Ramsay, G.H. 438, *523*
French, J.D., s. Ramsey, G.H. 368, 371, 372, *433*
French, J.O., s. Strain, W.H. *434*
Fresen, O. 58, *80*
Frick, E. 4, 16, 41, 44, 48, 49, *80*, 106, 107, 160, *183*
Frick, E., Scheid-Seydel, L. 38, 40, 41, 43, *80*
Frick, E., Stickl, H., Zinn, K.H. 41, *80*
Fried, H. *519*
Fried, H., Skrzypczak, J. *428*
Friede, R.L. 4, 15, *80*
Friede, R.L., Fleming, L.M., Knoller, M. 4, *80*
Friedemann, A. 173, 174, *184*
Friedfeld, L., Fishberg, A.M. *184*
Friedman, E.D., Snow, W., Kasanin, J. 114, *184*
Friedman, L.J., Gamsu, G. 101, *184*
Friedman, V., s. Welch, K. 7, 21, 25, *88*
Friedmann, G. 438, *519*
Friedmann, G., Krenkel, W. 175, *184*
Friedmann, G., Krenkel, W., Tönnis, W. 175, *184*
Friedmann, G., Marguth, F. 139, *184*
Friedmann, G., s. Cardauns, H. *518*
Friedmann, G., s. Tönnis, W. 464, 475, *525*
Friedmann, R., Scheinker, J. 173, *184*
Friemel, H., s. Field, E.J. 52, *79*
Frik, W., s. Buchheim, C.E. 110, *179*
Frimann-Dahl, J., Ingebrigtsen, B. 89, 91, 93, 132, *184*
Fritze, E. 67, *80*
Froin, G. 73, *80*
Froman, C., s. Eagle, C.C.P. *182*
Frowein, R., Harrer, G. 165, *184*
Frykholm, R. 486, 490, *519*
Fuchs, G., s. Sonntag, J. 126, 143, *197*
Fuchs, W., s. Cronqvist, S. 494, *518*
Führ, Hinz, Exton, Gernand, Lowry 38
Fullenlove, T.M. *428*, 456, *519*
Fuller, T.J., s. Carter, C.C. 161, *180*
Funkquist, B., Obel, N. 377, *428*
Furlow, L.T., s. Seaman, W.B. *524*
Furst, J.B., s. Steinhausen, T.B. 368, 371, *434*

Gabriel, G. 106, *184*
Gänshirt, H. 20, *80*
Gafarot, E.C., Cristiá, J.C., Sala, R.M. 157, *184*
Gaisbauer, G. 565, 567, 569, *572*
Gal, J. le, s. Debrun, G. 150, *181*
Galacich, J., s. Cutler, R.W. 25, *78*
Galand, G., s. Gillet, P. 92, *184*
Galbert, M.W., s. Giovanni, A.J. di 159, *182*
Galbraith, E.M. 528, *553*
Galibert, P., s. Hoffmann, G. *521*
Gallbrun, Polonowski *80*
Galligioni, F., s. Andrioli, G.C. *425*
Galligioni, F., s. Ruberti, R. *433*, 456, *524*
Galloon, S. 155, *184*
Gambacorta, D., s. Fortuna, A. 473, *519*
Gammal, T.El., King, G.E. 107, *184*
Gamsu, G., s. Friedman, L.J. 101, *184*
Ganglberger, J.A. 107, 154, *184*
Ganglberger, J.A., s. Pendl, G. 506, 507, *523*
Garcia, R.L., s. Niochet, A.M. 170, *192*
Garcia de Barros, N., s. Vieira, C.R.A. 143, *199*
Garcia Guelfi, A., s. Azambuja, N. 90, *177*
Garcia Leme, J., s. Leite, M.P. *431*
Garcia Oller, J.L. *428*
Garcin, R., s. Apert, E. 73, *76*
Garde, A., s. Wertheimer, P. *526*
Garde, M. de la, s. Brandt, S. 97, *179*
Gardner, A.E., Olsen, B.E., Lichtiger, M. 158, *184*
Gardner, L.C. 170, *184*
Gardner, W.J., Nichols, B.H. 169, 175, *184*
Gardner, W.J., s. Grenwald, C. 545, 547, *553*
Gardner, W.J., s. Todd, E.M. *434*
Garein, R., Launay, C., Guillome, J., Hadengue, A. *519*
Garelis, E., Sourkes, T.L. 161, *184*
Gargoulas, A., s. Choremis, A. 474, *518*
Garvin, J.P., s. Jacoby, J. 172, *186*
Gass, H. *428*
Gauthier-Lafaye, P.J., s. Weill, M. 155, 157, 158, 165, *200*
Gaveau, T., Couec, J., Helias, A. 157, *184*
Gaveau, T., Viars, P., Elchardus, L., Delahayea-Plouvier, G. 153, 155, 157, *184*
Gaveau, T., s. Delahaye-Plouvier, G. 156, *182*
Gawler, J., s. Moseley, I. 171, *192*
Gay, B.B., s. Rayle, A.A. 503, 504, *524*
Geigel, R., Geigel, R. 557, 563, *572*
Geigel, R., s. Geigel, R. 557, 563, *572*
Geile, G. 369, 387, 389, 390, *428*
Geile, G., Spring, A. 373, *428*
Geile, G., Udvarhelye, G. 97, 167, *184*
Geilen, G. 562, 570, *572*
Geilfuss, C.J., Hargest, T.S. 107, *184*
Geinitz, W., s. Hinsberg, K. 10, 17, 38, *81*
Gelbanc, H., s. Bordiuk, J.M. 167, *178*
Gell, G., s. Schnaberth, G. 37, *86*
Geller, G. *428*, *519*
Gellhorn, E. 15, *80*
George, A.E., Kricheff, J.J. *519*
George, B., s. Philippon, J. 162, *194*
Gerald, B., s. Beaty, W.R. 104, *177*
Gerhards, M. 121, *184*
Gerlach, J., Jensen, H.-P. 508, *519*
Gerlach, J., Jensen, H.-P., Koos, W., Kraus, H. 102, 112, 117, *184*, *519*
German, W.J., s. Scatliff, J.H. *433*
Gernand, s. Führ 38
Gerves, P., s. Caille, J.M. *180*
Giercke, K. 21, *80*
Giercke, K., s. Schröter, P. 73, *86*
Giese, W. 70, *80*
Gilbert, R.G.B., s. Tjaden, R.J. 98, 158, *199*
Gilbert, S., s. Lewitan, A. *522*
Gilder, J.C. van, Schwartz, H.G. 474, *520*
Gillet, P., Galand, G., Peetroons, A., Leschanowsky, H. 92, *184*
Ginsberg, L.B., Skorneck, A.B. *520*
Ginsburg, L.B., Skorneck, A.B. *428*
Ginzberg, R. 168, *184*
Ginzberg, R., Heilmeyer, L. 162, 163, 165, *184*
Giordano, G.B., Poppi, M. 316, *328*
Giovanni, A.J. di, Galbert, M.W., Wahle, W.M. 159, *182*
Giovine, G.P., Riva, M. 100, 101, *184*
Giulio, T. di, s. Sassaroli, S. 503, *524*
Gjerris, F., s. Karle, A. 383, 389, *430*
Glasauer, F.E. 368, 382, *428*
Glasauer, F.E., s. Alker, G.L. *517*
Glass, P.M., Kennedy, W.F., Jr. 159, *184*
Glettenberg, O. *520*
Glezer, I.I., s. Blinkov, S.M. 111, *178*
Glusman, M., s. Kabat, E.A. 40, 44, *82*
Godlewski, St., Dry, J., Schuller, E., Arnor, B. *520*
Godstein, N.P., s. Fleischer, G.A. 54, *79*
Gött, T. 169, *184*
Goette, K. *428*
Goette, K. 91, 94, 114, 141, 169, *184*, *185*
Göllnitz, G. 97, 100, 112, *184*
Gohr, H., Scholl, O. 56, 57, *80*
Gold, L.H.A., Kiefer, S.A., Peterson, H.O. 475, *520*
Gold, M.E. 506, *520*
Goldensohn, E.S., Whitehead, R.W., Parry, T.M., Spenger, I.M., Grover, R.F., Draper, W.B. 21, *80*
Goldhahn, G. 471, *520*
Golding, C. *520*
Goldmann, E.E. 35, *80*
Goldmann, R.L., s. Heinz, E.R. 533, *554*
Golman, K. 377, *428*
Gomez, S., s. Corssen, G. 105, 157, *181*
Gonsette, R. 369, 376, 377, 378, 379, 383, 384, *428*
Gonsette, R., Andre-Balisaux, G. *428*
Gonsette, R., Dereymaecker, A., Hou, H., Cornelis, G. 368, 382, *428*
Gonsette, R., Potvliege, R., Andre-Balisaux, G., Stenuit, J. 130, *185*
Gonsette, R., s. Baumgartner, J. 453, *517*
Gonsette, R., s. Cornelis, G. 93, *180*
Gonsette, R., s. Hou, H. 400, 404, 410, *429*
Gonsette, R.E. 438, 441, *520*
Gonsette, R.E., André-Balisaux, G. 438, 453, *520*
Gonzales-Cornejo, S. 383, *428*
Goodell, C.L., s. Heimburger, R.F. 369, 375, 377, 378, 383, 384, *429*
Gooding, R., s. Ferry, D.J. 381, *428*
Gooding, R., s. Ferry, D.J., Jr. 440, *519*
Goodman 533
Gordon, E. 155, 156, *185*
Gordon, E., Greitz, T. 105, 155, *185*
Gordon, E., s. Fishman, W.H. 53, *79*
Goree, J.A., s. Atchison, J.W. 97, 98, 100, *177*
Gotten, N., s. Winkelman, N.W. 381, *435*
Gottesleben, A., s. Bauer, H. 44, *77*
Gottfryd, O., s. Roth, M. 543, *555*
Goulon, M., s. Alajouanine, T. 137, *176*
Grabar, P., Williams, C.A., Jr. 38, *80*
Grainger, R.G., Gumpert, J., Sharpe, D.M., Carson, J. 369, *428*
Grainger, R.G., Lorber, J. 171, *185*, *428*
Grainger, R.G., s. Lorber, J. *190*
Grainger, R.G., s. Sutton, D. 143, 156, *198*
Grant, F.C. 172, 175, *185*
Grant, F.C., Austin, G.H. 465, *520*
Grant, F.C., Austin, G.M. 545, *553*
Grant, F.C., s. Kornblum, K. 173, *188*
Grant, F.C., s. Shenkin, H.G. *525*
Grassmann, W., Hannig, K., Knedel, A. 38, *80*

Gray, G.H., s. Wolfson, B. 158, 159, *201*
Green, G.B., Oldewurtel, H.A., O'Doherty, D.A., Forster, F.M. 54, *80*
Greenwood, J., Jr. *520*
Greger, s. Wieczorek 65
Gregorie, A., s. Masy, S. *191*
Greiner, s. Hegedüs 51
Greitz, T. 117, 128, *185*, *428*
Greitz, T., Grepe, A. 119, *185*
Greitz, T., s. Corrales, M. 128, *181*, 395, 398, 400, *427*
Greitz, T., s. Fredzell, G. 107, *183*
Greitz, T., s. Gordon, E. 105, 155, *185*
Greitz, T., s. Voigt, K. 162, *199*
Grelet, P. 108, *185*
Grenwald, C., Eugenio, M., Hughes, C.R., Gardner, W.J. 545, 547, *553*
Grepe, A. 385, *428*
Grepe, A., Widen, L. 379, *428*
Grepe, A., s. Fredzell, G. 107, *183*
Grepe, A., s. Greitz, T. 119, *185*
Grepe, A., s. Hindmarsh, T. 385, *429*
Grimsrud 128
Grimsrud, O.K., s. Amundsen, P. 128, 145, *176*, 282, *327*
Grinschgl 71
Groff, R.A., s. Scheuerman, W.G. *433*
Gronert, G.A., s. Michenfelder, J.D. 155, 156, 157, *191*
Groover, R.V., Chutorian, A.M., Nellhaus, G. 157, *185*
Gros, Ch., s. Lafon, R. 92, *189*
Gros, Cl., Paleirac, R., Vlaovitch, B., Ribstein, M., Bonnet, Y. 528, 543, *553*
Grosjean, M. 440, *520*
Gross, E.G., s. Cullen, S.C. 106, *181*
Gross, S.W., s. Ralston, B.L. 368, 402, *433*
Grote, W. 21, 22, 24, 25, 28, 29, *80*, *520*
Grote, W., Hoffmann, W. *520*
Grote, W., Wüllenweber, E. 155, 162, *185*
Grote, W., Wüllenweber, R. 23, 25, 26, *80*
Grote, W., s. Clar, H.-E. *180*
Groth, W., s. Braband, H. 376, 377, *426*, 441, *518*
Grotjahn, M. 169, *185*
Grover, R.F., s. Goldensohn, E.S. 21, *80*
Groves, E.H., s. Corssen, G. 105, 157, *181*
Grueter, H. *520*
Gryspeerdt, G.L. 511, *520*
Guaquière, A., s. Cécile, J.P. 453, 457, *518*
Gueguen, Y., s. Bertrand, J. 468, *517*
Guelfi, A.G., s. Azambuja, N. 369, 390, *425*
Gümbel, U., Pia, H.W., Vogelsang, H. *520*
Günther, I.K., s. Field, E.J. 52, *79*
Guerbet, M., Cheymol, G., Tilly, G., Perec, J. *428*
Guidetti, B. 465, *520*
Guidicelli, G., s. Salamon, G. 139, *195*
Guillain, G., Roche, G. la, Lechelle, P. 55, *80*
Guillome, J., s. Garein, R. *519*
Guillome, J.M., s. Bertrand, J. 468, *517*
Guin, P. 154, *185*
Guiot, G., Oproiu, A., Hertzog, E., Fredy, D. 284, *328*
Guiot, G., s. Hertzog, E. 282, 284, *328*
Guiraud, Morice 174
Gulati, D.R., s. Markand, O.N. *431*
Gumpert, J., s. Grainger, R.G. 369, *428*
Guthkelch, A.N., Zierski, J., Fernandez-Serrats, A.A., Chatterjee, S.P. 383, 384, 387, *429*
Guthrie, T.C., s. Kiev, A. 151, *188*
Gutierrez-Mahoney, C.G. de, s. Schechter, M.M. 110, *196*, 283, *329*
Guttmann, L. 171, *185*
Gwinn, J.L., s. Segall, H.D. 317, *329*
Györky, F., s. Bartalos, M. 53, *77*

Haaf, W. *520*
Haas, L. 100, *185*
Habeck, D. 26, 43, *80*, *81*, *185*
Habeck, D., s. Machetanz, E. 39, *83*
Habel, J. *520*
Haber, A., s. Regen, E.M. *524*
Hackenberg, P. 61, *81*
Hackensellner, H.A., Pape, R. 509, *520*
Hacker, H. 91, *185*, 451, *520*
Hadengue, A., s. Garein, R. *519*
Hänsel, G., s. Mohadjer, M. 383, 384, *431*
Haft, H., Liss, H., Mount, L.A. 170, 172, *185*
Haft, H., Shenkin, H.A. 473, *520*
Hagberg, B., Hamfett, A., Holmdahl, M.H., Lodin, H. 153, 157, 169, 175, *185*
Hagemann, P. 548, *553*
Hager, H., s. Ruscak, M. 16, 17, *85*
Haguenau, J., s. Sicard, J.A. *434*
Hahnefeld, P. 53, *81*
Halaburt, H., Lester, J. *429*, *520*
Halasz, P., s. Hullay, J. *521*
Halla, R.J., s. Fishman, R.A. 40, *79*
Hallen, O. 111, 117, 150, *185*
Hallervorden, J. 114, *185*
Hallet, F.P., s. Kodoma, J.K. 374, *430*
Hamer, J., s. Busse, O. 506, *518*
Hamfelt, A., s. Hagberg, B 153, 157, 169, 175, *185*
Hammer, B. 168, *185*
Hammer, B., Klingler, D. 114, 115, 166, *185*
Hammer, B., Scherrer, H. *520*
Hammerstadt, J., s. Cutler, R.W. 19, 25, 26, *78*
Hampl, F., Nadjmi, M., Schaltenbrand, G. 369, 390, *429*
Hampton, A.D., s. Kubik, C.S. *430*
Hampton, A.O. 543, *554*
Hanafee, W., Bilodeau, L., Alberti, J., Wilson, G. 133, *185*
Hanafee, W., s. Alberti, J. *176*
Hanafee, W., s. Stern, E.W. 108, *198*
Hanafee, W., s. Weidner, W. 315, *330*
Hanafee, W., s. Wickbom, I. 541, 548, *555*
Hanafee, W.N., Lecry, J.W. 283, *328*
Hanafee, W.N., s. Clark, R.A. 93, 105, 158, 165, *180*
Handa, H., s. Handa, J. 383, 387, *429*
Handa, J., Handa, H. 383, 387, *429*
Hanelin, J., s. White, J.C. 503, *526*
Hankinson, J., s. Sengupta, R.P. 170, *197*
Hannan, J.R., Hughes, C.R., Mulvey, B.E. *520*
Hannig, K., s. Grassmann, W. 38, *80*
Hansen, J.L., s. Kiel, F.W. *522*
Hanzal, F. 16, 74, *81*
Hanzal, F., Skaličková, O., Viklicky, J. 70, *81*
Hardy, J., Ciric, I.S. *328*
Hargest, T.S., s. Geilfuss, C.J. 107, *184*
Harper, P., s. Mullan, S. 533, 534, *555*
Harrer, G., s. Fischbach, R. *428*
Harrer, G., s. Frowein, R. 165, *184*
Harris, D.H., s. Davis, D.B. 75, *78*
Harris, W.H., Sonnenblick, H.E. 33, *81*
Harris, W.R., Rathbun, J.B., Wortzmann, G., Humprey, J.G. 506, *520*
Harrison, W.G., Jr. *185*
Hartmann, E., s. Baudouin, A. 171, *177*
Hartung, W., s. Murphey, F. 503, *523*
Hartwerth, H.-G., s. Begemann, H. 63, *77*
Harvey, S., Burr, H.S., Campenhout, E. van 9, *81*
Harwood-Nash, D.C.F. 92, 107, *185*
Hasche, E. 74, *81*
Hass, W.K., s. Kislak, J.W. 170, *188*
Hassan, M., s. Benacerraf, R. 104, *177*
Hastings-James, R. *429*
Haug, J.O. 97, 145, *185*
Haug, K. 23, *81*

Hauge, T., s. Engeset, A. 98, *183*
Haughton, W.S., s. Taylor, E.H. 149, *198*
Hauglie-Hanssen, E., s. Hovind, K.H. 383, 390, *429*
Hauke, H., Schmitz, H.P., Wenner, J. 159, *185*
Haupt, R., s. Isermann, H. 126, *186*, *429*
Hauptmann, A. 35, *81*
Haven, H.A., s. Davis, L. *427*
Haven, J.J., s. Winter, R.B. 543, *556*
Haverling, M. 91, *185*
Haworth, J.B., Keillor, G.W. *520*
Hayes, C.W., Foster, J.H., Sewell, R., Killen, D.A. *429*
Hecht, s. Schmidt, R.M. 72
Heckl, R., s. Krause, D.K. *188*
Hegedüs, Greiner 51
Heidrich, L. 172, *185*, 283, *328*
Heidrich, R. 96, 113, *185*
Heikkinen, E.R., s. Myllylä, V.V. 161, *192*
Heilbrun, N., s. Ernst, E.C., Jr. *519*
Heilmeyer, L., s. Ginzberg, R. 162, 163, 165, *184*
Heilmeyer, L., s. Walter, A.M. 35, 36, *88*
Heimburger, R.F., Campbell, R.L., Kalsbeck, J. *429*
Heimburger, R.F., Campbell, R.L., Kalsbeck, J.E., Mealey, J., Jr., Goodell, C.L. 369, 375, 377, 378, 383, 384, *429*
Heimburger, R.F., Kalsbeck, J.E., Campbell, R.L., Mealey, J., Jr. 369, 375, 377, 378, 383, 384, *429*
Heimburger, R.F., s. Bucy, P.C. *518*
Heimburger, R.F., s. Campbell, R.L. 369, 374, 375, 378, 384, *426*, 438, *518*
Heinrich, A. 151, *185*
Heinz, E.R., Goldmann, R.L. 533, *554*
Heiser, S., Swyer, A.J. *520*
Heitmann, R., Uhlenbruck, G. 41, *81*
Hekmatpanah, J., s. Mullan, S. 533, 534, *555*
Held, D., Fencl, V., Pappenheimer, J.R. 15, *81*
Helias, A., Metzger, J. 101, 103, 154, *185*
Helias, A., s. Gaveau, T. 157, *184*
Heller, H. 441, 449, *520*
Helmchen, A., s. Quadbeck, G. 18, *85*
Helsingen, P., s. Amundsen, P. 496, *517*
Hemmer, R. 21, 22, 23, 26, 28, *81*
Hemmingson, H. *185*
Hempel, K.H., Zeitler, E. *429*
Hendricks, Ch.H., s. Hopkins, E.L. 25, *81*
Henn, R., s. Blinzinger, K. 74, *77*
Henningsen, G.J., Jacobsen, H.H. 112, *186*
Henschen, F. *520*
Heppner, F. 170, *186*, *429*
Heremans, J.F., s. Mancini, G. 38, 41, *83*
Herrmann, E., Lorenz, R., Vogelsang, H. 506, *520*
Herrmann, G. 166, 169, *186*
Herrschaft, H., Schmidt, H. 156, 158, *186*
Hertzog, E. 528, 540, *554*
Hertzog, E., Bamberger, C., Guiot, G. 282, 284, *328*
Hertzog, E., s. Guiot, G. 284, *328*
Hess, R.V., s. Bradley, H. 163, *179*
Hess, W.C., s. Roboz, E. 39, *85*
Hessel, S.J., s. Baker, R.A. 110, *177*
Hetrick, W.D., s. Wolfson, B. 157, *201*
Hetzel, H., Kloss, K. *520*
Heyck, H. 28, *81*
Heymann u. Mitarb. 31, *81*
Higazi, J. *520*
Hilal, S.K., Marton, D., Pollack, E. *520*
Hilal, S.K., Tookoian, H., Wood, E.H. *186*, 398, 399, 400, 402, 404, *429*
Hill, M.E., Wortzman, G., Marshall, B.M. 154, *186*
Hill, W.B., s. Steinbach, H.L. *434*, 456, *525*
Hinck, V.C., Hopkins, C.E., Clark, W. 544, *554*
Hinck, V.C., Hopkins, C.E., Savara, B.S. *520*
Hindmarsh, T. 438, 441, 457, *520*, *521*
Hindmarsh, T., Grepe, A., Widen, L. 385, *429*
Hinkel, C.L. *429*, 456, *521*
Hinsberg, K., Geinitz, W. 10, 17, 38, *81*
Hintze, A., s. Vogel, P. 543, *555*
Hinz, s. Führ 38
Hirsch, C., Rosencrantz, M., Wickbom, I. *429*
Hirsch, C., Rosencrantz, M., Wickbom, J. 496, 497, *521*
Hirsch, J.F., s. Baumgartner, J. 453, *517*
Hirsch, S., s. Alwens, W. 528, *553*
Hirschbiegel, H. *521*
Hitchcock, E., Dinakar, I. *429*
Hitzschke, B. 20, *81*
Hitzschke, B., Meyer-Rienecker, H.J., Sayk, J., Schroeter, P. 60, *81*
Hoare, R.D., s. Laurence, R.M. 321, *328*
Hochstetter, F. 1, 2, *81*
Hochwald, G.M., Sahar, A. 19, *81*
Hochwald, G.M., Thorbecke, G.J. 42, *81*
Hodes, P.J., s. Pendergrass, E.P. 115, 138, *193*, 547, *555*
Högström, S., s. Bergström, K. 105, 106, *177*
Hoerlein, B.F., Petty, M.F. *429*
Hoff, F. 162, 165, 166, *186*
Hoff, H., Weingarten, K. 465, *521*
Hoffman, H.B., s. Carlson, D.J. *518*
Hoffmann, G., Warot, P., Galibert, P., Meigni, S., Laine, M.E. *521*
Hoffmann, W., s. Grote, W. *520*
Hofmann, G., Schinko, H. 41, *81*
Hogben, C.A.M., Wistrand, P., Maren, Th.M. 15, 30, 33, *81*
Hokkanen, E., s. Myllylä, V.V. 161, *192*
Holmdahl, M.H., s. Hagberg, B. 153, 157, 169, 175, *185*
Holmström, L., s. Bergström, K. 108, 109, *177*
Holmström, L., s. Fredzell, G. 107, *183*
Holt, Pearson 102
Holthusen, W., s. Bruns, H.A. 104, 129, *179*
Holub, K. 100, 115, *186*
Holzsager, T.G., s. Bogin, M. 159, 169, *178*
Hook, E.B. 170, *186*
Hopf, A. *521*
Hopkins, C.E., s. Hinck, V.C. *520*, 544, *554*
Hopkins, E.L., Hendricks, Ch.H., Cibils, L.A. 25, *81*
Hoppe, G. 153, 154, 159, 166, *186*
Hoppe, R. 110, 165, *186*
Horcajada, J., s. Pendl, G. 506, 507, *523*
Hori, S., s. Suzuki, J. 316, *330*, *434*
Horn, E. 570, *572*
Horn, P.S. van, s. Jacobs, L.G. 543, *554*
Horn, R.C., Jr., s. Shenkin, H.G. *525*
Horrax, G., Wyatt, J.P. *429*
Horrax, G., s. Poppen, J.L. 317, *328*
Horst, W., s. Rau, H. 28, *85*
Horstmann, E. 3, *81*
Horwitz, N.H. 368, 385, 389, *429*
Hoshino, N. 371, 381, *429*
Hossmann, K.-A., Zülch, K.J. *521*
Hou, H., Cornelis, G., Gonsette, R., Dereymaeker, A. 400, 404, 410, *429*
Hou, H., s. Gonsette, R. 368, 382, *428*
Hovind, K.H., Nordvik, A. 383, 390, *429*
Hovind, K.H., Sortland, O., Hauglie-Hanssen, E. 383, 390, *429*
Howard, C. 93, 100, 101, 145, 153, *186*
Howieson, J., Bull, J. 315, *328*
Howland, W.J., Curry, J.L. 373, *429*
Howland, W.J., Curry, J.L., Butler, A.K. *429*, 455, 457, 515, *521*
Hrazdira, C.L. 60, *81*
Huber, G. 113, 117, *186*

Huber, P. 167, 168, *429*
Huber, P., Rivoir, R. 113, *186*
Hueck, W. 6, *81*
Hughes, C.R., s. Grenwald, C. 545, 547, *553*
Hughes, C.R., s. Hannan, J.R. *520*
Hughes, M.T. 168, *186*
Hughes, R. 368, *429*
Hullay, J., Oszlánszky, O., Halasz, P. *521*
Hultsch, E.-G., Seeberg, A. 97, 153, 161, *186*
Humprey, J.G., s. Harris, W.R. 506, *520*
Hunt, W.E., s. Natelson, S.E. *431*
Hunter, S.E., s. Picaza, J.A. 383, 384, 387, *432*
Hunzinger, W., s. Klinger, M. 23, *82*
Hurst, E.W. 72, *81*
Hurteau, E.F., Baird, W.C., Sinclair, E. *429*, 457, *521*
Husain, F. 480, *521*
Hussey, F., s. Katzman, R. 19, *82*
Hyndman, O.R. 316, *328*
Hyndman, O.R., Epps, C. van 316, *328*
Hyllested, K., s. Jacobsen, H.H. 528, *554*

Iivanainen, M., Collan, R. 159, 160, 161, *186*
Iivanainen, M., Collan, R., Donner, M. *186*
Iivanainen, M., Kostiainen, E. 160, *186*
Iivanainen, M., Taskinen, E. 159, *186*
Iivanainen, M., s. Collan, R. 105, 106, *180*
Iizuka, J. *429*
Ingebrigtsen, B., s. Frimann-Dahl, J. 89, 91, 93, 132, *184*
Ingraham, F.D., Matson, D.D. 102, *186*
Iniguez, R.A., s. Azambuja, N. 369, 390, *425*
Iraci, G., s. Ruberti, R. *433*, 456, *524*
Irstam, L., Rosencrantz, M. 457, 516, *521*
Irwin, G.R. 32, *81*
Isamat, F., Miranda, A.M., Bartumeus, F. 383, 387, 390, *429*
Isermann, H., Haupt, R. 126, *186*, *429*
Isherwood, I. 109, 137, *186*
Isherwood, I., Young, I.M., Bowker, K.W., Bramall, G.K. 172, *186*
Iwabuchi, T., Suzuki, J. 108, *186*
Iwan, S.R., s. Sedzumir, G.B. 369, 387, 389, *433*
Iwasaki, S., Motinaga, H. 170, *186*
Iyer, C.G.S., s. Ramamurthi, B. 465, *523*

Jackson, I.J., s. Elvidge, A.R. 102, *183*
Jackson, J.D., Wheeler, J.E. 383, 384, 390, *429*
Jackson, J.R., s. Nashold, B.S. 161, *192*
Jacobaeus, H.C. 527, 544, *554*
Jacobaeus, H.C., Nord, F. 368, *429*
Jacobi, Spalke 13
Jacobi, G.E., Kazner, E., Wollensack, J. 102, *186*
Jacobi, R.K., Jacoby, W.B. 54, *81*
Jacobs, J. 91, *186*
Jacobs, L.G., Smith, J.K., Horn, P.S. van 543, *554*
Jacobsen, H.H. 544, *554*
Jacobsen, H.H., Hyllested, K. 528, *554*
Jacobsen, H.H., Melchior, J.C. *186*
Jacobsen, H.H., s. Henningsen, G.J. 112, *186*
Jacobson, H.G., s. Shapiro, J.H. 469, *524*
Jacoby, J., Jones, J.R., Ziegler, J., Claassen, L., Garvin, J.P. 172, *186*
Jacoby, W.B., s. Jacobi, R.K. 54, *81*
Jäger, F., s. Kessel, F.K. 501, *521*
Jäger, R. 373, *430*
Jaeger, R., Whiteley, H.W. 503, 504, *521*
Jährig, K., Zöllner, H. 112, *186*
Jänisch, W., Weiss, F. 73, *82*
Jakobi, W., Magnus, W. 19
Jakobi, W., s. Magnus, W. 18, *83*
Jakobsen, J.K. 455, 457, *521*
Jakoby, G., s. Löhr, E. 25, *83*
Jakoby, R.K., Koos, W.Th. *521*
James, E., Jr., Stocker, E.P., Novak, G., Barns, B. 26, 28, *81*
Jamieson, K.G., s. Tod, P.A. 316, *330*
Janches, M., Caputto, J.D., Laszlo, M., Varela, R.J. de, Amezúa, L. 163, *186*
Janicot, J.Y., s. Bétoulières, P. 494, *517*
Janker, R. 89, 108, *187*
Jankowitsch, E., s. Majewska, S. 96, *190*
Jannetta, L., s. Weidner, W. 315, *330*
Jantz, H. 167, 168, 174, *187*
Janzen, R. 165, 166, *187*, 486, *521*
Janzen, R., s. Blümel, P. *517*
Javalet, A., s. Pecker, J. *432*
Javid, M., Settlage, P. 98, *187*
Jeanmart, L., Rétif, J. 496, *521*
Jeanmart, L., Rétif, J., Brihaye, J. *521*
Jeanmart, L., s. Rétif, J. 494, *524*
Jefferson, A., Occleshaw, J. 368, 404, *430*
Jefferson, A.A., s. Lewtas, N.A. 140, *189*, 283, *328*
Jeffreys, W.H., s. Nelson, D.A. 92, *192*
Jellinger, K. 506, *521*

Jenkins, J.S., Else, W. 163, *187*
Jenkins, R. 171, *187*, *430*
Jennett, B., Johnson, R., Reid, R. 420, *430*
Jennett, W.B., Barker, J., Fitch, W., Mc Dowald, D.G. 156, *187*
Jensen, H.-P. s. Gerlach, J. 102, 112, 117, *184*, 508, *519*
Jensen, J.T. 455, *521*
Jenssen, H.L., s. Field, E.J. 52, *79*
Jerva, M.J., s. Bucy, P.C. 480, *518*
Jessen, H. 173, *187*
Jessico, C.M., s. Marcovich, A.W. 370, 371, *431*
Jimenez, A.P., Lyonnet, J., Silva, F. *430*
Jimenez, J.P., s. Atchison, J.W. 97, 98, 100, *177*
Jimeno-Valdes, A., s. Wiedenmann, O. 127, *201*
Jing, B.S., s. Schechter, M.M. 110, *196*, 283, *329*
Jirout, J. 113, 114, 128, 131, 133, 150, *187*, *521*, 528, 531, 532, 533, 536, 537, 538, 539, 540, 541, 542, 543, 545, 546, 548, 549, *554*
Jirout, J., Kunc, Z. *521*
Jirout, J., s. Feldman, S. 543, *553*
Jirout, J., s. Krausová, L. 130, *188*
Jochheim, K.A., s. Loew, F. 486, *522*
Jochims, J. 61, *82*
Jörgensen, G. 163, 165, *187*
Johnson, A.C., s. Schultz, E.C. 506, *524*
Johnson, J.C., Lubow, M., Stears, J. 109, *187*
Johnson, R., s. Jennett, B. 420, *430*
Johnston, J.D.H., Alexander, G.H., Rosomoff, H.L. 128, *187*
Jones, A.M., s. Pallis, Ch. 544, *555*
Jones, G.E., s. Strain, W.H. *434*
Jones, J.R., s. Jacoby, J. 172, *186*
Jones, M.D., Newton, Th.H. 455, *521*
Jones, O.W., s. Stone, R.S. 100, 101, *198*
Jones, R.A.C., Thomson, J.L.G. *521*
Jones, W.A., Matte, M.L. 173, *187*
Jorke, D. 63, 64, *82*
Jouret, J. 92, *187*
Juba, A. 528, 544, *554*
Jüngling, O. 105, 106, 167, *187*
Jütte, E., Rodeck, H. 167, *187*
Jung, T.S., s. Alexander, L. 368, *425*
Junker, F. 61, *82*
Juželevskij, A. 91, 92, 167, 169, *187*

Kabat, E.A., Glusman, M., Knaub, V. 40, 44, *82*
Kabat, E.A., s. Davis, D.B. 75, *78*
Kadrnka, S. 109, *187*
Kadrnka, S., Krmpotić, J. 109, *187*
Kadotani, K. *187*

Kafka, V. 6, 10, 16, 37, 38, 51, 52, 53, 55, 56, 69, *82*
Kafka, V., s. Weil, E. 52, *88*
Kalm, H., s. Pette, H. 37, 72, *84*
Kalsbeck, J., s. Heimburger, R.F. 369, 375, 377, 378, 383, 384, *429*
Kalsbeck, J.E., s. Campbell, R.L. 369, 374, 375, 378, 384, *426*
Kammerer, V., s. Piepgras, U. *432*
Kandel, E.I. 383, 390, *430*
Kaplan, A.D., Cersosimo, R., Kaufman, N., Bendezu, C. *430*
Kaplan, I., s. Levinson, A. 160, 161, *189*
Kaplan, J.A., s. Youngberg, J.A. 170, *201*
Kaplan, L., Kennedy, F. *521*
Karadayi, A., s. Tovi, D. 161, *199*
Karcher, D., Lowenthal, A., Sande, M. van 33, *82*
Karcher, D., s. Lowenthal, A. 54, *83*
Karle, A., Gjerris, F. 383, 389, *430*
Karlsbeck, J.E., s. Campbell, R.L. 438, *518*
Karr, H.H., s. Storch, T.J.C. von 105, 106, *198*
Karvounis, P., s. Lewitan, A. *522*
Kasamatu, H., Yosikawa, K. 114, *187*
Kasanin, J., s. Friedman, E.D. 114, *184*
Kastein, G.W. 55, *82*
Kattan, K.R., Spitz, H.B. 503, *521*
Katzman, R., Hussey, F. 19, *82*
Kaufman, N., s. Kaplan, A.D. *430*
Kaufmann, K. *521*
Kaufmann, W., s. Krause, D.K. *188*
Kaunisto, Y. 166, *187*
Kautsch 67
Kautzky, R. 506, *521*
Kautzky, R., Burchard, U. 164, 165, *187*, *430*
Kautzky, R., Zülch, K.J. 111, 117, 118, *187*, 401, 410, *430*
Kautzky, R., Zülch, K.J., Wende, S., Tänzer, A. 175, 176, *187*
Kawanami, H., s. Takahashi, M. 90, *198*
Kawano, M. 151, *187*
Kay, B., Keaney, J.P.D., Taylor, G.J. 156, *187*
Kaye, M., s. Westlake, E.K. 161, *200*
Kayed, K., s. Oftedal, S.I. 379, *432*
Kazemi, H., s. Valenca, L.M. 16, *88*
Kazner, E., s. Jacobi, G.E. 102, *186*
Keeaney, J.P.D., s. Kay, B. 156, *187*
Keats, T.E. *430*
Keegan, J.M., s. Mendelsohn, R. 503, *523*
Kehrer, F.A. 113, 153, *188*
Kehrer, H.E. 96, 98, 153, 159, 165, 167, 174, *188*, 528, 543, *554*
Keillor, G.W., s. Haworth, J.B. *520*
Kell, H.J., Piepgras, U., Schmidt-Wittkamp, E. 107, 109, 133. *188*
Kelly, D.L., Jr., Alexander, E., Jr. 448, *521*,, 533, *554*
Kempe, L.G., s. Martins, A.N. 459, 465, *522*
Kendall, B., Russel, J. 467, *521*
Kendall, J.W., s. Allen, J.P. 161, 163, *176*
Kennady, J.C., Stern, W.E. *521*
Kennedy, F., s. Kaplan, L. *521*
Kennedy, W.F., Jr., s. Glass, P.M. 159, *184*
Kerckhoffs, H.P.M., s. Penning, L. 372, *432*
Kerman, W.Z., Perlstein, M.A., Levinson, A. 170, *188*
Kernohan, J.W., s. Love, J.G. 480, *522*
Kernohan, J.W., s. Manno, N.S. 474, *522*
Kernohan, J.W., s. Norstrom, C.W. 465, *523*
Kernohan, J.W., s. Rasmussen, T.B. 464, 472, *524*
Kernohan, J.W., s. Sloff, J.L. 465, *525*
Kerpel-Fronius, E., s. Kiss, P. 169, *188*
Kerr, F.W.L., s. Maupin, R.A. *431*
Kessel, F.K., Jäger, F. 501, *521*
Kessel, F.K., Olivecrona, H. *430*
Key, A., Retzius, G. 25, *82*, 102, 128, 129, 130, 131, 133, 139, 141, *188*, 537, *554*
Khalifeh, R.R., Allen, M.W. van, Sahs, A.L. 170, *188*
Khilmani, M., s. Wolf, B.S. 544, *556*
Khilnani, M.T., Wolf, B.S. 465, *521*
Kiefer, E.J., s. Love, J.G. 492, *522*
Kiefer, S.A., s. Gold, L.H.A. 475, *520*
Kieffer, S.A., Amplatz, K., Peterson, H.O. 109, *188*
Kiel, F.W., Starr, L.B., Hansen, J.L. *522*
Kielar, C.M., s. Wolfson, B. 157, *201*
Kiev, A., Chapman, L.F., Guthrie, T.C., Wolff, H.G. 151, *188*
Killen, D.A., s. Hayes, C.W. *429*
Kim, Y.K., Umbach, W., Zeytountchian, Ch. 387, 390, *430*
Kimbell, F.D., s. Ryder, H.W. 162, *195*
Kind, A., s. Laborit, G. 157, *189*
King, A.B., Otenasek, F.J. 170, *188*
King, G.E., s. Gammal, T.El. 107, *184*
Kinley, G., Diley, H.D., Beck, C.S. 102, *188*
Kinney, A.B., Blount, M., Donohoe, K.M. 153, 158, *188*
Kinoshita, S. 91, *188*
Kirgis, H.D., s. Davis, F.M. *518*
Kirklin, J.W., s. Murphey, F. 503, *523*
Kisimoto 174
Kislak, J.W., Marcuse, D.J., Hass, W.K. 170, *188*
Kiss, P., Kerpel-Fronius, E. 169, *188*
Kiszely, G., Posalaky, Z. 64, *82*
Kitov, D., Petkov, S. 383, *430*
Kivelitz, R., s. Loew, F. 486, *522*
Klaue, R. *522*
Klaus, E. 126, *188*
Klausberger, E., Stieglmayr, F. 96, 98, *188*
Klefenberg, G., Saltzmann, G.F. 528, 538, 545, 547, *554*
Klein, H. 115, *188*
Kleine, T.O. 44, 45, *82*
Kleinschmidt, A. 52, *82*
Klepel, H., Piatek, H.J. 143, *188*
Klinger, M., Stricher, E., Hunzinger, W. 23, *82*
Klinger, M., s. Kunze, St. 369, 379, 384, 387, 390, *430*
Klingler, D., s. Hammer, B. 114, 115, 166, *185*
Klingler, M., s. Lévy, A. 506, *522*
Klinkmann, H. 30, *82*
Klose, H., Peiper, H. 370, *430*
Kloss, K., s. Hetzel, H. *520*
Knapp, A. 39, *82*
Knaub, V., s. Kabat, E.A. 40, 44, *82*
Knedel, A., s. Grassmann, W. 38, *80*
Knibbe, H., s. Schultz, A. 6, 57, *87*
Knittel, W., s. Schmidt, R.M. 62, *86*
Knoetgen, I., Schwarz, G., Argyropoulos, G. 383, *430*
Knoller, M., s. Friede, R.L. 4, *80*
Knudsen, P.A. *188*
Knutsson, F. *522*
Koch, G. 39, *82*
Koch, G., s. Finke, J. 143, *183*
Koch, O. 475, *522*
Kocher, R., Wurmser, P. 154, *188*
Kodoma, J.K., Butler, W.M., Tusing, T.W., Hallet, F.P. 374, *430*
Köbcke, H. *430*
Köhler, H., s. Field, E.J. 52, *79*
Kölmel, H.W., Choné, B. 68, 73, *82*
Koeze, T.H., s. Wylie, I.G. *435*
Kohlheb, O., s. Müller, K. 171, *192*
Kolle, K. *430*
Kondo, S., s. Sugiura, K. 92, 162, *198*
Koos, W., s. Gerlach, J. 102, 112, 117, *184*, *519*
Koos, W.T., s. Salah, S. *433*
Koos, W.Th., Miller, M.H. 382, *430*
Koos, W.Th. s. Jakoby, R.K. *521*
Korcin, J., s. Cravioto, H. 92, 97, 153, 169, 172, *181*
Kornblum, K., Grant, F.C. 173, *188*
Kornreich, C.J. 153, 159, *188*
Koschewnikow, A.N. 114, *188*
Kostadinow, G., s. Braband, H. 376, 377, *426*, 441, *518*
Kostiainen, E., s. Iivanainen, M. 160, *186*
Kozlowski, K., Michalski, M. *522*
Kraiko, E.S. 54, *82*

Kramer, B., s. Bogin, M. 159, 169, *178*
Kratzer, G., s. Schlagenhauff, R.E. 113, *196*
Kraus, H., s. Brenner, H. *518*
Kraus, H., s. Gerlach, J. 102, 112, 117, *184, 519*
Krause, D.K., Kaufmann, W., Heckl, R. *188*
Krause, F. 371, *430*
Krause, F., Schom, H. 163, *188*
Krausová, L., Jirout, J. 130. *188*
Krayenbühl, H., Lüthy, F. 371, *430*
Krayenbühl, H., Yasargil, M.G. 499, *522*
Krebs, H.A., Eggleston, L.V., Trener, C. 33, *82*
Krenkel, W., s. Friedmann, G. 175, *184*
Krentz, M.J., Dyken, P.R. 60, 68, *82*
Kricheff, J.J., s. George, A.E. *519*
Krinsky, C.M., s. Storch, T.J.C. von 168, *198*
Kriss, F.C., Schneider, R.C. *522*
Kristiansen, K. *430*
Kristiansen, K., Vogt, A. 92, *188*
Kristiansen, K., s. Amundsen, P. 496, *517*
Krmpotić, J., s. Kadrnka, S. 109, *187*
Kröning, J. 560, 563, *572*
Krogness, K.G. 151, *188, 189*
Krücke, W. 47, *82*
Krueger, E.G., Sobel, G.L., Weinstein, Ch. *522*
Krueger, E.G., Unger, S.M. 282, *328*
Krump, J., Albrecht, K. *430*
Kryspin-Exner, W. 159, *189*
Kubik, C.S., Hampton, A.D. *430*
Kuhlendahl, H. 153, 165, 168, *189*, 380, *430*, 457, *522*
Kuhlmann, G.-J. 566, 567, *572*
Kulczycki, J., Olischer, R.M., Osuch, Z. 62, *82*
Kulick, S.A. 159, *189*
Kunc, Z., s. Jirout, J. *521*
Kuncova, Z., s. Kunz, Z. 540, *554*
Kunkle, E.C., Ray, B.S., Wolff, H.G. 168, *189*
Kunz, Z., Kuncova, Z. 540, *554*
Kunze, S. 175, *189*
Kunze, St. 379, 382, 383, 417, *430*
Kunze, St., Klinger, M., Schiefer, W. 369, 379, 384, 387, 390, *430*
Kunze, St., Schiefer, W. 379, 390, *430*
Kupernic, L., S. Michaux, L. 170, *191*
Kuwert, E., Firnhaber, W., Mai, K., Pette, H. 51, *82*

Labauge, R., s. Bétoulières, P. 108, 145, *177*
Labauge, R., s. Paleirac, R. 283, *328*
Laborit, G., Kind, A., Leon Regil, C. de 157, *189*
Labrune, M., s. Benacerraf, R. 104, *177*
Labrune, M., s. Debrun, G. 150, *181*
Lafay 370
Lafon, R., Gros, Ch., Bétoulières, P., Paleirac, R., Bonnet, Y., Bertrand, A. 92, *189*
Lafon, R., s. Bétoulières, P. 108, *178*
Lagaard, S.M., s. Winter, R.B. 543, *556*
Laine, M.E., s. Hoffmann, G. *521*
Lajosi, F., s. Sonntag, J. 126, 143, *197*
Lamas, E., s. Obrador, S. 368, *432*
Lamorena, T.L., s. Allen, J.P. 161, 163, *176*
Lane, F.W., Jr., s. Mc Carty, W.C., Jr. 442, *522*
Lang, E.K. *430*
Lang, E.K., Russell, J.R. 368, 381, 382, 389, *430*
Lange, C. 55, *82*
Lange, J. de *430*
Langeland, P., s. Söderberg, L. 438, *525*
Langer, F. 506, *522*
Lansdell, H., Davie, J.C. 127, *189*
Larenz, K. 561, *572*
Larroche, J.C., Vignaud-Pasquier, J. 143, *189*
Larsby, H., Lindgren, E. 97, 119, 153, *189*
Larsen, J.L., s. Poole, G.J. 549, *555*
Laruelle, L. 89, 92, 168, *189*
Lasser, E.C. *431*
Last, R.J., Tompsett, D.H. 117, 119, 126, 145, *189*
Laszlo, M., s. Janches, M. 163, *186*
Latinen, L. 24, *82*
Latuf, N., s. Nocite, J.R. 155, 157, *192*
Laubenthal, F. 93, *189*
Lauber, H.L. 113, 145, 152, *189*
Laughner, B., s. Rupprecht, E. 143, *195*
Launay, C., s. Garein, R. *519*
Laurence, R.M., Hoare, R.D., Till, K. 321, *328*
Laux, W. 171, *189, 431*
Lavender, J.P., s. McLachlan, M.S.F. 109, 156, *191*
Lavender, P., s. McLachlan, M.S.F. 282, *328*
Lavieille, J., Vacherat, S., Legré, J. 155, 156, *189*
Law, J.L. 175, *189*
Lawrence, u. Mitarb. 18
Lawson, R.C., s. Palacios, E. 321, *328*
Lazortes, Y., s. Cabanues, R. 73, *78*
Lazorthes, G., Bardier, A., Martinez-Cobo, J. 102, *189*
Leaming, R., s. Sherman, R.S. *525*
Leaming, R.H., s. Nelson, D.A. 92, *192*
Lechelle, P., s. Guillain, G. 55, *80*
Lecomte, P., s. Martin, P. *431*
Lecry, J.W., s. Hanafee, W.N. 283, *328*
Lee, K.F., s. Tsai, F.Y. 103, *199*
Lee, L., s. Picaza, J.A. 383, 384, *432*
Lefèbvre, J., s. Debrun, G. 150, *181*
Lefft, H.H., McLean, J.A. *431*
Legré et al. 138
Legré, J., s. Baumgartner, J. 453, *517*
Legré, J., s. Dufour, M. 138, *182*
Legré, J., s. Lavieille, J. 155, 156, *189*
Leheta, F., Steinhoff, H. 383, *431*
Lehmann, R., Ollmann, S. *189*
Lehrer, G.M. 53, *82*
Lehrer, H.Z. 116, *189*
Leighton, R., s. Ruggiero, G. 206, 327, *329*
Leighton, R.S., s. Ruggiero, G. 98, *195*
Leite, M.P., Moraes, C.R. de, Garcia Leme, J. *431*
Leith, W., s. Luce, J.C. *431*
Lemaire, J., s. Wackenheim, A. 528, 548, *555*
Lemere, F., Barnacle, C.H. 97, 100, 101, 172, *189*
Lemke, R. 113, *189*
Lemmen, L.J., s. Rand, R.W. 315, *328*
Lennartz, H. 97, *189*
Lenzi, M. 93, *189*
Lenzi, M., Canossi, G.C. 100, *189*
Lenzi, M., Canossi, G.C., Reggiani, R., Bergonzini, R. 100, *189*
Leonhard, H. 3, 4, 5, 6, *83*
Leonhardt, H. *82*
Leon Regil, C. de, s. Laborit, G. 157, *189*
Leprat, J., s. Boudin, G. 162, *179*
Lerner, M.A., s. Brish, A. *518*
Leschanowsky, H., s. Gillet, P. 92, *184*
Leschmann, W. 91, *189*
Lessmann, H.D., s. Braband, H. 376, 377, *426*, 441, *518*
Lester, J., s. Halaburt, H. *429, 520*
Lester, J., s. Praestholm, J. 438, 451, 496, *523*
Letterer, E. 42, 60, *83*
Leuchs, U.H., s. Wiedenmann, O. 528, *556*
Leusen, I., s. Pannier, J.L. 112, *193*
Leusen, I.P. 17, *83*
Levine, M.C. 159, 160, *189*
Levinson, A., Kaplan, I., Cohn, D.J. 160, 161, *189*
Levinson, A., s. Kerman, W.Z. 170, *188*
Lévy, A., Klingler, M. 506, *522*
Levy, L.L., s. Reardon, J.V. 106, *194*
Lewin, J.R., Wycis, H.T., Young, B.R. *522*

Lewit, K. 533, *554*
Lewitan, A., Gilbert, S., Karvounis, P. *522*
Lewtas, N.A., Jefferson, A.A. 140, *189*, 283, *328*
Leymarie, F., s. Picard, L. 141, *194*
Liberson, F. 91, 92, 106, *189*
Lichtenberg, R., s. Aboulker, J. 544, *552*
Lichtenstein, R., s. Slosberg, P. 92, 153, 168, 172, *197*
Lichtiger, M., s. Gardner, A.E. 158, *184*
Lidström, F., s. Arnell, S. 437, *517*
Liebaldt, G.P. *431*
Liebermann, A.H., Luetscher, A.J., Jr. 164, *189*
Liebermeister, G. 106, *190*
Liebeskind, A., s. Azar-Kia, B. *517*
Liertz, W., Paffrath, H. 560, *572*
Liliequist, B. 128, 129, 130, 131, 132, 133, 134, 135, 136, 137, 138, 141, 145, 150, *190*, 528, 536, 541, 542, 549, *554*
Liliequist, B., Lundström, B. *522*
Liliequist, B., s. Tovi, D. 316, *330*
Lilleaasen, P., s. Stovner, J. 163, *198*
Lim, S.T., Polts, D.G., Deck, M.D.F. 113, *190*
Lindblom, A., s. Odin, M. *523*
Lindblom, A.F. 371, *431*
Lindblom, K. 438, 451, 494, *522*
Lindblom, K., s. Lysholm, E. 91, 107, 149, 152, *190*, 368, 374, 381, 385, 386, 389, 393, 395, 396, 398, 410, 419, *431*
Lindenberg, R. *522*
Lindgren, E. 8, *83*, 89, 91, 92, 93, 94, 96, 97, 101, 102, 103, 108, 109, 114, 116, 121, 123, 125, 126, 145, 152, 167, 168, 175, *190*, 207, 211, 212, 213, 216, 221, 283, 285, 321, *328*, *365*, 396, 400, 404, 410, 413, 415, *431*, 451, *522*, 528, 529, 530, 532, 540, 543, 544, 545, 549, *554*
Lindgren, E., Chiro, G. di 145, *190*, 282, 284, *328*
Lindgren, E., Chiro, R. di 396, 398, 399, *431*
Lindgren, E., s. Azambuja, N. 213, *327*
Lindgren, E., s. Larsby, H. 97, 119, 153, *189*
Lindgren, E.-A. *328*
Link, H. 75, *83*
Linke, P.G. 13, 21, 30, 31, 32, *83*
Lipschitz, R., s. Dellen, J.R. van 383, *427*
Lipton, M.J., Crowther, D. 164, 165, *190*
Liss, H., s. Haft, H. 170, 172, *185*
List, W.F., Crumrine, R.S., Cascorbi, H.F., Weiss, M.H. 158, *190*
Livingston, K.E., s. Decker, G. *519*
Livingston, K.E., s. Marks, J.H. 528, 540, 547, *554*
Llewellyn, H.J., s. Roberson, G.H. *524*
Llewellyn, R.C., s. Davis, F.M. *518*
Lobina, G.F., s. Mannucci, P.M. 163, *190*
Locke, C.E., Jr., Naffziger, C.H. 128, 129, *190*
Locksley, s. Sweet, W.H. 19, *87*
Lodin, H. 112, 144, 142, 148, 152, *190*
Lodin, H., s. Bergström, K. 105, 106, 108, 109, *177*
Lodin, H., s. Carlsson, B. 145, *180*
Lodin, H., s. Hagberg, B. 153, 157, 169, 175, *185*
Loebe, F.M., s. Sayk, J. 35, 60, *86*
Löffler, W., s. Fanconi, G. 58, 70, *79*
Löhr, E., Jakoby, G. 25, *83*
Löhr, E., s. Clar, H.-E. *180*
Lönnum, A. 152, *190*
Lönnum, A., s. Berg, K.J. 145, *177*
Loeser, E., s. Elwyn, R.A. 105, 106, *183*
Loeschke, H.H. 15, *83*
Loeschke, H.H., Mitchell, A.R. 30, 32, *83*
Loeschke, H.H., s. Mitchell, R.A. 32, *84*
Loeschke, H.H., s. Mottschall, H.-J. 15, *84*
Lössner, J., s. Müller, D. 166, *192*
Loew, F., Jochheim, K.A., Kivelitz, R. 486, *522*
Loew, F., s. Tönnis, W. 93, *199*
Lombardi, G. *522*
Lombardi, G., Passerini, A. 442, 469, 476, 492, 493, 499, 515, *522*
Lombardi, G., s. Mascherpa, F. *191*
Lombardi, L., Mateos, J.H., Barroeta, F.F. *522*
Long, L., s. Sherman, R.M. *525*
Loop, J.W. 107, *190*
Loos, D. *522*
Lorber, J., Grainger, R.G. *190*
Lorber, J., s. Grainger, R.G. 171, *185*, *428*
Lorenz, R. 97, *190*
Lorenz, R., s. Herrmann, E. 506, *520*
Lorenzo, A., Weber, E. *522*
Lormeau, G., s. Castaigne, P. 474, *518*
Lossius, H.M. 171, *190*
Louis, R., s. Dufour, M. 138, *182*
Love, J.G., Kiefer, E.J. 492, *522*
Love, J.G., Miller, R.H., Kernohan, J.W. 480, *522*
Love, J.G., s. Baker, H.L. 544, *553*
Love, J.G., s. Norstrom, C.W. 465, *523*
Love, J.G., s. Walsh, M.N. *435*
Lowenthal, A. 40, 43, 47, 49, 72, *83*
Lowenthal, A., Karcher, D., Sande, M.v. 54, *83*
Lowenthal, A., s. Karcher, D. 33, *82*
Lowman, R.M., Finkelstein, A. 528, 538, *554*
Lowman, R.M., Shapiro, R., Collins, L.C. 143, *190*
Lowman, R.M., s. Reardon, J.V. 106, *194*
Lowry, s. Führ 38
Lubchenko, A.E., s. Clifford, J.H. 475, *518*
Lubow, M., s. Johnson, J.C. 109, *187*
Luce, J.C., Leith, W., Burrage, W.S. *431*
Luck, C.P., s. Davson, H. 32, *78*
Luckett, W.H. 89, *190*
Lüdecke, B., s. Wende, S. 174, *200*, *435*
Lüdecke, D., s. Schwartz, R.B. 506, *524*
Lüdemann-Ravit, H. 91, *190*
Lüdinghausen, M.H.v. *522*
Lüthy, F. 17, 55, 69, 70, *83*
Lüthy, F., s. Krayenbühl, H. 371, *430*
Luetscher, A.J., Jr., s. Liebermann, A.H. 164, *189*
Lumsden 57
Lundberg, N., s. Cronqvist, S. 162, *181*
Lundström, B., s. Liliequist, B. *522*
Luois, R., s. Dufour, M. 138, *182*
Luschka, H. 128, 129, *190*
Lutz, W., Turner, O. 108, *190*
Lutz, W., s. Turner, O. 108, *199*
Lutz, W.G., s. Wilson, H.M. 150, *201*
Lying-Tunell, U., s. Marions, O. 144, *191*
Lyman, R.S., s. Alexander, L. 368, *425*
Lynge, H.N., s. Markham, J.W. *522*
Lyonnet, J., s. Jimenez, A.P. *430*
Lysholm, E. 116, *190*, 207, 211, 316, *328*
Lysholm, E., Ebenius, B., Lindblom, K., Sahlstedt, H. 91, 107, 149, 152, *190*, 368, 374, 381, 385, 386, 389, 393, 395, 396, 398, 410, 419, *431*
Lysholm, E., Ebenius, B., Sahlstedt, H. 91, 107, 149, 152, *190*, 283, 315, 316, 328, 368, 374, 381, 385, 386, 393, 395, 396, 398, 410, 419, *431*
Lysholm, E., Wickbom, I. 119, *190*

Macarini, C., s. Sansone, G. 109, *196*
MacCarty, C.S., s. Sloff, J.L. 465, *525*
Machado de Almeida, G., s. Vieira, C.R.A. 143, *199*
Machetanz, s. Delank 47
Machetanz, E., Habeck, D. 39, *83*
Macintyre, I., s. Oppelt, W.W. 34, *84*

Märki, H., s. Mumenthaler, M. 39, *84*
Maestri, A. de, s. Sansone, G. 109, *196*
Magnus, W., Jakobi, W. 18, *83*
Magnus, W., s. Jakobi, W. 19
Mai, K., s. Kuwert, E. 51, *82*
Maier, H.C. *522*
Majewska, S., Jankowitsch, E. 96, *190*
Maksymowicz, B., s. Czornyj, J. 113, *181*
Malcolm, D.J., Newton, T.H. *522*
Malenchini, M., s. Carillo, R. 108, *180*
Malinowsky, K. 536, 537, *554*
Malis, L., s. Wolf, B.S. 544, *556*
Malmros, R. *431*
Maltais, R., s. Vezina, J.L. 284, 285, *330*
Mancini, G., Vaerman, J.P., Carbonara, A.O., Heremans, J.F. 38, 41, *83*
Manelli, J.-C., s. Sethian, M. 158, 167, *197*
Manfredi, M., s. Agnoli, A. 40, *76*
Manganiello, O.J., s. Nichols, P., Jr. 506, 507, *523*
Manno, N.S., Uihlein, A., Kernohan, J.W. 474, *522*
Mannucci, P.M., Lobina, G.F., Ruggeri, Z.M. 163, *190*
Manz, F., s. Voigt, K. *526*
Marcovich, A.W., Walker, A.E., Jessico, C.M. 370, 371, *431*
Marcuse, D.J., s. Kislak, J.W. 170, *188*
Maren, T.H., s. Birzis, L. 32, *77*
Maren, Th.M., s. Hogben, C.A.M. 15, 30, 33, *81*
Marguth, F., s. Friedmann, G. 139, *184*
Marin, G., s. Andrioli, G.C. *425*
Marini, G., Taveras, J.M. *191, 431*
Marino, R., s. Poppen, J.L. 316, *328*
Marions, O., Lying-Tunell, U. 144, *191*
Mark, V.H., s. Wilkinson, H.A. *526*
Markand, O.N., Gulati, D.R., Sodhi, J.S. *431*
Markham, J.W., Lynge, H.N., Stahlman, E.B. *522*
Marks, J.H., Livingston, K.E. 528, 540, 547, *554*
Marks, V., s. Marrack, D. 153, 159, 160, 161, *191*
Marques-Assis, L., s. Vieira, C.R.A. 143, *199*
Marrack, D., Marks, V., Couch, R.S.C. 153, 159, 160, 161, *191*
Marsault, C., s. Bories, J. 109, *178*
Marschall v. Bieberstein, W. 561, 565, *572*
Marshall, B.M. 156, *191*
Marshall, B.M., s. Hill, M.E. 154, *186*
Martin, B., s. Rifkinson, N. 90, *194*, 389, *433*
Martin, H.H. 44, 45, *83*
Martin, H.H., s. Bonte, G. *517*
Martin, H.J., s. Bonte, G. 528, *553*
Martin, P., Lecomte, P., Paschetta, Ch. *431*
Martin, Ph., s. Mellot, G.J. *523*
Martinez-Cobo, J., s. Lazorthes, G. 102, *189*
Martins, A.N., Kempe, L.G., Pitkethly, D.T., Ferry, D.J. 459, 465, *522*
Marton, D., s. Hilal, S.K. *520*
Marx, s. Redslob 171, *194*
Marynen, L. 158, *191*
Mascherpa, F., Lombardi, G. *191*
Mason, M.S., Raaf, J. 373, 380, *431*, *522*
Masserman, J.H. 161, *191*
Massion, H.W., s. Mitchell, R.A. 32, *84*
Massion, W., Mitchell, R.A., Severinghaus, J.W. 32, *83*
Masson, C.G. 171, *191*
Masson, J.P., s. Picard, L. 141, *194*
Masucci, E.F. *431*
Masy, S., Gregorie, A. *191*
Mateos, J.H., s. Lombardi, L. *522*
Mathai, K.V., s. Rath, S. 473, *524*
Matiar, H., Schmidt, C. 43, *83*
Matiar-Vahar, H. 75, *83*
Matson, D.D., s. Crofton, F.D. 321, *327*
Matson, D.D., s. Fowler, F.D. 321, *328*
Matson, D.D., s. Ingraham, F.D. 102, *186*
Matte, M.L., s. Jones, W.A. 173, *187*
Matthews, C.G., s. Booker, H.E. 145, *178*
Matthias, H. 117, *191*
Matzelt, D., s. Bücher, Th. 39, *78*
Matzke, J., s. Christensen, L.H.O. 50, *78*
Maupin, R.A., Baker, H.L., Kerr, F.W.L. *431*
Maurer, H.J., s. Vik-Mo, H. *435*
May, M. le 105, 106, 114, 115, 152, *189*
May, M. le, s. Benson, D.F. 150, *177*
Mayer, E.G. *431*
Mayher, W.E., Daniel, E.F., Allen, M.B. 381, *431*
Mayr, F., Reya, N.M. de 101, 103, 173, *191*
Mazars, G., s. Dorland, P. 528, 544, *553*
Mazars, S., s. Dorland, P. 528, 544, *553*
Mazurowski, E.E., s. Schlagenhauff, R.E. 113, *196*
Mazzacurati, M., s. Ruggiero, G. 110, *195*, 206, 207, *329*, *433*
Mazzarella, B., s. Bernini, F.P. 98, 112, 113, 155, *178*
McAlenney, P.F., s. Brody, B.S. 115, *179*
McCarty, W.C., Jr., Lane, F.W., Jr. 442, *522*
McClintock, H.G., s. Clifford, J.H. 475, *518*
McConnell, A.A. 100, 101, 102, *191*
McCormick, W.F., Coleman, S.A. 57, *78*
McDowald, D.G., s. Jennett, W.B. 156, *187*
McDowell, F., s. Nelson, D.A. 92, *192*
McGilvra, R., s. Allen, J.P. 161, 163, *176*
McKane, R.V., s. Black, G.W. 157, *178*
McKissock, W., s. Paine, K.W.E. 417, *432*
McLachlan, M.S.F., Lavender, J.P., Edwards, C.R.W. 109, 156, *191*
McLachlan, M.S.F., Lavender, P., Edwards, C.R.W. 282, *328*
McLean, J.A., s. Lefft, H.H. *431*
McLennan, J.E., Rosenbaum, A.E., Tyler, H.R. 159, *191*
McMenemy, Cumings 73
McRae, D., s. Cohen, L. 545, *553*
McRae, D.L. 447, 461, 462, *523*
McRae, D.L., Elliott, A.W. 150, *191*
Meacham, W.F., Tolchin, S. 372, *431*
Meadors, J.L., s. Rayle, A.A. 503, 504, *524*
Mealey, J., s. Campbell, R.L. 438, *518*
Mealey, J., Jr., s. Campbell, R.L. 369, 374, 375, 378, 384, *426*
Mealey, J., Jr., s. Heimburger, R.F. 369, 375, 377, 378, 383, 384, *429*
Megret, M., s. Wackenheim, A. 140, *200*
Meigni, S., s. Hoffmann, G. *521*
Melancon, D., s. Tjaden, R.J. *434*
Melartin, E., Tuohimaa, P.J., Dabb, R. *431*
Melartin, E., s. Tuohimaa, P.J. 378, *434*
Melchior, J.C., s. Jacobsen, H.H. *186*
Mella, H., s. Ebaugh, F.G. 371, *427*
Meller, O., s. Radovici, A. 368, *433*, 437, *523*
Mellick, R., s. White, Y.S. 160, 167, 169, *200*
Mello, L. de, s. Dattner, B. 75, *78*
Mellot, G.J., Potvliege, R., Martin, Ph., Brihaye, J. *523*
Mendelsohn, R., Weiner, J.H., Keegan, J.M. 503, *523*
Mendelsohn, R.A., s. Barrett, J.W. 171, *177*
Mendez, J.S. 382, *431*
Mercado, H., s. Rifkinson, N. 90, *194*, 389, *433*
Meredith, J.M., s. Botton, J. *426*

Merkel, Mierzedjewski 124
Merland, J.J., s. Bories, J. 109, 154, *178*
Merrei, F.T. 512, *523*
Merrem, G. 93, 175, *191*
Messert, B., Wannamaker, B.B., Dudley, A.W., Jr. 111, 149, 150, *191*
Mestrezat, M. 18, *83*
Mettler, F.A. 102, *191*
Metz, U. 23, *83*
Metzger, A. 73, *83*
Metzger, J. 140, *191*, 285, *328*
Metzger, J., Bonneville, J., Cabanis, A., Bugault, R., Racadot, J. *328*
Metzger, J., Engel, P., Bonnemazou, A., Fischgold, H. 109, 140, *191*
Metzger, J., Engel, Ph., Bonnemazou, A., Fischgold, H. 282, *328*
Metzger, J., Engel, Ph., Dilenge, D., Aboulker, J. 544, *554*
Metzger, J., Engel, Ph., Pradat, P., Fischgold, H. 282, *328*
Metzger, J., s. Aboulker, J. 544, *552*
Metzger, J., s. Baumgartner, J. 453, *517*
Metzger, J., s. Fischgold, H. 109, 132, 145, *183*
Metzger, J., s. Hélias, A. 101, 103, 154, *185*
Metzger, J., s. Philippon, J. 162, *194*
Meumann, E. 173, *191*
Meyer, A. *191*
Meyer, H.H. 13, 33, 35, 55, *83*
Meyer, H.H., s. Siegrist, H. 33, *87*
Meyer-Rienecker, H.J. 16, 41, 42, 43, 44, 45, 46, 47, 65, 75, *83*
Meyer-Rienecker, H.J., Olischer, R.M. 75, *83*
Meyer-Rienecker, H.J., s. Field, E.J. 52, *79*
Meyer-Rienecker, H.J., s. Hitzschke, B. 60, *81*
Meyer-Rienecker, H.J., s. Olischer, R.M. *84*
Michalski, M., s. Kozlowski, K. *522*
Michaux, L., Camus, J.L., Brisset, Ch., Kupernic, L. 170, *191*
Michenfelder, J.D., Gronert, G.A., Rehder, K. 155, 156, 157, *191*
Middeldorpf 89
Mierzedjewski, s. Merkel 124
Mies, H.J. 39, *83*
Mihailescu, N., s. Arseni, C. 552, *553*
Milhorat, T.H., s. Clark, R.G. 373, *427*
Millen, J.W., s. Woollam, D.H.M. 127, 145, *201*, *435*
Miller, E., s. Aziz, H. 167, *177*
Miller, E.D., Jr., s. Youngberg, J.A. 170, *201*
Miller, J.D., s. Shaw, M.D.M. *434*
Miller, J.H., s. Schultz, E.C. *433*
Miller, M.H., s. Koos, W.Th. 382, *430*
Miller, O., s. Dowling, J.L. *427*
Miller, R.H., s. Love, J.G. 480, *522*
Miller, W.B., s. Rohrer, R.H. *524*
Milton, R.C., s. Antoku, S. 172, *176*
Mingrino, S., s. Conforti, P. 369, *427*
Minvielle, J., s. Paleirac, R. 283, *328*
Miranda, A.M., s. Isamat, F. 383, 387, 390, *429*
Mitchell, A.R., s. Loeschke, H.H. 30, 32, *83*
Mitchell, R.A., Loeschke, H.H., Severinghaus, J.W., Richardson, B.W., Massion, H.W. 32, *84*
Mitchell, R.A., s. Massion, W. 32, *83*
Mithoefer, J.A. 21, *84*
Mitrofanowa, N.P., s. Burgman, G.P. 73, *78*
Mixter, W.J., s. Ayer, J.B. 370, *425*
Mixter, W.J., s. Schwab, R.S. 105, 159, *197*
Miyazaki, Y. 533, *555*
Miyazaki, Y., Takada, I. 97, *191*
Moe, J.H., s. Winter, R.B. 543, *556*
Möbius u. Mitarb. 72
Möller, A. 220, *328*, 398, 400, 405, *431*
Moeschlin, S. 45, 65, *84*
Mösl, H., s. Fischbach, R. *428*
Mohadjer, M., Hänsel, G. 383, 384, *431*
Moil, R., Ehni, G. 515, *523*
Mollaret, M.P. 66, 71, *84*
Mollaret, P., Schneider, J. 71, *84*
Møller, S.H. 97, 98, 100, 158, *191*
Momose, K.J. 110, *191*
Monakow, C. v. 35, *84*
Mones, R., Werman, R. *431*
Monro, A. 126, *191*
Moody, D.M. 101, 175, *191*
Moore et al. 174
Moore, D.H., s. Davis, D.B. 75, *78*
Moossy, J., s. Calogero, J.A. 473, 478, *518*
Moraes, C.R. de, s. Leite, M.P. *431*
Moravek, V., s. Roth, M. 543, *555*
Morea, R., s. Balado, M. *426*
Morello, A. 93, *191*
Morice, s. Guiraud 174
Morris, A.A. 91, *191*
Morris, L., Wylie, I.G. 108, *191*
Morris, L., s. Wylie, I.G. 107, *201*
Mortier, W., Udvarhelyi, G.B. 169, *191*
Mosberg, W.H., Jr., s. Schultz, E.C. 506, *524*
Moseley, I., Gawler, J., Boulay, G. du 171, *192*
Moseley, I.F., Sondheimer, F.K. 114, 115, 152, *192*
Moser, D., s. Clark, L. *180*
Mosso, A. 29, *84*
Motinaga, H., s. Iwasaki, S. 170, *186*
Mottschall, H.-J., Loeschke, H.H. 15, *84*
Mount, L.A., s. Haft, H. 170, 172, *185*
Müke, R., s. Schwartz, R.B. 506, *524*
Müller u. Mitarb. 53
Müller, D. 96, 112, 113, 114, 115, *192*, 540, 555
Müller, D., Lössner, J., Sack, G. 166, *192*
Müller, K., Kohlheb, O. 171, *192*
Müller, W. *84*, 92, 97, *192*
Mullan, S., Harper, P., Hekmatpanah, J., Torres, H., Dobbin, G. 533, 534, *555*
Mullan, S., Pineda, A. 97, 167
Mullan, S., s. Vailati, G. 390, *435*
Mulvey, B.E., s. Hannan, J.R. *520*
Mulvey, R.B. *523*
Mumenthaler, M. 174, *192*
Mumenthaler, M., Märki, H. 39, *84*
Mumenthaler, M., Schliack, H. *523*
Munder, G., s. Becker, H. 67, *77*
Mundinger, F., Potthoff, P. 145, *192*
Munro, D., Elkins, C.W. 529, *555*
Munro, D., s. Storch, T.J.C. von 102, *198*
Munson, E.S., s. Paul, W.L. 170, *193*
Murphey, F., Hartung, W., Kirklin, J.W. 503, *523*
Murray, R.O. *523*
Murray, W.R., s. Eisenberg, K.S. *519*
Murtagh, F., Chamberlain, W.E., Scott, M., Wycis, H.T. 530, 543, 545, 547, *555*
Mutschler, D., s. Eckes, K.H. 159, 160, *182*
Myers, G.G. s. Elwyn, R.A. 105, 106, *183*
Myllylä, V.V., Vapaatalo, H., Hokkanen, E., Heikkinen, E.R. 161, *192*

Nachtwey, W., s. Zülch, K.J. 416, *435*
Nadjmi, M. 139, *192*, 392, *431*
Nadjmi, M., Schaltenbrand, G. 369, 387, 389, *431*
Nadjmi, M., Schwind, F. 106, 153, *192*
Nadjmi, M., s. Hampl, F. 369, 390, *429*
Nadjmi, M., s. Sonntag, J. 126, 143, *197*
Naffziger, C.H., s. Locke, C.E., Jr. 128, 129, *190*
Napoleone, F., s. Coraddu, M. *427*
Nash, F., s. Arseni, C. 492, *517*
Nashold, B.S., Wilson, W.P., Jackson, J.R. 161, *192*
Nashold, B.S., Jr., s. Slaughter, D.G. 145, 150, *197*
Natelson, S.E., Sayers, M.P., Hunt, W.E. *431*
Naumann, W. 9, *84*
Naylor, B. 68, 69, 73, *84*
Neel, A. v. 20, *84*
Negron, R., s. Rifkinson, N. 90, *194*, 389, *433*
Nellhaus, G., Chutorian, A. 154, *192*

Nellhaus, G., s. Groover, R.V. 157, *185*
Nelson, D.A., Jeffreys, W.H., Leaming, R.H., McDowell, F. 92, *192*
Neumann, J. 132, 137, *192*
Neumann, J., s. Nickel, B. 111, *192*
New, P.F.J., Webster, E.W. 109, *192*
Newman, C.W., s. Ralston, B.L. 368, 402, *433*
Newman, H. 106, 158, *192*
Newton, T.H. 130, *192*
Newton, T.H., s. Malcolm, D.J. *522*
Newton, Th.H., s. Jones, M.D. 455, *521*
Ney, K.W. 93, 101, *192*
Nicholls, G., s. Dendy, A. 9, *97*
Nichols, B.H., s. Gardner, W.J. 169, 175, *184*
Nichols, P., Jr., Manganiello, O.J. 506, 507, *523*
Nicholson, M.J., Sise, L.F. 159, *192*
Nickel, B., Neumann, J. 111, *192*
Nickel, B., Neumann, J., Schirmer, S. 111, *192*
Nielsen, A. *432*
Niochet, A.M., Garcia, R.L. 170, *192*
Nissl, F. 57, *84*
Nittner, K. 465, 469, 473, 476, 478, 481, 482, 485, 499, *523*
Nittner, K., Schiefer, W. 473, *523*
Nittner, K., Tönnis, W. 499, *523*
Nittner, K., s. Bischof, W. *517*
Nittner, K., s. Cardauns, H. *518*
Nittner, K., s. Tönnis, W. 464, 471, 475, 485, *525*
Nocite, J.R., Barbosa, B.I., Costa Neto, M.E., Latuf, N. 155, 157, *192*
Noe, W.L., Jr., s. Spitz, E.B. 172, *198*
Noell, W., Schneider, M. 28, *84*
Nonne, Weigeldt, Westenhöfer 89
Nonne, M. 75, *84*, 91, *192*, 371, *432*
Norbäck, S., s. Autio, E. 457, 516, *517*
Norcross, N.C., s. Penfield, W.G. 93, 100, 101, 173, *194*
Nord, F., s. Jacobaeus, H.C. 368, *429*
Nordvik, A., s. Hovind, K.H. 383, 390, *429*
Nordvik, A., s. Sjaastad, O. *197*
Nori, A. 367, 404, *432*
Nori, A., s. Briani, S. 93, *179*
Nori, A., s. Rubertu, R. *433*, 456, *524*
Norlén, G., Wickbom, I. 175, *193*
Norstrom, C.W., Kernohan, J.W., Love, J.G. 465, *523*
Novak, G., s. James, E., Jr. 26, 28, *81*
Nürnberger, S., Schaltenbrand, G. 145, *193*
Nuzzo, G., s. Ruggiero, G. 215, *329*
Nylén, O., s. Bergström, K. 108, 109, *177*

Obel, N., s. Funkquist, B. 377, *428*
Obenchain, T.G., s. Clark, R.A. 93, 105, 158, 165, *180*
Oberhill, H.R., s. Bucy, P.C. *518*
Oberson, R. 94, 128, 130, *193*, *523*
Oberson, R., Candardjis, G., Raad, N. 113, 145, *193*, *432*
Oberson, R., Fluckiger, A. *193*
Obrador, S., Lamas, E. 368, *432*
Obregia, A. 89, *193*
Occleshaw, J., s. Jefferson, A. 368, 404, *430*
Och, M., s. Shapiro, J.H. 469, *524*
O'Connell 95
O'Connell, J., s. Boulay, G. du 95, *179*
O'Connell, J.E.A., s. Boulay, G. du *179*
Ødegaard, H. *432*
Oden, S. 528, 544, 548, *555*
Odin, M., Runström, G., Lindblom, A. *523*
O'Doherty, D.A., s. Green, G.B. 54, *80*
Oechipinti, E.M., s. Fortuna, A. 473, *519*
Oeconomos, D., Caracalos, A. 474, *523*
Oehmichen, M., Schütze, G. 67, 73, *84*
Oesterreich, K. 114, 115, 144, 158, 166, 169, *193*
Oftedal, S.I. 379, *432*
Oftedal, S.I., Kayed, K. 379, *432*
Oftedal, S.I., Sawhney, B.B. *432*
Ohwaki, K., s. Sugiura, K. 92, 162, *198*
Ohya, M., s. Yamada, H. *526*
Øigaard, A. 113, *193*
Okada, T., s. Yamada, H. *526*
Okawara, S. 108, 110, *193*
Okonek, G. 158, *193*
Okuda, S.J. 49, *84*
Oldenkott, P., Driesen, W. 506, *523*
Oldewurtel, H.A., s. Green, G.B. 54, *80*
Olgaard, K., s. Praestholm, J. *432*, *523*
Olischer u. Mitarb. 75
Olischer, Adrian 53
Olischer, Schröter 68
Olischer, R.M. 43, 45, 47, 60, 61, 62, 64, 65, 66, 68, 69, 71, 73, 76, *84*
Olischer, R.M., Meyer-Rienecker, H.J., Ziegler, E.M. *84*
Olischer, R.M., Sayk, J. 63, 71, *84*
Olischer, R.M., Suchodoletz, W. v. 73, *84*
Olischer, R.M., s. Adrian, G. 66, *76*
Olischer, R.M., s. Kulczycki, J. 62, *82*
Olischer, R.M., s. Meyer-Rienecker, H.J. 75, *83*
Olischer, R.M., s. Sayk, J. 54, 61, *86*
Olivecrona 374
Olivecrona, H., s. Kessel, F.K. *430*
Olivier, J.P., s. Dupuy, J.P. *427*
Ollmann, S., s. Lehmann, R. *189*
Olsen, B.E., s. Gardner, A.E. 158, *184*
Olsson, O. 102, *193*, 528, 543, *555*
Ontaneda, L.E., s. Castex, M.R. 92, 162, *180*
Oon, C.L. *432*
Op den Orth, J.O., s. Bruyn, G.W. 110, *179*
Oppelt, W.W., Macintyre, I., Rall, D.P. 34, *84*
Oproiu, A., s. Guiot, G. 284, *328*
Oribe, M., s. Carillo, R. 108, *180*
Orley, A. *193*
Ostertag, B. 73, *84*
Osuch, Z., s. Kulczycki, J. 62, *82*
Oszlánszky, O., s. Hullay, J. *521*
Otenasek, F.J., s. King, A.B. 170, *188*
Ouchterlony, Ö. 38, *84*
Ozdil, T., Powell, W.E. 159, *193*

Paal, G., s. Busse, O. 506, *518*
Pacifico, L. 157, *193*
Pacifico, L., s. Ruggiero, G. 98, *195*, 206, 327, *329*
Paffrath, H., s. Liertz, W. 560, *572*
Page, L., s. Cutler, R.W. 25, *78*
Paine, K.W.E., McKissock, W. 417, *432*
Palacios, E. 107, *193*
Palacios, E., Lawson, R.C. 321, *328*
Palacios, E., s. Rodriguez Carbajal, J. *433*
Paleirac, R., Labauge, R., Bassede, J., Minvielle, J. 283, *328*
Paleirac, R., s. Bétoulières, P. 108, 145, *177*
Paleirac, R., s. Gros, Cl. 528, 543, *553*
Paleirac, R., s. Lafon, R. 92, *189*
Pallis, C.H. 18, *84*
Pallis, Ch., Jones, A.M., Spillane, J.D. 544, *555*
Palm, D. 102, *193*
Palvölgyi, R. *193*
Pancoast, H.K., Fay, T. 92, *193*
Pandolfi, M., s. Tovi, D. 161, *199*
Pannier, J.L., Weyre, J., Leusen, I. 112, *193*
Pansini, A., s. Dorland, P. 528, 544, *553*
Pantek, H., s. Schneider, R.C. 489, *524*
Panter, K. 438, *523*
Panter, K., Schölzel, P. 109, *193*
Panter, K., s. Reinhardt, K. 494, *524*
Papadotos, C., s. Choremis, A. 474, *518*

Papatheodorou, C.A., Teng, P. *432*
Papatheodorou, Ch., s. Teng, P. *525*
Pape, R., s. Hackensellner, H.A. 509, *520*
Pappenheimer, J.R., s. Held, D. 15, *81*
Paraicz, E. *432*
Paraicz, E., Szénásy, J. 93, 112, 152, 162, *193*
Pardal, E., s. Pardal, M. *432*
Pardal, E., s. Pardal, M. de 368, 389, *432*
Pardal, M., Pardal, E. *432*
Pardal, M. de, Pardal, E. 368, 389, *432*
Parducci, F., s. Cappelli, L. 169, *180*
Parera, C., s. Portera, A. *432*
Parker u. Mitarb. 43
Parnitzke, K., s. Serfling, J. *524*
Parry, T.M., s. Goldensohn, E.S. 21, *80*
Paschetta, Ch., s. Martin, P. *431*
Passerini, A., Vaghi, M.A. 282, 285, *328*
Passerini, A., s. Lombardi, G. 442, 469, 476, 492, 493, 499, 515, *522*
Passow, H. 6, 15, *84*
Pasternak, G., Schneeweiss, U. 54, *84*
Patten, D.H., s. Benson, D.F. 150, *177*
Paul, L.W., Erickson, T.C. 100, 101, 114, *193*
Paul, W.L., Munson, E.S. 170, *193*
Pauli, H.G., Vorburger, C., Reubi, F. 30, *84*
Pauly, R., Cools, M. 503, *523*
Payk 167
Payne, E.E., Spillane, J.D. 439, 489, *523*, 544, *555*
Payne, R.F., Thomson, J.L.G. 506, *523*
Peacher, W.G., Robertson, R.C.L. *432*
Pear, B.L. 474, *523*
Pearce, J., Aziz, H. 154, 164, 165, *193*
Pearce, J., s. Aziz, H. 167, *177*
Pearson, s. Holt 102
Pecker, J., Ferrano, B., Javalet, A. *432*
Peet, J., s. Frazier, G. 18, *79*
Peetroons, A., s. Gillet, P. 92, *184*
Peiper, H. *193*
Peiper, H., s. Klose, H. 370, *430*
Pélissier, M., s. Bétoulières, P. 108, *178*
Pendergrass, E.P. 92, 98, 101, *193*
Pendergrass, E.P., Hodes, P.J. 115, *193*
Pendergrass, E.P., Perryman, C.R. 115, *193*
Pendergrass, E.P., Schaeffer, J.P., Hodes, P.J. 138, *193*, 547, *555*
Pendl, G., Genglberger, J.A., Horcajada, J. 506, 507, *523*
Penfield, W., s. Childe, A.E. 110, 123, *180*
Penfield, W., s. Torkildsen, A. 105, 106, 117, 119, *199*
Penfield, W.G. 101, 164, *193*, *194*
Penfield, W.G., Norcross, N.C. 93, 100, 101, 173, *194*
Penka, E.J., s. Ryder, H.W. 162, *195*
Penning, L., Kerckhoffs, H.P.M. 372, *432*
Pennybacker, J., s. Stubbs, J. 98, *198*
Pennybacker, J.B., s. Sheldon, P.W.E. 175, *197*
Peraita, P. *523*
Perec, J., s. Guerbet, M. *428*
Perez, J., s. Djindjian, R. 528, 544, *553*
Perez, Z., s. Alajouanine, T. 137, *176*
Perlstein, M.A., s. Kerman, W.Z. 170, *188*
Perryman, C.R., s. Pendergrass, E.P. 115, *193*
Pertuiset, B. *432*
Pertuiset, B., s. Petit-Dutaillis, D. 318, *328*
Peter, A., Schmidt, R.M. 43, 76, *84*
Peters, G. 71, *84*
Peterson, H.O., s. Gold, L.H.A. 475, *520*
Peterson, H.O., s. Kieffer, S.A. 109, *188*
Petit-Dutaillis, D., Pertuiset, B. 318, *328*
Petkov, S., s. Kitov, D. 383, *430*
Petrov, H. 115, *194*
Pette, D., s. Bücher, Th. 39, *78*
Pette, H. 71, *84*
Pette, H., Kalm, H. 37, 72, *84*
Pette, H., s. Kuwert, E. 51, *82*
Pette-Döring 72
Petty, M.F., s. Hoerlein, B.F. *429*
Pfarr, B. *432*
Pfefferkorn, J.P., s. Dupuy, J.P. *427*
Philippart, C. 105, *194*
Philippart, C., Thibaut, A., Bonnal, J. 115, *194*
Philippon, J., George, B., Metzger, J. 162, *194*
Pia, H.W. 115, *194*, 511, *523*
Pia, H.W., s. Gümbel, U. *520*
Piatek, H.J., s. Klepel, H. 143, *188*
Picard, L., Leymarie, F., Roland, J., Sigiel, M., Masson, J.P., Renard, M. 141, *194*
Picard, L., s. Arnould, G. 154, *176*
Picaza, J.A., Hunter, S.E., Cannon, B.W. 387, *432*
Picaza, J.A., Hunter, S.E., Lee, L. 383, 384, *432*
Picker 108
Piedelievre, R., s. Binet, L. 21, *77*
Piepgras, U., Fischer, D., Deininger, K., Kammerer, V. *432*
Piepgras, U., Schmidt-Wittkamp, E. 139, *194*
Piepgras, U., s. Kell, H.J. 107, 109, 133, *188*
Piercy, H.D. 92, *194*
Piette, Y. 385, 386, 389, *432*
Piller, S., s. Wunderly, Ch. 48, *88*
Pilz, H., s. Bauer, H. 38, 44, 50, 51, *77*
Pineda, A., s. Mullan, S. 97, 167
Pintus, F., s. Podda, M. 163, *194*
Piotrowski, W., s. Busse, O. 506, *518*
Pitkethly, D.T., s. Martins, A.N. 459, 465, *522*
Piton, J., s. Caille, J.M. 140, *180*
Pittinger, C.B., Epps, E.F. van, Utterback, R.A. 106, *194*
Pitts, F.W., s. Segall, H.D. 317, *329*
Planck, G. *572*
Plati, J.T., Strain, W.H., Warren, S.L. *432*
Plati, J.T., s. Steinhausen, T.B. 368, 371, *434*
Plati, J.T., s. Strain, W.H. *434*
Podda, M., Agostini, A., Pintus, F., Signorini, G. 163, *194*
Podda, M., s. Agostini, A. 163, *176*
Podolsky, B., s. Ryder, H.W. 162, *195*
Pogody, J., s. Ruscak, M. 16, 17, *85*
Polittoff, A., s. Uiberall, E.H. *525*
Pollack, E., s. Hilal, S.K. *520*
Pompom, J.P., s. Dupuy, J.P. *427*
Pont, F.S. du, Sphire, R.D. 159, 168, *182*
Pontén, U., s. Cronqvist, S. 162, *181*
Poole, G.J., Larsen, J.L. 549, *555*
Poppen, J.L. 528, 543, *555*
Poppen, J.L., Marino, R. 316, *328*
Poppen, J.L., Reyes, V., Horrax, G. 317, *328*
Poppi, M., s. Giordano, G.B. 316, *328*
Porta, M., s. Collice, M. *180*
Porter, A.J., s. Tod, P.A. 316, *330*
Porter, E.C. *523*
Portera, A. 369, 381, 387, *432*
Portera, A., Bravo, G., Parera, C. *432*
Posalaky, Z., s. Kiszely, G. 64, *82*
Poser, C., Taveras, J.M. 165, 169, *194*
Potthoff, P., s. Mundinger, F. 145, *192*
Potthoff, P.C. 109, 145, *194*, *432*
Potthoff, P.C., Schmidt, K. *194*
Potthoff, P.C., Tetteh, J., Riechert, T. 169, *194*
Potts, D.G. 107, *194*
Potts, D.G., s. Deck, M.D.F. 113, *181*
Potts, D.G., s. Lim, S.T. 113, *190*
Potvliege, R., s. Capon, A. 314, *327*
Potvliege, R., s. Gonsette, R. 130, *185*
Potvliege, R., s. Mellot, G.J. *523*
Poujol, s. Borel 174
Powell, W.E., s. Ozdil, T. 159, *193*

Polonowski, s. Gallbrun *80*
Pradat, P., Aboulker, J., David, M. 385, *432*
Pradat, P., s. Metzger, J. 282, *328*
Prado, E.A. del, Endtz, L.J. 544, *555*
Praestholm, J., Lester, J. 438, 451, 496, *523*
Praestholm, J., Olgaard, K. *432, 523*
Prager, J., s. Schmidt, K. 144, *196*
Pribram, H.F. *432*
Pribram, H.F.W. 404, *433*
Pribram, H.F.W., s. Floyd, H.L. *428*
Priddle, H.D., s. Andros, G.J. 167, *176*
Pritelli, C., s. Collice, M. *180*
Probst, F.P. 113, 114, *194*
Propper, N., s. Bruskin, J. 370, *426*
Prosser, W.L. 559, *572*
Puech, P., Roudinesco, M., Thieffry, S., Sauvain, Y. 173, *194*
Puech, P., s. Baudouin, A. 171, *177*
Purves-Stewart, J., Worster-Drought, C. 124, *194*
Putnam, F.W., s. Bernier, G.M. 41, *77*
Putnam, T., s. Schaltenbrand, G. 18, *86*

Quadbeck 35, 36, 37
Quadbeck, G. 9, 18, 19, 20, 35, 36, 37, *85*
Quadbeck, G., Helmchen, A. 18, *85*
Quadbeck, G., s. Breyer, U. 18, 33, 37, *77*
Quadra, M. 62, *85*
Quincke, H. 89, *194*
Quincke, R. 25, *85*

Raad, N., s. Oberson, R. 113, 145, *193, 432*
Raaf, J., s. Mason, M.S. 373, 380, *431, 522*
Rabel, E. 559, *572*
Racadot, J., s. Metzger, J. *328*
Radberg, C., Wennberg, E. *523*
Radovici, A., Meller, O. 368, *433*, 437, *523*
Radtke, F., s. Becker, H. 89, 92, 94, 165, 166, 167, 168, *177, 426*
Raimondi, A.J., Samuelson, G.H., Yarzagaray, L. 389, 390, *433*
Rall, D.P., s. Oppelt, W.W. 34, *84*
Ralston, B.L., Gross, S.W., Newman, C.W. 368, 402, *433*
Ramamurthi, B., Anguli, V.C., Iyer, C.G.S. 465, *523*
Ramée, A., s. Simon, J. 107, 108, *197*
Ramsay, G.H., French, J.D., Strain, W.H. 438, *523*
Ramsey, G.H., French, J.D., Strain, W.H. 368, 371, 372, *433*
Rand, R.W. 473, *523*
Rand, R.W., Lemmen, L.J. 315, *328*
Ransohoff, J.R., s. Fishman, R.A. 40, *79*
Raskind, R., s. Weiss, S.R. 383, 387, 390, *435*
Rasmussen, K.E. 171, *194*
Rasmussen, T.B., Kernohan, J.W., Adson, A.W. 464, 472, *524*
Rath, S., Mathai, K.V., Chandy, J. 473, *524*
Rathbun, J.B., s. Harris, W.R. 506, *520*
Rau, H., Fäs, A., Horst, W., Baumgartner, G. 28, *85*
Raudzens, P., Cole, A.F.D. 155, *194*
Ravasini, R., s. Conforti, P. 369, *427*
Ravaut, G., s. Sicard, J.A. 57, *87*
Ray, B.S., s. Kunkle, E.C. 168, *189*
Raybaud, C., s. Sethian, M. 158, 167, *197*
Rayle, A.A., Gay, B.B., Meadors, J.L. 503, 504, *524*
Reagan, E., s. Allen, N. 54, *76*
Reardon, J.V., Lowman, R.M., Levy, L.L. 106, *194*
Redo, S.F. 457, *524*
Redslob, Marx, Dieffenbach 171, *194*
Reed, D.J., s. Buhrley, L.E. 32, *78*
Reese, F.M. 171, *194*
Reeves, D.L., Brown, H. *524*
Reeves, D.L., s. Stuck, R.M. 368, *434*
Regen, E.M., Haber, A. *524*
Reggiani, R., s. Lenzi, M. 100, *189*
Regli, F. 70, *85*
Regnier, P., s. Cécile, J.P. 453, 457, *518*
Rehder, K., s. Michenfelder, J.D. 155, 156, 157, *191*
Rehm, O. 57, 65, 73, *85*
Rehm, O., s. Roeder, F. 65, *85*
Reiche 173
Reichert, F.L. 528, *555*
Reid, R., s. Jennett, B. 420, *430*
Reinhardt, K., Panter, K. 494, *524*
Reis, F.W. dos 60, *85*
Reis, J.B. dos 62, *85*
Reischauer, F. 495, *524*
Reitan, H. 543, *555*
Remky, H. 170, *194*
Renard, M., s. Delay, J. 173, 174, *182*
Renard, M., s. Picard, L. 141, *194*
Reschke, H., Wolfart, I. 149, *194*
Rétif, J., Jeanmart, L. 494, *524*
Rétif, J., s. Jeanmart, L. 496, *521*
Retzius, G. 127, 128, *194*
Retzius, G., s. Key, A. 25, *82*, 102, 128, 129, 130, 131, 133, 139, 141, *188*, 537, *554*
Reubi, F., s. Pauli, H.G. 30, *84*
Rexed, B.A., Wennström, K.G. *524*
Reya, N. de, s. Eichhorn, O. 93, *183*
Reya, N.M. de, s. Mayr, F. 101, 103, 173, *191*
Reyes, V., s. Poppen, J.L. 317, *328*
Ribstein, M., s. Gros, Cl. 528, 543, *553*
Richardson, B.W., s. Mitchell, R.A. 32, *84*
Richardson, E.P., Jr., s. Dodge, P.R. 169, *182*
Richter, H.S.R. 512, *524*
Riebeling, C. 16, 49, 55, 56, *85*
Riechert, T. 90, 171, *194*, 501, 502, *524*
Riechert, T., s. Potthoff, P.C. 169, *194*
Rieder, H.P. 14, *85*
Riehl, J.L., Ansel, R. 166, *194*
Riemenschneider, P., s. Taheri, Z.E. *525*
Rifkinson, N., Alvarez, D.E., Choudens, J.A., Borras, P.J., Martin, B., Negron, R., Mercado, H. 90, *194*, 389, *433*
Riggs, H.W. *433*
Rinaldi, I., Botton, J.E., Troland, C.E. 171, *195, 433*
Ring, W.H., s. Elwyn, R.A. 105, 106, *183*
Riser, M. 16, *85*
Ritter, G. 170, *195*
Riva, M., s. Giovine, G.P. 100, 101, *184*
Rivoir, R., s. Huber, P. 113, *186*
Roberson, G.H., Llewellyn, H.J., Taveras, J.M. *524*
Robertson, E.G. 92, 94, 96, 98, 100, 101, 102, 103, 104, 113, 130, 131, 144, 150, 153, *195*, 207, 216, 282, 284, 285, 290, *329, 365*
Robertson, R.C.L., s. Peacher, W.G. *432*
Robin, E.D., Whaley, R.D., Crump, C.H., Bickelmann, A.G., Travis, D.M. 31, 33, *85*
Robinson, F., s. Shapiro, R. 97, 175, *197*
Robinson, R.G. 170, 172, *195*
Robles, J. 503, *524*
Roboz, E., Hess, W.C., Temple, D.M. 39, *85*
Roche, G. la, s. Guillain, G. 55, *80*
Rodeck, H., s. Jütte, E. 167, *187*
Roder, E., s. Tellenbach, H. 113, *198*
Rodriguez de Mata, T. *433*
Rodriguez Carbajal, J., Palacios, E. *433*
Roeder, F., Rehm, O. 65, *85*
Roeder, F., s. Deppe, B. 108, *182*
Röttgen, P. *524*
Roger, J., Salamon, G. 115, *195*
Roger, J., s. Salamon, G. 115, *195*
Rohan, s. Williams 492
Rohrer, R.H., Sprawls, P., Jr., Miller, W.B., Weens, H.S. *524*
Roland, J., s. Picard, L. 141, *194*
Romano, A., Schisano, G. 170, *195*
Rosen, M., s. Evans, J. 158, *183*

Rosenauer, A., s. Ryder, H.W. 162, *195*
Rosenbaum, A., s. Schechter, M.M. 320, 321, *329*
Rosenbaum, A.E., s. Baker, R.A. 110, *177*
Rosenbaum, A.E., s. McLennan, J.E. 159, *191*
Rosenberg, H.R., s. Swanson, A.-G. 30, *87*
Rosencrantz, M., s. Hirsch, C. *429*, 496, 497, *521*
Rosencrantz, M., s. Irstam, L. 457, 516, *521*
Rosendal, T., s. Brandt, S. 97, *179*
Rosengren, K., Carlsson, C.A. 112, *195*
Rosenheck, C. *195*
Rosier, J., s. Bories, J. 109, 111, 154, *178*, *518*
Rosomoff, H.L., Caroll, F., Brown, J., Sheptak, P. 533, *555*
Rosomoff, H.L., s. Johnston, J.D.H. 128, *187*
Ross, J. 53, *85*
Rosset, M.-J., s. Sethian, M. 158, 167, *197*
Rossier, P.H., Bühlmann, A. 30, *85*
Rossiter, R.J., s. Colling, K.G. 54, *78*
Roth, M. 528, 536, 542, *555*
Roth, M., Gottfryd, O., Moravek, V. 543, *555*
Rotzsch, W., s. Woratz, G. 33, *88*
Roudinesco, M., s. Puech, P. 173, *194*
Rovira, M., Barluenga, S. 114, 170, *195*
Rovit et al. 114, 115
Rowbotham, G.F., s. Twining, E.W. 393, 395, 399, *435*
Roy, C.S., Sherrington, C.S. 21, *85*
Rubens, A.B., s. Benson, D.F. 150, *177*
Rubert, S.R., s. Selig, S. *433*
Ruberti, R., Galligioni, F., Iraci, G., Nori, A. *433*, 456, *524*
Rudolph, G., s. Shamburger, R.J. 53, *87*
Ruggeri, Z.M., s. Mannucci, P.M. 163, *190*
Ruggiero, G. 94, 97, 108, 111, 117, 126, 127, 144, 145, 149, 152, 154, 157, 164, 175, *195*, 205, 206, 207, 211, 213, 282, 284, 285, 286, 290, 315, 316, 317, 318, 321, 329, *365*, 367, *433*
Ruggiero, G., Bories, J., Calabro, A., Cristi, G., Scialfa, G., Smaltino, F., Thibaut, A. 110, 153, 156, 157, 168, 172, *195*, *433*
Ruggiero, G., Castellano, F. 149, *195*, 327, *329*
Ruggiero, G., Cristi, G., Scialfa, G. 206, *329*
Ruggiero, G., Cristi, G., Trevisan, C. 164, 172, *195*, 207, *329*
Ruggiero, G., David, M., Talairach, J. 317, *329*
Ruggiero, G., Dettori, P., Leighton, R. 206, 327, *329*
Ruggiero, G., Dettori, P., Leighton, R., Pacifico, L. 206, *329*
Ruggiero, G., Dettori, P., Leighton, R.S., Pacifico, L. 98, *195*
Ruggiero, G., Dilenge, D., David, M. 214, 317, *329*
Ruggiero, G., Mazzacurati, M. 110, *195*, 206, 207, *329*, *433*
Ruggiero, G., Pacifico, L. 98, *195*, 206, 327, *329*
Ruggiero, G., Sabbattini, L., Nuzzo, G. 215, *329*
Ruggiero, G., Scialfa, G., Cristi, G., Sabattini, L. 95, 101, 115, *195*, 206, 283, *329*
Ruggiero, G., Smaltino, F. 95, *195*
Ruggiero, G., Trevisan, C. 110, 115, *195*, 206, 207, 283, *329*
Ruggiero, G., s. Castellano, F. 221, 297, 316, 320, 321, 327, *327*
Ruggiero, G., s. David, M. *181*
Ruggiero, G., s. Dilenge, D. 457, *519*
Ruin, E. *433*
Rumbaugh, C.L., s. Bergeron, R.T. 374, *426*
Rumbaugh, C.L., s. Segall, H.D. 317, *329*
Runström, G., s. Odin, M. *523*
Rupprecht, A. 73, *85*
Rupprecht, E., Laughner, B., Todt, H. 143, *195*
Ruscak, M., Pogody, J., Hager, H. 16, 17, *85*
Russel, D.S. 416, *433*
Russel, J., s. Kendall, B. 467, *521*
Russell, J.R., s. Lang, E.K. 368, 381, 382, 389, *430*
Russell, W.J., s. Antoku, S. 172, *176*
Ryder, H.W., Espey, F.F., Kimbell, F.D., Penka, E.J., Rosenauer, A., Podolsky, B., Evans, J.P. 162, *195*

Sabattini, L. 217, *329*
Sabattini, L., s. Ruggiero, G. 95, 101, 115, *195*, 206, 215, 283, *329*
Sachs, E., Avman, N., Fisher, R.G. 316, *329*
Sack, G., s. Müller, D. 166, *192*
Sack, H. 73, *85*
Sack, H., s. Bodechtel, G. 166, *178*
Säker, G. 105, 106, 168, *195*, 370, 371, *433*, *555*
Sahar, A., s. Hochwald, G.M. 19, *81*
Sahlstedt, H., s. Lysholm, E. 91, 107, 149, 152, *190*, 283, 315, 316, *328*, 368, 374, 381, 385, 386, 389, 393, 395, 396, 398, 410, 419, *431*
Sahs, A.L., s. Calkins, R.A. 170, *180*
Sahs, A.L., s. Khalifeh, R.R. 170, *188*
Saidman, L.J., Eger, II, E.I. 156, *195*
Sakanone, M., s. Ames, N. 18, 33, 34, *76*
Sala, R.M., s. Gafarot, E.C. 157, *184*
Salah, S., Koos, W.T. *433*
Salamon, G., Binnert, D., Caille, J.M., Guidicelli, G. 139, *195*
Salamon, G., Roger, J., Soulayrol, R. 115, *195*
Salamon, G., s. Dufour, M. 138, *182*
Salamon, G., s. Roger, J. 115, *195*
Salar, G., s. Andrioli, G.C. *425*
Saleh, H., s. Ameli, N.D. 320, *327*
Salmon, J.H. 171, *195*
Saltzmann, G.F., s. Klefenberg, G. 528, 538, 545, 547, *554*
Salvesen, S. 377, *433*
Salvesen, S., s. Tveten, L. 379, *434*
Salvolini, U. 109, *195*, 283, *329*
Salvolini, U., s. Amici, F. 283, *327*
Samii, M. 93, *196*
Samii, M., Beck, J. 109, 139, *196*
Samii, M., Schürmann, K. 109, *196*
Samii, M., Weyer, K.H. van de, Schürmann, K. 109, *196*
Samii, M., s. Schindler, E. 503, 505, *524*
Samii, M., s. Weyer, K.H. van de 93, *200*
Samitca, D.C., s. Arseni, C. 465, *517*
Samson, M., s. Bertrand, J. 468, *517*
Samuelson, G.H., s. Raimondi, A.J. 389, 390, *433*
Sanctis, de, s. Santagati 174
Sande, M. van, Bokonjic, R. 49, *85*
Sande, M. van, s. Karcher, D. 33, *82*
Sande, M. van, s. Lowenthal, A. 54, *83*
Sande, M.T., s. Azambuja, N. 90, *177*, 369, 390, *425*
Sandelhausen, N. 145, *196*
Sandkühler, St., s. Streicher, H.J. 66, 69, *87*
Sansone, G., Maestri, A. de, Durand, P., Macarini, C. 109, *196*
Santagati, Sanctis, de 174
Sarpyener, M.A. *524*
Sassaroli, S., Giulio, T. di 503, *524*
Sassaroli, S., s. Catalano, L. 162, *180*
Saul, L., s. Weidner, W. 315, *330*
Sauvain, Y., s. Puech, P. 173, *194*
Savara, B.S., s. Hinck, V.C. *520*
Sawada, S., s. Antoku, S. 172, *176*
Sawhney, B.B., s. Oftedal, S.I. *432*
Sayers, M.P., s. Early, C.B. *427*
Sayers, M.P., s. Natelson, S.E. *431*
Sayk, J. 6, 7, 20, 27, 42, 53, 54, 57, 58, 59, 60, 61, 62, 64, 65, 67, 69, 71, 72, 73, *85*
Sayk, J., Loebe, F.M. 35, 60, *86*
Sayk, J., Olischer, R.M. 54, 61, *86*
Sayk, J., Schmidt, R.M. 41, 65, *86*
Sayk, J., Wieczorek 69
Sayk, J., s. Hitzschke, B. 60, *81*

Sayk, J., s. Olischer, R.M. 63, 71, *84*
Sayk, J., s. Schröter, P. 73, *86*
Scaff, M., s. Vieira, C.R.A. 143, *199*
Scarcella, G., s. Caram, P.C. 475, *518*
Scarpalezos, S., s. Spengos, M. *198*
Scatliff, J.H., German, W.J. *433*
Schaeffer, J.P., s. Pendergrass, E.P. 138, *193*, 547, *555*
Schaerber, H. 165, *196*
Schaltenbrand, G. 5, 19, 28, 29, 69, 71, *86*, 91, 111, 168, 173, *196*, *433*
Schaltenbrand, G., Putnam, T. 18, *86*
Schaltenbrand, G., Wördehoff, P. 25, 35, *86*
Schaltenbrand, G., Wolff, H. 3, 5, 8, 9, 13, 18, 20, 25, 27, 28, 30, 38, 55, 70, 72, *86*
Schaltenbrand, G., s. Hampl, F. 369, 390, *429*
Schaltenbrand, G., s. Nadjmi, M. 369, 387, 389, *431*
Schaltenbrand, G., s. Nürnberger, S. 145, *193*
Scharfetter, F. 90, 157, 164, *196*
Schatzki, R., Baxter, D.H., Troland, C.E. 92, 114, 145, *196*
Schatzki, R., s. Troland, C.E. 115, 145, *199*
Schechter, M.M., Gutierrez-Mahoney, C.G. de 110, *196*, 283, *329*
Schechter, M.M., Jing, B.S. 110, *196*, 283, *329*
Schechter, M.M., Zingesser, L.H. 115, *196*, 417, *433*
Schechter, M.M., Zingesser, L.H., Rosenbaum, A. 320, 321, *329*
Schechter, M.M., s. Azar-Kia, B. *517*
Schechter, M.M., s. Chiro, G. di 207, 321, *327*
Schechter, M.M., s. Zingesser, L.H. 320, 321, *330*
Scheid, K.F., Scheid, L. 16, 38, 55, *86*
Scheid, K.F., Scheid, L., Scheid, W. 55, *86*
Scheid, L., s. Scheid, K.F. 16, 38, 55, *86*
Scheid, W. 53, 57, 71, *86*, 111, 174, *196*, 473, 499, *524*
Scheid, W., s. Scheid, K.F. 55, *86*
Scheid-Seydel, L., s. Frick, E. 38, 40, 41, 43, *80*
Scheibert, D., s. Winkelman, N.W. 381, *435*
Scheinberg, L., Yahr, M.D. 97, 98, 101, *196*
Scheinker, J., s. Friedmann, R. 173, *184*
Scheller, H. 69, *86*
Scheminzky, C., Fink, M. 97, 157, *196*
Schenken, J.R., s. Coleman, F.C. 170, *180*
Scherrer, H., s. Hammer, B. *520*
Scheuerman, W.G., Groff, R.A. *433*
Schicke, R., Seitz, D. 506, *524*
Schiebler, Th. H., s. Bargmann, W. 3, *77*
Schiefer, W. 169, 172, *196*, *433*
Schiefer, W., s. Kunze, St. 369, 379, 384, 387, 390, *430*
Schiefer, W., s. Nittner, K. 473, *523*
Schiersmann, O. 100, 103, 113, 152, 153, 159, 167, 168, 169, *196*
Schindler, E., Samii, M. 503, 505, *524*
Schinko, H., s. Hofmann, G. 41, *81*
Schinz, H.R. 106, *196*
Schirmer, S., s. Nickel, B. 111, *192*
Schisano, G., s. Romano, A. 170, *195*
Schisano, G., s. Tovi, D. 316, *330*
Schlagenhauff, R., s. Alker, G.L. *517*
Schlagenhauff, R.E., Mazurowski, E.E., Kratzer, G. 113, *196*
Schlesinger, B. 92, 171, *196*
Schlesinger, D. 315, *329*
Schlesinger, E.B., Taveras, J.M. 494, *524*
Schlesinger, E.B., s. Stevens, W.W. 465, *525*
Schliack, H., s. Dressler, F. *519*
Schliack, H., s. Mumenthaler, M. *523*
Schliack, H., s. Wende, S. 372, *435*, 457, *526*
Schlüter, K. *524*
Schmeltzer, A., Babin, E., Wenger, J.J. 145, *196*
Schmidt, C., s. Matiar, H. 43, *83*
Schmidt, E. 560, *572*
Schmidt, H., s. Bischof, W. 502, *517*
Schmidt, H., s. Herrschaft, H. 156, 158, *186*
Schmidt, K. 21, *86*
Schmidt, K., Dieckmann, G., Prager, J. 144, *196*
Schmidt, K., s. Potthoff, P.C. *194*
Schmidt, R.M. 15, 17, 38, 39, 40, 42, 43, 48, 49, 55, 62, 64, 66, 72, *86*
Schmidt, R.M., Hecht 72
Schmidt, R.M., Knittel, W. 62, *86*
Schmidt, R.M., s. Dürwald, W. *427*
Schmidt, R.M., s. Peter, A. 43, 76, *84*
Schmidt, R.M., s. Sayk, J. 41, 65, *86*
Schmidt-Wittkamp, E. 109, 175, *196*
Schmidt-Wittkamp, E., s. Kell, H.J. 107, 109, 133, *188*
Schmidt-Wittkamp, E., s. Piepgras, U. 139, *194*
Schmiedel, E. 375, 376, *433*
Schmitt, W. 55, *86*
Schmitz, H.P., s. Hauke, H. 159, *185*
Schmutziger, P., Wegemann, T. 70, *86*
Schnaberth, G., Summer, K., Gell, G. 37, *86*
Schneeweiss, U., s. Pasternak, G. 54, *84*
Schneider, D.E., s. Abeles, M.M. 167, 169, 172, *176*
Schneider, H.-J., s. Arendt, A. 473, *517*
Schneider, J., s. Mollaret, P. 71, *84*
Schneider, M., s. Noell, W. 28, *84*
Schneider, R.C., Cherry, G., Pantek, H. 489, *524*
Schneider, R.C., s. Kriss, F.C. *522*
Schnitker, M.T., Ulrich, R.P. 100, *196*
Schober, R. 370, 373, 377, 378, *433*, 438, 440, 512, *524*
Schölzel, P., s. Panter, K. 109, *193*
Schönbauer, F., Schönbauer, L. 371, *433*
Schönbauer, L., s. Schönbauer, F. 371, *433*
Schoenberg, D., Bruns, H.A. 156, *196*
Schönenberg, H. 57, 58, 64, 66, 69, 70, 71, *86*, 113, 166, *196*
Schoenfeld, H.H., Freeman, W. 368, *433*
Schöpe, M. 165, 166, *197*
Scholl, O. 57, *86*
Scholl, O., Dickel, H. 56, *86*
Scholl, O., s. Gohr, H. 56, 57, *80*
Schom, H., s. Krause, F. 163, *188*
Schorre, E. 158, *197*
Schorstein, J. 170, *197*
Schorstein, J., s. Blockey, N.J. 474, *517*
Schott, E., Eitel, J. 106, 115, *197*
Schrade, W. 165, *197*
Schröer, H., s. Simon, G. 57, *87*
Schröter, s. Olischer 68
Schröter, P., Giercke, K., Sayk, J. 73, *86*
Schroeter, P., s. Hitzschke, B. 60, *81*
Schube, P.G. 115, 161, *197*
Schüller 89
Schürmann, K., s. Samii, M. 109, *196*
Schürmann, K., s. Weyer, K.H. van de 93, *200*
Schütze, G., s. Oehmichen, M. 67, 73, *84*
Schuleman, I.H. 97, 98, 158, *197*
Schuller, E., s. Godlewski, St. *520*
Schultz, A. 53, *87*
Schultz, A., Knibbe, H. 6, 57, *87*
Schultz, E.C., Johnson, A.C., Brown, C.A., Mosberg, W.H., Jr. 506, *524*
Schultz, E.C., Miller, J.H. *433*
Schultz, E.H., Jr., Brogdon, B.G. 455, *524*
Schultz, F.S., s. Stone, R.S. 212, *330*
Schunk, H., s. Bladin, P. 317, *327*
Schuster, J. *433*
Schvarcz, J. 110, *197*, 283, *329*
Schwab, M. 31, 32, 34, *87*

Schwab, R.S., Fine, J., Mixter, W.J. 105, 159, *197*
Schwab, R.S., Storch, T.J.C. von 92, 159, 160, *197*
Schwartz, H.G., s. Gilder, J.C. van 474, *520*
Schwartz, R.B., Müke, R., Lüdecke, D. 506, *524*
Schwarz, G., s. Knoetgen, I. 383, *430*
Schwarze 60
Schwidde, J.T. 143, *197*
Schwind, F., s. Nadjmi, M. 106, 153, *192*
Scialfa, G., s. Ruggiero, G. 95, 101, 110, 115, 153, 156, 157, 168, 172, *195*, 206, 283, *329*, *433*
Scott, M. 163, *197*
Scott, M., Young, B.R. 528, 543, *555*
Scott, M., s. Murtagh, F. 530, 543, 545, 547, *555*
Scott, M., s. Young, B.R. 527, 528, 529, 544, *556*
Seal, S.H. *87*
Seaman, W.B., Furlow, L.T. *524*
Secunda, L., s. Storch, T.J.C. von 168, *198*
Sedzimir, G.B., Iwan, S.R. 369, 387, 389, *433*
Seebacher, J., s. Bernard, S. *177*
Seeberg, A., s. Hultsch, E.-G. 97, 153, 161, *186*
Segall, H.D., Pitts, F.W., Rumbaugh, C.L., Bergeron, R.T., Teal, J.S., Gwinn, J.L. 317, *329*
Seidel-Kolodziej, A. 60, *87*
Seitz, D., s. Schicke, R. 506, *524*
Selbach, H. 23, 24, *87*
Selig, S., Rubert, S.R. *433*
Sendrail, A., s. Cabanues, R. 73, *78*
Sengupta, R.P., Hankinson, J. 170, *197*
Serfling, J., Parnitzke, K. *524*
Serratrice, G., s. Dufour, M. 138, *182*
Seshia, S.S. 170, *197*
Sethian, M., Rosset, M.-J., Manelli, J.-C., Raybaud, C., Fabre, J. 158, 167, *197*
Settlage, P., s. Javid, M. 98, *187*
Seuberling, O. 49, *87*
Seur, N.H. 528, 544, *555*
Severinghaus, J.W., s. Massion, W. 32, *83*
Severinghaus, J.W., s. Mitchell, R.A. 32, *84*
Severini, P., s. Castorina, G. 367, *426*
Sewell, R., s. Hayes, C.W. *429*
Seyfeddinnipur, N. 171, *197*
Sgalitzer, M. *433*
Shafron, M., Wiener, S.N. *434*
Shamburger, R.J., Rudolph, G. 53, *87*
Shamburov, D.A., Sinegubko, L.L. 58, *87*
Shanon, D.C., s. Valenca, L.M. 16, *88*
Shapiro, H.M., Aidinis, S.J. 155, *197*
Shapiro, J.H., Och, M., Jacobson, H.G. 469, *524*
Shapiro, R. 214, *329*, 440, 442, 443, 445, 446, 450, 460, 461, 462, 464, 465, 468, 469, 470, 476, 478, 492, 499, 500, 501, 502, 506, 509, 510, 513, 515, 516, *525*
Shapiro, R., Robinson, F. 97, 175, *197*
Shapiro, R., s. Lowman, R.M. 143, *190*
Sharma, V.P., s. Sharman, V. *434*
Sharman, V., Singh, I., Sharma, V.P. *434*
Sharp, E.A. 173, *197*
Sharpe, D.M., s. Grainger, R.G. 369, *428*
Shaw, M.D.M., Miller, J.D., Steven, J.L. *434*
Sheldon, P., s. Wickbom, I. 282, *330*
Sheldon, P., s. Wickbom, J. *435*
Sheldon, P.W.E., Wickbom, I., Pennybacker, J.B. 175, *197*
Shendy, N.R., s. Wolfson, B. 157, *201*
Shenkin, H.A., s. Haft, H. 473, *520*
Shenkin, H.G., Horn, R.C., Jr., Grant, F.C. *525*
Shenton, B.K., s. Field, E.J. 52, *79*
Sheptak, P., s. Rosomoff, H.L. 533, *555*
Sherman, R.M., Caylor, H.D., Long, L. *525*
Sherman, R.S., Leaming, R. *525*
Sherrington, C.S., s. Roy, C.S. 21, *85*
Shift, D.J., s. Eisenberg, K.S. *519*
Shimoda, A. 20, *87*
Shiozawa, Z., s. Yamada, H. *526*
Shorey, W.D. *525*
Sicard, J.A. 167, *197*
Sicard, J.A., Forestier, J. 368, 370, *434*, 437, *525*, 527, *555*
Sicard, J.A., Haguenau, J. *434*
Sicard, J.A., Widal, F., Ravaut, G. 57, *87*
Siebner, M. *434*
Sieglbauer, F. 439, *525*
Siegrist, H., Meyer, H.H. 33, *87*
Sigiel, M., s. Picard, L. 141, *194*
Signargout, J., s. Simon, J. 108, *197*
Signoroni, G., s. Agostini, A. 163, *176*
Signorini, G., s. Podda, M. 163, *194*
Siker, E.S., s. Wolfson, B. 156, 158, 159, *201*
Sikl, H. 370, *434*
Silbert, S., s. Elsberg, C.A. *427*
Silva, F., s. Jimenez, A.P. *430*
Silver, R.A., s. Campbell, J.A. *518*
Simionescu, M., s. Arseni, C. 552, *553*
Simon, G., Schröer, H. 57, *87*
Simon, J., Ramée, A. 107, 108, *197*
Simon, J., Ramée, A., Signargout, J. 108, *197*
Simon, K. 166, *197*
Simon, R.S., s. Bradac, G.B. 112, *179*, 548, *553*
Sinclair, E., s. Hurteau, E.F. *429*, 457, *521*
Sinegubko, L.L., s. Shamburov, D.A. 58, *87*
Singh, I., s. Sharman, V. *434*
Siqueira, E.B., Arumugasamy, N. *434*
Siqueira, E.B., Bucy, P.C., Cannon, A.H. *434*
Sise, L.F., s. Nicholson, M.J. 159, *192*
Sjaastad, O., Nordvik, A. *197*
Sjaastad, O., Skalpe, I.O., Engeset, A. 145, 150, *197*
Sjoberg, S., s. Söderberg, L. 438, *525*
Sjogren, S.E., s. Azambuja, N. 213, *327*
Skaličková, O., s. Hanzal, F. 70, *81*
Skalpe, I.O., Amundsen, P. 389, 390, *434*
Skalpe, I.O., Torvik, A. 379, *434*
Skalpe, I.O., s. Sjaastad, O. 145, 150, *197*
Skalpe, J.O., Amundsen, P. 438, 454, 455, 458, *525*
Skalpe, J.O., s. Amundsen, P. 448, *517*
Skinner, E.F. 90, *197*
Skorneck, A.B., s. Ginsberg, L.B. *520*
Skorneck, A.B., s. Ginsburg, L.B. *428*
Skraastad, E., s. Engeset, A. 145, *183*
Skrzypczak, J., s. Fried, H. *428*
Slätis, P., s. Autio, E. 457, 516, *517*
Slaughter, D.G., Nashold, B.S., Jr. 145, 150, *197*
Sloff, J.L., Kernohan, J.W., MacCarty, C.S. 465, *525*
Slosberg, P., Bornstein, M. 92, 153, 168, *197*
Slosberg, P., Bornstein, M., Lichtenstein, R. 92, 153, 168, 172, *197*
Smaltino, F., s. Bernini, F.P. 98, 112, 113, 155, *178*
Smaltino, F., s. Ruggiero, G. 95, 110, 153, 156, 157, 168, 172, *195*, *433*
Smith, H.V., Crothers, B. 100, 102, *197*
Smith, J.K., s. Jacobs, L.G. 543, *554*
Smith, S.W., s. Steinhausen, T.B. 368, 371, *434*
Snodgrass, S.R., s. Wilson, M. 381, 385, *435*
Snow, W., s. Friedman, E.D. 114, *184*
Sobczak, O.M. 156, *197*
Sobel, G.L., s. Krueger, E.G. *522*

Sod, L.M., Wiener, L.M. *525*
Sodeify, N., s. Ameli, N.O. 170, *176*
Sodhi, J.S., s. Markand, O.N. *431*
Söderberg, L., Sjoberg, S., Langeland, P. 438, *525*
Sörnäs 66
Solé-Llenas, J. *525*
Solomon, S., Barron, K.D. 169, *197*
Sondheimer, F.K., s. Moseley, I.F. 114, 115, 152, *192*
Sonnenblick, H.E., s. Harris, W.H. 33, *81*
Sonntag, J., Nadjmi, M., Lajosi, F., Fuchs, G. 126, 143, *197*
Sorgo, W., s. Bischof, W. *517*
Sortland, O., s. Hovind, K.H. 383, 390, *429*
Soulairac, A., s. Delay, J. 173, 174, *182*
Soulayrol, R., s. Salamon, G. 115, *195*
Sourkes, T.L., s. Garelis, E. 161, *184*
Southerland, R.W., s. Elsberg, C.A. 168, *183*
Soyka, D. *197*
Spalke, s. Jacobi 13
Spatz, H. 8, 15, *87*
Spatz, H., Stroescu, G.J. 128, 129, *197*
Spenger, I.M., s. Goldensohn, E.S. 21, *80*
Spengos, M., Vassilopoulos, D., Scarpalezos, S. *198*
Sphire, R.D., s. Pont, F.S. du 159, 168, *182*
Spiegel, E.A., s. Spiegel-Adolf, M. *87*
Spiegel-Adolf, M., Spiegel, E.A. *87*
Spiegel-Adolf, M., Wycis, H.T. 13, 54, *87*
Spielmeyer, W. 73, *87*
Spillane, J.D., s. Pallis, Ch. 544, *555*
Spillane, J.D., s. Payne, E.E. 439, 489, *523*, 544, *555*
Spina-França, A. 161, *198*
Spitz, E.B., Adamson, W.C., Noe, W.L., Jr. 172, *198*
Spitz, H.B., s. Kattan, K.R. 503, *521*
Sprawls, P., Jr., s. Rohrer, R.H. *524*
Spriggs, A.I. 62, *87*
Spriggs, A.I., Boddington, M.M. 72, *87*
Spring, A., s. Geile, G. 373, *428*
Spurling, R.G., s. Wyatt, G.M. 372, *435*, 450, 457, *526*
Stahlman, E.B., s. Markham, J.W. *522*
Standefer, J.C., s. Ferry, D.J. 381, *428*
Standefer, J.C., s. Ferry, D.J., Jr. 440, *519*
Stanley, P. 321, *329*
Stanley, W.C., s. Clark, R.G. 373, *427*
Starr, A., s. Anlyan, A.J. 54, *76*
Starr, L.B., s. Kiel, F.W. *522*
Staudinger, J.v. 558, *572*
Stears, J., s. Johnson, J.C. 109, *187*
Steeg, C.N., s. Bordink, J.M. 167, *178*
Steffen, G. 44, *87*
Steger, J. 16, 38, 44, *87*
Steger, J., Steger, R. 13, *87*
Steger, R., s. Steger, J. 13, *87*
Stehle, s. Elsässer 91
Stein, B.M., Fraser, R.A.R., Tenner, M. 317, *329*
Stein, W., s. Fleck, L. 160, *183*
Steinbach, H.L., Hill, W.B. *434*, 456, *525*
Steinhausen, T.B., Dungan, C.E., Furst, J.B., Plati, J.T., Smith, S.W., Darling, A.P., Wolcott, E.C., Jr. 368, 371, *434*
Steinhoff, H., s. Leheta, F. 383, *431*
Stenuit, J., s. Gonsette, R. 130, *185*
Stenvers, H.W. 115, *198*
Steppard, R.H., s. Tator, C.H. 26, *87*
Sterba, G. 9, *87*
Sterkers, J.M., s. Dorland, P. *427*
Stern, E.W., Hanafee, W., Wilk, S. 108, *198*
Stern, L. 35, *87*
Stern, W.E., s. Kennady, J.C. *521*
Steven, J.L., s. Shaw, M.D.M. *434*
Stevens, D.L., s. Dykes, J.R.W. 92, 160, *182*
Stevens, W.W., Schlesinger, E.B. 465, *525*
Stewart, J.A. 97, 114, 115, *198*
Stickl, H., s. Frick, E. 41, *80*
Stieda, L. 9, *87*
Stieglmayr, F., s. Klausberger, E. 96, 98, *188*
Stille 92
Stobbe, H. 65, 66, *87*
Stocker, E.P., s. James, E., Jr. 26, 28, *81*
Stoeter, P., s. Voigt, K. 113, 164, 166, *200*
Stoll, H. 558, *572*
Stone, R.S., Jones, O.W. 100, 101, *198*
Stone, R.S., Schultz, F.S. 212, *330*
Stone, T.T., s. Davis, L. *427*
Storch, T.J.C. von 92, 161, 162, *198*
Storch, T.J.C. von, Buermann, A. 100, 101, *198*
Storch, T.J.C. von, Karr, H.H. 105, 106, *198*
Storch, T.J.C. von, Munro, D. 102, *198*
Storch, T.J.C. von, Secunda, L., Krinsky, C.M. 168, *198*
Storch, T.J.C. von, s. Coggeshall, H. 527, 528, 529, *553*
Storch, T.J.C. von, s. Schwab, R.S. 92, 159, 160, *197*
Stotz, W. 163, *198*
Stovner, J., Lilleaasen, P. 163, *198*
Strackee, J., s. Vinken, P.J. 153, *199*
Strain, W.H., French, J.O., Jones, G.E. *434*
Strain, W.H., Plati, J.T., Warren, S.L. *434*
Strain, W.H., s. Plati, J.T. *432*
Strain, W.H., s. Ramsay, G.H. 438, *523*
Strain, W.H., s. Ramsey, G.H. 368, 371, 372, *433*
Straja, A., s. Tjaden, R.J. 98, 158, *199*
Strang, R., s. Bohm, E. 321, *327*
Strecker, H. 92, 167, *198*
Streicher, H.J., Sandkühler, St. 66, 69, *87*
Strenge, W. von 171, *198*, *434*
Stricher, E., s. Klinger, M. 23, *82*
Stroescu, G.J., s. Spatz, H. 128, 129, *197*
Stubbs, J., Pennybacker, J. 98, *198*
Stuck, R.M., Reeves, D.L. 368, *434*
Stutinsky, F. 3, 9, *87*
Subirana, M., Vrousos, C. 109, 138, *198*
Subirana, M. s. Wackenheim, A. 109, *200*, 528, 548, *555*
Suchodoletz, W. v., s. Adrian, G. 66, *76*
Suchodoletz, W. v., s. Olischer, R.M. 73, *84*
Sugiura, K., Ohwaki, K., Yabe, Y., Kondo, S. 92, 162, *198*
Sukoff, M.H., Swerdlow, R.S. *434*
Summer, K., s. Schnaberth, G. 37, *86*
Suolanen, J., s. Autio, E. 457, 516, *517*
Supprian, U. 110, *198*
Sutton, D. 126, 145, 150, *198*, 410, *434*, *525*
Sutton, D., Grainger, R.G. 143, 156, *198*
Sutton, D., s. Davies, E.R. 503, 504, *518*
Sutton, T.J., Vezina, J.L. *330*
Sutton, T.J., s. Vezina, J.L. 282, 285, *330*
Suzuki, J., Hori, S. 316, *330*, *434*
Suzuki, J., s. Iwabuchi, T. 108, *186*
Svien, H.J., Thelen, E.P. 465, *525*
Swahn, B., s. Dencker, S.J. 49, *79*
Swanson, A.-G., Rosenberg, H.R. 30, *87*
Swedberg, M. *525*, 543, *555*
Sweet, W.H., Locksley 19, *87*
Swerdlow, R.S., s. Sukoff, M.H. *434*
Swyer, A.J., s. Heiser, S. *520*
Szeczi, S. 65, *87*
Szénásy, J., s. Paraicz, E. 93, 112, 152, 162, *193*

Tänzer, A. *525*
Tänzer, A., s. Beutel, A. 469, *517*
Tänzer, A., s. Kautzky, R. 175, 176, *187*

Taheri, Z.E., Riemenschneider, P., Ecker, A. *525*
Tajima, M., s. Yamada, H. 383, *435*
Takada, I., s. Miyazaki, Y. 97, *191*
Takahashi, M., Kawanami, H. 90, *198*
Takeshita, K., s. Antoku, S. 172, *176*
Talairach, et al. 108, 110
Talairach, J. 211, *330*
Talairach, J., s. David, M. *181*
Talairach, J., s. Dilenge, D. 390, *427*
Talairach, J., s. Ruggiero, G. 317, *329*
Tange, R. 60, *87*
Tange, Y., s. Tsusaki, T. 59, *88*
Taren, J.A. 380, *434*
Tarlov, I.M. *434*
Tarlov, J.M. 457, 512, *525*
Tarlov, J.M., Day, R. *525*
Tasker, W., s. Bordiuk, J.M. 167, *178*
Taskinen, E., s. Iivanainen, M. 159, *186*
Tator, C.H., Fleming, J.F.R., Steppard, R.H., Turner, V.M. 26, *87*
Taveras, J.M. 321, *330*
Taveras, J.M., Wood, E.H. 96, 98, 110, 117, 130, 132, 153, *198*, 207, 211, 215, 221, 284, 285, 316, 321, *330*, *434*, 443, 445, 446, 447, 459, 461, 462, 508, 513, 515, *525*
Taveras, J.M., s. Cheek, W.R. 316, *327*
Taveras, J.M., s. Marini, G. *191*, *431*
Taveras, J.M., s. Poser, C. 165, 169, *194*
Taveras, J.M., s. Roberson, G.H. *524*
Taveras, J.M., s. Schlesinger, E.B. 494, *524*
Taylor, A.R. 489, *525*
Taylor, E.H., Haughton, W.S. 149, *198*
Taylor, G.J., s. Kay, B. 156, *187*
Taylor, J.L., s. Tschirgi, R.D. 14, 30, *88*
Taylor, P.F. 503, *525*
Teal, J.S., s. Segall, H.D. 317, *329*
Tellenbach, H., Roder, E. 113, *198*
Temple, D.M., s. Roboz, E. 39, *85*
Temple, J.P., s. Bétoulières, P. 108, *178*, 494, *517*
Teng, P., Papatheodorou, Ch. *525*
Teng, P., s. Papatheodorou, C.A. *432*
Tenner, M., s. Stein, B.M. 317, *329*
Tenuto, R.A. *434*
Tetteh, J., s. Potthoff, P.C. 169, *194*
Thakore, P.R. *434*
Thelen, E.P. s. Svien, H.J. 465, *525*
Themel, K. 455, *525*
Therkelsen, J. 499, *525*
Thibaut, A. 207, *330*
Thibaut, A., s. Aboulker, J. 544, *552*
Thibaut, A., s. Philippart, C. 115, *194*
Thibaut, A., s. Ruggiero, G. 110, 153, 156, 157, 168, 172, *195*, *433*
Thiébaut, F., Wackenheim, A., Vrousos, C. 109, 130, 131, 144, *198*
Thiébaut, F., Wackenheim, A., Walter, J.P., Vrousos, C. 138, *198*
Thieffry, S., s. Puech, P. 173, *194*
Thomalske, G. 108, 110, *199*
Thomalske, G., s. Worringer, E.G. 451, 453, *526*
Thomas, E.W., s. Dattner, B. 75, *78*
Thomsen, G., s. Vesterdahl, J. 174, 175, *199*
Thomson, J.L.G., s. Jones, R.A.C. *521*
Thomson, J.L.G., s. Payne, R.F. 506, *523*
Thorbecke, G.J., s. Hochwald, G.M. 42, *81*
Thulin et al. 144
Thulin, C.-A., s. Bogren, H. 145, *178*
Till, K., s. Laurence, R.M. 321, *328*
Tilly, G., s. Guerbet, M. *428*
Tjaden, R.J., Ethier, R., Gilbert, R.G.B., Straja, A. 98, 158, *199*
Tjaden, R.J., Ethier, R., Vezina, J.L., Melancon, D. *434*
Tod, P.A., Porter, A.J., Jamieson, K.G. 316, *330*
Todd, E.M., Gardner, W.J. *434*
Todt, H., s. Rupprecht, E. 143, *195*
Töndury, G. 102, *199*
Töndury, G.D. 102, *199*
Tönnis, W. 91, 171, *199*
Tönnis, W., Friedmann, G., Nittner, K. 464, 475, *525*
Tönnis, W., Loew, F. 93, *199*
Tönnis, W., Nittner, K. 471, 485, *525*
Tönnis, W., s. Friedmann, G. 175, *184*
Tönnis, W., s. Nittner, K. 499, *523*
Toit, J.G. du, Fainsinger, M.H. *525*
Tolchin, S., s. Meacham, W.F. 372, *431*
Tolpenshnikow, V. 109, *199*
Tominage, K.T., s. Bernier, G.M. 41, *77*
Tompson u. Mitarb. 54
Tompsett, D.H., s. Last, R.J. 117, 119, 126, 145, *189*
Tookoian, H., s. Hilal, S.K. *186*, 398, 399, 400, 402, 404, *429*
Torkildsen, A. 117, 145, *199*, 417, *434*
Torkildsen, A., Penfield, W. 105, 106, 117, 119, *199*
Torres, H., s. Mullan, S. 533, 534, *555*
Torvik, A., s. Skalpe, I.O. 379, *434*
Tourtellotte, u. Mitarb. 50
Tourtellotte, W.W. 50, *88*
Tovi, D., Randolfi, M., Karadayi, A. 161, *199*
Tovi, D., Schisano, G., Lilieqvist, B. 316, *330*
Travis, D.M., s. Robin, E.D. 31, 33, *85*
Trener, C., s. Krebs, H.A. 33, *82*
Trevisan, C., s. Ruggiero, G. 110, 115, 164, 172, *195*, 206, 207, 283, *329*
Tridon, P., s. Arnould, G. 154, *176*
Troland, C.E., Baxter, D.M., Schatzki, R. 115, 145, *199*
Troland, C.E., s. Rinaldi, I. 171, *195*, *433*
Troland, C.E., s. Schatzki, R. 92, 114, 145, *196*
Trolle, E., Fog, M. 175, *199*
Troschin, A.S. 15, *88*
Tsai, F.Y. Lee, K.F. 103, *199*
Tschirgi, R.D., Taylor, J.L. 14, 30, *88*
Tsubokawa, T. 158, *199*
Tsusaki, T., Yamasaki, Y., Tange, Y., Eriguchi, K., Eida, T. 59, *88*
Tucker, A.S. *525*
Tuohimaa, P.J., Melartin, E. 378, *434*
Tuohimaa, P.J., s. Melartin, E. *431*
Turnbull, I.M., Drake, C.G. *434*
Turner, J.M., s. Campkin, T.V. 155, 156, *180*
Turner, O., Lutz, W. 108, *199*
Turner, O., s. Lutz, W. 108, *190*
Turner, O.A., Brody, B.S. 95, *199*
Turner, V.M., s. Tator, C.H. 26, *87*
Tusing, T.W., s. Kodoman, J.K. 374, *430*
Tveten, L., Salvesten, S. 379, *434*
Twining, E.W. 150, 153, *199*, 282, *330*, 393, 395, 396, 398, 399, 401, 404, 408, 410, 415, 420, 434
Twining, E.W., Rowbotham, G.F. 393, 395, 399, *435*
Tyler, H.R., s. McLennan, J.E. 159, *191*

Udvarhelye, G., s. Geile, G. 97, 167, *184*
Udvarhelyi, G.B., s. Mortier, W. 169, *191*
Uhlenbruck, G. 42, 43, *88*
Uhlenbruck, G., s. Heitmann, R. 41, *81*
Uiberall, E.H., Polittoff, A. *525*
Uihlein, A., Baker, H.L., Jr. *525*
Uihlein, A., s. Baker, H.L. 544, *553*
Uihlein, A., s. Manno, N.S. 474, *522*
Ulbricht, W., s. Dietz, H. 438, *519*
Ulrich, R.P., s. Schnitker, M.T. 100, *196*
Umbach W., s. Kim, Y.K. 387, 390, *430*
Unger, S.M., s. Krueger, E.G. 282, *328*
Unterharnscheidt, F. 8, *88*
Uthgenannt, H. *525*
Utterback, R.A., s. Pittinger, C.B. 106, *194*

Vacherat, S., s. Lavieille, J. 155, 156, *189*
Vaerman, J.P., s. Mancini, G. 38, 41, *83*
Vaghi, M.A., s. Passerini, A. 282, 285, *328*
Vailati, G., Mullan, S., Dobben, G. 390, *435*
Valenca, L.M., Shanon, D.C., Kazemi, H. 16, *88*
Valentino, V. 108, *199*
Vallebona, A. 109, *199*
Valois, Ph., s. Debrun, G. 150, *181*
Vandam, L.D., Dripps, R.D. 167, *199*
Vandam, L.D., s. Dripps, R.D. 157, *182*
Vapaatalo, H., s. Myllylä, V.V. 161, *192*
Varela, R.J. de, s. Janches, M 163, *186*
Varley, W.J. 503, *525*
Vassilopoulos, D., s. Spengos, M. *198*
Vavdra, S., s. Bedrna, J. 528, 529, 543, *553*
Velo, A.G., s. Floyd, H.L. *428*
Verbiest, H. 93, *199*, 494, *525*, 540, 544, *555*
Verity, P., s. Boulay, G. du 95, *179*
Verron, G. 70, *88*
Vesterdahl, J., Foght-Nielsen, K.E., Thomsen, G. 174, 175, *199*
Vetter, K. *525*
Vezina, J.L., Maltais, R. 284, 285, *330*
Vezina, J.L., Sutton, T.J. 282, 285, *330*
Vezina, J.L., s. Sutton, T.J. *330*
Vezina, J.L., s. Tjaden, R.J. *434*
Viars, P., s. Bernard, S. *177*
Viars, P., s. Delahaye-Plouvier, G. 156, *182*
Viars, P., s. Gaveau, T. 153, 155, 157, *184*
Victor, M., s. Dodge, P.R. 169, *182*
Vieira, C.R.A., Marques-Assis, L., Scaff, M., Machado de Almeida, G., Garcia de Barros, N. 143, *199*
Vignaud-Pasquier, J., s. Larroche, J.C. 143, *189*
Viklicky, J. 74, *88*
Viklicky, J., s. Hanzahl, F. 70, *81*
Vik-Mo, H., Maurer, H.J. *435*
Villanova, J., s. Cravioto, H. 92, 97, 153, 169, 172, *181*
Vilstrup, G. 5, *88*
Vinas, F.J. 369, 387, *435*
Vinas, F.J., Barrionuevo P.J., Dujovny, M. *435*
Vines, F.S. 107, *199*
Vinken, P.J., Strackee, J. 153, *199*
Virchow, R.v. 560, *572*
Virchow-Robinson 8
Vit, R. 543, *555*
Vitale, A., s. Bernasconi, V. 282, *327*
Vlaovitch, B., s. Gros, Cl. 528, 543, *553*
Vogel, F. 145, *199*
Vogel, P., Cifter, Y., Hintze, A. 543, *555*
Vogelsang, H. 102, *199*
Vogelsang, H., Wiedenmann, O. *526*
Vogelsang, H., s. Fink, M. *428*
Vogelsang, H., s. Gümbel, U. *520*
Vogelsang, H., s. Herrmann, E. 506, *520*
Vogler, E., Walcher, W. 438, *526*
Vogt, A., s. Kristiansen, K. 92, *188*
Vogt, E.C., s. Eley, R.C. 159, *183*
Voigt, K., Greitz, T. 162, *199*
Voigt, K., Manz, F. *526*
Voigt, K., Stoeter, P. 113, 164, 166, *200*
Volkheimer, G. 37, 59, *88*
Vorburger, C., s. Pauli, H.G. 30, *84*
Voris, H.C., s. Arias, B.A. 170, *176*
Vrousos, C., s. Subirana, M. 109, 138, *198*
Vrousos, C., s. Thiébaut, F. 109, 130, 131, 138, 144, *198*
Vrousos, C., s. Wackenheim, A. 109, 131, *200*, 528, 548, *555*

Wachsmuth, W. *435*
Wackenheim, A. 150, *200*, *526*
Wackenheim, A., Babin, E. 145, *200*
Wackenheim, A., Bourjat, P. 109, 150, 172, *200*
Wackenheim, A., Bourjat, P., Bradac, G.-B. 109, *200*
Wackenheim, A., Braun, J.P. 109, 140, *200*
Wackenheim, A., Braun, J.P., Babin, E., Megret, M. 140, *200*
Wackenheim, A., Collard, M. 109, 154, *200*
Wackenheim, A., Escudero, L. 96, 98, 116, 138, 143, *200*, 353, *365*
Wackenheim, A., Vrousos, C. 131, *200*
Wackenheim, A., Vrousos, C., Subirana, M. 109, *200*, 548, *555*
Wackenheim, A., Vrousos, C., Subirana, M., Lemaire, J. 528, 548, *555*
Wackenheim, A., s. Bradac, G.B. 109, *179*
Wackenheim, A., s. Chrzanowski, R. 109, *180*
Wackenheim, A., s. Thiébaut, F. 109, 130, 131, 138, 144, *198*
Wadwa, S., s. Bahl, C.P. 169, *177*
Wagenen, W.P. van 527, 528, 529, 544, *555*
Wahle, W.M., s. Giovanni, A.J. di 159, *182*
Wakim, K.G., s. Fleischer, G.A. 54, *79*
Walcher, W., s. Vogler, E. 438, *526*
Walker, A.E., s. Marcovich, A.W. 370, 371, *431*
Walsh, M.N., Love, J.G. *435*
Walter, A.M., Heilmeyer, L. 35, 36, *88*
Walter, F.K. 18, 35, *88*
Walter, J.P., s. Thiébaut, F. 138, *198*
Wanke, R. 165, *200*
Wannamaker, B.B., s. Messert, B. 111, 149, 150, *191*
Waretzka, K., s. Bauer, H. 44, *77*
Warot, P., s. Hoffmann, G. *521*
Warren, S.L., s. Plati, J.T. *432*
Warren, S.L., s. Strain, W.H. *434*
Warrot, P., s. Bonte, G. *517*, 528, 544, *553*
Wartenberg, G. 527, *555*
Wartenberg, R. 91, 92, 173, *200*
Wastie, M.L. 97, 98, 101, 158, *200*
Watters, G.V., s. Cutler, R.W. 19, 25, 26, *78*
Ważny, M., s. Czornyj, J. 113, *181*
Weber, E., s. Lorenzo, A. *522*
Weber, G. 107, 113, *200*
Weber, H.H., s. Bärtschi-Rochaix, W. 528, *553*
Weber, M., s. Arnould, G. 154, *176*
Weber, W. 481, *526*
Webster, E.W., s. New, P.F.J. 109, *192*
Weed, LH. *88*, 101, *200*
Weeks, R.D., s. Evans, J. 158, *183*
Weens, H.S., s. Rohrer, R.H. *524*
Wegeforth, P., Ayer, J.B., Essick, Ch.R. 89, *200*
Wegemann, T., s. Schmutziger, P. 70, *86*
Weickmann, F. 396, *435*
Weidner, K. 91, *200*
Weidner, W., Jannetta, L., Saul, L., Hanafee, W. 315, *330*
Weigeldt, s. Nonne 89
Weigeldt, W. 92, *200*
Weigert, M. 506, *526*
Weil, E., Kafka, V. 52, *88*
Weill, M., Babin, E., Gauthier-Lafaye, P.J. 155, 157, 158, 165, *200*
Weinberger, L.M. 214, *330*
Weiner, J.H., s. Mendelsohn, R. 503, *523*
Weingarten, K., s. Hoff, H. 465, *521*
Weinstein, Ch., s. Krueger, E.G. *522*
Weise, H. 16, *88*
Weise, H., Wild, H., Bernsmeier, A. 165, 166, 168, *200*
Weiss, F., s. Jänisch, W. 73, *82*
Weiss, M.H., s. List, W.F. 158, *190*
Weiss, S.R., Raskind, R. 383, 387, 390, *435*
Weissbach, G. 69, *88*
Weissbach, H., s. Breidenbach, H. 72, *77*
Welch, K., Friedman, V. 7, 21, 25, *88*
Wellauer, J. 370, *435*, 438, 443, 451, 462, 494, 514, *526*

Wende, S. 220, *330*
Wende, S., Beer, K. *526*
Wende, S., Beer, K.H. 552, *555*
Wende, S., Ciba, K. 127, 131, 144, *200, 435*
Wende, S., Lüdecke, B. 174, *200, 435*
Wende, S., Schliack, H. 372, *435*, 457, *526*
Wende, S., s. Dressler, F. *519*
Wende, S., s. Kautzky, R. 175, 176, *187*
Wenger, J.J., s. Schmeltzer, A. 145, *196*
Wenker, H., s. Braband, H. 376, 377, *426*, 441, *518*
Wennberg, E., Radberg, C. *523*
Wenner, J., s. Haucke, H. 159, *185*
Wennström, K.G., s. Rexed, B.A. *524*
Werman, R., s. Mones, R. *431*
Wertheimer, P., Allegre, G., Garde, A. *526*
Westberg, G. 528, 548, *555*
Westenhöfer, s. Nonne 89
Westlake, E.K., Kaye, M. 161, *200*
Weyer, K.H. van de, Samii, M., Schürmann, K. 93, *200*
Weyer, K.H. van de, s. Samii, M. 109, *196*
Weyre, J., s. Pannier, J.L. 112, *193*
Whaley, R.D., s. Robin, E.D. 31, 33, *85*
Wheeler, J.E., s. Jackson, J.D. 383, 384, 390, *429*
Whitaker 174
Whitcomb, M., s. Domer, F.R. 33, *79*
White, J., s. Bakay, L. 282, 283, *327*
White, J.C., Hanelin, J. 503, *526*
White, Y.S., Bell, D.S., Mellick, R. 160, 167, 169, *200*
Whitehead, R.W., s. Goldensohn, E.S. 21, *80*
Whitehurst, W.R., s. Booker, H.E. 145, *178*
Whiteleather, J.E. 503, *526*
Whiteley, H.W., s. Jaeger, R. 503, 504, *521*
Whittier, J.R. 164, *200*
Wible, L., s. Wolfson, B. 156, *201*
Wickbom, I., Hanafee, W. 541, 548, *555*
Wickbom, I., Sheldon, P. 282, *330*
Wickbom, I., s. Bogren, H. 145, *178*
Wickbom, I., s. Chiro, G. di 207, 321, *327*
Wickbom, I., s. Hirsch, C. *429*
Wickbom, I., s. Lysholm, E. 119, *190*
Wickbom, I., s. Norlén, G. 175, *193*
Wickbom, I., s. Sheldon, P.W.E. 175, *197*
Wickbom, J., Sheldon, P. *435*
Wickbom, J., s. Hirsch, C. 496, 497, *521*
Widal, A. 57, *88*
Widal, F., s. Sicard, J.A. 57, *87*
Widen, L., s. Grepe, A. 379, *428*
Widen, L., s. Hindmarsh, T. 385, *429*
Wideroe, S. *526*, 527, 528, 544, *556*
Wieczorek, Greger 65
Wieczorek, s. Sayk, J. 69
Wieczorek, V. 69, 73, *88*
Wiedenmann, O. 93, 157, *201*, 447, *526*
Wiedenmann, O., Decker, K. 103, 503, *526*
Wiedenmann, O., Jimeno-Valdes, A. 127, *201*
Wiedenmann, O., Leuchs, U.H. 528, *556*
Wiedenmann, O., s. Breit, A. 545, *553*
Wiedenmann, O., s. Decker, K. 92, *182*
Wiedenmann, O., s. Vogelsang, H. *526*
Wieme, R.J. 40, *88*
Wiener, A.S., Derby, J.M. 52, *88*
Wiener, L.M., s. Sod, L.M. *525*
Wiener, S.N., s. Shafron, M. *434*
Wiersbitzky, H., s. Wiersbitzky, S. 60, *88*
Wiersbitzky, S., Wiersbitzky, H. 60, *88*
Wiese, G.M., s. Ferry, D.J. 381, *428*
Wiese, G.M., s. Ferry, D.J., Jr. 440, *519*
Wilbrand, H., s. Bergström, K. 108, 109, *177*
Wild, H., s. Weise, H. 165, 166, 168, *200*
Wilk, S., s. Stern, E.W. 108, *198*
Wilkins, R.H. *526*
Wilkinson, H.A. 369, 382, 387, *435*
Wilkinson, H.A., Mark, V.H. *526*
Williams, Rohan 492
Williams, C.A., Jr., s. Grabar, P. 38, *80*
Willich, E., s. Ebel, K.D. 90, 154, *182*
Wilson, C.G., Fotias, N., Dillon, J.B. 157, *201*
Wilson, G., s. Alberti, J. 109, 112, 130, *176*
Wilson, G., s. Hanafee, W. 133, *185*
Wilson, G.H. 157, 158, *201*
Wilson, G.H., s. Clark, R.A. 93, 105, 158, 165, *180*
Wilson, H.M., Lutz, W.G. 150, *201*
Wilson, M., Snodgrass, S.R. 381, 385, *435*
Wilson, W.P., s. Nashold, B.S. 161, *192*
Winestock, D.P. 127, *201, 435*
Winkelman, N.W., Gotten, N., Scheibert, D. 381, *435*
Winter, R.B., Haven, J.J., Moe, J.H., Lagaard, S.M. 543, *556*
Winternitz, H. *435*
Winterstein, H. 17, 32, *88*
Wise, C., s. Evans, J. 158, *183*
Wistrand, P., s. Hogben, C.A.M. 15, 30, 33, *81*
Wolcott, E.C., Jr., s. Steinhausen, T.B. 368, 371, *434*
Wolf, B.S., Khilmani, M., Malis, L. 544, *556*
Wolf, B.S., s. Khilnani, M.T. 465, *521*
Wolfart, I., s. Reschke, H. 149, *194*
Wolff, H. 25, 62, 72, *88*, 106, 153, *201*
Wolff, H., Brinkmann, L. 97, 116, 153, *201*
Wolff, H., s. Schaltenbrand, G. 3, 5, 8, 9, 13, 18, 20, 25, 27, 28, 30, 38, 55, 70, 72, *86*
Wolff, H.G., s. Kiev, A. 151, *188*
Wolff, H.G., s. Kunkle, E.C. 168, *189*
Wolfson, B., Kielar, C.M., Shendy, N.R., Hetrick, W.D. 157, *201*
Wolfson, B., Siker, E.S., Gray, G.H. 158, 159, *201*
Wolfson, B., Siker, E.S., Wible, L., Dubnansky, J. 156, *201*
Wolinetz, E., s. Beau, J. le 100, *189*
Wollensack, J., s. Jacobi, G.E. 102, *186*
Wolpert, S.M., Carter, B.L., Ferris, E.J. 314, *330*
Wördehoff, P., s. Schaltenbrand, G. 25, 35, *86*
Wood, E.H., s. Hilal, S.K. *186*, 398, 399, 400, 402, 404, *429*
Wood, E.H., s. Taveras, J.M. 96, 98, 110, 117, 130, 132, 153, *198*, 207, 211, 215, 221, 284, 285, 316, 321, *330*, *434*, 443, 445, 446, 447, 459, 461, 462, 508, 513, 515, *525*
Wood, E.H., Jr. 469, 473, *526*
Woollam, D.H.M., Millen J.W. 127, 145, *201, 435*
Woratz, G., Rotzsch, W. 33, *88*
Woringer, E., Baldauf, E. *435*
Worringer, E.G., Thomalske, G., Baumgartner, J. 451, 453, *526*
Worster-Drought, C., s. Purves-Stewart, J. 124, *194*
Wortzman, G., Botterell, E.H. *526*
Wortzman, G., s. Hill, M.E. 154, *186*
Wortzmann, G. *435*
Wortzmann, G., s. Harris, W.R. 506, *520*
Wright, R.L. 369, *435*
Wroblewski, F., Decker, B., Wroblewski, R. 53, *88*
Wroblewski, R., s. Wroblewski, F. 53, *88*
Wüllenweber, E., s. Grote, W. 155, 162, *185*
Wüllenweber, R., s. Grote, W. 23, 25, 26, *80*
Wulfmann, W.A., s. Finney, L.A. 506, *519*

Wunderly, Ch., Piller, S. 48, *88*
Wurmser, P., s. Kocher, R. 154, *188*
Wussow, W. 564, *572*
Wyant, G.M. 157, 158, *201*
Wyatt, G.M., Spurling, R.G. 372, *435*, 450, 457, *526*
Wyatt, J.P., s. Horrax, G. *429*
Wycis, H.T., s. Lewin, J.R. *522*
Wycis, H.T., s. Murtagh, F. 530, 543, 545, 547, *555*
Wycis, H.T., s. Spiegel-Adolf, M. 13, 54, *87*
Wylie, I.G., Afshar, F., Koeze, T.H. *435*
Wylie, I.G., Morris, L. 107, *201*
Wylie, I.G., s. Morris, L. 108, *191*

Yabe, Y., s. Sugiura, K. 92, 162, *198*
Yagdjoglou, B. 91, *201*
Yahr, M.D., s. Scheinberg, L. 97, 98, 101, *196*
Yamada, H., Ohya, M., Okada, T., Shiozawa, Z. *526*
Yamada, H., Tajima, M. 383, *435*
Yamasaki, Y., s. Tsusaki, T. 59, *88*
Yarzagaray, L., s. Raimondi, A.J. 389, 390, *433*
Yasargil, M.G., s. Krayenbühl, H. 499, *522*
Yeoman, P.M. 503, *526*
Yoshinaga, H., s. Antoku, S. 172, *176*
Yosikawa, K., s. Kasamatu, H. 114, *187*
Young, B.R., Scott, M. 527, 528, 529, 544, *556*
Young, B.R., s. Chamberlain, W.E. 528, 529, 543, *553*
Young, B.R., s. Lewin, J.R. *522*
Young, B.R., s. Scott, M. 528, 543, *555*
Young, I.M., s. Isherwood, I. 172, *186*
Youngberg, J.A., Kaplan, J.A., Miller, E.D., Jr. 170, *201*
Yuan Trung, le, s. Arseni, C. 552, *553*

Zarling, U.R. 166, *201*
Zeitler, E., Dietz, H. 438, *526*
Zeitler, E., s. Hempel, K.H. *429*
Zellweger, H. 112, *201*
Zellweger, H., Epps, E.F. van 143, *201*
Zeytountchian, Ch., s. Kim, Y.K. 387, 390, *430*
Ziedses des Plantes, B.G. 91, 109, 110, 126, *201*, 283, *330*
Ziegler, E.M., s. Olischer, R.M. *84*
Ziegler, J., s. Jacoby, J. 172, *186*
Zierski, J., s. Guthkelch, A.N. 383, 384, 387, *429*
Zilkha, A. 417, *435*
Zilkha, K.J. 51, *88*
Zingesser, L.H., Schechter, M.M. 320, 321, *330*
Zingesser, L.H., s. Schechter, M.M. 115, *196*, 320, 321, *329*, 417, *433*
Zinn, K.H., s. Frick, E. 41, *80*
Zippel, R. 71, *88*
Zöllner, H., s. Jährig, K. 112, *186*
Zoll, J.G., s. Alker, G.L. *517*
Zollinger, R., s. Branch, C.D. 153, *179*
Zülch, K.J. 17, 26, 73, *88*, 175, *201*, 422, *435*, 465, 469, 474, 475, 476, 479, 499, *526*
Zülch, K.J., Nachtwey, W. 416, *435*
Zülch, K.J., s. Hossmann, K.-A. *521*
Zülch, K.J., s. Kautzky, R. 111, 117, 118, 175, 176, *187*, 401, 410, *430*

Sachverzeichnis

(Deutsch – Englisch)

Bei gleicher Schreibweise in beiden Sprachen sind die Stichwörter nur einmal aufgeführt

Absorption, Ultraviolett, Liquor, *absorption, ultraviolet, cerebrospinal liquor* 14
Abszeß, Hirn-, Syndrome, *abscess, brain-, syndromes* 71
–, immunkompetente Liquorparameter, *abscess, immune competent liquor parameters* 46
–, Lokalisation, Enzephalographie, *abscess, location, encephalography* 208
–, parieto-okzipitaler, Enzephalographie, *abscess, parieto-occipital, encephalography* 223
–, periduraler, Myelogramm, *abscess, peridural, myelogram* 481
–, tuberkulöser, Liquordruckkrisen, *abscess, tuberculous, liquor pressure crises* 30
Adenokarzinom, Hypophyse, *adenocarcinoma, pituitary gland* 275
–, Tumorzellimplantation, Liquor, *adenocarcinoma, tumor cell implantation, cerebrospinal liquor* 74
Adenom, basophiles, Hypophyse, Liquorresorption, *adenoma, basophilic, pituitary gland, resorption of liquor* 26
–, chromophobes, Pneumographie, *adenoma, chromophob, pneumography* 275, 276
–, Differentialdiagnose, *adenoma, differential diagnosis* 285
–, Hypophyse, Pneumographie, *adenoma, pituitary gland, pneumography* 272, 275
Adhäsionen, posttraumatische, Subdurographie, *adhesions, posttraumatic, subdurography* 94
adiposo-genitales Syndrom, Enzephalographie, Wirkungen, *adiposo-genital syndrome, encephalography, effects* 173
Agarelektrophorese, Normalwerte, *agar electrophoresis, normal values* 40
Agarpherogramm, multiple Sklerose, *agar pherogram, multiple sclerosis* 48
Akustikus-Neurinom, Pneumographie, *acusticus neurinoma, pneumography* 355
–, Zisternenerweiterung, *acusticus neurinoma, dilatation of cisterns* 335
akute Enzephalitis, Pneumographie, Kontraindikation, *akute encephalitis, pneumography, contraindication* 175
– Enzephalitissyndrome, Liquorveränderungen, *acute encephalitis syndromes, changes of liquor cerebrospinalis* 72
– metabolische Alkalose, Azidose, Blut, Liquor, *acute metabolic alcalosis, acidosis blood, liquor* 31
Albumin, Liquor, *albumin, liquor cerebrospinalis* 10
Albumine, biologische Halbwertzeiten, *albumins, biologic half value times* 40
–, markierte, Liquorresorption, *albumins, tagged, resorption of liquor* 25
–, Normalwerte, Elektrophorese, *albumins, normal values, electrophoresis* 39
–, Tumorzellimplantation, *albumins, implantation of tumor cells* 74
Albumingehalt, subarachnoidaler Ersatzliquor, *albumine fraction, subarachnoidal compensating liquor* 6
Aliquorrhoe, spezifisches Gewicht, Liquor, *aliquorrhoea, specific weight of cerebrospinal liquor* 13
–, Strömungsgeschwindigkeit, Liquor, *aliquorrhoea, flow rate of liquor* 38
–, Ursachen, *aliquorrhoea, causes* 19, 28
Alkalose, akute, chronische, metabolische, Blut, Liquor, *alcalosis, acute, chronic, metabolic, blood, liquor* 31
–, metabolische, nach Pneumographie, *alcalosis, metabolic, after pneumography* 163
–, Potentialdifferenz, *alcalosis, potential difference* 15
allergische Antikörper, zytotoxische Wirkung, *allergic antibodies, cytotoxic effect* 45
– Meningitis, immunkompetente Parameter, *allergic meningitis, immune competent parameters* 46
– –, Syndrome, *allergic meningitis, syndromes* 71
– Reaktion, Myelographie, *allergic reaction, myelography* 457
Alphaglobuline, hämorrhagische Liquorsyndrome, *alpha globulins, hemorrhagic liquor syndromes* 73
–, Lipide, *alpha globulins, lipids* 48
–, Liquor, *alpha globulins, cerebrospinal liquor* 14
–, Tumorzellimplantation, *alpha globulins, implantation of tumor cells* 74
Alphaglobulin-Typ, pherographische Mobilität, *alphaglobulin typ, pherographic mobility* 43
Alveolenruptur, Pneumographie, *alveolar rupture, pneumography* 104
Aminosäuren, Liquor, *aminoacids, liquor cerebrospinalis* 10, 14, 16
Amputation, dritter Ventrikel, Kraniopharyngiom, *amputation, third ventricle, craniopharyngioma* 275, 276
Anästhetika, Fehlfüllung, Enzephalographie, *anesthetic drugs, defective filling, encephalography* 98
Anatomie, Cavum epidurale, *anatomy, cavum epidurale* 102
–, Foramina Luschkae, *anatomy, Foramina Luschkae* 4, 5
–, Foramen interventriculare (Monroi), *anatomy, foramen interventriculare (Monroi)* 117, 119
–, Hinterhorn, Pneumogramm, *anatomy, posterior horn, pneumogram* 120
–, Liquorräume, *anatomy, liquor cerebrospinalis, spaces* 1
–, normale, Pneumogramm, *anatomy, normal, pneumogram* 111
–, Plexus chorioideus, *anatomy, plexus chorioideus* 4
–, röntgenologische, innere Liquorräume, *anatomy, roentgenologic, inner liquor spaces* 116
–, Spinalkanal, *anatomy, spinal canal* 438
–, –, Luftmyelographie, *anatomy, spinal canal, air myelography* 535
–, Subarachnoidalraum, *anatomy, subarachnoidal space* 5, 6

Anatomie, Ursachen, Fehlfüllung, Enzephalographie, *anatomy, causes, defective filling, encephalography* 96
—, Ventrikulogramm, *anatomy, ventriculogram* 391, 393
—, Vorderhorn, Pneumogramm, *anatomy, anterior horn, pneumogram* 118, 119
anatomische Charakteristika, Temporaltumoren, *anatomic characteristics, temporal tumors* 236, 237
— Lokalisation, Hirntumoren, Pneumographie, *anatomic location, brain tumors, pneumography* 237, 238, 239
— Nomenklatur, Seitenventrikel, *anatomic nomenclature, lateral ventricle* 117
Aneurysma, enzephalographisches Bild, *aneurysm, encephalographic aspect* 287, 290
—, hämorrhagische Liquorsyndrome, *aneurysm, hemorrhagic liquor syndromes* 73
—, Karotissiphon, Enzephalographie, *aneurysm, carotid siphon, encephalography* 271
Anfallsleiden, Enzephalographie, Indikationsstellung, *paroxysmal diseases, encephalography, indication* 174, 175
Angioblastom, Kontrastmittelstopp, *angioblastoma, stop of contrast medium* 467
Angiographie, Aufklärungspflicht, Haftung, *angiography, duty for information, liability* 557, 570
—, cerebrale, Liquordruck, *angiography, cerebral, pressure, cerebrospinal liquor* 23
—, Enzephalographie, Indikationen, *angiography, encephalography, indications* 174
—, Komputertomographie, Indikationsstellung, *angiography, computerized tomography, indication* 203
—, Kontrastmittelunverträglichkeit, *angiography, contrast medium incompatibility* 175
—, Pneumographie, Indikationsstellung, *angiography, pneumography, indication* 204, 215
Angiom, spinales, Myelographie, *angioma, spinal, myelography* 442, 499, 501
Angiospasmus, reflektorischer, Ventrikulographie, *angiospasm, reflex, ventriculography* 171
Anomalien, Cisterna magna, Fehlfüllung, Enzephalographie, *anomalies, cisterna magna, defective filling, encephalography* 96
—, „Mikroventrikulie", *anomalies, "small ventricles"* 113
anorganische Bestandteile, Liquor, *inorganic components, cerebrospinal liquor* 17
— Blutbestandteile, nach Pneumographie, *anorganic blood components, after pneumography* 163
Antibiotika, Diffusion, Liquor, *antibiotics, diffusion, cerebrospinal liquor* 35, 36
Antigen-Antikörper-Reaktion, eosinophile Granulozyten, *antigen antibody reaction, eosinophilic granulocytes* 62
—, Immunglobuline, *antigen antibody reaction, immune globulins* 44
Antikörper, Immunglobulin, IgM, *antibodies, immunglobulin, IgM* 45
—, Liquor, *antibodies, cerebrospinal liquor* 52
Apertura mediana, Plexus chorioideus, *apertura mediana, plexus chorioideus* 5
Aquädukt, Anatomie, *aquaeductus, anatomy* 391, 393
—, —, Pneumogramm, *aquaeductus, anatomy, pneumogram* 127
—, Bezugslinien, *aquaeductus, reference lines* 149
—, Elektronenmikroskopie, *aquaeductus, electron microscopy* 2
—, Füllungsmechanismus, *aquaeductus, filling mechanism* 94
—, Gliom, Vierhügelplatte, *aquaeductus, glioma, quadrigeminal plate* 344
—, Hirnstamm, Kompression, *aquaeductus, brain stem, compression* 398
—, Katheterisierung, *aquaeductus, catheterization* 90
—, Meßwerte, Pneumogramm, *aquaeductus, measurement values, pneumogram* 147, 148
—, normale Anatomie, *aquaeductus, normal anatomy* 392
—, — Lage, Hilfslinien, *aquaeductus, normal position, auxiliary lines* 395
—, Stenose, Gliom, *aquaeductus, stenosis, glioma* 298, 416
—, Tomoenzephalographie, *aquaeductus, tomoencephalography* 106
—, Untersuchungstechnik, *aquaeductus, technique of examination* 386
—, Verlagerung, Kleinhirnhämatom, *aquaeductus, displacement, cerebellar hematoma* 401
—, —, Kleinhirntumor, *aquaeductus, displacement, cerebellar tumor* 351, 399
Arachnitis, Eiweißspektrum, Liquor, *arachnitis, proteinspectrum, cerebrospinal liquor* 47
—, Fehlfüllung, Enzephalographie, *arachnitis, defective filling, encephalography* 98
—, Luftmyelographie, *arachnitis, air myelography* 548
—, Myelographie, *arachnitis, myelography* 457
„arachnoidaler Stop", postmeningitischer Hydrozephalus, *"arachnoideal stop", postmeningitic hydrocephalus* 26
Arachnoidea, Liquorproduktion, *arachnoidea, liquor production* 19
—, Liquorresorption, *arachnoidea, resorption of cerebrospinal liquor* 25
—, Liquor-, Serumalbumin, turnover, *arachnoidea, liquor-, serum albumins, turnover* 40
—, Milchsäurediffusion, *arachnoidea, diffusion of lactic acid* 37
—, Pia, Beziehungen, *arachnoidea, pia mater, relations* *8*
—, Ruptur, Enzephalographie, *arachnoidea, rupture, encephalography* 101
—, Septum, Fehlfüllung, Enzephalographie, *arachnoidea, defective filling, encephalography* 96
—, Zotten, Obliteration, Liquordruck, *arachnoidea, villi, obliteration, liquor pressure* 30
—, Zyste, *arachnoidea, cyst* 296, 297
Arachnoidalraum, Meningiom, Foramen occipitale magnum, *arachnoidal space, meningioma of foramen occipitale magnum* 361
Arnold-Chiari-Mißbildung, Differentialdiagnose, *Arnold-Chiari's anomaly, differential diagnosis* 337
Artefakt, „Mikroventrikulie", *artefact, small ventricles* 114
Artefakte, Kinder-Pneumogramm, *artefacts, pneumogram, childhood* 112
artefizielles hämorrhagisches Liquorsyndrom, *artificial hemorrhagic liquor syndrome* 73
arterieller Druck, Liquordruck, *arterial pressure, pressure, cerebrospinal liquor* 25, 27
arterielles Blut, Liquor, Säure-Basen-Gleichgewicht, *arterial blood, cerebrospinal liquor, acid-base-equilibrium* 34
Arteriographie, Aneurysma des Karotissiphon, *arteriography, aneurysm of carotid siphon* 271
—, Enzephalographie, Indikationsstellung, *arteriography, encephalography, indication* 215
—, —, Vergleich, *arteriography, encephalography, comparison* 242, 253
—, pathologische Gefäße, zystisches Gliom, *arteriography, pathologic vessels, cystic glioma* 242

–, temporoparietales Gliom, *arteriography, temporoparietal glioma* 264
arterio-venöse pCO_2-Differenz, Blut, Liquor, *arterio-venous pCO_2 difference, blood, liquor* 31
Arylsulfatase, Astrozytom, Glioblastom, *arylsulfatasis, astrocytoma, glioblastoma* 53
Astrozytom, Betaglukuronidase, *astrocytoma, betaglucuronidasis* 53, 54
–, Enzephalogramm, *astrocytoma, encephalogram* 240
–, Lokalisation, *astrocytoma, location* 208, 209
–, Meningiom, Differentialdiagnose, *astrocytoma, meningioma, differential diagnosis* 219
–, Temporalgegend, *astrocytoma, temporal region* 237
Atmung, Druckbewegungen, Liquor, *respiration, pressure motions, liquor* 28, 29
–, Liquordruckschwankungen, *respiration, fluctuations of liquor pressure* 94
–, Störungen, Azidose, Alkalose, Blut, Liquor, *respiration, disorders, acidosis, alcalosis, blood, liquor* 31
–, –, Enzephalographie, *respiration, disorders, encephalography* 169
Atropin, Liquorproduktion, Hemmung, *atropine, liquor production, lowering* 19
Aufklärungspflicht, radiologische Untersuchungen, *duty for information, radiologic examinations* 550
Auswanderung, Partikel, Liquor, *emigration, particles, cerebrospinal liquor* 37
Autoradiogramm, Tumorliquorsyndrome, *autoradiogram, tumor liquor syndromes* 73
Autotomographie, Technik, *autotomography, technique* 109
axiale Schichtdarstellung, hintere Schädelgrube, *axial tomography, fossa posterior cerebelli* 109
Azeton, Liquor, *acetone, cerebrospinal liquor* 10, 17
Azetylen, Kontrastgas, Enzephalographie, *acetylene, contrast gas, encephalography* 105
Azidose, akute, chronische, metabolische, Blut, Liquor, *acidosis, acute, chronic, metabolic, blood, liquor* 31
–, chronische Niereninsuffizienz, *acidosis, chronic renal insufficience* 34
–, Koma, Behandlung, *acidosis, coma, therapy* 30
–, Liquoruntersuchung, radioaktive Elektrolyte, *acidosis, examination of liquor, radioactive electrolytes* 35
–, Potentialdifferenz, *acidosis, potential difference* 15

Balken, Prozesse, Enzephalographie, Angiographie, *corpus callosum, lesions, encephalography, angiography* 174
–, Tumoren, Differentialdiagnose, Pneumogramm, *corpus callosum, tumors, differential diagnosis, pneumogram* 121
Bandscheibenvorfall, Myelogramm, *disc prolapse, myelogram* 485–499, 546
Bandscheibenschaden, Luftmyelographie, *discopathy, air myelography* 543, 546
Basalmembran, Liquorsystem, *basal membrane, liquor system* 27
basophile Zellen, Echinokokkenzyste, *basophil cells, echinococcus cyst* 62
basophiles Adenom, Hypophyse, Liquorresorption, *basophilic adenoma, pituitary gland, resorption of cerebrospinal liquor* 26
Bauchlage, Enzephalographie, *prone position, encephalography* 93, 392
–, Ventrikelsystem, Pneumographie, *prone position, ventricular system, pneumography* 118
Beta-Globuline, Dysproteinosen, *beta globulins, dysproteinoses* 42, 43
–, Lipide, *beta globulins, lipids* 48
–, Lipoproteide, *beta globulins, lipoproteids* 49
–, Liquor, *beta globulins, cerebrospinal liquor* 14
–, –, Entstehung, *beta globulins, cerebrospinal liquor, production* 41
–, Tumorzellimplantation, *beta globulins, implantation of tumor cells* 74
Betaglobulin-Typ, pherographische Mobilität, *betaglobulin typ, pherographic mobility* 43
Bezugslinien, Pneumogramm, *reference lines, pneumogram* 149
Bikarbonat, Konzentration, Blut, Liquor, *bicarbonate, concentration, blood, liquor* 32
Bildverstärker-Fernseh-System, Enzephalographie, Technik, *television amplifier system, encephalography, technique* 205
Bilirubin, hämorrhagische Liquorsyndrome, *bilirubin, hemorrhagic liquor syndromes* 73
bioelektrische Potentialdifferenzen, Liquor, *bioelectrical potential differences, cerebrospinal liquor* 14
biologische Halbwertzeiten, Liquor-, Serumalbumine, *biologic half value times, liquor-, serum albumins* 40
blastomatöse Meningeose, Tumorzellimplantation, *blastomatous meningeosis, implantation of tumor cells* 74
Blut, Azidose, Alkalose, Liquor, *blood, acidosis, alcalosis, liquor* 31
–, Liquor, elektrolytischer Gradient, *blood, cerebrospinal liquor, electrolytic gradient* 30
–, –, Konzentrationsgradient [HCO_3^-], *blood, liquor, concentration gradient [HCO_3^-]* 32
–, –, ^{28}Mg-Austausch, *blood, cerebrospinal liquor* 34
–, Partialdruck, Kontrastgas, Pneumographie, *blood, partial pressure, contrast gas, pneumography* 105
–, Veränderungen nach Pneumographie, *blood, changes after pneumography* 162
Blutdruck, während und nach Pneumographie, *blood pressure, during and after pneumography* 162, 164
Blutkreislauf, Liquorsystem, *blood circulation, liquor system* 27
Blutliquorschranke, Pathophysiologie, *blood liquor barrier, pathophysiology* 35–37
Blutserum, Chromatographie, *blood serum, chromatography* 49, 50
–, Immunglobuline, Liquor, Konzentration, biochemische Eigenschaften, *blood serum, immune globulins, liquor, concentration, biochemical properties* 45
–, Normalwerte, *blood serum, normal values* 10, 11
–, proteingebundene Glykide, *blood serum, protein bounded glycids* 49
Blutung, subdurale, enzephalographisches Bild, *hemorrhage, subdural, encephalographic picture* 214
Blutungen, intrakranielle, Komputertomographie, *hemorrhages, intracranial, computerized tomography* 203, 208, 209
– nach Ventrikulographie, *hemorrhages after ventriculography* 171
–, Temporalgegend, *hemorrhages, temporal region* 237
–, Ventrikulographie, Kontraindikation, *hemorrhages, ventriculography, contraindication* 175
Blutzucker nach Pneumographie, *blood sugar after pneumography* 163
Brachyzephalie, Ventrikel, Röntgenanatomie, *brachycephalia, ventricles, roentgenologic anatomy* 116

Breitenindex, Ventrikel, Pneumogramm, *width index, ventricle, pneumogram* 157
Bronchialkarzinom, Tumorzellimplantation, Liquor, *bronchial carcinoma, implantation of tumor cells, liquor* 74
Brückentumoren, Pneumographie, *pontine tumors, pneumography* 342

Calvar avis, Anatomie, Pneumogramm, *calvar avis, anatomy, pneumogram* 122
Carotisverschluß, Enzephalographie, *carotid artery occlusion, encephalography* 169
Cavum epidurale, Luftfüllung, *cavum epidurale, air filling* 102
— septi pellucidi, Topographie, *cavum septi pellucidi, topography* 141, 143
— subarachnoidale (leptomeningicum), Topographie, *cavum subarachnoidale (leptomeningicum), topography* 7, 8
— Vergae, Pneumogramm, *cavum Vergae, pneumogram* 142, 143
Cella media, Anatomie, Pneumogramm, *cella media, anatomy, pneumogram* 117, 118, 120, 121
— —, Meßwerte, Pneumogramm, *cella media, measurement values, pneumogram* 146
Chemorezeptoren, Medulla oblongata, *chemoreceptors, medulla oblongata* 32
Chemotaxis, Ependymzellen, *chemotaxis, ependymal cells* 4
Cheyne-Stokes-Typ, Atmung, Liquordruck, *Cheyne-Stokes' typ, respiration, liquor pressure* 29
Chiasma N. optici, Gliom, *optic chiasma, glioma* 266, 269, 273, 274
— opticum, Anatomie, *chiasma opticum, anatomy* 391, 392
Chiasmarezessus, Tumorausdehnung, *chiasmatic recess, extension of tumor* 284, 289
Chlor, Liquor, *chlorine, cerebrospinal liquor* 11
Cholesteatom, erhöhte Cholesterinbefunde, *cholesteatoma, raised cholesterin values* 50
Cholesterin, erhöhte Werte, Cholesteatom, *cholesterin, raised values, cholesteatoma* 50
—, Liquor, Normalwerte, *cholesterin, cerebrospinal liquor, normal value* 50
Chondrom, Myelogramm, *chondroma, myelogram* 483
Chromatographie, Liquor, *chromatography, cerebrospinal liquor* 16
—, Liquorlipide, *chromatography, lipids of cerebrospinal liquor* 50
chromophobes Adenom, enzephalographisches Bild, *chromophob adenoma, encephalographic aspect* 287
— —, Pneumographie, *chromophobe adenoma, pneumography* 272, 275, 277
chronische metabolische Azidose, Alkalose, Blut, Liquor, *chronic metabolic acidosis, alcalosis, blood, liquor* 31
— Niereninsuffizienz, metabolische Azidose, *chronic renal insufficiency, metabolic acidosis* 34
Chylus, Chymus, Liquor, Partikeltransport, *chylus, chymus, liquor, transfer of particles* 37
Cisterna ambiens, Akustikus-Neurinom, *cisterna ambiens, acusticus neurinoma* 335
— —, Anatomie, Pneumogramm, *cisterna ambiens, anatomy, pneumogram* 135, 136, 137
— —, Deformierung, Hirntumoren, *cisterna ambiens, deformation, brain tumors* 213
— —, Erweiterung, Kleinhirnbrückenwinkeltumor, *cisterna ambiens, dilatation, cerebellopontine angle, tumor* 356
— —, Fehlfüllung, Enzephalographie, *cisterna ambiens, defective filling, encephalography* 96
— —, Gliom, Vierhügelplatte, *cisterna ambiens, glioma, quadrigeminal plate* 344
— —, Topographie, *cisterna ambiens, topography* 8
— cerebelli superior, Anatomie, Pneumogramm, *cisterna cerebelli superior, anatomy, pneumogram* 138
— — —, Tumoren, hintere Schädelgrube, *cisterna cerebelli superior, tumors of posterior cranial fossa* 339
— chiasmatis, Anatomie, Kindesalter, *cisterna chiasmatis, anatomy, childhood* 112
— —, Polytomographie, *cisterna chiasmatis, polytomography* 109
— —, Topographie, Pneumogramm, *cisterna chiasmatis, topography, pneumogram* 138
— corporis callosi, normales Bild, Enzephalogramm, *corpus callosum cistern, normal aspect, encephalogram* 225
— — —, Pneumogramm, *cisterna corporis callosi, pneumogram* 140, 141
— interpeduncularis, Abflachung, Gliom, *interpeduncular cistern, flattened, glioma* 219
— —, —, Hirnmetastasen, *interpeduncular cistern, flattened, cerebral metastases* 218
— —, Deformierung, Hirntumoren, *cisterna interpeduncularis, deformation, brain tumors* *213*
— —, Kleinhirneinklemmung, *Cisterna peduncularis, cerebellar incarceration* 336
— —, normaler Aspekt, *cisterna interpeduncularis, normal aspect* 273
— —, Tonsilleneinklemmung, *cisterna interpeduncularis, incarceration of tonsils* 332
— —, Topographie, *cisterna interpeduncularis, topography* 132, 134
— —, Schichtbild, *cisterna interpeduncularis, tomogram* 133
— laminae terminalis, Pneumogramm, *cisterna laminae terminalis, pneumogram* 140
— magna, Anatomie, *cisterna magna, anatomy* 392, 393
— —, Anomalien, Fehlfüllung, Enzephalographie, *cisterna magna, anomalies, defective filling, encephalography* 96
— —, Enzephalographie, Schichtuntersuchung, *cisterna magna, encephalography, tomography* 109
— —, Füllungsmechanismus, *cisterna magna, filling mechanism* 94, 95
— —, Hirnatrophie, Kindesalter, *cisterna magna, brain atrophy, childhood* 112
— —, Kompression, Kleinhirnhernie, *cisterna magna, compression, cerebellar herniation* 334
— —, Lamina vasculosa, piae 6
— —, Liquor, Ultrafiltrat, *cisterna magna, cerebrospinal liquor, ultrafiltrate* 34
— —, Membrane atlanto-occipitalis, Potentiale, *cisterna magna, membrana atlanto-occipitalis, potentials* 15
— —, Tonsilleneinklemmung, *cisterna magna, incarceration of tonsils* 332
— —, Trauma, Liquordruck, *cisterna magna, trauma, pressure of cerebrospinal liquor* 27
— — cerebelli-medullaris, Anatomie, Pneumogramm, *cisterna magna cerebelli-medullaris, anatomy, pneumogram* 128

– medullae oblongatae, Tonsilleneinklemmung, *cisterna medullae oblongatae, incarceration of tonsils* 332
– medullaris, Anatomie, Pneumogramm, *cisterna medullaris, anatomy, pneumogram* 130
– pontis, Anatomie, Pneumogramm, *cisterna pontis, anatomy, pneumogram* 131
– –, Arachnoidzyste, Vierhügelregion, *cisterna pontis, arachnoid cyst, quadrigeminal plate* 297
– –, Durchmesser, *cisterna pontis, diameter* 148
– –, Einengung, Gliom, hintere Schädelgrube, *cisterna pontis, stenosis, glioma, posterior cranial fossa* 353
– –, Tonsilleneinklemmung, *cisterna pontis, incarceration of tonsils* 332
– pontocerebellaris, Anatomie, Pneumogramm, *cisterna pontocerebellaris, anatomy, pneumogram* 137
– –, Kleinhirnbrückenwinkeltumor, *cisterna pontocerebellaris, tumor of cerebellopontine angle* 356
– –, Kleinhirnhernie, *cisterna pontocerebellaris, cerebellar herniation* 334, 336
– quadrigeminalis, Gliom, hintere Schädelgrube, *cisterna quadrigeminalis, glioma, posterior cranial fossa* 353
– –, –, Vierhügelplatte, *cisterna quadrigeminalis, glioma, quadrigeminal plate* 344
– –, Tumoren, hintere Schädelgrube, *cisterna quadrigeminalis, tumors, posterior cranial fossa* 339, 345
– –, Verlagerung, Kleinhirnhernie, *cisterna quadrigeminalis, displacement, cerebellar herniation* 334
– –, Topographie, Pneumogramm, *cisterna quadrigeminalis, topography, pneumogram* 138
– septi pellucidi, Pneumogramm, *cisterna septi pellucici, pneumogram* 141
– veli interpositi, Kindesalter, *cisterna veli interpositi, childhood* 141, 143
– venae magnae Galeni, Tumoren, hintere Schädelgrube, *cisterna venae magnae Galeni, tumors, posterior cranial fossa* 339
– vermis, Gliom der Vierhügelplatte, *cisterna vermis, glioma of quadrigeminal plate* 344
Cisternae crurales, Anatomie, Pneumogramm, *cisternae crurales, anatomy, Pneumogram* 133, 134
– –, Tumoren, *cisternae crurales, tumors* 342
Clivus, Bezugslinien, *clivus, reference lines* 149
–, subdurales Luftdepot, Enzephalographie, *subdural air depot, encephalography* 99
CO_2, Kontrastgas, Enzephalographie, *CO_2, contrast gas, encephalography* 105
CO_2-Druck, Liquor, *carbon dioxide pressure, cerebrospinal liquor* 30
commotio cerebri, Liquordruck, *commotio cerebri, pressure of cerebrospinal liquor* 27
Computer-Tomographie, Schädel, Indikationsstellung, *computer tomography, skull, indication* 175
Cornu Ammonis, Anatomie, Pneumogramm, *cornu ammonis, anatomy, pneumogram* 123
Corpus callosum, Gliom, Infiltration, *corpus callosum, glioma, infiltration* 228
– –, Gliom, Ventrikulographie, *corpus callosum, glioma, ventriculography* 294
– –, Seitenventrikel, Anatomie, *corpus callosum, lateral ventricle, anatomy* 119, 120
– –, Tumoren, pneumographische Befunde, *corpus callosum, tumors, pneumographic aspects* 295, 314
– –, –, Histologie, *corpus callosum, tumors, histology* 292
– –, Zisterne, Verlagerung, Gliom, *corpus callosum, cistern, displacement, glioma* 242
– mamillare, Anatomie, Pneumogramm, *corpus mamillare, anatomy, pneumogram* 126

degenerative Liquorsyndrome, Gargolismus, *degenerative liquor syndromes, gargolism* 76
Dermoidzyste, Lokalisation, Enzephalographie, *dermoid cyst, location, encephalography* 208, 209
Diabetes, Azeton, Liquor, *diabetes, acetone, cerebrospinal liquor* 17, 20
–, Koma, Hyperventilation, *diabetes, coma, hyperventilation* 30
– insipidus, Enzephalographie, Wirkungen, *diabetes insipidus, encephalography, effects* 173
– –, Liquor resorption, *diabetes insipidus, resorption of cerebrospinal liquor* 26
Diagnose, arteriographische, enzephalographische, Vergleich, *diagnosis, arteriographic, encephalographic, comparison* 242
–, enzephalographische, suprasellāre Tumoren, *diagnosis, encephalographic, suprasellar tumors* 264
–, Klinik, Einfluß auf die –, *diagnosis, clinical symptomatology, influence to –* 210
–, Lokalisations-, Hirntumoren, *diagnosis, site, brain tumors* 211, 280
–, Pneumogramm, Probleme, *diagnosis, pneumogram, problems* 111
–, supratentorielle raumfordernde Prozesse, *diagnosis, supratentorial space recupying lesions* 219
–, topographische, hintere Schädelgrube, *diagnosis, topographic, posterior cranial fossa* 342
Dialyse, Liquoruntersuchung, radioaktive Elektrolyte, *dialysis, examination of liquor, radioactive electrolytes* 35
Diaphragma sellae, Winkelmessungen, Pneumogramm, *diaphragma sellae, angle measurements, pneumogram* 150
Dienzephalon, Prozesse, Liquorresorption, *diencephalon, lesions, resorption of cerebrospinal liquor* 26
Differentialdiagnose, Abszeß, Dermoidzyste, *differential diagnosis, abscess, dermoid cyst* 223
–, Arnold-Chiari-Mißbildung, *differential diagnosis, Arnold-Chiari's anomaly* 337
–, Astrozytom, Meningiom, *differential diagnosis, astrocytoma, meningioma* 219
–, Balkentumoren, Pneumogramm, *differential diagnosis, tumors of corpus callosum, pneumogram* 121
–, epidurale Luftfüllung, *differential diagnosis, epidural air filling* 103
–, extra-, intrazerebrale Tumoren, *differential diagnosis, extra-, intracerebral tumors* 285
–, Gliom, Meningiom, Enzephalographie, *differential diagnosis, glioma, meningioma, encephalography* 228
–, Gliose, Tumoren, Temporalhorn, *differential diagnosis, gliosis, tumors, temporal horn* 217, 241
–, Höhlenbildungen der Mittellinie, *differential diagnosis, cavities of the median line* 143
–, Hydrocephalus, Kindesalter, *differential diagnosis, hydrocephalus, childhood* 112
–, Kontrastmittelstop, *differential diagnosis, contrast medium, stop* 466, 468, 471, 473
–, Kraniopharyngiom, *differential diagnosis, craniopharyngioma* 269
–, parietale Tumoren, *differential diagnosis, parietal tumors* 216

Differentialdiagnose, Pleozytose nach Pneumographie, *differential diagnosis, pleocytosis after pneumography* 159
—, Pneumogramm, Indikationsstellung, *differential diagnosis, pneumogram, indication* 175
—, Pons, Tumorinfiltration, *differential diagnosis, pons, infiltrating tumor* 297
—, Tumoren, Enzephalographie, *differential diagnosis, tumors, encephalography* 285
— —, Gliose, Temporalhorn, *differential diagnosis, tumors, gliosis, temporal horn* 240
—, Überdruck, Pneumographie, *differential diagnosis, hypertension, pneumography* 336
Diffusion, Antibiotika, Sulfonamide, Liquor, *diffusion, antibiotics, sulfonamides, cerebrospinal liquor* 35, 36
—, Kontrastgas, Enzephalographie, *diffusion, contrast gas, encephalography* 105
—, Liquor, radioaktive Elektrolyte, *diffusion, cerebrospinal liquor, radioactive electrolytes* 34
—, Störungen, Hirntumoren, *diffusion, disorders, brain tumors* 49
Diffusionsraten, Antibiotica, Sulfonamide, *diffusion rates, antibiotics, sulfonamides* 36
Diffusionsregulierung, Liquor, *diffusion regulation, cerebrospinal liquor* 27, 28, 33
Diffusionstheorie, Liquor, *diffusion theory, cerebrospinal liquor* 19
direkte pneumographische Veränderungen, hintere Schädelgrube, *direct pneumographic changes, posterior cranial fossa* 341
Displacement encephalography 92, 93
Donnansches Gesetz, Diffusion, Austausch, *Donnan's law, diffusion, exchange* 37
Druck, intrakranialer, Liquorresorption, *pressure, intracranial, liquor resorption* 26
—, Liquor, nach Pneumographie, *pressure, liquor cerebrospinalis, after pneumography* 161
—, —, normaler, *pressure, liquor cerebrospinalis, normal* 10, 11, 13, 20
—, —, pathologischer, *pressure, liquor cerebrospinalis, pathologic* 19, 20–25, 26, 27
—, Schädelinnen-, Steigerung, Pneumographie, *pressure, intracranial, elevation, pneumography* 331
—, — —, Stickstoffoxydul, *pressure, intracranial, elevation, nitrous oxide* 105
Druckbewegungen, Liquor, Puls, Atmung, *pressure motions, liquor, pulse, respiration* 28, 94
Druckkrisen, Liquor-, *pressure crises, cerebrospinal liquor* 28
Druckkurven, Liquor, *pressure curves, cerebrospinal liquor* 29, 30
Druckmessung, Enzephalographie, *pressure measurement, encephalography* 92
Drucksteigerung, infratentorielle, Pneumographie, *pressure elevation, infratentorial, pneumography* 331
—, intrakranielle, Fehlfüllung, Enzephalographie, *pressure elevation, intracranial, defective filling, encephalography* 98
—, —, Ventrikulographie, Indikationsstellung, *pressure elevation, intracranial, ventriculography, indication* 175
Dura cerebralis, Liquorresorption, *dura cerebralis, resorption of cerebrospinal liquor* 25
— mater, Liquorsystem, *dura mater, liquor system* 27
— —, Querschnitt, Topographie, *dura mater, cross section, topography* 7
Dysproteinose, Bluthirnschranke, *dysproteinosis, blood-brain barrier* 37
—, Mischpherogramm, *dysproteinosis, mixed pherogram* 42
—, unspezifische, Tumorzellimplantation, *dysproteinosis, unspecific, tumor cell implantation* 74
—, immunkompetente Liquor-Parameter, *dysproteinoses, immune competent liquor parameters* 47

Echinokokkenzyste, basophile Zellen, *echinococcus cyst, basophil cells* 62
Einteilung, Seitenventrikel, Anatomie, *classification, lateral ventricle, anatomy* 117
Eiweiß, pherographische Analyse, *protein, pherographic analysis* 34
Eiweißfraktionen, Liquor, *protein fractions, cerebrospinal liquor* 6, 7, 9, 16
—, Liquor, Absorption, Ultraviolett, *protein fractions, cerebrospinal liquor, absorption, ultraviolet spectrum* 14
—, —, nach Pneumographie, *protein fractions, cerebrospinal liquor, after pneumography* 160
—, Normalwerte, Agarelektrophorese, *protein fractions, normal values, agar electrophoresis* 40
eiweißgebundene Kohlehydrate, Liquor, *protein bounded carbohydrates, cerebrospinal liquor* 48
— Lipide, Liquor, *protein bounded lipids, cerebrospinal liquor* 45
Eiweißkörper, Immunelektrophorese, *proteins, immune electrophoresis* 44
—, Liquor, Pathophysiologie, *proteins, cerebrospinal liquor, pathophysiology* 38
Eiweißreaktionen, negative, Polypeptide, *protein reactions, negative, polypeptides* 38
Eiweißspektrum, Liquor, Faktoren, *protein spectrum, liquor, factors* 47
—, —, normales, *protein spectrum, cerebrospinal liquor, normal* 38
Eiweißstoffwechsel, Ependym, *protein metabolism* 4
—, Tumorzellimplantation, *protein metabolism, implantation of tumor cells* 74
elektrische Potentiale, Liquor, *electrical potentials, cerebrospinal liquor* 14, 15
Elektroenzephalogramm, Encephalographie, Indikationsstellung, *electroencephalogram, encephalogram, indication* 174
Elektrolyte, amphotere, Aminosäuren, *electrolytes, amphoter, aminoacids* 38
—, Liquor, *electrolytes, cerebrospinal liquor* 17
—, —, Pathophysiologie, *electrolytes, cerebrospinal liquor, pathophysiology* 32
— nach Pneumographie, *electrolytes after pneumography* 163
—, radioaktive, Untersuchung, Liquor, *electrolytes radioactive, investigation, cerebrospinal liquor* 34
Elektrolytkonzentration, Liquor, *electrolyte concentration, cerebrospinal liquor* 34
elektrolytischer Gradient, Blut, Liquor, *electrolytic gradient, blood, cerebrospinal liquor* 30
Elektronenmikroskopie, Aquädukt, *electron microscopy, aqueduct of Sylvius* 2
—, Plexus chorioideus, *electron microscopy, plexus chorioideus* 5
—, retikuloendotheliale Zelle, *electron microscopy, reticuloendothelial cells* 57, 58
—, transformierte lymphozytäre Liquorzelle, *electron microscopy, transformed lymphocytic liquor cell* 63

Elektrophorese, Immun-, Proteine im Blutserum, Liquor, *electrophoresis, immune-, proteins of blood serum, cerebrospinal liquor* 44
–, LDH-, Glioblastom, *electrophoresis, LDH-, glioblastoma* 54
–, Liquoreiweißkörper, *electrophoresis, liquor protein fractions* 16
–, Normalwerte, *electrophoresis, normal values* 39
–, Tumorzellimplantation, *electrophoresis, implantation of tumor cells* 74
Elektroschockbehandlung, Enzephalographie, therapeutische Wirkungen, *electroshock therapy, encephalography, therapeutic results* 174
Embryologie, Liquorräume, *embryology, spaces of liquor cerebrospinalis* 1
Eminentia collateralis, Anatomie, Pneumogramm, *eminentia collateralis, anatomy, pneumogram* 125
Emphysem, lumbales, epidurale Luftfüllung, *emphysema, lumbar, epidural air filling* 103
Empyem, epidurales, Myelogramm, *empyema, epidural, myelogram* 482
Encephalomyelitis, Liquorelektrophorese, *encephalomyelitis, liquor electrophoresis* 39
–, Pneumographie, Kontraindikation, *encephalomyelitis, pneumography, contraindication* 175
Encéphalo-Pneumostratigraphie à minima, Methodik, *encéphalo-pneumostratigraphie à minima, method* 92
endogene Psychosen, Enzephalographie, therapeutische Wirkungen, *endogenous psychoses, encephalography, therapeutic effects* 174
Endothel, Funktion, Subarachnoidalraum, *endothelium, function, subarachnoidal space* 6
–, Liquorproduktion, *endothelium, liquor production* 19
–, Liquorsystem, *endothelium, liquor system* 27
–, Partikeltransport, *endothelium, particle transfer* 37
–, Permeabilität, gesteigerte, *endothelium, permeability, raised* 42
–, Pia mater, *endothelium, pia mater* 58, 59
–, – –, Blutliquorschranke, *endothelium, pia mater, blood liquor barrier* 36
–, –, Histologie, *endothelium, pia, histology* 7
–, subarachnoidales, Austauschaktivität, *endothelium, subarachnoidal, interchanging activity* 15
–, Tumorzellimplantation, *endothelium, implantation of tumor cells* 74
–, Ultrafiltration, *endothelium, ultrafiltration* 32
endoventrikuläre Zysten, Lokalisation, *endoventricular cysts, location* 208, 209
Entbindung, Liquordruck, *delivery, pressure, cerebrospinal liquor* 25
Entwicklung, Subarachnoidalraum, *development, subarachnoidal space* 1
–, Ventrikelsystem, *development, ventricular system* 1
entzündliche Erkrankungen, ZNS, Immunglobuline, *inflammatory diseases, central nervous system, immune globulins* 46
– hämorrhagische Liquorsyndrome, *inflammatory hemorrhagic liquor syndromes* 73
– Prozesse, Myelogramm, *inflammatory lesions, myelogram* 484
Entzündung, Fehlfüllung, Enzephalographie, *inflammation, defective filling, encephalography* 98
Enzephalitis, Gamma globuline, *encephalitis, gamma globulins* 41
–, Pneumographie, Kontraindikation, *encephalitis, pneumography, contraindication* 175
–, Syndrome, *encephalitis, syndromes* 72
Enzephalitis-Syndrome, manifeste, latente Formen, *encephalitic sydromes, manifest, latent forms* 75
Enzephalogramm, 24 Std-Kontrolle, *encephalogram, 24 h control* 114, 115
–, Anatomie, *encephalogram, anatomy* 111
–, Arteriogramm, Vergleich, *encephalogram, arteriogram, comparison* 242, 253
–, Hirnatrophie, Kinder, *encephalogram, brain atrophy, children* 114
–, Hirnvolumen, Schädelkapazität, *encephalogram, brain volume, cranial capacity* 114
–, „Mikroventrikulie", *encephalogram, small ventricles* 113
–, normale Ventrikelgröße, *encephalogram, normal size of ventricles* 111
Enzephalographie, Adenokarzinom der Hypophyse, *encephalography, adenocarcinoma of pituitary gland* 275
–, Aneurysma, *encephalography, aneurysm* 287, 290
–, – des Karotissiphon, *encephalography, aneurysm of carotid siphon* 271
–, Angiographie, Indikationen, *encephalography, angiography, indications* 174
–, Arachnoidearuptur, *encephalography, rupture of arachnoidea* 101
–, Arachnoidzyste, *encephalography, arachnoidal cyst* 296, 297
–, Arteriographie, Indikationsstellung, *encephalography, arteriography, indication* 215
–, Astrozytom, Parietallappen, *encephalography, astrocytoma, parietal lobe* 234
–, Aufnahmeverfahren, *encephalography, radiologic techniques* 107–110
–, Befund, Operationsbericht, Unterschiede, *encephalography, findings, surgical report, differences* 254
–, Beschwerden, *encephalography, trouble* 159
– chromophobes Adenom, *encephalography, chromophob adenoma* 275, 276, 287
–, Corpus callosum, Gliom, *encephalography, corpus callosum, glioma* 294, 295, 314
–, Differentialdiagnose: Gliom, Meningiom, *encephalography, differential diagnosis: glioma, meningioma* 228
–, „displacement"-, *encephalography, "displacement"* 92, 93
–, Druckmessung, *encephalography, pressure measurement* 92
–, – nach –, *encephalography, pressure measurement after –* 159, 160
–, –, Kinder, *encephalography, pressure measurements, children* 162
–, Epidermoidzyste, *encephalography, epidermoid cyst* 275, 287, 323
–, Fehldiagnose, *encephalography, wrong diagnosis* 209, 210, 239
–, Fehlfüllung, *encephalography, defective filling* 96
–, Folgeerscheinungen, *encephalography, postencephalographic reactions* 159, 161, 162, 164
–, fraktionierte, Methodik, *encephalography, fractionated, method* 92
–, Füllungsmechanismus, *encephalography, filling mechanism* 94
–, Gangliom Gasseri, Tumoren, *encephalography, gangliom of Gasser, tumors* 321, 326
–, Gasinsufflation, *encephalography, gas insufflation* 92
–, Geschichtliches, *encephalography, history* 89, 206, 207

Enzephalographie, Glioblastom, *encephalography, glioblastoma* 244, 245, 247
–, Gliom des Chiasma N. optici, *encephalography, glioma of chiasma N. optici* 266, 269, 273, 274
–, –, Corpus callosum, *encephalography, glioma, corpus callosum* 294, 295
–, –, frontoparietales, *encephalography, glioma, frontoparietal* 220, 230
–, –, Hypothalamus, *encephalography, glioma, hypothalamic* 279
–, –, Lamina quadrigemina, *encephalography, glioma, lamina quadrigemina* 299
–, –, supraselläres, *encephalography, glioma, suprasellar* 266, 267, 273
–, –, Thalamus, *encephalography, glioma, thalamic* 301
–, Gliose, negative Computer-Tomographie, *encephalography, gliosis, negative computerized tomogram* 261
–, Hämatom, spontanes, *encephalography, hematoma, spontaneous* 257
–, –, subdurales, *encephalography, hematoma, subdural* 230, 231, 232
–, Harnstoffinjektion, *encephalography, urea injection* 206
–, Hemisphärentumoren, *encephalography, hemispheric tumors* 241
–, Hirnabszeß, *encephalography, brain abscess* 223
–, Hirnmetastasen, *encephalography, cerebral metastases* 218, 222, 228, 229
–, Hirntumoren, Lokalisation, *encephalography, brain tumors, diagnosis of site* 208, 211
–, Histologie, Hirntumoren, *encephalography, histology, brain tumors* 209
–, Hypophysenadenom, *encephalography, adenoma of hypophysis* 272
–, Indikationen, *encephalography, indications* 174, 175
–, Kinder, vegetative Reaktionen, Häufigkeit, *encephalography, children, vegetative reactions, incidence* 169
–, Kolloidzyste, *encephalography, colloid cyst* 300
–, Kolloidzysten, dritter Ventrikel, *encephalography, colloid cysts, third ventricle* 317
–, Komplikationen, *encephalography, complications* 102
–, Komputer-Tomographie, Pneumographie, Morphologie der Ventrikel, *encephalography, computerized tomography, pneumography, morphology of ventricles* 241
–, Kontraindikationen, *encephalography, contraindications* 175
–, Kontrastgase, *encephalography, contrast gases* 105
–, –, Resorption, *encephalography, contrast gas, resorption* 115
–, Kontrolluntersuchung: Gliom, *encephalography, follow-up: Glioma* 244, 247
–, Kraniopharyngiom, *encephalography, craniopharyngioma* 266
–, Liquorräume, Größenschwankungen, *encephalography, liquor spaces, variability of size* 113
–, Lokalisation, supraselläre Tumoren, *encephalography, localization, suprasellar tumors* 264
–, Lokalisationsdiagnostik, *encephalography, diagnosis of site* 211, 212, 218, 280
–, mediane, expansive Prozesse, *encephalography, median, expansive lesions* 290, 291, 292
–, Meningiom, Falx cerebri, *encephalography, meningioma, falx cerebri* 318, 319
–, –, frontoparietales, *encephalography, meningioma, frontoparietal* 219
–, –, des Tentorium, *encephalography, meningioma of tentorium* 221, 320
–, –, Skizzen, *encephalography, meningioma, tracings* 289
–, –, Tuberculum sellae, *encephalography, meningioma, tuberculum sellae* 276, 277
–, Methodik, *encephalography, method* 90
–, Mortalität, *encephalography, mortality* 171
–, Nachuntersuchung, raumfordernde Prozesse, *encephalography, revision of cases, space occupying lesions* 219
–, Narkose, *encephalography, anesthesia* 154, 157
–, Neurinom, Ganglion Gasseri, *encephalography, neurinoma, ganglion of Gasser* 241
–, Oligodendrogliom, *encephalography, oligodendroglioma* 239
–, Operabilität, Tumor, *encephalography, operability, tumor* 251
–, Pinealregion, Tumoren, *encephalography, pineal region, tumors* 315
–, Pineoblastom, *encephalography, pineoblastoma* 293, 294
–, siehe Pneumographie, *encephalography, see pneumography*
–, Schläfenhirntumoren, *encephalography, temporal tumors* 207, 216
–, subdurales Hämatom, *encephalography, subdural hematoma* 230, 231
–, Seitenventrikel, Tumoren, *encephalography, lateral ventricles, tumors* 321
–, Strahlenbelastung, *encephalography, radiation exposure* 172
–, subdurales Luftdepot, *encephalography, subdural air depot* 99
–, Subtraktionstechnik, *encephalography, subtraction technique* 206
–, supraselläres Gliom, *encephalographic, suprasellar glioma* 266, 267
–, supratentorielle raumfordernde Prozesse, *encephalography, supratentorial space recupying lesions* 203
–, Technik, *encephalography, technique* 205
–, temporale Tumoren, *encephalography, temporal tumors* 207, 216
–, Tentorium-Meningiome, *encephalography, tentorial meningiomas* 221, 320
–, Teratom, subfrontales, *encephalography, teratoma, subfrontal* 268, 269, 287
–, therapeutische Wirkungen, *encephalography, therapeutic effects* 173
–, Tumorausdehnung, *encephalography, extension of tumor* 283
–, Tumoren, Pinealregion, *encephalography, tumors of pineal region* 315
–, Tumortyp, *encephalography, type of tumor* 285
–, Wellenbildung, *encephalography, undulation* 116
enzephalographische Diagnose, Einfluß der Klinik, *encephalographic diagnosis, influence of clinical symptomatology* 210
Enzephalomalazie, pherographische Auftrennung, *encephalomalacia, pherographic analysis* 49
Enzephalomyelitis, Monozyten, *encephalomyelitis, monocytes* 66
Enzyme, Liquor, *enzymes, cerebrospinal liquor* 16, 53
Enzymaktivität, Ependym, Seitenventrikel, *enzyme activity, ependyma, lateral ventricles* 15
eosinophile Granulozyten, Antigen-Antikörperreaktion, *eosinophilic granulocytes, antigen antibody reaction* 62

– Meningitis, Blutliquorschranke, *eosinophilic meningitis, blood liquor barrier* 36, 37
– –, Pleozytose, *eosinophilic meningitis, pleocytosis* 62
– –, Syndrom, *eosinophilic meningitis, syndrome* 71, 72
Ependym, Aquädukt, *ependyma, aqueduct of Sylvius* 2, 3
–, Enzymaktivität, *ependyma, enzyme activity* 15
–, Hirnventrikel, *ependyma, brain ventricles* 3
–, Histologie, *ependyma, histology* 3
–, Liquorproduktion, *ependyma, liquor production* 19, 20
–, Liquorsystem, *ependyma, liquor system* 27
–, Milchsäurediffusion, *ependyma, diffusion of lactic acid* 37
–, Permeabilität, gesteigerte, *ependyma, permeability, raised* 42
–, Proliferationsschema, *ependyma, schema of proliferation* 58
–, Stoffwechsel, *ependyma, metabolism* 4
–, Tumorzellimplantation, *ependyma, implantation of tumor cells* 74
–, Ultrafiltration, *ependyma, ultrafiltration* 32
–, Ventrikel-, Blutliquorschranke, *ependyma, ventricle, blood liquor barrier* 36
–, –, Funktion, *ependyma, ventricular, function* 15
ependymale Synapsen, Funktion, *ependymal synapses, function* 3
Ependymlücken, Pneumenzephalographie, *ependymal defects, pneumoencephalography* 3
Ependymoblastom, Lokalisation, Enzephalographie, *ependymoblastoma, location, encephalography* 208, 209
Ependymom, Kaliumwerte, Liquor, *ependymoma, potassium values, cerebrospinal liquor* 33
–, Kontrastmittelstop, *ependymoma, stop of contrast medium* 466
–, Ventrikulographie, *ependymoma, ventriculography* 405
–, Verkalkung, Ventrikulographie, *ependymoma, calcification, ventriculography* 360
Ependymzellen, Chemotaxis, *ependymal cells, chemotaxis* 4
–, intraventrikuläre Resorption, *ependymal cells, intraventricular resorption* 4
–, Liquor, nach Pneumographie, *ependymal cells, cerebrospinal liquor, after pneumography* 159
–, Plexus chorioideus Zellen, *ependymal cells, cells of plexus chorioideus* 68
–, Rezeptionsmöglichkeiten, *ependymal cells, receptive faculties* 3
Epidermoidzyste, Differentialdiagnose: Abszeß, *epidermoid cyst, differential diagnosis: Abscess* 223
–, enzephalographisches Bild, *epidermoid cyst, encephalographic aspect* 214, 275, 287, 323
–, Kleinhirn, *epidermoid cyst, cerebellar* 402
epidurale Blutungen, Enzephalographie, *epidural hemorrhages, encephalography* 170
– Luftfüllung, Anatomie, Technik, *epidural air filling, anatomy, technique* 102
– –, Fehldiagnose, *epidural air filling, wrong diagnosis* 552
Epilepsie, Enzephalographie, Indikationsstellung, *epilepsy, encephalography, indication* 174
–, –, therapeutische Wirkung, *epilepsy, encephalography, therapeutic effect* 173
–, Mikroventrikulie, *epilepsy, small ventricles* 113
–, periventrikuläre Gliose, *epilepsy, periventricular gliosis* 261
–, subdurale Füllung, Enzephalographie, *epilepsy, subdural filling, encephalography* 100
–, Tumoren, Gliose, Differentialdiagnose, *epilepsy, tumors, gliosis, differential diagnosis* 241
–, Ventrikelerweiterung, Enzephalogramm, *epilepsy, enlargement of ventricles, encephalogram* 114
Epithelzellen, Liquor, nach Pneumographie, *epithelial cells, cerebrospinal liquor, after pneumography* 159
Erbrechen, Enzephalographie, Kinder, *vomiting, encephalography, children* 169
Ergebnisse, subdurale Pneumotherapie, *results, subdural pneumotherapy* 173, 174
Ernährungsfunktion, Liquor, *nutritive function, cerebrospinal liquor* 35
essentielle Aliquorrhoe, Ursachen, *essential aliquorrhoea, causes* 28
exfoliative Tumorzelldiagnostik, Geschwulstkriterien, *exfoliative tumor cell diagnosis, tumor criteria* 68
extradurale Kontrastmittelinjektion, *extradural injection of contrast medium* 456
extra-, intrazerebrale Tumoren, Differentialdiagnose, *extra-, intracerebral tumors, differential diagnosis* 285
extramedulläre raumfordernde Prozesse, Myelogramm, *extramedullary space occupying lesions, myelogram* 469
extrazelluläre Flüssigkeit, Ventrikel, elektrische Potentiale, *extracellular fluid, ventricle, electrical potentials* 15
extrazerebrale raumfordernde Prozesse, Pneumographie, Lokalisation, *extracerebral space occupying lesions, pneumography, location* 238, 277, 289
– Tumoren, supraselläre, *extracerebral tumors, suprasellar* 263, 277
extrazerebraler Tumor, subdurales Hämatom, *extracerebral tumor, subdural hematoma* 236, 237

Falx cerebri, enzephalographische Lokalisationsdiagnostik, *falx cerebri, encephalographic diagnosis of site* 213
– –, Hernienbildung, *falx cerebri, herniation* 213, 228
– –, Meningiome, *falx cerebri, meningiomas* 318, 354
Fehldiagnose, Enzephalographie, *wrong diagnosis, encephalography* 209, 210, 238, 240
–, Luftmyelographie, *wrong diagnosis, air myelography* 552
–, supraselläre Tumoren, *wrong diagnosis, suprasellar tumors* 264, 280, 281
Fehlfüllung, Enzephalographie, *defective filling, encephalography* 96
–, epidurale, *defective filling, epidural* 103
Fermente, Liquor, *ferments, cerebrospinal liquor* 11, 16
Fettsäuren, Liquor, *fatty acids, cerebrospinal liquor* 11
Fibrozyten, tuberkulöse Meningitis, *fibrocytes, tuberculous meningitis* 67
Fieberreaktionen nach Pneumographie, *febril reactions after pneumography* 165
Fissura Sylvii, Cisterna chiasmatis, Topographie, *fissura Sylvii, cisterna chiasmatis, topography* 138
– –, Zisterne, Depression durch Meningiom, *fissura Sylvii, cistern, depression by meningioma* 234
– –, –, Verlagerung durch Gliom, *fissura Sylvii, cistern, displacement by glioma* 264
Fissuren, Großhirn, Enzephalogramm, *fissures, cerebral, encephalogram* 143
Folgeerscheinungen, Pneumographie, *consecutive changes, pneumography* 159
Foramen von Merkel, Kunstprodukt, *foramen, of Merkel, artefact* 124
– interventriculare (Monroi), Anatomie, *foramen interventriculare (Monroi), anatomy* 117, 391, 393

Foramen interventriculare (Monroi), Anatomie, Pneumogramm, *foramen interventriculare (Monroi), anatomy, pneumogram* 126
— — —, —, Vorderhorn, *foramen interventriculare (Monroi), anatomy, cornu anterius* 119
— — —, Kompression, Hypophysenadenom, *foramen interventriculare (Monroi), compression, hypophysial adenoma* 278
— — —, Kolloidzyste, *foramen interventriculare (Monroi), colloid cyst* 300
— — —, selektive Katheterisierung, *foramen interventriculare (Monroi), selective catheterisation* 90
— — —, Verlegung, Hydrocephalus, *foramen interventriculare (Monroi), blockage, hydrocephalus* 4, 18, 26
— — —, Verschluß, supraselläres Gliom, *foramen interventriculare (Monroi), occlusion, suprasellar glioma* 273
— Magendii, Füllungsmechanismus, *foramen Magendii, filling mechanism* 94
— —, Pneumographie, Tumoren, hintere Schädelgrube, *foramen Magendii, pneumography, tumors of posterior cranial fossa* 338, 357
— —, Tonsilleneinklemmung, *foramen Magendii, incarceration of tonsils* 332, 351
— —, Verschluß, Arnold-Chiari-Mißbildung, *foramen Magendii, occlusion, Arnold-Chiari's anomaly* 337
— —, —, Fehlfüllung, Enzephalographie, *foramen Magendii, occlusion, defective filling, encephalography* 96
— occipitale magnum, Meningiom, *foramen occipitale magnum, meningioma* 361
— — —, Tonsilleneinklemmung, *foramen occipitale magnum, incarceration of tonsils* 331
— Luschkae, Plexus chorioideus 4, 5
— —, Füllungsmechanismus, *foramina Luschkae, filling mechanism* 94
— —, Verschluß, Fehlfüllung, Enzephalographie, *foramina Luschkae, occlusion, defective filling, encephalography* 96
Forceps major, Anatomie, Pneumogramm, *forceps major, anatomy, pneumogram* 122
Formvarianten, Hinterhorn, Pneumogramm, *variations of shape, cornu posterius, pneumogram* 121
Fremdkörper, Meningitis, Syndrome, *foreign bodies, meningitis, syndromes* 71
Froinsches Kompressionssyndrom, Pherogramm, *Froin's compression syndrome, pherogram* 74
Frontalhorn, Füllungsdefekt: Frontotemporales Gliom, *frontal horn, filling defect: Frontotemporal glioma* 248
—, normale enzephalographische Darstellung, *frontal horn, normal encephalographic aspect* 225
—, Tumordiagnostik, *frontal horn, tumor diagnosis* 286
—, Verlagerung, Epidermoidzyste, *frontal horn, displacement, epidermoid cyst* 275
—, —, Gliom, *frontal horn, displacement, glioma* 234, 273
—, —, Hirnmetastasen, *frontal horn, displacement, cerebral metastases* 218, 229
—, —, Meningiom, *frontal horn, displacement, meningioma* 234, 235, 276, 277
—, —, multiple Metastasen, *frontal horn, displacement, multiple metastases* 229
Frontallappen, Gliom, Ventrikulographie, *temporal lobe, glioma, ventriculography* 228, 264
—, Meningiom, Enzephalogramm, *frontal lobe, meningioma, encephalogram* 234, 235
frontobasales Meningiom, Enzephalographie, *frontobasal meningioma, encephalography* 266, 267
frontoparietale Tumoren, Lokalisationsdiagnostik, *frontoparietal tumors, diagnosis of site* 212
Frontoparietalregion, Gliom, Füllungsdefekt des Frontalhorns, *frontoparietal region, glioma, filling defect of frontal horn* 248
—, —, Infiltration des Corpus callosum, *frontoparietal region, glioma, refiltration of corpus callosum* 230
—, Metastase, Enzephalogramm, *frontoparietal region, metastasis, encephalogram* 225, 229
—, Tumoren, Statistik, *frontotemporal region, tumors, statistical analysis* 208, 209
Frontotemporoparietalregion, Gliom, Enzephalographie, *frontotemporoparietal region, glioma, encephalography* 264
Füllungsmechanismus, Enzephalographie, *filling mechanism, encephalography* 94
Füllungstechnik, Fehler, Fehlfüllung, Enzephalographie, *filling technique, errors, defective filling, encephalography* 96
Funktion, Basalmembran, Plexus chorioideus, *function, basal membrane, plexus chorioideus* 6
—, Endothel, Subarachnoidalraum, *function, endothelium, subarachnoidal space* 6
—, Ernährungs-, Liquor, *function, nutritive, cerebrospinal liquor* 35
—, Immunglobuline, *function, immune globulins* 45
—, Lamina vasculosa piae, *function, lamina vasculosa piae* 6
—, Liquorzellen, *function, liquor cells* 60
—, Makrophagen, *function, macrophages* 66
—, Monozyten, *function, monocytes* 65
—, Notfall-, Liquordruck, *function, emergency-, liquor pressure* 30
—, paraventrikuläre Nervenzellen, *function, paraventricular nerve cells* 3
—, Plexus chorioideus, *function, plexus chorioideus* 15
—, Reissnersche Fäden, *function, Reissner's filaments* 9
—, Ventrikelependym, *function, ventricular ependyma* 15
—, Zisternen, *function, cisterns* 8
Furchen, Großhirn, Enzephalogramm, *grooves, cerebral, encephalogram* 143

Gammaglobuline, Agarelektrophorese, *gammaglobulins, agar electrophoresis* 40
—, Dysproteinose, Allergie, *gamma globulins, dysproteinosis, allergy* 42
—, Erhöhung, tuberkulöse Meningitis, *gamma globulins, raised, tuberculous meningitis* 70
—, hämorrhagische Liquorsyndrome, *gamma globulins, hemorrhagic liquor syndromes* 73
—, Lipide, *gamma globulins, lipids* 48
—, Lipoproteide, *gamma globulins, lipoproteids* 49
—, Liquor, *gamma-globulins, cerebrospinal liquor* 14
—, Virusmeningitis, *gamma globulins, viral meningitis* 71
Gammaglobulinfraktionen, Lues cerebri, *gamma globulin fractions, lues cerebri* 48
Gammaglobulin-Typ, pherographische Mobilität, *gamma globulin typ, pherographic mobility* 43, 44
Ganglienzellen, Nucleus paraventricularis, *ganglion cells, nucleus paraventricularis* 3
Ganglion Gasseri, Neurinom, Enzephalographie, *ganglion of Gasser, neurinoma, encephalography* 241
— —, Tumoren, *ganglion of Gasser, tumors* 321, 326
Gargolismus, Betaglobulin-Dysproteinose, *gargolism, betaglobulin dysproteinosis* 42
—, degenerative Liquorsyndrome, *gargolism, degenerative liquor syndromes* 76
—, Krüppelzellen, *gargolism, mutilated cells* 74

Gasembolie, Enzephalographie, *gas embolism, encephalography* 170
–, Pneumographie, *gas embolism, pneumography* 105
Gasenzephalographie, Füllungsmechanismus, *gas encephalography, filling mechanism* 94
–, kontinuierliche, *gas encephalography, continuous* 92, 93
Gasfüllung, Epidualraum, *gas filling, epidural space* 102
Gasinsufflation, Enzephalographie, *gas insufflation, encephalography* 91, 92
Gefäßgeschwulst, Pneumographie, Kontraindikation, *vascular tumor, pneumography, contraindication* 175
Gehirn, Atrophie, Subduralfüllung, Enzephalographie, *brain, atrophy, subdural filling, encephalography* 100
–, Durchblutung, *brain, blood supply* 30
–, Ernährung, *brain, nutrition* 16
–, Ernährungsfunktion, Liquor, *brain, nutritive function, cerebrospinal liquor* 35
–, Milchsäurediffusion, *brain, diffusion of lactic acid* 37
–, Schädigung, Blutliquorschranke, *brain, damage, blood liquor barrier* 36
Gehirnhäute, Erkrankungen, Immunglobuline, *meninges, diseases, immunoglobulins* 45
Gehirntumoren, Hyperproteinose, *brain tumors, hyperproteinosis* 2
Geschichtliches, Luftmyelographie, *history, air myelography* 528
–, Myelographie, *history, myelography* 437
–, Pneumographie, *history, pneumography* 89, 206, 207
–, Ventrikulographie mit positiven Kontrastmitteln, *history, ventriculography with positive contrast media* 367
Gliazellen, hämorrhagische Liquorsyndrome, *glia cells, hemorrhagic liquor syndromes* 73
–, Liquorsystem, *glia cells, liquor system* 27
Glioblastom, Betaglukuronidase, *glioblastoma, betaglucuronidasis* 53, 54
–, Enzephalographie, *glioblastoma, encephalography* 244, 245, 247
–, Lokalisation, Enzephalographie, *glioblastoma, location, encephalography* 208, 209
–, Zitronensäure, Liquor, *glioblastoma, citric acid, cerebrospinal liquor* 17
Gliom, Aquädukt-Stenose, *glioma, stenosis of aquaeductus* 298
–, Chiasma N. optici, *glioma, optic chiasma* 266, 269, 273, 274, 288
–, Differentialdiagnose: Meningiom, Enzephalographie, *glioma, differential diagnosis: meningioma, encephalography* 228, 285
–, dritter Ventrikel, *glioma of third ventricle* 272
–, enzephalographischer Befund, Operationsbericht, Unterschiede, *glioma, encephalographic findings, surgical report, differences* 254
–, enzephalographisches Bild, *glioma, encephalographic aspect* 288
–, Erhöhung des intrakraniellen Drucks, *glioma, intracranial hypertension* 272
–, Fehldiagnose, *glioma, wrong diagnosis* 234, 238
–, Hemisphären-, enzephalographische Diagnose, *glioma, hemispheric, encephalographic diagnosis* 217
–, hintere Schädelgrube, *glioma, posterior cranial fossa* 353
–, Hypothalamus, Pneumographie, *glioma, hypothalamic, pneumography* 279
–, Infiltration des Corpus callosum, *glioma, infiltration of corpus callosum* 230
–, Lamina quadrigemina, *glioma, lamina quadrigemina* 299
–, Lokalisation, *glioma, location* 208, 209, 242
–, Mittelhirn, Verlagerung, *glioma, mesencephalon, displacement* 353
– Mittellinie, Enzephalographie, *glioma, midline, encephalography* 219
– Parietallappen, Enzephalographie, *glioma, parietal lobe, encephalography* 270
–, supraselläres, Enzephalographie, *glioma, suprasellar, encephalography* 266, 267, 273
–, Temporallappen, Enzephalographie, *glioma, temporal lobe, encephalography* 243, 264
–, Thalamus, Infiltration, *glioma, infiltration of thalamus* 251, 301
–, Vierhügelplatte, *glioma, quadrigeminal plate* 344
–, zystisches, Lokalisation, Pneumographie, *glioma, cystic, location, pneumography* 240, 242
Gliose, periventrikuläre, negative Komputer-Tomographie, *gliosis, periventricular gliosis, negative computerized tomogram* 261
–, Tumoren, Differentialdiagnose, *gliosis, tumors, differential diagnosis* 240
Globulin, Liquor, *globulin, cerebrospinal liquor* 11
Globuline, Absorption, Ultraviolett, Liquor, *globulins, absorption, ultraviolet spectrum, cerebrospinal liquor* 14
–, Liquor, turnover, *globulins, liquor turnover* 40, 41
–, Normalwerte, Elektrophorese, *globulins, normal values, electrophoresis* 39
–, Tumorzellimplantation, *globulins, implantation of tumor cells* 74
Glomus, Anatomie, Pneumogramm, *glomus, anatomy, pneumogram* 121
Glukose, Liquor, Normalwerte, *glucose, cerebrospinal liquor, normal values* 15
Glykide, proteingebundene, Serum, Liquor, *glycids, protein bounded, serum, cerebrospinal liquor* 49
Glykoproteid-Fraktionen, Liquor, *glycoproteid fractions, cerebrospinal liquor* 48
GOT-Aktivität, Karzinom, Metastasen, *GOT activity, carcinoma, metastases* 54
–, Meningitis, tuberkulöse, *GOT activity, meningitis, tuberculous* 70
Grahamsches Gesetz, Diffusion, Kontrastgas, Pneumographie, *Graham's law, diffusion, contrast gas, pneumography* 105
Granulozyten, Auswanderung in den Liquor, *granulocyts, emigration into the cerebrospinal liquor* 6
–, hämorrhagische Liquorsyndrome, *granulocytes, hemorrhagic liquor syndromes* 73
–, immunkompetente Liquor-Parameter, *granulocyts, immune competent liquor parameters* 46
–, neutrophile, Funktion, *granulocytes, neutrophil, function* 60
Großhirn, Fissuren, Furchen, *cerebrum, fissures, grooves* 143
Großhirntumoren, Lokalisationsdiagnostik, *hemispheric tumors, diagnosis of site* 211
–, Pneumographie, Statistik, *hemispheric tumors, pneumography, statistic analysis* 208, 209
Guillain-Barré-Syndrom, immunkompetente Liquor-Parameter, *Guillain-Barré's syndrome, immune competent liquor parameters* 47
Gyrus cinguli, Verlagerung, Gliom, *gyrus cinguli, displacement, glioma* 242

Hämatom, Kleinhirn, *hematoma, cerebellar* 401
—, Lokalisation, *hematoma, location* 208, 209
—, spinales, *hematoma, spinal* 506
—, spontanes, Ventrikulographie, *hematoma, spontaneous, ventriculography* 257
—, subdurales, Enzephalogramm, *hematoma, subdural, encephalogram* 280, 231, 232
Hämodialyse, urämisches Koma, Hyperventilation, *hemodialysis, uremic coma, hyperventilation* 30
Hämolyse, osmotischer Druck, Liquor, *hemolysis, osmotic pressure of liquor* 13
hämorrhagische Enzephalitissyndrome, Liquorveränderungen, *hemorrhagic encephalites syndromes, changes of liquor* 72
— Liquorsyndrome, *hemorrhagic syndromes of cerebrospinal liquor* 73
hämorrhagischer Insult, LDH-Aktivität, *hemorrhagic insult, LDH activity* 54
Häufigkeit, Fehlfüllung, Enzephalographie, *incidence, defective filling, encephalography* 96, 97, 98
—, intraspinale Prozesse, *incidence, intraspinal lesions* 464
—, vegetative Reaktionen, Ventrikulographie, Kinder, *incidence, vegetative reactions, ventriculography, reactions* 169
Haftung, radiologische Untersuchungen, *liability, radiologic examinations* 557
Halbwertzeiten, biologische, Liquor-, Serum-Albumine, *half value times, biological, liquor, serum-albumins* 40
—, Immunglobuline, *half value times, immunglobulins* 44
Harnstoff, Liquor, *urea, cerebrospinal liquor* 11
—, Liquordruck, *urea, pressure, cerebrospinal liquor* 21
Harnstoff-Injektion, Technik, *urea injection, technique* 206
Hartstrahltechnik, Pneumographie, *high voltage technique, pneumography* 110
Helium, Kontrastgas, Enzephalographie, *helium, contrast gas, encephalography* 105, 107
Hemisphäre, Hernienbildung unter die Falx, *hemisphere, herniation below falx* 228
—, Tumoren, Enzephalographie, *hemispheres, tumors, encephalography* 207, 208, 209, 239, 240, 350
Hemisphärektomie, Liquoruntersuchung, radioaktive Elektrolyte, *hemispherectomy, examination of liquor, radioactive electrolytes* 34, 35
Hernienbildung, enzephalographische Lokalisationsdiagnostik, *herniation, encephalographic diagnosis of site* 213
—, linke Hemisphäre, Enzephalographie, *herniation, left hemisphere, encephalography* 228
—, temporale, subdurales Hämatom, *herniation, temporal, subdural hematoma* 232
—, — zystisches Gliom, *herniation, temporal, cystic glioma* 242
Herzpulsationen, Liquordruckschwankungen, *cardiac pulsations, fluctuations of liquor pressure* 94
hintere Kommissur, Lage, *posterior commissure, position* 399
— Schädelgrube, Anatomie, Pneumogramm, *posterior cranial fossa, anatomy, pneumogram* 127
— —, axiale Schichtdarstellung, *posterior cranial fossa, axial tomogram* 109
— —, Gliom, *posterior cranial fossa, glioma* 353
— —, Mißbildungen, Fehlfüllung, Enzephalographie, *posterior cranial fossa, anomalies, defective filling, encephalography* 98
— —, raumfordernde Prozesse, pneumographische Zeichen, *posterior cranial fossa, space occupying lesions, pneumographic signs* 338
— —, Tumoren, *posterior cranial fossa, tumors* 331–365
— —, Ventrikulographie, *posterior cranial fossa, ventriculography* 395, 396
Hinterhorn, Anatomie, Pneumogramm, *posterior horn, anatomy, pneumogram* 120, 121, 123
—, Fläche, Planimetrie, *posterior horn, area, planimetry* 151
Hippocampus, Anatomie, Pneumogramm, *hippocampus, anatomy, pneumogram* 123
Hirn, extra-, intrazerebrale Tumoren, Statistik, *brain, extra-, intracerebral tumors, statistical analysis* 208, 209
—, Läsionen, Ventrikelpunktion, *brain, lesions, ventricle puncture* 171
—, Liquor-Schranke, Stoffwechsel, *brain-liquor barrier, metabolism* 9
—, „Mikroventrikulie", *brain, small ventricles* 113
—, Trauma, Enzephalographie, *brain, trauma, encephalography* 173
Hirnabszeß, enzephalographische Lokalisation, *brain abscess, encephalographic location* 223
—, immunkompetente Parameter, *brain abscess, immune competent parameters* 46, 47
—, Lokalisation, Enzephalographie, *brain abscess, localisation, encephalography* 208, 209
—, Paraproteinose, *brain abscess, paraproteinosis* 42
—, Proliferation, Fibrozyten, *brain abscess, proliferation, fibrocytes* 67
—, Syndrome, *brain abscess, syndromes* 71
Hirnangiographie, Aufklärungspflicht, Haftung, *cerebral angiography, duty for information, liability* 557, 570
Hirnarteriosklerose, Enzymaktivität, *brain arteriosclerosis, enzymatic activity* 16
—, Liquor-, Serum-Albumine, *brain arteriosclerosis, liquor-, serum albumins* 40
Hirnatrophie, Betaglobuline, *brain atrophy, betaglobulins* 43
—, Enzephalographie, Indikationsstellung, *brain atrophy, encephalography, indications* 174
—, Kindesalter, Cisterna magna, *brain atrophy, childhood, cisterna magna* 112
—, Liquor, Infrarotspektrogramm, *brain atrophy, cerebrospinal liquor, infrared spectrogram* 14
—, Liquorsyndrome, *brain atrophy, liquor syndromes* 76
—, Objektivitätskoeffizienten, *brain atrophy, objectivity coefficients* 111
—, Pneumographie, Kontraindikation, *brain atrophy, pneumography, contraindication* 176
Hirnblutung, Pneumographie, Kontraindikation, *cerebral hemorrhage, pneumography, contraindication* 175
Hirndruck, Steigerung, Ventrikulographie, *cerebral pressure, elevation, ventriculography* 171, 335
Hirndurchblutung, Pneumographie, *cerebral circulation, pneumography* 162
Hirnfläche, Planimetrie, *brain area, planimetry* 151
Hirngeschwülste, Liquorresorption, *brain tumors, liquor resorption* 26
—, spezifisches Gewicht, Liquor, *brain tumors, specific weight, cerebrospinal liquor* 13
Hirninfarkt, Pneumographie, Kontraindikation, *cerebral infarction, pneumography, contraindication* 176
Hirnkontusion, Pneumographie, Kontraindikation, *brain contusion, pneumography, contraindication* 175

Hirnmetastase, Deformierung des Ventrikels, *cerebral metastasis, deformation of ventricle* 226
—, frontoparietale, Enzephalographie, *cerebral metastasis, frontoparietale, encephalography* 222
Hirnmetastasen, multiple, Enzephalographie, *cerebral metastases, multiple, encephalography* 229
—, Verlagerung des Frontalhorns, *cerebral metastases, displacement of frontal horn* 218
Hirnmißbildungen, Pneumographie, Kontraindikation, *cerebral malformations, pneumography, contraindication* 176
Hirnödem, Bluthirnschranke, *brain edema, blood-brain barrier* 37
—, Enzephalographie, *brain edema, encephalography* 225
—, Liquordruck, *brain edema, liquor pressure* 30
—, Metastasen, Enzephalographie, *cerebral edema, metastases, encephalography* 218, 221
—, Ventrikulographie, *cerebral edema, ventriculography* 171
—, Verkleinerung der Ventrikel, *brain edema, diminution of ventricular volume* 113
Hirnoperationen, Liquoruntersuchung, radioaktive Elektrolyte, *brain surgery, examination of liquor with radioactive electrolytes* 34, 35
Hirnstamm, Kompression, *brain stem, compression* 398
—, Prozesse, Enzephalographie, Angiographie, *brain stem, lesions, encephalography, angiography* 174, 342
—, Rotation, Tumor, *brain stem, rotation, tumor* 399
—, Tomoenzephalographie, *brain stem, tomoencephalography* 109
—, Tumoren, *brain stem, tumors* 342
—, Verlagerung, Tumoren, Enzephalogramm, *brain stem, displacement, tumors, encephalogram* 213
Hirnszintigramm, Osmoregulation, *brain scan, osmoregulation* 26
Hirntrauma, Enzephalographie, Indikationsstellung, *cerebral trauma, encephalography, indication* 174
—, Liquordruck, *brain trauma, pressure of liquor cerebrospinalis* 27
—, Ventrikelerweiterung, *brain trauma, enlargement of ventricles* 114
Hirntumor, Tomoenzephalographie, *brain tumor, tomoencephalography* 106
Hirntumoren, anatomische Klassifizierung, *brain tumors, anatomic classification* 211
—, — Lokalisation, Pneumographie, *brain tumors, anatomic location, pneumography* 237–239
—, Enzephalogramm, Ventrikelerweiterung, *brain tumors, encephalogram, enlargement of ventricles* 114, 278
—, Fehlfüllung, Enzephalographie, *brain tumors, defective filling, encephalography* 98
—, Hemisphären, Enzephalographie, *brain tumors, hemispheric, encephalography* 207
—, Kalium-, Kalzium-Werte, Liquor, *brain tumors, potassium, calcium values, cerebrospinal tumor* 33
—, Klassifizierung, Enzephalographie, *brain tumors, classification, encephalography* 211
—, Komputertomographie, Pneumographie, *brain tumors, computerized tomography, pneumography* 203
—, Lipidpherogramm, *brain tumors, lipid pherogram* 49
—, Lokalisationsdiagnostik, *brain tumors, diagnosis of site* 208, 209, 211, 280
—, Statistik, *brain tumors, statistical analysis* 208, 209
—, Turnover, Liquor-, Serum-Albumine, *brain tumors, turnover, liquor-, serum albumins* 40
—, Ventrikulographie, Indikationsstellung, *brain tumors, ventriculography, indication* 175
Hirnventrikel, siehe Ventrikel, *brain ventricle, see ventricle*
—, Morphologie, funktionelle Beziehungen, *cerebral ventricles, morphology, functional relations* 3
Hirnvolumen, Schädelkapazität, Enzephalogramm, *brain volume, cranial capacity, encephalogram* 114
Histiozyten, Auswanderung in den Liquor, *histiocyts, emigration into the cerebrospinal liquor* 6
Histologie, Adenom, *histology, Adenoma* 285
—, Endothelzellen, *histology, endothelial cells* 7
—, Ependym, *histology, ependyma* 3
—, mediane, expansive Prozesse, *histology, median, expansive lesions* 292, 293
—, Subarachnoidalraum, *histology, subarachnoidal space* 6
—, supratentorielle raumfordernde Prozesse, *histology, supratentorial space occupying lesions* 238
—, supraselläre Tumoren, *histology, suprasellar tumors* 264, 280, 281
—, Tumoren, Enzephalographie, *histology, Tumors, encephalography* 209, 214, 285
Höhenindex, Ventrikel, Pneumogramm, *height index, ventricle, pneumogram* 151
Höhlenbildungen, Mittellinie, Differentialdiagnose, *cavities, median line, differential diagnosis* 143
homonyme Hemianopsie, Ventrikulographie, *homonymous hemianopsia, ventriculography* 171
Hormone, Pneumographie, *hormones, pneumography* 163
Hydrocephalus, Kinder, Enzephalogramm, *hydrocephalus, children, encephalogram* 114
—, Strahlenbehandlung, *hydrocephalus, radiotherapy* 5
—, Subduralfüllung, Enzephalographie, *subdural filling, encephalography* 100
—, Verlegung des Foramen interventriculare Monroi, *hydrocephalus, blockade of foramen interventriculare Monroi* 18
—, Verschluß-, Resorption insufflierter Luft, *hydrocephalus, occlusion, resorption of insufflated air* 95
—, Zisternenerweiterung, *hydrocephalus, dilatation of cisterns* 335
— externus, Differentialdiagnose, *hydrocephalus externus, differential diagnosis* 112
Hydrozephalus, Enzephalographie, Indikationen, *hydrocephalus, encephalography, indications* 174
—, Messung der Liquorresorption, *hydrocephalus, measurement of liquor resorption* 26
—, Ventrikelpunktion, *hydrocephalus, ventricle puncture* 171
Hygrom, Lokalisation, *hygroma, location* 208
Hyperostose, Messungen, Keilbein, *hyperostosis, miningioma, sphenoidal* 266
—, —, Tuberculum sellae, *hyperostosis, meningioma, tuberculum sellae* 277
Hyperproteinose, Mischpherogramm, *hyperproteinosis, mixed pherogram* 42
—, unspezifische, Tumorzellimplantation, *hyperproteinosis, unspecific, tumor cell implantation* 74
Hyperproteinosen, immunkompenente Liquorparameter, *hyperproteinoses, immune competent liquor parameters* 47
Hyperventilation, Fehlfüllung, Enzephalographie, *hyperventilation, defective filling, encephalography* 98
—, Liquordruck, *hyperventilation, pressure, cerebrospinal liquor* 25

Hyperventilation, urämisches Koma, *hyperventilation, uremic coma* 30
—, Ventrikelgröße, *hyperventilation, volume of ventricles* 113
Hypo-, Hyperliquorrhoe, Strömungsgeschwindigkeit, Liquor, *hypo-, hyperliquorrhoea, flow rate of liquor* 38
Hypoliquorrhoe, Ursachen, *hypoliquorrhoea, causes* 19
Hypophyse, Adenokarzinom, *pituitary gland, adenocarcinoma* 275
—, Adenom, *pituitary gland, adenoma* 272
—, basophiles Adenom, Liquorresorption, *pituitary gland, basophilic adenoma, resorption of cerebrospinal liquor* 26
—, chromophobes Adenom, *pituitary gland, chromophob adenoma* 275, 276, 277, 283
—, Tomographie, Strahlenbelastung, *pituitary gland, tomography, radiation exposure* 172
—, Tumoren, Ausdehnung, *pituitary gland, tumors, extension* 283
Hypophysenrezessus, Abflachung, Kraniopharyngiom, *hypophyseal recessus, flattened, craniopharyngioma* 275, 276
Hypotension, Pneumographie, *hypotension, pneumography* 164
Hypothalamus, Gliom, Enzephalographie, *hypothalamus, glioma, encephalography* 279

idiopathische Epilepsie, Pneumogramm, Indikationsstellung, *idiopathic epilepsy, pneumogram, indication* 174
IgA, IgM, biochemische Eigenschaften, *IgA, IgM, biochemical properties* 45
IgG-Aktivität, Hirnabszeß, *IgG activity, brain abscess* 71
IgG-Werte, akute Enzephalitissyndrome, *IgG values, acute encephalitis syndromes* 72
immunbiologische Aktivitäten, Liquor, *immunebiologic activities, cerebrospinal liquor* 51
Immunelektrophorese, Eiweißkörper, Blutserum, Liquor, *immune electrophoresis, proteins, blood serum, liquor* 44
Immunglobuline, Antigen-Antikörperreaktion, *immune globulins, antigen antibody reaction* 44
—, entzündliche Erkrankungen, multiple Sklerose, *immune globulins, inflammatory diseases, multiple sclerosis* 46
—, Serum, Liquor, Konzentration, biochemische Eigenschaften, *immune globulins, serum, liquor, concentration, biochemical properties* 45
immunkompetente Liquor-Parameter, entzündliche Erkrankungen, multiple Sklerose, *immune competent parameters, inflammatory diseases, multiple sclerosis* 46
Immunreaktionen, reaktive Lymphoidzellen, *immune reactions, reactive lymphoid cells* 64
Implantationszellen, Magen-Ca, Metastasen, Liquorraum, *implantation cells, gastric carcinoma, metastases, liquor space* 74
Indices, Pneumogramm, *indices, pneumogram* 150
Indikation, Angiographie, Komputertomographie, *indication, angiography, computerized tomography* 203
—, Arteriographie, Enzephalographie, *indication, arteriography, encephalography* 203, 215
—, Komputertomographie, Pneumographie, *indication, computerized tomography, pneumography* 203, 211, 212
—, Pneumographie, Komputertomographie, *indication, pneumography, computerized tomography* 203
—, Schädel-Computertomographie, *indication, skull computer tomography* 175
Indikationen, Myelographie, *indications, myelography* 442
—, Pneumographie, *indications, pneumography* 174, 175
—, subdurale Pneumographie, *indications, subdural pneumography* 94
—, Ventrikulographie mit positiven Kontrastmitteln, *indications, ventriculography with positive contrast media* 389, 395
indirekte pneumographische Veränderungen, Tumoren, hintere Schädelgrube, *indirect pneumographic changes, tumors, posterior cranial fossa* 338
Infektionen, Enzephalographie, *infections, encephalography* 170
—, Subarachnoidalblutung, *infections, subarachnoidal hemorrhage* 73
Infektionskrankheiten, Meningitis, Syndrome, *infectious diseases, meningitis, syndromes* 71
Infrarotspektrogramm, Liquor, *infrared spectrogram, cerebrospinal liquor* 13
infratentorielle raumfordernde Prozesse, Enzephalographie, Indikation, *infratentorial space occupying lesions, encephalography, indication* 174
infratentorieller Raum, Differentialdiagnose, Pneumographie, *infratentorial space, differential diagnosis, pneumography* 336
infratentorielles Luftdepot, Enzephalographie, *infratentorial air depot, encephalography* 99
Inkarzeration, Liquorresorption, *incarceration, resorption of cerebrospinal liquor* 26
—, medulläre, Liquordruckkrisen, *incarceration of medulla oblongata, liquor pressure, crises* 30
Instrumentarium, Enzephalographie, *instrumentarium, encephalography* 91, 92
Insult, zerebrovaskulärer, LDH-Aktivität, *insult, cerebrovascular, LDH activity* 54
intradurales Meningiom, Myelogramm, *intradural meningioma, myelogram* 474
intra-, extrazerebrale Tumoren, Differentialdiagnose, *intra-, extracerebral tumors, differential diagnosis* 285
intrakranialer Druck, Liquorresorption, *intracranial pressure, liquor resorption* 26, 27
intrakranielle Blutungen, Enzephalographie, Statistik, *intracranial hemorrhages, encephalography, statistical analysis* 208, 209
— —, Komputertomographie, *intracranial hemorrhages, computerized tomography* 203
— Luftinjektion, therapeutische Wirkungen, *intracranial air injection, therapeutic effects* 174
intraspinale raumfordernde Prozesse, Myelographie, *intraspinal space occupying lesions, myelography* 442, 464
— Tumoren, Luftmyelographie, *intraspinal tumors, air myelography* 544
intraventrikuläre Applikation, Pharmaka, *intraventricular application, drugs* 3
intrazerebrale Blutung, Pneumographie, Kontraindikation, *intracerebral hemorrhage, pneumography, contraindication* 175
— Blutungen, Ventrikulographie, *intracerebral hemorrhages, ventriculography* 171
— raumfordernde Prozesse, Pneumographie, Arteriographie, Vergleich, *intracerebral space occupying lesions, pneumography, arteriography, comparison* 242
— — —, Pneumographie, Lokalisation, *intracerebral space occupying lesions, pneumography, location* 238, 289
— Tumoren, supraselläre, *intracerebral tumors, suprasellar* 263, 289

Intubationsnarkose, Enzephalographie, *intratracheal anesthesia, encephalography* 93
Ionenverschiebung, Liquor, *ion shift, cerebrospinal liquor* 32
Isoagglutinine, Antikörper, *isoagglutinins, antibodies* 45
Isotonie, Liquor, *isotonia, cerebrospinal liquor* 17
Isotopendiagnostik, Liquorresorption, *diagnosis with radioisotopes, resorption of cerebrospinal liquor* 25, 28

^{131}J-Humanalbumin, Liquorresorption, Messung, ^{131}*J humane albumine, resorption of liquor, measurement* 26
Jod, Liquor, *iodine, cerebrospinal liquor* 11, 18
—, radioaktives, Liquorzirkulation, Diffusion, *iodine, radioactive, liquor cerebrospinalis, circulation, diffusion* 35
juxtamedulläre raumfordernde Prozesse, Myelogramm, *juxtamedullary space occupying lesions, myelogram* 469

Kalium, Austausch, Gehirn, *potassium, exchange, brain* 33
—, Liquor, *potassium, cerebrospinal liquor* 11, 18, 33
Kalzium, Liquor, *calcium, cerebrospinal liquor* 10, 11, 18, 33
Karotissiphon, Aneurysma, Enzephalographie, *carotid siphon, aneurysm, encephalography* 271
Karzinom, LDH-Aktivität, *carcinoma, LDH activity* 54
karzinomatöse Meningeose, Tumorzellimplantation, *carcinomatous meningeosis, implantation of tumor cells* 74
Katheterisierung, selektive, Foramen Monroi, *catheterization, selective, foramen Monroi* 90
—, Ventrikel, *catheterism, ventricles* 387, 398
Kationengehalt, Liquor, *kation content, cerebrospinal liquor* 13
Keilbein, Meningiom, Hyperostose, *sphenoid, meningioma, hyperostosis* 266
Keilbeinflügel, Bezugslinien, Pneumogramm, *sphenoid wings, reference lines, pneumogram* 149, 150
—, Meningiom, Enzephalographie, *sphenoidal wings, meningioma, encephalography* 240, 241
Kind, basale Zisternen, *child, basal cisterns* 132
—, Hydrozephalus, Enzephalographie, Indikationen, *child, hydrocephalus, encephalography, indications* 174
—, Ventrikulographie, Divertikelbildung, *child, ventriculography, formation of diverticula* 171
Kinder, Enzephalographie, *children, encephalography* 91, 93
—, —, Komplikationen, *children, encephalography, complications* 102
—, epidurale Luftfüllung, *children, epidural air filling* 104
—, Fehlfüllung, Enzephalographie, *children, defective filling, encephalography* 97
—, Hirnatrophie, Enzephalogramm, *children, brain atrophy, encephalogram* 114
—, Hydrozephalus, Pneumographie, Kontraindikation, *children, hydrocephalus, pneumography, contraindication* 175
—, Meßwerte, Pneumogramm, *children, measurement values, pneumogram* 148
—, „Mikroventrikulie“, *children, small ventricles* 113
—, Narkose, Pneumographie, *children, anesthesia, pneumography* 157
—, Pneumogramm, *children, pneumogram* 112
—, —, Indices, Quotienten, *children, pneumogram, indices, quotients* 152
—, Pneumographie, Druckerhöhung, *children, pneumography, pressure elevation* 162
—, —, Fieberreaktionen, *children, pneumography, febrile reactions* 165
—, transorbitale Ventrikulographie, *children, transorbital ventriculography* 90
—, Ventrikulographie, vegetative Reaktionen, *children, ventriculography, vegetative reactions* 169
Kindesalter, Cisterna veli interpositi, *childhood, cisterna veli interpositi* 141
—, Hirndrucksteigerung, *childhood, intracranial hypertension* 335
—, Myelographie, Indikationen, *childhood, myelography, indications* 442
—, Paraproteinose, *childhood, paraproteinosis* 42
Kinking, Aquädukt, *kinking, aquaeductus* 127
Kleinhirn, Einklemmung, Pneumographie, *cerebellum, incarceration, pneumography* 162
—, Ependymom, *cerebellum, ependymoma* 405
—, Epidermoidzyste, *cerebellum, epidermoid cyst* 401
—, Hämatom, *cerebellum, hematoma* 401
—, Spongioblastom, *cerebellum, spongioblastoma* 403
—, Tonsillen, Schädigung, Liquordruckkrisen, *cerebellum, tonsils, damage, liquor pressure crises* 30
—, transtentorielle Hernie, *cerebellum, transtentorial herniation* 334
—, Tumoren, *cerebellum, tumors* 350, 400, 404
Kleinhirnbrückenwinkel, Akustikus-Neurinom, *cerebellopontine angle, acusticus neurinoma* 335, 355
—, Meningiom, *cerebellopontine angle, meningioma* 355
—, Tumoren, *cerebellopontine angle, tumors* 415
—, Twiningsche Linie, *cerebellopontine angle, Twining's line* 356, 399
—, Wellenbildung, Enzephalographie, *cerebello-pontine recessus, undulation, encephalography* 116
—, Zisterne, Anatomie, Pneumogramm, *cerebello-pontine recessus, cistern, anatomy, pneumogram* 127, 137
Kleinhirnzelt, Luftdepot, Enzephalographie, *tentorium cerebelli, air depot, encephalography* 99
Klinik, Einfluß auf die enzephalographische Diagnose, *clinical symptomatology, influence to the encephalographic diagnosis* 210
Knochenmark, Plasmazellen, *bone marrow, plasma cells* 64
Kochsalz, Liquor, *sodium chloride, cerebrospinal liquor* 11, 17
Körpertemperatur, nach Pneumographie, *body temperature, after pneumography* 164
Kohlehydrate, eiweißgebundene, Liquor, *carbohydrates, proteinbounded, cerebrospinal liquor* 48
—, Liquor, *carbohydrates, cerebrospinal liquor* 14, 15
Kohlehydratstoffwechsel, Ependym, *carbohydrate metabolism, ependyma* 4
Kohlehydratstoffwechsel, Tumorzellimplantation, *carbohydrate metabolism, implantation of tumor cells* 74
Kohlensäuregas, Kontrastgas, Enzephalographie, *carbon dioxide, contrast gas, encephalography* 105
Kollaps, Enzephalographie, *syncope, encephalography* 164
—, Foramen Magendii, Fehlfüllung, Enzephalographie, *collapse, foramen Magendii, defective filling, encephalography* 96
—, Liquordruck, *collapse, pressure of cerebrospinal liquor* 28
kolloidosmotischer Druck, Liquorresorption, *colloidosmotic pressure, resorption of liquor* 26

Kolloidreaktionen, Liquor, *colloidal reactions, cerebrospinal liquor* 55, 56
Kolloidzyste, Foramen interventriculare, *colloid cyst, foramen interventriculare* 300
Kolloidzysten, dritter Ventrikel, *colloid cysts, third ventricle* 317
Koma, urämisches, diabetisches, Hyperventilation, *coma, uremic, diabetic, hyperventilation* 30
Komplikationen, Enzephalographie, *complications, encephalography* 93, 162, 163
—, Fehlfüllung, Enzephalographie, *complications, defective filling, encephalography* 98
—, Kontrastmittel, *complications, contrast media* 380, 383
—, Luftmyelographie, *complications, air myelography* 552
—, Myelographie, *complications, myelography* 455
—, Narkose, Pneumographie, *complications, anesthesia, pneumography* 156
—, Pneumographie, *complications, pneumography* 90, 91
—, Subduralfüllung, Enzephalographie, *complications, subdural filling, encephalography* 102
—, vaskuläre, Enzephalographie, *complications, vascular, encephalography* 169
Kompressionssyndrom, Froinsches, Pherogramm, *compression syndrome of Froin, pherogram* 74
Komputer-Tomographie, Morphologie von Ventrikel und Temporalhorn, *computerized tomography, morphology of ventricles and temporal horn* 240
—, negative, periventrikuläre Gliose, *computerized tomography, negative, periventricular gliosis* 261
—, raumfordernde Prozesse, *computerized tomography, space occupying lesions* 203, 211
konstitutionelle Faktoren, Fehlfüllung, Enzephalographie, *constitutional factors, defective filling, encephalography* 96
kontinuierliche Gasenzephalographie, *continuous gas encephalography* 92, 93
Kontraindikationen, Narkose, Pneumographie, *contraindications, anesthesia, pneumography* 156
—, Pneumographie, *contraindications, pneumography* 175
Kontrastgas, Fehlfüllung, Enzephalography, *contrast gas, defective filling, encephalography* 96
—, Pneumographie, *contrast gas, pneumography* 105
—, Resorption, Enzephalographie, *contrast gas, resorption, encephalography* 115
Kontrastmittel, extradurale Injektion, *contrast medium, extradural injection* 456
—, Myelographie, *contrast media, myelography* 440, 443, 451
—, Stop, Differentialdiagnose, *contrast medium, stop, differential diagnosis* 466, 468, 471, 473
—, Unverträglichkeit, Enzephalographie, Indikationsstellung, *contrast medium, incompatibility, encephalography, indication* 175
—, Ventrikulographie, *contrast media, ventriculography* 370–385
Kontrolluntersuchung, Enzephalographie: Gliom, *follow-up, encephalography: Glioma* 244, 247
Konzentrationsgradient, [HCO_3^-]-Blut, Liquor, *concentration gradient, [HCO_3^-]-blood, liquor* 32
Kopfschmerzen, chronische, „Mikroventrikulie", *headache, chronic, small ventricles* 114
—, Kontrastmittel, Ventrikulographie, *headache, contrast media, ventriculography* 383
— nach Pneumographie, *headache after pneumography* 159, 162
—, subdurale Pneumotherapie, *headache, subdural pneumotherapy* 173, 174
Krampfanfälle, Enzephalographie, *convulsions, encephalography* 169
—, Kontrastmittel, Ventrikulographie, *convulsions, contrast media, ventriculography* 383
—, Paraproteinose, *convulsions, paraproteinosis* 42
Kraniopharyngiom, Betaglukuronidase, *craniopharyngioma, betaglucuronidasis* 54
—, Differentialdiagnose, *craniopharyngioma, differential diagnosis* 269, 285
—, dritter Ventrikel, Deformierung, *craniopharyngioma, third ventricle, deformation* 269, 270, 275
—, Enzephalographie, *craniopharyngioma, encephalography* 266, 269, 286
—, supraselläre Zisterne, *craniopharyngioma, suprasellar cistern* 266
kranio-zervikaler Übergang, Tumoren, *cranio-cervical junction, tumors* 357
Kreislauf, Kollaps, Enzephalographie, *circulation, syncope, encephalography* 105, 159, 164
—, Liquorsystem, *circulation, liquor system* 27, 28, 94
—, Reaktionen, Enzephalographie, *circulation, reactions, encephalography* 169
Kriterien, Lokalisation, Hirntumoren, *criteria, diagnosis of site, brain tumors* 212
Krüppelzellen, Gargolismus, *deformed cells, gargolism* 74
Kunstprodukt, Foramen von Merkel, *artefact, foramen of Merkel* 124
Kupfer, Liquor, *copper, cerebrospinal liquor* 12

Lachgas, Enzephalographie, *laughing-gas, encephalography* 105
Längenindex, Ventrikel, Pneumogramm, *length index, ventricle, pneumogram* 151
Lamina quadrigemina, Gliom, *lamina quadrigemina, glioma* 299
— vasculosa, Partikeltransport, *lamina vasculosa, particle transfer* 37
— — piae, Meningitis, Syndrome, *lamina vasculosa piae, meningitis, syndromes* 71
— — —, Funktion, *lamina vasculosa piae, function* 6
— — —, Gammaglobulinbildung, *lamina vasculosa piae, production of gamma globulins* 41
— — —, Zytologie, *lamina vasculosa piae, cytology* 58
laterale Kleinhirntumoren, Ventrikulogramm, *lateral cerebellar tumors, ventriculogram* 400
LDH-Elektrophorese, Glioblastom, *LDH-electrophoresis, glioblastoma* 54
Lebensalter, Seitenventrikel, Form, Größe, *age, lateral ventricles, form, size* 116
Leptospirose, hämorrhagisches Liquorsyndrom, *leptospirosis, hemorrhagic liquor syndrome* 73
—, Meningitis, immunkompetente Liquor-Parameter, *leptospirosis, meningitis, immune competent liquor parameters* 46
Leukodystrophie, pherographische Auftrennung, *leukodystrophy, pherographic analysis* 49
Leukose, Meningeose, *leukosis, meningeosis* 72
—, spezifisches Gewicht, Liquor, *leukosis, specific weight, cerebrospinal liquor* 13
Leukozyten, Reaktionen, Pneumographie, *leukocytes, reactions, pneumography* 159
—, Veränderungen, Liquor, *leukocytes, changes, cerebrospinal liquor* 13

lineare Meßwerte, Pneumogramm, *linear measurement values, pneumogram* 144
Lipide, eiweißgebundene, *lipids, protein bounded* 48, 49
Lipoidphagozytose, Fettembolie, *lipoid phagocytosis, fat embolism* 67
Lipom, Myelogramm, *lipoma, myelogram* 472, 479
Liquor cerebrospinalis, Abschilferung von Zellen, *liquor cerebrospinalis, desquamation of cells* 6
— —, Aliquorrhoe, Ursachen, *liquor cerebrospinalis, aliquorrhoea, causes* 19, 28
— —, Alphaglobuline, Lipide, *liquor cerebrospinalis, alpha globulins, lipids* 48
— —, Aminosäuren, *liquor cerebrospinalis, aminoacids* 11, 14, 16
— —, anorganische Bestandteile, *liquor cerebrospinalis, inorganic components* 17
— —, Antibiotika, Sulfonamide, Diffusion, *liquor cerebrospinalis, antibiotics, sulfonamides, diffusion* 35, 36
— —, Antikörper, *liquor cerebrospinalis, antibodies* 52
— —, arterielles Blut, Säure-Basengleichgewicht, *liquor cerebrospinalis, arterial blood, acid-base-equilibrium* 34
— —, arterio-venöse pCO_2-Differenz, *liquor cerebrospinalis, arterio-venous* pCO_2 *difference* 31
— —, Austausch-, Transportfunktion, *liquor cerebrospinalis, exchange, transport function* 33, 35, 36
— —, Azeton, *liquor cerebrospinalis, acetone* 9, 10, 17
— —, Bestandteile, *liquor cerebrospinalis, components* 9–12, 15, 17
— —, Betaglobuline, Lipide, *liquor cerebrospinalis, beta globulins, lipids* 48
— —, bioelektrische Potentialdifferenzen, *liquor cerebrospinalis, bioelectrical potential differences* 14
— —, biologische Halbwertzeiten, Albumine, *liquor cerebrospinalis, biologic half value times, albumins* 40
— —, Bleiintoxikation, *liquor cerebrospinalis, lead intoxication* 9
— —, Blut, elektrolytischer Gradient, *liquor cerebrospinalis, blood, electrolytic gradient* 30
— —, Blutliquorschranke, *liquor cerebrospinalis, blood liquor barrier* 35–37
— —, Chromatographie, *liquor cerebrospinalis, chromatography* 50, 51
— —, Chylus, Partikeltransport, *liquor cerebrospinalis, chylus, transfer of particles* 37
— —, Coma diabeticum 9, 17, 30
— —, Chromatographie, *liquor cerebrospinalis, chromatography* 16
— —, Diffusion 15
— —, Diffusions-, Sekretionstheorie, *liquor cerebrospinalis, diffusion-, secretion theory* 19
— —, Druck, nach Pneumographie, *liquor cerebrospinalis, pressure, after pneumography* 161
— —, —, normaler, *liquor cerebrospinalis, pressure, normal* 10, 11, 13, 20
— —, —, pathologischer, *liquor cerebrospinalis, pressure, pathologic* 19, 20–25, 26, 27, 28
— —, —, Schwankungen, Atmung, Herzpulsationen, *liquor cerebrospinalis, pressure, fluctuations, respiration, cardiac pulsations* 94
— —, Druckkrisen, *liquor cerebrospinalis, pressure crises* 28
— —, Druckkurven, *liquor cerebrospinalis, pressure curves* 29, 30
— —, Druckmessung, Enzephalographie, *liquor cerebrospinalis, pressure measurement, encephalography* 92
— —, —, epidurale Luftfüllung, *liquor cerebrospinalis, pressure measurement, epidural air filling* 103
— —, Dysproteinose, *liquor cerebrospinalis, dysproteinosis* 42
— —, Eigenschaften, *liquor cerebrospinalis, properties* 9
— —, Eiweißfraktionen, *liquor cerebrospinalis, protein fractions* 14, 15, 16
— —, —, nach Pneumographie, *liquor cerebrospinalis, protein fractions, after pneumography* 159, 160
— —, eiweißgebundene Kohlehydrate, *liquor cerebrospinalis, protein bounded carbohydrates* 48
— —, Eiweißspektrum, Faktoren, *liquor cerebrospinalis, protein spectrum, factors* 47
— —, —, normales, *liquor cerebrospinalis, protein spectrum, normal* 38
— —, —, pathologisches, *liquor cerebrospinalis, protein spectrum, pathologic* 42
— —, elektrische Potentiale, *liquor cerebrospinalis, electrical potentials* 14, 15
— —, Elektrolyte, Pathophysiologie, *liquor cerebrospinalis, electrolytes, pathophysiology* 33
— —, —, radioaktive, *liquor cerebrospinalis, electrolytes, radioactive* 34
— —, Elektrolytkonzentration, *liquor cerebrospinalis, electrolyte concentration* 17, 34
— —, Elektrophorese, *liquor cerebrospinalis, electrophoresis* 16
— —, Endothelzellproliferation, *liquor cerebrospinalis, proliferation of endothelial cells* 7
— —, Enzyme, *liquor cerebrospinalis, enzymes* 16
— —, Enzymreaktionen, *liquor cerebrospinalis, enzymatic reactions* 53–55
— —, Ernährungsfunktion, Gehirn, *liquor cerebrospinalis, nutritive function, brain* 35
— —, Folgeerscheinungen der Pneumographie, *liquor cerebrospinalis, consecutive changes after pneumography* 159
— —, Froinsches Kompressionssyndrom, *liquor cerebrospinalis, Froin's compression syndrome* 74
— —, GOT-Aktivität, *liquor cerebrospinalis, GOT activity* 54
— —, Hirn-, Schranke, Stoffwechsel, *liquor cerebrospinalis, brain, barrier, metabolism* 9
— —, Hirnabszeßsyndrome, *liquor cerebrospinalis, brain abscess syndromes* 71
— —, Hyperproteinose, *liquor cerebrospinalis, hyperproteinosis* 42
— —, immunbiologische Aktivitäten, *liquor cerebrospinalis, immunebiologic activities* 50, 51
— —, Immunglobuline, *liquor cerebrospinalis, immune globulins* 44
— —, —, Erkrankungen des ZNS, *liquor cerebrospinalis, immune globulins, diseases of central nervous system* 46
— —, —, Serum, Konzentration, biochemische Eigenschaften, *liquor cerebrospinalis, immune globulines, serum, concentration, biochemical properties* 45
— —, Implantationszellen, Tumormetastasen, *liquor cerebrospinalis, implantation cells, tumor metastases* 74
— —, Infrarotspektrogramm, *liquor cerebrospinalis, infrared spectrogram* 13
— —, Kohlehydrate, *liquor cerebrospinalis, carbohydrates* 14, 15
— —, Kolloidreaktionen, *liquor cerebrospinalis, colloidal reactions* 55, 56
— —, Kontrastmittel, Veränderungen, *liquor cerebrospinalis, contrast media, changes* 383, 384

Liquor cerebrospinalis, Konzentrationsgradient: Blut, Liquor [HCO_3^-], *liquor cerebrospinalis, concentration gradient, blood, liquor [HCO_3^-]* 32
— —, LDH-Aktivität, *liquor cerebrospinalis, LDH activity* 54
— —, Lipide, *liquor cerebrospinalis, lipids* 48
— —, Lipoide, *liquor cerebrospinalis, lipoids* 49, 50
— —, Lumbalpunktion, Myelographie, *liquor cerebrospinalis, lumbar puncture, myelography* 444
— —, Meningitis tuberculosa, *liquor cerebrospinalis, tuberculous meningitis* 16, 32
— —, metabolische Azidose, *liquor cerebrospinalis, metabolic acidosis* 34
— —, Metastasen, Tumorzellimplantation, *liquor cerebrospinalis, metastases, implantation of tumor cells* 74
— —, Methylenblau-Diffusion, *liquor cerebrospinalis, methylen blue diffusion* 15
— —, Milchsäurediffusion, *liquor cerebrospinalis, diffusion of lactic acid* 37
— —, normales Eiweißspektrum, *liquor cerebrospinalis, normal protein spectrum* 38
— —, Normalwerte, *liquor cerebrospinalis, normal values* 10, 11, 12, 15, 18
— —, organische Bestandteile, *liquor cerebrospinalis, organic components* 15
— —, — Säuren, *liquor cerebrospinalis, organic acids* 17
— —, Paraproteinose, *liquor cerebrospinalis, paraproteinosis* 42
— —, Pathophysiologie, *liquor cerebrospinalis, pathophysiology* 1, 26
— —, pathophysiologische Regulationen, *liquor cerebrospinalis, pathophysiologic regulations* 33
— —, Permeabilität, *liquor cerebrospinalis, permeability* 15, 16
— —, pherographische V-Fraktion, *liquor cerebrospinalis, pherographic V-fraction* 14, 16, 26
— —, Physiologie, *liquor cerebrospinalis, physiology* 1, 26, 27
— —, physikalische Eigenschaften, *liquor cerebrospinalis, physical properties* 12
— —, Produktion, Physiologie, *liquor cerebrospinalis, production, physiology* 18, 19
— —, —, Steigerung, Hemmung, *liquor cerebrospinalis, production, increase, lowering* 19
— —, proteingebundene Glykide, Lipide, *liquor cerebrospinalis, protein bounded glycids, lipids* 49
— —, qualitative, quantitative Eiweißbestimmung, *liquor cerebrospinalis, qualitative, quantitative determination of proteins* 38
— —, Quecksilberintoxikation, *liquor cerebrospinalis, mercurial intoxication* 9
— —, radioaktive Elektrolyte, *liquor cerebrospinalis, radioactive electrolytes* 34
— —, Räume, Anatomie, *liquor cerebrospinalis, spaces, anatomy* 1, 26
— —, Resorption 25–28
— —, Säure-Basen-Gleichgewicht, *liquor cerebrospinalis, acid-base-equilibrium* 30–34
— —, Sekretion, Plexus chorioideus, *liquor cerebrospinalis, secretion, plexus chorioideus* 5
— —, spezifisches Gewicht, *liquor cerebrospinalis, specific weight* 10, 12, 13
— —, Stoffwechselaktivität, *liquor cerebrospinalis, metabolic activity* 16
— —, Strömungsgeschwindigkeit, *liquor cerebrospinalis, flow rate* 38
— —, Syndrome, *liquor cerebrospinalis, syndromes* 69–76
— —, System, Schema 27
— —, toxische Bestandteile, *liquor cerebrospinalis, toxic components* 9
— —, Transport-, Austauschfunktion, *liquor cerebrospinalis, transport-, exchange function* 33, 35, 36
— —, Transport von Partikeln, *liquor cerebrospinalis, transfer of particles* 37
— —, Tumorliquorsyndrome, *liquor cerebrospinalis, tumor liquor syndromes* 73, 74
— —, turnover, Eiweißkörper, *liquor cerebrospinalis, turnover, proteins* 40
— —, Ultrafiltrat, *liquor cerebrospinalis, ultrafiltrate* 34
— —, Ultraviolettspektrogramm, *liquor cerebrospinalis, ultraviolet spectrogram* 13
— —, Urämie, *liquor cerebrospinalis, uremia* 9
— —, „Urliquor", Produktion, *liquor cerebrospinalis, original liquor, production* 19
— —, Wasserkissenwirkung, *liquor cerebrospinalis, water pillow effect* 8
— —, xanthochromer, hämorrhagische Liquorsyndrome, *liquor cerebrospinalis, xanthochromic, hemorrhagic liquor syndromes* 73
— —, —, Hirngeschwülste, *liquor cerebrospinalis, xanthochromic, brain tumors* 13
— —, Zirkulation, *liquor cerebrospinalis, circulation* 1, 20
— —, Zytologie, *liquor cerebrospinalis, cytology* 57–69
Liquordruck, Blutdruck, Hirndurchblutung, Pneumographie, *liquor pressure, blood pressure, cerebral circulation, pneumography* 162
—, erhöhter, *liquor pressure, raised* 19, 20–28
—, normaler, *liquor pressure, normal* 10, 11, 13, 20
—, Ventrikulographie, Indikationsstellung, *liquor pressure, ventriculography, indication* 175
Liquor-Metastasen, Steigerung der Malignität nach Operation und Bestrahlung, *liquor metastases, raised malignancy after surgery and radiotherapy* 74
Liquor-Parameter, immunkompetente, *liquor parameters, immune competent* 46
Liquorproteine, Physiologie, Pathophysiologie, *liquor proteins, physiology, pathophysiology* 38
Liquor-, Serum-Albumine, biologische Halbwertzeiten, *liquor-, serum albumins, biologic half value times* 40
Liquorräume, Größenschwankungen, *liquor spaces, variability of size* 113
Liquor-Sediment, Zellzahl, *liquor sediment, cell count* 57
Liquor-Syndrome, Enzephalitis, *liquor syndromes, encephalitic* 72, 73
—, Hirnabszeß, *liquor syndromes, brain abscess* 71
—, Leukose, Lymphadenose, *liquor syndromes, leukosis, lymphadenosis* 72
—, Lues, Tabes, *liquor syndromes, lues, tabes* 75
—, Meningitis, *liquor syndromes, meningitic* 70
—, retotheliale Riesenzellmeningitis, *liquor syndromes, retothelial giant cell meningitis* 71, 72
—, syphilitische, *liquor syndromes, syphilitic* 75
—, Trauma, *liquor syndromes, trauma* 73
—, tuberkulöse, *liquor syndromes, tuberculous* 70
—, Tumoren, *liquor syndromes, tumors* 73, 74
—, Virusmeningitis, *liquor syndromes, viral meningitis* 71
Liquor-Zellbild, Virus-Polyradikulitis, *liquor cytogram, viral polyradiculitis* 47
Liquor-Zellen, Funktion, *liquor cells, function* 60
—, Herkunft, *liquor cells, production* 57
—, Kern-Plasma-Verhältnis, *liquor cells, nucleus/plasma relation* 65

–, nach Pneumographie, *liquor cells, after pneumography* 159
–, Tumorimplantation, *liquor cells, tumor implantation* 74
Lokalisation, enzephalographische, Operationsbericht, Unterschied, *location, encephalographic, surgical report, differences* 254
–, Gliom, Enzephalographie, *location, glioma, encephalography* 220
–, Hirnabszeß, Enzephalographie, *location, brain abscess, encephalography* 223
–, Hirnmetastase, Enzephalographie, *location, cerebral metastasis, encephalography* 218, 221, 222
–, Hirntumoren, Kriterien, Enzephalographie, *location, brain tumors, criteria, encephalography* 211, 212, 239, 280
–, – Statistik, *location, brain tumors, statistical analysis* 208, 209, 239, 280
–, mediane, expansive Prozesse, *location, median, expansive lesions* 291
–, Meningiom, Enzephalographie, *location, meningioma, encephalography* 219
–, supraselläre Tumoren, *location, suprasellar tumors* 264
Lues, Gammaglobulin-Typ, *lues, gamma globulin typ* 44
– cerebri, Gammaglobulinfraktionen, *lues cerebri, gamma globulin fractions* 48
– cerebrospinalis, Liquorsyndrome, *lues cerebrospinalis, liquor syndromes* 75
Luft, Kontrastgas, Pneumographie, *air, contrast gas, pneumography* 105
Luftdruck, Liquordruck, *atmospheric pressure, pressure, cerebrospinal liquor* 25
Luftinjektion, intrakranielle, therapeutische Wirkungen, *air injection, intracranial, therapeutic effects* 173, 174
Luftinsufflation, Enzephalographie, *air insufflation, encephalography* 90, 91
–, Resorption, *air insufflation, resorption* 95
Luftmyelogramm, normales, *air myelogram, normal* 535
–, pathologisches, *air myelogram, pathologic* 540
Luftmyelographie, Anatomie, *air myelography, anatomy* 535
–, Arachnitis, *air myelography, arachnitis* 548
–, Bandscheibenschäden, *air myelography, discopathies* 543, 546
–, Geschichtliches, *air myelography, history* 89, 528
–, intraspinale Tumoren, *air myelography, intraspinal tumors* 544
–, Komplikationen, *air myelography, complications* 552
–, Mißbildungen, *air myelography, anomalies* 540
–, Spondilitis tuberculosa, *air myelography, spondilitis tuberculosa* 543
–, Subarachnoidalraum, *air myelography, subaradinoidal space* 541
–, Syringomyelie, *air myelography, syringomyelia* 547
–, Technik, *air myelography, technique* 528–534
lumbaler Bandscheibenvorfall, Myelogramm, *lumbar disc prolapse, myelogram* 494
– –, siehe Bandscheibenschäden, *lumbar disc prolapse, see discopathies*
lumbales Myelogramm, normales, *lumbar myelogram, normal* 460
–, –, pathologisches, *lumbar myelogram, pathologic* 476
Lumballiquor, V-Fraktion, *lumbar liquor, V-fraction* 38
Lumbalpunktion, Druckmessung, *lumbar puncture, pressure measurement* 162
–, Ependymlücken, *lumbar puncture, ependymal defects* 3
–, Geschichtliches, *lumbar puncture, history* 89
–, kombinierte, *lumbar puncture, combinated* 93
–, Methodik, Komplikationen, *lumbar puncture, method, complications* 90
–, Myelographie, *lumbar puncture, myelography* 444
–, vegetative Reaktionen, *lumbar puncture, vegetative reactions* 164
Lymphadenose, Meningeose, *lymphadenosis, meningeosis* 72
Lymphoidzellen, Proliferationsschema, *lymphoid cells, schema of proliferation* 58
lymphozytäre Liquorzellen, Virusmeningitis, *lymphocytic cells of liquor, viral meningitis* 63
– Pleozytose, Meningitis, Syndrome, *lymphocytic pleocytosis, meningitis, syndromes* 71
Lymphozyten, Auswanderung in den Liquor, *lymphocyts, emigration into the cerebrospinal liquor* 6
–, Autophagozytose, *lymphocytes, autophagocytosis* 62
–, immunkompetente Liquor-Parameter, *lymphocyts, immuncompetent liquor parameters* 40
–, Pia mater, *lymphocyts, pia mater* 58
–, Reaktionen, Pneumographie, *lymphocyts, reactions after pneumography* 159

Magen-Ca, Implantationszellen, Liquor, *gastric carcinoma, implantation cells, cerebrospinal liquor* 74
Magnesium, Bluthirnschranke, *magnesium, blood brain barrier* 37
–, Diffusion in den Liquorraum, *magnesium, diffusion into the liquor space* 37
–, Liquor, Hirngeschwülste, *magnesium, cerebrospinal liquor, brain tumors* 33
–, –, Normalwerte, *magnesium, cerebrospinal liquor, normal values* 18
Makrophagen, Funktion, *macrophages, function* 66
–, hämorrhagische Liquorsyndrome, *macrophages, hemorrhagic liquor syndromes* 73
Malignität, Implantation von Tumorzellen, Liquor, *malignancy, implantation of tumor cells, cerebrospinal liquor* 74
Mancini-Immundiffusion, multiple Sklerose, *Mancini's immune diffusion, multiple sclerosis* 75
Mannitol, Liquordruck, *mannitol, pressure, cerebrospinal liquor* 22
Mechanismus, Luftresorption, *mechanism, air resorption* 95, 96
mediane, expansive Prozesse, Histologie, *median, expansive processes, histology* 293
–, – –, Lokalisationsdiagnostik, *median expansive processes, diagnosis of site* 291
–, – –, Statistik, *median expansive processes, statistical analysis* 290, 291
Medikamente, Liquordruck, *drugs, pressure, cerebrospinal liquor* 21, 22
Medulla oblongata, Chemorezeptoren, *medulla oblongata, chemoreceptors* 32
– –, Schädigung, Liquordruck-Krisen, *medulla oblongata, damage, liquor pressure, crises* 30
– –, Tumoren, *medulla oblongata, tumors* 346, 410
Medulloblastom, Metastase, Myelogramm, *medulloblastoma, metastasis, myelogram* 477
–, Ventrikulographie, *medulloblastoma, ventriculography* 358, 359
Megalozyten, Meningitis, Syndrome, *megalocyts, meningitis, syndromes* 71

Megalozyten, Riesenzellmeningitis, *megalocytosis, giant cell meningitis* 69
Megenzephalie, Ventrikelgröße, Enzephalographie, *megencephalia, ventricular volume, encephalography* 114
Melanom, Myelogramm, *melanoma, myelogram* 479
Membrana atlanto-occipitalis, Cisterna magna, elektrische Potentiale, *membrana atlanto-occipitalis, cisterna magna, electrical potentials* 15
— limitans gliae, Topographie, *membrana limitans gliae, topography* 7
meningeale Reaktion, Pneumographie, *meningeal reaction, pneumography* 159
Meningeose, karzinomatöse, Tumorzellimplantation, *meningeosis, carcinomatous, tumor cell implantation* 74
Meningeosen, Leukose, Lymphadenose, *meningeoses, leukosis, lymphadenosis* 72
Meningiom, Deformierung, Ventrikel, *meningioma, ventricular deformation* 219, 225
—, Differentialdiagnose: Gliom, Enzephalographie, *meningioma, differential diagnosis: glioma, encephalography* 228, 287
—, encephalographische Diagnostik, *meningioma, encephalographic diagnosis* 219, 240, 276, 277, 289
—, Falx-Tentorium, *meningiom, falx-tentorium* 318, 354, 355
—, Foramen occipitale magnum, *meningioma, foramen occipitale magnum* 361
—, Frontallappen, Enzephalogramm, *meningioma, frontal lobe, encephalogram* 234
—, frontobasales, Enzephalographie, *meningioma, frontobasal, encephalography* 266, 267
—, frontoparietales, parasagittales, *meningioma, frontoparietal, parasagittal* 219
—, GOT-, LDM-Aktivität, *meningioma, GOT-, LDH activity* 54
—, Hyperostose, *meningioma, hyperostosis* 266, 277
—, Keilbein, Ventrikulographie, *meningioma, sphenoidal, ventriculography* 240, 241, 258, 266
—, Keilbeinflügel, Enzephalographie, *meningioma, sphenoidal ridge, encephalography* 240, 241
—, Kleinhirnbrückenwinkel, *meningioma, cerebellopontine angle* 356
—, kraniozervikaler Übergang, *meningiom, cranio-cervical junction* 357
—, Lokalisation, *meningioma, location* 208, 214
—, Sinus cavernosus, *meningioma, sinus cavernosus* 356
—, — longitudinalis superior, *meningioma, superior longitudinal sinus* 225
—, supraselläres, *meningioma, suprasellar* 279, 280
—, Temporalgegend, *meningioma, temporal region* 237
—, Tentorium, Enzephalographie, *meningioma, tentorial, encephalography* 240, 320
—, Tuberculum sellae, *meningioma, tuberculum sellae* 276, 277
—, zervikales, Myelogramm, *meningioma, cervical, myelogram* 473
Meningismus, Kontrastmittel, Ventrikulographie, *meningism, contrast media, ventriculography* 384
Meningitis, Alphaglobulin-Typ, *meningitis, alphaglobulin typ* 43
—, Antibiotika, Sulfonamide, Diffusion, Liquor, *meningitis, antibiotics, sulfonamides, diffusion, cerebrospinal liquor* 35, 36
—, Autophagozytose, *meningitis, autophagocytosis* 62
—, Enzephalographie, *meningitis, encephalography* 173
—, eosinophile, Blutliquorschranke, *meningitis, eosinophilic, blood liquor barrier* 37
—, —, Pleozytose, *meningitis, eosinophilic, pleocytosis* 62
—, Glukosewerte, Liquor, *meningitis, glucose values of cerebrospinal liquor* 16
—, GOT-, LDH-Aktivität, *meningitis, GOT, LDH activity* 54
—, Immunglobuline, *meningitis, immunglobulins* 45
—, immunkompetente Liquor-Parameter, *meningitis, immune competent liquor parameters* 46
—, Kolloidreaktionen, *meningitis, colloidal reactions* 56
—, Liquor, Elektrolytkonzentration, *meningitis, cerebrospinal liquor, electrolyte concentration* 33, 34
—, —, Infrarotspektrogramm, *meningitis, cerebrospinal liquor, infrared spectrogram* 14
—, —, spezifisches Gewicht, *meningitis, cerebrospinal liquor, specific weight* 13
—, neutrophile Granulozyten, *meningitis, neutrophil granulocytes* 61
—, Riesenzell-, Mikrophotogramm, *meningitis, giant cell-, microphotogram* 69
—, spezifische Liquorsyndrome, *meningitis, specific, liquor syndromes* 75
—, spinale, *meningitis, spinal* 515
—, Subarachnoidalblutung, *meningitis, subarachnoidal hemorrhage* 73
—, subdurale Füllung, Enzephalographie, *meningitis, subdural filling, encephalography* 100
—, symptomatische, Syndrome, *meningitis, symptomatic, syndromes* 71
—, Syndrome, *meningitis, syndromes* 70
—, tuberkulöse, *meningitis, tuberculous* 70
—, —, Fibrozyten, *meningitis, tuberculous, fibrocytes* 67
—, —, Ionenverschiebung, *meningitis, tuberculous, ion shift* 32
—, —, Liquordruckkrisen, *meningitis, tuberculous, liquor pressure crises* 30
meningitischer Hirnabszeß, Syndrome, *meningitic brain abscess, syndromes* 71
Meningoenzephalitis, basophile Zellen, *meningoencephalitis, basophil cells* 62
—, eiweißgebundene Lipide, *meningoencephalitis, protein bounded lipids* 48
—, Zellbild, *meningoencephalitis, cytogram* 61
Meningozele, Myelogramm, *meningocele, myelogram* 508
Messung, biologische Halbwertzeiten, Liquor-, Serum-Albumine, *measurement, biologic half value times, liquor-, serum albumins* 40
—, Liquorresorption, *measurement, resorption of liquor* 26
Meßverfahren, Pneumogramm, *measurement methods, pneumogram* 144
metabolische Alkalose nach Pneumographie, *metabolic alcalosis after pneumography* 163
Metastase, epidurale, Myelogramm, *metastasis, epidural, myelogram* 480
—, frontoparietale, Enzephalogramm, *metastasis, frontoparietal, encephalogram* 225
—, Medulloblastom, Myelogramm, *metastasis, medulloblastoma, myelogram* 477
—, Parietalregion, Enzephalographie, *metastasis, parietal region, encephalography* 221
Metastasen, Betaglukuronidase, *metastases, betaglucuronidasis* 54

—, Hirnabzeßsyndrome, *metastases, brain abscess syndromes* 71
—, Implantationszellen, Liquor, *metastases, implantation cells, liquor* 74
—, Liquor, Steigerung des Malignitätsgrades nach Operation und Bestrahlung, *metastases, liquor, raised malignancy after surgery and radiotherapy* 74
—, Lokalisation, Enzephalographie, *metastases, location, encephalography* 208, 215, 237
—, multiple, Enzephalographie, *metastases, multiple, encephalography* 229
—, Tumorliquorsyndrome, *metastases, tumor liquor syndromes* 73
Methämoglobin, hämorrhagische Liquorsyndrome, *methemoglobin, hemorrhagic liquor syndromes* 73
Methylenblau-Diffusion, Liquor, *methylen blue diffusion, cerebrospinal liquor* 15
^{28}Mg, Austausch, Blut, Liquor, ^{28}*Mg, exchange, blood, cerebrospinal liquor* 34
Migräne, essentielle Aliquorrhoe, *migraine, essential aliquorrhoea* 28
—, „Mikroventrikulie“, *migraine, small ventricles* 113
Milchsäure, Diffusion in den Liquorraum, *lactic acid, diffusion into the liquor space* 37
—, Liquor, *lactic acid, cerebrospinal liquor* 12, 17
Mischpherogramm, hämorrhagische Liquorsyndrome, *mixed pherogram, hemorrhagic liquor syndromes* 73
Mißbildungen, Fehlfüllung, Enzephalographie, *anomalies, defective filling, encephalography* 98
—, Luftmyelographie, *anomalies, air myelography* 540
—, Myelogramm, *anomalies, myelogram* 508
Mittelhirn, Verlagerung, Gliom, *mesencephalon, displacement, glioma* 353
Mitose, Tumorzellimplantation, Liquor, *mitosis, tumor cell implantation, cerebrospinal liquor* 74
Mitosen, Meningitis, Glioblastoma multiforme, *mitoses, meningitis, glioblastoma multiforme* 69
Monozyten, Auswanderung in den Liquor, *monocyts, emigration into the cerebrospinal liquor* 6
—, Blut, präretikuloendotheliales Gewebe, *monocytes, blood prereticuloendothelial tissue* 65
—, Hirnabszeß, *monocyts, brain abscess* 71
—, immunkompetente Liquorparameter, *monocyts, immune competent liquor parameters* 46
— nach Pneumographie, *monocyts after pneumography* 159
—, Proliferationsschema, *monocyts, schema of proliferation* 58
—, Phagozytose, *monocytosis, phagocytosis* 67
morphologische Faktoren, Fehlfüllung, Enzephalographie, *morphologic factors, defective filling, encephalography* 96
Mortalität, Ventrikulographie, *mortality, ventriculography* 171
multiple Sklerose, Agarpherogramm, *multiple sclerosis, agarpherogram* 48
— —, Antikörper, *multiple sclerosis, antibodies* 52
— —, Gammaglobulin-Typ, *multiple sclerosis, gamma globulin typ* 44
— —, Immunglobuline, *multiple sclerosis, immune globulins* 46
— —, Monozyten, *multiple sclerosis, monocytes* 66
— —, Myelinlipoide, *multiple sclerosis, myelinlipoids* 50
— —, Plasmazellen, Liquor, *multiple sclerosis, plasma cells, cerebrospinal liquor* 41
— —, Syndrome, *multiple sclerosis, syndromes* 75
Muscarin, Liquorproduktion, Hemmung, *muscarin, liquor production, lowering* 19
Mydriasis, Ventrikulographie, *mydriasis, ventriculography* 171
Myelinlipoide, multiple Sklerose, *myelinlipoids, multiple sclerosis* 50
Myeloblasten, Leukose, Meningitis, *myeloblasts, leukosis, meningitis* 62
Myelogramm, Abszeß, epiduraler, *myelogram, abscess, epidural* 481
—, Angiom, *myelogram, angioma* 499–501
—, Bandscheibenvorfall, *myelogram, disc prolapse* 485–499
—, Chondrom, *myelogram, chondroma* 483
—, entzündliche Prozesse, *myelogram, inflammatory lesions* 481
—, extradurale Zyste, *myelogram, extradural cyst* 481
—, extramedulläre Prozesse, *myelogram, extramedullary lesions* 469
—, Hämatom, *myelogram, hematoma* 506
—, intramedulläre Prozesse, *myelogram, intramedullary lesions* 465
—, intraspinale Prozesse, *myelogram, intraspinal lesions* 464
—, Lipom, *myelogram, lipoma* 472, 479
—, Medulloblastom, *myelogram, medulloblastoma* 477
—, Melanom, *myelogram, melanoma* 479
—, Meningiom, *myelogram, meningioma* 473, 474
—, Meningozele, *myelogram, meningocele* 508
—, Mißbildungen, *myelogram, anomalies* 508
—, Neurinom, *myelogram, neurinoma* 470, 471
—, Neurofibromatosis Recklinghausen, *myelogram, neurofibromatosis Recklinghausen* 471
—, normales, *myelogram, normal* 452, 454, 457
—, pathologisches, *myelogram, pathologic* 464
—, Riesenzelltumor, *myelogram, giant cell tumor* 478
—, Spina bifida, *myelogram, spina bifida* 508, 510
—, Teratom, *myelogram, teratoma* 484
—, Trauma, *myelogram, trauma* 501
Myeolographie, Geschichtliches, *myelography, history* 89, 437, 457
—, Indikationen, *myelography, indications* 442
—, Komplikationen, *myelography, complications* 455
—, Kontrastmittel, *myelography, contrast media* 440, 443, 451
—, Luft-, *myelography, air-* 527–555
—, Lumbalpunktion, *myelography, lumbar puncture* 444
—, Okzipitalpunktion, *myelography, occipital puncture* 447
—, siehe Luftmyelographie, *myelography, see air myelography*
—, Technik, *myelography, technique* 443, 451

Narkolepsie, Enzephalographie, Wirkungen, *narcolepsy, encephalography, effects* 173
Narkose, Fehlfüllung, Encephalographie, *anesthesia, defective filling, encephalographie* 98
—, Liquordruck, *anesthesia, pressure, cerebrospinal liquor* 21, 22
—, Pneumographie, *anesthesia, pneumography* 154
Natrium, Liquor, Normalwerte, *sodium, cerebrospinal liquor, normal values* 18
Natriumchlorid, Liquor, Blut, *sodium chloride liquor, blood* 13, 17
—, —, nach Pneumographie, *sodium chloride liquor, after pneumography* 161

„Natriumpumpe", Liquor, Neuronensystem, *"sodium pump", liquor, neuron system* 13
Nebenreaktionen, Narkose, Pneumographie, *side effects, anesthesia, pneumography* 156
–, Enzephalographie, Kinder, *side effects, encephalography, children* 168, 169
–, Kontrastgas, Pneumographie, *side effects, contrast gas, pneumography* 105
–, Kontrastmittel, *side effects, contrast medium* 377, 380, 384, 390
–, Luftmyelographie, *side effects, air myelography* 552
–, Myelographie, *side effects, myelography* 455
Neurinom, Akusticus, Zisternenerweiterung, *neurinoma, acusticus, dilatation of cisterns* 335
–, Betaglukuronidase, *neurinoma, betaglucuronidasis* 54
–, Ganglion Gasseri, Enzephalographie, *neurinoma, ganglion of Gasser, encephalography* 240
–, Kleinhirnbrückenwinkel, *neurinoma, cerebellopontine angle* 414, 415
–, Kontrastmittelstop, *neurinoma, stop of contrast medium* 470, 471
Neurofibromatosis Recklinghausen, Myelogramm, *neurofibromatosis Recklinghausen, myelogram* 475
Neuroleptanalgesie, Pneumographie, *neuroleptanalgesia, pneumography* 156
Neuroradiologie, standardisiertes Röntgenprogramm, *neuroradiology, standard radiologic program* 93
Neurosekretion, Tierexperiment, *neurosecretion, experimental work* 3
neutrophile Granulozyten, Funktion, *neutrophil granulocytes, function* 60
Niereninsuffizienz, metabolische Azidose, *renal insufficiency, metabolic acidosis* 34
N_2O, Kontrastgas, Enzephalographie, *N_2O, contrast gas, encephalography* 105
normale Anatomie, Pneumogramm, *normal anatomy, pneumogram* 111
normales Eiweißspektrum, Liquor, *normal protein spectrum, cerebrospinal liquor* 38
– Serum, proteingebundene Glykide, *normal serum, protein bounded glycids* 49
Normalwerte, Elektrophorese, *normal values, electro phoresis* 39, 40
–, Glykide, Lipide, Serum, Liquor, *normal values, glycids, lipids, serum, cerebrospinal liquor* 49, 50
–, Liquor, Blutserum, *normal values, liquor cerebrospinalis, blood serum* 10, 11
–, –, Lipoide, *normal values, cerebrospinal liquor, lipoids* 49, 50
Notfallfunktion, Liquordruck, *emergency function, liquor pressure* 30
Nucleus caudatus, Seitenventrikel, Anatomie, *nucleus caudatus, lateral ventricle, anatomy* 119
– paraventricularis, Ganglienzellen, *nucleus paraventricularis, ganglion cells* 3
Nukleinsäurestoffwechsel, Tumorzellenimplantation, *nuclein acid metabolism, implantation of tumor cells* 74

Obstruktive Anomalien, Cisterna magna, Fehlfüllung, Enzephalographie, *obstructive anomalies, cisterna magna, defective filling, encephalography* 96
Ödem, Tonsillen, Fehlfüllung, Enzephalographie, *edema, tonsils, defective filling, encephalography* 96
okzipitale Tumoren, Lokalisationsdiagnostik, *occipital tumors, diagnosis of site* 212
Okzipitalhorn, Enzephalographie, Technik, *occipital horn, encephalography, technique* 205
–, normale enzephalographische Darstellung, *occipital horn, normal encephalographic aspect* 231
Okzipitalpunktion, Myelographie, *occipital puncture, myelography* 447
Okzipitalregion, Tumoren, Statistik, *occipital region, tumors, statistical analysis* 208
Oligodendrogliom, Enzephalographie, *oligodendroglioma, encephalography* 233
–, Lokalisation, Enzephalographie, *oligodendroglioma, location, encephalography* 208, 237
Operabilität, Tumor, Enzephalographie, *operability, tumor, encephalography* 251
Operation, Liquormetastasen, Steigerung der Malignität nach –, *surgery, liquor metastases, raised malignancy after –* 74
Operationsbericht, enzephalographische Befunde, Unterschiede, *surgical report, encephalographic findings, differences* 254
Opsoninwirkung, Gammaglobuline, *opsonin effect, gamma globulins* 44
Optikusgliom, enzephalographisches Bild, *optic glioma, encephalographic aspect* 266, 269, 273, 274, 288
organische Bestandteile, Liquor, *organic components, cerebrospinal liquor* 15
– Säuren, Liquor, *organic acids, cerebrospinal liquor* 17
Osmoregulation, Liquor, Hirnszintigramm, *osmoregulation, liquor, brain scan* 26
osmoregulative Infusionen, Liquordruck, *osmoregulative infusions, pressure, cerebrospinal liquor* 22
osmotischer Druck, Liquor, *osmotic pressure, cerebrospinal liquor* 11, 13
Osteomyelitis, Myelographie, *osteomyelitis, myelography* 457
otogene Meningitis, Syndrome, *otogenous meningitis, syndromes* 71
Oxyhämoglobin, hämorrhagische Liquorsyndrome, *oxyhemoglobin, hemorrhagic liquor syndromes* 73

Pacchionische Granulationen, Liquorproduktion, *Pacchioni's granulations, liquor production* 7, 19
– –, Liquorresorption, *Pacchioni's granulations, resorption of liquor* 25, 26
Pachymeningitis, Eiweißspektrum, Liquor, *pachymeningitis, protein spectrum, cerebrospinal liquor* 47
Papaverin, Liquorproduktion, Steigerung, *Papaverin, production of liquor, increase* 19
Paradoxreaktionen, Liquordruck, *paradoxical reactions, pressure, cerebrospinal liquor* 24, 27
parainfektiöse Reaktionen, Hyperproteinose, *parainfectious reactions, hyperproteinosis* 42
Paralyse, Elektrolytkonzentration, Liquor, *paralysis, electrolyte concentration, cerebrospinal liquor* 34
Parameter, immunkompetente, entzündliche Erkrankungen, multiple Sklerose, *parameters, immune competent, inflammatory diseases, multiple sclerosis* 46
Paraproteinosen, Mischpherogramm, *paraproteinoses, mixed pherogram* 42
–, spezifisches Gewicht, Liquor, *paraproteinoses, specific weight, cerebrospinal liquor* 13
parasagittale Hirntumoren, enzephalographische Lokalisationsdiagnostik, *parasagittal brain tumors, encephalographic diagnosis of site* 213, 216

— Meningiome, enzephalographisches Bild, *parasagittal meningiomas, encephalographic picture* 214
Parasitenzysten, spezifisches Gewicht, Liquor, *parasitic cysts, specific weight, cerebrospinal liquor* 13
paraventrikuläre Nervenzellen, Funktion, *paraventricular nerve cells, function* 3
paravertebrales Luftdepot, epidurale Komplikation, *paravertebral air depot, epidural complication* 103
parietale Tumoren, Differentialdiagnose, *parietal tumors, differential diagnosis* 216
Parietallappen, Gliom, Enzephalographie, *parietal lobe, glioma, encephalography* 230, 246
—, Astrozytom, Enzephalographie, *parietal lobe, astrocytoma, encephalography* 234
—, Oligodendrogliom, Enzephalographie, *parietal lobe, oligodendroglioma, encephalography* 233
Parietalregion, Tumoren, Statistik, *parietal region, tumors, statistical analysis* 208
parieto-parasagittale Metastasen, Enzephalographie, *parietoparasagittal metastases, encephalography* 218
parieto-temporo-okzipitale Tumoren, Pneumographie, *parieto-temporo-occipital tumors, pneumography* 207, 216
Parinaud-Syndrom, Enzephalographie, *Parinaud's syndrome, encephalography* 169
Partialdruck, Kontrastgas, Pneumographie, *partial pressure, contrast gas, pneumography* 105
Partikeltransport, Liquor, Chylus, Chymus, *particle transfer, liquor, chylus, chymus* 37
Pathogenese, postenzephalographische Folgeerscheinungen, *pathogenesis, postencephalographic reactions* 165
pathologische Ursachen, Fehlfüllung, Enzephalographie, *pathologic causes, defective filling, encephalography* 98
Pathophysiologie, Blutliquorschranke, *pathophysiology, blood liquor barrier* 35–37
—, Liquor cerebrospinalis, *pathophysiology, liquor cerebrospinalis* 1, 26
—, Liquoreiweißkörper, *pathophysiology, liquor proteins* 38
—, Liquorelektrolyte, *pathophysiology, electrolytes of cerebrospinal liquor* 33
pCO_2, Störungen, Blut, Liquor, *pCO_2, disorders, blood, liquor* 31
perienzephale Prozesse, pherographische Auftrennung, *periencephalic lesions, pherographic analysis* 49
Perienzephalogramm, Großhirnfissuren, *periencephalogram, cerebral fissures* 144
Permeabilität, gesteigerte, Endothel, *permeability, raised, endothelium* 42
—, —, Meningoenzephalitis, *permeability, raised, meningoencephalitis* 48
—, Liquor, *permeability, cerebrospinal liquor* 15, 19
—, Störungen, Hirntumoren, *permeability, disorders, brain tumors* 49
Phagozytose, Blockierung, Virusenzephalitis, *phagocytosis, blockage, viral encephalitis* 67, 72
—, Monozyten, *phagocytosis, monocytes* 65
—, neutrophile Granulozyten, *phagocytosis, neutrophil granulocytes* 60
—, Stoffwechselaktivität, *phagocytosis, metabolic activity* 67
Phakomatose, Betaglobulin-Dysproteinose, *phacomatosis, betaglobulin dysproteinosis* 42
Pharmakologie, Kontrastmittel, *pharmacology, contrast media* 370, 374
Pherogramm, eiweißgebundene Kohlehydrate, *pherogram, protein bounded carbohydrates* 48
—, Eiweißtypen, pathologische, *pherogram, protein types, pathological* 43, 44
—, Froinsches Kompressionssyndrom, *pherogram, Froin's compression syndrome* 74
—, Guillain-Barré-Syndrom, *pherogram, Guillain-Barré's syndrome* 47
—, hämorrhagische Liquorsyndrome, *pherogram, hemorrhagic liquor syndromes* 73
—, Immun-, Proteine im Blutserum, Liquor, *pherogram, immune-, proteins of blood serum, cerebrospinal liquor* 44
—, immunkompetente Parameter, *pherogram, immune competent parameters* 46, 47
—, Kolloidreaktionen, *pherogram, colloidal reactions* 56
—, Lipid-, Hirntumoren, *pherogram, lipid-, brain tumors* 49
—, „Misch"-, Dysproteinosen, *pherogram, "mixed", dysproteinoses* 42, 43
—, multiple Sklerose, *pherogram, multiple sclerosis* 48, 75
—, Prostatakarzinom, *pherogram, prostatic carcinoma* 54
—, subakute Enzephalitissyndrome, *pherogram, subacute encephalitic syndromes* 72
—, tuberkulöse Meningitissyndrome, *pherogram, tuberculous meningitic syndromes* 70
—, Virusmeningitis, *pherogram, viral meningitis* 71
pherographische Analyse, Eiweißkörper, *pherographic analysis, proteins* 34
— V-Fraktion, Liquor, *pherographic V-fraction, cerebrospinal liquor* 14, 16, 26, 39
physikalische Eigenschaften, Liquor, *physical properties, cerebrospinal liquor* 12
Physiologie, Liquor cerebrospinalis, *physiology, liquor cerebrospinalis* 1
—, Liquoreiweißkörper, *physiology, liquor proteins* 38
—, Subarachnoidalraum, *physiology, subarachnoidal space* 6
physiologische Schwankungen, Liquordruck, *physiologic motions, liquor pressure* 28
Pia mater, Arachnoidea, Beziehungen, *pia mater, arachnoidea, relations* 8
— —, Endothel, Blutliquorschranke, *pia mater, endothelium, blood liquor barrier* 36
— —, Lamina vasculosa 6
— —, — —, Gammaglobulinbildung, *pia mater, lamina vasculosa, production of gamma globulins* 41
— —, Liquorsystem, *pia mater, liquor system* 27
— —, lymphozytäre Zellen, *pia mater, lymphocytic cells* 63
— —, Makrophagen, *pia mater, macrophages* 66
— —, Permeabilität, gesteigerte, *pia mater, permeability, raised* 42
— —, Querschnitt, *pia mater, cross section* 7
— —, Zytologie, *pia mater, cytology* 57, 58
piaretikuloendotheliale lymphozytäre Zellen, Transformation, *piareticuloendothelial lymphocytic cells, transformation* 64
— Zellen, Proliferationsschema, *piareticuloendothelial cells, schema of proliferation* 58
Pilocarpin, Liquorproduktion, Steigerung, *pilocarpin, liquor production, increase* 19
Pinealis, Verkalkung, *pineal gland, calcification* 353
Pinealregion, Tumoren, *pineal region, tumors* 315
Pineoblastom, Enzephalographie, *pineoblastoma, encephalography* 293, 294
Pinozytose, Ependymzellen, *pinocytosis, ependymal cells* 4
Planimetrie, Hirnfläche, *planimetry, brain area* 151

Plasmazellen, immunkompetente Liquorparameter, *plasma cells, immune competent liquor parameters* 46
—, Liquor, Knochenmark, *plasma cells, cerebrospinal liquor, bone marrow* 64
—, Proliferationsschema, *plasma cells, schema of proliferation* 58
Pleozytose, eosinophile Meningitis, *pleocytosis, eosinophil meningitis* 62
—, Hirnabszeß, *Pleocytosis, brain abscess* 71
— nach Pneumographie, *pleocytosis after pneumography* 159
Plexus choroideus, Anatomie, *plexus choroideus, anatomy* 4
— —, —, Pneumogramm, *plexus choroideus, anatomy, pneumogram* 121, 122, 126
— —, Austauschfunktion, *plexus choroideus, interchanging function* 15, 26
— —, Basalmembran, Funktion, *plexus choroideus, basal membrane, function* 6
— —, Blut-Liquor-Schranke, *plexus choroideus, blood liquor barrier* 36
— —, Cella media, Anatomie, *plexus choroideus, cella media, anatomy* 120
— —, Elektronenmikroskopie, *plexus choroideus, electron microscopy* 5
— —, Embryologie, *plexus choroideus, embryology* 1, 2
— —, Ependymzellen, *plexus choroideus, ependymal cells* 68
— —, Hypertrophie, Fehlfüllung, Enzephalographie, *plexus choroideus, hypertrophy, defective filling, encephalography* 96
— —, Karboanhydrase, *plexus choroideus, carboanhydrase* 32
— —, Liquor, Ultrafiltrat, *plexus choroideus, cerebrospinal liquor, ultrafiltrate* 34
— —, Liquorproduktion, *plexus choroideus, production of cerebrospinal liquor* 5, 18, 19, 20, 26
— —, Liquorsystem, *plexus choroideus, liquor system* 27
— —, Plasmachloride, *plexus choroideus, plasma chlorides* 32
— —, Röntgenbestrahlung, *plexus choroideus, radiotherapy* 5
— —, Sekretion, V-Fraktion, *plexus choroideus, secretion, V-fraction* 38
Plexusepithel, Stoffwechsel, *plexus epithelium, metabolism* 5, 26
Plexuspapillom, Zytochemie, *plexus papilloma, cytochemistry* 5
—, Ventrikulogramm, *plexus papilloma, ventriculogram* 396
Pneumenzephalogramm, „Mikroventrikulie", *pneumencephalogram, small ventricles* 113
—, Objektivitätskoeffizienten, *pneumencephalography, objectivity coëfficients* 111
Pneumenzephalographie, Blockade, Seitenventrikel, *pneumencephalography, blockage, lateral ventricle* 4
—, Ependymlücken, *pneumoencephalography, ependymal defects* 3
—, Komputertomographie, Indikationsstellung, *pneumencephalography, computerized tomography, indication* 203
—, kontrollierte, *pneumencephalography, controlled* 92, 93
—, Liquordruck, *pneumencephalography, pressure, cerebral liquor* 23
—, siehe Enzephalographie, Pneumographie, Ventrikulographie, *pneumencephalography, see encephalography, pneumography, ventriculography*
—, siehe Pneumographie, Enzephalographie, *pneumencephalography, see pneumography, encephalography*
—, Technik, *pneumencephalography, technique* 8
—, Tumorausdehnung, *pneumencephalography, extension of tumor* 283
Pneumogramm, Bezugslinien, *pneumogram, reference lines* 149
—, Differentialdiagnose, Höhlenbildungen der Mittellinie, *pneumogram, differential diagnosis, cavities of the median line* 143
—, —, Indikationsstellung, *pneumogram, differential diagnosis, indication* 175
—, Indices, Quotienten, *pneumogram, indices, quotients* 150
—, Kinder, *pneumogram, children* 112
—, Meßverfahren, *pneumogram, methods of measurement* 144
—, normale Anatomie, *pneumogram, normal anatomy* 111
—, Säugling, *pneumogram, baby* 112
—, Winkelmessungen, *pneumogram, angle measurements* 150
Pneumographie, Akustikus-Neurinom, *pneumography, acusticus neurinoma* 335, 355
—, anatomische Lokalisation, Hirntumoren, *pneumography, anatomic location, brain tumors* 238, 239
—, Blutveränderungen, *pneumography, blood changes* 162
—, Brückentumoren, *pneumography, pontine tumors* 174, 342
—, epidurale Luftfüllung, *pneumography, epidural air filling* 102, 104
—, Falx-Tentorium-Meningiome, *pneumography, falx-tentorium meningiomas* 354, 355
—, Fehldiagnose, *pneumography, wrong diagnosis* 219
—, Folgeerscheinungen, *pneumography, consecutive symptoms* 159
—, Geschichtliches, *pneumography, history* 89
—, Gliom, hintere Schädelgrube, *pneumography, glioma, posterior cranial fossa* 353
—, hintere Schädelgrube, *pneumography, posterior cranial fossa* 338, 341
—, Hirnstammtumoren, *pneumography, brain stem tumors* 174, 342
—, Hypophysenadenom, *pneumography, adenoma of hypophysis* 272
—, Hypothalamusgliom, *pneumography, hypothalamic glioma* 279
—, Indikationen, *pneumography, indications* 174, 175
—, infratentorielle Drucksteigerung, *pneumography, intratentorial hypertension* 331
—, Kleinhirneinklemmung, *pneumography, incarceration of cerebellum* 162
—, Komplikationen, *pneumography, complications* 90, 102, 104
—, —, Kleinhirneinklemmung, *pneumography, complications: Incarceration of cerebellum* 162
—, Kontraindikationen, *pneumography, contraindications* 175
—, Kontrastgas, *pneumography, contrast gas* 105
—, kranio-zervikaler Übergang, Tumoren, *pneumography, cranio-cervical junction, tumors* 357

—, Liquordruck, Blutdruck, Hirndurchblutung, *pneumography, liquor pressure, blood pressure, cerebral circulation* 162
—, Lokalisation, Hirntumoren, *pneumography, location, brain tumors* 237–239
—, —, Tumoren, Okzipito-Temporalregion, *pneumography, location, tumors of occipito-temporal region* 240
—, Medulla oblongata, Tumoren, *pneumography, medulla oblongata, tumors* 346
—, Medulloblastom, *pneumography, medulloblastoma* 358, 359
—, Methodik, *pneumography, method* 90, 91
—, Nachuntersuchung, raumfordernde Prozesse, *pneumography, revision of cases, space occupying lesions* 238
—, Narkose, *pneumography, anesthesia* 154
—, parieto-temporo-okzipitale Tumoren, *pneumography, parieto-temporo-occipital tumors* 207, 216
—, präbulbäre, präpontine Prozesse, *pneumography, prebulbar, prepontine lesions* 347
—, raumfordernde Prozesse, *pneumography, space occupying lesions* 203, 338
—, Schichtuntersuchung, *pneumography, tomography* 106
—, siehe Enzephalographie, *pneumography, see encephalography*
—, subdurale, *pneumography, subdural* 93
—, supratentorielle raumfordernde Prozesse, *pneumography, supratentorial space occupying lesions* 203
—, Technik, *pneumography, technique* 205
—, Tonsilleneinklemmung, *pneumography, incarceration of tonsils* 331, 336
—, Tumoren, hintere Schädelgrube, *pneumography, tumors, posterior cranial fossa* 331–365
—, vegetative Reaktionen, *pneumography, vegetative reactions* 164
—, Ventrikelsystem, Bauch- und Rückenlage des Patienten, *pneumography, ventricular system, prone and supine position of patient* 117
—, Vorbereitung des Patienten, *pneumography, preparation of patient* 153
—, Zellreaktionen, *pneumography, cellular reactions* 159
Pneumomediastinum, extraspinales Luftdepot, *pneumomediastinum, extraspinal air depot* 104
Pneumoperikard, Pneumographie, *pneumopericardium, pneumography* 104
Pneumotherapie, subdurale, Ergebnisse, *pneumotherapy, subdural, results* 173, 174
Polyacrylamidelektrophorese, Liquor, Encephalomyelitis, *polyacryl amide electrophoresis, liquor, encephalomyelitis* 39
Polyneuritis, Turnover, Liquor-, Serum-Albumine, *polyneuritis, turnover, liquor-, serum albumins* 40
—, Polyneuropathie-Syndrome, *polyneuritis, polyneuropathy syndromes* 74, 75
Polynukleose nach Pneumographie, *polynucleosis after pneumography* 163
Polypeptide, Liquoreiweißkörper, *polypeptides, liquor proteins* 38
Polyradikulitis, immunkompetente Liquor-Parameter, *polyradiculitis, immune competent liquor parameters* 47
Polytomographie, Enzephalographie, *polytomography, encephalography* 109
Pons, Anatomie, *pons, anatomy* 391, 392
—, Infiltration, Differentialdiagnose, *pons, differential diagnosis* 297
—, Tumoren, *pons, tumors* 410–415
Porenzephalie, Differentialdiagnose, Kindesalter, *porencephalia, differential diagnosis, childhood* 112
—, Enzephalographie, *porencephalia, encephalography* 206
—, Ventrikelpunktion, *porencephalia, ventricle punction* 171
postarachnitische Verklebungen, Fehlfüllung, Enzephalographie, *postarachnitic adhesions, defective filling, encephalography* 98
postenzephalitische Hypersekretion, Liquor, *postencephalitic hypersecretion, liquor cerebrospinalis* 5
postenzephalographische Beschwerden, *postencephalographic trouble* 159
—, Folgeerscheinungen, *postencephalographic reactions* 159, 161, 162, 164
postmeningitischer Hydrozephalus, Messung der Liquorresorption, *postmeningitic hydrocephalus, measurement of liquor resorption* 26
posttraumatische Adhäsionen, subdurale Pneumographie, *posttraumatic adhesions, subdural pneumography* 93, 94
präbulbäre, präpontine Prozesse, Pneumographie, *prebulbar, prepontine lesions, pneumography* 347
präfrontale Hirntumoren, Lokalisationsdiagnostik, *prefrontal brain tumors, diagnosis of site* 212, 2
prävertebrales Emphysem, epidurale Luftfüllung, *prevertebral emphysema, epidural air filling* 104
Produktionsregulierung, Liquor, *productive regulation, cerebrospinal liquor* 27, 28
progressive Enzephalographie, Methodik, *progressive encephalography, method* 93
— Paralyse, Elektrolytkonzentration, Liquor, *progressive paralysis, electrolyte concentration* 34
Proliferationsschema, piaretikuloendotheliale Zellen, *schema of proliferation, piareticuloendothelial cell* 59
Promyelozyten, Leukose, Meningitis, *promyelocytes, leukosis, meningitis* 62
Prostatakarzinom, Pherogramm, *prostatic carcinoma, pherogram* 54
Protuberantia occipitalis, Bezugslinien, *protuberantia occipitalis, reference lines* 149
psychiatrische Erkrankungen, Enzephalographie, therapeutische Erkrankungen, *psychiatric diseases, encephalography, therapeutic effects* 173, 174
psychoorganisches Syndrom, Enzephalographie, *psychoorganic syndrome, encephalography* 169
Puls, Druckbewegungen, Liquor, *pulse, pressure motions, liquor* 28
—, Reaktionen während Pneumographie, *pulse, reactions during pneumography* 164
Punktion, Ventrikulographie, *puncture, ventriculography* 90, 91
Pyramide, subdurales Luftdepot, Enzephalographie, *subdural air depot, encephalography* 99
qualitative, quantitative Eiweißbestimmung, Liquor, *qualitative, quantitative estimation of proteins, cerebrospinal liquor* 38

Quotienten, Pneumogramm, *quotients, pneumogram* 150

radioaktive Elektrolyte, Untersuchung, Liquor, *radioactive electrolytes, investigation, cerebrospinal liquor* 34
radioaktives Jod, Liquorzirkulation, -Diffusion, *radioactive iodine, cerebrospinal liquor, circulation, diffusion* 35
Radionuklide, Liquorresorption, *radionuclids, resorption of liquor* 25, 28

raumfordernde Prozesse, extramedulläre, *space occupying lesions, extramedullary* 469
— —, hintere Schädelgrube, *space occupying lesions, posterior cranial fossa* 331–365
— —, intraspinale, Myelogramm, *space occupying lesions, intraspinal, myelogram* 464
— —, supratentorielle, Pneumographie, *space occupying lesions, supratentorial, pneumography* 203
raumfordernder Prozeß, Enzephalographie, Indikation, *space occupying lesion, encephalography, indication* 174
— —, Komplikationen, Pneumographie, *space occupying lesion, complications, pneumography* 157
— —, subdurale Füllung, Enzephalographie, *space occupying lesion, subdural filling, encephalography* 100
Reaktionen, Zell-, Pneumographie, *reactions, cellular, pneumography* 157, 159
Recessus opticus, Winkelmessungen, Pneumogramm, *angle measurements, pneumogram* 150
— suprapinealis, Anatomie, *recessus suprapinealis, anatomy* 392
— —, dritter Ventrikel, Anatomie, Pneumogramm, *recessus suprapinealis, third ventricle, anatomy, pneumogram* 126
Rechtsfragen, radiologische Untersuchungen, *questions of legality, radiologic examinations* 537
Reissnersche Fäden, Funktion, *Reissner's filaments, function* 9
Resorption, insufflierter Luft, *resorption, insufflated air* 95
—, intraventrikuläre, Ependymzellen, *resorption, intraventricular, ependymal cells* 4
—, Liquor, *resorption, cerebrospinal liquor* 25–28
—, Liquoralbumine, *resorption, liquor albumins* 40
Rest-N, Liquor, *residual nitrogen, cerebrospinal liquor* 12
retikuloendotheliale Zellen, Pia, Proliferationsschema, *reticuloendothelial cells, pia mater, schema of proliferation* 58
retikulohistiozytäre Matrix, Pia mater, *reticulohistiocytic matrix, pia mater* 58, 59
Retikulumzellen, Endothelzellen, *reticulum cells, endothelial cells* 66
retotheliale Riesenzellmeningitis, Mikrophotogramm, *retothelial giant cell meningitis, microphotogram* 69
retropharyngeales Luftdepot, Pneumographie, *retropharyngeal air depot, pneumography* 104
Rezidiv, Oligodendrogliom, Enzephalographie, *recurrence, oligodendroglioma, encephalography* 233
Riesenadenom, Hypophyse, *giant adenoma, pituitary gland* 277
Riesenzellen, Glioblastom, Betaglukuronidase, *giant cells, glioblastoma, betaglucuronidasis* 53
Riesenzellmeningitis, Mikrophotogramm, *giant cell meningitis, microphotogram* 69
Riesenzelltumor, Myelogramm, *giant cell tumor, myelogram* 478
Risiko, Ventrikulographie-Enzephalographie, *risk, ventriculography-encephalography* 175
Röntgenanatomie, Seitenventrikel, *roentgenologic anatomy, lateral ventricles* 116
—, Spinalkanal, Luftmyelographie, *roentgenologic anatomy, spinal canal, air myelography* 535
—, Ventrikulogramm, *roentgenologic anatomy, ventriculogram* 391
Röntgenbestrahlung, Plexus chorioideus, *radiotherapy, plexus chorioideus* 5
röntgenologische Untersuchung, Rechtsfragen, *roentgenologic examination, questions of legality* 557
Röntgenprogramm, Neuroradiologie, *roentgenologie program, neuroradiology* 93
Rückenlage, Ventrikulographie, *supine position, ventriculography* 392, 393
—, Ventrikelsystem, Pneumographie, *supine position, ventricular system, pneumography* 118
Rückenmark, Tumoren, Kalium-, Kalziumwerte, Liquor, *spinal cord, tumors, potassium, calcium values, cerebrospinal liquor* 33
—, —, Myelographie, *spinal cord, tumors, myelography* 442, 464
—, Verletzungen, *spinal cord, injuries* 502
Rückenmarktumoren, Hyperproteinose, *spinal tumors, hyperproteinosis* 42
—, Lipidpherogramm, *spinal tumors, lipid pherogram* 49

Sauerstoff, Kontrastgas, Pneumographie, *oxygen, contrast gas, pneumography* 105
Sauerstoffspannung, Liquor, O_2-*tension, cerebrospinal liquor* 12
Säugling, Hirnventrikel, Form, Größe, *baby, brain ventricles, form, size* 116, 117
—, Pneumogramm, *baby, pneumogram* 112
Säuglinge, Enzephalographie, Komplikationen, *babies, encephalography, complications* 102
Säure-Basen-Gleichgewicht, Liquor, arterielles Blut, *acid-base-equilibrium, cerebrospinal liquor, arterial blood* 34
Schädel, Computer-Tomogramm, Indikationsstellung, *skull, computer tomogram, indication* 175
—, Hirntrauma, Enzephalographie, *skull, cerebral trauma, encephalography* 173
—, —, Liquordruck, *skull, cerebral trauma, liquor pressure* 27
—, —, Pneumographie, Kontraindikation, *skull, cerebral trauma, pneumography, contraindication* 175
—, —, Subduralfüllung, Enzephalographie, *skull, brain trauma, subdural filling, encephalography* 100, 101
—, —, Ventrikelerweiterung, *skull, cerebral trauma, enlargement of ventricles* 114
Schädelbasis, Tumorausdehnung, *base of skull, extension of tumor* 284
—, Tumoren, Pneumographie, Komputertomographie, *base of skull, tumors, pneumography, computerized tomography* 203
Schädelinnendruck, Steigerung, Stickstoffoxydul, Enzephalographie, *intracranial pressure, elevation, nitrous oxide, encephalography* 105
—, —, Ventrikulographie, Indikationsstellung, *intracranial pressure, elevation, ventriculography, indication* 175
Schädelkapazität, Hirnvolumen, Enzephalographie, *cranial capacity, brain volume, encephalography* 114
Schichtaufnahme, Cisterna chiasmatis, *tomography, cisterna chiasmatis* 139, 140
—, III. Ventrikel, Pneumogramm, *tomogram, third ventricle, pneumogram* 126
Schichtaufnahmen, Enzephalographie, *tomograms, encephalography* 93, 106
Schichtdarstellung, Hypophyse, Strahlenbelastung, *tomography, pituitary gland, radiation exposure* 172
—, siehe Tomographie
Schichtuntersuchung, Temporalhorn, Pneumogramm, *tomography, temporal horn, pneumogram* 125, 251
Schläfenhirntumoren, Enzephalographie, *temporal tumors, encephalography* 207, 216, 240

Sehstörungen, Ventrikulographie, *visual disorders, ventriculography* 171
Seitenventrikel, Anatomie, Pneumogramm, *lateral ventricle, anatomy, pneumogram* 118
—, Blockade, *lateral ventricle, obstruction* 4, 26
—, Cella media, Anatomie, *lateral ventricle, cella media, anatomy* 120
—, Ependym, Enzymaktivität, *lateral ventricle, ependyma, enzyme activity* 15
—, Erweiterung, supraselläres Gliom, *lateral ventricle, enlargement, suprasellar glioma* 273
—, —, Verlegung des Foramen interventriculare Monroi, *lateral ventricle, enlargement, blockade of foramen interventriculare Monroi* 18, 26
—, Füllungsmechanismus, *lateral ventricle, filling mechanism* 94, 95
—, Gliom, Enzephalographie, *lateral ventricle, glioma, encephalography* 220
—, Größenschwankungen, *lateral ventricle, variability of volume* 113
—, Indices, Quotienten, Pneumogramm, *lateral ventricle, indices, quotients, pneumogram* 150, 151, 152
—, Katheterisierung, *lateral ventricle, catheterism* 387
—, Kind, *lateral ventricle, child* 112
—, Liquor-Luft-Spiegel, *lateral ventricle, liquor air level* 115
—, Meßwerte, Pneumogramm, *lateral ventricle, measurement values, pneumogram* 145
—, Nomenklatur, *lateral ventricle, nomenclature* 117
—, Resorption insufflierter Luft, *lateral ventricle, resorption of insufflated air* 95
—, Röntgenanatomie, *lateral ventricle, roentgenologic anatomy* 116
—, Trauma, Liquordruck, *lateral ventricle, trauma, pressure of cerebrospinal liquor* 27
—, Tumoren, *lateral ventricles, tumors* 321
—, Verlagerung, Riesenadenom, *lateral ventricle, displacement, giant adenoma* 277
—, Wellenbildung, *lateral ventricle, undulation* 116
Sekretion, Liquor, radioaktive Elektrolyte, *secretion, cerebrospinal liquor, radioactive electrolytes* 34
Sekretionstheorie, Liquor, *secretion theory, cerebrospinal liquor* 19
Sektionsbefunde, normale Ventrikelgröße, *autopsy findings, normal size of ventricles* 111
Sella turcica, Cisterna chiasmatis, Topographie, *sella turcica, cisterna chiasmatis, topography* 138, 139
— —, dritter Ventrikel, Anatomie, *sella turcica, third ventricle, anatomy* 112
— —, Kraniopharyngiom, *sella turcica, craniopharyngioma* 266
Septum-caudatum-Linie, Ventrikelvolumina, Enzephalographie, *septum caudatum line, volumina of ventricles, encephalography* 113
Septum-Caudatus-Index, Pneumogramm, *septum caudate index, pneumogram* 152
Septum pellucidum, Cella media, Anatomie, *septum pellucidum, cella media, anatomy* 120
— —, dritter Ventrikel, Achse, *septum pellucidum, third ventricle, axis* 228
— —, — —, Oligodendrogliom, *septum pellucidum, third ventricle, oligodendroglioma* 233
— —, — —, Verlagerung, Hämatom, *septum pellucidum, third ventricle, displacement, hematoma* 231, 232
— —, — —, —, multiple Metastasen, *septum pellucidum, third ventricle, displacement, multiple metastases* 229
— —, — —, Winkel, Glioblastom, *septum pellucidum, third ventricle, angle, glioblastoma* 245
— —, — —, —, Gliom, *septum pellucidum, third ventricle, angle, glioma* 243, 246, 252
— —, — —, —, Hirnmetastase, *septum pellucidum, third ventricle, angle, cerebral metastasis* 226
— —, — —, —, Oligodendrogliom, *septum pellucidum, third ventricle, angle, oligodendroglioma* 233
— —, Hirntumoren, Lokalisationsdiagnostik, *septum pellucidum, brain tumors, diagnosis of site* 213, 216
— —, normale Lage, *septum pellucidum, normal position* 222
— —, Tumoren, pneumographische Befunde, *septum pellucidum, tumors, pneumographic aspects* 314
— —, Verlagerung, Abszeß, *septum pellucidum, displacement, abscess* 223
— —, —, Adenom, *septum pellucidum, displacement, adenoma* 277
— —, —, Kraniopharyngiom, *septum pellucidum, displacement, craniopharyngioma* 269, 270
— —, —, Meningiom, *septum pellucidum, displacement, meningioma* 219
— —, —, Teratom, *septum pellucidum, displacement, teratoma* 268, 269
Serum, Chromatographie, *serum, chromatography* 50, 51
—, Immunglobuline, Liquor, Konzentration, biochemische Eigenschaften, *serum, immune globulins, liquor, concentration, biochemical properties* 45
—, Normalwerte, *serum, normal values* 10, 11
—, proteingebundene Glykide, *serum, protein bounded glycids* 49
Serumalbumine, Liquor-, Turnover, *serum albumins, liquor-, turnover* 40
Serum transsudation, Eiweißspektrum, Liquor, *serum transsudation, protein spectrum, cerebrospinal liquor* 47
Siderophagen, hämorrhagische Liquorsyndrome, *siderophages, hemorrhagic liquor syndromes* 73
simultane Enzephalographie, Methodik, *simultaneous encephalography, method* 92
Simultantomographie, Enzephalographie, *simultaneous tomography, encephalography* 106
Sinus cavernosus, Meningiom, *sinus cavernosus, meningiom* 356
— longitudinalis superior, Meningiom, *superior longitudinal sinus, meningioma* 225
Sorbitol, Liquordruck, *sorbitol, pressure, cerebrospinal liquor* 22
spezifische Meningitis, Liquorsyndrome, *specific meningitis, liquor syndromes* 75
spezifisches Gewicht, Liquor, *specific weight, liquor cerebrospinalis* 10, 12
Sphingomyelin, Liquor, *sphingomyelin, cerebrospinal liquor* 50
Spina bifida, Myelogramm, *spina bifida, myelogram* 508, 510
spinale Kompression, Kolloidreaktionen, *spinal compression, colloidal reactions* 56
Spinalkanal, Anatomie, *spinal canal, anatomy* 438
—, —, Luftmyelographie, *spinal canal, anatomy, air myelography* 535
—, Durchmesser, *spinal canal, diameter* 536
Spondylitis tuberculosa, Luftmyelographie, *spondylitis tuberculosa, air myelography* 543
Spongioblastom, Kleinhirn, *spongioblastoma, cerebellar* 403, 407
—, Lokalisation, Enzephalographie, *spongioblastoma, location, encephalography* 208

Spontanatmung, Liquordruck, *spontaneous breathing, pressure, cerebrospinal liquor* 21, 22
Spontanhämatom, Kleinhirn, *spontaneous hematoma, cerebellar* 401
Spontansedimentation, Liquor, *spontaneous sedimentation, cerebrospinal liquor* 57
Statistik, Großhirntumoren, *statistic analysis, hemispheric tumors* 208, 209
—, mediane, expansive Prozesse, *statistical analysis, median, expansive lesions* 290, 291
—, suprasellare Tumoren, *statistical analysis, suprasellar tumors* 263
Status migraenosus, essentielle Aliquorrhoe, *status migraenosus, essential aliquorrhoea* 28
Stauungspapille, Ventrikulographie, Indikationsstellung, *papilledema, ventriculography, indication* 175
Stickstoff, Liquor, *nitrogen, cerebrospinal liquor* 12
Stickstoffoxydul, Kontrastgas, Enzephalographie, *nitrous oxide, contrast gas, encephalography* 105
Stirnhirn, Tumoren, Enzephalographie, *frontal region, tumors, encephalography* 208
Stoffwechsel, Alkalose, Azidose, Blut, Liquor, *metabolism, alcalosis, acidosis, blood, liquor* 31
—, Azidose, Niereninsuffizienz, *metabolism, acidosis, renal insufficiency* 34
—, Endothel, Subarachnoidalraum, *metabolism, endothelium, subarachnoidal space* 6
—, Ependym, *metabolism, ependyma* 4
—, Hirn-Liquorschranke, *metabolism, brain-liquor barrier* 9
—, Kohlehydrat-, Liquor, *metabolism, carbohydrat metabolism, liquor* 16
—, Nukleinsäure-, Tumorzellimplantation, *metabolism, nuclein acid, implantation of tumor cells* 74
—, Phagozytose, *metabolism, phagocytosis* 67
—, Plexusepithel, *metabolism, plexus epithelium* 5
Strahlenbehandlung, Metastasen, Steigerung der Malignität nach Operation und —, *radiotherapy, metastases, raised malignancy after surgery and —* 74
Strahlenbelastung, Enzephalographie, *radiation exposure, encephalography* 172
Stratigraphie, Technik, *stratigraphy, technique* 109
Strömungsgeschwindigkeit, Liquor, *flow rate, cerebrospinal liquor* 38
subakute Enzephalitissyndrome, Liquor cerebrospinalis, *subacute encephalitic syndromes, liquor cerebrospinalis* 72
„subarachnoidaler Ersatzliquor", *"subarachnoidal compensating cerebrospinal liquor"* 6
subarachnoidales Endothel, Austauschaktivität, *subarachnoidal endothelium, interchanging activity* 15
Subarachnoidalblutung, entzündliche Reaktionen, *subarachnoidal hemorrhage, inflammatory reaction* 45
—, — Liquorsyndrome, *subarachnoidal hemorrhage, inflammatory liquor syndromes* 73
—, Ventrikulographie, Kontraindikation, *subarachnoidal hemorrhage, ventriculography, contraindication* 175
Subarachnoidalraum, Anatomie, Physiologie, *subarachnoidal space, anatomy, physiology* 6
—, Durchmesser, *subarachnoidal space, diameter* 539
—, Echinokokkenzyste, Perforation, *subarachnoidal space, echinococcus cyst, perforation* 62
—, Entwicklung, *subarachnoidal space, development* 1
—, Erweiterung, Differentialdiagnose, *subarachnoidal space, enlargement, differential diagnosis* 112
—, Histologie, *subarachnoidal space, histology* 6
—, Kindesalter, Anatomie, *subarachnoidal space, childhood, anatomy* 112
—, Kontrastmittel, Myelographie, *subarachnoidal space, contrast medium, myelography* 449
—, Liquorproduktion, *subarachnoidal space, liquor production* 19, 20
—, Luftmyelographie, *subarachnoidal space, air myelography* 541
—, mangelhafte Füllung, Glioblastom, *subarachnoidal space, deficient filling, glioblastoma* 245
—, — —, Meningiom, *subarachnoidal space, deficient filling, meningioma* 234
—, — —, zystisches Gliom, *subarachnoidal space, deficient filling, cystic glioma* 242, 243
—, Partikeltransport, *subarachnoidal space, particle transfer* 37
—, Plexus chorioideus, *subarachnoidal space, plexus chorioideus* 4, 5, 20
—, Probleme der enzephalographischen Darstellung, *subarachnoidal space, problems of encephalographic examination* 241
—, Querschnitt, *subarachnoidal space, cross section* 7
—, spinaler, Anatomie, *subarachnoidal space, spinal, anatomy* 128
—, Strömungsgeschwindigkeit, Liquor, *subarachnoidal space, flow rate of liquor* 38
—, Tomoenzephalographie, *subarachnoidal space, tomoencephalography* 106
subdurale Blutungen, Enzephalographie, *subdural hemorrhages, encephalography* 170
— Luftfüllung, Enzephalographie, Ursache, *subdural air filling, encephalography, cause* 100
— Pneumotherapie, Ergebnisse, *subdural pneumotherapy, results* 173, 174
— —, Technik, *subdural pneumography, technics* 93
subdurales Hämatom, Enzephalographie, *subdural hematoma, encephalography* 102
— —, Enzephalogramm, *subdural hematoma, encephalogram* 214, 230, 231, 232
— Luftdepot, Enzephalographie, *subdural air depot, encephalography* 99, 102
Subduralfüllung, Häufigkeit, *subdural air filling, incidence* 98, 100
Subduralraum, subdurales Hämatom, *subdural space, subdural hematoma* 232
Subokzipitalpunktion, Methodik, Komplikationen, *suboccipital puncture, method, complications* 90, 91
—, Subdurographie, *suboccipital puncture, subdurography* 93
Subtraktionstechnik, Enzephalographie, *subtraction technique, encephalography* 206
Subtraktionsverfahren, Pneumographie, *subtraction technique, pneumography* 110
Sulfonamide, Diffusion, Liquor, *sulfonamids, diffusion, cerebrospinal liquor* 35, 36
suprasellare Tumoren, Ausdehnung, *suprasellar tumors, extension* 283
— —, Differentialdiagnose, *suprasellar tumors, differential diagnosis* 285
— —, enzephalographisches Bild, *suprasellar tumors, encephalographic aspect* 289
— —, Lokalisation, *suprasellar tumors, localization* 264, 283
— —, Statistik, *suprasellar tumors, statistical analysis* 263
— Zisternen, Epidermoidzyste, *suprasellar cisterns, epidermoid cyst* 275

suprasellare Zisternen, Kraniopharyngiom, *suprasellar cisterns, craniopharyngioma* 266, 286
suprasellares Gliom, Enzephalographie, *suprasellar Glioma, encephalography* 266, 267, 273
supratentorielle raumfordernde Prozesse, Enzephalographie, Indikationen, *supratentorial space occupying lesions, encephalography, indications* 174
— — —, Histologie, *supratentorial space occupying lesions, histology* 238
— — —, intra-, extrazerebrale Lokalisation, *supratentorial space occupying lesions, intra-, extracerebral location* 238
— — —, Lokalisation, temporale, *supratentorial space occupying lesions, location, temporal* 238
— — —, Pneumographie, *supratentorial space occupying lesions, pneumography* 203, 242
supratentorieller Raum, Differentialdiagnose, Pneumographie, *supratentorial space, differential diagnosis, pneumography* 336
supratentorielles Luftdepot, Enzephalographie, *supratentorial air depot, encephalography* 99
symptomatische Epilepsie, Pneumogramm, Indikationsstellung, *symptomatic epilepsy, pneumogram, indication* 174
Syndrom, adiposo-genitales, Enzephalographie, Wirkungen, *syndrome, adiposo-genital, encephalography, effects* 173
—, Froinsches Kompressions-, *syndrome, Froin's compression-* 74
—, Parinaud-, Enzephalographie, *syndrome, of Parinaud, encephalography* 169
—, psychoorganisches, Enzephalographie, *syndrome, psychoorganic, encephalography* 169
—, unspezifische Dys-, Hyperproteinose, *syndrome, unspecific dys-, hyperproteinosis* 74
Syndrome, Enzephalitis-, *syndromes, encephalitic* 72
—, Liquor, *syndromes, cerebrospinal liquor* 69–76
—, Meningitis-, *syndromes, meningitic* 70
—, multiple Sklerose, *syndromes, multiple sclerosis* 75
—, Polyneuritis-, Polyneuropathie-, *syndromes, polyneuritis-, polyneuropathy-* 74, 75
Syphilis, Gammaglobulin-Typ, *syphilis, gamma globulin typ* 44
Syntheserate, Immunglobuline, *synthetic rate, immune globulins* 45
Syringomyelie, Luftmyelographie, *syringomyelia, air myelography* 547
Szintigramm, Osmoregulation, *scan, osmoregulation* 26

Tabes dorsalis, Liquorsyndrome, *tabes dorsalis, liquor syndromes* 75
Tay-Sachssche Krankheit, erhöhte Cholesterinwerte, *Tay-Sachs' disease, raised cholesterin values* 50
Technik, Enzephalographie, *technique, encephalography* 205, 206, 282
—, Luftmyelographie, *technique, air myelography* 528–534
—, Myelographie, *technique, myelography* 443, 451
—, Überdruckzisternographie, *technique, high pressure cisternography* 8
—, Ventrikulographie, *technique, ventriculography* 385, 386, 392
temporale Tumoren, anatomische Charakteristika, *temporal tumors, anatomic characteristics* 236
— —, Enzephalographie, *temporal tumors, encephalography* 207, 216
— —, Lokalisationsdiagnostik, *temporal tumors, diagnosis of site* 237
— —, Statistik, *temporal tumors, statistical analysis* 236
Temporalhernie, Enzephalographie, *temporal herniation, encephalography* 218
—, Tonsilleneinklemmung, *temporal herniation, incarceration of tonsils* 336
Temporalhorn, Anatomie, *temporal horn, anatomy* 117
—, —, Pneumogramm, *temporal horn, anatomy, pneumogram* 121, 123, 125
—, Deformierung, periventrikuläre Gliose, *temporal horn, deformation, periventricular gliosis* 261
—, Enzephalographie, Technik, *temporal horn, encephalography, technique* 205
—, Enzephalographie, Tumordiagnostik, *temporal horn, encephalography, tumor diagnosis* 236
—, Hirnventrikel, Röntgenanatomie, *temporal horn, brain ventricle, roentgen anatomy* 116
—, Infiltration, Glioblastom, *temporal horn, infiltration, glioblastoma* 245
—, Kompression, subdurales Hämatom, *temporal horn, compression, subdural hematoma* 232
—, Meßwerte, Pneumogramm, *temporal horn, measurement values, pneumogram* 146
—, Morphologie: Komputer-Tomographie, Enzephalographie, *temporal horn, morphology: Computerized tomography, encephalography* 240
—, normale enzephalographische Darstellung, *temporal horn, normal encephalographic aspect* 225, 226, 231
—, pneumographische Lokalisation von Tumoren, *temporal horn, pneumographic location of tumors* 240
—, Schichtaufnahme, *temporal horn, tomogram* 125, 251
—, Verlagerung, Gliom, *temporal horn, displacement, glioma* 243, 246
Temporallappen, Infiltration, Oligodendrogliom, *temporal lobe, infiltration, oligodendroglioma* 233
—, zystisches Gliom, Enzephalogramm, *temporal lobe, cystic glioma, encephalogram* 242
Temporo-Okzipitalregion, Tumoren, pneumographische Lokalisation, *temporo-occipital region, tumors, pneumographic location* 240
temporoparietales Gliom, Enzephalographie, *temporoparietal glioma, encephalography* 247
Tentorium, enzephalographische Lokalisationsdiagnostik, *tentorium, encephalographic diagnosis of site* 213
—, Meningiom, Enzephalographie, *tentorium, meningioma, encephalography* 240, 320
—, transtentorielle Hernie, Kleinhirn, *tentorium, transtentorial herniation, cerebellum* 334
Tentorium-Falx, Meningiome, *tentorium-falx, meningiomas* 354, 355
Teratom, enzephalographisches Bild, *teratoma, encephalographic aspect* 287
Teratom, intraspinales Myelogramm, *teratoma, intraspinal myelogram* 484
—, subfrontales, Enzephalographie, *teratoma, subfrontal, encephalography* 268, 269
Thalamus, Anatomie, Pneumogramm, *thalamus, anatomy, pneumogram* 121, 127
—, Cella media, Anatomie, *thalamus, cella media, anatomy* 125
—, Infiltration, Gliom, *thalamus, infiltration, glioma* 251, 301
—, Tumoren, *thalamus, tumors* 316
therapeutische Wirkungen, Enzephalographie, *therapeutic effects, encephalography* 173

thorakaler Bandscheibenprolaps, Myelogramm, *thoracal disc prolaps, myelogram* 492
thorakales Luftmyelogramm, normales, *thoracal air myelogram, normal* 541
– –, pathologisches, *thoracal air myelogram, pathologic* 542
– Myelogramm, normales, *thoracal myelogram, normal* 460
– –, pathologisches, *thoracal myelogram, pathologic* 478
Tierexperiment, Neurosekretion, *experimental work, neurosecretion* 3
Tomographie, Enzephalographie, *tomography, encephalography* 93, 106, 125, 251, 282
–, – Technik, *tomography, encephalography, technique* 205, 206
–, Kleinhirnbrückenwinkelzisterne, *tomography, cerebellopontine cisterne* 137
–, Schädel, Computer-, *tomography, skull, computer-* 175
–, siehe Schichtdarstellung. Schichtuntersuchung
Tonsillen, Ödem, Fehlfüllung, Enzephalographie, *tonsils, edema, defective filling, encephalography* 96
Tonsilleneinklemmung, Pneumographie, *incarceration of tonsils, pneumography* 331, 336, 351, 353
Tonsillentumor, Arnold-Chiari-Anomalie, *tonsillar tumor, Arnold-Chiari's anomaly* 337
Topographie, Ependym, *topography, ependyma* 3, 4
–, Pia mater, *topography, pia mater* 7
–, Plexus chorioideus, *topography, plexus chorioideus* 4
–, Tractus supraopticohypophyseus, *topography, tractus supraopticohypophyseus* 3
–, Zisternen, *topography, cisterns* 7, 8
topographische Diagnostik, hintere Schädelgrube, *topographic diagnosis, posterior cranial fossa* 342
Tractus supraopticohypophyseus, Topographie, *tractus supraopticohypophyseus, topography* 3
Transferringehalt, normaler, Liquor, *transferrin concentration, normal, cerebrospinal liquor* 41
transformierte lymphozytäre Liquorzellen, Virusmeningitis, *transformed lymphocytic cells of liquor, viral meningitis* 63, 64
transorbitale Ventrikulographie, Kinder, *transorbital ventriculography, children* 90
transsakrale Punktion, Enzephalographie, *transsacral puncture, encephalography* 91
transversale Tomoenzephalographie, Technik, *transversal tomoencephalography, technique* 109
Trauma, hämorrhagische Liquorsyndrome, *trauma, hemorrhagic liquor syndromes* 73
–, Hirn, Liquordruck, *trauma, brain, pressure of cerebrospinal liquor* 27
–, Myelogramm, *trauma, myelogram* 501
–, Schädel-Hirn, Enzephalographie, *trauma, craniocerebral, encephalography* 173
–, – – , Pneumographie, Kontraindikation, *trauma, craniocerebral, pneumography, contraindication* 175
Trendelenburg-Lagerung, Enzephalographie, *Trendelenburg's position, encephalography* 93
Trepanation, Ventrikulographie, *trepanation, ventriculography* 90
Trigonum, Anatomie, Pneumogramm, *trigonum, anatomy, pneumogramm* 121, 122
–, Seitenventrikel, Anatomie, *trigonum, lateral ventricle, anatomy* 117
Tuber cinereum, Anatomie, Pneumogramm, *tuber cinereum, anatomy, pneumogram* 126
Tuberculum sellae, Bezugslinien, Pneumogramm, *tuberculum sellae, reference lines, pneumogram* 150
– –, Meningiom, *tuberculum sellae, meningioma* 276, 277
tuberkulöse Meningitis, Enzephalographie, *tuberculous meningitis, encephalography* 173
– –, Glukosewerte, Liquor, *tuberculous meningitis, glucose values, cerebrospinal liquor* 16
– –, Ionenverschiebung, *tuberculous meningitis, ion shift* 32
– –, Liquordruckkrisen, *tuberculous meningitis, liquor pressure crises* 30
– Meningitissyndrome, *tuberculous meningitis, syndromes* 70, 71
Tuberkulose, Spondylitis, Luftmyelographie, *tuberculosis, spondylitis, air myelography* 543
Tumor, Ausdehnung, Pneumographie, *tumor, extension, pneumography* 283
–, dritter Ventrikel, *tumor, third ventricle* 348
–, extrazerebraler, subdurales Hämatom, *tumor extracerebral tumor, subdural hematoma* 236, 237
–, Infiltration, Pons, *tumor, infiltration, pons* 297
–, intrazerebraler, Ventrikulographie, *tumor, intracerebral, ventriculography* 232
–, Kompression, Ventrikel, *tumor, compression, ventricle* 234
–, Operabilität, Enzephalographie, *tumor, operability, encephalography* 251
–, Tonsillen-, Differentialdiagnose, *tumor of tonsils, differential diagnosis* 337
–, Typ, Enzephalographie, *tumor, type, encephalography* 285
–, Verkalkungen, Ependymom, *tumor, calcifications, ependymoma* 360
–, Vierhügelplatte, *tumor, quadrigeminal plate* 344, 345
Tumoren, Falx-Tentorium, *tumors, falx-tentorium* 354, 355
–, frontoparietale, Lokalisationsdiagnostik, *tumors, frontoparietal, diagnosis of site* 212
–, Ganglion Gasseri, *tumors, ganglion of Gasser* 321, 326
–, Gliose, Differentialdiagnose, *tumors, gliosis, differential diagnosis* 240
–, Großhirn-, Enzephalographie, *tumors, hemispheric, encephalography* 207
–, Hemisphären, Enzephalographie, *tumors, hemispheric, encephalography* 241
–, hintere Schädelgrube, *tumors, posterior cranial fossa* 331, 341
–, Hirnstamm, *tumors, brain stem* 174, 342
–, intraspinale, Luftmyelographie, *tumors, intraspinal, air myelography* 544
–, Kleinhirn, *tumors, cerebellar* 350, 404
–, kranio-zervikaler Übergang, *tumors, cranio-cervical junction* 357
–, Lokalisationsdiagnostik, *tumors, diagnosis of site* 211
–, Medulla oblongata, *tumors, medulla oblongata* 346, 410
–, Seitenventrikel, *tumors, lateral ventricles* 321
–, okzipitale, Lokalisationsdiagnostik, *tumors, occipital, diagnosis of site* 212
–, Pinealregion, *tumors, pineal region* 315
–, Pons, *tumors, pons* 410–415
–, supraselläre, Ausdehnung, Lokalisation, *tumors, suprasellar, extension, location* 283

Tumoren, suprasellare, Statistik, *tumors, suprasellar, statistical analysis* 263
—, Rückenmark, Myelographie, *tumors, spinal cord, myelography* 442, 464
—, temporale, Statistik, Lokalisationsdiagnostik, *tumors, temporal, statistical analysis, diagnosis of site* 237
—, Temporo-Okzipitalregion, pneumographische Lokalisation, *tumors, temporo-occipital region, pneumographic location* 240
—, Thalamus, *tumors, thalamic* 315
—, vierter Ventrikel, *tumors, fourth ventricle* 357, 399, 404
Tumorliquorsyndrome, *tumor liquor syndromes* 73, 74
Tumorzytodiagnostik, Geschwulstkriterien, *tumor cell diagnosis, tumor criteria* 68
Tumorzellimplantation, Liquor, *tumor cell implantation, cerebrospinal liquor* 74
Turnover, Liquor-, Serum albumine, *turnover, liquor-, serum albumins* 40
Twiningsche Linie, Kleinhirnbrückenwinkel, Gliom, *Twining's line, cerebellopontine angle, glioma* 356, 399

Überdruck Zisternographie, Technik, *high pressure cisternography, technique* 8
Ultrafiltrat, Liquor, *ultrafiltrate, cerebrospinal liquor* 34
Ultrafiltration, Elektrophorese, Normalwerte, *ultrafiltration, electrophoresis, normal values* 39
—, Ventrikelliquor, *ultrafiltration, liquor of ventricles* 32
Ultraviolettspektrogramm, Liquor, *ultraviolet spectrogram, cerebrospinal liquor* 13
Unterhorn, Pneumogramm, Technik, *inferior horn, pneumogram, technique* 124
Untersuchungsgeräte, Neuroradiologie, *neuroradiologic equipment* 93
Unverträglichkeit, Kontrastmittel, Pneumographie, Indikationsstellung, *incompatibility, contrast medium, pneumography, indication* 175
Urämie, Liquoruntersuchung, radioaktive Elektrolyte, *uremia, examination of liquor, radioactive electrolytes* 35
„Urliquor", Seitenventrikel, *original liquor, lateral ventricles* 19
Ursachen, Fehlfüllung, Enzephalographie, *causes, defective filling, encephalography* 96, 98

V-Fraktion, erhöhte, Betaglobulin-Dysproteinose, *V-fraction, raised, betaglobulin dysproteinosis* 42, 43
—, Froinsches Kompressionssyndrom, *V-fraction, Froin's compression syndrome* 74
—, Liquor, Diabetes insipidus 14, 16, 26
—, —, essentielle Aliquorrhoe, *V-fraction, liquor, essential aliquorrhoea* 28
—, Normalwerte, *V-fraction, normal values* 39
—, Präalbumin, *V-fraction, prealbumin* 38
Vallecula, Anatomie, Pneumogramm, *vallecula, anatomy, pneumogram* 127
—, Cisterna magna, Anatomie, Kindesalter, *vallecula, cisterna magna, anatomy, childhood* 112
—, Einengung, Arnold-Chiari-Mißbildung, *vallecula, stenosis, Arnold-Chiari's anomaly* 337
—, Stenose, Fehlfüllung, Enzephalographie, *vallecula, stenosis, defective filling, encephalography* 96
—, Verlagerung, Tonsilleneinklemmung, *vallecula, displacement, incarceration of tonsils* 331
Vallecula-Vierhügelplatte, Normalfall, pathologische Veränderungen, *vallecula-quadrigeminal plate, normal aspect, pathologic changes* 341
vaskuläre Komplikationen, Enzephalographie, *vascular complications, encephalography* 169
vegetative Reaktionen, Enzephalographie, *vegetative reactions, encephalography* 93
— —, Kinder, Häufigkeit, *vegetative reactions, children, incidence* 169
— —, während und nach Pneumographie, *vegetative reactions, during and after pneumography* 164
Velum interpositum, Zyste, *velum interpositum, cyst* 302
Venendruck, Liquordruck, *venous pressure, pressure, cerebrospinal pressure* 25
Venen-Sinus, Liquorsystem, *venous sinus, liquor system* 27
Ventilmechanismus, Fehlfüllung, Enzephalographie, *valve mechanism, defective filling, encephalography* 96
Ventrikel, Dach, enzephalographische Lokalisationsdiagnostik, *ventricle, roof, encephalographic diagnosis of site* 213, 215
—, —, Anatomie, Pneumogramm, *ventricle, tegmen, anatomy, pneumogram* 121
—, Deformierung, Meningiom, *ventricle, deformation, meningioma* 219
—, Depression, Meningiom des Sinus longitudinalis, *ventricle, depression, meningioma of longitudinal sinus* 225
—, —, multiple Metastasen, *ventricle, depression, multiple metastases* 229
—, dritter, Amputation, Kraniopharyngiom, *ventricle, third, amputation, craniopharyngioma* 275, 276
—, —, Anatomie, *ventricle, third, anatomy* 391, 393
—, —, —, Pneumogramm, *ventricle, third, anatomy, pneumogram* 112, 126
—, —, Aneurysma, *ventricle, third, aneurysm* 290
—, —, Autotomographie, *ventricle, third, autotomography* 110
—, —, Bezugslinien, *ventricle, third, reference lines* 149
—, —, Deformierung, Tumoren der Pinealregion, *ventricle, third, deformation, tumors of pineal region* 315
—, —, Dilatation, Hirnmetastase, *ventricle, third, dilatation, brain metastasis* 226
—, —, enzephalographische Lokalisationsdiagnostik, *ventricle, third, encephalographic diagnosis of site* 213, 216, 289
—, —, Füllungsmechanismus, *ventricle, third, filling mechanism* 94
—, —, Gliom, *ventricle, third, glioma* 272
—, —, —, Vierhügelplatte, *ventricle, third, glioma, quadrigeminal plate* 344
—, —, Indices, Quotienten, *ventricle, third, indices, quotients* 152
—, —, Keilbeinmeningiom, *ventricle, third, sphenoid meningioma* 266
—, —, Kind, Säugling, *ventricle, third, child, baby* 112
—, —, Kolloidzysten, *ventricle, third, colloid cysts* 317
—, —, Meßwerte, Pneumogramm, *ventricle, third, measurement values, pneumogram* 147
—, —, Pineoblastom, *ventricle, third, pineoblastoma* 294
—, —, Plexus chorioideus, *ventricle, third, plexus chorioideus* 4
—, —, Septum pellucidum, Beziehungen, *ventricle, third, septum pellucidum, relations* 217
—, —, stereotaktische Operationen, *ventricle, third, stereotactic operations* 389
—, —, Tumoren, *ventricle, third, tumors* 348, 404

Ventrikel, dritter, Tumorausdehnung, *ventricle, third, extension of tumor* 283, 286
—, —, Verlagerung, frontobasales Meningiom, *ventricle, third, displacement, frontobasal meningioma* 266, 269
—, —, —, Gliom, *ventricle, third, displacement, glioma* 243, 264, 279
—, —, —, Karotisaneurysma, *ventricle, third, displacement, aneurysm of carotid siphon* 271
—, —, —, Meningiom, *ventricle, third, displacement, meningioma* 276, 277
—, —, —, Riesenadenom, *ventricle, third, displacement, giant adenoma* 277
—, —, —, Teratom, *ventricle, third, displacement, teratoma* 268, 269
—, endoventrikuläre Zysten, Lokalisation, *ventricle, endoventricular cysts, location* 208
—, Ependym, Blut-Liquor-Schranke, *ventricle, ependyma, blood liquor barrier* 36
—, —, gesteigerte Permeabilität, *ventricle, ependyma, raised permeability* 42
—, —, Funktion, *ventricle, ependyma, function* 15
—, Erweiterung, Hirntrauma, *ventricle, enlargement, brain trauma* 114
—, —, Kraniopharyngiom, *ventricle, dilatation, craniopharyngioma* 269, 270
—, extrazelluläre Flüssigkeit, elektrische Potentiale, *ventricle, exctracellular fluid, electrical potentials* 15
—, Falx-Tentorium-Meningiome, *ventricle, falx-tentorium meningiomas* 354
—, Form, Größe, Lebensalter, *ventricle, form, size, age* 117
—, fünfter, Cavum septi pellucidi, *ventricle, 5th, cavum septi pellucidi* 143
—, Größenschwankungen, Enzephalographie, *ventricle, variability of size, encephalography* 113
—, Größenverhältnis, *ventricle, size ratio* 151
—, Indices, Quotienten, Pneumogramm, *ventricle, indices, quotients, pneumogram* 150, 151, 152
—, intraventrikuläre Tumoren, Differentialdiagnose, *ventricle, intraventricular tumors, differential diagnosis* 214
—, Katheterisierung, *ventricle, catheterism* 387, 398
—, Kompression, Astrozytom, *ventricle, compression, astrocytoma* 234
—, Liquor, Produktion, *ventricle, liquor, production* 18, 19
—, —, Ultrafiltration, *ventricle, liquor, ultrafiltration* 32
—, —, V-Fraktion, *ventricle, liquor, V-fraction* 38
—, „Mikroventrikulie", *ventricle, small ventricles* 113
—, Morphologie, funktionelle Beziehungen, *ventricles, morphology, functional relations* 3
—, —, Computer-Tomographie, Enzephalographie, *ventricle, morphology, computerized tomography, encephalography* 240
—, normale Größe, *ventricle, normal volume* 111
—, Punktion, *ventricle, puncture* 93
—, —, Hirnläsionen, *ventricle, puncture, brain lesions* 171
—, Quotienten, Mittelwerte, *ventricle, quotients, median values* 152
—, Seiten-, siehe Seitenventrikel, *ventricle, lateral, see lateral ventricle*
—, spontanes Hämatom, *ventricle, spontaneous hematoma* 257
—, System, Kinder, Säuglinge, *ventricle, system, children, babies* 112
—, Untersuchungstechnik, *ventricles, technique of examination* 385, 386
—, Verkleinerung, Enzephalographie, *ventricle, diminution, encephalography* 113
—, Verlagerung, infra-, supratentorielle Tumoren, *ventricle, displacement, infra-, supratentorial tumors* 339
—, —, Metastase, *ventricle, displacement, metastases* 222, 226
—, —, subdurales Hämatom, *ventricle, displacement, subdural hematoma* 230, 231
—, vierter, Anatomie, *ventricle, fourth, anatomy* 391, 393
—, —, —, Kindesalter, *ventricle, fourth, anatomy, childhood* 112
—, —, —, Pneumogramm, *ventricle, fourth, anatomy, pneumogram* 127, 128
—, —, Blockade, Plexus chorioideus, *ventricle, fourth, blockage, plexus chorioideus* 4, 5, 96
—, —, Ependymom, *ventricle, fourth, ependymoma* 360, 405, 406
—, —, Fehlfüllung, *ventricle, fourth, defective filling* 96
—, —, Füllungsmechanismus, *ventricle, fourth, filling mechanism* 94
—, —, Kleinhirntumor, *ventricle, fourth, cerebellar tumor* 351
—, —, Medulloblastom, *ventricle, fourth, medulloblastoma* 358, 359
—, —, Meßwerte, Pneumogramm, *ventricle, fourth, measurement values, pneumogram* 148
—, —, postoperative Hypersekretion, Liquor, *ventricle, fourth, postoperative hypersecretion of liquor* 5, 6
—, —, Spongioblastom, *ventricle, fourth, spongioblastoma* 407
—, —, Tomoenzephalographie, *ventricle, fourth, tomoencephalography* 106
—, —, Tumoren, *ventricle, fourth, tumors* 357, 399, 404
—, —, — der hinteren Schädelgrube, *ventricle, fourth, tumors of posterior cranial fossa* 338, 399
Ventrikelsystem, Entwicklung, *ventricular system, development* 1
—, Erweiterung, Adenom der Hypophyse, *ventricular system, dilatation, hypophyseal adenoma* 271, 272
—, —, Chiasmagliom, *ventricular system, dilatation, glioma of chiasma* 273
—, —, Ependymom, *ventricular system, dilatation, ependymoma* 360
—, —, Kraniopharyngiom, *ventricular system, dilatation, craniopharyngioma* 269, 270
—, —, Riesenadenom, *ventricular system, dilatation, giant adenoma* 277, 278
—, —, Teratom, *ventricular system, dilatation, teratoma* 268
—, Pneumographie, Bauch- und Rückenlage des Patienten, *ventricular system, pneumography, prone and supine position of patient* 117
—, —, Technik, *ventricular system, pneumography, technique* 282
Ventrikulogramm, Aquäduktstenosen, *ventriculogram, stenoses of aquaeductus* 416
—, Ependymom, *ventriculogram, ependymoma* 405, 406
—, Kleinhirnhämatom, *ventriculogram, cerebellar hematoma* 401
—, laterale Kleinhirntumoren, *ventriculogram, lateral cerebellar tumors* 402
—, Medulla oblongata, Tumoren, *ventriculogram, tumors of medulla oblongata* 410

–, normales, *ventriculogram, normal* 391–395
–, pathologisches, *ventriculogram, pathologic* 395–425
–, Ponstumoren, *ventriculogram, pontine tumors* 416
–, Spongioblastom, *ventriculogram, spongioblastoma* 403, 407
Ventrikulographie, Ependymom, *ventriculography, ependymoma* 360
–, Fehlfüllung, Enzephalographie, *ventriculography, defective filling, encephalography* 98
–, Geschichtliches, *ventriculography, history* 89, 367, 368
–, Gliom, hintere Schädelgrube, *ventriculography, glioma, posterior cranial fossa* 353
–, Indikationen, *ventriculography, indications* 174, 175, 389, 395
–, Kinder, vegetative Reaktionen, *ventriculography, children, vegetative reactions* 169
–, Kleinhirntumor, *ventriculography, cerebellar tumor 351*
–, Kontraindikationen, *ventriculography, contraindications* 175
–, Kontrastmittel, *ventriculography, contrast media* 370
–, Medulloblastom, *ventriculography, medulloblastoma* 358, 359
– mit positiven Kontrastmitteln, *ventriculography with positive contrast media* 367–435
–, Mortalität, *ventriculography, mortality* 171
–, Narkose, *ventriculography, anesthesia* 157
–, Pineoblastom, *ventriculography, pineoblastoma* 293, 294
–, siehe Enzephalographie, Pneumographie, *Ventriculography, see encephalography, pneumography* 116
–, Seitenventrikel, Tumoren, *ventriculography, lateral ventricles, tumors* 321
–, spontanes Hämatom, *ventriculography, spontaneous hematoma* 257
–, Strahlenbelastung, *ventriculography, radiation exposure* 172
–, Technik, *ventriculography, technique* 385, 386
–, Ventrikel, Größenschwankungen, *ventriculography, ventricles, variability of size* 113
–, Visusstörungen, *ventriculography, visual disorders* 171
–, zentrale, Technik, *ventriculography, central, technique* 388, 389, 392
Verkalkung, Ependymom, *calcification, ependymoma* 360
–, Pinealis, *calcification, pineal gland* 353
Verkalkungen, Ventrikelpunktion, *calcifications, ventricle puncture* 171
Verklebungen, postarachnitische, Fehlfüllung, Enzephalographie, *adhesions, postarachnitic, defective filling, encephalography* 98
Verletzungen, Rückenmark, *injuries, spinal cord* 502
Verschlußhydrocephalus, Resorption von insufflierter Luft, *occlusion hydrocephalus, resorption of insufflated air* 95
Vertebralisangiographie, Fehlfüllung, Ventrikulographie, *vertebralis angiography, defective filling, ventriculography* 98
Vierhügelplatte, Normalbild, *quadrigeminal plate, normal aspect 340*
–, Gliom, *quadrigeminal plate, glioma* 344, 345
–, Verlagerung, Tumoren, hintere Schädelgrube, *quadrigeminal plate, displacement, tumors of posterior cranial fossa* 340
Vierhügelregion, Arachnoidzyste, *quadrigeminal plate, arachnoidal cyst* 296, 297
Virchow-Robinsonscher Raum, Schema, Topographie, *Virchow-Robinson's space, schema, topography* 7
Virusenzephalitis, Phagozytoseblockierung, *viral encephalitis, blocking of phagocytosis* 67
Viruserkrankungen, Gehirnhäute, *viral diseases, meninges* 45
Virusinfekte, Phagozytose, Blockierung, *viral infections, phagocytosis, blockage* 67
Virusmeningitis, Bluthirnschranke, *viral meningitis, blood brain barrier 37*
–, Lymphozyten, transformierte, *viral meningitis, lymphocytes, transformed* 63
–, plasmozytäre Pleozytose, *viral meningitis, plasmocytic pleocytosis* 65
–, Syndrome, *viral meningitis, syndromes* 71
Virus-Polyradikulitis, immunkompetente Liquor-Parameter, *viral polyradiculitis, immune competent liquor parameters* 47
Viskosität, Liquor, *viscosity, liquor cerebrospinalis* 10, 13
Vitamine, Liquor, *vitamins, cerebrospinal liquor* 12
Vorbereitung des Patienten, Pneumographie, *preparation of patient, pneumography* 153
Vorderhorn, Anatomie, Pneumogramm, *anterior horn, anatomy, pneumogram* 118, 119, 121
–, Fläche, Planimetrie, *anterior horn, area, planimetry* 151
–, Katheterisierung, *anterior horn, catheterism* 387
–, Meßwerte, Pneumogramm, *anterior horn, measurement values, pneumograms* 146
–, Ventrikelsystem, Röntgenanatomie, *anterior horn, ventricle system, roentgenologic anatomy* 116
–, Winkelmessungen, *anterior horn, angle measurements* 150

Wasser, Zirkulation, Gehirn, Liquor, *water, circulation, brain, cerebrospinal liquor* 20
Wasserkissenwirkung, Liquor, *water pillow effect, cerebrospinal liquor* 8
Wasserstoffionenkonzentration, Liquor, *hydrogen ion concentration, cerebrospinal liquor* 13
Wellenbildung, Seitenventrikel, *undulation, lateral ventricle* 116
Winkelmessungen, Pneumogramm, *angle measurements, pneumogram* 150

xanthochromer Liquor, hämorrhagische Liquorsyndrome, *xanthochromic liquor, hemorrhagic liquor syndromes* 73
– –, Hirngeschwülste, *xanthochromic liquor, brain tumors* 13
Xerographie, Pneumographie, *xerography, pneumography* 110

Zellen, Liquor, Abschilferung, *cells, liquor cerebrospinalis, desquamation* 6
zelluläre Immunreaktionen, reaktive Lymphoidzellen, *cellular immune reactions, reactive lymphoid cells* 64
– Reaktionen nach Pneumographie, *cellular reactions after pneumography* 159
zentrale Ventrikulographie, Technik, *cerebral ventriculography, technique* 388, 389, 392
zerebrale Angiographie, Liquordruck, *cerebral angiography, pressure, cerebrospinal liquor* 23
– Atrophie, Subduralfüllung, Enzephalographie, *cerebral atrophy, subdural filling, encephalography* 100

zerebrale Insulte, pherographische Auftrennung, *cerebral insults, pherographic analysis* 49
Zerebrospinalflüssigkeit, siehe Liquor cerebrospinalis, *cerebrospinal fluid, see liquor cerebrospinalis*
zerebrovaskuläre Insulte, LDH-Aktivität, *cerebrovascular accident, LDH activity* 54
zervikaler Bandscheibenvorfall, Myelogramm, *cervical disc prolapse, myelogram* 486
zervikales Myelogramm, normales, *cervical myelogram, normal* 458
– –, pathologisches, *cervical myelogram, pathologic* 464
zerviko-okzipitaler Übergang, Myelographie, *cervico-occipital junction, myelography* 447
Zirkulation, Liquor cerebrospinalis, *circulation, liquor cerebrospinalis* 1, 20
Zisterne, Corpus callosum, Verlagerung, Gliom, *cistern, corpus callosum, displacement, glioma* 242
–, Fissura Sylvii, Depression durch Meningiom, *cistern, sylvian fissure, depression by meningioma* 234
–, siehe cisterna, *cistern, see cisterna*
–, supraselläre, Kraniopharyngiom, *cistern, suprasellar, craniopharyngioma* 266, 286
Zisternen, basale, Kontrastmittel, *cisterns, basal, contrast medium* 449
–, –, Tumortyp, *cisterns, basal, type of tumor* 285
–, Brückentumoren, *cisterns, pontine tumors* 342
–, Erweiterung, Einengung, Hydrocephalus, *cisterns, dilatation, stenosis, hydrocephalus* 335
–, –, Kleinhirnhernie, *cisterns, dilatation, cerebellar herniation* 335
–, Falx-Tentorium-Meningiome, *cisterns, falx-tentorium meningiomas* 354
–, Funktion, Topographie, *cisterns, function, topography* 8
–, supraselläre, Epidermoidzyste, *cisterns, suprasellar, epidermoid cyst* 275
–, Topographie, *cisterns, topography* 7, 8
–, Tumorausdehnung, *cisterns, extension of tumor* 283
Zisternogramm, Schichtuntersuchung, *cisternogram, tomography* 106, 137
Zisternographie, Geschichtliches, *cisternography, history* 89
–, Kleinhirnbrückenwinkelzisterne, *cisternography, cerebellopontine cistern* 137
–, Nebenerscheinungen, *cisternography, side effects* 156
–, Technik, *cisternography, technique* 8, 90, 93
Zisternotomographie, Indikationen, *cisternotomography, indications* 389
Zitronensäure, Liquor, Glioblastom, *citric acid, liquor, glioblastoma* 17
ZNS, Erkrankungen, Immunglobuline, *central nervous system, diseases, immune globulins* 46
Zucker, Liquor, *sugar, cerebrospinal liquor* 12
Zyklothymie, Enzephalographie, therapeutische Wirkungen, *cyclothymia, encephalography, therapeutic effects* 174
Zyste, Arachnoid-, Vierhügelregion, *cyst, arachnoid-, quadrigeminal plate* 296, 297
–, Epidermoid-, enzephalographisches Bild, *cyst, epidermoid-, encephalographic picture* 214, 275, 323
–, –, Kleinhirn, *cyst, epidermoid-, cerebellum* 402
–, extradurale, Myelogramm, *cyst, extradural, myelogram* 481
–, intramedulläre, Myelogramm, *cyst, intramedullary, myelogram* 468
–, Kolloid-, Ventrikulographie, *cyst, colloid, ventriculography* 300
–, Velum interpositum, *cyst, velum interpositum* 302
Zysten, endoventrikuläre, Lokalisation, *cysts, endoventricular, location* 208
–, Kolloid-, dritter Ventrikel, *cysts, colloid-, third ventricle* 317
–, Parasiten-, Liquor, *cysts, parasitic, cerebrospinal liquor* 13
zystisches Gliom, pneumographische Lokalisation, *cystic glioma, pneumographic location* 240, 242
Zytoautoradiogramm, Tumorliquorsyndrome, *cytoautoradiogram, tumor liquor syndromes* 73
Zytochemie, Plexuspapillom, *cytochemistry, plexus papilloma* 5
Zytologie, Liquor, *cytology, cerebrospinal liquor* 57–69
–, – nach Pneumographie, *cytology, cerebrospinal liquor, after pneumography* 159
–, Zerebrospinalflüssigkeit, *cytology, cerebrospinal liquor* 57–69
zytotoxische Wirkung, allergische Antikörper, *cytotoxic effect, allergic antibodies* 44, 45

Subject Index

English-German

Where English and German spelling of a word is identical, the German version is omitted

abscess, brain-, syndromes, *Abszeß, Hirn-, Syndrome* 71
—, immune competent liquor parameters, *Abszeß, immunkompetente Liquorparameter* 46
—, location, encephalography, *Abszeß, Lokalisation, Enzephalographie* 208
—, parieto-occipital, encephalography, *Abszeß, parieto-okzipitaler, Enzephalographie* 223
—, peridural, myelogram, *Abszeß, periduraler, Myelogramm* 481
—, tuberculous, liquor pressure crises, *Abszeß, tuberkulöser, Liquordruckkrisen* 30
absorption, ultraviolet, cerebrospinal liquor, *Absorption, Ultraviolett, Liquor* 14
acetone, cerebrospinal liquor, *Azeton, Liquor* 10, 17
acetylene, contrast gas, encephalography, *Azetylen, Kontrastgas, Enzephalographie* 105
acid-base-equilibrium, cerebrospinal liquor, arterial blood, *Säure-Basen-Gleichgewicht, Liquor, arterielles Blut* 34
acidosis, acute, chronic, metabolic, blood, liquor, *Azidose, akute, chronische, metabolische, Blut, Liquor* 31
—, chronic renal insufficiency, *Azidose, chronische Niereninsuffizienz* 34
—, coma, therapy, *Azidose, Koma, Behandlung* 30
—, examination of liquor, radioactive electrolytes, *Azidose, Liquoruntersuchung, radioaktive Elektrolyte* 35
—, potential difference, *Azidose, Potentialdifferenz* 15
acusticus neurinoma, dilatation of cisterns, *Akustikus-Neurinom, Zisternenerweiterung* 335
— —, pneumography, *Akustikus-Neurinom, Pneumographie* 355
acute encephalitis, pneumography, contraindication, *akute Enzephalitis, Pneumographie, Kontraindikation* 175
— — syndromes, changes of liquor cerebrospinalis, *akute Enzephalitissyndrome, Liquorveränderungen* 72
— metabolic alcalosis, acidosis, blood, liquor, *akute metabolische Alkalose, Azidose, Blut, Liquor* 31
adenocarcinoma, pituitary gland, *Adenokarzinom, Hypophyse* 275
—, tumor cell implantation, cerebrospinal liquor, *Adenokarzinom, Tumorzellimplantation, Liquor* 74
adenoma, basophilic, pituitary gland, resorption of liquor, *Adenom, basophiles, Hypophyse, Liquorresorption* 26
—, chromophob, pneumography, *Adenom, chromophobes, Pneumographie* 275, 276
—, differential diagnosis, *Adenom, Differentialdiagnose* 285
—, pituitary gland, pneumography, *Adenom, Hypophyse, Pneumographie* 272, 275
adhesions, postarachnitic, defective filling, encephalography, *Verklebungen, postarachnitische, Fehlfüllung, Enzephalographie* 98
—, posttraumatic, subdurography, *Adhäsionen, posttraumatische, Subdurographie* 94
adiposo-genital syndrome, encephalography, effects, *adiposo-genitales Syndrom, Enzephalographie, Wirkungen* 173
agar electrophoresis, normal values, *Agarelektrophorese, Normalwerte* 40
agar pherogram, multiple sclerosis, *Agarpherogramm, multiple Sklerose* 48
age, lateral ventricles, form, size, *Lebensalter, Seitenventrikel, Form, Größe* 116
air, contrast gas, pneumography, *Luft, Kontrastgas, Pneumographie* 105
— injection, intracranial, therapeutic effects, *Luftinjektion, intrakranielle, therapeutische Wirkungen* 173, 174
— insufflation, encephalography, *Luftinsufflation, Enzephalographie* 90, 91
— —, resorption, *Luftinsufflation, Resorption* 95
— myelogram, normal, *Luftmyelogramm, normales* 535
— —, pathologic, *Luftmyelogramm, pathologisches* 540
— myelography, anatomy, *Luftmyelographie, Anatomie* 535
— —, anomalies, *Luftmyelographie, Mißbildungen* 540
— —, arachnitis, *Luftmyelographie, Arachnitis* 548
— —, complications, *Luftmyelographie, Komplikationen* 552
— —, discopathies, *Luftmyelographie, Bandscheibenschäden* 543, 546
— —, history, *Luftmyelographie, Geschichtliches* 89, 528
— —, intraspinal tumors, *Luftmyelographie, intraspinale Tumoren* 544
— —, spondilitis tuberculosa, *Luftmyelographie, Spondilitis tuberculosa* 543
— —, subarachnoidal space, *Luftmyelographie, Subarachnoidalraum* 541
— —, syringomyelia, *Luftmyelographie, Syringomyelie* 547
— —, technique, *Luftmyelographie, Technik* 528–534
albumine fraction, subarachnoidal compensating liquor, *Albumingehalt, subarachnoidaler Ersatzliquor* 6
albumine, liquor cerebrospinalis, *Albumin, Liquor* 10
albumins, biologic half value times, *Albumine, biologische Halbwertzeiten* 40
—, implantation of tumor cells, *Albumine, Tumorzellimplantation* 74
—, normal values, electrophoresis, *Albumine, Normalwerte, Elektrophorese* 39
—, tagged, resorption of liquor, *Albumine, markierte, Liquorresorption* 25
alcalosis, acute, chronic, metabolic, blood, liquor, *Alkalose, akute, chronische, metabolische, Blut, Liquor* 31
—, metabolic, after pneumography, *Alkalose, metabolische, nach Pneumographie* 163
—, potential difference, *Alkalose, Potentialdifferenz* 15

aliquorrhoea, causes, *Aliquorrhoe, Ursachen* 19, 28
—, flow rate of liquor, *Aliquorrhoe, Strömungsgeschwindigkeit, Liquor* 38
—, specific weight of cerebrospinal liquor, *Aliquorrhoe, spezifisches Gewicht, Liquor* 13
allergic antibodies, cytotoxic effect, *allergische Antikörper, zytotoxische Wirkung* 45
— meningitis, immune competent parameters, *allergische Meningitis, immunkompetente Parameter* 46
— —, syndromes, *allergische Meningitis, Syndrome* 71
— reaction, myelography, *allergische Reaktion, Myelographie* 457
alpha globulins, cerebrospinal liquor, *Alpha-Globuline, Liquor* 14
— —, hemorrhagic liquor syndromes, *Alphaglobuline, hämorrhagische Liquorsyndrome* 73
— —, implantation of tumor cells, *Alphaglobuline, Tumorzellimplantation* 74
— —, lipids, *Alpha-Globuline, Lipide* 48
alphaglobulin typ, pherographic mobility, *Alphaglobulin-Typ, pherographische Mobilität* 43
alveolar rupture, pneumography, *Alveolenruptur, Pneumographie* 104
aminoacids, liquor cerebrospinalis, *Aminosäuren, Liquor* 10, 14, 16
amputation, third ventricle, craniopharyngioma, *Amputation, dritter Ventrikel, Kraniopharyngiom* 275, 276
anaesthesia, pressure, cerebrospinal liquor, *Narkose, Liquordruck* 21, 22
anatomic characteristics, temporal tumors, *anatomische Charakteristika, Temporaltumoren* 236, 237
— location, brain tumors, pneumography, *anatomische Lokalisation, Hirntumoren, Pneumographie* 237, 238, 239
— nomenclature, lateral ventricle, *anatomische Nomenklatur, Seitenventrikel* 117
anatomy, anterior horn, pneumogram, *Anatomie, Vorderhorn, Pneumogramm* 118, 119
—, causes, defective filling, encephalography, *Anatomie, Ursachen, Fehlfüllung, Enzephalographie* 96
—, cavum epidurale, *Anatomie, Cavum epidurale* 102
—, foramen interventriculare (Monroi), *Anatomie, Foramen interventriculare (Monroi)* 117, 119
—, foramina Luschkae, *Anatomie, Foramina Luschkae* 4, 5
—, liquor cerebrospinalis, spaces, *Anatomie, Liquorräume* 1
—, normal, pneumogram, *Anatomie, normale, Pneumogramm* 111
—, plexus chorioideus, *Anatomie, Plexus chorioideus* 4
—, posterior horn, pneumogram, *Anatomie, Hinterhorn, Pneumogramm* 120
—, roentgenologic, inner liquor spaces, *Anatomie, röntgenologische, innere Liquorräume* 116
—, spinal canal, *Anatomie, Spinalkanal* 438
—, — —, air myelography, *Anatomie, Spinalkanal, Luftmyelographie* 535
—, subarachnoidal space, *Anatomie, Subarachnoidalraum* 5, 6
—, ventriculogram, *Anatomie, Ventrikulogramm* 391, 393
anesthesia, defective filling, encephalography, *Narkose, Fehlfüllung, Enzephalographie* 98
—, pneumography, *Narkose, Pneumographie* 154
anesthetic drugs, defective filling, encephalography, *Anästhetika, Fehlfüllung, Enzephalographie* 98
aneurysm, carotid siphon, encephalography, *Aneurysma, Karotissiphon, Enzephalographie* 271
—, encephalographic aspect, *Aneurysma, enzephalographisches Bild* 287, 290
—, hemorrhagic liquor syndromes, *Aneurysma, hämorrhagische Liquorsyndrome* 73
angiography, cerebral, pressure, cerebrospinal liquor, *Angiographie, cerebrale, Liquordruck* 23
—, computerized tomography, indication, *Angiographie, Komputertomographie, Indikationsstellung* 203
—, contrast medium incompatibility, *Angiographie, Kontrastmittelunverträglichkeit* 175
—, duty for information, liability, *Angiographie, Aufklärungspflicht, Haftung* 557, 570
—, encephalography, indications, *Angiographie, Enzephalographie, Indikationen* 174
—, pneumography, indication, *Angiographie, Pneumographie, Indikationsstellung* 204, 215
angioma, spinal, myelography, *Angiom, spinales, Myelographie* 442, 499–501
—, stop of contrast medium, *Angioblastom, Kontrastmittelstop* 467
angiospasm, reflex, ventriculography, *Angiospasmus, reflektorischer, Ventrikulographie* 171
angle measurements, pneumogram, *Winkelmessungen, Pneumogramm* 150
anomalies, air myelography, *Mißbildungen, Luftmyelographie* 540
—, cisterna magna, defective filling, encephalography, *Anomalien, Cisterna magna, Fehlfüllung, Enzephalographie* 96
—, defective filling, encephalography, *Mißbildungen, Fehlfüllung, Enzephalographie* 98
—, myelogram, *Mißbildungen, Myelogramm* 508
—, small ventricles, *Anomalien, „Mikroventrikulie"*
anorganic blood components, after pneumography, *anorganische Blutbestandteile, nach Pneumographie* 163
anterior horn, anatomy, pneumogram, *Vorderhorn, Anatomie, Pneumogramm* 118, 119, 121
— —, angle measurements, *Vorderhorn, Winkelmessungen* 150
— —, area, planimetry, *Vorderhorn, Fläche, Planimetrie* 151
— —, catheterism, *Vorderhorn, Katheterisierung* 387
— —, measurement values, pneumograms, *Vorderhorn, Meßwerte, Pneumogramm* 146
— —, ventricle system, roentgenologic anatomy, *Vorderhorn, Ventrikelsystem, Röntgenanatomie* 116
antibiotics, diffusion, cerebrospinal liquor, *Antibiotika, Diffusion, Liquor* 35, 36
antibodies, cerebrospinal liquor, *Antikörper, Liquor* 52
—, immunglobulin, IgM, *Antikörper, Immunglobulin IgM* 45
antigen antibody reaction, eosinophilic granulocytes, *Antigen-Antikörper-Reaktion, eosinophile Granulozyten* 62
— — —, immune globulins, *Antigen-Antikörper-Reaktion, Immunglobuline* 44
apertura mediana, plexus chorioideus 5
aquaeductus, anatomy, *Aquädukt, Anatomie* 391, 393
—, —, pneumogram, *Aquädukt, Anatomie, Pneumogramm* 127
—, brain stem, compression, *Aquädukt, Hirnstamm, Kompression* 398
—, catheterization, *Aquädukt, Katheterisierung* 90
—, displacement, cerebellar hematoma, *Aquädukt, Verlagerung, Kleinhirnhämatom* 401

—, —, — tumor, *Aquädukt, Verlagerung, Kleinhirntumor* 351, 399
—, electron microscopy, *Aquädukt, Elektronenmikroskopie* 2
—, filling mechanism, *Aquädukt, Füllungsmechanismus* 94
—, glioma, quadrigeminal plate, *Aquädukt, Gliom, Vierhügelplatte* 344
—, measurement values, pneumogram, *Aquädukt, Meßwerte, Pneumogramm* 147, 148
—, normal anatomy, *Aquädukt, normale Anatomie* 392
—, — position, auxiliary lines, *Aquädukt, normale Lage, Hilfslinien* 395
—, reference lines, *Aquädukt, Bezugslinien* 149
—, stenosis, glioma, *Aquädukt, Stenose, Gliom* 298, 416
—, technique of examination, *Aquädukt, Untersuchungstechnik* 386
—, tomoencephalography, *Aquädukt, Tomoenzephalographie* 106
arachnitis, air myelography, *Arachnitis, Luftmyelographie* 548
—, defective filling, encephalography, *Arachnitis, Fehlfüllung, Enzephalographie* 98
—, myelography, *Arachnitis, Myelographie* 457
—, protein spectrum, cerebrospinal liquor, *Arachnitis, Eiweißspektrum, Liquor* 47
arachnoidal space, meningioma of foramen occipitale magnum, *Arachnoidalraum, Meningiom, Foramen occipitale magnum* 361
arachnoidea, cyst, *Arachnoidea, Zyste* 296, 297
—, diffusion of lactic acid, *Arachnoidea, Milchsäurediffusion* 37
—, liquor production, *Arachnoidea, Liquorproduktion* 19
—, liquor-, serum albumins, turnover, *Arachnoidea, Liquor-, Serumalbumine, turnover* 40
—, pia mater, relations, *Arachnoidea, Pia, Beziehungen* 8
—, resorption of cerebrospinal liquor, *Arachnoidea, Liquorresorption* 25
—, rupture, encephalography, *Arachnoidea, Ruptur, Enzephalographie* 101
—, septum, defective filling, encephalography, *Arachnoidea, Septum, Fehlfüllung, Enzephalographie* 96
—, villi, obliteration, liquor pressure, *Arachnoidea, Zotten, Obliteration, Liquordruck* 30
"arachnoideal stop", postmeningitic hydrocephalus, *„arachnoidaler Stop", postmeningitischer Hydrozephalus* 26
Arnold-Chiari's anomaly, differential diagnosis, *Arnold-Chiari-Mißbildung, Differentialdiagnose* 337
artefact, foramen of Merkel, *Kunstprodukt, Foramen von Merkel* 124
—, small ventricles, *Artefakt, „Mikroventrikulie"* 114
artefacts, pneumogram, childhood, *Artefakte, Kinder-Pneumogramm* 112
arterial blood, cerebrospinal liquor, acid-base-equilibrium, *arterielles Blut, Liquor, Säure-Basen-Gleichgewicht* 34
— pressure, pressure, cerebrospinal liquor, *arterieller Druck, Liquordruck* 25, 27
arteriography, aneurysm of carotid siphon, *Arteriographie, Aneurysma des Karotissiphon* 271
—, encephalography, comparison, *Arteriographie, Enzephalographie, Vergleich* 242, 253
—, —, indication, *Arteriographie, Enzephalographie, Indikationsstellung* 215
—, pathologic vessels, cystic glioma, *Arteriographie, pathologische Gefäße, zystisches Gliom* 242
—, temporoparietal glioma, *Arteriographie, temporoparietales Gliom* 264
arterio-venous pCO_2 difference, blood, liquor, *arterio-venöse pCO_2-Differenz, Blut, Liquor* 31
artificial hemorrhagic liquor syndrome, *artefizielles hämorrhagisches Liquorsyndrom* 73
arylsulfatasis, astrocytoma, glioblastoma, *Arylsulfatase, Astrozytom, Glioblastom* 53
astrocytoma, betaglucuronidasis, *Astrozytom, Betaglukuronidase* 53, 54
—, encephalogram, *Astrozytom, Enzephalogramm* 240
—, location, *Astrozytom, Lokalisation* 208, 209
—, meningioma, differential diagnosis, *Astrozytom, Meningiom, Differentialdiagnose* 219
—, temporal region, *Astrozytom, Temporalgegend* 237
atmospheric pressure, pressure, cerebrospinal liquor, *Luftdruck, Liquordruck* 25
atropine, liquor production, lowering, *Atropin, Liquorproduktion, Hemmung* 19
autopsy findings, normal size of ventricles, *Sektionsbefunde, normale Ventrikelgröße* 111
autoradiogram, tumor liquor syndromes, *Autoradiogramm, Tumorliquorsyndrome* 73
autotomography, technique, *Autotomographie, Technik* 109
axial tomography, fossa posterior cerebelli, *axiale Schichtdarstellung, hintere Schädelgrube* 109

babies, encephalography, complications, *Säuglinge, Enzephalographie, Komplikationen* 102
baby, brain ventricles, form, size, *Säugling, Hirnventrikel, Form, Größe* 116, 117
—, pneumogram, *Säugling, Pneumogramm* 112
basal membrane, liquor system, *Basalmembran, Liquorsystem* 27
base of skull, extension of tumor, *Schädelbasis, Tumorausdehnung* 284
— —, tumors, pneumography, computerized tomography, *Schädelbasis, Tumoren, Pneumographie, Komputertomographie* 203
basophil cells, echinococcus cyst, *basophile Zellen, Echinokokkenzyste* 62
basophilic adenoma, pituitary gland, resorption of cerebrospinal liquor, *basophiles Adenom, Hypophyse, Liquorresorption* 26
beta globulins, cerebrospinal liquor, *Beta-Globuline, Liquor* 14
— —, — —, production, *Beta-Globuline, Liquor, Entstehung* 41
— —, dysproteinoses, *Beta-Globuline, Dysproteinosen* 42, 43
— —, implantation of tumor cells, *Betaglobuline, Tumorzellimplantation* 74
— —, lipids, *Beta-Globuline, Lipide* 48
— —, lipoproteids, *Beta-Globuline, Lipoproteide* 49
betaglobulin typ, pherographic mobility, *Betaglobulin-Typ, pherographische Mobilität* 43
bicarbonate, concentration, blood, liquor, *Bikarbonat, Konzentration, Blut, Liquor* 32
bilirubin, hemorrhagic liquor syndromes, *Bilirubin, hämorrhagische Liquorsyndrome* 73
bioelectrical potential differences, cerebrospinal liquor, *bioelektrische Potentialdifferenzen, Liquor* 14
biologic half value times, liquor-, serum albumins, *biologische Halbwertzeiten, Liquor-, Serumalbumine* 40
blastomatous meningeosis, implantation of tumor cells, *blastomatöse Meningeose, Tumorzellimplantation* 74

blood, acidosis, alcalosis, liquor, *Blut, Azidose, Alkalose, Liquor* 31
—, cerebrospinal liquor, ^{28}Mg exchange, *Blut, Liquor, ^{28}Mg-Austausch* 34
—, — —,, electrolytic gradient, *Blut, Liquor, elektrolytischer Gradient* 30
—, changes after pneumography, *Blut, Veränderungen nach Pneumographie* 162
— circulation, liquor system, *Blutkreislauf, Liquorsystem* 27
— liquor barrier, pathophysiology, *Blutliquorschranke, Pathophysiologie* 35–37
—, —, concentration gradient [HCO_3^-], *Blut, Liquor, Konzentrationsgradient [HCO_3^-]* 32
—, partial pressure, contrast gas, pneumography, *Blut, Partialdruck, Kontrastgas, Pneumographie* 105
— pressure, during and after pneumography, *Blutdruck, während und nach Pneumographie* 162, 164
— serum, chromatography, *Blutserum, Chromatographie* 49, 50
— —, immune globulins, liquor, concentration, biochemical properties, *Blutserum, Immunglobuline, Liquor, Konzentration, biochemische Eigenschaften* 45
— —, normal values, *Blutserum, Normalwerte* 10, 11
— —, protein bounded glycids, *Blutserum, proteingebundene Glykide* 49
— sugar after pneumography, *Blutzucker, nach Pneumographie* 163
body temperature after pneumography, *Körpertemperatur nach Pneumographie* 164
bone marrow, plasma cells, *Knochenmark, Plasmazellen* 64
brachycephalia, ventricles, roentgenologic anatomy, *Brachyzephalie, Ventrikel, Röntgenanatomie* 116
brain, atrophy, subdural filling, encephalography, *Gehirn, Atrophie, Subduralfüllung, Enzephalographie* 100
— abscess, encephalographic location, *Hirnabszeß, enzephalographische Lokalisation* 223
— —, immune competent parameters, *Hirnabszeß, immunkompetente Parameter* 46, 47
— —, localisation, encephalography, *Hirnabszeß, Lokalisation, Enzephalographie* 208, 209
— —, paraproteinosis, *Hirnabszeß, Paraproteinose* 42
— —, proliferation, fibrocytes, *Hirnabszeß, Proliferation, Fibrozyten* 67
— —, syndromes, *Hirnabszeß, Syndrome* 71
— area, planimetry, *Hirnfläche, Planimetrie* 151
— arteriosclerosis, enzymatic activity, *Hirnarteriosklerose, Enzymaktivität* 16
— —, liquor-, serum albumins, *Hirnarteriosklerose, Liquor-, Serum-Albumine* 40
— atrophy, betaglobulins, *Hirnatrophie, Betaglobuline* 43
— —, cerebrospinal liquor, infrared spectrogram, *Hirnatrophie, Liquor, Infrarotspektrogramm* 14
— —, childhood, cisterna magna, *Hirnatrophie, Kindesalter, Cisterna magna* 112
— —, encephalography, indications, *Hirnatrophie, Enzephalographie, Indikationsstellung* 174
— —, liquor syndromes, *Hirnatrophie, Liquorsyndrome* 76
— —, objectivity coefficients, *Hirnatrophie, Objektivitätskoeffizienten* 111
— —, pneumography, contraindication, *Hirnatrophie, Pneumographie, Kontraindikation* 176
—, blood supply, *Gehirn, Durchblutung* 30
—, damage, blood liquor barrier, *Gehirn, Schädigung, Blutliquorschranke* 36
—, diffusion of lactic acid, *Gehirn, Milchsäurediffusion* 37
— contusion, pneumography, contraindication, *Hirnkontusion, Pneumographie, Kontraindikation* 175
— edema, blood brain barrier, *Hirnödem, Bluthirnschranke* 37
— —, diminution of ventricular volume, *Hirnödem, Verkleinerung der Ventrikel* 113
— —, encephalography, *Hirnödem, Enzephalographie* 225
— —, liquor pressure, *Hirnödem, Liquordruck* 3
—, extra-, intracerebral tumors, statistical analysis, *Hirn, extra-, intrazerebrale Tumoren, Statistik* 208, 209
—, lesions, ventricle puncture, *Hirn, Läsionen, Ventrikelpunktion* 171
—, liquor barrier, metabolism, *Hirn, Liquor-Schranke, Stoffwechsel* 9
—, nutrition, *Gehirn, Ernährung* 16
—, nutritive function, cerebrospinal liquor, *Gehirn, Ernährungsfunktion, Liquor* 35
— scan, osmoregulation, *Hirnszintigramm, Osmoregulation* 26
—, small ventricles, *Hirn, „Mikroventrikulie"* 113
— stem, compression, *Hirnstamm, Kompression* 398
— —, displacement, tumors, encephalogram, *Hirnstamm, Verlagerung, Tumoren, Enzephalogramm* 213
— —, lesions, encephalography, angiography, *Hirnstamm, Prozesse, Enzephalographie, Angiographie* 174, 342
— —, rotation, tumor, *Hirnstamm, Rotation, Tumor* 399
— —, tomoencephalography, *Hirnstamm, Tomoenzephalographie* 109
— —, tumors, *Hirnstamm, Tumoren* 342
— surgery, examination of liquor with radioactive electrolytes, *Hirnoperationen, Liquoruntersuchung, radioaktive Elektrolyte* 34, 35
—, trauma, encephalography, *Hirn, Trauma, Enzephalographie* 173
— —, enlargement of ventricles, *Hirntrauma, Ventrikelerweiterung* 114
— —, pressure of liquor cerebrospinalis, *Hirntrauma, Liquordruck* 27
— tumor, tomoencephalography, *Hirntumor, Tomoenzephalographie* 106
— tumors, anatomic classification, *Hirntumoren, anatomische Klassifizierung* 211
— —, — location, pneumography, *Hirntumoren, anatomische Lokalisation, Pneumographie* 237–239
— —, classification, encephalography, *Hirntumoren, Klassifizierung, Enzephalographie* 211
— —, computerized tomography, pneumography, *Hirntumoren, Komputertomographie, Pneumographie* 203
— —, defective filling, encephalography, *Hirntumoren, Fehlfüllung, Enzephalographie* 98
— —, diagnosis of site, *Hirntumoren, Lokalisationsdiagnostik* 208, 209, 211, 280
— —, encephalogram, enlargement of ventricles, *Hirntumoren, Enzephalogramm, Ventrikelerweiterung* 114, 278
— —, hemispheric, encephalography, *Hirntumoren, Hemisphären, Enzephalographie* 207
— —, hyperproteinosis, *Gehirntumoren, Hyperproteinose* 42
— —, lipid pherogram, *Hirntumoren, Lipidpherogramm* 49
— —, liquor resorption, *Hirngeschwülste, Liquorresorption* 26
— —, potassium, calcium values, cerebrospinal tumor, *Hirntumoren, Kalium-, Kalzium-Werte, Liquor* 33

— —, specific weight, cerebrospinal liquor, *Hirngeschwülste, spezifisches Gewicht, Liquor* 13
— —, statistical analysis, *Hirntumoren, Statistik* 208, 209
— —, turnover, liquor-, serum albumins, *Hirntumoren, Turnover, Liquor-, Serum-Albumine* 40
— —, ventriculography, indication, *Hirntumoren, Ventrikulographie, Indikationsstellung* 175
— ventricle, see ventricle, *Hirnventrikel, siehe Ventrikel*
— volume, cranial capacity, encephalogram, *Hirnvolumen, Schädelkapazität, Enzephalogramm* 114
bronchial carcinoma, implantation of tumor cells, liquor, *Bronchialkarzinom, Tumorzellimplantation, Liquor* 74

calcification, ependymoma, *Verkalkung, Ependymom* 360
—, pineal gland, *Verkalkung, Pinealis* 353
—, ventricle puncture, *Verkalkungen, Ventrikelpunktion* 171
calcium, cerebrospinal liquor, *Kalzium, Liquor* 10, 11, 18, 33
calvar avis, anatomy, pneumogram, *Calvar avis, Anatomie, Pneumogramm* 122
carbohydrate, metabolism, ependyma, *Kohlehydrat, Stoffwechsel, Ependym* 4
— —, implantation of tumor cells, *Kohlehydratstoffwechsel, Tumorzellimplantation* 74
carbohydrates, cerebrospinal liquor, *Kohlehydrate, Liquor* 14, 15
—, proteinbounded, cerebrospinal liquor, *Kohlehydrate, eiweißgebundene, Liquor* 48
carbon dioxide, contrast gas, encephalography, *Kohlensäuregas, Kontrastgas, Enzephalographie* 105
— — pressure, cerebrospinal liquor, *CO_2-Druck, Liquor* 30
carcinoma, LDH activity, *Karzinom, LDH-Aktivität* 54
carcinomatous meningeosis, implantation of tumor cells, *karzinomatöse Meningeose, Tumorzellimplantation* 74
cardiac pulsations, fluctuations of liquor pressure, *Herzpulsationen, Liquordruckschwankungen* 94
carotid artery occlusion, encephalography, *Carotisverschluß, Enzephalographie* 169
— siphon, aneurysm, encephalography, *Karotissiphon, Aneurysma, Enzephalographie* 271
catheterism, ventricles, *Katheterisierung, Ventrikel* 387, 398
catheterization, selective, foramen Monroi, *Katheterisierung, selektive, Foramen Monroi* 90
causes, defective filling, encephalography, *Ursachen, Fehlfüllung, Enzephalographie* 96, 98
cavities, median line, differential diagnosis, *Höhlenbildungen, Mittellinie, Differentialdiagnose* 143
cavum epidurale, air filling, *Cavum epidurale, Luftfüllung* 102
— septi pellucidi, topography, *Cavum septi pellucidi, Topographie* 141, 143
— subarachnoidale (leptomeningicum), topography, *Cavum subarachnoidale (leptomeningicum), Topographie* 7, 8
— Vergae, pneumogram, *Cavum Vergae, Pneumogramm* 142, 143
cella media, anatomy, pneumogram, *Cella media, Anatomie, Pneumogramm* 117, 118, 120, 121
— —, measurement values, pneumogram, *Cella media, Meßwerte, Pneumogramm* 146
cells, liquor cerebrospinalis, desquamation, *Zellen, Liquor, Abschilferung* 6
cellular immune reactions, reactive lymphoid cells, *zelluläre Immunreaktionen, reaktive Lymphoidzellen* 64
— reactions after pneumography, *zelluläre Reaktionen nach Pneumographie* 159
central nervous system, diseases, immune globulins, *ZNS, Erkrankungen, Immunglobuline* 46
— ventriculography, technique, *zentrale Ventrikulographie, Technik* 388, 389, 392
cerebellopontine angle, acusticus neurinoma, *Kleinhirnbrückenwinkel, Akustikus-Neurinom* 335, 355
— —, meningioma, *Kleinhirnbrückenwinkel, Meningiom* 355
— —, tumors, *Kleinhirnbrückenwinkel, Tumoren* 415
— —, Twining's line, *Kleinhirnbrückenwinkel, Twiningsche Linie* 356, 399
— recessus, cistern, anatomy, pneumogram, *Kleinhirnbrückenwinkel, Zisterne, Anatomie, Pneumogramm* 127, 137
— —, undulation, encephalography, *Kleinhirnbrückenwinkel, Wellenbildung, Enzephalographie* 116
cerebellum, ependymoma, *Kleinhirn, Ependymom* 405
—, epidermoid cyst, *Kleinhirn, Epidermoidzyste* 401
—, hematoma, *Kleinhirn, Hämatom* 401
—, incarceration, pneumography, *Kleinhirn, Einklemmung, Pneumographie* 162
—, spongioblastoma, *Kleinhirn, Spongioblastom* 403
—, tonsils, damage, liquor pressure, crises, *Kleinhirn, Tonsillen, Schädigung, Liquordruckkrisen* 30
—, transtentorial herniation, *Kleinhirn, transtentorielle Hernie* 334
—, tumors, *Kleinhirn, Tumoren* 350, 400, 404
cerebral angiography, duty for information, liability, *Hirnangiographie, Aufklärungspflicht, Haftung* 557, 570
— —, pressure, cerebrospinal liquor, *zerebrale Angiographie, Liquordruck* 23
— atrophy, subdural filling, encephalography, *zerebrale Atrophie, Subduralfüllung, Enzephalographie* 100
— circulation, pneumography, *Hirndurchblutung, Pneumographie* 162
— edema, metastases, encephalography, *Hirnödem, Metastasen, Enzephalographie* 218, 221
— —, ventriculography, *Hirnödem, Ventrikulographie* 171
— hemorrhage, pneumography, contraindication, *Hirnblutung, Pneumographie, Kontraindikation* 175
— infarction, pneumography, contraindication, *Hirninfarkt, Pneumographie, Kontraindikation* 176
— insults, pherographic analysis, *zerebrale Insulte, pherographische Auftrennung* 49
— malformations, pneumography, contraindication, *Hirnmißbildungen, Pneumographie, Kontraindikation* 176
— metastases, displacement of frontal horn, *Hirnmetastasen, Verlagerung des Frontalhorns* 218
— —, multiple, encephalography, *Hirnmetastasen, multiple, Enzephalographie* 229
— metastasis, deformation of ventricle, *Hirnmetastasen, Deformierung des Ventrikels* 226
— —, frontoparietale, encephalography, *Hirnmetastasen, frontoparietale, Enzephalographie* 222
— pressure, elevation, ventriculography, *Hirndruck, Steigerung, Ventrikulographie* 171, 335
— trauma, encephalography, indication, *Hirntrauma, Enzephalographie, Indikationsstellung* 174
— ventricles, morphology, functional relations, *Hirnventrikel, Morphologie, funktionelle Beziehungen* 3
cerebrospinal fluid see liquor cerebrospinalis, *Zerebrospinalflüssigkeit siehe Liquor cerebrospinalis*
cerebrovascular activity, LDH activity, *zerebrovaskuläre Insulte, LDH-Aktivität* 54

cerebrum, fissures, grooves, *Großhirn, Fissuren, Furchen* 143
cervical disc prolapse, myelogram, *zervikaler Bandscheibenvorfall, Myelogramm* 486
– myelogram, normal, *zervikales Myelogramm, normales* 458
– –, pathologic, *zervikales Myelogramm, pathologisches* 464
cervico-occipital junction, myelography, *zerviko-okzipitaler Übergang, Myelographie* 447
Chayne-Stokes' typ, respiration, liquor pressure, *Cheyne-Stokes-Typ, Atmung, Liquordruck* 29
chemoreceptors, medulla oblongata, *Chemorezeptoren, Medulla oblongata* 32
chemotaxis, ependymal cells, *Chemotoxis, Ependymzellen* 4
chiasma opticum, anatomy, *Chiasma opticum, Anatomie* 391, 392
chiasmatic recess, extension of tumor, *Chiasmasrezessus, Tumorausdehnung* 284, 289
child, basal cisterns, *Kind, basale Zisternen* 132
–, hydrocephalus, encephalography, indications, *Kind, Hydrozephalus, Enzephalographie, Indikationen* 174
–, –, pneumography, contraindication, *Kinder, Hydrozephalus, Pneumographie, Kontraindikation* 175
–, ventriculography, formation of diverticula, *Kind, Ventrikulographie, Divertikelbildung* 171
childhood, cisterna veli interpositi, *Kindesalter, Cisterna veli interpositi* 141
–, intracranial hypertension, *Kindesalter, Hirndrucksteigerung* 335
–, myelography, indications, *Kindesalter, Myelographie, Indikationen* 442
–, paraproteinosis, *Kindesalter, Paraproteinose* 42
children, anesthesia, pneumography, *Kinder, Narkose, Pneumographie* 157
–, brain atrophy, encephalogram, *Kinder, Hirnatrophie, Enzephalogramm* 114
–, defective filling, encephalography, *Kinder, Fehlfüllung, Enzephalographie* 97
–, encephalography, *Kinder, Enzephalographie* 91, 93
–, –, complications, *Kinder, Enzephalographie, Komplikationen* 102
–, epidural air filling, *Kinder, epidurale Luftfüllung* 104
–, measurement values, pneumogram, *Kinder, Meßwerte, Pneumogramm* 148
–, pneumogram, *Kinder, Pneumogramm* 112
–, –, indices, quotients, *Kinder, Pneumogramm, Indices, Quotienten* 152
–, pneumography, febrile reactions, *Kinder, Pneumographie, Fieberreaktionen* 165
–, –, pressure elevation, *Kinder, Pneumographie, Druckerhöhung* 162
–, small ventricles, *Kinder, „Mikroventrikulie"* 113
–, transorbital ventriculography, *Kinder, transorbitale Ventrikulographie* 90
–, ventriculography, vegetative reactions, *Kinder, Ventrikulographie, vegetative Reaktionen* 169
chlorine, cerebrospinal liquor, *Chlor, Liquor* 11
cholesteatoma, raised cholesterin values, *Cholesteatom, erhöhte Cholesterinbefunde* 50
cholesterin, cerebrospinal liquor, normal value, *Cholesterin, Liquor, Normalwerte* 50
–, raised values, cholesteatoma, *Cholesterin, erhöhte Werte, Cholesteatom* 50
chondroma, myelogram, *Chondrom, Myelogramm* 483
chromatography, cerebrospinal liquor, *Chromatographie, Liquor* 16
–, lipids of cerebrospinal liquor, *Chromatographie, Liquorlipide* 50
chromophobe adenoma, encephalographic aspect, *chromophobes Adenom, enzephalographisches Bild* 287
chromophobe adenoma, pneumography, *chromophobes Adenom, Pneumographie* 272, 275, 277
chronic metabolic acidosis, alcalosis, blood, liquor, *chronische metabolische Azidose, Alkalose, Blut, Liquor* 31
– renal insufficiency, metabolic acidosis, *chronische Niereninsuffizienz, metabolische Azidose* 34
chylus, chymus, liquor, transfer of particles, *Chylus, Chymus, Liquor, Partikeltransport* 37
circulation, liquor cerebrospinalis, *Zirkulation, Liquor cerebrospinalis* 1, 20
–, – system, *Kreislauf, Liquorsystem* 27, 28, 94
–, reactions, encephalography, *Kreislauf, Reaktionen, Enzephalographie* 169
–, syncope, encephalography, *Kreislauf, Kollaps, Enzephalographie* 105, 159, 164
cistern, corpus callosum, displacement, glioma, *Zisterne, Corpus callosum, Verlagerung, Gliom* 242
– see cisterna, *Zisterne siehe cisterna*
–, suprasellar, craniopharyngioma, *Zisterne, supraselläre, Kraniopharyngiom* 266, 286
–, sylvian fissure, depression by meningioma, *Zisterne, Fissura Sylvii, Depression durch Meningiom* 234
cisterna ambiens, acusticus neurinoma, *Cisterna ambiens Akustikus-Neurinom* 335
– –, anatomy, pneumogram, *Cisterna ambiens, Anatomie, Pneumogramm* 135, 136, 137
– –, defective filling, encephalography, *Cisterna ambiens, Fehlfüllung, Enzephalographie* 96
– –, deformation, brain tumors, *Cisterna ambiens, Deformierung, Hirntumoren* 213
– –, dilatation, cerebellopontine angle, tumors, *Cisterna ambiens, Erweiterung, Kleinhirnbückenwinkeltumoren* 356
– –, glioma, quadrigeminal plate, *Cisterna ambiens Gliom, Vierhügelplatte* 344
– –, topography, *Cisterna ambiens, Topographie* 8
– cerebelli superior, anatomy, pneumogram, *Cisterna cerebelli superior, Anatomie, Pneumogramm* 138
– – –, tumors of posterior cranial fossa, *Cisterna cerebelli superior, Tumoren, hintere Schädelgrube* 339
– chiasmatis, anatomy, childhood, *Cisterna chiasmatis, Anatomie, Kindesalter* *112*
– –, polytomography, *Cisterna chiasmatis, Polytomographie* 109
– –, topography, pneumogram, *Cisterna chiasmatis, Topographie, Pneumogramm* 138
– corporis callosi, pneumogram, *Cisterna corporis callosi, Pneumogramm* 140, 141
– interpeduncularis, cerebellar incarceration, *Cisterna interpeduncularis, Kleinhirneinklemmung* 336
– –, deformation, brain tumors, *Cisterna interpeduncularis, Deformierung, Hirntumoren* 213
– –, incarceration of tonsils, *Cisterna interpeduncularis, Tonsilleneinklemmung* 332
– –, normal aspect, *Cisterna interpeduncularis, normaler Aspekt* 273
– –, tomogram, *Cisterna interpeduncularis, Schichtbild* 133
– –, topography, *Cisterna interpeduncularis, Topographie* 132, 134

– laminae terminalis, pneumogram, *Cisterna laminae terminalis, Pneumogramm* 140
– magna, anatomy, *Cisterna magna, Anatomie* 392, 393
– –, anomalies, defective filling, encephalography, *Cisterna magna, Anomalien, Fehlfüllung, Enzephalographie* 96
– –, brain atrophy, childhood, *Cisterna magna, Hirnatrophie, Kindesalter* 112
– – cerebellomedullaris, anatomy, pneumogram, *Cisterna magna cerebellomedullaris, Anatomie, Pneumogramm* 128
– –, cerebrospinal liquor, ultrafiltrate, *Cisterna magna, Liquor, Ultrafiltrat* 34
– –, compression, cerebellar herniation, *Cisterna magna, Kompression, Kleinhirnhernie* 334
– –, encephalography, tomography, *Cisterna magna, Enzephalographie, Schichtuntersuchung* 109
– –, filling mechanism, *Cisterna magna, Füllungsmechanismus* 94, 95
– –, incarceration of tonsils, *Cisterna magna, Tonsilleneinklemmung* 332
– –, lamina vasculosa piae, *Cisterna magna, Lamina vasculosa piae* 6
– –, membrana atlanto-occipitalis, potentials, *Cisterna magna, Membrana atlanto-occipitalis, Potentiale* 15
– –, pressure of cerebrospinal liquor, *Cisterna magna, Trauma, Liquordruck* 27
– medullae oblongatae, incarceration of tonsils, *Cisterna medullae oblongatae, Tonsilleneinklemmung* 332
– medullaris, anatomy, pneumogram, *Cisterna medullaris, Anatomie, Pneumogramm* 130
– pontis, anatomy, pneumogram, *Cisterna pontis, Anatomie, Pneumogramm* 131
– –, arachnoid cyst, quadrigeminal plate, *Cisterna pontis, Arachnoidzyste, Vierhügelregion* 297
– –, diameter, *Cisterna pontis, Durchmesser* 148
– –, incarceration of tonsils, *Cisterna pontis, Tonsilleneinklemmung* 332
– –, stenosis, glioma, posterior cranial fossa, *Cisterna pontis, Einengung, Gliom, hintere Schädelgrube* 353
– pontocerebellaris, anatomy, pneumogram, *Cisterna pontocerebellaris, Anatomie, Pneumogramm* 137
– –, cerebellar herniation, *Cisterna pontocerebellaris, Kleinhirnhernie* 334, 336
– –, tumor of cerebellopontine angle, *Cisterna pontocerebellaris, Kleinhirnbrückenwinkeltumor* 356
– quadrigeminalis, displacement, cerebellar, herniation, *Cisterna quadrigeminalis, Verlagerung, Kleinhirnhernie* 334
– –, glioma, posterior cranial fossa, *Cisterna quadrigeminalis, Gliom, hintere Schädelgrube* 353
– –, –, quadrigeminal plate, *Cisterna quadrigeminalis, Gliom, Vierhügelplatte* 344
– –, topography, pneumogram, *Cisterna quadrigeminalis, Topographie, Pneumogramm* 138
– –, tumors, posterior cranial fossa, *Cisterna quadrigeminalis, Tumoren, hintere Schädelgrube* 339, 345
– septi pellucidi, pneumogram, *Cisterna septi pellucidi, Pneumogramm* 141
– veli interpositi, childhood, *Cisterna veli interpositi, Kindesalter* 141, 143
– venae magnae Galeni, tumors, posterior cranial fossa, *Cisterna venae magnae Galeni, Tumoren, hintere Schädelgrube* 339
– vermis, glioma of quadrigeminal plate, *Cisterna vermis, Gliom der Vierhügelplatte* 344
cisternae crurales, anatomy, pneumogram, *Cisternae crurales, Anatomie, Pneumogramm* 133, 134
– –, tumors, *Cisternae crurales, Tumoren* 342
cisternogram, tomography, *Zisternogramm, Schichtuntersuchung* 106, 137
cisternography, cerebellopontine cistern, *Zisternographie, Kleinhirnbrückenwinkelzisterne* 137
–, history, *Zisternographie, Geschichtliches* 89
–, side effects, *Zisternographie, Nebenerscheinungen* 156
–, technique, *Zisternographie, Technik* 8, 90, 93
cisternotomography, indications, *Zisternotomographie, Indikationen* 389
cisterns, basal, contrast medium, *Zisternen, basale, Kontrastmittel* 449
–, –, type of tumor, *Zisternen, basale, Tumortyp* 285
–, dilatation, cerebellar herniation, *Zisternen, Erweiterung, Kleinhirnhernie* 335
–, –, stenosis, hydrocephalus, *Zisternen, Erweiterung, Einengung, Hydrocephalus* 335
–, extension of tumor, *Zisternen, Tumorausdehnung* 283
–, falx-tentorium meningiomas, *Zisternen, Falx-Tentorium-Meningiome* 354
–, function, topography, *Zisternen, Funktion, Topographie* 8
–, lesions, encephalography, indications, *Zisternen, Prozesse, Enzephalographie, Indikationen* 174
–, pontine tumors, *Zisternen, Brückentumoren* 342
–, suprasellar, epidermoid cyst, *Zisternen, supraselläre, Epidermoidzyste* 275
–, topography, *Zisternen, Topographie* 718
citric acid, liquor, glioblastoma, *Zitronensäure, Liquor, Glioblastom* 17
classification, lateral ventricle, anatomy, *Einteilung, Seitenventrikel, Anatomie* 117
clinical symptomatology, influence to the encephalographic diagnosis, *Klinik, Einfluß auf die enzephalographische Diagnose* 210
clivus, reference lines, *Clivus, Bezugslinien* 149
–, subdural air depot, encephalography, *Clivus, subdurales Luftdepot, Enzephalographie* 99
CO_2, contrast gas, encephalography, *CO_2, Kontrastgas, Enzephalographie* 105
collapse, foramen Magendii, defective filling, encephalography, *Kollaps, Foramen Magendii, Fehlfüllung, Enzephalographie* 96
–, pressure of cerebrospinal liquor, *Kollaps, Liquordruck* 28
colloid cyst, foramen interventriculare, *Kolloidzyste, Foramen interventriculare* 300
– cysts, third ventricle, *Kolloidzysten, dritter Ventrikel* 317
colloidal reactions, cerebrospinal liquor, *Kolloidreaktionen, Liquor* 55, 56
colloidosmotic pressure, resorption of liquor, *kolloidosmotischer Druck, Liquorresorption* 26
coma, uremic, diabetic, hyperventilation, *Koma, urämisches, diabetisches, Hyperventilation* 30
commotio cerebri, pressure of cerebrospinal liquor, *Commotio cerebri, Liquordruck* 27
complications, air myelography, *Komplikationen, Luftmyelographie* 552
–, anesthesia, pneumography, *Komplikationen, Narkose, Pneumographie* 156
–, contrast media, *Komplikationen, Kontrastmittel* 380, 383

complications, defective filling, encephalography, *Komplikationen, Fehlfüllung, Enzephalographie* 98
–, encephalography, *Komplikationen, Enzephalographie* 93, 162, 163
–, myelography, *Komplikationen, Myelographie* 455
–, pneumography, *Komplikationen, Pneumographie* 90, 91
–, subdural filling, encephalography, *Komplikationen, Subduralfüllung, Enzephalographie* 102
–, vascular, encephalography, *Komplikationen, vaskuläre, Enzephalographie* 169
compression syndrome of Froin, pherogram, *Kompressionssyndrom, Froinsches, Pherogramm* 74
computer tomography, skull, indication, *Computer-Tomographie, Schädel, Indikationsstellung* 175
–, morphology of ventricles and temporal horn, *Komputer-Tomographie, Morphologie von Ventrikel und Temporalhorn* 240
– –, negative, periventricular gliosis, *Komputer-Tomographie, negative, periventrikuläre Gliose* 261
– –, space occupying lesions, *Komputertomographie, raumfordernde Prozesse* 203, 211
concentration gradient, $[HCO_3^-]$-blood, liquor, *Konzentrationsgradient,* $[HCO_3^-]$*-Blut, Liquor* 32
consecutive changes, pneumography, *Folgeerscheinungen, Pneumographie* 159
constitutional factors, defective filling, encephalography, *konstitutionelle Faktoren, Fehlfüllung, Enzephalographie* 96
continuous gas encephalography, *kontinuierliche Gasenzephalographie* 92, 93
contraindications, anesthesia, pneumography, *Kontraindikationen, Narkose, Pneumographie* 156
–, pneumography, *Kontraindikationen, Pneumographie* 175
contrast gas, defective filling, encephalography, *Kontrastgas, Fehlfüllung, Enzephalographie* 96
– –, pneumography, *Kontrastgas, Pneumographie* 105
– –, resorption, encephalography, *Kontrastgas, Resorption, Enzephalographie* 115
– media, myelography, *Kontrastmittel, Myelographie* 440, 443, 451
– –, ventriculography, Kontrastmittel, Ventrikulographie 370–385
– medium, extradural injection, *Kontrastmittel, extradurale Injektion* 456
– –, incompatibility, encephalography, indication, *Kontrastmittel, Unverträglichkeit, Enzephalographie, Indikationsstellung* 175
– –, stop, differential diagnosis, *Kontrastmittel, Stop, Differentialdiagnose* 466, 468, 471, 473
convulsions, contrast media, ventriculography, *Krampfanfälle, Kontrastmittel, Ventrikulographie* 383
–, encephalography, *Krampfanfälle, Enzephalographie* 169
–, paraproteinosis, *Krampfanfälle, Paraproteinose* 42
copper, cerebrospinal liquor, *Kupfer, Liquor* 12
cornu ammonis, anatomy, pneumogram, *Cornu Ammonis, Anatomie, Pneumogramm* 123
corpus callosum, cistern, displacement, glioma, *Corpus callosum, Zisterne, Verlagerung, Gliom* 242
– – –, normal aspect, encephalogram, *Cisterna corporis callosi, normales Bild, Enzephalogramm* 225
– –, glioma, infiltration, *Corpus callosum, Gliom, Infiltration* 228
– –, –, ventriculography, *Corpus callosum, Gliom, Ventrikulographie* 294
– –, lateral ventricle, anatomy, *Corpus callosum, Seitenventrikel, Anatomie* 119, 120
– –, lesions, encephalography, angiography, *Balken, Prozesse, Enzephalographie, Angiographie* 174
– –, tumors, differential diagnosis, pneumogram, *Balken, Tumoren, Differentialdiagnose, Pneumogramm* 121
– –, tumors, histology, *Corpus callosum, Tumoren, Histologie* 292
– –, –, pneumographic aspects, *Corpus callosum, Tumoren, pneumographische Befunde* 295, 314
–, mamillare, anatomy, pneumogram, *Corpus mamillare, Anatomie, Pneumogramm* 126
cranial capacity, brain volume, encephalography, *Schädelkapazität, Hirnvolumen, Enzephalographie* 114
cranio-cervical junction, tumors, *kranio-zervikaler Übergang, Tumoren* 357
craniopharyngioma, encephalography, *Kraniopharyngiom, Enzephalographie* 266, 269, 286
craniopharyngioma, betaglucuronidasis, *Kraniopharyngiom, Betaglukuronidase* 54
–, differential diagnosis, *Kraniopharyngiom, Differentialdiagnose* 269, 285
–, suprasellar cistern, *Kraniopharyngiom, supraselläre Zisterne* 266
–, third ventricle, deformation, *Kraniopharyngiom, dritter Ventrikel, Deformierung* 269, 270, 275
criteria, diagnosis of site, brain tumors, *Kriterien, Lokalisation, Hirntumoren* 212
cyclothymia, encephalography, therapeutic effects, *Zyklothymie, Enzephalographie, therapeutische Wirkungen* 174
cyst, arachnoid-, quadrigeminal plate, *Zyste, Arachnoid-, Vierhügelregion* 296, 297
–, colloid, ventriculography, *Zyste, Kolloid-, Ventrikulographie* 300
–, epidermoid-, cerebellum, *Zyste, Epidermoid-, Kleinhirn* 402
–, –, encephalographic picture, *Zyste, Epidermoid-, enzephalographisches Bild* 214, 275, 323
–, extradural, myelogram, *Zyste, extradurale, Myelogramm* 481
–, intramedullary, myelogram, *Zyste, intramedulläre, Myelogramm* 468
–, velum interpositum, *Zyste, Velum interpositum* 302
cystic glioma, pneumographic location, *zystisches Gliom, pneumographische Lokalisation* 240, 242
cysts, colloid-, third ventricle, *Zysten, Kolloid-, dritter Ventrikel* 317
–, endoventricular, location, *Zysten, endoventrikuläre, Lokalisation* 208
–, parasitic, cerebrospinal liquor, *Zysten, Parasiten-, Liquor* 13
cytoautoradiogram, tumor liquor syndromes, *Zytoautoradiogramm, Tumorliquorsyndrome* 73
cytochemistry, plexus papilloma, *Zytochemie, Plexuspapillom* 5
cytology, cerebrospinal liquor, *Zytologie, Liquor* 57–69
–, – –, *Zytologie, Zerebrospinalflüssigkeit* 57–69
–, – – after pneumography, *Zytologie, Liquor, nach Pneumographie* 159
cytotoxic effect, allergic antibodies, *zytotoxische Wirkung, allergische Antikörper* 44, 45

defective filling, encephalography, *Fehlfüllung, Enzephalographie* 96
— —, epidural, *Fehlfüllung, epidurale* 103
deformed cells, gargolism, *Krüppelzellen, Gargolismus* 74
degenerative liquor syndromes, gargolism, *degenerative Liquorsyndrome, Gargolismus* 76
delivery, pressure, cerebrospinal liquor, *Entbindung, Liquordruck* 25
dermoid cyst, location, encephalography, *Dermoidzyste, Lokalisation, Enzephalographie* 208, 209
development, subarachnoidal space, *Entwicklung, Subarachnoidalraum* 1
—, ventricular system, *Entwicklung, Ventrikelsystem* 1
diabetes, acetone, cerebrospinal liquor, *Diabetes, Azeton, Liquor* 17, 20
—, coma, hyperventilation, *Diabetes, Koma, Hyperventilation* 30
— insidipus, encephalography, effects, *Diabetes insipidus, Enzephalographie, Wirkungen* 173
— —, resorption of cerebrospinal liquor, *Diabetes insipidus, Liquorresorption* 26
diagnosis, arteriographic, encephalographic, comparison, *Diagnose, arteriographische, enzephalographische, Vergleich* 242
—, clinical symptomatology, influence to —, *Diagnose, Klinik, Einfluß auf die —* 210
—, encephalographic, suprasellar tumors, *Diagnose, enzephalographische, supraselläre Tumoren* 264
—, pneumogram, problems, *Diagnose, Pneumogramm, Probleme* 111
— with radioisotopes, resorption of cerebrospinal liquor, *Isotopendiagnostik, Liquorresorption* 25, 28
—, site, brain tumors, *Diagnose, Lokalisations-, Hirntumoren* 211, 280
—, supratentorial space occupying lesions, *Diagnose, supratentorielle raumfordernde Prozesse* 239
—, topographic, posterior cranial fossa, *Diagnose, topographische, hintere Schädelgrube* 342
dialysis, examination of liquor, radioactive electrolytes, *Dialyse, Liquoruntersuchung, radioaktive Elektrolyte* 35
diaphragma sellae, angle measurements, pneumogram, *Diaphragma sellae, Winkelmessungen, Pneumogramm* 150
diencephalon, lesions, resorption of cerebrospinal liquor, *Dienzephalon, Prozesse, Liquorresorption* 26
differential diagnosis, abscess, dermoid cyst, *Differentialdiagnose, Abszeß, Dermoidzyste* 223
— —, Arnold-Chiari's anomaly, *Differentialdiagnose, Arnold-Chiari-Mißbildung* 337
— —, astrocytoma, meningioma, *Differentialdiagnose, Astrozytom, Meningiom* 219
— —, cavities of the median line, *Differentialdiagnose, Höhlenbildungen der Mittellinie* 143
— —, contrast medium stop, *Differentialdiagnose, Kontrastmittelstop* 466, 468, 471, 473
— —, craniopharyngioma, *Differentialniagnose, Kraniopharyngiom* 269
— —, epidural air filling, *Differentialdiagnose, epidurale Luftfüllung* 103
— —, extra-, intracerebral tumors, *Differentialdiagnose, extra-, intrazerebrale Tumoren* 285
— —, glioma, meningioma, encephalography, *Differentialdiagnose, Gliom, Meningiom, Enzephalographie* 228
— —, gliosis, tumors, temporal horn, *Differentialdiagnose, Gliose, Tumoren, Temporalhorn* 217, 241
— —, hydrocephalus, childhood, *Differentialdiagnose, Hydrocephalus, Kindesalter* 112
— —, hypertension, pneumography, *Differentialdiagnose, Überdruck, Pneumographie* 336
— —, parietal tumors, *Differentialdiagnose, parietale Tumoren* 216
— —, pleocytosis after pneumography, *Differentialdiagnose, Pleozytose nach Pneumographie* 159
— —, pneumogram, indication, *Differentialdiagnose, Pneumogramm, Indikationsstellung* 175
— —, pons, infiltrating tumor, *Differentialdiagnose, Pons, Tumorinfiltration* 297
— —, tumors, encephalography, *Differentialdiagnose, Tumoren, Enzephalographie* 285
— —, —, gliosis, temporal horn, *Differentialdiagnose, Tumoren, Gliose, Temporalhorn* 240
— —, — of corpus callosum, pneumogram, *Differentialdiagnose, Balkentumoren, Pneumogramm* 121
diffusion, antibiotics, sulfonamides, cerebrospinal liquor, *Diffusion, Antibiotika, Sulfonamide, Liquor* 35, 36
—, cerebrospinal liquor, radioactive electrolytes, *Diffusion, Liquor, radioaktive Electrolyte* 34
—, contrast gas, encephalography, *Diffusion, Kontrastgas, Enzephalographie* 105
—, disorders, brain tumors, *Diffusion, Störungen, Hirntumoren* 49
— rates, antibiotics, sulfonamides, *Diffusionsraten, Antibiotica, Sulfonamide* 36
— regulation, cerebrospinal liquor, *Diffusionsregulierung, Liquor* 27, 28, 33
— theory, cerebrospinal liquor, *Diffusionstheorie, Liquor* 19
direct pneumographic changes, posterior cranial fossa, *direkte pneumographische Veränderungen, hintere Schädelgrube* 341
disc prolapse, myelogram, *Bandscheibenvorfall, Myelogramm* 485–499, 546
discopathy, air myelography, *Bandscheibenschaden, Luftmyelographie* 543, 546
displacement, encephalography 92, 93
Donnan's law, diffusion, exchange, *Donnansches Gesetz, Diffusion, Austausch* 37
drugs, pressure, cerebrospinal liquor, *Medikamente, Liquordruck* 21, 22
dura cerebralis, resorption of cerebrospinal liquor, *Dura cerebralis, Liquorresorption* 25
dura mater, cross section, topography, *Dura mater, Querschnitt, Topographie* 7
— —, liquor system, *Dura mater, Liquorsystem* 27
duty for information, radiologic examinations, *Aufklärungspflicht, radiologische Untersuchungen* 557
dysproteinoses, immune competent liquor parameters, *Dysproteinosen, immunkompetente Liquor-Parameter* 47
dysproteinosis, blood brain barrier, *Dysproteinose, Bluthirnschranke* 37
—, mixed pherogram, *Dysproteinose, Mischpherogramm* 42
—, unspecific, tumor cell implantation, *Dysproteinose, unspezifische, Tumorzellimplantation* 74

echinococcus cyst, basophil cells, *Echinokokkenzyste, basophile Zellen* 62
edema, tonsils, defective filling, encephalography, *Ödem, Tonsillen, Fehlfüllung, Enzephalographie* 96

electrical potentials, cerebrospinal liquor, *elektrische Potentiale, Liquor* 14, 15
electroencephalogram, encephalography, indication, *Elektroenzephalogramm, Encephalographie, Indikationsstellung* 174
electrolyte concentration, cerebrospinal liquor, *Elektrolytkonzentration, Liquor* 34
electrolytes after pneumography, *Elektrolyte nach Pneumographie* 163
—, amphoter, aminoacids, *Elektrolyte, amphotere, Aminosäuren* 38
—, cerebrospinal liquor, *Elektrolyte, Liquor* 17
—, — —, pathophysiology, *Elektrolyte, Liquor, Pathophysiologie* 32
—, radioactive, investigation, cerebrospinal liquor, *Elektrolyte, radioaktive, Untersuchung, Liquor* 34
electrolytic gradient, blood, cerebrospinal liquor, *elektrolytischer Gradient, Blut, Liquor* 30
electron microscopy, aquaeductus of Sylvius, *Elektronenmikroskopie, Aquädukt* 2
— —, plexus chorioideus, *Elektronenmikroskopie, Plexus chorioideus* 5
— —, reticuloendothelial cells, *Elektronenmikroskopie, retikuloendotheliale Zellen* 57, 58
— —, transformed lymphocytic liquor cell, *Elektronenmikroskopie, transformierte lymphozytäre Liquorzelle* 63
electrophoresis, immune-, proteins of blood serum, cerebrospinal liquor, *Elektrophorese, Immun-, Proteine im Blutserum, Liquor* 44
—, implantation of tumor cells, *Elektrophorese, Tumorzellimplantation* 74
—, LDH-, glioblastoma, *Elektrophorese, LDH-, Glioblastom* 54
—, liquor protein fractions, *Elektrophorese, Liquoreiweißkörper* 16
—, normal values, *Elektrophorese, Normalwerte* 39
electroshock therapy, encephalography, therapeutic results, *Elektroschockbehandlung, Enzephalographie, therapeutische Wirkungen* 174
embryology, spaces of liquor cerebrospinalis, *Embryologie, Liquorräume* 1
emergency function, liquor pressure, *Notfallfunktion, Liquordruck* 30
emigration, particles, cerebrospinal liquor, *Auswanderung, Partikel, Liquor* 37
eminentia collateralis, anatomy, pneumogram, *Eminentia collateralis, Anatomie, Pneumogramm* 125
emphysema, lumbar, epidural air filling, *Emphysem, lumbales, epidurale Luftfüllung* 103
empyema, epidural, myelogram, *Empyem, epidurales, Myelogramm* 482
encephalitic syndromes, manifest, latent forms, *Enzephalitis-Syndrome, manifeste, latente Formen* 75
encephalitis, gamma globulins, *Enzephalitis, Gamma globuline* 41
—, pneumography, contraindication, *Enzephalitis, Pneumographie, Kontraindikation* 175
—, syndromes, *Enzephalitis, Syndrome* 72
encephalogram, anatomy, *Enzephalogramm, Anatomie* 111
—, arteriogram, comparison, *Enzephalogramm, Arteriogramm, Vergleich* 242, 253
—, brain atrophy, children, *Enzephalogramm, Hirnatrophie, Kinder* 114
—, — volume, cranial capacity, *Enzephalogramm, Hirnvolumen, Schädelkapazität* 114
—, 24 h control, *Enzephalogramm, 24 Std-Kontrolle* 114, 115
—, normal size of ventricles, *Enzephalogramm, normale Ventrikelgröße* 111
—, small ventricles, *Enzephalogramm, „Mikroventrikulie"* 113
encephalographic diagnosis, influence of clinical symptomatology, *enzephalographische Diagnose, Einfluß der Klinik* 210
encephalography, adenocarcinoma of pituitary gland, *Enzephalographie, Adenokarzinom der Hypophyse* 275
—, adenoma of hypophysis, *Enzephalographie, Hypophysenadenom* 272
—, anesthesia, *Enzephalographie, Narkose* 154, 157
—, aneurysm, *Enzephalographie, Aneurysma* 287, 290
—, aneurysm of carotid siphon, *Enzephalographie, Aneurysma des Karotissiphon* 271
—, angiography, indications, *Enzephalographie, Angiographie, Indikationen* 174
—, arachnoidal cyst, *Enzephalographie, Arachnoidzyste* 296, 297
—, arteriography, indication, *Enzephalographie, Arteriographie, Indikationsstellung* 215
—, astrocytoma, parietal lobe, *Enzephalographie, Astrozytom, Parietallappen* 234
—, brain abscess, *Enzephalographie, Hirnabszeß* 223
—, — tumors, diagnosis of site, *Enzephalographie, Hirntumoren, Lokalisation* 208, 211
—, cerebral metastases, *Enzephalographie, Hirnmetastasen* 218, 222, 228, 229
—, children, vegetative reactions, incidence, *Enzephalographie, Kinder, vegetative Reaktionen, Häufigkeit* 169
—, chromophob adenoma, *Enzephalographie, chromophobes Adenom* 275, 276, 287
—, colloid cyst, *Enzephalographie, Kolloidzyste* 300
—, — —, third ventricle, *Enzephalographie, Kolloidzysten, dritter Ventrikel* 317
—, complications, *Enzephalographie, Komplikationen* 102
—, computerized tomography, pneumography, morphology of ventricles, *Enzephalographie, Komputer-Tomographie, Pneumographie, Morphologie der Ventrikel* 241
—, contraindications, *Enzephalographie, Kontraindikationen* 175
—, contrast gas, resorption, *Enzephalographie, Kontrastgas, Resorption* 115
—, — gases, *Enzephalographie, Kontrastgase* 105
—, corpus callosum, glioma, *Enzephalographie, Corpus callosum, Gliom* 294, 295, 314
—, craniopharyngioma, *Enzephalographie, Kraniopharyngiom* 266
—, defective filling, *Enzephalographie, Fehlfüllung* 96
—, diagnosis of site, *Enzephalographie, Lokalisationsdiagnostik* 211, 212, 218, 280
—, differential diagnosis: glioma, meningioma, *Enzephalographie, Differentialdiagnose: Gliom, Meningiom* 228
—, "displacement" — *Enzephalographie, „displacement"* — 92, 93
—, epidermoid cyst, *Enzephalographie, Epidermoidzyste* 275, 287, 323
—, extension of tumor, *Enzephalographie, Tumorausdehnung* 283
—, filling mechanism, *Enzephalographie, Füllungsmechanismus* 94
—, findings, surgical report, differences, *Enzephalographie, Befund, Operationsbericht, Unterschiede* 254

—, follow-up: Glioma, *Enzephalographie, Kontrolluntersuchung: Gliom* 244, 247
—, fractionated, method, *Enzephalographie, fraktionierte, Methodik* 92
—, ganglion of Gasser, tumors, *Enzephalographie, Ganglion Gasseri, Tumoren* 321, 326
—, gas insufflation, *Enzephalographie, Gasinsufflation* 92
—, glioblastoma, *Enzephalographie, Glioblastom* 244, 245, 247
—, glioma, corpus callosum, *Enzephalographie, Gliom, Corpus callosum* 294, 295
—, —, frontoparietal, *Enzephalographie, Gliom, frontoparietales* 220, 230
—, —, hypothalamic, *Enzephalographie, Gliom, Hypothalamus* 279
—, —, lamina quadrigemima, *Enzephalographie, Gliom, Lamina quadrigemina* 299
—, — of chiasma N. optici, *Enzephalographie, Gliom des Chiasma N. optici* 266, 269, 273, 274
—, —, suprasellar, *Enzephalographie, Gliom, supraselläres* 266, 267, 273
—, —, thalamic, *Enzephalographie, Gliom, Thalamus* 301
—, gliosis, negative computerized tomogram, *Enzephalographie, Gliose, negative Computer-Tomographie* 261
—, hematoma, spontaneous, *Enzephalographie, Hämatom, spontanes* 257
—, —, subdural, *Enzephalographie, Hämatom, subdurales* 230, 231, 232
—, hemispheric tumors, *Enzephalographie, Hemisphärentumoren* 241
—, histology, brain tumors, *Enzephalographie, Histologie, Hirntumoren* 209
—, history, *Enzephalographie, Geschichtliches* 89, 206, 207
—, indications, *Enzephalographie, Indikationen* 174, 175
—, lateral ventricles, tumors, *Enzephalographie, Seitenventrikel, Tumoren* 321
—, liquor spaces, variability of size, *Enzephalographie, Liquorräume, Größenschwankungen* 113
—, localization, suprasellar tumors, *Enzephalographie, Lokalisation, supraselläre Tumoren* 264
—, median, expansive lesions, *Enzephalographie, mediane, expansive Prozesse* 290, 291, 292
—, meningioma, falx cerebri, *Enzephalographie, Meningiom, Falx cerebri* 318, 319
—, —, frontoparietal, *Enzephalographie, Menigiom, frontoparietales* 219
—, — of tentorium, *Enzephalographie, Meningiom des Tentorium* 221, 320
—, —, tracings, *Enzephalographie, Meningiom, Skizzen* 289
—, , tuberculum sellae, *Enzephalographie, Meningiom, Tuberculum sellae* 276, 277
—, method, *Enzephalographie, Methodik* 90
—, mortality, *Enzephalographie, Mortalität* 171
—, neurinoma, ganglion of Gasser, *Enzephalographie, Neurinom, Ganglion Gasseri* 241
—, oligodendroglioma, *Enzephalographie, Oligodendrogliom* 239
—, operability, tumor, *Enzephalographie, Operabilität, Tumor* 251
—, pineal region, tumors, *Enzephalographie, Pinealregion, Tumoren* 315
—, pineoblastoma, *Enzephalographie, Pineoblastom* 293, 294
—, postencephalographic reactions, *Enzephalographie, Folgeerscheinungen* 159, 161, 162, 164
—, pressure measurement, *Enzephalographie, Druckmessung* 92
—, — — after, *Enzephalographie, Druckmessung nach —* 159, 160
—, — measurements, children, *Enzephalographie, Druckmessungen, Kinder* 162
—, radiation exposure, *Enzephalographie, Strahlenbelastung* 172
—, radiologic techniques, *Enzephalographie, Aufnahmeverfahren* 107–110
—, revision of cases, space occupying lesions, *Enzephalegraphie, Nachuntersuchung, raumfordernde Prozesse* 219
—, rupture of arachnoidea, *Enzephalographie, Arachnoidearuptur* 101
— see pneumography, *Enzephalographie, siehe Pneumographie*
—, subdural air depot, *Enzephalographie, subdurales Luftdepot* 99
—, — hematoma, *Enzephalographie, subdurales Hämatom* 230, 231
—, subtraction technique, *Enzephalographie, Subtraktionstechnik* 206
—, suprasellar glioma, *Enzephalographie, supraselläres Gliom* 266, 267
—, supratentorial space occupying lesions, *Enzephalographie, supratentorielle raumfordernde Prozesse* 203
—, technique, *Enzephalographie, Technik* 205
—, temporal tumors, *Enzephalographie, Schläfenhirntumoren* 207, 216
—, — —, *Enzephalographie, temporale Tumoren* 207, 216
—, tentorial meningiomas, *Enzephalographie, Tentorium-Meningiome* 241, 320
—, teratoma, subfrontal, *Enzephalographie, Teratom, subfrontales* 268, 269, 287
—, therapeutic effects, *Enzephalographie, therapeutische Wirkungen* 173
—, trouble, *Enzephalographie, Beschwerden* 159
—, tumors of pineal region, *Enzephalographie, Tumoren, Pinealregion* 315
—, type of tumor, *Enzephalographie, Tumortyp* 285
—, undulation, *Enzephalographie, Wellenbildung* 116
—, urea injection, *Enzephalographie, Harnstoffinjektion* 206
—, wrong diagnosis, *Enzephalographie, Fehldiagnose* 209, 210, 239
encephalomalacia, pherographic analysis, *Enzephalomalazie, pherographische Auftrennung* 49
encephalomyelitis, liquor electrophoresis, *Encephalomyelitis, Liquorelektrophorese* 39
—, monocytes, *Enzephalomyelitis, Monozyten* 66
—, pneumography, contraindication, *Encephalomyelitis, Pneumographie, Kontraindikation* 175
"encéphalo-pneumostratigraphie à minima", method, *„Encéphalo-Pneumostratigraphie à minima", Methodik* 92
endogenous psychoses, encephalography, therapeutic effects, *endogene Psychosen, Enzephalographie, therapeutische Wirkungen* 174
endothelium, function, subarachnoidal space, *Endothel, Funktion, Subarachnoidalraum* 6
—, implantation of tumor cells, *Endothel, Tumorzellimplantation* 74
—, liquor production, *Endothel, Liquorproduktion* 19
—, — system, *Endothel, Liquorsystem* 27
—, particle transfer, *Endothel, Partikeltransport* 37

endothelium, permeability, raised, *Endothel, Permeabilität, gesteigerte* 42
—, pia, histology, *Endothel, Pia, Histologie* 7
—, pia mater, *Endothel, Pia mater* 58, 59
—, — —, blood liquor barrier, *Endothel, Pia mater, Blutliquorschranke* 36
—, subarachnoidal, interchanging activity, *Endothel, subarachnoidales, Austauschaktivität* 15
—, ultrafiltration, *Endothel, Ultrafiltration* 32
endoventricular cysts, location, *endoventrikuläre Zysten, Lokalisation* 208, 209
enzyme activity, ependyma, lateral ventricles, *Enzymaktivität, Ependym, Seitenventrikel* 15
enzymes, cerebrospinal liquor, *Enzyme, Liquor* 16, 53
eosinophilic granulocytes, antigen antibody reaction, *eosinophile Granulozyten, Antigen-Antikörperreaktion* 62
— meningitis, blood liquor barrier, *eosinophile Meningitis, Blutliquorschranke* 36, 37
— —, pleocytosis, *eosinophile Meningitis, Pleozytose* 62
— —, syndromes, *eosinophile Meningitis, Syndrome* 71, 72
ependyma, aquaeductus of Sylvius, *Ependym, Aquädukt* 2, 3
—, brain ventricles, *Ependym, Hirnventrikel* 3
—, diffusion of lactic acid, *Ependym, Milchsäurediffusion* 37
—, enzyme activity, *Ependym, Enzymaktivität* 15
—, histology, *Ependym, Histologie* 3
—, implantation of tumor cells, *Ependym, Tumorzellimplantation* 74
—, liquor production, *Ependym, Liquorproduktion* 19, 20
—, — system, *Ependym, Liquorsystem* 27
—, metabolism, *Ependym, Stoffwechsel* 4
—, permeability, raised, *Ependym, Permeabilität, gesteigerte* 42
—, schema of proliferation, *Ependym, Proliferationsschema* 58
—, ultrafiltration, *Ependym, Ultrafiltration* 32
—, ventricle, blood liquor ependyma, *Ependym, Ventrikel-, Blutliquorschranke* 36
—, ventricular, function, *Ependym, Ventrikel-, Funktion* 15
ependymal cells, cells of plexus chorioideus, *Ependymzellen, Plexus chorioideus Zellen* 68
— —, cerebrospinal liquor, after pneumography, *Ependymzellen, Liquor, nach Pneumographie* 159
— —, chemotaxis, *Ependymzellen, Chemotaxis* 4
— —, intraventricular resorption, *Ependymzellen, intraventrikuläre Resorption* 4
— —, receptive faculties, *Ependymzellen, Rezeptionsmöglichkeiten* 3
— defects, pneumoencephalography, *Ependymlücken, Pneumenzephalographie* 3
— synapses, function, *ependymale Synapsen, Funktion* 3
ependymoblastoma, location, encephalography, *Ependymoblastom, Lokalisation, Enzephalographie* 208, 209
ependymoma, calcification, ventriculography, *Ependymom, Verkalkung, Ventrikulographie* 360
—, potassium values, cerebrospinal liquor, *Ependymom, Kaliumwerte, Liquor* 33
—, stop of contrast medium, *Ependymom, Kontrastmittelstop* 466
—, ventriculography, *Ependymom, Ventrikulographie* 405
epidermoid cyst, cerebellar, *Epidermoidzyste, Kleinhirn* 402
— —, differential diagnosis: Abscess, *Epidermoidzyste, Differentialdiagnose: Abszeß* 223
— —, encephalographic aspect, *Epidermoidzyste, enzephalographisches Bild* 214, 275, 287, 323
epidural air filling, anatomy, technique, *epidurale Luftfüllung, Anatomie, Technik* 102
— — —, wrong diagnosis, *epidurale Luftfüllung, Fehldiagnose* 552
— hemorrhages, encephalography, *epidurale Blutungen, Enzephalographie* 170
epilepsy, encephalography, indication, *Epilepsie, Enzephalographie, Indikationsstellung* 174
—, encephalography, therapeutic effect, *Epilepsie, Enzephalographie, therapeutische Wirkung* 173
—, enlargement of ventricles, encephalogram, *Epilepsie, Ventrikelerweiterung, Enzephalogramm* 114
—, periventricular gliosis, *Epilepsie, periventrikuläre Gliose* 261
—, small ventricles, *Epilepsie, „Mikroventrikulie"* 113
—, subdural filling, encephalography, *Epilepsie, subdurale Füllung, Enzephalographie* 100
—, tumors, gliosis, differential diagnosis, *Epilepsie, Tumoren, Gliose, Differentialdiagnose* 241
epithelial cells, cerebrospinal liquor, after pneumography, *Epithelzellen, Liquor, nach Pneumographie* 159
essential aliquorrhoea, causes, *essentielle Aliquorrhoe, Ursachen* 28
extra-, intracerebral tumors, differential diagnosis, *extra-, intrazerebrale Tumoren, Differentialdiagnose* 285
exfoliative tumor cell diagnosis, tumor criteria, *exfoliative Tumorzelldiagnostik, Geschwulstkriterien* 68
experimental work, neurosecretion, *Tierexperiment, Neurosekretion* 3
extracellular fluid, ventricle, electrical potentials, *extrazelluläre Flüssigkeit, Ventrikel, elektrische Potentiale* 15
extracerebral space, occupying lesions, pneumography, location, *extrazerebrale raumfordernde Prozesse, Pneumographie, Lokalisation* 238, 277, 289
— tumor, subdural hematoma, *extrazerebraler Tumor, subdurales Hämatom* 236, 237
— tumors, suprasellar, *extrazerebrale Tumoren, suprselläre* 263, 277
extradural injection of contrast medium, *extradurale Kontrastmittelinjektion* 456
extramedullary space occupying lesions, myelogram, *extramedulläre raumfordernde Prozesse, Myelogramm* 469

falx cerebri, encephalographic diagnosis of site, *Falx cerebri, enzephalographische Lokalisationsdiagnostik* 213
— —, herniation, *Falx cerebri, Hernienbildung* 213, 228
— —, meningiomas, *Falx cerebri, Meningiome* 318, 354
fatty acids, cerebrospinal liquor, *Fettsäuren, Liquor* 11
febril reactions after pneumography, *Fieberreaktionen nach Pneumographie* 165
ferments, cerebrospinal liquor, *Fermente, Liquor* 11, 16
fibrocytes, tuberculous meningitis, *Fibrozyten, tuberkulöse Meningitis* 67
fissura Sylvii, cisterna chiasmatis, topography, *Fissura Sylvii, Cisterna chiasmatis, Topographie* 138
— —, cistern, depression by meningioma, *Fissura Sylvii, Zisterne, Depression durch Meningiom* 234
— —, —, displacement by glioma, *Fissura Sylvii, Zisterne, Verlagerung durch Gliom* 264
filling mechanism, encephalography, *Füllungsmechanismus, Enzephalographie* 94
— technique, errors, defective filling, encephalography, *Füllungstechnik, Fehler, Fehlfüllung, Enzephalographie* 96

fissures, cerebral, encephalogram, *Fissuren, Großhirn, Enzephalogramm* 143
flow rate, cerebrospinal liquor, *Strömungsgeschwindigkeit, Liquor* 38
follow-up, encephalography: Glioma, *Kontrolluntersuchung, Enzephalographie: Gliom* 244, 247
foramen interventriculare (Monroi), anatomy, *Foramen interventriculare (Monroi), Anatomie* 117, 391, 393
— — —, —, cornu anterius, *Foramen interventriculare (Monroi), Anatomie, Vorderhorn* 119
— — —, —, pneumogram, *Foramen interventriculare (Monroi), Anatomie, Pneumogramm* 126
— — —, blockage, hydrocephalus, *Foramen interventriculare (Monroi), Verlegung, Hydrocephalus* 4, 18, 26
— — —, compression, hypophyseal adenoma, *Foramen interventriculare (Monroi), Kompression, Hypophysenadenom* 278
— — —, colloid cyst, *Foramen interventriculare (Monroi), Kolloidzyste* 300
— — —, occlusion, suprasellar glioma, *Foramen interventriculare (Monroi), Verschluß, supraselläres Gliom* 273
— — —, selective catheterisation, *Foramen interventriculare (Monroi), selektive Katheterisierung* 90
— Magendii, filling mechanism, *Foramen Magendii, Füllungsmechanismus* 94
— —, incarceration of tonsils, *Foramen Magendii, Tonsilleneinklemmung* 332, 351
— —, occlusion, Arnold-Chiari's anomaly, *Foramen Magendii, Verschluß, Arnold-Chiari-Mißbildung* 337
— —, —, defective filling, encephalography, *Foramen Magendii, Verschluß, Fehlfüllung, Enzephalographie* 96
— —, pneumography, tumors of posterior cranial fossa, *Foramen Magendii, Pneumographie, Tumoren, hintere Schädelgrube* 338, 351
— occipitale magnum, incarceration of tonsils, *Foramen occipitale magnum, Tonsilleneinklemmung* 331
— — —, meningioma, *Foramen occipitale magnum, Meningiom* 361
— of Merkel, artefact, *Foramen von Merkel, Kunstprodukt* 124
foramina Luschkae, filling mechanism, *Foramina Luschkae, Füllungsmechanismus* 94
— —, occlusion, defective filling, encephalography, *Foramina Luschkae, Verschluß, Fehlfüllung, Enzephalographie* 96
— —, plexus chorioideus 4, 5
forceps major, anatomy, pneumogram, *Forceps major, Anatomie, Pneumogramm* 122
foreign bodies, meningitis, syndromes, *Fremdkörper, Meningitis, Syndrome* 71
Froin's compression syndrome, pherogram, *Froinsches Kompressionssyndrom, Pherogramm* 74
frontal horn, displacement, cerebral metastases, *Frontalhorn, Verlagerung, Hirnmetastasen* 218, 229
— —, —, epidermoid cyst, *Frontalhorn, Verlagerung, Epidermoidzyste* 275
— —, —, glioma, *Frontalhorn, Verlagerung, Gliom* 228, 273
— —, —, meningioma, *Frontalhorn, Verlagerung, Meningiom 234, 235, 276, 277*
— —, —, multiple metastases, *Frontalhorn, Verlagerung, multiple Metastasen* 229
— —, filling defect: frontotemporal glioma, *Frontalhorn, Füllungsdefekt: frontotemporales Gliom* 248
— —, normal encephalographic aspect, *Frontalhorn, normale encephalographische Darstellung* 225
— —, tumor diagnosis, *Frontalhorn, Tumordiagnostik* 286
— lobe, meningioma, encephalogram, *Frontallappen, Meningiom, Enzephalogramm* 234, 235
— region, tumors, encephalography, *Stirnhirn, Tumoren, Enzephalographie* 208
frontobasal meningioma, encephalography, *frontobasales Meningiom, Enzephalographie* 266, 267
frontoparietal region, glioma, filling defect of frontal horn, *Frontoparietalregion, Gliom, Füllungsdefekt des Frontalhorns* 248
— —, —, infiltration of corpus callosum, *Frontoparietalregion, Gliom, Infiltration des Corpus callosum* 230
— —, metastasis, encephalogram, *Frontoparietalregion, Metastase, Enzephalogramm* 225, 229
— tumors, diagnosis of site, *frontoparietale Tumoren, Lokalisationsdiagnostik* 212
frontotemporal region, tumors, statistical analysis, *Frontoparietalregion, Tumoren, Statistik* 208, 209
frontotemporoparietal region, glioma, encephalography, *Frontotemporoparietalregion, Gliom, Enzephalographie* 264
function, basal membrane, plexus chorioideus, *Funktion, Basalmembran, Plexus chorioideus* 6
—, cisterns, *Funktion, Zisternen* 8
—, emergency-, liquor pressure, *Funktion, Notfall-, Liquordruck* 30
—, endothelium, subarachnoidal space, *Funktion, Endothel, Subarachnoidalraum* 6
—, immune globulins, *Funktion, Immunglobuline* 45
—, lamina vasculosa piae, *Funktion, Lamina vasculosa piae* 6
—, liquor cells, *Funktion, Liquorzellen* 60
—, macrophages, *Funktion, Makrophagen* 66
—, monocytes, *Funktion, Monozyten* 65
—, nutritive, cerebrospinal liquor, *Funktion, Ernährungs-, Liquor* 35
—, paraventricular nerve cells, *Funktion, paraventrikuläre Nervenzellen* 3
—, plexus chorioideus, *Funktion, Plexus chorioideus* 15
—, Reisner' filaments, *Funktion, Reissnersche Fäden* 9
—, ventricular ependyma, *Funktion, Ventrikelependym* 15

gamma globulin fractions, lues cerebri, *Gammaglobulinfraktionen, Lues cerebri* 48
— — typ, pherographic mobility, *Gammaglobulin-Typ, pherographische Mobilität* 43, 44
— globulins, agar electrophoresis, *Gammaglobuline, Agarelektrophorese* 40
— —, cerebrospinal liquor, *Gamma-Globuline, Liquor* 14
— —, dysproteinosis, allergy, *Gammaglobuline, Dysproteinose, Allergie* 42
— —, hemorrhagic liquor syndromes, *Gammaglobuline, hämorrhagische Liquorsyndrome* 73
— —, lipids, *Gammaglobuline, Lipide* 48
— —, lipoproteids, *Gammaglobuline, Lipoproteide* 49
— —, raised, tuberculous meningitis, *Gammaglobuline, Erhöhung, tuberkulöse Meningitis* 70
— —, viral meningitis, *Gammaglobuline, Virusmeningitis* 71
ganglion cells, nucleus paraventricularis, *Ganglienzellen, Nucleus paraventricularis* 3
— of Gasser, neurinoma, encephalography, *Ganglion Gasseri, Neurinome, Enzephalographie* 241
— —, tumors, *Ganglion Gasseri, Tumoren* 321, 326
gargolism, betaglobulin dysproteinosis, *Gargolismus, Betaglobulin-Dysproteinose* 42

gargolism, degenerative liquor syndromes, *Gargolismus, degenerative Liquorsyndrome* 76
—, mutilated cells, *Gargolismus, Krüppelzellen* 74
gas embolism, encephalography, *Gasembolie, Enzephalographie* 170
— —, pneumography, *Gasembolie, Pneumographie* 105
— encephalography, continuous, *Gasenzephalographie, kontinuierliche* 92, 93
— —, filling mechanism, *Gasenzephalographie, Füllungsmechanismus* 94
— filling, epidural space, *Gasfüllung, Epiduralraum* 102
— insufflation, encephalography, *Gasinsufflation, Enzephalographie* 91, 92
gastric carcinoma, implantation cells, cerebrospinal liquor, *Magen-Ca, Implantationszellen, Liquor* 74
giant adenoma, pituitary gland, *Riesenadenom, Hypophyse* 277
— cell meningitis, microphotogram, *Riesenzellmeningitis, Mikrophotogramm* 69
— — tumor, myelogram, *Riesenzelltumor, Myelogramm* 478
— cells, glioblastoma, betaglucuronidasis, *Riesenzellen, Glioblastom, Betaglukuronidase* 53
glia cells, hemorrhagic liquor syndromes, *Gliazellen, hämorrhagische Liquorsyndrome* 73
— —, liquor system, *Gliazellen, Liquorsystem* 27
glioblastoma, betaglucuronidasis, *Glioblastom, Betaglukuronidase* 53, 54
—, citric acid, cerebrospinal liquor, *Glioblastom, Zitronensäure, Liquor* 17
—, encephalography, *Glioblastom, Enzephalographie* 244, 245, 247
—, location, encephalography, *Glioblastom, Lokalisation, Enzephalographie* 208, 209
glioma, cystic, location, pneumography, *Gliom, zystisches, Lokalisation, Pneumographie* 240, 242
—, differential diagnosis: Meningioma, encephalography, *Gliom, Differentialdiagnose: Meningiom, Enzephalographie* 228, 285
—, encephalographic aspect, *Gliom, enzephalographisches Bild* 288
—, — findings, surgical report, differences, *Gliom, enzephalographischer Befund, Operationsbericht, Unterschiede* 294
—, hemispheric, encephalographic diagnosis, *Gliom, Hemisphären-, enzephalographische Diagnose* 217
—, hypothalamic, pneumography, *Gliom, Hypothalamus, Pneumographie* 279
—, infiltration of corpus callosum, *Gliom, Infiltration des Corpus callosum* 230
—, — of thalamus, *Gliom, Thalamus, Infiltration* 251, 301
—, intracranial hypertension, *Gliom, Erhöhung des intrakraniellen Drucks* 273
—, lamina quadrigemina, *Gliom, Lamina quadrigemina* 299
—, location, *Gliom, Lokalisation* 208, 209, 242
—, mesencephalon, displacement, *Gliom, Mittelhirn, Verlagerung* 353
—, midline, encephalography, *Gliom, Mittellinie, Enzephalographie* 219
— of third ventricle, *Gliom, dritter Ventrikel* 272
—, optic chiasma, *Gliom, Chiasma N. optici* 266, 269, 273, 274, 288
—, parietal lobe, encephalography, *Gliom, Parietallappen, Enzephalographie* 230
—, posterior cranial fossa, *Gliom, hintere Schädelgrube* 353
—, quadrigeminal plate, *Gliom, Vierhügelplatte* 344
—, stenosis of aquaeductus, *Gliom, Aquädukt-Stenose* 298
—, suprasellar, encephalography, *Gliom, supraselläres, Enzephalographie* 266, 267, 273
—, temporal lobe, encephalography, *Gliom, Temporallappen, Enzephalographie* 243, 264
—, wrong diagnosis, *Gliom, Fehldiagnose* 234, 238
gliosis, periventricular gliosis, negative computerized tomogram, *Gliose, periventrikuläre, negative Komputer-Tomographie* 261
—, tumors, differential diagnosis, *Gliose, Tumoren, Differentialdiagnose* 240
globulin, cerebrospinal liquor, *Globulin, Liquor* 11
globulins, absorption, ultraviolet spectrum, cerebrospinal liquor, *Globuline, Absorption, Ultraviolett, Liquor* 14
—, implantation of tumor cells, *Globuline, Tumorzellimplantation* 74
—, liquor, turnover, *Globuline, Liquor, turnover* 40, 41
—, normal values, electrophoresis, *Globuline, Normalwerte, Elektrophorese* 39
glomus, anatomy, pneumogram, *Glomus, Anatomie, Pneumogramm* 121
glucose, cerebrospinal liquor, normal values, *Glukose, Liquor, Normalwerte* 15
glycids, protein bounded, serum, cerebrospinal liquor, *Glykide, proteingebundene, Serum, Liquor* 49
glycoproteid fractions, cerebrospinal liquor, *Glykoproteid-Fraktionen, Liquor* 48
GOT activity, carcinoma, metastases, *GOT-Aktivität, Karzinom, Metastasen* 54
— —, meningitis, tuberculous, *GOT-Aktivität, Meningitis, tuberkulöse* 70
Graham's law, diffusion, contrast gas, pneumography, *Grahamsches Gesetz, Diffusion, Kontrastgas, Pneumographie* 105
granulocyts, emigration into the cerebrospinal liquor, *Granulozyten, Auswanderung in den Liquor* 6
—, hemorrhagic liquor syndromes, *Granulozyten, hämorrhagische Liquorsyndrome* 73
—, immune competent liquor parameters, *Granulozyten, immunkompetente Liquor-Parameter* 46
—, neutrophil, function, *Granulozyten, neutrophile, Funktion* 60
grooves, cerebral, encephalogram, *Furchen, Großhirn, Enzephalogramm* 143
Guillain-Barré's syndrome, immune competent liquor parameters, *Guillain-Barré-Syndrom, immunkompetente Liquor-Parameter* 47
gyrus cinguli, displacement, glioma, *Gyrus cinguli, Verlagerung, Gliom* 242

half value times, biological, liquor-, serum-albumins, *Halbwertzeiten, biologische, Liquor-, Serum-Albumine* 40
— — —, immune globulins, *Halbwertzeiten, Immunglobuline* 44
headache after pneumography, *Kopfschmerzen nach Pneumographie* 159, 162
—, chronic, small ventricles, *Kopfschmerzen, chronische, „Mikroventrikulie“* 114
—, contrast media, ventriculography, *Kopfschmerzen, Kontrastmittel, Ventrikulographie* 383

–, subdural pneumotherapy, *Kopfschmerzen, subdurale Pneumotherapie* 173, 174
height index, ventricle, pneumogram, *Höhenindex, Ventrikel, Pneumogramm* 151
helium, contrast gas, encephalography, *Helium, Kontrastgas, Enzephalographie* 105, 107
hematoma, cerebellar, *Hämatom, Kleinhirn* 401
–, location, *Hämatom, Lokalisation* 208, 209
–, spinal, *Hämatom, spinales* 506
–, spontaneous, ventriculography, *Hämatom, spontanes, Ventrikulographie* 257
–, subdural, encephalogram, *Hämatom, subdurales, Enzephalogramm* 230, 231, 232
hemisphere, herniation below falx, *Hemisphäre, Hernienbildung unter die Falx* 228
hemispherectomy, examination of liquor, radioactive electrolytes, *Hemisphärektomie, Liquoruntersuchung, radioaktive Elektrolyte* 34, 35
hemispheres, tumors, encephalography, *Hemisphären, Tumoren, Enzephalographie* 207, 208, 209, 239, 240, 242, 350
hemispheric tumors, diagnosis of site, *Großhirntumoren, Lokalisationsdiagnostik* 211
– –, pneumography, statistic analysis, *Großhirntumoren, Pneumographie, Statistik* 208, 209
hemodialysis, uremic coma, hyperventilation, *Hämodialyse, urämisches Koma, Hyperventilation* 30
hemolysis, osmotic pressure of liquor, *Hämolyse, osmotischer Druck, Liquor* 13
hemorrhage, subdural, encephalographic picture, *Blutung, subdurale, enzephalographisches Bild* 214
hemorrhages after ventriculography, *Blutungen nach Ventrikulographie* 171
–, intracranial, computerized tomography, *Blutungen, intrakranielle, Komputertomographie* 203, 208, 209
–, temporal region, *Blutungen, Temporalgegend* 237
–, ventriculography, contraindication, *Blutungen, Ventrikulographie, Kontraindikation* 175
hemorrhagic encephalitis syndromes, changes of liquor, *hämorrhagische Enzephalitissyndrome, Liquorveränderungen* 72
– insult, LDH activity, *hämorrhagischer Insult, LDH-Aktivität* 54
– syndromes of cerebrospinal liquor, *hämorrhagische Liquorsyndrome* 73
herniation, encephalographic diagnosis of site, *Hernienbildung, enzephalographische Lokalisationsdiagnostik* 213
–, left hemisphere, encephalography, *Hernienbildung, linke Hemisphäre, Enzephalographie* 228
–, temporal, cystic glioma, *Hernienbildung, temporale, zystisches Gliom* 242
–, –, subdural hematoma, *Hernienbildung, temporale, subdurales Hämatom* 232
high pressure cisternography, technique, *Überdruckzisternographie, Technik* 8
– voltage technique, pneumography, *Hartstrahltechnik, Pneumographie* 110
hippocampus, anatomy, pneumogram, *Hippocampus, Anatomie, Pneumogramm* 123
histiocyts, emigration into the cerebrospinal liquor, *Histiozyten, Auswanderung in den Liquor* 6
histology, adenoma, *Histologie, Adenom* 285
–, endothelial cells, *Histologie, Endothelzellen* 7
–, ependyma, *Histologie, Ependym* 3
–, median, expansive lesions, *Histologie, mediane, expansive Prozesse* 292, 293
–, subarachnoidal space, *Histologie, Subarachnoidalraum* 6
–, suprasellar tumors, *Histologie, supraselläre Tumoren* 264, 280, 281
–, supratentorial space occupying lesions, *Histologie, supratentorielle raumfordernde Prozesse* 238
–, tumors, encephalography, *Histologie, Tumoren, Enzephalographie* 209, 214, 285
history, air myelography, *Geschichtliches, Luftmyelographie* 528
–, myelography, *Geschichtliches, Myelographie* 437
–, pneumography, *Geschichtliches, Pneumographie* 89, 206, 207
–, ventriculography with positive contrast media, *Geschichtliches, Ventrikulographie mit positiven Kontrastmitteln* 367
homonymous hemianopsia, ventriculography, *homonyme Hemianopsie, Ventrikulographie* 171
hormones, pneumography, *Hormone, Pneumographie* 163
hydrocephalus, blockade of foramen interventriculare Monroi, *Hydrocephalus, Verlegung des Foramen interventriculare Monroi* 18
–, children, encephalogram, *Hydrocephalus, Kinder, Enzephalogramm* 114
– externus, differential diagnosis, *Hydrocephalus externus, Differentialdiagnose* 112
–, dilatation of cisterns, *Hydrocephalus, Zisternenerweiterung* 335
–, encephalography, indications, *Hydrozephalus, Enzephalographie, Indikationen* 174
–, measurement of liquor resorption, *Hydrozephalus, Messung der Liquorresorption* 26
–, occlusion, resorption of insufflated air, *Hydrocephalus, Verschluß-, Resorption insufflierter Luft* 95
–, radiotherapy, *Hydrocephalus, Strahlenbehandlung* 5
–, subdural filling, encephalography, *Hydrocephalus, Subduralfüllung, Enzephalographie* 100
–, ventricle puncture, *Hydrozephalus, Ventrikelpunktion* 171
hydrogen ion concentration, cerebrospinal liquor, *Wasserstoffionenkonzentration, Liquor* 13
hygroma, location, *Hygrom, Lokalisation* 208
hyperostosis, meningioma, sphenoidal, *Hyperostose, Meningiom, Keilbein* 266
–, –, tuberculum sellae, *Hyperostose, Meningiom, Tuberculum sellae* 277
hyperproteinoses, immune competent liquor parameters, *Hyperproteinosen, immunkompetente Liquorparameter* 47
hyperproteinosis, unspecific, tumor cell implantation, *Hyperproteinose, unspezifische, Tumorzellimplantation* 74
–, mixed pherogram, *Hyperproteinose, Mischpherogramm* 42
hyperventilation, defective filling, encephalography, *Hyperventilation, Fehlfüllung, Enzephalographie* 98
–, pressure, cerebrospinal liquor, *Hyperventilation, Liquordruck* 25
–, uremic coma, *Hyperventilation, urämisches Koma* 30
–, volume of ventricles, *Hyperventilation, Ventrikelgröße* 113
hypo-, hyperliquorrhoea, flow rate of liquor, *Hypo-, Hyperliquorrhoe, Strömungsgeschwindigkeit, Liquor* 38
hypoliquorrhoea, causes, *Hypoliquorrhoe, Ursachen* 19
hypophyseal recessus, flattened, craniopharyngioma, *Hypophysenrezessus, Abflachung, Kraniopharyngiom* 275, 276

hypotension, pneumography, *Hypotension, Pneumographie* 164
hypothalamus, glioma, encephalography, *Hypothalamus, Gliom, Enzephalographie* 279

idiopathic epilepsy, pneumogram, indication, *idiopathische Epilepsie, Pneumogramm, Indikationsstellung* 174
IgA, IgM, biochemical properties, *IgA, IgM, biochemische Eigenschaften* 45
IgG activity, brain abscess, *IgG-Aktivität, Hirnabszeß* 71
— values, acute encephalitis syndromes, *IgG-Werte, akute Enzephalitissyndrome* 72
immune competent parameters, inflammatory diseases, multiple sclerosis, *immunkompetente Liquor-Parameter, entzündliche Erkrankungen, multiple Sklerose* 46
— electrophoresis, proteins, blood serum, liquor, *Immunelektrophorese, Eiweißkörper, Blutserum, Liquor* 44
— globulins, antigen antibody reaction, *Immunglobuline, Antigen-Antikörperreaktion* 44
— —, inflammatory diseases, multiple sclerosis, *Immunglobuline, entzündliche Erkrankungen, multiple Sklerose* 46
— —, serum, liquor, concentration, biochemical properties, *Immunglobuline, Serum, Liquor, Konzentration, biochemische Eigenschaften* 45
— reactions, reactive lymphoid cells, *Immunreaktionen, reactive Lymphoidzellen* 64
immunebiologic activities, cerebrospinal liquor, *immunbiologische Aktivitäten, Liquor* 51
implantation cells, gastric carcinoma, metastases, liquor space, *Implantationszellen, Magen-Ca, Metastasen, Liquorraum* 74
incarceration of medulla oblongata, liquor pressure, crises, *Inkarzeration, medulläre, Liquordruckkrisen* 30
— of tonsils, pneumography, *Tonsilleneinklemmung, Pneumographie* 331, 336, 351, 353
—, resorption of cerebrospinal liquor, *Inkarzeration, Liquorresorption* 26
incidence, defective filling, encephalography, *Häufigkeit, Fehlfüllung, Enzephalographie* 96, 97, 98
—, intraspinal lesions, *Häufigkeit, intraspinale Prozesse* 464
—, vegetative reactions, ventriculography, reactions, *Häufigkeit, vegetative Reaktionen, Ventrikulographie, Kinder* 169
incompatibility, contrast medium, pneumography, indication, *Unverträglichkeit, Kontrastmittel, Pneumographie, Indikationsstellung* 175
indication, angiography, computerized tomography, *Indikation, Angiographie, Komputertomographie* 203
—, arteriography, encephalography, *Indikation, Arteriographie, Enzephalographie* 203, 215
—, computerized tomography, pneumography, *Indikation, Komputertomographie, Pneumographie* 203, 211, 212
—, pneumography, computerized tomography, *Indikation, Pneumographie, Komputertomographie* 203
—, skull computer tomography, *Indikation, Schädel-Komputertomographie* 175
indications, myelography, *Indikationen, Myelographie* 442
—, pneumography, *Indikationen, Pneumographie* 174, 175
—, subdural pneumography, *Indikationen, subdurale Pneumographie* 94
—, ventriculography with positive contrast media, *Indikationen, Ventrikulographie mit positiven Kontrastmitteln* 389, 395
indices, pneumogram, *Indices, Pneumogramm* 150
indirect pneumographic changes, tumors, posterior cranial fossa, *indirekte pneumographische Veränderungen, Tumoren, hintere Schädelgrube* 338
infections, encephalography, *Infektionen, Enzephalographie* 170
—, subarachnoidal hemorrhage, *Infektionen, Subarachnoidalblutung* 73
infectious diseases, meningitis, syndromes, *Infektionskrankheiten, Meningitis, Syndrome* 71
inferior horn, pneumogram, technique, *Unterhorn, Pneumogramm, Technik* 124
inflammation, defective filling, encephalography, *Entzündung, Fehlfüllung, Enzephalographie* 98
inflammatory diseases, central nervous system, immune globulins, *entzündliche Erkrankungen, ZNS, Immunglobuline* 46
— hemorrhagic liquor syndromes, *entzündliche hämorrhagische Liquorsyndrome* 73
— lesions, myelogram, *entzündliche Prozesse, Myelogramm* 481
infrared spectrogram, cerebrospinal, liquor, *Infrarotspektrogramm, Liquor* 13
infratentorial air depot, encephalography, *infratentorielles Luftdepot, Enzephalographie* 99
— space, differential diagnosis, pneumography, *infratentorieller Raum, Differentialdiagnose, Pneumographie* 336
— — occupying lesions, encephalography, indication, *infratentorielle raumfordernde Prozesse, Enzephalographie, Indikation* 174
injuries, spinal cord, *Verletzungen, Rückenmark* 502
inorganic components, cerebrospinal liquor, *anorganische Bestandteile, Liquor* 17
instrumentarium, encephalography, *Instrumentarium, Enzephalographie* 91, 92
insult, cerebrovascular, LDH activity, *Insult, zerebrovaskulärer, LDH-Aktivität* 54
interpeduncular cistern, flattened, cerebral metastases, *Cisterna interpeduncularis, Abflachung, Hirnmetastasen* 218
— —, —, glioma, *Cisterna interpeduncularis, Abflachung, Gliom* 219
intra-, extracerebral tumors, differential diagnosis, *intra-, extrazerebrale Tumoren, Differentialdiagnose* 285
intracerebral hemorrhage, pneumography, contraindication, *intrazerebrale Blutung, Pneumographie, Kontraindikation* 175
— hemorrhages, ventriculography, *intrazerebrale Blutungen, Ventrikulographie* 171
— space occupying lesions, pneumography, arteriography, comparison, *intrazerebrale raumfordernde Prozesse, Pneumographie, Arteriographie, Vergleich* 242
— — — —, —, location, *intrazerebrale raumfordernde Prozesse, Pneumographie, Lokalisation* 238, 289
— tumors, suprasellar, *intrazerebrale Tumoren, suprasellare* 263, 289
intracranial air injection, therapeutic effects, *intrakranielle Luftinjektion, therapeutische Wirkungen* 174
— hemorrhages, computerized tomography, *intrakranielle Blutungen, Komputertomographie* 203
— —, encephalography, statistical analysis, *intrakranielle Blutungen, Enzephalographie, Statistik* 208, 209
— pressure, elevation, nitrous oxide, encephalography, *Schädelinnendruck, Steigerung, Stickstoffoxydul, Enzephalographie* 105

— —, —, ventriculography, indication, *Schädelinnendruck, Steigerung, Ventrikulographie, Indikationsstellung* 175
— —, liquor resorption, *intrakranialer Druck, Liquorresorption* 26, 27
intradural meningioma, myelogram, *intradurales Meningiom, Myelogramm* 474
intraspinal space occupying lesions, myelography, *intraspinale raumfordernde Prozesse, Myelographie* 442, 464
— tumors, air myelography, *intraspinale Tumoren, Luftmyelographie* 544
intratracheal anesthesia, encephalography, *Intubationsnarkose, Enzephalographie* 93
intraventricular application, drugs, *intraventrikuläre Applikation, Pharmaka* 3
iodine, cerebrospinal liquor, *Jod, Liquor* 11, 18
—, radioaktive, liquor cerebrospinalis, circulation, diffusion, *Jod, radioaktives, Liquorzirkulation, Diffusion* 35
ion shift, cerebrospinal liquor, *Ionenverschiebung, Liquor* 32
isoagglutinins, antibodies, *Isoagglutinine, Antikörper* 45
isotonia, cerebrospinal liquor, *Isotonie, Liquor* 17

^{131}J humane albumine, resorption of liquor, measurement, *^{131}J-Humanalbumin, Liquorresorption, Messung* 26
juxtamedullary space occupying lesions, myelogram, *juxtamedulläre raumfordende Prozesse, Myelogramm* 469

kalium, exchange, brain, *Kalium, Austausch, Gehirn* 33
kation content, cerebrospinal liquor, *Kationengehalt, Liquor* 13
kinking, aquaeductus, *Kinking, Aquädukt* 127

lactic acid, cerebrospinal liquor, *Milchsäure, Liquor* 12, 17
— —, diffusion into the liquor space, *Milchsäure, Diffusion in den Liquorraum* 37
lamina quadrigemina, glioma, *Lamina quadrigemina, Gliom* 299
— vasculosa, particle transfer, *Lamina vasculosa, Partikeltransport* 37
— — piae, cytology, *Lamina vasculosa piae, Zytologie* 58
— — —, function, *Lamina vasculosa piae, Funktion* 6
— — —, meningitis, syndromes, *Lamina vasculosa piae, Meningitis, Syndrome* 71
— — —, production of gamma globulins, *Lamina vasculosa piae, Gammaglobulinbildung* 41
lateral cerebellar tumors, ventriculogram, *laterale Kleinhirntumoren, Ventrikulogramm* 400
— ventricle, anatomy, pneumogram, *Seitenventrikel, Anatomie, Pneumogramm* 118
— —, catheterism, *Seitenventrikel, Katheterisierung* 387
— —, cella media, anatomy, *Seitenventrikel, Cella media, Anatomie* 120
— —, displacement, giant adenoma, *Seitenventrikel, Verlagerung, Riesenadenom* 277
— —, enlargement, blockade of foramen interventriculare Monroi, *Seitenventrikel, Erweiterung, Verlegung des Foramen interventriculare Monroi* 18, 26
— —, —, suprasellar glioma, *Seitenventrikel, Erweiterung, supraselläres Gliom* 273
— —, ependyma, enzyme activity, *Seitenventrikel, Ependym, Enzymaktivität* 15
— —, filling mechanism, *Seitenventrikel, Füllungsmechanismus* 94, 95
— —, glioma, encephalography, *Seitenventrikel, Gliom, Enzephalographie* 220
— —, indices, quotients, pneumogram, *Seitenventrikel, Indices, Quotienten, Pneumogramm* 150, 151, 152
— —, child, *Seitenventrikel, Kind* 112
— —, liquor air level, *Seitenventrikel, Liquor-Luft-Spiegel* 115
— —, measurement values, pneumogram, *Seitenventrikel, Meßwerte, Pneumogramm* 145
— —, nomenclature, *Seitenventrikel, Nomenklatur* 117
— —, obstruction, *Seitenventrikel, Blockade* 4, 26
— —, resorption of insufflated air, *Seitenventrikel, Resorption insufflierter Luft* 95
— —, roentgenologic anatomy, *Seitenventrikel, Röntgenanatomie* 116
— —, trauma, pressure of cerebrospinal liquor, *Seitenventrikel, Trauma, Liquordruck* 27
— —, undulation, *Seitenventrikel, Wellenbildung* 116
— —, variability of volume, *Seitenventrikel, Größenschwankungen* 113
— ventricles, tumors, *Seitenventrikel, Tumoren* 321
laughing-gas, encephalography, *Lachgas, Enzephalographie* 105
LDH-electrophoresis, glioblastoma, *LDH-Elektrophorese, Glioblastom* 54
length index, ventricle, pneumogram, *Längenindex, Ventrikel, Pneumogramm* 151
leptospirosis, hemorrhagic liquor syndrome, *Leptospirose, hämorrhagisches Liquorsyndrom* 73
—, meningitis, immune competent liquor parameters, *Leptospirose, Meningitis, immunkompetente Liquor-Parameter* 46
leukocytes, changes, cerebrospinal liquor, *Leukozyten, Veränderungen, Liquor* 13
—, reactions, pneumography, *Leukozyten, Reaktionen, Pneumographie* 159
leukodystrophy, pherographic analysis, *Leukodystrophie, pherographische Auftrennung* 49
leukosis, meningeosis, *Leukose, Meningeose* 72
—, specific weight, cerebrospinal liquor, *Leukose, spezifisches Gewicht, Liquor* 13
liability, radiologic examinations, *Haftung, radiologische Untersuchungen* 557
linear measurement values, pneumogram, *lineare Meßwerte, Pneumogramm* 144
lipids, protein bounded, *Lipide, eiweißgebundene* 48, 49
lipoid phagocytosis, fat embolism, *Lipoidphagozytose, Fettembolie* 67
lipoma, myelogram, *Lipom, Myelogramm* 472, 479
liquor cells, tumor implantation, *Liquor-Zellen, Tumorimplantation* 74
— — after pneumography, *Liquor-Zellen nach Pneumographie* 159
— —, function, *Liquor-Zellen, Funktion* 60
— —, nucleus/plasma relation, *Liquor-Zellen, Kern-Plasma-Verhältnis* 65
— —, production, *Liquor-Zellen, Herkunft* 57
— cerebrospinalis, acetone, *Liquor cerebrospinalis, Azeton* 9, 10, 17
— —, acid-base-equilibrium, *Liquor cerebrospinalis, Säure-Basen-Gleichgewicht* 30–34
— —, aliquorrhoea, causes, *Liquor cerebrospinalis, Aliquorrhoe, Ursachen* 19, 28

liquor cerebrospinalis, alpha globulins, lipids, *Liquor cerebrospinalis, Alphaglobuline, Lipide* 48
— —, aminoacids, *Liquor cerebrospinalis, Aminosäuren* 11, 14, 16
— —, antibodies, *Liquor cerebrospinalis, Antikörper* 52
— —, —, sulfonamides, diffusion, *Liquor cerebrospinalis, Antibiotika, Sulfonamide, Diffusion* 35, 36
— —, arterial blood, acid-base-equilibrium, *Liquor cerebrospinalis, arterielles Blut, Säure-Basengleichgewicht* 34
— —, arterio-venous pCO_2 difference, *Liquor cerebrospinalis, arterio-venöse* pCO_2*-Differenz* 31
— —, beta globulins, lipids, *Liquor cerebrospinalis, Betaglobuline, Lipide* 48
— —, bioelectrical potential differences, *Liquor cerebrospinalis, bioelektrische Potentialdifferenzen* 14
— —, biologic half value times, albumins, *Liquor cerebrospinalis, biologische Halbwertzeiten, Albumine* 40
— —, blood, electrolytic gradient, *Liquor cerebrospinalis, Blut, elektrolytischer Gradient* 30
— —, — liquor barrier, *Liquor cerebrospinalis, Blutliquorschranke* 35–37
— —, brain abscess syndromes, *Liquor cerebrospinalis, Hirnabszeßsyndrome* 71
— —, —, barrier, metabolism, *Liquor cerebrospinalis, Hirn-, Schranke, Stoffwechsel* 9
— —, carbohydrates, *Liquor cerebrospinalis, Kohlehydrate* 14, 15
— —, chromatography, *Liquor cerebrospinalis, Chromatographie* 16, 50, 51
— —, chylus, transfer of particles, *Liquor cerebrospinalis, Chylus, Partikeltransport* 37
— —, circulation, *Liquor cerebrospinalis, Zirkulation* 1, 20
— —, colloidal reactions, *Liquor cerebrospinalis, Kolloidreaktionen* 55, 56
— —, coma diabeticum 9, 17, 30
— —, components, *Liquor cerebrospinalis, Bestandteile* 9–12, 15, 17
— —, concentration gradient, blood, liquor [HCO_3^-], *Liquor cerebrospinalis, Konzentrationsgradient: Blut, Liquor [*HCO_3^-*]* 32
— —, consecutive changes after pneumography, *Liquor cerebrospinalis, Folgeerscheinungen der Pneumographie* 159
— —, contrast media, changes, *Liquor cerebrospinalis, Kontrastmittel, Veränderungen* 383, 384
— —, cytology, *Liquor cerebrospinalis, Zytologie* 57–69
— —, desquamation of cells, *Liquor cerebrospinalis, Abschilferung von Zellen* 6
— —, diffusion 15
— —, — of lactic acid, *Liquor cerebrospinalis, Milchsäurediffusion* 37
— —, —, secretion theory, *Liquor cerebrospinalis, Diffusions-, Sekretionstheorie* 19
— —, dysproteinosis, *Liquor cerebrospinalis, Dysproteinose* 42
— —, electrical potentials, *Liquor cerebrospinalis, elektrische Potentiale* 14, 15
— —, electrolyte concentration, *Liquor cerebrospinalis, Elektrolytkonzentration* 17, 34
— —, electrolytes, pathophysiology, *Liquor cerebrospinalis, Elektrolyte, Pathophysiologie* 33
— —, —, radioactive, *Liquor cerebrospinalis, Elektrolyte, radioaktive* 34
— —, electrophoresis, *Liquor cerebrospinalis, Elektrophorese* 16
— —, enzymatic reactions, *Liquor cerebrospinalis, Enzymreaktionen* 53–55
— —, enzymes, *Liquor cerebrospinalis, Enzyme* 16
— —, exchange, transport function, *Liquor cerebrospinalis, Austausch-, Transportfunktion* 33, 35, 36
— —, flow rate, *Liquor cerebrospinalis, Strömungsgeschwindigkeit* 38
— —, Froin's compression syndrome, *Liquor cerebrospinalis, Froinsches Kompressionssyndrom* 74
— —, GOT activity, *Liquor cerebrospinalis, GOT-Aktivität* 54
— —, hyperproteinosis, *Liquor cerebrospinalis, Hyperproteinose* 42
— —, immune globulins, *Liquor cerebrospinalis, Immunglobuline* 44
— —, — —, diseases of central nervous system, *Liquor cerebrospinalis, Immunglobuline, Erkrankungen des ZNS* 46
— —, — —, serum, concentration, biochemical properties, *Liquor cerebrospinalis, Immunglobuline, Serum, Konzentration, biochemische Eigenschaften* 45
— —, immunebiologic activities, *Liquor cerebrospinalis, immunbiologische Aktivitäten* 50, 51
— —, implantation cells, tumor metastases, *Liquor cerebrospinalis, Implantationszellen, Tumormetastasen* 74
— —, infrared spectrogram, *Liquor cerebrospinalis, Infrarotspektrogramm* 13
— —, inorganic components, *Liquor cerebrospinalis, anorganische Bestandteile* 17
— —, LDH activity, *Liquor cerebrospinalis, LDH-Aktivität* 54
— —, lead intoxication, *Liquor cerebrospinalis, Bleiintoxikation* 9
— —, lipids, *Liquor cerebrospinalis, Lipide* 48
— —, lipoids, *Liquor cerebrospinalis, Lipoide* 49, 50
— —, lumbar puncture, myelography, *Liquor cerebrospinalis, Lumbalpunktion, Myelographie* 444
— —, mercurial intoxication, *Liquor cerebrospinalis, Quecksilberintoxikation* 9
— —, metabolic acidosis, *Liquor cerebrospinalis, metabolische Azidose* 34
— —, — activity, *Liquor cerebrospinalis, Stoffwechselaktivität* 16
— —, metastases, implantation of tumor cells, *Liquor cerebrospinalis, Metastasen, Tumorzellimplantation* 74
— —, methylen blue diffusion, *Liquor cerebrospinalis, Methylenblau-Diffusion* 15
— —, normal protein spectrum, *Liquor cerebrospinalis, normales Eiweißspektrum* 38
— —, — values, *Liquor cerebrospinalis, Normalwerte* 10, 11, 12, 15, 18
— —, nutritive function, brain, *Liquor cerebrospinalis, Ernährungsfunktion, Gehirn* 35
— —, organic acids, *Liquor cerebrospinalis, organische Säuren* 17
— —, — components, *Liquor cerebrospinalis, organische Bestandteile* 15
— —, original liquor, production, *Liquor cerebrospinalis, „Urliquor", Produktion* 19
— —, paraproteinosis, *Liquor cerebrospinalis, Paraproteinose* 42
— —, pathophysiologic regulations, *Liquor cerebrospinalis, pathophysiologische Regulationen* 33

— —, pathophysiology, *Liquor cerebrospinalis, Pathophysiologie* 1, 26
— —, permeability, *Liquor cerebrospinalis, Permeabilität* 15, 16
— —, pherographic V-fraction, *Liquor cerebrospinalis, pherographische V-Fraktion* 14, 16, 26
— —, physical properties, *Liquor cerebrospinalis, physikalische Eigenschaften* 12
— —, physiology, *Liquor cerebrospinalis, Physiologie* 1, 26, 27
— —, pressure, after pneumography, *Liquor cerebrospinalis, Druck, nach Pneumographie* 161
— —, — crises, *Liquor cerebrospinalis, Druckkrisen* 28
— —, — curves, *Liquor cerebrospinalis, Druckkurven* 29, 30
— —, —, fluctuations, respiration, cardiac pulsations, *Liquor cerebrospinalis, Druck, Schwankungen, Atmung, Herzpulsationen* 94
— —, — measurement, encephalography, *Liquor cerebrospinalis, Druckmessung, Enzephalographie* 92
— —, — —, epidural air filling, *Liquor cerebrospinalis, Druckmessung, epidurale Luftfüllung* 103
— —, —, normal, *Liquor cerebrospinalis, Druck, normaler* 10, 11, 13, 20
— —, —, pathologic, *Liquor cerebrospinalis, Druck, pathologischer* 19–28
— —, production, increase, lowering, *Liquor cerebrospinalis, Produktion, Steigerung, Hemmung* 19
— —, —, physiology, *Liquor cerebrospinalis, Produktion, Physiologie* 18, 19
— —, proliferation of endothelial cells, *Liquor cerebrospinalis, Endothelzellproliferation* 7
— —, properties, *Liquor cerebrospinalis, Eigenschaften* 9
— —, protein bounded carbohydrates, *Liquor cerebrospinalis, eiweißgebundene Kohlehydrate* 48
— —, — — glycids, lipids, *Liquor cerebrospinalis, proteingebundene Glykide, Lipide* 49
— —, — fractions, *Liquor cerebrospinalis, Eiweißfraktionen* 14, 15, 16
— —, — —, after pneumography, *Liquor cerebrospinalis, Eiweißfraktionen, nach Pneumographie* 159, 160
— —, — spectrum, factors, *Liquor cerebrospinalis, Eiweißspektrum, Faktoren* 47
— —, — —, normal, *Liquor cerebrospinalis, Eiweißspektrum, normales* 38
— —, — —, pathologic, *Liquor cerebrospinalis, Eiweißspektrum, pathologisches* 42
— —, qualitative, quantitative determination of proteins, *Liquor cerebrospinalis, qualitative, quantitative Eiweißbestimmung* 38
— —, radioactive electrolytes, *Liquor cerebrospinalis, radioaktive Elektrolyte* 34
— —, resorption 25–28
— —, secretion, plexus chorioideus, *Liquor cerebrospinalis, Sekretion, Plexus chorioideus* 5
— —, spaces, anatomy, *Liquor cerebrospinalis, Räume, Anatomie* 1, 26
— —, specific weight, *Liquor cerebrospinalis, spezifisches Gewicht* 10, 12, 13
— —, syndromes, *Liquor cerebrospinalis, Syndrome* 69–76
— —, system, schema 27
— —, toxic components, *Liquor cerebrospinalis, toxische Bestandteile* 9
— —, transfer of particles, *Liquor cerebrospinalis, Transport von Partikeln* 37
— —, transport-, exchange function, *Liquor cerebrospinalis, Transport-, Austauschfunktion* 33, 35, 36
— —, tuberculous meningitis, *Liquor cerebrospinalis, Meningitis tuberculosa* 16, 32
— —, tumor liquor syndromes, *Liquor cerebrospinalis, Tumorliquorsyndrome* 73, 74
— —, turnover, proteins, *Liquor cerebrospinalis, turnover, Eiweißkörper* 40
— —, ultrafiltrate, *Liquor cerebrospinalis, Ultrafiltrat* 34
— —, ultraviolet spectrogram, *Liquor cerebrospinalis, Ultraviolettspektrogramm* 13
— —, uremia, *Liquor cerebrospinalis, Urämie* 9
— —, water pillow effect, *Liquor cerebrospinalis, Wasserkissenwirkung* 8
— —, xanthochromic, brain tumors, *Liquor cerebrospinalis, xanthochromer, Hirngeschwülste* 13
— —, —, hemorrhagic liquor syndromes, *Liquor cerebrospinalis, xanthochromer, hämorrhagische Liquorsyndrome* 73
— cytogram, viral polyradiculitis, *Liquor-Zellbild, Virus-Polyradikulitis* 47
— metastases, raised malignancy after surgery and radiotherapy, *Liquor-Metastasen, Steigerung der Malignität nach Operation und Bestrahlung* 74
— parameters, immune competent, *Liquor-Parameter, immunkompetente* 46
— pressure, blood pressure, cerebral circulation, pneumography, *Liquordruck, Blutdruck, Hirndurchblutung, Pneumographie* 162
— —, normal, *Liquordruck, normaler* 10, 11, 13, 20
— —, raised, *Liquordruck, erhöhter* 19, 20–28
— —, ventriculography, indication, *Liquordruck, Ventrikulographie, Indikationsstellung* 175
— proteins, physiology, pathophysiology, *Liquorproteine, Physiologie, Pathophysiologie* 38
— sediment, cell count, *Liquor-Sediment, Zellzahl* 57
liquor-, serum albumins, biologic half value times, *Liquor-, Serum-Albumine, biologische Halbwertzeiten* 40
liquor spaces, variability of size, *Liquorräume, Größenschwankungen* 113
— syndromes, brain abscess, *Liquor-Syndrome, Hirnabszeß* 71
— —, encephalitic, *Liquor-Syndrome, Enzephalitis* 72, 73
— —, leukosis, lymphadenosis, *Liquor-Syndrome, Leukose, Lymphadenose* 72
— —, lues, tabes, *Liquor-Syndrome, Lues, Tabes* 75
— —, meningitic, *Liquorsyndrome, Meningitis* 70
— —, retothelial giant cell meningitis, *Liquor-Syndrome, retotheliale Riesenzellmeningitis* 71, 72
— —, syphilitic, *Liquor-Syndrome, syphilitische* 75
— —, trauma, *Liquor-Syndrome, Trauma* 73
— —, tuberculous, *Liquorsyndrome, tuberkulöse* 70
— —, tumors, *Liquor-Syndrome, Tumoren* 73, 74
— —, viral meningitis, *Liquor-Syndrome, Virusmeningitis* 71
location, brain abscess, encephalography, *Lokalisation, Hirnabszeß, Enzephalographie* 223
—, — tumors, criteria, encephalography, *Lokalisation, Hirntumoren, Kriterien, Enzephalographie* 211, 212, 239, 280
—, — —, statistical analysis, *Lokalisation, Hirntumoren, Statistik* 208, 209, 239, 280
—, cerebral metastasis, encephalography, *Lokalisation, Hirnmetastase, Enzephalographie* 218, 221, 222

location, encephalographic, surgical report, differences, *Lokalisation, enzephalographische, Operationsbericht, Unterschiede* 254
—, glioma, encephalography, *Lokalisation, Gliom, Enzephalographie* 220
—, median, expansive lesions, *Lokalisation, mediane, expansive Prozesse* 291
—, meningioma, encephalography, *Lokalisation, Meningiom, Enzephalographie* 219
—, suprasellar tumors, *Lokalisation, supraselläre Tumoren* 264
lues cerebri, gamma globulin fractions, *Lues cerebri, Gammaglobulinfraktionen* 48
— cerebrospinalis, liquor syndromes, *Lues cerebrospinalis, Liquorsyndrome* 75
—, gamma globulin typ, *Lues, Gammaglobulin-Typ* 44
lumbar disc prolapse, see discopathies, *lumbaler Bandscheibenvorfall, siehe Bandscheibenschäden*
— — —, myelogram, *lumbaler Bandscheibenvorfall, Myelogramm* 494
— liquor, V-fraction, *Lumballiquor, V-Fraktion* 38
— myelogram, normal, *lumbales Myelogramm, normales* 460
— —, pathologic, *lumbales Myelogramm, pathologisches* 476
— puncture, combinated, *Lumbalpunktion, kombinierte* 93
— —, ependymal defects, *Lumbalpunktion, Ependymlükken* 3
— —, history, *Lumbalpunktion, Geschichtliches* 89
— —, method, complications, *Lumbalpunktion, Methodik, Komplikationen* 90
— —, myelography, *Lumbalpunktion, Myelographie* 444
— —, pressure measurement, *Lumbalpunktion, Druckmessung* 162
— —, vegetative reactions, *Lumbalpunktion, vegetative Reaktionen* 164
lymphadenosis, meningeosis, *Lymphadenose, Meningeose* 72
lymphocytes, autophagocytosis, *Lymphozyten, Autophagozytose* 62
lymphocytic cells of liquor, viral meningitis, *lymphozytäre Liquorzellen, Virusmeningitis* 63
— pleocytosis, meningitis, syndromes, *lymphozytäre Pleozytose, Meningitis, Syndrome* 71
lymphocyts, emigration into the cerebrospinal liquor, *Lymphozyten, Auswanderung in den Liquor* 6
—, immuncompetent liquor parameters, *Lymphozyten, immunkompetente Liquor-Parameter* 46
—, pia mater, *Lymphozyten, Pia mater* 58
—, reactions after pneumography, *Lymphozyten, Reaktionen, Pneumographie* 159
lymphoid cells, schema of proliferation, *Lymphoidzellen, Proliferationsschema* 58

macrophages, function, *Makrophagen, Funktion* 66
—, hemorrhagic liquor syndromes, *Makrophagen, hämorrhagische Liquorsyndrome* 73
magnesium, blood brain barrier, *Magnesium, Bluthirnschranke* 37
—, cerebrospinal liquor, brain tumors, *Magnesium, Liquor, Hirngeschwülste* 33
—, — —, normal values, *Magnesium, Liquor, Normalwerte* 18
—, diffusion into the liquor space, *Magnesium, Diffusion in den Liquorraum* 37
malignancy, implantation of tumor cells, cerebrospinal liquor, *Malignität, Implantation von Tumorzellen, Liquor* 74
Mancini's immune diffusion, multiple sclerosis, *Mancini-Immundiffusion, multiple Sklerose* 75
mannitol, pressure, cerebrospinal liquor, *Mannitol, Liquordruck* 22
measurement, biologic half value times, liquor-, serum albumins, *Messung, biologische Halbwertzeiten, Liquor-, Serum-Albumine* 40
— methods, pneumogram, *Meßverfahren, Pneumogramm* 144
—, resorption of liquor, *Messung, Liquorresorption* 26
mechanism, air resorption, *Mechanismus, Luftresorption* 95, 96
median expansive processes, diagnosis of site, *mediane, expansive Prozesse, Lokalisationsdiagnostik* 291
— — —, histology, *mediane, expansive Prozesse, Histologie* 293
— — —, statistical analysis, *mediane expansive Prozesse, Statistik* 290, 291
medulla oblongata, chemoreceptors, *Medulla oblongata, Chemorezeptoren* 32
— —, damage, liquor pressure, crises, *Medulla oblongata, Schädigung, Liquordruckkrisen* 30
— —, tumors, *Medulla oblongata, Tumoren* 346, 410
medulloblastoma, metastasis, myelogram, *Medulloblastom, Metastase, Myelogramm* 477
—, ventriculography, *Medulloblastom, Ventrikulographie* 358, 359
megalocytosis, giant cell meningitis, *Megalozytose, Riesenzellmeningitis* 69
megalocyts, meningitis, syndromes, *Megalozyten, Meningitis, Syndrome* 71
megencephalia, ventricular volume, encephalography, *Megenzephalie, Ventrikelgröße, Enzephalographie* 114
melanoma, myelogram, *Melanom, Myelogramm* 479
membrana atlanto-occipitalis, cisterna magna, electrical potentials, *Membrana atlanto-occipitalis, Cisterna magna, elektrische Potentiale* 15
— limitans gliae, topography, *Membrana limitans gliae, Topographie* 7
meningeal reaction, pneumography, meningeale Reaktion, Pneumographie 159
meningeoses, leukosis, lymphadenosis, *Meningeosen, Leukose, Lymphadenose* 72
meningeosis, carcinomatous, tumor cell implantation, *Meningeose, karzinomatöse, Tumorzellimplantation* 74
meninges, diseases, immune globulins, *Gehirnhäute, Erkrankungen, Immunglobuline* 45
meningioma, cerebellopontine angle, *Meningiom, Kleinhirnbrückenwinkel* 356
—, cervical, myelogram, *Meningiom, zervikales, Myelogramm* 473
—, cranio-cervical junction, *Meningiom, kraniozervikaler Übergang* 357
—, differential diagnosis: Glioma, encephalography, *Meningiom, Differentialdiagnose: Gliom, Enzephalographie* 228, 287
—, encephalographic diagnosis, *Meningiom, enzephalographische Diagnostik* 219, 240, 276, 277, 289
—, falx-tentorium, *Meningiom, Falx-Tentorium* 318, 354, 355

–, foramen occipitale magnum, *Meningiom, Foramen occipitale magnum* 361
–, frontal lobe, encephalogram, *Meningiom, Frontallappen, Enzephalogramm* 234
–, frontobasal, encephalography, *Meningiom, frontobasales, Enzephalographie* 266, 267
–, frontoparietal, parasagittal, *Meningiom, frontoparietales, parasagittales* 219
–, GOT-, LDH activity, *Meningiom, GOT-, LDH-Aktivität* 54
–, hyperostosis, *Meningiom, Hyperostose* 266, 277
–, location, *Meningiom, Lokalisation* 208, 214
–, sinus cavernosus, *Meningiom, Sinus cavernosus* 356
–, sphenoidal ridge, encephalography, *Meningiom, Keilbeinflügel, Enzephalographie* 240, 241
–, –, ventriculography, *Meningiom, Keilbein, Ventrikulographie* 240, 241, 258, 266
–, superior longitudinal sinus, *Meningiom, Sinus longitudinalis superior* 225
–, suprasellar, *Meningiom, supraselläres* 279, 280
–, temporal region, *Meningiom, Temporalgegend* 237
–, tentorial, encephalography, *Meningiom, Tentorium, Enzephalographie* 240, 320
–, tuberculum sellae, *Meningiom, Tuberculum sellae* 276, 277
–, ventricular deformation, *Meningiom, Deformierung, Ventrikel* 219, 225
meningism, contrast media, ventriculography, *Meningismus, Kontrastmittel, Ventrikulographie* 384
meningitic brain abscess, syndromes, *meningitischer Hirnabszeß, Syndrome* 71
meningitis, alphaglobulin typ, *Meningitis, Alphaglobulin-Typ* 43
–, antibiotics, sulfonamides, diffusion, cerebrospinal liquor, *Meningitis, Antibiotika, Sulfonamide, Diffusion, Liquor* 35, 36
–, autophagocytosis, *Meningitis, Autophagozytose* 62
–, cerebrospinal liquor, electrolyte concentration, *Meningitis, Liquor, Elektrolytkonzentration* 33, 34
–, – –, infrared spectrogram, *Meningitis, Liquor, Infrarotspektrogramm* 14
–, – –, specific weight, *Meningitis, Liquor, spezifisches Gewicht* 13
–, colloidal reactions, *Meningitis, Kolloidreaktionen* 56
–, encephalography, *Meningitis, Enzephalographie* 173
–, eosinophilic, blood liquor barrier, *Meningitis, eosinophile, Blutliquorschranke* 37
–, –, pleocytosis, *Meningitis, eosinophile, Pleozytose* 62
–, giant cell-, microphotogram, *Meningitis, Riesenzell-, Mikrophotogramm* 69
–, glucose values of cerebrospinal liquor, *Meningitis, Glukosewerte, Liquor* 16
–, GOT, LDH activity, *Meningitis, GOT-, LDH-Aktivität* 54
–, immune competent liquor parameters, *Meningitis, immunkompetente Liquor-Parameter* 46
–, immunglobulins, *Meningitis, Immunglobuline* 45
–, neutrophil granulocytes, *Meningitis, neutrophile Granulozyten* 61
–, specific, liquor syndromes, *Meningitis, spezifische, Liquorsyndrome* 75
–, spinal, *Meningitis, spinale* 515
–, subarachnoidal hemorrhage, *Meningitis, Subarachnoidalblutung* 73
–, subdural filling, encephalography, *Meningitis, subdurale Füllung, Enzephalographie* 100
–, symptomatic, syndromes, *Meningitis, symptomatische, Syndrome* 71
–, syndromes, *Meningitis, Syndrome* 70
–, tuberculous, *Meningitis, tuberkulöse* 70
–, –, fibrocytes, *Meningitis, tuberkulöse, Fibrozyten* 67
–, –, ion shift, *Meningitis, tuberkulöse, Ionenverschiebung* 32
–, –, liquor pressure crises, *Meningitis, tuberkulöse, Liquordruckkrisen* 30
meningocele, myelogram, *Meningozele, Myelogramm* 508
meningoencephalitis, basophil cells, *Meningoenzephalitis, basophile Zellen* 62
–, cytogram, *Meningoenzephalitis, Zellbild* 61
–, protein bounded lipids, *Meningoenzephalitis, eiweißgebundene Lipide* 48
mesencephalon, displacement, gliome, *Mittelhirn, Verlagerung, Gliom* 353
metabolic alkalosis after pneumography, *metabolische Alkalose nach Pneumographie* 163
metabolism, acidosis, renal insufficiency, *Stoffwechsel, Azidose, Niereninsuffizienz* 34
–, alcalosis, acidosis, blood, liquor, *Stoffwechsel, Alkalose, Azidose, Blut, Liquor* 31
metabolism, brain-liquor barrier, *Stoffwechsel, Hirn-Liquorschranke* 9
–, carbohydrat metabolism, liquor, *Stoffwechsel, Kohlehydrat-, Liquor* 16
–, endothelium, subarachnoidal space, *Stoffwechsel, Endothel, Subarachnoidalraum* 6
–, ependyma, *Stoffwechsel, Ependym* 4
–, nuclein acid, implantation of tumor cells, *Stoffwechsel, Nukleinsäure-, Tumorzellimplantation* 74
–, phagocytosis, *Stoffwechsel, Phagozytose* 67
–, plexus epithelium, *Stoffwechsel, Plexusepithel* 5
metastases, betaglucuronidasis, *Metastasen, Betaglukuronidase* 54
–, brain abscess syndromes, *Metastasen, Hirnabszeßsyndrome* 71
–, implantation cells, liquor, *Metastasen, Implantationszellen, Liquor* 74
–, liquor, raised malignancy after surgery and radiotherapy, *Metastasen, Liquor, Steigerung des Malignitätsgrades nach Operation und Bestrahlung* 74
–, location, encephalography, *Metastasen, Lokalisation, Enzephalographie* 208, 215, 237
–, multiple, encephalography, *Metastasen, multiple, Enzephalographie* 229
–, tumor liquor syndromes, *Metastasen, Tumorliquorsyndrome* 73
metastasis, epidural, myelogram, *Metastase, epidurale, Myelogramm* 480
–, frontoparietal, encephalogram, *Metastase, frontoparietale, Enzephalogramm* 225
–, medulloblastoma, myelogram, *Metastase, Medulloblastom, Myelogramm* 477
–, parietal region, encephalography, *Metastase, Parietalregion, Enzephalographie* 221
methemoglobin, hemorrhagic liquor syndromes, *Methämoglobin, hämorrhagische Liquorsyndrome* 73
methylen blue diffusion, cerebrospinal liquor, *Methylenblau-Diffusion, Liquor* 15
^{28}Mg, exchange, blood, cerebrospinal liquor, *^{28}Mg, Austausch: Blut, Liquor* 34
migraine, essential aliquorrhoea, *Migräne, essentielle Aliquorrhoe* 28
–, small ventricles, *Migräne, „Mikroventrikulie“* 113

mitoses, meningitis, glioblastoma multiforme, *Mitosen, Meningitis, Glioblastoma multiforme* 69
mitosis, tumor cell implantation, cerebrospinal liquor, *Mitose, Tumorzellimplantation, Liquor* 74
mixed pherogram, hemorrhagic liquor syndromes, *Mischpherogramm, hämorrhagische Liquorsyndrome* 73
monocytes, blood, piareticuloendothelial tissue, *Monozyten, Blut, piaretikuloendotheliales Gewebe* 65
monocytosis, phagocytosis, *Monozytose, Phagozytose* 67
monocyts after pneumography, *Monozyten nach Pneumographie* 159
—, brain abscess, *Monozyten, Hirnabszeß* 71
—, emigration into the cerebrospinal liquor, *Monozyten, Auswanderung in den Liquor* 6
—, immune competent liquor parameters, *Monozyten, immunkompetente Liquorparameter* 46
—, schema of proliferation, *Monozyten, Proliferationsschema* 58
morphologic factors, defective filling, encephalography, *morphologische Faktoren, Fehlfüllung, Enzephalographie* 96
mortality, ventriculography, *Mortalität, Ventrikulographie* 171
multiple sclerosis, agarpherogram, *multiple Sklerose, Agarpherogramm* 48
— —, antibodies, *multiple Sklerose, Antikörper* 52
— —, gamma globulin typ, *multiple Sklerose, Gammaglobulin-Typ* 44
— —, immune globulins, *multiple Sklerose, Immunglobuline* 46
— —, monocytes, *multiple Sklerose, Monozyten* 66
— —, myelinlipoids, *multiple Sklerose, Myelinlipoide* 50
— —, plasma cells, cerebrospinal liquor, *multiple Sklerose, Plasmazellen, Liquor* 41
— —, syndromes, *multiple Sklerose, Syndrome* 75
muscarin, liquor production, lowering, *Muscarin, Liquorproduktion, Hemmung* 19
mydriasis, ventriculography, *Mydriasis, Ventrikulographie* 171
myelinlipoids, multiple sclerosis, *Myelinlipoide, multiple Sklerose* 50
myeloblasts, leukosis, meningitis, *Myeloblasten, Leukose, Meningitis* 62
myelogram, abscess, epidural, *Myelogramm, Abszeß, epiduraler* 481
—, angioma, *Myelogramm, Angiom* 499–501
—, anomalies, *Myelogramm, Mißbildungen* 508
—, disc prolapse, *Myelogramm, Bandscheibenvorfall* 485–499
—, chondroma, *Myelogramm, Chondrom* 483
—, extradural cyst, *Myelogramm, extradurale Zyste* 481
—, extramedullary lesions, *Myelogramm, extramedulläre Prozesse* 469
—, giant cell tumor, *Myelogramm, Riesenzelltumor* 478
—, hematoma, *Myelogramm, Hämatom* 506
—, inflammatory lesions, *Myelogramm, entzündliche Prozesse* 481
—, intramedullary lesions, *Myelogramm, intramedulläre Prozesse* 465
—, intraspinal lesions, *Myelogramm, intraspinale Prozesse* 464
—, lipoma, *Myelogramm, Lipom* 472, 479
—, medulloblastoma, *Myelogramm, Medulloblastom* 477
—, melanoma, *Myelogramm, Melanom* 479
—, meningioma, *Myelogramm, Meningiom* 473, 474
—, meningocele, *Myelogramm, Meningozele* 508
—, neurinoma, *Myelogramm, Neurinom* 470, 471
—, neurofibromatosis Recklinghausen, *Myelogramm, Neurofibromatosis Recklinghausen* 471
—, normal, *Myelogramm, normales* 452, 454, 457
—, pathologic, *Myelogramm, pathologisches* 464
—, spina bifida, *Myelogramm, Spina bifida* 508, 510
—, teratoma, *Myelogramm, Teratom* 484
—, trauma, *Myelogramm, Trauma* 501
myelography, air-, *Myelographie, Luft-* 527–555
—, complications, *Myelographie, Komplikationen* 455
—, contrast media, *Myelographie, Kontrastmittel* 440, 443, 451
—, history, *Myelographie, Geschichtliches* 89, 437, 457
—, indications, *Myelographie, Indikationen* 442
—, lumbar puncture, *Myelographie, Lumbalpunktion* 444
—, occipital puncture, *Myelographie, Okzipitalpunktion* 447
—, see air myelography, *Myelographie, siehe Luftmyelographie*
—, technique, *Myelographie, Technik* 443, 451

narcolepsy, encephalography, effects, *Narkolepsie, Enzephalographie, Wirkungen* 173
neurinoma, acusticus, dilatation of cisterns, *Neurinom, Akusticus, Zisternenerweiterung* 335
—, betaglucuronidasis, *Neurinom, Betaglukuronidase* 54
—, cerebellopontine angle, *Neurinom, Kleinhirnbrückenwinkel* 414, 415
—, ganglion of Gasser, encephalography, *Neurinom, Ganglion Gasseri, Enzephalographie* 240
—, stop of contrast medium, *Neurinom, Kontrastmittelstop* 470, 471
neurofibromatosis Recklinghausen, myelogram, *Neurofibromatosis Recklinghausen, Myelogramm* 475
neuroleptanalgesia, Pneumography, *Neuroleptanalgesie, Pneumographie* 156
neuroradiologic equipment, *Untersuchungsgeräte, Neuroradiologie* 93
neuroradiology, standard radiologic program, *Neuroradiologie, standardisiertes Röntgenprogramm* 93
neurosecretion, experimental work, *Neurosekretion, Tierexperiment* 3
neutrophil granulocytes, function, *neutrophile Granulozyten, Funktion* 60
nitrogen, cerebrospinal liquor, *Stickstoff, Liquor* 12
nitrous oxide, contrast gas, encephalography, *Stickstoffoxydul, Kontrastgas, Enzephalographie* 105
N_2O, contrast gas, encephalography, *N_2O, Kontrastgas, Enzephalographie* 105
normal anatomy, pneumogram, *normale Anatomie, Pneumogramm* 111
— protein spectrum, cerebrospinal liquor, *normales Eiweißspektrum, Liquor* 38
— serum, protein bounded glycids, *normales Serum, proteingebundene Glykide* 49
— values, cerebrospinal liquor, lipoids, *Normalwerte, Liquor, Lipoide* 49, 50
— —, electrophoresis, *Normalwerte, Elektrophorese* 39, 40
— —, glycids, lipids, serum, cerebrospinal liquor, *Normalwerte, Glykide, Lipide, Serum, Liquor* 49, 50
— —, liquor cerebrospinalis, blood serum, *Normalwerte, Liquor, Blutserum* 10, 11
nuclein acid metabolism, implantation of tumor cells, *Nukleinsäurestoffwechsel, Tumorzellenimplantation* 74

nucleus caudatus, lateral ventricle, anatomy, *Nucleus caudatus, Seitenventrikel, Anatomie* 119
— paraventricularis, ganglion cells, *Nucleus paraventricularis, Ganglienzellen* 3
nutritive function, cerebrospinal liquor, *Ernährungsfunktion, Liquor* 35

obstructive anomalies, cisterna magna, defective filling, encephalography, *obstruktive Anomalien, Cisterna magna, Fehlfüllung, Enzephalographie* 96
occipital horn, Encephalography, technique, *Okzipitalhorn, Enzephalographie, Technik* 205
— —, normal encephalographic aspect, *Okzipitalhorn, normale enzephalographische Darstellung* 231
— puncture, myelography, *Okzipitalpunktion, Myelographie* 447
— region, tumors, statistical analysis, *Okzipitalregion, Tumoren, Statistik* 208
— tumors, diagnosis of site, *okzipitale Tumoren, Lokalisationsdiagnostik* 212
occlusion hydrocephalus, resorption of insufflated air, *Verschlußhydrocephalus, Resorption von insufflierter Luft* 95
oligodendroglioma, encephalography, *Oligodendrogliom, Enzephalographie* 233
—, location, encephalography, *Oligodendrogliom, Lokalisation, Enzephalographie* 208, 237
operability, tumor, encephalography, *Operabilität, Tumor, Enzephalographie* 251
opsonin effect, gamma globulins, *Opsoninwirkung, Gammaglobuline* 44
optic chiasma, glioma, *Chiasma N. optici, Gliom* 266, 269, 273, 274
— glioma, encephalographic aspect, *Optikusgliom, enzephalographisches Bild* 266, 269, 273, 274, 288
organic acids, cerebrospinal liquor, *organische Säuren, Liquor* 17
— components, cerebrospinal liquor, *organische Bestandteile, Liquor* 15
original liquor, lateral ventricles, „Urliquor", Seitenventrikel 19
O_2-tension, cerebrospinal liquor, *Sauerstoffspannung, Liquor* 12
osmoregulation, liquor, brain scan, *Osmoregulation, Liquor, Hirnszintigramm* 26
osmoregulative infusions, pressure, cerebrospinal liquor, *osmoregulative Infusionen, Liquordruck* 22
osmotic pressure, cerebrospinal liquor, *osmotischer Druck, Liquor* 11, 13
osteomyelitis, myelography, *Osteomyelitis, Myelographie* 457
otogenous meningitis, syndromes, *otogene Meningitis, Syndrome* 71
oxygen, contrast gas, pneumography, *Sauerstoff, Kontrastgas, Pneumographie* 105
oxyhemoglobin, hemorrhagic liquor syndromes, *Oxyhämoglobin, hämorrhagische Liquorsyndrome* 73

Pacchioni's granulations, liquor production, *Pacchionische Granulationen, Liquorproduktion* 7, 19
— —, resorption of liquor, *Pacchionische Granulationen, Liquorresorption* 25, 26
pachymeningitis, protein spectrum, cerebrospinal liquor, *Pachymeningitis, Eiweißspektrum, Liquor* 47
papaverin, production of liquor, increase, *Papaverin, Liquorproduktion, Steigerung* 29
papilledema, ventriculography, indication, *Stauungspapille, Ventrikulographie, Indikationsstellung* 175
paradoxical reactions, pressure, cerebrospinal liquor, *Paradoxreaktionen, Liquordruck* 24, 27
parainfectious reactions, hyperproteinosis, *parainfektiöse Reaktionen, Hyperproteinose* 42
paralysis, electrolyte concentration, cerebrospinal liquor, *Paralyse, Elektrolytkonzentration, Liquor* 34
parameters, immune competent, inflammatory diseases, multiple sclerosis, *Parameter, immunkompetente, entzündliche Erkrankungen, multiple Sklerose* 46
paraproteinoses, mixed pherogram, *Paraproteinosen, Mischpherogramm* 42
paraproteinosis, specific weight, cerebrospinal liquor, *Paraproteinose, spezifisches Gewicht, Liquor* 13
parasagittal brain tumors, encephalographic diagnosis of site, *parasagittale Hirntumoren, enzephalographische Lokalisationsdiagnostik* 213, 216
— meningiomas, encephalographic picture, *parasagittale Meningiome, enzephalographisches Bild* 214
parasitic cysts, specific weight, cerebrospinal liquor, *Parasitenzysten, spezifisches Gewicht, Liquor* 13
paraventricular nerve cells, function, *paraventrikuläre Nervenzellen, Funktion* 3
paravertebral air depot, epidural complication, *paravertebrales Luftdepot, epidurale Komplikation* 103
parietal lobe, astrocytoma, encephalography, *Parietallappen, Astrozytom, Enzephalographie* 234
— —, glioma, encephalography, *Parietallappen, Gliom, Enzephalographie* 230, 246
— —, oligodendroglioma, encephalography, *Parietallappen, Oligodendrogliom, Enzephalographie* 233
— region, tumors, statistical analysis, *Parietalregion, Tumoren, Statistik* 208
— tumors, differential diagnosis, *parietale Tumoren, Differentialdiagnose* 216
parietoparasagittal metastases, encephalography, *parietoparasagittale Metastasen, Enzephalographie* 218
parieto-temporo-occipital tumors, pneumography, *parieto-temporo-okzipitale Tumoren, Pneumographie* 207, 216
Parinaud's syndrome, encephalography, *Parinaud-Syndrom, Enzephalographie* 169
partial pressure, contrast gas, pneumography, *Partialdruck, Kontrastgas, Pneumographie* 105
particle transfer, liquor, chylus, chymus, *Partikeltransport, Liquor, Chylus, Chymus* 37
pathogenesis, postencephalographic reactions, *Pathogenese, postenzephalographische Folgeerscheinungen* 165
pathologic causes, defective filling, encephalography, *pathologische Ursachen, Fehlfüllung, Enzephalographie* 98
pathophysiology, blood liquor barrier, *Pathophysiologie, Blutliquorschranke* 35–37
—, electrolytes of cerebrospinal liquor, *Pathophysiologie, Liquorelektrolyte* 33
—, liquor cerebrospinalis, *Pathophysiologie, Liquor cerebrospinalis* 1, 26
—, — proteins, *Pathophysiologie, Liquoreiweißkörper* 38
paroxysmal diseases, encephalography, indication, *Anfallsleiden, Enzephalographie, Indikationsstellung* 174, 175
pCO_2, disorders, blood, liquor, *pCO_2, Störungen, Blut, Liquor* 31
periencephalic lesions, pherographic analysis, *perienzephale Prozesse, pherographische Auftrennung* 49

periencephalogram, cerebral fissures, *Perienzephalogramm, Großhirnfissuren* 144
permeability, cerebrospinal liquor, *Permeabilität, Liquor* 15, 19
—, disorders, brain tumors, *Permeabilität, Störungen, Hirntumoren* 49
—, raised, endothelium, *Permeabilität, gesteigerte, Endothel* 42
—, —, meningoencephalitis, *Permeabilität, gesteigerte, Meningoencephalitis* 48
phacomatosis, betaglobulin dysproteinosis, *Phakomatose, Betaglobulin-Dysproteinose* 42
phagocytosis, blockage, viral encephalitis, *Phagozytose, Blockierung, Virusenzephalitis* 67, 72
—, metabolic activity, *Phagozytose, Stoffwechselaktivität* 67
—, monocytes, *Phagozytose, Monozyten* 65
—, neutrophil granulocytes, *Phagozytose, neutrophile Granulozyten* 60
pharmacology, contrast media, *Pharmakologie, Kontrastmittel* 370, 374
pherogram, colloidal reactions, *Pherogramm, Kolloidreaktionen* 56
—, Froin's compression syndrome, *Pherogramm, Froinsches Kompressionssyndrom* 74
—, Guillain-Barré's syndrome, *Pherogramm, Guillain-Barré-Syndrom* 47
—, hemorrhagic liquor syndromes, *Pherogramm, hämorrhagische Liquorsyndrome* 73
—, immune competent parameters, *Pherogramm, immunkompetente Parameter* 46, 47
—, immune-, proteins of blood serum, cerebrospinal liquor, *Pherogramm, Immun-, Proteine im Blutserum, Liquor* 44
—, lipid-, brain tumors, *Pherogramm, Lipid-, Hirntumoren* 49
—, "mixed", dysproteinoses, *Pherogramm, „Misch"-, Dysproteinosen* 42, 43
—, multiple sclerosis, *Pherogramm, multiple Sklerose* 48, 75
—, prostatic carcinoma, *Pherogramm, Prostatakarzinom* 54
—, protein bounded carbohydrates, *Pherogramm, eiweißgebundene Kohlehydrate* 48
—, — types, pathologic, *Pherogramm, Eiweißtypen, pathologische* 43, 44
—, subacute encephalitis syndromes, *Pherogramm, subakute Enzephalitissyndrome* 72
—, tuberculous meningitis syndromes, *Pherogramm, tuberkulöse Meningitissyndrome* 70
—, viral meningitis, *Pherogramm, Virusmeningitis* 71
pherographic analysis, proteins, *pherographische Analyse, Eiweißkörper* 34
— V-fraction, cerebrospinal liquor, *pherographische V-Fraktion, Liquor* 14, 16, 26, 39
physical properties, cerebrospinal liquor, *physikalische Eigenschaften, Liquor* 12
physiologic motions, liquor pressure, *physiologische Schwankungen, Liquordruck* 28
physiology, liquor cerebrospinalis, *Physiologie, Liquor cerebrospinalis* 1
—, — proteins, *Physiologie, Liquoreiweißkörper* 38
—, subarachnoidal space, *Physiologie, Subarachnoidalraum* 6
pia mater, arachnoidea, relations, *Pia mater, Arachnoidea, Beziehungen* 8
— —, cross section, *Pia mater, Querschnitt* 7
— —, cytology, *Pia mater, Zytologie* 57, 58
— —, endothelium, blood liquor barrier, *Pia mater, Endothel, Blutliquorschranke* 36
— —, lamina vasculosa, *Pia mater, Lamina vasculosa* 6
— —, — —, production of gamma globulins, *Pia mater, Lamina vasculosa, Gammaglobulinbildung* 41
— —, liquor system, *Pia mater, Liquorsystem* 27
— —, lymphocytic cells, *Pia mater, lymphozytäre Zellen* 63
— —, macrophages, *Pia mater, Makrophagen* 66
— —, permeability, raised, *Pia mater, Permeabilität, gesteigerte* 42
piareticuloendothelial cells, schema of proliferation, *piaretikuloendotheliale Zellen, Proliferationsschema* 58
— lymphocytic cells, transformation, *piaretikuloendotheliale lymphozytäre Zellen, Transformation* 64
pilocarpin, liquor production, increase, *Pilocarpin, Liquorproduktion, Steigerung* 19
pineal gland, calcification, *Pinealis, Verkalkung* 353
— region, tumors, *Pinealregion, Tumoren* 315
pineoblastoma, encephalography, *Pineoblastom, Enzephalographie* 293, 294
pinocytosis, ependymal cells, *Pinozytose, Ependymzellen* 4
pituitary gland, adenocarcinoma, *Hypophyse, Adenokarzinom* 275
— —, adenoma, *Hypophyse, Adenom* 272
— —, basophilic adenoma, resorption of cerebrospinal liquor, *Hypophyse, basophiles Adenom, Liquorresorption* 26
— —, chromophob adenoma, *Hypophyse, chromophobes Adenom* 275, 276, 277, 283
— —, tomography, radiation exposure, *Hypophyse, Tomographie, Strahlenbelastung* 172
— —, tumors, extension, *Hypophyse, Tumoren, Ausdehnung* 283
planimetry, brain area, *Planimetrie, Hirnfläche* 151
plasma cells, cerebrospinal liquor, bone marrow, *Plasmazellen, Liquor, Knochenmark* 64
— —, immune competent liquor parameters, *Plasmazellen, immunkompetente Liquorparameter* 46
— —, schema of proliferation, *Plasmazellen, Proliferationsschema* 58
pleocytosis after pneumography, *Pleozytose nach Pneumographie* 159
—, brain abscess, Pleozytose, Hirnabszeß 71
—, eosinophil meningitis, *Pleozytose, eosinophile Meningitis* 62
plexus choroideus, anatomy, *Plexus choroideus, Anatomie* 4
— —, —, pneumogram, *Plexus choroideus, Anatomie, Pneumogramm* 121, 122, 126
— —, basal membrane, function, *Plexus choroideus, Basalmembran, Funktion* 6
— —, blood liquor barrier, *Plexus choroideus, Blut-Liquor-Schranke* 36
— —, carboanhydrase, *Plexus choroideus, Karboanhydrase* 32
— —, cella media, anatomy, *Plexus choroideus, Cella media, Anatomie* 120
— —, cerebrospinal liquor, ultrafiltrate, *Plexus choroideus, Liquor, Ultrafiltrat* 34
— —, electron microscopy, *Plexus choroideus, Elektronenmikroskopie* 5
— —, embryology, *Plexus choroideus, Embryologie* 1, 2

— —, ependymal cells, *Plexus choroideus, Ependymzellen* 68
— —, hypertrophy, defective filling, encephalography, *Plexus choroideus, Hypertrophie, Fehlfüllung, Enzephalographie* 96
— —, interchanging function, *Plexus choroideus, Austauschfunktion* 15, 26
— —, liquor system, *Plexus choroideus, Liquorsystem* 27
— —, plasma chlorides, *Plexus choroideus, Plasmachloride* 32
— —, production of cerebrospinal liquor, *Plexus choroideus, Liquorproduktion* 5, 18, 19, 20, 26
— —, radiotherapy, *Plexus choroideus, Röntgenbestrahlung* 5
— —, secretion, V-fraction, *Plexus choroideus, Sekretion, V-Fraktion* 38
— epithelium, metabolism, *Plexusepithel, Stoffwechsel* 5, 26
— papilloma, cytochemistry, *Plexuspapillom, Zytochemie* 5
— —, ventriculogram, *Plexuspapillom, Ventrikulogramm* 396
pneumencephalogram, small ventricles, *Pneumencephalogramm, „Mikroventrikulie“* 113
pneumencephalography, blockage, lateral ventricle, *Pneumenzephalographie, Blockade, Seitenventrikel* 4
—, computerized tomography, indication, *Pneumenzephalographie, Komputertomographie, Indikationsstellung* 203
—, controlled, *Pneumenzephalographie, kontrollierte* 92, 93
—, ependymal defects, *Pneumenzephalographie, Ependymlücken* 3
—, extension of tumor, *Pneumenzephalographie, Tumorausdehnung* 283
—, objectivity coefficients, *Pneumenzephalographie, Objektivitätskoeffizienten* 111
—, pressure, cerebral liquor, *Pneumenzephalographie, Liquordruck* 23
—, see encephalography, pneumography, ventriculography, *Pneumenzephalographie, siehe Enzephalographie, Pneumographie, Ventrikulographie*
—, technique, *Pneumenzephalographie, Technik* 8
pneumogram, angle measurements, *Pneumogramm, Winkelmessungen* 150
—, baby, *Pneumogramm, Säugling* 112
—, children, *Pneumogramm, Kinder* 112
—, differential diagnosis, cavities of the median line, *Pneumogramm, Differentialdiagnose, Höhlenbildungen der Mittellinie* 143
—, — —, indication, *Pneumogramm, Differentialdiagnose, Indikationsstellung* 175
—, indices, quotients, *Pneumogramm, Indices, Quotienten* 150
—, methods of measurement, *Pneumogramm, Meßverfahren* 144
—, normal anatomy, *Pneumogramm, normale Anatomie* 111
—, reference lines, *Pneumogramm, Bezugslinien* 149
pneumography, acusticus neurinoma, *Pneumographie, Akustikus-Neurinom* 335, 355
—, adenoma of hypophysis, *Pneumographie, Hypophysenadenom* 272
—, anatomic location, brain tumors, *Pneumographie, anatomische Lokalisation, Hirntumoren* 238, 239
—, anesthesia, *Pneumographie, Narkose* 154
—, blood changes, *Pneumographie, Blutveränderungen* 162
—, brain stem tumors, *Pneumographie, Hirnstammtumoren* 174, 342
—, cellular reactions, *Pneumographie, Zellreaktionen* 159
—, complications, *Pneumographie, Komplikationen* 90, 102, 104
—, —: Incarceration of cerebellum, *Pneumographie, Komplikationen: Kleinhirneinklemmung* 162
—, consecutive symptoms, *Pneumographie, Folgeerscheinungen* 159
—, contraindications, *Pneumographie, Kontraindikationen* 175
—, contrast gas, *Pneumographie, Kontrastgas* 105
—, cranio-cervical junction, tumors, *Pneumographie, kranio-zervikaler Übergang, Tumoren* 357
—, epidural air filling, *Pneumographie, epidurale Luftfüllung* 102, 104
—, falx-tentorium meningiomas, *Pneumographie, Falx-Tentorium-Meningiome* 354, 355
—, glioma, posterior cranial fossa, *Pneumographie, Gliom, hintere Schädelgrube* 353
—, history, *Pneumographie, Geschichtliches* 89
—, hypothalamic glioma, *Pneumographie, Hypothalamusgliom* 279
—, incarceration of cerebellum, *Pneumographie, Kleinhirneinklemmung* 162
—, — of tonsils, *Pneumographie, Tonsilleneinklemmung* 331, 336
—, indications, *Pneumographie, Indikationen* 174, 175
—, infratentorial hypertension, *Pneumographie, infratentorielle Drucksteigerung* 331
—, liquor pressure, blood pressure, cerebral circulation, *Pneumographie, Liquordruck, Blutdruck, Hirndurchblutung* 162
—, location, brain tumors, *Pneumographie, Lokalisation, Hirntumoren* 237–239
—, —, tumors of occipito-temporal region, *Pneumographie, Lokalisation, Tumoren, Okzipito-Temporalregion* 240
—, medulla oblongata, tumors, *Pneumographie, Medulla oblongata, Tumoren* 346
—, medulloblastoma, *Pneumographie, Medulloblastom* 358, 359
—, method, *Pneumographie, Methodik* 90, 91
—, parieto-temporo-occipital tumors, *Pneumographie, parieto-temporo-okzipitale Tumoren* 207, 216
—, pontine tumors, *Pneumographie, Brückentumoren* 174, 342
—, posterior cranial fossa, *Pneumographie, hintere Schädelgrube* 338, 341
—, prebulbar, prepontine lesions, *Pneumographie, präbulbäre, präpontine Prozesse* 347
—, preparation of patient, *Pneumographie, Vorbereitung des Patienten* 153
—, revision of cases, space occupying lesions, *Pneumographie, Nachuntersuchung, raumfordernde Prozesse* 238
—, see encephalography, *Pneumographie, siehe Enzephalographie*
—, space occupying lesions, *Pneumographie, raumfordernde Prozesse* 203, 338
—, subdural, *Pneumographie, subdurale* 93
—, supratentorial space occupying lesions, *Pneumographie, supratentorielle raumfordernde Prozesse* 203

pneumography, technique, *Pneumographie, Technik* 205
—, tomography, *Pneumographie, Schichtuntersuchung* 106
—, tumors, posterior cranial fossa, *Pneumographie, Tumoren, hintere Schädelgrube* 331–365
—, vegetative reactions, *Pneumographie, vegetative Reaktionen* 164
—, ventricular system, prone and supine position of patient, *Pneumographie, Ventrikelsystem, Bauch- und Rückenlage des Patienten* 117
—, wrong diagnosis, *Pneumographie, Fehldiagnose* 219
pneumomediastinum, extraspinal air depot, *Pneumomediastinum, extraspinales Luftdepot* 104
pneumopericardium, pneumography, *Pneumoperikard, Pneumographie* 104
pneumotherapy, subdural, results, *Pneumotherapie, subdurale, Ergebnisse* 173, 174
polyacryl amide electrophoresis, liquor, encephalomyelitis, *Polyacrylamideelektrophorese, Liquor, Encephalomyelitis* 39
polyneuritis, turnover, liquor-, serum albumins, *Polyneuritis, Turnover, Liquor-, Serum-Albumine* 40
polyneuritis-, polyneuropathy syndromes, *Polyneuritis-, Polyneuropathie-Syndrome* 74, 75
polynucleosis after pneumography, *Polynukleose nach Pneumographie* 163
polypeptides, liquor proteins, *Polypeptide, Liquoreiweißkörper* 38
polyradiculitis, immune competent liquor parameters, *Polyradikulitis, immunkompetente Liquor-Parameter* 47
polytomography, encephalography, *Polytomographie, Enzephalographie* 109
pons, anatomy, *Pons, Anatomie* 391, 392
—, infiltration, differential diagnosis, *Pons, Infiltration, Differentialdiagnose* 297
—, tumors, *Pons, Tumoren* 410–415
pontine tumors, pneumography, *Brückentumoren, Pneumographie* 342
porencephalia, differential diagnosis, childhood, *Porenzephalie, Differentialdiagnose, Kindesalter* 112
—, encephalography, *Porenzephalie, Enzephalographie* 206
—, ventricle puncture, *Porenzephalie, Ventrikelpunktion* 171
postarachnitic adhesions, defective filling, encephalography, *postarachnitische Verklebungen, Fehlfüllung, Enzephalographie* 98
postencephalitic hypersecretion, liquor cerebrospinalis, *postenzephalitische Hypersekretion, Liquor* 5
postencephalographic reactions, *postenzephalographische Folgeerscheinungen* 159, 161, 162, 164
— trouble, *postenzephalographische Beschwerden* 159
posterior commissure, position, *hintere Kommissur, Lage* 399
— cranial fossa, anatomy, pneumogram, *hintere Schädelgrube, Anatomie, Pneumogramm* 127
— — —, anomalies, defective filling, encephalography, *hintere Schädelgrube, Mißbildungen, Fehlfüllung, Enzephalographie* 98
— — —, axial tomogram, *hintere Schädelgrube, axiale Schichtdarstellung* 109
— — —, glioma, *hintere Schädelgrube, Gliom* 353
— — —, space occupying lesions, pneumographic signs, *hintere Schädelgrube, raumfordernde Prozesse, pneumographische Zeichen* 338
— — —, tumors, *hintere Schädelgrube, Tumoren* 331–365
— — —, ventriculography, *hintere Schädelgrube, Ventrikulographie* 395, 396
— horn, anatomy, pneumogram, *Hinterhorn, Anatomie, Pneumogramm* *120, 121, 123*
— —, *area, planimetry, Hinterhorn, Fläche, Planimetrie* 151
postmeningitic hydrocephalus, measurement of liquor resorption, *postmeningitischer Hydrozephalus, Messung der Liquorresorption* 26
posttraumatic adhesions, subdural pneumography, *posttraumatische Adhäsionen, subdurale Pneumographie* 93, 94
potassium, cerebrospinal liquor, *Kalium, Liquor* 11, 18, 33
prebulbar, prepontine lesions, pneumography, *präbulbäre, präpontine Prozesse, Pneumographie* 347
prefrontal brain tumors, diagnosis of site, *präfrontale Hirntumoren, Lokalisationsdiagnostik* 212, 216
preparation of patient, pneumography, *Vorbereitung des Patienten, Pneumographie* 153
pressure, intracranial, elevation, nitrous oxide, *Druck, Schädelinnen-, Steigerung, Stickstoffoxydul* 105
—, — —, pneumography, *Druck, Schädelinnen-, Steigerung, Pneumographie* 331
—, —, liquor resorption, *Druck, intrakranialer, Liquorresorption* 26
—, liquor cerebrospinalis, after pneumography, *Druck, Liquor, nach Pneumographie* 161
—, — —, normal, *Druck, Liquor, normaler* 10, 11, 13, 20
—, — —, pathologic, *Druck, Liquor, pathologischer* 19, 20–25, 26, 27
— crises, cerebrospinal liquor, *Druckkrisen, Liquor-* 28
— curves, cerebrospinal liquor, *Druckkurven, Liquor* 29, 30
— elevation, infratentorial, pneumography, *Drucksteigerung, infratentorielle, Pneumographie* 331
— —, intracranial, defective filling, encephalography, *Drucksteigerung, intrakranielle, Fehlfüllung, Enzephalographie* 98
— —, —, ventriculography, indication, *Drucksteigerung, intrakranielle, Ventrikulographie, Indikationsstellung* 175
— measurement, encephalography, *Druckmessung, Enzephalographie* 92
— motions, liquor, pulse, respiration, *Druckbewegungen, Liquor, Puls, Atmung* 28, 94
prevertebral emphysema, epidural air filling, *prävertebrales Emphysem, epidurale Luftfüllung* 104
productive regulation, cerebrospinal liquor, *Produktionsregulierung, Liquor* 27, 28
progressive encephalography, method, *progressive Enzephalographie, Methodik* 93
— paralysis, electrolyte concentration, *progressive Paralyse, Elektrolytkonzentration, Liquor* 34
prone position, encephalography, *Bauchlage, Enzephalographie* 93, 392
— —, ventricular system, pneumography, *Bauchlage, Ventrikelsystem, Pneumographie* 118
promyelocytes, leukosis, meningitis, *Promyelozyten, Leukose, Meningitis* 62
prostatic carcinoma, pherogram, *Prostatakarzinom, Pherogramm* 54
protein, pherographic analysis, *Eiweiß, pherographische Analyse* 34

– bounded carbohydrates, cerebrospinal liquor, *eiweißgebundene Kohlehydrate, Liquor* 48
– – lipids, cerebrospinal liquor, *eiweißgebundene Lipide, Liquor* 48
– fractions, cerebrospinal liquor, *Eiweißfraktionen, Liquor* 6, 7, 9, 16
– –, cerebrospinal liquor, absorption, ultraviolet spectrum, *Eiweißfraktionen, Liquor, Absorption, Ultraviolett* 14
– –, – –, after pneumography, *Eiweißfraktionen, Liquor, nach Pneumographie* 160
– –, normal values, agar electrophoresis, *Eiweißfraktionen, Normalwerte, Agarelektrophorese* 40
– metabolism, *Eiweißstoffwechsel, Ependym* 4
– –, implantation of tumor cells, *Eiweißstoffwechsel, Tumorzellimplantation* 74
– reactions, negative, polypeptides, *Eiweißreaktionen, negative, Polypeptide* 38
– spectrum, cerebrospinal liquor, normal, *Eiweißspektrum, Liquor, normales* 38
– –, liquor, factors, *Eiweißspektrum, Liquor, Faktoren* 47
proteins, cerebrospinal liquor, pathophysiology, *Eiweißkörper, Liquor, Pathophysiologie* 38
–, immune electrophoresis, *Eiweißkörper, Immunelektrophorese* 44
protuberantia occipitalis, reference lines, *Protuberantia occipitalis, Bezugslinien* 149
psychiatric diseases, encephalography, therapeutic effects, *psychiatrische Erkrankungen, Enzephalographie, therapeutische Wirkungen* 173, 174
psychoorganic syndrome, encephalography, *psychoorganisches Syndrom, Enzephalographie* 169
pulse, pressure motions, liquor, *Puls, Druckbewegungen, Liquor* 28
–, reactions during pneumography, *Puls, Reaktionen während Pneumographie* 164
puncture, ventriculography, *Punktion, Ventrikulographie* 90, 91
pyramid, subdural air depot, encephalography, *Pyramide, subdurales Luftdepot, Enzephalographie* 99

quadrigeminal plate, arachnoidal cyst, *Vierhügelregion, Arachoidzyste* 296, 297
– –, displacement, tumors of posterior cranial fossa, *Vierhügelplatte, Verlagerung, Tumoren, hintere Schädelgrube* 340
– –, glioma, *Vierhügelplatte, Gliom* 344, 345
– –, normal aspect, *Vierhügelplatte, Normalbild* 340
qualitative, quantitative estimation of proteins, cerebrospinal liquor, *qualitative, quantitative Eiweißbestimmung, Liquor* 38
questions of legality, radiologic examinations, *Rechtsfragen, radiologische Untersuchungen* 557
quotients, pneumogram, *Quotienten, Pneumogramm* 150

radiation exposure, encephalography, *Strahlenbelastung, Enzephalographie* 172
radioactive electrolytes, investigation, cerebrospinal liquor, *radioaktive Elektrolyte, Untersuchung, Liquor* 34
– iodine, cerebrospinal liquor, circulation, diffusion, *radioaktives Jod, Liquorzirkulation, Diffusion* 35
radionuclids, resorption of liquor, *Radionuklide, Liquorresorption* 25, 28
radiotherapy, metastases, raised malignancy after surgery and –, *Strahlenbehandlung, Metastasen, Steigerung der Malignität nach Operation und –* 74
–, plexus chorioideus, *Röntgenbestrahlung, Plexus chorioideus* 5
reactions, cellular, pneumography, *Reaktionen, Zell-, Pneumographie* 157, 159
recessus opticus, angle measurements, pneumogram, *Recessus opticus, Winkelmessungen, Pneumogramm* 150
– suprapinealis, anatomy, *Recessus suprapinealis, Anatomie* 392
– –, third ventricle, anatomy, pneumogram, *Recessus suprapinealis, dritter Ventrikel, Anatomie, Pneumogramm* 126
recurrence, oligodendroglioma, encephalography, *Rezidiv, Oligodendrogliom, Enzephalographie* 233
reference lines, pneumogram, *Bezugslinien, Pneumogramm* 149
Reissner's filaments, function, *Reissnersche Fäden, Funktion* 9
renal insufficiency, metabolic acidosis, *Niereninsuffizienz, metabolische Azidose* 34
residual nitrogen, cerebrospinal liquor, *Rest-N, Liquor* 12
resorption, cerebrospinal liquor, *Resorption, Liquor* 25–28
–, insufflated air, *Resorption insufflierter Luft* 95
–, intraventricular, ependymal cells, *Resorption, intraventrikuläre, Ependymzellen* 4
–, liquor albumins, *Resorption, Liquoralbumine* 40
respiration, disorders, acidosis, alcalosis, blood, liquor, *Atmung, Störungen, Azidose, Alkalose, Blut, Liquor* 31
–, –, encephalography, *Atmung, Störungen, Enzephalographie* 169
–, fluctuations of liquor pressure, *Atmung, Liquordruckschwankungen* 94
–, pressure motions, liquor, *Atmung, Druckbewegungen, Liquor* 28, 29
results, subdural pneumotherapy, *Ergebnisse, subdurale Pneumotherapie* 173, 174
reticuloendothelial cells, pia mater, schema of proliferation, *retikuloendotheliale Zellen, Pia, Proliferationsschema* 58
reticulohistiocytic matrix, pia mater, *retikulohistiozytäre Matrix, Pia mater* 58, 59
reticulum cells, endothelial cells, *Retikulumzellen, Endothelzellen* 66
retothelial giant cell meningitis, microphotogram, *retotheliale Riesenzellmeningitis, Mikrophotogramm* 69
retropharyngeal air depot, pneumography, *retropharyngeales Luftdepot, Pneumographie* 104
risk, ventriculography–encephalography, *Risiko, Ventrikulographie–Enzephalographie* 175
roentgenologic anatomy, lateral ventricles, Röntgenanatomie, Seitenventrikel 116
– –, spinal canal, air myelography, *Röntgenanatomie, Spinalkanal, Luftmyelographie* 535
– –, ventriculogram, *Röntgenanatomie, Ventrikulogramm* 391
– examination, questions of legality, *röntgenologische Untersuchung, Rechtsfragen* 557
– program, neuroradiology, *Röntgenprogramm, Neuroradiologie* 93

scan, osmoregulation, *Szintigramm, Osmoregulation* 26
schema of proliferation, piareticuloendothelial cells, *Proliferationsschema, piaretikuloendotheliale Zellen* 59

secretion, cerebrospinal liquor, radioactive electrolytes, *Sekretion, Liquor, radioaktive Elektrolyte* 34
— theory, cerebrospinal liquor, *Sekretionstheorie, Liquor* 19
sella turcica, cisterna chiasmatis, topography, *Sella turcica, Cisterna chiasmatis, Topographie* 138, 139
— —, craniopharyngioma, *Sella turcica, Kraniopharyngiom* 266
— —, third ventricle, anatomy, *Sella turcica, dritter Ventrikel, Anatomie* 112
septum caudate index, pneumogram, *Septum-Caudatum-Index, Pneumogramm* 152
— — line, volumina of ventricles, encephalography, *Septum-caudatum-Linie, Ventrikelvolumina, Enzephalographie* 113
— pellucidum, brain tumors, diagnosis of site, *Septum pellucidum, Hirntumoren, Lokalisationsdiagnostik* 213, 216
— —, cella media, anatomy, *Septum pellucidum, Cella media, Anatomie* 120
— —, displacement, abscess, *Septum pellucidum, Verlagerung, Abszeß* 223
— —, —, adenoma, *Septum pellucidum, Verlagerung, Adenom* 277
— —, —, craniopharyngioma, *Septum pellucidum, Verlagerung, Kraniopharyngiom* 269, 270
— —, —, meningioma, *Septum pellucidum, Verlagerung, Meningiom* 219
— —, —, teratoma, *Septum pellucidum, Verlagerung, Teratom* 268, 269
— —, normal position, *Septum pellucidum, normale Lage* 222
— —, third ventricle, angle, cerebral metastasis, *Septum pellucidum, dritter Ventrikel, Winkel, Hirnmetastase* 226
— —, — —, —, glioblastoma, *Septum pellucidum, dritter Ventrikel, Winkel, Glioblastom* 245
— —, — —, —, glioma, *Septum pellucidum, dritter Ventrikel, Winkel, Gliom* 243, 246, 252
— —, — —, —, oligodendroglioma, *Septum pellucidum, dritter Ventrikel, Winkel, Oligodendrogliom* 233
— —, — —, axis, *Septum pellucidum, dritter Ventrikel, Achse* 228
— —, — —, displacement, hematoma, *Septum pellucidum, dritter Ventrikel, Verlagerung, Hämatom* 231, 232
— —, — —, —, multiple metastases, *Septum pellucidum, dritter Ventrikel, Verlagerung, multiple Metastasen* 229
— —, — —, oligodendrogliom, *Septum pellucidum, dritter Ventrikel, Oligodendrogliom* 233
— —, tumors, pneumographic aspects, *Septum pellucidum, Tumoren, pneumographische Befunde* 314
serum albumins, liquor-, turnover, *Serumalbumine, Liquor-, Turnover* 40
—, chromatography, *Serum, Chromatographie* 50, 51
—, immune globulins, liquor, concentration, biochemical properties, *Serum, Immunoglobuline, Liquor, Konzentration, biochemische Eigenschaften* 45
—, normal values, *Serum, Normalwerte* 10, 11
—, protein bounded glycids, *Serum, proteingebundene Glykide* 49
— transsudation, protein spectrum, cerebrospinal liquor, *Serumtranssudation, Eiweißspektrum, Liquor* 47
side effects, air myelography, *Nebenreaktionen, Luftmyelographie* 552
— —, anesthesia, pneumography, *Nebenreaktionen, Narkose, Pneumographie* 156
— —, contrast gas, pneumography, *Nebenreaktionen, Kontrastgas, Pneumographie* 105
— —, — medium, *Nebenreaktionen, Kontrastmittel* 377, 380, 384, 390
— —, encephalography, children, *Nebenreaktionen, Enzephalographie, Kinder* 168, 169
— —, myelography, *Nebenreaktionen, Myelographie* 455 455
siderophages, hemorrhagic liquor syndromes, *Siderophagen, hämorrhagische Liquorsyndrome* 73
simultaneous encephalography, method, *simultane Enzephalographie, Methodik* 92
— tomography, encephalography, *Simultantomographie, Enzephalographie* 106
sinus cavernosus, meningiom, *Sinus cavernosus, Meningiom* 356
skull, brain trauma, subdural filling, encephalography, *Schädel, Hirntrauma, Subduralfüllung, Enzephalographie* 100, 101
—, cerebral trauma, encephalography, *Schädel, Hirntrauma, Enzephalographie* 173
—, — —, enlargement of ventricles, *Schädel, Hirntrauma, Ventrikelerweiterung* 114
—, — —, liquor pressure, *Schädel, Hirntrauma, Liquordruck* 27
— —, — pneumography, contraindication, *Schädel, Hirntrauma, Pneumographie, Kontraindikation* 175
—, computer tomogram, indication, *Schädel, Computer-Tomogramm, Indikationsstellung* 175
sodium, cerebrospinal liquor, normal values, *Natrium, Liquor, Normalwerte* 18
— chloride, cerebrospinal liquor, *Kochsalz, Liquor* 11, 17
— —, liquor, blood, *Natriumchlorid, Liquor, Blut* 13, 17
— —, —, after pneumography, *Natriumchlorid, Liquor, nach Pneumographie* 161
"sodium pump", liquor, neuron system, *„Natriumpumpe", Liquor, Neuronensystem* 13
sorbitol, pressure, cerebrospinal liquor, *Sorbitol, Liquordruck* 22
space occupying lesion, complications, pneumography, *raumfordernder Prozeß, Komplikationen, Pneumographie* 157
— — —, encephalography, indication, *raumfordernder Prozeß, Enzephalographie, Indikation* 174
— — —, subdural filling, encephalography, *raumfordernder Prozeß, subdurale Füllung, Enzephalographie* 100
— — lesions, extramedullary, *raumfordernde Prozesse, extramedulläre* 469
— — —, intraspinal, myelogram, *raumfordernde Prozesse, intraspinale, Myelogramm* 464
— — —, posterior cranial fossa, *raumfordernde Prozesse, hintere Schädelgrube* 331–365
— — —, supratentorial, pneumography, *raumfordernde Prozesse, supratentorielle, Pneumographie* 203
specific meningitis, liquor syndromes, *spezifische Meningitis, Liquorsyndrome* 75
— weight, liquor cerebrospinalis, *spezifisches Gewicht, Liquor* 10, 12
sphenoid, meningioma, hyperostosis, *Keilbein, Meningiom, Hyperostose* 266
— wings, reference lines, pneumogram, *Keilbeinflügel, Bezugslinien, Pneumogramm* 149, 150
— —, meningioma, encephalography, *Keilbeinflügel, Meningiom, Enzephalographie* 240, 241

sphingomyelin, cerebrospinal liquor, *Sphingomyelin, Liquor* 50
spina bifida, myelogram, *Spina bifida, Myelogramm* 508, 510
spinal canal, anatomy, *Spinalkanal, Anatomie* 438
— —, —, air myelography, *Spinalkanal, Anatomie, Luftmyelographie* 535
— —, diameter, *Spinalkanal, Durchmesser* 536
— compression, colloidal reactions, *spinale Kompression, Kolloidreaktionen* 56
— cord, injuries, *Rückenmark, Verletzungen* 502
— —, tumors, myelography, *Rückenmark, Tumoren, Myelographie* 442, 464
— —, —, potassium, calcium values, cerebrospinal liquor, *Rückenmark, Tumoren, Kalium-, Kalziumwerte, Liquor* 33
— tumors, hyperproteinosis, *Rückenmarktumoren, Hyperproteinose* 42
— —, lipid pherogram, *Rückenmarktumoren, Lipidpherogramm* 49
spondylitis tuberculosa, air myelography, *Spondylitis tuberculosa, Luftmyelographie* 543
spongioblastoma, cerebellar, *Spongioblastom, Kleinhirn* 403, 407
—, location, encephalography, *Spongioblastom, Lokalisation, Enzephalographie* 208
spontaneous breathing, pressure, cerebrospinal liquor, *Spontanatmung, Liquordruck* 21, 22
— hematoma, cerebellar, *Spontanhämatom, Kleinhirn* 401
— sedimentation, cerebrospinal liquor, *Spontansedimentation, Liquor* 57
statistic analysis, hemispheric tumors, *Statistik, Großhirntumoren* 208, 209
statistical analysis, median, expansive lesions, *Statistik, mediane, expansive Prozesse* 290, 291
— —, suprasellar tumors, *Statistik, supraselläre Tumoren* 263
status migraenosus, essential aliquorrhoea, *Status migraenosus, essentielle Aliquorrhoe* 28
stratigraphy, technique, *Stratigraphie, Technik* 109
subacute encephalitic syndromes, *subakute Enzephalitissyndrome, Liquor cerebrospinalis* 72
"subarachnoidal compensating cerebrospinal liquor", *„subarachnoidaler Ersatzliquor"* 6
— endothelium, interchanging activity, *subarachnoidales Endothel, Austauschaktivität* 15
— hemorrhage, inflammatory liquor syndromes, *Subarachnoidalblutung, entzündliche Liquorsyndrome* 73
— —, — reaction, *Subarachnoidalblutung, entzündliche Reaktionen* 45
— —, ventriculography, contraindication, *Subarachnoidalblutung, Ventrikulographie, Kontraindikation* 175
— space, air myelography, *Subarachnoidalraum, Luftmyelographie* 541
— —, anatomy, physiology, *Subarachnoidalraum, Anatomie, Physiologie* 6
— —, childhood, anatomy, *Subarachnoidalraum, Kindesalter, Anatomie* 112
— —, contrast medium, myelography, *Subarachnoidalraum, Kontrastmittel, Myelographie* 449
— —, cross section, *Subarachnoidalraum, Querschnitt* 7
— —, deficient filling, cystic glioma, *Subarachnoidalraum, mangelhafte Füllung, zystisches Gliom* 242, 243
— —, — —, glioblastoma, *Subarachnoidalraum, mangelhafte Füllung, Glioblastom* 245
— —, — —, meningioma, *Subarachnoidalraum, mangelhafte Füllung, Meningiom* 234
— —, development, *Subarachnoidalraum, Entwicklung* 1
— —, diameter, *Subarachnoidalraum, Durchmesser* 539
— —, echinococcus cyst, perforation, *Subarachnoidalraum, Echinokokkenzyste, Perforation* 62
— —, enlargement, differential diagnosis, *Subarachnoidalraum, Erweiterung, Differentialdiagnose* 112
— —, flow rate of liquor, *Subarachnoidalraum, Strömungsgeschwindigkeit, Liquor* 38
— —, histology, *Subarachnoidalraum, Histologie* 6
— —, liquor production, *Subarachnoidalraum, Liquorproduktion* 19, 20
— —, particle transfer, *Subarachnoidalraum, Partikeltransport* 37
— —, plexus chorioideus, *Subarachnoidalraum, Plexus chorioideus* 4, 5, 20
— —, problems of encephalographic examination, *Subarachnoidalraum, Probleme der enzephalographischen Darstellung* 241
— —, spinal, anatomy, *Subarachnoidalraum, spinaler, Anatomie* 128
— —, tomoencephalography, *Subarachnoidalraum, Tomoenzephalographie* 106
subdural air depot, encephalography, *subdurales Luftdepot, Enzephalographie* 99, 102
— — filling, encephalography, cause, *subdurale Luftfüllung, Enzephalographie, Ursache* 100
— — —, incidence, *Subduralfüllung, Häufigkeit* 98, 100
— hematoma, encephalogram, *subdurales Hämatom, Enzephalogramm* 214, 230, 231, 232
— —, encephalography, *subdurales Hämatom, Enzephalographie* 102
— hemorrhages, encephalography, *subdurale Blutungen, Enzephalographie* 170
— pneumography, technics, *subdurale Pneumographie, Technik* 93
— pneumotherapy, results, *subdurale Pneumotherapie, Ergebnisse* 173, 174
— space, subdural hematoma, *Subduralraum, subdurales Hämatom* 232
suboccipital puncture, method, complications, *Subokzipitalpunktion, Methodik, Komplikationen* 90, 91
— —, subdurography, *Subokzipitalpunktion, Subdurographie* 93
subtraction technique, encephalography, *Subtraktionstechnik, Enzephalographie* 206
— —, pneumography, *Subtraktionsverfahren, Pneumographie* 110
sugar, cerebrospinal liquor, *Zucker, Liquor* 12
sulfonamides, diffusion, cerebrospinal liquor, *Sulfonamide, Diffusion, Liquor* 35, 36
superior longitudinal sinus, meningioma, *Sinus longitudinalis superior, Meningiom* 225
supine position, ventricular system, pneumography, *Rükkenlage, Ventrikelsystem, Pneumographie* 118
— —, ventriculography, *Rückenlage, Ventrikulographie* 392, 393
suprasellar cisterns, craniopharyngioma, *supraselläre Zisternen, Kraniopharyngiom* 266, 286
— —, epidermoid cist, *supraselläre Zisternen, Epidermoidzyste* 275
— glioma, enc,phalography, *supraselläres Gliom, Enzephalographie* 266, 267, 273
— tumors, differential diagnosis, *supraselläre Tumoren, Differentialdiagnose* 285

suprasellar cisterns, encephalographic aspect, *supraselläre Tumoren, enzephalographisches Bild* 289
— —, extension, *supraselläre Tumoren, Ausdehnung* 283
— —, localization, *supraselläre Tumoren, Lokalisation* 264, 283
— —, statistical analysis, *supraselläre Tumoren, Statistik* 263
supratentorial air depot, encephalography, *supratentorielles Luftdepot, Enzephalographie* 99
— space, differential diagnosis, pneumography, *supratentorieller Raum, Differentialdiagnose, Pneumographie* 336
— — occupying lesions, encephalography, indications, *supratentorielle raumfordernde Prozesse, Enzephalographie, Indikationen* 174
— — — —, histology, *supratentorielle raumfordernde Prozesse, Histologie* 238
— — — —, intra-, extracerebral location, *supratentorielle raumfordernde Prozesse, intra-, extrazerebrale Lokalisation* 238
— — — —, location, temporal, *supratentorielle raumfordernde Prozesse, Lokalisation, temporale* 238
— — — —, pneumography, *supratentorielle raumfordernde Prozesse, Pneumographie* 203, 242
surgery, liquor metastases, raised malignance after —, *Operation, Liquormetastasen, Steigerung der Malignität nach —* 74
surgical report, encephalographic findings, differences, *Operationsbericht, enzephalographische Befunde, Unterschiede* 254
symptomatic epilepsy, pneumogram, indication, *symptomatische Epilepsie, Pneumogramm, Indikationsstellung* 174
syncope, encephalography, *Kollaps, Enzephalographie* 164
syndrome, adiposo-genital, encephalography, effects, *Syndrom, adiposo-genitales, Enzephalographie, Wirkungen* 173
—, Froin's compression-, *Syndrom, Froinsches Kompressions-*, 74
— of Parinaud, encephalography, *Syndrom, Parinaud-, Enzephalographie* 169
—, psychoorganic, encephalography, *Syndrom, psychoorganisches, Enzephalographie* 169
—, unspecific dys-, hyperproteinosis, *Syndrom, unspezifische Dys-, Hyperproteinose* 74
syndromes, cerebrospinal liquor, *Syndrome, Liquor* 69–76
—, encephalitic, *Syndrome, Enzephalitis* 72
—, meningitic, *Syndrome, Meningitis* 70
—, multiple sclerosis, *Syndrome, multiple Sklerose* 75
—, polyneuritis-, polyneuropathy-, *Syndrome, Polyneuritis-, Polyneuropathie-* 74, 75
synthetic rate, immune globulins, *Syntheserate, Immunglobuline* 45
syphilis, gamma globulin typ, *Syphilis, Gammaglobulin-Typ* 44
syringomyelia, air myelography, *Syringomyelie, Luftmyelographie* 547

tabes dorsalis, liquor syndromes, *Tabes dorsalis, Liquorsyndrome* 75
Tay-Sachs' disease, raised cholesterin values, *Tay-Sachssche Krankheit, erhöhte Cholesterinwerte* 50
technique, air myelography, *Technik, Luftmyelographie* 528–534
—, encephalography, *Technik, Enzephalographie* 205, 206, 282
—, high pressure cisternography, *Technik, Überdruckzisternographie* 8
—, myelography, *Technik, Myelographie* 443, 451
—, ventriculography, *Technik, Ventrikulographie* 385, 386, 392
television amplifier system, encephalography, technique, *Bildverstärker-Fernseh-System, Enzephalographie, Technik* 205
temporal herniation, encephalography, *Temporalhernie, Enzephalographie* 218
— —, incarceration of tonsils, *Temporalhernie, Tonsilleneinklemmung* 336
— horn, anatomy, *Temporalhorn, Anatomie* 117
— —, —, pneumogram, *Temporalhorn, Anatomie, Pneumogramm* 121, 123, 125
— —, brain ventricle, roentgen anatomy, *Temporalhorn, Hirnventrikel, Röntgenanatomie* 116
— —, compression, subdural hematoma, *Temporalhorn, Kompression, subdurales Hämatom* 232
— —, deformation, periventricular gliosis, *Temporalhorn, Deformierung, periventrikuläre Gliose* 261
— —, displacement, glioma, *Temporalhorn, Verlagerung, Gliom* 243, 246
— —, encephalography, technique, *Temporalhorn, Enzephalographie, Technik* 205
— —, —, tumor diagnosis, *Temporalhorn, Enzephalographie, Tumordiagnostik* 236
— —, infiltration, glioblastoma, *Temporalhorn, Infiltration, Glioblastom* 245
— —, measurement values, pneumogram, *Temporalhorn, Meßwerte, Pneumogramm* 146
— —, morphology: Computerized tomography, encephalography, *Temporalhorn, Morphologie: Komputer-Tomographie, Enzephalographie* 240
— —, normal encephalographic aspect, *Temporalhorn, normale enzephalographische Darstellung* 225, 226, 231
— —, pneumographic location of tumors, *Temporalhorn, pneumographische Lokalisation von Tumoren* 240
— —, tomogram, *Temporalhorn, Schichtaufnahme* 125, 251
— lobe, cystic glioma, encephalogram, *Temporallappen, zystisches Gliom, Enzephalogramm* 242
— —, glioma, ventriculography, *Frontallappen, Gliom, Ventrikulographie* 264, 228
— —, infiltration, oligodendroglioma, *Temporallappen, Infiltration, Oligodendrogliom* 233
— tumors, anatomic characteristics, *temporale Tumoren, anatomische Charakteristika* 236
— —, diagnosis of site, *temporale Tumoren, Lokalisationsdiagnostik* 237
— —, encephalography, *Schläfenhirntumoren, Enzephalographie* 207, 216, 240
— —, —, *temporale Tumoren, Enzephalographie* 207, 216
— —, statistical analysis, *temporale Tumoren, Statistik* 236
temporo-occipital region, tumors, pneumographic location, *Temporo-Okzipitalregion, Tumoren, pneumographische Lokalisation* 240
temporoparietal glioma, encephalography, *temporoparietales Gliom, Enzephalographie* 247
tentorium cerebelli, air depot, encephalography, *Kleinhirnzelt, Luftdepot, Enzephalographie* 99
—, encephalographic diagnosis of site, *Tentorium, enzephalographische Lokalisationsdiagnostik* 213

—, meningioma, encephalography, *Tentorium, Meningiom, Enzephalographie* 240, 320
—, transtentorial herniation, cerebellum, *Tentorium, transtentorielle Hernie, Kleinhirn* 334
tentorium — falx, meningiomas, *Tentorium — Falx, Meningiome* 354, 355
teratoma, encephalographic aspect, *Teratom, enzephalographisches Bild* 287
—, intraspinal, myelogram, *Teratom, intraspinales, Myelogramm* 484
—, subfrontal, encephalography, *Teratom, subfrontales, Enzephalographie* 268, 269
thalamus, anatomy, pneumogram, *Thalamus, Anatomie, Pneumogramm* 121, 127
—, cella media, anatomy, *Thalamus, Cella media, Anatomie* 120
—, infiltration, glioma, *Thalamus, Infiltration, Gliom* 251, 301
—, tumors, *Thalamus, Tumoren* 316
therapeutic effects, encephalography, *therapeutische Wirkungen, Enzephalographie* 173
thoracal air myelogram, normal, *thorakales Luftmyelogramm, normales* 541
— — —, pathologic, *thorakales Luftmyelogramm, pathologisches* 542
— disc prolaps, myelogram, *thorakaler Bandscheibenprolaps, Myelogramm* 492
— myelogram, normal, *thorakales Myelogramm, normales* 460
— —, pathologic, *thorakales Myelogramm, pathologisches* 478
tomogram, third ventricle, pneumogram, *Schichtaufnahme, III. Ventrikel, Pneumogramm* 126
tomograms, encephalography, *Schichtaufnahmen, Enzephalographie* 93, 106
tomography, cerebellopontine cistern, *Tomographie, Kleinhirnbrückenwinkelzisterne* 137
—, cisterna chiasmatis, *Schichtaufnahme, Cisterna chiasmatis* 139, 140
—, encephalography, *Tomographie, Enzephalographie* 93, 106, 125, 251, 282
—, —, technique, *Tomographie, Enzephalographie, Technik* 205, 206
—, pituitary gland, radiation exposure, *Schichtdarstellung, Hypophyse, Strahlenbelastung* 172
—, skull, computer-, *Tomographie, Schädel, Computer-* 175
—, temporal horn, pneumogram, *Schichtuntersuchung, Temporalhorn, Pneumogramm* 125, 251
tonsillar tumor, Arnold-Chiari's anomaly, *Tonsillentumor, Arnold-Chiari-Anomalie* 337
tonsils, edema, defective filling, encephalography, *Tonsillen, Ödem, Fehlfüllung, Enzephalographie* 96
topographic diagnosis, posterior cranial fossa, *topographische Diagnostik, hintere Schädelgrube* 342
topography, cisterns, *Topographie, Zisternen* 7, 8
—, ependyma, *Topographie, Ependym* 3, 4
—, pia mater, *Topographie, Pia mater* 7
—, plexus chorioideus, *Topographie, Plexus chorioideus* 4
—, tractus supraopticohypophyseus, *Topographie, Tractus supraopticohypophyseus* 3
transferrin concentration, normal, cerebrospinal liquor, *Transferringehalt, normaler, Liquor* 41
transformed lymphocytic cells of liquor, viral meningitis, *transformierte lymphozytäre Liquorzellen, Virusmeningitis* 63, 64
transorbital ventriculography, children, *transorbitale Ventrikulographie, Kinder* 90
transsacral puncture, encephalography, *transsakrale Punktion, Enzephalographie* 91
transversal tomoencephalography, technique, *transversale Tomoenzephalographie, Technik* 109
trauma, brain, pressure of cerebrospinal liquor, *Trauma, Hirn, Liquordruck* 27
—, craniocerebral, encephalography, *Trauma, Schädel-Hirn, Enzephalographie* 173
—, —, pneumography, contraindication, *Trauma, Schädel-Hirn, Pneumographie, Kontraindikation* 175
—, hemorrhagic liquor syndromes, *Trauma, hämorrhagische Liquorsyndrome* 73
—, myelogram, *Trauma, Myelogramm* 501
Trendelenburg's position, encephalography, *Trendelenburg-Lagerung, Enzephalographie* 93
trepanation, ventriculography, *Trepanation, Ventrikulographie* 90
trigonum, anatomy, pneumogram, *Trigonum, Anatomie, Pneumogramm* 121, 122
—, lateral centricle, anatomy, *Trigonum, Seitenventrikel, Anatomie* 117
tuber cinereum, anatomy, pneumogram, *Tuber cinereum, Anatomie, Pneumogramm* 126
tuberculosis, spondylitis, air myelography, *Tuberkulose, Spondylitis, Luftmyelographie* 543
tuberculous meningitis, encephalography, *tuberkulöse Meningitis, Enzephalographie* 173
— —, glucose values, cerebrospinal liquor, *tuberkulöse Meningitis, Glukosewerte, Liquor* 16
— —, ion shift, *tuberkulöse Meningitis, Ionenverschiebung* 32
— —, liquor pressure crises, *tuberkulöse Meningitis, Liquordruckkrisen* 30
— —, syndromes, *tuberkulöse Meningitissyndrome* 70, 71
tuberculum sellae, meningioma, *Tuberculum sellae, Meningiom* 276, 277
— —, reference lines, pneumogram, *Tuberculum sellae, Bezugslinien, Pneumogramm* 150
tumor, calcifications, ependymoma, *Tumor, Verkalkungen, Ependymom* 360
—, compression, ventricle, *Tumor, Kompression, Ventrikel* 234
—, extension, pneumography, *Tumor, Ausdehnung, Pneumographie* 283
—, extracerebral tumor, subdural hematoma, *Tumor, extrazerebraler, subdurales Hämatom* 236, 237
—, infiltration, pons, *Tumor, Infiltration, Pons* 297
—, intracerebral, ventriculography, *Tumor, intrazerebraler, Ventrikulographie* 232
— of tonsils, differential diagnosis, *Tumor, Tonsillen-, Differentialdiagnose* 337
—, operability, encephalography, *Tumor, Operabilität, Enzephalographie* 251
—, quadrigeminal plate, *Tumor, Vierhügelplatte* 344, 345
—, third ventricle, *Tumor, dritter Ventrikel* 348
—, type, encephalography, *Tumor, Typ, Enzephalographie* 285
— cell diagnosis, tumor criteria, *Tumorzytodiagnostik, Geschwulstkriterien* 68
— — implantation, cerebrospinal liquor, *Tumorzellimplantation, Liquor* 74
— liquor syndromes, *Tumorliquorsyndrome* 73, 74

tumors, brain stem, *Tumoren, Hirnstamm* 174, 342
—, cerebellar, *Tumoren, Kleinhirn* 350, 404
—, cranio-cervical junction, *Tumoren, kranio-zervikaler Übergang* 357
—, diagnosis of site, *Tumoren, Lokalisationsdiagnostik* 211
—, falx – tentorium, *Tumoren, Falx – Tentorium* 354, 355
—, fourth ventricle, *Tumoren, vierter Ventrikel* 357, 399, 404
—, frontoparietal, diagnosis of site, *Tumoren, frontoparietale, Lokalisationsdiagnostik* 212
—, ganglion of Gasser, *Tumoren, Ganglion Gasseri* 321, 326
—, gliosis, differential diagnosis, *Tumoren, Gliose, Differentialdiagnose* 240
—, hemispheric, encephalography, *Tumoren, Großhirn-, Enzephalographie* 207
—, —, —, *Tumoren, Hemisphären, Enzephalographie* 241
—, intraspinal, air myelography, *Tumoren, intraspinale, Luftmyelographie* 544
—, lateral ventricles, *Tumoren, Seitenventrikel* 321
—, medulla oblongata, *Tumoren, Medulla oblongata* 346, 410
—, occipital, diagnosis of site, *Tumoren, okzipitale, Lokalisationsdiagnostik* 212
—, pineal region, *Tumoren, Pinealregion* 315
—, pons, *Tumoren, Pons* 410–415
—, posterior cranial fossa, *Tumoren, hintere Schädelgrube* 331, 341
—, spinal cord, myelography, *Tumoren, Rückenmark, Myelographie* 442, 464
—, suprasellar, extension, location, *Tumoren, supraselläre, Ausdehnung, Lokalisation* 283
—, —, statistical analysis, *Tumoren, supraselläre, Statistik* 263
—, temporal, statistical analysis, diagnosis of site, *Tumoren, temporale, Statistik, Lokalisationsdiagnostik* 237
—, temporo-occipital region, pneumographic location, *Tumoren, Temporo-Okzipitalregion, pneumographische Lokalisation* 240
—, thalamic, *Tumoren, Thalamus* 315
turnover, liquor-, serum albumins, *Turnover, Liquor-, Serumalbumine* 40
Twining's line, cerebellopontine angle, glioma, *Twiningsche Linie, Kleinhirnbrückenwinkel, Gliom* 356, 399

ultrafiltrate, cerebrospinal liquor, *Ultrafiltrat, Liquor* 34
ultrafiltration, electrophoresis, normal values, *Ultrafiltration, Elektrophorese, Normalwerte* 39
—, liquor of ventricles, *Ultrafiltration, Ventrikelliquor* 32
ultraviolet spectrogram, cerebrospinal liquor, *Ultraviolettspektrogramm, Liquor* 13
undulation, lateral ventricle, *Wellenbildung, Seitenventrikel* 116
urea, cerebrospinal liquor, *Harnstoff, Liquor* 11
— injection, technique, *Harnstoff-Injektion, Technik* 206
—, pressure, cerebrospinal liquor, *Harnstoff, Liquordruck* 21
uremia, examination of liquor, radioactive electrolytes, *Urämie, Liquoruntersuchung, radioaktive Elektrolyte* 35

vallecula, anatomy, pneumogram, *Vallecula, Anatomie, Pneumogramm* 127
—, cisterna magna, anatomy, childhood, *Vallecula, Cisterna magna, Anatomie, Kindesalter* 112
—, displacement, incarceration of tonsils, *Vallecula, Verlagerung, Tonsilleneinklemmung* 331
—, stenosis, Arnold-Chiari's anomaly, *Vallecula, Einengung, Arnold-Chiari-Mißbildung* 337
—, —, defective filling, encephalography, *Vallecula, Stenose, Fehlfüllung, Enzephalographie* 96
vallecula-quadrigeminal plate, normal aspect, pathologic changes, *Vallecula-Vierhügelplatte, Normalfall, pathologische Veränderungen* 341
valve mechanism, defective filling, encephalography, *Ventilmechanismus, Fehlfüllung, Enzephalographie* 96
variations of shape, cornu posterius, pneumogram, *Formvarianten, Hinterhorn, Pneumogramm* 121
vascular complications, encephalography, *vaskuläre Komplikationen, Enzephalographie* 169
— tumor, pneumography, contraindication, *Gefäßgeschwulst, Pneumographie, Kontraindikation* 175
vegetative reactions, children, incidence, *vegetative Reaktionen, Kinder, Häufigkeit* 169
— —, during and after pneumography, *vegetative Reaktionen, während und nach Pneumographie* 164
— —, encephalography, *vegetative Reaktionen, Enzephalographie* 93
velum interpositum, cyst, *Velum interpositum,* Zyste 302
venous pressure, pressure, cerebrospinal pressure, *Venendruck, Liquordruck* 25
— sinus, liquor system, *Venen-Sinus, Liquorsystem* 27
ventricle, catheterism, *Ventrikel, Katheterisierung* 387, 398
—, 5th, cavum septi pellucidi, *Ventrikel, fünfter, Cavum septi pellucidi* ,143
—, compression, astrocytoma, *Ventrikel, Kompression, Astrozytom* 234
—, deformation, meningioma, *Ventrikel, Deformierung, Meningiom* 219
—, depression, meningioma of longitudinal sinus, *Ventrikel, Depression, Meningiom des Sinus longitudinalis* 225
—, —, multiple metastases, *Ventrikel, Depression, multiple Metastasen* 229
—, dilatation, craniopharyngioma, *Ventrikel, Erweiterung, Kraniopharyngiom* 269, 270
—, diminution, encephalography, *Ventrikel, Verkleinerung, Enzephalographie* 113
—, displacement, infra-, supratentorial tumors, *Ventrikel, Verlagerung, infra-, supratentorielle Tumoren* 339
—, —, metastases, *Ventrikel, Verlagerung, Metastase* 222, 226
—, —, subdural hematoma, *Ventrikel, Verlagerung, subdurales Hämatom* 230, 231
—, endoventricular cysts, location, *Ventrikel, endoventrikuläre Zysten, Lokalisation* 208
—, enlargement, brain trauma, *Ventrikel, Erweiterung, Hirntrauma* 114
—, ependyma, blood liquor barrier, *Ventrikel, Ependym, Blut-Liquor-Schranke* 36
—, —, function, *Ventrikel, Ependym, Funktion* 15
—, —, raised permeability, *Ventrikel, Ependym, gesteigerte Permeabilität* 42
—, extracellular fluid, electrical potentials, *Ventrikel, extrazelluläre Flüssigkeit, elektrische Potentiale* 15
—, falx-tentorium meningiomas, *Ventrikel, Falx-Tentorium-Meningiome* 354
—, form, size, age, *Ventrikel, Form, Größe, Lebensalter* 117

–, fourth, anatomy, *Ventrikel, vierter, Anatomie* 391, 393
–, –, –, childhood, *Ventrikel, vierter, Anatomie, Kindesalter* 112
–, –, –, pneumogram, *Ventrikel, vierter, Anatomie, Pneumogramm* 127, 128
–, –, blockage, plexus chorioideus, *Ventrikel, vierter, Blockade, Plexus chorioideus* 4, 5, 96
–, –, cerebellar tumor, *Ventrikel, vierter, Kleinhirntumor* 351
–, –, defective filling, *Ventrikel, vierter, Fehlfüllung* 96
–, –, ependymoma, *Ventrikel, vierter, Ependymom* 360, 405, 406
–, –, filling mechanism, *Ventrikel, vierter, Füllungsmechanismus* 94
–, –, measurement values, pneumogram, *Ventrikel, vierter, Meßwerte, Pneumogramm* 148
–, –, medulloblastoma, *Ventrikel, vierter, Medulloblastom* 358, 359
–, –, postoperative hypersecretion of liquor, *Ventrikel, vierter, postoperative Hypersekretion, Liquor* 5, 6
–, –, spongioblastoma, *Ventrikel, vierter, Spongioblastom* 407
–, –, tomoencephalography, *Ventrikel, vierter, Tomoenzephalographie* 106
–, –, tumors, *Ventrikel, vierter, Tumoren* 357, 399, 404
–, –, – of posterior cranial fossa, *Ventrikel, vierter, Tumoren der hinteren Schädelgrube* 338, 399
–, indices, quotients, pneumogram, *Ventrikel, Indices, Quotienten, Pneumogramm* 150, 151, 152
–, intraventricular tumors, differential diagnosis, *Ventrikel, intraventrikuläre Tumoren, Differentialdiagnose* 214
–, lateral, see lateral ventricle, *Ventrikel, Seiten-, siehe Seitenventrikel*
–, liquor, production, *Ventrikel, Liquor, Produktion* 18, 19
–, –, ultrafiltration, *Ventrikel, Liquor, Ultrafiltration* 32
–, –, V-fraction, *Ventrikel, Liquor, V-Fraktion* 38
–, morphology: Computerized tomography, encephalography, *Ventrikel, Morphologie, Komputer-Tomographie, Enzephalographie* 240
–, normal volume, *Ventrikel, normale Größe* 111
–, puncture, *Ventrikel, Punktion* 93
–, –, brain lesions, *Ventrikel, Punktion, Hirnläsionen* 171
–, quotients, median values, *Ventrikel, Quotienten, Mittelwerte* 152
–, roof, encephalographic diagnosis of site, *Ventrikel, Dach, enzephalographische Lokalisationsdiagnostik* 213, 215
–, size ratio, *Ventrikel, Größenverhältnis* 151
–, small ventricles, *Ventrikel, „Mikroventrikulie"* 113
–, spontaneous hematoma, *Ventrikel, spontanes Hämatom* 257
–, system, children, babies, *Ventrikel, System, Kinder, Säuglinge* 112
–, tegmen, anatomy, pneumogram, *Ventrikel, Dach, Anatomie, Pneumogramm* 121
–, third, amputation, craniopharyngioma, *Ventrikel, dritter, Amputation, Kraniopharyngiom* 275, 276
–, –, anatomy, *Ventrikel, dritter, Anatomie* 391, 393
–, –, –, pneumogram, *Ventrikel, dritter, Anatomie, Pneumogramm* 112, 126
–, –, aneurysm, *Ventrikel, dritter, Aneurysma* 290
–, –, automography, *Ventrikel, dritter, Autotomographie* 110
–, –, child, baby, *Ventrikel, dritter, Kind, Säugling* 112
–, –, colloid cysts, *Ventrikel, dritter, Kolloidzysten* 317
–, –, deformation, tumors of pineal region, *Ventrikel, dritter, Deformierung, Tumoren der Pinealregion* 315
–, –, dilatation, brain metastasis, *Ventrikel, dritter, Dilatation, Hirnmetastase* 226
–, –, displacement, aneurysm of carotid siphon, *Ventrikel, dritter, Verlagerung, Karotisaneurysma* 271
–, –, –, frontobasal meningioma, *Ventrikel, dritter, Verlagerung, frontobases Meningiom* 266, 267
–, –, –, giant adenoma, *Ventrikel, dritter, Verlagerung, Riesenadenom* 277
–, –, –, glioma, *Ventrikel, dritter, Verlagerung, Gliom* 243, 264, 279
–, –, –, meningioma, *Ventrikel, dritter, Verlagerung, Meningiom* 276, 277
–, –, –, teratoma, *Ventrikel, dritter, Verlagerung, Teratom* 268, 269
–, –, encephalographic diagnosis of site, *Ventrikel, dritter, enzephalographische Lokalisationsdiagnostik* 213, 216, 289
–, –, extension of tumor, *Ventrikel, dritter, Tumorausdehnung* 283, 286
–, –, filling mechanism, *Ventrikel, dritter, Füllungsmechanismus* 94
–, –, glioma, *Ventrikel, dritter, Gliom* 272
–, –, –, quadrigeminal plate, *Ventrikel, dritter, Gliom, Vierhügelplatte* 344
–, –, indices, quotients, *Ventrikel, dritter, Indices, Quotienten* 152
–, –, measurement values, pneumogram, *Ventrikel, dritter, Meßwerte, Pneumogramm* 147
–, –, pineoblastoma, *Ventrikel, dritter, Pineoblastom* 294
–, –, plexus chorioideus, *Ventrikel, dritter, Plexus chorioideus* 4
–, –, reference lines, *Ventrikel, dritter, Bezugslinien* 149
–, –, septum pellucidum, relations, *Ventrikel, dritter, Septum pellucidum, Beziehungen* 217
–, –, sphenoidal meningioma, *Ventrikel, dritter, Keilbeinmeningiom* 266
–, –, stereotactic operations, *Ventrikel, dritter, stereotaktische Operationen* 389
–, –, tumors, *Ventrikel, dritter, Tumoren* 348, 404
–, variability of size, encephalography, *Ventrikel, Größenschwankungen, Enzephalographie* 113
ventricles, morphology, functional relations, *Ventrikel, Morphologie, funktionelle Beziehungen* 3
–, technique of examination, *Ventrikel, Untersuchungstechnik* 385, 386
ventricular system, development, *Ventrikelsystem, Entwicklung* 1
– dilatation, craniopharyngioma, *Ventrikelsystem, Erweiterung, Kraniopharyngiom* 269, 270
–, –, –, ependymoma, *Ventrikelsystem, Erweiterung, Ependymom* 360
–, –, –, giant adenoma, *Ventrikelsystem, Erweiterung, Riesenadenom* 277, 278
–, –, –, glioma of chiasma, *Ventrikelsystem, Erweiterung, Chiasmagliom* 273
– –, –, hypophyseal adenoma, *Ventrikelsystem, Erweiterung, Adenom der Hypophyse* 271, 272
– –, –, teratoma, *Ventrikelsystem, Teratom* 268
– –, pneumography, prone and supine position of patient, *Ventrikelsystem, Pneumographie, Bauch- und Rückenlage des Patienten* 117

– –, –, technique, *Ventrikelsystem, Pneumographie, Technik* 282
ventriculogram, cerebellar hematoma, *Ventrikulogramm, Kleinhirnhämatom* 401
–, ependymoma, *Ventrikulogramm, Ependymom* 405, 406
–, lateral cerebellar tumors, *Ventrikulogramm, laterale Kleinhirntumoren* 400
–, normal, *Ventrikulogramm, normales* 391–395
–, pathologic, *Ventrikulogramm, pathologisches* 395–425
–, pontine tumors, *Ventrikulogramm, Ponstumoren* 410
–, spongioblastoma, *Ventrikulogramm, Spongioblastom* 403, 407
–, stenoses of aquaeductus, *Ventrikulogramm, Aquäduktstenosen* 416
–, tumors of medulla oblongata, *Ventrikulogramm, Medulla oblongata, Tumoren* 410
ventriculography, anesthesia, *Ventrikulographie, Narkose* 157
–, central, technique, *Ventrikulographie, zentrale, Technik* 388, 389, 392
–, cerebellar tumor, *Ventrikulographie, Kleinhirntumor* 351
–, children, vegetative reactions, *Ventrikulographie, Kinder, vegetative Reaktionen* 169
–, contraindications, *Ventrikulographie, Kontraindikationen* 175
–, contrast media, *Ventrikulographie, Kontrastmittel* 370
–, defective filling, encephalography, *Ventrikulographie, Fehlfüllung, Enzephalographie* 98
–, ependymoma, *Ventrikulographie, Ependymom* 360
–, glioma, posterior cranial fossa, *Ventrikulographie, Gliom, hintere Schädelgrube* 353
–, history, *Ventrikulographie, Geschichtliches* 89, 367, 368
–, indications, *Ventrikulographie, Indikationen* 174, 175, 389, 395
–, lateral ventricles, tumors, *Ventrikulographie, Seitenventrikel, Tumoren* 321
–, medulloblastoma, *Ventrikulographie, Medulloblastom* 358, 359
–, mortality, *Ventrikulographie, Mortalität* 171
–, pineoblastoma, *Ventrikulographie, Pineoblastom* 293, 294
– with positive contrast media, *Ventrikulographie mit positiven Kontrastmitteln* 367–435
–, radiation exposure, *Ventrikulographie, Strahlenbelastung* 172
–, see encephalography, pneumography, *Ventrikulographie, siehe Enzephalographie, Pneumographie* 116
–, spontaneous hematoma, *Ventrikulographie, spontanes Hämatom* 257
–, technique, *Ventrikulographie, Technik* 385, 386
–, ventricles, variability of size, *Ventrikulographie, Ventrikel, Größenschwankungen* 113
–, visual disorders, *Ventrikulographie, Visusstörungen* 171
vertebralis angiography, defective filling, ventriculography, *Vertebralisangiographie, Fehlfüllung, Ventrikulographie* 98
V-fraction, Froin's compression syndrome, *V-Fraktion, Froinsches Kompressionssyndrom* 74
–, Liquor, Diabetes insipidus, *V-Fraktion, Liquor, Diabetes insipidus* 14, 16, 26
–, –, essential aliquorrhoea, *V-Fraktion, Liquor, essentielle Aliquorrhoe* 28
–, normal values, *V-Fraktion, Normalwerte* 39
–, prealbumin, *V-Fraktion, Präalbumin* 38
–, raised, betaglobulin dysproteinosis, *V-Fraktion, erhöhte, Betaglobulin-Dysproteinose* 42, 43
viral diseases, meninges, *Viruserkrankungen, Gehirnhäute* 45
– encephalitis, blocking of phagocytosis, *Virusenzephalitis, Phagozytoseblockierung* 67
– infections, phagocytosis, blockage, *Virusinfekte, Phagozytose, Blockierung* 67
– meningitis, blood brain barrier, *Virusmeningitis, Bluthirnschranke* 37
– –, lymphocytes, transformed, *Virusmeningitis, Lymphozyten, transformierte* 63
– –, plasmocytic pleocytosis, *Virusmeningitis, plasmozytäre Pleozytose* 65
– –, syndromes, *Virusmeningitis, Syndrome* 71
– polyradiculitis, immune competent liquor parameters, *Virus-Polyradikulitis, immunkompetente Liquor-Parameter* 47
Virchow-Robinson's space, schema, topography, *Virchow-Robinsonscher Raum, Schema, Topographie* 7
viscosity, liquor cerebrospinalis, *Viskosität, Liquor* 10, 13
visual disorders, ventriculography, *Sehstörungen, Ventrikulographie* 171
vitamins, cerebrospinal liquor, *Vitamine, Liquor* 12
vomiting, encephalography, children, *Erbrechen, Enzephalographie, Kinder* 169

water, circulation, brain, cerebrospinal liquor, *Wasser, Zirkulation, Gehirn, Liquor* 20
– pillow effect, cerebrospinal liquor, *Wasserkissenwirkung, Liquor* 8
width index, ventricle, pneumogram, *Breitenindex, Ventrikel, Pneumogramm* 151
wrong diagnosis, air myelography, *Fehldiagnose, Luftmyelographie* 552
– –, encephalography, *Fehldiagnose, Enzephalographie* 209, 210, 240, 238
– –, suprasellar tumors, *Fehldiagnose, supraselläre Tumoren* 264, 280, 281

xanthochromic liquor, brain tumors, *xanthochromer Liquor, Hirngeschwülste* 13
– –, hemorrhagic liquor syndromes, *xanthochromer Liquor, hämorrhagische Liquorsyndrome* 73
xerography, pneumography, *Xerographie, Pneumographie* 110